Dermatologia Tropical

Dermatologia Tropical

Editores
Sinésio Talhari
Walter Belda Junior
Carolina Chrusciak Talhari Cortez
Heitor de Sá Gonçalves

Homenagem
Carlos da Silva Lacaz

Prefácio
Vidal Haddad Junior

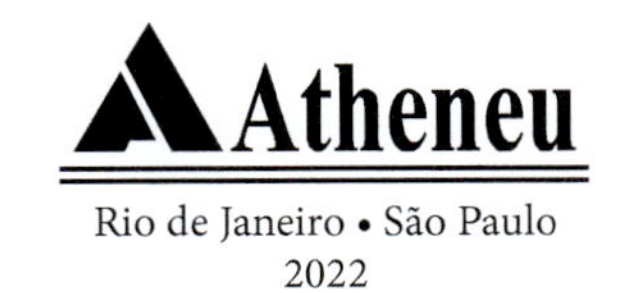

Rio de Janeiro • São Paulo
2022

EDITORA ATHENEU

São Paulo — Rua Maria Paula, 123 – 18º andar
Tel.: (11) 2858-8750
E-mail: atheneu@atheneu.com.br

Rio de Janeiro — Rua Bambina, 74
Tel.: (21) 3094-1295
E-mail: atheneu@atheneu.com.br

PRODUÇÃO EDITORIAL: Equipe Atheneu
CAPA: Equipe Atheneu
DIAGRAMAÇÃO: Know-How Editorial

CIP-Brasil. Catalogação na Publicação
Sindicato Nacional dos Editores de Livros, RJ

D478

Dermatologia tropical / editores Sinésio Talhari ... [et al.] ; prefácio Vidal Haddad Junior. - 1. ed. - Rio de Janeiro : Atheneu, 2022.
: il. ; 28 cm.

Homenagem: Carlos da Silva Lacaz.
Inclui bibliografia e índice
ISBN 978-65-5586-538-7

1. Dermatologia. 2. Pele - Doenças. 3. Pele - Cuidado e higiene. I. Talhari, Sinésio. II. Haddad Junior, Vidal.

22-77751 CDD: 616.5
CDU: 616.5

Gabriela Faray Ferreira Lopes – Bibliotecária – CRB-7/6643

13/05/2022 17/05/2022

TALHARI, S.; BELDA JUNIOR, W.; CORTEZ, C. C. T.; GONÇALVES, H. S.
Dermatologia Tropical

Sobre os editores

Sinésio Talhari

Professor do Programa de Pós-Graduação da Fundação de Medicina Tropical do Amazonas (Mestrado e Doutorado). Dermatologista da Fundação de Dermatologia e Venereologia "Alfredo da Matta".

Walter Belda Junior

Livre-Docente em Dermatologia pela Faculdade de Medicina da Universidade de São Paulo (FMUSP). Livre-Docente em Dermatologia pela Faculdade de Ciências Médicas (FCM) da Universidade Estadual de Campinas (Unicamp). Doutor em Dermatologia pela FMUSP. Membro da Academia de Medicina de São Paulo. Professor Associado do Departamento de Dermatologia da FMUSP. Responsável pelo Ambulatório de Micoses Profundas da Divisão de Dermatologia do Hospital das Clínicas da Faculdade de Medicina da Universidade de São Paulo (HCFMUSP). Líder do Grupo de Dermatologia Infecciosa, Parasitária e Inflamatória do Laboratório de Patologia de Moléstias Infecciosas (LIM-50) do HCFMUSP. Chefe de Grupo – Serviço de Dermatologia do Hospital Alemão Oswaldo Cruz – Vergueiro.

Carolina Chrusciak Talhari Cortez

Pesquisadora Titular em Dermatologia da Fundação Alfredo da Matta de Dermatologia. Professora Adjunta de Dermatologia da Universidade do Estado do Amazonas (UEA).

Heitor de Sá Gonçalves

Dermatologista. Doutor em Farmacologia. Professor Associado de Dermatologia da Universidade Estadual do Ceará (UECE). Diretor Geral do Centro de Dermatologia Dona Libânia – Governo do Estado do Ceará.

Sobre os colaboradores

Adriana Lúcia Mendes

Professora Doutora do Departamento de Clínica Médica da Universidade Estadual Paulista "Júlio de Mesquita Filho" (Unesp). Campus Botucatu.

Alberto Eduardo Cox Cardoso

Professor Emérito de Dermatologia da Escola de Ciências Médicas da Universidade de Ciências da Saúde de Alagoas (Uncisal). Chefe do Serviço de Dermatologia do Hospital Universitário Professor Alberto Antunes da Universidade Federal de Alagoas (UFAL).

Alberto Oiticica Cardoso

Professor de Dermatologia da Universidade Federal de Alagoas (UFAL). Mestrado em Dermatologia pela Faculdade de Dermatologia da Universidade de São Paulo (FMUSP).

Aldejane Gurgel de Amorim Rodrigues

Preceptora de Dermatologia do Hospital Universitário Osvaldo Cruz da Universidade de Pernambuco (UPE). Médica Dermatologista do Setor de Colposcopia e Trato Genital Inferior do Hospital das Clínicas da Universidade Federal de Pernambuco (UFPE).

André Avelino Costa Beber

Dermatologista. Mestrado em Medicina. Professor de Dermatologia da Universidade Federal de Santa Maria (UFSM). Chefe do Serviço de Dermatologia da UFSM.

André Luiz Rosseto

Dermatologista. Ex-Presidente da Sociedade Brasileira de Dermatologia (SBD) – Regional de Santa Catarina/ SBD-SC, biênio 2013-2014. Professor da Disciplina de Dermatologia e Internato Médico da Universidade do Vale do Itajaí (Univali), Itajaí-SC. Coordenador dos Programas de Hanseníase e Leishmaniose Tegumentar Americana da Secretaria da Saúde do Município de Itajaí-SC. Mestrando em Oncologia pelo A.C. Camargo Cancer Center – São Paulo.

Anette Chrusciak Talhari

Dermatologista. Doutora em Medicina Tropical pela Universidade Estadual do Amazonas (UEA).

Antônio Pedro Mendes Schettini

Dermatologista, Dermatopatologista – Fundação de Dermatologia Tropical e Venereologia "Alfredo da Matta", Manaus, Amazonas.

Achiléa Cândida Lisboa Bittencourt

Professora Emérita da Universidade Federal da Bahia (UFBA). Pesquisadora Sênior do Conselho Nacional de Desenvolvimento Científico e Tecnológico (CNPq). Doutora em Anatomia Patológica pela UFBA.

Arival Cardoso de Brito

Doutor e Livre-Docente em Dermatologia pela Universidade Federal do Pará (UFPA). Preceptor da Residência de Dermatologia do Serviço de Dermatologia da UFPA. Responsável pelo Serviço de Dermatopatologia da UFPA.

Bernardo Gontijo

Professor Titular de Dermatologia da Faculdade de Medicina da Universidade Federal de Minas Gerais (FM/UFMG).

Carmélia Matos Santiago Reis

Dermatologista. Membro Titular da Sociedade Brasileira de Dermatologia (SBD)/Sociedade Brasileira de Cirurgia Dematológica (SBCD)/Sociedade Brasileira de Micologia (SBMy)/American Academy of Dermatology (AAD)/European Academy of Dermatology and Venerealogy (EADV). Doutora em Dermatologia pela Universidade Federal do Rio de Janeiro (UFRJ). Mestrado em Dermatologia pela Universidade Federal Fluminense (UFF). Presidente (atual) e Membro da Comissão de Ensino da Sociedade Brasileira de Dermatologia (SBD) (2013-2020). Coordenadora do Programa de Residência Médica/ Dermatologia/Coreme/HRAN/SES – DF. Coordenadora dos Cursos de Pós-Graduação e Extensão da ESCS/ FEPECS/SES/DF. Preceptora de Micologia Médica do Hospital Universitário de Brasília da Universidade de Brasília (HUB/UnB). Docente dos Cursos de Graduação, Mestrado Profissional/Acadêmico da ESCS/ FEPECS/SES/DF.

Ceuci de Lima Xavier Nunes

Médica Infectologista. Professora Adjunta da Escola Bahiana de Medicina e Saúde Pública. Doutora em Medicina e Saúde pela Universidade Federal da Bahia (UFBA). Diretora Geral do Instituto Couto Maia (Icom) – Secretaria de Saúde do Estado da Bahia (Sesab).

Clarisse Zaitz

Dermatologista. Mestre e Doutora em Dermatologia pela Universidade Federal de São Paulo (Unifesp). Professora Adjunta da Faculdade de Ciências Médicas da Santa Casa de São Paulo (FCMSCSP). Médica Voluntária do Setor de Dermatoses Infecciosas da Clínica de Dermatologia do Hospital da Santa Casa de São Paulo.

Cláudia Elise Ferraz Silva

Dermatologista. Mestrado e Doutorado em Medicina Tropical pela Universidade Federal de Pernambuco (UFPE). Professora de Dermatologia da UFPE.

Cláudia Márcia de Resende Silva

Especialista em Dermatologia e Pediatria. Mestrado em Dermatologia pela Universidade Federal de Minas Gerais (UFMG). Médica do Ambulatório de Dermatologia Pediátrica do Serviço de Dermatologia do Hospital das Clínicas (HC) da UFMG.

Daniela da Pieve

Residente de Dermatologia na Universidade Federal de Santa Maria (UFSM).

Diana Stohmann Mercado

Dermatologista.

Edgar M. de Carvalho Filho

Pesquisador do Instituto Gonçalo Moniz (Fiocruz-Bahia). Professor Titular aposentado de Clínica Médica da Universidade Federal da Bahia (UFBA). Professor Titular aposentado de Imunologia da Escola Bahiana de Medicina e Saúde Pública. Pesquisador Associado do Serviço de Imunologia do Hospital Universitário "Professor Edgard Santos". Professor Adjunto do Weill Cornell Medical College e da University of Iowa, EUA.

Eduardo Mastrangelo Marinho Falcão

Dermatologista. Mestrado em Medicina Tropical pelo Instituto Oswaldo Cruz (IOC)/Fundação Oswaldo Cruz (Fiocruz).

Eugênio G. M. Reis Filho

Médico Dermatologista. Membro Titular da Sociedade Brasileira de Dermatologia (SBD). Docente na Disciplina de Dermatologia da Universidade Católica de Brasília (UCB). *Staff* no Serviço de Dermatologia do Hospital Regional da Asa Norte (HRAN) – Secretaria de Estado de Saúde do Distrito Federal (SES/DF).

Everton Carlos Siviero do Vale

Preceptor de Residência Médica em Dermatologia, Hospital das Clínicas da Universidade Federal de Minas Gerais (HC-UFMG). Coordenador dos Ambulatórios de Dermatoses Bolhosas Autoimunes e de Colagenoses, Serviço de Dermatologia do HC-UFMG. Professor aposentado de Dermatologia, Departamento de Clínica Médica da UFMG. Mestrado em Dermatologia pela UFMG.

Francisca Regina de Oliveira Carneiro

Professora Titular de Dermatologia da Universidade do Estado do Pará (UEPA). Doutorado em Medicina pela Universidade Federal de São Paulo (Unifesp).

Gerson Oliveira Penna

Médico Dermatologista. Pesquisador Pleno da Universidade de Brasília (UnB). Doutorado em Medicina Tropical. Pós-Doutorado em Saúde Pública.

Giovanna Saboia Orrico

Médica Infectologista da Universidade Federal da Bahia (UFBA). Especialização em Controle de Infecção Hospitalar.

Guilherme Camargo Julio Valinoto

Dermatologista. Aperfeiçoando em Dermatoses Infecciosas na Clínica de Dermatologia do Hospital da Santa Casa de Misericórdia de São Paulo.

Gustavo Uzêda Machado

Dermatologista. Pesquisador Associado do Serviço de Imunologia do Hospital Universitário Professor Edgard Santos da Universidade Federal da Bahia (HUPES/UFBA).

Hélio Amante Miot

Professor Associado (Livre-Docente) do Departamento de Dermatologia da Faculdade de Medicina de Botucatu (FMB), da Universidade Estadual Paulista (Unesp).

Horácio Friedman

Professor Sênior do Departamento de Patologia da Universidade Federal de Brasília (UnB). Membro do Grupo Cooperativo de Pesquisa sobre o Fogo Selvagem.

Iphis Tenfuss Campbell

Professor Sênior do Departamento de Dermatologia da Universidade Federal de Brasília (UnB). Membro da Academia de Medicina de Brasília. Membro do Grupo Cooperativo de Pesquisa sobre o Fogo Selvagem.

Isabelle Carvalho de Assis

Médica-Residente em Dermatologia no Centro Universitário Saúde ABC (Faculdade de Medicina do ABC).

Jane Tomimori

Professora Titular e Chefe do Departamento de Dermatologia da Escola Paulista de Medicina da Universidade Federal de São Paulo (EPM/Unifesp).

João Luiz Costa Cardoso

Médico aposentado do Hospital Vital Brazil – Instituto Butantan – São Paulo. Médico Dermatologista pela Faculdade de Medicina da Universidade de São Paulo (FMUSP). Diretor aposentado do Hospital Vital Brazil, Instituto Butantan.

João Renato Vianna Gontijo

Preceptor voluntário do Serviço de Dermatologia do Hospital das Clínicas da Universidade Federal de Minas Gerais (HC-UFMG). *Fellow* pela Oregon Health and Science University, Portland, EUA.

John Verrinder Veasey

Doutorado em Ciências Médicas pela Faculdade de Ciências Médicas da Santa Casa de São Paulo (FCMSCSP). Professor Assistente da FCMSCSP. Responsável pelo Laboratório de Micologia e Setor de Dermatoses Infecciosas da Clínica de Dermatologia do Hospital da Santa Casa de São Paulo.

José Carlos Gomes Sardinha

Dermatologista. Fundação Alfredo da Matta, Manaus.

Josemir Belo dos Santos

Dermatologista.

Larissa Reghelin Comazzetto

Residente de Dermatologia na Universidade Federal de Santa Maria (UFSM).

Ligia Rangel Barboza Ruiz

Dermatologista. Mestre em Microbiologia pela Universidade de São Paulo (USP). Médica Voluntária do Setor de Dermatoses Infecciosas da Clínica de Dermatologia do Hospital da Santa Casa de São Paulo.

Lucas Pedreira de Carvalho

Professor Adjunto de Imunologia da Universidade Federal da Bahia (UFBA). Coordenador do Programa de Pós-Graduação em Ciências da Saúde, UFBA. Pesquisador do Instituto Gonçalo Moniz (Fiocruz--Bahia). Pesquisador Associado do Serviço de Imunologia do Hospital Universitário Professor Edgard Santos, UFBA.

Luma Além Martins

Médica Residente da Dermatologia. Membro Titular da Sociedade Brasileira de Dermatologia (SBD). Médica de Emergência no Hospital Regional de Planaltina (HRPL) – Secretaria de Saúde (SES)/DF.

Marcel Heibel

Urologista. Professor Doutor da Universidade do Estado do Amazonas (UEA) e Fundação Alfredo da Matta. Manaus.

Marcelo Távora Mira

Professor Titular do Programa de Pós-Graduação em Ciências da Saúde da Escola de Medicina da Pontifícia Universidade Católica do Paraná (PUCPR). Doutorado pela McGill University de Montreal, Canadá.

Marciela Carard

Dermatologista.

Marcos César Florian

Mestrado e Doutorado. Médico do Departamento de Dermatologia da Escola Paulista de Medicina da Universidade Federal de São Paulo (Unifesp).

Maria Araci de Andrade Pontes

Dermatologista do Centro de Dermatologia Dona Libânia. Professora da Disciplina de Dermatologia da Faculdade de Medicina da Universidade Estadual do Ceará (UFC). Doutorado em Farmacologia Clínica pela UFC.

Maria Salomé Cajas Garcia

Dermatologista.

Mariane Martins de Araújo Stefani

Professora Titular de Imunologia do Instituto de Patologia Tropical e Saúde Pública da Universidade Federal do Ceará (UFC).

Marília Marufuji Ogawa

Professora Adjunta do Departamento de Dermatologia da Escola Paulista de Medicina da Universidade Federal de São Paulo (EPM/Unifesp).

Martin Sangueza Acosta

Professor de Dermatologia e Patologia. Hospital Obrero.

Milton Ozório Moraes

Doutor em Biologia Celular e Molecular pela Fundação Oswaldo Cruz (Fiocruz). Pesquisador em Saúde Pública pela Fiocruz. Professor Adjunto da Universidade do Estado do Rio de Janeiro (UERJ).

Mônica Nunes de Souza Santos

Mestrado e Doutorado em Medicina Tropical. Professora Adjunta da Disciplina de Dermatologia da Universidade do Estado do Amazonas (UEA). Dermatologista da Fundação Alfredo da Matta.

Paula Boggio

Dermatologista Pediátrica. Médica Colaboradora. Serviço de Dermatología do Hospital Ramos Mejía. Médica Associada. Seção de Dermatologia Infantil do Hospital Italiano. Buenos Aires, Argentina.

Paulo Ricardo Criado

Livre-Docente em Dermatologia pela Faculdade de Medicina da Universidade de São Paulo (FMUSP). Pesquisador pleno do Centro Universitário Saúde ABC (Faculdade de Medicina do ABC).

Paulo Roberto Lima Machado

Dermatologista. Coordenador do Serviço de Imunologia do Hospital Universitário Professor Edgard Santos da Universidade Federal da Bahia (UFBA). Professor do Programa de Pós-Graduação em Ciências da Saúde, UFBA. Preceptor da Residência Médica em Dermatologia do Hospital Universitário Professor Edgard Santos, UFBA.

Pedro Dantas Oliveira

Professor Adjunto de Dermatologia da Universidade Federal de Sergipe (UFS). Doutorado em Medicina e Saúde pela Universidade Federal da Bahia (UFBA).

Priscila Marques de Macedo

Dermatologista. Doutorado em Ciências. Pesquisadora Adjunta do Laboratório de Pesquisa Clínica em Dermatologia Infecciosa. Instituto Nacional de Infectologia Evandro Chagas (INI) – Fundação Oswaldo Cruz (Fiocruz). Rio de Janeiro, Brasil.

Regina Casz Schechtman

Dermatologista. Especialista em Hansenologia pela Associação Brasileira de Haensenologia (ABH). Doutorado em Dermatologia pela Universidade de Londres/UFRJ. Pós-Doutorado pela Fiocruz/IFF. Coordenadora da Pós-Graduação em Dermatologia pelo Instituto de Dermatologia Professor Rubem David Azulay (IDPRDA) desde 2000. Chefe do Setor de Micologia Médica do IDPRDA desde 1998.

Roberta Fachini Jardim Criado

Médica Alergista e Imunologista da Disciplina de Dermatologia do Centro Universitário Saúde ABC (Faculdade de Medicina do ABC). Pediatra e Pneumologista Pediatra. Mestrado em Medicina pelo Instituto de Assistência Médica ao Servidor Público Estadual (IAMSPE). Doutorado em Ciências pelo Centro Universitário Saúde ABC (Faculdade de Medicina do ABC).

Rosicler Rocha Aiza-Alvarez

Professora Sênior, Departamento de Dermatologia da Universidade Federal de Brasília (UnB). Membro do Grupo Cooperativo de Pesquisa sobre o Fogo Selvagem.

Silvio Alencar Marques

Professor Titular do Departamento de Infectologia, Dermatologia, Diagnóstico por Imagem e Radioterapia da Faculdade de Medicina da Universidade Estadual Paulista (Unesp), Campus de Botucatu, São Paulo.

Valéria Aoki

Professora Associada e Diretora do Laboratório de Imunopatologia Cutânea no Departamento de Dermatologia da Faculdade de Medicina da Universidade de São Paulo (FMUSP). Pesquisadora Associada do Grupo Cooperativo de Pesquisa sobre o Fogo Selvagem.

Vidal Haddad Junior

Professor Associado (Livre-Docente) do Departamento de Dermatologia da Faculdade de Medicina de Botucatu (FMB). Membro da Comissão Científica da Sociedade Brasileira de Dermatologia (SBD). Vice-Presidente da Sociedade Brasileira de Toxicologia (SBTOX).

Walter Refkalefsky Loureiro

Dermatologista. Professor da Universidade do Estado do Pará (UEPA). Doutorando em Dermatologia pela Universidade de São Paulo (USP).

Carlos da Silva Lacaz

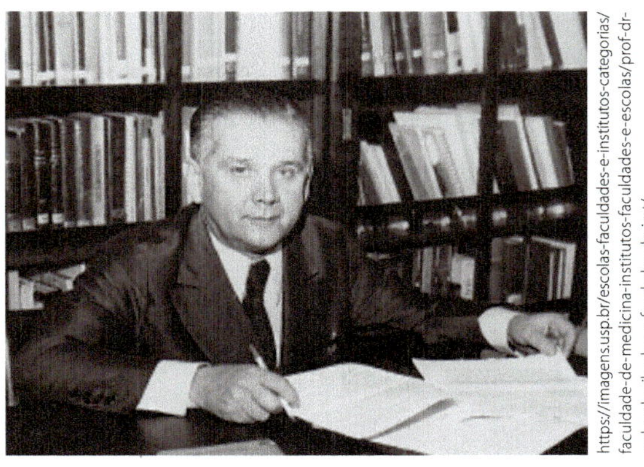
https://imagens.usp.br/escolas-faculdades-e-institutos-categorias/faculdade-de-medicina-institutos-faculdades-e-escolas/prof-dr-carlos-da-silva-lacaz-fundador-do-imt/

Carlos da Silva Lacaz nasceu em Guaratinguetá, cidade do Vale do Rio Paraíba, no interior do estado de São Paulo. Após completar os estudos secundários na sua cidade natal, mudou-se para a capital do estado e ingressou na Faculdade de Medicina da Universidade de São Paulo (FMUSP) em 1934, diplomando-se em 1940, casa na qual desenvolveu toda sua carreira acadêmica e docente. Nessa universidade, doutorou-se com distinção em 1945 e tornou-se Professor Catedrático de Microbiologia e Imunologia e Professor Titular do Departamento de Medicina Tropical e Dermatologia em 1953.

Em 1959, criou o Instituto de Medicina Tropical de São Paulo, tendo sido seu diretor até aposentar-se em 1985. Em 1977, fundou o Museu Histórico da Faculdade de Medicina da Universidade de São Paulo. Fundou, em 1997, a Sociedade Brasileira de História da Medicina, da qual foi o primeiro presidente (1997-2001).

Sua atividade de pesquisa foi extensa, tendo publicado cerca de 500 trabalhos científicos e 50 livros. Essa atividade é marcada por suas contribuições à Micologia Médica e à Patologia Tropical, sendo de referência internacional obrigatória.

Consagrado pesquisador, educador, tropicalista e historiador, tem seu traço humanístico marcado em várias de suas obras, fruto do brilho de sua atividade intelectual incessante, como aquelas voltadas à história da Medicina.

Grande didata, sua presença científica se fez sentir em toda a comunidade científica do país, entre seus alunos e discípulos. Cada um deles encontrou no Professor Lacaz um modelo a seguir, um amigo com quem repartir dúvidas científicas e em quem buscar orientação para os passos na carreira universitária. Cedo, todos entreviam no professor a ética hipocrática que, como uma aura, o circundava e, sem mácula e com entusiasmo, ditava seus atos.

Foi um gigante da Medicina brasileira, grande entusiasta do estudo das doenças tropicais e suas implicações na saúde e qualidade de vida de nossa população.

Neste texto simples, lembramos um dos maiores patrimônios da Medicina brasileira, pois ele soube, como poucos, amar a Medicina como profissão sacerdotal e servir à sua precípua finalidade para aqueles que padecem.

Sinésio Talhari
Walter Belda Junior
Carolina Chrusciak Talhari Cortez
Heitor de Sá Gonçalves
Editores

Prefácio

Nunca, neste país, tantas pessoas com experiência em Dermatologia Tropical se reuniram para dividir suas experiências e apostar no futuro de um ramo da Dermatologia que consagrou a nossa especialidade no mundo todo. O que esperamos dos leitores e interessados é que aproveitem trabalhos clínicos e terapêuticos que vêm sendo realizados há décadas para que possam posteriormente transmitir essas experiências e mais outras, que serão adquiridas por uma nova geração de tropicalistas, garantindo que a Dermatologia brasileira capitaneie esses estudos por mais um século.

Esse grupo é formado por amigos que dividiram, por décadas, conhecimentos, tristezas e alegrias e que estão felizes por poderem repartir tudo isso com a Dermatologia brasileira. Se absolutamente este não é nosso canto do cisne, pode muito bem ser o canto do galo, pois queremos muito despertar novos profissionais, futuro de nossa especialidade, para a beleza da Dermatologia Tropical. Mais que bela, esta é fundamental em um governo que ignora a importância da preservação do meio ambiente e dissemina doenças quando deveríamos disseminar conhecimentos sobre prevenção e tratamentos. Desde o Professor René, sempre com o infindável Sinésio Talhari e os onipresentes Alberto Cardoso, Heitor de Sá Gonçalves e Walter Belda Junior, grupo em que tenho a honra e a alegria de me incluir, o curso de Dermatologia Tropical resistiu ao tempo e levou o tema aos estados do país, refinando cada vez mais seu conteúdo.

Assim, este livro é uma extensão de nossa experiência, de nossa amizade e, principalmente, de nossa tentativa de estimular os conhecimentos sobre o braço da Dermatologia que fez o Brasil ser respeitado no mundo todo. A hanseníase, a leishmaniose mucocutânea, a paracoccidioidomicose e muitas outras enfermidades, sem a participação dos brasileiros na sua averiguação, ainda seriam mal compreendidas.

A experiência de Marcelo Távora Mira e Milton Ozório Moraes, na Genética de Doenças Infecciosas, é um tesouro que necessita ser repartido, assim como a Imunologia destas, dividida conosco por Paulo Machado e Edgar M. de Carvalho Filho. São abordadas as repercussões cutâneas da aids, a hanseníase, as doenças sexualmente transmissíveis, as dermatoviroses, as piodermites, a tuberculose, as úlceras tropicais, a doença de Lyme, as micoses superficiais e profundas, as zoodermatoses e suas várias manifestações, incluindo as causadas por animais peçonhentos e verminoses emergentes, como a gnatostomíase, o pênfigo foliáceo endêmico, as dermatites causadas por plantas tropicais e as repercussões das agressões ao meio ambiente sobre a saúde humana, especialmente nas doenças cutâneas. E, como não poderia faltar, há um capítulo sobre as repercussões na pele da infecção pela covid-19, flagelo recente que mudou a história da humanidade e no qual temos um papel a desempenhar.

Este livro não é um canto do cisne. Acreditamos no futuro. Este é um canto do galo. É um alerta e um farol. Continuaremos a lutar por um país desigual e pobre, onde várias doenças comentadas na obra já poderiam ter sido controladas ou extintas.

Vidal Haddad Junior

Professor Associado (Livre-Docente) do Departamento de Dermatologia
da Faculdade de Medicina de Botucatu (FMB).
Membro da Comissão Científica da Sociedade Brasileira de Dermatologia (SBD).
Vice-Presidente da Sociedade Brasileira de Toxicologia (SBTOX).

Sumário

Capítulo 1

Genética Aplicada às Doenças Dermatológicas Infecciosas

Milton Ozório Moraes
Marcelo Távora Mira

Um dos pontos centrais desse capítulo visa endereçar uma pergunta central: como o médico dermatologista pode se beneficiar do conhecimento gerado por estudos genéticos moleculares? Ainda, em um prazo mais longo, como a genética pode ajudar o dermatologista a diagnosticar e tratar doenças infecciosas da pele? Nos últimos anos, temos testemunhado – e contribuído – para a descrição das principais vias envolvidas, bem como dos genes que participam dessas vias, em diferentes doenças dermatológicas, infecciosas ou não. Curiosamente, para doenças infecciosas há um claro agrupamento desses genes em alguns eixos centrais envolvidos com a resposta imune ou com as modificações bioquímicas que propiciam a regulação da imunidade. A expectativa é que novas abordagens diagnósticas e terapêuticas personalizadas poderão ser utilizadas no futuro. Além disso, técnicas de análise genômica são aplicadas na investigação do papel de variantes genéticas do patógeno no controle da patogênese das doenças. A combinação de estudos genéticos/genômicos, tanto do patógeno como do hospedeiro, tem se revelado poderosa em contribuir para avanços no entendimento das bases moleculares destas doenças.

Genética/genômica de microrganismos

No contexto das vias principais, pode-se afirmar que a imunidade inata, com a produção de peptídeos antimicrobianos, tem papel relevante na manutenção do equilíbrio dinâmico e delicado que mantém a homeostase da pele, na qual simbiose é observada entre o hospedeiro e os microrganismos que compõem o microbioma deste sítio anatômico. Atualmente, modernas técnicas moleculares de mapeamento de populações de microrganismos indicam a existência de milhares de espécies de bactérias, fungos e vírus colonizando a pele sem causar doença. Entretanto, pequenas variações neste delicado equilíbrio podem favorecer o crescimento de patógenos. Essas variações podem ser ambientais ou genéticas, mas normalmente ambas contribuem com a progressão à doença na pele.

Os avanços da genômica e a finalização/disponibilização de milhares de genomas de microrganismos vêm possibilitando a utilização de técnicas poderosas de análise de populações microbianas em larga escala, entre elas. a metagenômica. O princípio tem como base a identificação de fragmentos curtos de DNA que funcionam como etiquetas únicas das bactérias, fungos ou outros microrganismos que colonizam a pele. Para isso, basta uma amostra de raspado da pele (*swab*), que é utilizado para se recuperar o DNA que será sequenciado, identificado e caracterizado. A análise de amostras de pele sadia revela uma riqueza ímpar desse tecido e indica a existência de populações microbianas específicas de acordo com a localização, por exemplo, o microbioma presente na palma da mão é diferente do encontrado em áreas mais úmidas como a axila e a região interna do antebraço; e mais, o microbioma pode até mesmo variar entre o antebraço esquerdo e o direito. Atualmente, grandes projetos nacionais ou mesmo multinacionais têm gerado bancos de dados públicos usados para o armazenamento das análises de sequenciamento. Um desses projetos denomina-se "Microbioma Humano", do National Institutes of Health (NIH) americano, que analisou amostras de grupos, tanto de pessoas saudáveis como de pessoas com determinadas patologias. Um achado importante é que, no geral, por um lado, quanto mais diversa e heterogênea for a composição do microbioma, mais saudável a pele é. Por outro lado, os dados mostram que disbiose, ou seja, a mudança drástica da composição de microrganismos, com o favorecimento de poucos deles no sítio estudado, está associada a doenças.

Além desses estudos de populações de microrganismos em larga escala, iniciativas de pesquisa têm gerado informações importantes a respeito do impacto da genética sobre microrganismos específicos, contribuindo para o entendimento de características até então difíceis de explicar. Talvez o melhor exemplo sejam os estudos de genômica aplicados ao *Mycobacterium leprae* (*M. leprae*), agente causador da hanseníase. A publicação do genoma completo do *M. leprae* em 2001 revelou um processo de evolução redutiva que oferece uma explicação sedutora de características historicamente pouco compreendidas, como porque o bacilo é um patógeno intracelular obrigatório com alvos celulares muito específicos, não é cultivável em meios axênicos e tem longo tempo de duplicação, resultando em uma doença com longo período de incubação.[1] Estudos subsequentes – por exemplo, comparando genomas de *M. leprae* obtidos em cemitérios medievais com isolados modernos, ou de amostras biológicas obtidas em diferentes partes do mundo – têm revelado um genoma muito pouco variável, porém abrigando polimorfismos genéticos que podem funcionar como marcadores úteis em estudos de distribuição espacial e temporal do patógeno.[2]

Finamente, uma contribuição importante da genética no entendimento da ação de patógenos tem se dado na investigação de resistência microbiana ao tratamento. Diversas variantes genéticas têm sido descritas como excelentes marcadores de resistência a drogas, como as encontradas nos genes micobacterianos *rpoB*, *folp1* e *gyrA* associadas à resistência à rifampicina, à dapsona e às fluoroquinolonas, respectivamente. Esses avanços vêm sendo particularmente importantes na hanseníase, doença para a qual não é possível o antibiograma clássico, com base no crescimento ou não do patógeno *in vitro* na presença do antibiótico. Recentemente, o uso de análise genética revelou uma proporção surpreendentemente alta de indivíduos portadores de *M. leprae* resistente à rifampicina e/ou dapsona em uma ex-colônia de hansenianos. O estudo ainda usa informação molecular para mostrar a transmissão de bacilos resistentes, caracterizando casos de resistência primária.[3]

Genética/genômica humana

Doenças como hanseníase, tuberculose, esporotricose ou leishmaniose não ocorrem em todos os indivíduos expostos ao patógeno: a doença como desfecho é resultado de uma combinação entre ambiente – como condições de vida, vacina e nutrição – e fatores genéticos, tanto do patógeno como do hospedeiro; portanto, resistência ou suscetibilidade à infecção podem variar largamente. Em uma demonstração recente desde princípio, mutações que ensejam a deficiência de expressão do gene *TYK2* foram descritas como responsáveis por formas graves e precoces de tuberculose, sugerindo um papel central da genética para a progressão da doença em portadores dessa mutação. Níveis baixos de *TYK2* propiciam também a baixa produção de citocinas microbicidas como interferon-gama (IFN-γ) e, consequentemente, da resposta imune celular.[4] Estima-se que 1% dos casos de tuberculose na Grã-Bretanha resultam dessa mutação.

Esse exemplo é uma demonstração clara de que variações genéticas humanas podem favorecer ou bloquear o crescimento de agentes patogênicos. Muitos patógenos infectam células na pele, como bactérias (*Mycobacterium leprae*), fungos (*Sporotrix* sp., *Paracoccidioides brasiliensis* sp.) ou parasitas (*Leishmania* sp., especialmente as espécies *L. brasiliensis* e *L. guanensis*). Se selecionarmos o *M. leprae* como modelo, seu genoma altamente conservado sugere que o espectro clínico da doença não pode ser explicado pela variação genética da bactéria. Portanto, sendo a hanseníase uma doença crônica que facilita o acompanhamento dos pacientes, causada por um patógeno com características incomuns, seu estudo pode ser visto como modelo para outras doenças infecciosas da pele; assim, a doença será frequentemente utilizada como referência neste capítulo.

O processo de adoecimento em infecções é complexo e envolve mecanismos coevolutivos resultantes da interação, ao longo de centenas de milhares de anos, entre patógenos e hospedeiros. Como dito anteriormente, a imune inata tem papel relevante na manutenção da homeostase, embora não seja o único componente da barreira protetora representada pela pele. Por exemplo, na leishmaniose, a cura espontânea mediada pela resposta imune inata pode ocorrer com uma ativação majoritária desse componente inato do sistema imune. Ainda neste contexto, há que se destacar que outras doenças transmitidas por vetores, como febre amarela, dengue e zika, entre outras, têm na pele a porta de entrada, e a interação com células dendríticas é central para o desfecho da infecção. Curiosamente, a vacina de febre amarela (17D) é injetada subcutaneamente para simular a ativação da resposta imune desencadeada pela infecção natural com o vírus selvagem. De fato, células como os macrófagos e células dendríticas são fundamentais por reconhecerem e fagocitarem esses patógenos, posteriormente ativando linfócitos T que organizam respostas robustas como a formação de granulomas ou a ativação de linfócitos citotóxicos. Entretanto, mediante processos coevolutivos já citados, microrganismos tendem a se adaptar a ambientes específicos, subvertendo a resposta imune inata e adaptativa. Esses mecanismos pró-patógenos são comuns e favorecem o crescimento e a disseminação de microrganismos, muitas vezes, para outros sítios do hospedeiro humano.

No processo de interação entre os patógenos e o hospedeiro, o desequilíbrio de vias críticas que eliminam o patógeno tem papel central no mecanismo de escape dos microrganismos e progressão à doença. Nesse contexto, diversos genes e suas variações com o potencial de gerar esse desequilíbrio, normalmente associadas à deficiência na produção da proteína, têm sido caracterizados nos últimos 10 anos. Neste sentido, destacam-se as vias de produção de citocinas microbicidas (*TNF*, *IFNG*, *HLA*), da autofagia (*NOD2*, *LRRK2*, *PRKN*, *LACC1*), dos interferons do tipo I (*IFNA*, *IFNB*, *OASL*) e de metabolismo lipídico (*APOE*, *HIF1A*, *LACC1*). Curiosamente, mutações (variantes genéticas raras) ou polimorfismos (variantes genéticas comuns) em genes dessas vias estão presentes em outras doenças inflamatórias da pele, como as doenças granulomatosas não infecciosas como sarcoidose ou o granuloma anular, e são igualmente comuns em artrite juvenil, doença de Parkinson ou doença de Crohn (e outras colites). Portanto, a interação balanceada entre bactérias (patogênicas ou não) e células hospedeiras é saudável; porém, variações genéticas ou fatores ambientais podem desequilibrar esta interação e favorecer o crescimento de patógenos e a instalação de doença.

Genética da suscetibilidade à infecção – o modelo da hanseníase e o paralelo com outras doenças infecciosas da pele

Genes inicialmente descritos envolvidos no controle da suscetibilidade a doenças infecciosas da pele, como a hanseníase e a leishmaniose, têm sido estudados há pelo menos 20 anos.[5,6] Esses genes estão, com frequência, envolvidos diretamente na ativação da resposta imune, ou seja, são efetores do processo de resistência. Por exemplo, prova cabal da participação central de genes como o *TNF* na suscetibilidade à hanseníase advém de estudos clínicos que demonstram que o tratamento prolongado com inibidores de *TNF* (anti-*TNF* ou receptores de *TNF*) em diversas doenças autoimunes, como artrite reumatoide, podem disparar a progressão de hanseníase.[7] Portanto, pacientes em curso para tratamento de artrite psoriática com anticorpos como anti-*TNF* ou outros devem estar atentos a eventual aparecimento de lesões de hanseníase. Ainda, a diminuição de *TNF* favorece a replicação do bacilo e a progressão à doença. Nesse contexto, variantes genéticas que diminuem a produção de *TNF* poderiam induzir a doença; ao contrário, variantes que aumentam a produção de *TNF* podem aumentar a resistência ao desenvolvimento de hanseníase, como indicam resultados produzidos por nosso grupo de pesquisa há alguns anos.[8] Em resumo, o *TNF* é pleiotrópico, ou seja, desempenha múltiplas funções, e, em doses ótimas, é capaz de induzir respostas microbicidas bem como a formação de granuloma, ensejando o isolamento e a eliminação do patógeno; estes efeitos positivos podem ser modificados significativamente por variantes do gene *TNF*.

Na evolução da doença, outras citocinas, como IFN-γ, também contribuem na formação do granuloma e, da mesma forma que o *TNF*, variantes genéticas que produzem mais IFN-gama têm sido associadas à resistência à hanseníase.[9,10] Ainda, genes que controlam diretamente a ativação de linfócitos são sistematicamente associados às doenças infecciosas em estudos de associação pan-genômicos, como os localizados no complexo MHC/HLA. No geral, os alelos HLA associados à proteção contra hanseníase ou leishmaniose estão correlacionados com aumento da produção de IFN-γ. Curiosamente, estudos pan-genômicos em leishmaniose cutânea identificam genes envolvidos com resposta imune inata, mas destaca-se o *LAMP3*, associado ao tráfego de vesículas, e o *IFNG-AS1*, um RNA não codificante antissenso para o IFN-γ: níveis altos de expressão desse gene diminuem IFN-γ. Portanto, ambos têm papel possível na regulação da suscetibilidade à infecção da pele como leishmaniose, hanseníase e provavelmente outras dermatopatias infecciosas.

A formação do granuloma e a mediação desse processo por citocinas como IFN-γ e *TNF* têm sido consideradas o processo central na resistência e suscetibilidade à infecção por patógenos intracelulares com o *M. leprae*, *M. tuberculosis*, *M. ulcerans*, ou *Leishmania* sp., *Paracoccocidiosis brasiliensis*, que estão associadas a infecções na pele. O processo de formação de granulomas ocasiona o isolamento do patógeno e eventualmente a sua eliminação, resultando em cura espontânea. Porém, se este processo for exacerbado, pode gerar dano tecidual, com o aparecimento de lesões em virtude da ativação exagerada do sistema. No tópico seguinte, exploraremos os mecanismos que ocasionam a formação de granuloma e de vias relacionadas, primeiramente com uma breve descrição dos processos centrais para, em seguida, focar em alguns genes-chave envolvidos.

Doenças granulomatosas da pele, ativação da autofagia/xenofagia e formação de granuloma

Estudos de transcriptômica têm demonstrado que doenças granulomatosas da pele, e mesmo outras doenças inflamatórias de base granulomatosa como a doença de Crohn e artrite juvenil, apresentam em comum a ativação exacerbada em vias que regulam a resposta imune celular. Algumas vias são enriquecidas como a ativação de macrófagos, bem como ativação de linfócitos, como a via de mTOR controladora central do metabolismo celular, entre outras. Estudo genômico conduzido em famílias com mais de um filho com sarcoidose identificou mutações em genes que ocasionam a ativação deficiente de linfócitos, autofagia e tráfego intracelular de vesículas.[11] Portanto, a progressão para doenças granulomatosas com gatilhos infecciosos, como a hanseníase paucibacilar, ou não infecciosos como a sarcoidose e o granuloma anular, passou pelo desequilíbrio em um processo central que é a capacidade de manter a homeostase intracelular a partir da autofagia. Nesse caso, em doenças nas quais não se detecta claramente o antígeno como gatilho, sugere-se que o processo é desencadeado pelo desequilíbrio da autofagia de bactérias comensais. Esses microrganismos compõem o microbioma da pele e passam por uma possível desregulação do equilíbrio dinâmico durante a xenofagia.

Dois estudos clínicos confirmam a hipótese do papel central das vias de autofagia, tráfego intracelular e ativação de macrófagos e linfócitos no processo de granulomatogênese. Para sarcoidose e granuloma anular, Damsky e colaboradores[12] demonstraram que o uso de tofacitinib, um inibidor da via de JAK-STAT, é capaz de promover a regressão da doença. A via de JAK-STAT intermedeia a ativação de linfócitos e de macrófagos. Nesse processo de ativação e de diferenciação, a autofagia cumpre um papel básico de reorganização intracelular. No macrófago em diferenciação, o desequilíbrio mediado por variações genéticas que regulam diversas etapas da formação do complexo autofágico pode ocasionar a hiperativação do sistema, culminando com granulomatogênese. O inibidor interrompe a comunicação entre macrófagos e linfócitos e suspende a secreção de mediadores inflamatórios como as citocinas IL-6 e IFN-γ, entre outros, ensejando um "relaxamento" do sistema. Consequentemente, há o rompimento do fluxo de mediadores que mantêm a estrutura granulomatosa que está associado à melhora clínica. Linke e colaboradores (2017) dissecaram os mecanismos de regulação de mTOR: [13] o estudo demonstra que a hiperatividade do complexo de mTOR (mTORC1) é capaz de causar sarcoidose espontânea em camundongos, semelhante à doença de pele humana. Neste contexto, a utilização no modelo animal de everolimus, um conhecido imunomodulador inibidor do mTORC1, consegue reverter a formação de granulomas.

O processo de autofagia controla o metabolismo celular a partir do sensoriamento de nutrientes, bem como de organelas como mitocôndrias envelhecidas (mitofagia). O processo de autofagia é acionado quando há, por exemplo, restrição de nutrientes ou a necessidade de se reciclarem organelas ou se processarem patógenos (xenofagia). Por meio de xenofagia, bactérias (e outros patógenos) são fagocitadas e degradadas; a via, portanto, é central para a eliminação direta de bactérias, bem como para a ativação de linfócitos a partir da apresentação de antígenos resultantes desse processamento. A autofagia ocorre em todos os tipos celulares e os mecanismos de ativação têm a participação de diversas proteínas que atuam no complexo. O processo de xenofagia tem células fagocíticas, por exemplo, os macrófagos, como centrais na organização da resposta que elimina os microrganismos. Dado o papel central da xenofagia no controle da entrada de patógenos nas células, qualquer variação genética que altera a formação do complexo autofágico ou etapas de funcionamento pode alterar a correta ativação do processo e, consequentemente, favorecer o escape do patógeno. Em última análise, a xenofagia é responsável pela formação de fagolisossomo que degrada e, normalmente, elimina o patógeno, ativando ainda linfócitos a partir do processamento e apresentação de antígenos. Uma desregulação desse processo pode evoluir para apresentação clínica das doenças na pele.

Genes, autofagia e formação de granuloma

Estudos genômicos vêm há algum tempo descrevendo genes que participam do processo autofágico, com frequência usando hanseníase como modelo – a hanseníase paucibacilar pode ser entendida como uma doença granulomatosa clássica. Já em 2004, um estudo pan-genômico de ligação resultou na identificação de variantes do gene *PRKN* – codificador da proteína parquina – associadas à hanseníase em duas amostras populacionais independentes, vietnamita e brasileira.[14] A parquina é uma proteína da via da ubiquitina, que marca bactérias direcionando-as para a degradação. Em um desdobramento notável, 10 anos depois, estudos funcionais demonstraram que a parquina é fundamental no controle não apenas da hanseníase, mas também de diversas infecções causadas por patógenos intracelulares, inclusive tuberculose.[15] Já em 2007, a mesma população de famílias vietnamitas foi usada na identificação de dois *loci* cromossômicos ligados à magnitude da resposta na reação de Mitsuda, uma das poucas formas de se medir a capacidade do organismo em montar uma resposta granulomatosa.[16] Mais recentemente, vem se destacando o papel do gene *NOD2*, identificado pela primeira vez no primeiro estudo pan-genômico de associação em hanseníase, realizado em uma amostra populacional chinesa.[17] O *NOD2* codifica um receptor de reconhecimento de padrão que identifica componentes da parede celular de micobactérias, uma das primeiras etapas do processo de sinalização para a formação do complexo autofágico. Finalmente, o gene *LRRK2* tem sido consistentemente envolvido não só na patogênese da hanseníase, como também nas doenças de Parkinson (como o gene *PRKN*) e Crohn; a proteína LRRK2 participa de forma ativa na formação granulomatosa.

Portanto, o processo de formação granulomatosa se inicia na ativação celular com transformações nos macrófagos que se diferenciam em células epitelioides. Essas modificações culminam na síntese de mediadores quimioatraentes que propiciam a migração de linfócitos que dá início à estrutura altamente organizada denominada "granuloma".

Esses genes aqui descritos também estão associados a doenças como Parkinson e Crohn, de particular interesse para a dermatologia, granuloma anular e sarcoidose (especialmente NOD2 e LACC1), doenças granulomatosas de agentes etiológicos desconhecidos.

Via de IFN tipo I e escape do sistema imune

Entre as inúmeras vias de ativação de que os patógenos se valem para tentar garantir um nicho seguro para sua replicação e disseminação pelo organismo hospedeiro, uma estratégia interessante é a ativação da via de IFN tipo I. Vários patógenos intracelulares que causam infecções na pele, como *M. leprae*, *M. tuberculosis* e *Leishmania braziliensis,* depois de infectar as células, são capazes de quebrar a membrana do fagolisossomo e permitir o extravasamento de DNA do patógeno para o citoplasma da célula hospedeira. Esse processo resulta na ativação de IFN tipo I (IFN-α e IFN-β) que reduzem os níveis de IFN-γ, um IFN do tipo II. Com isso, ocorre a redução da síntese de peptídeos microbicidas, entre outras estratégias de ativação da célula para a eliminação do patógeno. Portanto, é como se a bactéria assumisse o papel de "lobo em pele de cordeiro", simulando um comportamento de vírus para favorecer a infecção. Relatos de casos clínicos demonstram, por exemplo, que tratamento prolongado com IFN-α para pacientes com hepatite C crônica em protocolo com ribavirina pode ensejar o desenvolvimento de hanseníase no seguimento, corroborando o papel central dessa via no escape do sistema imune.[18]

Metabolismo lipídico

Outras vias bioquímicas também participam do processo de controle da evolução para doença infecciosa, entre elas, as de metabolismo lipídico. Acesso a fontes energéticas é fundamental para o crescimento dos patógenos intracelulares. Portanto, durante a infecção, os patógenos normalmente induzem modificações metabólicas que favorecem seu crescimento. Um desses processos está associado ao aumento da captação de glicose, com a diminuição da respiração mitocondrial seguida da biogênese de lipídeos. Dessa forma, bactérias invadem alguns dos mecanismos microbicidas, como a produção de radicais livres, e garantem o fornecimento de energia para o seu crescimento. Neste contexto, destaca-se o papel de genes como o *APOE*, conhecido pela associação ao mal de Alzheimer, que também foi associado à hanseníase. Ainda, genes que ligam processos como autofagia e metabolismo energético, como *HIF1A* e *LACC1*, também já foram associados à hanseníase. Finalmente, um perfil de maior ativação de metabolismo lipídico está associado à hanseníase multibacilar; interessantemente, a utilização de estatinas combinadas com a quimioterapia acelerou a eliminação de *M. leprae* em modelos experimentais. Estudos clínicos ainda são necessários para avaliar o quanto a estatina poderia ser um adjuvante no tratamento de pacientes multibacilares.

Conclusão

Atualmente, temos um quadro bastante claro, embora provavelmente incompleto, dos genes e vias que participam do processo de suscetibilidade ou resistência a doenças infecciosas na pele. Doenças como a hanseníase e a leishmaniose vêm sendo intensamente estudadas sob o ponto de vista da genética, tanto do hospedeiro como do patógeno; resultados importantes vêm sendo produzidos, que favorecem melhor entendimento da patogênese não só destas doenças, como também de outras, dermatológicas ou não.

Nossa intenção ao desenhar este capítulo não foi explorar exaustivamente a vasta produção científica em genética de doenças dermatológicas infecciosas: há muito conhecimento adicional que pode ser explorado de forma mais específica em excelentes artigos de revisão. Por exemplo, sabe-se que mutações em genes como a filagrina estão associadas a infecções reincidivantes na pele de pacientes com dermatite atópica. Portanto, o conhecimento de outros genes que contribuem com uma pele saudável (ou lesionada) em diferentes contextos ainda precisa ser produzido. Mesmo assim, pode-se resumir que uma parte importante dessas infecções na pele apresenta padrões de inflamação excessiva desregulada, em parte por conta da ação de variantes em genes como aqueles que codificam citocinas e proteínas envolvidas na formação de granuloma. Com esse conhecimento, entendemos ser razoável especular, por exemplo, em favor da utilização de tofacitinib ou mesmo everolimus para tratamento de hanseníase paucibacilar e outras condições dermatológicas granulomatosas. Para tanto, seria necessária a validação em ensaios clínicos da eficácia do medicamento. Para hanseníase multibacilar, seria indicado utilizar estatinas como adjuvantes, personalizando-se o tratamento e melhorando-se a qualidade de vida dos pacientes. Ainda, para doenças como úlcera de Buruli, leishmaniose ou doenças causadas por fungos também é possível se valer desse conhecimento para se estabelecerem novos protocolos terapêuticos. Isso seria particularmente bem-vindo para doenças como a leishmaniose, cujo tratamento é altamente tóxico e para a qual há poucas alternativas terapêuticas; pode-se partir desse conhecimento genético-molecular para se definir o desenho de novos estudos clínicos visando a incorporação de novas drogas no arsenal disponível, melhorando o manejo clínico e possibilitando melhor controle epidemiológico dessas doenças.

Referências bibliográficas

1. Eiglmeier K, Parkhill J, Honore N, Garnier T, Tekaia F, Telenti A et al. The decaying genome of Mycobacterium leprae. Lepr Rev. 2001. doi: 10.5935/0305-7518.20010047.
2. Schuenemann VJ, Singh P, Mendum TA, Krause-Kyora B, Jäger G, Bos KI et al. Genome-wide comparison of medieval and modern Mycobacterium leprae. Science. 2013 Jul 12;341(6142):179-83. doi: 10.1126/science.1238286 [Epub 2013 Jun 13].
3. Rosa PS, D'Espindula HRS, Melo ACL, Fontes ANB, Finardi AJ, Belone AFF et al. Emergence and transmission of drug/multidrug-resistant Mycobacterium leprae in a former leprosy colony in the Brazilian Amazon. Clin Infect Dis. 2020 May 6;70(10):2054-61. doi: 10.1093/cid/ciz570.
4. Boisson-Dupuis S, Ramirez-Alejo N, Li Z, Patin E, Rao G, Kerner G et al. Tuberculosis and impaired IL-23-dependent IFN-γ immunity in humans homozygous for a common TYK2 missense variant. Sci Immunol. 2018 Dec 21; 3(30):eaau8714. doi: 10.1126/sciimmunol.aau8714.
5. Moraes MO, Cardoso CC, Vanderborght PR, Pacheco AG. Genetics of host response in leprosy. Lepr Rev. 2006;77.
6. Sauer MED, Salomão H, Ramos GB, D'Espindula HRS, Rodrigues RSA, Macedo WC et al. Genetics of leprosy: expected and unexpected developments and perspectives. Clin Dermatol. 2015;33:99-107. doi: 10.1016/j.clindermatol.2014.10.001.
7. Scollard DM, Joyce MP, Gillis TP. Development of leprosy and type 1 leprosy reactions after treatment with infliximab: a report of 2 cases. Disponível em: http://cid.oxfordjournals.org.

8. Cardoso CC, Pereira AC, Souza VNB, Duraes SMB, Ribeiro-Alves M, Nery JAC et al. TNF-308G> – A single nucleotide polymorphism is associated with leprosy among Brazilians: a genetic epidemiology assessment, meta-analysis and functional study. J Infect Dis. 2011 Oct 15;204(8):1256-63. doi: 10.1093/infdis/jir521.
9. Cardoso CC, Pereira AC, Souza VNB, Dias-Baptista IM, Maniero VC, Venturini J et al. IFNG+874 T – A single nucleotide polymorphism is associated with leprosy among Brazilians. Hum Genet. 2010;128. doi: 10.1007/s00439-010-0872-x.
10. Cardoso CC, Pereira AC, Marques CS, Moraes MO. Leprosy susceptibility: genetic variations regulate innate and adaptive immunity and disease outcome. Future Microbiol. 2011;6. doi: 10.2217/fmb.11.39.
11. Calender A, Farnier PAR, Buisson A, Pinson S, Bentaher A, Lebecque S et al. Whole exome sequencing in three families segregating a pediatric case of sarcoidosis. BMC Med Genomics. 2018;11. doi: 10.1186/s12920-018-0338-x.
12. Damsky W, Thakral D, Emeagwali N, Galan A, King B. Tofacitinib treatment and molecular analysis of cutaneous sarcoidosis. N Engl J Med. 2018;379:2540-6. doi: 10.1056/nejmoa1805958.
13. Linke M, Pham HTT, Katholnig K, Schnöller T, Miller A, Demel F et al. Chronic signaling via the metabolic checkpoint kinase mTORC1 induces macrophage granuloma formation and marks sarcoidosis progression. Nat Immunol. 2017;18:293-302. doi: 10.1038/ni.3655.
14. Mira MT, Alcais A, Van Thuc H, Moraes MO, Di Flumeri C, Thai VI et al. Susceptibility to leprosy is associated with PARK2 and PACRG. Nature. 2004;427. doi: 10.1038/nature02326.
15. Manzanillo PS, Ayres JS, Watson RO, Collins AC, Souza G, Rae CS et al. The ubiquitin ligase parkin mediates resistance to intracellular pathogens. Nature. 2013;501:512-6. doi: 10.1038/nature12566.
16. Ranque B, Alter A, Mira M, Nguyen VT, Vu HT, Nguyen TH et al. Genomewide linkage analysis of the granulomatous mitsuda reaction implicates chromosomal regions 2q35 and 17q21. J Infect Dis. 2007;196:1248-52. doi: 10.1086/521684.
17. Zhang FR, Huang W, Chen SM, Sun LD, Liu H, Li Y et al. Genomewide association study of leprosy. N Engl J Med. 2009;361:2609-18. doi: 10.1056/nejmoa0903753.
18. Santos M, Ferreira PLC, Franco ES, Braga WSM. Hanseníase boderline tuberculóide e reação hansênica do tipo 1 em paciente com hepatite C durante tratamento com interferon e ribavirina. An Bras Dermatol. 2013;88:109-12. doi: 10.1590/abd1806-4841.20131986.

Capítulo 2

Imunologia Aplicada às Doenças Dermatológicas Infecciosas

Edgar M. de Carvalho Filho
Lucas Pedreira de Carvalho
Paulo Roberto Lima Machado

Elementos básicos da resposta imune no território cutâneo

A resposta imune se desenvolveu ao longo da evolução de maneira a eliminar todas as ameaças externas ao funcionamento normal do nosso organismo. Em razão da vastíssima quantidade e da complexidade de agentes externos agressores, é natural que assim sejam nossos mecanismos de defesa. A pele está em contato direto com as diversas agressões do meio ambiente e sujeita à invasão por inúmeros agentes infecciosos e patogênicos, portanto é território onde a resposta imune deve ser rápida e eficaz. Para tanto, conta com uma estrutura imunológica complexa, que pode ser dividida com finalidade didática em dois tipos: imunidade inata; e adquirida.

Imunidade inata

A resposta de imunidade inata se caracteriza por rapidez (minutos) e ausência de memória específica, dispondo de diversos elementos estruturais, moleculares e celulares. Os principais componentes estruturais do território cutâneo são as barreiras da região superior da pele, formadas pelo manto lipídico e pela camada córnea que impedem ou diminuem a penetração de microrganismos e outros agentes ambientais. Os elementos moleculares são constituídos por moléculas que reconhecem padrões moleculares associados a patógenos (PAMP), como os receptores toll-like, NOD-like, de manose e outros; pelo sistema complemento; quimiocinas; citocinas; e peptídeos antimicrobianos.

Os receptores toll-like (TLR) são moléculas presentes nas superfícies celulares ou dentro de vesículas citoplasmáticas. A ativação via TLR culmina com ativação do fator de transcrição NFκB, e a translocação do deste para o núcleo, orquestrando a transcrição de uma série de fatores associados à destruição de patógenos, como espécies reativas de oxigênio, citocinas e quimiocinas. Os receptores NOD-like são um conjunto de proteínas intracitoplasmáticas que, quando ativadas, induzem resposta inflamatória via ativação das caspases.[1] Os receptores de manose lectinas do tipo C estão presentes nas superfícies de fagócitos mononucleares residentes, encontrados apenas em tecidos periféricos, sobretudo na pele. Esse receptor reconhece carboidratos presentes em alguns patógenos e, a depender do patógeno, pode induzir a produção de citocina pró-inflamatórias (como IL-1β e TNF) ou citocinas tipo 2 (IL-4 e IL-13).

O sistema complemento é um conjunto de mais de 20 proteínas presentes no sangue e em tecidos fluídos, que são ativadas em forma de cascata, e seu produto final é um complexo de ataque à membrana de patógenos. A ativação exacerbada, deficiência ou anormalidade no controle da ativação do sistema complemento está associado ao desenvolvimento de uma série de condições dermatológicas. Mediante mecanismos de escape do sistema complemento, por um lado, alguns microrganismos como a espiroqueta Borrelia e os estafilococos, por exemplo, podem persistir na pele causando sintomas prolongados.[2] Por outro lado, mecanismos autoimunes com autoanticorpos e efeito citotóxico do complexo de ataque à membrana do complemento em células epidérmicas ou vasculares podem causar dano direto ao tecido e inflamação, como observamos no lúpus eritematoso sistêmico (LES), na síndrome do anticorpo fosfolipídeo e nas doenças bolhosas como o penfigoide bolhoso.[3]

As citocinas constituem um grande grupo de peptídeos, proteínas, glicoproteínas que são encontradas nas superfícies de células da resposta imune e secretadas por essas e outras células que classicamente não fazem parte do sistema imunológico. São moléculas de sinalização com funções de induzir respostas inflamatória e hematopoiética e regular a resposta imune. Citocinas Th1 como IFN-γ, e pró-inflamatórias como IL-1β e TNF-α têm um papel importante na proteção e na patogênese de diversas doenças infectoparasitárias como a leishmaniose tegumentar e a hanseníase.[4,5] De modo oposto, a supressão da resposta imune mediada pela IL-10 nas leishmanioses visceral e difusa permite a proliferação e a disseminação dos parasitos das espécies causadoras dessas doenças.[6]

Peptídeos antimicrobianos são moléculas com baixo peso molecular que atuam principalmente na resposta contra bactérias, vírus e fungos. A produção cutânea de peptídeos antimicrobianos é um fator importante na defesa contra microrganismos, uma vez que essas moléculas são capazes de romper a parede celular de bactérias e capsídeos virais. Além de exercerem papel direto na destruição de patógenos, essas moléculas interagem com células da resposta imune induzindo produção de citocinas, quimiocinas e proliferação celular.[7]

As principais células que atuam na resposta inata são os fagócitos (neutrófilos, monócitos/macrófagos e células dendríticas), eosinófilos, basófilos, mastócitos e células *natural killer* (NK). Além dessas células, no tecido cutâneo, encontramos células fagocíticas residentes macrófagos-símile, a exemplo das células de Langerhans, presentes na epiderme, e células dendríticas dérmicas. As células de Langerhans não expressam receptor de manose e são capazes de migrar para linfonodos drenantes da pele onde apresentam antígenos, ativando, assim, células T.[8]

A epiderme, formada por queratinócitos, também desempenha papel importante na resposta imune local, uma vez que tem capacidade de produzir citocinas como IL-1β e IL-18 em resposta a agentes infecciosos e dano tecidual, além de secretarem quimiocinas capazes de atrair linfócitos T de memória para o sítio inflamatório. Por expressarem moléculas do MHC classes I e II, os queratinócitos participam ativamente da resposta imune interagindo com células do sistema imunológico dentro da epiderme. A desregulação e a expressão anormal de mediadores inflamatórios ou seus receptores nos queratinócitos são relevantes para a patogênese das doenças inflamatórias crônicas da pele, como psoríase, dermatite atópica e dermatite alérgica de contato.[9]

Em resumo, a invasão de elementos infecciosos no território cutâneo inicia uma cadeia de eventos, que pode ter origem no reconhecimento de PAMP por queratinócitos via TLR, dando início, então, à produção de quimiocinas e de citocinas que atrairão e estimularão células inflamatórias do sangue periférico para o território cutâneo, com destruição do agente invasor. Citocinas pró-inflamatórias ativam o endotélio vascular, aumentando a aderência de leucócitos à parede do vaso e posterior migração dessas células para o sítio inflamatório.[10]

Imunidade adquirida

A imunidade adquirida é fundamental para evitar reinfecções por proporcionar uma resposta específica e duradoura, com base na participação de células que têm memória imunológica (linfócitos B e T). Pode levar horas ou dias para ser desencadeada e tem como base a apresentação antigênica e o estímulo para diferenciação e proliferação de linfócitos B e T. Após reconhecimento de antígenos por imunoglobulinas das classes IgD e IgM presentes na superfície de linfócitos B, essas células se diferenciam em plasmócitos e passam a secretar anticorpos antígeno-específicos. Para que ocorra resposta de células T, é necessário que outras células apresentem peptídeos na superfície de moléculas do MHC presentes na superfície de células nucleadas. As principais células apresentadoras de antígeno da pele são as células de Langerhans na epiderme, as células dendríticas e os macrófagos presentes na derme. Todas as células nucleadas expressam MHC I e apresentam antígenos para linfócitos T $CD8^+$, enquanto monócitos/macrófagos, células dendríticas, células de Langerhans e linfócitos B são as principais células que expressam MHC II e, portanto, apresentam antígenos para linfócitos T $CD4^+$. Enquanto o mecanismo efetor de linfócitos T $CD8^+$ é a destruição de células infectadas por meio da produção de granzima e de perforina, linfócitos T $CD4^+$ produzem citocinas e importantes na ativação, proliferação e diferenciação celular.

Os linfócitos T $CD4^+$ constituem uma população heterogênea e, a depender do microambiente de citocinas no momento da apresentação antigênica, eles podem se diferenciar em Th1 (produtores de IFN-γ), Th2 (produtores de IL-4, IL-5 e IL-13), Th9 (produtores de IL-9), Th17 (produtores de IL-17), Th22 (produtores de IL-22) e T regulatórias (Treg), as quais produzem principalmente IL-10 e TGF-β e são responsáveis pela regulação negativa da resposta imune, exercendo papel importante na prevenção de doenças autoimunes. A hiper-reatividade de linhagem de células T CD4+ é fator determinante de várias doenças cutâneas: vitiligo (Th1); dermatite atópica (Th2); psoríase (Th17 e Th22).[11]

Resposta imune nas viroses

Os principais mecanismos de resposta imune antiviral também se iniciam com o reconhecimento do agente invasor pelas células através dos PAMP, iniciando uma cascata de ativação de fatores transcripcionais, como o fator regulador de interferon (IRF3, IRF7) que induzem a produção de IFN tipo I (IFN-α e IFN-β), e citocinas inflamatórias. Nesta fase inicial, ocorre também a formação do complexo inflamossoma, com ativação da caspase 1 e secreção de IL-1β e IL-18.

Entre as células que iniciam precocemente ações antivirais, destaca-se o neutrófilo, com a produção das "armadilhas extracelulares de neutrófilos" (NET) por mediação de TLR7 e TLR8, que imobilizam o vírus impedindo sua propagação e permitem a atuação dos outros elementos da resposta imune que ocasionam a destruição viral. As NET são estruturas extracelulares compostas de DNA genômico junto com proteínas nucleares e granulares, como histonas, defensinas e proteases. No entanto, a produção excessiva de NET pode causar dano tecidual e contribuir para a patogênese.[12] Outro elemento celular importante após invasão viral no território cutâneo é o queratinócito, que libera citocinas que atuam como *damage associated molecular patterns* (DAMP) ou alarminas, a exemplo da IL-33 após infecção por HSV-2. Nesta situação, a IL-33 estimula mastócitos a produzir TNF e IL-6, aumentando as ações antivirais.[13]

Os PAMP podem ser constituídos de ácidos nucleicos de RNA ou DNA viral e são reconhecidos por alguns membros da família TLR; por exemplo, o TLR-3 reconhece RNA de fita dupla, enquanto o TLR-9 reconhece DNA; no caso do herpes vírus tipo 1 (HSV-1), que é um DNA vírus, seu reconhecimento via TLR-3 ocorre pela produção de RNA de fita dupla durante a sua replicação. Uma vez estimulados, os TLR induzem produção de IFN do tipo I com efetiva ação antiviral em virtude da ativação de genes nas células cutâneas não infectadas que passam a produzir moléculas que degradam ácidos nucleicos virais ou que atuam inibindo a expressão viral de genes.[14,15]

Outro mecanismo de proteção está vinculado ao que se denomina 'imunidade intrínseca antiviral", na qual fatores de restrição se ligam a alguns componentes do vírus e inibem diretamente as etapas de replicação. Um exemplo é o grupo de proteínas transmembranárias induzíveis por IFN (IFITM), que diminuem ou impedem a infecção pelos vírus *influenza A, dengue* e HSV-1 entre outros.[16] A importância da ação antiviral dos IFN é ilustrada pelo eczema herpético causado pelo HSV-1 em pacientes com dermatite atópica, em que se têm descrito diversas alterações genéticas nos fatores reguladores de IFN tipo I (complexo IFNAR) e tipo II (IFNGR), contribuindo para uma resposta anormal ao HSV e, consequentemente, para um quadro clínico grave e generalizado.[17,18]

Na amplificação da resposta imune contra infecções virais, a produção de citocinas Th1 com ativação de células CD8+ citotóxicas (CTL) e produção de IFN é fundamental. Adicionalmente, um mecanismo importante de morte das células infectadas e, consequentemente, de destruição viral se dá por apoptose mediada pela produção de perforina e granzima por células NK e CTL. A célula NK reconhece os agentes virais por dois mecanismos:

1. **Citotoxicidade celular mediada por anticorpo (ADCC):** receptor Fc ligado à imunoglobulina G (IgG) (FCγRIII) – adesão e morte da célula-alvo (coberta por IgG) infectada pelo vírus.
2. **Receptores ativadores *killer*:** sinal para a célula NK produzir perforinas que formam orifícios na membrana da célula-alvo por onde são injetadas as granzimas – induzindo-se a ativação da cascata apoptótica via caspases (enzimas proteolíticas).

As células CD8+ CTL reconhecem os antígenos virais via MHC classe I, sendo também capazes de produzir perforinas e injetar granzimas, além de induzir a morte da célula infectada por apoptose após ativação do receptor Fas (CD95) da célula-alvo mediante expressão do ligante FasL. Além disso, por um lado, a presença de anticorpos pode impedir a infecção viral ou sua disseminação ao neutralizar sua fixação e entrada na célula hospedeira. Por outro lado, os vírus apresentam mecanismos de escape diversos. Um exemplo é o HPV, que, durante o processo infeccioso, produz as proteínas E6 e E7 com inibição da resposta imune de defesa, por diminuir a expressão de IL-18, deprimindo a resposta TH1 e também a ativação de células CTL. A proteína E7 pode se ligar a genes promotores de IFN tipo I e inibi-los. Dado interessante é o fato de que pacientes com verruga genital tratados com IFN-α e elevados níveis de E7 tendem a apresentar uma pior resposta ao tratamento.[19,20]

Resposta imune nas doenças bacterianas

Os principais mecanismos imunológicos de defesa contra bactérias extracelulares são a opsonização e a fagocitose por neutrófilos, lise dependente de complemento e a neutralização com consequente impedimento da ligação e da penetração de bactéria nos tecidos. O *Staphilococcus aureus* é o principal agente causal das furunculoses e o *Streptococcus pyogenes* (estreptococos do grupo A) juntamente com o *S. aureus* são causadores do impetigo. Como essas bactérias são rapidamente destruídas quando fagocitadas pelos neutrófilos, elas, para sobreviver, expressam substâncias antifagocíticas nas suas membranas, que impedem a ocorrência da fagocitose. Neste contexto, a opsonização do agente infeccioso por anticorpos ou por proteínas do complemento como C3b facilita e permite a ocorrência da fagocitose desde que receptores para porção FC da IgG e para o C3b do complemento sejam expressos na membrana das células fagocíticas. Todavia, no caso das infecções da pele, o binômio representado pela capacidade da bactéria de se aderir a pele e a integridade das barreiras naturais de defesa do hospedeiro é que determinará a ocorrência da colonização e do posterior estabelecimento da infecção.

Nos estágios iniciais da infecção da pele, proteínas da superfície existentes nos estafilococos são responsáveis pela adesão do patógeno. Essas proteínas se ligam ao fibrinogênio, à fibronectina, ao colágeno, à laminina, às glicoproteínas e à fibronectina. Por causa dessas moléculas, a colonização pode ocorrer mesmo em pele sadia. Os polissacarídeos da cápsula têm também papel importante nos processos de colonização e os polissacarídeos tipo 3 e tipo 8 estão associados com infecções graves e septicemia causadas por estafilococus. A cápsula dessas bactérias composta por substâncias antifagocíticas semelhantes à proteína A presente na parede celular é responsável por bloquear a ativação do complemento, bloquear o receptor FC de fagócitos e, consequentemente, impedir a fagocitose. O *S. aureus* também produz toxinas citolíticas como hemolisina e leucocidinas, enzimas e proteínas que facilitam a penetração da bactéria e sua disseminação. Adicionalmente, as enterotoxinas produzidas por essas bactérias podem atuar como superantígenos, que, após penetrar na epiderme, induzem a resposta inflamatória que contribui para as defesas do hospedeiro, mas podendo também ser importante causa de lesão tecidual quando exacerbada.[21]

Para combater o processo infeccioso fagócitos como os neutrófilos migram para o sítio da infecção em resposta a quimiocinas como a IL-8, citocinas como a IL-17 e o fator de crescimento de granulócitos (G-CSF) que têm atividade quimiotáxica. A ligação dessas célulasàa parede endotelial por moléculas de adesão enseja a migração celular do vaso para os tecidos. Após a fagocitose e já no fagossomo, as bactérias são destruídas por peptídeos com ação antibacteriana como a lisozima, azurocidina, α-defensinas e proteinases como elastase, galatinase, proteinase 3 e hidrolases que degradam os componentes bacterianos. Para exercer plenamente a função microbicida, ocorre a explosão respiratória com produção de superóxido, óxido nítrico e outras espécies reativas de oxigênio. Enquanto a quimiotaxia e a produção de superóxido estão intactas em pacientes com furunculose esporádica, em pacientes com furunculose recorrente, tanto a migração como a capacidade de destruir bactérias estão prejudicadas. Nesses pacientes, a produção das espécies reativas de oxigênio e a produção de óxido nítrico estão diminuídas. Outros componentes importantes na defesa contra bactérias são os TLR que contribuem para a internalização das bactérias e a maturação da fagossoma.[22] Entre as outras células da resposta inata, os mastócitos também contribuem para nossa defesa contra bactérias. A degranulação dos mastócitos com liberação de aminas vasoativas contribui para a migração das células do vaso sanguíneo para o sítio da infecção, internalização do patógeno e maturação dos fagossomos.

A resposta imune adaptativa e a consequente produção de anticorpos têm papel de grande importância nas nossas defesas contra bactérias e pacientes com agamoglobulina ou com deficiência na produção da IgG, IgA ou de subclasses de IgG como a IgG2 apresentam maior susceptibilidade a infecções bacterianas e maior risco para desenvolver disseminação da infecção, meningite e septicemia. Mas a deficiência de anticorpos não é a principal causa das ocorrências de furunculose nem do impetigo, indicando que a resposta imune inata, principalmente mediada por neutrófilos, e a integridade das barreiras naturais do hospedeiro são os principais fatores relacionados com as nossas defesas contra as infecções bacterianas na pele. A integridade das barreiras naturais de defesa do hospedeiro tem papel fundamental na proteção contra as infecções. Pacientes que têm as barreiras naturais da pele contra a infecção rompidas, como os que apresentam dermatite atópica ou imunodeficiência, são mais susceptíveis à infecção por estafilococos e estreptococos, entre outros agentes infecciosos, e apresentam infecções recorrentes. Todavia, em indivíduos imunocompetentes e sem história de atopia ou doenças metabólicas, é bem conhecida a importância da quebra das barreiras naturais de defesa da pele nesses processos infecciosos. Um exemplo clássico da importância da quebra das barreiras naturais de defesa da pele no aparecimento da furunculose é a associação entre a colonização pelo *S. aureus* e a dermatite atópica. Outro aspecto importante como fator de risco para ocorrência de infecções por *S. aureus* na pele é a colonização nasal pela bactéria. Em 64 pacientes com infecção confirmada pelo estafilococos na pele, a colonização nasal por essa bactéria foi observada em 37 (58%) desses casos.[23] Foi também observado que, enquanto a colonização nasal pelo *S. aureus* ocorreu em 29% dos pacientes com furunculose isolada, a colonização por essa bactéria foi documentada em 88% dos pacientes com furunculose crônica. A colonização da cavidade nasal pelo *S. aureus* é, portanto, um fator de risco para furunculose crônica e recorrente. Em virtude da importância dessa colonização, o tratamento da furunculose crônica envolve não só o uso de antibióticos orais, como também a antibioticoterapia tópica nasal nos pacientes e em seus contactantes.[24]

Enquanto os mecanismos de defesa contra o *S. aureus* e o *S. pyogenes* são semelhantes, a patogênese das complicações associadas a essas doenças é bem diferente. Nas infecções por estafilococos, a gravidade da doença está associada com a disseminação da infecção e com a virulência da bactéria ou falha nas nossas defesas; já nos indivíduos infectados pelo *S. pyogenes*, as principais complicações são relacionadas com uma resposta imune errada que causa dano tecidual, como observado na glomerulonefrite pós-estreptocócica e na febre reumática. A glomerulonefrite pós-estreptocócica é mediada tanto por uma reação de hipersensibilidade do tipo II quando anticorpos se ligam a antígenos bacterianos aderidos a membrana basal glomerular, como por uma reação de hipersensibilidade do tipo III caracterizada pela deposição do complexo imune, ativação do complemento, recrutamento e infiltração neutrofílica e dano tecidual.

Na febre reumática, a patogênese da lesão cardíaca é dependente de reações autoimunes tanto mediadas por anticorpos como por células T contra epítopos da proteína M do estreptococo, que tem semelhança antigênica com antígenos expressos pelas válvulas cardíacas. A febre reumática, que tem como critérios maiores de diagnóstico a cardite, artrite, coreia de Sydenham, nódulos subcutâneos e eritema marginatum, é uma causa importante do comprometimento de qualidade de vida, em virtude da insuficiência cardíaca, e causa de morte em jovens e adultos.[25]

Resposta imune nas micoses profundas

Paraccocidioidomicose

A paracoccidioidomicose é causada principalmente pelos fungos *Paracoccididoides braziliensis* e o *P. lutzii*. A infecção é adquirida por inalação de esporos do fungo e afeta os pulmões, a boca, faringe, pele e linfonodos. A fase inicial da infecção se caracteriza pela aderência de leveduras a componentes de matiz extracelular como proteoglicanos, glicosaminas, glicanos, fibronetina, aminases, hidimerato e colágenos tipo I, III, IV e V. Após a aderência aos tecidos, o fungo é internalizado em células epiteliais do pulmão e penetram nos queratinócitos e fagócitos. Um dos mecanismos de escape do fungo é induzir apoptose de células epiteliais e de macrófagos, o que beneficia sua sobrevivência. As células dendríticas têm um papel importante na patogênese da infecção por Paracoccididoides sp. desde que elas apresentem antígenos aos linfócitos, dando início à resposta imune adaptativa. As células dendríticas, além de apresentarem os antígenos às células CD4 Th0, produzem a IL-12 que é a citocina derivada das células CD4 Th0 para Th1. O principal mecanismo de defesa contra o *P. braziliensis* é a ativação de macrófagos por IFN-γ produzida predominantemente por células CD4 Th1. Em modelos experimentais, é bem documentado que o controle da infecção depende da presença de células CD4 Th1 produtoras de IFN-γ, e a susceptibilidade e, consequentemente, a propagação da infecção se relacionam com a ativação das células Th2 secretoras de IL-4 e de IL-10.[26]

As células NK e células CD8$^+$ são também células produtoras de IFN-γ e podem contribuir para ativação de macrófagos e destruição do fungo, mas não existem evidências de que células NK e células CD8, por intermédio do mecanismo de citotoxicidade natural e da citotoxicidade medida por células, respectivamente, contribuam para a morte do fungo.

O desenvolvimento das manifestações clínicas causadas pelo *P. braziliensis* ocorre pela redução nos mecanismos de defesa. Embora essa supressão da resposta imune seja mediada por células Th2 e células T regulatórias, ênfase tem sido dada ao papel das subpopulações de macrófagos na patogênese das infecções por agentes intracelulares. Nos tecidos, os macrófagos podem apresentar atividade inflamatória caracterizada pela secreção de TNF. Esses macrófagos são denominados "inflamatórios" ou "M1". Alternativamente, os macrófagos podem se diferenciar em macrófagos M2 ou regulatórios que se caracterizam pela produção da IL-10, que é a principal citocina mediadora da resposta imune humana. A presença da IL-10 em concentrações elevadas nos tecidos impede a destruição de agentes infectantes, permite a sobrevivência do fungo, a progressão da infecção e os danos teciduais causados pela doença.[26,27]

Esporotricose

A esporotricose pode se manifestar por diversas formas clínicas, sendo a mais frequente forma linfocitária caracterizada por lesão nodular que progride para úlceras no sítio de inoculação dos fungos e que segue se manifestando no trajeto dos vasos linfáticos regionais. O complexo *Sporothrix schenckii*, no Brasil, é representado principalmente pelo *S. braziliensis*, que tem sido associado com surtos epidêmicos zoonóticos e apresenta comportamento mais virulento que o *S. schenkii*. Após penetrar na pele, o fungo pode ser destruído pela fagocitose e consequente produção de espécies reativas de oxigênio pelos neutrófilos. Todavia, enquanto as leveduras dos fungos saprófitas são mortos por granulócitos, leveduras dos fungos virulentos sobrevivem à fagocitose e mantém-se vivas a despeito da presença de peróxido de hidrogênio, de óxido nítrico e de outras espécies reativas de oxigênio. Os macrófagos reconhecem os fungos via TLR expressos na membrana dos fagócitos. Esse reconhecimento contribui para a fagocitose, ativação celular e produção de citocinas. A formação do granuloma é considerada um importante mecanismo da resposta imune contra o Sporothrix e a ativação de macrófagos por células CD4 Th1 é fundamental para o controle da infecção. A produção de IL-12 e de IL-18 contribui para a ativação de células Th1 e, consequentemente, para a produção de IFN-γ. Em camundongos, após o aparecimento da resposta Th1, a infecção pelo Sporothrix começa a induzir a produção de IL-4 pelas células Th2 e a produção de IL-10 por macrófagos, e essas citocinas têm a propriedade de modular negativamente o IFN-γ, permitindo a persistência da infecção. Em conclusão, na esporotricose, uma resposta Th1 protetora é observada nas fases iniciais da infecção e pode controlar e impedir a propagação da infecção. Todavia, se o agente infectante persiste e as células Th2 passam a ser ativadas, a produção de IL-10 atenua a função macrofágica e permite a sobrevivência do fungo. A resposta Th17 é também importante no controle da esporotricose e tem capacidade para controlar a carga parasitária do Sporothrix mesmo na ausência de células Th1.[28]

Resposta imune nas doenças infectoparasitárias

A participação de elementos da resposta imune inata e adquirida contra patógenos parasitários depende da sua localização. Parasitos intracelulares que residem em fagossomos, como as espécies de Leishmania e Mycobacterium, são frequentemente alvos de mecanismos efetores de células fagocíticas, como a produção de espécies reativas de oxigênio.[29] A resposta citotóxica, principalmente mediada por células NK e T CD8$^+$, está mais evidente nas infecções por patógenos intracelulares que escapam do fagolisossomo e estão livres no citoplasma, como no caso do *Trypanosoma cruzi*. Apesar de anticorpos serem detectados nas infecções por patógenos intracelulares, a sua eficácia na destruição desses microrganismos é baixa. De modo oposto, tem sido demonstrado, nesses casos, que anticorpos, principalmente da classe IgG, têm papel importante na indução de resposta inflamatória e desfecho clínico como na leishmaniose mucosa.[30] Anticorpos podem induzir aumento da fagocitose e participar da citotoxicidade celular dependente de anticorpos (ADCC), ativando células NK. Esses dois eventos, quando exacerbados e pouco controlados, induzem secreção de citocinas pró-inflamatórias. Nas infecções por helmintos, observamos uma resposta de células CD4$^+$ Th1 transitória, que, após início da ovoposição, dá lugar à resposta de células CD4+ Th2 com produção de IL-4, IL-5 e IL-13. Esse ambiente favorece a produção de anticorpos da classe IgE, que, junto com eosinófilos e basófilos, são protagonistas nas respostas contra helmintos em fase adulta.

Os eventos imunológicos que participam da proteção e da patogênese da hanseníase e leishmaniose tegumentar serão descritos com mais detalhes, em função da importância e frequência dessas doenças em nosso meio.

Hanseníase

A hanseníase, causada pelo *Mycobacterium leprae*, é uma doença granulomatosa crônica caracterizada por parasitismo de células de Schwann nos nervos periféricos e macrófagos na pele, podendo causar danos funcionais nos nervos atingidos e incapacidades físicas por ação direta do *M. leprae* ou dos mecanismos imunológicos. O espectro clínico contempla polos antagônicos: o tuberculoide, em que o bacilo é contido e as lesões dermatológicas são poucas; e polo virchowiano ou lepromatoso, em que o bacilo de Hansen não encontra defesa e prolifera de maneira abundante, causando comprometimento extenso e difuso da pele e de nervos periféricos, atingindo também órgãos internos. Muitos indivíduos apresentam as formas *borderlines*, caracterizadas por manifestações clínicas diversas e com características clínicas e imunológicas que compõem um trajeto heterogêneo e que se posicionam entre os polos opostos.[31]

Em função das raras variações genotípicas de isolados do *M. leprae* que não explicam os diferentes graus de susceptibilidade e a ocorrência de diferentes formas clínicas da doença, na hanseníase, a resposta imunológica desencadeada pelo hospedeiro é um fator decisivo para o desenvolvimento ou não da doença, da forma clínica, e do aparecimento ou não dos episódios reacionais. A resposta imune inata, caracterizada pela ação tanto de fagócitos como de células NK, quando efetiva durante a infecção pelo *M. leprae*, é capaz de controlar a infecção e está associada à baixa virulência do bacilo de Hansen.[32] O reconhecimento do *M. leprae* por macrófagos se dá via TLR 1, 2, 4 e 9. Após ativação, essas células produzem IL-6, TNF e CXCL10, quimiocina responsável pelo recrutamento de linfócitos.[33] A participação de linfócitos CD4+ Th1 é fundamental para estabelecer uma resposta imune adaptativa que desencadeie a destruição de patógenos intracelulares. Estas células são importantes fontes de IFN-γ, principal citocina ativadora de macrófagos. Dessa forma, o que ocorre em pacientes com a forma tuberculoide da doença, por um lado, é o desenvolvimento de resposta Th1 com produção de IFN-γ, IL-2, IL-15 e TNF que ocasiona a destruição intracelular da bactéria. Por outro lado, o desenvolvimento de resposta Th2 (IL-4, IL-5 e IL-13) com produção de anticorpos está associada ao aparecimento de múltiplas lesões na pele e nervos, como ocorre no polo virchowiano, uma vez que o bacilo se encontra no compartimento intracelular e não é destruído.[34,35] No entanto, a discussão sobre a resposta dicotômica Th1/Th2 não é suficiente para explicar a complexidade e a diversidade da resposta imune e suas implicações nas manifestações clínicas da hanseníase e em episódios reacionais. Outros elementos da resposta imune, como células Th17 e células T regulatórias, têm participação importante. Células Th17 estão em maior número em pacientes BT e TT, e a resposta Th17 mediante produção de IL-17A, IL-17F, IL-21 e IL-22 pode se associar com proteção por meio do recrutamento de neutrófilos, da ativação macrofágica e do estímulo Th1 e contribuir para a contenção do *M. leprae*, estando mais presente nas formas paucibacilares.[36] No entanto, a resposta TH17 também pode ser eminentemente inflamatória e contribuir para patogênese dos surtos reacionais.[36,37] A participação de células T regulatórias (Treg) FoxP3 positivas se dá pela produção de TGF-β, principalmente no polo lepromatoso, contribuindo para a manutenção do estado anérgico que persiste mesmo após a cura por alta da poliquimioterapia.[37,38] Tem sido descrito um aumento de Tregs em lesões da reação tipo 1 cuja função pode ser associada à tentativa de diminuir a intensa resposta inflamatória tecidual.[37] As células Treg também podem exibir plasticidade influenciada pelo ambiente de citocinas na hanseníase; por exemplo, *in vitro*, a adição de IL-12 induz a produção de IFN-γ pelas Tregs, enquanto adição de IL-23 induz a produção de IL-17 pelas Tregs.[39] Esse dado ilustra o potencial para uso de imunointervenção na doença, tanto no sentido de inibir a progressão para formas multibacilares como para o controle ou prevenção de episódios reacionais.

Reações hansênicas

Os episódios agudos reacionais são um grande desafio na hanseníase, ocorrendo em cerca de 30% a 40% dos casos principalmente durante a poliquimioterapia (PQT), podendo persistir por anos após a alta do tratamento, e com enorme potencial para causar sequelas e deformidades pelo dano em nervos periféricos. A reação tipo 1 (RT1) ou reação reversa é mais comum nas formas *borderline* e ocorre por aumento súbito da resposta de hipersensibilidade tardia, com aumento de células de Langerhans na epiderme e participação importante de linfócitos $CD4^+$ e macrófagos na derme, onde ocorre um denso infiltrado celular. Nas lesões cutâneas e nervos periféricos, existe uma intensa produção de citocinas Th1, citocinas inflamatórias e quimiocinas como IFN-γ, IL-2, IL-1β, TNF-α, IL-6, e CXCL-10. Pode existir também aumento plasmático de algumas dessas moléculas, principalmente IL-1β, IL-6 e CXCL-10 com amplificação do processo inflamatório e recrutamento celular para o sítio reacional.[40] É possível que a elevação precoce dessas citocinas/quimiocinas possa servir como marcador sérico de futuro desenvolvimento da reação tipo 1. A consequência mais temida da RT1 é a lesão irreversível de nervo periférico, causada em parte pela destruição de células de Schwann por células citotóxicas derivadas de linfócitos $CD4^+$, como efeito do aumento da produção de IL-6, Il-2 e IFN-γ. O TNF também participa do dano neural podendo contribuir para a desmielinização.[41]

A reação tipo 2 (RT2) ou eritema nodoso hansênico é um processo inflamatório sistêmico que ocorre no polo lepromatoso ou em pacientes borderline-lepromatosos. Nestes indivíduos, soma-se à enorme quantidade de bacilos teciduais uma alta produção de anticorpos contra antígenos do *M. leprae*, resultando na formação e deposição de imunocomplexos com ativação de complemento e recrutamento de neutrófilos e outras células inflamatórias, não somente na pele e nervos periféricos, mas também em diversos órgãos internos. As lesões de eritema nodoso decorrem de um processo de paniculite, podendo também haver vasculite e eventualmente necrose. Existe uma elevada produção de citocinas Th2 como IL-4, IL-5 e IL-10, mas também de IL-6, IL-8, TNF-α, IL-1β. Além disso, paradoxalmente, uma maior secreção de IL-12 estimula a via TH1 ocasionando maior produção de IFN-γ, o que amplifica a produção de TNF-α. Finalmente, na lesão do eritema nodoso, encontra-se maior quantidade de IL-17, além de IFN-γ e TGF-β, que, em conjunto, participam do processo patogênico tecidual. Na RT2, a presença de neutrófilos é mais abundante nas fases iniciais do infiltrado inflamatório, com expressão de CD64 induzida por IFN-γ e GM-CSF. Posteriormente, existe maior infiltração de células $CD4^+$ em contraste com menor número de $CD8^+$. Outro elemento celular que participa tanto da defesa contra o *M. leprae* como da patogênese dos surtos reacionais é o monócito, célula que origina o macrófago. Os monócitos de fenótipo intermediário ($CD14^+$ e $CD16^+$) se associam com atividade inflamatória e, nos surtos reacionais, aumentam a expressão de moléculas coestimulatórias como CD86, CD80 e CD40, e também de MHC II.[42]

A complexidade e a grande quantidade de elementos celulares e moleculares envolvidos na RT2 ainda conservam muitas questões em aberto sobre a dinâmica temporal e a verdadeira importância destes agentes como iniciantes ou agravantes da resposta inflamatória ou como expressão de epifenômeno.[43,44]

Leishmaniose tegumentar

As Leishmanias são protozoários intracelulares causadores das leishmanioses tegumentar e visceral. No Brasil, as espécies mais comuns da leishmaniose tegumentar são a *L. braziliensis, L. guyanensis* e *L. amazonensis*. Pacientes com a forma visceral da doença e com leishmaniose cutânea difusa (*L. amazonensis*) desenvolvem resposta regulatória com alta produção de IL-10 e depressão da resposta Th1, permitindo a proliferação de uma grande quantidade de parasitos no interior de macrófagos.Por sua vez, pacientes com as formas cutânea clássica e mucosa desenvolvem resposta Th1 (IFN-γ) e inflamatória (IL-1β e TNF) exacerbadas que participam da patogênese da doença, induzindo o aparecimento das lesões ao mesmo tempo em que impedem a proliferação dos parasitas que se apresentam em pequeno número no infiltrado celular.[4,45] Na infecção causada por *L. braziliensis,* as células T $CD4^+$ e *natural killer* (NK) exercem um papel fundamental na produção de IFN-γ para o controle da replicação de parasitos.[46,47] Entretanto, apesar de a maioria dos indivíduos infectados por *L. braziliensis* desenvolver resposta imune protetora, outras células como monócitos/macrófagos e linfócitos T $CD8^+$ também participam da linha de defesa, porém são protagonistas no desenvolvimento da resposta inflamatória deletéria e desenvolvimento da úlcera cutânea.[6,48,49] As células T $CD8^+$ também expressam moléculas citolíticas, como granzima e perforina, importantes para destruição do parasita por intermédio da morte de células infectadas, mas também podendo gerar lesão tecidual. Dado interessante é a demonstração que a progressão da úlcera da LC se correlaciona diretamente a um aumento da frequência de células T $CD8^+$ expressando granzima.[50]

Existem outras evidências de que o aparecimento da lesão tecidual na LC e na LM se vincula a uma resposta imune Th1 e inflamatória exacerbada e descontrolada em resposta à infecção pela Leishmania:

- Tratamento precoce na fase pré-ulcerativa da LC não impede a ulceração.[51]
- Existência de uma forte reação inflamatória no tecido com expressão aumentada de TNF, IFN-γ e poucos parasitos na lesão.[4]
- Correlação direta entre o tamanho da úlcera e ativação celular com produção de IFN-γ e TNF.[52]
- Indivíduos com a forma subclínica têm capacidade de modular a resposta imune com baixa produção de IFN-γ e TNF.[53]
- Associação de antimonial com droga inibidora de TNF cura pacientes com LM refratários ao tratamento com antimonial.[54]

Todavia, a importância da resposta Th1 no controle da infecção por Leishmania é ilustrada pelo dado de que pacientes com LC e reação de Montenegro negativa apresentam maior taxa de falha terapêutica do que os indivíduos positivos.[55]

Em contraste com o papel protetor da imunidade celular na leishmaniose, a resposta humoral, representada pela presença de grande quantidade de plasmócitos nas úlceras de LC, pode se correlacionar com desfecho terapêutico desfavorável.[56] Além disso, em comparação com a LC e LM, existe maior produção de anticorpos IgG e IgG2 anti-Leishmania na leishmaniose disseminada (LD), na qual existem enorme quantidade de lesões cutâneas e alta taxa de falha terapêutica. Dado também interessante é a correlação direta entre os níveis de IgG2 na LD e o número de lesões.[57] Finalmente, na LM, os níveis de IgG e IgG1 anti-Leishmania mais elevados ocorrem nas formas mais graves e diminuem significativamente após a cura.[30] A Figura 2.1 mostra o espectro clínico da LT e sua correlação com alguns elementos da resposta imune.

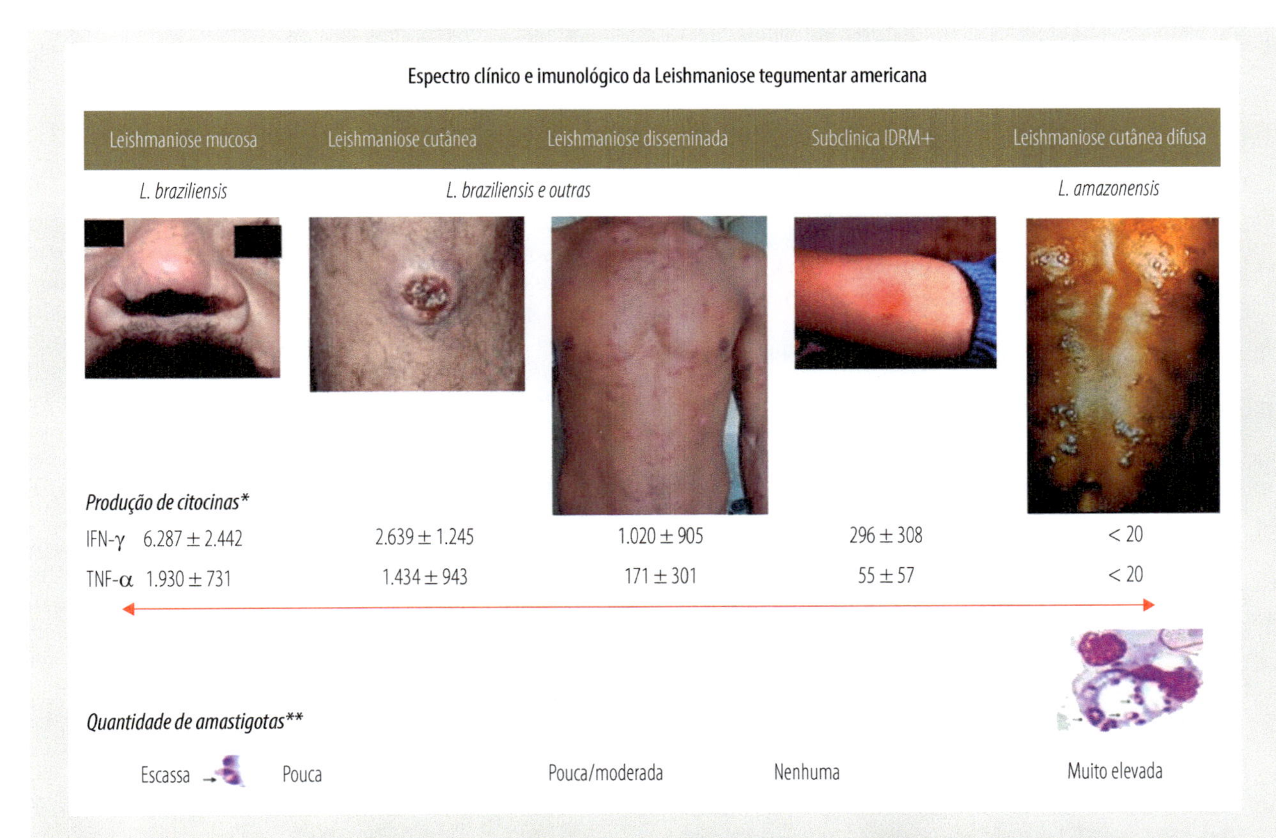

Figura 2.1. Espectro clínico da LT e sua correlação com a produção de IFN e TNF. *Produção em pg/mL após estímulo de células mononucleares do sangue periférico com antígeno de Leishmania. **Quantidade de amastigotas no infiltrado inflamatório dérmico.

Fonte: Acervo da autoria do capítulo.

Referências bibliográficas

1. Franchi L, Eigenbrod T, Muñoz-Planillo R, Nuñez G. The inflammasome: a caspase-1-activation platform that regulates immune responses and disease pathogenesis. Nature Immunology. 2009;10(3):241-7.
2. Locke JW. Complement evasion in Borrelia spirochetes: mechanisms and opportunities for intervention. Antibiotics (Basel, Switzerland). 2019;8(2).
3. Giang J, Seelen MAJ, Doorn MBA, Rissmann R, Prens EP, Damman J. Complement activation in inflammatory skin diseases. Front Immunol. 2018 Apr 16;9:639.
4. Carvalho LP, Passos S, Schriefer A, Carvalho EM. Protective and pathologic immune responses in human tegumentary leishmaniasis. Frontiers in immunology. 2012;3:301.
5. Machado P, Abrams J, Santos S, Brennan P, Barral A, Barral-Netto M. Production of host-protective (IFN-gamma), host-impairing (IL-10, IL-13) and inflammatory (TNF-alpha) cytokines by PBMC from leprosy patients stimulated with mycobacterial antigens. Eur J Dermatol. 1998 Mar; 8(2):98-103.
6. Jesus AR, Almeida RP, Lessa H, Bacellar O, Carvalho EM. Cytokine profile and pathology in human leishmaniasis. Braz J Med Biol Res. 1998;31(1):143-8.
7. Schauber J, Gallo RL. Antimicrobial peptides and the skin immune defense system. Journal of Allergy and Clinical Immunology. 2008;122(2):261-6.
8. Deckers J, Hammad H, Hoste E. Langerhans cells: sensing the environment in health and disease. Frontiers in Immunology. 2018;9:93.
9. Albanesi C. Keratinocytes in allergic skin diseases. Current Opinion in Allergy and Clinical Immunology. 2010; 10(5):452-6.
10. Akira S, Takeda K. Toll-like receptor signaling. Nat Rev Immunol. 2004;4:499-511.
11. Sabat R, Wolk K, Loyal L, Döcke WD, Ghoreschi K. T cell pathology in skin inflammation. Seminars in Immunopathology. 2019;41(3):359-77.
12. Naumenko V, Turk M, Jenne CN, Kim SJ. Neutrophils in viral infection. Cell Tissue Res. 2018 Mar;371(3):505-16.
13. Aoki R, Kawamura T, Goshima F, Ogawa Y, Nakae S, Moriishi K et al. The alarmin IL-33 derived from HSV-2-infected keratinocytes triggers mast cell-mediated antiviral innate immunity. J Invest Dermatol. 2016 Jun;136(6):1290-2.
14. Kawai T, Akira S. Innate immune recognition of viral infection. Nat Immunol. 2006;7:131-7.
15. Yokota S, Okabayashi T, Fujii N. The battle between virus and host: modulation of toll-like receptor signaling pathways by virus infection. Mediators Inflamm. 2010;2010:184328.
16. Smith SE, Busse DC, Binter S, Weston S, Soria CD, Laksono BM et al. Interferon-induced transmembrane protein 1 restricts replication of viruses that enter cells via the plasma membrane. J Virol. 2019 Mar 5;93(6):e02003-18.
17. Leung DY, Gao PS, Grigoryev DN, Rafaels NM, Streib JE, Howell MD et al. Human atopic dermatitis complicated by eczema herpeticum is associated with abnormalities in IFN-γ response. J Allergy Clin Immunol. 2011 Apr;127(4):965-73.e1-5.
18. Gao PS, Leung DY, Rafaels NM, Boguniewicz M, Hand T, Gao L et al. Genetic variants in interferon regulatory factor 2 (IRF2) are associated with atopic dermatitis and eczema herpeticum. J Invest Dermatol. 2012 Mar;132(3 Pt 1):650-7.
19. Kawamura T, Ogawa Y, Aoki R, Shimada S. Innate and intrinsic antiviral immunity in skin. J Dermatol Sci. 2014 Sep;75(3):159-66.
20. Vats A, Trejo-Cerro O, Thomas M, Banks L. Human papillomavirus E6 and E7: what remains? Tumour Virus Res. 2021 Feb 8;11:200213.
21. Tuffs SW, Haeryfar SMM, McCormick JK. Manipulation of innate and adaptive immunity by staphylococcal superantigens. Pathogens. 2018 May 29;7(2):53.
22. Blander JM. Coupling toll-like receptor signaling with phagocytosis: potentiation of antigen presentation. Trends Immunol. 2007 Jan;28(1):19-25.
23. Durupt F, Mayor L, Bes M, Reverdy ME, Vandenesch F, Thomas L et al. Prevalence of Staphylococcus aureus toxins and nasal carriage in furuncles and impetigo. Br J Dermatol. 2007 Dec;157(6):1161-7.
24. Kim J, Kim BE, Ahn K, Leung DYM. Interactions between atopic dermatitis and Staphylococcus aureus infection: clinical implications. Allergy Asthma Immunol Res. 2019 Sep;11(5):593-603.
25. Turner CE, Bubba L, Efstratiou A. Pathogenicity factors in group C and G streptococci. Microbiol Spectr. 2019 May;7(3).
26. Burger E. Paracoccidioidomycosis protective immunity. J Fungi (Basel). 2021 Feb 13;7(2):137.
27. Moreira AP, Dias-Melicio LA, Soares AM. Interleukin-10 but not transforming growth factor beta inhibits murine activated macrophages Paracoccidioides brasiliensis killing: effect on H_2O_2 and NO production. Cell Immunol. 2010;263(2):196-203.
28. Conceição-Silva F, Morgado FN. Immunopathogenesis of human sporotrichosis: what we already know. J Fungi (Basel). 2018 Jul 31;4(3):89.
29. Novais FO, Nguyen BT, Beiting DP, Carvalho LP, Glennie ND, Passos S et al. Human classical monocytes control the intracellular stage of Leishmania braziliensis by reactive oxygen species. J Infect Dis. 2014;209(8):1288-96.
30. Lima CMF, Magalhães AS, Costa R, Barreto CC, Machado PRL, Carvalho EM et al. High anti-leishmania IgG antibody levels are associated with severity of mucosal leishmaniasis. Front Cell Infect Microbiol. 2021 Apr 9;11:652956.
31. Ridley DS, Jopling WH. Classification of leprosy according to immunity: a five-group system. Int J Lepr Other Mycobact Dis. 1966 Jul-Sep;34(3):255-73.
32. Polycarpou A, Holland MJ, Karageorgiou I, Eddaoudi A, Walker SL, Willcocks S et al. Mycobacterium leprae activates toll-like receptor-4 signaling and expression on macrophages depending on previous Bacillus Calmette-Guerin vaccination. Frontiers in Cellular and Infection Microbiology. 2016;6:72.
33. Santana NL, Rêgo JL, Oliveira JM, Almeida LF, Braz M, Machado LM et al. Polymorphisms in genes TLR1, 2 and 4 are associated with differential cytokine and chemokine serum production in patients with leprosy. Mem Inst Oswaldo Cruz. 2017 Apr;112(4):260-8.
34. Bhat RM, Prakash C. Leprosy: an overview of pathophysiology. Interdiscip Perspect Infect Dis. 2012;2012:181089.
35. Salgame P, Yamamura M, Bloom BR, Modlin RL. Evidence for functional subsets of $CD4^+$ and $CD8^+$ T cells in human disease: lymphokine patterns in leprosy. Chem Immunol. 1992;54:44-59.

36. Santos MB, Oliveira DT, Cazzaniga RA, Varjão CS, Santos PL, Santos MLB et al. Distinct toles of Th17 and Th1 cells in inflammatory responses associated with the presentation of paucibacillary leprosy and leprosy reactions. Scand J Immunol. 2017 Jul;86(1):40-9. doi: 10.1111/sji.12558.
37. Costa MB, Hungria EM, Freitas AA, Sousa ALOM, Jampietro J, Soares FA et al. In situ T regulatory cells and Th17 cytokines in paired samples of leprosy type 1 and type 2 reactions. PLoS One. 2018 Jun 8;13(6):e0196853.
38. Sadhu S, Khaitan BK, Joshi B, Sengupta U, Nautiyal AK, Mitra DK. Reciprocity between regulatory T cells and Th17 cells: relevance to polarized immunity in leprosy. PLoS Negl Trop Dis. 2016;10:e0004338.
39. Tarique M, Saini C, Naqvi RA, Khanna N, Sharma A, Rao DN. IL-12 and IL-23 modulate plasticity of FoxP3$^+$ regulatory T cells in human leprosy. Mol Immunol. 2017 Mar;83:72-81.
40. Stefani MM, Guerra JG, Sousa AL, Costa MB, Oliveira ML, Martelli CT et al. Potential plasma markers of type 1 and type 2 leprosy reactions: a preliminary report. BMC Infect Dis. 2009;9:75.
41. Andrade PR, Jardim MR, Silva AC, Manhaes PS, Antunes SL, Vital R et al. Inflammatory cytokines are involved in focal demyelination in leprosy neuritis. J Neuropathol Exp Neurol. 2016 Mar;75(3):272-83.
42. Shibuya M, Bergheme G, Passos S, Queiroz I, Rêgo J, Carvalho LP et al. Evaluation of monocyte subsets and markers of activation in leprosy reactions. Microbes Infect. 2019 Mar;21(2):94-8.
43. Saini C, Srivastava RK, Kumar P, Ramesh V, Sharma A. A distinct double positive IL-17A$^+$/F$^+$ T helper 17 cells induced inflammation leads to IL17 producing neutrophils in type 1 reaction of leprosy patients. Cytokine. 2020 Feb;126:154873.
44. Saini C, Tarique M, Ramesh V, Khanna N, Sharma A. γδ T cells are associated with inflammation and immunopathogenesis of leprosy reactions. Immunol Lett. 2018 Aug;200:55-65.
45. Bacellar O, Lessa H, Schriefer A, Machado P, Jesus AR, Dutra WO et al. Up-regulation of Th1-type responses in mucosal leishmaniasis patients. Infect Immun. 2002;70(12):6734-40.
46. Pirmez C, Yamamura M, Uyemura K, Paes-Oliveira M, Conceição-Silva F, Modlin RL. Cytokine patterns in the pathogenesis of human leishmaniasis. J Clin Invest. 1993;91(4):1390-5.
47. Antonelli LR, Dutra WO, Almeida RP, Bacellar O, Gollob KJ. Antigen specific correlations of cellular immune responses in human leishmaniasis suggests mechanisms for immunoregulation. Clin Exp Immunol. 2004 May;136(2):341-8.
48. Cruz AM, Bittar R, Mattos M, Oliveira-Neto MP, Nogueira R, Pinho-Ribeiro V et al. T-cell-mediated immune responses in patients with cutaneous or mucosal leishmaniasis: long-term evaluation after therapy. Clinical and Diagnostic Laboratory Immunology. 2002;9(2):251-6.
49. Gomes-Silva A, Bittar RC, Nogueira RS, Amato VS, Mattos MS, Oliveira-Neto MP et al. Can interferon-gamma and interleukin-10 balance be associated with severity of human Leishmania (Viannia) braziliensis infection? Clinical and Experimental Immunology. 2007;149(3):440-4.
50. Koh CC, Wardini AB, Vieira M, Passos LSA, Martinelli PM, Neves EGA et al. Human CD8$^+$ T cells release extracellular traps co-localized with cytotoxic vesicles that are associated with lesion progression and severity in human leishmaniasis. Front Immunol. 2020 Oct 8;11:594581.
51. Machado P, Araújo C, Silva AT, Almeida RP, D'Oliveira Jr A, Bittencourt A et al. Failure of early treatment of cutaneous leishmaniasis in preventing the development of an ulcer. Clin Infect Dis. 2002 Jun 15;34(12):E69-73.
52. Antonelli LR, Dutra WO, Almeida RP, Bacellar O, Carvalho EM, Gollob KJ. Activated inflammatory T cells correlate with lesion size in human cutaneous leishmaniasis. Immunol Lett. 2005 Nov 15;101(2):226-30.
53. Follador I, Araújo C, Bacellar O, Araújo CB, Carvalho LP, Almeida RP et al. Epidemiologic and immunologic findings for the subclinical form of Leishmania braziliensis infection. Clin Infect Dis. 2002 Jun 1;34(11):E54-8. doi: 10.1086/340261.
54. Lessa HA, Machado P, Lima F, Cruz AA, Bacellar O, Guerreiro J et al. Successful treatment of refractory mucosal leishmaniasis with pentoxifylline plus antimony. Am J Trop Med Hyg. 2001 Aug;65(2):87-9.
55. Carvalho AM, Guimarães LH, Costa R, Saldanha MG, Prates I, Carvalho LP et al. Impaired Th1 response is associated with therapeutic failure in patients with cutaneous leishmaniasis caused by Leishmania braziliensis. J Infect Dis. 2021 Feb 13;223(3):527-35.
56. Ribeiro CS, França RR, Silva JA, Silva SC, Boaventura VS, Machado PRL. Cellular infiltrate in cutaneous leishmaniasis lesions and therapeutic outcome. An Bras Dermatol. 2021;96(5). doi: 10.1016/j.abd.2021.02.006.
57. Magalhães A, Carvalho LP, Costa R, Pita MS, Cardoso TM, Machado PRL et al. Anti-leishmania IgG is a marker of disseminated leishmaniasis caused by Leishmania braziliensis. Int J Infect Dis. 2021 Feb 10;106:83-90.

Capítulo 3

Hanseníase

Heitor de Sá Gonçalves
Gerson Oliveira Penna
Maria Araci de Andrade Pontes
Mariane Martins de Araújo Stefani
Carolina Chrusciak Talhari Cortez

Introdução

A hanseníase é doença infectocontagiosa, causada pelo *Mycobacterium leprae*, um patógeno intracelular obrigatório. Acomete preferencialmente a pele e nervos periféricos, podendo comprometer outros órgãos e sistemas internos, como mucosas do trato respiratório superior, linfonodos, olhos, medula óssea, vísceras abdominais, testículos, músculos e ossos. O *M. leprae* é transmitido de pessoa para pessoa, principalmente no convívio com doentes de formas multibacilares (MB) sem tratamento.[1] Também conhecida como "mal de Hansen" (MH), a hanseníase constitui problema de saúde pública em muitos países, caracterizando-se por incidir, principalmente, nos bolsões de pobreza, onde preponderam a insalubridade das habitações e o difícil acesso aos serviços de saúde.[2]

Atualmente, a doença concentra-se em países situados na faixa de clima tropical e subtropical; porém, já existiu em caráter endêmico em regiões com climas totalmente diferentes; a Noruega é exemplo de um país de clima frio onde a hanseníase foi eliminada em decorrência do desenvolvimento socioeconômico da população.[3] A eliminação da hanseníase na maioria dos países europeus, assim como das verminoses e de outras doenças infecciosas, não ocorreu natural ou inexplicavelmente, mas mediante profundas e importantes modificações socioeconômicas, com melhora dos índices de qualidade de vida. O mesmo fato não aconteceu na maioria dos países tropicais, subdesenvolvidos ou em desenvolvimento. Há robustas publicações brasileiras demonstrando que o investimento na renda familiar impacta favoravelmente os indicadores de incidência da hanseníase, assim como aumenta o percentual de cura da tuberculose.[4-8]

A maior parcela dos pacientes com hanseníase vive em precárias condições de habitação, nutrição e higiene, carecendo, portanto, das ações de promoção à saúde, e também com dificuldades no acesso às ações de prevenção e de cura da doença. Em que pesem todos os avanços obtidos com o desenvolvimento científico e tecnológico ocorridos nas últimas décadas, a hanseníase ainda existe porque não houve interrupção da cadeia de transmissão do *M. leprae* e persistem as enormes desigualdades sociais.[4-8]

Histórico

É difícil identificar a época exata do aparecimento da hanseníase. A doença já existia no Egito, aproximadamente 4.300 anos a.C., segundo papiro da época de Ramsés II. Também, era conhecida na Índia, China e Japão há mais de 3 ou 4 mil anos. Há evidências científicas da existência da doença em esqueletos descobertos no Egito, datando do 2º século a.C.[9]

Citações bíblicas do período em que Cristo viveu descrevem muitos casos de hanseníase. Na Antiguidade, a doença era conhecida como "lepra". Outras dermatoses também eram assim denominadas, talvez porque seu diagnóstico era feito de forma inapropriada.[7]

Na Idade Média, o doente com hanseníase era considerado pecador. Os médicos da época consideravam a hereditariedade, o clima e a alimentação inadequada as principais causas da disseminação da doença. A hanseníase teria se tornado endêmica em consequência da associação de diversos fatores, como as más condições de higiene e de alimentação e as precárias condições de moradia. Esses fatores tinham origem no rápido crescimento da população e na concentração desta nas áreas urbanas medievais, favorecendo a transmissão de várias doenças, inclusive da hanseníase.

A preocupação com a propagação, etiologia e possibilidade de tratamento da hanseníase iniciou-se na Europa, a partir do século XVII, com a construção dos primeiros leprosários. Durante os séculos XVIII e XIX, quase toda a Europa adotava o isolamento dos pacientes acometidos pela doença como forma de controle da enfermidade. Nesse cenário, ocorreu lenta e gradativa diminuição no número de casos novos, juntamente com o desaparecimento de muitas outras doenças infecciosas na maior parte do continente europeu. Isso não pode ser atribuído ao isolamento, mas ao desenvolvimento social do continente europeu. Ao mesmo tempo em que o número de casos de hanseníase tendia ao desaparecimento na Europa, os focos endêmicos na Ásia e África se mantinham, e introduzia-se a doença no Novo Mundo a partir das colonizações espanhola e portuguesa e principalmente em decorrência do comércio de escravos africanos, que parece ter sido o maior fator de expansão da doença no continente americano.[10]

No Brasil, assim como em outros países da América, não havia hanseníase entre os povos indígenas. A doença foi provavelmente introduzida pelos colonizadores portugueses em vários pontos do litoral brasileiro.[11] O primeiro caso foi notificado em 1600, no Rio de Janeiro, onde, mais tarde, seria criado o primeiro lazareto (leprosário) no Brasil.[12] Até o início do século XX, a hanseníase era endêmica na maioria das regiões brasileiras, com aumento progressivo do número de casos. As ações para o controle da doença continuaram a priorizar a construção de leprosários em todos os estados endêmicos e o tratamento era realizado com óleo da planta tropical chaulmoogra, sob a forma de injeções, cápsulas ou aplicação sobre a pele[13] (Figura 3.1).

Em 1874, Gerhard Armauer Hansen identificou o agente etiológico da hanseníase. Essa foi a primeira vez que se comprovou a relação entre doença humana e uma bactéria, modificando comportamentos médicos, ampliando horizontes de investigação e criando perspectivas para o manejo das doenças infecciosas, particularmente da hanseníase.[14]

Em 1941, com a introdução da dapsona no tratamento do mal de Hansen e orientações dos órgãos de saúde para o término do isolamento compulsório, os hospitais-colônias foram progressivamente desativados e o tratamento passou a ser

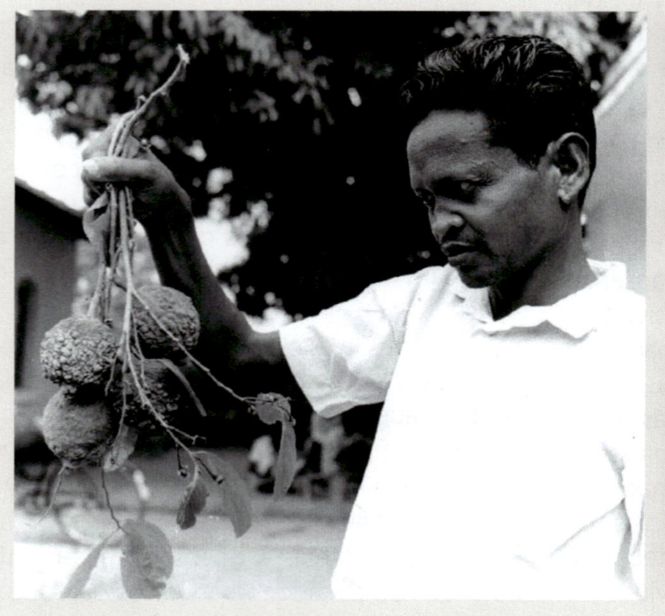

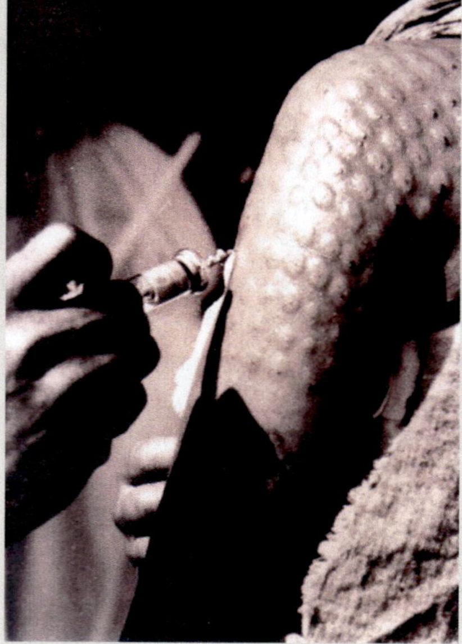

Figura 3.1. Árvore, fruto e aplicação do óleo de chaulmoougra em paciente com hanseníase.
Fonte: American Institute of the History of Pharmacy; Santos FS, Souza LP, Siani AC, 2008.

ambulatorial, em centros de saúde, acompanhado de medidas como controle de comunicantes e educação sanitária.[11]

Em 1976, antes mesmo da recomendação da Organização Mundial de Saúde (OMS), pioneiramente, o Brasil associou a rifampicina à dapsona para o tratamento de doentes.[11] Somente em 1981, face ao aumento da resistência do *M. leprae* à sulfona na maioria dos países endêmicos, a OMS recomendou o tratamento denominado "poliquimioterapia" (PQT), ou seja, a associação de dapsona, rifampicina e clofazimina para tratar pacientes multibacilares (MB) e dapsona e rifampicina para doentes paucibacilares (PB).[15]

Após a introdução e implementação da PQT, verificou-se importante declínio da prevalência global da hanseníase consequente à redução progressiva do tempo de tratamento, que tem relação direta com a prevalência da doença. Em 1982, havia, aproximadamente, 5 milhões de doentes. Esse total foi reduzido para menos de 1 milhão em 1991. Mais de 25 milhões de pacientes foram considerados curados pela PQT desde sua introdução, sem, entretanto, haver redução no número de casos novos, evidenciando-se que a PQT não impactou a transmissão da doença. A OMS registra mais de 200 mil casos novos por ano no mundo.[16]

Já no século XXI, a decodificação do genoma do *M. leprae*, a partir do sequenciamento genético da bactéria, realizado em 2001, pelo Instituto Pasteur, na França, possibilitou uma nova fase da pesquisa em hanseníase.[17] Vários grupos de pesquisadores iníciaram análises proteômicas do patógeno com a finalidade de identificar proteínas essenciais à expressão da micobactéria e ao desenvolvimento da enfermidade, indicando novos caminhos para a investigação de métodos diagnósticos, medicamentos e vacinas para a doença.

Agente etiológico

O *M. leprae*, também conhecido na língua português como "bacilo de Hansen", foi a primeira bactéria a ser associada à doença infecciosa humana. Taxonomicamente, pertence à ordem Actinomycelalis, família Mycobaderiaceae. É parasita intracelular obrigatório e infecta predominantemente macrófagos e células de Schwan. Apresenta reprodução por divisão binária, com longo tempo de multiplicação (10 a 16 dias) e tem preferência pelas áreas mais frias do corpo, particularmente as extremidades; multiplica-se em temperaturas que variam de 27 °C a 30 °C. Fora do organismo humano, em fragmentos de biópsias de lesões de pacientes MB ou em suspensão, o bacilo pode permanecer viável por até 10 dias, sob temperatura de 4 °C e com baixíssima ou nenhuma capacidade de infectividade. Em secreção nasal, o bacilo pode sobreviver até 7 dias em temperatura de 20 °C e umidade de 43%; porém, com o aumento da temperatura e da umidade, a viabilidade tende a diminuir. Métodos tradicionais de esterilização e pasteurização são eficientes para matar o bacilo.[18]

O *M. leprae* apresenta-se como bastonete reto ou ligeiramente encurvado, de 1,5 a 8 micra de comprimento por 0,2 a 0,5 mícron de largura (Figura 3.2). Cora-se em vermelho pela fucsina e não descolora pelo álcool e ácidos. É, portanto um bacilo álcool-acidorresistente (BAAR). Nos esfregaços de pele e nos cortes histológicos, os bacilos são vistos isolados, em agrupamentos variados e/ou em arranjos especiais, característicos do *M. leprae*, denominados "globias". As globias representam característica peculiar do bacilo: são arredondadas; globoides; e resultam da sólida união de numerosos bacilos por meio de substância denominada "gleia", que os agrupa e dificulta a sua dissociação. Os bacilos podem ser uniformemente corados (sólidos), irregularmente corados (fragmentados) ou granulosos. O aspecto irregular e granuloso parece indicar fragmentação bacilar por ação medicamentosa, sendo observado nos doentes em tratamento.[18] Não há meio de cultura apropriado para o *M. leprae*,

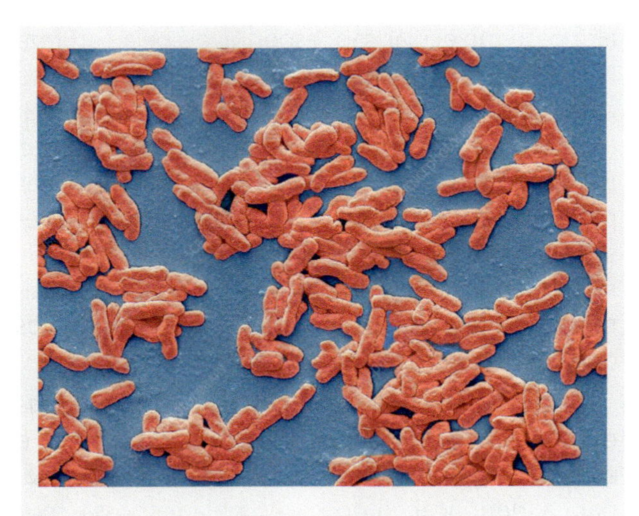

Figura 3.2. Microscopia eletrônica do *M. leprae*.
Fonte: Science Photo Library; Gschmeissner S; Madeiro S, 2014.

o qual não se desenvolve em meio de cultura axênico. A inoculação experimental foi conseguida pela primeira vez por Shepard, em 1960, que obteve a multiplicação do *M. leprae* no coxim da pata de camundongos, durante vários meses.[19]

Kircheimer e Storrs, em 1971, demonstraram que os tatus de nove bandas, espécie *Dasypus novemcinctus*, eram modelos experimentais mais eficientes que os camundongos por apresentarem altas cargas bacilares após inoculação com *M. leprae*. Os tatus desenvolvem doença similar à humana, apresentando comprometimento da pele, de nervos periféricos, da medula óssea, do fígado, do baço, de linfonodos, dos pulmões, das meninges e dos olhos. A grande quantidade de bacilos que se desenvolve nestes animais possibilitou a obtenção de material para o estudo dos constituintes da parede celular, sistemas enzimáticos e proteínas da micobactéria.[20]

A ultraestrutura do *M. leprae* assemelha-se à de outras micobactérias. A parede celular do bacilo tem aproximadamente 20 nm de espessura e, como em outras espécies de micobactérias, duas camadas – uma, mais externa, eletrontransparente, também denominada "cápsula"; e outra, mais interna, eletrondensa. A estrutura da parede é constituída por peptideoglicanos entrelaçados e ligados covalentemente a cadeias de polissacarídeos, os quais servem de suporte para os ácidos micólicos. Na cadeia de peptideoglicano, a L-alanina é substituída pela glicina, e a forma como os ácidos micólicos estão associados à parede celular é distinta do que se observa em outras espécies. Esses ácidos apresentam alto peso molecular, são responsáveis pela natureza hidrofóbica da micobactéria e estão localizados na camada mais externa da parede, sendo provavelmente responsáveis pela zona eletrontransparente. Em comum com outras espécies de micobactérias patogênicas, essa camada é caracterizada pela presença de grande quantidade de ácidos micólicos e micosídeos, o que contribui para o aspecto espumoso do material visto no interior dos macrófagos de pacientes com alta carga bacilar.[21]

O lipídeo capsular mais importante do *M. leprae* é o glicolipídeo-fenólico 1 (PGL-1), característico e específico desse bacilo. Esse antígeno é essencial para a identificação do bacilo pela resposta imunológica do hospedeiro, gerando alta especificidade da resposta humoral, predominantemente com produção de IgM, durante a infecção multibacilar. Além disso, alguns estudos têm mostrado que esse importante antígeno está envolvido na interação do *M. leprae* com a laminina das células de Schwann, desempenhando importante papel na interação entre o bacilo e o nervo periférico do hospedeiro.[22]

Outro importante componente da parede celular do *M. leprae* é o lipopolissacarídeo denominado "lipoarabinomanana" (LAM). Ao contrário do PGL-1, o LAM é semelhante ao encontrado em outras espécies de micobactérias. No entanto, em estudos utilizando anticorpos monoclonais, foram observadas diferenças na resposta entre o LAM encontrado no *M. leprae* e o verificado no *M. tuberculosis*. Os lipopolissacarídeos têm propriedades imunorreguladoras e podem atuar como mecanismo de sobrevivência do bacilo no interior da célula do hospedeiro e na patogênese da doença.[22]

Uma característica importante e peculiar do *M. leprae* é o neurotropismo, o que é explicado pela capacidade do bacilo em invadir e reproduzir-se no interior das células de Schwann. A base molecular da afinidade seletiva do *M. leprae* pela célula de Schwann é explicada pela interação entre o PGL-1 do bacilo e várias moléculas na célula de Schwann, as quais apresentam, na lâmina basal, moléculas de matriz extracelular do tipo lamininas (glicoproteínas compostas de três cadeias). Na lâmina basal que envolve a célula de Schwann, no nervo periférico, predomina a laminina-2. Foi demonstrado que o *M. leprae* liga-se especificamente à cadeia α-2 da laminina-2. Também já foi evidenciado que o *M. leprae* liga-se à laminina-2 (cadeia α-2 e área G), que, por sua vez, é ligada à α-distroglicana da superfície da célula de Schwann. A α-distroglicana liga-se à molécula β-distroglicana da transmembrana. Ao penetrar no meio intracelular, a β-distroglicana liga-se à distrofina, uma proteína intracelular. A partir da união dessas quatro proteínas (laminina-2, α-distroglicana, β-distroglicana e distrofina), estabelece-se uma ponte entre o *M. leprae* e o citoesqueleto da célula de Schwann, a qual propicia a penetração do bacilo no vacúolo citoplasmático, estabelecendo a infecção hansênica no nervo (Figura 3.3). O fato de a laminina-2 e da α-distroglican serem restritas ao nervo periférico condiciona a presença exclusiva do bacilo nessa parte do sistema nervoso.[23,24]

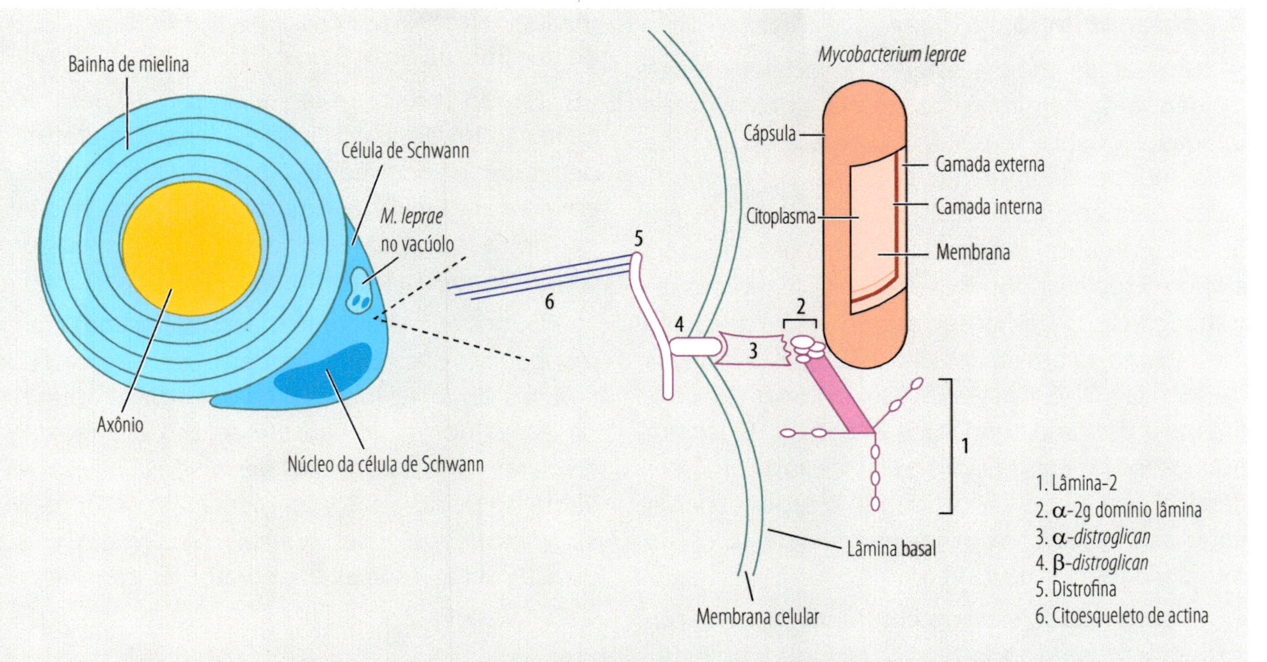

Figura 3.3. Unidade axônio – célula de Schwann. Representação esquemática da entrada e infecção neural pelo *M. leprae*.
Fonte: Adaptada de Marcos Bezerra Cunha.

Histologicamente, os bacilos são vistos nas células de Schwann mielinizadas, nos vacúolos intracelulares e nos macrófagos do espaço perineural. Na patogênese da infecção neural, verificam-se desmielinização e remielinização, de caráter crônico. Nesse processo, observa-se calcificação, com perda da função neural, produzindo neuropatia periférica, não traumática.[25]

O genoma completo do *M. leprae* foi decodificado, em 2001, pelo grupo do professor Stewart Cole, a partir de bacilos isolados de um paciente procedente de Tamil Nadu, Índia, os quais foram inoculados em tatus. O genoma do *M. leprae* tem 3,27 milhões de pares de bases (pb), indicando significativa redução gênica evolutiva quando comparado ao genoma do *Mycobacterium tuberculosis* que tem 4,41 milhões de pb.[17]

O genoma do *Mycobacterium leprae* contém 1.133 pseudogenes e menos de 50% representam genes funcionais que codificam proteínas, enquanto 90% do genoma do *Mycobacterium tuberculosis* é funcional. Tal redução do genoma, com deleção significativa de genes, eliminou importantes vias metabólicas do bacilo, o que provavelmente explica a multiplicação lenta e a incapacidade de cultivo *in vitro* em meios axênicos do *M. leprae*.[17] A redução do genoma do bacilo de Hansen, com deleção significativa de genes, limita sobremaneira a investigação de novas abordagens diagnósticas e terapêuticas, pois os pseudogenes não codificam proteínas, importantes armas nesse processo.

Outra micobactéria, o *Mycobaterium lepromatosis*, foi identificada, inicialmente em pacientes com formas graves de hanseníase, sobretudo em algumas regiões do México e da Costa Rica. Há ainda relatos de casos no Canadá e Singapura. Recentemente, verificou-se que essa nova espécie também pode ocasionar formas PB da doença. O estudo comparativo dos genomas do *M. leprae* e *M. lepromatosis* demonstrou que mais de 92% dos genes das duas bactérias são compartilhados; a diferença entre os genomas é de 7,4%; o que as torna muito semelhantes.[26]

O genoma do *M. leprae* é constituído por 3.268.203 pb, com teor médio de G+C de 57,8% e aproximadamente 1.604 genes codificantes. O genoma do *M. lepromatosis* tem 1.477 genes codificantes para proteínas, 1.334 pseudogenes e conteúdo G+C de 57,89%. Estima-se que as duas espécies separaram-se há 13,9 milhões de anos.[27]

Epidemiologia

Apesar de muitos estudos associarem maior incidência da hanseníase às regiões tropicais, mais úmidas, a doença tem sido observada no mundo todo, independentemente do clima. Há, também, relatos de transmissão mais intensa nos países em desenvolvimento, relacionando a maior incidência a fatores socioeconômicos.[28,29] Em 2019, foram registrados casos de hanseníase em 115 países. No mesmo ano, foram reportados 202.185 casos novos da doença à OMS. Desses, 29.936 ocorreram no continente americano, sendo que 27.836 (92,9%) foram notificados no Brasil. O país é classificado como endêmico para a doença, ocupando o segundo lugar entre as nações com maior número de casos no mundo; o primeiro é a Índia.[16]

É considerado elevado o número de casos novos, autóctones, diagnosticados na Índia e no Brasil. Há também, importante risco de transmissão nos países localizados nas regiões dos oceanos Pacífico e Índico. Nos Estados Unidos, têm sido relatados casos autóctones na Louisiana, no Texas e no Mississipi.

Reservatórios

Os humanos são os principais hospedeiros e reservatórios do *M. leprae*; entretanto, tatus da espécie *Dasypus novemcinctus* foram identificados como possíveis reservatórios animais. Há relatos da possibilidade de transmissão zoonótica em estados no Sul dos Estados Unidos, nos quais é possível que tatus *D. novemcinctus*, de vida livre, naturalmente infectados pelo *M. leprae*, tenham transmitido a infecção para seres humanos. Estudo molecular indicou que a origem da infecção em tatus, nos Estados Unidos, está relacionada com os colonizadores europeus, portadores de hanseníase. Em estados do Sul desse país, tatus foram incidentalmente infectados e transmitiram a infecção para outros animais e, eventualmente, de volta para seres humanos.[30] Estudo de sequenciamento de cepas de *M. leprae* de casos autóctones dessa região e dos tatus de vida livre indicou o compartilhamento do mesmo genótipo do bacilo, o que não ocorre em nenhuma outra região do planeta. Porém, de acordo com avaliações recentes do comitê de *experts* da OMS, os tatus infectados não teriam importância epidemiológica como reservatórios silvestres na cadeia de transmissão do *M. leprae*.

Estudo com teste rápido, anti PGL-I, realizado na região Nordeste do Brasil, evidenciou a presença de tatus infectados com *M. leprae*.[31] Outra pesquisa, em área endêmica da Amazônia brasileira, não evidenciou a relação de tatus naturalmente infectados com *M. leprae* e a transmissão para humanos.[32]

Outros animais, como macacos africanos (*Sooty mangabey*) e esquilos, podem ser reservatórios naturais do *M. leprae* e *M. lepromatosis* e apresentar lesões típicas de hanseníase. Estudos recentes revelaram que os esquilos vermelhos (*Sciurus vulgaris*), no Reino Unido, apresentavam *M. leprae* ou *M. lepromatosis*. Esses animais mostravam ainda características clínicas e laboratoriais compatíveis com a doença.[33]

Transmissão

A hanseníase é transmitida, principalmente, por intermédio do convívio com doentes MB (virchowianos ou *borderline*) sem tratamento. As vias aéreas superiores e as mucosas são as principais fontes de transmissão do *M. leprae*. Em revisão epidemiológica recente, concluiu-se que a transmissão bacilar de indivíduos MB não tratados para indivíduos susceptíveis é o único meio de manutenção da cadeia de transmissão da doença.[1]

O *M. leprae* pode, também, ser eliminado a partir de hansenomas ulcerados, leite materno, urina e fezes. O papel de insetos como vetores de bacilos não tem valor epidemiológico na manutenção da transmissão. A presença de ácido ribonucleico (RNA) do *M. leprae*, o que indica viabilidade do bacilo, foi demonstrada no solo e na água de áreas endêmicas de países como o Brasil e Índia. A identificação de *M. leprae*, viável por dias ou semanas, em amebas de vida livre, sugere a possibilidade de esses microorganimos serem vetores da transmissão do bacilo para os humanos. No entanto, os riscos de infecção humana na prática de jardinagem ou outras atividades ao ar livre não são considerados epidemiologicamente importantes.[34,35]

Há lacunas consideráveis no conhecimento do mecanismo de transmissão da hanseníase, face à dificuldade em se estabelecer o período exato da infecção, pois, nas áreas endêmicas, pode haver casos não diagnosticados. Nessas áreas, chama a atenção o número de pacientes recém-diagnosticados que não são capazes de identificar a provável fonte de infecção.[36]

Período de incubação e risco de adoecer

O *M. leprae* tem longo período de multiplicação. Esse fato, associado às características imunológicas dos doentes, confere à doença longo tempo de incubação, estimado em 2 a 5 anos para os PB e 5 a 10 anos para os pacientes MB. Em alguns casos, o período de incubação pode chegar a 20 anos. Entre os comunicantes de pacientes PB, o risco de adoecer em relação à população geral é 2 a 3 vezes maior; entre os comunicantes de doentes MB é cinco 5 vezes maior.[37]

Fatores de risco

Em áreas endêmicas, os principais fatores de risco são: história de convivência prolongada com pacientes de hanseníase não tratados; e população com baixas condições socioeconômicas e susceptibilidade genética.[38,39]

Ao contrário do que se observa na coinfecção *M. tuberculosis* e HIV, a aids não alterou a história natural da hanseníase. Estudos mostram que a coinfecção *M. leprae* e HIV não ocasionou impacto na evolução natural das duas doenças e, nas áreas endêmicas para essas enfermidades, não se observou mudança na incidência de casos de hanseníase. Também, até o momento, não se verificou aumento de recidivas nos casos de coinfecção, mesmo nos pacientes com aids apresentando acentuada imunossupressão e sem tratamento antirretroviral. Os principais relatos de casos em relação a essa coinfecção são descritos em doentes que estão nos primeiros meses de tratamento antirretroviral, período em que ocorrem queda da carga viral e aumento da contagem de linfócitos $T\text{-}CD4^{+}$. Esse cenário também é observado em várias doenças, infecciosas e de outras etiologias. Esses quadros são denominados "síndrome inflamatória de restauração da imunidade".[40,41]

Os casos de hanseníase não são distribuídos uniformemente na comunidade e tendem a estabelecer *clusters* (agrupamentos) em diferentes regiões geográficas, vilas ou grupo de domicílios.[42] Na maioria dos países, o risco de adoecer aumenta entre homens, principalmente na faixa etária de 15 a 29 anos.[43] Nas áreas com redução da transmissão, a incidência da hanseníase tende a ser maior entre os indivíduos mais velhos, acometendo aqueles que viveram mais tempo nessas regiões. O predomínio de casos em idosos, especialmente das formas MB, é observado em países com declínio da endemia, tais como Noruega, Portugal e Japão.[44]

Segundo a OMS, há predomínio de casos entre os homens, na razão de 1,5:1. Além da maior frequência da hanseníase *per se* nos homens, observa-se que as formas MB são mais comuns nesse grupo, fato que geralmente é explicado por motivos de ordem operacional, como a maior dificuldade para examinar as mulheres em alguns países, a menor exposição de pessoas do sexo feminino a casos da doença na comunidade e pelo fato de os homens procurarem os serviços de saúde menos frequentemente, tendo, portanto, diagnóstico mais tardio.[45] A análise de mais de 500 mil casos de hanseníase notificados no Brasil mostrou que os homens apresentam duas vezes mais chances do que as mulheres de desenvolver formas MB, independentemente do diagnóstico precoce e dos níveis de endemicidade local. Constatou-se ainda que a carga bacilar atinge níveis mais elevados no sexo masculino, sugerindo que essas características estão associadas a causas biológicas e não comportamentais.[43]

Fato interessante sobre a faixa etária em doentes com MH é observado no Brasil. No país, quando se avalia a incidência de casos segundo a faixa etária, a chance de o paciente com hanseníase ser MB é duas vezes maior nos doentes com mais de 60 anos de idade. Essa associação manteve-se significativa em todos os estados brasileiros, incluindo áreas com diferentes endemicidade, alta ou muito baixa. Portanto, esse grupo populacional deve ser incluído rotineiramente nas atividades de busca ativa da hanseníase.[43]

Situação epidemiológica no mundo e no Brasil

A eficácia da PQT e a redução do tempo de tratamento proporcionado por esse esquema terapêutico motivou a OMS, com excesso de otimismo, a aprovar, em 1991, a resolução de eliminar a hanseníase em todo os países endêmicos até o ano 2000. A meta da eliminação foi definida como redução da prevalência (que é diretamente proporcional ao tempo de tratamento) para menos de um doente por 10 mil habitantes (1/10.000). Sem evidência científica, postulou-se que, quando se atingisse essa meta, a transmissão seria muito reduzida e, com o tempo, a doença desapareceria naturalmente. Com o crescimento populacional e a redução do tempo de tratamento, a meta global da eliminação foi atingida em 2005. Entretanto, depois de 15 anos, a OMS continuou a registrar aproximadamente 200 mil casos novos de hanseníase todos os anos, com número preocupante em áreas previamente endêmicas que haviam atingido a meta da eliminação.[46]

A meta da eliminação leva em conta apenas a prevalência, ou seja, o número de casos registrados em tratamento. Esses dados devem ser interpretados com cautela, pois não estão relacionados com a redução da transmissão do *M. leprae*, e sim com redução do tempo de tratamento e, consequentemente, da prevalência.[47] O Programa Especial para Pesquisa e Treinamento em Doenças Tropicais (TDR) publicou estudo independente, avaliando 25 anos de uso de PQT, demostrando que não houve redução da transmissão ou redução da incidência da hanseníase nesse período.[48]

No mundo, observou-se redução progressiva da incidência: 763.262 casos, em 2001, para 202.162 casos novos, em 2019.[16] No Brasil, entre 2010 e 2019, foram diagnosticados 301.3638 casos novos de hanseníase, com redução de 37,7% da taxa de detecção geral de casos novos: 18,22 casos, em 2010, para 13,23/100.000 habitantes, em 2019.[49] O país manteve-se no parâmetro de alta endemicidade, exceto nas regiões Sul e Sudeste, as quais apresentam parâmetro considerado "médio" (Figura 3.4).

Além do número absoluto e da taxa de detecção de casos novos, outros indicadores são úteis para monitoramento da hanseníase, como o número e taxa de detecção de casos novos em menores de 15 anos, casos novos com grau 2 de incapacidade física (GIF2) no momento do diagnóstico, proporção de cura nos anos das coortes e proporção de contatos examinados. Esses indicadores refletem melhor o quadro epidemiológico e operacional da doença.

Em muitos países, inclusive no Brasil, chama a atenção o alto número de casos novos entre crianças e os casos diagnosticados com deformidades.[50] É clássica a observação segundo a qual elevado coeficiente de detecção da hanseníase em crianças indica alta endemicidade, com transmissão ativa da doença na comunidade, sendo importante sinalizador para o monitoramento da endemia.[51] No período de 2010 a 2019, foram diagnosticados, no país, 20.684 casos novos de hanseníase em menores de 15 anos.[49]

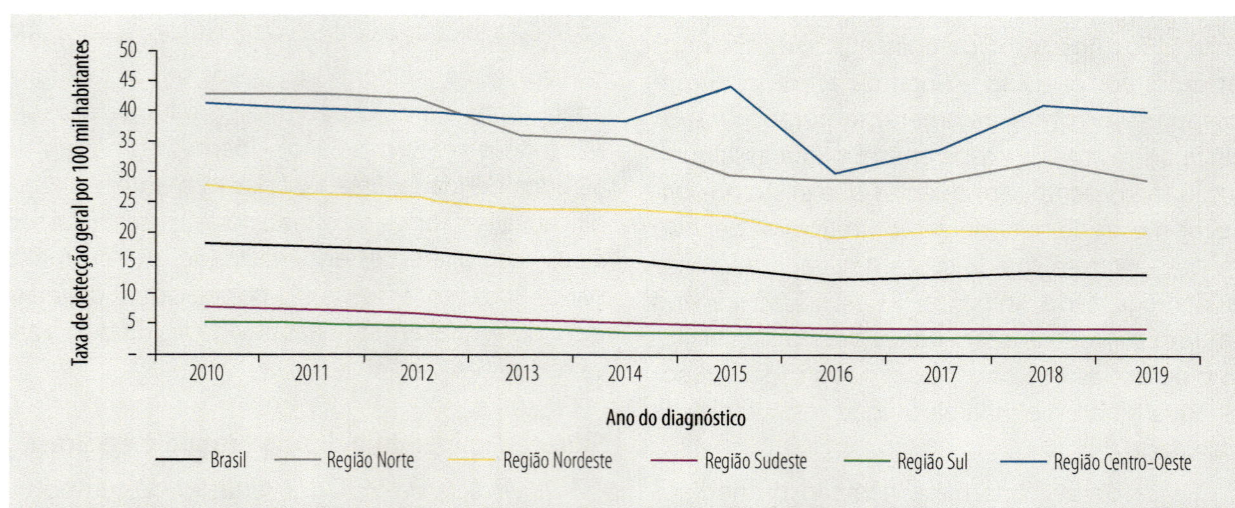

Figura 3.4. Taxa de detecção geral de casos novos de hanseníase por 100 mil habitantes, segundo a região de residência, no período de 2010 a 2019.

Fonte: Adaptada de Ministério da Saúde, 2020.

No mesmo período, no Brasil, foram diagnosticados 20.700 casos novos de hanseníase com GIF2. Esse indicador apresenta tendência crescente, a qual não acompanha a redução observada na incidência geral da doença.[52] A proporção de doentes com GIF2, observada entre os casos novos, evoluiu de 7,2%, em 2010, para 9,9%, em 2019, aumento de 37,3%[49] (Figura 3.5).

Observou-se, também, entre 2010 e 2019, aumento na proporção de casos MB entre os casos novos. No Brasil, em 2010, verificou-se que 59,1% dos casos novos eram MB. Em 2019, essa proporção aumentou para 78,4%, ou seja, elevação de 32,6% em relação a 2010; quadro similar foi evidenciado em todas as regiões do país, com maior proporção nas regiões Norte (37,3%) e Centro-Oeste (35,2%) (Figura 3.6). Esses indicadores evidenciam diagnóstico tardio e sugerem possível subnotificação de casos.[49]

Prevenção

Diversas revisões sistemáticas e metanálises sugerem que a vacinação com o bacilo de Calmette e Guérin (BCG) apresenta eficácia protetora contra a

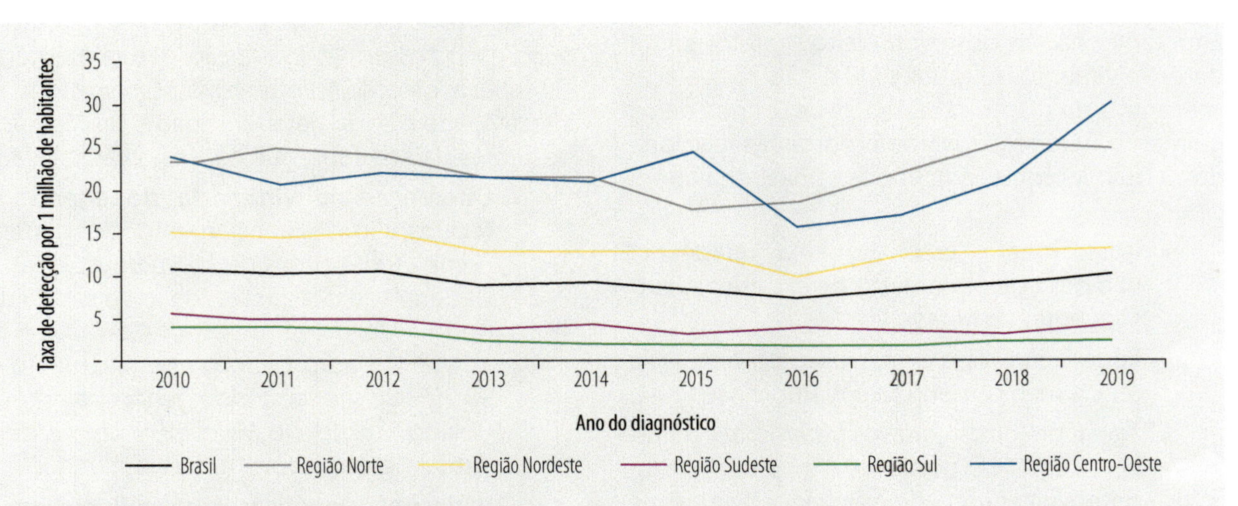

Figura 3.5. Taxa de incidência (casos novos) de hanseníase com grau 2 de incapacidade física por 1 milhão de habitantes, no período de 2010 a 2019, segundo a região de residência.
Fonte: Adaptada de Ministério da Saúde, 2020.

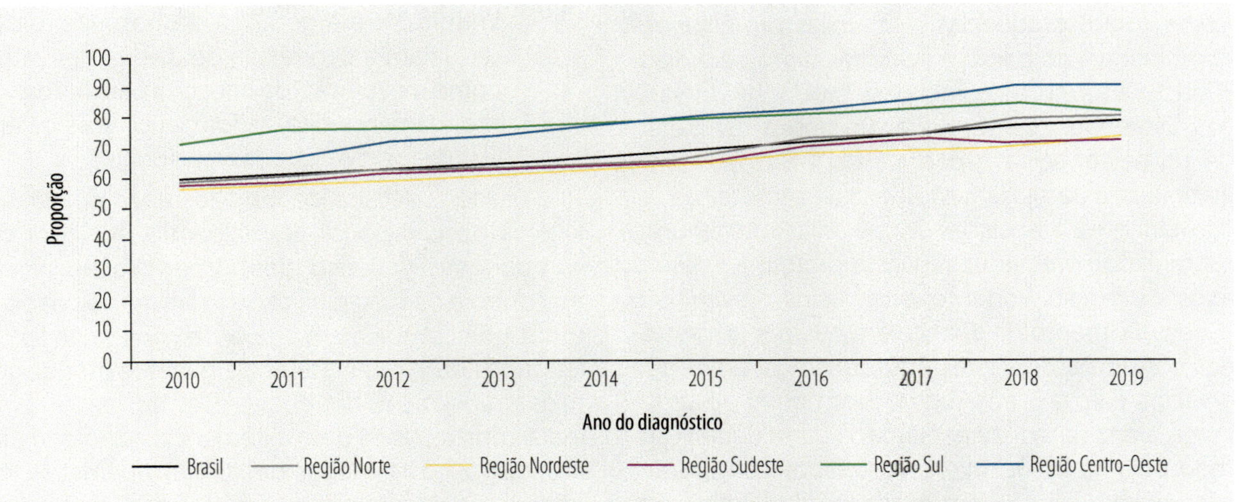

Figura 3.6. Incidência de casos multibacilares entre os pacientes novos diagnosticados no período de 2010 a 2019, segundo as regiões de residência.
Fonte: Adaptada de Ministério da Saúde, 2020.

hanseníase, variando de 20% a 80% nos diferentes estudos. O BCG parece reduzir o número de casos MB. Alguns estudos também sugerem que a revacinação de contatos intradomiciliares com BCG reduziria o risco para o desenvolvimento de formas MB.[53,54]

Diferentes combinações de drogas e regimes terapêuticos têm sido investigados com a finalidade de redução do risco de adoecimento dos contatos. Estudo clínico controlado, randomizado e duplo-cego, realizado em Bangladesh, mostrou que dose única de rifampicina administrada aos contatos de pacientes com hanseníase reduziu a incidência da doença em 57% nos primeiros 2 anos do estudo. Entretanto, não se observou efeito protetor para o desenvolvimento de formas MB e não houve ação preventiva da rifampicina depois de 2 anos de seguimento.[55] Outros aspectos importantes relacionados à quimioprofilaxia com dose única de rifampicina são:

- Isoladamente, esse esquema terapêutico não protege os contatos de exposições subsequentes ao *M. leprae*.
- Poderia induzir o desenvolvimento de resistência medicamentosa à rifampicina.
- Traria prejuízos para o tratamento da tuberculose. Há, portanto, a necessidade de desenvolvimento de vacina profilática, específica e eficaz que induza resposta imune celular duradoura do tipo Th1/Th17 contra os antígenos do *M. leprae*.[55]

A partir da decodificação do genoma do *M. leprae*, foram produzidas numerosas proteínas recombinantes do bacilo e avaliadas tanto para diagnóstico laboratorial como para produção de vacinas. Esses avanços permitiram o desenvolvimento da primeira vacina específica contra o *M. leprae*, elaborada a partir da fusão de quatro proteínas recombinantes, associadas a um adjuvante imunoestimulador, que induz resposta protetora, mesmo após a infecção. Portanto, essa vacina preveniria o desenvolvimento da doença em pessoas já infectadas com o bacilo. Testes em tatus mostraram que a vacina (LepVax) apresentou bom perfil de segurança, além de reduzir e retardar o dano neural causado pelo *M. leprae*.[56] Esses resultados conduziram à primeira avaliação em humanos da LepVax, em estudo clínico aberto, nos Estados Unidos, com 24 voluntários saudáveis, sem história de viagem a países endêmicos para hanseníase. A vacina mostrou-se segura e com potencial imunogênico, induzindo a formação de anticorpos e de citocinas Th1: interferon-gama (IFN-γ), interleucina 2 (IL-2) e fator de necrose tumoral-alfa (TNF-α). Estes resultados dão suporte para a realização de novos estudos clínicos com a vacina em regiões endêmicas.[57-59]

Aspectos genéticos

Desde os primórdios da história, a hanseníase era considerada por médicos e cientistas uma doença hereditária, face à concentração de casos em famílias e maior prevalência em determinados grupos étnicos.

Alguns estudos indicam que 95% dos indivíduos expostos ao *M. leprae* são naturalmente resistentes à infecção.[60] Portanto, o *M. leprae* tem alta infectividade e baixa patogenicidade. Um conjunto de fatores parece contribuir para essa variabilidade:

- **Diferenças na virulência do agente infeccioso:** o sequenciamento do genoma completo de cepas de *M. leprae*, isoladas de pacientes procedentes de diversas partes do mundo, mostrou baixa variabilidade genética do bacilo, com compartilhamento de 99,95% de sua sequência genômica entre os isolados, ou seja, o *M. leprae* é uma espécie virtualmente clonal em todo o mundo.[61]
- **Variações genéticas que influenciam a imunidade inata do hospedeiro:** diversas pesquisas reforçam a hipótese de que os diferentes fenótipos da hanseníase apresentam importante controle genético. Assim, a imunidade e a genética do hospedeiro determinam a ocorrência de diversos eventos, como a evolução da infecção para a doença propriamente dita, as formas clínicas da enfermidade e os estados reacionais.[62]

Desde a década de 1950, estudos epidemiológicos observacionais investigam a natureza do componente genético do hospedeiro envolvido no controle da suscetibilidade à hanseníase. São estudos que compararam a taxa de concordância de fenótipos da hanseníase entre gêmeos monozigóticos e dizigóticos. Um desses estudos, realizado na Índia, mostrou 80% de concordância entre gêmeos monozigóticos e menos de 20% em gêmeos dizigóticos.[63] Posteriormente, estudos que empregam técnicas de análise de segregação complexa (ASC) relacionaram a suscetibilidade à hanseníase a modelos de herança que incluem a presença de efeito de gene principal modificado por fatores ambientais e sociodemográficos, além de outros fatores genéticos modificadores. Os primeiros estudos publicados por Mira et al. e posteriormente reproduzidos em diferentes continentes mostraram a associação da deleção de genes *PARK2* e *PACRG* com a susceptibilidade genética para adoecer por hanseníase. Dessa forma, os genes *PARK2* e *PACRG* são associados ao adoecimento pelo *M. leprae* e à doença de Parkinson.[64]

Em 2010, Mira et al. publicaram estudo que envolveu a população completa da Vila do Santo Antônio do Prata, antiga colônia de pacientes com hanseníase localizada no estado do Pará. Os moradores são descendentes de enfermos que tiveram hanseníase. Nessa área, a doença ainda é hiperendêmica. Esse estudo mostrou que a transmissão da hanseníase segue padrão de herança codominante, com efeito de gene principal influenciando fortemente a suscetibilidade à doença.[65] Esse foi o mesmo padrão de herança encontrado em estudo anterior, no qual foi realizada análise de segregação complexa em uma população da ilha caribenha Desiderade. Os resultados desse estudo rejeitaram modelo esporádico (não familial), indicando modelo de herança mendeliana com gene principal codominante ou recessivo controlando a susceptibilidade à doença.[66]

A partir dos resultados desses estudos observacionais, o emprego de técnicas de análise genética molecular possibilitou investigar a natureza do componente genético envolvido no controle da hanseníase, ou seja, o número, localização e identidade dos genes envolvidos, bem como a natureza exata das variantes desses genes e seus impactos sobre os mecanismos moleculares de controle da doença. A hipótese mais aceita na atualidade é que a suscetibilidade à hanseníase seja controlada por grande número de genes, cada um contribuindo com pequena fração do efeito final.[67] De acordo com essas observações, diferentes conjuntos de genes controlariam diferentes etapas da patogênese da doença, desde os eventos iniciais da imunidade inata envolvendo a interação do *M. leprae* com células-alvo e a resistência (não infecção ou cura espontânea) ou susceptibilidade à doença, determinando a forma clínica resultante e, eventualmente, a ocorrência dos estados reacionais (Figura 3.7). Variantes genéticas localizadas no complexo de histocompatibilidade principal humano (MHC/HLA) têm sido classicamente associadas à suscetibilidade a diversas doenças infecciosas, incluindo a hanseníase.[68]

Estudos de associação de genoma completo (em inglês, *genome-wide association studies*, ou GWAS), envolvendo casos de MH e controles, possibilitaram a identificação dos genes *HLA-DR-DQ*, *NOD2*, *TNFSF15*, *CCDC122-LACC1* e *RIPK2* como fatores envolvidos no controle da suscetibilidade à hanseníase.[69] Alguns desses resultados, como as associações observadas para os genes *NOD2* e *CCDC122-LACC1*, já foram validadas, de forma independente, em amostras populacionais etnicamente distintas, o que reforça a importância desses genes na patogênese da hanseníase. Os genes associados à suscetibilidade à doença são, provavelmente, compartilhados com as doenças de Crohn e Parkinson, sugerindo eixo comum na patogênese dessas condições.[62]

Apesar da existência de múltiplos estudos, são limitados os conhecimentos sobre os fatores genéticos determinantes da predisposição individual relacionados às reações do tipo 1 (RT1) e tipo 2 (RT2). Esses eventos são imprevisíveis e potencialmente graves. É provável que o gene envolvido na resposta imune inata *toll-like receptor* 2 (TLR2), em associação com RT1, esteja associado aos quadros reacionais.

Recentemente, foram publicados os primeiros estudos sobre variantes genéticas candidatas ao controle da ocorrência das reações. É provável que os estados reacionais (tipos 1 e 2) também estejam, em parte, sob o controle de genes, como *TNFSF8* e *IL6*. Há, também, estudos que evidenciaram a associação entre RT1 e diversos genes, entre os quais *NALP12*, *NALP4*, *PRKCZ*, *TRIAD3*, *TLR1*, *TLR2*, *TLR3*, *TLR7*, *TLR10*, *NRAMP1/SCLC11A1*, *VRD*, *NOD2*, *TNFSF15/TNFSF8*, *LRRK2* e *PRKN*. Estudo com amostra populacional superior a 500 casos de hanseníase identificou variantes genéticas do gene *IL6* associadas à suscetibilidade à RT2. Os genes *C4B*, *TLR1*, *NRAMP1/SCLC11A1*, *NOD2* também foram associados à RT2.[70]

Os mecanismos associados à recidiva e à reinfecção pelo *M. leprae* também necessitam ser mais bem investigados. Trabalho recente sugere a existência de perfil genético. A combinação de alelos, em diferentes genes, poderia conferir hipersusceptibilidade à doença, aumentando a chance de recidivas. A hipótese de mecanismos genéticos distintos controlando recidiva e reinfecção reforçam a hipótese de que a recidiva da doença causada por falha no tratamento seja improvável.[71]

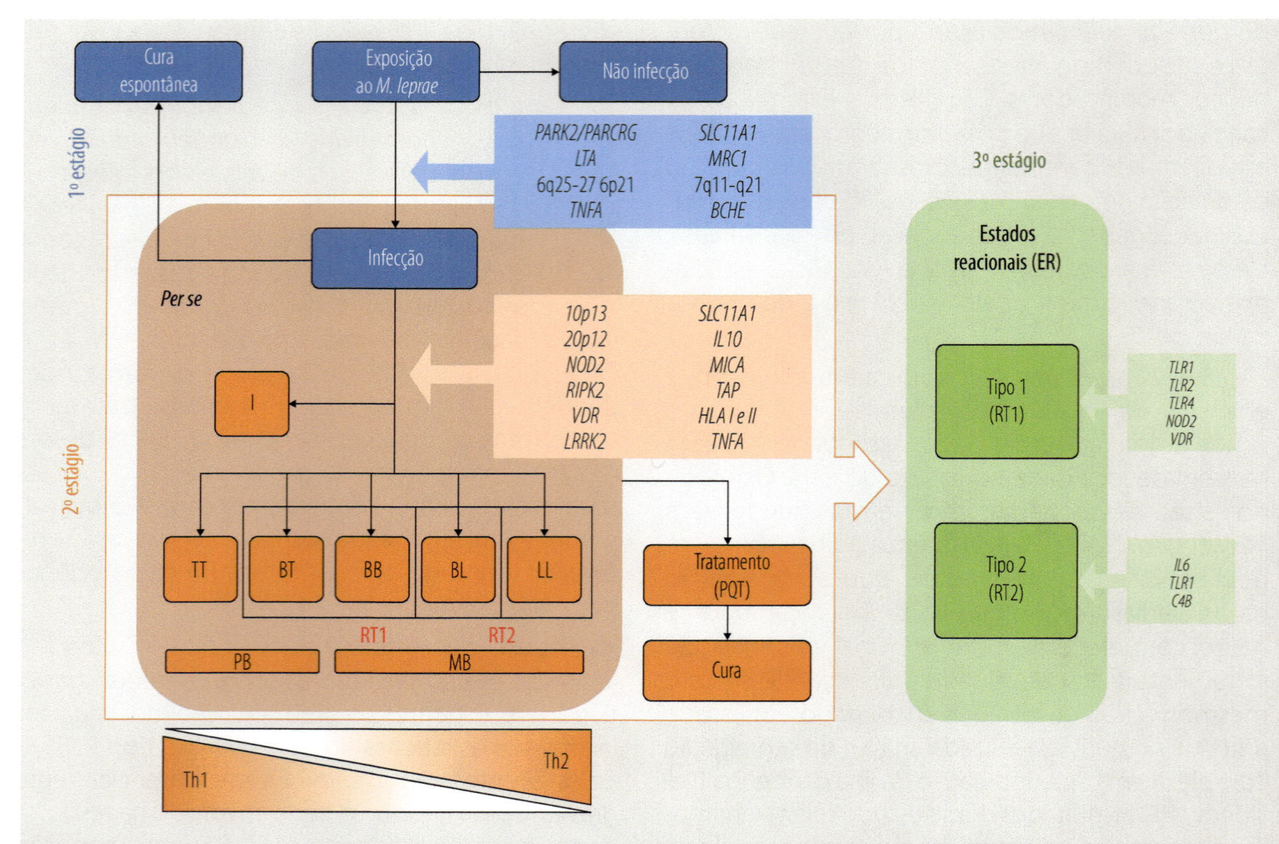

Figura 3.7. Representação esquemática dos três estágios da hanseníase, indicando a participação de conjuntos diferentes de genes e regiões genômicas (caixas coloridas com setas) no controle da progressão através dos três estágios da doença. No esquema, encontram-se as classificações clínicas da hanseníase segundo Ridley e Jopling (1966) e a OMS.

TT: tuberculoide-tuberculoide; BT: *borderline*-tuberculoide; BB: *borderline-bordeline*; BL: *borderline*-lepromatoso; VV: virchiwiano-virchowiano; MB: multibacilar; PB: paucibacilar; Th1: T-*helper* 1; Th2: T-*helper* 2; RT1: reação tipo 1; RT2: reação tipo 2.

Fonte: Adaptada de Marcelo Távora Mira.

Imunologia

Na hanseníase, o amplo espectro das manifestações clínicas e dos estados reacionais está associado a diferentes tipos de resposta imune do hospedeiro.[72] Em decorrência disso, há décadas a hanseníase representa um modelo atraente e muito explorado para se investigar a interação entre a resposta imune e a infecção, os efeitos da regulação imune e os mecanismos de patogênese.[73,74] Os resultados desses estudos são importantes, pois podem identificar novas intervenções terapêuticas e profiláticas.

Fatores de resistência do hospedeiro, genéticos e imunológicos ocupam destaque tanto na gênese como na evolução da hanseníase. Do ponto de vista do patógeno, foi demonstrada escassa variabilidade genética do *M. leprae* com reduzido nível de polimorfismos, multiplicação extremamente lenta e baixa patogenicidade.[17] Mais recentemente, investigações baseadas em abordagens genéticas, que incluem estudos de associação com genes candidatos e estudos de associação de genoma completo, têm confirmado não só a importância de fatores genéticos, como também identificado diversos genes relacionados à resposta imune que são determinantes para o desenvolvimento da doença.[75] Entretanto, o efeito de variantes genéticas na resposta imune e nos mecanismos moleculares da patogênese da hanseníase permanece pouco conhecido.

Polarização da resposta imune na hanseníase

Paradigma de células Th1/Th2

A hanseníase é caracterizada por um amplo espectro de manifestações clínicas, imunológicas, microbiológicas e histopatológicas. Com base nos diferentes tipos de resposta imune observados nos pacientes, a hanseníase pode ser categorizada em cinco grupos, incluindo as formas polares tuberculoide (TT) e lepromatosa (LL) e as formas intermediárias *borderline*-tuberculoide (BT), *borderline-borderline* (BB) e *borderline*-lepromatosa (BL).[76] Para fins operacionais, a OMS classifica a hanseníase clinicamente em multibacilar (MB) e paucibacilar (PB) segundo o número de lesões de pele e envolvimento de nervos.[15]

O *M. leprae* é um patógeno intracelular obrigatório que infecta preferencialmente macrófagos da pele e das células de Schwann dos nervos periféricos; portanto, os mecanismos de proteção dependem da ativação de resposta imune celular específica, que envolve mecanismos da resposta imune inata e adaptativa.[73,74,77] Embora os mecanismos de resposta imune inata antecedam e influenciem de forma definitiva os mecanismos da resposta adaptativa, historicamente, na hanseníase, os primeiros estudos imunológicos descreveram a imunidade adaptativa, sendo os estudos de imunidade inata mais recentes.[77]

Há muito se sabe que a polarização da resposta imune específica ao *M. leprae* representa fator decisivo para a determinação das diferentes manifestações clínicas da hanseníase, como da sua patogênese.[72,74,77] Desde o início da década de 1980, estudos clássicos mostraram padrões de resposta imune distintos nas lesões de pele de hanseníase TT e LL. Nas lesões de pele da hanseníase TT, ocorre produção de citocinas de células T CD4+ do tipo Th1 (do inglês *T helper cell*, células T auxiliares): interferon-gama (IFN-γ), interleucina 2 (IL-2), IL-15 e fator de necrose tumoral (TNF)[78-80] (Figura 3.8). O IFN-γ é uma poderosa citocina ativadora de macrófagos, que são células preferencialmente infectadas pelo *M. leprae*, capacitando-os para sua destruição. Ao longo de décadas, vários estudos comprovaram que o padrão de resposta imune dos pacientes TT está associado à vigorosa resposta celular a antígenos do *M. leprae* e à sua contenção em granulomas bem formados, em associação com a resposta imune humoral fraca ou inexistente.[81,82] Por um lado, este perfil de resposta imune nas lesões TT também é compatível com os achados histopatológicos de predomínio de células TCD4+ e de macrófagos ativados, semelhantes às células epiteliais, denominados "células epitelioides", bem como com a baixa carga bacilar destes pacientes.[73]

Por outro lado, nas lesões de pele de pacientes com a forma LL, observa-se produção de citocinas de células T CD4+ do tipo Th2: IL-4, IL-10, sendo a IL-10 uma citocina que inibe a ativação dos macrófagos[78-81] (Figura 3.8). O padrão de resposta imune descrito nas lesões LL é compatível com a abundância de células TCD8+, ausência tanto de granulomas bem formados como de macrófagos ativados, que, ao contrário, se apresentam como "células espumosas" repletas de bacilos. Este aspecto celular confirma a incapacidade de macrófagos infectados e não ativados de destruir o *M. leprae*, associada à ausência de IFN-γ e à presença de IL-10.[78-81] O padrão de resposta imune de pacientes LL é caracterizado por vigorosa produção de anticorpos, que formam imunocomplexos; entretanto, os anticorpos não protegem contra o *M. leprae*, pois é um bacilo intracelular obrigatório.[73,74]

Células Treg e Th17 e outras populações celulares na hanseníase

Por décadas, o paradigma Th1/Th2 foi usado para explicar a patogênese das manifestações das formas polares da hanseníase. Entretanto, sabe-se que há plasticidade na resposta imune celular, ou seja, as respostas Th1e Th2 não são estáticas nem irreversíveis nos pacientes e, dentro deste aspecto dinâmico, podem ocorrer mudanças de um perfil de resposta para outro.[73,74] Além disso, ao longo do tempo, ficou claro que apenas o equilíbrio entre as respostas Th1/Th2 era insuficiente para explicar inteiramente a resposta imune na hanseníase. Mais recentemente, outras populações de células TCD4+, como as células T reguladoras (Treg) e as células Th17, foram identificadas como tendo importante papel na imunidade do hospedeiro, estando implicadas na imunopatologia da hanseníase. Do ponto de vista funcional e de desenvolvimento, as células Treg e Th17 são consideradas recíprocas.[83-87] As células T naive se desenvolvem em células Treg na presença de TGF-β (do inglês *transforming growth factor-beta*), enquanto a combinação de TGF-β e IL-6/IL-21 induz células T naive a se desenvolverem em células Th17.[83-87] As células Treg com funções de tolerância e imunossupressão participam da manutenção da tolerância periférica e são essenciais para prevenir doenças autoimunes e doenças inflamatórias crônicas.[87] Entretanto, as células Treg podem atuar suprimindo a resposta imune adequada contra infecções.

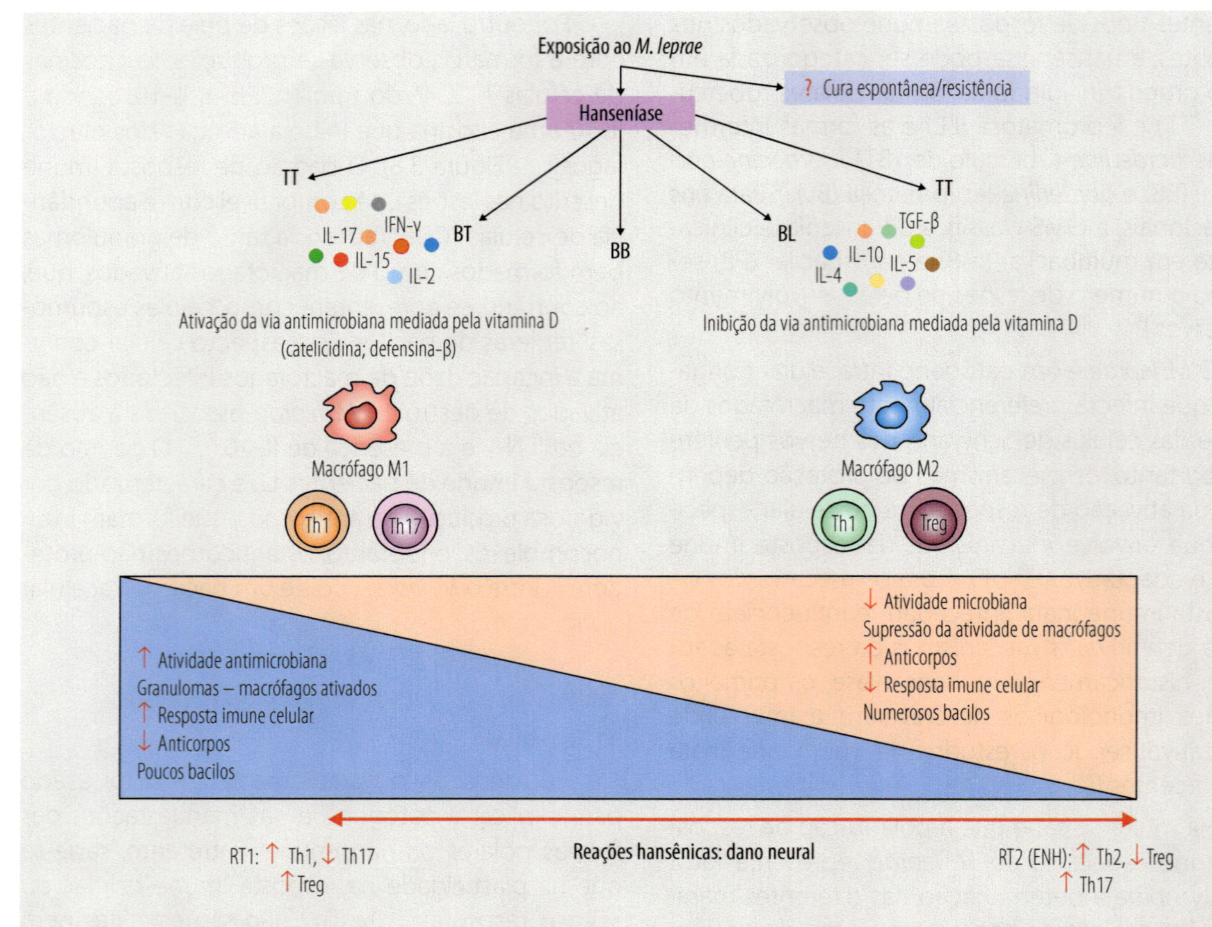

Figura 3.8. Polarização da resposta imune inata e adaptativa ao *M. leprae* nas formas TT e LL do espectro da hanseníase e nas reações hansênicas. Na forma TT a imunidade inata tem a participação de macrófagos M1, ativação da via antimicrobiana da vitamina D com produção de peptídeos catelicidina e defensina-β e aumento das funções antimicrobianas dos macrófagos promovendo doença paucibacilar. Na resposta imune adaptativa de pacientes TT, predomina resposta inflamatória celular do tipo Th1/Th17 com produção de IFN-γ, IL-2, IL-15 e IL-17 e a produção de anticorpos é fraca ou ausente. Nas reações tipo 1, que ocorrem predominantemente em pacientes com padrão de resposta Th1, há redução de Th17 e aumento de Treg, provavelmente para limitar o dano tecidual e neural. Na forma LL, a resposta imune inata ativa macrófagos M2 e não há ativação nem da via antimicrobiana da vitamina D nem do macrófago que funciona como célula hospedeira onde o bacilo se replica abundantemente. Assim, pacientes LL não apresentam resposta imune celular específica ao *M. leprae* (anergia) e a produção de anticorpos é robusta. No ENH que ocorre em perfil de resposta Th2, há ativação de resposta inflamatória do tipo Th17 e manutenção ou redução de resposta de Treg.

TT: forma tuberculoide; BT: forma *borderline*-tuberculoide; BB: *borderline-borderline*; BL: *borderline*-lepromatosa; LL: forma lepromatosa; IL: interleucina; IFN-γ: interferon-gama; TNF: fator de necrose tumoral; TGF-β: fator transformador de crescimento-β; Th1: células T auxiliares do tipo 1; Th17: células T auxiliares do tipo 17; Treg: células T reguladoras; Th2: células T auxiliares do tipo 2.

Fonte: Adaptada de Emerith Mayra Hungria Pinto.

As células Th17 produtoras de IL-17 com funções inflamatórias foram descritas como uma subpopulação de células T auxiliares efetoras, que têm relação recíproca com as Treg em subpopulações que estão em programas de desenvolvimento.[85]

Em pacientes com a forma LL, observa-se aumento de células T reguladoras, CD25+ FoxP3+ (Treg), que produzem TGF-β e IL-10 e atuam suprimindo funções efetoras de células T (Figura 3.8). Este padrão de resposta imune ajuda a explicar a anergia, ou seja, a ausência de resposta imune celular específica ao *M. leprae*, característica dos pacientes LL.[88-91] No outro extremo do espectro da hanseníase, em lesões da forma TT foram identificadas células Th17 que produzem IL-17A, IL-17F, IL-21 e IL-22 (Figura 3.8). As células Th17 promovem inflamação e destruição tecidual, recrutamento de neutrófilos, ativação de macrófagos e aumento das células efetoras Th1.[91,92] As células Th17 foram originalmente descritas na encefalite experimental e, em seguida, na artrite reumatoide, leishmaniose e tuberculose e vários estudos relataram papel protetor da IL-17 para outros patógenos intracelulares incluindo o *M. leprae*.[93-95] A função protetora das células Th17 na hanseníase foi sugerida em estudo que mostrou sua maior frequência em pacientes com as formas BT e TT, comparados com pacientes LL, sendo que as Th17 potencializam a produção de IFN-γ inibindo a produção de IL-10 pelas células Treg.[91]

Mais recentemente, tem se investigado o potencial papel de outras populações de células T auxiliares na patogênese da hanseníase. Na presença de IL-4 e TGF-β, os linfócitos Th0 se diferenciam em linfócitos Th9 que produzem IL-9, IL-10 e Il-21.[96] Já a subpopulação Th22 é caracterizada pela produção de IL-22, fatores de crescimento de fibroblastos (do inglês *fibroblast growth fator*, FGF) e expressam os "receptores de retorno" (do inglês *homing receptors*) para a pele CCR4 e CCR10, sugerindo um possível papel para células Th22 em doenças de pele.[97] Essas duas subpopulações foram estudadas quanto à expressão de suas citocinas de assinatura nas formas polares da hanseníase. Um estudo mostrou que a expressão de IL-9 foi mais alta em lesões TT comparadas com LL,[98] o que sugere a possibilidade de a IL-9 promover citotoxicidade anti-*M. leprae*.[99] Já a expressão das citocinas de assinatura de Th22, IL-22 e FGF-β, foi maior em lesões LL que TT.[100]

Desta forma, neste novo contexto de diversas populações de células T auxiliares, admite-se que pacientes paucibacilares, que incluem as formas TT e BT, desenvolvem uma resposta imune celular inflamatória do tipo Th1-Th17 que é capaz de ativar macrófagos e conter a replicação do bacilo (Figura 3.8). No outro polo do espectro, pacientes multibacilares, que incluem as formas BB, BL e LL, têm resposta imune do tipo Th2 com maior expressão de células Treg, com produção de TGF-β e IL-10, que inibem a ativação macrofágica, favorecendo a replicação bacilar (Figura 3.8). Entretanto, a relação recíproca entre Treg e Th17 não é irreversível e, em 2017, estudo mostrou que Tregs de pacientes com hanseníase podem se converter em células produtoras de Il-17 do tipo Th17, sugerindo um novo mecanismo para superar a imunossupressão em pacientes com hanseníase, em especial na doença LL.[101]

Resposta imune inata ao *M. leprae*

Participação dos receptores tipo *Toll*

A resposta imune inata é considerada fundamental para determinar o curso da infecção pelo *M. leprae* e as suas manifestações clínicas. Diversos estudos demostraram que, ao penetrar no organismo, o *M. leprae*, por meio dos seus PAMPS (padrões moleculares associados a patógenos), é reconhecido pelos PRR (receptores de reconhecimento padrões como os *Toll-like receptors*/TLR), expressos nas células apresentadoras de antígenos (APCs do inglês *antigen presenting cells*), representadas pelas células dendríticas, macrófagos, monócitos, fibroblastos e células de Schwann.[78] Estudo mostrou que o *M. leprae* morto é capaz de promover ativação celular via TLR usando o heterodímero TLR2/1 e homodímeros de TLR2, indicando que os bacilos contêm lipoproteínas tri-aciladas, que constituem os ligantes destes receptores.[102] Nos macrófagos da pele, o *M. leprae* ativa principalmente o heterodímero TLR2/1, iniciando a ativação celular com produção de IL-12 e ativação dos mecanismos de destruição bacilar. O TLR2 e o TLR1 encontram-se mais fortemente expressos em lesões de pele do tipo TT quando comparados com lesões da forma LL.[103,104] As células de Schwann também podem expressar o TLR2 e a ativação destes receptores pode contribuir para o dano neural na hanseníase.[105]

Estudo de varredura do genoma completo do *M. leprae* identificou 31 lipoproteínas, que podem atuar como ligantes do heterodímero TLR2/1.[102] Em lesões de pele da forma LL, a IL-4 reduz a expressão de TLR2/1 e inibe a produção de citocinas induzidas por esses receptores como a IL-12. Embora a IL-10 não tenha efeito na expressão de TLR2/1, ela pode inibir a liberação de citocinas induzida por TLR2/1 como a IL-12.[102] O TLR 6, e não o TLR2, parece ser essencial para a biogênese de gotas lipídicas (do inglês *lipid droplets*, LD) presentes nas células de Schwann infectadas pelo *M. leprae*,[106,107] enquanto nos macrófagos infectados, a formação de LD parece ser parcialmente dependente de TLR2 e de TLR6.[108] Estudos indicam também o envolvimento de TLR alternativos como TLR4 na resposta imune inata ao *M. leprae*.[109] Em conjunto, esses estudos indicam envolvimento dos TLR na resposta imune inata que é ativada para a defesa do hospedeiro contra o *M. leprae*.

Células apresentadoras de antígeno

As células dendríticas são consideradas células apresentadoras de antígeno profissionais que são capazes de processar e apresentar antígenos para células T, sendo, portanto, essenciais para imunidade celular do hospedeiro.[110] Diferentes tipos de células dendríticas foram avaliadas quanto ao papel desempenhado na patogênese na hanseníase. Em especial, foram avaliadas as células de Langerhans, que são células dendríticas residentes localizadas na epiderme e que expressam as moléculas CD1a e CD207 (langerina). Diversos estudos mostraram maior número de células de Langerhans na epiderme de lesões de pele do tipo TT comparadas com lesões de pele do tipo LL, em concordância com o predomínio de imunidade celular nas lesões TT, enquanto nas lesões LL há predomínio de resposta imune humoral com robusta produção de anticorpos.[111-113] As células de Langerhans captam antígenos na epiderme e no linfonodo drenante fazem a apresentação de antígenos estimulando a respostas de células Th.[113] A molécula DC-SIGN (do inglês *dendritic cell-DC specific intercellular adhesion molecule/ ICAM-grabbing non-integrin*) é uma lectina tipo C expressa em subpopulações de células dendríticas e de macrófagos, que é considerada um receptor de entrada para patógenos.[114] Maior quantidade de células DC-SIGN^{+} foi encontrada na hanseníase LL comparada com doença TT.[114,115] Além disso, o papel das células dendríticas na patogênese da hanseníase não se limita à apresentação de antígeno, visto que dados sugerem que elas também contribuem para a formação dos granulomas.[116]

Polarização e regulação da imunidade inata na hanseníase

Além da dicotomia de células Th1/Th2, os macrófagos também podem ser classificados em várias subpopulações, entre elas, M1 e M2; e, embora essa classificação seja atualmente considerada extremamente simplista, ela tem sido empregada para estabelecer o papel fundamental dos macrófagos no estabelecimento das diversas formas da hanseníase.[77,110] Por um lado, a estimulação com citocinas pró-inflamatórias, como o IFN-γ, ativa macrófagos do tipo M1 com aumento das suas propriedades antimicrobiana, inflamatória e de apresentação de antígenos.[77,110] Por outro lado, citocinas como IL4, IL-13 ativam macrófagos do tipo M2 que desempenham ações anti-inflamatórias e estão associados a reparo tecidual e fibrose.[117,118] Macrófagos epitelioides com fenótipo M1 (CD68^{+} CD163^{-}) predominam em granulomas de pacientes TT enquanto os macrófagos nas lesões LL são "espumosos" e exibem predominantemente fenótipo M2 (CD68^{+} CD163^{+})[119] (Figura 3.8). Estudo recente em lesões TT e LL descreveu a presença de macrófagos M4 utilizando dupla marcação para CD68 e MRP8, sendo que a expressão de ambos marcadores foi mais pronunciada nas lesões LL comparadas com as lesões TT.[120] A presença de IL-4 e Il-10 na imunidade inata interfere na resposta imune adaptativa e a IL-10, que representa uma citocina característica das lesões LL, determina o padrão de resposta inata induzindo fagocitose do bacilo, sem, no entanto, promover ativação macrofágica.

Existem evidencias de que outras citocinas, como IL-15 e IL-10, sejam produzidas diferencialmente durante a resposta imune inata, podendo regular as funções macrofágicas. A IL-15 está expressa nas lesões TT e induz atividade antimicrobiana incluindo o programa dependente de vitamina D.[103] Nesse caso, a resposta imune inata culmina com a ativação de receptores de vitamina D, e a geração de potentes peptídeos antimicrobianos como a catelicidina e a defensina-β, resultando na fagocitose do *M. leprae* em um microambiente antimicrobiano, portanto com reduzida capacidade de infecção[77] (Figura 3.8).

Na lesão LL, vários mecanismos contribuem para a abundância de bacilos, sendo que a produção de IL-10, em contraposição à de IL-12, determina o padrão de resposta.[77] Em presença de IL-10, macrófagos aumentam a fagocitose de lipoproteínas oxidadas de baixa densidade e de micobactérias, mas não ativam a via antimicrobiana dependente de vitamina D[77] (Figura 3.1). Neste contexto de maior atividade fagocítica na ausência de atividade antimicrobiana, o ambiente intracelular do macrófago favorece a sobrevivência e replicação do *M. leprae*, ao invés da sua destruição.[77,110] Entre outros mecanismos que colaboram para alta carga bacilar nos pacientes LL, está a participação da molécula CD209 (receptor do tipo lectina C), que atua como um receptor de entrada para *M. leprae* nas células do hospedeiro. Nos macrófagos, a expressão de

CD209 aumenta a captação do *M. leprae* resultando em maior carga bacilar.[115] Nas células dendríticas, componentes do *M. leprae* ativam CD209 induzindo produção de IL-10 em células de lesão LL.[121] Fosfolípides oxidados inibem a produção de IL-12 induzida por TLR2/1, mas mantêm a liberação de IL-10.[122]

Os macrófagos programados por IL-10 apresentam alta expressão de CD209 e CD206 e de receptores *scavengers* e, entre eles, o CD163 promove a captação do complexo hemoglobina-haptoglobina que fornece fonte de ferro para a sobrevivência intracelular do *M. leprae* e ativa a produção de mais IL-10.[123,124] A via de macrófagos derivados de IL-10 é encontrada nas formas MB e os macrófagos de lesões LL estão repletos de gotas lipídicas (do inglês *lipid droplets*/LD) e são conhecidos como "macrófagos espumosos".[125,126] O fenótipo espumoso dos macrófagos nas lesões LL resulta também da capacidade do *M. leprae* de induzir e recrutar lípides para as células que contêm bacilos, formando as LD.[107] A captação de lípides também inibe a resposta imune inata inflamatória frente ao *M. leprae*, direcionando a produção de citocinas para IL-10 e inibindo a produção de IL-12.[127] Nas formas LL, em decorrência da robusta produção de anticorpos e da alta carga bacilar, os imunecomplexos são abundantes e estes podem ativar os macrófagos para produzir mais IL-10.[122,128] Portanto, dependendo do padrão de citocinas produzidas pelas APCs (IL-15 ou IL-10), o funcionamento de células da imunidade inata, como os macrófagos, pode direcionar e regular a resposta imune adaptativa do hospedeiro para estimular uma resposta celular inflamatória capaz de destruir bacilos, ou para bloqueá-la favorecendo a replicação bacilar.[77]

Outra via antimicrobiana bem reconhecida, a do óxido nítrico (do inglês *nitric oxide*, NO), foi investigada nas formas polares da hanseníase por análise quantitativa da enzima óxido nítrico sintase induzida (iNOS).[129] Em lesões LL, a expressão de iNOS foi significativamente maior que nas lesões TT, sugerindo que o *M. leprae* seja capaz de induzir a expressão de iNOS, entretanto apenas a ativação da via antimicrobiana do NO parece insuficiente para controlar a infecção. Estudo de 2017 demonstrou que o óxido nítrico secretado por macrófagos infectados por *M. leprae* causa dano direto nas fibras nervosas induzindo edema axonal e mitocondrial, seguido de fenótipo de desmielinização.[130]

As células dendríticas fagocitam o *M. leprae* e expressam antígenos derivados da bactéria, como o glicolipídio fenólico I (PGL-I).[131] A infecção pelo *M. leprae* diminui a capacidade das células dendríticas de induzir respostas de células T, por mecanismo envolvendo o PGL-I, pois o bloqueio de PGL-I na superfície das células dendríticas aumentou a resposta de células T $CD4^+$ e $CD8^+$.[131] Existem também evidências de que o PGL-I diminui tanto a maturação, como a ativação das células dendríticas, favorecendo, assim, a sobrevivência do *M. leprae*.[132,133] Recentemente foi demostrado que o PGL-I, além de influenciar a resposta das células dendríticas e macrófagos, molda também a resposta imune inata nos neutrófilos polimorfonucleares, via interação com o receptor do complemento CR3, promovendo a invasão do bacilo nestas células.[134] Assim, vários estudos indicam que o PGL-I atua como um fator de virulência do *M. leprae* interferindo na resposta das células da imunidade inata.

Imunologia das reações hansênicas

As reações hansênicas são episódios imunoinflamatórios agudos, espontâneos, que podem ocorrer durante o curso crônico da hanseníase, manifestando-se antes ou durante o diagnóstico e mesmo anos após a MDT.[73] As reações hansênicas ocorrem principalmente em pacientes *borderline* (BT, BB, BL), que são caracterizados por resposta imune instável, mas podem também acometer pacientes LL.[73] Existem dois tipos principais de reações hansênicas conhecidas como reação tipo 1 (RT1 ou reação reversa) que ocorre em pacientes BT, BB e BL, mas que pode também ocorrer em pacientes LL. Já a reação tipo 2 (RT2), cuja manifestação mais frequente é denominada "eritema nodoso hansênico" (ENH), acomete principalmente pacientes BL e LL.[73] As reações são acompanhadas de intensa inflamação neural que pode resultar na perda irreversível de funções sensoriais, autonômicas e motoras e o tratamento das reações requer o uso prolongado de drogas imunossupressoras potentes como talidomida e corticosteroides.

A RT1 representa episódio imunoinflamatório agudo nas lesões de pele e nervos, decorrentes do surgimento ou exacerbação de resposta imune celular específica a antígenos do *M. leprae*. A RT1 ocorre mais frequentemente após o início da MDT e pode surgir em qualquer forma do espectro da doença, exceto em pacientes TT.[135] A neurite está frequentemente associada à RT1, sendo considerada a principal causa de dano neural.[136-138] Tanto a resposta imune inata como a adaptativa participam da patogênese da RT1. O envolvimento de TLR no desencadeamento da resposta inflamatória observada na RT1 foi sugerido por dados que mostraram que o tratamento da RT1 com corticosteroides diminuiu a expressão gênica e proteica tanto de TLR2 como de TLR4 nas lesões de pele.[139] Estudos mostraram expressão aumentada de iNOS em pacientes T1R comparados com pacientes não reacionais, sugerindo ativação macrofágica.[140,141] As lesões da RT1 estão associadas com reação de hipersensibilidade tipo IV e estudos imunofenotípicos indicaram aumento em número e percentagem de células TCD4+ nas lesões de pele.[142] As lesões de RT1 apresentam macrófagos epitelioides ativados organizados ou não em granulomas.[142] Estudos mostraram que a ativação exacerbada de resposta imune celular e inflamatória na RT1 é marcada por infiltração tecidual maciça de linfócitos T CD4+, ativação da via antimicrobiana dependente de vitamina D, produção intensa de IFN-γ, TNF, IL-17, IL-1, IL-2, receptor de IL-2, IL-6, IL-8, IL-12p40 e da quimiocina CXCL-10 (do inglês *CXC chemokine-10* conhecida também como IP10 do inglês *interferon inducible protein of 10kda*).[141,143,144] Em consequência desse padrão de resposta, ocorrem edema e inflamação tecidual.

A regulação cruzada entre Treg-Th17, observada nas formas polares não reacionais, não se aplica às reações hansênicas, especialmente à RT1. Como RT1 e RT2 são reações inflamatórias agudas; portanto como esperado, maior frequência de Th17 foi encontrada tanto na RT1 como na RT2, comparada com pacientes não reacionais, o que é compatível com a atividade inflamatória de Th17[145-147] (Figura 3.8). Estudos recentes mostram a participação das células Treg CD4+, CD25+ e Foxp3+ na patogênese da RT1 (Figura 3.8). Foi observada maior frequência de Treg tanto nas células mononucleares periféricas como nas lesões de pele de RT1, comparadas com hanseníase não reacional.[92,93,145,147] Estudo em RT1 e RT2 observou na RT1 maior expressão de genes associados às células T, citocinas, quimiocinas, fatores de sinalização e de transcrição.[92] A presença de células Treg nas respostas inflamatórias da RT1 pode ser explicada por seu papel imunossupressor que, neste contexto, atua para reduzir a resposta inflamatória que é responsável pelo dano neural. Dessa forma, o aumento de Treg na RT1 provavelmente representa um mecanismo de autoproteção benéfico ao hospedeiro para reduzir o dano tecidual causado por resposta imune celular inflamatória aumentada.

O ENH é a manifestação clínica mais frequente da reação tipo 2 e ocorre em aproximadamente 50% dos pacientes do polo lepromatoso, ou seja, pacientes sem resposta imune celular ao *M. leprae* e robusta produção de anticorpos.[73] O ENH é caracterizado pelo surgimento abrupto de nódulos eritematosos dolorosos acompanhados de sintomas sistêmicos incluindo febre, aumento dos linfonodos, sensibilidade óssea e hepatoesplenomegalia. No ENH, a neurite pode persistir por anos como um sintoma crônico e recorrente na maioria dos pacientes.[73] O ENH geralmente se inicia pela deposição de imune complexos e ativação da cascata do sistema complemento, resultando em vasculite ou reação de hipersensibilidade tipo III.[73,74] O TLR9 reconhece o DNA do *M. leprae* e a resposta de citocinas pro-inflamatórias durante o ENH está relacionada à maciça liberação de ligantes de TLR9 do *M. leprae* e do hospedeiro que ocorre durante a MDT, e agonistas de TLR9 induziram secreção de maiores níveis de TNF, IL-6 e IL-1β comparados com pacientes não reacionais e indivíduos saudáveis.[148]

Estudo que avaliou vários fatores plasmáticos em pacientes reacionais identificou, em pacientes com ENH, aumento de PDFG-BB (do inglês *platelet-derived growth factor*, BB), que promove angiogênese, que pode representar um marcador potencial de ENH.[144] No ENH, ocorre infiltração com células CD4+ e neutrófilos.[73,74] As lesões de ENH apresentam constituintes micobacterianos com a expressão de IL-6, IL-8, e IL-10 mRNA (RNA mensageiro) e expressão sustentada de IL-4 e IL-5 mRNA, compatíveis com a quimiotaxia de neutrófilos e produção de anticorpos.[74] As mesmas citocinas que ocorrem na RT1 foram também detectadas no ENH, mas IL-4, IL-5, IL-10, IL-6, IL-7 e TNF apresentaram níveis significativamente mais altos no ENH.[144,149] As reações mais graves estão associadas com produção aumentada de TNF e IFN-γ e injeções de IFN-γ ativam lesões de ENH.[149,150]

No ENH, menor frequência de Treg na circulação é consistente com alta frequência de Th17[147] e também no ENH foram descritas regulação negativa de Treg e expansão de respostas Th17[151] (Figura 3.1). Esses resultados indicam que, embora o ENH ocorra em pacientes multibacilares que apresentam o tipo Th2/Treg, que caracteriza anergia, evidências recentes indicam que, na RT2, ocorre mudança transitória de padrão de resposta imune para o tipo Th2/Th17 (Figura 3.8). É possível que a redução ou a manutenção do número de Treg no ENH possa atuar diminuindo seus efeitos inibitórios nas células T efetoras, favorecendo, assim, uma resposta inflamatória com atividade aumentada de Th17, que é característica do ENH.

Estudos mostrando atividade de células Th17 em pacientes reacionais indicam que elas podem contribuir para inflamação e imunopatologia observada nas lesões. Além disso, a troca de populações de células T CD4+ em pacientes paucibacilares do perfil Th1/Th17 para Th1/Treg na RT1 e nos pacientes multibacilares com perfil Th2/Treg para Th2/Th17 confirma a plasticidade da resposta de células T nas reações hansênicas[144-147,151] (Figura 3.8). Embora os mediadores do dano tecidual nas reações hansênicas sejam parcialmente conhecidos e caracterizados pelo aumento de citocinas inflamatórias na RT1 como na RT2, não se sabe até o momento se o perfil inflamatório observado nas lesões de pele e no sangue durante as reações representa a causa ou a consequência dessas citocinas. Além disso, apesar da descrição de diversos marcadores das reações hansênicas, até o momento não foram identificados marcadores preditivos confiáveis para esses episódios.

Classificação

Ao longo da história, diversas propostas de classificação foram utilizadas, sempre com a finalidade de agrupar os pacientes para fins terapêuticos. Entre elas destacam-se:[152,153]

a) Compêndio Médico Indiano (Shusrata Samhita, 600 a.C):
- sem lesões;
- com lesões de pele;
- com lesões de pele e nervos;
- com lesões de pele ulceradas.

b) Classificação de Manila (1931):
- hanseníase cutânea;
- hanseníase neural;
- hanseníase mista.

c) Classificação de Rabelo (1937):
- hanseníase indeterminada;
- hanseníase tuberculoide;
- hanseníase virchowiana.

d) Classificação de Madri (VI Congresso Mundial de Leprologia, 1953):
- hanseníase indeterminada;
- hanseníase tuberculoide;
- hanseníase dimorfa;
- hanseníase virchowiana.

e) Ridley e Jopling (1966):
- hanseníase indeterminada;
- hanseníase tuberculoide;
- hanseníase *borderline* (sendo limítrofe, a melhor tradução para língua portuguesa), subdividida em:
  - *borderline* tuberculoide (BT);
  - *borderline borderline* (BB);
  - *borderline* lepromatosa (BL);
- hanseníase lepromatosa (BL);
- hanseníase neural pura (HNP).

f) Classificação Indiana (1953-1981):
- hanseníase tuberculoide;
- hanseníase polineuritica;
- hanseníase maculoanestésica;
- hanseníase indeterminada;
- hanseníase lepromatosa.

g) Classificação operacional (1982):
- Os pacientes são classificados de acordo com o número de lesões. São denominados paucibacilares (PB) os casos que tenham até cinco lesões cutâneas e MB, mais de cinco lesões.[15]

Entre as classificações, Rabelo, no Brasil, foi o primeiro a estabelecer o conceito de formas polares na hanseníase. De acordo com essa classificação, as manifestações clínicas de todas as formas clínicas surgem a partir da hanseníase indeterminada (HI). Sem tratamento, o paciente poderia evoluir para a forma polar tuberculoide (HT) ou polo virchowiano, também conhecida como "forma lepromatosa" (HL). No Congresso de Leprologia de Madri, realizado em 1953, foram mantidos os critérios propostos por Rabello, acrescentando-se um novo grupo de pacientes, denominado ***borderline leprosy*** (BL). A denominação inglesa, *borderline*, foi erroneamente traduzida para "dimorfo" e, portanto, **hanseníase dimorfa** (HD). Essa classificação ficou conhecida como **classificação de Madri**.

A classificação de Madri baseia-se em características clínicas e em aspectos bacteriológicos, imunológicos e histológicos da hanseníase. Os grupos polares foram definidos em tuberculoide (T) e virchowiano (sinônimo de lepromatoso) (V). Há ainda um grupo instável e intermediário, denominado *borderline* (B) ou "dimorfo" (D). De acordo com essa classificação, todas as formas polares e intermediárias surgem a partir da forma indeterminada (I).

Em 1966, mantendo o conceito de polaridade, Ridley e Jopling propuseram modificação da classificação anterior. Essa nova classificação representou importante avanço no entendimento da doença, uma vez que apresenta concordância significativa entre as características clínicas, bacteriológicas, imunológicas e histopatológicas.[76]

Inicialmente, essa classificação contemplava somente as formas polares tuberculoide (TT), lepromatosa (LL) e o grupo interpolar (*boderline*), subdividido em *borderline* tuberculoide (BT), *borderline-borderline* (BB) e *borderline* lepromatosa (BL). Ridley e Jopling incluíram também uma forma polar pura (LL), que não teria evoluído a partir de formas *borderline*. Posteriormente, em outra publicação, o grupo indeterminado foi incluído.

É importante ressaltar que todas as propostas de classificação dos pacientes com hanseníase tiveram a finalidade de agrupar as diferentes formas clínicas da doença para fins terapêuticos. Assim, seguindo as sugestões de classificação, em 1982, um comitê de especialistas da OMS estabeleceu os critérios para dois regimes diferentes de tratamento do MH, com modificação da classificação de Ridley-Jopling. Os casos I, TT e BT foram definidos como **PB** e os casos BB, BL e LL, como **MB**. De acordo essa classificação, pacientes com índice baciloscópico (IB) com valor ≥ 2, em qualquer local da pele, eram alocados no grupo MB para fins de tratamento e valor de IB < 2, hanseníase PB.[57] A partir de 1988, todos os pacientes com baciloscopia positiva, independentemente do IB, passaram a ser classificados como MB.

Em 1982, para fins de tratamento, os pacientes passaram a ser classificados de acordo com o número de lesões: até **cinco lesões** eram considerados **PB** e **mais que cinco, MB**. A realização de baciloscopia foi desaconselhada. Essa classificação é denominada **classificação operacional**. Esse foi um importante passo para a descentralização do tratamento poliquimioterápico para centros e postos de saúde.[15]

Na Figura 3.9, é apresentada a classificação de Ridley e Jopling e sua correlação com a classificação operacional da OMS.

Apesar de facilitar o tratamento da hanseníase pelos profissionais da atenção primária, a classificação operacional, sem a realização de baciloscopia, pode induzir erros de tratamento: muitos pacientes recebem esquema PB e deveriam ser tratados como MB se tivessem sido adequadamente investigados. Estudo realizado nas Filipinas mostrou que 57% dos pacientes classificados como PB, segundo a contagem do número de lesões, apresentavam baciloscopia positiva, sendo 31% com IB > 2 e 36% foram histopatologicamente classificados como BL ou LL.[154] Além disso, muitos pacientes classificados como PB poderiam ser MB se a baciloscopia ou exame histopatológico houvessem sido realizados.[155]

Manifestações clínicas

Hanseníase indeterminada (MHI)

Em geral, as lesões iniciais de hanseníase são caracterizadas por manchas hipocrômicas (Figuras 3.10 e 3.11). Característica importante dessa apresentação é a possibilidade de alteração da sensibilidade térmica.

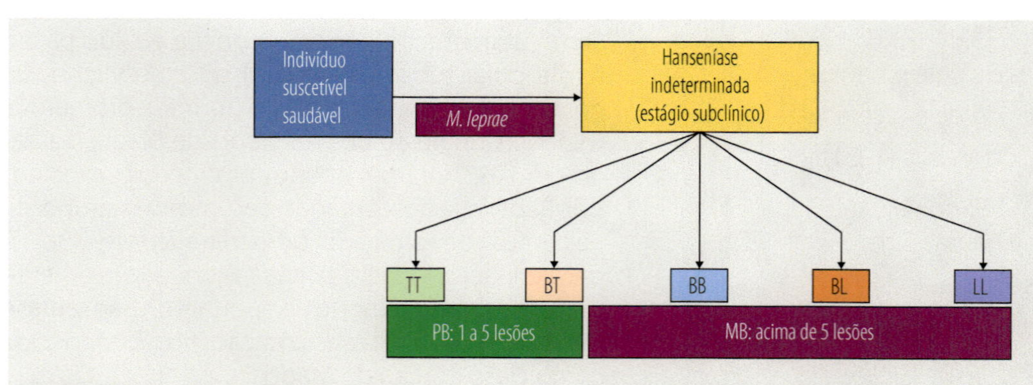

Figura 3.9. Classificação de Ridley e Jopling e correlação com a classificação operacional da OMS.
Fonte: Adaptada de Ridley DS, Jopling WH, 1966; World Health Organization, 1982.

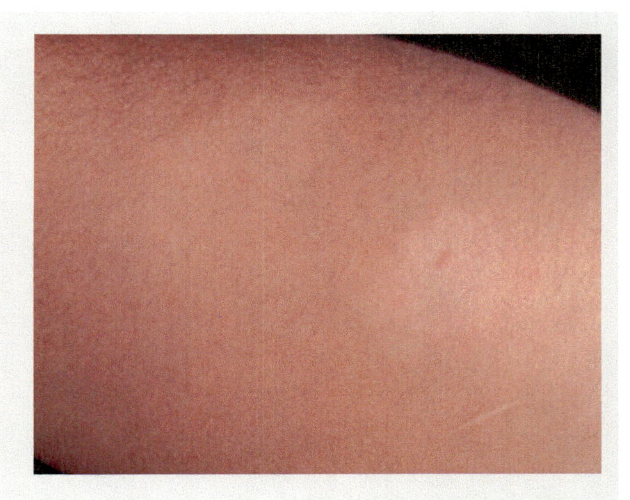

Figura 3.10. Manchas hipocrômicas. Sensibilidade térmica e exame histopatológico compatível com HI.
Fonte: Acervo da autoria do capítulo.

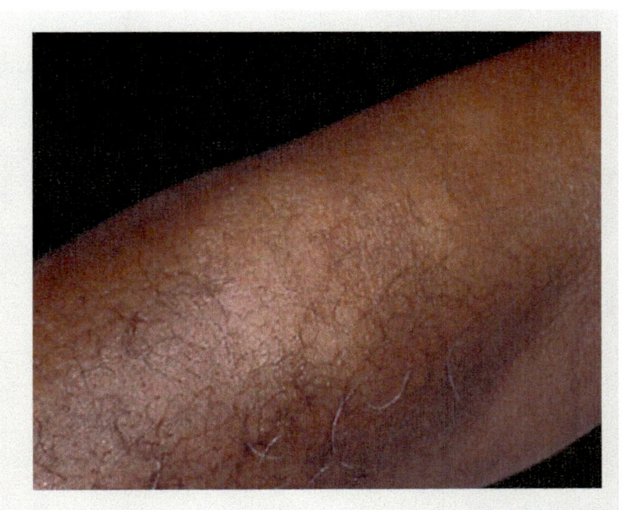

Figura 3.11. Manchas hipocrômicas, algumas com bordas mal definidas. Aspecto sugestivo da fase inicial da HI.
Fonte: Acervo da autoria do capítulo.

As sensibilidades dolorosa e tátil estão normais. A boa iluminação é essencial para o exame adequado do paciente. A sensibilidade térmica é a primeira a ser alterada. O teste com tubos de ensaio contendo água quente e fria é o ideal. A queda de pelos no interior da mancha e a alteração franca da sensibilidade dolorosa ou tátil indica evolução para a forma tuberculoide ou *borderline*.[156]

O número de lesões depende da imunidade celular específica do hospedeiro para o *M. leprae*, geneticamente determinada. Quanto maior a resistência ao *M. leprae*, menor será o número de machas.[156]

O diagnóstico da forma indeterminada pode ser difícil, dependendo, particularmente, da experiência do profissional de saúde, condições emocionais e cognitivas do paciente durante o teste de sensibilidade e disponibilidade de laboratório (baciloscopia e exame histopatológico). Na realidade, é pequeno o número de pacientes corretamente diagnosticados com essa apresentação.[156]

Excelente método para o diagnóstico dessa forma clínica é a prova da histamina. Aplica-se uma gota de solução milesimal (1/1.000) de histamina sobre a área homocrômica com suspeita de hanseníase e outra gota na pele normal. A seguir, escarifica-se a pele sob a gota de histamina. Se a mancha hipocrômica for hanseníase, a prova será incompleta, isto é, não ocorre a fase de eritema secundário, que depende da integridade dos filetes nervosos (Figura 3.12).[157,158] A reação cutânea à histamina é similar à picada de inseto: pápula central; e eritema periférico.

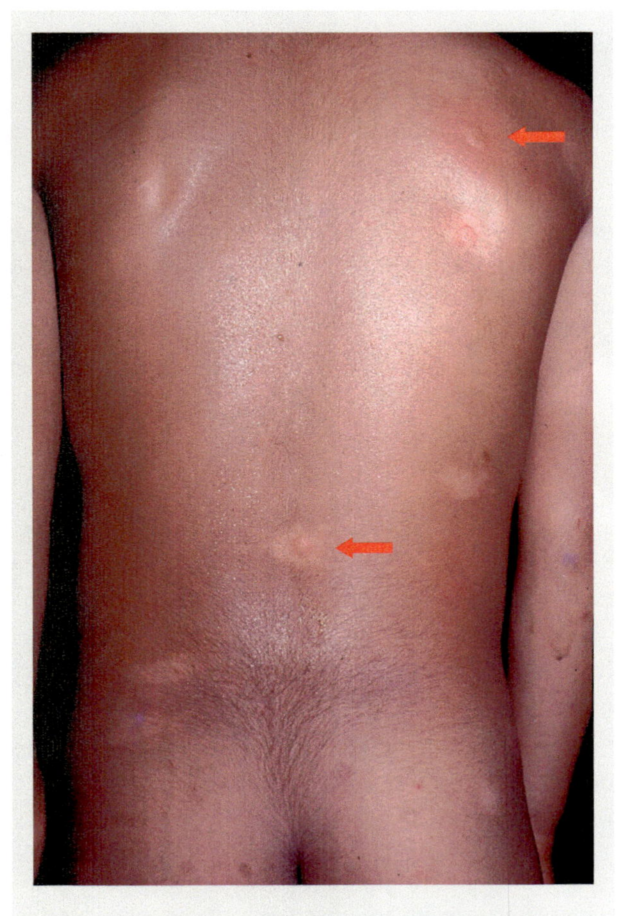

Figura 3.12. Prova da histamina, na pele normal (região escapular direita – seta). Observa-se resposta completa. Na lesão hipocrômica não ocorre o halo secundário (seta).
Fonte: Acervo da autoria do capítulo.

Sem tratamento, os casos indeterminados evoluem para as formas polares T e V, ou *borderline*, dependendo do número de lesões. Pacientes com pequeno número de lesões (p. ex., uma a três) podem evoluir para a cura espontânea.

Hanseníase tuberculoide (MHT)

Esta forma clínica caracteriza-se por lesões em placa, com tamanhos variáveis, apresentando micropápulas na periferia e limites bem definidos em relação à pele normal. Na fase inicial da evolução de HI para HT, podem-se observar lesões papulosas sobre as máculas hipocrômicas. As lesões podem aumentar de tamanho, com cicatrização central e progressão pelas bordas. Na pele branca, observam-se eritema e hipocromia; na escura, podem ser hipocrômicas ou cúpreas (Figuras 3.13 e 3.14). Alguns casos de HT podem apresentar somente lesão macular, com graus variáveis de atrofia. Na HT, ocorre alteração das sensibilidades térmica, dolorosa e tátil.[156,158]

Um tipo particular de HT é observado em crianças, a **hanseníase tuberculoide da infância**, também conhecida como **nodular infantil**. Clinicamente, as lesões podem apresentar aspecto nodular ou em placas. É comum a cura espontânea dessa forma de HT (Figura 3.15).[159,160]

É importante lembrar que, nos casos HT localizados na face, mesmo em lesões com longa evolução, a sensibilidade pode estar normal, uma vez que a rica inervação sensorial dessa área compensa as alterações que ocorrem nas terminações neurais da lesão.

A sudorese pode estar diminuída ou ausente na HT, sendo frequente a queda de pelos nos casos com longa evolução.

Em todas as formas clínicas de hanseníase, exceto na HI, existe a possibilidade de espessamento dos nervos periféricos, como ulnar, mediano, radial, fibular (ciático poplíteo externo), tibial posterior e sural. A neurite pode ser a primeira manifestação da doença.[156,159]

Hanseníase virchowiana (MHV) ou lepromatosa (MHL)

Os pacientes MHV são anérgicos, ou seja, não desenvolvem imunidade celular suficientemente capaz de controlar a multiplicação do *M. leprae*.

A forma HV pode evoluir a partir da forma indeterminada, nos pacientes que apresentam grande número de lesões, simetricamente distribuídas. As lesões hipocromicas tornam-se eritematosas e progressivamente infiltradas, envolvendo extensas áreas cutâneas e, em casos avançados, praticamente todo o tegumento.

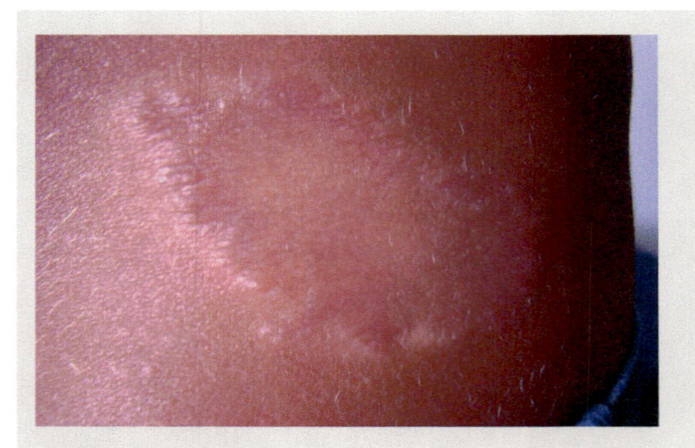

Figura 3.13. Lesão em placa, com pápulas térmicas, soladas e confluentes nas bordas. No centro da lesão, observa-se hipocromia.
Fonte: Acervo da autoria do capítulo.

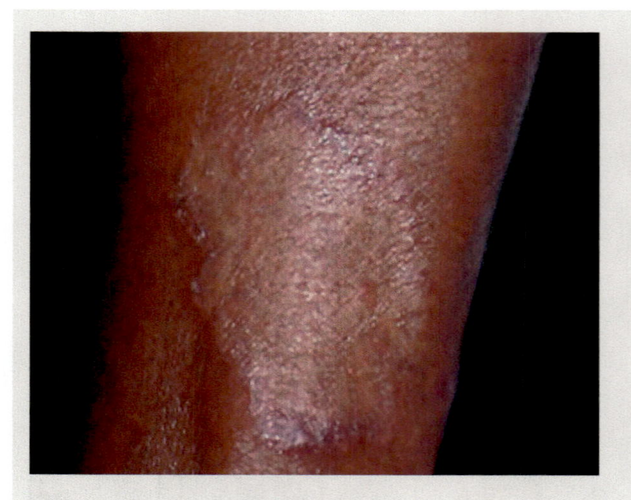

Figura 3.14. Lesão em placa. Anestesia dolorosa e tátil.
Fonte: Acervo da autoria do capítulo.

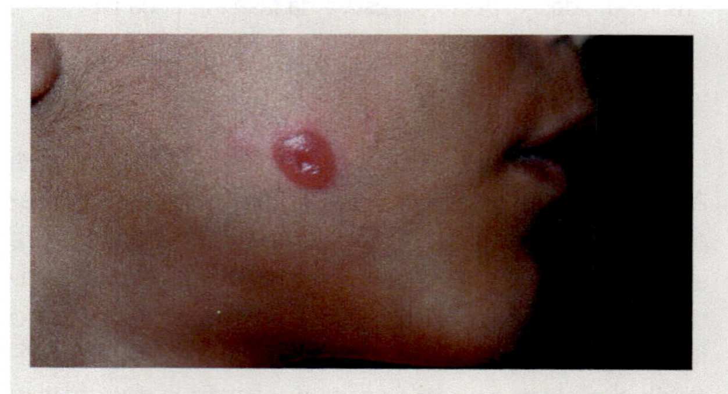

Figura 3.15. Hanseníase tuberculoide da infância. Observar discreta hipocromia ao redor da lesão, que poderia estar relacionada à fase inicial, indeterminada, ou à utilização prolongada de tópicos à base de corticosteroides potentes.
Fonte: Acervo da autoria do capítulo.

As formas MHV, com frequência, ficam clinicamente evidentes a partir de pacientes MHBB e MHBV com longa evolução. Alguns doentes apresentam quadros típicos de HV sem histórico ou evidência clínica de lesões hipocrômicas prévias. Sem tratamento, áreas aparentemente normais do tegumento também se infiltram e toda (ou quase toda) a superfície cutânea é envolvida por intensa infiltração. Em muitos casos, pode haver desaparecimento dos sulcos normais da pele e aspecto eritrodérmico (Figuras 3.16 a 3.18). Nas áreas infiltradas, verifica-se a queda progressiva dos pelos. A queda dos pelos da parte externa das sobrancelhas ocasiona o aspecto clínico clássico, sugestivo de HV, denominado **madarose**. Os cílios também podem cair nos pacientes com muita infiltração (Figura 3.19).

Lentamente, surgem pápulas sobre as áreas infiltradas. Essas lesões podem aumentar de tamanho, atingindo mais de 1 cm de diâmetro, constituindo os tubérculos. Permanecem isoladas ou confluem. As pápulas e tubérculos surgem nas áreas com maior infiltração. Essas lesões são denominadas genericamente de **hansenomas** e são ricas em bacilos (Figuras 3.20 e 3.21).

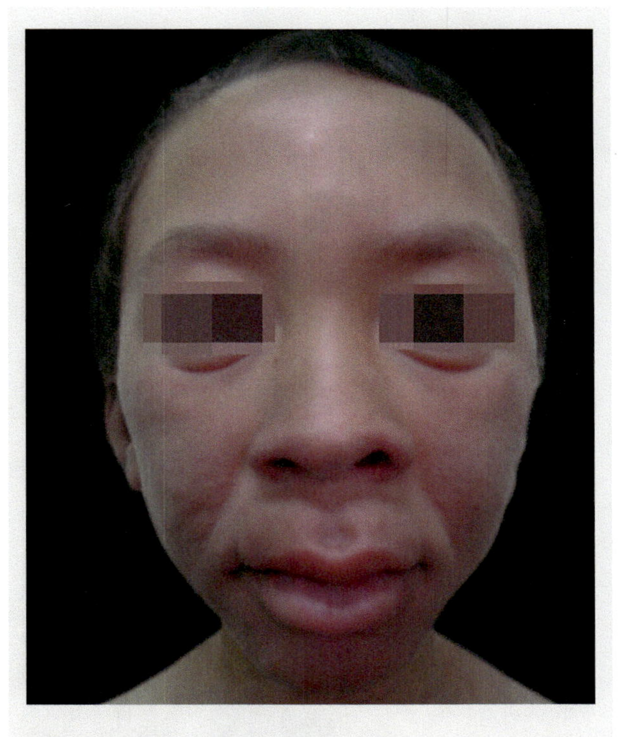

Figura 3.17. Infiltração difusa da face, com poucas áreas de pele normal.
Fonte: Acervo da autoria do capítulo.

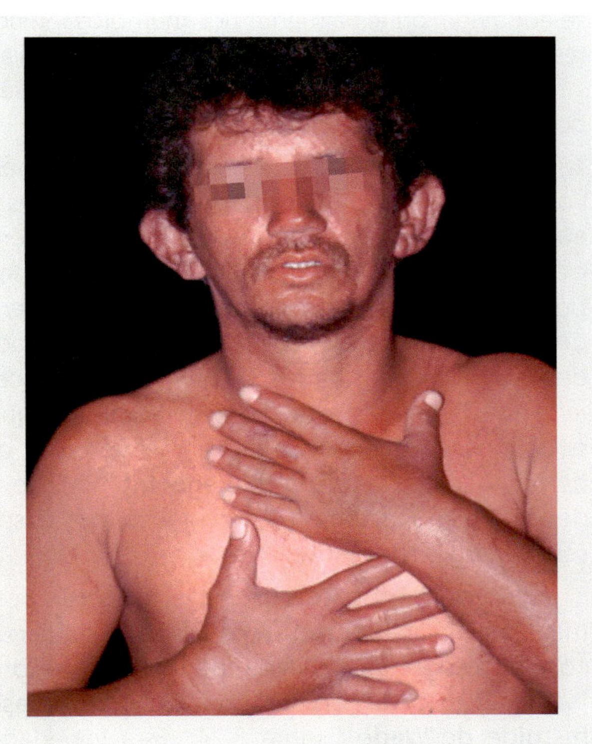

Figura 3.16. Infiltração difusa do tegumento. O aspecto edematoso das mãos é denominado "mãos suculentas". A infiltração das orelhas, com lesões papulosas, isoladas e confluentes, são típicas dessa forma clínica.
Fonte: Acervo da autoria do capítulo.

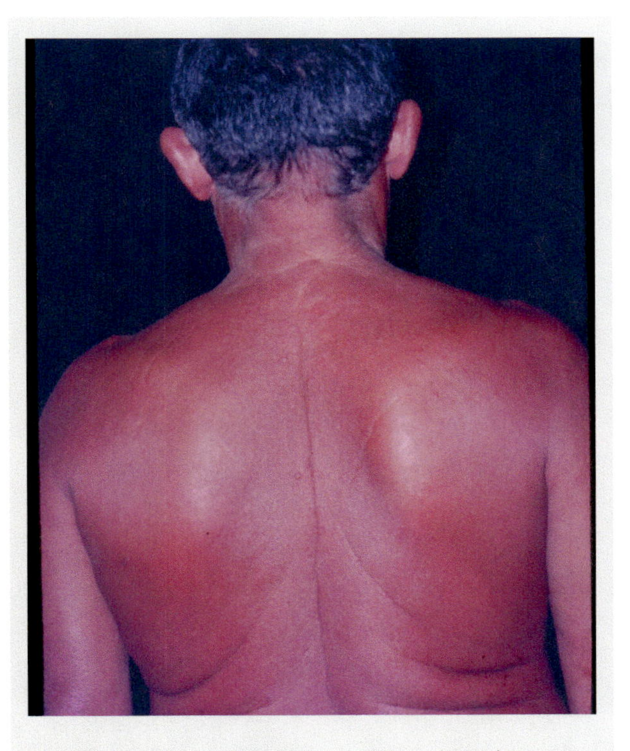

Figura 3.18. Eritema e infiltração difusa de todo o tegumento, com aspecto eritrodérmico.
Fonte: Acervo da autoria do capítulo.

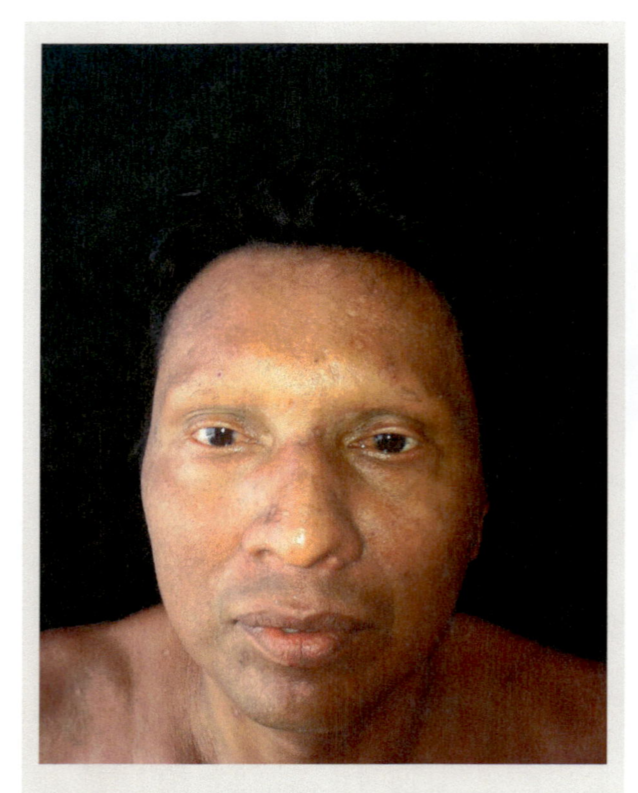

Figura 3.19. Infiltração difusa da face, com queda dos cílios e pelos das sobrancelhas (madarose).
Fonte: Acervo da autoria do capítulo.

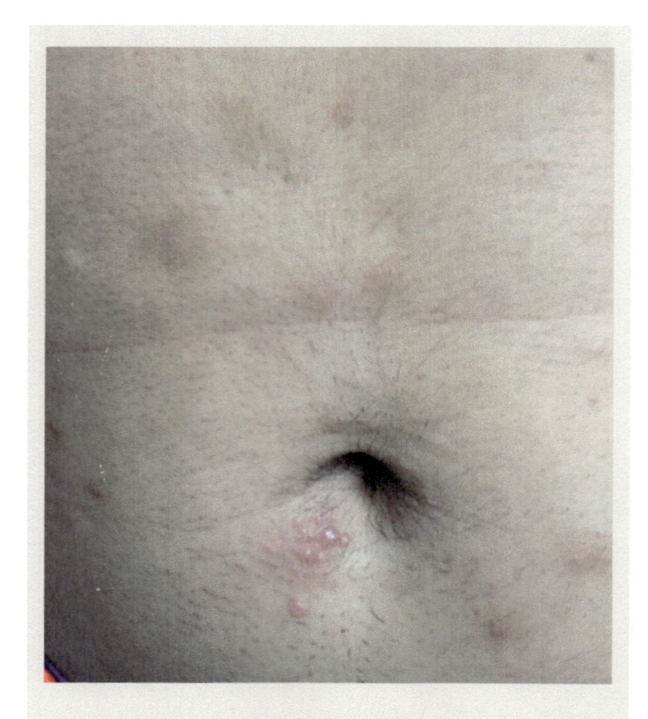

Figura 3.20. Pápulas periumbilicais sobre área eritematosa, infiltrada, e lesões eritemato-hipercrômicas.
Fonte: Acervo da autoria do capítulo.

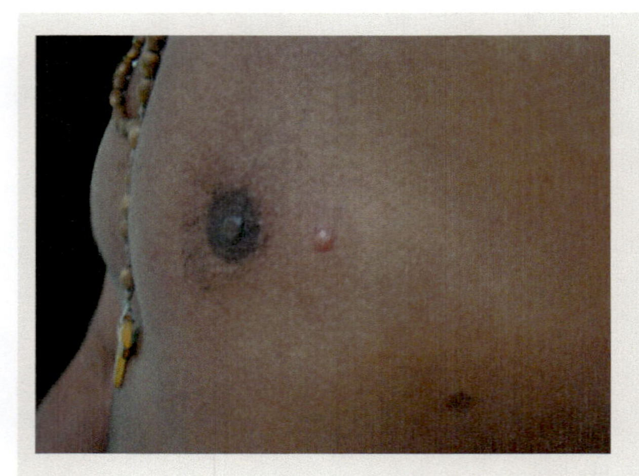

Figura 3.21. Hansenoma sobre área eritematosa, infiltrada.
Fonte: Acervo da autoria do capítulo.

Progressivamente, ocorre infiltração acentuada, difusa, da face e dos pavilhões auriculares, resultando no aspecto clínico clássico da HV, denominado **facies leonina** (Figura 3.22).

A infiltração das mãos e dos pés é comum nos casos mais avançados. Também, é frequente a ictiose adquirida, principalmente nos membros inferiores. Áreas mais quentes do corpo, como as axilas, virilhas, períneo e couro cabeludo, em geral, são poupadas ou pouco envolvidas.[156,159]

Com a progressão da doença, os troncos nervosos periféricos também podem se infiltrados e aumentar de volume (Figura 3.23) A consequência será a redução da sensibilidade nas mãos, nos pés e em outras áreas comprometidas. Dependendo do grau de comprometimento neural, podem surgir incapacidades. Na HV, o infiltrado celular dos nervos não é tão agressivo quanto o que se observa na hanseníase *borderline*; portanto, as deformidades ocorrem com menor intensidade, e depois de muito tempo de evolução, nos casos sem tratamento.[156,159]

Existe um grupo de pacientes com esta forma clínica caracterizada por lesões nodulares, com as bordas bem definidas e superfície lisa, brilhante. Estes casos são denominados **hanseníase histoide de Wade** (Figura 3.24). Esta variedade clínica pode estar associada a pacientes com resistência medicamentosa, particularmente à dapsona. A designação histoide é consequente ao aspecto histopatológico das lesões que lembram o dermatofibroma.[161]

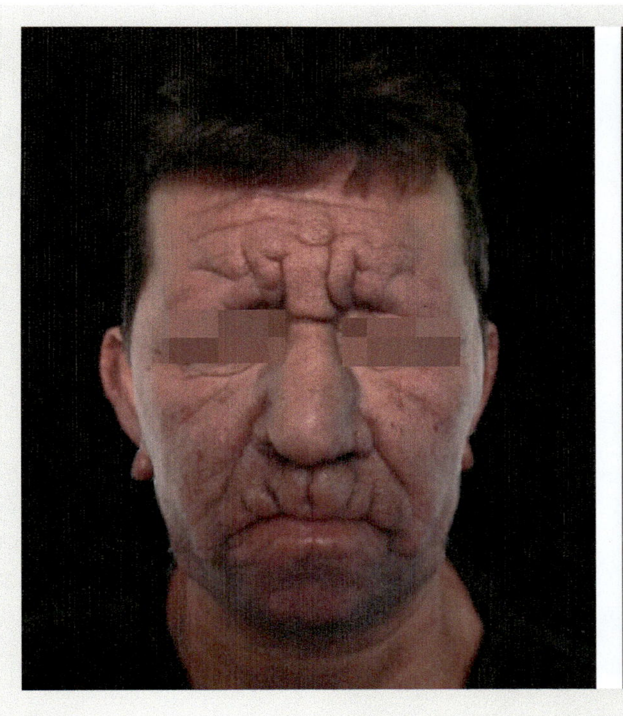
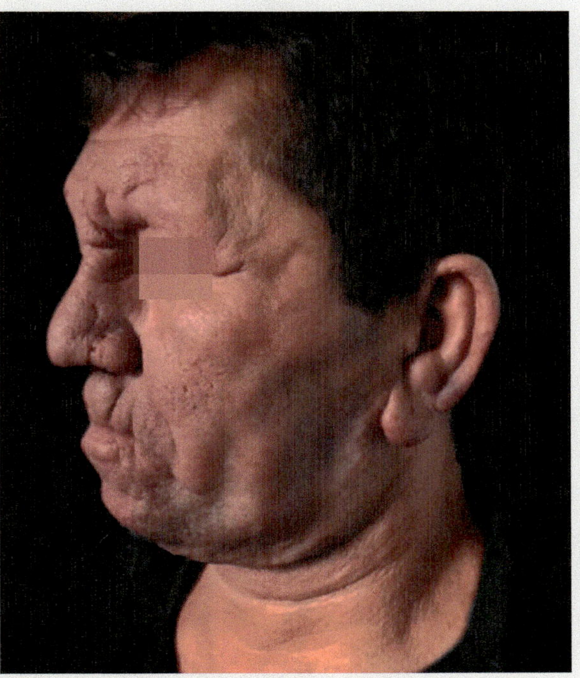

Figura 3.22. Paciente com longa evolução. Infiltração de toda a face, com acentuação dos sulcos naturais da pele – facies leonina. Infiltração do pavilhão auricular, queda dos cílios e sobrancelha.
Fonte: Acervo da autoria do capítulo.

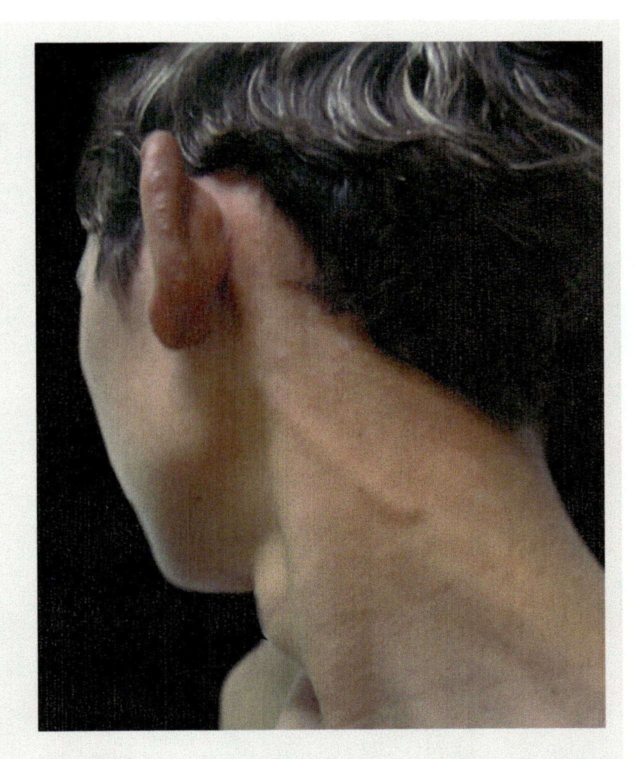

Figura 3.23. Infiltração e pápulas no pavilhão auricular. Espessamento do nervo auricular.
Fonte: Acervo da autoria do capítulo.

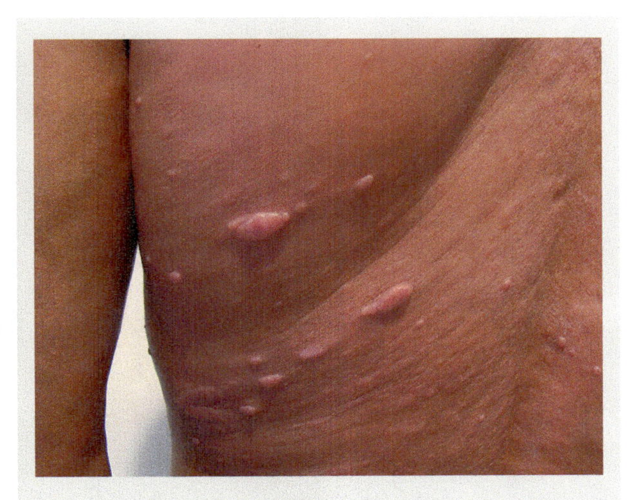

Figura 3.24. Forma histoide de Wade. Lesões papulosas e tuberosas, isoladas, sobre área eritematosa, infiltrada, em quase todo o tegumento.
Fonte: Acervo da autoria do capítulo.

Outro subgrupo da HV é a **hanseníase de Lúcio-Latapi-Alvarado**. Caracteriza-se por infiltração difusa, com aspecto brilhante de todo o tegumento cutâneo, dando o aspecto conhecido como **lepra bonita**. Tem-se a impressão enganosa de que a pele está saudável. Esta variante clínica tem sido diagnosticada com maior frequência no México. O **fenômeno de Lúcio**, caracterizado por vasculite e necrose, é frequente nesses casos; podendo, no entanto, ocorrer em outras formas clínicas, tipo virchowiana clássica ou *borderline* virchowiana, "de novo", sendo encontradas ulcerações únicas ou disseminadas, de tamanhos variáveis e contornos irregulares, com fundos crostosos ou sanguinocrostosos (Figuras 3.25 A e B).[162]

Em todas as variedades clínicas da HV, pode haver acometimento mucoso do trato respiratório superior, ocasionando coriza, exsudato seropurulento e epistaxe. Em casos graves, podem ocorrer envolvimento e destruição óssea da pirâmide nasal, com deformidade permanente do nariz. Os olhos também podem ser acometidos em casos com diagnóstico tardio, ocorrendo anestesia da córnea, uveíte, glaucoma e cegueira. Fígado, baço, suprarrenais e medula óssea também podem ser comprometidos na HV. Os ossos da face, mãos, pés e outros ossos também podem ser envolvidos, contribuindo para o estabelecimento de incapacidades.[156,159] Esse acometimento mostra que a hanseníase pode constituir-se em doença sistêmica.

Hanseníase *borderline* (HB)

De acordo com a classificação de Ridley e Jopling, são poucos os casos polares.[76] Quando bem avaliados, do ponto de vista clínico e laboratorial, a maioria dos pacientes pertence ao grupo *borderline*. Nestas formas, o acometimento de troncos nervosos periféricos pode ser múltiplo e mais grave. Quanto maior a carga bacilar, maior será o número de lesões cutâneas, maior será a chance de os troncos nervosos periféricos serem acometidos e, consequentemente, do desenvolvimento de paralisias e incapacidades.

A instabilidade clínica é característica deste grupo: sem tratamento, pioram progressivamente em direção à forma HV. Os pacientes *borderline* apresentam quadros reacionais do tipo 1 com muita frequência. Esse quadro reacional é caracterizado pelo aumento da infiltração cutânea e neural, intensificação do eritema e, dependendo da gravidade, amolecimento e ulceração das lesões, sendo comum o aparecimento súbito de paralisias.

Hanseníase *borderline* tuberculoide (MHBT)

As lesões cutâneas são caracterizadas por placas de tamanhos, cores e formas variáveis, muitas

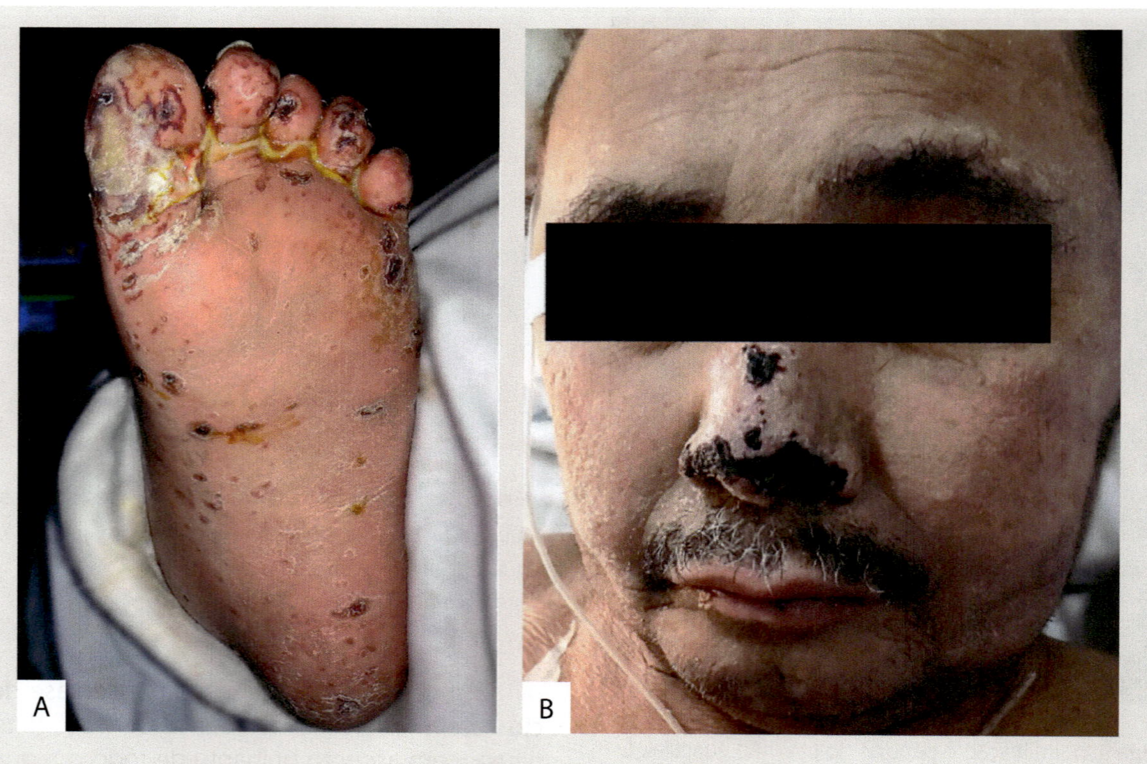

Figura 3.25. Fenômeno de Lúcio – áreas de necrose tecidual em extremidades.
Fonte: Acervo da autoria do capítulo.

vezes similares às observadas na HT (Figuras 3.26 e 3.27). Também são classificados como HBT os doentes com grandes placas ou lesões com aspecto tuberculoide apresentando pequenas lesões satélites. Nas lesões com longa evolução, podem ocorrer cicatrização atrófica na parte central ou nas bordas das placas. A coloração das lesões pode variar de hipocrômicas, eritematosas a eritêmato-hipocrômicas. Pequenos nervos ou troncos nervosos periféricos podem ser comprometidos, particularmente aqueles que estão nas proximidades das placas. A função neural pode ser rapidamente comprometida e permanente se não houver intervenção terapêutica imediata. A maioria das incapacidades físicas inicia-se durante os quadros reacionais graves não adequadamente tratados.[156,159]

Alguns casos podem apresentar somente manchas hipocrômicas, às vezes com aspecto atrófico e alteração bem definida da sensibilidade. Esses casos são denominados ***borderline*** **tuberculoide macular**.[156]

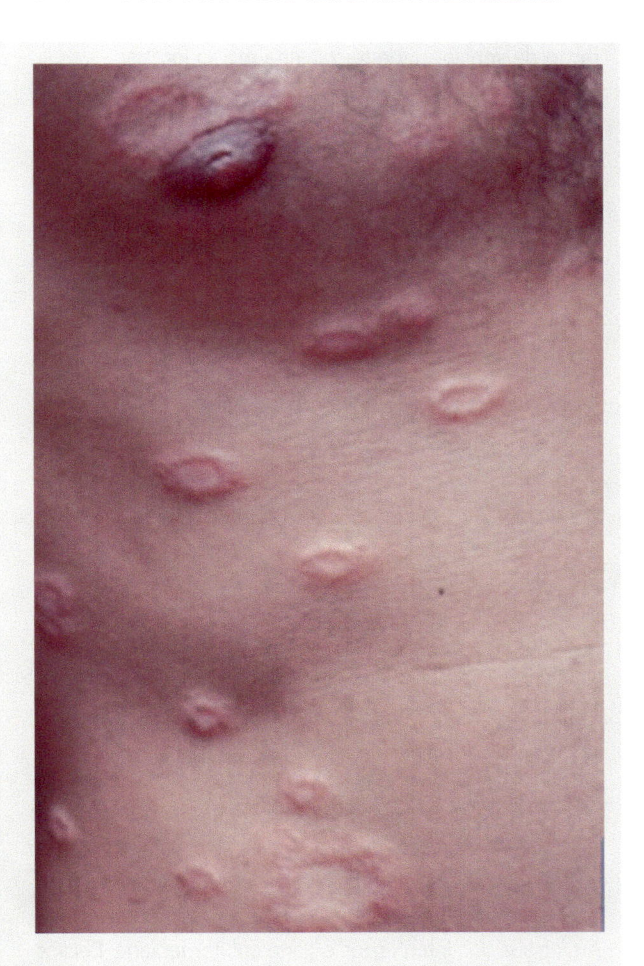

Figura 3.26. Múltiplas lesões do tipo tuberculoide e lesão maior com centro hipocrômico. Baciloscopia negativa.
Fonte: Acervo da autoria do capítulo.

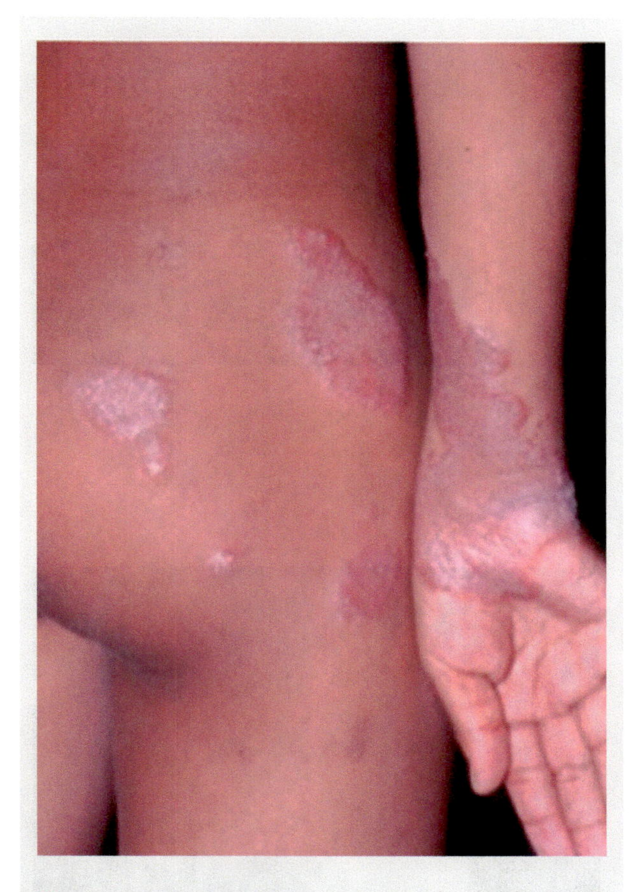

Figura 3.27. Lesões eritematosas, em placa. A lesão sobre a área de passagem do nervo mediano representa risco de grave comprometimento neural. Baciloscopia negativa.
Fonte: Acervo da autoria do capítulo.

Hanseníase *borderline-borderline* (HBB)

O aspecto clássico dessa variedade clínica é a presença de placas apresentando centro aparentemente poupado (geralmente hipocrômico) e bordas internas relativamente bem definidas. As bordas externas são mal definidas, difusas, invadindo a pele normal. Este conjunto de manifestações clínicas é denominado **aspecto em queijo suíço** (Figuras 3.28 a 3.31). Em geral, a coloração é eritematoferruginosa.

Máculas, pápulas e infiltrações também podem estar presentes. A distribuição das lesões, em geral, é simétrica. O acometimento neural é comum nesses doentes, podendo ser grave durante os quadros reacionais. A HBB típica é pouco frequente, sendo considerada a mais instável do grupo dentro do espectro. Sem tratamento, observa-se progressiva evolução em direção ao polo V.[156,159]

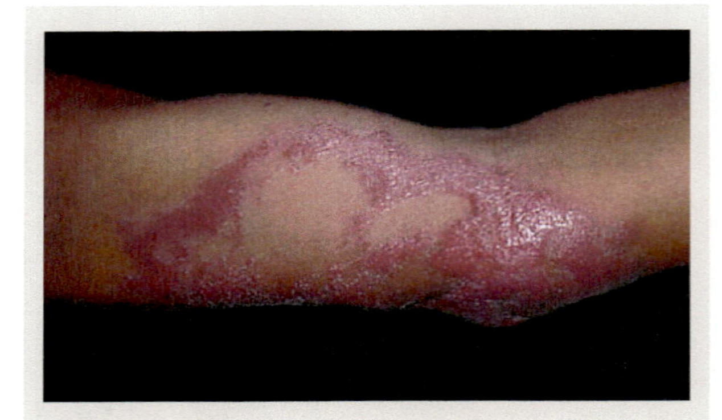

Figura 3.28. Lesão em placa, eritematosa, com centro hipocrômico – aspecto em "queijo suíço".
Fonte: Acervo da autoria do capítulo.

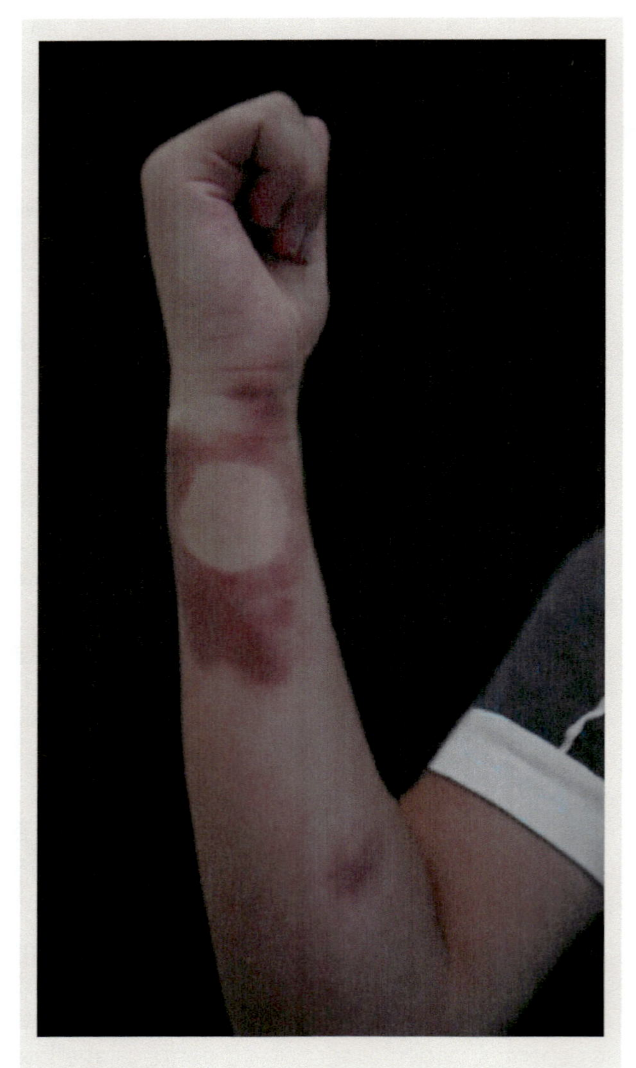

Figura 3.29. Lesão em placa com centro hipocrômico, aparentemente poupado, e bordas externas infiltradas. Presença de outras lesões menores, infiltradas.
Fonte: Acervo da autoria do capítulo.

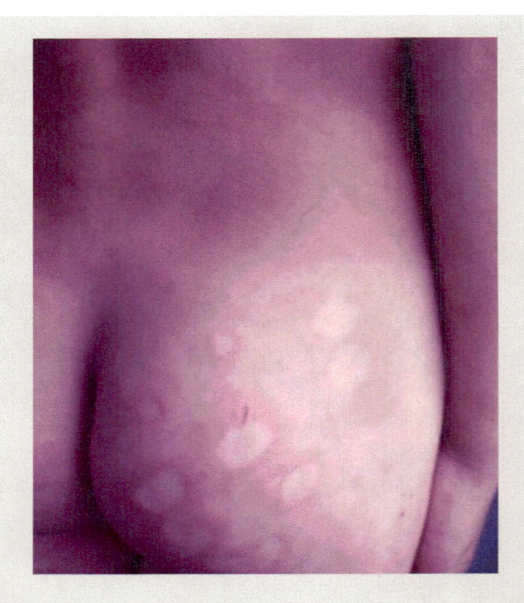

Figura 3.30. Aspecto típico em queijo suíço na região glútea – áreas centrais hipocrômicas e infiltração eritematosa ao redor das manchas. Manchas hipocrômicas com alteração de sensibilidade térmica na região lombar.
Fonte: Acervo da autoria do capítulo.

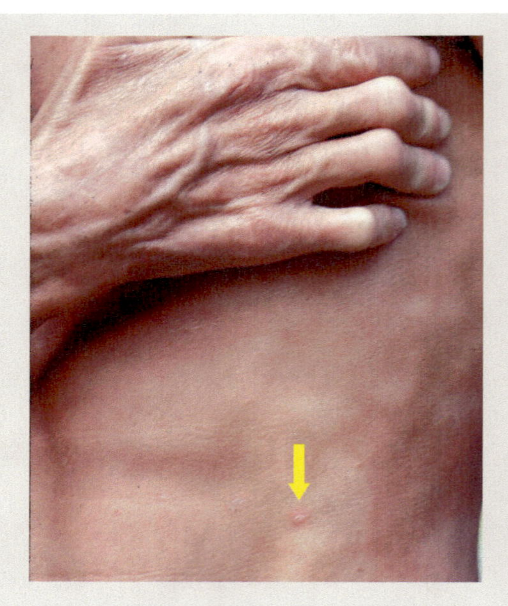

Figura 3.31. Múltiplas lesões hipocrômicas com bordas internas bem definidas, apresentando infiltração de coloração eritematosa ao redor das manchas (aspecto em "queijo suíço"). Prova da histamina incompleta no interior de mancha hipocrômica (seta). Observar pele normal no abdome. Amiotrofia dos interósseos e garra cubitomediana. Baciloscopia e histopatologia da área eritematosa – numerosos bacilos.
Fonte: Acervo da autoria do capítulo.

Hanseníase *borderline* virchowiana (MHBV)

Idêntico ao que se observa nas outras formas clínicas, a HBV inicia-se com múltiplas manchas hipocrômicas, apresentando distribuição simétrica. Com o tempo, as máculas aumentam de tamanho, tornam-se eritematosas e infiltram-se. As margens das lesões são irregulares e invadem a pele normal. Progressivamente, extensas áreas tornam-se eritematosas e infiltradas. Surgem, também, pápulas e nódulos, isolados ou confluentes (Figura 3.32).

Nervos periféricos aumentados são encontrados na maioria dos casos BV. Reações do tipo 1 e 2 são frequentes nesta forma clínica. Sem tratamento, os BV podem tornar-se indistinguíveis dos HV. Com o tratamento, pode haver melhora da imunidade celular e surgirem lesões reacionais similares aos BT.

Manifestações neurológicas

A hanseníase é doença cuja expressão clínica é abundante na pele e pode ser doença sistêmica se não tratada oportunamente. Mas é o acometimento dos nervos periféricos que a torna potencialmente incapacitante.

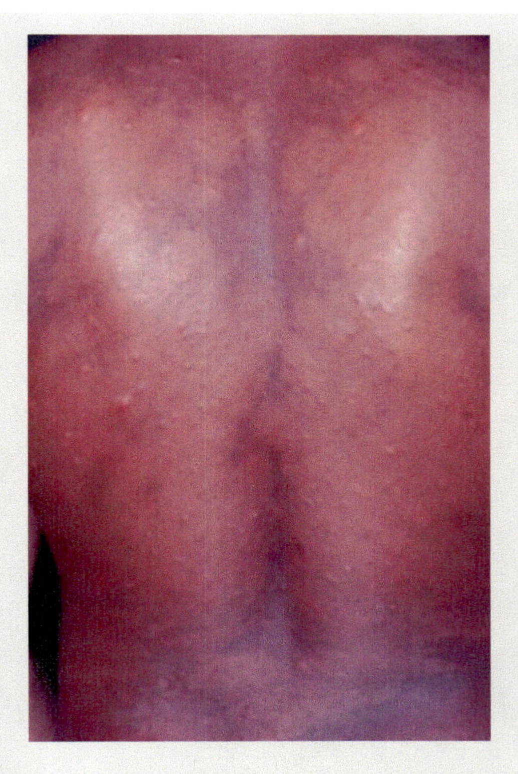

Figura 3.32. Infiltração difusa com poucas áreas de pele normal, numerosos hansenomas.
Fonte: Acervo da autoria do capítulo.

É a doença que mais frequentemente ocasiona neuropatia periférica tratável.[163] O acometimento e eventuais lesões irreversíveis dos nervos periféricos podem ocorrer em todas as formas da doença, exceto na HI. As lesões neurais parecem estar relacionadas com os seguintes aspectos:

- Presença de *M. leprae* nas células de Schwan, com multiplicação bacteriana.
- Localização nos nervos subcutâneos.
- Pressão intraneural aumentada, secundária a edema e infiltrado inflamatório.
- Resultar em isquemia e lesão neural.
- Alterações vasculares intraneurais, com oclusão da luz dos vasos e isquemia.

Nas lesões cutâneas de MH, ocorre invasão dos nervos dérmicos ou superficiais. Com o tempo, surgirão alterações das sensibilidades térmica, dolorosa e tátil. Perda da sudorese e queda dos pelos ocorrem nas lesões com longo tempo de evolução. A extensão e o grau da perda de sensibilidade e da gravidade da paralisia dependem da forma clínica da doença, da frequência e da intensidade dos episódios reacionais e da resposta imunológica do hospedeiro.

Nos estágios mais avançados, um ou mais troncos nervosos com fibras mistas podem ser acometidos, ocasionando perda da sensibilidade superficial e profunda, bem como paralisia muscular. A lesão neural pode persistir sem a presença do bacilo. Enzimas citotóxicas produzidas pela resposta imunológica são as responsáveis pela manutenção do processo.[163,164]

Nos diferentes tipos de hanseníase, o comprometimento neural ocorre mais frequentemente em determinados segmentos, como:

- Nervo ulnar, em sua passagem pela goteira epitrocleana.
- Nervo mediano, antes do túnel do carpo.
- Nervo fibular, na cabeça da fíbula e porção anterior do tornozelo.
- Nervo tibial posterior, na região retromaleolar interna.
- Nervo radial superficial, no punho.
- Nervo sural, na região retromaleolar externa.
- Nervo grande auricular, na margem posterior do músculo esternocleidomastóideo.
- Nervo facial, em seus ramos supraorbitários e cervical.

Na anamnese, o histórico de dor e/ou de parestesias nas áreas correspondentes aos nervos afetados bem como a sensação de "dormência" nas extremidades ou outras áreas específicas da pele são os sintomas preponderantes. No exame neurológico, o espessamento dos troncos neurais é o achado clínico mais comum (Figuras 3.33 a 3.35). Essas manifestações estão associadas a vários mecanismos, isolados ou associados, principalmente:[163,164]

- Fibrose epi, peri e, principalmente, endoneural.
- Multiplicação dos granulomas endoneurais.
- Infiltrado inflamatório, composto de histiócitos (macrófagos), linfócitos, células epitelioides, células gigantes e edema.
- Necrose caseosa com hialinização do nervo.

Nos indivíduos com forma indeterminada, os ramos superficiais dos nervos são comprometidos, porém os troncos nervosos são poupados (neuropatia superficial).

Na forma tuberculoide, o comprometimento neural, na maioria dos casos, é isolado (mononeuropatia), podendo eventualmente ser múltiplo (mononeuropatia múltipla). A lesão neural é consequente à reação de hipersensibilidade do tipo tardio a antígenos do *M. leprae*, com reação granulomatosa e, em alguns casos, necrose dos nervos superficiais e profundos. Nesses casos, pode haver necrose caseosa e formação de abscesso.

Na forma virchowiana, a lesão do parênquima é mínima nas fases iniciais, embora as células de Schwann contenham grande número de bacilos. O comprometimento neural evolui silenciosa

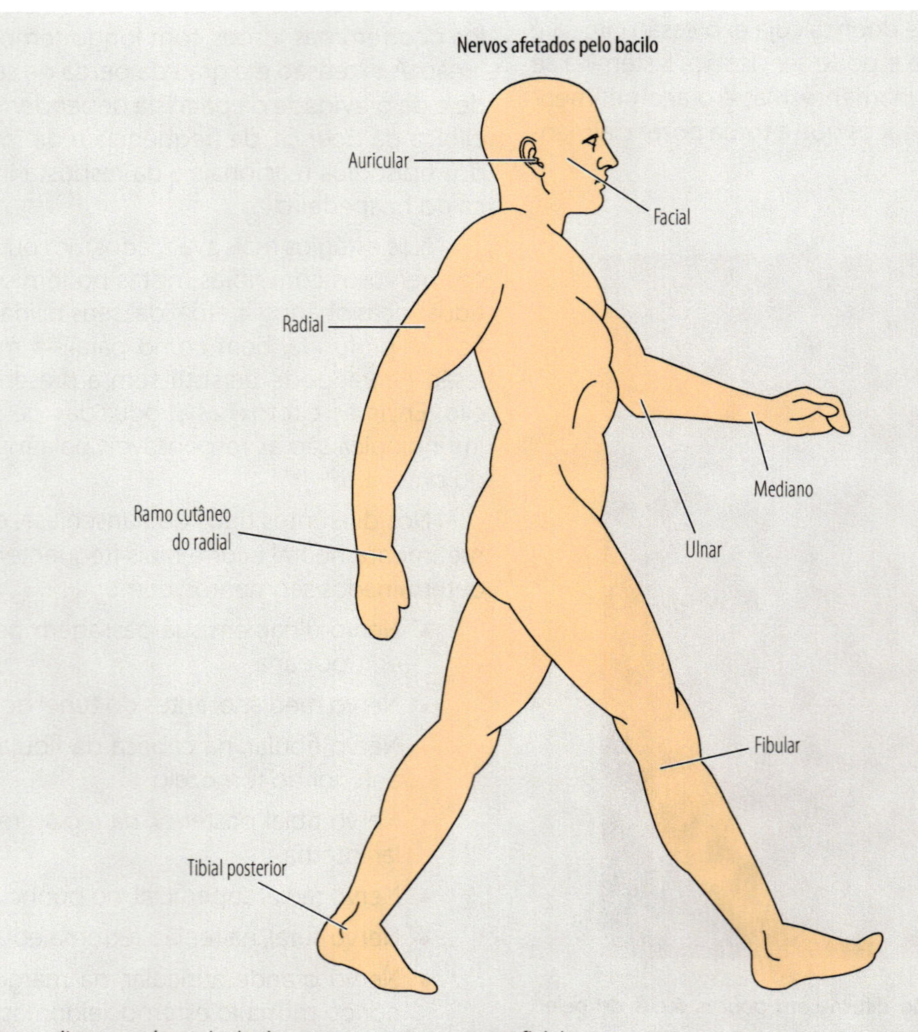

Figura 3.33. Localizações dos principais troncos nervosos superficiais.
Fonte: Adaptada de Monteiro R, Abreu MA, Tiezzi MG, Roncada EV, Oliveira CC, Ortigosa LC, 2012; Nascimento OJ, 2013.

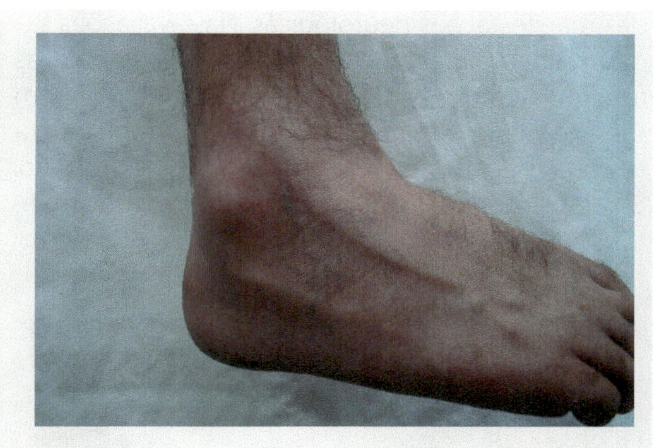

Figura 3.34. Espessamento do ramo superficial do fibular.
Fonte: Acervo da autoria do capítulo.

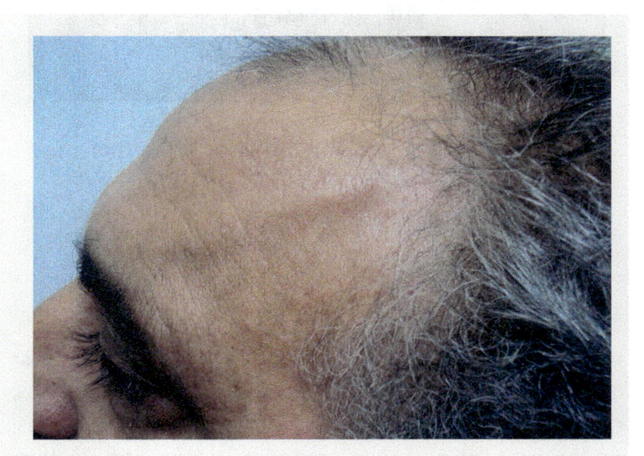

Figura 3.35. Espessamento de ramo do nervo facial.
Fonte: Acervo da autoria do capítulo.

e gradualmente, podendo ocorrer polineuropatia distal e simétrica; na verdade, neuropatia confluente ou mononeuropatia múltipla, dando a impressão de simetria.

No grupo *borderline*, vários troncos nervosos podem ser afetados, com possibilidades de deformidades mais graves e maior incidência de mononeuropatias múltiplas.

Na lesão neural sem tratamento nem orientação adequada, pode haver destruição parcial do nervo, com dor e/ou dormência e perda da função; nos casos com longa evolução, pode haver destruição total do nervo, com perda funcional grave, sem possibilidade de recuperação. **Garras palmares** (completas ou incompletas), garras plantares, queda do pé (**pé caído**), ulcerações plantares consequentes à anestesia da região plantar (**mal perfurante plantar**), perda óssea, incapacidade para o fechamento adequado das pálpebras (**lagoftalmo**) e cegueira estão entre as principais complicações tardias da hanseníase (Figuras 3.36 a 3.39).

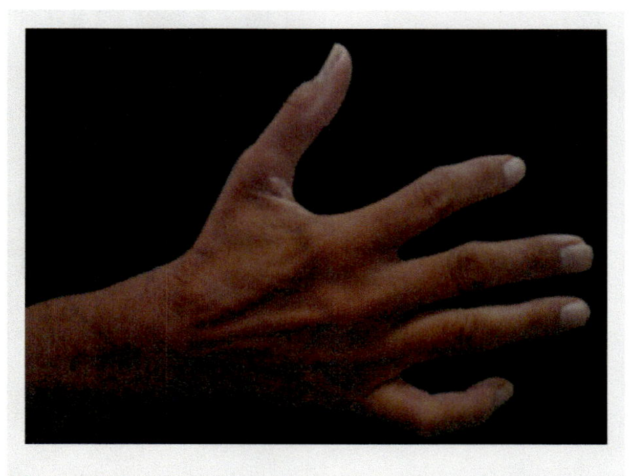

Figura 3.36. Garra ulnar e atrofia dos músculos interósseos.
Fonte: Acervo da autoria do capítulo.

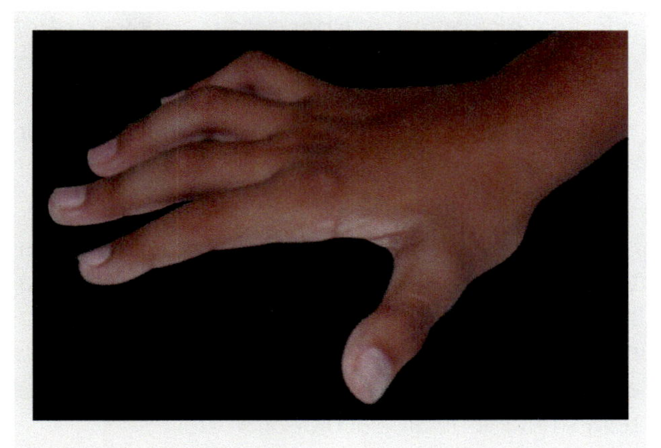

Figura 3.37. Garra ulnar.
Fonte: Acervo da autoria do capítulo.

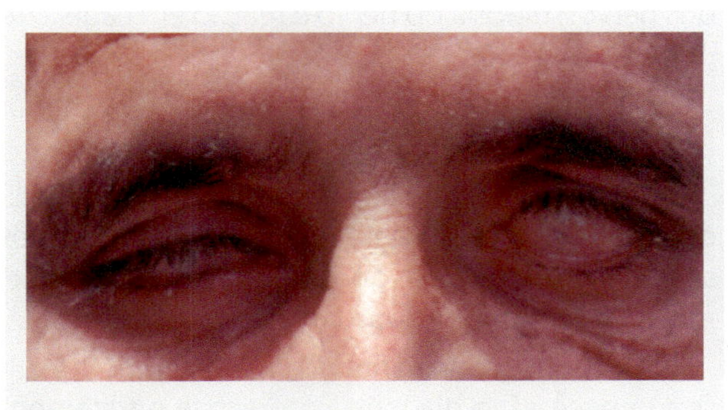

Figura 3.38. Lagoftalmo. O paciente não consegue fechar os olhos. Observar que, quando o doente força para tenta cerrar as pálpebras a córnea fica protegida (fenômeno de Bell).
Fonte: Acervo da autoria do capítulo.

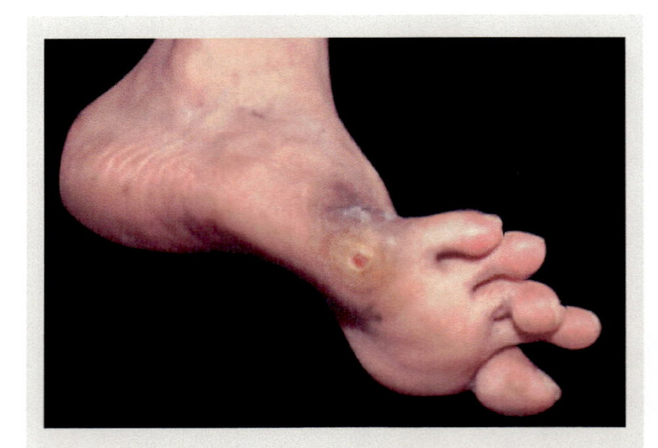

Figura 3.39. Alteração da sensibilidade na região plantar, "garra dos pododáctilos", calosidade e úlcera – mal perfurante plantar.
Fonte: Acervo da autoria do capítulo.

Hanseníase neural pura

Também conhecida como "hanseníase neural primária", é caracterizada por perda sensitiva na área correspondente ao nervo espessado, com ou sem comprometimento motor. Não há lesão cutânea e a baciloscopia é negativa. A doença pode apresentar-se como mononeuropatia, mononeuropatias múltiplas ou polineuropatias.

O diagnóstico da hanseníase neural pura é feito por meio do exame dermatoneurológico, juntamente com o teste de Semmes-Weinstein (estesiometria), palpação dos troncos nervosos periféricos, avaliação da força muscular, reflexos cutâneos e testes para verificar a acuidade visual.

Outros exames podem ser úteis no diagnóstico das formas neurais puras, como a eletroneuromiografia, ultrassonografia ou ressonância magnética dos nervos, biópsia do nervo e reação em cadeia de polimerase (PCR).[165]

Paralisia neural silenciosa (PNS)

Também denominada **neurite silenciosa**, a PNS caracteriza-se pela progressiva perda das funções sensitivas e/ou motoras que podem ocasionar deformidades, sem dor ou outras manifestações clínicas.

A PNS é uma variante clínica da reação tipo 1, sendo necessário diagnóstico precoce e tratamento adequado, face ao risco de lesão incapacitante e de sequelas. O diagnóstico é feito mediante correlação clínica com a **estesiometria ou eletroneuromiografia**, repetidas vezes, ao longo da evolução das manifestações neurológicas. Nas avaliações sequenciais, são identificadas perdas progressivas das funções sensitivas e motoras (Figura 3.40). Também são úteis para o diagnóstico a ultrassonografia e a ressonância magnética do tronco neural suspeito. Esses exames possibilitam observar o espessamento do nervo.[166]

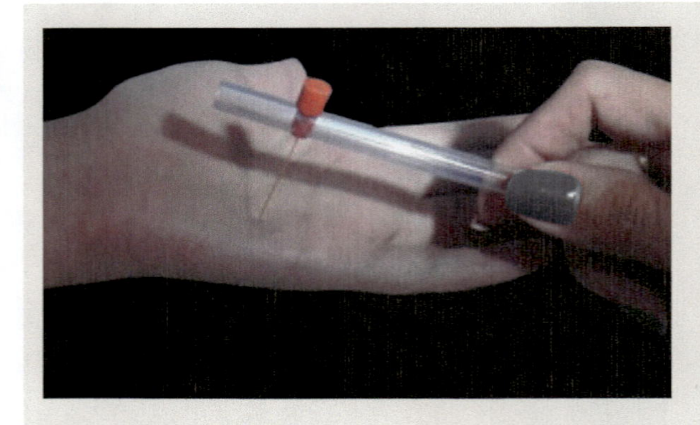

Figura 3.40. Avaliação de sensibilidade palmar por meio da estesiometria.
Fonte: Acervo da autoria do capítulo.

■ Estados reacionais

As reações são caracterizadas por manifestações clínicas, principalmente cutâneas e neurais, decorrentes de alterações inflamatórias agudas, consequentes a mecanismos imunológicos. Podem ocorrer antes, durante ou após o tratamento específico da hanseníase. Há dois quadros clínicos distintos, denominados **reação tipo 1** (**RT1**), também conhecida como **reação reversa** (**RR**) e **reação tipo 2** (**RT2**).[167]

As reações do tipo 1 ocorrem, principalmente, entre os pacientes *borderline* (HBT, HBB e HBV). As reações do tipo 2 predominam nos HV, sendo menor a ocorrência nos HBV. As reações do tipo 2 são mais comuns nos pacientes com índices baciloscópicos superiores a quatro e naqueles com altos títulos sorológicos anti-PGL.[168]

Em média, 30% dos pacientes desenvolvem episódios reacionais durante a evolução da doença.[169] A suscetibilidade para o desenvolvimento das reações pode estar associada a fatores genéticos. Por exemplo, há maior frequência de reação tipo 2 em portadores de HLA-A11 e doentes com polimorfismos da região promotora do gene do **fator de necrose tumoral-alfa** (**TNF-α**) apresentam maior incidência de reações dos tipos 1 e 2.

Entre os fatores que podem precipitar as reações, são importantes a gravidez, parto, puberdade, quadros febris, coinfecções (em especial a tuberculose), alcoolismo, parasitoses intestinais, infecções dentárias, vacinas, cirurgias, medicamentos à base de iodeto de potássio e brometos, fármacos utilizados no tratamento multidroga (os fragmentos dos bacilos aumentam a carga antigênica), estresse físico e/ou psicológico.[170]

Admite-se que pacientes com manifestações clínicas de MH em três ou mais áreas corporais têm 10 vezes mais chance de desenvolver reação tipo 1, quando comparados a enfermos com duas ou menos áreas acometidas. Também, casos com índices baciloscópicos ≥ 3 no momento do diagnóstico têm maior chance de desenvolver episódios reacionais.[171]

Reação tipo 1

Na RT1, é comum surgir novas lesões e/ou exacerbação das lesões preexistentes, que se tornam mais edemaciadas, eritematosas ou vinhosas (Figuras 3.41 A e B, 3.42 A e B e 3.43). Se o edema for muito acentuado, poderá haver descamação e/ou ulceração (Figura 3.44). Em geral, a sensibilidade está exacerbada nas lesões – os doentes referem dor, muitas vezes intensa, com pequenos traumas. Os quadros reacionais podem durar meses ou anos e ser recorrentes.[172]

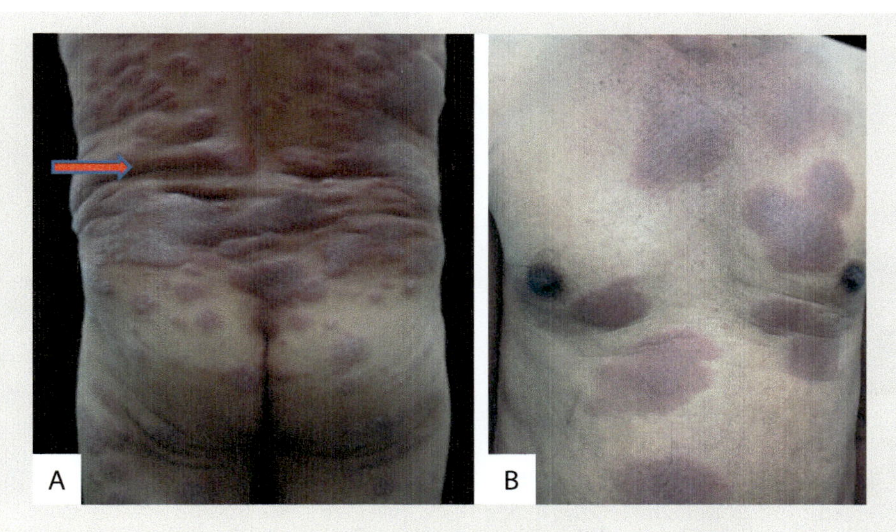

Figura 3.41. Reação tipo 1. Lesões em placa, infiltradas, cor vinhosa. Na região lombar observa-se descamação fina em algumas áreas (seta).
Fonte: Acervo da autoria do capítulo.

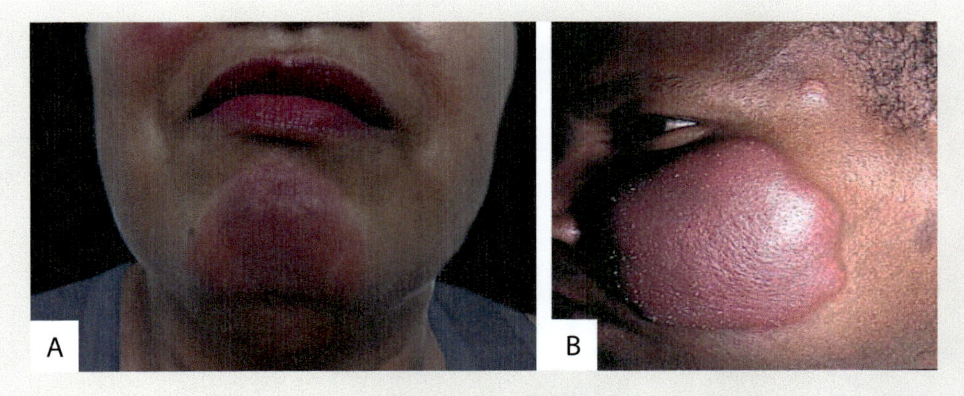

Figura 3.42. Reação tipo 1. Placas com acentuada infiltração, edematosas. Nestes pacientes, particularmente no caso com lesão na região malar, há riscos de comprometimento neural grave.
Fonte: Cortesia do Prof. Dr. Paulo Machado.

A presença de placas cutâneas em regiões sobrepostas a troncos nervosos ou áreas perioculares indica maior gravidade da reação hansênica, face ao maior risco de comprometimento neural e paralisia (Figura 3.44). Nos pacientes *borderline*, além das alterações cutâneas descritas, pode haver edema das mãos, dos pés e da face (Figura 3.45). Manifestações sistêmicas, como febre, mal-estar e anorexia também podem ocorrer.[159,172]

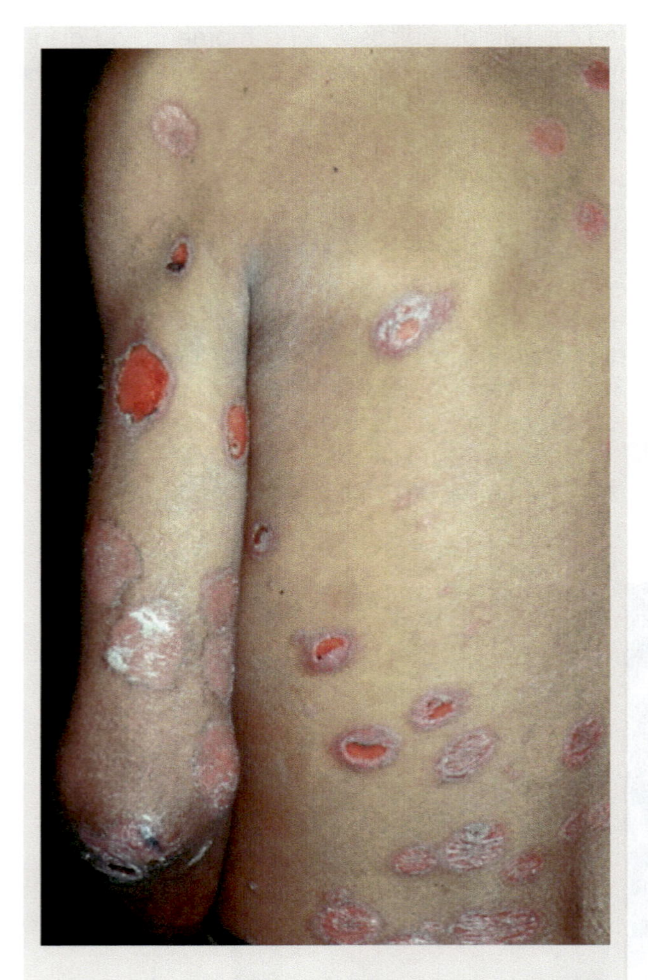

Figura 3.43. Reação tipo 1. Paciente com hanseníase *borderline* e aids. Lesões infiltradas, ulcerações e placas eritemato-escamosas. O quadro dermatológico surgiu poucos meses depois do início do tratamento antirretroviral.
Fonte: Acervo da autoria do capítulo.

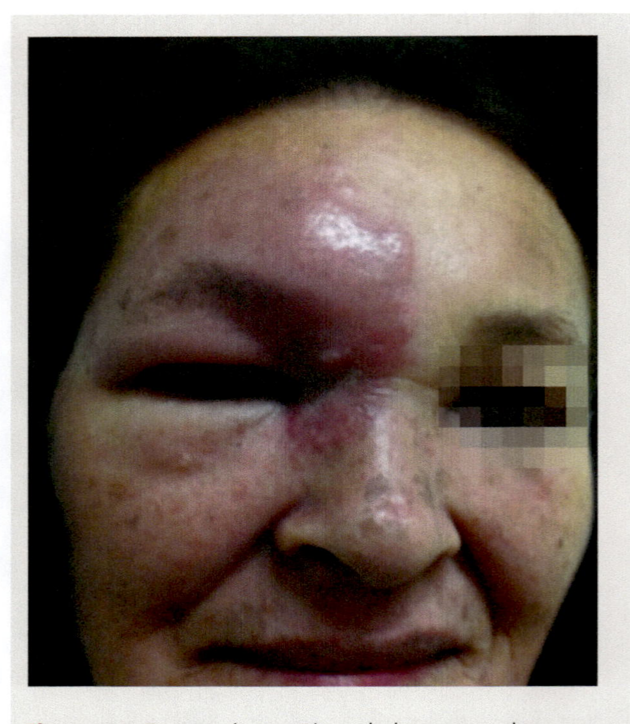

Figura 3.44. Reação tipo 1. Risco de lesão neural grave e paralisia facial.
Fonte: Acervo da autoria do capítulo.

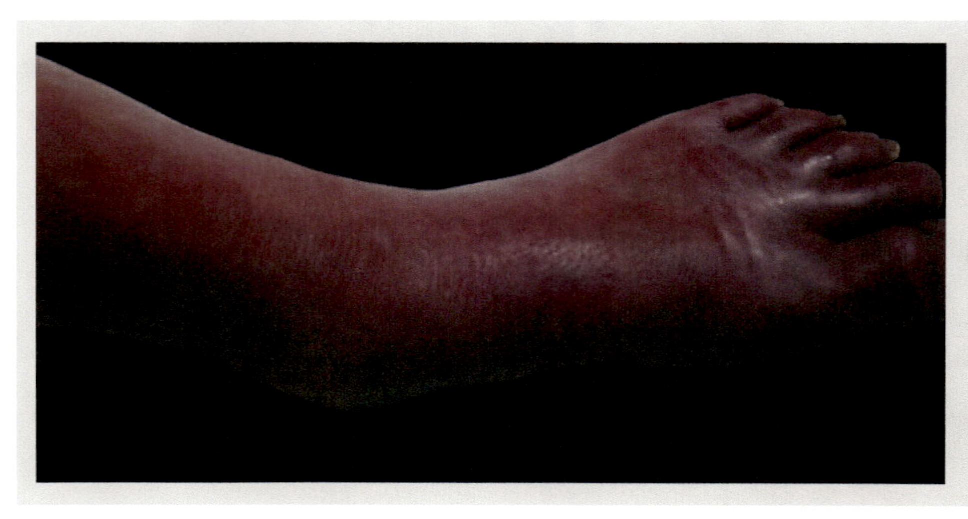

Figura 3.45. Reação tipo 1. "Pé reacional".
Fonte: Acervo da autoria do capítulo.

Manifestações neurais associadas às reações

O comprometimento neural pode ocorrer em todas as formas clínicas. É comum surgirem manifestações agudas e, posteriormente, evolução para neuropatia crônica. As lesões neurais podem causar incapacidades físicas e sequelas irreversíveis, o que torna imprescindíveis o diagnóstico e o tratamento precoces. Nesse sentido, os achados de perda recente da função neural sensitiva ou sensitivo-motora, dor espontânea ou hipersensibilidade à palpação dos nervos periféricos e/ou aumento de volume do nervo, mesmo sem perda da função, são os mais sugestivos de lesão neural (Figura 3.46).

Qualquer nervo cutâneo ou tronco nervoso periférico pode ser envolvido durante os episódios reacionais. Os nervos mais acometidos são o ulnar, mediano, fibular (ciático poplíteo externo), tibial posterior, facial e seus ramos. Na reação tipo 1, as lesões neurais podem ser muito graves e propiciar o aparecimento súbito de mão em garra, mão caída, pé caído, garra dos artelhos, mal perfurante plantar, paralisia facial, lagoftalmo e outros agravos.[159,172]

Manifestações cutâneas associadas às reações tipo 2

A manifestação clínica mais frequente da RT2 é o **eritema nodoso hansênico** (ENH). Na pele, aparentemente normal, surgem nódulos eritematosos, dolorosos ao toque (Figuras 3.47 e 3.48).

Lesões vesicobolhosas, pustulosas ou ulceradas também podem ocorrer, caracterizando o quadro denominado "eritema nodoso necrotizante". Nos membros inferiores, podem surgir áreas endurecidas, extensas. As lesões hansênicas preexistentes, ao contrário do que se observa na reação tipo 1, permanecem inalteradas.[173]

Em geral, o ENH tem distribuição simétrica, com localização preferencial na face, no tronco e nos membros, preferencialmente na superfície extensora das extremidades.

Em alguns casos, o aspecto clínico das lesões pode ser idêntico ao do eritema polimorfo, com placas eritematopupúricas, bolhas e vesículas (Figura 3.49).

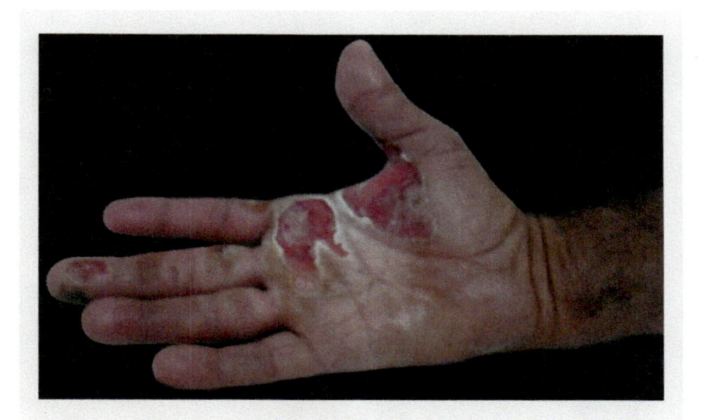

Figura 3.46. Queimadura, secundária à perda da sensibilidade térmica, dolorosa e tátil.
Fonte: Acervo da autoria do capítulo.

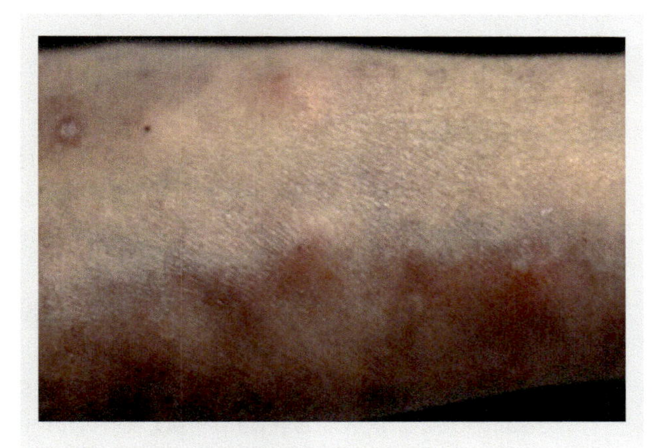

Figura 3.47. Eritema nodoso hansênico.
Fonte: Acervo da autoria do capítulo.

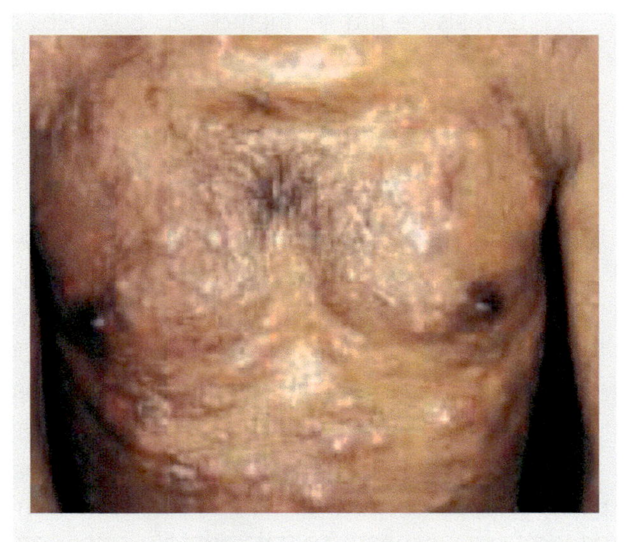

Figura 3.48. Presença de nódulos isolados e tendência a confluir em algumas áreas.
Fonte: Acervo da autoria do capítulo.

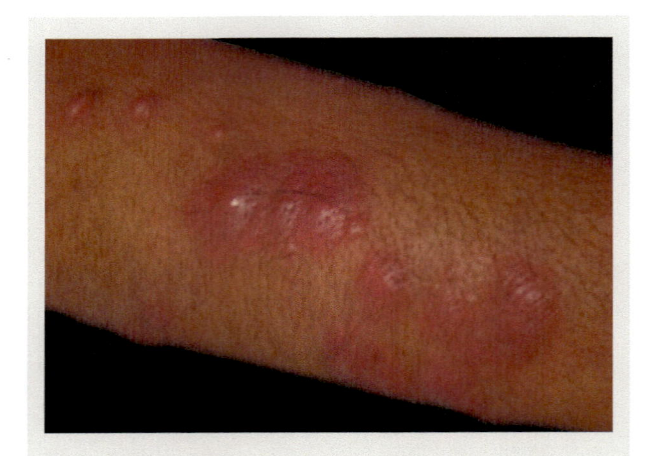

Figura 3.49. Reação tipo 2. O quadro clínico simula eritema polimorfo.
Fonte: Acervo da autoria do capítulo.

No intuito de melhor tratar os surtos reacionais do tipo 2, propõe-se classificá-los em grupos, de acordo com o número de lesões e a sintomatologia clínica do paciente. Principais características de cada grupo:[174]

- **Leve:** menos que 10 nódulos por segmento corporal comprometido, localizados mais frequentemente nos membros inferiores. São pouco dolorosos à palpação, sem manifestações sistêmicas ou discretos.
- **Moderado:** 10 a 20 nódulos por segmento corporal comprometido – necessariamente mais de um segmento. São dolorosos à palpação, associados à febre de moderada intensidade (< 38,4 °C), com discretas manifestações sistêmicas, podendo haver linfadenomegalia localizada e/ou regional.
- **Grave:** mais de 20 nódulos por segmento corporal comprometido. São dolorosos e podem ulcerar. Em geral, acometem extensas áreas do tegumento. Ocorrem manifestações sistêmicas importantes, como febre alta (> 38,5 °C), artralgia, calafrios, cefaleia intensa, anorexia, fadiga e linfadenomegalia generalizada.

A evolução clínica da reação tipo 2 é variável. Há pacientes que desenvolvem episódio único, respondendo favoravelmente ao tratamento e casos com episódios recorrentes que, sem tratamento adequado, ocasiona graves comprometimentos neurais e incapacidades.

Além das lesões cutâneas, podem ocorrer sintomas e manifestações sistêmicas, como febre, mal-estar, insônia, depressão, mialgia, hepatite, esplenite, enfartamento linfonodal generalizado, edema acrofacial ou generalizado, iridociclite, uveíte, neurite, orquiepidimite, artralgia, artrite envolvendo grandes articulações, dores ósseas, sinovite, dactilite, lesão renal por amiloidose ou deposição de imunocomplexos, tromboembolia pulmonar (dispneia), trombose venosa profunda (edema), laringite, rinite, epistaxe, faringite e coagulação intravascular disseminada secundária a consumo dos fatores de coagulação.[174]

Também, podem-se observar anemia, leucocitose, neutrofilia, elevação da proteína C-reativa, elevação das bilirrubinas e transaminases, proteinúria e hematúria.

Fenômeno de Lúcio

Desde a sua individualização, este quadro clínico é caracterizado como manifestação particular de reação tipo 2; porém, é considerado por alguns autores como reação tipo 3; outros classificam-no como manifestação clínica específica, associada a distúrbios da coagulação.[175]

A imunopatogênese do fenômeno de Lúcio não está bem estabelecida. O quadro é caracterizado por necrose arteriolar, secundária ao acúmulo de grande quantidade de bacilos no endotélio vascular.[176]

Clinicamente, inicia-se com lesões cutâneas dolorosas, eritematosas ou cianosadas e, às vezes, bolhosas. Em pouco tempo, necrosam e ulceram. Essas lesões evoluem por surtos e podem deixar cicatrizes. No fenômeno de Lúcio, ocorre vasculopatia importante, com trombose dos vasos superficiais e profundos, ocasionando hemorragia e infarto cutâneo. O fenômeno de Lúcio é característico da variedade clínica de hanseníase virchowiana denominada **lepra de Lúcio-Latapi-Alvarado**. Esse fenômeno também é observado nas formas virchowiana clássica e *borderline* virchowiana.[176]

Diagnóstico diferencial entre reação, recidiva (falha terapêutica) e reinfecção

Na prática clínica diária, são frequentes as semelhanças entre os quadros reacionais dos tipos 1 ou 2, recidivas e reinfecções.

Principais aspectos que possibilitam o diagnóstico diferencial entre reação tipo 1 e recidiva/reinfecção

Do ponto de vista epidemiológico, as reações são mais frequentes que as recidivas, podendo ocorrer em 30% dos pacientes. Estudo recente evidenciou taxa de recidiva de 2,6 por mil pacientes por ano, ou seja, em média 0,26% dos pacientes recidivam a cada ano.[177]

O diagnóstico diferencial, clínico, entre episódio reacional tipo 1, recidiva e reinfecção pode ser difícil. Clinicamente, os quadros são muito semelhantes. Nos pacientes bacilíferos, a baciloscopia, a histopatologia, a sorologia anti-PGL1 e as técnicas de biologia e genética molecular são importantes para o diagnóstico diferencial entre reação e recidiva.[178,179]

No Quadro 3.1, são apresentados os principais aspectos relacionados ao diagnóstico diferencial entre reação tipo 1 e recidiva.[180]

Diagnóstico diferencial entre recidiva e reinfecção

As recidivas, em pacientes que fizeram tratamento regular ocorrem mais precocemente. As recidivas tardias são observadas principalmente nos doentes que fizeram tratamento irregular.[177,181]

Para a conclusão diagnóstica de recidiva ou reinfecção, são importantes os seguintes achados:

- Novas lesões, com baciloscopia e/ou histopatologia apresentando grande quantidade de bacilos ou globias.
- Aumento do índice baciloscópico (IB) em mais de 2 unidades na escala logarítmica, em relação ao IB da alta, ou IB maior que 2, após a negativação.
- Sorologia anti-PGL1 com títulos elevados.
- Detecção de bacilos viáveis, empregando-se técnicas de biologia molecular; por exemplo, RT-PCR (PCR em tempo real).

Tratamento das reações hansênicas

Inicialmente, é fundamental o diagnóstico correto do tipo de quadro reacional. A seguir, sugerem-se os seguintes procedimentos:

- Avaliar a extensão do comprometimento cutâneo, neural e de demais órgãos e sistemas.
- Investigar a presença de comorbidades ou de fatores que possam piorar o prognóstico da resposta ao tratamento do episódio reacional.
- Definir, de acordo com a gravidade do caso, a necessidade de tratamento ambulatorial ou hospitalar.
- No caso de o paciente estar sob tratamento específico para hanseníase, não é recomendado suspender o esquema terapêutico.
- No seguimento do tratamento do quadro reacional, recomenda-se:
  - Avaliar a resposta terapêutica, com reexames frequentes do paciente.
  - Controlar a dor e orientar o emprego demedidas físicas de apoio à fase aguda da neurite.
  - Monitorar eventuais comprometimentos de órgãos e sistemas. Se necessário, indicar internação hospitalar.

Quadro 3.1. Principais aspectos que auxiliam no diagnóstico diferencial entre reação tipo 1, recidiva e reinfecção.

Reação tipo 1	Recidiva
Geralmente, ocorre durante a poliquimioterapia e, também, em média, 6 meses após o término do tratamento	Normalmente, ocorre, em média, 1 ano depois do término da poliquimioterapia
Início súbito	Início lento e insidioso
Podem ocorrer febre e mal-estar	Em geral, não há sintomatologia sistêmica
As lesões antigas tornam-se eritematosas, brilhantes e infiltradas	As lesões antigas podem apresentar bordas eritematosas em sua fase inicial
Em geral, surgem várias lesões novas	Surgem poucas lesões novas
Pode haver ulceração das lesões	A ulceração é rara
As lesões podem apresentar descamação	Não há descamação
Pode haver comprometimento súbito de vários troncos nervosos, com dor, alteração da sensibilidade e função motora	O comprometimento neural, em geral, é isolado e as alterações motoras ocorrem lentamente
Excelente resposta à corticosteroideterapia	Não responde à corticosteroideterapia

Fonte: Adaptado de Ministério da Saúde, 2016.

- Monitorar a possibilidade de efeitos adversos dos medicamentos empregados, principalmente se houver comorbidades, como diabetes, hipertensão ou imunossupressão.
- Monitorar o comprometimento neural.

Tratamento da reação tipo 1

O corticosteroide é a medicação de 1ª escolha para o tratamento da reação. Antes de iniciar a corticosteroideterapia, é importante observar que:

- Quanto maior for o número de troncos neurais acometidos, mais grave é o quadro clínico e mais prolongado será o tratamento da reação.
- Quanto menor for o tempo de evolução do acometimento neural, melhor será a resposta terapêutica.
- Devem-se tomar precauções com relação à prevenção das infecções e intercorrências decorrentes do tratamento prolongado com corticosteroide, como estrongiloidíase disseminada, osteoporose, hipopotassemia, reativação de tuberculose latente, diabetes, hipertensão, glaucoma e outros eventos.

Na reação tipo 1, as indicações formais da corticosteroideterapia são:

- reação sem lesão neural evidente;
- reação com lesão neural;
- dor neural;
- paralisia neural silenciosa.

Em geral, o corticosteroide recomendado para o tratamento da reação tipo 1 é a prednisona, na dose de 1 a 2 mg/kg/dia, até a melhora clínica que, na maioria dos casos, é observada entre 15 e 30 dias. A seguir, inicia-se a redução da dose, lentamente, em média, 10 mg a cada 15 dias, até atingir a dose total de 20 mg/dia. Essa dose será mantida até a recuperação da função neural. A seguir, reduzem-se 5 mg, de 15 em 15 dias. A partir da dose total de 5 mg/dia (mantida por 15 dias), fazem-se 5 mg em dias alternados, por períodos variáveis que podem chegar a 180 dias. O tratamento do comprometimento neural pode demorar vários meses. Na maioria dos casos, os ajustes de doses são individuais e o acompanhamento do paciente deve ser feito em conjunto com especialistas dos centros de referência.[172,180]

Tratamento da reação tipo 2

Para os casos de ENH, a medicação de escolha é a talidomida, em doses variáveis de 100 a 400 mg/dia, dependendo da gravidade da reação. Considerando-se a contraindicação relativa do uso da talidomida em mulheres na idade fértil, recomenda-se a implementação de medidas de prevenção dos efeitos teratogênicos da medicação por métodos contraceptivos estabelecidos pela legislação brasileira.[171,182,183]

A classificação clínica da reação tipo 2 em leve, moderada e grave facilita a indicação do melhor esquema terapêutico:

- **Leve:** tratamento com analgésicos, como ácido acetilsalicílico ou paracetamol, a cada 6 horas, em regime ambulatorial.
- **Moderado:** recomenda-se tratamento com talidomida, na dose de 100 a 200 mg/dia. Se houver neurite, irite ou orquite, mão e pé reacional, indica-se corticosteroide (prednisona 1 a 2 mg/kg de peso/dia). Nestes casos, o tratamento é ambulatorial.
- **Grave:** o tratamento da fase aguda requer hospitalização, com doses de talidomida entre 200 e 400 mg/dia. Depois da regressão dos sintomas, inicia-se a diminuição da dose diária. Por exemplo: dose inicial de 400 mg/dia, regredir para 300 mg/dia, durante 20 a 30 dias; depois, 200 mg, 100 mg e 50 mg, em período médio de 30 a 60 dias. Quando necessário, a talidomida poderá ser administrada durante vários meses, ininterruptamente, em doses baixas para evitar a reativação da reação. Nesses casos, é importante observar eventuais efeitos adversos da talidomida[174,182] (Figura 3.50 A e B).

Quando o ENH estiver associado a neurites, irites, orquites, mão e pé reacional, recomendam-se corticosteroides nas doses mencionadas. Nas reações graves, indica-se pulsoterapia com corticosteroides.[180]

Em casos crônicos, de difícil controle, e quando for contraindicada a talidomida, recomenda-se associar a clofazimina aos corticosteroides. Nesses casos, a clofazimina é administrada na dose de 300 mg/dia no 1º mês; 200 mg/dia no 2º; e 100 mg/dia no 3º.[184]

É importante lembrar a obrigatoriedade da associação de corticosteroides à talidomida quando houver:

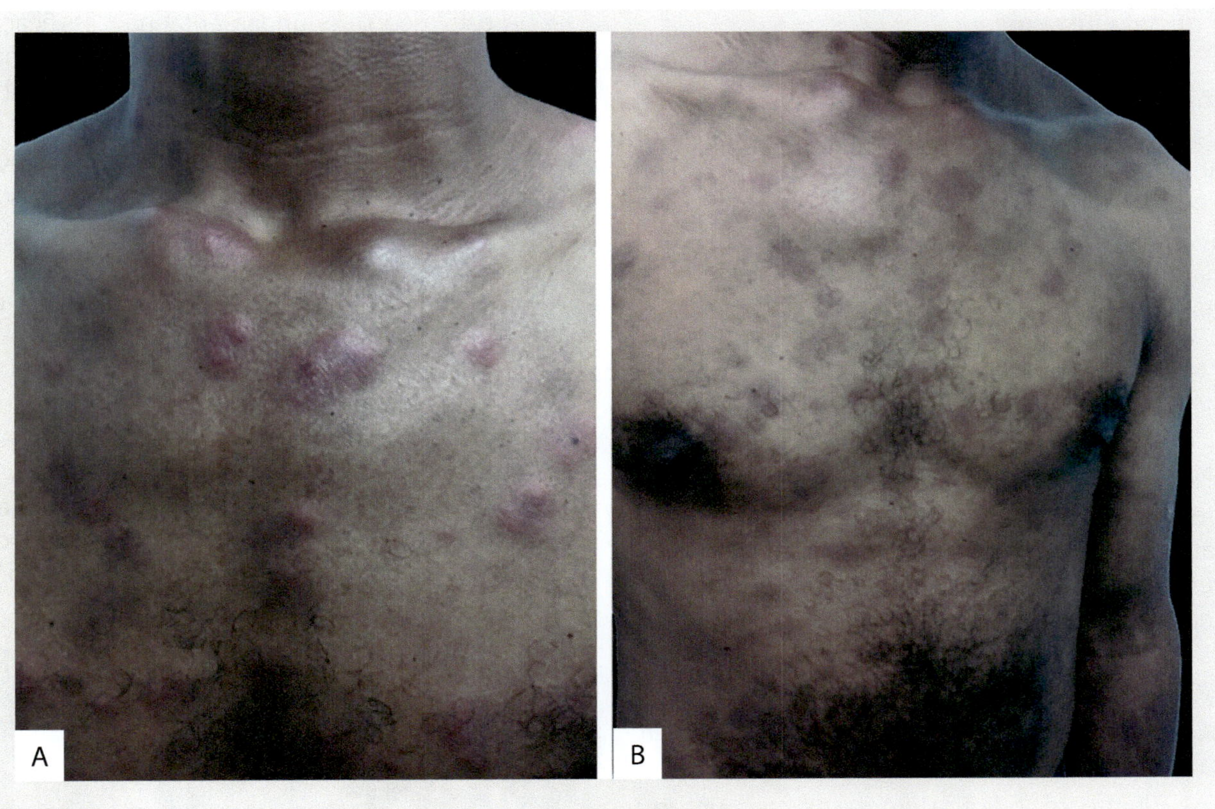

Figura 3.50. ENH, antes e 7 dias após início do tratamento com talidomida.
Fonte: Acervo da autoria do capítulo.

- eritema nodoso necrotizante;
- comprometimento de troncos nervosos e lesões oculares;
- orquiepididimite;
- irite ou iridociclite;
- lesões infiltradas sobre troncos nervosos;
- mãos e pés reacionais;
- fenômeno de Lúcio.

A dose inicial de prednisona será mantida até a regressão dos sintomas e, a seguir, faz-se a retirada progressiva até a interrupção. Exemplo: se o tratamento se iniciou com 60 mg de prednisona, diminui-se para 40 mg/dia durante 15 dias; 30 mg/dia nos 15 dias seguintes; 20 mg/dia durante 15 dias; 10 e 5 mg/dia nas 2 semanas subsequentes; e, nessa fase, avalia-se a possibilidade de suspensão do medicamento.[180,184,185]

Dor neuropática

Caracteriza-se por dor neural persistente, que não melhora com a corticosteroideterapia. As funções sensitivo/motoras permanecem estáveis e não há atividade reacional.[186]

Apesar de não estar incluída entre as manifestações específicas das reações hansênicas, necessita de medidas terapêuticas adequadas, como antidepressivos tricíclicos (amitriptilina – 25 a 150 mg/via oral, por dia ou nortriptilina – 25 a 150 mg/dia), anticonvulsivantes (carbamazepina, em doses de 200 a 1.200 mg/via oral/por dia) ou gabapentina (900 a 2.400 mg/via oral/por dia).[180,187]

Exames complementares

Para o diagnóstico da hanseníase, são fundamentais a história epidemiológica, a anamnese, o exame dermatoneurológico, a pesquisa da sensibilidade e, sempre que possível, o teste da histamina. Entre os exames complementares, são muito importantes a baciloscopia e a histopatologia. Os exames de biologia molecular (sorologia, reação em cadeia de polimerase, testes de produção de IFN-γ *in vitro*), exames de eletrofisiologia e imagens para casos com suspeita de hanseníase neural podem ser necessários em casos específicos.[188,189]

Prova da histamina

Consiste na aplicação de uma gota de solução milesimal de histamina na mancha suspeita e outra na pele normal. A seguir, escarifica-se a pele com agulha estéril, sem sangrar, nos pontos onde foram colocadas as gotas. Na pele normal surgirá, em segundos ou minutos, a tríplice reação de Lewis: na primeira fase, observa-se eritema com poucos milímetros em torno do ponto de inoculação. A seguir, na segunda fase, surge grande halo eritematoso, em geral, com mais de 2 centímetros de diâmetro. Na terceira fase, observa-se uma pápula. Na mancha hipocromica com suspeita de hanseníase, não ocorrerá a fase secundária, que depende da integridade dos filetes nervosos. A primeira fase é consequente ao traumatismo da agulha e a terceira, à vasodilatação e extravasamento de plasma (Figura 3.7).[157]

A prova da histamina é importante na comprovação diagnóstica e diagnóstico diferencial com outras doenças que apresentam manchas hipocrômicas, como eczemátide e hipocromia residual.

É também indicada em casos com sintomas de anestesia cutânea, secundários a lesões de nervos periféricos, sem a presença de mancha hipocromica, principalmente em crianças e pacientes simuladores.

Baciloscopia

A pesquisa de bacilos em esfregaço dérmico, com finalidade diagnóstica ou para acompanhar o tratamento, é realizada com coleta de material nos lóbulos auriculares, nos cotovelos e/ou duas áreas infiltradas de qualquer parte do corpo. Atualmente, recomenda-se colher material de pelo menos quatro locais. Em pacientes com lesões cutâneas visíveis, a coleta deverá ser feita no cotovelo esquerdo, no lóbulo auricular direito e de duas lesões em atividade. Em pacientes com lesão única, colher a amostra do cotovelo esquerdo, lóbulos auriculares direito e esquerdo e da lesão. Em pacientes que não apresentam lesões ativas visíveis recomenda-se colher material dos cotovelos direito e esquerdo e dos lóbulos auriculares direito e esquerdo. Os exames baciloscópicos devem ser realizados no momento do diagnóstico clínico. Nos pacientes com IB inicial positivo, recomenda-se repeti-los no momento da alta terapêutica, face à sua importância em casos com suspeita de recidiva.[189,190]

A baciloscopia é fundamental na classificação das formas clínicas, diagnóstico diferencial entre reação, recidivas e reinfecção nas formas multibacilares. É também importante no diagnóstico diferencial do MH multibacilar com outras doenças cutâneas, como paracoccidioimicose, leishmaniose, esporotricose, tuberculose (PLECT), sífilis, farmacodermias, linfomas e outras enfermidades.

O resultado da baciloscopia é expresso em escala logarítmica, denominado "índice baciloscópico" (IB), que varia de 0 (ausência de bacilo) a 6 (com incontáveis bacilos e globias) (Figura 3.51). O IB é calculado pela soma dos índices encontrados em cada local da coleta e dividido pelo número de locais da coleta. O IB dos pacientes tratados diminui lentamente, caindo, em média, 1 unidade após 1 ano e, depois, aproximadamente 0,66 por ano, até chegar a zero.[190]

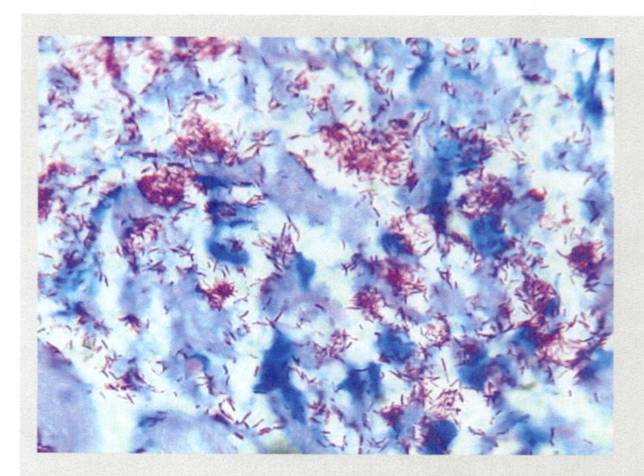

Figura 3.51. Exame direto de lesão cutânea. Presença de bacilos isolados, agrupados e, em globias.
Fonte: Cortesia do Prof. Dr. Luiz Carlos de Lima Ferreira.

A baciloscopia negativa não exclui o diagnóstico. Nas formas indeterminada (HI), tuberculoide (HT) e *borderline*-tuberculoide (HBT), a baciloscopia é, geralmente, negativa. Na HI, a baciloscopia positiva indica evolução para formas multibacilares. A pesquisa de bacilos nas formas virchowiana, *borderline-borderline* e *borderline*-virchowiana é sempre positiva.

Teste de Mitsuda (lepromino-reação)

Foi utilizado no passado para avaliar a resposta imune celular do hospedeiro contra o *M. leprae*. Após o surgimento de novas tecnologias (sorologia, biologia molecular), o teste de Mitsuda não faz parte da rotina na atualidade. É também importante para se preparar o antígeno, em que é utilizado material biológico humano obtido a partir de lesões ricas em bacilos (hansenomas), havendo risco de transmissão de outras doenças como aids e hepatites virais. Ressalte-se que o teste de Mitsuda não tinha finalidade diagnóstica; ele era útil em situações específicas, como na classificação dos casos da forma neural pura em paucibacilar ou multibacilar.[191]

Histopatologia

O exame histopatológico é importante quando a baciloscopia for negativa ou não estiver disponível. Quando se usa a classificação de Ridley e Jopling, a correlação clínico-histopatológica é essencial para a classificação final. A amostra deve, sempre, incluir o tecido subcutâneo para análise dos filetes nervosos envolvidos. As colorações de Fite-Faraco, Ziehl-Neelsen e Wade-Klingmueller (ou simplesmente Wade) são as mais adequadas para a pesquisa do *M. leprae*.[189,192-194]

Na **hanseníase indeterminada,** observa-se infiltrado inflamatório inespecífico, constituído por linfócitos e, às vezes histiócitos, em torno de vasos superficiais e profundos, podendo acometer os anexos cutâneos, filetes neurais e a musculatura piloeretora, com raros bacilos. Grande quantidade de bacilos indica evolução para o polo multibacilar e a presença de células epitelioides, evolução para o polo paucibacilar. A presença das características histopatológicas descritas anteriormente, mesmo sem bacilos, possibilita a emissão de laudo de compatibilidade, que deve ser clinicamente correlacionado (Figura 3.52).

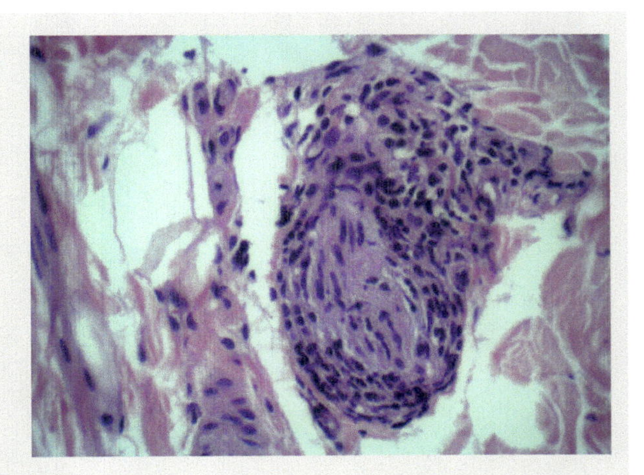

Figura 3.52. Infiltrado linfo-histiocitário inespecífico ao redor de filete nervoso – HE 200×.
Fonte: Cortesia do Dr. José Urbano de Medeiros Neto – CDERM.

Na **hanseníase tuberculoide,** são encontrados granulomas localizados em torno de vasos, anexos cutâneos e filetes nervosos, composto de células epitelioides bem diferenciadas, células gigantes tipo Langhans e linfócitos dispostos em nítida orla ao redor dos granulomas, representando o grau máximo de resposta imunológica aos bacilos. Os granulomas, quando superficiais, entram em contato íntimo com a epiderme. A pesquisa de bacilos é quase sempre negativa. A distribuição do infiltrado nos anexos cutâneos e nos filetes nervosos possibilita o diagnóstico de compatibilidade com hanseníase. O diagnóstico final deve ser correlacionado com o quadro clínico (Figura 3.53).

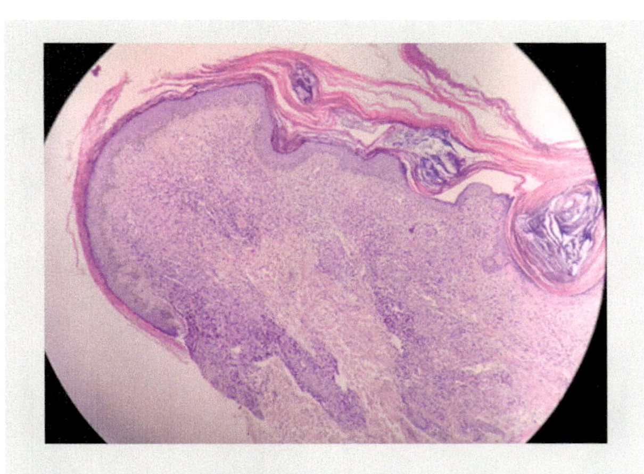

Figura 3.53. Granuloma de células epitelioides agrupadas, tocando a camada basal da epiderme – HE 100×.
Fonte: Cortesia do Dr. José Urbano de Medeiros Neto – CDERM.

Na **hanseníase *borderline*-tuberculoide,** evidencia-se infiltrado inflamatório constituído de células epitelioides e linfócitos, similares aos que se encontram na HT. Porém, os granulomas não tocam a epiderme, existindo faixa de colágeno preservado na derme papilar, separando o infiltrado inflamatório da epiderme, denominada "faixa de Unna" ou "zona Grenz". Há menor quantidade de linfócitos que se dispõem difusamente no granuloma; também há menor número de células de Langhans. Nesses casos, podem ser encontrados bacilos em pequeno número (Figuras 3.54 e 3.55).

Na **hanseníase *borderline-borderline***, encontra-se infiltrado inflamatório linfo-histiocitário com bacilos facilmente detectados, visíveis no interior de histiócitos vacuolizados. Não há globias. Embora possam ser encontradas células epitelioides, os granulomas são malformados e apresentam pouca coroa linfocitária ao seu redor.

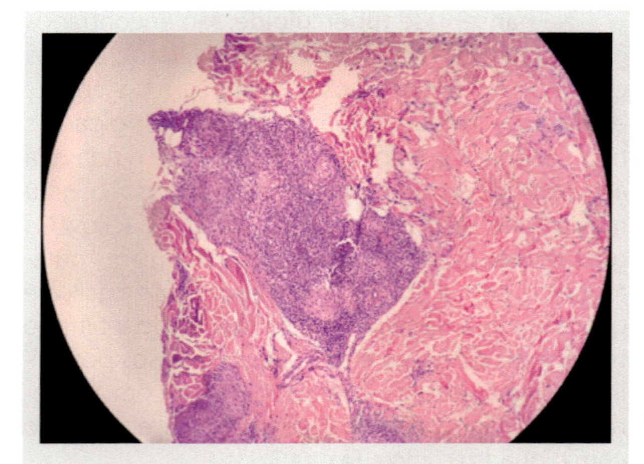

Figura 3.54. Granuloma epitelioide perianexial profundo.
Fonte: Cortesia do Dr. José Urbano de Medeiros Neto – CDERM.

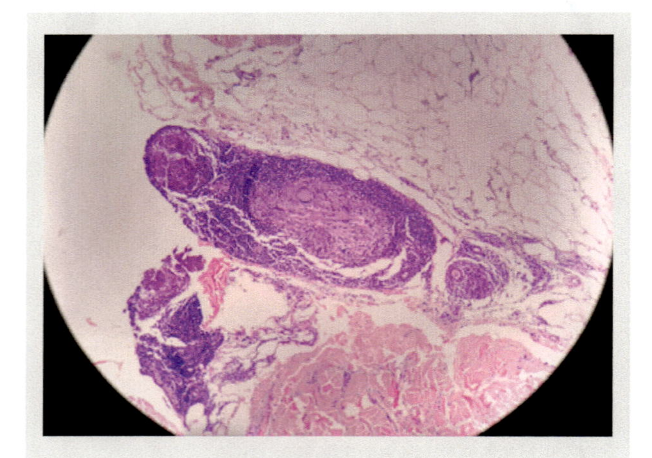

Figura 3.55. Granuloma charutoide perineural.
Fonte: Cortesia do Dr. José Urbano de Medeiros Neto – CDERM.

No exame anatomopatológico da **hanseníase *borderline* virchowiana,** observa-se infiltrado composto por histiócitos espumosos ou vacuolizados contendo grande número de bacilos. As globias não são frequentes e, quando encontradas, são pequenas, em número reduzido. O infiltrado tende a ser mais nodular e observam-se pequenos grupos de células de aparência epitelioide entre os histiócitos espumosos e linfócitos (Figura 3.56).

O infiltrado disseca o filete nervoso em lâminas concêntricas, produzindo o aspecto em "casca de cebola".

Na **hanseníase virchowiana,** evidencia-se infiltrado composto por histiócitos espumosos ou vacuolizados, contendo numerosos bacilos, isolados ou agrupados (globias), denominadas células

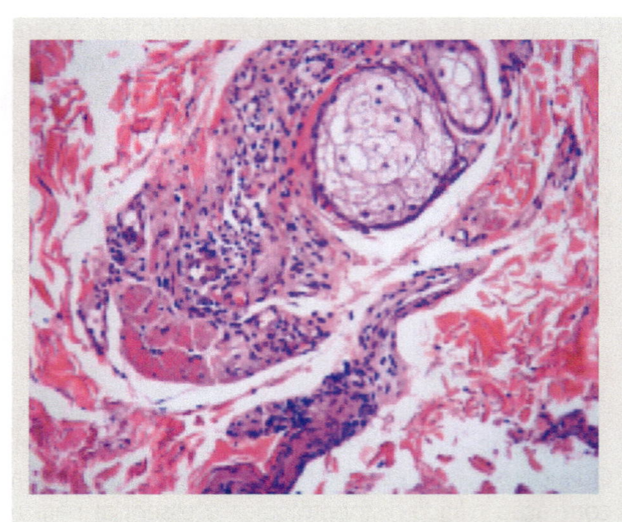

Figura 3.56. Histiócitos espumosos (células de Virchow) pequenos e isolados, perianexiais e envolvendo filetes nervosos – HE 400×.
Fonte: Cortesia do Dr. Antônio Pedro Mendes Schettini – Fundação Alfredo da Matta, Manaus.

de Virchow. O processo inflamatório é mais difuso, ocupando toda a extensão da derme e, por vezes, o tecido celular subcutâneo. Os histiócitos apresentam-se multivacuolados, sendo frequente a presença de plasmócitos. Nas fases mais avançadas, podem ser observados grandes vacúolos, globias e células gigantes, tipo corpo estranho. Na HV, não há infiltrado na zona subepidérmica (zona Grenz) (Figuras 3.57 a 3.59).

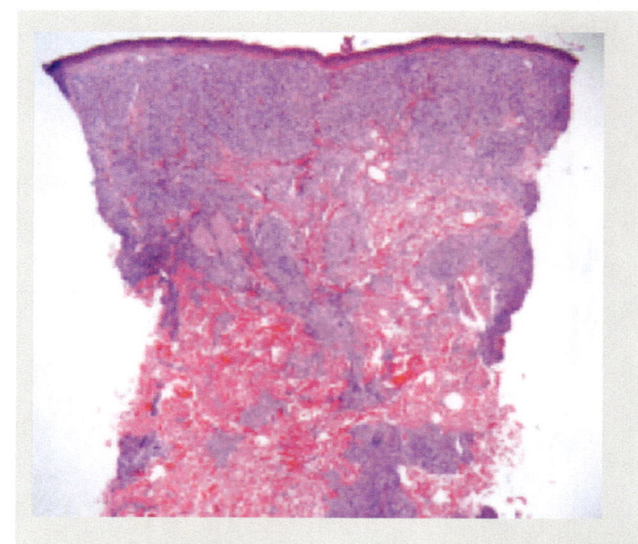

Figura 3.57. Atrofia e retificação de cones epiteliais; derme sede de infiltrado difuso, linfo-histiocitário – HE 40×.
Fonte: Cortesia do Dr. Antônio Pedro Mendes Schettini – Fundação Alfredo da Matta, Manaus.

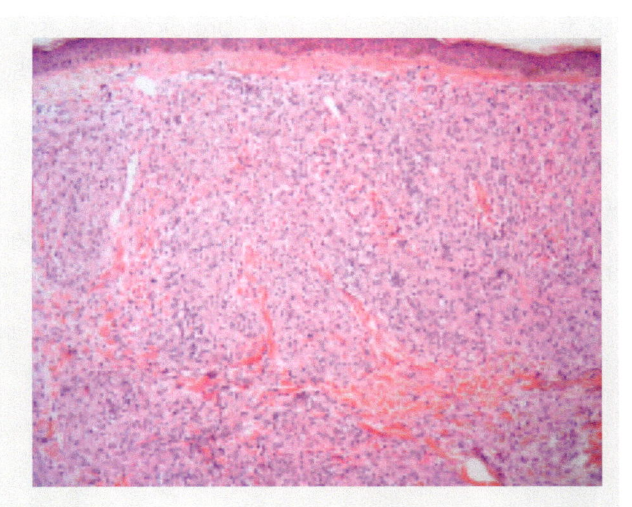

Figura 3.58. Aglomerados de células histiocitárias, tipo células de Virchow ou ligeiramente epitelioides, múltiplos, perineurais e perianexiais. Zona de colágeno justaepidérmica preservada (faixa de Unna) – HE 200×.
Fonte: Cortesia do Dr. Antônio Pedro Mendes Schettini – Fundação Alfredo da Matta, Manaus.

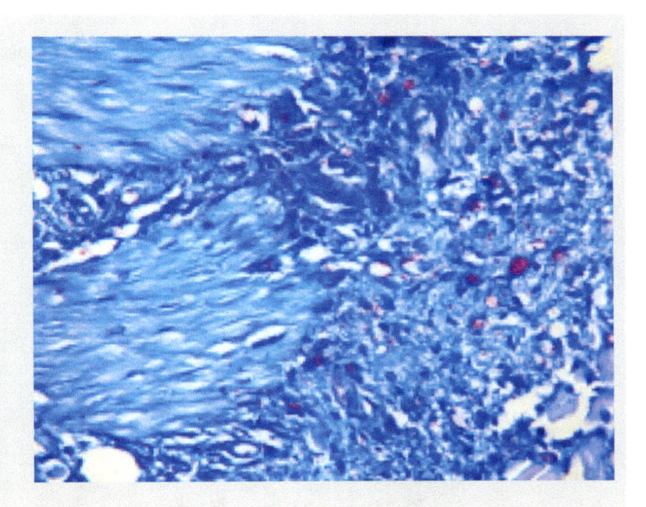

Figura 3.59. Bacilos íntegros e fragmentados, dispostos isolados e em globias pequenas, médias e grandes (BAAR $5^+/6^+$) – Fite-Faraco 400×.
Fonte: Cortesia do Dr. Antônio Pedro Mendes Schettini – Fundação Alfredo da Matta, Manaus.

Histopatologia dos estados reacionais

Nos processos reacionais do tipo 1, observam-se vasodilatação e edema, dissociando as células dos granulomas. Quando ocorre edema intracelular, as células epitelioides mostram espaços claros no citoplasma, que podem ser confundidos com vacúolos. Nos nervos mais calibrosos, o estado reacional pode desencadear necrose caseosa e fistulização. Na forma BV, o processo reacional do tipo 1 induz o aparecimento de células epitelioides entre os histiócitos espumosos ou vacuolizados (Figuras 3.60 a 3.63).

Nas reações do tipo 2, ocorre paniculite, inicialmente septal, similar ao eritema nodoso; depois, acomete os lóbulos do tecido adiposo. O

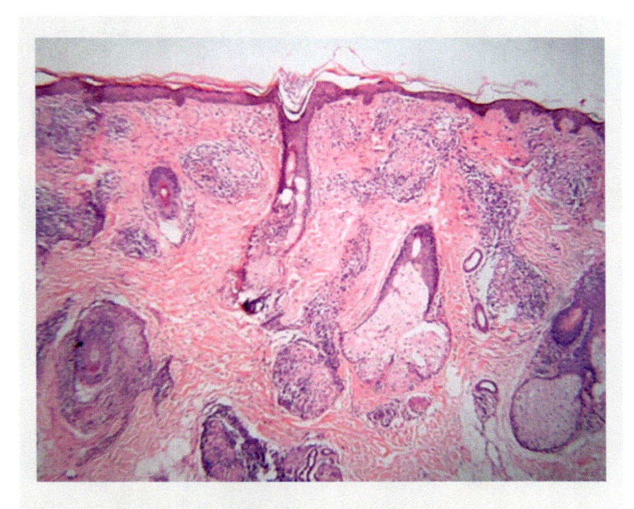

Figura 3.60. Epiderme sem alterações. Observa-se processo inflamatório granulomatoso em torno de vasos na derme superficial e anexos cutâneos na derme reticular – HE 100×.
Fonte: Cortesia do Dr. Antônio Pedro Mendes Schettini – Fundação Alfredo da Matta, Manaus.

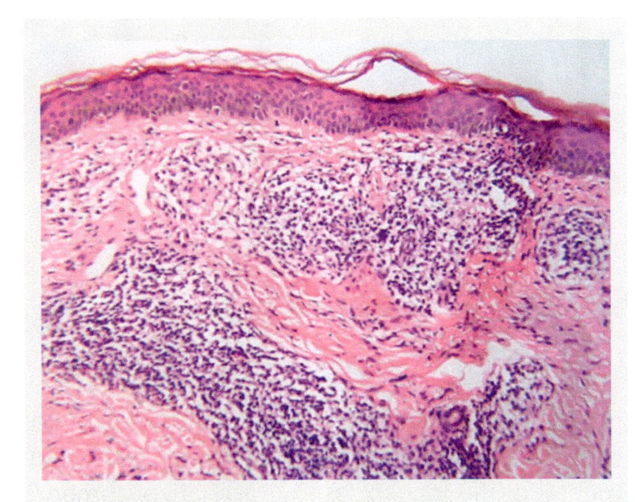

Figura 3.61. Reação tipo 1. Granuloma com dissociação das células epitelioides consequente a edema extracelular. Há, também, coleções de linfócitos no granuloma e edema discreto entre feixes colágenos HE 400×.
Fonte: Cortesia do Dr. Antônio Pedro Mendes Schettini – Fundação Alfredo da Matta, Manaus.

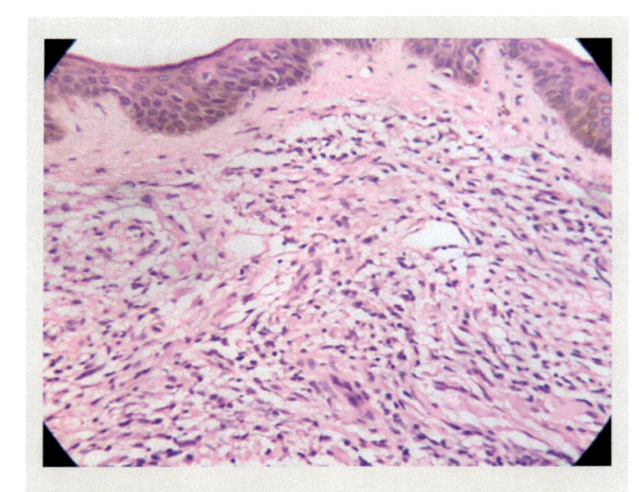

Figura 3.62. Reação tipo 1. Processo inflamatório na derme papilar, separado da epiderme por faixa de colágeno (faixa de Unna). O infiltrado é constituído de macrófagos espumosos, arranjos de células epitelioides e linfócitos. HE 100×.

Fonte: Cortesia do Dr. Antônio Pedro Mendes Schettini – Fundação Alfredo da Matta, Manaus.

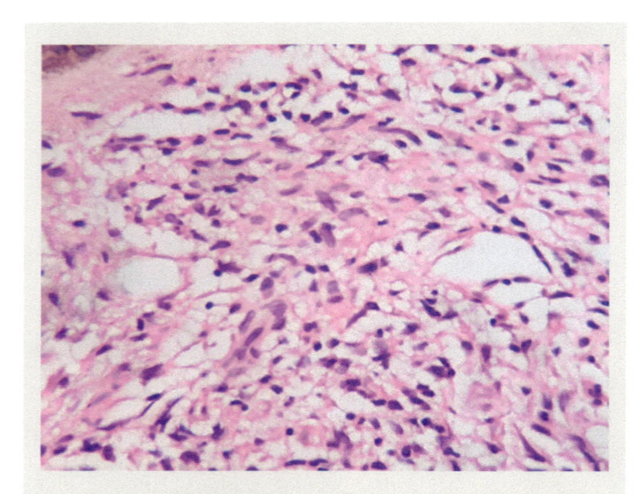

Figura 3.63. Reação tipo 1. Detalhe do infiltrado de células espumosas, células epitelioides e raras células gigantes e linfócitos. HE 400×.

Fonte: Cortesia do Dr. Antônio Pedro Mendes Schettini – Fundação Alfredo da Matta, Manaus.

infiltrado é constituído por linfócitos, histiócitos espumosos e neutrófilos, que podem estar fragmentados (leucocitoclasia). Há relativo aumento dos linfócitos T-CD4$^+$, quando comparados à HV não reacional, o que parece ser consequente à diminuição absoluta do número de linfócitos T-CD8$^+$, que predominam na HV. A lesão vascular em algumas formas de ENH é mais acentuada, podendo ocorrer vasculite com necrose fibrinoide dos vasos e necrose da epiderme. Esses quadros são denominados eritema nodoso necrotizante. Esse aspecto histológico também é visto no fenômeno de Lúcio, que é acompanhado de vasculite de pequenos e médios vasos da derme e subcutânea (panvasculite), exibindo menor quantidade de neutrófilos que no ENH (Figuras 3.64 e 3.65).[195]

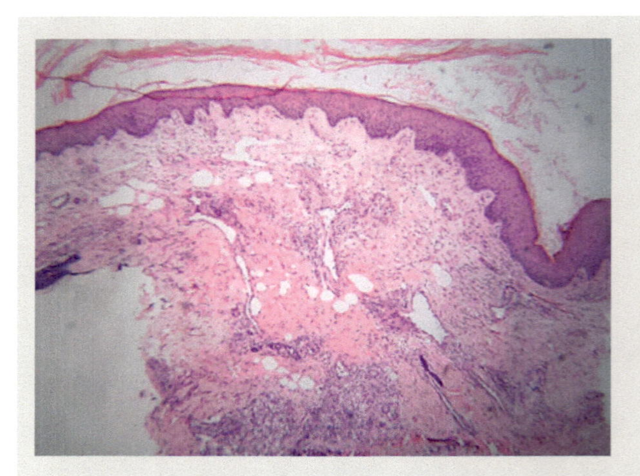

Figura 3.64. Processo inflamatório dérmico em torno de anexos cutâneos e vasos dilatados constituído por histiócitos espumosos e neutrófilos. Raras células mononucleares – HE 100×.

Fonte: Cortesia do Dr. Antônio Pedro Mendes Schettini – Fundação Alfredo da Matta, Manaus.

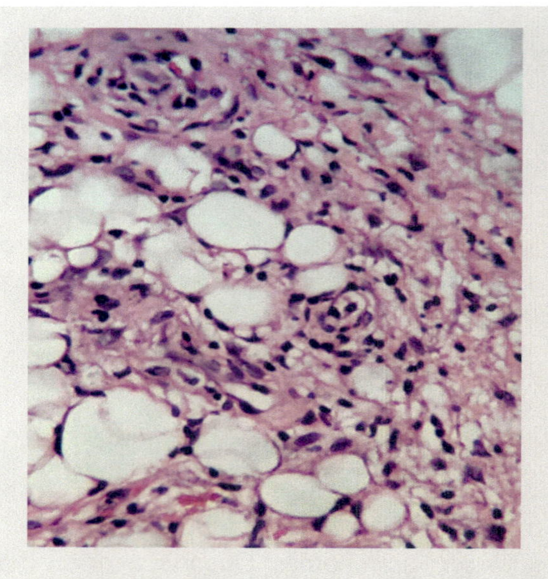

Figura 3.65. Detalhe da reação inflamatória entre os adipócitos, constituída de histiócitos espumosos, neutrófilos e raros plasmócitos – HE 400×.

Fonte: Cortesia do Dr. Antônio Pedro Mendes Schettini – Fundação Alfredo da Matta, Manaus.

Com o tratamento e cura da doença, podem-se observar, na **HI,** desaparecimento do infiltrado linfo-histiocitário; nas formas **HT**, **HBT** e **HBB,** desaparecimento do infiltrado granulomatoso em períodos variáveis, de meses ou anos, deixando processo inflamatório linfo-histiocitário residual que involuirá com o tempo. Na **HBV** e **HV**, os histiócitos passam a apresentar múltiplos e grandes vacúolos, podendo surgir células gigantes do tipo corpo estranho. Os bacilos tendem a perder a coloração uniforme (bacilos sólidos ou íntegros), tornam-se fragmentados e, posteriormente, evoluem para granulações, denominadas poeira bacilar.

Nas recidivas das formas **HBV** e **HV,** podem ser encontrados novos histiócitos, com alterações espumosas e bacilos íntegros. Nos **HT**, **HBT** e **HBB,** surgem novos granulomas que devem ser interpretados em conjunto com os aspectos clínicos, sorologia (PGL1) ou PCR, uma vez que esses quadros histológicos podem ser semelhantes aos que ocorrem nos estados reacionais tardios e nos quadros de persistência dos granulomas, após o tratamento, sem implicar multiplicação bacilar e recidiva da doença.[87]

Sorologia

Face à dicotomia da resposta imune observada na hanseníase, pacientes multibacilares desenvolvem resposta imune humoral e, se possível, recomenda-se a sorologia **anti PGL-1**. Por meio deste exame, são detectados anticorpos IgM para componente específico da parede celular do *M. leprae*. Este é o principal exame sorológico para hanseníase, com melhores padronização e avaliação. Diversas metodologias têm sido empregadas para a sorologia **anti-PGL-1**; entre eles, o enzimaimunoensaio (ELISA), *dipstick* e teste rápido do tipo fluxo lateral (**ML *flow***) (Figura 3.68).

Vários estudos demostraram que a sorologia para detecção de anticorpos, **anti-PGL-1**, refletem a carga bacilar dos pacientes. Os multibacilares apresentam soropositividade de 80% a 90% e os paucibacilires, positividade baixa, em torno de 20% a 40% dos casos. É importante ressaltar que aproximadamente metade dos indivíduos anti-PGL1 positivos não desenvolve doença. Alguns indivíduos saudáveis, procedentes de áreas endêmicas, também podem ter sorologia anti-PGL-1 positiva.[196,197]

Após a decodificação completa do genoma do *M. leprae*, verificou-se que o bacilo tem genes únicos, que não são compartilhados com outras micobactérias. A partir dessa descoberta, vários grupos de pesquisa investigam o potencial de novos antígenos de natureza proteica do *M. leprae*, com a finalidade de se desenvolverem exames laboratoriais que auxiliem no diagnóstico da hanseníase. Mais de 200 novas proteínas recombinantes do *M. leprae* foram avaliadas quanto à capacidade imunogênica e especificidade da resposta em exames sorológicos e testes de imunidade celular. Entre os novos antígenos proteicos para sorologia da hanseníase, destaca-se a proteína recombinante de fusão denominada LID-1 (*leprosy IDRI diagnostic-1*). A sorologia anti-LID-1 identifica anticorpos IgG, presente em aproximadamente 80% dos pacientes multibacilares. Este exame é específico para *M. leprae*. Um novo teste rápido para hanseníase, utilizando como antígeno uma composição de PGL-I e LID-1 (NDO-LID) já é comercializado. A sorologia pode auxiliar no diagnóstico precoce, na classificação dos pacientes, no monitoramento da poliquimioterapia, no

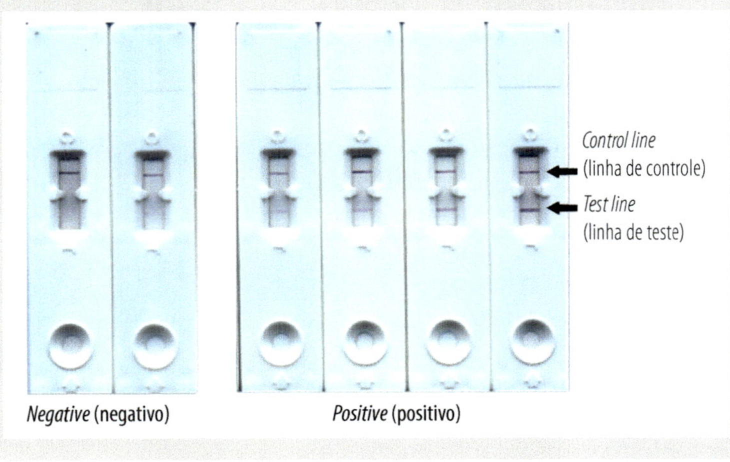

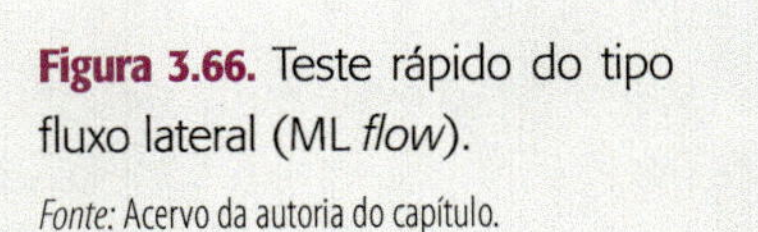
Figura 3.66. Teste rápido do tipo fluxo lateral (ML *flow*).
Fonte: Acervo da autoria do capítulo.

diagnóstico diferencial entre reação e recidiva e no seguimento de população de alto risco.[198,199]

Os doentes paucibacilares desenvolvem resposta imune do tipo celular, com fraca produção de anticorpos e, portanto, se necessário, são avaliados com testes de imunidade celular. Nestes casos, avalia-se a produção de **interferon gama** (IFN-γ) como marcador indireto da doença.

Diversos estudos mostraram que a maioria dos casos paucibacilares e comunicantes de pacientes multibacilares produz IFN-γ. Portanto, este teste não possibilita discriminar doença paucibacilar de infecção assintomática em contactantes. O significado biológico da resposta imune celular em comunicantes assintomáticos é desconhecido e pode indicar proteção ao desenvolvimento de MH ou ser marcador de futura doença paucibacilar.[200,201]

Reação em cadeia de polimerase (PCR)

A PCR tem altas especificidade e sensibilidade na detecção de *M. leprae*, sendo particularmente importante nos casos com dúvida diagnóstica, sobretudo nos doentes paucibacilares. Diversas técnicas de PCR, que amplificam diferentes regiões gênicas do *M. leprae*, têm sido descritas.

A automatização dos ensaios de PCR, conhecida como qPCR ou RT-PCR (PCR em tempo real) vem revolucionando o processo de quantificação de fragmentos de DNA e RNA, tornando possível determinar, de forma mais precisa, a carga bacilar. Estes testes podem ajudar a definir a classificação de pacientes (MB *versus* PB). O teste de PCR também pode contribuir para o diagnóstico da forma neural primária, particularmente quando o exame histopatológico do nervo for negativo ou duvidoso.[202,203]

Exames de eletrofisiologia

A **eletroneuromiografia** (ENMG) é um método neurofisiológico com alta sensibilidade para o diagnóstico da hanseníase neural pura (HNP). Os padrões mais comuns são de mononeuropatia múltipla. Também, podem ocorrer mononeuropatia isolada ou polineuropatia distal desmielinizante, axonal e mista. A EMG tem evidenciado maior sensibilidade para o diagnóstico da lesão neural, quando comparada com o exame clínico. Alguns estudos indicam que pode haver alterações da condução nervosa em até 40% de pacientes sem neurite com expressão clínica. O eletromiograma com agulha não acrescenta informações importantes à neurocondução dos nervos, podendo ser dispensada na avaliação dos pacientes com HNP.[165,204]

A EEMG é útil no diagnóstico, na caracterização do padrão da neuropatia, estudo evolutivo da função neural, durante ou após o tratamento, na avaliação do comprometimento neural nos pacientes com reações tipos 1 e 2 e na indicação do nervo a ser biopsiado. O estudo da neurocondução deve ser realizado nos quatro segmentos, considerando-se o padrão de envolvimento neural múltiplo e o grande número de pacientes com alterações subclínicas.

A neurocondução pode evidenciar bloqueio de condução e dispersão temporal em locais dos nervos com maior suscetibilidade (Figuras 3.67 e 3.68). Essas alterações podem ser encontradas em nervos lesionados, mas sem expressão clínica, e em nervos com espessamentos focais.

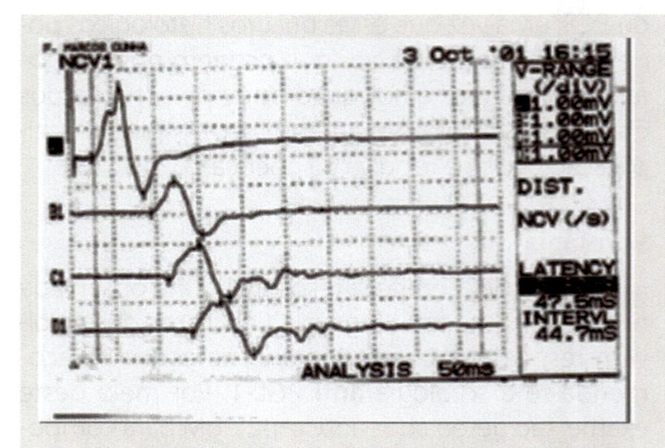

Figura 3.67. Nervo ulnar motor com bloqueio de condução e dispersão temporal.
Fonte: Acervo da autoria do capítulo.

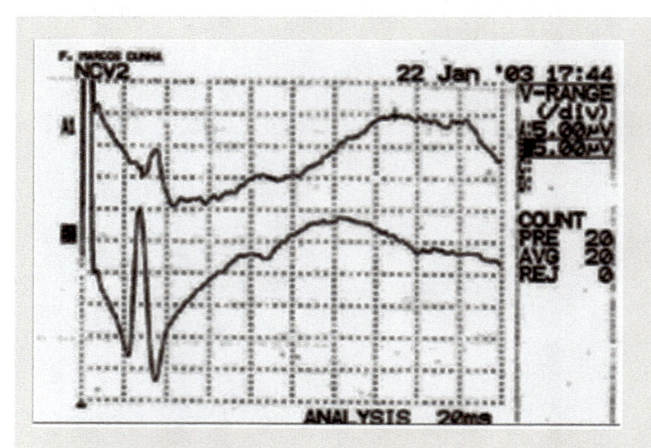

Figura 3.68. Nervo radial superficial com diferenças de amplitude entre os dois lados.
Fonte: Acervo da autoria do capítulo.

A presença de fibrilações, ondas positivas e polifásicos longos sugerem envolvimento axonal. Muitos nervos com lesão axonal, sem evidências de desmielinização, podem sugerir degeneração axonal primária, mais do que secundária.

Os exames eletrofisiológicos, utilizados no estudo da neurite hansênica, são importantes para o diagnóstico e manejo clínico do MH.[204]

Exames de imagem

A ultrassonografia (US) de alta resolução pode evidenciar alterações morfológicas dos nervos periféricos e o exame ultrassonográfico seriado é utilizado no diagnóstico de espessamento neural, no monitoramento das reações, no diagnóstico de pseudoabscesso de nervos e na seleção dos nervos indicados para a descompressão cirúrgica ou **neurólise**. A US também é útil no diagnóstico diferencial de doenças restritas aos nervos, como schwannomas e neurofibromas ou nas estruturas contíguas, como gânglios e tendões, que podem levar a síndromes compressivas. Na hanseníase neural primária, de difícil diagnóstico clínico, a US pode definir o padrão do espessamento neural (Figura 3.69 A e B).[205,206]

Tratamento

O tratamento da hanseníase é ambulatorial, utilizando-se os esquemas terapêuticos conhecidos como **multidrogaterapia** (MDT) ou **poliquimioterapia** (PQT). Essa combinação de drogas tem se mostrado altamente eficaz e tem por finalidade, principalmente, um tratamento mais rápido, a cura da doença e a prevenção de resistência medicamentosa.[153]

Os medicamentos utilizados como 1ª linha são a rifampicina, a dapsona e a clofazimina. Nenhum deles pode ser utilizado, sob nenhuma hipótese, como monoterapia. As doses mensais de rifampicina e clofazimina são supervisionadas, ou seja, devem ser administradas pelo médico, enfermeiro ou auxiliar. Não há necessidade de a rifampicina ser ingerida em jejum, podendo ser tomada em qualquer horário. A gravidez, o tratamento para aids e o aleitamento materno não contraindicam o tratamento MDT.[180]

Desde 1982, para fins de tratamento, os pacientes são classificados de acordo com o número de lesões. São definidos como paucibacilares (PB) os que apresentam até cinco lesões cutâneas e multibacilares (MB), os casos com mais de cinco lesões. Quando houver disponibilidade de baciloscopia, serão considerados MB todos os casos com resultado positivo, independentemente do número de lesões de pele.[15,180]

Os esquemas terapêuticos atualmente recomendados pela OMS são apresentados no Quadro 3.2.

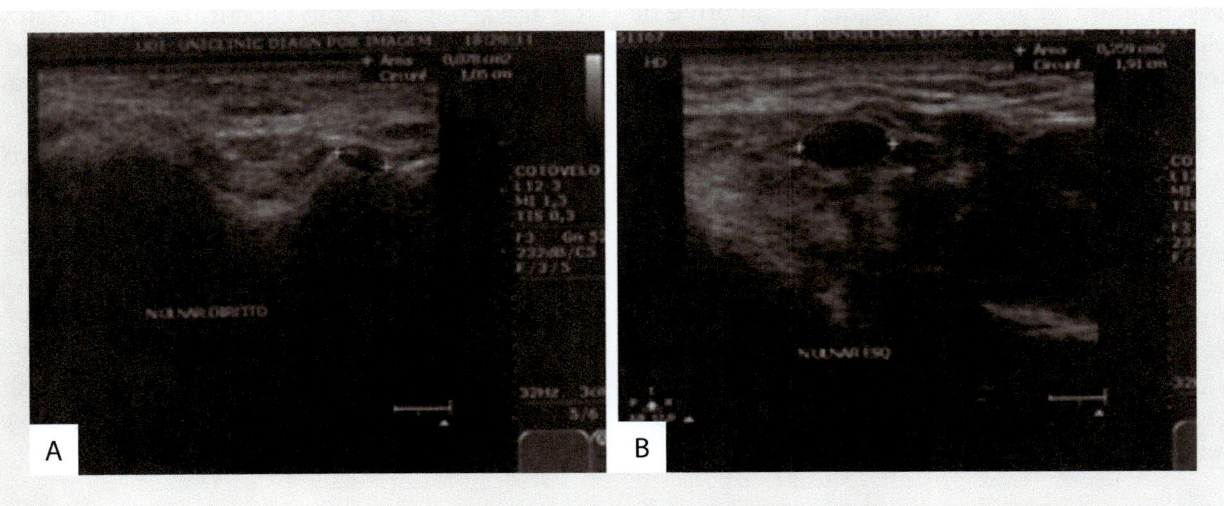

Figura 3.69. Ultrassonografia de nervos ulnares. Observar a diferença de diâmetro entre os dois lados. Nervo ulnar esquerdo espessado.
Fonte: Acervo da autoria do capítulo.

Quadro 3.2. Esquemas terapêuticos para hanseníase para adultos e crianças.

Adultos		Crianças	
Dose mensal, supervisionada	**Dose diária, autoadministrada**	**Dose mensal, supervisionada**	**Dose diária, autoadministrada**
Rifampicina – 600 mg	–	Rifampicina – 450 mg	–
Clofazimina – 300 mg	Clofazimina – 50 mg	Clofazimina – 150 mg	Clofazimina – 50 mg
Dapsona – 100 mg	Dapsona – 100 mg	Dapsona – 25 a 100 mg	Dapsona – 25 a 100 mg
Critérios de alta			
Formas paucibacilares: T, I e BT – 6 doses em até 9 meses			
Formas multibacilares: V, BV, BB e BT – 12 doses em até 18 meses			

Fonte: Desenvolvido pela autoria do capítulo.

Os pacientes que não completarem o tratamento preconizado (PB – 6 doses, em até 9 meses, e MB – 12 doses, em até 18 meses) deverão ser avaliados quanto à necessidade de reinício ou à possibilidade de aproveitamento das doses anteriores, visando a finalização do tratamento.[180]

Casos multibacilares que iniciam o tratamento com numerosas lesões e/ou extensas áreas de infiltração cutânea poderão apresentar regressão mais lenta. Esses doentes continuarão melhorando após a conclusão do tratamento com 12 doses.[180]

O paciente que apresentar coinfecção com tuberculose deve utilizar os esquemas terapêuticos apropriados para tuberculose e hanseníase, nas doses e tempo recomendados. A rifampicina será administrada diariamente, de acordo com as recomendações para tratamento da tuberculose.[180]

Pesquisadores de instituições brasileiras elaboraram e realizaram o ensaio clínico randomizado e controlado, intitulado **Estudo Independente para Determinar Efetividade do Esquema Uniforme de MDT de Seis Doses (U-MDT) em Pacientes de Hanseníase (U-MDT-CT-BR)**, avaliando a efetividade de esquema terapêutico uniforme, de curta duração (6 meses), para tratar todos os pacientes de hanseníase, independentemente de classificação clínica.[207]

Entre 2012 e 2018, os resultados do estudo foram publicados em 14 artigos científicos. Adicionalmente, outras quatro publicações de estudos conduzidos em Bangladesh, na Índia e na China confirmaram de forma independente os resultados favoráveis do estudo brasileiro e fortaleceram a ideia da implementação desse novo esquema para o tratamento da hanseníase na Atenção Primária à Saúde.[207-218]

Efeitos adversos (EA) da multidrogaterapia

O esquema terapêutico com associação de rifampicina, dapsona e clofazimina vem sendo utilizado há mais de 35 anos, mostrando-se seguro para a maioria dos milhares de pacientes que o utilizaram em todo o mundo.[153]

Os três medicamentos que compõem a MDT têm seus efeitos adversos bem conhecidos.[180,217,218]

Dapsona

A dapsona, também conhecida como "sulfona", inibe a síntese bacteriana do ácido fólico. Os principais efeitos adversos descritos são a anemia hemolítica, meta-hemoglobinemia, manifestações gastrointestinais, icterícia, *rash* pruriginoso e dermatite esfoliativa.

Também podem ocorrer complicações neuropsíquicas (cefaleia e fadiga), neuropatias periféricas, reações cutâneas (fotodermatite, urticária, eritema polimorfo, eritema pigmentar fixo, necrólise epidérmica tóxica e eritrodermia), tonturas e fraqueza muscular, dificuldade respiratória e choque, manifestações hepáticas (sobretudo do tipo colestática ou alterações da função hepática) e agranulocitose. Não foram registrados efeitos teratogênicos até o momento. A dapsona pode ser utilizada na gravidez, mesmo nos primeiros meses.

A **síndrome sulfona** é um quadro muito raro e caracteriza-se por exantema papuloso ou esfoliativo, acompanhado de febre, linfoadenomegalia, alteração do estado geral e, às vezes, outros sintomas, como hepatomegalia, dores abdominais e icterícia, acompanhados por elevação das transaminases. Esse quadro é atualmente denominado síndrome DRESS (*drug rush with eosinophilia and systemic symptoms*). A evolução é grave, podendo ser fatal. Outras drogas também ocasionam a síndrome DRESS.

Rifampicina

A rifampicina tem ação bactericida, sendo muito ativa contra o *M. leprae*. Pode ocasionar hepatoxicidade, que se manifesta com icterícia, hepatomegalia dolorosa e provas de função hepática alteradas, principalmente transaminases elevadas, configurando, em geral, colestase intra-hepática. Podem ocorrer anorexia, náuseas, dores abdominais, vômitos e diarreia. As manifestações gerais de hipersensibilidade apresentam-se com lesões cutâneas, febre, adenomegalia e hepatomegalia. A rifampicina pode inibir o efeito dos anticoncepcionais e, portanto, é necessário esclarecer as pacientes sobre os riscos de gravidez.

A **síndrome pseudogripal** é outro EA importante, observada principalmente com a utilização intermitente da rifampicina nos esquemas MDT. Caracteriza-se por febre, calafrios, cefaleia e osteoalgias que podem associar-se a distúrbios gastrointestinais, dermatite, hepatite, anemia hemolítica, eosinofilia, púrpura trombocitopênica, nefrite intersticial, necrose tubular aguda e choque. Podem surgir 1 a 2 horas após a administração da rifampicina, do 2º ao 6º mês de tratamento.

Clofazimina

A clofazimina tem discreta ação bactericida. Inibe a multiplicação do bacilo e tem importante ação anti-inflamatória. Causa pigmentação cutânea, em especial nas lesões cutâneas, muitas vezes acentuando as lesões de áreas expostas, como a face, ocasionando desconforto aos pacientes. Hiperpigmentação generalizada também é descrita. Ictiose dos membros inferiores é relativamente frequente. A pigmentação pode ser atenuada quando se reduz a exposição solar e pode persistir durante 1 ano ou mais após o término do tratamento.

A deposição de cristais do medicamento na mucosa da parede intestinal pode provocar desde dores epigástricas discretas, náuseas, vômitos, diarreia, anorexia e perda de peso, a quadros graves que simulam abdômen agudo. Os sintomas estão na dependência da dose e do tempo de uso do medicamento.

Esquemas substitutivos de tratamento

Todos os esforços devem ser feitos para que o paciente faça o esquema-padrão de tratamento. Os esquemas alternativos devem ser indicados exclusivamente para casos especiais, com intolerância grave ou contraindicação da(s) droga(s) de 1ª linha. Os medicamentos utilizados nos esquemas alternativos, recomendados pela OMS/MS são a **ofloxacina**, na dose de 400 mg/dia e a **minociclina**, na dose de 100 mg/dia, com a duração do tratamento variando de 6 a 24 meses.[180]

Observações:

- Em crianças com menos de 8 anos de idade, portadoras de qualquer tipo de MH, que, por alguma razão, não puderem tomar a rifampicina, a droga de 2ª linha será a ofloxacina, na dose de 10 mg/kg/dia. Nessa faixa etária, há contraindicação formal da minociclina.
- Em gestantes, a ofloxacina e a minociclina podem ocasionar risco grave para o feto. Portanto, o esquema terapêutico recomendado em caso de intolerância à dapsona consiste em manter a associação de rifampicina e clofazimina.

Novas drogas com potencial para o tratamento da hanseníase

A atividade bactericida de outros antibióticos contra o *M. leprae* tem sido demonstrada em modelos animais e estudos com pacientes multibacilares. Entre essas drogas, temos a ofloxacina, a claritromicina, a minociclina e a rifapentina. A moxifloxacina, outra droga passível de ser utilizada no tratamento do MH, será retirada do mercado nacional. Esses medicamentos têm sido utilizados em esquemas alternativos, ainda em caráter experimental, em casos de intolerância grave ou de contraindicação às drogas do esquema MDT. Para evitar a possibilidade de resistência medicamentosa, não é recomendada a sua utilização como monoterapia.[219]

- **Ofloxacina:** investigada em esquemas alternativos há alguns anos. Há evidências que 99,99% dos bacilos tornam-se inviáveis após 4 semanas de tratamento com doses diárias de 400 mg de ofloxacina. Este medicamento não deve ser administrado para indivíduos com idade inferior a 8 anos e para mulheres grávidas ou que estejam amamentando. Há risco de lesão da cartilagem articular e de retardo da ossificação.[220,221]
- **Minociclina:** única tetraciclina com ação bactericida sobre o *M. leprae*. A ação bactericida deste medicamento mostrou-se superior à claritromicina, porém significativamente inferior à rifampicina. No tratamento do MH, tem-se empregado a dose-padrão de 100 mg/dia. É contraindicada em crianças e grávidas.[219,222]

- **Claritromicina:** este antibiótico faz parte do grupo dos macrolídeos e demonstrou ter ação bactericida sobre o *M. leprae*. Na dose total de 500 mg/dia, durante 28 dias, a claritromicina destrói 99% dos bacilos viáveis, e 99,9% quando tomada durante 56 dias.[222]
- **Moxifloxacina:** fluoroquinolona sintética de 4ª geração com atividade contra bactérias gram-positivas, gram-negativas e potente atividade bactericida contra o *M. leprae*. Estudos com humanos demonstraram que doses diárias de 400 mg de moxifloxacina, durante 7 dias, inviabilizam mais de 99% dos bacilos. Este medicamento poderá ser empregado em esquemas alternativos à ofloxacina, minociclina ou claritromicina.[223,224]
- **Rifapentina:** derivado semissintético da rifamicina, com meia-vida mais prolongada. Como todos os derivados da rifamicina, age no RNA-polimerase, enzima necessária para a síntese do RNA e consequente produção proteica da bactéria. No tratamento da hanseníase, a rifapentina exibe atividade bactericida mais potente que a rifampicina, tanto em ratos como em humanos. Estudos em pata de camundongo mostraram que a rifapentina, em dose única de 10 mg/kg, destrói 20 vezes mais *M. leprae* que a rifampicina em dose única de 10 mg/kg. Por sua vez, dose única da combinação rifapentina + moxifloxacina + minociclina inviabiliza 50 vezes mais *M. leprae* que uma dose da combinação rifampicina + ofloxacina + minociclina.[223]

Resistência medicamentosa

São raros os casos de resistência à clofazimina. Porém, há vários relatos de resistência à dapsona e à rifampicina. Também, é preocupante o aumento da resistência multimedicamentosa, impondo-se a vigilância desses casos.[225-230]

Entre as prováveis causas de resistência medicamentosa, são importantes as informações sobre a utilização regular ou irregular da droga, o tempo reduzido de tratamento em casos com erro de classificação, a monoterapia e a administração de doses baixas dos medicamentos.[231-233]

A resistência medicamentosa pode ser primária ou secundária. A resistência secundária é verificada nos pacientes que utilizavam corretamente a medicação, tiveram bom resultado inicial, depois recaíram e não responderam adequadamente ao tratamento. A resistência primária é observada no doente que se infectou com bacilos de doentes que apresentavam resistência secundária.[225-233]

Clinicamente, são sugestivas de resistência medicamentosa a presença de lesões do tipo histoide e infiltrações em áreas habitualmente poupadas, como as fossas antecubitais, axilas, virilhas, nuca, linha média dorsal (ao longo da coluna vertebral) e conjuntiva ocular. Nestes casos, o Ministério da Saúde recomenda seguir o protocolo de vigilância de resistência medicamentosa, encaminhando o paciente para a realização de exames laboratoriais de rotina em centros de referência.[234,235]

Também, é importante para a suspeição de resistência medicamentosa nos casos bacilíferos a reativação clínica e bacteriológica após tratamento regular. Nos casos com diagnóstico de recidiva, o exame microscópico revela grande quantidade de bacilos. A inoculação em pata de camundongo e, principalmente, o teste de PCR pode confirmar a resistência. Por meio dele, é possível identificar as mutações já conhecidas para resistência à sulfona (**gene *folp***), à rifampcina (**gene *rpoB***) e à ofloxacina (**gene *GyrA*** e ***GyrB***). Nos casos paucibacilares, a confirmação da resistência medicamentosa é mais difícil. Porém, por intermédio do teste de PCR, tem sido possível diagnosticá-la.[236,237]

Prevenção de incapacidades

Além do acometimento cutâneo, a hanseníase pode afetar os nervos periféricos. No exame histopatológico, os bacilos são encontrados nas células de Schwann mielinizadas, nos vacúolos intracelulares e nos macrófagos do espaço perineural. A produção de enzimas citotóxicas, secundárias à resposta imunológica, pode manter a lesão neural, mesmo sem a presença do bacilo. Sem tratamento e orientação adequada, pode haver destruição parcial do nervo, com dor e/ou dormência e perda de função. Nos casos com longa evolução, pode ocorrer a destruição total do nervo, com perda funcional grave, sem possibilidade de recuperação.[22-25]

As deformidades podem ser primárias (consequentes ao processo inflamatório resultante da resposta imunológica) ou secundárias (decorrentes do manejo inadequado do processo primário). No Quadro 3.3, são apresentados a sequência do comprometimento neural e os possíveis desfechos se não houver orientação e tratamento adequado.

Quadro 3.3. Acometimento neural e complicações.

Lesão neural primária consequente à ação do bacilo e/ou aos processos inflamatórios		
Fibras autonômicas	**Fibras sensoriais**	**Fibras motoras**
Redução da sudorese e da lubrificação da pele	Redução ou perda da sensibilidade	Redução ou perda da força muscular
Pele seca	Dormência	Fraqueza
Agravos secundários à lesão neural		
Fissuras	Queimaduras Ferimentos Úlceras	Atrofia Contraturas Garras
Infecções repetidas, com destruição de estruturas (pele, tendão, ligamento, músculo, osso)		
Deformidades		

Fonte: Desenvolvido pela autoria do capítulo.

No Quadro 3.4, são relacionados os principais nervos periféricos que podem ser acometidos durante a evolução da hanseníase e consequentes deformidades nos casos não corretamente orientados.

Quadro 3.4. Principais nervos periféricos e complicações que podem ocorrer.

Nervo afetado	Principais deformidades
Facial	Lagoftalmo, úlcera da córnea
Radial	Mão caída
Ulnar	Garra de 4º e 5º quirodáctilos e atrofia de músculos interósseos
Mediano	Perda da oponência do polegar e atrofia de músculos interósseos
Fibular	Pé caído (marcha escavante), pé equino
Tibial posterior	Garra de artelhos e úlcera plantar (mal perfurante plantar)

Fonte: Desenvolvido pela autoria do capítulo.

O tratamento específico do MH não tem efeito sobre as fibras nervosas já lesadas. Portanto, o diagnóstico e o tratamento precoces, o reconhecimento e o manejo adequado das reações, em especial das neurites, e a educação dos pacientes em relação ao autocuidado diário são fundamentais para a prevenção das deformidades.

Nas neurites agudas, além do tratamento medicamentoso, outras medidas são necessárias, em especial no acometimento dos nervos ulnar e mediano, como a imobilização do cotovelo e o punho.

É importante alertar e orientar os pacientes sobre as consequências de traumas repetidos na manipulação de objetos de trabalho (cabos de enxada, facões e outros) que produzem calosidades nas mãos, o aparecimento de bolhas, às vezes, sanguinolentas, ulcerações, infecção secundária e osteomielite em casos avançados. Outra causa comum de ulcerações e consequentes infecções são os traumas e ferimentos durante as atividades domésticas, em especial queimaduras, decorrentes da redução ou perda da sensibilidade protetora. Adaptações nos objetos de uso pessoal ou profissional ajudam a reduzir os riscos de acidentes e possibilidade de deformidades. Pacientes com pés anestésicos devem evitar caminhadas longas, devem andar em passos curtos e utilizar calçados apropriados. Os sapatos precisam ser fechados, macios e resistentes, evitando-se o uso de sandálias solta, para prevenir traumatismos. A inspeção diária dos pés, para localizar indícios de úlcera, bem como sua hidratação são importantes.

Após o controle do processo inflamatório, são indicados exercícios, sob a orientação de fisioterapeuta ou terapeuta ocupacional, com a finalidade de fortalecer os músculos e manter a normalidade funcional das articulações. Outras técnicas complementares, como banhos de parafina, eletroestimulação, ultrassom e infravermelho, também são úteis na prevenção das deformidades. O uso de gesso ou de aparelhos denominados férulas digitais ajuda a reduzir a formação de garras nas mãos. No acometimento do nervo fibular, a utilização de aparelhos feitos de couro (macio!), ligados à perna e ao sapato (férula de Harris), impede o estiramento dos tendões do grupo muscular paralisado, limitando a flexão plantar em 90°.[238-240]

Medidas de controle e profilaxia da hanseníase

Para o controle da hanseníase, são fundamentais o diagnóstico e o tratamento precoce, na fase inicial da doença. Para atingir estes objetivos, necessita-se:[241]

- **Divulgar os principais sinais e sintomas do MH**, por meio da informação, educação em saúde e comunicação (IEC), adaptadas à realidade cultural das comunidades.
- **Identificar os casos novos, instituir o tratamento** e, assim, reduzir os focos de infecção. Além disso, a supervisão do tratamento e a orientação para o paciente não interromper ou abandoná-lo são fundamentais na eficácia terapêutica e redução da possibilidade de resistência medicamentosa, secundária e primária.[242]

- **Exame de comunicantes e aplicação de BCG:** o exame de contatos é essencial para o diagnóstico precoce. Considerando-se que o maior risco de adoecer ocorre em pessoas que convivem com pacientes de hanseníase, principalmente no mesmo domicílio, recomenda-se que todos os contatos de casos novos façam exame dermatoneurológico e vacinação com BCG.[241,243] A ação da BCG na profilaxia da hanseníase multibacilar é, provavelmente, consequente à indução de maior produção de citocinas da via TH1 da imunidade. Este mecanismo imunológico reduziria a incidência das formas MB e, consequentemente, interromperia a cadeia de transmissão da doença. Segundo as normas técnicas atuais, a BCG é indicada para todo comunicante sadio de casos de hanseníase. Se o comunicante apresentar somente uma cicatriz vacinal ou não apresentar cicatriz, recomenda-se uma dose. Se apresentar duas cicatrizes vacinais, não há necessidade de se aplicar BCG.[180]
- **Monitoramento dos indicadores da endemia**, por meio da notificação de casos e análise epidemiológica, técnica e político-administrativa. Este conhecimento possibilitará estabelecer os objetivos prioritários, metas, dotações orçamentárias coerentes com a magnitude da doença e as possibilidades de atuação das diferentes instâncias de governo (federal, estadual e municipal).
- **Busca ativa de casos:** além do exame dermatoneurológico dos comunicantes, recomenda-se a busca ativa em grupos com maior risco de adquirir a doença, como escolares, recrutas, operários, presidiários, entre outros. São úteis, também, as campanhas visando sintomáticos dermatológicos em áreas de difícil acesso ou de reduzido diagnóstico de casos novos.
- **Combate ao estigma:** recomendado junto aos profissionais da saúde, às instituições governamentais e à população em geral, com o objetivo de divulgar conceitos sobre a cura da doença, a baixa contagiosidade e as possiblidades de prevenção, tratamento e reabilitação das incapacidades físicas. As ações sociais direcionadas às famílias, aos ambientes de trabalho, aos locais de convivência dos pacientes e ao estímulo para a organização de grupos de portadores de MH são também fundamentais no combate ao estigma.
- **Diagnóstico precoce e manejo adequado dos surtos reacionais**, visando prevenir as incapacidades físicas consequentes à neuropatia reacional.
- **Avaliação, prevenção, tratamento e reabilitação das incapacidades físicas:** a prevenção e o tratamento de incapacidades físicas são fundamentais. Recomenda-se que sejam realizados mediante atenção multidisciplinar, com participação de fisioterapeutas, terapeutas ocupacionais e outros profissionais.
- **Atenção integral ao doente, incluindo atenção psicossocial:** a identificação e o controle de comorbidades, como diabetes, hipertensão, alcoolismo, entre outras, além da assistência psicológica ao doente, contribuem para maior adesão ao tratamento, reduzindo o risco de resistência medicamentosa e incapacidades físicas.
- **Capacitação de recursos humanos:** a capacitação de recursos humanos em larga escala, envolvendo faculdades da área da saúde, professores do ensino fundamental, trabalhadores do Sistema Único de Saúde (SUS), organizações não governamentais e lideranças comunitárias, é essencial para a implementação e a manutenção do programa de controle do MH. Considerando-se o atual modelo assistencial da saúde brasileira, o público-alvo prioritário são os profissionais do Programa Saúde da Família (PSF), que necessitam receber treinamentos e reciclagens periódicas em relação aos aspectos clínicos e neurológicos, aos diagnósticos diferenciais e ao tratamento da hanseníase.
- **Incentivo à pesquisa:** apesar dos avanços já obtidos, ainda existem lacunas importantes no conhecimento da hanseníase e, portanto, são necessários investimentos em várias linhas de pesquisa, entre as quais, destacam-se:
  - Desenvolvimento de pesquisas relacionadas a novos métodos diagnósticos.[244]
  - Investigações dirigidas para novos esquemas terapêuticos e vacina.
  - Estudos com a finalidade de se encontrarem drogas alternativas para o tratamento dos estados reacionais.[245]

- Estudos relacionados aos mecanismos imunológicos e genéticos associados ao desenvolvimento da doença e de estados reacionais.
- **Profilaxia pós-exposição:** trabalhos publicados nos últimos anos estimulam a administração de **dose única de rifampicina** para a interrupção da cadeia de transmissão entre os contatos de pacientes com hanseníase. Porém, não há dados que comprovem a redução de casos novos, a longo prazo, e esta é a razão de este esquema profilático não ter sido aprovado pelo Ministério da Saúde do Brasil.[246,247]

Referências bibliográficas

1. Quilter EEV, Butlin CR, Singh S, Alam K, Lockwood DNJ. Patients with skin smear positive leprosy in Bangladesh are the main risk factor for leprosy development: 21-year follow-up in the household contact study (COCOA). PLoS Negl Trop Dis. 2020 Oct 30;14(10):e0008687. doi: 10.1371/journal.pntd.0008687. PMID: 33125403; PMCID: PMC7598483.
2. Pescarini JM, Strina A, Nery JS, Skalinski LM, Andrade KVF, Penna MLF et al. Socioeconomic risk markers of leprosy in high-burden countries: a systematic review and meta-analysis. PLoS Negl Trop Dis. 2018 Jul 9;12(7):e0006622. doi: 10.1371/journal.pntd.0006622. PMID: 29985930; PMCID: PMC6053250.
3. Lie H. Why is leprosy decreasing in Norway? Transactions of the Royal Society of Tropical Medicine and Hygiene. 1929;22(4):357-66.
4. Pescarini JM, Penna MLF, Rodrigues LC, Brickley EB, Penna GO, Barreto ML et al. Conditional cash transfer program and leprosy incidence: analysis of 12.9 million families from the 100 million Brazilian cohort. Am J Epidemiol. 2020 Dec 1;189(12):1547-58. doi: 10.1093/aje/kwaa127. PMID: 32639534; PMCID: PMC7705605.
5. Nery JS, Pereira SM, Rasella D, Penna ML, Aquino R, Rodrigues LC et al. Effect of the Brazilian conditional cash transfer and primary health care programs on the new case detection rate of leprosy. PLoS Negl Trop Dis. 2014 Nov 20;8(11):e3357. doi: 10.1371/journal.pntd.0003357. PMID: 25412418; PMCID: PMC4239003.
6. Nery JS, Ramond A, Pescarini JM, Alves A, Strina A, Ichihara MY et al. Socioeconomic determinants of leprosy new case detection in the 100 million Brazilian cohort: a population-based linkage study. Lancet Glob Health. 2019 Sep;7(9):e1226-36 [Epub 2019 Jul 19]. doi: 10.1016/S2214-109X(19)30260-8. PMID: 31331811; PMCID: PMC6688099.
7. Andrade KVF, Nery JS, Penna MLF, Penna GO, Pereira SM. Effect of Brazil's conditional cash transfer programme on the new case detection rate of leprosy in children under 15 years old. Lep Rev. 2018;89:13-24. doi: 10.1016/S1473-3099(19)30624-3.
8. Pescarini JM, Nery JS, Penna MLF, Rodrigues LC, Penna GO, Barreto ML et al. Effect of a conditional cash transfer programme on leprosy treatment adherence and cure in patients from the nationwide 100 million Brazilian cohort: a quasi-experimental study. Lancet Infect Dis. 2020 May;20(5):618-27 [Epub 2020 Feb 14]. doi: 10.1016/S1473-3099(19)30624-3. PMID: 32066527; PMCID: PMC7191267.
9. Hanumanthavya K, Manjunath KG, Anisha M et al. History of leprosy. J Evid Based Med Healthc. 2016;3(8):250-2.
10. Lee J, Kim JP, Nishikiori N, Fine PEM. The decline of leprosy in the Republic of Korea: patterns and trends, 1977-2013. Lepr Rev. 2015;86:316-27.
11. Araújo MG. Hanseníase no Brasil. Rev Soc Bras Med Trop. 2003;36(3):373-82.
12. Avelleira JCR, Bernardes-Filho F, Quaresma MV, Vianna FR. History of leprosy in Rio de Janeiro. An Bras Dermatol. 2014;89(3):515-8.
13. Santos FS, Souza LP, Siani AC. Chaulmoogra oil as scientific knowledge: the construction of a treatment for leprosy. Hist Cienc Saude Manguinhos. 2008;15:29-47.
14. Bechler RG. Hansen versus Neisser: controvérsias científicas na descoberta do bacilo da lepra. História, Ciências, Saúde – Manguinhos [Internet]. 2012 Sep;19(3):815-42.
15. World Health Organization. Chemotherapy of leprosy for control programmes. World Health Organ Tech Rep Ser. 1982;675:1-33. PMID: 6806990.
16. World Health Organization. Global observatory. Disponível em: https://www.who.int/data/gho/data/themes/topics/leprosy-hansens-disease. Acesso em: 2 mar. 2021.
17. Cole ST, Eiglmeier K, Parkhill J, James KD, Thomson NR, Wheeler PR et al. Massive gene decay in the leprosy bacillus. Nature. 2001 Feb 22;409(6823):1007-11. doi: 10.1038/35059006. PMID: 11234002.
18. Madeiro S. Aspectos microbiológicos e moleculares do Mycobacterium leprae. In: Alves ED, Ferreira TL, Nery I (org.). Hanseníase – Avanços e desafios. Brasília; 2014. p. 67-79.
19. Shepard CC. The experimental disease that follows the injection of human leprosy bacilli into foot pads of mice. J Exp Med. 1960;112:445-54.
20. Kirchheimer WF, Storrs EE. Attempts to establish the armadillo: Dasypus novemcinctus as a model for the study of leprosy. Int J Lepr. 1971;39:692-701.
21. Ng V, Zanazzi G, Timpl R, Talts JF, Salzer JL, Brennan PJ et al. Role of the cell wall phenolic glycolipid-1 in the peripheral nerve predilection of Mycobacterium leprae. Cell. 2000 Oct 27;103(3):511-24. doi: 10.1016/s0092-8674(00)00142-2. PMID: 11081637.
22. Bahia-El-Idrissi N, Das PK, Fluiter K, Rosa PS, Vreijling J, Troost D et al. M. leprae components induce nerve damage by complement activation: identification of lipoarabinomannan as the dominant complement activator. Acta Neuropathol. 2015 May;129(5):653-67 [Epub 2015 Mar 15]. doi: 10.1007/s00401-015-1404-5. PMID: 25772973; PMCID: PMC4405335.
23. Rambukkana A. Molecular basis for the peripheral nerve predilection of Mycobacterium leprae. Curr Opin Microbiol. 2001 Feb;4(1):21-7. doi: 10.1016/s1369-5274(00)00159-4. PMID: 11173029.
24. Rambukkana A, Salzer JL, Yurchenco PD, Tuomanen EI. Neural targeting of Mycobacterium leprae mediated by the G domain of the laminin-alpha2 chain. Cell. 1997 Mar 21;88(6):811-21. doi: 10.1016/s0092-8674(00)81927-3. PMID: 9118224.

25. Antunes SL, Chimelli L, Jardim MR, Vital RT, Nery JA, Corte-Real S et al. Histopathological examination of nerve samples from pure neural leprosy patients: obtaining maximum information to improve diagnostic efficiency. Mem Inst Oswaldo Cruz. 2012 Mar;107(2):246-53. doi: 10.1590/s0074-02762012000200015. Erratum in: Mem Inst Oswaldo Cruz. 2012 Jun;107(4):570. PMID: 22415265.
26. Sharma R, Singh P, McCoy RC, Lenz SM, Donovan K, Ochoa MT et al. Isolation of Mycobacterium lepromatosis and development of molecular diagnostic assays to distinguish Mycobacterium leprae and M. lepromatosis. Clin Infect Dis. 2020 Nov 5;71(8):e262-9. doi: 10.1093/cid/ciz1121. PMID: 31732729.
27. Han XY, Seo YH, Sizer KC, Schoberle T, May GS, Spencer JS et al. A new Mycobacterium species causing diffuse lepromatous leprosy. Am J Clin Pathol. 2008 Dec;130(6):856-64. doi: 10.1309/AJCPP72FJZZRRVMM. PMID: 19019760.
28. Britton WJ, Lockwood DN. Leprosy. Lancet. 2004 Apr 10;363(9416):1209-19. doi: 10.1016/S0140-6736(04)15952-7. PMID: 15081655.
29. Pescarini JM, Teixeira CSS, Silva NB, Sanchez M, Natividade M, Rodrigues LC et al. Características epidemiológicas e tendência temporal de casos novos de hanseníase no Brasil: 2006 à 2017. Cadernos de Saúde Pública. Dez. 2020.
30. Truman RW, Singh P, Sharma R, Busso P, Rougemont J, Paniz-Mondolfi A et al. Probable zoonotic leprosy in the southern United States. N Engl J Med. 2011 Apr 28;364(17):1626-33. doi: 10.1056/NEJMoa1010536. PMID: 21524213; PMCID: PMC3138484.
31. Kerr L, Kendall C, Sousa CAB, Frota CC, Graham J, Rodrigues L et al. Human-armadillo interaction in Ceará, Brazil: potential for transmission of Mycobacterium leprae. Acta Trop. 2015 Dec;152:74-9 [Epub 2015 Jul 29]. doi: 10.1016/j.actatropica.2015.07.023. PMID: 26232656.
32. Stefani MMA, Rosa PS, Costa MB, Schetinni APM, Manhães I, Pontes MAA et al. Leprosy survey among rural communities and wild armadillos from Amazonas state, Northern Brazil. PLoS One. 2019 Jan 10;14(1):e0209491. doi: 10.1371/journal.pone.0209491. PMID: 30629624; PMCID: PMC6328080.
33. Meredith A, Del Pozo J, Smith S, Milne E, Stevenson K, McLuckie J. Leprosy in red squirrels in Scotland. Vet Rec. 2014 Sep 20;175(11):285-6. doi: 10.1136/vr.g5680. PMID: 25234460.
34. Ploemacher T, Faber WR, Menke H, Rutten V, Pieters T. Reservoirs and transmission routes of leprosy: a systematic review. PLoS Negl Trop Dis. 2020 Apr 27;14(4):e0008276. doi: 10.1371/journal.pntd.0008276. PMID: 32339201; PMCID: PMC7205316.
35. Wheat WH, Casali AL, Thomas V, Spencer JS, Lahiri R, Williams DL et al. Long-term survival and virulence of Mycobacterium leprae in amoebal cysts. PLoS Negl Trop Dis. 2014 Dec 18;8(12):e3405. doi: 10.1371/journal.pntd.0003405. PMID: 25521850; PMCID: PMC4270725.
36. Oliveira GL, Oliveira JF, Nery JS, Pescarini JM, Penna GO, Penna MFL et al. Estimating under reporting of leprosy in Brazil using a Bayesian approach. Plos Neg Trop Dis. 2021. doi: 10.1101/2020.05.22.20109900.
37. Teixeira CSS, Pescarini JM, Alves FJO, Nery JS, Sanchez MN, Teles C et al. Incidence of and factors associated with leprosy among household contacts of patients with leprosy in Brazil. JAMA Dermatol. 2020 Jun 1;156(6):640-8. doi: 10.1001/jamadermatol.2020.0653. PMID: 32293649; PMCID: PMC7160739.
38. World Health Organization, WHO Expert Committee on Leprosy. World Health Organ Tech Rep Ser. 2012;(968):1-61. PMID: 22970604.
39. Moet FJ, Meima A, Oskam L, Richardus JH. Risk factors for the development of clinical leprosy among contacts and their relevance for targeted interventions. Lepr Rev. 2004 Dec;75(4):310-26. PMID: 15682969.
40. Massone C, Talhari C, Ribeiro-Rodrigues R, Sindeaux RH, Mira MT, Talhari S et al. Leprosy and HIV coinfection: a critical approach. Expert Rev Anti Infect Ther. 2011 Jun;9(6):701-10. doi: 10.1586/eri.11.44. PMID: 21692674.
41. Talhari C, Mira MT, Massone C, Braga A, Chrusciak-Talhari A, Santos M et al. Leprosy and HIV coinfection: a clinical, pathological, immunological and therapeutic study of a cohort from a Brazilian referral center for infectious diseases. J Infect Dis. 2010 Aug 15;202(3):345-54. doi: 10.1086/653839. PMID: 20565258.
42. Penna ML, Oliveira ML, Penna GO. The epidemiological behaviour of leprosy in Brazil. Lepr Rev. 2009 Sep;80(3):332-44. PMID: 19961107.
43. Nobre ML, Illarramendi X, Dupnik KM, Hacker MA, Nery JA, Jerônimo SM et al. Multibacillary leprosy by population groups in Brazil: lessons from an observational study. PLoS Negl Trop Dis. 2017 Feb 13;11(2):e0005364. doi: 10.1371/journal.pntd.0005364. PMID: 28192426; PMCID: PMC5325588.
44. Koba A, Ishii N, Mori S, Fine PE. The decline of leprosy in Japan: patterns and trends, 1964-2008. Lepr Rev. 2009 Dec;80(4):432-40. PMID: 20306642.
45. Silva ZP, Ribeiro MC, Barata RB, Almeida MF. Perfil sociodemográfico e padrão de utilização dos serviços de saúde do Sistema Único de Saúde (SUS), 2003-2008 [Socio-demographic profile and utilization patterns of the public healthcare system (SUS), 2003-2008]. Cien Saude Colet. 2011 Sep;16(9):3807-16. doi: 10.1590/s1413-81232011001000016. PMID: 21987323.
46. World Health Organization. Elimination of leprosy: resolution of the 44th World Health Assembly (resolution n. WHA 44.9). Geneva; 1991.
47. Lockwood DN, Shetty V, Penna GO. Hazards of setting targets to eliminate disease: lessons from the leprosy elimination campaign. BMJ. 2014 Feb 7;348:g1136. doi: 10.1136/bmj.g1136. PMID: 24508610.
48. World Health Organization. Multidrug therapy against leprosy: development and implementation over the past 25 years. Geneva; 2004. ISBN: 92-4-159176-5 (NLM classification: WHO/CDS/CPE/CEE/2004.46).
49. Brasil. Ministério da Saúde, Secretaria de Vigilância em Saúde. Boletim epidemiológico especial. 2020 Jan(Especial).
50. Pescarini JM, Teixeira CSS, Silva NB, Sanchez M, Natividade M, Rodrigues LC et al. Características epidemiológicas e tendência temporal de casos novos de hanseníase no Brasil: 2006 à 2017. Cadernos de Saúde Pública. Dez. 2020.
51. Vieira MCA, Nery JS, Paixão ES, Andrade KVF, Oliveira Penna G, Teixeira MG. Leprosy in children under 15 years of age in Brazil: a systematic review of the literature. PLoS Negl Trop Dis. 2018 Oct 2;12(10):e0006788. doi: 10.1371/journal.pntd.0006788. PMID: 30278054; PMCID: PMC6168122.

52. Sanchez MN, Nery JS, Pescarini JM, Mendes AA, Ichihara MY, Teixeira CSS et al. Physical disabilities caused by leprosy in 100 million cohort in Brazil. BMC Infect Dis. 2021 Mar 22;21(1):290. doi: 10.1186/s12879-021-05846-w. PMID: 33752632; PMCID: PMC7983385.
53. Düppre NC, Camacho LA, Cunha SS, Struchiner CJ, Sales AM, Nery JA et al. Effectiveness of BCG vaccination among leprosy contacts: a cohort study. Trans R Soc Trop Med Hyg. 2008 Jul;102(7):631-8 [Epub 2008 Jun 2]. doi: 10.1016/j.trstmh.2008.04.015. PMID: 18514242.
54. Düppre NC, Camacho LA, Sales AM, Illarramendi X, Nery JA, Sampaio EP et al. Impact of PGL-I seropositivity on the protective effect of BCG vaccination among leprosy contacts: a cohort study. PLoS Negl Trop Dis. 2012;6(6):e1711 [Epub 2012 Jun 19]. doi: 10.1371/journal.pntd.0001711. PMID: 22724040; PMCID: PMC3378622.
55. Richardus RA, Alam K, Pahan D, Feenstra SG, Geluk A, Richardus JH. The combined effect of chemoprophylaxis with single dose rifampicin and immunoprophylaxis with BCG to prevent leprosy in contacts of newly diagnosed leprosy cases: a cluster randomized controlled trial (MALTALEP study). BMC Infect Dis. 2013 Oct 3;13:456. doi: 10.1186/1471-2334-13-456. PMID: 24088534; PMCID: PMC3850918.
56. Lockwood DNJ, Krishnamurthy P, Kumar B, Penna G. Single--dose rifampicin chemoprophylaxis protects those who need it least and is not a cost-effective intervention. PLoS Negl Trop Dis. 2018 Jun 7;12(6):e0006403. doi: 10.1371/journal.pntd.0006403. PMID: 29879118; PMCID: PMC5991657.
57. Sampaio LH, Stefani MM, Oliveira RM, Sousa AL, Ireton GC, Reed SG etg al. Immunologically reactive M. leprae antigens with relevance to diagnosis and vaccine development. BMC Infect Dis. 2011 Jan 26;11:26. doi: 10.1186/1471-2334-11-26. PMID: 21269435; PMCID: PMC3040138.
58. Steinmann P, Reed SG, Mirza F, Hollingsworth TD, Richardus JH. Innovative tools and approaches to end the transmission of Mycobacterium leprae. Lancet Infect Dis. 2017 Sep;17(9):e298-305 [Epub 2017 Jul 7]. doi: 10.1016/S1473-3099(17)30314-6. PMID: 28693856.
59. Duthie MS, Pena MT, Ebenezer GJ, Gillis TP, Sharma R, Cunningham K et al. LepVax: a defined subunit vaccine that provides effective pre-exposure and post-exposure prophylaxis of M. leprae infection. NPJ Vaccines. 2018 Mar 28;3:12. doi: 10.1038/s41541-018-0050-z. Erratum in: NPJ Vaccines. 2018 May 15;3:18. PMID: 29619252; PMCID: PMC5871809.
60. Duthie MS, Frevol A, Day T, Coler RN, Vergara J, Rolf T et al. A phase 1 antigen dose escalation trial to evaluate safety, tolerability and immunogenicity of the leprosy vaccine candidate LepVax (LEP-F1 + GLA-SE) in healthy adults. Vaccine. 2020 Feb 11;38(7):1700-7 [Epub 2019 Dec 30]. doi: 10.1016/j.vaccine.2019.12.050. PMID: 31899025.
61. Joyce MP. Historic aspects of human susceptibility to leprosy and the risk of conjugal transmission. Mem Inst Oswaldo Cruz. 2012 Dec;107(Suppl 1):17-21. doi: 10.1590/s0074-02762012000900004. PMID: 23283448.
62. Monot M, Honoré N, Lockwood D, Stefani MM, Spencer JS, Brennan PJ et al. Comparative genomic and phylogeographic analysis of Mycobacterium leprae. Nat Genet. 2009 Dec;41(12):1282-9 [Epub 2009 Nov 1]. doi: 10.1038/ng.477. Erratum in: Nat Genet. 2010 Apr;42(4):361. Khamispour, Ali [corrected to Khamesipour, Ali]. PMID: 19881526.
63. Sales AM, Leon AP, Düppre NC, Hacker MA, Nery JA, Sarno EN et al. Leprosy among patient contacts: a multilevel study of risk factors. PLoS Negl Trop Dis. 2011 Mar 15;5(3):e1013. doi: 10.1371/journal.pntd.0001013. Erratum in: PLoS Negl Trop Dis. 2011 Aug;5(8). doi: 10.1371/annotation/fc90a4dd-99a7-4c48-9dee-0494a0180038. PMID: 21423643; PMCID: PMC3057944.
64. Chakravartti M, Vogel F. A twin study on leprosy. In: Becker PE, Lenz W, Vogel F, Wendt GG (ed.). Topics in human genetics. Stuttgart: Georg Thieme; 1973.
65. Mira MT, Alcais A, Nguyen VT, Moraes MO, Di Flumeri C, Vu HT et al. Susceptibility to leprosy is associated with PARK2 and PACRG. Nature. 2004 Feb 12;427(6975):636-40 [Epub 2004 Jan 25]. doi: 10.1038/nature02326. PMID: 14737177.
66. Lázaro FP, Werneck RI, Mackert CC, Cobat A, Prevedello FC, Pimentel RP et al. A major gene controls leprosy susceptibility in a hyperendemic isolated population from north of Brazil. J Infect Dis. 2010 May 15;201(10):1598-605. doi: 10.1086/652007. PMID: 20388034.
67. Abel L, Demenais F. Detection of major genes for susceptibility to leprosy and its subtypes in a Caribbean island: Desirade island. Am J Hum Genet. 1988 Feb;42(2):256-66. PMID: 3341381; PMCID: PMC1715260.
68. Cambri G, Mira MT. Genetic susceptibility to leprosy-from classic immune-related candidate genes to hypothesis--free, whole genome approaches. Front Immunol. 2018 Jul 20;9:1674. doi: 10.3389/fimmu.2018.01674. PMID: 30079069; PMCID: PMC6062607.
69. Jarduli LR, Alves HV, Souza VH, Sartori PVU, Fava VM, Souza FC et al. Association of MICA and HLA-B alleles with leprosy in two endemic populations in Brazil. Int J Immunogenet. 2021 Feb;48(1):25-35 [Epub 2020 Nov 5]. doi: 10.1111/iji.12518. PMID: 33151039.
70. Zhang FR, Huang W, Chen SM, Yang S, Zhang XJ, Liu JJ et al. Genomewide association study of leprosy. N Engl J Med. 2009 Dec 31;361(27):2609-18 [Epub 2009 Dec 16]. doi: 10.1056/NEJMoa0903753. PMID: 20018961.
71. Fava V, Orlova M, Cobat A, Alcais A, Mira M, Schurr E. Genetics of leprosy reactions: an overview. Mem Inst Oswaldo Cruz. 2012 Dec;107(Suppl 1):132-42. doi: 10.1590/s0074-02762012000900020. PMID: 23283464.
72. Sartori PVU, Penna GO, Bührer-Sékula S, Pontes MAA, Gonçalves HS, Cruz R et al. Human genetic susceptibility of leprosy recurrence. Sci Rep. 2020 Jan 28;10(1):1284. doi: 10.1038/s41598-020-58079-3. PMID: 31992776; PMCID: PMC6987179.
73. Modlin RL. Learning from leprosy: insights into contemporary immunology from an ancient disease. Skin Pharmacol Appl Skin Physiol. 2002 Jan-Feb;15(1):1-6. doi: 10.1159/000058177. PMID: 11803252.
74. Scollard DM, Adams LB, Gillis TP, Krahenbuhl JL, Truman RW, Williams DL. The continuing challenges of leprosy. Clin Microbiol Rev. 2006 Apr;19(2):338-81. doi: 10.1128/CMR.19.2.338-381.2006. PMID: 16614253; PMCID: PMC1471987.
75. Fonseca AB, Simon MD, Cazzaniga RA, Moura TR, Almeida RP, Duthie MS et al. The influence of innate and adaptative immune responses on the differential clinical outcomes of leprosy. Infect Dis Poverty. 2017 Feb 6;6(1):5. doi: 10.1186/s40249-016-0229-3. PMID: 28162092; PMCID: PMC5292790.

76. Mi Z, Liu H, Zhang F. Advances in the immunology and genetics of leprosy. Front Immunol. 2020 Apr 16;11:567. doi: 10.3389/fimmu.2020.00567. PMID: 32373110; PMCID: PMC7176874.
77. Ridley DS, Jopling WH. Classification of leprosy according to immunity: a five-group system. Int J Lepr Other Mycobact Dis. 1966 Jul-Sep;34(3):255-73. PMID: 5950347.
78. Modlin RL. The innate immune response in leprosy. Curr Opin Immunol. 2010 Feb;22(1):48-54 [Epub 2010 Jan 7]. doi: 10.1016/j.coi.2009.12.001. PMID: 20060279; PMCID: PMC2882026.
79. Modlin RL, Hofman FM, Taylor CR, Rea TH. T lymphocyte subsets in the skin lesions of patients with leprosy. J Am Acad Dermatol. 1983 Feb;8(2):182-9. doi: 10.1016/s0190-9622(83)70021-6. PMID: 6219136.
80. Yamamura M, Uyemura K, Deans RJ, Weinberg K, Rea TH, Bloom BR et al. Defining protective responses to pathogens: cytokine profiles in leprosy lesions. Science. 1991 Oct 11;254(5029):277-9. doi: 10.1126/science.1925582. Erratum in: Science. 1992 Jan 3;255(5040):12. PMID: 1925582.
81. Yamamura M, Wang XH, Ohmen JD, Uyemura K, Rea TH, Bloom BR et al. Cytokine patterns of immunologically mediated tissue damage. J Immunol. 1992 Aug 15;149(4):1470-5. PMID: 1500726.
82. Salgame P, Yamamura M, Bloom BR, Modlin RL. Evidence for functional subsets of CD4+ and CD8+ T cells in human disease: lymphokine patterns in leprosy. Chem Immunol. 1992;54:44-59. PMID: 1358110.
83. Cho SN, Cellona RV, Villahermosa LG, Fajardo Jr TT, Balagon MV, Abalos RM et al. Detection of phenolic glycolipid I of Mycobacterium leprae in sera from leprosy patients before and after start of multidrug therapy. Clin Diagn Lab Immunol. 2001 Jan;8(1):138-42. doi: 10.1128/CDLI.8.1.138-142.2001. PMID: 11139208; PMCID: PMC96023.
84. Abdallah M, Attia EA, Saad AA, El-Khateeb EA, Lotfi RA, Abdallah M et al. Serum Th1/Th2 and macrophage lineage cytokines in leprosy: correlation with circulating CD4(+), CD25(high), FoxP3(+) and T-regs cells. Exp Dermatol. 2014 Oct;23(10):742-7. doi: 10.1111/exd.12529. PMID: 25109693.
85. Bettelli E, Carrier Y, Gao W, Korn T, Strom TB, Oukka M et al. Reciprocal developmental pathways for the generation of pathogenic effector TH17 and regulatory T cells. Nature. 2006 May 11;441(7090):235-8 [Epub 2006 Apr 30]. doi: 10.1038/nature04753. PMID: 16648838.
86. Korn T, Bettelli E, Oukka M, Kuchroo VK. IL-17 and Th17 cells. Annu Rev Immunol. 2009;27:485-517. doi: 10.1146/annurev.immunol.021908.132710. PMID: 19132915.
87. Chen X, Oppenheim JJ. Th17 cells and Tregs: unlikely allies. J Leukoc Biol. 2014 May;95(5):723-31 [Epub 2014 Feb 21]. doi: 10.1189/jlb.1213633. PMID: 24563509; PMCID: PMC3984971.
88. Vignali DA, Collison LW, Workman CJ. How regulatory T cells work. Nat Rev Immunol. 2008 Jul;8(7):523-32. doi: 10.1038/nri2343. PMID: 18566595; PMCID: PMC2665249.
89. Palermo ML, Pagliari C, Trindade MA, Yamashitafuji TM, Duarte AJ, Cacere CR et al. Increased expression of regulatory T cells and down-regulatory molecules in lepromatous leprosy. Am J Trop Med Hyg. 2012 May;86(5):878-83. doi: 10.4269/ajtmh.2012.12-0088. PMID: 22556091; PMCID: PMC3335697.
90. Kumar S, Naqvi RA, Ali R, Rani R, Khanna N, Rao DN. CD4+, CD25+, T regs with acetylated FoxP3 are associated with immune suppression in human leprosy. Mol Immunol. 2013 Dec;56(4):513-20 [Epub 2013 Aug 1]. doi: 10.1016/j.molimm.2013.04.015. PMID: 23911408.
91. Saini C, Ramesh V, Nath I. Increase in TGF-β secreting CD4+, CD25+, FOXP3+, T regulatory cells in anergic lepromatous leprosy patients. PLoS Negl Trop Dis. 2014 Jan 16;8(1):e2639. doi: 10.1371/journal.pntd.0002639. PMID: 24454972; PMCID: PMC3894184.
92. Sadhu S, Khaitan BK, Joshi B, Sengupta U, Nautiyal AK, Mitra DK. Reciprocity between regulatory T cells and Th17 cells: relevance to polarized immunity in leprosy. PLoS Negl Trop Dis. 2016 Jan 11;10(1):e0004338. doi: 10.1371/journal.pntd.0004338. PMID: 26751584; PMCID: PMC4709061.
93. Saini C, Siddiqui A, Ramesh V, Nath I. Leprosy reactions show increased Th17 cell activity and reduced FOXP3+ Tregs with concomitant decrease in TGF-β and increase in IL-6. PLoS Negl Trop Dis. 2016 Apr 1;10(4):e0004592. doi: 10.1371/journal.pntd.0004592. PMID: 27035913; PMCID: PMC4818038.
94. Saini C, Ramesh V, Nath I. CD4+ Th17 cells discriminate clinical types and constitute a third subset of non Th1, Non Th2 T cells in human leprosy. PLoS Negl Trop Dis. 2013 Jul 25;7(7):e2338. doi: 10.1371/journal.pntd.0002338. PMID: 23936569; PMCID: PMC3723566.
95. Attia EA, Abdallah M, El-Khateeb E, Saad AA, Lotfi RA, Abdallah M et al. Serum Th17 cytokines in leprosy: correlation with circulating CD4(+), CD25 (high), FoxP3(+) and T-regs cells, as well as down regulatory cytokines. Arch Dermatol Res. 2014 Nov;306(9):793-801 [Epub 2014 Jul 14]. doi: 10.1007/s00403-014-1486-2. PMID: 25018055.
96. Quaresma JA, Aarão TL, Sousa JR, Botelho BS, Barros LF, Araujo RS et al. T-helper 17 cytokines expression in leprosy skin lesions. Br J Dermatol. 2015 Aug;173(2):565-7 [Epub 2015 Jun 18]. doi: 10.1111/bjd.13608. PMID: 25495069.
97. Schmitt E, Klein M, Bopp T. Th9 cells: new players in adaptive immunity. Trends Immunol. 2014 Feb;35(2):61-8 [Epub 2013 Nov 8]. doi: 10.1016/j.it.2013.10.004. PMID: 24215739.
98. Jia L, Wu C. The biology and functions of Th22 cells. Adv Exp Med Biol. 2014;841:209-30. doi: 10.1007/978-94-017-9487-9_8. PMID: 25261209.
99. Sousa JR, Pagliari C, Almeida DSM, Barros LFL, Carneiro FRO, Dias Jr LB et al. Th9 cytokines response and its possible implications in the immunopathogenesis of leprosy. J Clin Pathol. 2017 Jun;70(6):521-7 [Epub 2016 Dec 7]. doi: 10.1136/jclinpath-2016-204110. PMID: 27927694.
100. Finiasz MR, Franco MC, Barrera S, Rutitzky L, Pizzariello G, Sasiain MC et al. IL-9 promotes anti-Mycobacterium leprae cytotoxicity: involvement of IFNgamma. Clin Exp Immunol. 2007 Jan;147(1):139-47. doi: 10.1111/j.1365--2249.2006.03241.x. PMID: 17177973; PMCID: PMC1810457.
101. Silveira EL, Sousa JR, Aarão TLS, Fuzii HT, Dias Junior LB, Carneiro FR et al. New immunologic pathways in the pathogenesis of leprosy: role for Th22 cytokines in the polar forms of the disease. J Am Acad Dermatol. 2015 Apr;72(4):729-30. doi: 10.1016/j.jaad.2014.11.023. PMID: 25773413.
102. Tarique M, Saini C, Naqvi RA, Khanna N, Sharma A, Rao DN. IL-12 and IL-23 modulate plasticity of FoxP3+ regulatory T cells in human leprosy. Mol Immunol. 2017 Mar;83:72-81 [Epub 2017 Jan 19]. doi: 10.1016/j.molimm.2017.01.008. PMID: 28110210.

103. Krutzik SR, Ochoa MT, Sieling PA, Uematsu S, Ng YW, Legaspi A et al. Activation and regulation of Toll-like receptors 2 and 1 in human leprosy. Nat Med. 2003 May;9(5):525-32 [Epub 2003 Apr 14]. doi: 10.1038/nm864. PMID: 12692544.
104. Krutzik SR, Tan B, Li H, Ochoa MT, Liu PT, Sharfstein SE et al. TLR activation triggers the rapid differentiation of monocytes into macrophages and dendritic cells. Nat Med. 2005 Jun;11(6):653-60 [Epub 2005 May 8]. doi: 10.1038/nm1246. PMID: 15880118; PMCID: PMC1409736.
105. Maeda Y, Mukai T, Spencer J, Makino M. Identification of an immunomodulating agent from Mycobacterium leprae. Infect Immun. 2005 May;73(5):2744-50. doi: 10.1128/IAI.73.5.2744-2750.2005. Erratum in: Infect Immun. 2005 Jul;73(7):4458. PMID: 15845477; PMCID: PMC1087368.
106. Oliveira RB, Ochoa MT, Sieling PA, Rea TH, Rambukkana A, Sarno EN et al. Expression of Toll-like receptor 2 on human Schwann cells: a mechanism of nerve damage in leprosy. Infect Immun. 2003 Mar;71(3):1427-33. doi: 10.1128/iai.71.3.1427-1433.2003. PMID: 12595460; PMCID: PMC148832.
107. Mattos KA, Oliveira VG, D'Avila H, Rodrigues LS, Pinheiro RO, Sarno EN et al. TLR6-driven lipid droplets in Mycobacterium leprae-infected Schwann cells: immunoinflammatory platforms associated with bacterial persistence. J Immunol. 2011 Sep 1;187(5):2548-58 [Epub 2011 Aug 3]. doi: 10.4049/jimmunol.1101344. PMID: 21813774.
108. Mattos KA, D'Avila H, Rodrigues LS, Oliveira VG, Sarno EN, Atella GC et al. Lipid droplet formation in leprosy: Toll-like receptor-regulated organelles involved in eicosanoid formation and Mycobacterium leprae pathogenesis. J Leukoc Biol. 2010 Mar;87(3):371-84 [Epub 2009 Dec 1]. doi: 10.1189/jlb.0609433. Erratum in: J Leukoc Biol. 2010 Nov;88(5):1061. PMID: 19952355.
109. Polycarpou A, Holland MJ, Karageorgiou I, Eddaoudi A, Walker SL, Willcocks S et al. Mycobacterium leprae activates Toll-Like Receptor-4 signaling and expression on macrophages depending on previous bacillus Calmette-Guerin vaccination. Front Cell Infect Microbiol. 2016 Jul 8;6:72. doi: 10.3389/fcimb.2016.00072. PMID: 27458573; PMCID: PMC4937034.
110. Pinheiro RO, Schmitz V, Silva BJA, Dias AA, Souza BJ, Barbosa MGM et al. Innate immune responses in leprosy. Front Immunol. 2018 Mar 28;9:518. doi: 10.3389/fimmu.2018.00518. PMID: 29643852; PMCID: PMC5882777.
111. Gimenez MF, Gigli I, Tausk FA. Differential expression of Langerhans cells in the epidermis of patients with leprosy. Br J Dermatol. 1989 Jul;121(1):19-26. doi: 10.1111/j.1365-2133.1989.tb01395.x. PMID: 2757953.
112. Quaresma JAS, Oliveira MF, Guimarães ACR, Brito EB, Brito RB, Pagliari C et al. CD1a and factor XIIIa immunohistochemistry in leprosy: a possible role of dendritic cells in the pathogenesis of Mycobacterium leprae infection. Am J Dermatopathol. 2009 Aug;31(6):527-31. doi: 10.1097/DAD.0b013e31819f1997. PMID: 19590423.
113. Hirai KE, Aarão TL, Silva LM, Sousa JR, Souza J, Dias Jr LB et al. Langerhans cells (CD1a and CD207), dermal dendrocytes (FXIIIa) and plasmacytoid dendritic cells (CD123) in skin lesions of leprosy patients. Microb Pathog. 2016 Feb;91:18-25 [Epub 2015 Nov 27]. doi: 10.1016/j.micpath.2015.11.013. PMID: 26639680.
114. Zhang F, Ren S, Zuo Y. DC-SIGN, DC-SIGNR and LSECtin: C-type lectins for infection. Int Rev Immunol. 2014 Jan;33(1):54-66 [Epub 2013 Oct 24]. doi: 10.3109/08830185.2013.834897. PMID: 24156700.
115. Kashem SW, Haniffa M, Kaplan DH. Antigen-presenting cells in the skin. Annu Rev Immunol. 2017 Apr 26;35:469-99 [Epub 2017 Feb 6]. doi: 10.1146/annurev-immunol-051116-052215. PMID: 28226228.
116. Soilleux EJ, Sarno EN, Hernandez MO, Moseley E, Horsley J, Lopes UG et al. DC-SIGN association with the Th2 environment of lepromatous lesions: cause or effect? J Pathol. 2006 Jun;209(2):182-9. doi: 10.1002/path.1972. PMID: 16583355.
117. Inkeles MS, Teles RM, Pouldar D, Andrade PR, Madigan CA, Lopez D et al. Cell-type deconvolution with immune pathways identifies gene networks of host defense and immunopathology in leprosy. JCI Insight. 2016 Sep 22;1(15):e88843. doi: 10.1172/jci.insight.88843. PMID: 27699251; PMCID: PMC5033757.
118. Sica A, Erreni M, Allavena P, Porta C. Macrophage polarization in pathology. Cell Mol Life Sci. 2015 Nov;72(21):4111-26 [Epub 2015 Jul 26]. doi: 10.1007/s00018-015-1995-y. PMID: 26210152.
119. Gordon S, Plüddemann A. Tissue macrophages: heterogeneity and functions. BMC Biol. 2017 Jun 29;15(1):53. doi: 10.1186/s12915-017-0392-4. PMID: 28662662; PMCID: PMC5492929.
120. Fachin LR, Soares CT, Belone AF, Trombone AP, Rosa PS, Guidella CC et al. Immunohistochemical assessment of cell populations in leprosy-spectrum lesions and reactional forms. Histol Histopathol. 2017 Apr;32(4):385-96 [Epub 2016 Jul 22]. doi: 10.14670/HH-11-804. PMID: 27444702.
121. Sousa JR, Lucena Neto FD, Sotto MN, Quaresma JAS. Immunohistochemical characterization of the M4 macrophage population in leprosy skin lesions. BMC Infect Dis. 2018 Nov 15;18(1):576. doi: 10.1186/s12879-018-3478-x. PMID: 30442123; PMCID: PMC6238386.
122. Kumar S, Naqvi RA, Bhat AA, Rani R, Ali R, Agnihotri A et al. IL-10 production from dendritic cells is associated with DC SIGN in human leprosy. Immunobiology. 2013 Dec;218(12):1488-96 [Epub 2013 May 18]. doi: 10.1016/j.imbio.2013.05.004. PMID: 23816300.
123. Bleharski JR, Li H, Meinken C, Graeber TG, Ochoa MT, Yamamura M et al. Use of genetic profiling in leprosy to discriminate clinical forms of the disease. Science. 2003 Sep 12;301(5639):1527-30. doi: 10.1126/science.1087785. PMID: 12970564.
124. Tripp CS, Beckerman KP, Unanue ER. Immune complexes inhibit antimicrobial responses through interleukin-10 production: effects in severe combined immunodeficient mice during listeria infection. J Clin Invest. 1995 Apr;95(4):1628-34. doi: 10.1172/JCI117837. PMID: 7706470; PMCID: PMC295664.
125. Ratledge C, Dover LG. Iron metabolism in pathogenic bacteria. Annu Rev Microbiol. 2000;54:881-941. doi: 10.1146/annurev.micro.54.1.881. PMID: 11018148.
126. Cruz D, Watson AD, Miller CS, Montoya D, Ochoa MT, Sieling PA et al. Host-derived oxidized phospholipids and HDL regulate innate immunity in human leprosy. J Clin Invest. 2008 Aug;118(8):2917-28. doi: 10.1172/JCI34189. PMID: 18636118; PMCID: PMC2467381.

127. Job CK. Mycobacterium leprae in nerve lesions in lepromatous leprosy: an electron microscopic study. Arch Pathol. 1970 Mar;89(3):195-207. PMID: 4313451.
128. Terpstra V, Bird DA, Steinberg D. Evidence that the lipid moiety of oxidized low density lipoprotein plays a role in its interaction with macrophage receptors. Proc Natl Acad Sci USA. 1998 Feb 17;95(4):1806-11. doi: 10.1073/pnas.95.4.1806. PMID: 9465098; PMCID: PMC19194.
129. Mosser DM, Edwards JP. Exploring the full spectrum of macrophage activation. Nat Rev Immunol. 2008 Dec;8(12):958-69. doi: 10.1038/nri2448. Erratum in: Nat Rev Immunol. 2010 Jun;10(6):460. PMID: 19029990; PMCID: PMC2724991.
130. Sousa JR, Sousa RPM, Aarão TLS, Dias Jr LB, Carneiro FRO, Quaresma JAS. Response of iNOS and its relationship with IL-22 and STAT3 in macrophage activity in the polar forms of leprosy. Acta Trop. 2017 Jul;171:74-9 [Epub 2017 Mar 19]. doi: 10.1016/j.actatropica.2017.03.016. PMID: 28327412.
131. Madigan CA, Cambier CJ, Kelly-Scumpia KM, Scumpia PO, Cheng TY, Zailaa J et al. A macrophage response to mycobacterium leprae phenolic glycolipid initiates nerve damage in leprosy. Cell. 2017 Aug 24;170(5):973-85.e10. doi: 10.1016/j.cell.2017.07.030. PMID: 28841420; PMCID: PMC5848073.
132. Hashimoto K, Maeda Y, Kimura H, Suzuki K, Masuda A, Matsuoka M et al. Mycobacterium leprae infection in monocyte-derived dendritic cells and its influence on antigen-presenting function. Infect Immun. 2002 Sep;70(9):5167-76. doi: 10.1128/iai.70.9.5167-5176.2002. PMID: 12183567; PMCID: PMC128241.
133. Murray RA, Siddiqui MR, Mendillo M, Krahenbuhl J, Kaplan G. Mycobacterium leprae inhibits dendritic cell activation and maturation. J Immunol. 2007 Jan 1;178(1):338-44. doi: 10.4049/jimmunol.178.1.338. PMID: 17182571.
134. Spencer JS, Brennan PJ. The role of Mycobacterium leprae phenolic glycolipid I (PGL-I) in serodiagnosis and in the pathogenesis of leprosy. Lepr Rev. 2011 Dec;82(4):344-57. PMID: 22439275.
135. Doz-Deblauwe É, Carreras F, Arbues A, Remot A, Epardaud M, Malaga W et al. CR3 Engaged by PGL-I triggers syk-calcineurin-NFATc to rewire the innate immune response in leprosy. Front Immunol. 2019 Dec 17;10:2913. doi: 10.3389/fimmu.2019.02913. PMID: 31921172; PMCID: PMC6928039.
136. Kamath S, Vaccaro SA, Rea TH, Ochoa MT. Recognizing and managing the immunologic reactions in leprosy. J Am Acad Dermatol. 2014 Oct;71(4):795-803 [Epub 2014 Apr 24]. doi: 10.1016/j.jaad.2014.03.034. PMID: 24767732.
137. Scollard DM, Martelli CM, Stefani MM, Maroja MF, Villahermosa L, Pardillo F et al. Risk factors for leprosy reactions in three endemic countries. Am J Trop Med Hyg. 2015 Jan;92(1):108-14 [Epub 2014 Dec 1]. doi: 10.4269/ajtmh.13-0221. PMID: 25448239; PMCID: PMC4347363.
138. Lockwood DN, Vinayakumar S, Stanley JN, McAdam KP, Colston MJ. Clinical features and outcome of reversal (type 1) reactions in Hyderabad, India. Int J Lepr Other Mycobact Dis. 1993 Mar;61(1):8-15. PMID: 8326184.
139. Ranque B, Nguyen VT, Vu HT, Nguyen TH, Nguyen NB, Pham XK et al. Age is an important risk factor for onset and sequelae of reversal reactions in Vietnamese patients with leprosy. Clin Infect Dis. 2007 Jan 1;44(1):33-40 [Epub 2006 Nov 28]. doi: 10.1086/509923. PMID: 17143812.
140. Walker SL, Roberts CH, Atkinson SE, Khadge S, Macdonald M, Neupane KD et al. The effect of systemic corticosteroid therapy on the expression of toll-like receptor 2 and toll-like receptor 4 in the cutaneous lesions of leprosy type 1 reactions. Br J Dermatol. 2012 Jul;167(1):29-35 [Epub 2012 Jun 1]. doi: 10.1111/j.1365-2133.2012.10891.x. PMID: 22348338.
141. Little D, Khanolkar-Young S, Coulthart A, Suneetha S, Lockwood DN. Immunohistochemical analysis of cellular infiltrate and gamma interferon, interleukin-12 and inducible nitric oxide synthase expression in leprosy type 1 (reversal) reactions before and during prednisolone treatment. Infect Immun. 2001 May;69(5):3413-7. doi: 10.1128/IAI.69.5.3413-3417.2001. PMID: 11292765; PMCID: PMC98301.
142. Lockwood DN, Suneetha L, Sagili KD, Chaduvula MV, Mohammed I, Brakel W et al. Cytokine and protein markers of leprosy reactions in skin and nerves: baseline results for the North Indian INFIR cohort. PLoS Negl Trop Dis. 2011 Dec;5(12):e1327 [Epub 2011 Dec 13]. doi: 10.1371/journal.pntd.0001327. PMID: 22180790; PMCID: PMC3236729.
143. Lockwood DN, Lucas SB, Desikan KV, Ebenezer G, Suneetha S, Nicholls P. The histological diagnosis of leprosy type 1 reactions: identification of key variables and an analysis of the process of histological diagnosis. J Clin Pathol. 2008 May;61(5):595-600 [Epub 2008 Mar 6]. doi: 10.1136/jcp.2007.053389. PMID: 18326022.
144. Stefani MM, Martelli CM, Gillis TP, Krahenbuhl JL; Brazilian Leprosy Study Group. In situ type 1 cytokine gene expression and mechanisms associated with early leprosy progression. J Infect Dis. 2003 Oct 1;188(7):1024-31 [Epub 2003 Sep 16]. doi: 10.1086/378410. PMID: 14513423.
145. Stefani MM, Guerra JG, Sousa AL, Costa MB, Oliveira ML, Martelli CT et al. Potential plasma markers of type 1 and type 2 leprosy reactions: a preliminary report. BMC Infect Dis. 2009 May 27;9:75. doi: 10.1186/1471-2334-9-75. PMID: 19473542; PMCID: PMC2696458.
146. Costa MB, Hungria EM, Freitas AA, Sousa ALOM, Jampietro J, Soares FA et al. In situ T regulatory cells and Th17 cytokines in paired samples of leprosy type 1 and type 2 reactions. PLoS One. 2018 Jun 8;13(6):e0196853. doi: 10.1371/journal.pone.0196853. PMID: 29883464; PMCID: PMC5993234.
147. Saini C, Srivastava RK, Kumar P, Ramesh V, Sharma A. A distinct double positive IL-17A+/F+ T helper 17 cells induced inflammation leads to IL17 producing neutrophils in type 1 reaction of leprosy patients. Cytokine. 2020 Feb;126:154873 [Epub 2019 Oct 16]. doi: 10.1016/j.cyto.2019.154873. PMID: 31629113.
148. Parente JN, Talhari C, Schettini AP, Massone C. T regulatory cells (TREG) (TCD4+, CD25+, FOXP3+) distribution in the different clinical forms of leprosy and reactional states. An Bras Dermatol. 2015 Jan-Feb;90(1):41-7. doi: 10.1590/abd1806-4841.20153311. PMID: 25672298; PMCID: PMC4323697.
149. Dias AA, Silva CO, Santos JP, Batista-Silva LR, Acosta CC, Fontes AN et al. DNA sensing via TLR-9 constitutes a major innate immunity pathway activated during erythema nodosum leprosum. J Immunol. 2016 Sep 1;197(5):1905-13 [Epub 2016 Jul 29]. doi: 10.4049/jimmunol.1600042. PMID: 27474073.

150. Moraes MO, Sarno EN, Almeida AS, Saraiva BC, Nery JA, Martins RC et al. Cytokine mRNA expression in leprosy: a possible role for interferon-gamma and interleukin-12 in reactions (RR and ENL). Scand J Immunol. 1999 Nov;50(5):541-9. doi: 10.1046/j.1365-3083.1999.00622.x. PMID: 10564558.
151. Sampaio EP, Malta AM, Sarno EN, Kaplan G. Effect of rhuIFN--gamma treatment in multibacillary leprosy patients. Int J Lepr Other Mycobact Dis. 1996 Sep;64(3):268-73. PMID: 8862260.
152. Vieira AP, Trindade MÂ, Pagliari C, Avancini J, Sakai-Valente NY, Duarte AJ et al. Development of type 2, but not type 1, leprosy reactions is associated with a severe reduction of circulating and in situ regulatory t-cells. Am J Trop Med Hyg. 2016 Apr;94(4):721-7 [Epub 2016 Feb 22]. doi: 10.4269/ajtmh.15-0673. PMID: 26903606; PMCID: PMC4824210.
153. Sehgal VN, Jain MK, Srivastava G. Evolution of the classification of leprosy. Int J Dermatol. 1989 Apr;28(3):161-7. doi: 10.1111/j.1365-4362.1989.tb02452.x. PMID: 2651336.
154. Gelber RH, Grosset J. The chemotherapy of leprosy: an interpretive history. Lepr Rev. 2012 Sep;83(3):221-40. PMID: 23356023.
155. Pardillo FE, Fajardo TT, Abalos RM, Scollard D, Gelber RH. Methods for the classification of leprosy for treatment purposes. Clin Infect Dis. 2007 Apr 15;44(8):1096-9 [Epub 2007 Mar 5]. doi: 10.1086/512809. PMID: 17366457.
156. Rodrigues Júnior IA, Gresta LT, Noviello ML, Cartelle CT, Lyon S, Arantes RM. Leprosy classification methods: a comparative study in a referral center in Brazil. Int J Infect Dis. 2016 Apr;45:118-22 [Epub 2016 Feb 27]. doi: 10.1016/j.ijid.2016.02.018. PMID: 26928327.
157. Talhari C, Talhari S, Penna GO. Clinical aspects of leprosy. Clin Dermatol. 2015 Jan-Feb;33(1):26-37. doi: 10.1016/j.clindermatol.2014.07.002. PMID: 25432808.
158. Pardo-Castello V, Tiant FR. The histamine test with particular reference to the diagnosis of leprosy. Arch Derm Syphilol. 1943;46(3):826-9.
159. Pinho JRR, Andrade Junior HF, Schenberg ACG. Os diferentes testes cutâneos existentes para acompanhamento de pacientes com hanseníase. Hansen Int. 1998;23:49-52.
160. Talhari S, Penna GO, Gonçalves HS, Oliveira MLW (org.). Hanseníase. 5. ed. Dilivros; 2015. 217 p.
161. Oliveira MB, Diniz LM. Leprosy among children under 15 years of age: literature review. An Bras Dermatol. 2016 Apr;91(2):196-203. doi: 10.1590/abd1806-4841.20163661. PMID: 27192519; PMCID: PMC4861567.
162. Gupta SK. Histoid leprosy: review of the literature. Int J Dermatol. 2015 Nov;54(11):1283-8 [Epub 2015 Jun 20]. doi: 10.1111/ijd.12799. PMID: 26094829.
163. Monteiro R, Abreu MA, Tiezzi MG, Roncada EV, Oliveira CC, Ortigosa LC. Lúcio's phenomenon: another case reported in Brazil. An Bras Dermatol. 2012 Mar-Apr;87(2):296-300. doi: 10.1590/s0365-05962012000200017. PMID: 22570037.
164. Nascimento OJ. Leprosy neuropathy: clinical presentations. Arq Neuropsiquiatr. 2013 Sep;71(9B):661-6. doi: 10.1590/0004-282X20130146. PMID: 24141500.
165. Vijayan J, Wilder-Smith EP. Neurological manifestations of leprosy. In: Scollard DM, Gillis TP (ed.). International textbook of leprosy. 2016.
166. Cunha FMB, Werneck MC, Scola RH, Werneck LC. Pure neural leprosy: diagnostic value of the polymerase chain reaction. Muscle Nerve. 2006 Mar;33(3):409-14. doi: 10.1002/mus.20465. PMID: 16315323.
167. Pimentel MIF, Nery JAC, Borges E, Rolo R, Sarno EN. Silent neuritis in multibacillary leprosy evaluated through the development of disabilities before, during and after multidrug therapy. An Bras Dermatol. 2004;79(2):169-79.
168. Pandhi D, Chhabra N. New insights in the pathogenesis of type 1 and type 2 lepra reaction. Indian J Dermatol Venereol Leprol. 2013 Nov-Dec;79(6):739-49. doi: 10.4103/0378-6323.120719. PMID: 24177605.
169. Hungria EM, Oliveira RM, Penna GO, Aderaldo LC, Pontes MA, Cruz R et al. Can baseline ML flow test results predict leprosy reactions? An investigation in a cohort of patients enrolled in the uniform multidrug therapy clinical trial for leprosy patients in Brazil. Infect Dis Poverty. 2016 Dec 6;5(1):110. doi: 10.1186/s40249-016-0203-0. PMID: 27919284; PMCID: PMC5139020.
170. Penna ML, Buhrer-Sékula S, Pontes MA, Cruz R, Gonçalves HS, Penna GO. Primary results of clinical trial for uniform multidrug therapy for leprosy patients in Brazil (U-MDT/CT-BR): reactions frequency in multibacillary patients. Lepr Rev. 2012 Sep;83(3):308-19. PMID: 23356032.
171. Cortela DC, Souza Junior AL, Virmond MC, Ignotti E. Inflammatory mediators of leprosy reactional episodes and dental infections: a systematic review. Mediators Inflamm. 2015;2015:548540 [Epub 2015 Aug 3]. doi: 10.1155/2015/548540. PMID: 26339136; PMCID: PMC4539113.
172. Kahawita IP, Walker SL, Lockwood DNJ. Leprosy type 1 reactions and erythema nodosum leprosum. An Bras Dermatol. 2008;83(1):75-82.
173. Walker SL, Lockwood DN. Leprosy type 1 (reversal) reactions and their management. Lepr Rev. 2008 Dec;79(4):372-86. PMID: 19274984.
174. Walker SL, Sales AM, Butlin CR, Shah M, Maghanoy A, Lambert SM et al.; Erythema Nodosum Leprosum International Study Group. A leprosy clinical severity scale for erythema nodosum leprosum: an international, multicentre validation study of the ENLIST ENL Severity Scale. PLoS Negl Trop Dis. 2017 Jul 3;11(7):e0005716. doi: 10.1371/journal.pntd.0005716. PMID: 28671966; PMCID: PMC5510881.
175. Guerra JG, Penna GO, Castro LCM, Martelli CMT, Stefani MMA. Eritema nodoso hansênico: atualização clínica e terapêutica. An Bras Dermatol. 2002:77:389-407.
176. Rocha RH, Emerich PS, Diniz LM, Oliveira MB, Cabral AN, Amaral AC. Lúcio's phenomenon: exuberant case report and review of Brazilian cases. An Bras Dermatol. 2016 Sep-Oct;91(5 Suppl 1):60-3. doi: 10.1590/abd1806-4841.20164370. PMID: 28300896; PMCID: PMC5324995.
177. Kaur C, Thami GP, Mohan H. Lúcio phenomenon and Lúcio leprosy. Clin Exp Dermatol. 2005 Sep;30(5):525-7. doi: 10.1111/j.1365-2230.2005.01860.x. PMID: 16045685.
178. Penna GO, Bührer-Sékula S, Kerr LRS, Stefani MMA, Rodrigues LC, Araújo MG et al. Uniform multidrug therapy for leprosy patients in Brazil (U-MDT/CT-BR): results of an open label, randomized and controlled clinical trial, among multibacillary patients. PLoS Negl Trop Dis. 2017 Jul 13;11(7):e0005725. doi: 10.1371/journal.pntd.0005725. PMID: 28704363; PMCID: PMC5526599.
179. Trindade MA, Benard G, Ura S, Ghidella CC, Avelleira JC, Vianna FR et al. Granulomatous reactivation during the course of a leprosy infection: reaction or relapse. PLoS Negl Trop Dis. 2010 Dec 21;4(12):e921. doi: 10.1371/journal.pntd.0000921. PMID: 21200422; PMCID: PMC3006134.

180. Waters MF. Distinguishing between relapse and late reversal reaction in multidrug (MDT)-treated BT leprosy. Lepr Rev. 2001 Sep;72(3):250-3. doi: 10.5935/0305-7518.20010031. PMID: 11715270.
181. Brasil. Ministério da Saúde, Secretaria de Vigilância em Saúde, Departamento de Vigilância das Doenças Transmissíveis. Diretrizes para vigilância, atenção e eliminação da hanseníase como problema de saúde pública: manual técnico-operacional. Brasília: Ministério da Saúde; 2016.
182. Kurz XM, Declercq EE, Vellut CM. Rate and time distribution of relapses in multibacillary leprosy. Int J Lepr Other Mycobact Dis. 1989 Sep;57(3):599-606. PMID: 2778367.
183. Penna GO, Martelli CMT, Stefani MMA, Macedo VO, Maroja MF, Chaul A. Talidomida no tratamento do eritema nodoso hansênico: revisão sistemática dos ensaios clínicos e perspectivas de novas investigações. An Bras Dermatol. 2005;80(5):511-22.
184. Veen NH, Lockwood DN, Brakel WH, Ramirez Jr J, Richardus JH. Interventions for erythema nodosum leprosum: a Cochrane review. Lepr Rev. 2009 Dec;80(4):355-72. PMID: 20306635.
185. Kar HK, Gupta L. Comparative efficacy of four treatment regimens in type 2 leprosy reactions (prednisolone alone, thalidomide alone, prednisolone plus thalidomide and prednisolone plus clofazimine). Indian J Lepr. 2016 Jan;88(1):29-38. PMID: 29741823.
186. Nabarro LEB, Aggarwal D, Armstrong M, Lockwood DNJ. The use of steroids and thalidomide in the management of erythema nodosum leprosum: 17 years at the Hospital for Tropical Diseases, London. Lepr Rev. 2016;87(2).
187. Haroun OMO, Vollert J, Lockwood DN, Bennett DLH, Pai VV, Shetty V et al. Clinical characteristics of neuropathic pain in leprosy and associated somatosensory profiles: a deep phenotyping study in India. Pain Rep. 2019 Dec 6;4(6):e743. doi: 10.1097/PR9.0000000000000743. PMID: 31984287; PMCID: PMC6903357.
188. Giesel LM, Pitta IJR, Silveira RC, Andrade LR, Vital RT, Nery JADC et al. Clinical and neurophysiological features of leprosy patients with neuropathic pain. Am J Trop Med Hyg. 2018 Jun;98(6):1609-13 [Epub 2018 Mar 29]. doi: 10.4269/ajtmh.17-0817. PMID: 29611495; PMCID: PMC6086157.
189. Lastória JC, Abreu MA. Leprosy: a review of laboratory and therapeutic aspects – Part II. An Bras Dermatol. 2014 May-Jun;89(3):389-401. doi: 10.1590/abd1806-4841.20142460. PMID: 24937811; PMCID: PMC4056695.
190. Cruz RCDS, Bührer-Sékula S, Penna MLF, Penna GO, Talhari S. Leprosy: current situation, clinical and laboratory aspects, treatment history and perspective of the uniform multidrug therapy for all patients. An Bras Dermatol. 2017 Nov-Dec;92(6):761-73. doi: 10.1590/abd1806-4841.20176724. PMID: 29364430; PMCID: PMC5786388.
191. Brasil. Ministério da Saúde, Secretaria de Vigilâncla em Saúde, Departamento de Vigilância Epidemiológica. Guia de procedimentos técnicos: baciloscopia em hanseníase. Brasília: Ministério da Saúde; 2010.
192. Alcais A, Sanchez FO, Thuc NV, Lap VD, Oberti J, Lagrange PH et al. Granulomatous reaction to intradermal injection of lepromin (Mitsuda reaction) is linked to the human NRAMP1 gene in Vietnamese leprosy sibships. J Infect Dis. 2000 Jan;181(1):302-8. doi: 10.1086/315174. PMID: 10608779.
193. Veena S, Kumar P, Shashikala P, Gurubasavaraj H, Chandrasekhar HR et al. Significance of histopathology in leprosy patients with 1-5 skin lesions with relevance to therapy. J Lab Physicians. 2011 Jan;3(1):21-4. doi: 10.4103/0974-2727.78557. PMID: 21701658; PMCID: PMC3118051.
194. Massone C, Belachew WA, Schettini A. Histopathology of the lepromatous skin biopsy. Clin Dermatol. 2015 Jan-Feb;33(1):38-45. doi: 10.1016/j.clindermatol.2014.10.003. PMID: 25432809.
195. Maymone MBC, Laughter M, Venkatesh S, Dacso MM, Rao PN, Stryjewska BM et al. Leprosy: clinical aspects and diagnostic techniques. J Am Acad Dermatol. 2020 Jul;83(1):1-14 [Epub 2020 Mar 27]. doi: 10.1016/j.jaad.2019.12.080. PMID: 32229279.
196. Sarita S, Muhammed K, Najeeba R, Rajan GN, Anza K, Binitha MP et al. A study on histological features of lepra reactions in patients attending the Dermatology Department of the Government Medical College, Calicut, Kerala, India. Lepr Rev. 2013 Mar;84(1):51-64. PMID: 23741882.
197. Moura RS, Calado KL, Oliveira ML, Bührer-Sékula S. Leprosy serology using PGL-I: a systematic review. Rev Soc Bras Med Trop. 2008;41(Suppl 2):11-8. doi: 10.1590/s0037-86822008000700004. PMID: 19618069.
198. Hungria EM, Bührer-Sékula S, Oliveira RM, Aderaldo LC, Pontes AA, Cruz R et al. Leprosy reactions: the predictive value of Mycobacterium leprae-specific serology evaluated in a Brazilian cohort of leprosy patients (U-MDT/CT-BR). PLoS Negl Trop Dis. 2017 Feb 21;11(2):e0005396. doi: 10.1371/journal.pntd.0005396. PMID: 28222139; PMCID: PMC5336302.
199. Duthie MS, Goto W, Ireton GC, Reece ST, Cardoso LP, Martelli CM et al. Use of protein antigens for early serological diagnosis of leprosy. Clin Vaccine Immunol. 2007 Nov;14(11):1400-8 [Epub 2007 Sep 26]. doi: 10.1128/CVI.00299-07. PMID: 17898185; PMCID: PMC2168166.
200. Bobosha K, Tang ST, Bekele Y, Martins MV, Lund O, Franken KL et al. Mycobacterium leprae virulence-associated peptides are indicators of exposure to M. leprae in Brazil, Ethiopia and Nepal. Inst Oswaldo Cruz. 2012 Dec;107(Suppl 1):112-23. doi: 10.1590/s0074-02762012000900018. PMID: 23283462.
201. Oliveira RM, Hungria EM, Freitas AA, Sousa AL, Costa MB, Reed SG et al. Synergistic antigen combinations for the development of interferon gamma release assays for paucibacillary leprosy. Eur J Clin Microbiol Infect Dis. 2014 Aug;33(8):1415-24 [Epub 2014 Mar 12]. doi: 10.1007/s10096-014-2077-z. PMID: 24619112.
202. Hungria EM, Freitas AA, Pontes MA, Gonçalves HS, Sousa AL, Costa MB et al. Antigen-specific secretion of IFN-γ and CXCL10 in whole blood assay detects Mycobacterium leprae infection but does not discriminate asymptomatic infection from symptomatic leprosy. Diagn Microbiol Infect Dis. 2017 Apr;87(4):328-34 [Epub 2017 Jan 5]. doi: 10.1016/j.diagmicrobio.2017.01.002. PMID: 28126361.
203. Martinez AN, Talhari C, Moraes MO, Talhari S. PCR-based techniques for leprosy diagnosis: from the laboratory to the clinic. PLoS Negl Trop Dis. 2014 Apr 10;8(4):e2655. doi: 10.1371/journal.pntd.0002655. PMID: 24722358; PMCID: PMC3983108.

204. Jorge KTOS, Souza RP, Assis MTA, Araújo MG, Locati M, Jesus AMR et al. Characterization of microRNA expression profiles and identification of potential biomarkers in leprosy. J Clin Microbiol. 2017 May;55(5):1516-25 [Epub 2017 Mar 8]. doi: 10.1128/JCM.02408-16. PMID: 28275081; PMCID: PMC5405269.
205. Lima PO, Cunha FM, Gonçalves HS, Aires MA, Almeida RL, Kerr LR. Correlation between clinical tests and electroneuromyography for the diagnosis of leprosy neuropathy. Lepr Rev. 2016 Mar;87(1):60-70. PMID: 27255059.
206. Lugão HB, Nogueira-Barbosa MH, Marques Jr W, Foss NT, Frade MA. Asymmetric nerve enlargement: a characteristic of leprosy neuropathy demonstrated by ultrasonography. PLoS Negl Trop Dis. 2015 Dec 8;9(12):e0004276. doi: 10.1371/journal.pntd.0004276. PMID: 26646143; PMCID: PMC4672904.
207. Rao PN, Jain S. Newer management options in leprosy. Indian J Dermatol. 2013 Jan;58(1):6-11. doi: 10.4103/0019-5154.105274. PMID: 23372204; PMCID: PMC3555376.
208. Penna GO, Pontes MA, Cruz R, Gonçalves HS, Penna ML, Bührer-Sékula S. A clinical trial for uniform multidrug therapy for leprosy patients in Brazil: rationale and design. Inst Oswaldo Cruz. 2012 Dec;107(Suppl 1):22-7. doi: 10.1590/s0074-02762012000900005. PMID: 23283449.
209. Kroger A, Pannikar V, Htoon MT, Jamesh A, Katoch K, Krishnamurthy P et al. International open trial of uniform multi-drug therapy regimen for 6 months for all types of leprosy patients: rationale, design and preliminary results. Trop Med Int Health. 2008 May;13(5):594-602 [Epub 2008 Mar 13]. doi: 10.1111/j.1365-3156.2008.02045.x. PMID: 18346026.
210. Shen J, Bathyala N, Kroeger A, Arana B, Pannikar V, Mou H et al. Bacteriological results and leprosy reactions among MB leprosy patients treated with uniform multidrug therapy in China. Lepr Rev. 2012 Jun;83(2):164-71. PMID: 22997692.
211. Shen J, Bathyala N, Kroeger A, Arana B, Pannikar V, Mou H et al. Bacteriological results and leprosy reactions among MB leprosy patients treated with uniform multidrug therapy in China. Lepr Rev. 2012 Jun;83(2):164-71. PMID: 22997692.
212. Butlin CR, Pahan D, Maug AKJ, Withington S, Nicholls P, Alam K et al. Outcome of 6 months MBMDT in MB patients in Bangladesh: preliminary results. Lepr Rev. 2016 Jun;87(2):171-82. PMID: 30212043.
213. Moura RS, Penna GO, Cardoso LP, Pontes MAA, Cruz R, Gonçalves HS et al. Description of leprosy classification at baseline among patients enrolled at the uniform multidrug therapy clinical trial for leprosy patients in Brazil. Am J Trop Med Hyg. 2015 Jun;92(6):1280-4 [Epub 2015 May 4]. doi: 10.4269/ajtmh.14-0049. PMID: 25940192; PMCID: PMC4458838.
214. Ferreira IP, Bührer-Sékula S, Oliveira MR, Gonçalves HS, Pontes MA, Penna ML et al. Patient profile and treatment satisfaction of Brazilian leprosy patients in a clinical trial of uniform six-month multidrug therapy (U-MDT/CT-BR). Lepr Rev. 2014 Dec;85(4):267-74. PMID: 25675651.
215. Penna ML, Bührer-Sékula S, Pontes MA, Cruz R, Gonçalves HS, Penna GO. Results from the clinical trial of uniform multidrug therapy for leprosy patients in Brazil (U-MDT/CT-BR): decrease in bacteriological index. Lepr Rev. 2014 Dec;85(4):262-6. PMID: 25675650.
216. Penna GO, Bührer-Sékula S, Kerr LRS, Stefani MMA, Rodrigues LC, Araújo MG et al. Uniform multidrug therapy for leprosy patients in Brazil (U-MDT/CT-BR): results of an open label, randomized and controlled clinical trial, among multibacillary patients. PLoS Negl Trop Dis. 2017 Jul 13;11(7):e0005725. doi: 10.1371/journal.pntd.0005725. PMID: 28704363; PMCID: PMC5526599.
217. Stefani MMA, Avanzi C, Bührer-Sékula S, Benjak A, Loiseau C, Singh P et al. Whole genome sequencing distinguishes between relapse and reinfection in recurrent leprosy cases. PLoS Negl Trop Dis. 2017 Jun 15;11(6):e0005598. doi: 10.1371/journal.pntd.0005598. PMID: 28617800; PMCID: PMC5498066.
218. Gonçalves HS, Pontes MA, Bührer-Sékula S, Cruz R, Almeida PC, Moraes ME et al. Brazilian clinical trial of uniform multidrug therapy for leprosy patients: the correlation between clinical disease types and adverse effects. Inst Oswaldo Cruz. 2012 Dec;107(Suppl 1):74-8. doi: 10.1590/s0074-02762012000900013. PMID: 23283457.
219. Cruz RCDS, Bührer-Sékula S, Penna GO, Moraes MEA, Gonçalves HS, Stefani MMA et al. Clinical trial for uniform multidrug therapy for leprosy patients in Brazil (U-MDT/CT-BR): adverse effects approach. An Bras Dermatol. 2018 Jun;93(3):377-84. doi: 10.1590/abd1806-4841.20186709. PMID: 29924240; PMCID: PMC6001105.
220. Grosset JH. Newer drugs in leprosy. Int J Lepr Other Mycobact Dis. 2001 Jun;69(2 Suppl):S14-8. PMID: 11757174.
221. Cunha MG, Virmond M, Schettini AP, Cruz RC, Ura S, Ghuidella C et al. OFLOXACIN multicentre trial in MB leprosy FUAM-Manaus and ILSL-Bauru, Brazil. Lepr Rev. 2012 Sep;83(3):261-8. PMID: 23356027.
222. Ji B, Perani EG, Petinom C, N'Deli L, Grosset JH. Clinical trial of ofloxacin alone and in combination with dapsone plus clofazimine for treatment of lepromatous leprosy. Antimicrob Agents Chemother. 1994 Apr;38(4):662-7. doi: 10.1128/aac.38.4.662. PMID: 8031029; PMCID: PMC284522.
223. Ji B, Jamet P, Perani EG, Sow S, Lienhardt C, Petinon C et al. Bactericidal activity of single dose of clarithromycin plus minocycline, with or without ofloxacin, against Mycobacterium leprae in patients. Antimicrob Agents Chemother. 1996 Sep;40(9):2137-41. doi: 10.1128/AAC.40.9.2137. PMID: 8878595; PMCID: PMC163487.
224. Ji B, Grosset J. Combination of rifapentine-moxifloxacin-minocycline (PMM) for the treatment of leprosy. Lepr Rev. 2000 Dec;71(Suppl):S81-7. doi: 10.5935/0305-7518.20000074. PMID: 11201894.
225. Pardillo FE, Burgos J, Fajardo TT, De La Cruz E, Abalos RM, Paredes RM et al. Powerful bactericidal activity of moxifloxacin in human leprosy. Antimicrob Agents Chemother. 2008 Sep;52(9):3113-7 [Epub 2008 Jun 23]. doi: 10.1128/AAC.01162-07. PMID: 18573938; PMCID: PMC2533472.
226. Matsuoka M. Drug resistance in leprosy. Jpn J Infect Dis. 2010 Jan;63(1):1-7. PMID: 20093754.
227. Opromolla DVA, Costa HC, Oliveira PRD. Resistência medicamentosa múltipla secundária na hanseníase. Hansen Int. 1993;18(1-2):11-6.
228. Cambau E, Perani E, Guillemin I, Jamet P, Ji B. Multidrug-resistance to dapsone, rifampicin and ofloxacin in Mycobacterium leprae. Lancet. 1997 Jan 11;349(9045):103-4. doi: 10.1016/S0140-6736(05)60888-4. PMID: 8996430.

229. Saunderson PR. Drug-resistant M. leprae. Clin Dermatol. 2016 Jan-Feb;34(1):79-81 [Epub 2015 Oct 31]. doi: 10.1016/j.clindermatol.2015.10.019. PMID: 26773627.
230. Matsuoka M, Kashiwabara Y, Namisato M. A Mycobacterium leprae isolate resistant to dapsone, rifampin, ofloxacin and sparfloxacin. Int J Lepr Other Mycobact Dis. 2000 Dec;68(4):452-5. PMID: 11332288.
231. Maeda S, Matsuoka M, Nakata N, Kai M, Maeda Y, Hashimoto K et al. Multidrug resistant Mycobacterium leprae from patients with leprosy. Antimicrob Agents Chemother. 2001 Dec;45(12):3635-9. doi: 10.1128/AAC.45.12.3635-3639.2001. PMID: 11709358; PMCID: PMC90887.
232. Norman G, Joseph G, Ebenezer G, Rao SP, Job CK. Secondary rifampin resistance following multi-drug therapy: a case report. Int J Lepr Other Mycobact Dis. 2003 Mar;71(1):18-21. doi: 10.1489/1544-581x(2003)71<18:srrfmt>2.0.co;2. PMID: 12914130.
233. Matsuoka M, Kashiwabara Y, Liangfen Z, Goto M, Kitajima S. A second case of multidrug-resistant Mycobacterium leprae isolated from a Japanese patient with relapsed lepromatous leprosy. Int J Lepr Other Mycobact Dis. 2003 Sep;71(3):240-3. doi: 10.1489/1544-581x(2003)71<240:ascomm>2.0.co;2. PMID: 14608820.
234. Shetty VP, Uplekar MW, Antia NH. Primary resistance to single and multiple drugs in leprosy: a mouse footpad study. Lepr Rev. 1996 Dec;67(4):280-6. doi: 10.5935/0305-7518.19960028. PMID: 9033198.
235. Rocha AS, Cunha MD, Diniz LM, Salgado C, Aires MA, Nery JA et al. Drug and multidrug resistance among Mycobacterium leprae isolates from Brazilian relapsed leprosy patients. J Clin Microbiol. 2012 Jun;50(6):1912-7 [Epub 2012 Apr 11]. doi: 10.1128/JCM.06561-11. PMID: 22495562; PMCID: PMC3372169.
236. Rocha AS, Santos AAC, Pignataro P, Nery JA, Miranda AB, Soares DF et al. Genotyping of Mycobacterium leprae from Brazilian leprosy patients suggests the occurrence of reinfection or of bacterial population shift during disease relapse. J Med Microbiol. 2011 Oct;60(Pt 10):1441-6 [Epub 2011 May 19]. doi: 10.1099/jmm.0.029389-0. PMID: 21596907; PMCID: PMC3347867.
237. Cambau E, Bonnafous P, Perani E, Sougakoff W, Ji B, Jarlier V. Molecular detection of rifampin and ofloxacin resistance for patients who experience relapse of multibacillary leprosy. Clin Infect Dis. 2002 Jan 1;34(1):39-45 [Epub 2001 Nov 21]. doi: 10.1086/324623. PMID: 11731943.
238. Cambau E, Chauffour-Nevejans A, Tejmar-Kolar L, Matsuoka M, Jarlier V. Detection of antibiotic resistance in leprosy using genotype lepraeDR: a novel ready-to-use molecular test. PLoS Negl Trop Dis. 2012;6(7):e1739 [Epub 2012 Jul 31]. doi: 10.1371/journal.pntd.0001739. PMID: 22860144; PMCID: PMC3409109.
239. Brandsma JW. Prevention of disability in leprosy: the different levels. Indian J Lepr. 2011 Jan-Mar;83(1):1-8. PMID: 21638977.
240. Husain S. An attempt towards prevention and management of disabilities and deformities in leprosy. Indian J Lepr. 2011 Jan-Mar;83(1):9-14. PMID: 21638978.
241. Butlin CR, Aung KJM, Withington S, Nicholls P, Alam K. Levels of disability and relapse in Bangladeshi MB leprosy cases: 10 years after treatment with 6m MB-MDT. Lep Rev. 2019;90(4):388-98. doi: 10.47276/lr.90.4.388.
242. World Health Organization. Global leprosy strategy 2016-2020: accelerating towards a leprosy-free world. 2016.
243. Andrade KVF, Nery JS, Pescarini JM, Ramond A, Santos CAST, Ichihara MY et al. Correction – Geographic and socioeconomic factors associated with leprosy treatment default: an analysis from the 100 million Brazilian cohort. PLoS Negl Trop Dis. 2020 Sep 1;14(9):e0008723. doi: 10.1371/journal.pntd.0008723. Erratum in: PLoS Negl Trop Dis. 2019 Sep 6;13(9):e0007714. PMID: 32870905; PMCID: PMC7462283.
244. Lockwood DN, Krishnamurthy P, Pannikar V, Penna G. Reply to the role of contact tracing and prevention strategies in the interruption of leprosy transmission. Lepr Rev. 2015 Mar;86(1):124-5. PMID: 26065157.
245. Cardoso LPV, Dias RF, Freitas AA, Hungria EM, Oliveira RM, Collovati M et al. Development of a quantitative rapid diagnostic test for multibacillary leprosy using smart phone technology. BMC Infect Dis. 2013 Oct 23;13:497. doi: 10.1186/1471-2334-13-497. PMID: 24152601; PMCID: PMC3870957.
246. Cogen AL, Lebas E, Barros B, Harnisch JP, Faber WR, Lockwood DN et al. Biologics in leprosy: a systematic review and case report. Am J Trop Med Hyg. 2020 May;102(5):1131-6. doi: 10.4269/ajtmh.19-0616. PMID: 32157993; PMCID: PMC7204592.
247. Lockwood DNJ, Barros B, Negera E, Gonçalves HS, Hay RJ, Kahawita IP et al. Leprosy post-exposure prophylaxis risks not adequately assessed. Lancet Glob Health. 2021 Apr;9(4):e400-1. doi: 10.1016/S2214-109X(21)00046-2. PMID: 33740405.

Capítulo 4

Tuberculose Cutânea e Micobacterioses Atípicas

Jane Tomimori
Marcos César Florian
Marília Marufuji Ogawa

Introdução

O gênero Mycobacteria compreende um grupo diverso de bactérias que diferem quanto à epidemiologia, à patogenicidade e à capacidade de crescimento *in vitro*. Com base nessas características, as micobactérias são divididas em quatro grandes grupos: complexo *Mycobacterium tuberculosis*; *Mycobacterium leprae*; *Mycobacterium ulcerans*; e outras micobactérias pertencentes ao grupo micobactérias não tuberculosas (MNT). As micobactérias são causadores de doenças cujo controle é um grande desafio para a Organização Mundial de Saúde (OMS), como a tuberculose, a hanseníase, a úlcera de Buruli e as pneumopatias causadas por micobactérias não tuberculosas. A exemplo da tuberculose, em 2019, em torno de 10 milhões de pessoas desenvolveram a doença, sendo que 465 mil pessoas foram afetadas por micobactérias resistentes aos medicamentos e aproximadamente 1,4 milhão de pessoas morreram decorrente dessa infecção, portanto a tuberculose continua sendo a doença infecciosa que mais mata pessoas no mundo inteiro (Relatório Global 2020 da OMS sobre a tuberculose).

Tuberculose cutânea

A tuberculose é causada por micobactérias do complexo *Mycobacterium tuberculosis*. É endêmica, sendo a doença mais frequente causada por uma micobactéria e faz parte do grupo das 10 doenças que mais matam no mundo.[1] Afeta com maior frequência os pulmões. Outros possíveis sistemas acometidos pela tuberculose são: sistema nervoso central (SNC); linfático; urinário; genital; cardíaco; gastrointestinal; musculoesquelético ou osteoarticular; ocular; e cutâneo. A associação de tuberculose e infecção pelo vírus HIV (*human immunodificiency virus*) deve ser conduzida com especial atenção, assim como a possibilidade do surgimento ou da reativação da tuberculose em pacientes que fazem tratamentos com drogas imunossupressoras, incluindo os imunobiológicos.

A forma cutânea, objeto deste capítulo, não é tão frequente; contudo, apresenta uma grande variedade de manifestações clínicas que serão abordadas adiante e que precisam ser reconhecidas pelos profissionais de saúde, especialmente os dermatologistas. Ocorre quando o bacilo atinge a pele a partir de focos de infecção no próprio organismo (via endógena) ou por aquisição do ambiente (via exógena).

Histórico

A tuberculose é doença milenar. Estudos de paleopatologia identificam a presença dos agentes da tuberculose em gado bovino e nos humanos desde há cerca de 9 mil anos, sendo o *M. tuberculosis* encontrado em fósseis mais antigos que o *M. bovis*. Em 300 a.C., Hipócrates já a citava como uma doença natural, e não um castigo divino como era comum à época.

O primeiro relato de tuberculose cutânea foi feito em 1826, com uma provável tuberculose verrucosa.[2] Em 1861, Bazin descreve uma erupção nodular nos membros inferiores em mulheres jovens com tuberculose. Posteriormente, veio a ser classificada como uma tubercúlide; nesse caso, um eritema endurado.[3]

Até março de 1882, a doença se mantinha sem uma causa conhecida, quando, então, o Dr. Roberto Koch descobriu o agente etiológico.[4] Em 1890, Koch desenvolveu a primeira tuberculina, mas somente em 1939 Florence Siebert desenvolveu o teste cutâneo tuberculínico com potencial diagnóstico para infecção pelo *M. tuberculosis*.[5]

Já foi chamada de "tísica" e "peste branca". Sem prevenção e/ou tratamentos, é doença de alta mortalidade. Albert Calmette e Camille Guérin desenvolveram a vacina BCG (*bacillus Calmette-Guérin*) em 1921. Ela foi obtida após 13 anos de sucessivas repicagens da *Lait nocard*, uma cepa responsável pela mastite tuberculosa em bovinos,e isolada por Nocard em 1908.[6] Essa vacina chegou ao Brasil em 1927 e previne as formas mais agressivas da tuberculose, especialmente em crianças.

As primeiras drogas com efetividade antituberculosa surgiram na década de 1940. A primeira droga antimicrobiana utilizada foi a estreptomicina em 1943. Posteriormente, surgiram casos de tuberculose resistente e de tuberculose multirresistente, com necessidade de tratamentos mais longos e com maior risco de toxicidade.

Nos dias atuais, a OMS tem como metas globais para a tuberculose, até 2030, as reduções de 80% na taxa de incidência e de 90% nos óbitos.[1]

Agente causal

O gênero Mycobacterium faz parte da ordem Actinomycetales e do filo Actinobacteria. O *Mycobacterium tuberculosis* faz parte do *M. tuberculosis complex* (MTBC), que inclui outras espécies geneticamente relacionadas e que também podem causar tuberculose: *M. bovis*; *M. africanum*; *M. microti*; *M. pinnipedii*; *M. caprae*; *M. canettii*; *M. mungi*; e *M. orygis*.[7,8,9] A tuberculose cutânea é uma forma rara de apresentação da infecção pelo *M. tuberculosis* ou *M. bovis*.[10] A vacina BCG, produzida com o *M. bovis* atenuado, também pode provocar lesões cutâneas.

Para a saúde pública, a espécie mais importante é o *M. tuberculosis*, também conhecido como "bacilo de Koch". O *M. tuberculosis* é cultivável em diferentes meios de cultura. É um bacilo aeróbio e álcool-acidorresistente (BAAR), ou seja, cora-se em vermelho pela fucsina (usada em algumas colorações como na técnica de Zihel-Neelsen) e não se descora pela ação do álcool e do ácido. Tem um longo período de reprodução, de 16 a 20 horas, que ocorre no interior de células fagocitárias, mas também é capaz de sobreviver fora dessas células.[11] Não produz toxinas e apresenta muitos lipídios na sua parede celular, que são sua principal fonte energética e que facilitam sua sobrevivência no interior de macrófagos e prejudicam a efetividade de drogas usadas no tratamento.[12]

História natural da doença e epidemiologia

A via de transmissão principal da tuberculose é a respiratória, sendo adquirida por meio da inalação das gotículas de Flügge (gotículas expelidas no ar por doentes com tuberculose pulmonar ou laríngea bacilífera). Inoculação direta do agente na pele pode ocorrer, porém é incomum e de baixo valor epidemiológico. No ano de 2019, em todo o mundo aproximadamente 10 milhões de pessoas tiveram tuberculose e cerca de 1,4 milhão morreu por causa da doença. Os adultos são os mais acometidos (90% dos casos) e há mais casos entre os homens do que entre as mulheres. É um problema de saúde pública em muitas regiões com novo potencial de agravamento pelos fluxos migratórios globais.[13] Aproximadamente metade dos casos de tuberculose está concentrada em oito países: Bangladesh; China; Índia; Indonésia; Nigéria; Paquistão; Filipinas; e África do Sul.[14] Está relacionada à pobreza, a países com problemas econômicos e às populações vulneráveis. Os pacientes também sofrem com a estigmatização e o preconceito que cercam a doença.[1] O risco de adoecimento em populações vulneráveis aumenta, sendo três vezes maior na população indígena, 28 vezes maior nas pessoas privadas de liberdade e nas pessoas vivendo com o HIV, e 56 vezes maior nas pessoas vivendo em situação de rua.[12] No Brasil, foram relatados 73.684 casos novos de tuberculose em 2019.[15] No mundo, estima-se que cerca de um terço da população alberga a infecção latente (ILTB) e 5% a 10% podem desenvolver a doença ativa durante a sua vida.[7] Tuberculose extrapulmonar ocorre entre 6,4% e 13,7% de todos os casos de tuberculose. Tuberculose linfática é forma mais frequente entre elas. As manifestações cutâneas são incomuns e representam menos de 2% das manifestações extrapulmonares.[8] Particular atenção à tuberculose cutânea deve ser dada em indivíduos imunocomprometidos (uso de drogas imunossupressoras, drogas imunobiológicas, infecção pelo HIV etc.), em locais com prevalência de tuberculose drogarresistente, e sua suspeição diagnóstica deve sempre ser feita nessas condições.

Imunologia

A primoinfecção tuberculosa normalmente ocorre no pulmão, porém também pode ocorrer na pele. A interação do parasita com o hospedeiro é importante para a evolução da doença e para a determinação das formas clínicas.

É uma doença granulomatosa. Forma-se um granuloma tuberculoide com a presença de células epitelioides, células gigantes de Langhans, necrose caseosa em diferentes graus e halo linfocitário. A imunidade celular é determinante com uma resposta baseada na via Th1, tendo como as principais células envolvidas o macrófago e o linfócito T. Após a primoinfecção, ocorre o estímulo imunológico, variável de indivíduo para indivíduo. A depender dessa resposta e sem intervenções, a infecção pode evoluir para cura espontânea, ficar latente, evoluir para doença com dano tecidual ou se disseminar.[5]

A prova tuberculínica ou teste PPD (*purified protein derivative*) mensura essa resposta imune celular do hospedeiro e será abordada adiante neste capítulo.

Muitas citocinas participam do reconhecimento e da resposta imune contra as micobactérias em geral. O fator de necrose tumoral alfa (TNF-α) tem papel central na resposta imune ao *M. tuberculosis* e a sua produção é fundamental para a formação dos granulomas, evitando a disseminação da micobactéria. Com o advento das terapias com agentes imunobiológicos com ação anti-TNF-α (infliximabe, adalimumabe, etanercepte, certolizumabe, golimumabe), utilizados para o tratamento de doenças como artrite reumatoide, doença de Crohn, espondiloartrites, psoríase entre outras, torna-se primordial a avaliação desses doentes antes do início da terapia, tendo em vista afastar a possibilidade de tuberculose.[16] Esses medicamentos imunobiológicos anti-TNF-α aumentam o risco de reativação da tuberculose latente, pois o TNF-α também mantém a integridade do granuloma.

O modo pelo qual o bacilo atinge a pele também contribui para o aspecto clínico da doença. A pele pode ser acometida por via exógena (quando o bacilo penetra por meio de solução de continuidade), por contiguidade (a infecção é oriunda de foco de tuberculose ganglionar, articular ou óssea, por meio da disseminação por via linfática), por disseminação hematogênica (como na tuberculose miliar) ou por autoinoculação.

De modo geral, dependente de muitos fatores, é a interação agente-hospedeiro-ambiente que determina a história natural da tuberculose (pulmonar, cutânea ou outras) no indivíduo que adquiriu a infecção pelo MTBC.[5]

Manifestações clínicas

As manifestações clínicas da tuberculose são muito variadas, dependendo dos fatores já mencionados relacionados à imunidade do hospedeiro, ao ambiente e ao tipo de inoculação do agente etiológico. O mesmo ocorre com as apresentações clínicas da tuberculose cutânea,[5,17] as quais podem ser classificadas da seguinte maneira:

- **Aquisição via inoculação exógena:**
  - cancro tuberculoso (multibacilar)
  - tuberculose verrucosa (paucibacilar)
  - tuberculose cutânea consequente à vacinação por BCG
- **Aquisição endógena por contiguidade ou autoinoculação:**
  - escrofuloderma (multibacilar)
  - tuberculose periorificial (multibacilar)
  - lúpus vulgar (paucibacilar)
- **Aquisição endógena via hematogênica:**
  - lúpus vulgar (paucibacilar)
  - tuberculose miliar (multibacilar)
  - tuberculose gomosa (multibacilar)

As tubercúlides são consideradas quadros cutâneos por reações de hipersensibilidade aos antígenos micobacterianos e que podem ocorrer relacionados à tuberculose. Serão abordadas posteriormente.

Cancro tuberculoso

O cancro tuberculoso resulta da inoculação direta da bactéria na pele do hospedeiro não infectado previamente pelo bacilo, portanto não sensibilizado. Ocorre mais em crianças de áreas endêmicas com baixa cobertura vacinal.[18] A possibilidade de inoculação por meio de incisões cirúrgicas, agulhas, tatuagens, piercings, entre outras, deve ser considerada.[19] O cancro tuberculoso e o acometimento ganglionar regional constituem o complexo primário tuberculoso. Caracteriza-se por pápula, nódulo ou úlcera indolor de difícil cicatrização que crescem lentamente. A úlcera é rasa, pode ter a base hemorrágica e as bordas podem ser subminadas. A adenomegalia regional ocorre após 3 a 8 semanas e em geral é indolor. Após semanas ou meses, esses linfonodos podem formar um abscesso, perfurando a pele. Na maioria dos casos, não há sintomatologia sistêmica.

Os diagnósticos diferenciais principais incluem outras micobacterioses, sarcoidose, sífilis terciária, granuloma de corpo estranho, abscessos cutâneos.

Tuberculose verrucosa

A tuberculose verrucosa ou *tuberculosis verrucosa cutis* resulta da inoculação do bacilo da tuberculose em indivíduos previamente infectados e sensibilizados. É uma forma paucibacilar que ocorre em indivíduos com moderada a alta resposta imune celular contra o agente. Portanto, a prova tuberculínica, em geral, é positiva e não há envolvimento ganglionar. Essa forma clínica ocorre predominantemente em crianças e, quando em adultos, ocorre por exposição ocupacional como açougueiros e em indivíduos que trabalham em fazenda.[20] A inoculação do bacilo se dá por meio de pequenas soluções de continuidade na pele.

Essa forma ocorre com maior frequência nas mãos e antebraços. Inicia-se como uma pápula que se torna queratósica, podendo ser confundida com outras doenças verrucosas. A lesão cresce de forma lenta e pelas bordas, formando uma placa verrucosa com contornos irregulares. A consistência geralmente é firme, porém o centro pode ser amolecido com saída de material purulento. Via de regra, a lesão é solitária, porém pode ser múltipla em alguns casos.

Os diagnósticos diferenciais principais incluem doenças que podem se apresentar com lesões verrucosas: cromoblastomicose; paracoccidioidomicose; leishmaniose tegumentar; esporotricose; outras micobacterioses; sífilis terciária; verruga vulgar; sarcoidose; líquen plano; prurigo nodular; entre outras.

Tuberculose cutânea consequente à vacinação por BCG

O BCG (bacilo de Calmette-Guérin) é um preparado de *M. bovis* atenuado que tem sido utilizado, por meio de injeção intradérmica, como forma de prevenção de formas mais graves da tuberculose e é aplicada em muitos países endêmicos na primeira infância. Essa vacina também é utilizada nos indivíduos comunicantes da hanseníase; nesses casos, também aplicada em adultos. Duas semanas após a inoculação do BCG, forma-se uma pápula endurada que atinge geralmente 10 mm de diâmetro. A lesão, então, se ulcera e regride lentamente, deixando uma cicatriz atrófica no local. Juntamente com a reação, pode haver linfadenomegalia e a prova tuberculínica se torna positiva 5 a 6 semanas após a vacinação. Excepcionalmente, a inoculação do BCG pode causar processo tuberculoso específico (Figura 4.1) e o quadro clínico pode ser de lúpus vulgar, escrofuloderma, tubercúlides, focos de tuberculose em órgãos à distância, abscesso subcutâneo, linfadenite regional ou adenites generalizadas.[18,21] Quando há algum grau de imunodeficiência do hospedeiro, o risco de quadros disseminados é maior.[22]

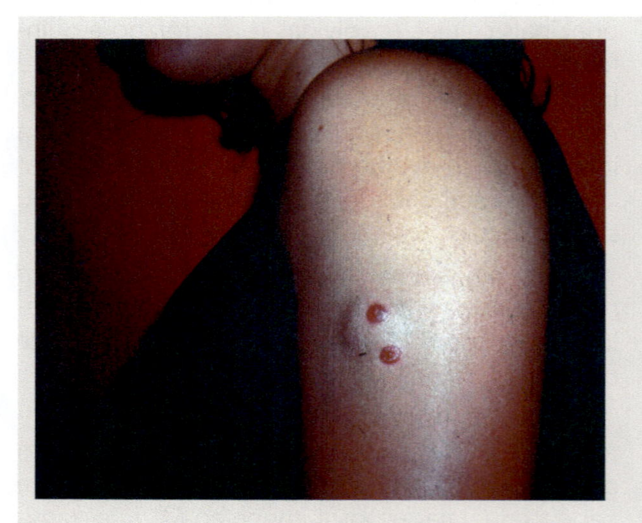

Figura 4.1. Processo tuberculoso cutâneo causado pela vacina BCG.
Fonte: Acervo da autoria do capítulo.

Escrofuloderma

É a forma mais comum de tuberculose cutânea em países tropicais, como o Brasil.[23] Pode ser causado pelo *M. tuberculosis* ou *M. bovis*. Quando causado pelo *M. bovis*, geralmente resulta da ingestão de leite não pasteurizado.[24] O escrofuloderma ou *tuberculosis cutis colliquativa* resulta de um foco endógeno de tuberculose com o envolvimento contíguo da pele. Pode advir de uma tuberculose ganglionar (mais comum), óssea, articular ou testicular. Inicia-se como um nódulo firme aderente à pele, de coloração avermelhada ou violácea, que evolui para flutuação, supuração e fistulização. O material eliminado é espesso e purulento. Pode haver lesão única ou múltipla, com tendência à confluência formando grandes massas infiltradas que se intercomunicam por trajetos fistulosos (Figura 4.2). Traves fibrosas cicatriciais, conhecidas como "cicatrizes em ponte", são formadas durante a evolução da doença e da sua cicatrização.

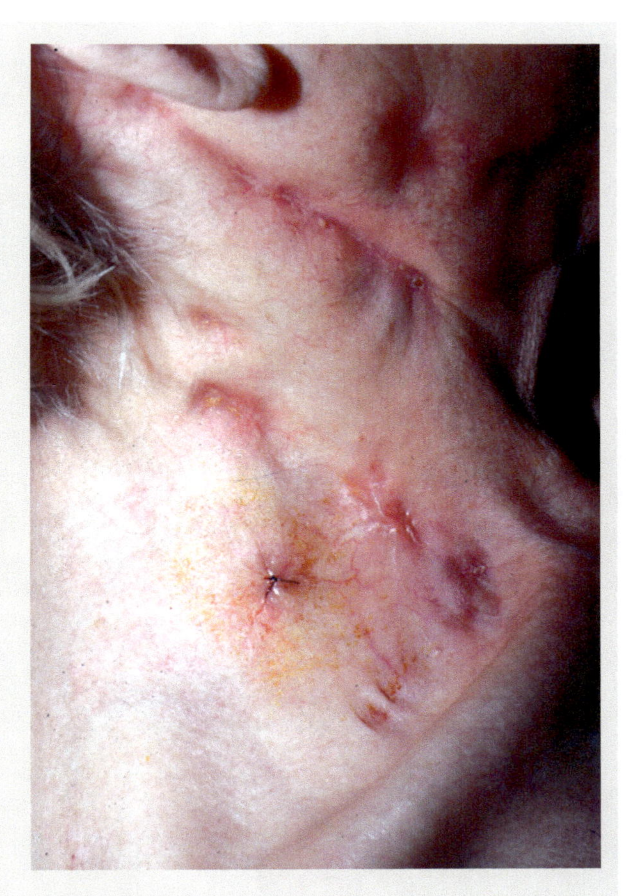

Figura 4.2. Escrofuloderma na região cervical e supraclavicular direita.
Fonte: Acervo da autoria do capítulo.

Os diagnósticos diferenciais principais incluem abscessos bacterianos, hidradenite supurativa, outras micobacterioses, esporotricose, actinomicose endógena, goma sifilítica, eumicetoma.[10,25]

Tuberculose periorificial

A tuberculose periorificial ou *tuberculosis cutis orificialis* é forma rara de apresentação clínica, mesmo entre as formas de tuberculose cutânea. Ocorre comumente em indivíduos imunocomprometidos e é associada à presença de formas graves de tuberculose pulmonar, intestinal ou do trato genitourinário. Tem relação com autoinoculação a partir de focos endógenos por contiguidade, podendo ocorrer na mucosa ou na pele periorificial orofaríngea, anal ou genital, a depender da localização desse foco endógeno. Também pode ocorrer por disseminação linfática ou hematogênica. O quadro clínico se apresenta com pápulas ou nódulos eritematosos que normalmente evoluem para úlceras dolorosas com bordas mal delimitadas. Os doentes, na sua maioria, apresentam prova tuberculínica negativa. É uma forma de tuberculose com mau prognóstico e é menos responsiva ao tratamento.

Os diagnósticos diferenciais principais incluem herpes mucocutâneo crônico, neoplasias, pioderma gangrenoso, sarcoidose, sífilis, cancroide, linfogranuloma venéreo, paracoccidioidomicose, actinomicose endógena, leishmaniose tegumentar, úlcera vulvar de Lipschütz.[10,26]

Lúpus vulgar

Trata-se de uma forma de tuberculose cutânea crônica e progressiva. É a apresentação mais comum de tuberculose cutânea em países industrializados.[27] Mulheres são duas a três vezes mais acometidas que os homens por razões desconhecidas.[18] Acomete indivíduos que apresentam a prova tuberculínica positiva, com moderada a alta resposta imune celular contra o bacilo, sendo uma forma de tuberculose paucibacilar. Os pacientes com lúpus vulgar apresentam tuberculose em outros órgãos ou um foco de tuberculose subclínico. O bacilo pode atingir a pele por via hematogênica, linfática ou, mais raramente, por contiguidade. Também há descrições de lúpus vulgar causado pelo *M. bovis*, que pode ocorrer em pessoas que vivem em áreas rurais e têm maior contato com gado bovino e leite.[27]

A lesão inicial é uma pápula ou placa, de crescimento lento, progressivo e centrífugo, com preferência pelas áreas expostas: face (nariz, regiões malares, orelhas); mãos; e antebraços (Figuras 4.3 e 4.4). O diagnóstico pode se tornar mais difícil quando a lesão surge em outras regiões.[28] À vitropressão, a lesão apresenta coloração de "geleia de maçã" (aspecto sarcoídico) e pode apresentar superfície descamativa. A parte central da lesão tem aspecto cicatricial. Pode haver progressão periférica, ocasionando a destruição de cartilagens nasal e da orelha. Regressão espontânea ou reativação em áreas previamente cicatrizadas são possíveis também.

São caracterizadas diferentes apresentações clínicas: em placa; papulonodular; tumor-símile; ulcerada e mutilante; vegetante. Embora rara e após muitos anos, há a possibilidade de evolução da lesão não tratada de lúpus vulgar para carcinoma basocelular, carcinoma espinocelular ou sarcomas.[29]

Os diagnósticos diferenciais principais dependem da apresentação clínica. Quando há predomí-

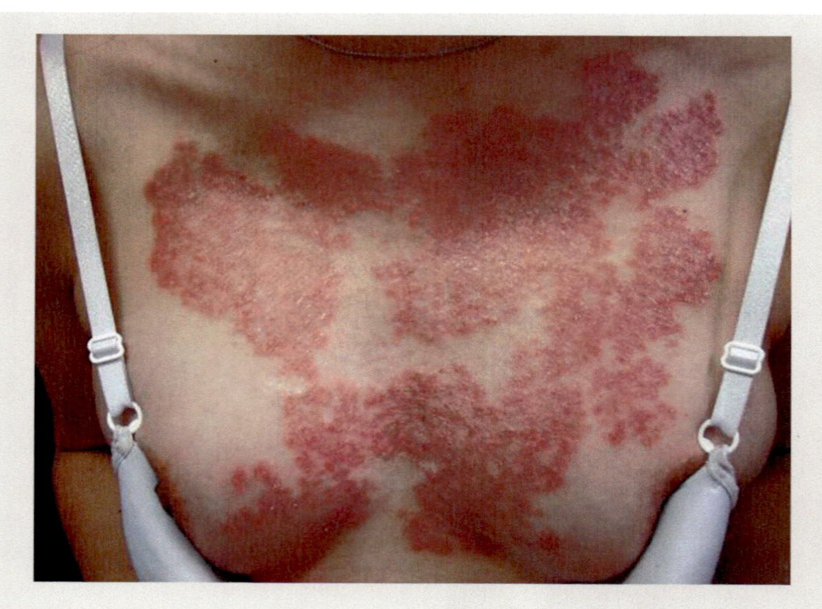

Figura 4.3. Lúpus vulgar no tórax.
Fonte: Acervo da autoria do capítulo.

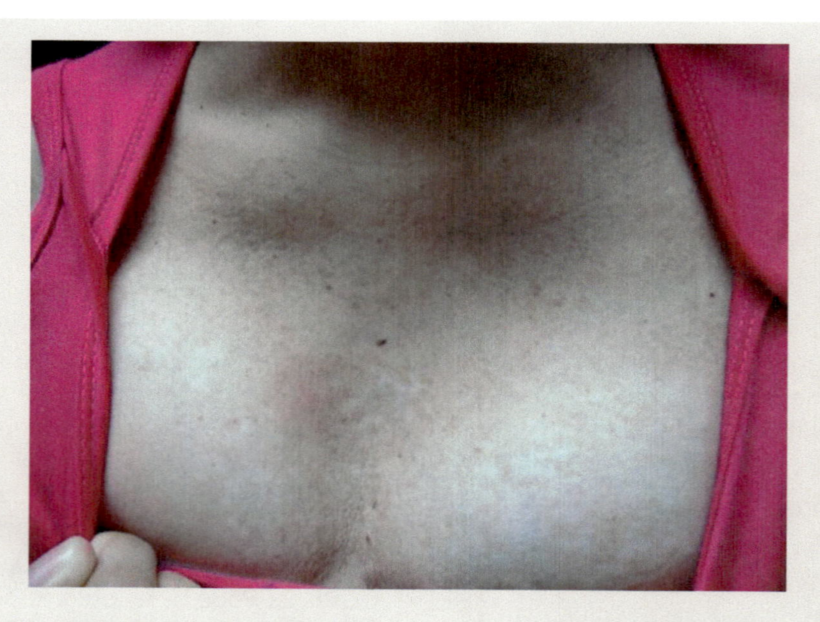

Figura 4.4. Lúpus vulgar no tórax, após o tratamento.
Fonte: Acervo da autoria do capítulo.

nio de pápulas: mílio coloide; acne; rosácea; nevo de Spitz. Quando há predomínio de placas: lúpus eritematoso discoide; psoríase; esporotricose; actinomicose; micetomas; cromoblastomicose; leishmaniose tegumentar; sífilis terciária; piodermite vegetante; paracoccidioidomicose; hanseníase tuberculoide; linfocitoma cútis.[10,18,30]

Tuberculose miliar aguda

A tuberculose miliar ou *tuberculosis cutis miliaris acuta generalisata* é uma forma grave, aguda e rara. Essa forma pode ser letal na infância, acometendo crianças anérgicas ao bacilo. Os pacientes quase sempre têm tuberculose pulmonar e há a disseminação hematogênica para diversos outros órgãos. Ocorre também em pacientes com comprometimento da imunidade celular.[31] É uma forma multibacilar e a prova tuberculínica quase sempre é negativa.[18] As lesões são pápulas, nódulos ou pústulas disseminadas pelo corpo todo. As manifestações podem vir acompanhadas de sinais e sintomas sistêmicos (febre, mal-estar geral, anorexia, astenia, perda de peso), além de acometimento de outros órgãos internos (meningite, hepatoesplenomegalia, doença medular).

Os diagnósticos diferenciais principais incluem dermatose neutrofílica febril aguda, quadros com infecção generalizada (bacterianos, fúngicos, por herpes vírus, por outras micobactérias).[31]

Tuberculose gomosa

Também chamada de abscesso tuberculoso metastático, é mais encontrada em crianças desnutridas e doentes imunocomprometidos. É uma forma multibacilar e a prova tuberculínica quase sempre é negativa. Há disseminação hematogênica a partir de foco endógeno detectável, subclínico ou ocorre reativação de algum foco prévio já tratado.[32] As lesões são nódulos que se liquefazem no centro e drenam material para o exterior por fístulas ou úlceras. Essas lesões gomosas podem ocorrer em pacientes com tuberculose miliar aguda. Os nódulos podem ser únicos ou múltiplos e acometem a cabeça, tronco e extremidades. É doença de mau prognóstico.

Os diagnósticos diferenciais principais incluem outras micobacterioses, escrofuloderma, vasculite nodular, sífilis terciária e eritema nodoso.

Tubercúlides

Manifestações clínicas

As tubercúlides não representam uma infecção cutânea local. O agente etiológico da tuberculose não é encontrado nas lesões cutâneas. São consideradas reações de hipersensibilidade que acometem pacientes com moderada ou alta resposta imune celular e são secundárias a focos de tuberculose à distância. As tubercúlides regridem com o tratamento da tuberculose.

São classificadas em:

- tubercúlides papulonecróticas;
- líquen escrofuloso;
- eritema endurado de Bazin.

Tubercúlide pápulo-necrótica

É a mais frequente e pode surgir com outras formas de tubercúlides.[18] Atinge mais as crianças e os adultos jovens. Trata-se de uma forma hiperérgica, eruptiva, de evolução crônica entrecortada por surtos agudos. Essa forma manifesta-se como uma erupção recorrente de distribuição simétrica, com pápulas eritematopurpúricas. As pápulas evoluem para necrose central (Figura 4.5) e cicatrizam com aspecto atrófico e deprimido ("varioliforme"). As lesões localizam-se preferencialmente nos cotovelos, joelhos, face extensora dos antebraços e nádegas.

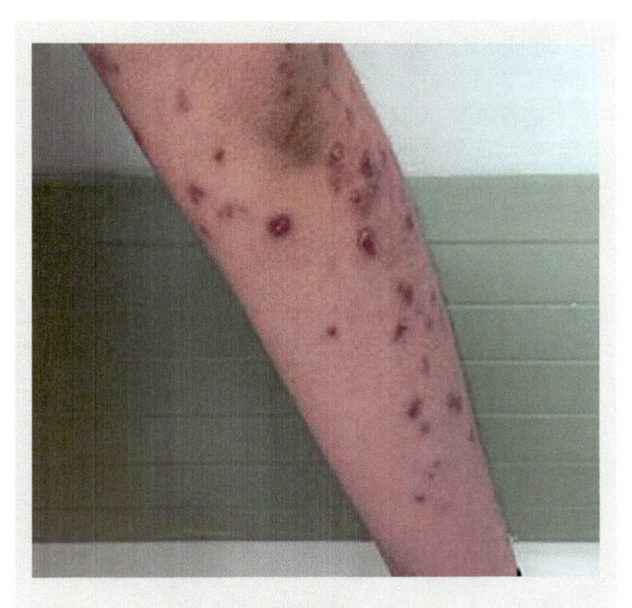

Figura 4.5. Tubercúlide papulonecrótica no membro superior.
Fonte: Acervo da autoria do capítulo.

Os diagnósticos diferenciais principais incluem pitiríase liquenoide e varioliforme aguda, prurigos, sífilis secundária, varicela, papulose linfomatoide, dermatoses perfurantes, acne necrótica, vasculites, granulomatose eosinofílica com poliangiíte.[13,33]

Líquen escrofuloso

É mais comum em crianças e adultos jovens e está associada à tuberculose crônica dos gânglios linfáticos, óssea ou do SNC, mas também pode ser secundária à vacinação BCG e a infecções por outras micobactérias.[34] Caracteriza-se pelo aparecimento de inúmeras pápulas liquenoides foliculares ou perifoliculares, agrupadas e assintomáticas, que acometem principalmente o tronco e a porção proximal dos membros. Variante com lesões anulares também é descrita.[35] Pode coexistir com outras tubercúlides. A prova tuberculínica é fortemente positiva. O quadro é autolimitado ocorrendo cura espontânea sem deixar cicatriz.

Os diagnósticos diferenciais principais incluem líquen nítido, líquen plano, queratose pilar, líquen espinuloso, eczemas, micose fungoide folicular, sifílide papulosa, sarcoidose papulosa, pitiríase rubra pilar e erupção por drogas.[3,13,35]

Eritema endurado de Bazin

O eritema endurado de Bazin (ou eritema indurado de Bazin) acomete mais mulheres jovens e brancas. Caracteriza-se por nódulos eritematosos, subcutâneos, localizados preferencialmente na face posterior das pernas (panturrilhas) (Figura 4.6). A evolução ocorre por surtos, podendo haver regressão mesmo sem tratamento da tuberculose. As lesões tendem a ser simétricas, podem ser dolorosas e regridem espontaneamente deixando áreas deprimidas e atróficas, com descamação superficial. Em até 30% dos casos, podem ocorrer necrose e ulceração.[3]

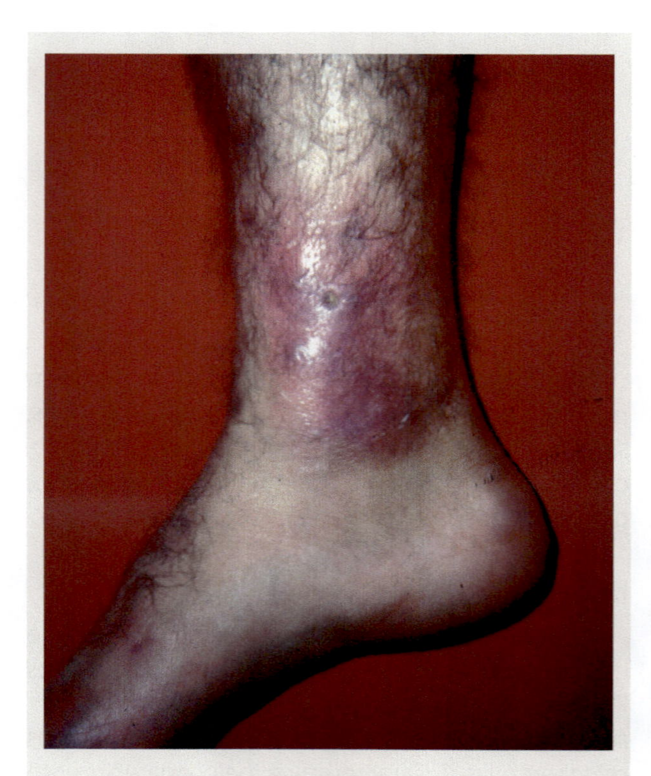

Figura 4.6. Eritema endurado de Bazin no terço inferior da perna.
Fonte: Acervo da autoria do capítulo.

Os diagnósticos diferenciais principais incluem eritema nodoso, poliarterite nodosa cutânea, paniculite pancreática, doença de Weber-Christian, lúpus profundo, sarcoidose subcutânea, sífilis terciária, linfoma cutâneo de células T.[5]

Diagnóstico

Frente a uma hipótese de tuberculose, a prova tuberculínica e a radiografia de tórax devem sempre ser solicitadas inicialmente.

Frente a uma hipótese diagnóstica de tuberculose cutânea, é fundamental a realização da biópsia de pele para exame anatomopatológico, pesquisa de BAAR e cultura para micobactérias. Se houver a possibilidade, deve-se realizar o teste de PCR (*polymerase chain reaction* – reação da polimerase em cadeia) no fragmento de pele e no sangue. Nos casos de tuberculose cutânea, é difícil o encontro do agente etiológico na pele.[36]

A seguir, descreveremos alguns métodos para o diagnóstico da tuberculose de modo geral, com ênfase nos mais utilizados quando da hipótese de tuberculose cutânea.

Exame histopatológico

Fornece grandes subsídios para o diagnóstico da doença e da sua forma clínica. É método muito importante nos casos de tuberculose cutânea e das tubercúlides. Há diferenças na histopatologia das apresentações clínicas, mas a base histológica comum é a presença do granuloma tuberculoide com histiócitos epitelioides, células gigantes de Langhans e halo linfomonocitário. Geralmente há necrose caseosa.[36] Salienta-se que a ausência do granuloma tuberculoide não afasta totalmente o diagnóstico da tuberculose. Da mesma forma, a sua presença isoladamente não é definitiva para o diagnóstico. As tubercúlides têm outros achados histopatológicos, porém o infiltrado granulomatoso está presente.

Baciloscopia

Diversos fluidos e secreções podem ser submetidos ao exame baciloscópico. O mais solicitado na suspeita de tuberculose pulmonar é o exame de escarro, que pode também ser obtido por meio da broncoscopia. A secreção obtida deve ser depositada em uma lâmina de vidro para ser submetida à coloração de Ziehl-Neelsen.

Na suspeita de tuberculose cutânea, a baciloscopia deverá ser feita no fragmento de pele obtido por biópsia. As colorações de Fite-Faraco ou de Ziehl-Neelsen podem detectar a presença de BAAR no tecido infectado, porém a negatividade do exame não exclui o diagnóstico. Nas formas paucibacilares, o encontro do bacilo no tecido cutâneo é raro. Nas tubercúlides, não se detecta o bacilo.

A pesquisa do bacilo por técnicas de PCR aumenta a sensibilidade na detecção do agente no tecido, sem diminuir a especificidade. Pode ser realizada no tecido fresco, no sangue e no tecido parafinado.[36,37]

Cultura para micobactérias

É o padrão-ouro para o diagnóstico da tuberculose. O bacilo pode ser cultivado entre 35 °C e 37 °C, em meio aeróbico enriquecido, como o meio de Löwenstein-Jensen ou em Agar (meio de Middlebrook). Podem ser utilizados meios de cultura sólidos ou líquidos. Este exame possibilita o isolamento do agente, caracterizando a micobactéria e determinando a sensibilidade aos antibióticos. Entretanto, o crescimento do *M. tuberculosis* nos meios de cultura é lento (28 dias ou mais) e, muitas vezes, o tratamento é instituído mesmo sem a identificação do agente. A sensibilidade da cultura nas formas cutâneas da tuberculose é baixa, em torno de 23%.[37]

O teste de RT-PCR (*real-time polymerase chain reaction* – reação da polimerase em cadeia em tempo real) auxilia a identificação das colônias de micobactérias. É útil na diferenciação das cepas, desde que a cultura seja positiva.

Prova tuberculínica

Também denominada "teste tuberculínico", "reação de Mantoux", "intradermorreção de PPD" (*purified protein derivative*) ou "teste de PPD". Consiste na aplicação intradérmica do PPD, que é um complexo coquetel de mais de 200 antígenos do *M. tuberculosis*. No Brasil, utiliza-se a proteína PPD RT-23.

A prova tuberculínica mede a resposta imune celular, indicando a sensibilização do indivíduo ao bacilo da tuberculose. Indica a presença da infecção, mas não é suficiente, isoladamente, para determinar a presença da doença. Pode haver reação cruzada com outras micobacterioses. Pode ser positiva quando o indivíduo recebeu vacinação com o BCG ou quando houve um contato prévio natural com o bacilo. Pode ser negativa se há algum problema com a proteína aplicada, se houver erro de leitura, em casos de tuberculose multibacilar, gravidez, imunodepressão, neoplasias, crianças com menos de 3 meses de vida, idosos, entre outras situações que possam resultar na diminuição da resposta imune celular.

A prova tuberculínica é indicada para identificar casos de infecção latente (ILTB) em adultos e crianças e auxiliar no diagnóstico de tuberculose ativa em crianças.[12]

A técnica consiste na injeção intradérmica de 0,1 mL de antígeno de PPD no terço médio da face anterior do antebraço esquerdo. A leitura é feita após 48 a 72 horas, podendo ser estendida a 96 horas. De acordo com a medida da enduração, o resultado pode ser interpretado da seguinte maneira: 0 a 4 mm – não reator (indivíduo não infectado pelo *M. tuberculosis* ou com hipersensibilidade reduzida); ≥ 5 mm – reator (indivíduo infectado pelo bacilo da tuberculose).[38]

O desenvolvimento de novos antígenos com proteínas recombinantes para serem utilizados no teste intradérmico poderá minimizar a falso-positividade apresentada pelo indivíduo que recebeu a vacina BCG e a reação cruzada com outras micobactérias.

Ensaio de liberação de interferon-gama

Esses testes (IGRA – *interferon-gamma release assays*) se baseiam na premissa de que células previamente sensibilizadas com os antígenos da tuberculose produzem altos níveis de interferon-gama (IFN-γ).[12] São testes sorológicos para detecção de infecção latente (ILTB) E mais sensíveis que a prova tuberculínica.[36]

Teste rápido molecular para tuberculose

O teste rápido molecular para tuberculose (GeneExpert®) é um teste de amplificação do DNA (PCR) para detecção dos agentes da tuberculose e para triagem de cepas resistentes à rifampicina. É indicado principalmente para diagnóstico de tuberculose pulmonar ou laríngea. É realizado em uma amostra de escarro com o resultado em torno de 2 horas.[12] É uma opção diagnóstica na suspeita de tuberculose cutânea como em secreção coletada em casos de escrofuloderma.[39]

Adenosina deaminase (ADA)

A adenosina deaminase é uma enzima intracelular presente no linfócito ativo. A detecção da sua atividade aumentada no líquido pleural indica pleurite tuberculosa.[12]

Biologia molecular

Novos testes moleculares baseados na técnica do PCR vêm sendo desenvolvidos para auxiliar o diagnóstico da tuberculose e da tuberculose drogarresistente. São ensaios qualitativos com membranas de nitrocelulose com sondas de regiões parciais de genes de resistência e técnicas de genotipagem.[12,34,40]

Tratamento

O tratamento para a tuberculose cutânea é gratuito, está disponível no Sistema Único de Saúde (SUS) e deverá ser realizado, de preferência, em regime de tratamento diretamente observado (TDO), seguindo o esquema recomendado pelo Ministério da Saúde (MS). O esquema básico (2RHZE/4RH) para adultos e adolescentes (Tabela 4.1) associa as drogas rifampicina, isoniazida, pirazinamida e etambutol (RIPE). Ele consiste numa fase intensiva ou de ataque (2 meses) e numa fase de manutenção (4 meses). Este esquema é indicado para os casos novos de adultos e adolescentes (> de 10 anos), de todas as formas de tuberculose pulmonar e extrapulmonar (exceto as formas meningoencefálica e osteoarticular), infectados ou não pelo HIV.

Há outros esquemas para tratamentos de menores de 10 anos, para a tuberculose meningoencefálica ou osteoarticular e para casos de tuberculose drogarresistente.[12]

As medicações antituberculose atuam quando há atividade metabólica do bacilo. Não atuam em bacilos em estado de latência. Pelo crescimento lento e intermitente dos bacilos, a terapêutica deve ser prolongada. É necessária a atenção especial em casos de comorbidades e no monitoramento de possíveis reações adversas aos medicamentos.

Os pacientes devem ser acompanhados durante e após o tratamento considerando-se as especificidades de cada caso. Sempre deverá ser feita a avaliação dos contatos dos pacientes com tuberculose pulmonar ou laríngea.[12]

Micobacterioses atípicas

A micobactéria não tuberculosa (MNT), conhecida anteriormente como "micobactéria atípica" ou como micobactéria outra que não a tuberculosa (MOTT – *mycobacteria other than tuberculosis*), é causada por diversas espécies de micobactérias, excluindo o *Mycobacterium tuberculosis* e *Mycobacterium leprae*.

O agente é uma bactéria álcool-acidorresistente, no formato de bastonete. Esta micobactéria é longa, aparece isolada ou agrupada. Como as demais micobactérias, tem uma parede rica em lipídios, o que confere hidrofobia. Esta característica dificulta o aporte de nutrientes para o interior da célula e, por consequência, o seu crescimento e a sua multiplicação são lentos. No entanto, essa parede oferece resistência contra antibióticos e desinfetantes e consegue sobreviver em condições adversas como em baixa concentração de oxigênio e de carbono. Estes agentes estão presentes no meio ambiente e já foram isolados do ar, solo, pó, água, inclusive água potável, plantas, biofilmes, animais silvestres, leite e

Tabela 4.1. Esquema básico para formas pulmonares e extrapulmonares em adultos e adolescentes (> de 10 anos).

Esquema	Faixa de peso	Unidade/dose	Duração
RHZE 150/75/400/275 mg	20 a 35 kg	2 comprimidos	2 meses (fase intensiva)
	36 a 50 kg	3 comprimidos	
	51 a 70 kg	4 comprimidos	
	Acima de 70 kg	5 comprimidos	
RH 300/150 mg ou 150/75 mg	20 a 35 kg	1 comprimido de 300/150 mg ou 2 comprimidos de 150/75 mg	4 meses (fase de manutenção)
	36 a 50 kg	1 comprimido de 300/150 mg + 1 comprimido de 150/75 mg ou 3 comprimidos de 150/75 mg	
	51 a 70 kg	2 comprimidos de 300/150 mg ou 4 comprimidos de 150/75 mg	
	Acima de 70 kg	2 comprimidos de 300/150 mg + 1 comprimido de 150/75 mg ou 5 comprimidos de 150/75 mg	

R: rifampicina; H: isoniazida/hidrazida; Z: pirazinamida; E: etambutol.

Fonte: Adaptada de Ministério da Saúde, 2019.

derivados.[41] A transmissão inter-humana não ocorre, exceto *M. abscessus* entre pacientes com fibrose cística.[42]

A micobacteriose não tuberculosa pode incidir em indivíduos imunocompetentes, entretanto é mais frequente nos imunossuprimidos. Durante a epidemia da aids, observamos um aumento desta moléstia. Os indivíduos com doenças que requerem imunossupressão iatrogênica, como observamos nas doenças autoimunes e na prevenção da rejeição de órgãos sólidos transplantados, também são susceptíveis à infecção por MNT. Dependendo do agente, a doença pode resultar de uma inoculação local da micobactéria, restringindo-se a este sítio (Figura 4.7); ou se comportar como uma doença sistêmica, acometendo pele, pulmões e gânglios linfáticos.

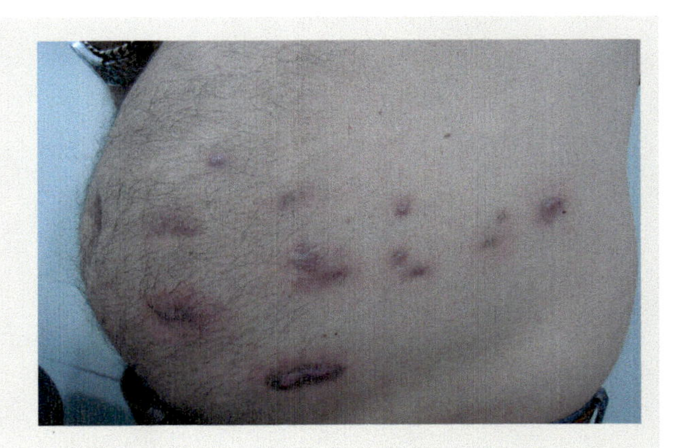

Figura 4.7. Receptor de transplante renal com micobacteriose não tuberculosa nos locais de injeção de insulina.
Fonte: Acervo da autoria do capítulo.

Taxonomia das micobactérias não tuberculosas (MNT)

A principal característica das espécies de *Mycobacterium* spp. é a presença de longos ácidos graxos, ácido micólico, na parede celular que confere álcool-acidorresistência, uma propriedade físico-química caracterizada pela resistência à descoloração da fucsina básica que tinge a bactéria em vermelho. Algumas espécies de micobactérias, quando cultivadas, apresentam coloração laranja ou amarela. Esse pigmento pode ser constitutivo da bactéria (escotocromogênica), ou induzido na presença de luz (fotocromogênica) ou existem espécies de micobactérias que não produzem pigmento (não cromogênica). O gênero Mycobacterium pode ser dividido em micobactérias de crescimento lento e rápido, sendo que todas as micobactérias de crescimento lento pertencem a um único ramo evolucionário que emergiu da micobactéria de crescimento rápido. Essa característica é comum entre as micobactérias patogênicas e oportunistas.[43,44] Atualmente o gênero Mycobacterium compreende em torno de 200 espécies e subespécies de micobactérias.[44,45]

Histórico

Em 1935, Pinner identificou uma micobactéria diferente do *M. tuberculosis*, denominando-a *atypical acid fast microörganisms*.[46] Nos anos 1950, essa nomenclatura já era utilizada por diversos autores e relacionava o agente à doença humana.[47-49]

A primeira descrição de uma MNT foi úlcera de Buruli, que foi relatada por Robert Cook, em 1897, na região de Buruli, Uganda. Posteriormente, outros casos foram descritos em outros países africanos e na Austrália, por Meyers na década de 1960. O agente, o *Mycobacterium ulcerans*, foi identificado por MacCallum em 1940 em uma criança na Austrália.[50,51]

Em 1903, Freidmann isolou o *M. chelonae* de uma tartaruga. Nos anos 1990, o *M. chelonae* e o *M. abscessus* foram considerados idênticos, pois apresentavam sequência genética idêntica. Em 1938, Cruz isolou o *M. fortuitum* de um abcesso frio após injeção intramuscular.[52] Atualmente, o *M. chelonae, M. abscessus* e *M. fortunitum* são agrupados como um complexo.[50,53]

O *M. marinum* foi primeiramente identificado num peixe de água salgada do aquário da Filadélfia, em 1926, por Aronson; entretanto, a infecção em humanos só foi relatada na década de 1950.[50,54]

Em 1933, o *M. avium* foi isolado de galinhas, que apresentavam doença cavitária semelhante à tuberculose. No passado, sugeriu-se o agrupamento do *M. avium, M. intracellulare* e *M. scrofulaceum* (complexo MAIS), entretanto a apresentação clínica deste último é bastante diferente. Atualmente, apenas o *M. avium* e *M. intracellulare* são agrupados no complexo MAI (*mycobacterium avium intracellulare*).[55]

Em 1953, Buhler e Pollack descreveram o *M. kansasii*, que apresentava pigmentação amarelada à exposição de luz e estrutura mais longa do que o *M. tuberculosis*.[47]

Agente causal

Este grupo de micobactérias vive de forma saprofítica, com distribuição universal, porém variando de região para região. O agente pode ser isolado do solo, água, animais, vegetação e secreções humanas, portanto o reservatório é amplo[56,57] (Tabela 4.2). Sua transmissão pode ocorrer por inoculação direta na pele, por inalação ou ingestão do agente causal.[58]

Tabela 4.2. Reservatórios das principais espécies patogênicas de micobactéria para humanos.

Reservatório	Espécie da micobactéria
Peixes	*M. marinum* *M. chelonae* *M. abscessus* *M. ulcerans*
Aves	*M. avium intracellulare*
Bovinos	*M. kansasii*
Símios	*M. simiae*
Solo	*M. terrae* *M. fortuitum*
Água e locais úmidos	*M. marinum* *M. gordonae* *M. xenopi* *M. chelonae* *M. scrofulaceum* *M. ulcerans*

Fonte: Adaptada de Ministério da Saúde, 2019; 2020.

No nosso meio, as principais espécies implicadas nas infecções clínicas são: *M. kansasii*; *M. avium intracellulare*; *M. chelonae*; *M. scrofulaceum*; *M. marinum*; e *M. szulgai*.[59]

Em 1954, Runyon apresentou uma classificação para auxiliar no diagnóstico laboratorial da espécie micobacteriana. Esta classificação baseia-se na velocidade de crescimento da micobactéria *in vitro* e na produção de pigmento com a exposição à luz (Quadro 4.1). O crescimento pode ser lento, de 2 a 3 semanas, ou rápido, de 3 a 5 dias. De acordo com a formação de pigmento da cultura, a micobactéria pode ser classificada em: fotocromogênica, quando fica amarela à exposição à luz; escotocromogênica, quando fica amarela mesmo sem a exposição à luz: e não cromogênica, quando não forma nenhum pigmento.[50] Atualmente, em consequência dos avanços das técnicas moleculares para identificação das micobactérias, a classificação com base na produção de pigmentos e na velocidade de crescimento da cultura está tornando-se obsoleta, embora ainda a avaliação das micobactérias pela velocidade de crescimento ainda seja utilizada. Micobactérias de crescimento lento requerem > 7 dias para amadurecer em meio sólido e as de crescimento rápido requerem < 7 dias para produzir colônias maduras em meio sólido. Todas as micobactérias patogênicas estritas para humano ou patógenos oportunistas pertencem ao ramo de micobactérias de crescimento lento.[44,59] Atualmente, o gênero Mycobacterium envolve aproximadamente 200 espécies e subespécies já reconhecidas.[45,60,61]

Quadro 4.1. Classificação das micobactérias com base na classificação proposta por Runyon.

Grupo	Características	Espécies
GI	Fotocromogênicas – crescimento lento (2 a 3 semanas)	*M. kansasii* *M. marinum* *M. simiae*
GII	Escotocromogênicas – crescimento lento (2 a 3 semanas)	*M. scrofulaceum* *M. szulgai* *M. gordonae* *M. xenopi*
GIII	Não cromogênicas – crescimento lento (2 a 3 semanas)	*M. avium intracellulare* *M. xenopi* *M. ulcerans* *M. haemophilum* *M. malmoense* *M. terrae* *M. genavense* *M. bovis*
GIV	Crescimento rápido (3 a 5 dias)	*M. fortuitum* *M. chelonae* *M. smegmatis* *M. abscessus* *M. immunogenum* *M. goodii* *M. wolinskyi* *M. cosmeticum* *M. mucogenicum*

Fonte: Adaptado de Ministério da Saúde, 2019; 2020.

A seguir, apresentamos as principais MNT de acordo com o agente etiológico.

Mycobacterium ulcerans (úlcera de Buruli)

Epidemiologia

M. ulcerans é um patógeno estritamente humano responsável pela úlcera de Buruli, uma doença tropical negligenciada e de grande importância na saúde pública. Ela é a terceira doença mundial mais comum causada por micobactéria.[62]

O *M. ulcerans* está relacionado à água de ambientes aquáticos e ao solo úmido, embora nunca tenha sido cultivado diretamente desses ambientes. A África é o continente que alberga o maior número de úlcera de Buruli, principalmente na África ocidental, entretanto existem descrições na Ásia e América Latina. Fora da África, a Austrália é o país que detém a maior endemicidade da doença desde 1930. A transmissão ainda é desconhecida, embora se sugira que a inoculação ocorra por via percutânea provavelmente em decorrência de microtraumas, que podem ser provocados por raízes. Desta forma, a maioria das lesões localiza-se nos membros inferiores, exceto os que lidam com a água e as crianças com lesões nos membros superiores.[63] Trabalhos experimentais mostraram que mosquitos *Aedes notoscriptus* e *Aedes aegypti* podem transmitir a doença nos camundongos, sugerindo uma transmissão pelo mosquito.[64,65]

A úlcera de Buruli foi relatada em pelo menos 34 países no mundo.[66] Nas Américas, a doença foi descrita na Bolívia, Guiana Francesa, México, Peru e Suriname.[51]

Quadro clínico

A lesão inicial é um nódulo endurado subcutâneo e assintomático. O paciente não apresenta queda do estado geral. Com a evolução, este nódulo apresenta flutuação que culmina na ulceração. Antes da ulceração, pode ocorrer um intenso edema, semelhante a uma paniculite, porém sem aderência a planos profundos. A úlcera apresenta bordas subminadas, que se descolam comunicando-se com úlceras satélites. Em geral, as lesões são localizadas nas extremidades, locais mais sujeitos a traumas. A lesão cutânea pode involuir com cicatriz atrófica, entretanto existem casos nos quais a úlcera aumenta no seu diâmetro e na profundidade, com acometimento de tecidos musculares e ósseos, sendo causa de artrites e osteomielites, e resultando em deformidades e amputação do membro. Outros sítios podem ser acometidos como mamas, genitália, face e olhos.[50,67,68] A necrose e úlcera são resultantes de uma exotoxina produzida pelo *M. ulcerans*, a micolactona que tem propriedade coagulante, citotóxica e imunossupressiva.[63,69] Esta micolactona ocasiona a apoptose de células do tecido adiposo e dos macrófagos nos indivíduos imunodeprimidos, com diminuição da resposta imune celular (TNF-α, INF-γ, interleucinas).[63]

Diagnóstico diferencial e laboratorial

Na fase inicial com a presença de nódulo, o diagnóstico deve ser diferenciado de paniculites, lipomas, cistos, granulomas de corpo estranho. Na fase ulcerada, o diagnóstico diferencial deve ser feito com ectima, pioderma gangrenoso, fasciite necrotizante, mal perfurante plantar, úlceras vasculares, leishmaniose tegumentar e outras paniculites supurativas.[50,63]

O diagnóstico pode ser feito por meio de esfregaço da secreção coletada da base da úlcera ou biópsia, acondicionada em tubo estéril com soro fisiológico. O material deve ser conservado a 4 °C até a manipulação no laboratório. Nas lesões fechadas ou adenopatias, podemos recorrer à punção aspirativa com agulha fina (PAAF).

A coloração de Ziehl-Neelsen pode evidenciar a presença de bacilos álcool-acidorresistentes, isolados e alongados. Tanto a secreção coletada como o fragmento obtido da biopsia cutâneo podem ser submetidos à cultura no meio de Löwenstein-Jensen ou em ágar (meio de Middlebrook). O *M. ulcerans* é uma micobactéria de crescimento lento (em torno de 4 semanas) não cromogênico. Técnicas moleculares podem auxiliar no diagnóstico, seja do material obtido diretamente da lesão (esfregaço ou fragmento de pele), seja da cultura para micobactérias.[70,71]

Histopatologia

O quadro histopatológico caracteriza-se pela presença de úlcera com necrose de coagulação atingindo a derme profunda e o tecido celular subcutâneo. Na hipoderme, pode-se observar paniculite septal e lobular. O infiltrado inflamatório é escasso com a presença de grande quantidade de aglomerados de bacilos.[51]

Tratamento

Nas lesões iniciais e pequenas, a exérese cirúrgica total da lesão é recomendada. Nas lesões maiores, recomenda-se o uso de antibioticoterapia sistêmica, como rifampicina, trimetoprima-sulfametoxazol, claritromicina, estreptomicina, amicacina e quinolonas (Quadro 4.2). Atualmente o esquema sugerido pela OMS é rifampicina (10 mg/kg/dia) associada à claritromicina (7,5 mg/kg, 2 vezes ao dia) ou associação da rifampicina (10 mg/kg/dia) com estreptomicina (15 mg/kg/dia) por 8 semanas.[62]

Quadro 4.2. Tratamento das micobacterioses atípicas de acordo com o agente isolado.

Agente etiológico	Antibiótico	Dose recomendada
M. ulcerans	**Rifampicina** **Claritromicina** **Estreptomicina** Trimetoprima-sulfametoxazol	**10 mg/kg/dia** **14 mg/kg/dia** **15 mg/kg/dia** 80 a 400 mg/dia
M. marinum	**Claritromicina** **Trimetoprima-sulfametoxazol** Rifampicina Minociclina Claritromicina Estreptomicina Sparfloxacina Amicacina Etambutol Trimetroprima-sulfametoxazol	**10 mg/kg/dia** **80 a 400 mg/dia** 10 mg/kg/dia 4 mg/kg/dia 10 a 40 mg/kg/dia 15 mg/kg/dia 3 a 7 mg/kg/dia 15 mg/kg/dia 20 mg/kg/dia 80 a 400 mg/dia
Complexos *M. fortuitum* *M. chelonae* *M. abscessus*	**Amicacina** **Ciprofloxacina** **Claritromicina** Azitromicina Ofloxacina Minociclina Clofazimina	**15 mg/kg/dia** **15 mg/kg/dia** **10 a 40 mg/kg/dia** 10 a 20 mg/kg/dia 7 mg/kg/dia 4 mg/kg/dia 50 a 300 mg/dia
Complexo *M. avium-intracellulare*	**Rifampicina** **Clofazimina** **Etambutol** **Isoniazida** **Estreptomicina** **Amicacina** Rifabutina Claritromicina Azitromicina Dapsona Ciprofloxacina	**10 mg/kg/dia** **50 a 300 mg/dia** **20 mg/kg/dia** **300 mg/dia** **15 mg/kg/dia** **15 mg/kg/dia** 5 a 10 mg/kg/dia 10 a 40 mg/kg/dia 10 a 20 mg/kg/dia 25 a 100 mg/dia 15 mg/kg/dia
M. kansasii	**Rifampicina** **Etambutol** **Isoniazida** **Amicacina** **Claritromicina** Ciprofloxacina Ofloxacina Minociclina Estreptomicina	**10 mg/kg/dia** **20 mg/kg/dia** **300 mg/dia** **15 mg/kg/dia** **10 a 40 mg/kg/dia** 15 mg/kg/dia 7 mg/kg/dia 4 mg/kg/dia 15 mg/kg/dia

Em **negrito**, as drogas de 1ª escolha para o tratamento combinado.
Fonte: Adaptado de Ministério da Saúde, 2019 e 2020.

O uso de calor local pode ser útil; entretanto, a sua aplicabilidade é difícil. Deve-se manter um calor constante de 40 °C durante 4 a 6 semanas. O uso de oxigenioterapia hiperbárica pode ser recomendado, porém com resultado precário.[51]

Mycobacterium marinum (granuloma da piscina)

Epidemiologia

O *M. marinum* é um dos agentes responsáveis pela micobacteriose em mais de 200 espécies de peixes de água doce e salgada,[72] sendo considerada uma das maiores causas de morbidade e mortalidade entre peixes de vida livre.[73] A transmissão entre os peixes é pouco conhecida, mas a transmissão para humano ocorre por meio de ferimentos por espinha, ao se lidar com tanque de pesca, com indústrias de processamento de peixes ou com água contaminada desses tanques.[74] Pode estar relacionada com outros animais aquáticos como crustáceos e tartarugas. A infecção resulta da inoculação do agente diretamente na pele, causando o "granuloma da piscina". Desta forma, a doença é mais comum em peixeiros e cuidadores de piscinas e de aquários. Com o tratamento rigoroso das piscinas, houve uma diminuição da doença ligada aos esportes aquáticos nesses ambientes.[63]

Quadro clínico

A lesão pode aparecer em torno de 2 semanas após o traumatismo, quando o quadro é identificado.[63] Inicialmente, é um nódulo eritematoacastanhado, que evolui para abcesso supurativo, ou úlcera. Múltiplas lesões ao longo do trajeto do vaso linfático podem ocorrer como um quadro de linfangite esporotricoide. Esta doença afeta principalmente os membros superiores, pois comumente relaciona-se à manipulação de peixes, aquários ou piscinas. São descritas complicações como artrite, tenosinovite e osteomielite.[63,75,76] Pode ocorrer a forma disseminada com comprometimento pulmonar e outras manifestações sistêmicas, em especial em pacientes imunocomprometidos.[77]

Diagnóstico diferencial e laboratorial

Os principais diagnósticos diferenciais são esporotricose, na sua forma cutaneolinfática, leishmaniose e tuberculose verrucosa.

O *M. marinum* é um agente fotocrômogênico (coloração amarelada) e cresce lentamente nos meios de culturas para micobactéria. O exame histopatológico pode auxiliar no diagnóstico. Técnicas moleculares ainda não são utilizadas na rotina.

Histopatologia

A histopatologia das lesões iniciais caracteriza-se pela presença de infiltrado inflamatório inespecífico, composto por neutrófilos, linfócitos e macrófagos. Posteriormente, pode-se evidenciar o granuloma do tipo tuberculoide, sem necrose fibrinoide ou de caseificação. O agente pode ser identificado nos indivíduos imunocomprometidos, ele é raramente encontrado nos imunocompetentes.[50,63]

Tratamento

Nas lesões iniciais, a exérese cirúrgica está indicada. Monoterapia deve ser feita em casos de lesões superficiais com claritromicina, trimetoprima-sulfametoxazol ou ciprofloxacina; mas em casos com acometimento mais profundo como a forma esporotricoide, associação de drogas é altamente aconselhada como etambutol e rifampicina. Associação de estreptomicina, isoniazida e pirazinamida deve ser excluído devido a resistência à essas drogas. *M. marinum* é naturalmente um agente multidroga resistente[72] (Quadro 4.2).

Complexo *M. fortuitum*, *M. chelonae* e *M. abscessus*

Epidemiologia

O complexo *M. fortuitum*, *M. chelonae* e *M. abscessus* é constituído por micobactérias de crescimento rápido, sendo que *M. fortuitum* é o mais comum e causa infecção por inoculação direta. *M. chelonae* é onipresente no meio ambiente, dificultando a identificação da fonte da infecção, pois pode ser isolado da água da torneira[78] e compromete mais pacientes imunocomprometidos. *M. chelonae* e *M. abscessus* são fenotípica e bioquimicamente semelhantes e indistinguíveis no sequenciamento 16S rDNA. A diferenciação entre as duas espécies é realizada por meio da análise da sequência do gene RNA da polimixina B (rPOB). Essa diferenciação é importante em virtude da alta resistência do *M. abscessus* e da dificuldade em erradicar o agente.[79]

O complexo *M. fortuitum/chelonae/abscessus* tem importância epidemiológica em decorrência da inoculação iatrogênica, como complicação de algum procedimento médico, como mesoterapia, infiltração intralesional, cirurgias, colocação de próteses, acupuntura, tatuagens, ablação por *laser* e injeções.[50,63,80-82]

Quadro clínico

As lesões cutâneas mais comuns são pápula e nódulos eritematosos, supurativos, que podem estar dispostos no trajeto dos vasos linfáticos (Figura 4.8), lembrando uma distribuição esporotricoide. Pode apresentar-se na forma de paniculite, com eritema e edema locais. As complicações são raras, mas podem-se observar lesões disseminadas (Figura 4.9) ou manifestações sistêmicas como pneumopatia, endocardite, ceratite e osteomielite.[50,83]

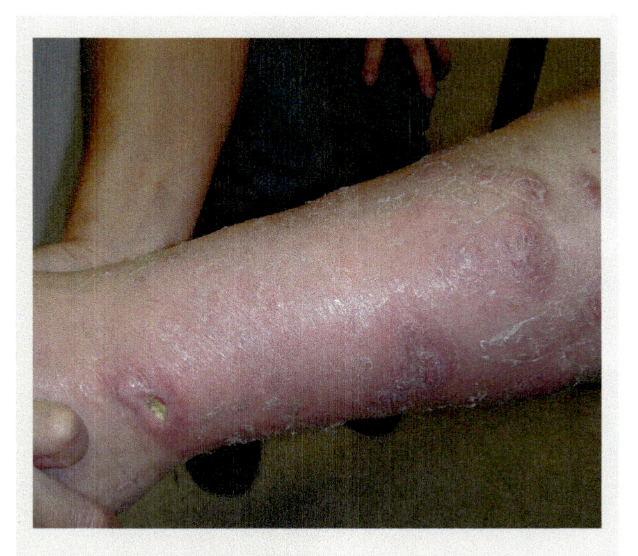

Figura 4.8. Lesões unilaterais acompanhando trajeto do sistema linfático causadas por infecção pelo *M. chelonae*.
Fonte: Acervo da autoria do capítulo.

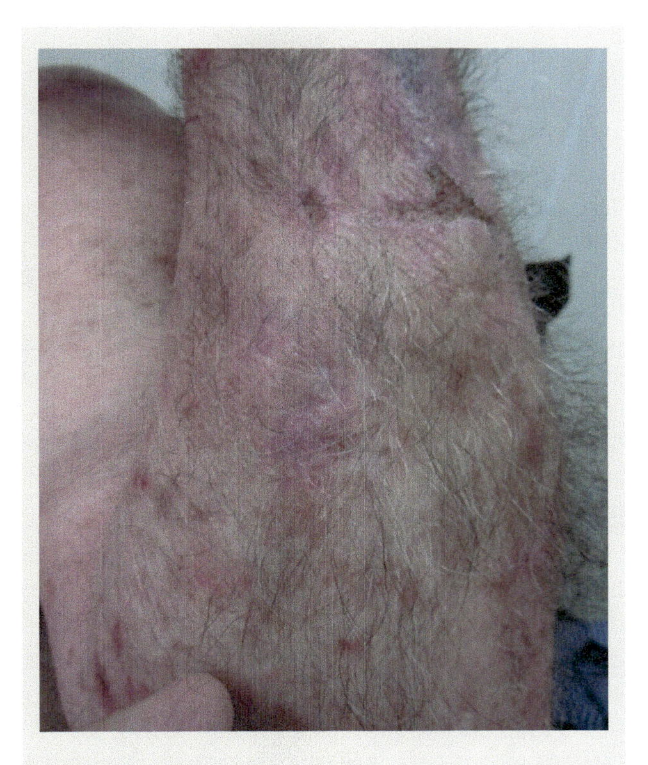

Figura 4.9. Imunossuprimido com lesões disseminadas por *M. fortuitum*.
Fonte: Acervo da autoria do capítulo.

Diagnóstico diferencial e laboratorial

O principal diagnóstico diferencial é a esporotricose, mas pode lembrar outras micoses de implantação ou granuloma de corpo estranho.

Este complexo pertence ao grupo IV pela de Runyon, desta forma tem crescimento rápido no meio de Löwenstein-Jensen, em torno de 7 dias, e não forma pigmento na cultura.

Histopatologia

Presença de microabcessos de neutrófilos com granuloma do tipo tuberculoide. A necrose pode estar presente.[50,84]

Tratamento

A claritromicina e cefotaxima podem ser eficazes nas formas localizadas. Outras drogas como amicacina, quinolonas, azitromicina, cíclicos e clofazimina têm sido relatadas[63] (Quadro 4.2).

Complexo *Mycobacterium avium intracelullare* (complexo MAI)

Epidemiologia

O complexo MAI apresenta o reservatório mais amplo – água, solo, poeira e aves –, sendo o agente mais comum entre as micobacterioses atípicas.[85] Estas micobactérias podem resistir à cloração da água; assim, podem ser distribuídas pela água canalizada. Outra forma de contaminação é o aerossol, que pode alojar o agente no pulmão, principalmente em indivíduos com pneumopatia preexistente (bronquiectasias, sequelas de tuberculose, mucoviscidose). Esta doença tem grande importância nos indivíduos imunocomprometidos. Em geral, é uma infecção sistêmica, tendo o pulmão como o órgão mais acometido.[6]

Quadro clínico

Durante a epidemia da aids, muitos casos de micobacteriose atípica pelo complexo MAI foram diagnosticados. A manifestação sistêmica no indivíduo imunocomprometido caracteriza-se com febre, emagrecimento, sudorese noturna, perda de peso, hepatoesplenomegalia, linfadenomegalia e sinovites.[86] As lesões cutâneas manifestam-se com pápulas, nódulos, abcessos e úlceras. No imunocomprometido, estas lesões cutâneas são disseminadas e polimórficas, com pápulas e pústulas, lembrando tubercúlide papulonecrótica.[50,63,87]

Diagnóstico diferencial e laboratorial

A foliculite é o principal diagnóstico diferencial das formas papulosas e pustulosas. Outros diagnósticos devem ser lembrados como paniculites, pioderma gangrenoso e tuberculose.[50]

O diagnóstico pode ser feito por meio da biópsia do órgão acometido, secreções ou hemocultura. O fácil acesso às lesões cutâneas pode auxiliar o diagnóstico. Trata-se de uma micobactéria não cromogênica de crescimento lento, entretanto pode adquirir uma coloração amarelada. O método de PCR-RT (reação da polimerase em cadeia em tempo real) pode auxiliar na identificação do agente causal.[88]

Histopatologia

Infiltrado macrofágico com a presença dos bacilos álcool-acidorresistentes é o achado característico. Células fusiformes podem ser observadas, à semelhança da hanseníase multibacilar histoide.[50]

Tratamento

Quando a lesão for única, pode-se indicar a exérese cirúrgica. A antibioticoterapia sugerida contempla rifampicina, clofazimina, etambutol, isoniazida, estreptomicina, amicacina, rifabutina, claritromicina e azitromicina[63] (Quadro 4.2).

Mycobacterium kansasii

Epidemiologia

O *M. kansasii* é uma micobactéria mais frequente em áreas de clima temperado e isolado da água e de animais como o porco. Durante a epidemia da aids, o *M. kansasii* foi um agente importante. Ele causa infecção sistêmica afetando principalmente o pulmão, sendo mais frequente em indivíduos idosos, tabagistas, com bronquiectasias ou infecção prévia pelo *M. tuberculosis*.[89] A lesão cutânea ocorre mais em pacientes imunocomprometidos, podendo associar-se à doença pulmonar ou doença sistêmica[90,91] e pode ser resultado da inoculação do bacilo, como em locais de punção.[92]

Quadro clínico

As lesões cutâneas são variáveis e manifestam-se como placas, nódulos, úlceras, paniculites e pápulas, podendo o quadro ser acompanhado por osteomielite e artrite séptica (Figura 4.10). Pode haver disposição linfática. A lesão pode ser resultado de uma inoculação local ou consequência de disseminação hematogênica, principalmente em pacientes imunodeprimidos.[50]

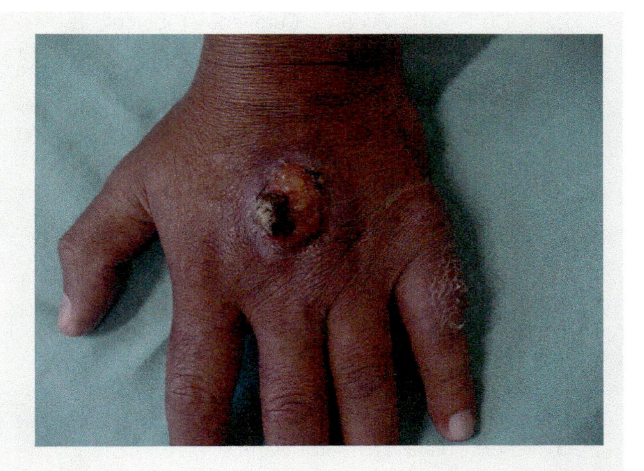

Figura 4.10. Receptor de transplante renal com infecção pelo *M. kansasii*.
Fonte: Acervo da autoria do capítulo.

Diagnóstico diferencial e laboratorial

É uma micobactéria fotocromogênica de crescimento lento, que pode ser isolada das lesões cutâneas por meio de esfregaço ou fragmento de pele.

Lesões com disposição linfática fazem diagnóstico diferencial com a forma cutaneolinfática da esporotricose. Lesões verrucosas podem lembrar outras infecções verrucosas.

Histopatologia

Presença de granuloma do tipo tuberculoide com infiltrado neutrofílico. Necrose epidérmica ou abscessos podem ser observados. Quadro pode assemelhar-se ao da tuberculose.[50]

Tratamento

Ao contrário de outras micobactérias atípicas, que são resistentes aos antibióticos, o *M. kansasii* é susceptível às drogas tuberculostáticas,[60,83] com exceção da pirazinamida, que é intrinsicamente resistente.[91]

Mycobacterium haemophilum

Epidemiologia

M. haemophilum e *M. leprae* são filogeneticamente similares e apresentam uma relação de ancestralidade com outras micobactérias como *M. ulcerans* e *M. marinum*. A infecção por *M. haemophilum* acomete pacientes imunossuprimidos especialmente pacientes HIV positivos, ou indivíduos com iatrogenia farmacológica em casos de receptores de transplantes e uso de biológicos como anit-TNF.[94] O modo de transmissão pode ser por contato de ferimento em contato com água salgada.[95]

Quadro clínico

O espectro clínico é variado, podendo apresentar-se como pápulas eritematosas a violáceas, nódulos, placas, abscessos e úlceras. As lesões ocorrem mais comumente em extremidades e região auricular e isso decorre da predileção do agente por regiões de baixa temperatura. Além da pele, outras regiões podem ser acometidas como osso e articulação, SNC, olhos e linfonodos.[96]

Tratamento

O tratamento envolve o uso de associação de claritromicina, rifamcipina e ciprofloxacina ou rifabutin por 12 a 24 meses.

Diagnóstico laboratorial das micobacterioses

Os diagnósticos laboratoriais, em geral, seguem um algoritmo. No caso das micobacterioses, primeiro deve-se descartar a possibilidade de ser *M. tuberculosis* na qual a amostra é submetida à coloração de Ziehl-Neelsen e de GeneXpert. Se a amostra for positiva para coloração de Ziehl-Neelsen e negativo para a de GeneXpert, provavelmente estamos diante de uma MNT. Neste caso, a amostra deve ser submetida à cultura. Os meios de cultura utilizados são Löwenstein-Jensen, Middlebrook e Dubos, e deve-se fazer o ajuste adequado das temperaturas.[97]

Para a identificação das MNT, sugere-se o teste de análise de polimorfismo de fragmentos de restrição u. Essa técnica utiliza a reação em cadeia da polimerase e sondas genéticas.[98]

O sequenciamento do genoma completo é considerado padrão-ouro na identificação das MNT, assim como é capaz de avaliar a resistência a vários antimicrobianos e a sua virulência.[99] No entanto, é uma metodologia de alto custo e não é um exame de rotina nos laboratórios.

Outra técnica que está sendo utilizada é a espectrometria de massas por ionização e dessorção a *laser* assistida por matriz (MALDI-TOF-MS), cuja vantagem é ser uma técnica rápida, com base na análise de proteômica e com capacidade de identificar 160 espécies de MNT.[100]

Portanto, a caracterização do quadro clínico e o diagnóstico preciso da micobacteriose são muito importantes.

Referências bibliográficas

1. World Health Organization. Global tuberculosis report 2020 [Internet]. Disponível em: https://apps.who.int/iris/bitstream/handle/10665/336069/9789240013131-eng.pdf.
2. Laennec RT. Traité de l'auscultation médiate et des maladies des poumons et du coeur. Paris: Asselin and Cie; 1826. p. 649.
3. Tirado-Sanchez A, Bonifaz A. Cutaneous tuberculosis: a review of the current literature. Curr Trop Med Rep. 2018;5:67.
4. Hershkovitz I, Donoghue HD, Minnikin DE, May H, Lee OY, Feldman M et al. Tuberculosis origin: the neolithic scenario. Tuberculosis (Edinb). 2015;95(Suppl 1):S122-6.
5. Dias MF, Bernardes Filho F, Quaresma MV, Nascimento LV, Nery JA, Azulay DR. Update on cutaneous tuberculosis. An Bras Dermatol. 2014;89(6):925-38.
6. Grange JM, Gibson J, Osborn TW, Collins CH, Yates MD. What is BCG? Tubercle. 1983;64:129-39.
7. Ahmad S. New approaches in the diagnosis and treatment of a latent tuberculosis infection. Respir Res 2010;11:169.
8. Ingen J, Rahim Z, Mulder A et al. Characterization of Mycobacterium orygis as M. tuberculosis complex subspecies. Emerg Infect Dis. 2012;18(4):653.
9. Brosch R, Gordon SV, Marmiesse M et al. A new evolutionary scenario for the Mycobacterium tuberculosis complex. Proc Natl Acad Sci USA. 2002;99(6):3684-9.
10. Franco-Paredes C, Marcos LA, Henao-Martínez AF et al. Cutaneous mycobacterial infections. Clin Microbiol Rev. 2018;32(1):e00069-18.
11. Smith I. Mycobacterium tuberculosis: pathogenesis and molecular determinants of virulence. Clin Microbiol Rev. 2003;16:463-96.
12. Brasil. Ministério da Saúde, Secretaria de Vigilância em Saúde, Departamento de Vigilância das Doenças Transmissíveis. Manual de recomendações para o controle da tuberculose no Brasil [Internet]. 2019. Disponível em: http://www.aids.gov.br/pt-br/pub/2019/manual-de-recomendacoes-para-o-controle-da-tuberculose-no-brasil.
13. Chen Q, Chen W, Hao F. Cutaneous tuberculosis: a great imitator. Clin Dermatol. 2019;37:192.
14. World Health Organization. Health topics: tuberculosis. Disponível em: https://www.who.int/health-topics/tuberculosis#tab=tab_1. Acesso em: 21 fev. 2021.
15. Brasil. Ministério da Saúde, Secretaria de Vigilância em Saúde. Boletim epidemiológico especial [Internet]. 2020. Disponível em: https://antigo.saude.gov.br/images/pdf/2020/marco/24/Boletim-tuberculose-2020-marcas--1-.pdf.
16. Rodríguez-Jiménez P, Mir-Viladrich I, Chicharro P et al. Prevention and treatment of tuberculosis infection in candidates for biologic therapy: a multidisciplinary consensus statement adapted to the dermatology patient. Actas Dermosifiliogr. 2018;109(7):584-601.
17. Gunawan H, Achdiat PA, Hindritiani R et al. Various cutaneous tuberculosis with rare clinical manifestations: a case series. Int J Mycobacteriol. 2018;7(3):288-91.
18. Santos JB, Figueiredo AR, Ferraz CE, Oliveira MH, Silvaet PG, Medeiros VLS. Cutaneous tuberculosis: epidemiologic, etiopathogenic and clinical aspects – Part I. An Bras Dermatol. 2014;89(2):220-30.
19. Afsar FS, Ozcelik S, Uysal SS, Ermete M, Afsar I. Primary inoculation tuberculosis: a report of a rare entity. Rev Soc Bras Med Trop. 2015;48(1):112-4.
20. Zyl L, Du Plessi J, Viljoen J. Cutaneous tuberculosis overview and current treatment strategies. Tuberculosis. 2015; 95:629-38.
21. Bellet JS, Prose NS. Skin complications of bacillus Calmette-Guérin immunization. Curr Opin Infect Dis. 2005;18:97-100.
22. Al-Hammadi S, Alsuwaidi AR, Alshamsi ET, Ghatasheh GA, Souid AK. Disseminated bacillus Calmette-Guérin (BCG) infections in infants with immunodeficiency. BMC Res Notes. 2017;10(1):177.
23. Bravo FG, Gotuzzo E. Cutaneous tuberculosis. Clin Dermatol. 2007;25:173.
24. Scollard DM, Dacso MM, Abad-Venida ML. Tuberculosis and leprosy: classical granulomatous diseases in the twenty-first century. Dermatol Clin. 2015;33:541-62.
25. Mello RB, Vale ECS, Baeta IGR. Scrofuloderma: a diagnostic challenge. An Bras Dermatol. 2019;94(1):102-4.
26. Jiménez-Gallo D, Navas-García N, Albarrán-Planelles C, Guerrero-Sánchez F. Periorificial cutaneous tuberculosis of the vulva. Actas Dermosifiliogr. 2012;103(10):929-30.
27. Jaka-Moreno A, López-Núñez M, López-Pestaña A, Tuneu-Valls A. Lupus vulgaris caused by Mycobacterium bovis. Actas Dermosifiliogr. 2012;103(3):251-3.
28. Altunay IK, Kayaoglu S, Ekmekci TR, Kutlu S, Arpag ES. Tuberculosis. Dermatol Online J. 2007;13(3):12.
29. Motswaledi MH, Doman C. Lupus vulgaris with squamous cell carcinoma. J Cutan Pathol. 2007;34:939-41.
30. Khare S, Chhabra N, Ganguly S, Prabha N. Sporotrichoid presentation of lupus vulgaris mimicking mycetoma. Int J Mycobacteriol. 2019;8(3):292-4.
31. Suraprasit P, Silpa-Archa N, Triwongwaranat D. Cutaneous miliary tuberculosis in a chronic kidney disease patient. Case Rep Dermatol. 2014;6(3):253-7.
32. Silva GA, Motta RN, Carvalho RS, Lupi O, Azevedo MC, Ferry FR. Cutaneous tuberculous gummas in a patient with polymyositis. An Bras Dermatol. 2013;88(1):98-101.
33. Pereira AR, Vieira MB, Monteiro MP et al. Perforating granuloma annulare mimicking papulonecrotic tuberculid. An Bras Dermatol. 2013;88(6 Suppl 1):101-4.
34. Anwar MI, Ghafoor R, Shazhad N, Muqaddas T. Annular lichen scrofulosorum: an unusual presentation of micropapular tuberculid. Austin J Dermatol. 2016;3(1):1042.
35. Otto AI, Harsing J, Herjavecz I, Kiss M, Karpati S. Scrofuloderma associated with granuloma annulare-like lichen scrofulosorum. Acta Derm Venereol. 2009;89(6):640-2.
36. Santos JB, Figueiredo AR, Ferraz CE, Oliveira MH, Silva PG, Medeiros VL. Cutaneous tuberculosis: diagnosis, histopathology and treatment – Part II. An Bras Dermatol. 2014;89(4):545-55.
37. Agarwal P, Singh EM, Agarwal US, Meena R, Purohit S, Kumar S. The role of DNA polymerase chain reaction, culture and histopathology in the diagnosis of cutaneous tuberculosis. Int J Dermatol. 2017;56:1119-24.
38. Brasil. Ministério da Saúde, Secretaria de Vigilância em Saúde, Departamento de Vigilância das Doenças Transmissíveis. Técnicas de aplicação e leitura da prova tuberculínica [Internet]. 2014. Disponível em: http://bvsms.saude.gov.br/bvs/publicacoes/tecnicas_aplicacao_leitura_prova_tuberculinica.pdf.
39. Costa LL, Veasey JV. Diagnosis of cutaneous tuberculosis (lymph node scrofuloderma) using the Xpert MTB/RIF method. An Bras Dermatol. 2021;96(1):82-4.

40. Lall H, Singh NP, Chaudhary M, Kaur IR. Comparison of conventional and molecular methods in diagnosis of extrapulmonary (cutaneous) tuberculosis in a tertiary care hospital in Delhi. Int J Med Sci Pub Health. 2017;6:102.
41. Honda JR, Virdi R, Chan ED. Global environmental non-tuberculous mycobacteria and their contemporaneous man-made and natural niches. Front Microbiol. 2018;9:2029.
42. Sharma SK, Upadhyay V. Epidemiology, diagnosis and treatment of non-tuberculous mycobacterial diseases. Indian J Med Res. 2020;152(3):185-226.
43. Tortoli E. Impact of genotypic studies on mycobacterial taxonomy: the new mycobacteria of the 1990's. Clin Microbiol Rev. 2003;16:319-54.
44. Tortoli E. Microbiological features and clinical relevance of new species of the genus Mycobacterium. Clin Microbiol Ver. 2014;27:727-52.
45. Tortoli E. The new mycobacteria: an update. FEMS Immunol Med Microbiol. 2006;48:159-78.
46. Pinner M. Atypical acid-fast microorganisms: smoooth-growing tubercle bacilli. Am Rev Tuberc. 1935;32(4):440-5.
47. Buhler VB, Pollak A. Human infection with atypical acid-fast organisms: report of two cases with pathologic findings. Am J Clin Pathol. 1953;23(4):363-74.
48. Timpe A, Runyon EH. The relationship of atypical acid-fast bacteria to human disease: a preliminary report. J Lab Clin Med. 1954;44(2):202-9.
49. Adachi K. Studies on atypical acid-fast bacilli: virulence of atypical acid-fast bacilli. Sci Rep Res Inst Tohoku Univ Med. 1959;9:25-33.
50. Silva MR, Castro MCR. Mycobacterial infections. In: Bolognia JL, Jorizzo JL, Schaffer JV (ed.). Dermatology. 3rd ed. United States: Elsevier Saunders; 2012. p. 1221-42.
51. Asiedu K, Scherpbier R, Raviglione M; WHO. Buruli ulcer: Mycobacterium ulcerans infection. Paris-Tokyo, Association Française Raoul Follereau/The Nippon Foundation. 2000:6. Disponível: https://apps.who.int/iris/bitstream/handle/10665/66164/WHO_CDS_CPE_GBUI_2000.1.pdf. Acesso em: 12 jan. 2021.
52. Cruz JC. Mycobacterium fortuitum: um novo bacilo ácido-resistente patogênico para o homem. Acta Med (Rio de Janeiro). 1938;1:297-301.
53. Akram SM, Rathish B, Saleh D. Mycobacterium chelonae. In: StatPearls – NIH [Internet]. 2020 Aug 13. Disponível em: ncbi.nlm.nih.gov/books/NBK430806. Acesso em: 12 jan. 2021.
54. Aronson JD. Spontaneous tuberculosis in salt water fish. J Infect Dis. 1926;39(4):315-20.
55. Akram SM, Attia FN. Mycobacterium avium intracellulare. In: StatPearls – NIH [Internet]. 2020 Sep 16. Disponível em: ncbi.nlm.nih.gov/books/NBK431110. Acesso em: 12 jan. 2021.
56. Lemarie SL. Mycobacterial dermatitis. Vet Clin North Am Small Anim Pract. 1999;29:1291-301.
57. Astrofsky KM, Schrenzel MD, Bullis RA, Smolowitz RM, Fox JG. Diagnosis and management of atypical Mycobacterium spp. infections in established laboratory zebrafish (Brachydanio rerio) facilities. Comp Med. 2000;50:666-72.
58. Pradinaud R. Micobacterioses atípicas. In: Talhari S, Neves RG (ed.). Dermatologia tropical. Rio de Janeiro: Medsi; 1995. p. 283-90.
59. Tortoli E. Phylogeny of the genus Mycobacterium: many doubts, few certainties. Infect Genet Evol. 2012;12:827-31.
60. Euzeby JP. List of prokaryotic names with standing in nomenclature. 1997. Disponível em: http://www.bacterio.net/mycobacterium.html.
61. Ferrazoli L, Silva EAM, Martins MC, Ichikawa T, Palaci M. Micobactérias outras que não o Mycobacterium tuberculosis: análise da ocorrência e de aspectos relevantes ao diagnóstico da infecção. Hansen Int. 1992;17:15-20.
62. World Health Organization. Buruli ulcer (Mycobacterium ulcerans) infection fact sheet. Geneva (Switzerland); 2017. Disponível em: http://www.who.int/mediacentre/factsheets/fs199/en.
63. Morand JJ. Manifestations cutanéomuqueuses des mycobactéries environnementales (don't Mycobacterium ulcerans). In: Encyclopedie médicale et chirurgicale. France: Elsevier; 2016. t. 1 (98-365-A-10), p. 1-10.
64. Walsh DS, Portaels F, Meyers WM. Buruli ulcer: advances in understanding Mycobacterium ulcerans infection. Dermatol Clin. 2011;29:1-8.
65. Wallace JR, Mangas KM, Porter JL et al. Mycobacterium ulcerans low infectious dose and mechanical transmission support insect bites and puncturing injuries in the spread of Buruli Ulcer. PLoS Negl Trop Dis. 2017;11(4):e0005553.
66. Roltgen K, Pluschke G. Epidemiology and disease burden of Buruli ulcer: a review. Res Rep Trop Med. 2015;6:59-73.
67. Groves R. Unusual cutaneous mycobacterial diseases. Clin Dermatol. 1995;13:257-63.
68. Palenque E. Skin disease and non-tuberculous atypical mycobacteria. Int J Dermatol. 2000;39:659-66.
69. Walsh DS, Portaels F, Meyers WM. Buruli ulcer: advances in understanding Mycobacterium ulcerans infection. Dermatol Clin. 2011;29:1-8.
70. Li JJ, Beresford R, Fyfe J, Henderson C. Clinical and histopathological features of cutaneous non-tuberculous mycobacterial infection: a review of 13 cases. J Cutan Pathol. 2017;44(5):433-43.
71. Rondini S, Horsfield C, Mensah-Quainoo E, Junghans T, Lucas S, Pluschke G. Contagious spread of Mycobacterium ulcerans in Buruli ulcer lesions analyzed by histopathology and real-time PCR quantification of mycobacterial DNA. J Pathol. 2006;208:119-28.
72. Hashish E, Merwad A, Elgaml S et al. Mycobacterium marinum infection in fish and man: epidemiology, pathophysiology and management: a review. Vet Q. 2018;38:35-46.
73. Chang CT, Whipps CM. Activity of antibiotics against mycobacterium species commonly found in laboratory zebrafish. J Aquatic Ani Health. 2015;27(2):88-95.
74. Yanong RP, Pouder DB, Falkinham III JO. Association of mycobacteria in recirculating aquaculture systems and mycobacterial disease in fish. J Aquatic Ani Health. 2010;22(4):219-23.
75. Van Seymortier P, Verellen K, De Jonge I. Mycobacterium marinum causing tenosynovitis: "fish tank finger". Acta Orthop Belg. 2004;70:279-82.
76. Lam A, Toma W, Schlesinger N. Mycobacterium marinum arthritis mimicking rheumatoid arthritis. J Rheumatol. 2006;33:817-9.
77. Bhatty MA, Turner DP, Chamberlain ST. Mycobacterium marinum hand infection: case reports and review of literature. Br J Plast Surg. 200;53(2):161-5.
78. Santos R, Oliveira F, Fernandes J. Detection and identification of mycobacteria in the Lisbon water distribution system. Water Sci Technol. 2005;52:177-80.

79. Arnold C, Barrett A, Cross L et al. The use of rpoB sequence analysis in the differentiation of Mycobacterium abscessus and Mycobacterium chelonae: a critical judgment in cystic fibrosis. Clin Microbiol Infect. 2012;18:E131-3.
80. Hoy JF, Rolston KVI, Hopfer RL, Bodey GP. Mycobacterium fortuitum bacteremia in patients with cancer and long--term venous catheters. Am J Med. 1987;83:213-7.
81. Rao J, Golden TA, Fitzpatrick RE. Atypical mycobacterial infection following blepharoplasty and full-face resurfacing with CO_2 laser. Dermatol Surg. 2002;28:768-71.
82. Vinh DC, Rendina A, Turner R, Embil JM. Breast implant infection with Mycobacterium fortuitum group: report of case and review. J Infect. 2006;52:e63-7.
83. Silvestre-Salvador JF, Betlloch MI, Alfonso R, Ramón RL, Morell AM, Navas J. Disseminated skin infection due to Mycobacterium fortuitum in an immunocompetent patient. J Eur Acad Dermatol Venereol. 1998;11:158-61.
84. Rodriguez G, Ortegon M, Camargo D, Orozco LC. Iatrogenic Mycobacterium abscessus infection: histopathology of 71 patients. Br J Dermatol. 1997;137:214-8.
85. Blanc P, Dutronc H, Peuchant O et al. Non-tuberculous mycobacterial infections in a French hospital: a 12-year retrospective study. PLoS One. 2016;11(12):e0168290.
86. Otaki Y, Nakanishi T, Nanami M et al. A rare combination of sites of involvement by Mycobacterium intracellulare in a hemodialysis patient: multifocal synovitis, spondylitis and multiple skin lesions. Nephron. 2002;92:730-4.
87. Noguchi H, Hiruma M, Kawada A, Fujimoto N, Fujioka A, Ishibashi A. A pediatric case of atypical Mycobacterium avium infection of the skin. J Dermatol. 1998;25:384-90.
88. Van Coppenraet ESB, Lindeboom JA, Prins JM, Peeters MF, Claas ECJ, Kuijper EJ. Real-time PCR assay using fine-needle aspirates and tissue biopsy specimens for rapid diagnosis of mycobacterial lymphadenitis in children. J Clin Microbiol. 2004;42:2644-50.
89. Johnston JC, Chiang L, Elwood K. Mycobacterium kansasii. Microbiol Spectr. 2017;5(1). doi: 10.1128/microbiolspec.
90. Wang SH, Pancholi P. Mycobacterial skin and soft tissue infection. Curr Infect Dis Rep. 2014;16:438.
91. Zhang M, Feng M, He JQ. Disseminated Mycobacterium kansasii infection with cutaneous lesions in an immunocompetent patient. Int J Infect Dis. 2017;62:59-63.
92. Domergue-Thân-Trong E, Descamps V, Larger E, Grossin M, Belaich S, Crickx B. Infection cutanée à Mycobacterium kansasii aux sites d'injection d'insuline. Ann Dermatol Venereol. 2001;128(3 Pt 1):250-2.
93. Palenque E. Skin disease and non-tuberculous atypical mycobacteria. Int J Dermatol. 2000;39:659-66.
94. Shah MK, Sebti A, Kiehn TE, Massarella SA, Sepkowitz KA. Mycobacterium haemophilum in immunocompromised patients. Clin Infect Dis. 2001;33:330-7.
95. Lindeboom JA, Lesla E, Bruijnesteijn C, Soolingen D, Prins JM, Kuijper EJ. Clinical manifestations, diagnosis and treatment of Mycobacterium haemophilum infections. Clin Microbiol Rev. 2011;24:701-7.
96. Nookeu P, Angkasekwinai N, Foongladda S, Phoompoung P. Clinical characteristics and treatments outcomes for patients infected with Mycobacterum haemophilum. Emerg Infect Dis. 2019;25:1648-52.
97. Sharma SK, Upadhyay V. Epidemiology, diagnosis and treatment of non-tuberculous mycobacterial diseases. Indian J Med Res. 2020;152(3):185-226.
98. Forbes BA, Hall GS, Miller MB et al. Practice guidelines for clinical microbiology laboratories: mycobacteria. Clin Microbiol Rev. 2018;31:e00038-17.
99. Quan TP, Bawa Z, Foster D et al. Evaluation of whole-genome sequencing for mycobacterial species identification and drug susceptibility testing in a clinical setting: a large--scale prospective assessment of performance against line probe assays and phenotyping. J Clin Microbiol. 2018;56:e01480-17.
100. Mediavilla-Gradolph MC, De Toro-Peinado I, Bermúdez--Ruiz MP et al. Use of MALDI-TOF MS for identification of non-tuberculous mycobacterium species isolated from clinical specimens. Biomed Res Int. 2015;2015:854078.

Capítulo 5

Doenças Infecciosas Necrotizantes

Paulo Ricardo Criado
Isabelle Carvalho de Assis

Introdução

As infecções cutâneas e dos tecidos moles (*skin and soft tissue infections* – SSTI) são resultado da interação entre o comprometimento das defesas da pele e a invasão microbiana. Pelo fato de a maioria destas infecções ser causada por bactérias, muitos guias práticos não mencionam as diferentes etiologias possíveis como vírus, fungos, parasitas e micobactérias. O trauma mecânico, térmico ou químico e intervenções cirúrgicas constituem os principais meios pelos quais a barreira cutânea é vencida por estes microrganismos. As SSTI **primárias** são resultado da invasão de pele sã, enquanto as SSTI **secundárias** resultam de infecção em pele previamente danificada, como nos traumas ou por doenças subjacentes. As infecções são frequentemente localizadas, mas podem se disseminar via sanguínea ou linfática.[1]

Basicamente, há duas formas de classificar as SSTI:

1. Pela camada anatômica envolvida.
2. Se a infecção é supurativa ou não.[1]

Nos Estados Unidos, as SSTI são responsáveis por pelo menos 14 milhões de consultas ambulatoriais por ano[2] e responderam por cerca de 900 mil internações hospitalares.[3] De forma similar, as SSTI constituem um problema também na Europa, embora com variações regionais na predominância dos patógenos envolvidos, padrões de resistência antimicrobiana, duração no tempo de internação hospitalar, e taxas de readmissão hospitalar.[4] O isolamento dos patógenos envolvidos nas SSTI é determinado e limitado aos meios diagnósticos disponíveis no local do atendimento e é também influenciado por fatores como a saúde geral do hospedeiro humano e a região geográfica, dificultando muito a seleção terapêutica empírica.[4]

A gravidade da SSTI se correlaciona com sua profundidade no compartimento cutâneo, subcutâneo ou fáscia e plano muscular/ósseo. O Quadro 5.1 demonstra as diferentes SSTI mais comuns e suas características mais evidentes.[4]

Epidemiologia

Toda avaliação de um doente com uma possível SSTI deve incluir o reconhecimento do estado imunológico do paciente, exposição a animais ou agentes (água, trauma) e histórico de viagens a fim de direcionar o tratamento empírico. O histórico de viagens é relevante para todos os pacientes com doenças infecciosas, bem como o reconhecimento dos patógenos frequentes naquele local de destino da viagem. Como exemplo, viajantes para áreas endêmicas com Enterobacteriaceae Multidroga Resistente (MDR), uma vez que pacientes colonizados com estas bactérias têm um risco de 16,5% de infecção com elas.[4]

As comorbidades influenciam no tipo de infecção. O diabetes *mellitus* constitui um fator de risco para infecções MRSA, bem como fasciíte necrotizante (FN), as quais podem acometer pessoas com alterações na sensibilidade periférica e retardo no processo de cicatrização. A estase venosa também afeta o estado de oxigenação dos tecidos dos membros inferiores, bem como o edema pode dificultar o suprimento de nutrientes para a pele e outros tecidos. Atos cirúrgicos podem bloquear a drenagem linfática normal dos tecidos. A imunossupressão, decorrente de medicações ou de doenças subjacentes, bloqueia as defesas do organismo do hospedeiro. O Quadro 5.2 lista as diferentes condições que constituem fatores de risco para SSTI.[1]

Quadro 5.1. Infecções da pele e tecidos moles (SSTI): tipos, patógenos, características e tratamento.

Tipo de infecção	Patógeno predominante	Características clínicas	Tratamento
Impetigo	*Staphylococcus aureus*, *Streptococcus pyogenes*	Lesões com crostas melicéricas, variante bolhosa menos comum	Penicilinas orais, cefalosporinas de primeira geração ou clindamicina
Ectima	*Staphylococcus aureus*, *Streptococcus pyogenes*	Lesão com crosta dessecada que envolve a derme e ocasiona a formação de cicatriz, com predileção pelas extremidades inferiores	Penicilinas orais, cefalosporinas de 1ª geração ou clindamicina. Se houver suspeita da presença de estafilococo meticilinorresistente (MRSA), doxiciicliina, clindamicina ou sulfametoxazol-trimetropim (TMP-SMX)
Ectima gangrenoso	*Pseudomonas aeruginosa*, *S. aureus*, *S. pyogenes*, com menor frequência bastonetes Gram-negativos e fungos	Vasculite cutânea, encontrado tipicamente entre a região do umbigo aos joelhos, com potencial de rápida extensão em tamanho. Nódulos eritematosos que evoluem para úlceras necróticas com escara necrótica	Antibioticoterapia de largo espectro, com direcionamento terapêutico ao patógeno isolado, quando culturas estão disponíveis
SSTIs purulentas: abscessos, furúnculos e carbúnculos	*S. aureus*	Pústulas circundadas por eritema. Os furúnculos e carbúnculos são centrados em folículos pilosos. Podem exibir os cinco sinais cardinais da infecção à inspeção e palpação: calor; rubor; dor; tumor; e flutuação	Incisão e drenagem Antibioticoterapia para MRSA em doentes com critérios para síndrome da resposta inflamatória sistêmica (SIRS) ou imunocomprometidos
Celulite infecciosa	Estreptococos beta-hemolíticos, *S. aureus*	Eritema superficial em disseminação e difuso. Pode estar associada à linfangite	Doença leve: antibióticos orais contra MRSA e estreptococos Doença moderada: antibioticoterapia oral ou intravenosa contra MRSA e estreptococo Doença grave: avaliação cirúrgica, antibióticos de largo espectro direcionados à MRSA, Pseudomonas e anaeróbios
Piomiosite	*S. aureus*	Dor localizada em um único grupo muscular associada à febre. A pele suprajacente tem toque "lenhoso"	Avaliação cirúrgica, vancomicina Adição de agentes contra germes gram-negativos se o paciente é imunossuprimido ou a causa foi trauma perfurante
Infecções em áreas cirúrgicas	Dependente da área anatômica da cirurgia	Ferida cirúrgica com drenagem purulenta, inflamação local	Avaliação cirúrgica, antibióticos dependem da área anatômica na qual foi feita a cirurgia e da gravidade da doença
Síndrome do choque tóxico	*S. aureus*, *S. pyogenes*, raramente outros estreptococos	Doença estafilocócica: exantema ou eritrodermia que se inicia no tronco e dissemina em direção às extremidades (incluindo palmas e plantas) Doença estreptocócica: exantema escarlatiniforme pode ser encontrado	Vancomicina associada à clincamicina ou à linezolida (estudos limitados)
Gangrena gasosa/mionecrose	*Clostridium* spp., *C. perfringens* (relacionado a trauma), *C. septicum* (não relacionado a trauma)	Bolhas e crepitação na palpação	Avaliação cirúrgica imediata, agentes antibióticos de largo espectro como vancomicina em associação com piperacilina-tazobactam, carbapenem antipseudomonas OU cefepime em associação com metronidazol intravenoso
Fasciíte necrotizante	Aeróbios polimicrobianos e anaeróbios (tipo 1), estreptococo grupo A ou *S. aureus* (tipo 2)	Achados clássicos de dor desproporcional ao exame dermatológico. O espectro clínico varia de aparência externa normal ao toque de textura lenhosa no tecido celular subcutâneo com planos fáscias/musculares obliterados	Avaliação cirúrgica imediata, vancomicina ou linezolida associadas a cefepime e metronidazol OU um carbapenem antipseudomonas OU piperacilina/tazobactam

Fonte: Desenvolvido pela autoria do capítulo.

Quadro 5.2. Fatores de risco para desenvolvimento de infecções cutâneas e dos tecidos moles (SSTI).

Fatores de risco gerais	Fatores de risco para infecções por estafilococo meticilinorresistente (MRSA)	Fatores de risco para fascíte necrotizante (FN)
• Doença cardiopulmonar • Doença hepatorrenal • Idade avançada • Debilidade física • Obesidade • Asplenia • Imunodeficiência (HIV, quimioterapia entre outros) • Insuficiência arterial periférica • Neuropatia periférica • Linfedema • Exposição à água não tratada (salina ou doce) • Mordeduras humanas ou de outros animais • Uso de drogas intravenosas ou subcutâneas	• Idade jovem • Profissionais da saúde • Militares • Pacientes em diálise • Acesso intravascular de longa permanência • Hospitalização prolongada	• Abuso de álcool • Nutrição insuficiente • Participação em esporte • Trauma • Cirurgia

Fonte: Desenvolvido pela autoria do capítulo.

Infecções necrotizantes dos tecidos moles

As infecções necrotizantes dos tecidos moles (INTM) constituem processos infecciosos graves, caracterizados pela destruição tecidual progressiva e extensa, sinais sistêmicos de toxicidade, colapso hemodinâmico, insuficiência de órgãos e alta mortalidade. Estas infecções necessitam de rápida diagnose e tratamento médico de urgência, incluindo, por vezes, intervenção cirúrgica e medidas de cuidado em terapia intensiva. Geralmente, há fatores de risco associados como ruptura da integridade cutânea ou mucosa, feridas traumáticas, diabetes *mellitus* ou outras condições imussupressoras. A ruptura da função de barreira da pele permite o aceso do agente infeccioso a planos moles teciduais mais profundos.[5]

As infecções necrotizantes de partes moles devem ser suspeitas frente a qualquer evidência de infecção de partes moles, como a pele e mucosas com sinais de acometimento sistêmico. O diagnóstico definitivo exige exploração cirúrgica e coloração das amostras teciduais pelo método de Gram, além de culturas dos tecidos.[5]

As infecções cutâneas necrotizantes (INC) podem ter etiologia com maior frequência em agentes bacterianos, mas também podem ser causadas por micobactérias, fungos, protozoários e vírus. Estas INC podem ocorrer após grandes injúrias traumáticas, bem como após mínimas rupturas da integridade cutânea ou mucosa (em geral, abrasões, queimaduras, escorrimento de cáusticos, lacerações, picadas de insetos) infecção por varicela-zóster, danos em partes moles não penetrantes (em geral, ruptura muscular ou contusão), ou procedimentos obstétricos ou ginecológicos de rotina; elas também podem ocorrer em pós-operatório ou em doentes imunocomprometidos (Quadro 5.3).[6]

Entre as INC de causa bacteriana, há sinais de alerta que podem confundir o diagnóstico da infecção (Quadro 5.4).

Os médicos devem estar alertas para potenciais fatores de confusão que possam retardar o diagnóstico e o tratamento das infecções necrotizantes de tecidos moles.[6] Um algoritmo básico de diagnóstico pode ser consultado na Figura 5.1. No Quadro 5.5, relacionamos algumas características por vezes associadas a uma maior probabilidade de estarmos frente a infecções necrotisntes.[4]

As infecções de tecidos moles necrotizantes partilham muitas de suas características clínicas e patológicas, e todas essas infecções resultam na destruição extensa dos tecidos do paciente. Nenhum exame laboratorial clínico único ou conjunto de testes laboratoriais pode substituir adequadamente a inspeção cirúrgica para o diagnóstico destas infecções. O diagnóstico precoce, intervenção cirúrgica rápida e adequada, além do tratamento antibiótico, são essenciais para reduzir mortalidade e melhorar os resultados terapêuticos.[6]

Os diagnósticos diferenciais das infecções cutâneas e dos tecidos moles (SSTI) são explorados no Quadro 5.6.[4]

Fasciíte necrotizante

A fasciíte necrotizante (FN) é uma infecção profunda, cujo diagnóstico é feito por meio da inspeção cirúrgica, em que as características distintas incluem a friabilidade da fáscia superficial (ou seja, a presença do chamado sinal de "dedo enluvado") e o aspecto cinzento de água de lavar louça do fluido inflamatório, com uma ausência notória de pus. A incidência atual de NF é de 4 a 15,5 casos por 100 mil habitantes. A FN e outras infecções de pele e tecidos moles necrotizantes têm etiologias múltiplas, fatores de risco, locais anatômicos e diferentes mecanismos patogênicos, mas todos são caracterizados pela destruição generalizada de

Quadro 5.3. Fatores que predispõem às infecções necrotizantes de partes moles específicas.

Fatores predisponentes		Síndromes clínicas	Agentes etiológicos
Trauma penetrante maior		Gangrena gasosa	*Clostridium perfringens*, *C. histolyticum* ou *C. novyi*
Trauma penetrante menor	Laceração em água doce	Fasciíte necrotizante tipo II	*Aeromonas hydrophila*
	Laceração em água salgada	Fasciíte necrotizante tipo II	*Vibrio vulnificus*
Trauma menor não penetrante: ruptura muscular, contusão ou entorse		Fasciíte necrotizante tipo II ou mionecrose estreptocócica	*Streptococcus pyogenes*
Quebra de barreira mucosa: laceração da mucosa (retal, vaginal, uretral); gastrointestinal, genitourinário ou cirurgia ginecológica		Fasciíte necrotizante tipo I	Organismos mistos aeróbios e anaeróbios
Quebra de barreira cutânea	Lesões de varicela	Fasciíte necrotizante tipo II	*S. pyogenes*
	Picadas de insetos	Fasciíte necrotizante tipo II	*S. pyogenes*
	Injeções de medicamentos ou vacinas	Gangrena gasosa (também conhecida como mionecrose por *Clostridium*)	*C. perfringens*, *C. histolyticum*, *C. novyi* ou *C. sordellii*
Estados de imunossupressão	Diabetes *mellitus* com doença vascular periférica	Fasciíte necrotizante tipo I	Organismos mistos aeróbios e anaeróbios
	Cirrose hepática e ingestão de ostras cruas	Fasciíte necrotizante tipo II	*V. vulnificus*
	Neutropenia	Gangrena gasosa (também conhecida como mionecrose por *Clostridium*)	*C. septicum*
Em mulheres: gravidez, parto, aborto (espontâneo ou induzido por médicos), procedimentos ginecológicos ou cirurgia ginecológica		Fasciíte necrotizante tipo II, mionecrose estreptocócica ou mionecrose por *Clostridium*	*S. pyogenes*, *C. perfringens* ou *C. sordellii*
Fatores ocultos: lesões do cólon, incluindo carcinomas		Gangrena gasosa espontânea	*C. septicum*

Fonte: Desenvolvido pela autoria do capítulo.

Quadro 5.4. Situações frequentes que ocasionam o diagnóstico tardio ou errôneo das infecções necrotizantes de partes moles.

Fatores de confusão ao diagnóstico	Explicação
Ausência de febre	A febre costuma estar ausente em pacientes com infecções necrotizantes dos tecidos moles por causa do uso de anti-inflamatórios não esteroides (AINE), que são autoadministrados ou prescritos no serviço de emergência ou em ambientes pós-cirúrgicos. A febre também está ausente em pacientes com infecção necrotizante por *C. sordellii*
Ausência de manifestações cutâneas	Pacientes com infecções necrotizantes espontâneas ou criptogênicas (ou seja, infecções sem porta de entrada óbvia bacteriana), que começam nos tecidos moles profundos, muitas vezes não têm sinais de infecção cutânea até o final do curso da doença
Atribuição da dor intensa ao trauma ou procedimento médico executado	A dor intensa é um achado determinante em doentes com infecções necrotizantes. No entanto, quando essas infecções desenvolvem-se após cirurgia ou parto, a dor pode ser atribuída erroneamente ao procedimento em si. Da mesma forma, a dor perineal pode ser atribuída a hemorroidas, epididimites ou a trauma vaginal ou retal. As dores intensas associadas a infecções espontâneas ou criptogênicas são frequente e erroneamente atribuídas à tensão muscular ou trombose venosa. Se a dor for desproporcional, a causa suspeita requer opioides ou cetorolaco para seu alívio, uma infecção necrotizante em desenvolvimento deve ser considerada. A dor pode estar ausente em decorrência de uso de narcóticos ou AINE ou resultante da neuropatia em pacientes com diabetes
Testes de imagem inespecíficos	Em doentes com infecções necrotizantes, as radiografias podem mostrar apenas edema, **sem evidência de gás no tecido profundo**. Uma vez que esta descoberta é consistente com causas não infecciosas (p. ex., injúria de tecidos moles e condições pós-cirúrgicas e pós-parto), isso pode confundir o diagnóstico
Atribuição das manifestações sistêmicas a outras causas	Náuseas, vômitos e diarreia são sintomas que podem ser manifestações precoces da toxemia decorrente de infecção pelo estreptococo do grupo A, embora sejam, com frequência, atribuídas erroneamente a intoxicações alimentares ou doenças virais

Fonte: Desenvolvido pela autoria do capítulo.

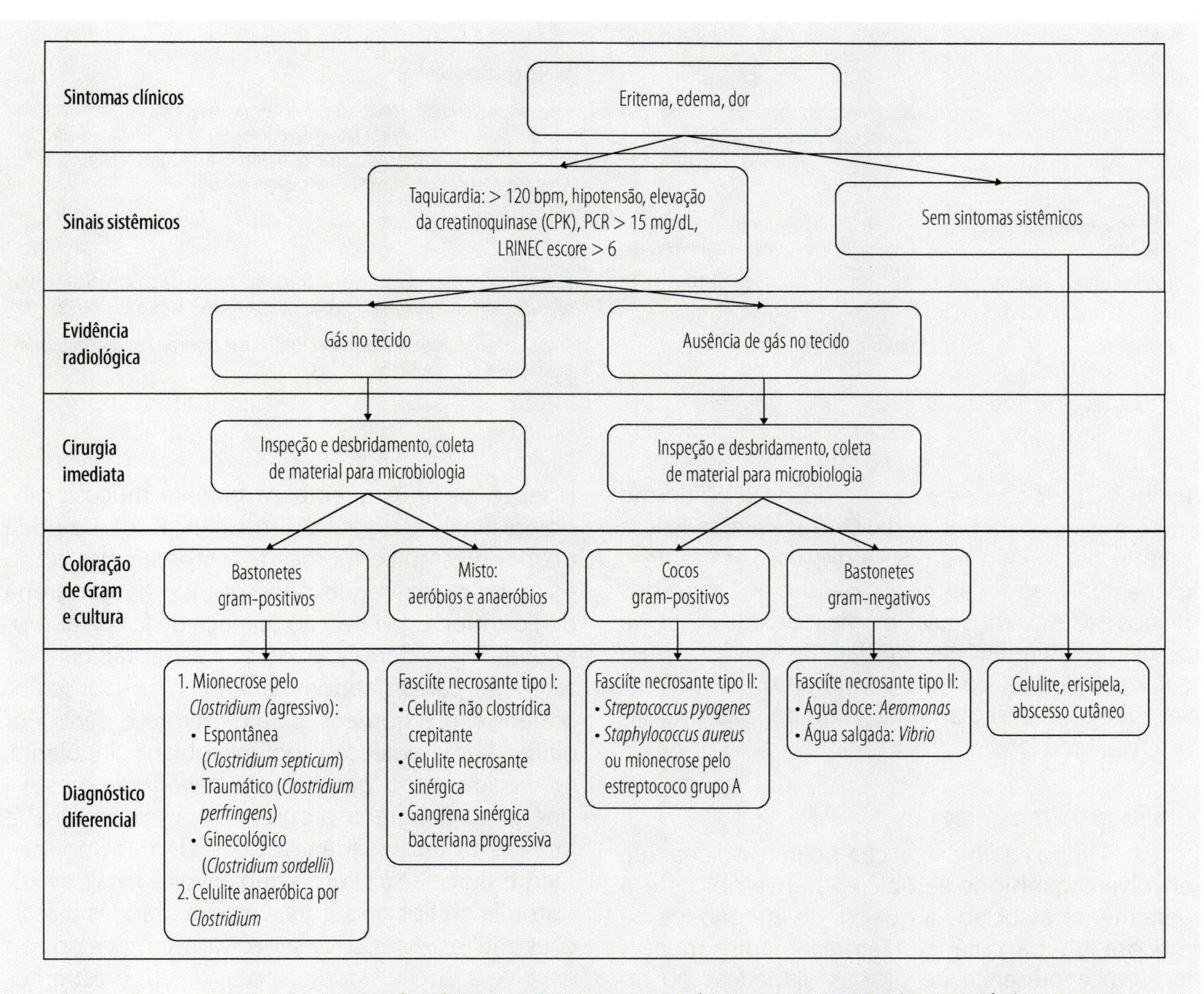

Figura 5.1. Algoritmo para o diagnóstico de infecções necrotizantes. No algoritmo, os sinais e sintomas clínicos precoces e os resultados disponíveis de testes laboratoriais e estudos de imagem são utilizados para estabelecer o diagnóstico e a causa de uma série diversificada de infecções da pele e de tecidos moles.
PCR: proteína C-reativa; LRINEC: indicador de risco laboratorial para fasciíte necrotizante.
Fonte: Desenvolvida pela autoria do capítulo.

Quadro 5.5. Características associadas com uma maior probabilidade de haver uma infecção necrotizante.

Parâmetros clínicos	Parâmetros laboratoriais
• Dor desproporcional ao aspecto da lesão • Bolhas • Dolorimento e inchaço além da região do eritema • Crepitação • Anestesia da pele • Celulite refratária ao tratamento antibiótico prévio • Rápida progressão da celulite infecciosa • Aspecto escuro da pele • Toxicidade sistêmica	• Sódio sérico < 135 mmol/L • Leucócitos no sangue periférico > 15.400/mm^3 • Insuficiência renal • Acidose láctica progressiva

Fonte: Desenvolvido pela autoria do capítulo.

Quadro 5.6. Diagnósticos diferenciais das infecções cutâneas e partes moles (SSTI).

Doença ou síndrome	Causa(s)	Características clínicas
Pioderma gangrenoso	Condição autoimune/autoinflamatória, malignidades hematológicas, idiopático em 50% dos casos	Papulopústulas dolorosas com eritema circunjacente que evoluem para ulcerações com base purulenta. Tipicamente nas extremidades inferiores, com tendência a serem dolorosas e com bordas subminadas. Bordas descoladas com cor cianótica ou acinzentada. A necrose se estende em área com a manipulação cirúrgica
Estase venosa crônica/ linfedema	Causa múltiplas: disfunção cardíaca, linfadenectomias, destruição linfonodal (filariose), veias varicosas entre outras	Aumento de volume global do membro, frequentemente simétrico e bilateral
Trombose venosa profunda	Trombose	Pode ser difícil a diferenciação apenas com o exame físico, podendo haver uma história sugestiva, isto é, imobilização prolongada, fatores genéticos de risco (trombofilia)
Loxocelismo	Aranha marrom	Púrpura retiforme (inicia-se com palidez tecidual, que evolui para equimose de bordas geográficas e, depois, esfacelo necrótico)

Fonte: Desenvolvido pela autoria do capítulo.

tecidos que pode estender-se desde a epiderme até à musculatura profunda. Outras características comuns incluem a trombose dos vasos sanguíneos, bactérias abundantes espalhadas ao longo dos planos da fáscia muscular, e uma marcada ausência de células inflamatórias agudas nos tecidos. Sinais cutâneos tardios, como o surgimento de equimoses, bolhas e descolamento cutâneo, prenunciam um resultado fatal.[5]

Fasciíte necrotizante tipo I

A FN tipo I é uma infecção polimicrobiana que envolve organismos aeróbicos e anaeróbicos e é geralmente associada à quebra de integridade da mucosa ou da cutânea. Fatores predisponentes incluem a presença de úlceras diabéticas ou de decúbito, hemorroidas, fissuras retais, episiotomias, cirurgia do cólon ou urológica e procedimentos ginecológicos. Está frequentemente associada à presença de conteúdo gasosos no tecido, sendo, assim, difícil de distinguir da gangrena clostridial. A celulite anaeróbica não clostridial e a celulite necrotizante sinérgica são variantes da FN tipo I. Ambas acometem doentes diabéticos e normalmente envolvem os pés com rápida extensão em direção à perna. Embora a celulite também normalmente acometa doentes diabéticos, a FN deve ser considerada naqueles com manifestações sistémicas tais como taquicardia, leucocitose, acidose, ou hiperglicemia acentuada.[5]

A FN tipo I pode também desenvolver-se após cirurgia ou procedimentos médicos de intervenção. Na região da cabeça e pescoço, cirurgia dentária ou extração com penetração bacteriana nos compartimentos fasciais pode resultar na **angina de Ludwig** ou **síndrome de Lemierre** causada pelo *Fusobacterium necrophorum*, com ou sem FN concomitante e sepse grave. A quebra da barreira mucosa gastrointestinal ou uretral, à semelhança do que pode ocorrer mesmo com procedimentos simples como a cateterização, o que pode resultar na **gangrena de Fournier**. Esta infecção começa de forma abrupta com fortes dores e pode se alastrar rapidamente para a parede abdominal anterior, os músculos glúteos e, nos homens, para o escroto e pênis. Por último, uma infecção polimicrobiana indolente, conhecida como "gangrena bacteriana progressiva sinérgica", "gangrena progressiva pós-operatória" e "grande úlcera fagedênica do abdômen", normalmente segue-se à cirurgia que envolve locais de colostomia ou fios de sutura. Embora grandes ulcerações, muitas vezes, se desenvolvam, o processo não envolve a fáscia. *Staphylococcus aureus* e estreptococos microaerófilos inoculados em conjunto, mas nenhum deles isoladamente, produziram lesões semelhantes num modelo de cão.[5]

Fasciíte necrotizante tipo II

A FN tipo II é monomicrobial na etiologia e o estreptococo do grupo A (GAS) continua a ser patógeno mais comum. Outros incluem várias espécies clostridiais, bem como *Aeromonas hydrophila*, *Vibrio vulnificus* e *S. aureus*. Ao contrário da FN tipo I, o tipo II pode ocorrer em qualquer grupo etário e entre os que não têm um histórico médico pregresso subjacente de doença ou complicado outras doenças sistêmicas.[5] Alguns autores, propuseram chamar de FN tipo III as infecções decorrentes de alguns clostrídios e germes como o *Aeromonas hydrophila* e o *Vibrio vulnificus*.[6]

Infecções do tipo FN monomicrobianas por patógenos gram-negativos (bacteroides e *Eschirichia coli*) têm sido relatadas, embora sejam tipicamente encontradas em imunocomprometidos, diabéticos, obesos ou em doentes em pós-operatório, ou naqueles com disfunção orgânica preexistente, disfunção orgânica crônica e não são tipicamente classificadas como FN tipo II. As características clínicas e histológicas clássicas das infecções necrotizantes estreptocócica do grupo A e clostridial são mediadas por potentes exotoxinas bacterianas e pela resposta do hospedeiro.[6]

Infecções de tecidos moles pelo estreptococo do grupo A invasivo

Em 2005, estimou-se que mais de 18 milhões pessoas em todo o mundo tiveram doença piogênica pelo estreptococo invasivo, incluindo infecções pós-parto. Nos países desenvolvidos, a incidência anual de infecções invasivas tem permanecido estável em três a cinco casos por 100 mil habitantes, com uma mortalidade média de 29%. A mortalidade é maior entre os doentes em que os estreptococos desenvolvem a síndrome do choque tóxico ou choque séptico (38% e 45%, respectivamente).[6]

Duas apresentações clínicas distintas têm sido descritas: infecção bacteriana com uma porta de entrada definida; e a infecção que surge espontaneamente nos tecidos profundos, sem uma ferida ou lesão óbvia. O *S. pyogenes* ganha entrada em direção aos tecidos profundos através de lesões cutâneas superficiais (vesículas de varicela, picadas de insetos, ou lacerações), após rupturas da integridade da pele ou mucosas (em decorrência de injeções de drogas, incisões cirúrgicas ou parto), ou após traumatismo penetrante. A lesão inicial pode aparentar ser apenas um eritema não marcante, mas, ao longo de um período de 24 a 72 horas, a inflamação torna-se extensa, a pele adquire cor escura e, depois, adquire tonalidade roxa e surgem bolhas. A bacteremia está frequentemente presente, e podem ocorrer infecções metastáticas. Com muita rapidez, a pele torna-se francamente gangrenosa e sofre extensos descolamentos. O doente está agora perigosamente doente, com uma temperatura elevada e uma prostração extrema. Nesta fase, a mortalidade é elevada, mesmo com um pronto tratamento.[6]

Em aproximadamente 50% dos pacientes com fasciíte necrotizante estreptocócica do grupo A ou mionecrose, a infecção inicia-se na profundidade dos tecidos moles, sem uma porta de entrada, muitas vezes em locais sem nenhum ferimento penetrante ou trauma (esforço muscular ou contusão). Inicialmente, apenas febre e dor de intensidade progressiva (aumento rápido da dor suficientemente grave para necessitar do uso de cetorolaco ou narcóticos) podem estar presentes, e a dor incita os doentes a procurarem urgentemente atendimento médico. Mal-estar, mialgias, diarreia e anorexia podem também estar presentes nas primeiras 24 horas. Uma vez que as manifestações cutâneas estão inicialmente ausentes, a infecção é, com frequência, mal diagnosticada ou o diagnóstico correto é postergado e, como resultado, a mortalidade excede 70%.[6]

Até o momento em que equimoses e bolhas desenvolvem-se, a destruição de tecidos é extensa, e a toxicidade sistêmica e falência de órgãos são evidentes. Cirurgia de emergência, incluindo extenso desbridamento ou múltiplas amputações, é frequentemente necessária para assegurar a sobrevivência e exige prolongada hospitalização. Diagnósticos equivocados incluem tensão muscular grave e tromboflebite de veia profunda; por causa das manifestações gastrointestinais associadas, intoxicações alimentares podem também ser diagnosticadas de forma equivocada.[6]

Embora o foco infeccioso nos tecidos profundos ocorra provavelmente por meio de bacteremias transitórias de infecções na nasofaringe, raramente se documentam a coexistência ou antecedente sintomático de faringite. O que contraria o esperado, dada a incidência de doença invasiva (18 milhões de casos) em comparação com faringite (> 600 milhões de casos). Nas crianças, as infecções estreptocócicas invasivas têm sido associadas com varicela-zóster e infecções pelo vírus da gripe, bem como com a faringite estreptocócica, embora relativamente poucos casos de fasciíte necrotizante foram relatados na literatura.[6]

A toxicidade da infecção necrotizante pelo estreptococo do grupo A é grave e mais fulminante do que descrito por Meleney em 1924. Equimoses e bolhas desenvolvem-se mais rapidamente (em 2 a 3 dias) e o envolvimento de músculos profundos é mais comum nos casos contemporâneos. A mortalidade é também mais elevada.[6] Usando apenas "fasciotomia da garra de urso" e irrigação com a solução de Dakin (hipoclorito de sódio), como Meleney relatou, observava-se mortalidade de 20%, em comparação com a mortalidade de 30% a 80% na época atual. Dado o envolvimento da epiderme, da derme, do tecido subcutâneo, da fáscia e do músculo, aparece "infecção necrotizante dos tecidos moles" para ser um termo mais preciso do que "fasciíte necrotizante" para descrever a doença contemporânea.[6]

A fisiopatogenia da FN pode ser explicada pelos seguintes eventos: uma ruptura na integridade da pele ou da mucosa facilita a introdução de organismos ou esporos nos tecidos moles, resultando em infecção monomicrobiana (com estreptococo do grupo A, *Aeromonas hydrophila* ou *Vibrio vulnificus*); ou infecção polimicrobiana (com ambos os aeróbios e anaeróbios). Um trauma penetrante o suficiente para interromper o fornecimento de sangue favorece o desenvolvimento da gangrena gasosa (mionecrose clostridial). As bactérias se proliferam e liberam exotoxinas, que causam danos nos tecidos locais e prejudicam as respostas inflamatórias. Influenciados por toxinas, agregados de plaquetas-leucócitos ocluem capilares e danificam o endotélio vascular, resultando em exsudação de fluidos, edema tecidual e eritema. O eritema e o edema tornam-se mais generalizados, as bolhas e as equimoses se desenvolvem, e tecidos mais profundos tornam-se infectados. A produção de exotoxinas ocasiona a oclusão de vênulas maiores e arteríolas, com subsequente necrose isquêmica de todas as camadas de tecidos, desde a derme até a musculatura profunda.[6]

Na evolução da infecção pelos estreptococos do grupo A, sem porta de entrada definida (infecção criptogênica), uma lesão profunda, não penetrante no tecido, como tensão muscular, entorse, ou hematoma, estimula uma resposta de reparação, incluindo um influxo de leucócitos e ativação e proliferação de células progenitoras miogénicas. Em hospedeiro susceptível com uma bacteremia transitória (possivelmente resultante de um transporte faríngeo assintomático do *Streptococcus pyogenes*), a lesão resulta no tráfico dos organismos para o local injuriado. Aumento da expressão de vimentina em células progenitoras miogênicas ativadas e macrófagos infiltrados serve de ligante para o estreptococo do grupo A. A proliferação bacteriana culmina na produção local de exotoxinas (p. ex., estreptolisina O e exotoxina pirogênica estreptocócica A). A absorção da estreptolisina O pode estimular, no intravascular, o acúmulo de agregados de leucoplaquetários; primeiro nas vênulas pós-capilares e, depois, nas arteríolas e nos vasos maiores, resultando em oclusão vascular. Destruição isquêmica dos tecidos moles profundos se segue. Manifestações cutâneas da infecção necrotizante (equimoses e bolhas) desenvolvem-se mais tarde no decurso da infecção.[6]

Infecção necrotizante clostrídica

A gangrena gasosa (mionecrose clostridial) é uma invasão aguda de tecido vivo saudável que ocorre espontaneamente ou como resultado de um trauma local. Gangrena gasosa recorrente, ocorrendo várias décadas após a infecção primária, também foi descrita. Lesões profundamente penetrantes que comprometem o fornecimento de sangue criam um ambiente anaeróbico, que é ideal para a germinação de esporos e proliferação bacteriana. Tais relatos de trauma ocorrem em cerca de 70% dos casos de gangrena gasosa. Outras condições predisponentes são cirurgia do intestino e do trato biliar, uso de epinefrina intramuscular, retenção da placenta, ruptura prolongada da membrana fetal e morte intrauterina do feto. O *Clostridium perfringens* causa aproximadamente 80% destas infecções; outros agentes patogênicos incluem o *C. septicum*, *C. novyi* e o *C. histolyticum*. Dados relativos à contaminação *versus* infecção ativa em feridas traumáticas provêm de estudos realizados durante as Primeira e a Segunda Guerras Mundiais. Em 1915, Fleming documentou que 60,4% das feridas de guerra estavam contaminadas com clostrídios. No entanto, a infecção ativa (gangrena gasosa ou "celulite anaeróbica") acometeu menos de 10 pacientes por mil feridos. Em 1941, concluiu-se que a celulite anaeróbica requeria apenas o desbridamento do tecido danificado pelo próprio trauma; enquanto na gangrena gasosa, a amputação era necessária para controlar invasão rápida dos tecidos saudáveis e, assim, garantir a sobrevivência do doente – uma premissa que orienta a prática clínica até hoje.[6]

A gangrena gasosa espontânea (não traumática) é geralmente causada pelo *C. septicum*, que é mais aerotolerante que outros agentes patogênicos clostridiais. A maioria das infecções ocorre em doentes com patógenos gastrointestinais, tendo como porta de entrada os adenocarcinomas; ou naqueles com neutropenia cíclica congênita. As infecções pelo *C. sordellii* podem afetar as mulheres após o parto natural, bem como após o aborto, ou outros procedimentos ginecológicos. Tais infecções podem também se desenvolver em homens, mulheres e crianças após lesões traumáticas e procedimentos cirúrgicos, ou injeção de drogas ilícitas. Os sítios comuns incluem a pele, os músculos, o útero e o períneo (Figura 5.2). Os sinais sistêmicos incluem a ausência de febre, hipotensão profunda, escape capilar difusa, hemoconcentração (hematócrito, 50% a 80%), e uma reação leucemoide marcante (contagem de leucócitos entre 50.000 e 150.000/mm^3). A mortalidade é de 70% a 100%, e a morte ocorre dentro de 2 a 4 dias após admissão hospitalar.[6]

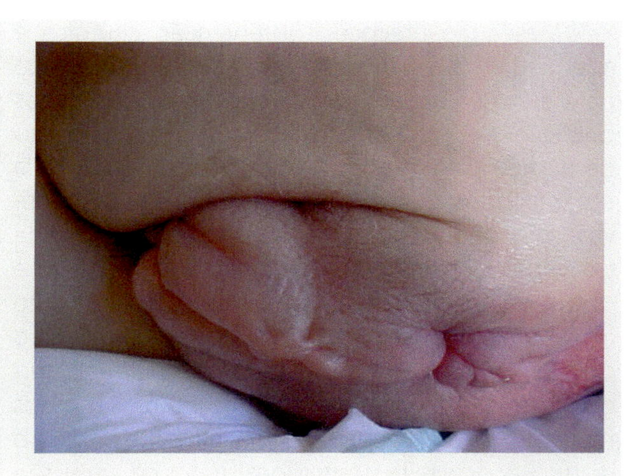

Figura 5.2. Gangrena gasosa da região sacroperineal.
Fonte: Acervo da autoria do capítulo.

Achados clínicos e laboratoriais nas infecções necrotizantes

As manifestações clássicas de FN incluem edema de tecidos moles (em 75% dos casos), eritema (72%), dor intensa (72%), calor local (68%), febre (60%) e bolhas ou necrose (ecara) na pele (38%). Fatores que diferenciam a fasciíte necrotizante da celulite são a história de cirurgias recentes, dor desproporcional à lesão cutânea e sinais clínicos como a hipotensão arterial, necrose da pele e bolhas hemorrágicas. Em doentes com grupo criptogênico de infecção estreptocócica do grupo A (ou seja, infecção sem porta de entrada evidente), o processo começa na profundidade dos tecidos. A dor em intensidade crescente é o sintoma clínico mais importante de indício deste tipo de infecção, e o seu início tipicamente ocorre muito antes do choque hemodinâmico ou da disfunção de órgãos evidente. No entanto, a dor em ascensão pode ser ausente ou atenuada em pacientes medicados com agentes analgésicos, incluindo anti-inflamatórios não esteroidais (AINE); nos doentes que tenham sido submetidos à cirurgia, parto ou trauma, a dor pode ser atribuída de forma incorreta à dor pós-operatória normal, típica do desconforto do pós-parto, ou ao próprio trauma, respectivamente, em vez de infecção aguda. A dor pode também estar ausente em doentes com alterações mentais ou aqueles com neuropatia relacionada com o diabetes *mellitus*. Nesses casos, a ausência de uma forte pista atrasa o diagnóstico correto e o tratamento apropriado. Assim, todos os doentes que se apresentam com um início súbito de dor intensa numa extremidade, com ou sem uma porta de entrada óbvia para bactérias ou a presença de febre, devem ser avaliados para infecção grave por tecidos moles em regime de emergência. Exames de imagem como radiografias, tomografias computorizadas (TC) ou estudos de ressonância nuclear magnética (RNM) podem demonstrar aumento de volume nos tecidos moles, em pacientes com infecção estreptocócica do grupo A, e podem revelar gás nos tecidos de pacientes com gangrena gasosa ou FN de tipo I. Exames de imagem revelando gás nos tecidos ou a presença de crepitação à palpação local devem suscitar uma consulta cirúrgica imediata. A descoberta de aumento de volume por si só pode não ser útil em pacientes que sofreram uma lesão traumática ou que forram submetidos a cirurgia ou parto, esse aumento de volume não pode ser usado para distinguir entre infecção, trauma e inflamação. A RNM pode mostrar espessamento e hiperintensidade da fáscia intermuscular, em imagens ponderadas em T2, observações que são sensíveis, mas não inteiramente específicas para o diagnóstico da FN.[6]

Na histopatologia de amostras colhidas por meio de biópsia dos tecidos acometidos, a coloração de Gram é crucial para determinar a causa da infecção e orientar o tratamento empírico. A biópsia percutânea é proposta, e o exame de um corte de tecido processado pela histopatologia por método de congelação permite ajudar no diagnóstico de infecção necrotizante. No entanto, esta técnica é sujeita a erro de amostragem e não é um bom método para substituir a inspeção cirúrgica aberta e a biópsia dos tecidos com bisturi.[6]

A infecção necrotizante estreptocócica do grupo A é caracterizada histologicamente pela destruição do tecido muscular, poucos fagócitos no infiltrado tecidual e grandes números de cocos gram-positivos no local. Os achados histológicos são semelhantes na gangrena gasosa, embora com mais evidências de edema, formação de gás ou ambos.[6]

Níveis séricos de proteína C-reativa maiores que 200 mg/L, leucocitose modestamente elevada, com um desvio à esquerda marcado e um nível sérico de creatinina elevado, na ausência de hipotensão arterial, são sinais laboratoriais sugestivos de infecção grave pelo estreptococo grupo A.[6]

Reações leucemoides marcantes (50.000 a 150.000 leucócitos/mm^3) e hemoconcentração importante são características da infecção pelo *C. sordellii*. Uma contagem de leucócitos no sangue periférico maior que 15.400/mm^3, associada a um nível sérico de sódio inferior a 135 mmol/L, distingue a FN, em geral, de infecções de tecidos moles não necrotizantes, com um valor preditivo negativo de 99%, mas um valor preditivo positivo de apenas 26%. Elevados níveis de creatinoquinase (CPK) ou aspartato aminotransferase sérica sugerem infecção profunda envolvendo músculo ou fáscia (em oposição à celulite).[6]

O indicador laboratorial de risco para a FN, o sistema de pontuação com acrônimo LRINEC utiliza contagem total de glóbulos brancos e hemoglobina, sódio, glicose, creatinina e níveis de proteína C-reativa para distinguir entre infecções leves nos tecidos moles e a FN. Para adultos com LRINEC, pontuações de 5,8 ou superiores (numa escala de 0 a 13, com pontuações mais elevadas indicando maior probabilidade de necrotização dos tecidos moles por infecção), o valor preditivo positivo para a FN variou de 57% a 92% em três estudos, com valores preditivos negativos de 86% e 96% em dois estudos. As disparidades podem ser atribuíveis, em parte, ao fato de que a especificidade da pontuação do LRINEC é maior para doença grave. Num estudo envolvendo crianças com FN, o LRINEC mediano revelou pontuação de apenas 3,7.[6]

O tratamento cirúrgico nos pacientes com infecção agressiva nos tecidos moles ou naqueles com infecção de evolução rápida, mais provas de infecção com toxicidade sistêmica, a exploração cirúrgica rápida é extremamente importante, por três razões:

1. Para determinar a extensão da infecção.
2. Para avaliar a necessidade para o desbridamento ou para a amputação.
3. Para obter amostras de tecido para coloração de Gram e cultura.[6]

Quando a infecção está perto das estruturas vitais do pescoço, a intervenção cirúrgica pode ser necessária para evitar obstrução das vias aéreas. Reinspeção da área cirúrgica dentro de 24 horas após a cirurgia é recomendada. A inspeção e o desbridamento devem ser continuados a cada 1 a 2 dias até o tecido necrótico já não estar presente. O uso de dispositivos de pressão negativa tem demonstrado ser promissor em facilitar o desfecho e cura destas feridas complexas em pequenas séries de doentes. Há consenso universal de que a cirurgia precoce e o desbridamento são cruciais na gestão destes casos complexos.[6]

Mas quão precoce a intervenção cirúrgica é adequada? O estabelecimento do tempo crítico para a intervenção cirúrgica com base nos dados publicados é problemático uma vez que o ponto de partida para medir o tempo até a cirurgia varia entre estudos, particularmente análises retrospectivas, com alguns estudos utilizando o tempo desde o estabelecimento de um diagnóstico definitivo e outros utilizando o tempo desde o reconhecimento inicial da infecção, e ainda outros usando o tempo de admissão no hospital. Estudos em hospitais terciários, quase como um padrão, relatam os tempos mais curtos para a cirurgia, provavelmente porque o diagnóstico foi feito noutro local, antes da admissão no hospital de estudo. No entanto, a sobrevivência do doente é aumentada de modo significativo entre os pacientes levados para cirurgia no prazo de 24 horas após a admissão, em comparação com doentes cuja cirurgia foi adiada por mais de 24 horas. A sobrevivência aumenta ainda mais com a antecipação da intervenção cirúrgica (p. ex., dentro de 6 horas), apoiando a tese de que quanto mais precocemente a cirurgia é realizada, melhor será o resultado terapêutico.[6]

Tratamento antimicrobiano

Infecções polimicrobianas necrotizantes

Um conjunto de organismos (muitas vezes, cinco agentes patogênicos por lesão) pode ser cultivado a partir dos tecidos envolvidos. Como tal, a antibioticoterapia empírica deve cobrir amplamente ambos os aeróbios e anaeróbios até que os micróbios sejam identificados e as susceptibilidades antibióticas, determinadas. As escolhas empíricas poderiam incluir um inibidor de betalactamase, em combinações como piperacilina-tazobactam ou um carbapenem, como o meropenem, imipenem e talvez vancomicina se fatores de risco para infecção pelo *S. aureus* resistente à meticilina existirem (p. ex., colonização prévia, diabetes *mellitus*, uso de drogas injetáveis).[5]

O papel da clindamicina por inibir o ribossoma e a síntese de exotoxinas também deve ser considerado, embora não pela sua atividade contra os anaeróbios. Recomenda-se que os testes de sensibilidade antimicrobiana sejam realizados nos isolados anaeróbicos que crescem em cultura pura, incluindo Clostridium (especialmente as culturas com *C. ramosum*, *inocuum* e grupo clostridioforme). Muitas bactérias anaeróbias produzem penicilinases (p. ex., Prevotella e *Porphyromonas* spp.), mediando a resistência à penicilina e à ampicilina, e muitos anaeróbios produzem cefalosporinases. A maioria dos *Clostridium* spp., incluindo *C. perfringens* e excluindo *C. ramosum, C. clostridioforme, C. inocuum* e cocos anaeróbicos gram-positivos (p. ex., *Finegoldia magna*) são sensíveis à penicilina e susceptíveis à ampicilina. O *Bacteroides fragilis* é composto de pelo menos 20 espécies (relacionadas com o *Parabacteroides* spp.) com padrões de susceptibilidade antimicrobiana variáveis e com o *B. fragilis* geralmente constituindo o membro mais susceptível das espécies do grupo. Resistência ao metronidazol é rara em todas os *Bacteroides* spp. Para infecções mistas aeróbicas/anaeróbicas da cabeça e pescoço, os betalactâmicos (ampicilina-sulfactam, cefoxitina, cefalosporinas associadas ao metronidazol, ou carbapenem) ou clindamicina podem ser tratamentos eficazes cobrindo aeróbios (estreptococos) e anaeróbios (Prevotella, Porphyromonas e cocos gram-positivos) da flora oral. O *B. fragilis* é raramente isolado das culturas anaeróbias orais. A resistência à penicilina é observada em aproximadamente 10% dos isolados de *F. necrophorum*, assim como 30% da *Prevotella* spp. e 7% de *Veillonella* spp. O tratamento de infecções mistas do abdômen, do períneo ou ginecológicas deve cobrir empiricamente os bastonetes aeróbios gram-negativos, bem como os anaeróbios fecais, tais como *B. fragilis group* spp., *Prevotella* e *Clostridia* spp., mais os cocos gram-positivos, como *F. magna* e *Parvimonas micra*. Coloração de Gram, cultura anaeróbica e informações de susceptibilidade devem ser obtidas. O tratamento empírico deve ser com base em dados atualizados do Clinical and Laboratory Standards Institute. Cobertura aeróbica mais ampla e cobertura gram-negativa podem ser necessárias se o paciente tiver sido hospitalizado recentemente ou antibióticos já foram prescritos, ou quando a prevalência de betalactamase é ampla na região geográfica do doente.[5]

A *E. coli* e outros aeróbios gram-negativos resistentes, por vezes, se encontram frequentes localmente. A terapia empírica com clindamicina e fluoroquinolona deve ser evitada. Se as culturas de tecido das feridas são obtidas, a terapia deve ser guiada por esses resultados individuais específicos. Se for utilizada terapia empírica, a terapia orientada deve ser guiada por antibiogramas locais anteriores uma vez que a resistência varia geograficamente e pode ser específica a um determinado local, tal como um hospital ou região geográfica.[5]

Infecções monomicrobianas necrotizantes

Infecções por *Streptococcus* do grupo A

Para o tratamento de infecções graves por GAS, as diretrizes da Sociedade de Doenças Infecciosas da América recomendam uma combinação de penicilina mais clindamicina, por 10 a 14 dias,[5] e baseiam-se no seguinte:

- Clindamicina só por si provou ser eficaz em estudos humanos.
- A clindamicina é mais eficaz que a penicilina em modelos experimentais de FN e mionecrose em virtude de sua capacidade de inibir a produção de toxinas proteicas bacterianas, de sua insensibilidade ao inóculo bacteriano ou ao estado fisiológico e de sua capacidade de modular a resposta do sistema imune do hospedeiro.
- Não foram encontrados efeitos antagónicos *in vitro* para combinações de penicilina e clindamicina em concentrações clinicamente relevantes.

Resistência antibiótica emergente

Resistência a macrolídeos/lincosamida entre os pacientes com GAS tem aumentado em todo o mundo. Um relatório precoce dessa resistência veio do Japão, em 1979, onde 70% das cepas que provocavam faringite eram resistentes à eritromicina. Em um estudo europeu das cepas de *S. pyogenes* de 10 países, a prevalência da resistência à eritromicina tinha aumentado de 29,3%, em 2002 a 2003, para 45,7%, em 2004 para 2005, e este aumento foi altamente associado ao consumo de eritromicina em indivíduos daqueles países. Na França, 16% das cepas resistentes à eritromicina eram também encontradas como resistentes à clindamicina. Um relatório de 2014, da China, mostrou que 98,4% das cepas isoladas de crianças com amigdalite ou escarlatina eram resistentes tanto à clindamicina como à eritromicina. Num relatório de 2017, do Wisconsin (EUA), 15% dos isolados faríngeos pediátricos eram resistentes tanto à clindamicina como à eritromicina. Nestes relatórios, a maior parte da resistência ocorreu em isolados faríngeos, mas isto também parece estar mudando continuamente. Por exemplo, em 1999 no condado de São Francisco (EUA), 32% dos isolados de germes invasivos eram resistentes à eritromicina. Duas das cepas resistentes à eritromicina também eram resistentes à clindamicina.[5]

Gangrena gasosa clostridial

Para a mionecrose clostridial traumática ou espontânea, recomenda-se o tratamento com penicilina juntamente com clindamicina por 10 a 14 dias. A penicilina é recomendada com base em dados de sensibilidade *in vitro*; a clindamicina é recomendada com base na eficácia superior à penicilina em modelos animais de *C. perfringens* recuperados de casos de gangrena gasosa. Os ensaios clínicos em humanos não foram realizados.[5]

Resistência antibiótica emergente

Embora o *C. perfringens* permaneça amplamente susceptível aos antibióticos de 1ª linha, tem sido relatada resistência aos antibióticos, destacando-se a importância de um bom estudo microbiológico anaeróbio e teste de sensibilidade antibacteriana para guiar a tomada de decisões adequadas no manejo clínico das infecções pelos *Clostridium* spp.[5]

Outras infecções monomicrobianas necrotizantes

As diretrizes atuais recomendam que infecções por *Aeromonas hydrophilia* devem ser tratadas com doxiciclina associada à ciprofloxacina ouà ceftriaxona. Uma combinação de doxiciclina com ceftriaxona ou cefotaxima é recomendada para infecções por *V. vulnificus*.[5]

Medidas terapêuticas adjuvantes no tratamento das infecções necrotizantes

Oxigênio hiperbárico

Uma revisão, de 2003, de 57 estudos de 1997 a 2003 concluiu que o oxigênio hiperbárico (HBO) não foi útil para a FN. Em contraste, um benefício significativo na sobrevida com o uso da HBO na FN foi demonstrado em estudos recentes nos Estados Unidos e na Austrália (4,2% a 12% de mortalidade entre doentes que recebem HBO *versus* 23% a 24,3% em controles não tratados com a HBO). Outros estudos sugeriram também um papel benéfico do uso da HBO na gangrena gasosa, embora estudos experimentais não tenham demonstrado nenhum benefício.[5]

Imunoglobulina intravenosa

Embora a sua utilização continue a ser um pouco controversa, a administração de imunoglobulina intravenosa (IVIG) para doentes com infecção necrotizante dos tecidos moles causada por GAS parece ser benéfica. A lógica da sua utilização baseia-se na sua capacidade de neutralizar o receptor extracelular de toxinas que medeiam o choque e a falência de órgãos. Estudos apoiam o seu emprego no cenário da síndrome do choque tóxico por estreptococos e na FN.[5]

Em resumo, as infecções necrotizantes dos tecidos moles partilham muitos aspectos clínicos e patológicos, mas, em cada caso, o diagnóstico e o tratamento precoce são essenciais para reduzir morbidade e letalidade. As armadilhas diagnósticas devem ser reconhecidas e cirúrgicas precoces devem ser adotadas nos casos suspeitos.[5]

Além das infecções anteriormente relatadas neste capítulo, o Quadro 5.7 resume outros potenciais patógenos ou doenças que podem causar infecções cutâneas graves e suas manifestações dermatológicas.[4]

Quadro 5.7. Doenças infecciosas cutâneas graves e manifestações dermatológicas.

Tipo de patógeno	Agente/doença	Aspectos epidemiológicos relevantes	Achados dermatológicos
Bactérias	*Rickettsia rickettsii*/febre maculosa das montanhas rochosas	Do final da primavera ao início do outono. Viagens aos Estados Unidos, predominantemente a sudeste das Montanhas Rochosas, América Central e América do Sul	Normalmente aparece entre o 3º e o 6º dia de doença. Máculas eritematosas nos punhos e tornozelos, que se espalham de forma centrípeta, mas poupam a face. Inclui palmas e plantas. Pode também observarem-se petéquias que se desenvolvem até púrpura de maior diâmetro
	Francisella tulariensis/tularemia	Exposição a coelhos, carrapatos ou moscas silvestres. Viagens para os Estados Unidos, Europa Oriental, China e Japão	Nenhuma manifestação cutânea na forma mais grave de febre tifoide-símile. Na forma ulceroglandular, pode se observar úlcera no local da picada de carrapatos com linfadenopatia regional associada
	Yersini pestis/peste bubônica	Viagens ao Sudeste asiático, Oeste/Sudoeste dos Estados Unidos, América do Sul, predominantemente Sudeste da África, incluindo Madagascar, mas também Líbia, Argélia e Ásia central	Forma bubônica: o local de inoculação pode ter pústula ou úlcera. Linfadenopatia regional dolorosa com supuração e drenagem dos gânglios linfáticos Forma de septicemia: vesículas, carbúnculos, petéquias, púrpura e outras possibilidades
	Neisseria meningitidis/meningococcemia	Distribuição mundial, na maioria dos casos, no inverno e na primavera. Pacientes com asplenia ou deficiência do complemento terminal	Petéquias que podem progredir para púrpura retiforme e necrose isquêmica. Também são possíveis lesões hemorrágicas bolhosas

(*continua*)

Quadro 5.7. Doenças infecciosas cutâneas graves e manifestações dermatológicas. (*continuação*)

Tipo de patógeno	Agente/doença	Aspectos epidemiológicos relevantes	Achados dermatológicos
Micobactérias	*Mycobacterium tuberculosis*/ tuberculose miliar	Viagens ou residência em zonas endémicas de tuberculose	Pequenas pápulas azuladas/eritematosas cobertas por vesículas e/ou pústulas que desenvolvem umbilicação e formação de crosta
	Mycobacterium leprae/fenômeno de Lúcio e eritema nodoso necrotizante	Residência em zonas endêmicas de hanseníase	O fenômeno Lúcio (FL) é um estado reacional raro visto em casos de hanseníase difusa virchowiana. A lepra Lúcio é uma forma pura, primitiva e difusa de hanseníase lepromatosa. É observada quase exclusivamente no México, na América Central e do Sul, sendo considerada um fenômeno globalmente restrito. No entanto, são relatados casos isolados em todo o mundo. Os doentes com lepra de Lúcio apresentam frequentemente manifestações do FL, o que inclui máculas purpúricas cacrais (áreas malares, orelhas, nariz e extremidades dos membros) com múltiplas e extensas áreas de ulceração com bordas angulosas e bizarras, com aspecto de púrpura retiforme, que acometem principalmente as extremidades. O FL é difícil de reconhecer, especialmente em países não endêmicos, o que pode ocasionar atraso no seu diagnóstico e tratamento. A reação tipo 2 ou eritema nodoso hansênico (ENH) é uma reação imunológica de tipo III de Gel-Coombs caracterizada geralmente pela presença de nódulos dolorosos evanescentes e acobreados e placas com o envolvimento de outros sistemas de órgãos como os olhos, testículos, nervos, fígado e rim. O ENH ocorre mais frequentemente no polo virchowiano e pode apresentar-se antes do início, durante ou após a conclusão da poliquimioterapia (MDT). O ENH pode ser classificado como leve e grave. O ENH grave inclui ENH necrótico ou eritema nodoso necrótico (ENN), que é uma apresentação rara observada em cerca de 8% dos doentes. Outras variantes incomuns e graves do ENH, apresentando lesões ulceronecróticas e pustulosas, também foram relatadas na literatura. Nisto se incluem lesões vesicobolhosas, síndrome de Sweet (SS) – símile, eritema multiforme (EM) –, símile, fenômeno de Lúcio (FL) e tipo ENH perfurante reacional. Por sua morfologia atípica, estas variantes podem imitar muitas outras condições dermatológicas. Relatos de casos em que estas lesões atípicas foram erroneamente tratadas como vasculite cutânea idiopática, artrite idiopática juvenil sistêmica tem sido descrita. O que ocasiona atraso no diagnóstico, acelerando, assim, o processo de lesão nervosa, resultando em deformidades significativas e irreversíveis
Agentes virais	Vírus da varíola	Agente de bioterrorismo	Vesicopústulas em similar estágio de evolução (quadro monomorfo) firmes, profundas e bem circunscritas. As lesões envolvem palmas e plantas, embora tendam a se concentrar na face e nos membros
	Vírus da varicela-zóster	Hospedeiros imunocomprometidos com maior probabilidade de terem doença disseminada	Vesículas em diferentes estágios de evolução, em diferentes dermátomos e que podem ter lesões hemorrágicas e purpúricas
Leveduras e fungos filamentosos	*Aspergillus*	Hospedeiros imunocomprometidos	Pápulas, nódulos e nódulos necróticos
	Candidíase	Hospedeiros imunocomprometidos	Múltiplas possibilidades incluindo o ectima gangrenoso, pápulas eritematosas firmes ou nódulos com centros pálidos ou hemorrágicos
	Murcomicose	Hospedeiros imunocomprometidos	Ectima gangrenoso, pápulas e nódulos necróticos, crostas hemorrágicas
	Cryptococcus	Exposição a secreções orgânicas de pássaros	Pápulas não infiltradas (semelhantes em aparência ao molusco contagioso)
	Histoplasmose	Viagens aos Estados Unidos, à América Central ou do Sul e à África. Exposição a excrementos de pássaros, atividades que pulverizam o solo, exposição a galináceos e a medicina com produtos da terra	Variável: úlceras orais, erosões mucocutâneas ou úlceras, pápulas eritematosas ou nódulos com escamas ou crostas
	Blastomicose norte-americana	Viagens para os Estados Unidos ou Canadá com inalação de esporos do solo	Pápulas e pústulas e placas verrucosas com escamas/crostas. A doença avançada pode imitar o pioderma gangrenoso
	Trichosporum	Hospedeiros imunocomprometidos	Pápulas e vesículas, púrpura, lesões papulonodulares necróticas
	Fusariose	Hospedeiros imunocomprometidos	Tem frequentemente um foco periungueal. Múltiplas possibilidades: pápulas umbilicadas ou necróticas, pústulas, nódulos subcutâneos violáceos, ectima gangrenoso
	Peniciliose	Sudeste da Ásia e China	Pápulas não infiltradas (semelhantes em aparência ao molusco contagioso). Também podem ocorrer nódulos necróticos, lesões acneiformes, tipicamente envolvendo o rosto, tronco e os braços
Parasitas	*Strongyloides stercoralis*	Ocorre mundialmente, particularmente nas zonas tropicais. Pode ocorrer décadas após a exposição, se o hospedeiro se tornar imunossuprimido	Lesões urticariformes na área perianal são possíveis, mas pode envolver coxas, abdômen (larva currens), com púrpura petequial a equimoses. Também pode ocorrer púrpura retiforme

Fonte: Desenvolvido pela autoria do capítulo.

Bactérias

Febre maculosa das montanhas rochosas

A febre maculosa das montanhas rochosas (RMSF – *rocky mountain spotted fever*) é uma doença causada pelas bactérias denominadas *Rickettsia rickettsii*. Tem esse nome por ter sido primeiramente reconhecida nos estados das montanhas rochosas, porém ocorre por quase todo o continente americano, sendo mais comum no Sudeste e Centro-Sul dos Estados Unidos. Pode ocorrer na América Central e na América do Sul e tem incidência sazonal (março a início de outubro). A bactéria é adquirida pelo homem pela picada do carrapato, e o carrapato adquire as riquétsias ao se alimentar de mamíferos infectados (normalmente roedores).[7] A história de picada recente pelo carrapato é relatada em 50% a 66% dos casos.[8] O curso clínico da doença pode variar desde um quadro febril leve até uma infecção grave, com desfecho letal. Os sintomas incluem febre, mialgias, com relação aos aspectos dermatológicos, até 80% dos adultos podem desenvolver, de 3 a 5 dias após o início da febre, um *rash* típico maculopapular autolimitado em tornozelos, pulsos e antebraços, com progressão centrípeta, poupando face.[7,8] Podem ocorrer petéquias, cuja presença indica severidade da doença, podendo evoluir para lesões purpúricas e áreas localizadas de gangrena. A vasculite induzida pela presença da rickettsia é a principal causa da gangrena ocorrida nestes pacientes, e fatores como a hipotermia e a coagulação intravascular disseminada (CIVD) podem influenciar na ocorrência de tal afecção.[8] O tratamento é feito com antibioticoterapia, feita com doxiciclina na maioria das vezes; porém, em quadros graves, a antibioticoterapia de amplo espectro deve ser precocemente implementada já que a púrpura fulminante (p. ex., causada pelo meningococo) (Figura 5.3) é um diagnóstico diferencial.[8]

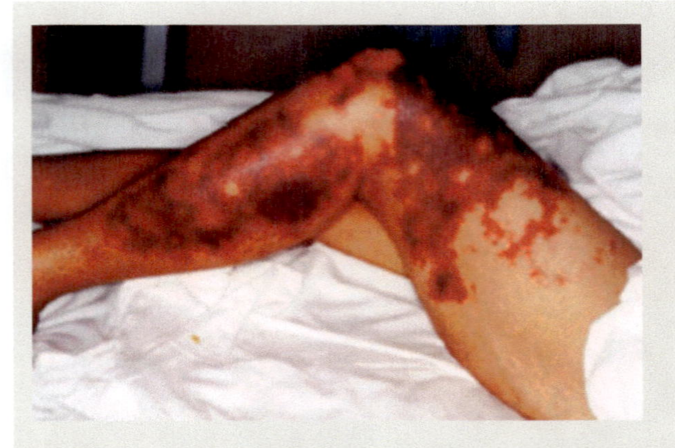

Figura 5.3. Púrpura fulminante por candidemia, com lesões de púrpura retiforme.
Fonte: Acervo da autoria do capítulo.

Tularemia

A *Francisella tulariensis* foi primeiramente detectada na Califórnia, em 1912. Atualmente tem ampla distribuição geográfica, com casos descritos na América do Norte, na Europa e na Ásia. Tal enfermidade tem especial atenção mundial, pois é considerada uma possível arma de bioterrorismo. Os principais reservatórios de *F. tularensi* são os lagomorfos e roedores são considerados.[9] A principal via de infecção para o homem é a cutânea, porém pode ser também inalatória. As manifestações clínicas iniciais incluem febre (38 °C a 40 °C), cefaleias, fadiga, mialgias e calafrios. Se a infecção for transmitida por inoculação cutânea ou mucosa, resultará na forma ulceroglandular, principal manifestação da doença na Europa. Essa forma se inicia geralmente com uma pápula solitária, que evolui para pústula com, geralmente, resolução espontânea. Ocorre linfonodomegalia regional consequente ao processo infeccioso, que pode supurar em 30% a 40% dos casos, sendo uma das complicações mais graves da doença.[9,10] O tratamento é feito com a administração de antibióticos como a gentamicina.

Peste bubônica

A peste bubônica é uma doença infecciosa causada pelo *Yersini pestis* primordialmente de roedores, transmitida por picadas de pulgas infectadas. Apresenta abrangência mundial, tendo o Brasil atualmente áreas que merecem atenção especial: no Nordeste; Minas Gerais; e Rio de Janeiro. O homem é infectado acidentalmente quando penetra no ecossistema dos roedores reservatórios da doença. A apresentação clínica usual consiste em uma síndrome gripal associada à linfadenopatia inflamatória, próxima ao local de inoculação, com edema ao redor, principalmente de localização inguinal (forma bubônica).[11,12] Se não tratada, a peste bubônica pode causar bacteremia, estabelecendo focos de infecção em pulmões, sistema nervoso central, baço, fígado (forma de septicêmica).[12,13] Do ponto de vista dermatológico, pode ocorrer pústula e/ou úlcera no local da picada da pulga, além de vesículas, carbúnculos, petéquias e púrpuras, de maneira mais disseminada, na forma septicêmica.

Meningococcemia

A meningococcemia consiste na infecção generalizada causada pela *Neisseria meningitidis*. A doença meningocócica, que também inclui a meningite, é uma importante causa de meningite epidêmica e sepse em todo o mundo, principalmente em crianças e adultos jovens.[14] São 13 subtipos de *N. meningitidis*, cada um assumindo sua própria distribuição geográfica. A apresentação clínica da meningococcemia inclui febre de início súbito, rigidez nucal, irritabilidade, hipotensão, CIVD, osteonecrose e falência de múltiplos órgãos. São várias apresentações dermatológicas, sendo o *rash* petequial em tronco e extremidades comum, ocorrendo em 50% a 60% dos casos.[15] Tal *rash* pode evoluir para púrpuras disseminadas, por vezes retiformes, principalmente localizadas em membros inferiores, além de pústulas, bolhas e lesões hemorrágicas com centro necrótico.[15,16] O acometimento de mucosas, como a esclera, pode ocorrer.[14,16] A meningococcemia é a causa infecciosa mais comum de púrpura fulminante.[17] O tratamento deve ser estabelecido imediatamente após suspeita clínica, com antibióticos de amplo espectro, em razão da letalidade da doença, que pode chegar a 40%.[18]

Micobactérias

Tuberculose miliar

A tuberculose miliar (TB) resulta de uma disseminação linfo-hematogênica maciça de bacilos do *Mycobacterium tuberculosis*. Antigamente, a tuberculose miliar era considerada uma doença típica de bebês e crianças, porém é cada vez mais reconhecida em adultos em virtude de fatores como o HIV e estados de imunossupressão pós-transplante.[19] A apresentação clínica inicial em adultos é inespecífica e pode incluir febre, perda ponderal, tosse, anorexia e fraqueza. Sintomas cutâneos incluem máculas e pequenas pápulas eritematosas, cobertas por vesículas ou pústulas (tuberculose miliária cútis).[20] Já foram relatadas também lesões purpúricas, placas ulceradas induradas e abcessos subcutâneos.[21] O tratamento é feito com drogas antituberculosas (rifampicina, isoniazida, etambutol e pirazinamida) e pode ser prolongado, durando de 9 a 12 meses geralmente.[19]

Fenômeno de Lúcio e eritema nodoso necrotizante

O fenômeno de Lúcio é uma reação cutânea necrotizante grave, mais comum em pacientes com hanseníase virchowiana não tratada, principalmente naqueles com a lepra de Lúcio (forma lepromatosa pura e primitiva).[22] Essa afecção representa uma variante da reação hansênica tipo 2, exibindo histopatologicamente vasculite aguda necrotizante associada à presença de bacilos parasitando o endotélio capilar.[23] É observada quase exclusivamente no México e na América Central e do Sul, sendo considerada um fenômeno globalmente restrito a essas áreas geográficas. As manifestações cutâneas incluem máculas eritematosas e infiltradas, localizadas principalmente em extremidades, que evoluem com necrose central e ulceração, deixando como sequelas cicatrizes atróficas e estelares.[24,25] O eritema nodoso hansênico (ENH) se caracteriza geralmente pela presença de placas e nódulos dolorosos evanescentes e acobreados que podem ulcerar, além do envolvimento de outros sistemas de órgãos como os olhos, testículos, nervos, fígado e rim. O ENH também acomete mais frequentemente o polo virchowiano e pode ocorrer em qualquer momento, sobretudo durante o tratamento da doença.[26] O ENH grave inclui ENH necrótico ou eritema nodoso necrótico (ENN), que é uma apresentação rara e observada em cerca de 8% dos doentes. Outras variantes incomuns e graves do ENH, apresentando lesões ulceronecróticas e pustulosas, também foram relatadas na literatura, em que se incluem lesões vesicobolhosos, síndrome de Sweet (SS) – símile, eritema multiforme (EM) –, símile, fenômeno de Lúcio (FL) e tipo ENH perfurante reacional.

Vírus da varíola

O vírus varíola pertence ao gênero Orthopoxvirus, cujos membros causam lesões cutâneas em mamíferos.[27] O vírus Vaccinia, protótipo desse grupo, é o componente da vacina contra varíola, cuja erradicação em todo o mundo ocorreu em 1980. A transmissão se efetiva por secreções respiratórias, água, alimentos e inoculação direta.[28] O quadro clínico da varíola depende da imunidade do hospedeiro e tem gravidade espectral, podendo variar desde a presença do *rash* vesicopustular clássico até a doença rapidamente fatal, sem a presença do *rash* (doença hemorrágica precoce, descrita principalmente em gestantes).[27] O quadro clássico cutâneo se constitui pela apresentação monomorfa, com vesicopústulas em similar estágio de evolução, firmes, profundas e bem circunscritas. As lesões envolvem palmas e plantas, embora tendam a se concentrar na face e nos membros, podendo acometer, inclusive, mucosas (principalmente a orofaringe). O tratamento até a data da erradicação ainda não havia sido estabelecido e atualmente há atenção especial ao vírus da varíola que pode ser usado como arma biológica em razão de sua potencial gravidade e elevada transmissibilidade.

Varicela-zóster

O vírus da varicela-zóster (VZV) faz parte da família Herpesviridae, tem como seu único hospedeiro o homem e é causador da varicela e do herpes-zóster. Tem distribuição universal, e as epidemias anuais são mais prevalentes em climas temperados e ao final do inverno e da primavera.[29] O contágio ocorre principalmente no contato com aerossóis contaminados. A varicela é a infecção primária pelo VZV e afeta sobretudo crianças.[30] Apresenta-se com febre e lesões cutâneas maculopapulares, que se tornam vesiculares, evoluindo rapidamente para pústulas e, depois, crostas, em 3 a 4 dias. Pacientes com histórico de malignidade subjacente, uso de esteroides ou terapia imunossupressora, infecção por HIV ou transplante de órgãos sólidos estão suscetíveis à varicela disseminada em razão da imunidade celular prejudicada, podendo evoluir com complicações pulmonares, gastrointestinais, hepáticas, encefálica e morte.[31] Após a infecção primária, o VZV tem a capacidade de quiescência, ou seja, permanece latente nos gânglios nervosos durante anos. Após décadas, pode haver a reativação do vírus, surgindo o herpes-zóster (HZ), que acomete principalmente idosos e imunocomprometidos.[32] O HZ em imunocompetentes apresenta-se com erupções vesiculares, sobre base eritematosa, seguindo o trajeto do dermátomo inervado pelo gânglio nervoso afetado, unilateralmente e não cruzando linha média. Já em imunocomprometidos, as vesículas podem ser disseminadas, afetando diferentes dermátomos e, ocasionalmente, exibindo lesões hemorrágicas e purpúricas.[5] A terapia antiviral parenteral deve ser sempre instituída em recém-natos, gestantes, imunocomprometidos, além de casos complicados e disseminados causados pelo VZV.[33]

Leveduras e fungos filamentosos

Aspergilose

Existem mais de 350 espécies de Aspergillus na natureza, todas ubíquas e encontradas principalmente em solo, água e resíduos orgânicos. As espécies *A. fumigatus*, *Aspergillus flavus*, *Aspergillus terreus* e *Aspergillus ustus* são as principais causadoras da aspergilose cutânea primária.[34] Essa infecção ocorre após inoculação do fungo em solução de continuidade da pele (causada por trauma, queimaduras ou cirurgias).[35] A maioria dos casos na literatura foi relatada em pacientes imunocomprometidos, principalmente portadores de malignidades, diabéticos e em uso de corticosteroides.[35,36] As lesões cutâneas incluem máculas purpúricas, pápulas, nódulos e placas que podem evoluir com necrose central e/ou bolhas hemorrágicas.[36]

Candidíase

Candida spp. são organismos comensais comuns na pele e na microbiota intestinal.[37] As espécies de Candida podem produzir uma ampla gama de manifestações, desde doenças mucocutâneas leves até infecções invasivas, que podem ter taxa de mortalidade de 70%. Principalmente a *Candida albicans* pode promover a doença invasiva se ocorrer ruptura da barreira cutaneomucosa, principalmente em pacientes com comprometimento local ou generalizado da imunidade.[38] A candidíase invasiva se manifesta por lesões mucocutâneas, fungemia e, algumas vezes, infecção focal de múltiplos órgãos (ossos, peritônio). Há múltiplas possibilidades de lesões cutâneas, incluindo o ectima gangrenoso, pápulas eritematosas firmes ou nódulos com centros pálidos ou hemorrágicos.

Mucormicose

A mucormicose é uma infecção oportunista grave, causada por organismos fúngicos na ordem Mucorales, como aqueles nos gêneros Rhizopus, Rhizomucor e Mucor. Compromete principalmente pacientes imunocomprometidos, tendo como principal grupo os diabéticos mal controlados.[39] A mucormicose pode ser rinocerebral (a forma mais frequente), cutânea, pulmonar e disseminada. A forma cutânea primária é rara e pode se manifestar como ectima gangrenoso, pápulas e nódulos ulcerados, com centro necrótico e exsudato purulento. A infecção cutânea pode atingir planos mais profundos (plano adiposo, fáscia e músculos), com grande potencial destrutivo.[40]

Criptococose

A criptococose é uma micose profunda de natureza sistêmica causada por duas espécies: *Cryptococcus neoformans*; e *Cryptococcus gattii*. A infecção é transmitida pela via respiratória, pela inalação de solo contaminado com leveduras encapsuladas. O *C. neoformans* é encontrado em solo principalmente com excrementos de morcegos, e em ambientes urbanos o pombo também pode fazer parte do ciclo de vida desse fungo. A infecção pode acometer os pulmões e o sistema nervoso central e tornar-se disseminada, com lesões mucocutâneas presentes nesta última.[39] As lesões cutâneas se manifestam como pápulas não infiltradas (semelhantes em aparência ao molusco contagioso), além de pústulas e nódulos subcutâneos, ambos podendo acometer a face e a nuca principalmente de pacientes com aids avançada.[41]

Histoplasmose

A histoplasmose é uma doença sistêmica causada pelo fungo dimórfico *Histoplasma capsulatum*, que afeta principalmente o sistema retículo endotelial.[42] Pode ocorrer em quase todo o mundo, incluindo regiões das Américas Central e do Sul, África, Ásia e Estados Unidos.[39] A via de transmissão é a inalatória, e os pacientes a contraem por meio da exposição a excrementos de pássaros e de atividades que pulverizam o solo, da exposição a galináceos e na medicina com produtos da terra. A maioria das infecções não se manifesta clinicamente (95%), mas também há as formas aguda, crônica e disseminada da doença.[39] Nas formas disseminadas crônicas, as mucosas são afetadas (principalmente a orofaríngea) com lesões ulcerogranulomatosas características. Na forma disseminada aguda (comum em pacientes com aids), pode haver lesões cutâneas na forma de pápulas, nódulos, além de úlceras mucosas.[41]

Blastomicose norte-americana

A blastomicose norte-americana é uma doença pulmonar causada pelo fungo dimórfico *Blastomyces dermatitidis*. A doença é mais comum em imunocomprometidos, tem acometimento pulmonar, mas também pode acometer a pele e os aparelhos osteoarticular e genitourinário. A blastomicose cutânea é a segunda manifestação mais frequente.[43] As manifestações dermatológicas incluem pápulas e pústulas e placas verrucosas com escamas/crostas. A doença avançada pode imitar o pioderma gangrenoso.

Tricosporonose

Trichosporon spp. são germes ubíquos na natureza, fazem parte da microbiota da pele e podem causar desde piedra branca e infecções superficiais cutâneas até pneumonite de hipersensibilidade e tricosporonose invasiva. Esta última acomete principalmente pacientes imunocomprometidos ou em quimioterapia citotóxica, em uso de esteroides ou de antibióticos de amplo especto.[44,45] Com relação às lesões cutâneas, estas podem ser em forma de pápulas e vesículas e até púrpura, com lesões papulonodulares necróticas.

Fusariose

As espécies do gênero Fusarium são usualmente saprófitas, afetam plantas e animais e são, em geral, contaminantes da pele. As principais espécies que acometem humanos são *F. solani* (50%), *Fusarium oxysporum* (20%) e *Fusarium verticillioides* (20%). A hialo-hifomicose disseminada por *Fusarium* spp. acomete principalmente imunocomprometidos, em especial aqueles com neoplasia hematológica e/ou com neutropenia prolongada (Figura 5.4).[46] Neste caso, há múltiplas possibilidades de lesões dermatológicas: pápulas umbilicadas ou necróticas; pústulas; nódulos subcutâneos violáceos.[47] A invasão vascular pode mimetizar o ectima gangrenoso.[46]

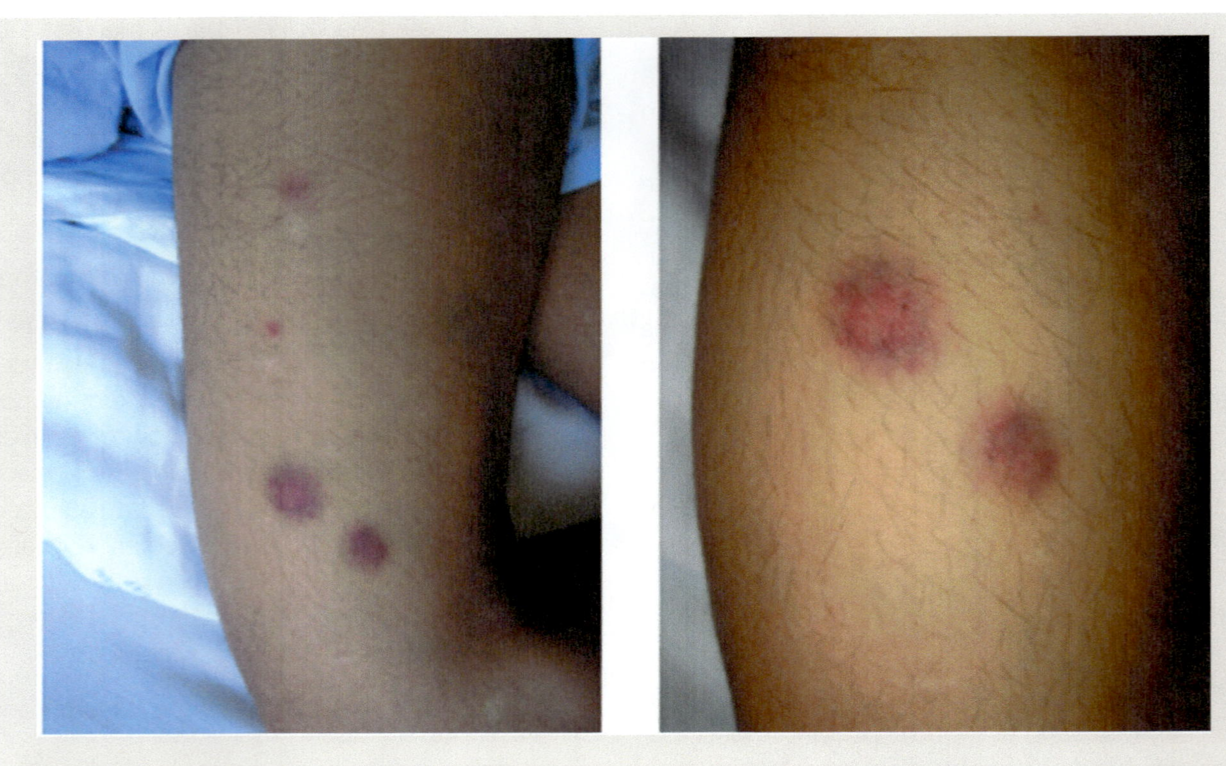

Figura 5.4. Fusariose em paciente com leucemia após ablação de medula óssea para transplante. Observar nódulos eritema-equimóticos.
Fonte: Acervo da autoria do capítulo.

Penicilinose

A penicilinose é uma doença fúngica endêmica em algumas regiões de países tropicais do Sul e Sudeste da Ásia e da China. Seu agente causador, o *Talaromyces marneffei* (anteriormente denominado *Penicillium marneffei*), é encontrado principalmente em roedores silvestres.[48,49] Tem potencial de causar doença grave e invasiva, sobretudo em pacientes imunocomprometidos, como em casos avançados de aids.[48] Seus achados cutâneos incluem pápulas não infiltradas (semelhantes em aparência ao molusco contagioso). Também podem ocorrer nódulos necróticos, lesões acneiformes, tipicamente envolvendo o rosto, tronco e os braços.

Parasitas

Strongyloides stercoralis

A estrongiloidíase é uma infecção causada pelo *Strongyloides stercoralis* e é endêmica em regiões tropicais e subtropicais.[50] A infecção assintomática pode ocorrer durante longo período, porém pode ocorrer estado de hiper-infecção e/ou doença disseminada em estados de imunossupressão (p. ex., uso de corticosteroides, malignidades hematológicas e na infecção pelo HIV). A hiperinfecção acomete pulmões, trato gastrointestinal, e na pele, envolvendo órgãos e tecidos fora do ciclo natural do parasito.[51] Na pele, lesões urticariformes na área perianal são possíveis, mas pode envolver coxas, abdômen (larva *currens*), com púrpura petequial a equimoses. Também pode surgir púrpura retiforme.

Referências bibliográficas

1. Silverberg B. A structured approach to skin and soft tissue infections (SSTIs) in an ambulatory setting. Clin Pract. 2021;11(1):65-74.
2. Hersh AL, Chambers HF, Maselli JH, Gonzales R. National trends in ambulatory visits and antibiotic prescribing for skin and soft btissue infections. Arch Intern Med. 2008;168:1585-91.
3. Edelsberg J, Taneja C, Zervos M, Haque N, Moore C, Reyes K et al. Trends in US hospital admissions for skin and soft tissue infections. Emerg Infect Dis. 2009;15:1516-8.
4. Burnham JP, Kirby JP, Kollef MH. Diagnosis and management of skin and soft tissue infections in the intensive care unit: a review. Intensive Care Med. 2016;42(12):1899-1911.
5. Stevens DL, Bryant AE, Goldstein EJ. Necrotizing soft tissue infections. Infect Dis Clin North Am. 2021;35(1):135-55.

6. Stevens DL, Bryant AE. Necrotizing soft tissue infections. N Engl J Med. 2017;377(23):2253-65.
7. Woods CR. Rocky mountain spotted fever in children. Pediatric Clinics of North America. 2013;60(2):455-70.
8. Kirkland KB, Marcom PK, Sexton DJ, Dumler JS, Walker DH. Rocky mountain spotted fever complicated by gangrene: report of six cases and review. Clin Infect Dis. 1993;16(5):629-34.
9. Carvalho CL, Carvalho IL, Zé-Zé L et al. Tularaemia: a challenging zoonosis. Comp Immunol Microbiol Infect Dis. 2014;37(2):85-96.
10. Sjöstedt A. Tularemia: history, epidemiology, pathogen physiology and clinical manifestations. Annals of the New York Academy of Sciences. 2007;1105(1):1-29.
11. Galy A, Loubet P, Peiffer-Smadja N, Yazdanpanah Y. La peste: mise au point et actualités [The plague: an overview and hot topics]. Rev Med Interne. 2018;39(11):863-8.
12. Prentice MB, Rahalison L. Plague. Lancet. 2007;369(9568): 1196-207.
13. Guarner J, Shieh WJ, Greer PW, Gabastou JM, Chu M, Hayes E et al. Immunohistochemical detection of Yersinia pestis in formalin-fixed, paraffin-embedded tissue. Am J Clin Pathol. 2002;117(2):205-9.
14. Takada S, Fujiwara S, Inoue T, Kataoka Y et al. Meningococcemia in adults: a review of the literature. Internal Medicine. 2016;55(6):567-72.
15. Usatine RP, Sandy N; University of Texas Health Science Center School of Medicine. Dermatologic emergencies. Am Fam Physician. 2010 Oct 1;82(7):773-80.
16. Stephens DS, Greenwood B, Brandtzaeg P. Epidemic meningitis, meningococcaemia and Neisseria meningitidis. Lancet. 2007;369(9580):2196-210.
17. Betrosian AP, Berlet T, Agarwal B. Purpura fulminans in sepsis. Am J Med Sci. 2006;332:339-45.
18. Horino T, Kato T, Sato F, Sakamoto M, Nakazawa Y, Yoshida M et al. Meningococcemia without meningitis in Japan. Internal Medicine. 2008;47(17):1543-7.
19. Sharma SK, Mohan A. Miliary tuberculosis. Microbiol Spectr. 2017 Mar;5(2).
20. Sharma SK, Mohan A, Sharma A. Challenges in the diagnosis and treatment of miliary tuberculosis. Indian J Med Res. 2012 May;135(5):703-30.
21. Del Giudice P, Bernard E, Perrin C, Bernardin G, Fouché R, Boissy C et al. Unusual cutaneous manifestations of miliary tuberculosis. Clin Infect Dis. 2000;30:201-4.
22. Gilbert E, Cubria JL, Gratacos R et al. Lepra de Lúcio. Med Cut ILA. 1982;10:41-6.
23. Kramarsky B, Edmondson HA, Peters RL, Reynolds TB. Lepromatous leprosy in reaction. Arch Path. 1968;85:516-31.
24. Azulay L, Spinelli L. Revendo a hanseníase de Lúcio e o fenômeno de Lúcio. Med Cutan Iber Lat Am. 2005;33(3)125-33.
25. Ribeiro SLE et al. Manifestações sistêmicas e ulcerações cutâneas da hanseníase: diagnóstico diferencial com outras doenças reumáticas. Rev Bras Reumatol (São Paulo). 2009 Out;49(5):623-9.
26. Guerra, JG et al. Avaliação de série de casos de eritema nodoso hansênico: perfil clínico, base imunológica e tratamento instituído nos serviços de saúde. Rev Soc Bras Med Trop (Uberaba). 2004 Out;37(5):384-90.
27. Bray M, Buller M. Looking back at smallpox. Clinical Infectious Diseases. 2004;38(6):882-9.
28. Mayr A. Smallpox vaccination and bioterrorism with pox viruses. Comparative Immunology, Microbiology and Infectious Diseases. 2003;26(5-6):423-30.
29. Arvin AM. Varicella-zoster virus. In: Fields B (ed.). Virology. 3rd ed. p. 2547-86. New York: Raven Press; 1995.
30. Arvin AM. Varicella-zoster virus. Clinical Microbiology Reviews. 1996;9(3):361-81.
31. Hill G, Chauvenet AR, Lovato J, McLean TW. Recent steroid therapy increases severity of varicella infections in children with acute lymphoblastic leukemia. Pediatrics. 2005;116:e525-9.
32. Arvin AM. Aging, immunity and the varicella-zoster virus. N Engl J Med. 2005;352:2266-7.
33. Lewis DJ, Schlichte MJ, Dao Jr H. Atypical disseminated herpes zoster: management guidelines in immunocompromised patients. Cutis. 2017;100(5):321,324,330.
34. Tatara AM, Mikos AG, Kontoyiannis DP. Factors affecting patient outcome in primary cutaneous aspergillosis. Medicine. 2016;95:e3747.
35. Mada PK, Koppel DAS, Al-Shaarani M, Chandranesan ASJ. Primary cutaneous Aspergillus fumigatus infection in immunocompetent host. BMJ Case Reports. 2020;13(2):e233020. doi: 10.1136/bcr-2019-233020.
36. Prasad PVS, Babu A, Kaviarasan PK et al. Primary cutaneous aspergillosis. Indian J Dermatol Venereol Leprol. 2005;71:133-4.
37. McCarty TP, Pappas PG. Invasive candidiasis. J Infect Dis Clin North Am. 2016;30:103-24.
38. Pappas PG, Lionakis MS, Arendrup MC, Ostrosky-Zeichner L, Kullberg BJ. Invasive candidiasis. Nature Reviews Disease Primers. 2018;4:18026. doi: 10.1038/nrdp.2018.26.
39. Carrasco-Zuber JE et al. Afectación cutánea en las micosis profundas: una revisión de la literatura – Parte II: Micosis sistémicas. Actas Dermosifiliogr. 2016.
40. Perusquía-Ortiz AM, Vázquez-González D, Bonifaz A. Opportunistic filamentous mycoses: aspergillosis, mucormycosis, phaeohyphomycosis and hyalohyphomycosis. J Dtsch Dermatol Ges. 2012;10:611-21 [quiz 621-622].
41. Navarrete-Dechent C, Ortega R, Fich F, Concha M. Dermatologic manifestations associated with HIV/AIDS. Rev Chilena Infectol. 2015;32(Suppl 1):S57-71.
42. Bonifaz A, Vázquez-González D, Perusquía-Ortiz AM. Endemic systemic mycoses: Coccidioidomycosis, histoplasmosis, paracoccidioidomycosis and blastomycosis. J Dtsch Dermatol Ges. 2011;9:705-14 [quiz 715].
43. Bonifaz A, Morales D, Morales N, Mercadillo P et al. Cutaneous blastomycosis: an imported case with good response to itraconazole. Rev Iberoam Micol. 2016;33(1):51-4.
44. Silvestre Jr AM, Miranda MAR, Camargo ZP. Trichosporon species isolated from the perigenital region, urine and catheters of a Brazilian population. Braz J Microbiol. 2010;41:628-34.
45. Assaf RR, Weil ML. The superficial mycoses. Dermatol Clin. 1996;14(1):57-67.
46. Meriglier E, Puyade M, Cateau E, Maillard N. Nodules cutanés révélant une fusariose chez un patient atteint d'une aplasie médullaire idiopathique. La Presse Médicale. 2015;44(5):574-6.
47. Costa AR, Valente NY, Criado PR, Pires MC, Vasconcellos C. Invasive hyalohyphomycosis due to Fusarium solani in a patient with acute lymphocytic leukemia. Int J Dermatol. 2000;39(9):717-8.

48. Cao C, Xi L, Chaturvedi V. Talaromycosis (penicilliosis) due to talaromyces (Penicillium) marneffei: insights into the clinical trends of a major fungal disease 60 years after the discovery of the pathogen. Mycopathologia. 2019;184(6):709-20.
49. Schwartz IS, Kenyon C, Thompson III GR. Endemic mycoses: what's new about old diseases? Curr Clin Microbiol Rep. 2016;3(2):71-80.
50. Nnaoma C, Chika-Nwosuh O, Engell C. The worm that clogs the lungs: strongyloides hyper-infection leading to fatal acute respiratory distress syndrome (ARDS). Am J Case Rep. 2019;20:377-80.
51. Stepek G, Buttle DJ, Duce IR, Behnke JM. Human gastrointestinal nematode infections: are new control methods required? International Journal of Experimental Pathology. 2006(87):325-41.

Capítulo 6

Piodermites

Everton Carlos Siviero do Vale
Cláudia Márcia de Resende Silva

Introdução

As infecções bacterianas da pele constituem importante parcela dos atendimentos dermatológicos no cotidiano, tanto ambulatoriais como hospitalares, tendo as piodermites como principais representantes.

As piodermites são infecções da pele e de seus anexos causadas por cocos piogênicos, sendo *Staphylococcus aureus* e *Streptococcus pyogenes* os principais agentes etiológicos. Essas bactérias gram-positivas podem dar origem a um amplo espectro de manifestações clínicas, desde piodermites superficiais até infecções invasivas da pele e tecidos moles subjacentes, dependendo da virulência bacteriana, da localização anatômica e da resposta do hospedeiro.[1] Podem ser primárias, quando acometem a pele aparentemente sã, ou secundárias, quando se instalam em dermatoses preexistentes, condição também conhecida como "impetiginização".

As piodermites podem comprometer diferentes níveis de profundidade da pele, como epiderme, derme e hipoderme, além de atingir a fáscia muscular por contiguidade, assim como anexos cutâneos e vasos linfáticos.[2] Os **impetigos** atingem apenas a epiderme, resultando em erosão, enquanto o **ectima** afeta epiderme e derme, resultando em ulceração. A **erisipela** acomete predominantemente a derme, enquanto a celulite acomete a derme profunda e a hipoderme, ambas envolvendo os vasos linfáticos dérmicos. Na **fasciíte necrotizante**, a infecção atinge a hipoderme e chega até a fáscia muscular. Do mesmo modo, as **foliculites** podem comprometer diferentes níveis do folículo piloso. Há tendência de existir paralelismo de gravidade e repercussão sistêmica conforme a profundidade da invasão bacteriana.[3]

Além das manifestações cutâneas provenientes da invasão tecidual direta pelas bactérias, podem surgir quadros disseminados e sistêmicos decorrentes da ação de toxinas produzidas por esses microrganismos, como a síndrome da pele escaldada estafilocócica (SSSS, do inglês *staphylococcal scalded skin syndrome*) e a síndrome do choque tóxico (TSS, do inglês *toxic shock syndrome*).

Como consequência de reações de hipersensibilidade a componentes bacterianos, podem advir complicações pós-infecciosas das piodermites estreptocócicas, como eritema multiforme, eritema nodoso, vasculite e glomerulonefrite pós-estreptocócica aguda. Febre reumática e cardite reumática constituem complicações exclusivas de estreptococcias das vias aéreas superiores.[4]

Epidemiologia

As infecções da pele e de tecidos moles (IPTM) são enfermidades comuns nos diferentes cenários da atenção médica ao redor do mundo. Entre as infecções mais comumente observadas, tanto no ambiente ambulatorial como no hospitalar, nos Estados Unidos, as IPTM têm aumentado dramaticamente em incidência nas últimas décadas, superando a pneumonia e as infecções do trato urinário. Naquele país, verificou-se que, entre 1997 e 2005, houve um incremento de 65% das visitas médicas ambulatoriais por essas infecções.[5]

É importante destacar que as IPTM causadas por *S. aureus* foram as principais responsáveis por tal crescimento, tendo sua incidência dobrado entre

2001 e 2009; ao mesmo tempo, as hospitalizações por essas infecções aumentaram 123%. Além disso, observou-se um acréscimo concomitante na proporção de IPTM originadas por *S. aureus* resistente à meticilina (MRSA, do inglês *methicillin-resistant S. aureus*), de 13%, em 1998, para 48%, em 2009.[5] Dados epidemiológicos referentes às IPTM em período de 7 anos (1998 a 2004), em três continentes, mostraram que o *S. aureus* foi o agente mais encontrado em todo o mundo, sendo que MRSA respondia por 20% a 30% dos isolados na Europa e na América do Sul e até 35% nos Estados Unidos.[6]

A incidência de infecções por estreptococos do grupo A havia sofrido sensível redução em meados do século XX; porém, no final dos anos 1980, houve uma recrudescência, com considerável incremento nas complicações supurativas e não supurativas das infecções por *S. pyogenes*, incluídas as piodermites.[7,8] Esse aumento pode ser atribuído a múltiplos fatores, inclusive mudanças na virulência do microrganismo e na resistência a antibióticos.[9,10]

Aumento na umidade da pele, com maceração; a presença de lesões cutâneas prévias; obesidade; diabetes; uso de corticosteroides, imunossupressores e de quimioterápicos; leucemias; doença granulomatosa crônica; imunodeficiências hereditárias e adquiridas, como a aids, são condições que favorecem a instalação das piodermites.[11] Clima quente e úmido, pobreza, aglomerações humanas, má higiene e desnutrição também são situações em que as piodermites costumam ser mais frequentes. Mesmo que transmitidos também por fômites, estafilococos e estreptococos são transferidos principalmente pelas mãos, e a invasão direta através de pequenas soluções de continuidade da pele e anexos pode resultar nas diferentes formas de piodermites.[1,12]

Etiopatogenia

A defesa do hospedeiro frente à invasão da pele por estafilococos e estreptococos depende da integridade física e funcional da barreira epidérmica, da interação da microbiota residente com esses patógenos e das respostas imunes inata e adquirida. Situações de desequilíbrio dessas funções favorecem a instalação das piodermites.

A microbiota cutânea é composta por cocos aeróbicos, corinebactérias aeróbicas e anaeróbicas, bactérias gram-negativas e leveduras.[13]

Entre os cocos aeróbicos, destacam-se os estafilococos coagulase-negativos, sendo *S. epidermidis* o principal representante. No entanto, o *S. aureus* também costuma colonizar temporariamente a pele e mucosas de até 60% da população sadia, sendo que até 30% dos indivíduos podem ser portadores nasais assintomáticos persistentes.[14] Os locais de colonização mais comuns são as regiões úmidas da pele, como perineal, inguinais e axilares, além das mucosas nasal, faríngea e retal. Maiores índices de colonização podem ser observados em determinados grupos, como profissionais da saúde, pessoas que fazem uso regular de injeções (diabéticos, usuários de drogas injetáveis), pacientes hospitalizados e imunossuprimidos. A colonização por *S. aureus* é fator de risco para infecção, que geralmente é causada pela mesma cepa que coloniza o doente. No entanto, a infecção pode resultar de cepa distinta da que coloniza o indivíduo, proveniente tanto de portadores assintomáticos do convívio doméstico como de outras fontes. Pronta colonização cutânea por *S. aureus* ocorre em situações de perda de integridade da barreira cutânea, por exemplo, em queimaduras, feridas cirúrgicas, traumas e dermatite atópica.[15]

O *S. aureus* deve sua patogenicidade a inúmeros fatores de virulência que permitem a invasão e a sobrevivência nos tecidos. Entre eles, as toxinas formadoras de poros, que causam lise de eritrócitos, neutrófilos e macrófagos, compreendendo as hemolisinas e as leucotoxinas. Entre as últimas, destaca-se a leucocidina de Panton-Valentine (PVL), relacionada à necrose tecidual, que é responsável por quadros de furúnculos, fasciíte necrotizante, artrite séptica, pneumonia e septicemia.[16]

O *S. aureus* também secreta modulinas solúveis em fenol (PSM) que destroem leucócitos e hemácias.[17]

O *S. aureus* ainda produz diversas toxinas que atuam como superantígenos, como a toxina-1 da síndrome do choque tóxico (TSST-1) e outras enterotoxinas, capazes de interagir com as células apresentadoras de antígeno e o receptor da célula T, sem exigência de processamento e apresentação do antígeno, o que resulta na ativação inespecífica das células T $CD4^+$.[18] Por meio dessa via, os estafilococos são capazes de causar agravamento de quadros de dermatite atópica.

Algumas cepas de *S. aureus* secretam toxinas esfoliativas (toxinas epidermolíticas ET-A, ET-B e ET-D), proteases com propriedade de ligação à desmogleína 1, mesmo alvo dos anticorpos do pênfigo foliáceo, o que culmina na formação de bolhas e no descolamento epitelial, observados no impetigo bolhoso e na SSSS.[19]

Diferentes mecanismos de bloqueio da função dos neutrófilos são cruciais para a patogenicidade do *S. aureus*, que incluem a secreção de substâncias inibidoras da quimiotaxia e da passagem dos neutrófilos através da parede dos vasos sanguíneos para o interstício, além da produção de várias enzimas como catalase, alquil-hidroperoxidorredutase e estafiloxantina, que inibem o oxigênio reativo e previnem a morte bacteriana intracelular. O *S. aureus* ainda produz nucleases que degradam as armadilhas extracelulares de neutrófilos, prevenindo sua morte mediada por essa via.[20]

S. aureus também expressa a proteína A na superfície, que se liga em orientação incorreta com anticorpos, impedindo a fagocitose por neutrófilos e macrófagos mediada por anticorpos.[20] As IL-1-β e IL-17 têm importante papel no recrutamento de neutrófilos durante a infecção estafilocócica e parece que a geração de células Th17 e Th1 oferece algum grau de prevenção contra infecções recorrentes.[11]

Várias situações adversas, incluídos o uso tópico de antibióticos e o abuso de antibióticos sistêmicos, podem favorecer o desenvolvimento ou a transferência de resistência a antibióticos ao *S. aureus*, proveniente de outras espécies bacterianas ou mesmo outras cepas de estafilococos.[21] A resistência clássica é a produção da betalactamase, que bloqueia a capacidade da penicilina de inibir a síntese da parede celular da bactéria e foi adquirida por meio de plasmídeos. Penicilinas semissintéticas, sendo a meticilina o protótipo, foram desenvolvidas para contornar a resistência bacteriana aos betalactâmicos. No entanto, logo após a introdução dessas drogas, várias cepas de estafilococos desenvolveram resistência à meticilina, adquirida pelo gene **mecA**, que codifica a proteína-2a ligadora de penicilina (PBP-2a), com baixa afinidade de ligação a esses antibióticos. É provável que o gene mecA tenha sido adquirido de outras espécies de estafilococos.[22]

Outro exemplo de desenvolvimento de resistência bacteriana são as cepas de *S. aureus* com resistência intermediária à vancomicina (VISA) e de *S. aureus* resistentes à vancomicina (VRSA), que não se mostram susceptíveis a determinadas concentrações inibitórias mínimas de vancomicina e que são atribuídos à presença do gene **VanA**, adquirido de enterococos.[21]

Os estreptococos beta-hemolíticos do grupo A (*S. pyogenes)* distinguem-se dos estreptococos de outros grupos pela composição antigênica de carboidratos constituintes de sua parede celular.[23] As piodermites estreptocócicas são causadas quase exclusivamente por estreptococos do grupo A, que costumam ser mais invasivos que outros estreptococos, assim como as complicações pós-estreptocócicas não supurativas são resultado principalmente da infecção por esses germes. A presença de estreptococos de outros grupos na pele decorre essencialmente da colonização da superfície cutânea ou de infecção secundária de dermatoses prévias.

Constituem fatores de risco para infecções por estreptococos do grupo A, a colonização da nasofaringe e da pele por essas bactérias, as aglomerações humanas, a pobreza e a falta de higiene. *S. pyogenes* pode persistir em 20% a 30% dos indivíduos após resolução de faringite, tornando-os portadores assintomáticos e fontes de transmissão para novas infecções.[8,24] Lesões cutâneas preexistentes como queimaduras, feridas cirúrgicas, traumas, eczemas, escabiose e picadas de insetos também podem ser colonizadas e evoluir com infecções por estreptococos.[25]

Em nível molecular, os estreptococos do grupo A são subclassificados conforme a sequência da região variável 5' do gene **emm**, que codifica a proteína M, uma estrutura da superfície bacteriana. Já foram identificados mais de 200 subtipos, que estão associados a diferentes manifestações da infecção. A proteína M é uma proteína com múltiplas funções:

- Pode ligar-se a reguladores do sistema do complemento, reduzindo a ativação das vias clássica e alternativa e inibindo a fagocitose mediada pelo C3b.
- Interage com a região Fc da IgG, inibindo a fagocitose mediada por anticorpos.
- Interage com TLR2 de monócitos, resultando na produção de citocinas pró-inflamatórias.
- Liga-se a componentes da matriz extracelular, formando complexos que favorecem a invasão das células do hospedeiro.
- Liga-se ao CD46 dos ceratinócitos, o que permite a invasão dessas células.[23]

Os estreptococos do grupo A também produzem toxinas formadoras de poros, as estreptolisinas O e S, que são responsáveis pela hemólise completa no meio de cultura ágar-sangue. Essas toxinas formam grandes poros na membrana plasmática das células do hospedeiro, que ocasionam a apoptose de neutrófilos, macrófagos e células epiteliais (O) e a destruição de neutrófilos, linfócitos, hemácias e plaquetas (S), dando origem à disfunção imune e à intensificação da inflamação, que contribuem para o dano vascular e para a necrose tecidual.[23]

Assim como o *S. aureus*, os estreptococos do grupo A produzem superantígenos, as exotoxinas pirogênicas estreptocócicas, que promovem ativação inespecífica das células T, contribuindo para a patogênese da infecção. Também são responsáveis pela TSS estreptocócico e pelas manifestações cutâneas da escarlatina, assim como pela patogênese da erisipela e de infecções mais invasivas.[18]

Os estreptococos do grupo A ainda produzem várias enzimas que os ajudam a escapar da defesa mediada por neutrófilos, como a glutationaperoxidase, superoxidodismutase, alquil-hidroxiperoxidase e alquil-hidroperoxidorredutase, que atuam prevenindo a morte bacteriana determinada por oxigênio reativo. Também produzem nucleases que evitam a morte bacteriana mediada pelas armadilhas extracelulares dos neutrófilos.[25]

O impetigo bolhoso é causado quase exclusivamente por *S. aureus*, enquanto o impetigo crostoso, predominantemente por *S. aureus*, tanto isoladamente como em associação com *S. pyogenes*, embora alguns especulem que o *S. aureus* seja um agente secundário na infecção.[12] O ectima tem como agente causal principal o *S. pyogenes* e raramente o *S. aureus*. Na vasta maioria dos casos, erisipela e celulite são originadas por *S. pyogenes*, porém a celulite pode ser causada por *S. aureus*, com menor frequência, sobretudo quando associada a feridas abertas e traumas penetrantes.[26] Outras bactérias e até mesmo fungos também podem causar celulite, principalmente em indivíduos imunossuprimidos; enquanto as piodermites dos anexos cutâneos, como foliculites e paroníquia, são basicamente decorrentes do *S. aureus*. No entanto, as foliculites ainda podem ser determinadas por bactérias gram-negativas, fungos e até ácaros.

Clínica

Doenças causadas por invasão bacteriana direta

Impetigo crostoso (não bolhoso)

É o tipo mais comum de impetigo e mais frequente em crianças, mas adultos também podem adquirir a infecção por contato com crianças infectadas. É mais comum nas regiões de clima quente e úmido, mas pode ocorrer durante o verão em regiões de clima frio e temperado. Inicia-se com vesículas ou pústulas transitórias, por isso raramente vistas, que dão lugar a erosões recobertas por crostas melicéricas, com ou sem eritema circunjacente (Figuras 6.1 A e B).[27] As crostas costumam ser mais espessas e escuras nas infecções estreptocócicas. Pode haver extensão periférica das lesões, sem regressão central, e coalescência, quando múltiplas, o que é usual, consequentemente à autoinoculação. As lesões afetam principalmente a face, sobretudo ao redor de narinas e boca, assim como os membros. São acompanhadas ou não de prurido, porém sem a presença de sintomas gerais. Podem regredir espontaneamente, sem deixar cicatriz, evoluir com surgimento de novas lesões na pele ao redor ou à distância, e ainda se aprofundar, transformando-se em ectima.

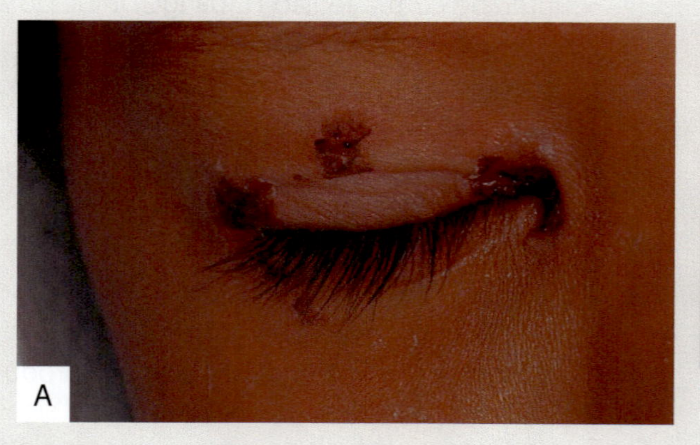

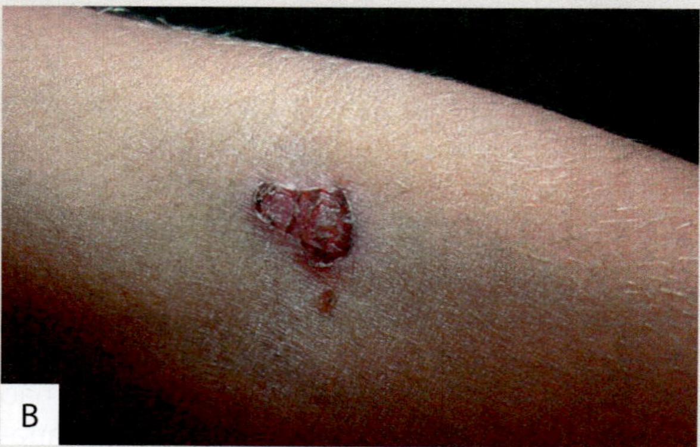

Figura 6.1. Impetigo crostoso. Exulcerocrostas sero-hemáticas na face (A) e no antebraço (B).
Fonte: Acervo da autoria do capítulo.

Impetigo bolhoso

Forma menos frequente de impetigo, que acomete principalmente os recém-nascidos, mas também crianças maiores. Inicia-se com vesículas, de rápida progressão para bolhas flácidas, de conteúdo translúcido, que se torna turvo. As bolhas se rompem, deixando áreas circulares desnudas eritematosas, com colarete de descolamento nas bordas, que, em seguida, se cobrem de finas crostas amarelo-acastanhadas (Figuras 6.2 A e B). Pode haver confluência de lesões, resultando em arranjos policíclicos, ou regressão central das lesões, com expansão periférica, dando origem a lesões circinadas.[12] São mais observadas na face, extremidades, axilas e tronco, além da área de fraldas em neonatos, e não costumam ser acompanhadas de sintomas gerais.

Devem ser considerados no diagnóstico diferencial dos impetigos, o herpes simples, os pênfigos, a dermatose bolhosa por IgA linear, a dermatite herpetiforme, o prurigo-estrófulo e as dermatofitoses.

Ectima

Surge, após trauma na pele ou por aprofundamento de impetigo, com lesões ulceradas circulares, recobertas por crostas espessas e aderentes, de coloração amarelo-acastanhada a enegrecida, às vezes hemáticas, com margens induradas e envoltas por halo de eritema e edema (Figuras 6.3 A e B).[2]

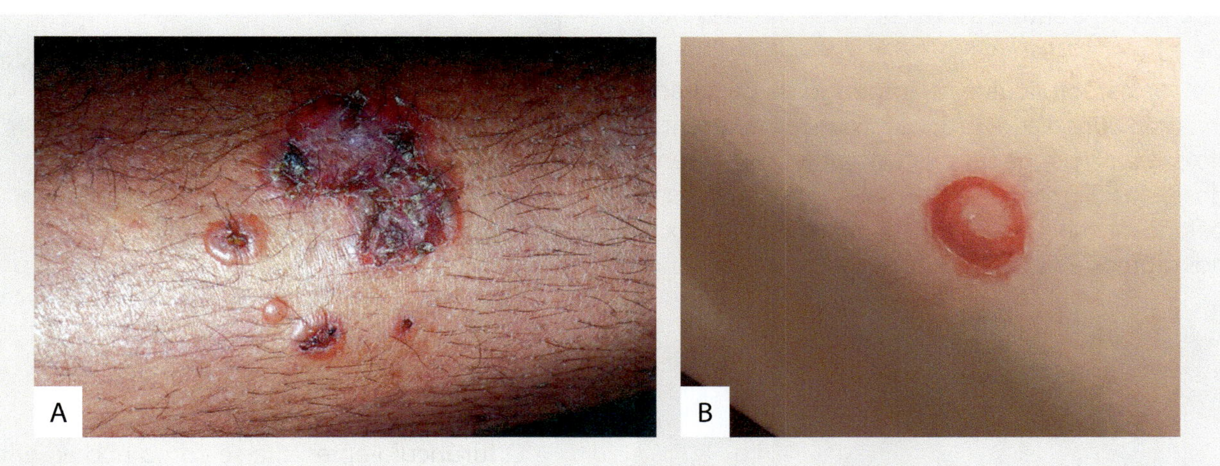

Figura 6.2. Impetigo bolhoso. Lesões vesicobolhosas e exulcerocrostas sero-hemáticas na perna (A), erosão com bordas descoladas no braço (B).

Fonte: Acervo da autoria do capítulo.

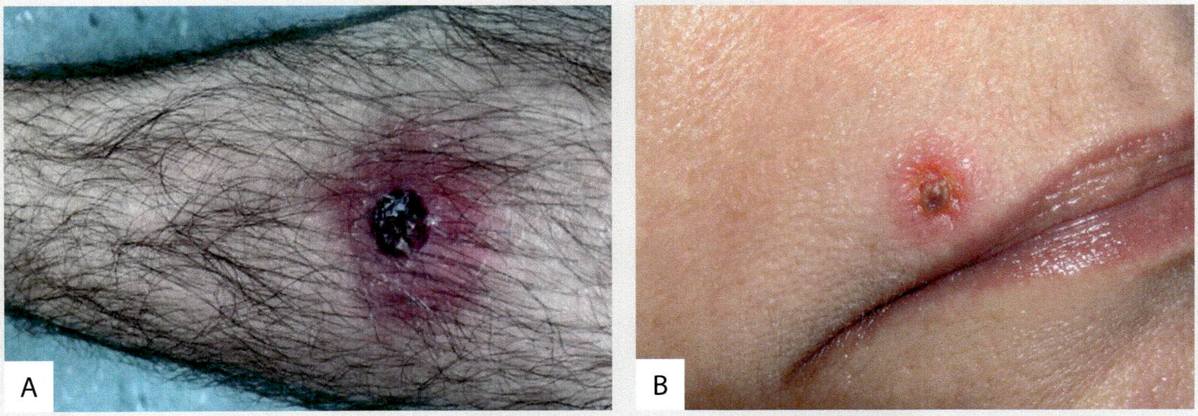

Figura 6.3. Ectima. Ulceração recoberta por crosta espessa, com borda indurada e envolta por halo eritematoso na perna (A) e na face (B).

Fonte: Acervo da autoria do capítulo.

Tendem a ser persistentes e a aumentar de diâmetro, podendo acompanhar-se de linfadenite. Quando regridem, deixam cicatrizes atróficas e discrômicas. Podem ser únicas ou múltiplas e acometem principalmente os membros inferiores.[1] Crianças, idosos negligenciados e diabéticos são os mais afetados. Merece diagnóstico diferencial com o ectima gangrenoso, a leishmaniose tegumentar, o carbúnculo e as úlceras causadas por doença venosa, vasculites e vasculopatias.

Foliculites

São as infecções bacterianas que afetam os folículos pilosos. Podem ser superficiais, como a osteofoliculite, ou profundas, como a sicose da barba, o furúnculo e o antraz, assim como as foliculites crônicas e recorrentes.

Na **osteofoliculite** ou **impetigo de Bockhart**, a infecção atinge as aberturas foliculares, apresentando-se como pequenas pústulas junto à emergência dos pelos (Figura 6.4), principalmente no couro cabeludo de crianças, assim como na barba, nas axilas, nos glúteos e nas extremidades de adultos.

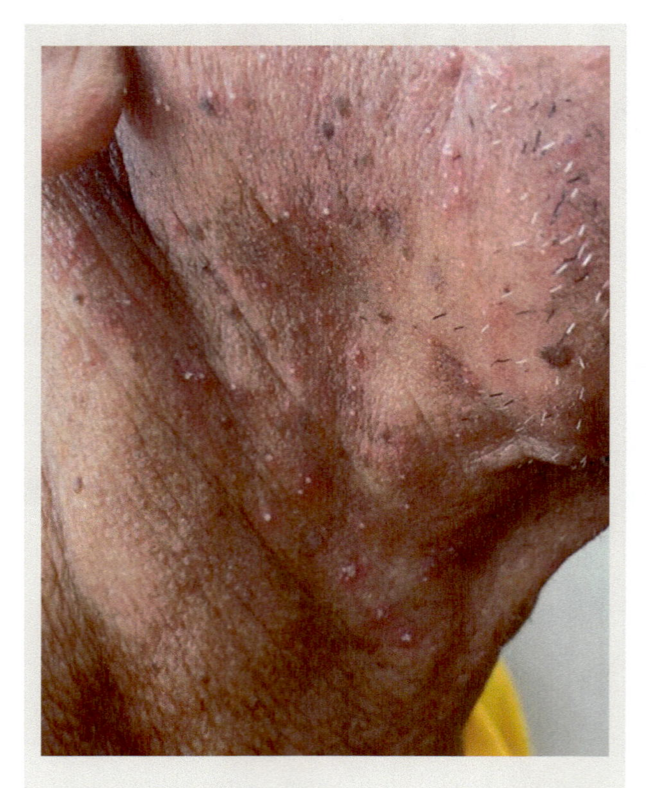

Figura 6.4. Foliculite superficial. Pequenas pústulas nas aberturas foliculares na região da barba.
Fonte: Acervo da autoria do capítulo.

Na **sicose da barba**, as lesões são mais profundas e apresentam-se como papulopústulas foliculares com tendência a confluir em placas eritematoinfiltradas e, às vezes, vegetantes, recobertas por secreção e crostas seropurulentas (Figura 6.5), que podem evoluir com alopecia geralmente reversível, porém irreversível nas formas mais profundas e crônicas, denominadas lupoides. Os principais diagnósticos diferenciais são a tinha da barba, do tipo sicosiforme e a pseudofoliculite.

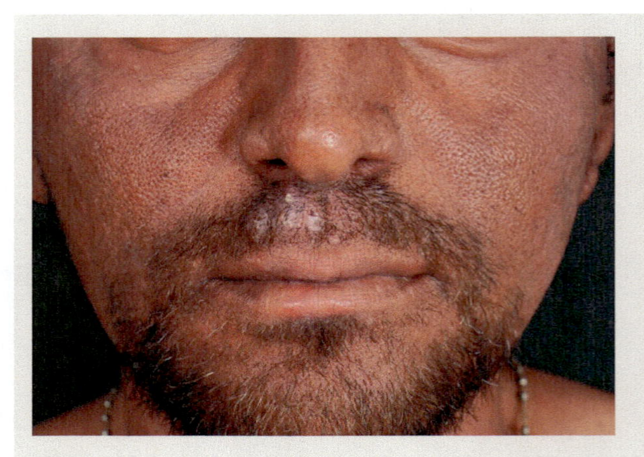

Figura 6.5. Sicose. Papulopústulas foliculares confluentes na região da barba.
Fonte: Acervo da autoria do capítulo.

O **furúnculo** apresenta-se como nódulo eritematoso foliculocêntrico, duro e doloroso, que progride com flutuação, ruptura e eliminação de pus e material necrótico, denominado carnicão ou carnegão (Figura 6.6). Acomete mais frequentemente o pescoço, a face, as axilas e os glúteos. Mesmo sem tratamento, a lesão tende a regredir espontaneamente e costuma deixar cicatriz. No entanto, são comuns as lesões múltiplas, próximas ou distantes, que derivam da autoinoculação e ocorrem em surtos, resultando em quadros crônicos e recorrentes, conhecidos como **furunculose**.[28] Esses quadros podem estar associados a condições desfavoráveis do hospedeiro, sendo observados em indivíduos obesos e pacientes com discrasias sanguíneas, imunodeficiências e defeitos da função neutrofílica, assim como naqueles em corticosteroideterapia e quimioterapia. No entanto, a maioria dos acometidos por furunculose é de indivíduos saudáveis. O furúnculo merece diferenciação com a miíase furunculoide e a foliculite das piscinas aquecidas, causada por *Pseudomonas aeruginosa*.

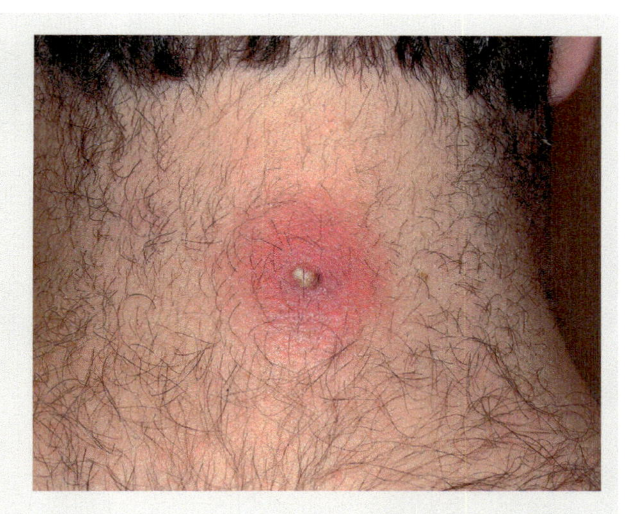

Figura 6.6. Furúnculo. Nódulo eritematoso com pústula central na região cervical.
Fonte: Acervo da autoria do capítulo.

O **antraz** se origina da confluência de múltiplos furúnculos adjacentes, resultando na formação de massa tumoral eritematosa, dolorosa, que pode ser flutuante, com múltiplos orifícios de drenagem purulenta que costumam convergir em grande úlcera crateriforme (Figura 6.7). Localiza-se de preferência em áreas de pele espessa, como a nuca, o dorso e as coxas, de homens jovens e de meia-idade. Pode estar acompanhado de linfadenopatia regional, febre e outros sintomas constitucionais. São diagnósticos diferenciais, a hidradenite supurativa e os cistos epidérmicos rotos.

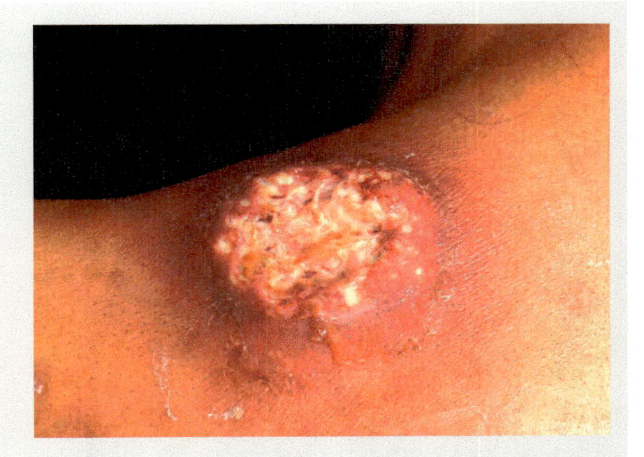

Figura 6.7. Antraz. Lesão tumoral ulcerada com múltiplos orifícios de drenagem de material purulento, localizada no ombro.
Fonte: Acervo da autoria do capítulo.

Outras foliculites crônicas, menos comuns, tendem a evoluir com alopecia cicatricial e não são propriamente piodermites, ainda que *S. aureus* possa ser isolado em muitos casos e haja resposta favorável aos antibióticos, porém independentemente do achado de *S. aureus*. Admite-se que efeitos anti-inflamatórios, e não antimicrobianos, sejam os responsáveis pela melhora e que outros fatores participem da sua patogênese, provavelmente alguma disfunção imune, especulando-se a existência de defeito autoinflamatório na via da interleucina 1.[29] As principais são a foliculite decalvante, a foliculite dissecante e a foliculite queloidiana da nuca.

A **foliculite decalvante** afeta com maior frequência homens de meia-idade. Apresenta-se como áreas eritematosas com pústulas foliculares, erosões e crostas, que avançam centrifugamente, deixando áreas de alopecia cicatricial, onde podem ser observados orifícios foliculares alargados, dos quais emergem múltiplos pelos, configurando a politriquia ou os cabelos em tufos (Figura 6.8).[30] Suas localizações usuais são o vértex e a região occipital do couro cabeludo, mas pode ser mais raramente observada na região da barba e nos membros inferiores. No diagnóstico diferencial, devem ser consideradas as outras foliculites crônicas, a tinha do couro cabeludo (quérion), a dermatose pustulosa erosiva, o líquen plano pilar e a alopecia cicatricial centrífuga central.[31]

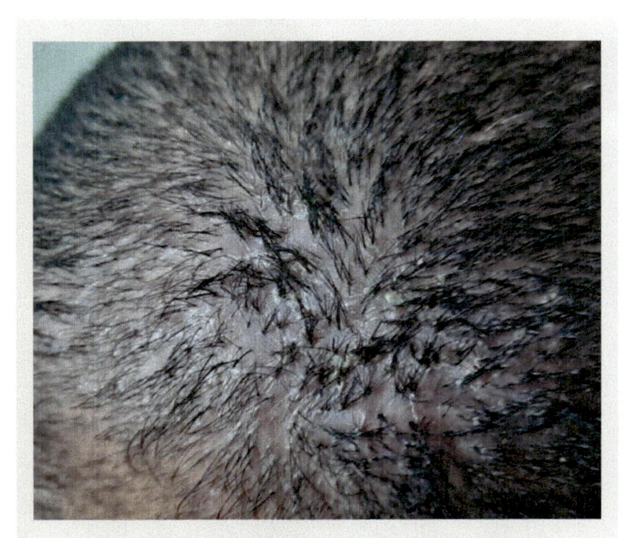

Figura 6.8. Foliculite decalvante. Pústulas foliculares, crostas e áreas alopécicas atróficas com politriquia, localizadas no couro cabeludo.
Fonte: Acervo da autoria do capítulo.

A **foliculite dissecante** geralmente se inicia no vértex e surge com nódulos eritematosos endurecidos que evoluem com amolecimento, podendo confluir em abscessos e fístulas, com orifícios de drenagem purulenta, que se estendem a outras regiões do couro cabeludo e deixam múltiplas áreas de alopecia cicatricial hipertrófica. É mais comum em homens negros jovens. Relaciona-se à acne conglobata e à hidradentite supurativa, constituindo-se as três doenças na tríade de oclusão folicular. Incluem-se no diagnóstico diferencial, a tinha do couro cabeludo (quérion) e as outras foliculites crônicas.[31]

Na **foliculite queloidiana**, inicialmente notam-se pápulas e pústulas foliculares, seguindo-se pápulas queloidianas isoladas e confluentes em placas, que podem coexistir e evoluir com fístulas e abscessos (Figura 6.9). Ocorre predominantemente em homens negros jovens, na região da nuca, mas pode se estender para a região occipital e resultar em alopecia irreversível. O principal diagnóstico diferencial é a foliculite dissecante.[31]

A **pseudofoliculite** também não é uma piodermite. É observada em indivíduos com pelos crespos (ulotríquios), cujas pontas encurvadas penetram na pele após o corte rente, provocando reação inflamatória e simulando foliculite. Manifesta-se com pápulas e pústulas foliculares nas áreas depiladas, evoluindo eventualmente com cicatrizes queloidianas e hipercromia residual. É mais comum em homens, na região da barba, sobretudo na sua parte cervical, mas pode acometer outras áreas depiladas de ambos os sexos.[32]

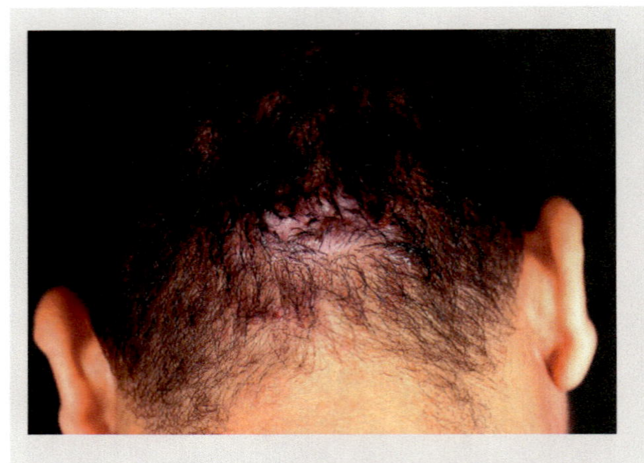

Figura 6.9. Foliculite queloidiana. Alopecia com cicatrizes hipertróficas, politriquia e crostas hemáticas na região occipital.
Fonte: Acervo da autoria do capítulo.

Paroníquia aguda

Costuma surgir após traumas no eponíquio ou nas dobras ungueais, usualmente em procedimentos de manicure e acidentes ocupacionais de trabalhadores manuais. Apresenta-se com eritema, edema, calor e dor na prega ungueal proximal ou lateral, geralmente de um único dedo, que pode evoluir com flutuação e eliminação espontânea de pus (Figuras 6.10 A e B).[33] É bem menos comum o acometimento de artelhos, onde habitualmente é complicação de unha encravada.[34] As formas crônicas e recorrentes, com menor grau de inflamação, não têm etiologia bacteriana, resultam de candidíase e estão relacionadas à umidade e à irritação

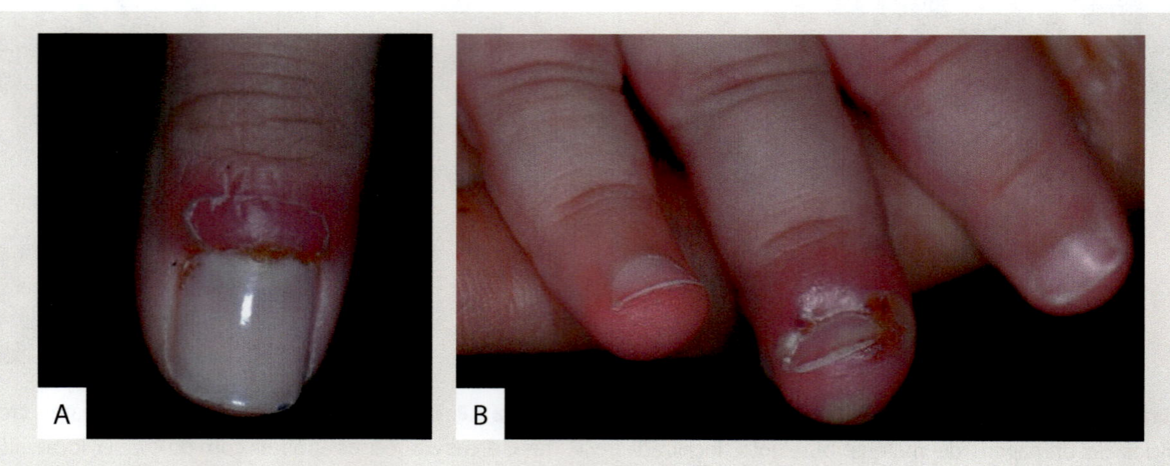

Figura 6.10. Paroníquia aguda. Eritema, edema, secreção purulenta e crostas nas pregas ungueais proximal (A) e laterais (B).
Fonte: Acervo da autoria do capítulo.

química. Incluem-se no diagnóstico diferencial, o panarício herpético, a unha encravada e o granuloma piogênico.[35]

Erisipela

Afeta tanto jovens como idosos, mas principalmente aqueles com linfedema e úlceras cutâneas crônicas. Pródromos de febre, calafrios, mal-estar geral e náuseas sempre estão presentes e ocorrem até 48 horas antes das manifestações cutâneas, que surgem abruptamente com rubor e calor, além da sensação de queimação da pele. Apresenta-se como lesão em placa eritematoinfiltrada, não depressível, brilhante, bem delimitada, com relevo sobre a pele normal ao redor.[36] Na grande maioria dos casos, localiza-se unilateralmente no membro inferior (Figura 6.11 A), quando a provável porta de entrada da infecção pode ser identificada como ulceração causada por trauma ou fissura de intertrigo interdigital; os demais casos acometem a face (Figura 6.11 B), são mais vistos em crianças e, eventualmente, podem ser bilaterais. Linfadenite regional dolorosa é frequente, porém linfangite é menos comum. Devem ser considerados no diagnóstico diferencial, o erisipeloide, a celulite, a síndrome de Sweet, a síndrome de Wells e as dermatites eczematosas, entre outras. Quadros similares à erisipela e causados por *Hemophilus influenzae* tipo B podem ser observados na face, principalmente de crianças.

Celulite

Sua instalação costuma ser mais insidiosa e os sintomas constitucionais são frequentes, mas nem sempre presentes. Também se manifesta com rubor, edema, calor e dor, porém diferencia-se da erisipela por ter limites imprecisos, sem bordas bem definidas e palpáveis (Figura 6.12).[36] Afeta mais comumente o membro inferior, mas pode atingir outras áreas do corpo. Linfangite e linfadenite regionais podem estar presentes. Geralmente surge em local de lesão prévia, como úlceras crônicas, feridas traumáticas, feridas cirúrgicas, acessos percutâneos e dermatoses.[37]

A presença de bolhas, equimose, supuração, necrose e ulceração são complicações da celulite, e menos frequentemente da erisipela, que constituem sinais de alerta de provável aprofundamento do processo infeccioso e progressão para fasciíte necrotizante. O comprometimento linfático pode deixar sequelas que favorecem as recorrências de erisipela e celulite.

No diagnóstico diferencial da celulite de membro inferior, devem ser lembradas a trombose venosa profunda, a tromboflebite superficial, a dermatite de estase e as paniculites, principalmente a lipodermatosclerose.[38] Com grande frequência, quadros que mimetizam celulite são erroneamente diagnosticados e submetidos à antibioticoterapia desnecessária, o que pode resultar em morbidade

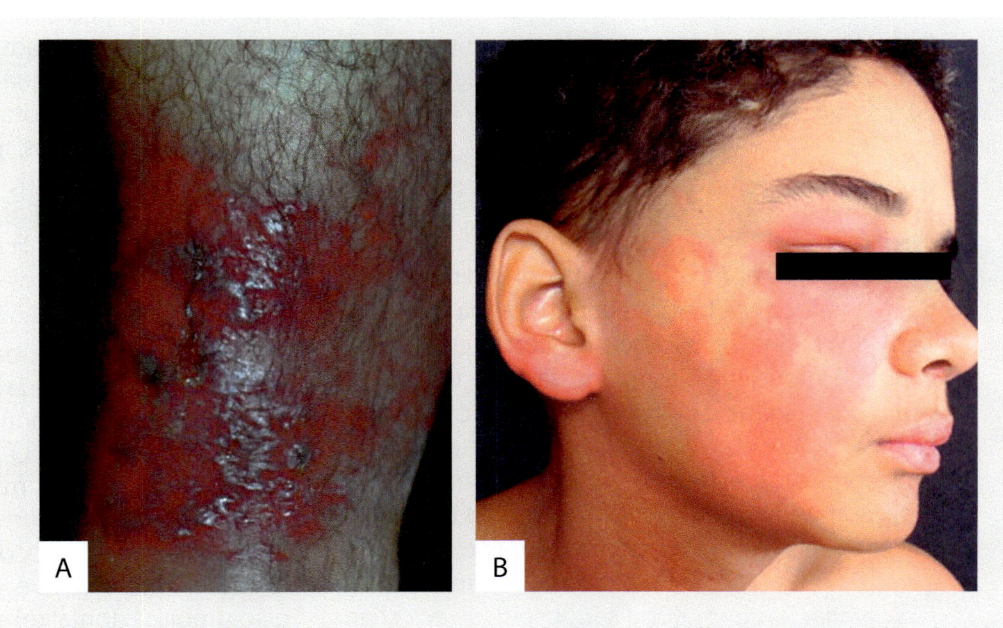

Figura 6.11. Erisipela. Eritema e infiltração bem delimitados, com formação de bolhas na perna (A) e na face (B).
Fonte: Acervo da autoria do capítulo.

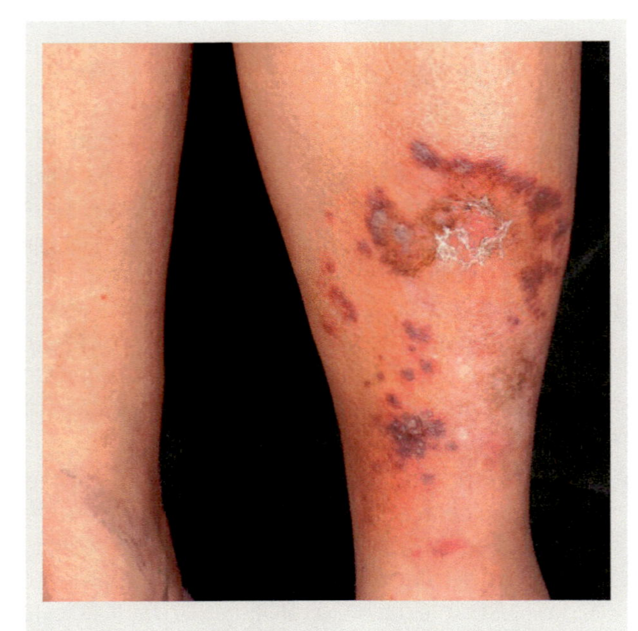

Figura 6.12. Celulite. Eritema e edema difusos, com equimose e formação de bolhas na perna.
Fonte: Acervo da autoria do capítulo.

aos pacientes, além de onerar o sistema de saúde.[39] Um recurso mnemônico foi desenvolvido para auxiliar não dermatologistas a diagnosticar celulite com maior acurácia, utilizando as iniciais, em inglês, de 10 achados principais, compondo o termo *CELLULITIS* – (C) *Cellulitis history*/História de celulite; (E) *Edema*/Edema; (L) *Local warmth*/Calor local; (L) *Lymphangitis*/Linfangite; (U) *Unilateral*/Unilateral; (L) *Leukocytosis*/Leucocitose; (I) *Injury*/Ferimento; (T) *Tender*/Sensível; (I) *Instant onset*/Instalação súbita; (S) *Systemic signs*/Sinais sistêmicos.[40]

Doenças mediadas por toxinas

Síndrome da pele escaldada estafilocócica

A SSSS, também conhecida por doença de Ritter, é uma doença bolhosa superficial da pele, causada por toxinas esfoliativas de certas cepas de *S. aureus*. A prevalência estimada varia de 0,09 a 0,56 casos por milhão de indivíduos.[41] É mais comum em crianças abaixo de 5 anos. A ausência de anticorpos protetores contra toxinas esfoliativas, a imaturidade renal com redução na eliminação dessas toxinas e a maior expressão da desmogleína-1 na pele de crianças mais novas justificam a prevalência maior nessa faixa etária. Também pode ser observada em crianças maiores e adultos que apresentam doenças crônicas, principalmente renais, ou imunodeficiências.[42]

A SSSS é causada por cepas toxigênicas de *S. aureus*, geralmente pertencentes ao grupo 2 e fagotipos 3A, 3B, 3C, 55 e 71. *S. aureus* do grupo 1 e 3 também podem estar implicados. Esses microrganismos produzem as toxinas esfoliativas A e B. Cerca de 5% dos *S. aureus* isolados produzem essas toxinas. Há disseminação hematogênica das toxinas, que atingem o estrato granuloso da epiderme, causando clivagem da desmogleína-1, ruptura da adesão dos ceratinócitos, com formação de bolhas e consequente descamação. A desmogleína-1 é expressa na epiderme superior, mas não em mucosas, que por isso estão poupadas na SSSS.[41-43] Uma forma localizada dessa condição, restrita aos locais da infecção, é o impetigo bolhoso.[19]

A SSSS inicia-se abruptamente com eritema difuso e doloroso, pregueamento da pele, sobretudo nas áreas flexurais e perioral. Geralmente o quadro é precedido por pródromos como febre, irritabilidade, inapetência e mal-estar. As mucosas não são acometidas. Dentro de 24 a 48 horas, há formação de bolhas superficiais, que se rompem facilmente, deixando áreas desnudas (Figuras 6.13 A e B). O sinal de Nikolsky é positivo, podendo estar presente até mesmo antes do aparecimento da erupção cutânea.[41] Crostas, descamação perioral e periocular, edema facial e descamação em áreas de fricção são bastante característicos (Figuras 6.14 A e B). A erupção evolui para descamação superficial por 3 a 5 dias, seguida de reepitelização sem cicatrizes em até 14 dias.[41,44] A hemocultura geralmente é negativa nos casos pediátricos e positiva para *S. aureus* na maioria dos casos adultos. Além disso, diferentemente das crianças, quase sempre saudáveis antes da instalação do quadro, os adultos com SSSS são imunocomprometidos, por doença renal crônica, infecção por HIV, doença do enxerto *versus* hospedeiro, neoplasias malignas, quimioterapia, uso intravenoso de drogas ilícitas ou diabetes *mellitus*. A mortalidade em adultos é alta, chegando até 63% e nas crianças varia de 2,6% a 11%.[41]

O período de incubação entre a infecção cutânea e a síndrome varia de 1 a 10 dias, mas nem sempre é possível confirmar o diagnóstico da infecção estafilocócica. O *S. aureus* pode ser isolado dos focos de infecção, mas não nas lesões bolhosas. Geralmente a fonte primária de infecção se localiza na cabeça e no pescoço em crianças (conjuntivite, faringite, otite média) e, nos recém-nascidos, na região umbilical (onfalite) e área da fralda.[42] Nos adultos, os sítios primários de infecção são os pulmões e a corrente sanguínea (bacteremia).[44]

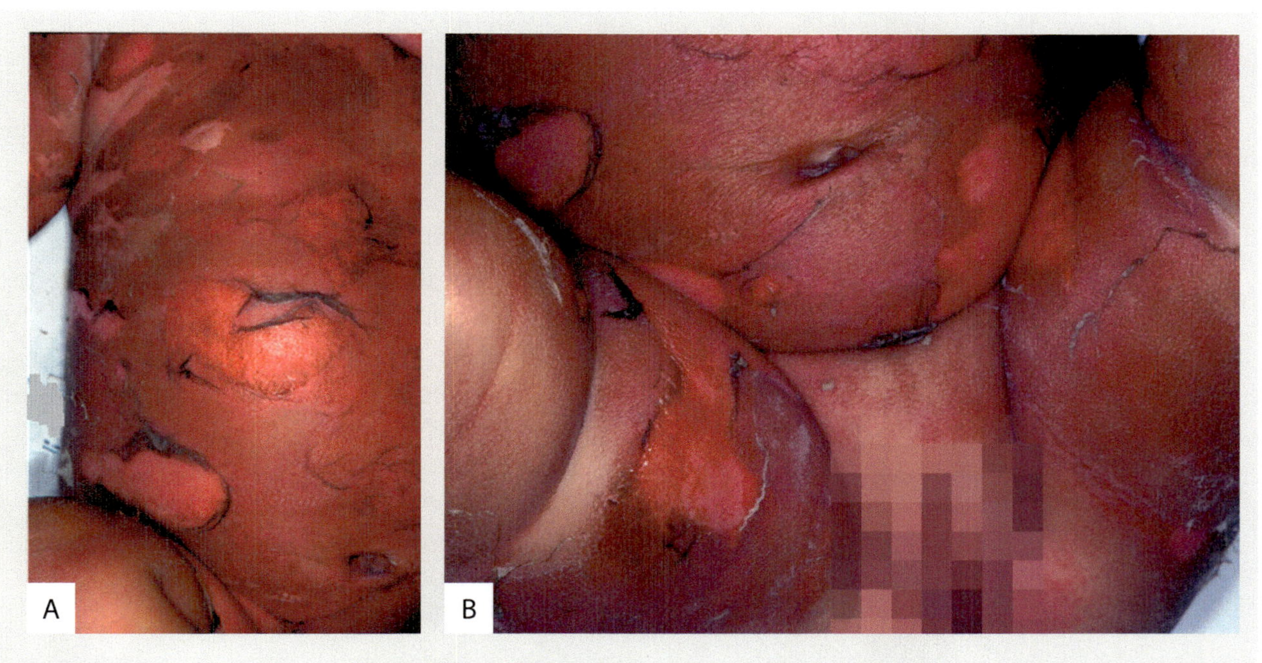

Figura 6.13. Síndrome da pele escaldada estafilocócica. Eritema difuso e grandes áreas desnudas, após ruptura de bolhas superficiais, no tronco (A) e nas dobras (B).
Fonte: Acervo da autoria do capítulo.

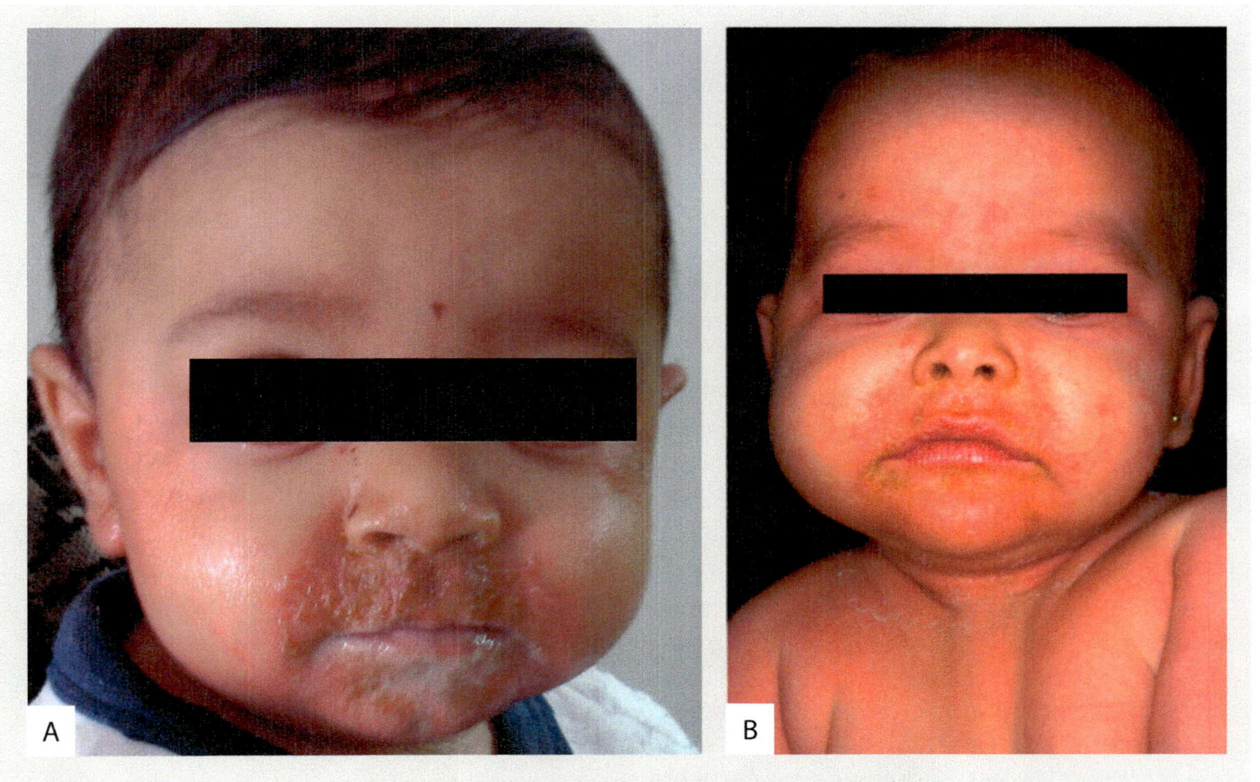

Figura 6.14. Síndrome da pele escaldada estafilocócica. Características lesões crostosas periorais (A), além de edema facial, eritema difuso e descamação (B).
Fonte: Acervo da autoria do capítulo.

Seu principal diagnóstico diferencial é a necrólise epidérmica tóxica (NET), uma reação imunológica grave principalmente a drogas. Entretanto, a SSSS pode ser diferenciada da NET por não afetar mucosas e por atingir mais superficialmente a epiderme. A histopatologia da SSSS mostra clivagem intraepidérmica logo abaixo do estrato córneo, sem sinais inflamatórios. A NET não apresenta sinais inflamatórios, a clivagem é subepidérmica e são observados os característicos ceratinócitos necróticos.[41] Outros diagnósticos diferenciais incluem queimadura térmica, síndrome de Stevens-Johnson, epidermólise bolhosa, mastocitose bolhosa, penfigoide bolhoso, pênfigo, doença de Kawasaki, escarlatina e síndrome da descamação da pele (*peeling skin syndrome*).[42]

Síndrome do choque tóxico

Doença aguda, mediada por toxinas e caracterizada por febre alta, eritrodermia, hipotensão e sinais de acometimento sistêmico. Na grande maioria dos casos, está associada a infeções por *S. aureus* ou *S. pyogenes*, mas pode ser desencadeada por outras infecções, como por *Streptococcus agalactiae*, *Streptococcus viridans*, estreptococos grupo C e grupo G e *Clostridium soredelli*.

A TSS por *S. aureus* foi descrita pela primeira vez em 1978, associada à infeção em criança e, posteriormente, ao uso de tampões vaginais, em 1980. O aprimoramento na manufatura dos tampões vaginais ocasiionou um declínio na incidência desses casos associados à menstruação. A TSS estafilocóccica não menstrual está associada a pós-parto cirúrgico, pós-aborto, inserção de DIU, queimaduras e infecções focais.

A TSS por *S. pyogenes* ocorre mais comumente após uma infecção viral (varicela, influenza), faringite e traumas do tecido subcutâneo. Está associada a maior morbidade e mortalidade que a TSS por *S. aureus*. A mortalidade da TSS varia de 30% a 70% em adultos e em torno de 3% a 10% em crianças.[45]

A TSS é desencadeada por uma resposta do hospedeiro aos superantígenos associados a bactérias, comumente *S. aureus* e *S. pyogenes*. Superantígenos são um grupo de proteínas que ativam diretamente as células T, não acionando a sequência tradicional da resposta imune mediada por antígenos. Há uma ativação maciça de linfócitos T, com consequente liberação de grande quantidade de citocinas.

S. aureus pode produzir 24 exotoxinas com propriedade de superantígeno e a TSS é desencadeada por quatro delas, sendo por ordem decrescente de incidência: TSST-1; enterotoxina estafilocócica A (SEA); SEC; e SEB.[46] *S. pyogenes* apresenta, até o momento, 14 superantígenos descritos, que atuam como efetores na escarlatina e na TSS.[47]

Anticorpos contra superantígenos podem reduzir significativamente o risco de desenvolvimento da TSS.[46]

Clones prevalentes de CA-MRSA raramente produzem TSST-1. Pessoas com TSS, especialmente o quadro associado à menstruação, apresentam um maior risco de recidiva.

Os Quadros 6.1 e 6.2 descrevem os critérios diagnósticos da TSS por *S. aureus* e *S. pyogenes*, respectivamente.[48,49]

Quadro 6.1. Critérios para definição da síndrome do choque tóxico por *Staphylococcus aureus*.

Achados clínicos
1. **Febre:** temperatura igual ou superior a 38,9 °C 2. **Erupção cutânea:** exantema macular difuso 3. **Descamação:** uma a duas semanas após o início, particularmente em palmas, plantas e dedos dos pés 4. **Hipotensão:** pressão sistólica igual ou menor a 90 mmHg em adultos; menor que o percentil 5 para a idade de crianças menores que 16 anos; queda da pressão diastólica igual ou maior a 15 mmHg em ortostatismo; síncope e/ou tonteira ortostáticas 5. **Envolvimento multissistêmico:** três ou mais órgãos acometidos • **Trato gastrointestinal:** vômito ou diarreia ao início da doença • **Muscular:** mialgia importante ou aumento de CPK maior que duas vezes o limite da normalidade • **Mucosa:** hiperemia vaginal, orofaríngea ou conjuntival • **Renal:** aumento superior a duas vezes o limite de referência da creatinina ou ureia séricas, ou sedimento urinário com cinco ou mais leucócitos, na ausência de infecção urinária • **Hepático:** bilirrubina total, AST ou ALT com valores duas vezes maiores que os valores de referência • **Hematológico:** contagem de plaquetas igual ou inferior a 100.000/mm³ • **Sistema nervoso central:** desorientação, alterações de consciência sem sinais focais neurológicos, quando febre e hipotensão estão ausentes
Critérios laboratoriais
• Resultados negativos nos seguintes testes, se obtidos: 1. Culturas de líquido cefalorraquidiano, sangue ou orofaringe (hemocultura raramente pode ser positiva para *S. aureus*) 2. Testes sorológicos para ricketsioses, leptospirose e sarampo
Classificação do caso
• **Provável:** critérios laboratoriais presentes + quatro dos cinco critérios clínicos presentes • **Confirmado:** critérios laboratoriais presentes + cinco dos cinco critérios clínicos, incluindo a descamação, a não ser que ocorra óbito antes da descamação ocorrer

ALT: alanina aminotransferase; AST: aspartato aminotransferase; CPK: creatinofosfoquinase.
Fonte: Adaptado de American Academy of Pediatrics, 2018.

Quadro 6.2. Critérios para definição da síndrome do choque tóxico por *Streptococcus pyogenes*.

Isolamento do estreptococos grupo A (*S. pyogenes*)
A. De um local habitualmente estéril (sangue, líquido cefalorraquidiano, peritônio, articulações, pleura ou fluido pericárdico)
B. De um local não estéril (orofaringe, escarro, vagina, ferida cirúrgica aberta ou lesão superficial da pele)
Sinais clínicos de gravidade
A. **Hipotensão:** pressão sistólica igual ou inferior a 90 mmHg em adultos ou inferior ao percentil 5 para crianças menores que 16 anos
E
B. Dois ou mais dos seguintes sinais de acometimento sistêmico:
• **Renal:** creatinina igual ou superior a 2 mg/dL em adultos ou pelo menos aumento de duas vezes o limite superior normal para a idade
• **Coagulopatia:** contagem de plaquetas igual ou inferior a 100.000/mm³ ou coagulação intravascular disseminada definida como prolongamento do tempo de coagulação, baixo fibrinogênio e presença de produtos de degradação de fibrina
• **Hepático:** elevação de AST, ALT ou bilirrubina total duas vezes ou mais o limite superior normal para a idade
• **Respiratório:** síndrome de angústia respiratória aguda definida como início agudo de infiltrado pulmonar difuso e hipóxia, na ausência de falência cardíaca, ou evidência de síndrome de extrasamento capilar sistêmico
• **Pele:** erupção macular eritematosa generalizada que pode descamar
• Necrose de tecido mole, incluindo fascíte necrotizante ou miosite ou gangrena
Classificação do caso
• **Provável:** presentes os critérios IB + IIA + IIB
• **Confirmado:** presentes os critérios IA + IIA + IIB

ALT: alanina aminotransferase; AST: aspartato aminotransferase.
Fonte: Adaptado de American Academy of Pediatrics, 2018.

Escarlatina

A escarlatina ocorre em associação à faringite por *S. pyogenes* e, mais raramente, à piodermite ou úlcera infectada. É uma doença leve na era moderna e apresenta-se com erupção eritematosa, confluente, de textura áspera como lixa, causada por uma ou mais exotoxinas eritrogênicas produzidas por estreptococos do grupo A. Além da ocorrência da erupção cutânea, os aspectos epidemiológicos e clínicos são os mesmos da faringite estreptocócica.[49]

Infecções por *S. aureus* meticilinorresistente

MRSA foi descrito pela primeira vez na Inglaterra, em 1961, logo após a introdução da meticilina na prática clínica. No início, a meticilina foi amplamente utilizada, mas logo retirada do mercado em virtude de sua toxicidade e substituída por outras penicilinas como oxacilina, flucloxacilina e dicloxicilina. Entretanto, o termo "*S. aureus* meticilinorresistente" continuou a ser usado. Na década seguinte, MRSA foi responsável por vários surtos de infecções hospitalares (MRSA associado a hospital – HA-MRSA). Posteriormente, houve uma mudança na epidemiologia, sendo descritos casos de MRSA em pessoas sem relação prévia com o ambiente hospitalar, referindo-se, então, ao MRSA associado à comunidade (CA-MRSA).[22]

Nos últimos anos, houve um aumento alarmante de cepas de MRSA em todo o mundo. Apesar de o MRSA ser um sério problema hospitalar, tem-se observado, nos últimos anos, um aumento significativo de MRSA na comunidade. O CA-MRSA constitui uma grande preocupação por apresentar epidemiologia, quadro clínico e características genéticas que o distinguem do HA-MRSA. O CA-MRSA está tipicamente envolvido em epidemias e episódios recorrentes de infecção bacteriana aguda em pacientes jovens e sadios. Esses surtos costumam ocorrer em comunidades fechadas como alojamentos militares, presídios e entre atletas, em indivíduos que geralmente não apresentam comorbidades e nem contatos frequentes com o sistema de saúde, como clínicas e hospitais.[6]

Narinas e orofaringe albergam a grande maioria de MRSA. Constituem fatores de risco para colonização por MRSA, nos Estados Unidos, as mulheres diabéticas, idade acima de 60 anos, baixo nível socioeconômico, usuários de drogas endovenosas, doenças crônicas e visitas a serviços de saúde não hospitalares. A infecção por MRSA é problema em todo o mundo desde que o *S. aureus* tem capacidade de se disseminar pela corrente sanguínea, ocasionando bacteremia, com altos índices de morbidade e mortalidade. Os casos de pior prognóstico estão mais relacionados ao MRSA do que ao *S. aureus* meticilinossensível (MSSA). As duas variações, CA-MRSA e HA-MRSA, apesar de derivarem de uma única bactéria, são muito diferentes em relação à população que afetam, às toxinas e aos fatores virulentos que produzem, à infectividade e aos níveis de resistência. Quando se abordam infecções por MRSA, a principal preocupação é suplantar os fatores de resistência do *S. aureus*, prescrevendo-se antibióticos suficientemente eficazes em penetrar no genoma da bactéria e impedir a sua disseminação. Para isso, dois genes específicos são importantes: *staphylococcal cassete chromossome mec* (SCCmec); e gene produtor da leucocidina de Panton-Valentine (PVL).[50] A resistência à meticilina é mediada por uma proteína ligadora de penicilina, a PBP-2a, codificada pelo gene mecA, que perimite ao agente etiológico crescer e dividir-se na presença de meticilina e outros antibióticos betalactâmicos. O gene mecA está localizado no SCCmec.[51] O SCCmec é um elemento do genoma do MRSA. A resistência ocorre pela aquisição e inserção do SCCmec na composição cromossômica de certas cepas susceptíveis. O SCCmec apresenta muita diversidade e é classificado em vários tipos e subtipos. A PVL, codificada por dois genes, **LukS-PV** e **LukF-PV**, é considerada uma das mais importantes citotoxinas produzidas por certas cepas de *S. aureus*. Seu mecanismo de infectividade está relacionado com a capacidade de induzir poros nas membranas das células e ocasionar a destruição de leucócitos, impedindo o organismo de desenvolver defesa para combater os efeitos tóxicos bacterianos.[50]

O Quadro 6.3 descreve as principais diferenças entre CA-MRSA e HA-MRSA.

O quadro clínico inicial é semelhante entre as infecções causadas por MRSA e por MSSA. Devem-se levar em consideração a epidemiologia e a prevalência de MRSA na comunidade.

São fatores de risco para aquisição de infecções de pele e tecidos moles por MRSA:[6]

- colonização prévia por MRSA;
- infecção prévia por MRSA;
- infecções hospitalares;
- residência em asilos nos últimos 30 dias;
- hospitalização por no mínimo 48 horas durante os últimos 90 dias;
- hemodiálise ou quimioterapia endovenosa durante os últimos 30 dias;
- terapia endovenosa, nutrição enteral ou cuidados domiciliares (*home care*) nos últimos 30 dias;
- antibioticoterapia recente;
- idade avançada (acima de 65 anos);
- doenças crônicas (diabetes, doenças cardiovasculares e insuficiência renal crônica);
- infecção pelo HIV;
- imunodepressão.

Pacientes colonizados por CA-MRSA na comunidade podem manifestar infecção em ambiente hospitalar, assim como pacientes colonizados por HA-MRSA em ambiente hospitalar podem apresentar a infecção na comunidade. As cepas de HA-MRSA são comumente transmitidas aos pacientes pelas mãos de profissionais da saúde, temporariamente contaminadas, e, com menor frequência, por superfícies contaminadas, incluindo equipamentos médicos. As cepas de CA-MRSA são adquiridas sobretudo pelo contato direto com indivíduos colonizados ou infectados.[52]

Diagnóstico laboratorial

O diagnóstico laboratorial é classicamente baseado na cultura bacteriana de espécimes clínicos. Podem ser obtidos espécimes para realização de Gram, cultura e testes de sensibilidade quando houver material purulento, como em abscessos, furúnculos, antraz, feridas e celulite com drenagem de secreção. O Gram, por ter um resultado mais rápido, pode ajudar na orientação inicial da antibioticoterapia empírica. A presença de cocos gram-positivos em cachos sugere infecção por *S. aureus* e em cadeias, por *S. pyogenes*.

Exames de laboratório não são necessários para pacientes com infecções não complicadas e sem comorbidades ou complicações.

Quadro 6.3. Diferenças entre CA-MRSA e HA-MRSA.

	CA-MRSA	HA-MRSA
População de risco	Crianças, moradores de rua, homossexuais, soldados, usuários de drogas endovenosas, população em geral	Residentes em asilos, diabéticos, pacientes hospitalizados, pacientes de unidade de terapia intensiva
***SCCmec* (subtipos)**	IV, V, VII	I, II, III, VI, VIII
Resistência	Betalactâmicos (oxacilina, penicilina), eritromicina	Multirresistente; tende a ser sensível a SMX-TMP, macrolídeos e tetraciclinas
Leucocidina de Panton-Valentine (PVL)	Presente em > 95% dos casos	Raro (< 5%)
Relação com quadro clínico	Pneumonia necrotizante pós-influenza, osteomielite	Pneumonia nosocomial, bacteremia, infecção de trato urinário adquirida por cateter
Descoberta	Década de 1980	1961

Fonte: Adaptado de Sartelli M, Guirao X, Hardcastle TC, Kluger Y, Boermeester MA et al., 2018; Tsouklidis N, Kumar R, Heindl SE, Soni R, Khan S, 2020.

Cultura de material debridado (antes do início da antibioticoterapia) deve ser realizada nas seguintes situações:[53]

- infecção local grave (p. ex., celulite extensa);
- sinais sistêmicos de infecção (p. ex., febre);
- história de furúnculos múltiplos ou recorrentes;
- falha da antibioticoterapia inicial;
- extremos de idade (crianças jovens ou idosos);
- presença de comorbidades (linfedema, malignidade, neutropenia, imunodeficiência, esplenectomia, diabetes);
- exposições especiais (p. ex., mordedura de animais);
- indicação de profilaxia de endocardite bacteriana;
- susceptibilidade de *S. aureus* desconhecida ou em rápida mudança na região.

A hemocultura deve ser solicitada nos pacientes com sinais de infecção grave (febre prolongada, taquicardia, hipotensão), neutropênicos, imunodeficiência celular grave e mordeduras por animais. O *S. aureus* nunca é considerado contaminante quando isolado em hemocultura.[54]

Culturas de *swab* de pele intacta não são úteis e não devem ser realizadas.[53] Também não está indicada como rotina a obtenção de cultura de *swab* nasal em pacientes com possível infecção por MRSA. O valor preditivo do teste é desconhecido.[54]

Em pacientes com celulite recorrente, a realização de testes sorológicos para estreptococos do grupo A, como antiestreptolisina O, anti-hialuronidase e anti-DNase, pode ser útil.[53]

Testes de sensibilidade: se *S. aureus* é isolado na cultura bacteriana, testes de susceptibilidade são necessários para distinguir MRSA de MSSA. Em alguns laboratórios, existem testes rápidos que utilizam técnicas moleculares para o gene mecA, responsável pela resistência à meticilina. Esses testes também são importantes para determinar a proporção de infecções por MRSA na região, assim como a prevalência de resistência a determinados antibióticos.

O *S. pyogenes* usualmente é sensível à penicilina e a outros betalactâmicos.[48,49]

Exames radiológicos

A ultrassonografia (US) da pele pode ser útil em identificar a presença de abscessos na pele. Além disso, pode servir de guia para direcionar locais adequados de incisão e drenagem. Estudos recentes têm demonstrado que a US ainda pode sugerir o agente etiológico, considerando que existem vários aspectos ultrassonográficos associados com infecções por MRSA.[3] A ressonância magnética pode distinguir entre celulite e osteomielite. Esses exames são importantes nos pacientes que apresentam comorbidades, como imunossupressão, diabetes, insuficiência venosa, linfedema ou naqueles com sintomas sistêmicos persistentes. Exames radiológicos não podem distinguir com segurança entre celulite e fasciíte necrotizante ou gangrena gasosa; por isso, o estudo radiológico não deve retardar uma eventual intervenção cirúrgica.

Tratamento

Para a escolha adequada do tratamento das IPTM, é importante avaliar alguns aspectos como localização, superfície corporal acometida, profundidade do acometimento (epidérmico, dérmico, subcutâneo, fascial, muscular), associação de sintomas sistêmicos, ocorrência de comorbidades, presença de necrose e/ou secreção purulenta e existência de fatores de risco para MRSA.[51]

Impetigo bolhoso, impetigo não bolhoso e ectima

Impetigos bolhoso e não bolhoso podem ser tratados com antibióticos tópicos ou orais. Para os impetigos, os antimicrobianos sistêmicos são recomendados quando há lesões próximas à cavidade oral, infecções no couro cabeludo, lesões numerosas (mais que cinco) ou para conter surtos que afetam vários indivíduos, de modo a reduzir a taxa de transmissão.[12,26] Os antimicrobianos sistêmicos estão indicados no tratamento do ectima.

O tratamento tópico pode ser realizado com mupirocina 2%, ácido fusídico 2% ou retapamulina 1%, duas a três vezes ao dia, por 5 dias. Todos são eficazes contra *S. pyogenes*. Casos de resistência bacteriana têm sido descritos com o uso da mupirocina e com o ácido fusídico.[55] A retapamulina deve ser utilizada para infecções suspeitas ou confirmadas de MSSA e *S. pyogenes*.[56]

Em casos de impetigos de repetição, somente a mupirocina 2% intranasal é recomendada para os portadores, com o objetivo de reduzir recidivas. Um novo antibiótico tópico foi aprovado para uso em 2017, no Canadá e Estados Unidos, e em 2019, na Europa. É uma quinolona não fluorada, a ozenoxacina 1%, liberada para tratamento de impetigos bolhoso e não bolhoso em crianças acima de 2 meses de idade (Estados Unidos e Canadá) e acima de 6 meses de idade (Europa).[55]

O tratamento oral deve ser utilizado por 7 dias com um antimicrobiano que cubra *S. aureus*. Como geralmente são MSSA, penicilinas resistentes à penicilinase ou cefalosporinas de 1ª geração são boas opções. Quando MRSA é suspeito ou confirmado, doxiciclina, minociclina, clindamicina ou sulfametoxazol-trimetoprima (SMX-TMP) podem ser utilizados.[3,26]

Furúnculo e antraz

Para pequenos furúnculos, compressas de água morna promovem a drenagem e geralmente são suficientes para tratamento. Furúnculos grandes, antraz e abscessos necessitam de incisão e drenagem.

Furúnculos geralmente recidivam e podem ser prevenidos com o uso de sabonetes contendo clorexidina. Além disso, pode-se utilizar por 1 a 2 meses clindamicina oral, em dose baixa (150 mg/dia) para prevenir infecções recorrentes de *S. aureus*.

De modo geral, antibioticoterapia não está indicada para lesões menores que 5 cm de diâmetro. O uso de antibióticos associado à incisão e à drenagem pode ser necessário nos casos com sinais de acometimento sistêmico, como febre ou hipotermia, taquipneia, taquicardia, presença de leucocitose ou leucopenia importantes. Um antibiótico contra MRSA deve ser utilizado nos pacientes imunossuprimidos, com múltiplas lesões, grande área de celulite ao redor, linfangite ou manifestações sistêmicas.[3]

Paroníquia

O tratamento da paroníquia pode ser realizado com compressas mornas, combinadas ou não com solução de Burow (acetato de alumínio a 5%) ou ácido acético a 1%, duas a três vezes ao dia. Podem ser empregados antibióticos tópicos como mupirocina, ácido fusídico ou gentamicina, com ou sem corticosteroide tópico. Na presença de abscesso, é importante realizar a drenagem. O uso de antibióticos orais é limitado, sendo necessário quando há associação com celulite ou em pacientes imunossuprimidos ou muito debilitados. A cefalexina está indicada quando os agentes prováveis são *S. pyogenes* ou MSSA, mas se houver suspeita de MRSA, pode ser utilizada a clindamicina, doxiciclina ou SMX-TMP.[35]

Erisipela e celulite

Devem ser tratadas com antibioticoterapia sistêmica, oral ou parenteral. A maioria dos pacientes apresenta quadros leves, que podem ser controlados com antibióticos orais. O uso de medicação parenteral está indicado em imunossuprimidos ou quando há sintomas sistêmicos, eritema rapidamente progressivo ou, ainda, persistência ou progressão dos sintomas após 48 a 72 horas de medicação oral (Tabela 6.1). Recém-nascidos e menores de 5 anos, que apresentam mais frequentemente celulite periorbitária ou orbitária, requerem hospitalização e terapia intravenosa. A duração do tratamento deve ser individualizada, recomendando-se cinco dias para celulites não complicadas e 14 dias para doenças mais graves ou com resposta lenta ao tratamento.[36]

Tabela 6.1. Tratamento empírico da erisipela/celulite.

Antibiótico	Dose e via de administração
Dicloxaciclina	500 mg/6 horas – Oral
Cefadroxila	500 mg/12 horas – Oral
Clindamicina	300 a 450 mg/6 a 8 horas – Oral 600 a 900 mg/8 horas – Parenteral
Cefazolina	1 a 2 g/8 horas – Parenteral
Nafcilina	2 g/4 horas – Parenteral

Fonte: Adaptada de Ortiz-Lazo E, Arriagada-Egnen C, Poehls C, Concha-Rogazy M, 2019.

Síndrome da pele escaldada estafilocócica

A maioria dos casos responde bem ao uso de antibióticos penicilinaserresistentes com atividade contra *S. aureus*. Nos pacientes com doença leve, sem sintomas sistêmicos importantes, antibióticos orais são suficientes. Podem ser utilizadas cefalosporinas, oxacilina ou nafcilina. A clindamicina tem sido utilizada como medicação antitoxina em virtude de sua capacidade de suprimir a síntese de toxinas bacterianas. Entretanto, apesar de a maioria dos casos de SSSS ser causada por cepas meticilinossensíveis, a resistência à clindamicina vem crescendo. Portanto, não se recomenda a clindamicina como monoterapia.[57]

Se o acometimento é extenso e muito doloroso, o suporte com reposição hidroeletrolítica adequada e analgesia com analgésicos comuns e/ou opiáceos são fundamentais.[41] Áreas desnudas extensas podem ser tratadas com curativos de silicone não adesivos, mas a grande maioria não necessita desse procedimento. Por ser um descolamento superficial e sem apoptose de ceratinócitos, não se recomenda o debridamento das áreas acometidas. Pelo contrário, deve-se manejar a pele com o máximo cuidado e manipular o local o mínimo possível.[57]

Síndrome do choque tóxico

O manejo da TSS inclui reposição de fluidos imediata e agressiva, manejo adequado da falência respiratória e/ou cardíaca, se presentes, debridamento cirúrgico agressivo de qualquer coleção infecciosa profunda, escolha adequada de antimicrobianos antiestafilococos e antiestreptococos, além de um antimicrobiano que iniba a síntese proteica de toxinas, como a clindamicina. Imunoglobulina intravenosa pode ser considerada em casos extremamente graves, apesar de seu uso ainda não estar bem estabelecido.[49]

Infecções por MRSA

Em regiões em que é alta a prevalência de MRSA, devem ser empregados antibióticos de largo espectro, de modo empírico, e adequar a prescrição assim que a informação microbiológica estiver disponível. Para tratamento por via oral, são sugeridas as seguintes medicações – linezolida, SMX-TMP, tetraciclinas (doxiciclina ou minociclina) ou tedizolida.

Para CA-MRSA, os antibióticos orais recomendados são a clindamicina, tetraciclinas (doxiciclina ou minociclina), SMX-TMP, linezolida, tedizolida e ocasionalmente fluoroquinolonas. Vários estudos observacionais e um pequeno ensaio clínico randomizado demonstraram que SMX-TMP, doxicicilina e minociclina são efetivos no tratamento de IPTM (Tabela 6.2). Se a cobertura é para CA-MRSA e *S. pyogenes*, deve-se utilizar clindamicina isoladamente ou a associação de SMX-TMP ou doxiciclina com um betalactâmico (penicilina, cefalexina ou amoxicilina).[51]

A vancomicina é o antimicrobiano intravenoso mais prescrito mundialmente. Sua administração é intravenosa, duas vezes ao dia, e seu nível sérico deve ser monitorizado para reduzir o risco de nefrotoxicidade e garantir níveis terapêuticos adequados. Sua eficácia vem sendo questionada em razão do aumento progressivo da concentração inibitória mínima (CMI), devendo ser escolhido outro antibiótico se a CIM da vancomicina for superior a 1 mg/L.[6] Outras possibilidades são a teicoplanina, daptomicina, linezolida, ceftarolina, dalbavancina, tigeciclina ou tedizolida (Tabela 6.2). Recomenda-se tratamento

Tabela 6.2. Principais características dos antibióticos contra MRSA.

Antibiótico	Dose e via de administração	Efeitos adversos	Vantagens
Sulfametozaxol--trimetoprima	800 a 160 mg/8 a 12 horas (oral) 800 a 160 mg/8 a 12 horas (parenteral)	Leucopenia, trombocitopenia, granulopenia, hipersensibilidade, distúrbio gastrointestinal	Muito utilizado para tratamento domiciliar de infecção por CA-MRSA
Clindamicina	300 a 450 mg/6 a 8 horas (oral) 600 mg/6 a 8 horas (parenteral)	Diarreia e pseudocolite membranosa	Inibição da produção de toxinas
Doxiciclina e minociclina	200 mg/12 horas (oral)	Náusea, vômito, efeitos vestibulares	Útil em infecções mistas, incluindo possível MRSA
Rifampicina	600 mg/12 ou 24 horas (oral)	Líquidos corporais avermelhados, esofagite, hepatotoxicidade, nefrotoxicidade	Penetra em biofilmes e elimina microrganismos na fase séssil de crescimento
Vancomicina e teicoplamina	30 mg/kg/24 horas (vancomicina) – parenteral 6 a 12 mg/kg/24 horas (teicoplamina) – parenteral	Tromboflebite, nefrotoxicidade, síndrome do homem vermelho, trombocitopenia	A base do tratamento por infecção por MRSA
Linezolida	600 mg/12 horas (oral e parenteral)	Trombocitopenia, anemia, neuropatia óptica e periférica	Alta biodisponibilidade,inibe a produção de toxina
Daptomicina	6 a 8 mg/kg/24 h (parenteral)	Elevação dos níveis de CPK	Penetra em biofilmes e elimina organismos na fase séssil de crescimento
Tigeciclina	50 mg/12 horas (parenteral)	Náusea e vômito	Útil em infecções mistas, incluindo possível MRSA
Ceftarolina	600 mg/12 horas (parenteral)	Igual a cefalosporinas	Betalactâmico com atividade contra MRSA
Dalbavancina	1 g uma vez + 500 mg após uma semana ou 1.500 mg dose única (parenteral)	Náusea e diarreia	Alta precoce
Tedizolida	200 mg/24 horas (oral e parenteral)	Muito menor que a linezolida	Troca rápida de venoso para oral

CPK: creatinofosfoquinase.

Fonte: Adaptada de Esposito S, Bassetti M, Concia E, Simone G, Rosa FG, Grossi P et al., 2017.

por 7 a 14 dias, entretanto o mesmo deve ser individualizado e a troca da via venosa para oral deve ser considerada, dependendo da condição clínica do paciente. A linezolida tem sido considerada um antibiótico de escolha nas IPTM complicadas, por apresentar boa biodisponibilidade, excelente penetração tecidual e facilitar a troca de medicação intravenosa para oral. A escolha da via de administração de antibióticos depende da gravidade do quadro. De maneira geral, a via oral é recomendada para infecções leves e a intravenosa para infecções graves. Infecções moderadas podem ser tratadas inicialmente com uma ou duas doses intravenosas e, posteriormente, por via oral.[51]

Terapia antitoxina

Tanto a clindamicina como a linezolida apresentam a capacidade de inibir a síntese de exotoxinas produzidas por bactérias gram-positivas. Por isso, seu uso pode ser útil nos quadros em que a participação de exotoxinas é determinante na patogenia da infecção, como na síndrome de choque tóxico e em infecções por estafilococos e estreptococos.[51,58]

Infecções em pacientes neutropênicos e imunossuprimidos

Esses pacientes apresentam risco elevado de serem portadores de patógenos resistentes ou de difícil tratamento. Sugere-se a realização de biópsia para acelerar o processo de diagnóstico. Apesar de patógenos mais comuns serem gram-positivos, é indispensável avaliar a possibilidade da presença de patógenos gram-negativos ou de infecções multimicrobianas. Devem ser empregados antibióticos de largo espectro, utilizando-se uma combinação de glicopeptídeos, daptomicina, ceftarolina ou linezolida e agentes antipseudomonas. Áreas necróticas devem ser debridadas o mais rápido possível. A duração do tratamento varia de 7 a 14 dias.[58]

Imunoglobulina intravenosa

Seu uso seria justificado na tentativa de neutralizar as toxinas produzidas por estreptococos e estafilococos, mas as evidências até o momento são fracas. Um estudo retrospectivo de 164 pacientes não evidenciou nenhum impacto aparente na melhora da taxa de mortalidade ou duração da hospitalização.[58,59]

Terapia por oxigênio hiperbárico

O benefício dessa terapia permanece controverso, não existindo estudos prospectivos randomizados adequados. Em centros médicos onde o recurso é disponível, ele pode até ser considerado, mas não deve substituir nenhum outro tratamento, retardando a abordagem cirúrgica ou a introdução da antibioticoterapia.[58]

Prevenção e controle

Infecções comunitárias por *S. aureus* em pacientes imunocompetentes não podem ser prevenidas, pois esse microrganismo é onipresente e ainda não há vacina eficaz contra ele.[48] No entanto, como o *S. aureus* apresenta alto índice de transmissibilidade pelo contato de feridas abertas e superfícies contaminadas, é muito importante o tratamento adequado de feridas (limpeza adequada, evitar traumas e manter fechadas as abrasões e feridas) e o reforço de cuidados pessoais de higiene. Recomendam-se banhos regulares, lavagem das mãos com água e sabonete ou aplicação de sanitizantes à base de álcool-gel, o não compartilhamento de utensílios de uso pessoal (toalhas, desodorantes, cosméticos, escovas ou qualquer outro item que entre em contato com a pele), a manutenção das unhas cortadas e limpas, além da troca diária de toalhas, roupas de cama e roupas íntimas.[48,60]

Superfícies de ambientes podem ser fonte de MRSA e suas cepas podem persistir no ambiente por longo tempo. Por isso, uma barreira deve ser interposta entre a pele e as superfícies que possam ser tocadas por muitos indivíduos, como equipamentos de exercícios físicos. Além disso, pessoas com IPTM de repetição devem considerar a higienização frequente de superfícies do ambiente, com utilização de desinfetantes.[60]

O portador de *S. aureus* apresenta risco de desenvolver IPTM recorrente por *S. aureus* e geralmente essas reinfecções são causadas pela mesma cepa. A descolonização – uso de antimicrobianos ou antissépticos para suprimir ou eliminar o estado de portador – é habitualmente prescrita para prevenir infecções recorrentes. Entretanto, a descolonização não é indicada para os pacientes em sua primeira IPTM. A descolonização deve ser recomendada a pacientes com IPTM recorrente e seus familiares, quando há transmissão intradomiciliar contínua do patógeno.

A descolonização deve ser realizada por 5 dias e inclui a reeducação de hábitos de higiene, aplicação de mupirocina 2% intranasal, duas vezes ao dia, e banho diário com clorexidina 4% para paciente e seus familiares. O benefício é maior quando todos da família aderem à descolonização. Vários estudos demonstraram que o uso isolado de mupirocina intranasal ou somente os banhos com antimicrobianos não foram eficazes na redução da incidência de IPTM. Caso o paciente apresente recidiva de IPTM após medidas de higiene apropriadas e descolonização com uso da mupirocina intranasal, deve-se repetir a descolonização por 5 dias seguidos, a cada mês, associada aos banhos com antimicrobiano, duas a três vezes por semana, por 3 meses.[60] A descolonização de *S. aureus* deve ser considerada em pré-operatórios de cirurgias cardíacas ou ortopédicas, quando existe o planejamento de implantação de próteses, mas não em pré-operatórios de cirurgias em geral.[48]

Não há indicação do uso de antimicrobianos orais para erradicar o estado de portador de MSSA ou MRSA, reservando-os para as infecções agudas.[60]

As taxas de portadores de *S. pyogenes* assintomáticos são maiores entre irmãos de paciente com faringite por *S. pyogenes* do que nos pais, podendo chegar a 50% nos irmãos contactantes e a 20% nos pais contactantes, durante surtos epidêmicos. Portadores assintomáticos de *S. pyogenes* têm baixo risco de complicações não supurativas. Portanto, não há indicação de avaliação laboratorial de familiares contactantes assintomáticos, a não ser em surtos epidêmicos, quando existe a possibilidade de desenvolvimento de sequelas da infecção. Contactantes familiares de paciente com TSS apresentam risco maior de desenvolver infecção invasiva por estreptococos quando comparados com a população em geral. Entretanto, esse risco não é suficientemente elevado para justificar a pesquisa de colonização por *S. pyogenes* e nem se justifica quimioprofilaxia para os familiares.[49]

Para casos de erisipela/celulite de repetição em membros inferiores, o uso de antibioterapia profilática foi efetivo quando comparado com placebo ou nenhum tratamento, segundo uma revisão sistemática da Cochrane. O tratamento com antibiótico não resultou em nenhum efeito adverso sério. Essa evidência foi limitada a indivíduos que tiveram pelo menos dois episódios de celulite ou erisipela em membros inferiores em um período de até 3 anos. Os antibióticos utilizados foram a eritromicina ou a penicilina por período que variou de 6 a 18 meses.[60]

Referências bibliográficas

1. Empinotti JC, Uyeda H, Ruaro RT, Galhardo AP, Bonatto DC. Pyodermitis. An Bras Dermatol. 2012;87(2):277-84.
2. Larru B, Gerber JS. Cutaneous bacterial infections caused by Staphylococcus aureus and Streptococcus pyogenes in infants and children. Pediatr Clin North Am. 2014; 61(2):457-78.
3. Esposito S, Bassetti M, Concia E, Simone G, Rosa FG, Grossi P et al. Diagnosis and management of skin and soft-tissue infections (SSTI) – A literature review and consensus statement: an update. J Chemother. 2017;29(4):197-214.
4. Martin WJ, Steer AC, Smeesters PR, Keeble J, Inouye M, Carapetis J et al. Post-infectious group A streptococcal autoimmune syndromes and the heart. Autoimmun Rev. 2015;14(8):710-25.
5. Kaye KS, Petty LA, Shorr AF, Zilberberg MD. Current epidemiology, etiology and burden of acute skin infections in the United States. Clin Infect Dis. 2019;68(Suppl 3):S193-9.
6. Bassetti M, Carnelutti A, Righi E. The role of methicillin-resistant Staphylococcus aureus in skin and soft tissue infections. Curr Opin Infect Dis. 2017;30(2):150-7.
7. Stevens DL. Invasive group A streptococcus infections. Clin Infect Dis. 1992;14(1):2-11.
8. Carapetis JR, Steer AC, Mulholland EK, Weber M. The global burden of group A streptococcal diseases. Lancet Infect Dis. 2005;5(11):685-94.
9. Martin JM, Green M, Barbadora KA, Wald ER. Erythromycin--resistant group A streptococci in schoolchildren in Pittsburgh. N Engl J Med. 2002;346(16):1200-6.
10. Lin JN, Chang LL, Lai CH, Lin HH, Chen YH. Clinical and molecular characteristics of invasive and non-invasive skin and soft tissue infections caused by group A Streptococcus. J Clin Microbiol. 2011;49(10):3632-7.
11. Miller LS, Cho JS. Immunity against Staphylococcus aureus cutaneous infections. Nat Rev Immunol. 2011;11(8):505-18.
12. Pereira LB. Impetigo: review. An Bras Dermatol. 2014; }89(2):293-9.
13. Chiller K, Selkin BA, Murakawa GJ. Skin microflora and bacterial infections of the skin. J Investig Dermatol Symp Proc. 2001;6(3):170-4.
14. Tong SY, Chen LF, Fowler Jr VG. Colonization, pathogenicity, host susceptibility and therapeutics for Staphylococcus aureus: what is the clinical relevance? Semin Immunopathol. 2012;34(2):185-200.
15. Yang ES, Tan J, Eells S, Rieg G, Tagudar G, Miller LG. Body site colonization in patients with community-associated methicillin-resistant Staphylococcus aureus and other types of S. aureus skin infections. Clin Microbiol Infect. 2010;16(5):425-31.
16. Alonzo III F, Torres VJ. The bicomponent pore-forming leucocidins of Staphylococcus aureus. Microbiol Mol Biol Rev. 2014;78(2):199-230.
17. Peschel A, Otto M. Phenol-soluble modulins and staphylococcal infection. Nat Rev Microbiol. 2013;11(10):667-73.
18. Spaulding AR, Salgado-Pabón W, Kohler PL, Horswill AR, Leung DY, Schlievert PM. Staphylococcal and streptococcal superantigen exotoxins. Clin Microbiol Rev. 2013;26(3):422-47.
19. Bukowski M, Wladyka B, Dubin G. Exfoliative toxins of Staphylococcus aureus. Toxins (Basel). 2010;2(5):1148-65.

20. Thammavongsa V, Kim HK, Missiakas D, Schneewind O. Staphylococcal manipulation of host immune responses. Nat Rev Microbiol. 2015;13(9):529-43.
21. Ondusko DS, Nolt D. Staphylococcus aureus. Pediatr Rev. 2018;39(6):287-98.
22. Lee AS, Lencastre H, Garau J, Kluytmans J, Malhotra-Kumar S, Peschel A et al. Methicillin-resistant Staphylococcus aureus. Nat Rev Dis Primers. 2018;4:18033.
23. Metzgar D, Zampolli A. The M protein of group A Streptococcus is a key virulence factor and a clinically relevant strain identification marker. Virulence. 2011;2(5):402-12.
24. Ralph AP, Carapetis JR. Group A streptococcal diseases and their global burden. Curr Top Microbiol Immunol. 2013;368:1-27.
25. Walker MJ, Barnett TC, McArthur JD, Cole JN, Gillen CM, Henningham A et al. Disease manifestations and pathogenic mechanisms of Group A Streptococcus. Clin Microbiol Rev. 2014;27(2):264-301.
26. Stevens DL, Bisno AL, Chambers HF, Dellinger EP, Goldstein EJ, Gorbach SL et al. Practice guidelines for the diagnosis and management of skin and soft tissue infections: 2014 update by the Infectious Diseases Society of America. Clin Infect Dis. 2014;59(2):e10-52.
27. Hartman-Adams H, Banvard C, Juckett G. Impetigo: diagnosis and treatment. Am Fam Physician. 2014;90(4): 229-35.
28. Demos M, McLeod MP, Nouri K. Recurrent furunculosis: a review of the literature. Br J Dermatol. 2012;167(4):725-32.
29. Lee AH, Cho SY, Yam TS, Harris K, Ardern-Jones MR. Staphylococcus aureus and chronic folliculocentric pustuloses of the scalp-cause or association? Br J Dermatol. 2016;175(2):410-3.
30. Otberg N, Kang H, Alzolibani AA, Shapiro J. Folliculitis decalvans. Dermatol Ther. 2008;21(4):238-44.
31. Bolduc C, Sperling LC, Shapiro J. Primary cicatricial alopecia: other lymphocytic primary cicatricial alopecias, neutrophilic and mixed primary cicatricial alopecias. J Am Acad Dermatol. 2016;75(6):1101-17.
32. Ogunbiyi A. Pseudofolliculitis barbae: current treatment options. Clin Cosmet Investig Dermatol. 2019;12:241-7.
33. Shafritz AB, Coppage JM. Acute and chronic paronychia of the hand. J Am Acad Orthop Surg. 2014;22(3):165-74.
34. Lomax A, Thornton J, Singh D. Toenail paronychia. Foot Ankle Surg. 2016;22(4):219-23.
35. Leggit JC. Acute and chronic paronychia. Am Fam Physician. 2017;96(1):44-51.
36. Ortiz-Lazo E, Arriagada-Egnen C, Poehls C, Concha-Rogazy M. An update on the treatment and management of cellulitis. Actas Dermosifiliogr. 2019;110(2):124-30.
37. Raff AB, Kroshinsky D. Cellulitis: a review. JAMA. 2016; 316(3):325-37.
38. Cranendonk DR, Lavrijsen APM, Prins JM, Wiersinga WJ. Cellulitis: current insights into pathophysiology and clinical management. Neth J Med. 2017;75(9):366-8.
39. Weng QY, Raff AB, Cohen JM, Gunasekera N, Okhovat JP, Vedak P et al. Costs and consequences associated with misdiagnosed lower extremity cellulitis. JAMA Dermatol. 2017;153(2):141-6.
40. Neill BC, Stoecker WV, Hassouneh R, Rajpara A, Aires DJ. CELLULITIS: a mnemonic to increase accuracy of cellulitis diagnosis. Dermatol Online J. 2019;25(1):13030/qt9mt4b2kc.
41. Handler MZ, Schwartz RA. Staphylococcal scalded skin syndrome: diagnosis and management in children and adults. J Eur Acad Dermatol Venereol. 2014;28(11):1418-23.
42. Leung AKC, Barankin B, Leong KF. Staphylococcal-scalded skin syndrome: evaluation, diagnosis and management. World J Pediatr. 2018;14(2):116-20.
43. Jordan KS. Staphycoccal scalded skin syndrome: a pediatric dermatological emergency. Adv Emerg Nurs J. 2019; 41(2):129-34.
44. Dollani LC, Marathe KS. Impetigo/staphylococcal scalded skin disease. Pediatr Rev. 2020;41(4):210-2.
45. Gottlieb M, Long B, Koyfman A. The evaluation and management of toxic shock syndrome in the emergency department: a review of the literature. J Emerg Med. 2018; 54(6):807-14.
46. Gillet Y, Henry T, Vandenesch F. Fulminant staphylococcal infections. Microbiol Spectr. 2018;6(5):1-13.
47. Ijaz M, Ameen F, Alfoteih YA, Shamim S, Alshehri WA, Murtaza G. Dissecting Streptococcus pyogenes interaction with human. Arch Microbiol. 2020;202(8):2023-32.
48. American Academy of Pediatrics. Staphylococcus aureus. In: Kimberly DW, Brady MT, Jackson MA, Long SS (ed.). Red book: 2018-2021 – Report of the Committee on Infectious Diseases. 31th ed. Itasca (IL): American Academy of Pediatrics; 2018. p. 733-46.
49. American Academy of Pediatrics. Group A streptococcal infections. In: Kimberly DW, Brady MT, Jackson MA, Long SS (ed.). Red book: 2018-2021 – Report of the Committee on Infectious Diseases. 31th ed. Itasca (IL): American Academy of Pediatrics; 2018. p. 748-62.
50. Tsouklidis N, Kumar R, Heindl SE, Soni R, Khan S. Understanding the fight against resistance: hospital-acquired methicillin-resistant Staphylococcus aureus versus community-acquired methicillin-resistant Staphylococcus aureus. Cureus. 2020:12(6):e8867.
51. Sartelli M, Guirao X, Hardcastle TC, Kluger Y, Boermeester MA et al. 2018 WSES/SIS-E Consensus Conference: recommendations for the management of skin and soft tissue infections. World J Emerg Surg. 2018;13(58):1-24.
52. Anderson DJ. Methicillin-resistant Staphylococcus aureus (MRSA) in adults: epidemiology. In: Sexton DJ, Baron El (ed.). UpToDate [Internet]. 2020. Disponível em: https://www.uptodate.com/contents/methicillin-resistant-staphylococcus-aureus-mrsa-in-adults-epidemiology. Acesso em: 5 abr. 2021.
53. Spelman D, Baddour LM. Cellulitis and skin abcess: epidemiology, microbiology, clinical manifestations and diagnosis. In: Lowy FD, Kaplan SL, Baron WL (ed.). UpToDate [Internet]. 2020. Disponível em: https://www.uptodate.com/contents/cellulitis-and-skin-abscess-epidemiology-microbiology-clinical-manifestations-and-diagnosis. Acesso em: 5 abr. 2021.
54. Kaplan SL. Suspected Staphylococcus aureus and Streptococcal skin and soft tissue infections in children > 28 days: evaluation and management. In: Edwards MS, Torchia MM (ed.). UpToDate [Internet]. 2020. Disponível em: https://www.uptodate.com/contents/suspected-staphylococcus-aureus-and-streptococcal-skin-and-soft-tissue-infections-in-children-greater-than28-days-evaluation-and-management. Acesso em: 5 abr. 2021.

55. Bonamonte D, De Marco A, Giuffrida R, Conforti C, Barlusconi C, Foti C et. al. Topical antibiotics in the dermatological clinical practice: indications, efficacy and adverse effects. Dermatol Ther. 2020;33(6):e13824.
56. C. Williamson DA, Carter GP, Howden BP. Current and emerging topical antibacterials and antiseptics: agents, action and resistance patterns. Clin Microbiol Rev. 2017; 30(3):827-60.
57. Liy-Wong C, Pope E, Weinstein M, Lara-Corrales I. Staphylococcal scalded skin syndrome: an epidemiological and clinical review of 84 cases. Pediatr Dermatol. 2021; 38(1):149-53.
58. Montravers P, Snauwaert A, Welsch C. Current guidelines and recommendations for the management of skin and soft tissue infections. Curr Opin Infect Dis. 2016;29(2):131-8.
59. Marques SA, Abbade LPF. Severe bacterial skin infections. An Bras Dermatol. 2020;95(4):407-17.
60. Creech CB, Al-Zubeidi DN, Fritz SA. Prevention of recurrent staphylococcal skin infection. Infect Dis Clin North Am. 2015;29(3):429-64.
61. Dalal A, Eskin-Schwartz M, Mimouni D, Ray S, Days W, Hodak E et. al. Interventions for the prevention or recurrent erysipelas and cellulitis. Cochrane Database Syst Rev. 2017;6(6):CD009758.

Capítulo 7

Aids

Ceuci de Lima Xavier Nunes
Giovanna Saboia Orrico
Carolina Chrusciak Talhari Cortez
Sinésio Talhari

Parte I – Histórico, Agente Etiológico, Epidemiologia, Fisiopatogenia, Manifestações Clínicas, Diagnóstico, Tratamento e Prevenção

Ceuci de Lima Xavier Nunes
Giovanna Saboia Orrico

Histórico

Numa sessão de notas e relatórios epidemiológicos, publicados em 5 de junho de 1981 na MMWR (Morbidity and Mortality Weekly Report), do CDC (Center for Diseases Control and Prevention) (Figura 7.1), são descritos cinco casos de pneumonia por Pneumocystis diagnosticados por biópsia pulmonar em pacientes provenientes de cinco hospitais de Los Angeles. Eles foram posteriormente caracterizados como os primeiros casos de sida (síndrome da imunodeficiência adquirida) no mundo. No Brasil, é mais comumente utilizada a sigla em língua inglesa aids (*acquired immunodeficiency syndrome*), expressão utilizada pela primeira vez em 1982.[1,2]

Os cinco pacientes eram previamente hígidos e todos eram homossexuais. Apresentavam também infecção por citomegalovírus (CMV) e infecção mucosa por cândida. Os pacientes não se conheciam. O fato de todos os pacientes serem homossexuais masculinos levou os autores a inferirem uma possível associação da pneumonia por Pneumocystis a algum fator relacionado ao estilo de vida homossexual ou a alguma doença sexualmente adquirida.[2]

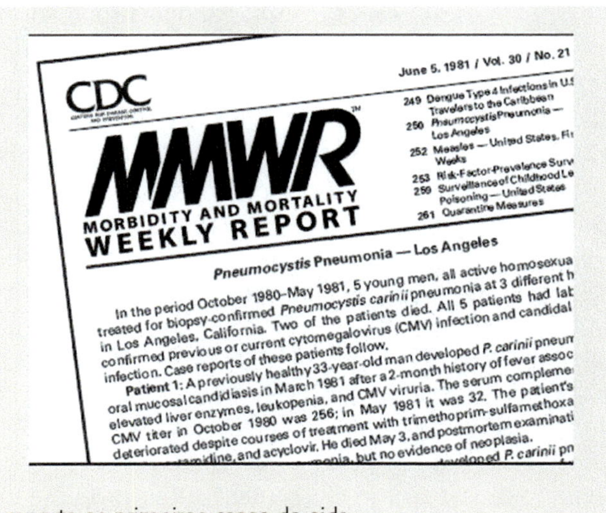

CDC

MMWR
MORBIDITY AND MORTALITY WEEKLY REPORT

June 5, 1981 / Vol. 30 / No. 21

249 Dengue Type 4 Infections in U.S. Travelers to the Caribbean
250 *Pneumocystis* Pneumonia — Los Angeles
252 Measles — United States, Fi
253 Risk-Factor-Prevalence Surv
259 Surveillance of Childhood Le Poisoning — United States
261 Quarantine Measures

Pneumocystis Pneumonia — Los Angeles

In the period October 1980–May 1981, 5 young men, all active homosexua treated for biopsy-confirmed *Pneumocystis carinii* pneumonia at 3 different h in Los Angeles, California. Two of the patients died. All 5 patients had lab confirmed previous or current cytomegalovirus (CMV) infection and candidal infection. Case reports of these patients follow.

Patient 1: A previously healthy 33-year-old man developed *P. carinii* pneum oral mucosal candidiasis in March 1981 after a 2-month history of fever assoc elevated liver enzymes, leukopenia, and CMV viruria. The serum compleme CMV titer in October 1980 was 256; in May 1981 it was 32. The patient's deteriorated despite courses of treatment with trimethoprim-sulfamethoxa ...amidine, and acyclovir. He died May 3, and postmortem examinati ...monia, but no evidence of neoplasia. ...developed *P. carinii* pn

Figura 7.1. Capa da MMWR que reporta os primeiros casos de aids.
Fonte: Center for Diseases Control and Prevention, 1981.

Após esta primeira descrição, rapidamente foram publicados novos casos da doença e passaram a ser considerados os chamados "grupos de risco", com base em características comuns e origem geográfica das pessoas doentes. Inicialmente homossexuais masculinos e usuários de drogas injetáveis e, depois, haitianos, pessoas que receberam transfusões de sangue (incluindo hemofílicos e crianças), prisioneiros e africanos. Em 1982, foram descritos os primeiros cinco casos da doença em mulheres, sendo uma delas com exposição única, podendo ter sido a primeira descrição de transmissão heterossexual. Também foram descritas outras complicações oportunistas como infecções por micobactérias, toxoplasmose, infecções fúngicas invasivas, sarcoma de Kaposi e linfomas não Hodgkin.[2,3]

Nem os mais pessimistas poderiam prever que aquela doença tomasse a dimensão de uma pandemia e que, 20 anos depois, em dezembro de 2000, a doença haveria matado 21,8 milhões de pessoa e mais americanos (478.735) do que as Primeira e Segunda Guerras Mundiais somadas.[2]

Inúmeras teorias apareceram para tentar explicar a doença. A presença do CMV em vários pacientes explica o fato de este vírus ser implicado na causa da doença. Drogas como nitrito de amila e nitrito de isobutila, também conhecidos pela gíria *popper*, utilizadas como estimulante sexual e sabidamente imunodepressoras, foram aventadas como causa da doença, até aparecerem casos em não usuários. Outra teoria aventou que a exposição repetida ao esperma de outra pessoa poderia desencadear uma condição semelhante à doença do enxerto contra hospedeiro crônica e, em última análise, infecções oportunistas. Outra hipótese foi a de uma sobrecarga geral do sistema imunológico, ocasionando uma fadiga da resposta imune. Fora da comunidade científica, havia sugestões de que a doença era uma punição para homens homossexuais e usuários de drogas injetáveis. A doença chegou a ser intitulada de "praga *gay*".[2,3]

A possibilidade de a doença ser causada por vírus ainda desconhecido passou a ser uma causa plausível, especialmente para os cientistas que trabalhavam com o vírus da hepatite B, que afetava grupos de pessoas semelhantes e os que trabalhavam com retrovírus animais. Um retrovírus fora descrito como causador da leucemia felina que ocasionava uma imunodeficiência. A partir daí surgiu, a hipótese de um retrovírus humano causar uma imunodeficiência semelhante.[2]

Fatos importantes, verdadeiros marcos da doença, aconteceram em 1983, com o isolamento do vírus que foi chamado inicialmente de HTLV III (*human T lymphotropic virus III*); e, em 1985, foi classificado como HIV (*human immunodeficiency virus*). Embora dois grupos, um francês e um americano, chefiados pelos cientistas Luc Montagnier e Robert Gallo, sejam descritos como os primeiros a isolar o HIV, o vírus foi isolado pela primeira vez por uma mulher, Françoise Barré-Sinoussi, que fazia parte do grupo francês. Naquele ano de 1983, foi aprovado pela agência americana Food and Drug Administration (FDA) o primeiro teste para detecção sorológica do HIV, possibilitando o controle da transmissão transfusional.[4]

No Brasil, o vírus foi isolado, pela primeira vez, por um então jovem cientista e sua equipe na Fiocruz do Rio de Janeiro – Dr. Bernardo Galvão Castro Filho. O Dr. Galvão trabalhou incessantemente no desenvolvimento de uma técnica para fazer a triagem em bancos de sangue e adaptou o teste de imunofluorescência, que já era utilizado para a doença de Chagas, para a triagem do HIV. A técnica, feita de forma artesanal e trabalhosa, só deixou de ser utilizada por um esforço da Organização Mundial da Saúde (OMS) que distribuiu testes com base na técnica de enzimaimunoensaio (ELISA) para o Brasil e outros países.[4] Mesmo com o isolamento do vírus, em alguns setores existiam dúvidas sobre se o HIV causava mesmo a doença ou se apenas estava presente em alguns pacientes. Autores aventaram a teoria de que a doença era causada pelo uso de drogas recreativas e exacerbada pelo uso de análogos de nucleotídeos utilizados para o tratamento do vírus. *The Aids dilemma: drug diseases blamed on a passenger virus* (O dilema da Aids: doenças relacionadas a drogas atribuídas a um vírus passageiro – em tradução livre) foi um dos artigos de um mesmo autor que debatia o tema.[3]

Após a identificação de um retrovírus, foram iniciados estudos em busca de agentes que pudessem atuar na transcriptase reversa, enzima necessária para a transcrição do RNA do HIV em DNA. Para esses estudos, o National Institutes of Health (NIH), nos Estados Unidos, organizou o Aids Clinical Trials Group (ACTG) em 1986. Desde o seu início, o ACTG estudou sistematicamente dezenas de candidatos a terapias em adultos e crianças. Essas pesquisas, junto com ensaios patrocinados por empresas farmacêuticas, propiciaram as diretrizes atuais que defendem terapia tripla de drogas. Em 1987, surgiu o primeiro medicamento ativo contra o vírus, a zidovudina ou AZT.[2]

Também na década de 1980, avanços ocorreram com a prevenção de doenças oportunistas, em especial da pneumonia por Pneumocystis e infecções por *Mycobacterium avium*.[2]

Importante anotar que também na primeira década após a descrição da aids, ocorreram períodos caracterizados por pessimismo e fatalismo. O falso moralismo, preconceitos e xenofobias estiveram presentes até mesmo na descrição dos grupos de risco da doença. A escritora e militante feminista Susan Sontag afirmou que a aids carrega um estigma social maior que o do câncer. No Brasil, o sociólogo Herbert de Souza – o Betinho –, hemofílico que adquiriu o vírus através da utilização de derivados de sangue, disse que a aids surge para revelar os preconceitos da sociedade, inicialmente o racial, culpando o negro, no caso o haitiano, pela transmissão do vírus e, posteriormente, o preconceito contra homossexuais, usuários de droga e até contra as relações sexuais e a individualidade das pessoas. Betinho afirmou ainda que a aids surgiu também para recolocar a morte na cultura ocidental e contrapor-se à visão da medicina segundo a qual, por meio do avanço científico, a humanidade estava prestes a vencer a morte.[5]

Uma das maiores vitórias da ciência no combate ao HIV ocorreu na década de 1990 com a expressiva queda da transmissão vertical do vírus com uso da terapia antirretroviral pela mãe e pelo bebê e com as restrições à amamentação. Essa queda, entretanto, foi muito mais expressiva nos países ricos e naqueles que tinham acesso aos medicamentos.[5]

Nesta década de 1990, também foram disponibilizados os primeiros esquemas HAART (*highly active antiretroviral therapy*), terapia antirretroviral altamente potente, que reduziu de forma sustentada a incidência e a mortalidade relacionadas à aids. Embora o tratamento tenha custo alto, existe uma compensação com a redução de custos de outras áreas, como internações hospitalares e redução da transmissão.[5]

Esses avanços da ciência tiveram muito impacto na contenção da epidemia em países ricos como os Estados Unidos, a Europa Ocidental e até em países em desenvolvimento como Brasil e Tailândia. No entanto, países da África, Ásia e inicialmente até a Rússia tiveram grandes dificuldades tanto no que se refere a medidas eficazes de prevenção como na disponibilidade de medicações específicas.[6]

Também na década de 1990, alguns países, como o Brasil, viveram o fenômeno da pauperização, feminização e da interiorização da doença. A aids, que havia começado nas famílias mais abastadas, nos homens que fazem sexo com homens e nas grandes cidades, passava a ser mais um fator de desigualdade de gênero e social.[5]

A resposta à aids foi determinada pela grande inserção da sociedade civil em todo o mundo. Em 1991, foi criado The Global Aids Policy (GAPC) cujas atribuições eram acompanhar o desenvolvimento da pandemia, avaliando criticamente a resposta global e encorajando a adoção de políticas específicas. O grupo tinha um comitê global cujo representante do Brasil era Herbert Daniel. A primeira publicação do grupo foi o livro *Aids in the world: a global report*, cujos editores foram Jonatham Mann, Daniel Tarantola e Thomas Netter, em 1992, nomes importantes no combate mundial à doença. Os autores consideravam que a epidemia global era volátil, dinâmica e instável e que os maiores impactos estavam por vir. Também consideravam que a resposta global era inadequada e não coordenada. Previam a necessidade de três elementos-chaves para a prevenção: informação/educação; serviços sociais e de saúde; e ambiente social de apoio. Entendiam que a pandemia de aids exigia uma nova visão de saúde não apenas para responder a uma doença epidêmica, mas também para guiar e inspirar o trabalho individual, comunitário e global pela saúde no novo milênio.[6,7]

No Brasil, já em 1988, foi criado o Programa Nacional de Controle de Doenças Sexualmente Transmissíveis e Aids, que teria um papel-chave no âmbito das ações de combate à doença e cujo contexto histórico está situado no final do primeiro governo civil após o regime militar. A sociedade civil, por intermédio das organizações não governamentais (ONG), teve um papel importante e a participação das ONG foi se consolidando a partir da redemocratização do país e da promulgação, em 1988, da Constituição Federal e da criação do Sistema Único de Saúde (SUS).[8]

Em 1996, foi instituída a Unaids, braço da OMS voltado para liderar o esforço global para acabar com a aids como um ameaça à saúde pública, traçando caminhos para que países e comunidades adotem medidas e políticas, incluindo pessoas vivendo com aids e pessoas afetadas pelo vírus.[8]

A aids teve um grande impacto na medicina e na ciência. Apesar de o vírus da hepatite B ser conhecido desde a década de 1940 e a possibilidade de transmissão sanguínea ser maior que a do HIV, somente após o surgimento da aids surgiu a preocupação da transmissão ocupacional das doenças e medidas de biossegurança passaram a ser mais bem estudadas, com maior frequência, e adotadas. As transfusões de sangue ficaram mais seguras, inclusive para outras doenças transmitidas por outros agentes. O advento da aids e da extensa rede social ao seu redor alterou de forma significativa o desenvolvimento de novas drogas. Novas abordagens para desenvolvimento de fármacos e para a permissão da utilização experimental foram adotadas. A FDA reduziu o tempo entre a solicitação e a aprovação de novos medicamentos de 34,1 meses, em 1986, para 12,6 meses, em 1999.[2,4]

Nos anos 2000, os estudos, que desde a década anterior já mostravam a importância da carga viral na transmissão da doença, inicialmente nos estudos das mães no contexto da transmissão vertical, evoluíram. Em 2011, foi publicado pela revista Science um artigo que trazia no seu título o que foi considerada a revelação do ano: tratamento do HIV como prevenção.[9] As evidências ficaram cada vez mais robustas, até que o conceito I = I (indetectável é igual a intransmissível) ou em inglês U = U (*undetectable equals non transmittable*) passou a significar esperança. Além de fortes evidências científicas, constitui-se uma informação importante para melhor adesão ao tratamento; para reduzir estigmas; em certos aspectos. reduzir a criminalização da doença.[10-12] Portanto, tem implicações científicas, comportamentais, sociais e legais. Com esses dados, em dezembro de 2019, o CDC faz uma publicação sobre o fim da transmissão do HIV na América, prevendo uma redução de 90% das novas infecções até 2030, mediante as seguintes estratégias: testagem para que todos saibam se são portadores ou não do vírus; tratamento para todos os portadores para que se mantenham saudáveis e não transmitam o vírus; uso de profilaxia pós-exposição (PrEP) sob prescrição médica para todos que não têm o vírus, mas são de risco para aquisição sexual.[13]

Em 2015, a Unaids estabelece a ambiciosa meta 90-90-90 para ser atingida em 2020, visando o fim da epidemia de aids, com o racional de que "será impossível pôr fim à epidemia sem disponibilizar o tratamento do HIV para todos que precisam". Esta meta previa que até 2020, 90% de todas as pessoas que vivem com HIV saberão que têm o vírus, 90% de todas as pessoas com infecção pelo HIV diagnosticada receberão terapia antirretroviral ininterruptamente e 90% de todas as pessoas recebendo terapia antirretroviral terão supressão viral.[14]

Em 1 de dezembro de 2018, dia em que se comemoraram 30 anos de luta contra a aids, a OMS, por intermédio do seu presidente Tedros Adhanom Gabreyesus, alertou que, apesar de o mundo ter percorrido este longo caminho, a epidemia ainda não havia terminado. Estimou que 75% das pessoas vivendo com aids sabem da sua condição e 60% têm acesso ao tratamento. Também registrou que 75% das infecções fora da África acometem profissionais do sexo, homens que fazem sexo com homens, pessoas que usam drogas injetáveis, transgêneros, presidiários e seus parceiros sexuais.[15]

Em 13 de janeiro de 2020, antes da explosão da pandemia de covid-19, a OMS incluiu a redução dos casos de aids, tuberculose, hepatites virais e malária entre as 13 prioridades e desafios globais à saúde. Dados da Unaids apontam que, até o fim de 2018, 37,9 milhões de pessoas em todo o mundo estavam vivendo com HIV, e o número de mortes relacionadas à aids caiu à medida que o acesso ao tratamento foi expandido em diversos países e mais progressos foram feitos na melhoria da prestação de serviços de HIV e de tuberculose. Entretanto, apesar dos esforços globais, segundo a OMS, casos de HIV, tuberculose, hepatites, malária, entre outras doenças, ainda serão responsáveis pela morte de 4 milhões de pessoas em 2020, o que os torna parte dos principais desafios de saúde para a década.[16]

Epidemiologia

No mundo, até o final de 2019, segundo dados da Unaids, existiam 38 milhões de pessoas vivendo com HIV e, destas, 1,7 milhões são novos casos. Dos 38 milhões, 25,4 milhões têm acesso ao tratamento antirretroviral. Desde o início da pandemia até o final de 2019, 75,7 milhões de pessoas se infectaram pelo HIV e 32,7 milhões morreram por doenças relacionadas à aids. O pico de mortes relacionadas à aids ocorreu em 2004 (1,7 milhão) e, de lá até o final de 2019, a redução do número de mortes foi de mais de 60% (680 mil).[17]

A preocupação mundial atual é com o impacto da pandemia de covid-19 no aumento do preço e com a dificuldade de distribuição dos antirretrovirais. Modelagens estatísticas recentes estimam que uma interrupção completa de 6 meses no tratamento do HIV pode resultar em mais de 500 mil mortes adicionais por doenças relacionadas à aids.[17]

No Brasil, segundo o boletim epidemiológico HIV/aids, de dezembro de 2020, a aids é considerada doença de notificação compulsória desde 1986; a infecção pelo HIV em gestantes, desde 2000; e a infecção pelo HIV, desde 2014. Isso dificulta uma melhor avaliação da série histórica de casos da doença no país.[18]

De 2007 até junho de 2020, foram notificados 342.459 casos de infecção pelo HIV no Brasil, a distribuição dos casos por região pode ser vista na Tabela 7.1:

Tabela 7.1. Distribuição da infecção pelo HIV no Brasil por região.

Região	Sudeste	Sul	Nordeste	Norte	Centro-Oeste	Brasil
Número de casos por região	152.029	68.385	65.106	30.943	25.966	342.459
Percentual	44,4%	20%	19%	9%	7,6%	100%

Fonte: Adaptada de Ministério da Saúde, 2020.

No ano de 2019, foram notificados 41.919 casos de infecção pelo HIV, que foram caracterizados. Com relação à distribuição por sexo, 69,4% dos casos ocorrem em homens e a razão de sexos para o ano de 2019 foi de 2,6, significando que para 26 homens existem 10 mulheres infectadas. Quanto à idade, a maioria dos casos (52,4%) encontra-se no grupo de 20 a 34 anos. Nos casos de escolaridade informada, a mais frequente foi de ensino médio completo (21,1%). Quanto à raça autodeclarada, 40,1% ocorreram entre brancos e 50,7% entre negros (pretos e pardos, sendo as proporções estratificadas 10,7% e 40,0%, respectivamente). Quanto à forma de exposição ao vírus, entre os homens, verificou-se que 51,6% dos casos foram decorrentes de exposição homossexual ou bissexual e 31,3%, heterossexual; e 1,9% se deram entre usuários de drogas injetáveis (UDI). Entre as mulheres, nota-se que 86,6% dos casos se inserem na categoria de exposição heterossexual e 1,3% na de UDI.[18]

A série histórica de casos de aids mostra que já foram notificados 1.011.17 casos de 1986 a 2020, com a seguinte distribuição percentual por regiões:

- Sudeste – 51%;
- Sul – 19,9%;
- Nordeste – 16,2%;
- Norte – 6,7%;
- Centro-Oeste – 6,2%.

A taxa de detecção de aids no Brasil como um todo se reduziu 17,2% entre 2009 (21,5/100.000) e 2019 (17,8/100.000); entretanto, em algumas regiões do país, essa queda não ocorreu; ao contrário, houve um aumento nas regiões Norte (24,4%), Nordeste (11,3%) e Centro-Oeste (2,7%), revelando, assim, uma importante desigualdade regional no Brasil.[18]

Quanto ao coeficiente de mortalidade por aids no Brasil, no período de 2009 a 2019, verificou-se uma redução de 29,3%; passando de 5,8 para 4,1 óbitos por 100 mil habitantes. No mesmo período, observou-se redução desse coeficiente em todas as unidades da federação, à exceção dos estados do Acre, Pará, Amapá, Maranhão, Rio Grande do Norte e Paraíba, que apresentaram aumento em seus coeficientes.[18]

Digno de nota é que, no Brasil, a terapia antirretroviral é disponibilizada gratuitamente pelo SUS e garantida por lei desde 1986.[19]

Fisiopatologia

Como já descrito, o HIV foi identificado em 1983 e caracterizado como um vírus da família dos retrovírus, com tropismo pelas células T com receptor Cd4. Foi isolado em um linfonodo de paciente HSH (homem que faz sexo com homem) e apresentava comportamento peculiar por induzir uma disfunção imune e desregulação por ativação policlonal dos linfócitos B.[20]

A forma de transmissão mais comum é por via sexual, por meio de contato do sêmen com mucosa vaginal ou retal. Outras formas de transmissão sexual por contato com secreção vaginal e sêmen (em outras mucosas) são menos frequentes. Formas de transmissão também descritas são por via vertical (mãe para filho), durante a gestação ou durante o parto; ou parenteral – por meio de transfusão sanguínea, por utilização de sangue não testado ou inadequadamente testado; ou por uso de drogas endovenosas.[20]

A infecção pelo HIV é caracterizada por uma replicação viral intensa e a disseminação do vírus para linfonodos. Alguns dias após a aquisição do vírus, ele atinge a corrente sanguínea e localiza-se nos linfonodos, com destaque para o GALT – tecido linfoide gastrointestinal.

A doença causada pelo HIV é dividida em três fases: assintomática; fase de replicação viral; e fase avançada, caracterizada por depleção importante das células TCD4.

O processo de infecção pelo vírus HIV se dá da seguinte forma: o vírus infecta células TCD4, além de células dendríticas e de Langherans. Após 2 a 4 semanas da infecção, pode ocorrer um quadro denominado "HIV agudo", verificado em cerca de 70% das pessoas que se infectam. Pode ser semelhante a um quadro de gripe (influenza) ou ainda caracterizado por um quadro semelhante à mononucleose, com febre, cefaleia, anorexia, *rash* cutâneo, diarreia e adenomegalias podem estar presentes. O vírus, então, se replica agudamente chegando a níveis plasmáticos elevados que podem atingir mais 1.000.000 cópias/mm^3. A viremia chega ao pico 4 semanas após a exposição. A partir desse ponto, declina por vários meses, fase denominada *set point* ou "fase de ajuste". O nível de *set point* determina a taxa de progressão do HIV. Após esse período, ele segue para os linfonodos e para sistema nervoso central (SNC), onde permanece por vários meses ou anos.[20,21]

Existe uma falência do sistema imune na tentativa de clarear o HIV. Aproximadamente 12 semanas após a infecção, anticorpos neutralizantes iniciam a resposta imune. Acontece que nem todos os vírus são neutralizados, alguns escapam e seu envelope fica mais glicosilado prevenindo a ação dos anticorpos e ocasionando a persistência da viremia. Essa viremia persistente propicia a presença dos vírus nos reservatórios-tecido cerebral, GALT, que abrigam vírus latentes favorecendo a mutação.[21]

À medida que a invasão das células TCD4 progride, ocorrem destruição destas células e a sua diminuição, tendo impacto direto na resposta imune. Quando sua contagem é inferior a 200, há o surgimento das infecções oportunistas configurando a aids.

Quanto menor a contagem de TCD4 antes do início da terapia antirretroviral (TARV), pior o prognóstico. Por essa razão, não se deve esperar para iniciar a terapia antirretroviral. Esta estratégia do "conheceu, tratou" foi introduzida oficialmente no Brasil em dezembro de 2016. Portanto, assim que houver o diagnóstico, a TARV deve ser iniciada.[21,22]

A imunossupressão crônica causa a inversão da relação de linfócitos TCD4/TCD8. Quanto mais baixa a relação TCd4/TCD8, pior o prognóstico a curto e longo prazos.

Após início da TARV, os pacientes podem recuperar níveis de linfócitos TCD4 existentes no pré-tratamento, porém pacientes mais idosos e com níveis de TCD4 iniciais muito baixos podem ter um incremento mais demorado de células TCD4 ou até mesmo estas não chegarem ao nível desejado de linfócitos.

A ativação imune persistente é uma constante em pacientes portadores do HIV e reduz-se substancialmente com a terapia antirretroviral. Esse fenômeno se refere a um processo que envolve ativação e proliferação celular, sugerido pelo aumento de citocinas inflamatórias, monócitos e fatores de coagulação. Mesmo estando com carga viral indetectável, a ativação imune continua e, se há desregulação, o paciente pode desenvolver uma síndrome de reconstituição imunológica (SRI) com surgimento ou piora de infecções oportunistas.[22]

É sabido que, mesmo em pacientes com terapia antirretroviral e carga viral indetectável, a inflamação causada pelo HIV não é totalmente inibida, gerando alterações metabólicas como alterações em lipídios, glicídios e risco de doenças cardiovasculares e neoplásicas. Aliada a isso, a presença de infecções como hepatite B, C, HTLV, HPV, entre outras, resulta na persistência de marcadores inflamatórios. A ativação imune crônica predispõe à inflamação prolongada, ao aumento de interleucina 6 (IL-6) e de fator de necrose tumoral (TNF), à ativação do eixo neuroendócrino e à hiperprodução de glicocorticosteroide, provocando toxicidade celular.[22]

Desta forma, a infecção pelo HIV e suas complicações devem ser acompanhadas por equipe multidisciplinar para mitigar as complicações a longo prazo.[22]

Quadro clínico

O quadro clínico varia de acordo com o comprometimento imunológico, medido habitualmente pela contagem de linfócitos TCD4. Quanto menor a contagem de TCD4, mais graves são as doenças associadas à aids.[22]

Muitos agentes infecciosos que emergem e causam doença na fase de maior imunodeficiência já foram previamente apresentados ao indivíduo e ficam "latentes" como no caso de infecções muito frequentes, à semelhante de neurotoxoplasmose e tuberculose, nas diversas formas.[22]

Manifestações de imunodeficiência grave associadas ao HIV (CD4 < 200)[23]

Doenças definidoras de aids:

- síndrome consumptiva associada ao HIV (perda involuntária de mais de 10% do peso habitual), associada à diarreia crônica (dois ou mais episódios por dia com duração ≥ 1 mês) ou à fadiga crônica e à febre ≥ 1 mês;

- pneumonia por *Pneumocystis jiroveci*;
- pneumonia bacteriana recorrente (dois ou mais episódios em um ano);
- herpes simples com úlceras mucocutâneas (duração > 1 mês) ou visceral em qualquer localização;
- candidíase esofágica ou de traqueia, brônquios ou pulmões;
- TB pulmonar e extrapulmonar;
- sarcoma de Kaposi;
- doença por CMV (retinite ou outros órgãos, exceto fígado, baço ou linfonodos);
- neurotoxoplasmose;
- encefalopatia pelo HIV;
- criptococose extrapulmonar;
- infecção disseminada por micobactérias não *M. tuberculosis*;
- leucoencefalopatia multifocal progressiva (LEMP);
- criptosporidiose intestinal crônica (duração > 1 mês);
- isosporíase intestinal crônica (duração > 1 mês);
- micoses disseminadas (histoplasmose, coccidioidomicose);
- septicemia recorrente por salmonela não *typhi*;
- linfoma não Hodgkin de células B ou primário do SNC;
- carcinoma cervical invasivo;
- reativação de doença de Chagas (meningoencefalite e/ou miocardite);
- leishmaniose atípica disseminada;
- nefropatia ou cardiomiopatia sintomática associada ao HIV.

Manifestações de imunodeficiência moderada (CD4 200 a 350)[23]

- perda de peso inexplicada (> 10% do peso);
- diarreia crônica por mais de 1 mês;
- febre persistente inexplicada por mais de 1 mês (> 37,6 °C, intermitente ou constante);
- candidíase oral persistente;
- candidíase vulvovaginal persistente frequente ou não responsiva à terapia;
- leucoplasia pilosa oral;
- infecções bacterianas graves (p. ex., pneumonia, empiema, meningite e piomiosite);
- infecções osteoarticulares, bacteremia, doença inflamatória pélvica grave;
- estomatite, gengivite ou periodontite aguda necrotizante;
- anemia inexplicada.

Manifestações clínicas atribuídas diretamente ao HIV[23]

- **Nefropatia associada ao HIV (NAHIV):** uma forma clássica de acometimento glomerular que pode ocorrer com qualquer nível de LT-CD4$^+$. Manifesta-se por proteinúria intensa e hipoalbuminemia, habitualmente sem sinais clínicos de hipertensão arterial ou edema.
- **Alterações neurológicas atribuídas ao HIV:** incluem alterações neurocognitivas, como perda da memória, lentificação psicomotora e déficit de atenção. Em uma fase inicial da demência associada ao HIV, esses sintomas costumam ser leves, evoluindo para déficits mais graves, como distúrbios da marcha, tremor e perda da habilidade motora fina.
- **Cardiomiopatia associada ao HIV:** a prevalência de doenças cardiovasculares é maior em pacientes vivendo com HIV (PVHIV), em parte relacionadas a um perfil de maior risco cardiovascular, bem como à ação direta da própria infecção pelo HIV. A doença cardíaca nos pacientes com HIV apresenta-se de diversas formas, podendo estar relacionada a outras infecções oportunistas ou a estágio avançado da infecção pelo HIV, incluindo cardiomiopatia associada ao HIV, pericardite ou hipertensão arterial pulmonar.

Indicação de terapia antirretroviral

O início imediato da TARV está recomendado para todos os pacientes, independentemente do seu estágio clínico e/ou imunológico. A recomendação de início precoce da TARV considera, além dos claros benefícios relacionados à redução da morbimortalidade, a diminuição da transmissão da infecção, o impacto na redução da tuberculose – a qual constitui principal causa infecciosa de óbitos em pacientes com HIV no Brasil e no mundo – e a disponibilidade de opções terapêuticas mais cômodas e bem toleradas. Entretanto, nenhuma estratégia é totalmente eficaz sem se considerar a importância de reforçar a adesão à TARV. A TARV deve ser iniciada quando o paciente estiver informado sobre seus benefícios e riscos, além de estar fortemente motivado e preparado para o tratamento, respeitando-se sua autonomia. Deve-se enfatizar para o paciente que a TARV, uma vez iniciada, não deverá ser interrompida; todavia, em nenhuma situação deverá haver qualquer tipo de coerção para seu início.[23]

Situações de priorização de atendimento para início da TARV

Esforços devem ser feitos para reduzir o tempo entre o diagnóstico de HIV e o início da TARV, sempre se avaliando a preparação e a motivação individual. Entretanto, algumas situações exigem maior urgência para o início da TARV, uma vez que seu início tem impacto importante na redução da mortalidade: transmissão vertical; e tratamento de comorbidades graves.[23]

- **Pacientes sintomáticos:** a TARV está indicada para todos os pacientes, em especial os sintomáticos, independentemente da contagem de LT-CD4$^+$, uma vez que a presença de sintomas já demonstra fragilidade imunológica e incapacidade de controle viral.[23]
- **Pacientes com contagem de LT-CD4$^+$ abaixo de 350 cel/mm^3:** para que se obtenham todos os benefícios relacionados ao início imediato da TARV, é fundamental que os pacientes sejam diagnosticados no início da infecção pelo HIV. Infelizmente, muitos pacientes ainda são diagnosticados em estágios mais avançados da doença. Evidências de dois ensaios clínicos randomizados e vários estudos observacionais mostram que o início precoce de TARV com contagens de LT-CD4$^+$ iguais ou inferiores a 350 cel/mm^3 reduz significativamente a mortalidade, a progressão da doença e a incidência de infecções oportunistas.[23]
- **Gestantes:** a TARV está indicada para toda gestante infectada pelo HIV, independentemente de critérios clínicos e imunológicos, e não deverá ser suspensa após o parto, seja qual for o nível de LT-CD4.[23]
- Pacientes coinfectados com vírus B e C.
- Risco cardiovascular elevado.
- **Tuberculose ativa:** aguardar cerca de 2 a 4 semanas para início de terapia antirretroviral pelo risco de síndrome de reconstituição imune.

Diagnóstico laboratorial

Acredita-se que haja 34 milhões de pessoas infectadas por HIV no mundo. Cerca de 20% dos americanos desconhecem seu *status* sorológico. O CDC recomenda *screening* em pessoas entre 13 e 64 anos, independentemente de fatores de risco. A maior taxa de infectividade ocorre durante a fase aguda da infecção pelo HIV, em torno de 30%.[24,25]

Embora os testes para detecção de HIV tenham excelente sensibilidade e especificidade, pode haver resultados falso-negativos, não sendo, dessa forma, considerada 100% confiável a utilização de um único teste para diagnóstico. O período de janela imunológica que compreende cerca de 30 dias é o principal motivo de resultados falso-negativos. Além disso, há a possibilidade de falso-negativo em fase inicial de infecção, estágios finais da doença, pacientes utilizando tratamento imunossupressor, com hipogamaglobulinemia, transplante de medula óssea, entre outras condições. No geral, o diagnóstico laboratorial do HIV é realizado com uma combinação de testes. A seguir estão descritos os principais testes utilizados na atualidade.[24,25]

ELISA (do inglês *enzyme linked immunonosorbent assay*)

Os exames de Elisa são os mais utilizados para diagnóstico e consistem em uma reação antígeno-anticorpo, com ligação do anticorpo IgG da amostra em superfície sólida com a presença do antígeno. Os primeiros testes disponíveis conseguiram detectar a reação antígeno-anticorpo após 40 dias após a infecção – Elisa de 1ª geração.

Em 1987, os exames Elisa de 2ª geração conseguiam diagnóstico de 33 a 35 dias após infecção. Em 1994, os Elisa de 3ª geração detectam anticorpos em 22 dias e, finalmente, surgiram os exames de 4ª geração que detectam anticorpos contra antígeno P24 e foram capazes de positivar em até 13 dias após infecção pelo HIV.

O exame de Elisa deve ser sempre confirmado com outro teste, em geral o Western Blot, pela possibilidade de falso-positivo. Isso pode acontecer em pacientes que fazem hemodiálise, politransfusão sanguínea, infecções agudas como herpes simples e vírus B da hepatite, pós-vacinação para hepatite B e influenza, doenças autoimunes incluindo o lúpus eritematoso sistêmico (LES).

Western Blot (WB)

O exame de WB tem altas sensibilidade (99,3%) e especificidade (99,7%).

A sua limitação é a possibilidade de falso-negativo em infecção precoce, já que detecta anticorpos do tipo IgG que são mais tardios. Outra limitação é a não detecção de HIV 2.

Anticorpos contra proteínas específicas como GP120, GP160, G 41 e ou P24 são detectadas. São necessárias duas bandas positivas para confirmação diagnóstica.

Em caso de resultado de WB indeterminado, deve ser solicitada nova amostra em 30 dias. Caso se mantenha indeterminado e o paciente, assintomático, interpretar como negativo.[24,25]

Teste rápido[26]

Tem como base a cromatografia lateral utilizando sangue total ou plasma.

O exame é liberado em 30 minutos.

Alcança 99% de sensibilidade e especificidade quando combinado com WB e ELISA de 3ª geração.

Pode produzir resultado falso-negativo em períodos de janela imunológica: período entre a infecção e a produção de anticorpos.

Atualmente, podem-se utilizar dois exames de teste rápido, de fabricantes diferentes, para diagnóstico de HIV. Se os dois são positivos, já podemos reportar positividade para o paciente. Este exame é utilizado rotineiramente em centros de testagem pela sua rapidez e segurança em diagnosticar casos novos[26,27] (Figura 7.2).

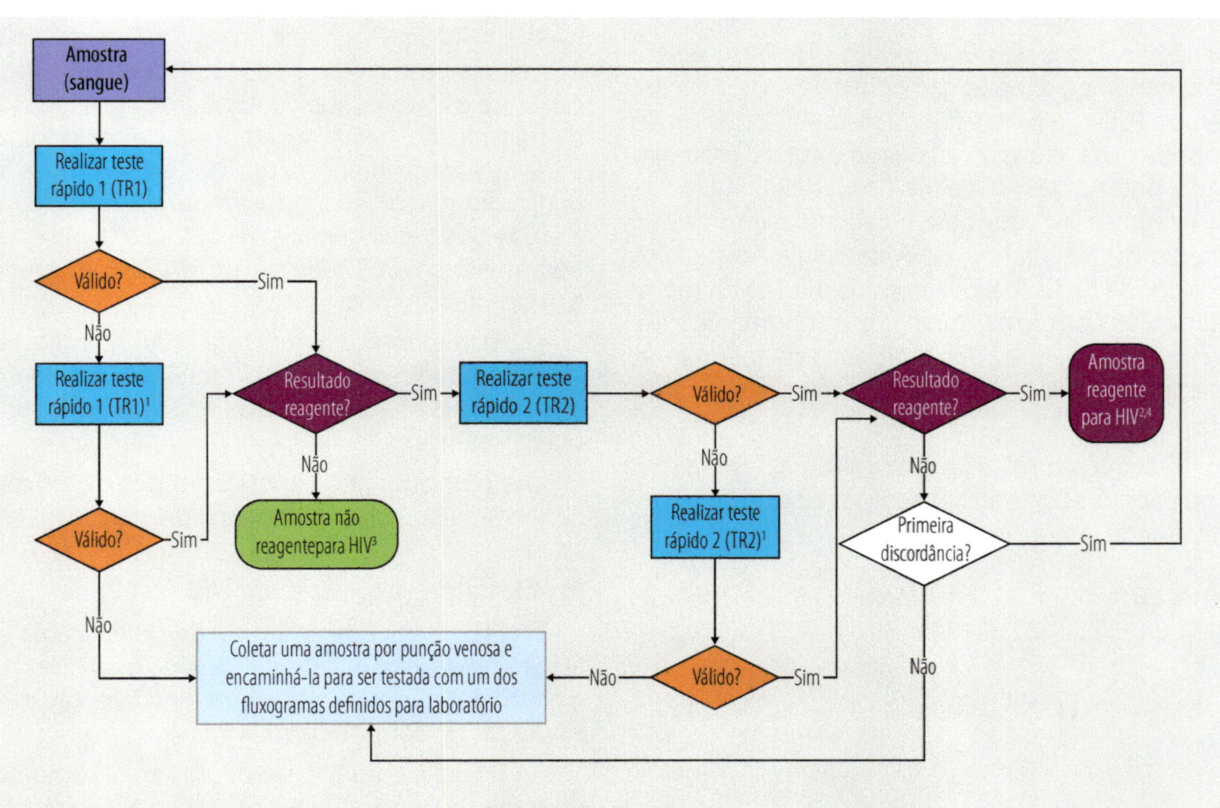

¹ Utilizar um conjunto diagnóstico do mesmo fabricante, preferencialmente de lote de fabricação diferente.
² Encaminhar o paciente para realizar o teste de quantificação de carga viral (RNA HIV-1) e contagem de linfócitos TCD4+.
³ Em caso de suspeita de infecção pelo HIV, uma nova amostra deverá ser coletada 30 dias após a data da coleta desta amostra.
⁴ Amostras com resultados reagentes para HIV-2 nos conjuntos diagnósticos que discriminam a reatividade para HIV-1 e/ou reatividade para HIV-2 em duas linhas distintas de teste só terão seu diagnóstico de infecção por HIV-2 concluído após seguidas as instruções descritas no item 10.2 do Manual Técnico para o Diagnóstico da Infecção pelo HIV.

Legenda: Processo predefinido | Processo | Exige uma tomada de decisão | Finalizador

Figura 7.2. Fluxograma de teste diagnóstico para HIV.
Fonte: Adaptada de Ministério da Saúde, 2013.

Tratamento da infecção pelo HIV

O tratamento para HIV no Brasil é padronizado pelo Ministério da Saúde, por meio do Programa Nacional de Aids e Hepatites Virais (que mais recentemente foi renomeado para Departamento de Doenças de Condições Crônicas e Infecções Sexualmente Transmissíveis).[23]

Este setor dispõe de câmara técnica que discute os esquemas e avalia a introdução de medicações no PCDT (protocolos clínicos e diretrizes terapêuticas). Os últimos protocolo clínico e diretrizes terapêuticas para manejo da infecção pelo HIV em adultos foram publicados em 24 de dezembro de 2018.[23]

Atualmente, o SUS disponibiliza 21 medicamentos para o controle da infecção pelo HIV, distribuídos em seis classes farmacológicas distintas: inibidores de transcriptase reversa análogos de nucleosídeos (ITRN) e inibidores de transcriptase reversa não análogos de nucleosídeos (ITRNN), que atuam impedindo a replicação do RNA viral dentro das células TCD4; inibidores de protease (IP), que agem impedindo a enzima que fragmenta as proteínas virais sintetizadas na célula hospedeira; inibidores da integrase (INI), que atuam inibindo a enzima que integra o RNA viral no DNA da célula hospedeira; inibidor de fusão (IF), que impede a fusão da membrana viral com a membrana celular humana; e inibidor da CCR5, que inibe a proteína de membrana, que se liga ao HIV e não permite a infecção na célula hospedeira.[23]

O esquema inicial preferencial atual consiste em dois inibidores de transcriptase reversa (TDF/3TC) + inibidor de integrasse, conforme Tabela 7.2.[23]

Tabela 7.2. Esquema TARV preferencial.

Adultos em início do tratamento	TDF (300 mg)/3TC (300 mg)/DTG (50 mg), 1 × dia
Coinfecção TB/HIV sem gravidade	TDF (300 mg)/3TC (300 mg)/EFV (600 mg), 1 × dia
Coinfecção TB/HIV com gravidade*	TDF (300 mg)/3TC (300 mg)/RAL (400 mg), 2 × dia
Após o término do tratamento de tuberculose, pode ser trocado para DOLUTEGRAVIR	–

* Cd4 < 100: presença de outra infecção oportunista, internação hospitalar ou doença grave. Tuberculose disseminada.

Fonte: Adaptada de Ministério da Saúde, 2018.

Interações medicamentosas e possíveis adversas

O TDF (tenofovir) pode culminar em insuficiência renal e deve ser evitado em indivíduos com taxa de filtração glomerular < 60 mg/mL, bem como em diabéticos ou hipertensos descompensados. Caso ocorra evolução para insuficiência renal, a terapia alternativa com abacavir (ABC) pode ser utilizada após realização do exame de HLA. Indivíduos com teste de HLA 570 negativo podem utilizar o ABC, pois apresentam menor chance de hipersensibilidade.[23]

O DTG (dolutegravir) não deve ser coadministrado com anticonvulsivantes como fenitoína, fenobarbital, carbamazepina e oxcarbamazepina; a metformina deve ser utilizada em dose máxima de 1 g ao dia. O DTG deve ser utilizado com cautela em mulheres em fase reprodutiva em virtude da possibilidade, ainda que pequena, de alterações no feto nas primeiras 8 semanas de gestação.[23]

Prevenção do HIV

Todas as pessoas são biologicamente susceptíveis ao HIV acaso se exponham ao vírus, pois não existe uma base biológica de total resistência ao vírus. Entre os fatores que contribuem para a redução da transmissão, destacam-se o uso de métodos de barreira, especialmente o uso dos preservativos femininos e masculinos; o tratamento antirretroviral; a saúde dos tratos genitais masculino e feminino. O tratamento das DST reduz em 40% a 50% o percentual de infecção pelo HIV.[5]

O tratamento antirretroviral (TARV) é responsável por uma redução importante da infecção e já discutimos o I = I (indetectável é igual a intransmissível) neste capítulo.[10]

As profilaxias pré-exposição e pós-exposições ganharam espaço importante na prevenção.

Profilaxia pré-exposição do HIV (PrEP)

A PrEP é um novo método de prevenção à infecção pelo HIV. Consiste na tomada diária de medicação antirretroviral para impedir a infecção pelo HIV, antes do contato com o vírus.[25,28]

A PrEP é a combinação de dois medicamentos (tenofovir + entricitabina) de uso diário que bloqueiam a infecção. O início da ação se dá após 7 dias de uso para relação anal e 20 dias de uso para relação vaginal.[25,28]

Vale ressaltar que a PrEP não protege de outras infecções sexualmente transmissíveis (p. ex., sífilis, clamídia e gonorreia) e, portanto, deve ser combinada com outras formas de prevenção, como a camisinha.[25,28] É indicada para pessoas com alto risco de aquisição da infecção, entre elas:[28]

- *gays* e outros homens que fazem sexo com homens (HSH);
- pessoas trans;
- trabalhadores(as) do sexo;
- indivíduos que frequentemente deixam de usar camisinha em suas relações sexuais (anais ou vaginais);
- têm relações sexuais, sem camisinha, com alguém que seja HIV positivo e que não esteja em tratamento;
- fazem uso repetido de PEP (profilaxia pós-exposição ao HIV);
- apresentam episódios frequentes de infecções sexualmente transmissíveis.

A PrEP deve ser indicada após avaliação médica criteriosa, em centros de referência para tratamento de aids.[25,28]

Profilaxia pós-exposição (PEP)

Situações de risco para aquisição de HIV, como sexo não consentido ou exposição ocupacional (acidentes perfurocortantes), necessitam de avaliação para uso de profilaxia antirretroviral. Após a exposição, recomenda-se seguir o organograma da Figura 7.3 para indicação ou não de profilaxia medicamentosa.[29]

O paciente deve ser acompanhado com sorologias seriadas para HIV, hepatite B e C, até 6 meses após o acidente/exposição sexual para análise de risco e avaliação de soroconversão. Os exames devem ser realizados no dia do acidente, com 6 semanas, 3 meses e 6 meses.[29]

A profilaxia para vírus B da hepatite, contracepção e prevenção de IST são recomendadas, seguindo protocolo específico.[29]

A combinação preferencial para uso em PEP é TDF/FTC/DTG ou TDF/3TC/DTG.[29]

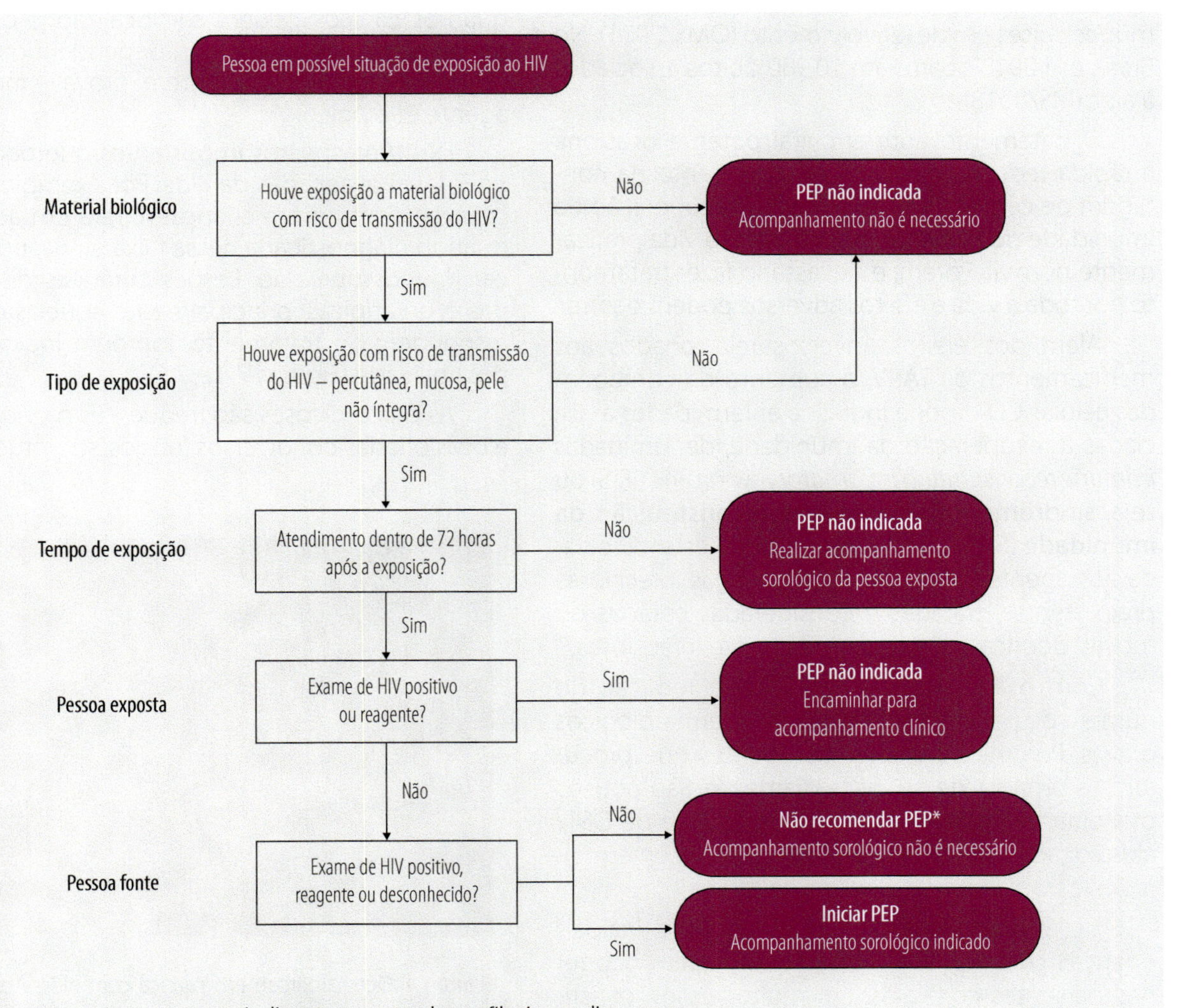

Figura 7.3. Organograma para a indicação ou não de profilaxia medicamentosa.

Fonte: Adaptada de Ministério da Saúde, 2018.

Parte II – Manifestações Dermatológicas

Carolina Chrusciak Talhari Cortez
Sinésio Talhari

Introdução

Na abordagem sobre os múltiplos aspectos relacionados aos pacientes HIV+, é importante que todos sejam avaliados em relação ao histórico de DST e façam testes sorológicos para sífilis e hepatites virais. Na maioria dos casos, a transmissão do HIV está associada às doenças de transmissão sexual, particularmente àquelas que ocasionam úlceras, como sífilis, herpes simples, cancro mole, linfogranuloma venéreo e donovanose. A transmissão vertical do HIV ou por hemotransfusão e acidentes ocupacionais ainda é importante, porém tem reduzida importância epidemiológica.

Apesar de o tratamento ser altamente eficaz, a aids está entre as 10 principais causas de morte em muitos países em desenvolvimento (OMS/2021). No Brasil, em 2018 ocorreram 10.980 óbitos associados à aids (MS/2018).

O tratamento antirretroviral potente ocasiona a rápida redução da carga viral, aumento da contagem de células $CD4^+$ e, portanto, recuperação da imunidade do paciente, possibilitando vida praticamente normal. Porém, é necessário fazer tratamento por toda a vida e efeitos adversos podem ocorrer.

Além dos efeitos adversos relacionados aos medicamentos da TARV, o aumento da contagem das células $CD4^+$ pode induzir a enfermidades associadas à recuperação da imunidade, denominadas *immune reconstitution inflamatory syndrome* (IRIS) ou seja, **síndrome inflamatória de reconstituição da imunidade (SRI)**. Essa síndrome pode estar associada aos agentes etiológicos de doenças infecciosas preexistentes, tratadas e consideradas curadas ou "novas" doenças, não necessariamente infecciosas.[30]

Com o advento da TARV, houve redução do número de pacientes com quadros dermatológicos graves. Porém, são muitos os doentes que procuram os serviços de saúde tardiamente. São poucos os treinamentos e as supervisões na área de DST/aids voltados para médicos generalistas e enfermeiros que trabalham em centros de saúde.

Neste texto, serão abordadas as principais doenças cutâneas e mucosas que podem ocorrer nos pacientes com aids. Em muitos casos, constituem as manifestações iniciais da síndrome e possibilitam seu diagnóstico.[31,32]

Principais doenças cutâneas e mucosas associadas à aids

Entre as principais doenças cutâneas, serão abordadas as micoses superficiais e sistêmicas, as doenças infecciosas e parasitárias, as dermatoses não infecciosas mais frequentemente associadas à aids e os principais agravos observados na síndrome de reconstituição da imunidade (SRI).

Doenças infecciosas e parasitárias

Micoses superficiais e sistêmicas

Dermatofitose

As dermatofitoses são frequentes em todas as fases da imunossupressão ocasionada pela aids. Os quadros clínicos podem ser localizados ou disseminados, típicos ou atípicos, dependendo do estado imunológico do paciente e, provavelmente, do agente etiológico.

Existem aspectos importantes que podem sugerir fases avançadas da aids. Por exemplo, a *tinea capitis* é comum em crianças. É rara em adultos e, quando diagnosticada nessa faixa etária, pode indicar imunossupressão. Lesões cutâneas disseminadas e/ou atípicas, principalmente aquelas que não respondem ao tratamento, também indicam essa possibilidade (Figuras 7.4 e 7.5).

As onicomicoses são frequentes na vida adulta e ocasionadas por diversos fungos, sobretudo pelos

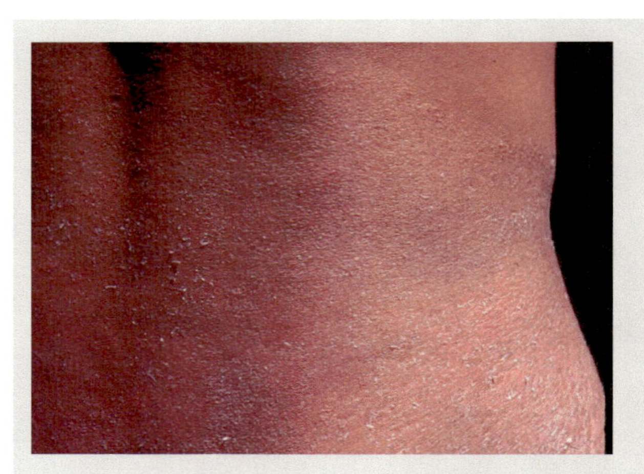

Figura 7.4. Dermatofitose em criança com aids. Acentuada imunossupressão. Não havia prurido.
Fonte: Acervo da autoria do capítulo.

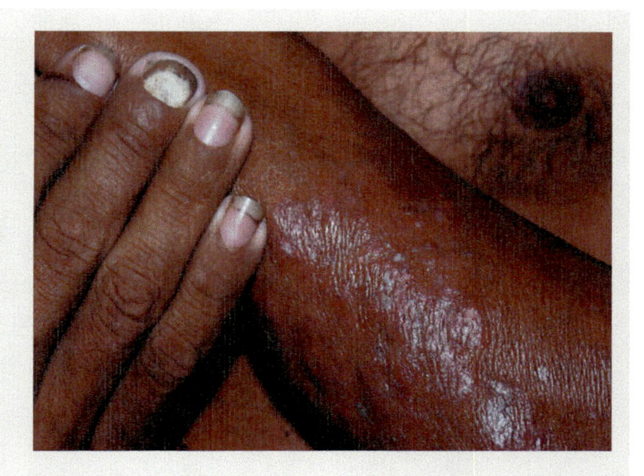

Figura 7.5. Dermatofitose cutânea com aspecto inflamatório e onicomicose branca subungueal. De acordo com os exames laboratoriais, o paciente já havia definido aids.
Fonte: Acervo da autoria do capítulo.

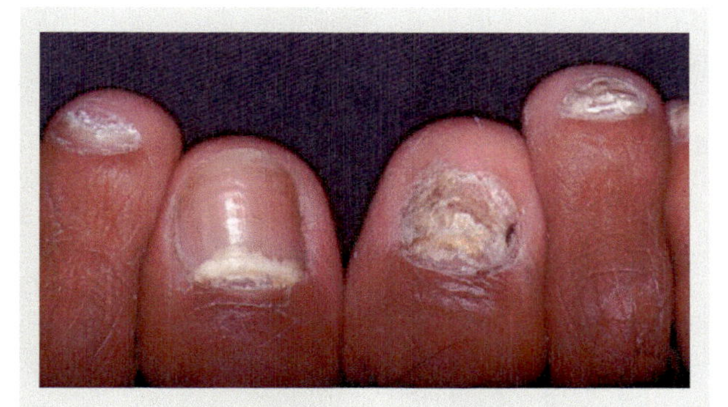

Figura 7.7. Onicomicose branca subungueal inicial no pododáctilo esquerdo, e destruição quase total das lâminas ungueais dos demais pododáctilos.
Fonte: Acervo da autoria do capítulo.

agentes etiológicos das dermatofitoses. As onicomicoses que se iniciam na parte proximal das unhas e evoluem comprometendo toda a lâmina ungueal, apresentando coloração esbranquiçada ou sendo completamente brancas, são denominadas **onicomicose branca subungueal** e são indicativas de grave imunossupressão. Múltiplas unhas, das mãos e pés, podem ser acometidas (Figuras 7.6, 7.7 e 7.8). Nesses casos, o agente etiológico mais frequente é o *Trichophyton rubrum*.

Os medicamentos e doses empregadas para o tratamento das dermatofitoses são os mesmos utilizados em casos imunocompetentes. Porém, nos

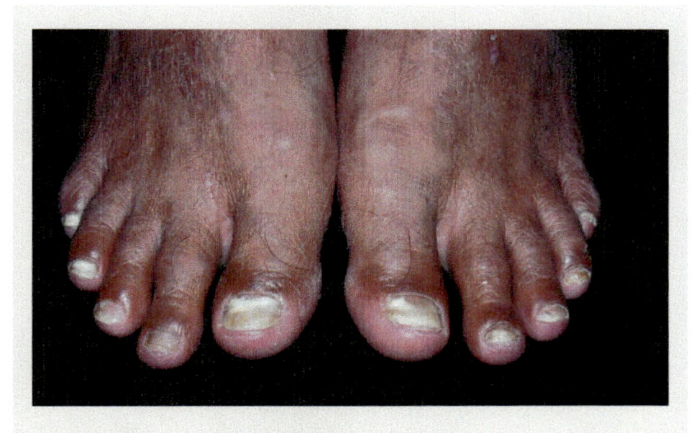

Figura 7.8. Onicomicose branca subungueal de quase todos os pododáctilos. Observar lesões escamosas no dorso do pé direito – dermatofitose.
Fonte: Acervo da autoria do capítulo.

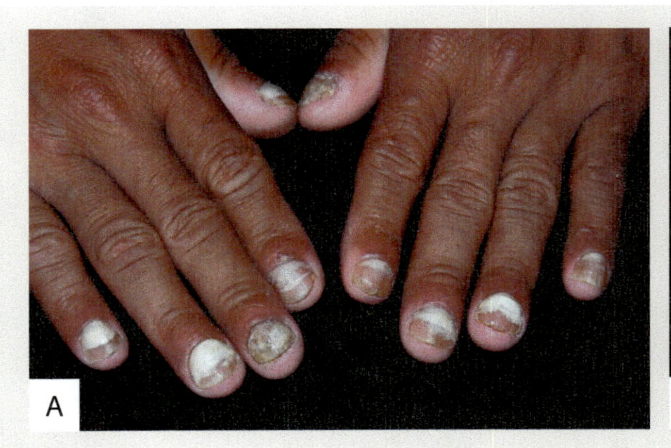

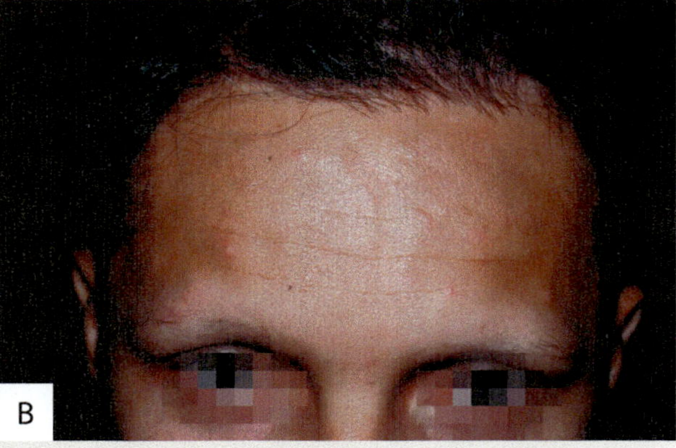

Figura 7.6. Paciente com aids apresentando baixa contagem de células $CD4^+$. (A) Onicomicose branca subungueal em diversas fases de evolução. (B) Mesmo paciente da imagem A. Sífilis recente, aids e onicomicose branca subungueal. Alopecia do couro cabeludo e sobrancelhas, lesões papulosas na região frontal. VDRL – título > 1/1.000.
Fonte: Acervo da autoria do capítulo.

pacientes com imunodeficiência grave, pode não haver resposta adequada aos fármacos.

Para o tratamento das dermatofitoses cutâneas, são indicados o itraconazol – 100 mg/dia, em períodos variáveis de 30 a 60 dias. A terbinafina, na dose de 250 mg, duas vezes ao dia, e a griseofulvina – 500 mg/dia, após o almoço ou jantar, até a regressão do quadro clínico, também são empregadas. Na dermatofitose do couro cabeludo (*tinea capitis*), são indicadas a terbinafina e a griseofulvina, com duração de 2 a 3 meses de tratamento. Nas onicomicoses, são recomendados a terbinafina e o itraconazol. O tempo de tratamento depende do grau de imunossupressão e, geralmente, é mais prolongado.

Para o tratamento adequado dos pacientes com onicomicose, é importante a identificação do agente etiológico. Entre os diversos esquemas utilizados, são recomendados os tratamentos com duração de 1 semana por mês, com itraconazol ou terbinafina. O antifúngico é administrado após as refeições principais, duas vezes ao dia, durante 3 a 4 meses. Nas onicomicoses dos pés podem ser necessários períodos mais prolongados de tratamento.

Candidíase

A candidíase é comum em todas as fases da vida. É comum nas dobras cutâneas, tais como virilhas, interglúteos, dobras inframamárias e outras localizações. No homem, são frequentes no sulco balanoprepucial e na glande; na mulher, adulta, são comuns na vulva e na vagina. Em geral, na área genital há eritema, exudação e prurido. Na mulher, com frequência, há corrimento vaginal. Nesses pacientes, particularmente nos casos recorrentes, crônicos, de difícil tratamento, recomenda-se investigar aids, diabetes, neoplasias malignas, e outras doenças sistêmicas que possam comprometer a imunidade. Em adultos, a localização na cavidade oral é sugestiva de imunossupressão (Figuras 7.9 e 7.10 A e B).

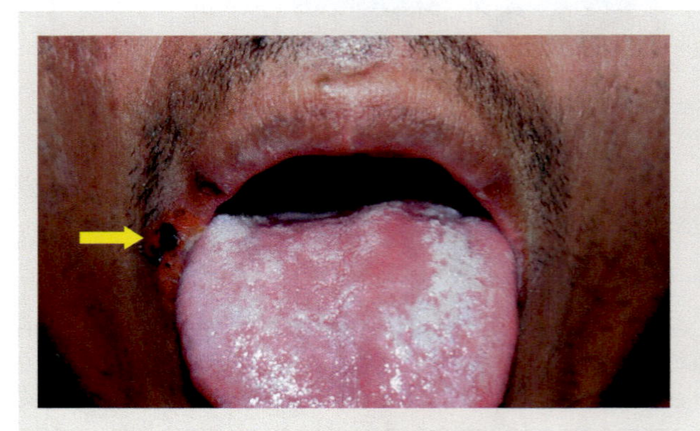

Figura 7.9. Candidíase. As lesões esbranquiçadas são facilmente removidas. Observar ulceração nas comissuras labiais (seta), denominada *perlèche* ou comissurite labial.
Fonte: Acervo da autoria do capítulo.

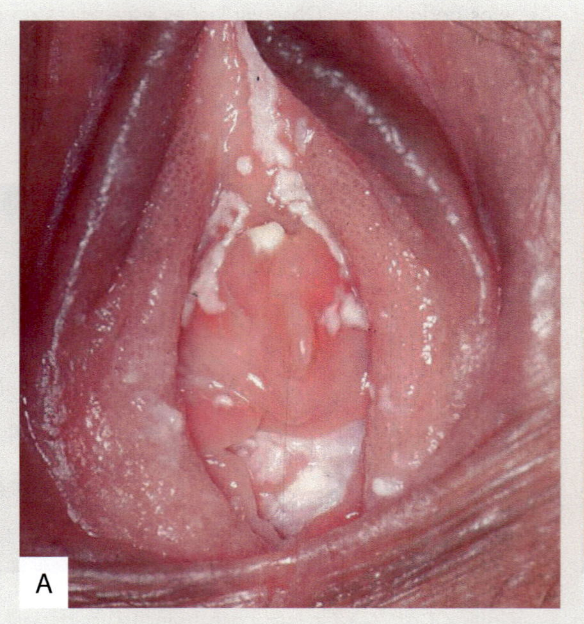

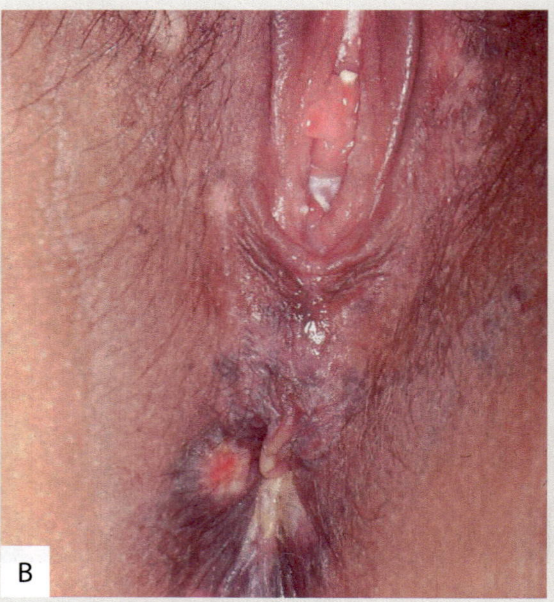

Figura 7.10. (A) Candidíase em paciente com aids. (B) Mesmo paciente da figura A. Presença de cicatrizes e lesão ulcerada com evolução superior a 1 mês (herpes simples). Nos pacientes com aids, é comum a associação de comorbidades.
Fonte: Acervo da autoria do capítulo.

O acometimento oral é relativamente comum em crianças – são clássicos os aspectos denominados "sapinhos". No adulto, a candidíase oral manifesta-se com lesões esbranquiçadas, puntiformes, isoladas ou confluentes, podendo ocupar extensas áreas da língua ou qualquer área da cavidade oral (Figura 7.9). São descritas diversas apresentações da candidíase nessa localização, como língua despapilada, intensamente eritematosa, com sintomas de ardência; eritema e aspecto atrófico do palato e queilite angular, caracterizada por áreas esbranquiçadas e fissuras nas comissuras labiais. Nas bordas da língua, a candidíase pode ser confundida com leucoplasia oral pilosa (Figura 7.33). É também comum a presença de esofagite, com disfagia e dor retroesternal.

Faringite, laringite e fungemia podem ocorrer nos pacientes gravemente imunossuprimidos.

Nos casos de candidíase oral, em doentes sob tratamento TARV necessita-se avaliar a possibilidade de resistência medicamentosa ou de tratamento irregular.

Pitiríase versicolor

São poucos os casos de pitiríase em pacientes com aids. É provável que a xerodermia, comum em doentes com aids, constitua um dos principais fatores que dificulte a proliferação do *Malassezia furfur* ou outros agentes etiológicos dessa micose.

O diagnóstico e tratamento são idênticos aos dos pacientes imunocompetentes.

Histoplasmose

A histoplasmose é micose sistêmica, adquirida principalmente por inalação de esporos do fungo *Histoplasma capsulatum* var. *capsulatum*, encontrado com maior frequência nas fezes de morcegos e aves, em ambientes de cavernas, forros e outros locais. Os indivíduos podem permanecer infectados por muitos anos ou toda a vida, sem apresentar a doença. Porém, em determinado momento, principalmente na vigência de imunossupressão, podem surgir quadros clínicos variáveis, de difícil diagnóstico, muitas vezes graves, evoluindo para o êxito letal. A aids está entre as principais causas de imunossupressão associadas à histoplasmose. Drogas imunossupressoras e enfermidades que ocasionam a imunossupressão do paciente também são importantes.

Neste texto, serão abordados os principais aspectos clínicos da histoplasmose ocasionada pelo *H. capsulatum* var. *capsulatum*. Os agravos relacionados à variedade *H. capsulatum* var. *duboisii*, encontrada em países do continente africano, não serão apresentados neste texto.

Atualmente, a maioria dos casos é observada em doentes com aids, apresentando contagem de linfócitos T-CD4$^+$ inferior a 50 células/mm^3.[33-35]

A histoplasmose não é doença de notificação compulsória no Brasil e, portanto, não se conhece a situação epidemiológica real da enfermidade.[36-38]

Entre os principais aspectos clínicos, temos as manifestações pulmonares, acometimento do SNC e histoplasmose disseminada. Qualquer órgão pode ser afetado nos casos de histoplasmose disseminada. Esses quadros podem culminar no êxito letal.[39]

Nos pacientes com histoplasmose disseminada, são comuns as lesões cutâneas eritematopapulosas, papulonecróticas, pustulosas, ulcerações e lesões ulcerovegetantes, muitas vezes atípicas (Figuras 7.11 A e B,

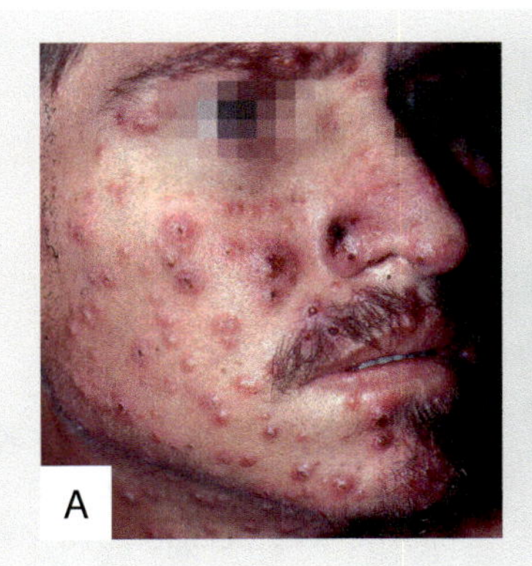

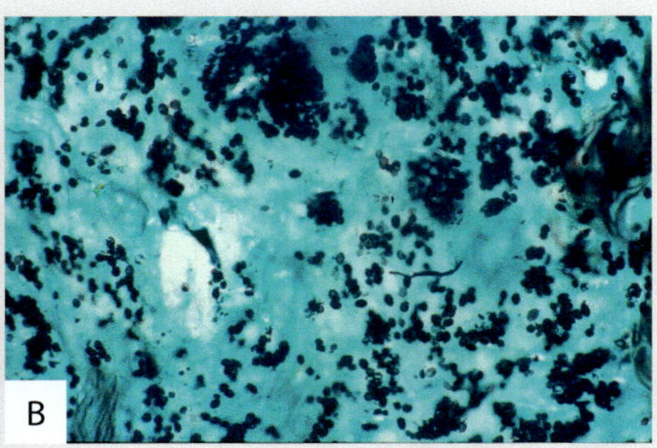

Figura 7.11. Histoplasmose. (A) Lesões papulosas e ulcerocrostosas em paciente com aids. Faz-se diagnóstico diferencial com criptococose. (B) Mesmo paciente da figura A. Numerosas células leveduriformes dispostas em "cachos", compatíveis com histoplasma. Coloração pelo Grocott (aumento de 100×).
Fonte: Acervo da autoria do capítulo.

7.12 A e B, 7.13, 7.14 A e B). Lesões exulceradas e ulceradas, herpetiformes, podem ser observadas na mucosa oral. Lesões nodulares na língua, ulcerações da orofaringe e linfadenomegalia cervical simulando escrofuloderma também podem ocorrer.

Estima-se que 40% dos pacientes com histoplasmose disseminada apresentem linfadenomegalia disseminada.

As manifestações cutâneas podem simular a criptococose e doenças de origem não fúngica, como o molusco contagioso, a leishmaniose cutânea, a sífilis secundária, as farmacodermias, as foliculites, a acne medicamentosa e outras.

O diagnóstico é confirmado com exames micológico direto e cultura, citopatológico e exame anatomopatológico.

O exame direto pode ser realizado por meio de *imprint* de fragmento da biopsia em lâmina de vidro e coloração pelo ácido periódico de Schiff (PAS) ou Grocott. O exame direto também pode ser realizado em material purulento de úlceras, escarro, sangue e outros fluidos corpóreos.

No exame microscópico, outros agentes etiológicos, como o *Cryptococcus neoformans*, *Talaromyces marneffei*, *Paracoccidioides braziliensis* e *Sporothrix schenkii*, diferentes espécies de **leishmania** e **leveduras necessitam ser considerados no diagnóstico diferencial com o *H. capsulatum*.**

Imunodifusão dupla, Western blot para a detecção de anticorpos, ELISA indireto e reação de polimerase em cadeia (PCR) também são utilizados para o diagnóstico.[38]

A sorologia para histoplasmose é importante no diagnóstico da doença disseminada, particularmente nos enfermos com aids.

O teste cutâneo com a histoplasmina é utilizado em estudos epidemiológicos e pode auxiliar no diagnóstico.

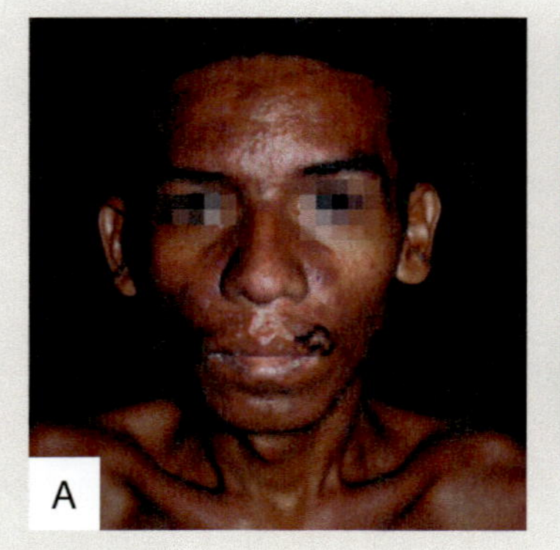

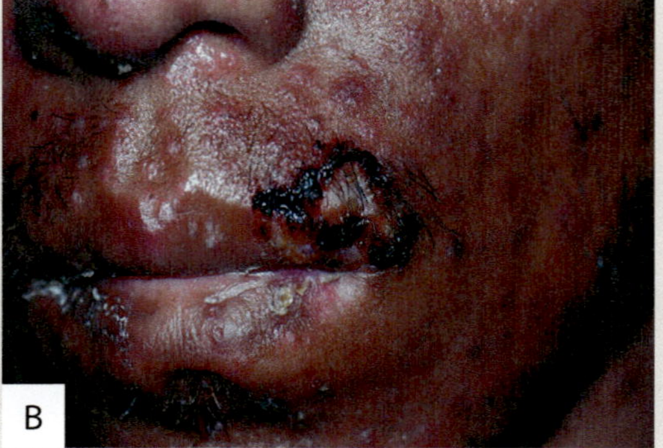

Figura 7.12. Coinfecção histoplasmose/aids. (A) Lesões papulosas disseminadas e herpes simples (aspecto necrótico) no lábio superior. (B) Mesmo paciente da Figura A. Lesões eritematopapulosas na face e herpes simples com aspecto necrótico, típico de paciente gravemente imunossuprimido. Observar descamação labial, comum nestes pacientes.
Fonte: Acervo da autoria do capítulo.

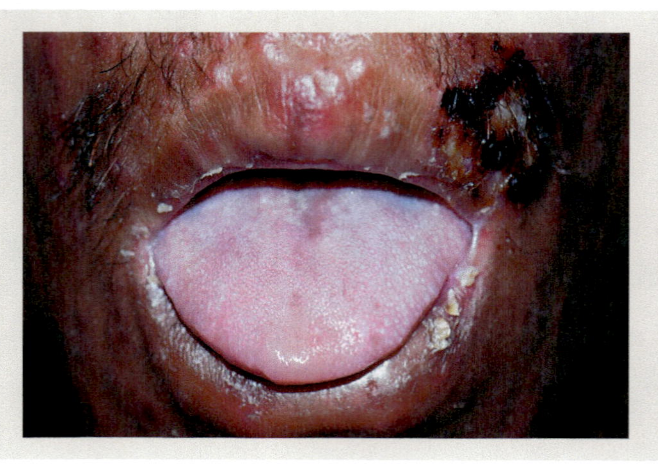

Figura 7.13. Coinfecção histoplasmose/aids. Língua parcialmente despapilada, pelagroide e descamação labial. O paciente apresentava contagem de células CD^{+} > 50 e importante perda de peso.
Fonte: Acervo da autoria do capítulo.

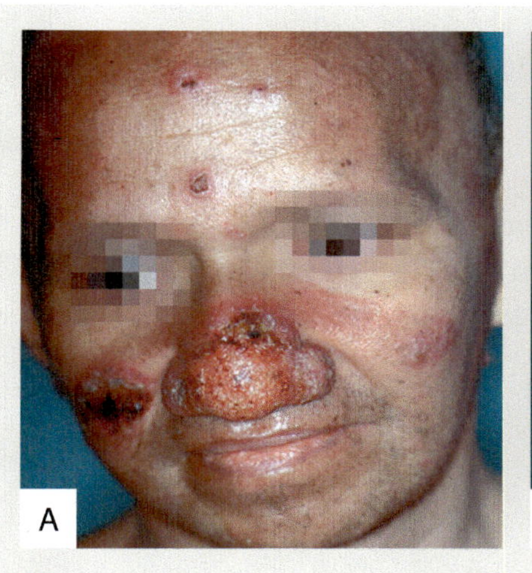

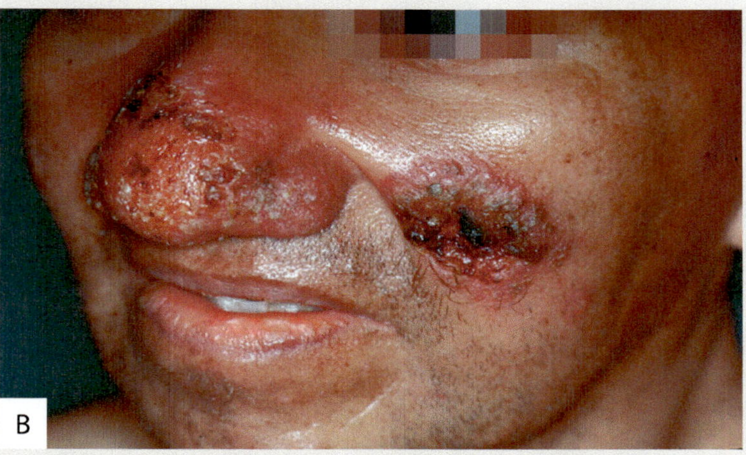

Figura 7.14. Histoplasmose. (A) Lesões ulcerovegetantes e papuloulcerocrostosas na fronte. Quadro grave de aids. (B) Mesmo paciente da figura A. No diagnóstico diferencial, é importante considerar a possibilidade de leishmaniose.
Fonte: Acervo da autoria do capítulo.

Tratamento

Para os casos graves, recomenda-se internação hospitalar e administração de anfotericina B, na dose de 0,5 a 1 mg/kg, em dias alternados, por via endovenosa, até a regressão do quadro clínico. Se disponível, o tratamento ideal para esses enfermos seria a anfotecina B lipossomal.[38]

Após a estabilização do paciente, faz-se itraconazol – em doses de 200 a 400 mg/dia. O itraconazol também é indicado como tratamento de 1ª linha para casos moderados da enfermidade (Figura 7.15). Fluconazol e voriconazol também são recomendados.

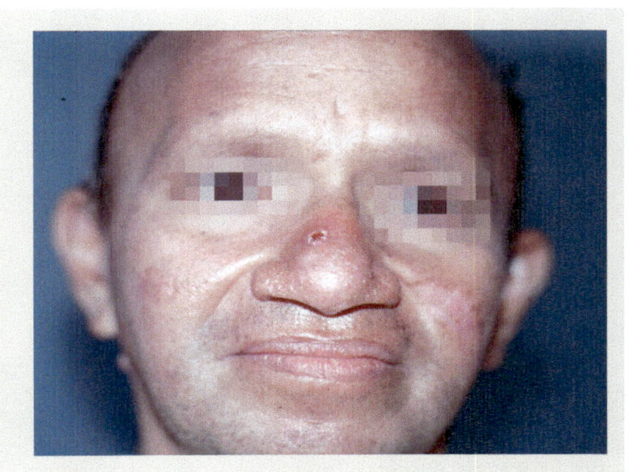

Figura 7.15. Paciente da Figura 7.14 após tratamento com itraconazol.
Fonte: Acervo da autoria do capítulo.

A duração do tratamento antimicótico nos pacientes com aids dependerá da resposta aos antirretrovirais.

Criptococose

A criptococose é ocasionada principalmente pelo *Cryptococcus neoformans* var. *neoformans* e, com menor frequência, *C. neoformans* var. *gatii*.

O fungo é adquirido através da inalação de esporos, podendo ocasionar quadros pneumológicos com involução espontânea, pneumonite crônica, acometimento das meninges ou disseminação, envolvendo múltiplos órgãos e êxito letal, particularmente em imunodeprimidos.[39] A meningoencefalite é a manifestação mais frequente e importante em pacientes com aids.

Lesões papulosas, nódulos, infiltrações e ulcerações estão entre as principais manifestações cutâneas; localizam-se preferencialmente na face, pescoço e couro cabeludo. As lesões cutâneas podem preceder as manifestações sistêmicas. Úlceras com bordas elevadas, gelatinosas, são sugestivas de criptococose (Figura 7.16 A).

No diagnóstico diferencial são importantes a histoplasmose e o molusco contagioso.

O diagóstico é feito mediante exame micológico (direto e cultura) de biopsia cutânea, líquido cefalorraquidiano (LCR), sangue, escarro e outros fluidos corpóreos. No exame micológico direto, o material é corado pela tinta da China (ou tinta da Índia), observando-se cápsula gelatinosa ao redor do fungo (Figura 7.16 B). As colorações pela mucicarmina, *alcian blue* e PAS possibilitam a visualização dessa cápsula no exame anatomopatológico. A cultura também é importante para a identificação da espécie.

Para o tratamento dos casos graves, particularmente doentes com meningite, recomenda-se a anfotericina B, nas mesmas doses indicadas para a histoplasmose. O fluconazol, em doses de 300 mg/dia, é administrado em casos graves, sem meningite. Depois de 2 a 3 meses, a dose pode ser reduzida para 150 mg se o paciente apresentar regressão do quadro clínico e os parâmetros da terapia antirretroviral evidenciarem aumento dos linfócitos T-CD4+ e redução da carga viral.[40,41]

Paracoccidioidomicose, esporotricose, zigomicose, prototecose e outras micoses superficiais e sistêmicas

Todas as micoses, superficiais e sistêmicas, podem apresentar aspectos clínicos diferentes dos habituais em pacientes com aids.

Os exames anatomopatológico, citopatológico, micológico, bacteriológico, entre outros, são importantes para o diagnóstico correto.

Doenças de etiologia viral

São muitos os quadros dermatológicos ocasionados por vírus. Neste tópico, serão abordadas as viroses mais frequentes.

Exantema agudo associado ao HIV

Três a quatro semanas depois da infecção pelo HIV, 20% a 30% dos pacientes desenvolvem quadro exantemático morbiliforme, de intensidade variável, simulando viroses exantemáticas, sífilis secundária, farmacodermia e outros quadros exantemáticos. O exantema associado ao HIV regride em 5 a 7 dias.[42]

Nessa fase inicial do HIV, observam-se, também, febre, linfadenomegalia, hepatoesplenomegalia e alterações hematológicas semelhantes à síndrome da mononucleose infecciosa.

Sarcoma de Kaposi

O sarcoma de Kaposi (SK) está associado ao **herpes vírus humano tipo 8** e são conhecidos quatro tipos de SK.

O **primeiro tipo** é indolente, típico do idoso, e tem maior incidência em homens, imunocompetentes, procedentes de países da área do Mediterrâneo. Caracteriza-se por lesões localizadas, com prognóstico relativamente bom. O **segundo tipo** é endêmico em alguns países africanos (África Central), predominando em homens e, com menor frequência, em mulheres e crianças. Era relativamente comum antes do advento da aids, em imunocompetentes. O **terceiro tipo** foi individualizado a partir dos anos 1980, em doentes com aids, acometendo 40% dos pacientes em alguns países. Na fase inicial da pandemia, eram comuns a evolução rápida e o

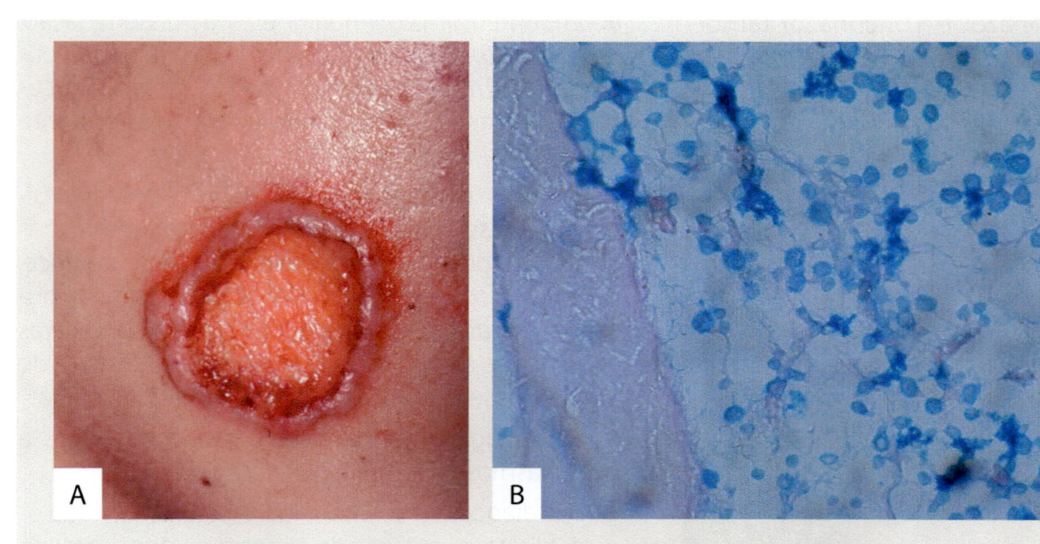

Figura 7.16. Coinfecção criptococose/aids. (A) As bordas da úlcera, com aspecto gelatinoso, são importantes para o diagnóstico clínico. A paciente veio a óbito antes do início da TARV. Na necrópsia, havia grave comprometimento do SNC. (B) Mesma paciente da imagem A. Elementos fúngicos arredondados imersos em espaços claros – técnica de *alcian blue* (HE 400×).
Fonte: Acervo da autoria do capítulo; Cortesia do Dr. Antônio Pedro Mendes Schettini.

êxito letal associado ao SK. O SK ainda é a neoplasia maligna mais frequente nos enfermos com aids. Ocorre principalmente em homens que fazem sexo com homens. Desde a introdução da TARV, tem-se observado redução importante do número de casos. Porém, face ao diagnóstico tardio, em muitos países, inclusive o Brasil, o SK ainda é diagnosticado com relativa frequência.[43-45]

O **quarto tipo de SK** é menos frequente e observado em homens, principalmente jovens, que fazem sexo com homens. São HIV-negativos e imunocompentes. Em geral, a doença é exclusivamente cutânea e tem bom prognóstico.[46]

Clinicamente, o SK é caracterizado por máculas, pápulas, nódulos, lesões tumorais ou placas de tamanhos variáveis, isoladas ou confluentes, de coloração violácea, acastanhada, eritematosa ou purpúrica. O SK pode ser localizado, restrito ao tegumento cutâneo ou mucocutâneo, com acometimento visceral, disseminado, grave, podendo levar ao óbito. Com o tratamento antirretroviral (TARV) houve mudança importante no prognóstico do SK (Figuras 7.17 a 7.19).

Nos últimos anos, tem chamado a atenção o diagnóstico de casos de SK, muitas vezes graves, em pacientes sob tratamento regular com TARV e aumento do número de células $CD4^+$ (Figura 7.20). São casos que se enquadram na síndrome de restauração da imunidade. No acompanhamento de 417 pacientes com aids, sob tratamento regular, na África e na Europa, observaram-se 58 (13%) casos de SK relacionados à síndrome de restauração da imunidade. A incidência foi 2,5 vezes maior nos pacientes africanos e 19 vieram a óbito. Como já foi mencionado anteriormente, a SRI é diagnosticada em associação com múltiplas enfermidades infecciosas e, também, em doenças de outras etiologias.[47]

Todos os pacientes com SK necessitam ser avaliados pelo dermatologista, infectologista e oncologista. A decisão sobre o tratamento dependerá do quadro clínico: lesões localizadas, restritas à pele ou envolvimento de outros órgãos, linfonodos e vísceras. Nos casos com manifestações sistêmicas, o tratamento será decidido pelo oncologista. São empregadas quimioterapia ou modalidades mais recentes de tratamento, tais como antivirais, citocinas, inibidores da angiogênese e outros.

Nos pacientes com lesões exclusivamente cutâneas, localizadas ou disseminadas, é comum a regressão do SK com o tratamento antirretroviral (TARV), sem a necessidade de quimioterapia ou quaisquer outros procedimentos (Figura 7.19 E e F).

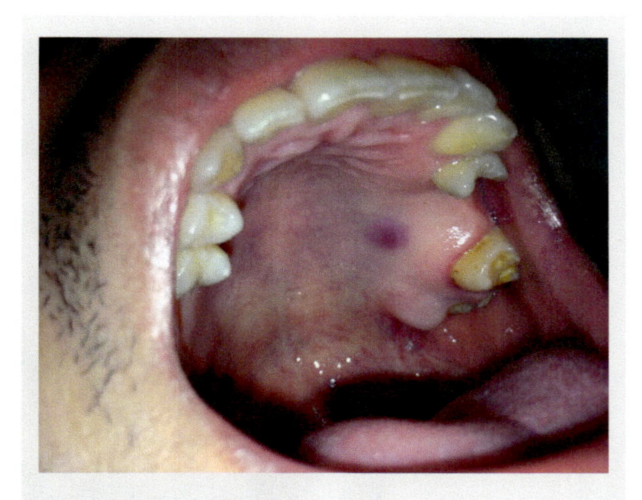

Figura 7.17. Coinfecção sarcoma de Kaposi/aids. Paciente da Figura 7.20. A lesão surgiu na vigência da TARV, característica da síndrome de restauração da imunidade.
Fonte: Acervo da autoria do capítulo.

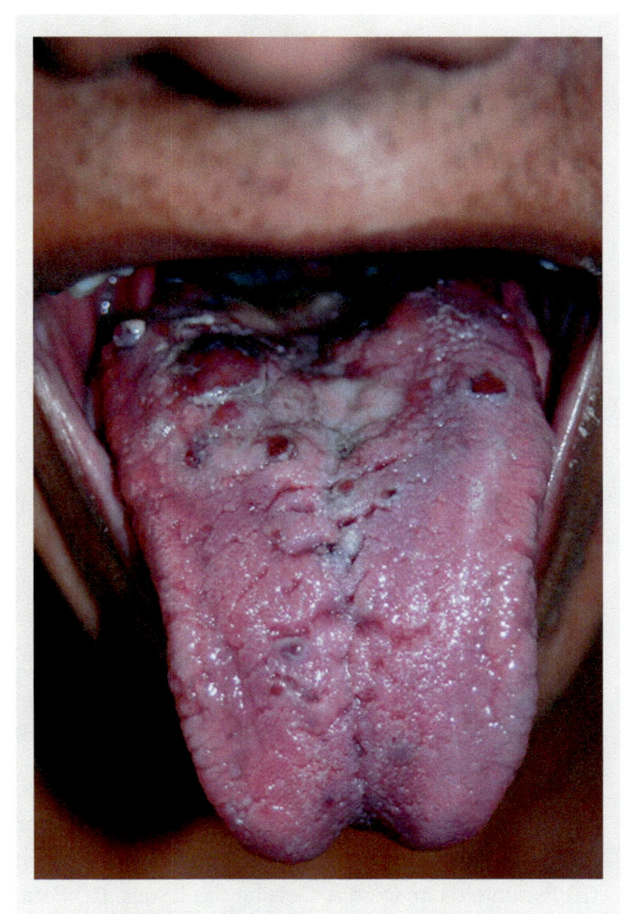

Figura 7.18. Coinfecção sarcoma de Kaposi/aids. Lesões similares a angiomas na língua. Paciente com grave imunossupressão e acometimento visceral.
Fonte: Acervo da autoria do capítulo.

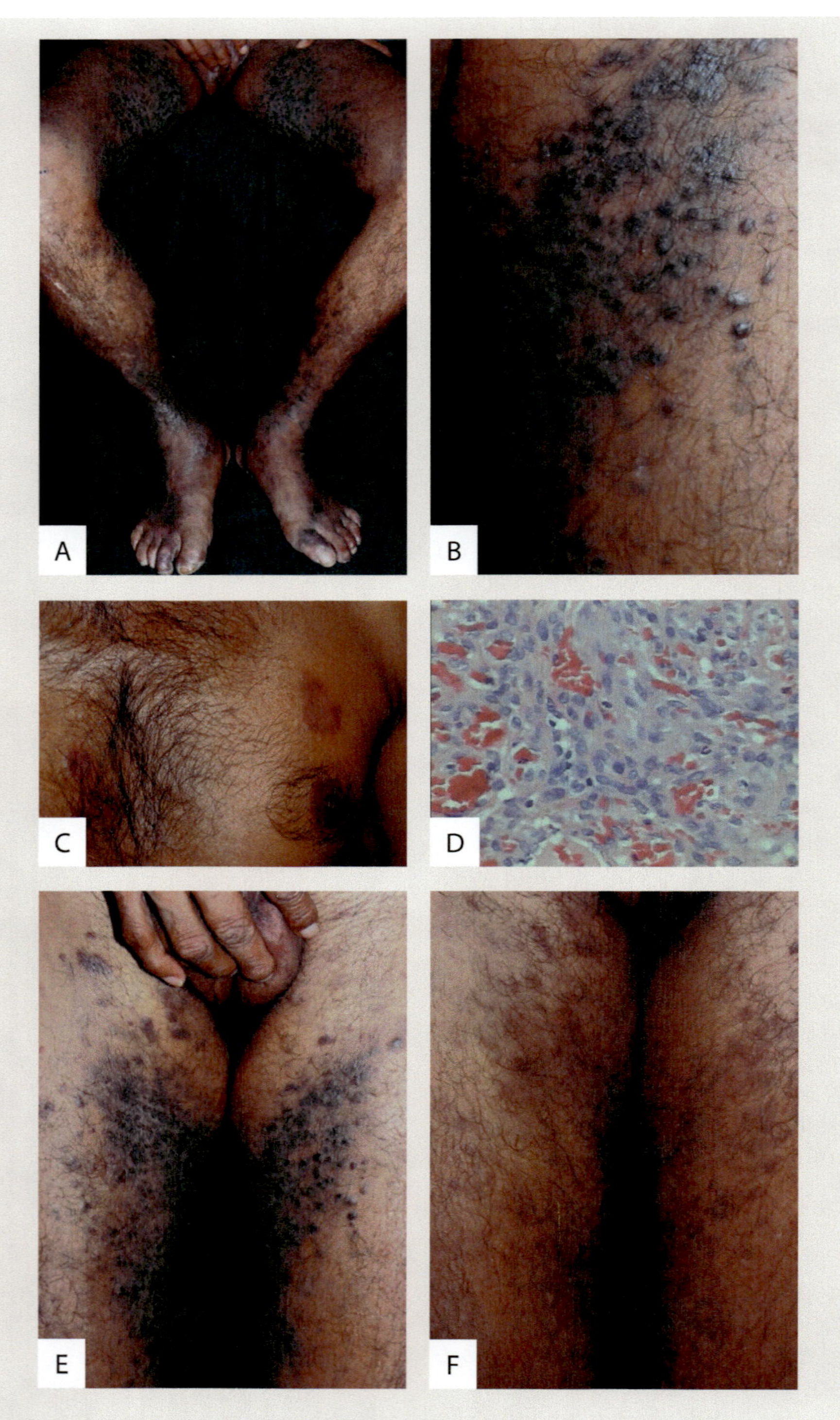

Figura 7.19. Coinfecção sarcoma de Kaposi/aids e contagem de células $CD4^+ < 50$. (A) Lesões exclusivamente cutâneas. Nos pés, observam-se lesões de Kaposi e garra dos pododáctilos, mais visível no pé direito. O paciente fez esquema MDT e já estava de alta há 3 anos. Não houve recidiva da hanseníase, mesmo na vigência da grave imunossupressão. (B) Paciente da imagem A. Detalhe das lesões. (C) Paciente da imagem A. Lesão em placa com aspecto similar à hanseníase. Histopatologia: sarcoma de Kaposi. (D) Paciente da imagem A. Espaços vasculares irregulares delimitados por células fusiformes. De permeio, observa-se "empilhamento" de hemácias (HE 400×). (E) Paciente da imagem A antes do início da TARV. (F) Paciente da imagem A após TARV. Todas as lesões regrediram.

Fonte: Acervo da autoria do capítulo; Cortesia do Dr. Antônio Pedro Mendes Schettini.

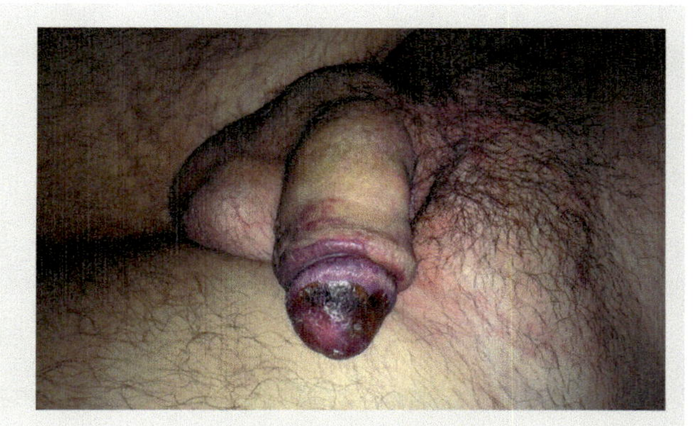

Figura 7.20. Sarcoma de Kaposi. Lesões infiltrativas no pênis, eritema e linfadenomegalia na virilha. Havia múltiplas lesões cutâneas e viscerais. A neoplasia surgiu na vigência da TARV e aumento das células $CD4^+$ (> 100). O paciente faleceu na vigência do tratamento oncológico.
Fonte: Acervo da autoria do capítulo.

Herpes simples, tipos 1 e 2

Não é relevante se as manifestações cutâneas e/ou mucosas são ocasionadas pelos tipos 1 ou 2.

As lesões cutâneas ocasionadas pelo herpes simples são mais frequentes e graves quando a contagem de células $CD4^+$ atinge contagem inferior a $200/mm^3$.

Nesses casos, há redução do intervalo entre os surtos de herpes e a regressão das lesões é mais prolongada com a piora da imunossupressão. As localizações genitais, perianais e orolabiais são as mais comuns. Em geral, indica-se sorologia para HIV em todos os casos de herpes com duração superior a 1 mês (Figuras 7.21 a 7.26 A, B, C e D).

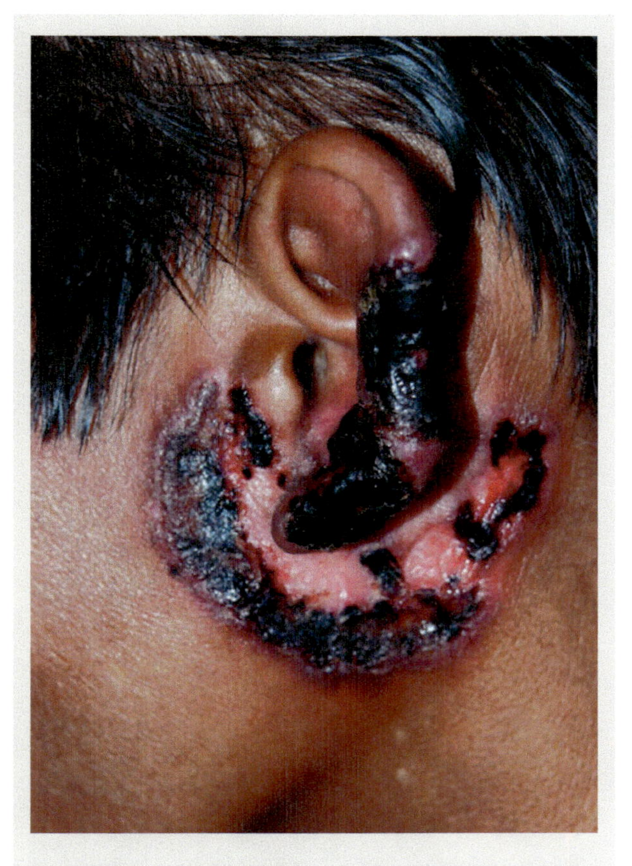

Figura 7.22. Coinfecção herpes simples/aids. Lesões ulcerosas e cicatriciais com várias semanas de evolução. Na maioria dos casos, as crostas necróticas são indicativas de herpes simples em doentes com acentuada imunossupressão.
Fonte: Acervo da autoria do capítulo.

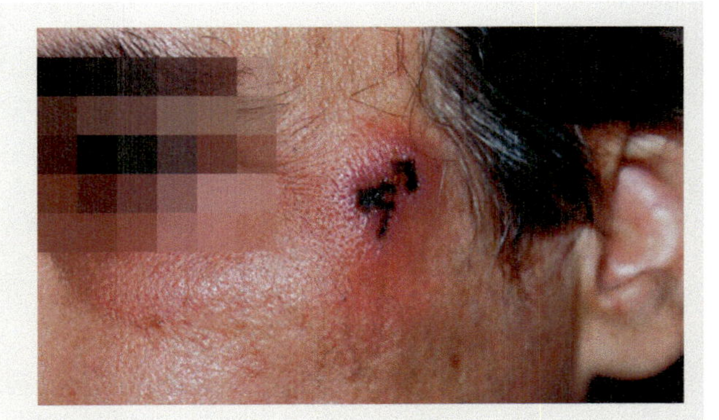

Figura 7.21. Herpes simples. Duração superior a 1 mês. Lesão eritematosa, infiltrada, com área necrótica central. O diagnóstico de aids foi estabelecido a partir do diagnóstico do herpes.
Fonte: Acervo da autoria do capítulo.

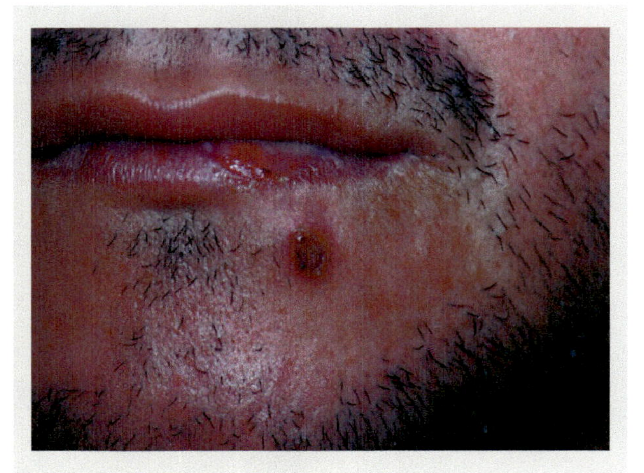

Figura 7.23. Coinfecção herpes simples/aids em localização mucosa e cutânea. Duração superior a 1 mês. Observar área com discreta necrose na borda da lesão cutânea.
Fonte: Acervo da autoria do capítulo.

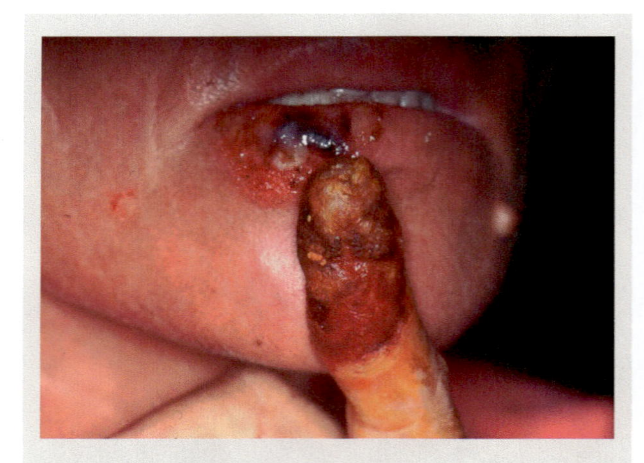

Figura 7.24. Coinfecção herpes simples/aids em localização cutaneomucosa e panarício herpético, com duração de 3 meses, no quirodátilo. Observar áreas necróticas nos dedos e lábio.

Fonte: Acervo da autoria do capítulo.

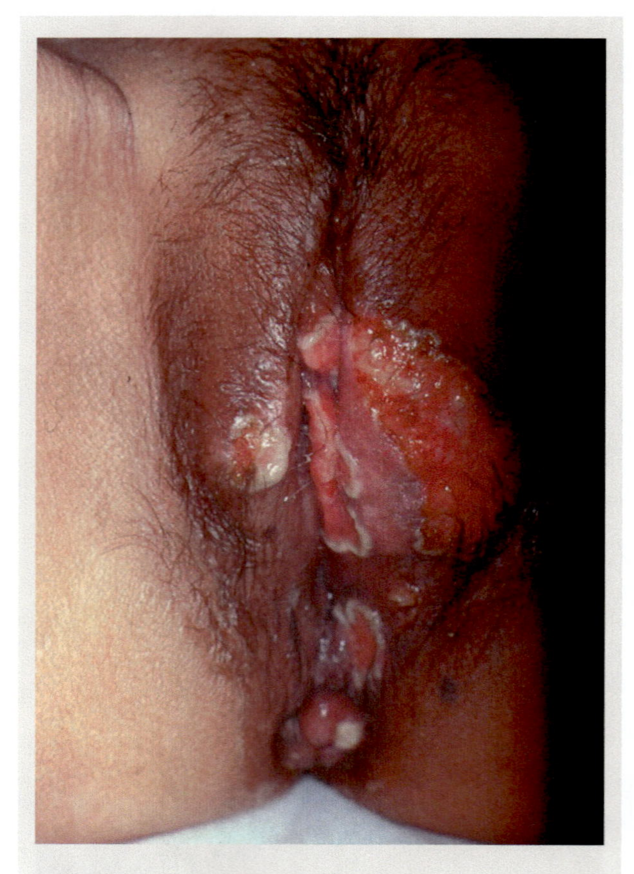

Figura 7.25. Coinfecção herpes simples/aids. O diagnóstico de aids foi estabelecido a partir do diagnóstico do herpes. A coleta de material para o teste de Tzank ou histopatologia e PCR é realizada na borda da lesão.

Fonte: Acervo da autoria do capítulo.

Nos casos com evolução mais prolongada, é comum o aumento progressivo da ulceração, muitas vezes recoberta por exudato com aspecto necrótico ou seropurulento (Figuras 7.21, 7.22, 7.23, 7.24 e 7.25).

As lesões periungueais, simulando panarício bacteriano, geralmente com evolução superior a 1 mês, estão entre os aspectos clássicos do herpes simples associados à aids. Este quadro clínico é denominado **panarício herpético** (Figura 7.24). Aspecto menos frequente do herpes simples em imunossuprimidos é a **foliculite herpética**, em geral localizada na face, caracterizada por vesículas que se iniciam nos folículos pilosos, ulceram e podem coalescer.

O diagnóstico do herpes simples, na maioria das vezes, é clínico. Se necessário, fazem-se o citodiagnóstico, exame histopatológico e PCR de área ativa da lesão (Figura 7.26).

Para a resposta terapêutica adequada, é fundamental o tratamento antirretroviral (TARV). Os antivirais, tais como o aciclovir nas doses de 200 mg, cinco vezes ao dia ou 400 mg, três vezes ao dia, o fanciclovir, 250 mg, três vezes ao dia ou valaciclovir, 500 mg, três vezes ao dia são administrados até a regressão das lesões. Em casos graves, indica-se o aciclovir, na dose de 10 mg/kg, EV, três vezes ao dia.

Para os casos resistentes ao aciclovir, são indicados o cidofovir e p foscarnet.

Herpes zoster

Entre os principais aspectos clínicos que sugerem a associação do herpes-zóster (HZ) com imunossupressão, são importantes o comprometimento de mais de um dermátomo, recidivas do HZ, lesões disseminadas, quadros ulceronecróticos, comprometimento do SNC, pulmões e outros órgãos (Figuras 7.27 A e B, 7.28 e 7.29). Nesses casos, é também importante lembrar as possibilidades de outros agravos que podem estar associadas ao HZ, como as drogas imunossupressoras, neoplasias malignas e outras enfermidades que possam ocasionar imunossupressão.

Entre as complicações associadas ao HZ, é comum a nevralgia pós-herpética. Nos pacientes com aids, este quadro pode ser mais grave.

Em geral, o diagnóstico é clínico. Porém, o citodiagnóstico e o exame anatomopatológico podem ser necessários. A visualização de células gigantes multinucleadas, consequente a inclusões virais, é

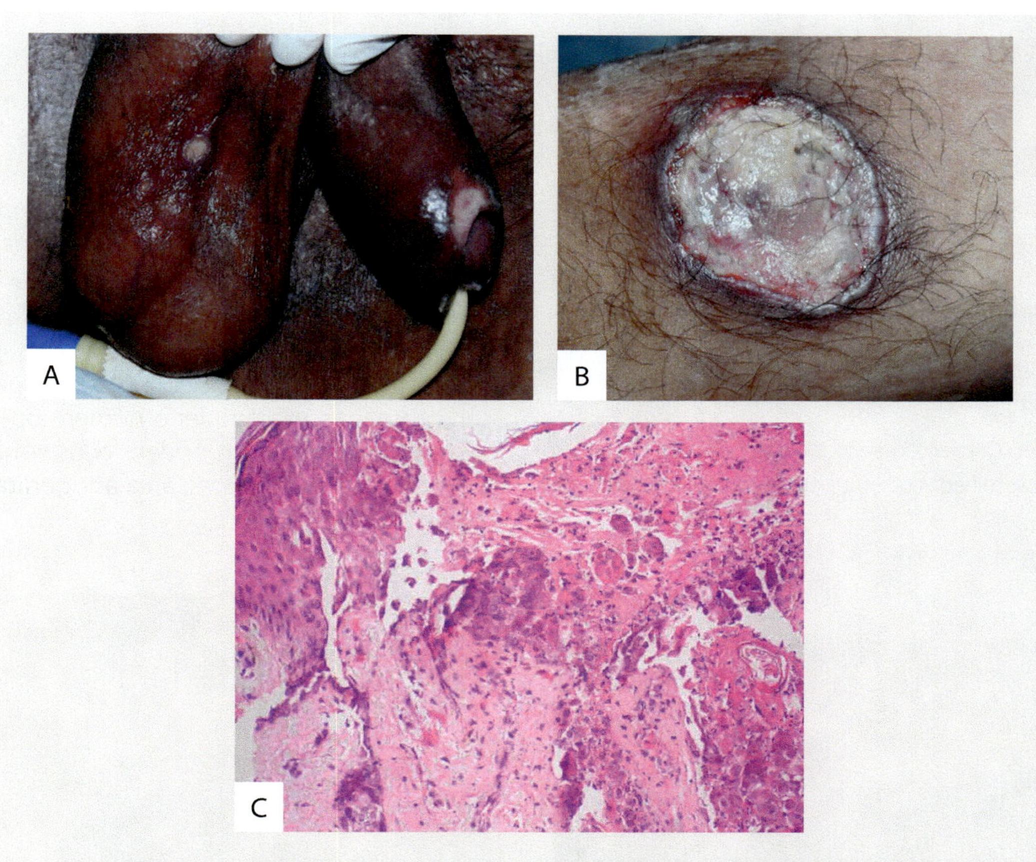

Figura 7.26. Herpes simples. (A) Lesões ulcerosas no pênis e bolsa escrotal. Quadro grave de aids, contagem de células $CD4^+$ inferior a 50. (B) Coinfecção herpes simples/aids. Paciente da imagem A. O diagnóstico de herpes desta lesão ulcerosa foi estabelecido a partir de biópsia da borda da lesão. Fez-se exame anatomopatológico e PCR. (C) Paciente da imagem A. O exame anatomopatológico revelou epiderme com ceratinócitos acantolíticos, material amorfo, eosinofílico e formação de células multinucleadas com amoldamento nuclear (HE/100×). Por meio da PCR, identificou-se herpes vírus tipo 2.
Fonte: Acervo da autoria do capítulo.

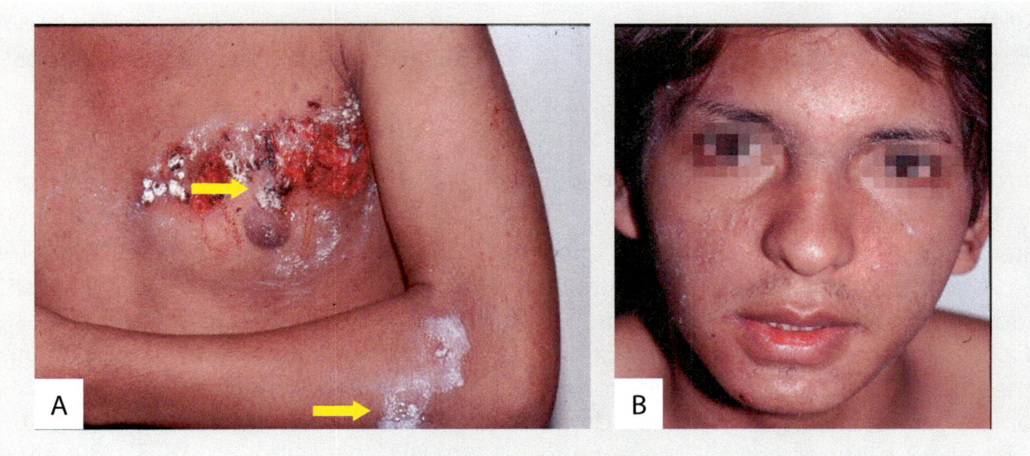

Figura 7.27. Paciente com 18 anos de idade. (A) Coinfecção herpes-zóster/aids com ulceração, pequenas áreas necróticas e lesões vesiculosas no antebraço (setas). (B) Mesmo paciente da imagem A. Extensa dermatite seborreica. Aspecto clínico pouco habitual nesta idade.
Fonte: Acervo da autoria do capítulo.

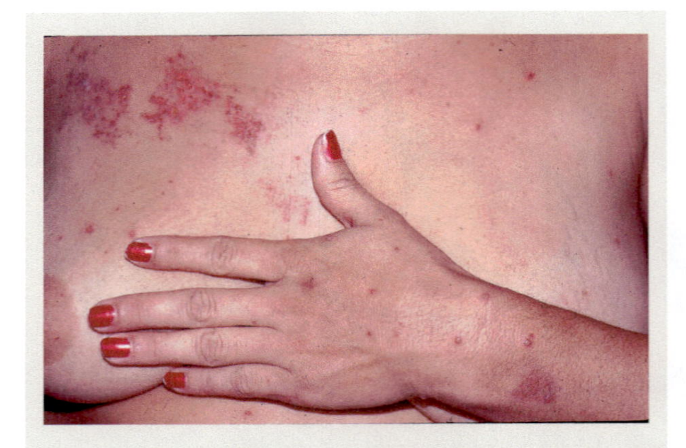

Figura 7.28. Coinfecção herpes-zóster/aids. Em geral, as lesões disseminadas ocorrem em pacientes imunossuprimidos.

Fonte: Acervo da autoria do capítulo.

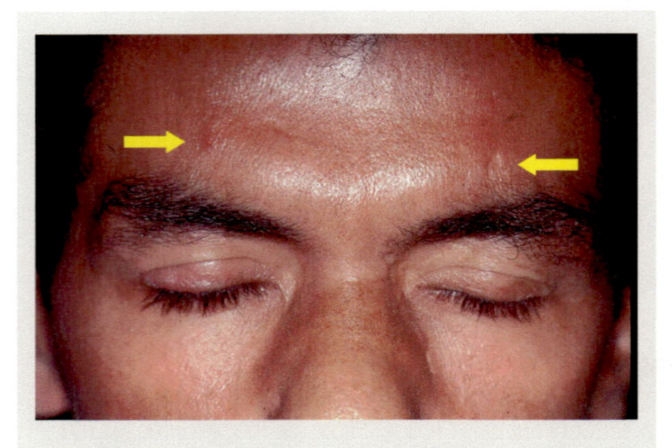

Figura 7.29. Coinfecção herpes zoster/aids. Lesões discretas, ativas na região frontal (seta), sobrancelhas e pálpebra superior esquerda. Observar lesão cicatricial no lado oposto (seta).

Fonte: Acervo da autoria do capítulo.

importante para os casos atípicos. A imuno-histoquímica e o teste de PCR também podem ser utilizados na identificação do vírus varicela-zóster.

O tratamento é feito com os antivirais utilizados para o herpes simples. A duração do tratamento dependerá do quadro clínico e controle adequado da aids. Para a nevralgia, são indicados os medicamentos recomendados para o HZ em imunocompetentes, como a gabapentina, pré-gabalina e drogas similares. Tramadol e outros analgésicos potentes para o controle da dor podem ser necessários. É importante lembrar que alguns desses analgésicos são opioides e ocasionam dependência quando administrados por tempo prolongado.

Papilomavírus humano (HPV)

As verrugas comuns são frequentes na população. São observadas principalmente nas extremidades dos membros superiores e inferiores.

Por intermédio dos exames de biologia molecular, já foram identificados mais de 400 tipos de HPV; 218 estão associados a doenças em humanos.[48,49]

O HPV é relativamente comum e de difícil tratamento nos pacientes HIV+, principalmente nos casos com elevada carga viral e baixa contagem de células $CD4^+$. Nesses pacientes, as verrugas podem ser localizadas, em pequeno número ou múltiplas, disseminadas. Também podem ocorrer na mucosa oral e, frequentemente, na área **anogenital** (Figuras 7.30 e 7.31).

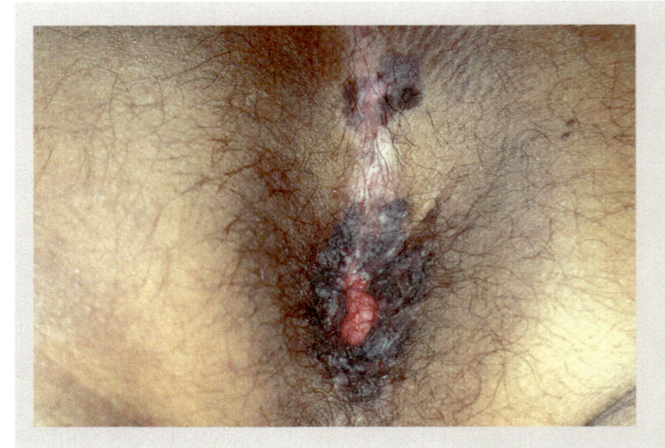

Figura 7.30. Todos os pacientes com HPV apresentando coloração similar ao caso da imagem devem ser biopsiados. O exame histopatológico evidenciou carcinoma *in situ*. A biópsia da lesão ulcerovegetante confirmou a hipótese diagnóstica de carcinoma espinocelular. A sorologia para HIV é mandatória em todos os casos de DST.

Fonte: Acervo da autoria do capítulo.

Recomenda-se que todos os pacientes, homens e mulheres, HIV+ ou que já definiram aids, mesmo sob tratamento antirretroviral (TARV), sejam examinados regularmente e orientados pelo dermatologista, ginecologista e proctologista. Além do acometimento de pênis, vagina e ânus, é comum o acometimento retal. Sempre que possível, é importante a realização da genotipagem, pois existem HPV (genótipos 16, 18, 31,33 e 35) com maior possibilidade de induzir degeneração carcinomatosa. Na localização anorretal, a associação de HPV e carcinoma espinocelular é relativamente frequente (Figura 7.31).

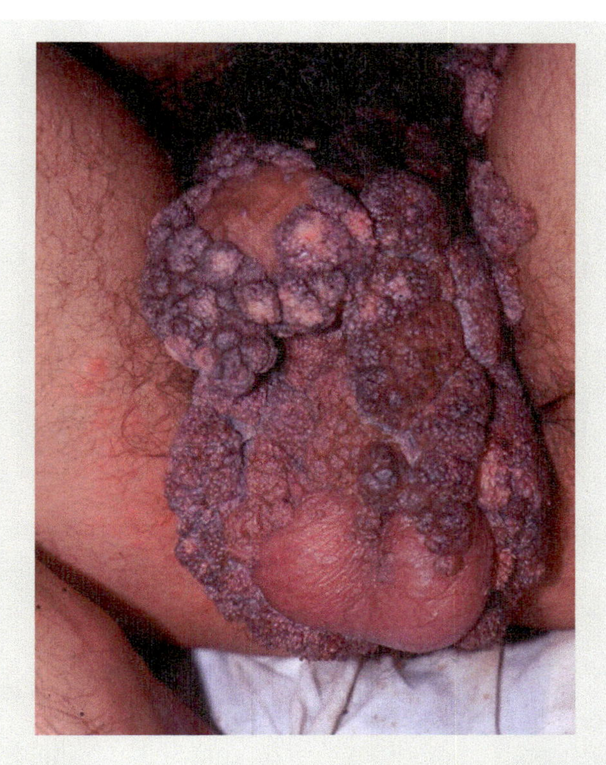

Figura 7.31. Coinfecção HPV/Aids. Paciente imunossuprimido. Em geral, só há resposta ao tratamento depois da TARV e aumento das células CD4+.

Fonte: Acervo da autoria do capítulo.

Outro aspecto importante em relação à coinfecção HIV/HPV é o quadro clínico denominado "epidermodisplasia verruciforme-*like*", caracterizado por verrugas planas, disseminadas, em pacientes sob TARV com redução da carga viral e aumento das células CD4+ (Figura 7.32 A e B).[50] Essas manifestações são denominadas "síndrome inflamatória" de reconstituição da imunidade (do inglês, *immuno inflammatory reconstitution syndrome* – IRISI). A epidermodisplasia verruciforme de Lewandowsk-Lutz, clássica, é uma genodermatose relativamente rara, com possibilidade de degeneração carcinomatosa em múltiplas áreas.

O tratamento do HPV nos doentes HIV/aids é o mesmo indicado para os casos em imunocompetentes. A resposta à terapêutica é mais difícil quando a contagem de linfócitos T-CD4+ estiver baixa.

Leucoplasia pilosa oral

A leucoplasia pilosa oral é ocasionada pelo vírus Epstein-Barr. É típica da aids, indicando grave comprometimento da imunidade. O aspecto clínico é bem característico, dispensando exames laboratoriais para a comprovação diagnóstica.

É assintomática e caracteriza-se por lesões esbranquiçadas, papiliformes, isoladas ou confluentes,

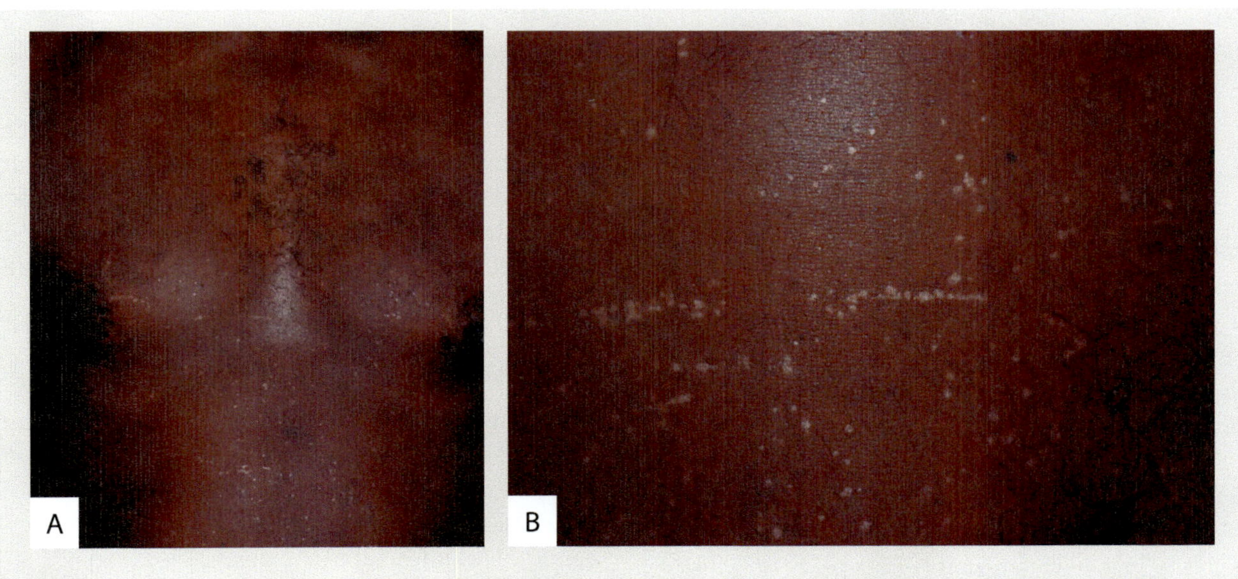

Figura 7.32. Coinfecção HPV/aids. (A) Lesões papulosas planas e disseminadas – surgiram na vigência da TARV e de aumento das células CD4+. Este quadro dermatológico, denominado "epidermodisplasia verruciforme-*like*", é observado entre as doenças que caracterizam a síndrome de reconstituição da imunidade. (B) HPV. Mesmo paciente da imagem A. Detalhe das lesões papulosas, planas, isoladas e confluentes, em distribuição linear, características do fenômeno de Köbner, comum no HPV. O Köbner também pode ocorrer no líquen plano e vitiligo.

Fonte: Acervo da autoria do capítulo.

formando pequenas placas nas bordas da língua (Figura 7.33). O principal diagnóstico diferencial é feito com a candidíase, ocasionada principalmente pela *Candida albicans*. As lesões de candidíase, ao contrário da leucoplasia, são facilmente removidas. Em casos de dúvida, o exame micológico é indicado.

Em geral, a leucoplasia pilosa regride com a recuperação da imunidade, após a instituição da TARV.

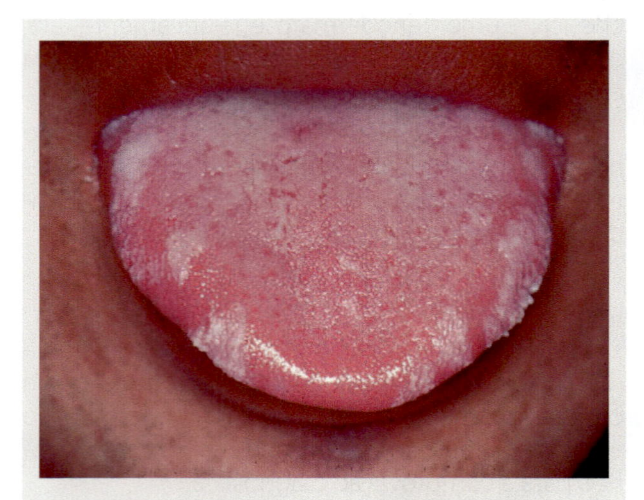

Figura 7.33. Coinfecção leucoplasia pilosa oral/aids. As lesões regridem com a TARV. Nesses casos, pode haver a associação com candidíase. O exame micológico direto e, se necessário, cultura, são importantes.
Fonte: Acervo da autoria do capítulo.

Molusco contagioso

O molusco contagioso é ocasionado por vírus da família Poxvirus. É frequente em crianças e relativamente raro em adultos.

As crianças com eczema atópico são, provavelmente, mais predispostas a desenvolver o molusco contagioso. Caracteriza-se por lesões papulosas, múltiplas, isoladas, pequenas, brilhantes, cor da pele ou esbranquiçadas. Nas crianças, é encontrado principalmente na face, pescoço, membros superiores, parte superior dos membros inferiores e paredes laterais do tórax.

Nos pacientes com aids, podem ocorrer lesões similares às aqui descritas, ou maiores, isoladas ou confluentes, localizadas com maior frequência na face e nos genitais (Figuras 7.34 e 7.35 A e B).

No diagnóstico diferencial dos pacientes apresentando a coinfecção molusco contagioso/aids, são importantes a criptococose e a histoplasmose.

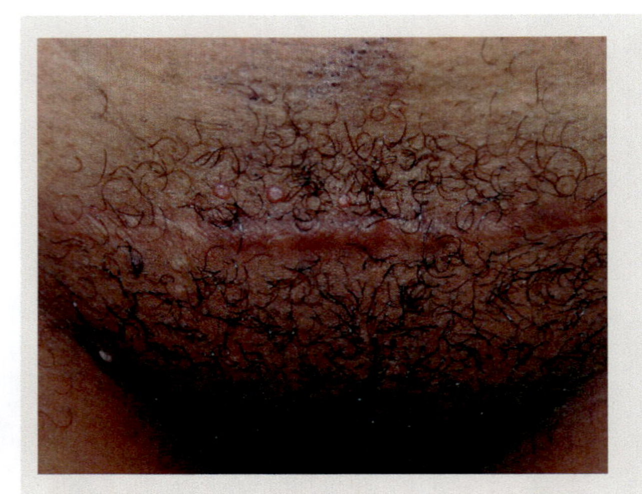

Figura 7.34. Molusco contagioso. Esta virose não é comum em adultos. A sorologia foi positiva para HIV.
Fonte: Acervo da autoria do capítulo.

O tratamento do molusco contagioso é realizado por meio da curetagem das lesões, crioterapia e aplicação de produtos tópicos, como o hidróxido de potássio, cantaridina, ácido retinoico tópico, e outros.

Nos doentes com aids, enquanto não for instituída a TARV, é comum a recidiva do molusco contagioso, independentemente do tratamento realizado.[51,52]

Covid-19

São poucos os estudos relacionados à coinfecção HIV/aids/covid-19.[53] Segundo trabalho recente, admite-se que haja maior risco de os pacientes coinfectados apresentarem rebote, com aumento da carga viral (HIV-1), especialmente aqueles com manifestação grave da infecção pelo SARS-CoV-2. A coinfecção parece não afetar a contagem de células $CD4^+$.[5]

Doenças bacterianas

Neste tópico, serão abordadas com maiores detalhes as doenças bacterianas mais frequentes em doentes com aids. Outros aspectos epidemiológicos, clínicos, laboratoriais e terapêuticos são descritos em diferentes capítulos deste livro.

Sífilis

A sífilis é uma das importantes doenças sexualmente transmitidas (DST) associadas à infecção pelo HIV. Em estudo americano recente, encontrou-se incidência da coinfecção sífilis/HIV/aids em 33,8% dos

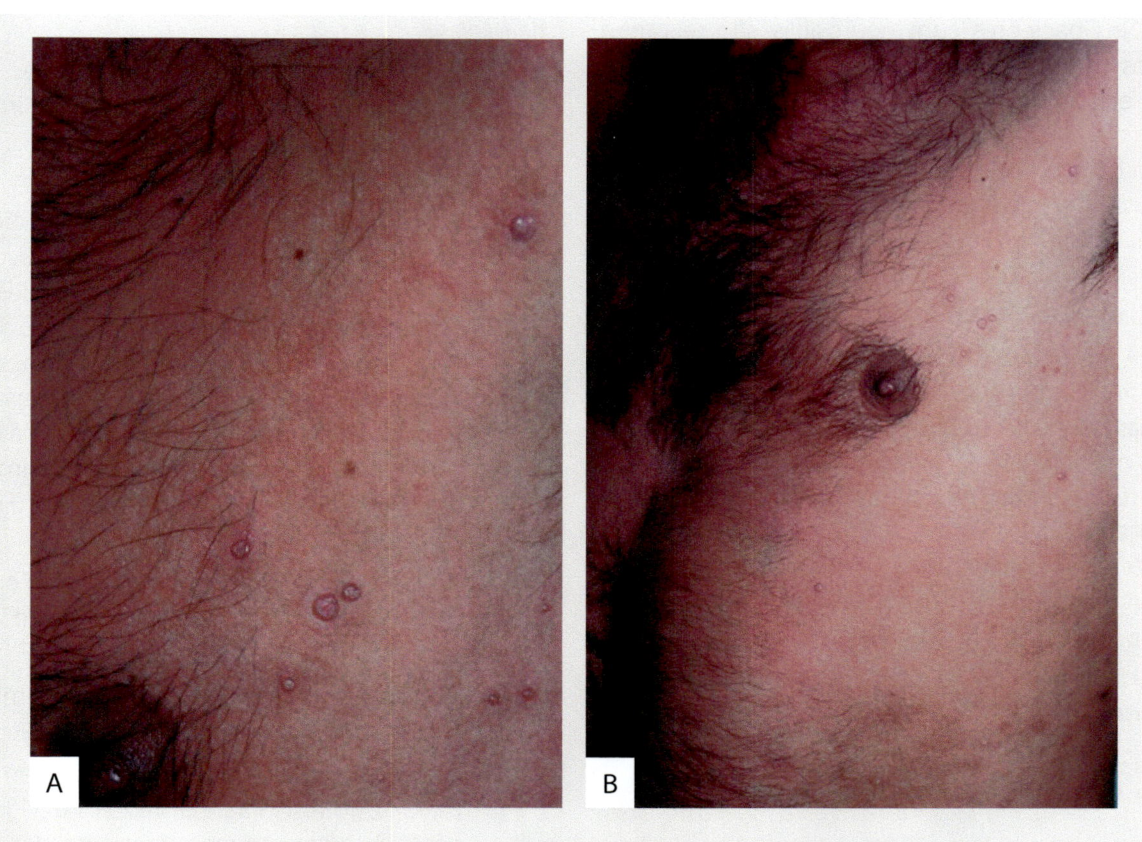

Figura 7.35. Coinfecção molusco contagioso/sífilis/aids. (A) Lesões papulosas e manchas eritematosas, disseminadas e não pruriginosas. Sorologia positiva para sífilis e HIV. (B) Mesmo paciente da imagem A. Aspecto urticariforme da sífilis recente.
Fonte: Acervo da autoria do capítulo.

homens negros que fazem sexo com homens, na faixa etária de 15 a 19 anos e 77,8%, no mesmo grupo racial, com idade de 45 a 49 anos.[54]

Na maioria dos casos, os aspectos clínicos da sífilis em pacientes com aids são similares aos que se observam em imunocompetentes. Porém, casos atípicos, com acentuada queda de cabelos e pelos, associadas a manifestações cutâneas psoriasiformes ou simulando micoses podem ser observados (Figuras 7.35 A e B).

Em doentes apresentando a coinfecção aids/sífilis, com acentuada imunossupressão, pode-se observar o quadro clínico denominado **sífilis maligna precoce**, caracterizado por pápulas que evoluem para lesões ulceronecróticas.

Comprometimento neurológico, oftalmológico, febre, cefaleia, artralgia e outras manifestações sistêmicas também podem ocorrer.

O acometimento neurológico pode ocorrer mais precocemente em doentes com aids. Em estudo recente, realizado na Turquia, com 291 pacientes coinfectados, verificaram-se quadros neurológicos em 9% dos casos.[55]

Entre todos os exames recomendados para o diagnóstico e acompanhamento dos enfermos apresentando a coinfecção aids/sífilis, é particularmente importante o exame do LCR e, se necessário, avaliação neurológica.

Nos exames laboratoriais, chamam a atenção os elevados títulos do VDRL em alguns pacientes. Nestes casos, o VDRL pode ser negativo face à elevada quantidade de antígenos – quadro laboratorial denominado "fenômeno pró-zona". Portanto, em todos os pacientes com aids e suspeita de sífilis, recomenda-se a diluição do soro para a realização do VDRL. Os demais exames laboratoriais, indicados para o diagnóstico da sífilis em imunocompetentes, como o FTA-Abs e outros exames treponêmicos específicos, são também importantes.

O tratamento é similar ao indicado para imunocompetentes, ou seja, penicilina benzatina – dose única de 2.400.000 U para sífilis recente e três doses com intervalos de 1 semana na sífilis tardia.

Nos pacientes com neurosífilis, são recomendados os antibióticos treponemicidas que se concentrem bem no SNC, como a amoxicilina, 2 g, via oral (VO), a cada 8 horas, associada à probenicida, VO, a cada 6 horas, durante 15 dias ou ceftriaxona, na dose de 1 g/dia, via intramuscular (IM), durante 14 dias.

Micobacterioses

A tuberculose pulmonar, ocasionada por *Mycobacterium tuberculosis* é uma das mais frequentes causas de êxito letal em pacientes com aids.[39] Outras micobactérias, denominadas **micobactérias não tuberculosas** também podem ocasionar comprometimento sistêmico. Entre as micobactérias mais comuns pertencentes a esse grupo, destaca-se o complexo *M. avium intracellulare.*

Recomenda-se que, para todos os casos de tuberculose, inclusive com envolvimento cutâneo, seja realizado o teste para HIV (Figura 7.36).

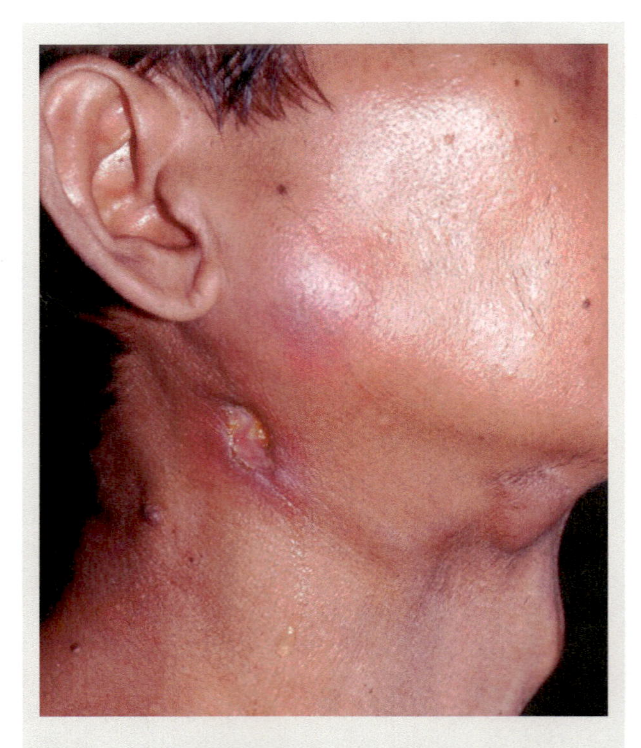

Figura 7.36. Coinfecção escrofuloderma/aids. O resultado do exame anatomopatológico foi compatível com tuberculose cutânea. Nestes casos, recomenda-se cultura de material para tuberculose, PPD e, principalmente, PCR para a confirmação diagnóstica. Em todos os casos de tuberculose, é importante a sorologia para HIV.
Fonte: Acervo da autoria do capítulo.

Hanseníase

Desde os primeiros relatos da coinfecção hanseníase/aids, até o presente momento, são importantes os seguintes aspectos epidemiológicos, clínicos, terapêuticos e laboratoriais:

- Ao contrário do que se observa na tuberculose, não houve aumento de casos novos de hanseníase em pacientes com HIV/aids. Em geral, as manifestações clínicas são idênticas às que se observam em imunocompetentes (Figura 7.37 A e B). São raros os pacientes com hanseníase virchowiana diagnosticados em doentes imunossuprimidos, mesmo em fases avançadas da aids (Figura 7.38 A, B, C e D).
- Portanto, a aids não teve impacto na epidemiologia da hanseníase, inclusive em áreas com alta endemicidade.
- Falhas terapêuticas e recidivas são similares às que se observam em imunocompetentes.
- Os casos relatados de coinfecção, em sua maioria, foram diagnosticados na vigência da TARV e consequente aumento das células $CD4^+$, principalmente nos primeiros 2 a 4 meses de tratamento. Tem-se observado predomínio das formas *borderline*, muitos apresentado quadros reacionais. Estes pacientes enquadram-se na **síndrome de restauração da imunidade** (Figura 7.39).
- Os quadros reacionais são similares aos observados em doentes imunocompetentes. Não parece haver acometimento de maior número de nervos periféricos, paralisias mais precoces ou deformidades.
- Um aspecto que chama a atenção nos casos de coinfecção hanseníase/aids é o comprometimento precoce das sensibilidades térmica, dolorosa e tátil.
- A baciloscopia e a histopatologia não diferem dos aspectos encontrados nos quadros habituais de hanseníase. São escassas as informações sobre PGL1 e outras técnicas de biologia molecular.
- Os esquemas terapêuticos, duração do tratamento específico e quadros reacionais dos pacientes coinfectados são idênticos aos indicados para doentes imunocompetentes.

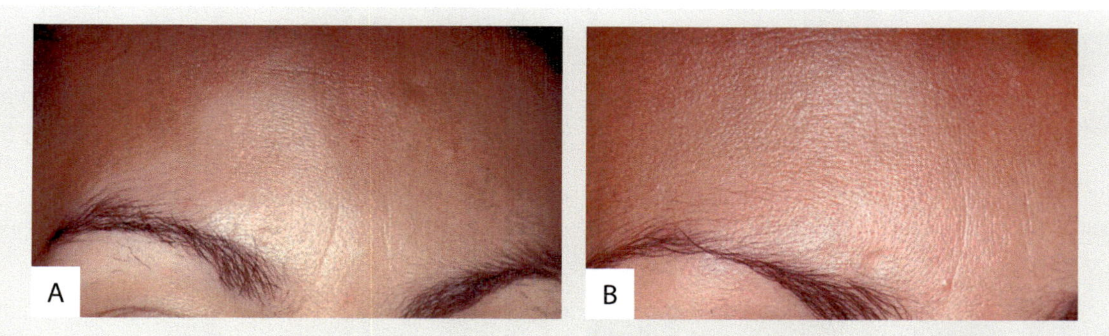

Figura 7.37. Coinfecção hanseníase/aids. (A) Contagem de células $CD4^+ > 500$. Histopatologia: quadro compatível com o diagnóstico clínico de hanseníase indeterminada, presença de raros bacilos. (B) Mesmo paciente da imagem A. Regressão completa da lesão com o tratamento multidroga para doentes paucibacilares, durante 6 meses.
Fonte: Acervo da autoria do capítulo.

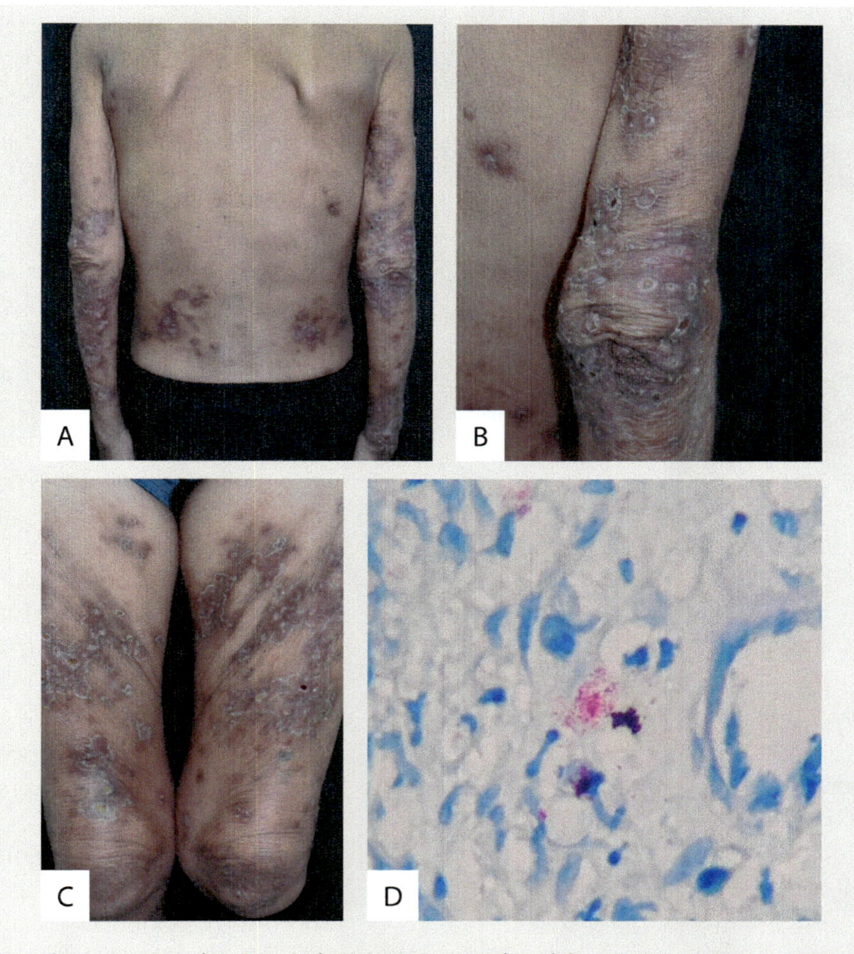

Figura 7.38. Coinfecção hanseníase virchowiana/aids. (A) Contagem de células $CD4^+ > 100$. A paciente não informava corretamente o tempo de evolução. Era viciada em drogas ilícitas. Fazia tratamento irregular para hanseníase multibacilar e referia importante perda de peso. No exame dermatológico, observa-se predomínio de lesões ulcerocrostosas e nodulares. Havia infiltração dos pavilhões auriculares. Conclusão diagnóstica: reação tipo 2, com eritema nodoso ulcerado, em doente virchowiana. (B) Detalhe da imagem A. Lesões ulcerocrostosas, escamosas e cicatriciais. (C) Paciente da imagem A. Lesões ulcerocrostosas, escamosas e cicatriciais. No momento da foto, a paciente estava sob tratamento com esquema para hanseníase multibacilar, prednisona e talidomida. (D) Paciente da imagem A. Histopatologia: hanseníase virchowiana.
Fonte: Acervo da autoria do capítulo; Cortesia da Drª Fátima Maroja.

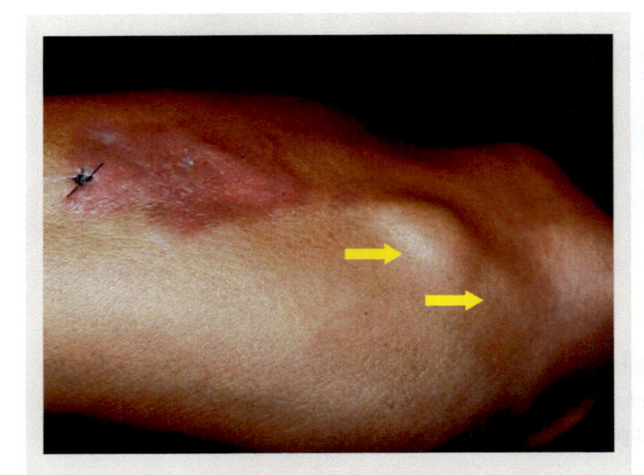

Figura 7.39. Coinfecção hanseníase BT/aids. Lesão eritematosa em placa e acentuado espessamento de nervo cutâneo superficial (setas). A lesão nodular no trajeto do nervo pode ulcerar mesmo na vigência de tratamento adequado. A hanseníase surgiu poucas semanas após o início da TARV, caracterizando quadro de SRI.

Fonte: Acervo da autoria do capítulo.

Angiomatose bacilar ou angiomatose epitelioide

São raros os casos de angiomatose bacilar documentados em nosso meio. É ocasionada por duas espécies de Bartonela, a *B. henselae* e a *B. quintana*. Ocorre em pacientes apresentando condições imunológicas similares às outras coinfecções graves, com a contagem de células $CD4^+$ abaixo de 100. Em geral, a angiomatose surge em áreas cutâneas escoriadas ou ulceradas, secundárias à arranhadura ou mordedura de gato, o principal reservatório de Bartonela.

Clinicamente, são observadas lesões papulosas, nodulares ou tumorais, eritematosas ou eritematovioláceas, simulando granuloma piogênico e angioma rubi, que podem ulcerar. Eventualmente, essas cutâneas podem simular sarcoma de Kaposi. Também, podem ocorrer lesões subcutâneas e acometimento visceral.

Manifestações sistêmicas, como febre, linfadenomegalia, acometimento hepatoesplênico e lesões ósseas também podem estar associadas às lesões cutâneas. O exame histopatológico e coloração pelo Wharthin-Starry são fundamentais para a comprovação diagnóstica.

O antibiótico de eleição para o tratamento é a eritromicina, na dose de 2 g/dia, ou doxiciclina, 100 mg, a cada 12 horas, até a regressão das lesões. Outros antibióticos também podem ser empregados.

Dermatozoonoses

Em geral, as doenças parasitárias que podem acometer o paciente imunossuprimido são as mesmas observadas na rotina das afecções dermatológicas em doentes imunocompetentes. Algumas podem apresentar manifestações clínicas particulares, principalmente a leishmaniose.

Leishmaniose

Em áreas endêmicas de leishmaniose cutaneomucosa (LCM), a exemplo da região amazônica, não foram observadas mudanças epidemiológicas em relação ao aumento dos casos de LCM nos pacientes com aids. Também, não se verificou maior número de pacientes com leishmaniose disseminada ou quadros clínicos similares à leishmaniose anérgica difusa. Porém, alguns aspectos da coinfecção LCM/aids são importantes:

- Manifestações atípicas, simulando outras doenças cutâneas, podem ocorrer na vigência da imunossupressão ou durante a TARV.
- Casos de reativação da leishmaniose nas áreas cicatriciais, vários anos após o tratamento e cura da doença. Chama a atenção o aparecimento de erosões e crostas na periferia das cicatrizes. Progressivamente, surge ulceração. Nesses casos, é comum o paciente já ter definido quadro de aids (Figura 7.40 A e B).
- Acometimento mucoso precoce, na vigência de lesões cutâneas com pouco tempo de evolução. São poucos os pacientes documentados com esta evolução; porém, recomenda-se, sempre, a realização de sorologia para HIV em doentes com esse quadro clínico (Figuras 7.41 A e B e 7.42 A e B).
- Pacientes, previamente tratados e considerados curados, podem, depois de vários meses ou anos, desenvolver múltiplas lesões papulosas, pequenas placas ou lesões vegetantes, disseminadas. Em geral, esses quadros ocorrem poucas semanas depois do início da TARV, na vigência do aumento de células $T\text{-}CD4^+$, caracterizando a síndrome inflamatória de reconstituição da imunidade. No exame direto e histopatologia, o número de parasitas é reduzido. Nesses doentes, a resposta ao tratamento pode ser mais lenta.

Para o diagnóstico da LTA são empregados os mesmos exames recomendados para a LCM em imunocompetentes.

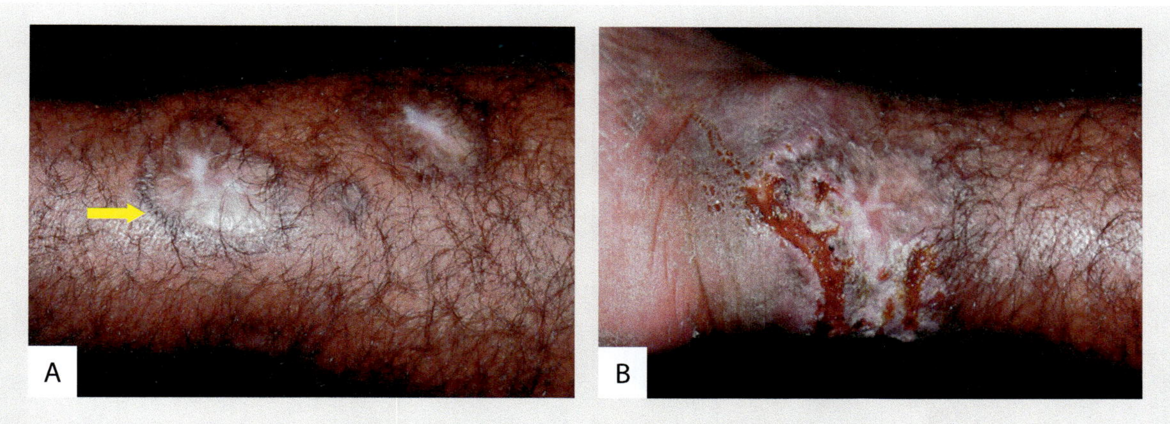

Figura 7.40. Coinfecção leishmaniose/aids (total de células $CD4^{+}$ -152). (A) O paciente havia sido tratado e considerado curado há mais de 3 anos. Tinha cicatrizes de várias úlceras de LCM. A recidiva ocorreu poucas semanas antes do diagnóstico de aids. Observar numerosas crostas no entorno das cicatrizes, particularmente à esquerda (seta). (B) Mesmo paciente da imagem A. Ulceração na borda da cicatriz.
Fonte: Acervo da autoria do capítulo; Cortesia da Drª Anette Chrusciak Talhari.

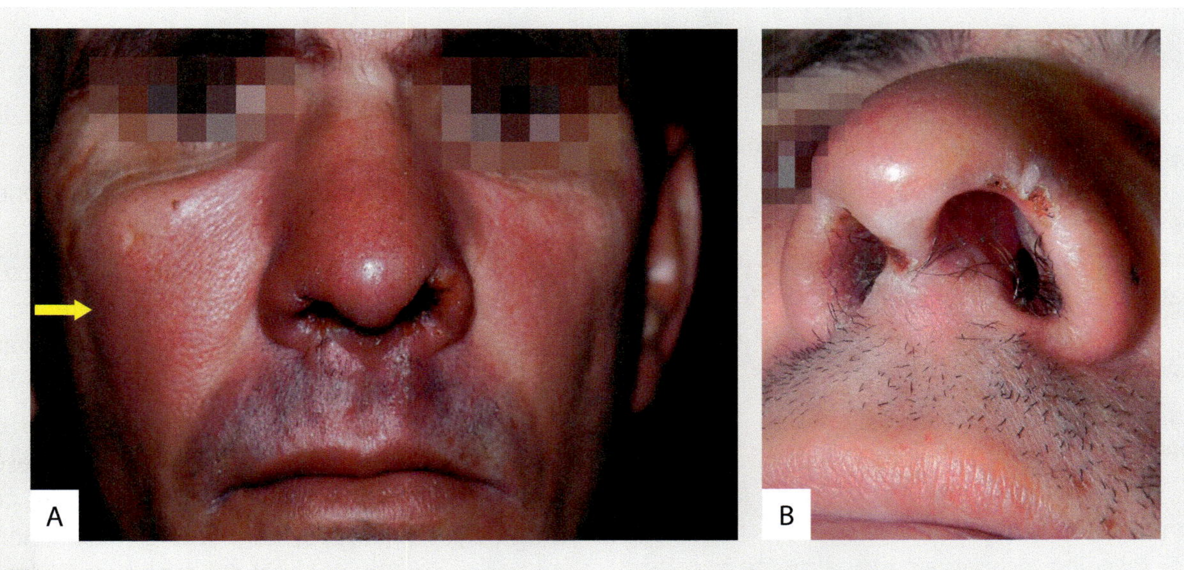

Figura 7.41. Coinfecção leishmaniose/aids. (A) Infiltração do nariz e lesões cutaneomucosas da região nasal. Infiltração não habitual das regiões malares, principalmente à esquerda (seta). O quadro clínico levantou a suspeita de aids. O paciente referia outros sintomas, principalmente emagrecimento. (B) Mesmo paciente da imagem A. Regressão das lesões 10 dias após início de antimonial pentavalente, na dose de 20 mg/kg/dia, e manutenção da TARV.
Fonte: Acervo da autoria do capítulo; Cortesia da Drª Anette Chrusciak Talhari.

O tratamento de pacientes coinfectados é feito com as mesmas drogas indicadas para a LCM em imunocompetentes. É possível que a miltefosina, por via oral, seja o medicamento ideal para o tratamento dos casos de coinfecção aids/LCM.[56] Face a efeitos adversos observados nos locais da aplicação do medicamento, não se recomenda administrar a pentamidina em doentes com aids.

Escabiose

No início da pandemia HIV/aids, pensava-se que, face à imunossupressão, a aids possibilitaria o aumento do número de casos de **sarna crostosa (norueguesa)**.[57] Essa hipótese não se confirmou.

Em geral, o quadro dermatológico da escabiose em pacientes com aids é similar ao que se observa em imunocompetentes.

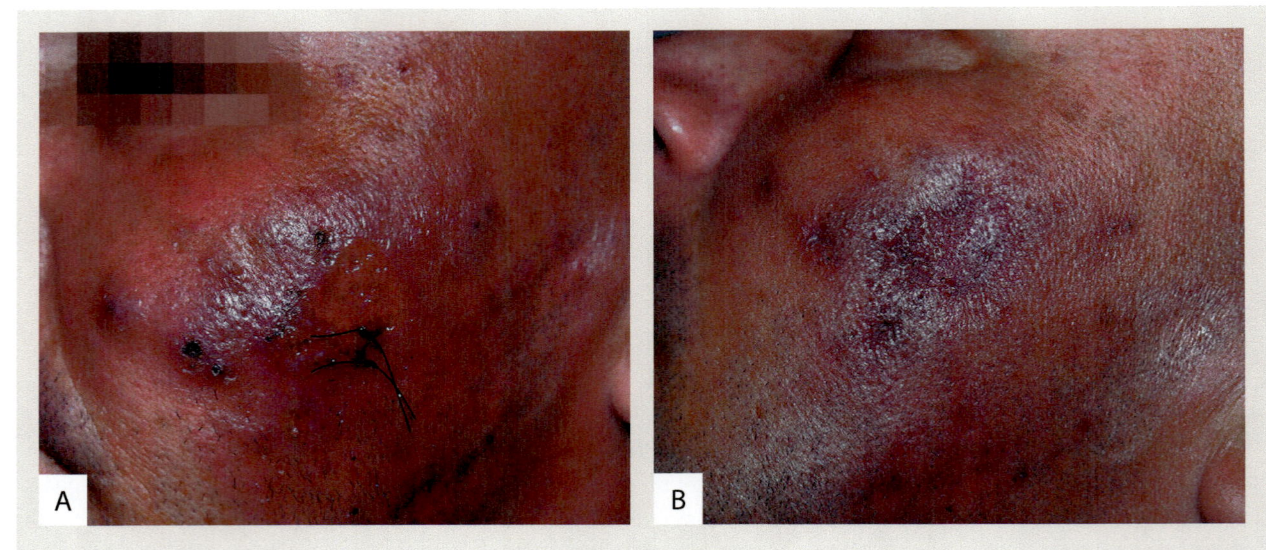

Figura 7.42. Coinfecção leishmaniose/aids. (A) Lesão ulcerosa, rasa (local da biópsia) e lesões eritematosas, exulcerocrostosas, sobre áreas infiltradas. (B) Mesmo paciente da imagem A. Regressão das lesões após tratamento com antimonial pentavalente, na dose de 20 mg/kg/dia, e manutenção da TARV.

Fonte: Acervo da autoria do capítulo.

No diagnóstico diferencial de pacientes com aids, apresentando prurido intenso e lesões papulosas, escoriadas, é importante considerar a possibilidade de prurigo. O prurigo é relativamente frequente nesses doentes, independentemente da contagem de células $CD4^+$ (ver tópico sobre prurigo neste capítulo).

Demodecidose

Na vigência da imunossupressão, pode haver aumento do *Demodex folicullorum* e o aparecimento de foliculite, localizada principalmente na cabeça, face, pescoço, tronco e braços. Na face, as lesões podem ser idênticas aos quadros clássicos de rosácea ou apresentar-se com aspecto crostoso.[58]

O aspecto clínico é similar às foliculites ocasionadas por estafilococos e *Malassezia furfur*. Também podem simular doenças cutâneas, como a foliculite eosinofílica, dermatose papulosa prurítica e outros quadros dermatológicos.

O diagnóstico correto das foliculites, além de ser fundamental para o tratamento, pode, em muitos casos, suscita a suspeita da associação com aids.

O exame histopatológico e colorações especiais são fundamentais para o diagnóstico.

Estrongiloidíase

O *Strongyloides stercoralis* é endêmico, principalmente nas regiões tropicais e subtropicais.

Nos pacientes imunossuprimidos, há risco de disseminação do Strongyloides, acometendo os pulmões, SNC, fígado, rins e outros órgãos, inclusive a pele, com altas taxas de mortalidade.[59]

Nos pacientes com aids, apresentando disseminação do *S. stercoralis*, podem ocorrer lesões cutâneas purpúricas, petequiais ou maiores, com progressão rápida. Localizam-se, preferencialmente, no tronco e parte proximal dos membros. As lesões petequiais, múltiplas, localizadas em torno do umbigo, podem apresentar aspectos similares às impressões digitais dos polegares. Este tipo de lesão é muito sugestivo da migração cutânea massiva de larvas filariformes para a pele.

Manifestações cutâneas não infecciosas associadas a HIV/aids

Prurigo associado à aids ou dermatose papulosa prurítica

O **prurigo associado à aids** ou **dermatose papulosa pruritica (DPP)** é uma das principais doenças cutâneas não infecciosas em pacientes portadores de HIV/aids. É mais frequente em adultos, principalmente nas regiões tropicais, acometendo 11% a 46% dos pacientes com aids.[60-62] No Haiti, na década de 1980, era diagnosticada em 46% dos pacientes. Em Manaus, na década de 1990, no estudo de 114 casos de HIV/aids; 28,3% foram diagnosticados com PAA (dados não publicados).

São poucos os estudos sobre a etiologia da DPP. Na maioria dos casos observados em Manaus, há relação importante com a picada de insetos. Admite-se, também, a possibilidade de associação com atopia. Aumento da IgE é frequente nestes enfermos. Observa-se DPP em todas as fases da aids, mesmo sob TARV e aumento das células $CD4^+$.

O DPP é observado em adultos HIV+, sem histórico de prurigoestrófulo na infância.

O quadro clínico é similar ao prurigo da infância associado à atopia. As lesões da DPP localizam-se preferencialmente nas áreas descobertas dos membros inferiores, membros superiores e região lombar. Na infância, há tendência ao desaparecimento espontâneo. O prurido associado à DPP é intenso, constante, interferindo na qualidade de vida. Clinicamente, a DPP caracteriza-se por lesões ertiematopapulosas, papuloceratósicas, papuloexúlcerocrostosas, escoriações e cicatrizes superficiais, muitas vezes hipercrômicas (Figuras 7.43 A e B; 7.44 A e B e 7.45 A e B). Além dessas manifestações, encontram-se, com relativa frequência, lesões vesiculopapulosas no centro de áreas eritematoedematosas, denominadas **seropápula de Tomazoli**, típica do prurigo da infância. O exame histopatológico deste tipo de lesão é sugestivo de alergia à picada de inseto (Figura 7.46). A região glútea e genitália quase sempre são poupadas. Essa localização é importante para o principal diagnóstico diferencial, a escabiose (Figura 7.47). Nesta parasitose, é comum a presença de lesões na genitália e na região glútea (Figura 7.48). O acometimento das pernas e membros superiores não é comum na escabiose. Casos de psoríase com lesões papuloescamosas, pequenas placas hiperceratósicas ou escamosas, pruriginosas, são importantes no diagnóstico diferencial com DPP e escabiose.

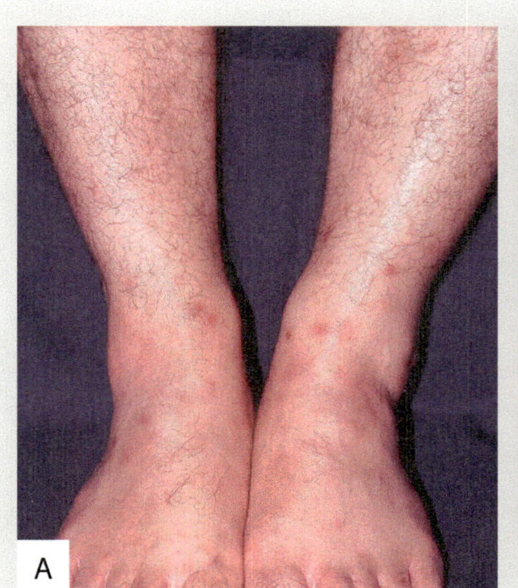

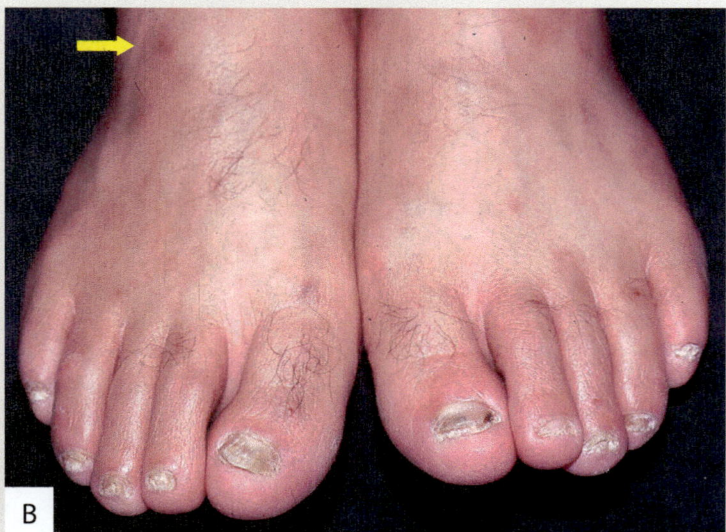

Figura 7.43. Dermatose papulosa prurítica associada à aids. (A) Lesões eritematopapulosas, exulceradas e pruriginosas, com pouco tempo de evolução, somente nas pernas. A maioria destes pacientes refere alergia à picada de insetos. (B) Mesmo paciente da imagem A. Onicomicose envolvendo todas as unhas, várias do tipo branca subungueal. Micose ungueal extensa, como observado no caso em tela, é sugestivo de imunossupressão. No dorso da parte superior dos pés, há lesões de dermatose papulosa prurítica (seta). Sorologia positiva para HIV e baixa contagem de células $CD4^+$.
Fonte: Acervo da autoria do capítulo.

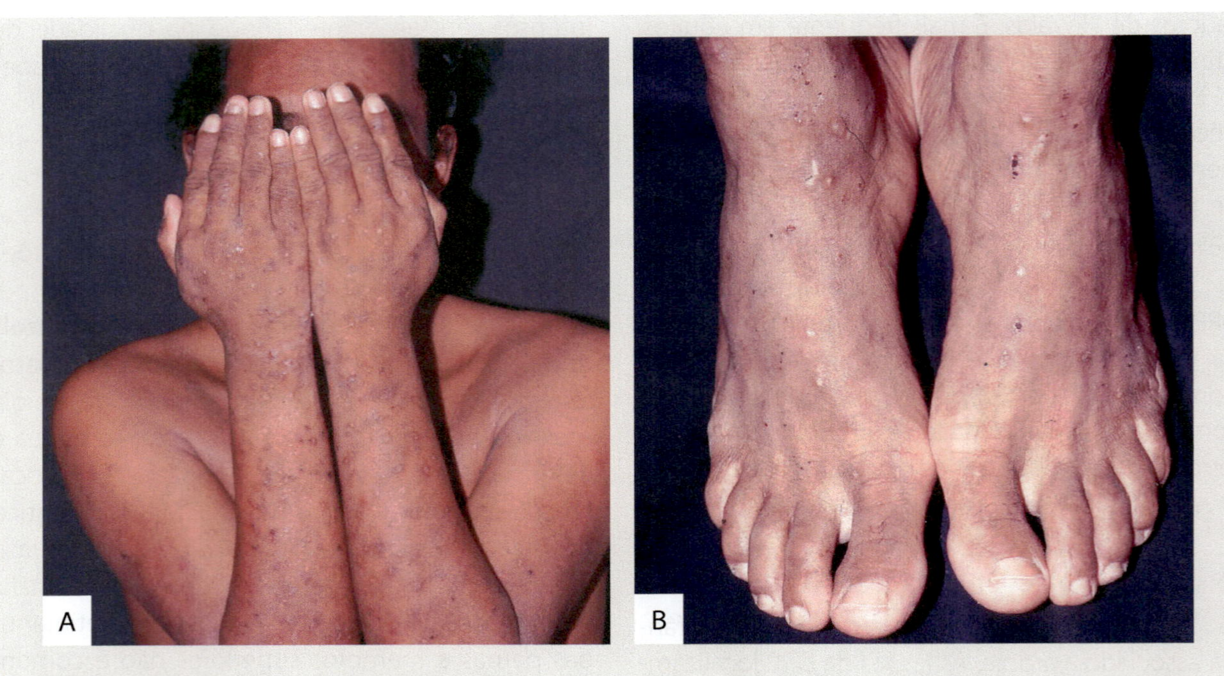

Figura 7.44. Dermatose papulosa prurítica em paciente com aids. (A) Início das manifestações cutâneas na vida adulta. Com frequência, este quadro dermatológico é diagnosticado como escabiose. (B) Mesmo paciente da imagem A. Presença de lesões papulosas, exulcerocrostosas e cicatriciais. Intenso prurido. A localização nos membros superiores e inferiores é rara na escabiose.
Fonte: Acervo da autoria do capítulo.

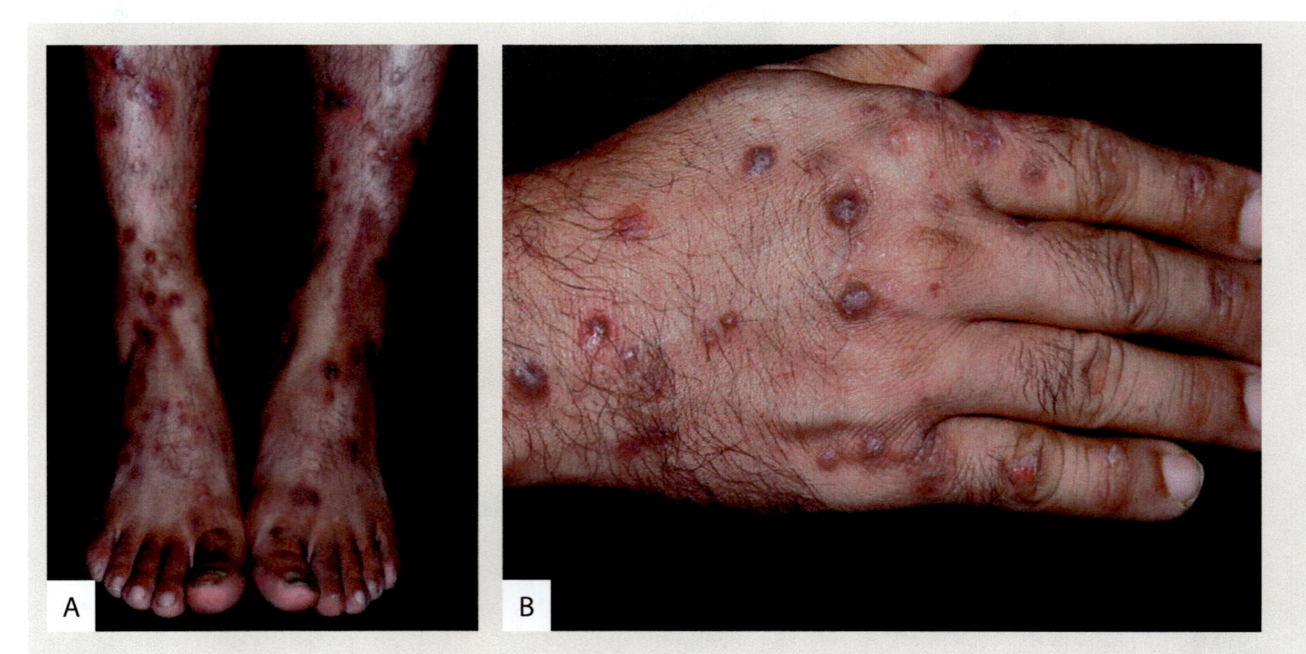

Figura 7.45. Dermatose papulosa prurítica. (A) Paciente HIV-positivo. Vários meses de evolução. Intenso prurido. Lesões papulosas com eritema e pigmentação periférica. A sorologia para HIV foi solicitada após o exame dermatológico destas lesões. (B) Mesmo paciente da imagem A. Lesões papuloceratósicas e áreas escoriadas. O prurido é ininterrupto, dia e noite.
Fonte: Acervo da autoria do capítulo.

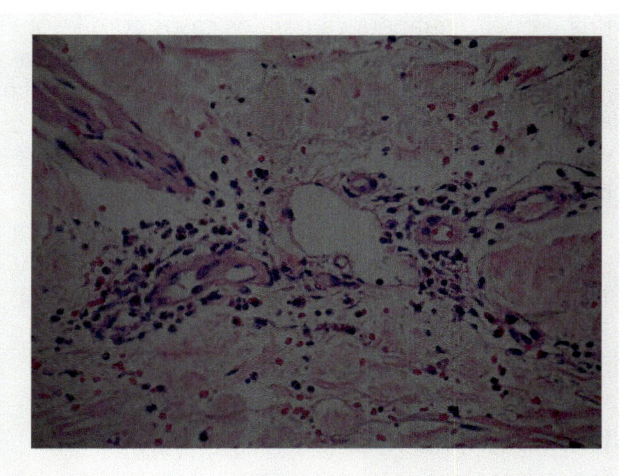

Figura 7.46. Biópsia de lesão recente, sugestiva de reação à picada de inseto. Histopatologia: infiltrado inflamatório com predomínio de neutrófilos e eosinófilos, em torno de vaso dilatado e no interstício. Conclusão: histologia inespecífica, mas consistente com reação de hipersensibilidade dérmica.
Fonte: Cortesia do Dr. Antônio Pedro Mendes Schettini.

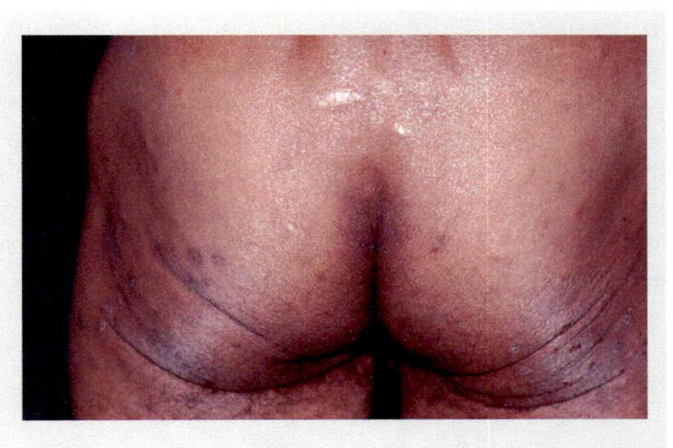

Figura 7.47. Dermatose papulosa prurítica. Lesões papuloceratósicas e áreas escoriadas nas coxas. A região glútea é poupada.
Fonte: Acervo da autoria do capítulo.

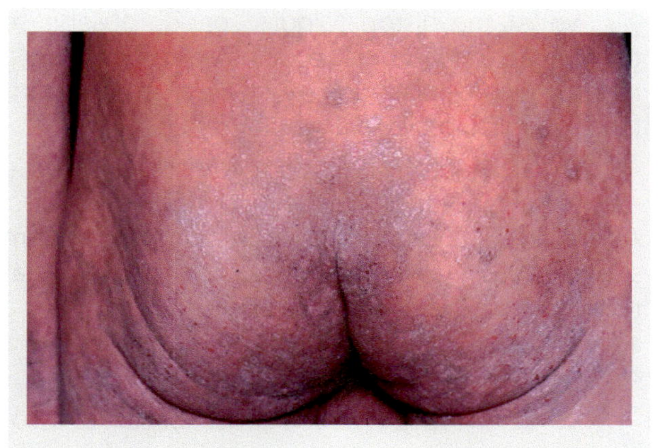

Figura 7.48. Escabiose em paciente imunocompetente. Os glúteos e órgãos genitais estão entre as localizações mais importantes da escabiose. O prurido é mais intenso à noite.
Fonte: Acervo da autoria do capítulo.

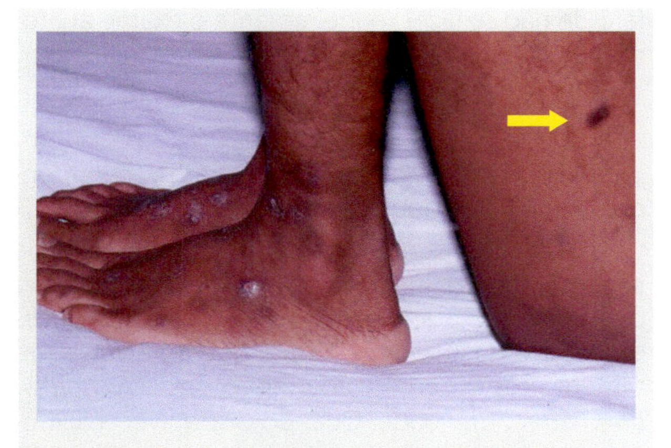

Figura 7.49. Dermatose papulosa prurítica em paciente com aids. Lesões secundárias a intenso prurido e infecção secundária. Observar lesão de sarcoma de Kaposi na coxa (seta).
Fonte: Acervo da autoria do capítulo.

Outros quadros dermatológicos associados à aids podem estar presentes nos pacientes com DPP (Figura 7.49).

Entre os vários anti-histamínicos empregados para o tratamento da DPP, a prometasina na dose total de 20 mg, administrada à noite, é provavelmente a melhor opção. Corticosteroides tópicos, de média e alta potência, são benéficos na redução do prurido. Durante o dia, é aconselhável a utilização de calças compridas, principalmente para os doentes que referem alergia à picada de insetos e vivem nas regiões tropicais.

Foliculite eosinofílica

A foliculite eosinofílica (FE) foi descrita por Ofuji, em 1970, em pacientes imunocompetentes. Caracteriza-se por lesões papulopustulosas, que se agrupam, formando placas, com áreas de involução central. A etiologia é desconhecida.

A partir do advento da aids, a FE tem sido observada em doentes com baixa contagem de células $CD4^+$. Clinicamente, é diferente da foliculite de Ofuji. A FE associada à aids caracteriza-se por lesões eritematopapulovesiculosas, com intenso prurido e localização mais frequente na fronte, pescoço, parte superior dos braços e tronco.[63]

No exame histopatológico da FE, observa-se grande quantidade de eosinófilos, associados a neutrófilos e células mononucleares, na porção inferior do folículo piloso (Figura 7.50).

O tratamento tópico com cortiscosteroide de média e alta potência ajuda no controle do prurido. A cetirisina, itraconazol e dapsona também podem ser utilizadas. Não há boa resposta com anti-histamínicos orais. Há relato de bons resultados com a administração de itraconazol nas doses de 100 a 400 mg, via oral, por dia.[64]

No diagnóstico diferencial das foliculites associadas à aids, é importante considerar a **foliculite pitirospórica** (Figuras 7.51 A e B; e 7.52) e foliculite ocasionada por *Demodex folliculorum* que, em geral, localiza-se preferencialmente no tronco superior. É provável que o reduzido número de pacientes com foliculites associadas à aids esteja relacionado ao fato de não se fazer rotineiramente o exame anatomopatológico dessas lesões.

Psoríase

A psoríase é relativamente comum, acometendo 1% a 3% da população mundial.

Há dados que indicam maior incidência de psoríase entre os indivíduos HIV+, podendo ocorrer quadros clínicos atípicos, mais exuberantes, graves e de difícil tratamento. Sempre que possível, o tratamento tópico e/ou fototerapia com UVB *narrow band* é recomendado. Quando disponível, a acitretina é opção terapêutica para os casos com lesões disseminadas; porém, há restrições a esse medicamento quando os pacientes estiverem sob terapia com inibidores da protease. Há limitações para o tratamento da psoríase associada à aids, com imunossupressores e biológicos.[65-68]

A psoríase associada à aids pode apresentar melhora expressiva ou regredir na vigência da TARV. Também existe a possibilidade de pacientes sob TARV e aumento das células $CD4^+$ desenvolverem psoríase, caracterizando quadro de SRI.[69]

Dermatite seborreica

A dermatite seborreica (DS) está entre as manifestações dermatológicas mais frequentes nos pacientes com queixas dermatológicas, acometendo 2% a 4% da população.[32] Nos pacientes HIV+/aids, a DS é uma das manifestações cutâneas mais precoces da aids, podendo ocorrer em 80% dos enfermos.[32] Em geral, o aspecto clínico é similar aos observados em imunocompetentes, com as localizações habituais no couro cabeludo, região nasogeniana, glabela, regiões esternal e interescapular. Porém, dependendo do grau de imunossupressão, podem ocorrer quadros clínicos mais graves, com localizações pouco habituais, tais como a área do queixo, lábio superior ou lesões atípicas, associadas a outras doenças cutâneas (Figuras 7.53; e 7.54 A e B). Quadros extensos, com disseminação das lesões, podem dificultar o diagnóstico diferencial entre DS e psoríase.

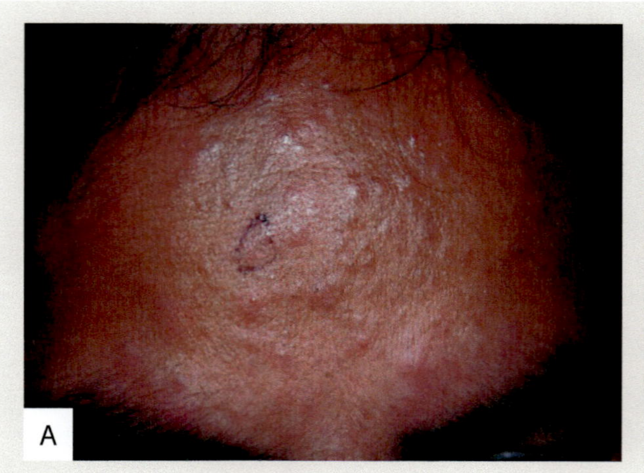

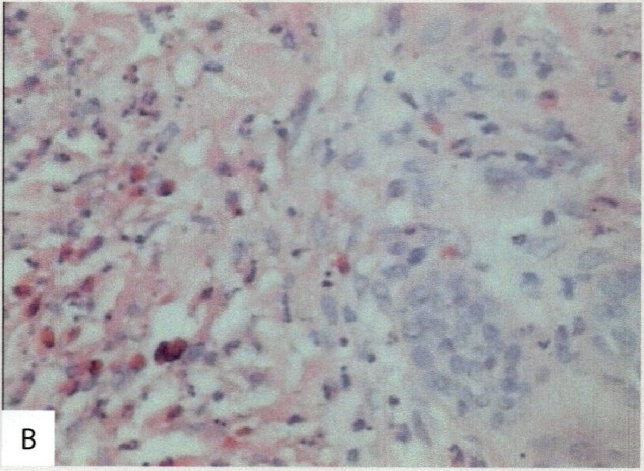

Figura 7.50. Foliculite eosinofílica. (A) Intenso prurido. A histopatologia é importante para o diagnóstico diferencial com outras foliculites e dermatose papulosa pruríica. (B) Mesmo paciente da imagem A. No exame histopatológico, observa-se infiltrado inflamatório, permeando o folículo pilossebáceo, constituído predominantemente por eosinófilos e algumas células mononucleares (HE/100×).

Fonte: Acervo da autoria do capítulo; Cortesia do Dr. Antônio Pedro Mendes Schettini.

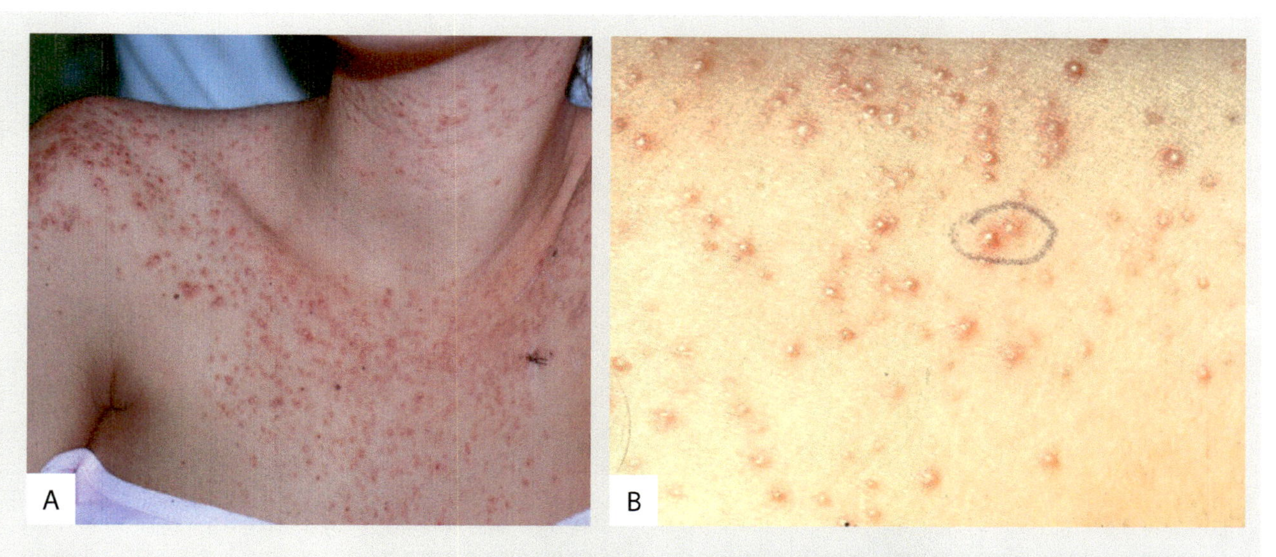

Figura 7.51. (A) Foliculite pitirospórica em paciente com aids. A biópsia foi essencial para o diagnóstico do caso. (B) Mesmo paciente da imagem A. Lesões eritematopapulopustulosas. Foi biopsiada lesão assinalada na imagem.
Fonte: Acervo da autoria do capítulo.

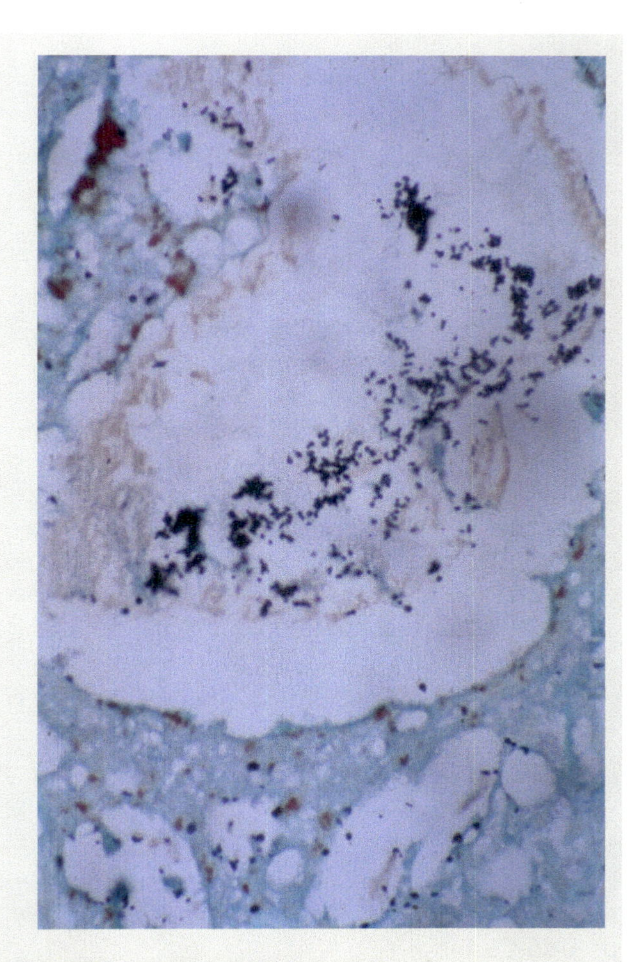

Figura 7.52. Foliculite pitirospórica.
Fonte: Acervo da autoria do capítulo.

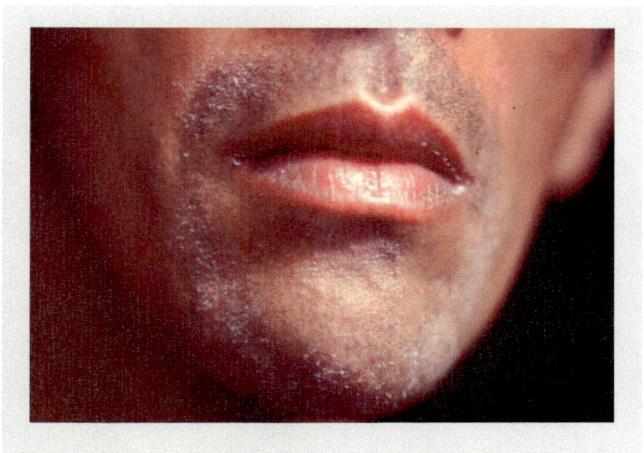

Figura 7.53. Dermatite seborreica em paciente com aids. Este aspecto clínico não é habitual em pacientes imunocompetentes.
Fonte: Acervo da autoria do capítulo.

Todos os tratamentos utilizados para o tratamento da DS no imunocompetente são indicados para a DS associada à aids. Porém, a resposta, quase sempre, é inadequada nos pacientes com acentuada imunossupressão. É comum a DS regredir com a TARV.

Eritema periungueal persistente com telangiectasia (síndrome dos dedos vermelhos)

Estima-se que 6,8% a 10,3% dos pacientes com aids, apresentando acentuada imunossupressão possam desenvolver **eritema periungueal persistente**

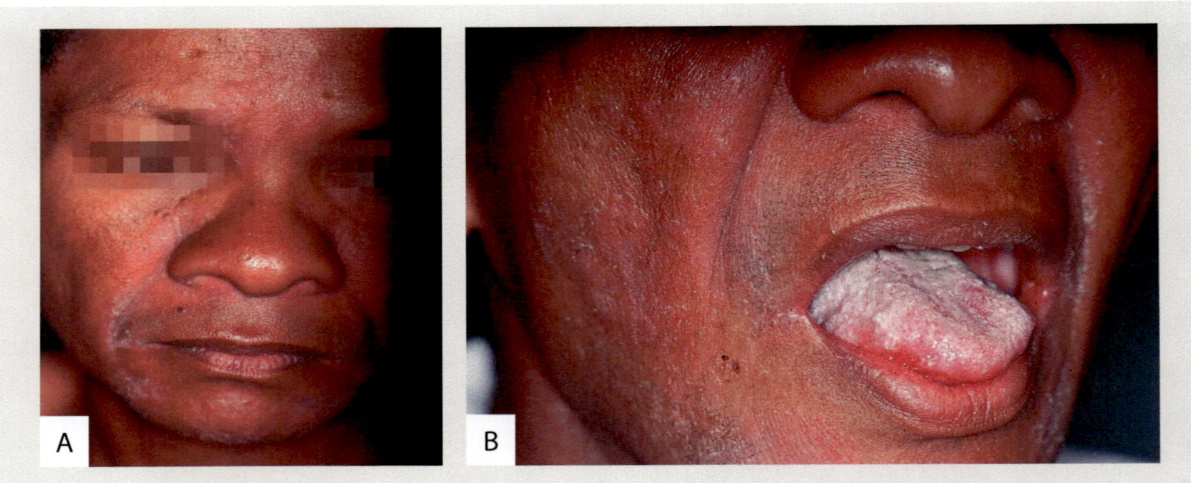

Figura 7.54. Paciente com aids e dermatite seborreica. (A) Aspecto clínico habitual nesta idade, porém havia queixas de diarreia por vários dias e emagrecimento. Nesses casos, recomenda-se exame dermatológico completo, inclusive da cavidade oral. (B) Mesmo paciente da imagem A. Extensa candidíase ocupando praticamente toda a língua. Observar descamação nos lábios, aspecto que pode ser encontrado em doentes com aids apresentando grave imunossupressão.
Fonte: Acervo da autoria do capítulo.

(EPP), também conhecido como **síndrome dos dedos vermelhos**. Nesses casos, é comum a coinfecção aids/hepatite C.

A EPP é caracterizada por eritema persistente, com telangiectasias periungueais nas extremidades dos quirodáctilos e pododáctilos. Para caracterizar a EPP, sugere-se que o quadro clínico deva estar presente há mais de 1 mês.

Há estudo de nove casos de EPP em que todos os pacientes eram usuários de drogas ilícitas ou etilistas e tinham sorologia positiva para vírus da hepatite C.[70,71]

No diagnóstico diferencial, devem ser considerados o lúpus sistêmico, a dermatomiosite e medicações que possam induzir manifestações similares.

Gengivite

Entre as manifestações orais associadas à aids, também são importantes as gengivites e periodontites, tais como o eritema gengival linear, as doenças periodontais necrotizantes, a gengivite ulcerativa necrotizante, a periodontite ulcerativa necrotizante, a estomatite ulcerativa necrotizante e a periodontite crônica.[72,73]

A presença dessas manifestações é indicativo da sorologia para HIV.

Gengivites, com aspecto eritematoso, dolorosas, às vezes ulcerosas ou necróticas, podem ser observadas em pacientes com aids.

Aftas

Aftas persistentes, muito dolorosas e de difícil tratamento podem ocorrer em doentes com aids. Portanto, em pacientes examinados pela primeira vez com lesões deste tipo, é recomendada a sorologia para HIV.

Síndrome da hiperimunoglobulinemia E-*like*

Hipereosinofilia associada a altos títulos de IgE caracteriza a **síndrome da hiperimunoglobulinemia E** (*hyper*-IgE), um quadro clínico de imunodeficiência primária diagnosticado na infância. Nestes pacientes, são observados lesões eczematosas, candidíase mucocutânea, viroses recorrentes, fraturas ósseas espontâneas e abscessos viscerais ocasionados por estafilococos. Também ocorrem manifestações relacionadas à atopia (rinite, sinusite, quadros asmatiformes) e farmacodermia.[74]

Na aids, podem ocorrer quadros similares a esta síndrome. Trata-se da **síndrome hiper-IgE-*like***.

Lipodistrofia secundária à TARV

Entre os diversos efeitos adversos associados ao tratamento da aids, é importante ressaltar a lipodistrofia, também denominada **síndrome de redistribuição da gordura corporal** ou **síndrome pseudo-Cushing**.

Os mecanismos que resultam na lipodistrofia e nos distúrbios metabólicos são desconhecidos.

Os inibidores de protease (componentes da TARV) estariam entre os principais medicamentos envolvidos nesses distúrbios, promovendo a apoptose dos adipócitos ou inibindo a diferenciação dos pré-adipócitos em adipócitos e, consequentemente, a perda de gordura. Estudos recentes, com 460 homens convivendo com aids, evidenciaram que 14% dos 410 (88%) pacientes que estavam sob TARV apresentavam lipodistrofia e tinham baixos níveis de adiponectina, indicando aumento de risco cardiovascular.[75]

As principais manifestações observadas são:

- perda da gordura da face, região glútea e/ou membros inferiores. As veias, particularmente dos membros inferiores, ficam proeminentes, simulando varizes;
- redistribuição de gordura, com aumento de volume do abdômen, mamas, "giba de búfalo", facies cushingoide e, às vezes, lipomas.

Síndrome da restauração da imunidade

A partir da década de 1990, com a introdução e a implementação de esquemas terapêuticos (TARV) mais eficazes contra o HIV, verificaram-se mudanças importantes nas perspectivas de vida dos pacientes. Esses esquemas medicamentosos, denominados HAART (do inglês, *highly active antirretroviral therapy*, ou seja, **tratamento antirretroviral altamente potente TARV**), ocasionam rápido aumento da contagem de células CD4⁺ e redução da carga viral, a partir dos primeiros meses de tratamento. A recuperação da imunidade resultará na diminuição de coinfecções, melhor qualidade de vida e redução da mortalidade. Sarcoma de Kaposi, leucoplasia oral pilosa, molusco contagioso, verrugas disseminadas, intratáveis e outras coinfecções podem regredir na vigência da restauração imunológica.

Porém, durante o restabelecimento da imunidade, existe a possibilidade de reativação/exacerbação de doenças preexistentes ou novas doenças, infecciosas ou não, tais como hanseníase, tuberculose, sarcoidose, doenças associadas à tireoide e outras. As descrições dessas manifestações cutâneas e/ou sistêmicas, na língua inglesa, foram inicialmente designadas *imune reconstitution inflammatory syndrome* (IRIS). Na língua portuguesa, utiliza-se a denominação IRIS ou **síndrome de restauração da imunidade** (**SRI**) (Figuras 7.55 A e B; e 7.56 A e B).

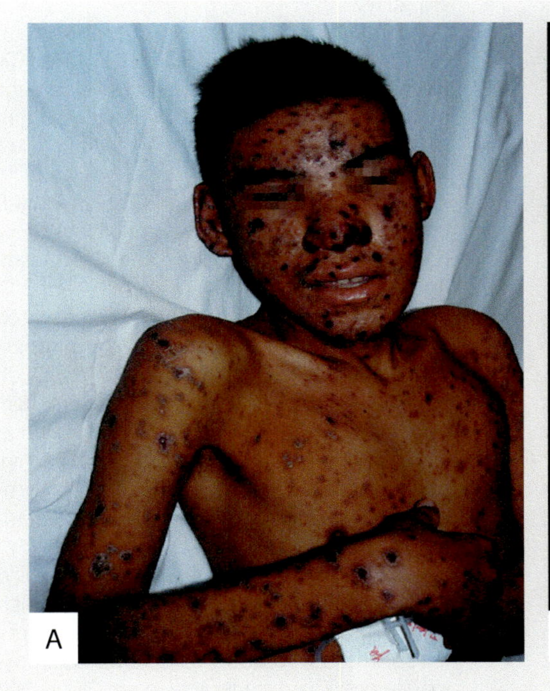

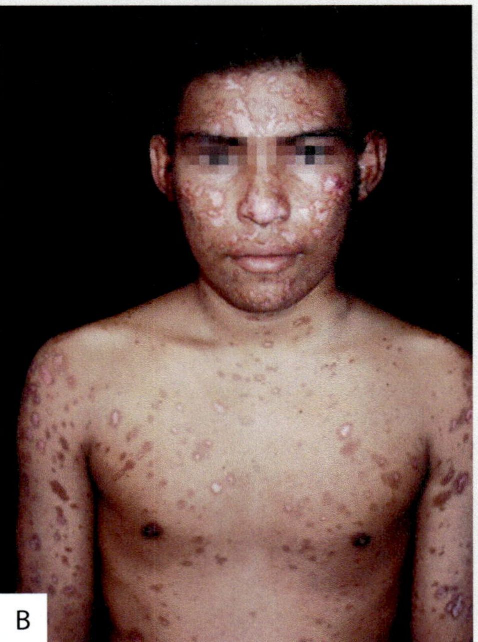

Figura 7.55. Coinfecção histoplasmose/aids. (A) Paciente acamado com lesões papulosas e ulceronecróticas disseminadas. Contagem de células $CD4^+ = 58$. Durante a hospitalização, iniciou-se tratamento com anfotericina B e TARV. (B) Poucas semanas após tratamento com anfotericina B. O paciente teve alta hospitalar e continuou tratamento ambulatorial com itraconazol.

Fonte: Acervo da autoria do capítulo.

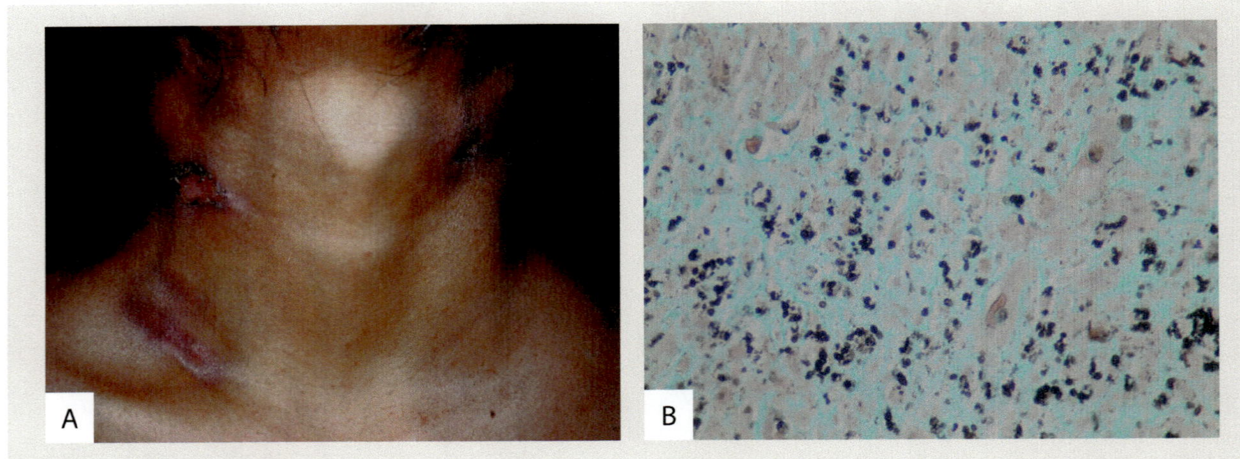

Figura 7.56. (A) Paciente da Figura 7.55. No controle ambulatorial, sob tratamento regular e aumento da contagem de células CD4+ (acima de 300), o paciente apresentou lesões gomosas com ulcerações no pescoço e região supraclavicular. Pensou-se em escrofuloderma e fez-se biópsia. (B) Mesmo paciente da imagem A. Coloração pelo Grocott: histoplasmose. O quadro clínico foi classificado como síndrome de restauração da imunidade e continuou-se o tratamento com itraconazol.
Fonte: Acervo da autoria do capítulo.

Na abordagem das diversas doenças cutâneas associadas à aids, são mencionados os principais aspectos relacionados à SRI.

Referências bibliográficas

1. Center for Diseases Control and Prevention (CDC). Epidemiologic notes and reports: Pneumocystis pneumonia. Morbidity and Mortality Weekly Report (MMWR). 1981; 30(21):1-3.
2. Sepkowitz KA. Aids: the first 20 years. The New England Journal of Medicine. 2001(344):1764-72.
3. Duesberg P, Rasnick D. The Aids dilemma: drug diseases blamed on a passenger virus. Genetica. 1998(104):85-132.
4. Galvão B. A batalha contra a Aids e outras lutas. Disponível em: https://revistapesquisa.fapesp.br/a-batalha-contra-a-Aids-e-outras-lutas. Acesso em: 2 dez. 2020.
5. Nunes CLX. Características clinico-epidemiológicas e aspectos bioéticos relacionados à infecção pelo HIV/Aids em mulheres na Bahia. [Tese de doutorado]. Bahia: Universidade Federal da Bahia, Faculdade de Medicina; 2004. p. 167.
6. Mann J, Tarantola DJM, Netter TW. A global epidemic out of control? In: Mann J, Tarantola DJM, Netter TW (ed.). Aids in the world. United States: Library of Congress (cataloging-in-publication data); 1992. p. 1-8.
7. Mann J, Tarantola DJM, Netter TW. A global epidemic out of control? In: Mann J, Tarantola DJM, Netter TW (ed). The HIV pandemic: status and trends. United States: Library of Congress (cataloging-in-publication data); 1992. p. 11-163.
8. Monteiro AL, Villela WV. A criação do Programa Nacional de DST e Aids como marco para a inclusão da ideia de direitos cidadãos na agenda governamental brasileira. Rev Psicol Polít [Online]. 2009;9(17).
9. Cohen J. Breakthrough of the year: HIV treatment as prevention. Science. 2011 Dec 23;334(6063):1628.
10. UNAIDS. Undetectable igual Untransmitale: public health and public health HIV viral load suppression. Disponível em: https://www.unAids.org/en/resources/presscentre/featurestories/2018/july/undetectable-untransmittable. Acesso em: 20 fev. 2021.
11. Cohen MS, Gay CL. Treatment to prevent transmission of HIV-1. Clinical Infectious Diseases. 2010 May;50(3):85-95.
12. Bavinton B, Pinto NA et al. Viral suppression and HIV transmission in serodiscordant male couples: an international, prospective, observational, cohort study. The Lancet HIV. 2018 Aug;5(8):438-47.
13. Center for Diseases Control and Prevention (CDC). Endind HIV transmission. Disponível em: https://www.cdc.gov/nchhstp/newsroom/2019/ending-HIV-transmission-test-treat-and-prevent.html. Acesso em: 14 abr. 2021.
14. UNAIDS. 90-90-90: uma meta ambiciosa para contribuir para o fim da epidemia de Aids. Disponível em: https://unAids.org.br/wpcontent/uploads/2015/11/2015_11_20_UNAIDS_TRATAMENTO_META_PT_v4_GB.pdf. Acesso em: 18 mar. 2021.
15. Agência Brasil. OMS: 37 milhões de pessoas vivem com HIV em todo o mundo. Disponível em: https://agenciabrasil.ebc.com.br/saude/noticia/2018-12/HIV-1-milhao-morrem-por-ano-sem-saber-que-estavam-infectadas. Acesso em: 2 dez. 2020.
16. UNAIDS. HIV e outras doenças estão entre os maiores desafios de saúde para a próxima década. Disponível em: https://unAids.org.br/2020/01/HIV-e-outras-doencas-infecciosas-estao-entre-os-maiores-desafios-de-saude-para-a-proxima-decada. Acesso em: 20 fev. 2021.
17. UNAIDS. Estatísticas globais sobre HIV, 2020. Disponível em: https://unAids.org.br/estatisticas. Acesso em: 20 fev. 2021.
18. Ministério da Saúde, Secretaria de Vigilância em Saúde. Boletim epidemiológico especial de HIV e AIDS. 2020. Disponível em: http://www.Aids.gov.br/pt-br/pub/2020/boletim-epidemiologico-HIVAids-2020. Acesso em: 10 jan. 2021.

19. Brasil. Dispõe sobre a distribuição gratuita de medicamentos aos portadores do HIV e doentes de AIDS, de acordo com a lei 9.313 de 13 de novembro de 1986. Brasil; 1996.
20. Falutz J, Guaraldi G et al. Pathophysiology of HIV/AIDS: managing the older adults patients with HIV. doi: 10.1007/978-3-319-20131-3.
21. Moir S, Chun TW, Fauci A. Pathogenic mechanisms of HIV disease Annual Rev Pathol Mech Dis. 2011;6(1):223-48.
22. Pace BT, Lackner A et al. The role of defensins in HIV pathogenesis. Mediators of Inflammation. 2017;2017:5186904 [Epub 2017 Aug 3]. doi: 10.1155/2017/5186904.
23. Brasil. Ministério da Saúde, Secretaria de Vigilância em Saúde, Departamento de Vigilância, Prevenção e Controle das Infecções Sexualmente Transmissíveis, do HIV/Aids e das Hepatites Virais. Protocolo clínico e diretrizes terapêuticas para manejo da infecção pelo HIV em adultos. Brasília: Ministério da Saúde; 2018. 412 p.
24. Cornett JK, Kirn TJ. Laboratory diagnosis of HIV in adults: a review of current methods. Clin Infect Dis. 2013 Sep;57(5):712-8.
25. Sheperd J et al. Laboratory testing for HIV infection. In: Volberding P et al (ed.). Sande's HIV/AIDS medicine: medical management of AIDS. 2013. p. 123-5.
26. Vajpayee M, Mohan T. Current practices in laboratory monitoring of HIV infection. Indian J Med Res. 2011 Dec(134):801-22.
27. Brasil. Ministério da Saúde, Secretaria de Vigilância em Saúde, Departamento de Vigilância, Prevenção e Controle das Infecções Sexualmente Transmissíveis, do HIV/Aids e das Hepatites Virais. Manual técnico para o diagnóstico da infecção pelo HIV. Brasília: Ministério da Saúde; 2013. 56 p.
28. Brasil. Ministério da Saúde, Secretaria de Vigilância em Saúde, Departamento de Vigilância, Prevenção e Controle das Infecções Sexualmente Transmissíveis, do HIV/Aids e das Hepatites Virais. Protocolo clínico e diretrizes terapêuticas para profilaxia pré-exposição (PrEP) de risco à infecção pelo HIV. Brasília: Ministério da Saúde; 2018. 52 p.
29. Brasil. Ministério da Saúde, Secretaria de Vigilância em Saúde, Departamento de Vigilância, Prevenção e Controle das Infecções Sexualmente Transmissíveis, do HIV/Aids e das Hepatites Virais. Protocolo clínico e diretrizes terapêuticas para profilaxia pós-exposição (PEP) de risco à infecção pelo HIV, ISTs e hepatites virais. Brasília: Ministério da Saúde; 2018. 52 p.
30. Chahroud A, Silvestri G. IRIS: the unfortunate rainbow of HIV. Blood. 2012;119:2971-2. doi: 10.1182/blood-2012-01-403683.
31. Zalla MJ, Su WP, Fransway AF. Dermatologic manifestations of human immunodeficiency infection. Mayo Clin Proc. 1992;67:1089-108.
32. Navarrete-Dechent C, Ortega R, Fich F et al. Manifestaciones dermatológicas asociadas a la infección por VIH/SIDA (Dermatologic manifestations associated with HIV/AIDS). Rev Chil Infectol. 2015;32(Suppl 1). doi: 10.4067/S0716-10182015000100005.
33. Almeida MA et al. The occurrence of histoplasmosis in Brazil: a systematic review. Int J Infect Dis. 2019;86:147-56.
34. Wanke B. Histoplasmose: estudo epidemiológico, clínico e experimental. [Tese]. Rio de Janeiro: Faculdade de Medicina da Universidade Federal do Rio de Janeiro; 1985.
35. Colombo AL, Tobón A, Restrepo A et al. Epidemiology of endemic systemic fungal infections in Latin America. Med Mycol. 2011;49:785-98.
36. Sumiyoshi S, Tanaka S, Kato H et al. Diagnosis by molecular pathology of an early and atypical histoplasmosis lesion in the duodenum of an immunocompromised patient: a case report. Biomed Rep. 2021;14:6.
37. Benedict K, Beer KD, Jackson BR. Histoplasmosis: related healthcare use, diagnosis and treatment in a commercially insured population. Clin Infect Dis (United States). 2020;70:1003-10.
38. Couppié P, Aznar C, Carme B et al. American histoplasmosis in developing countries with a special focus on patients with HIV: diagnosis, treatment and prognosis. Curr Opin Infect Dis. 2006;19:443-9.
39. Souza-Santos SL et al. Distribuição das causas de 129 óbitos em pacientes com AIDS necropsiados na Fundação de Medicina Tropical do Amazonas no período de 1996 à 2003. Rev Soc Bras Med Trop. 2008;41:247-51.
40. Moreira TA, Ferreira MS, Ribas RM et al. Cryptococosis: clinical, epidemiological and laboratorial study and fungi varieties in 96 patients. Rev Soc Bras Med Trop. 2006;39:255-8.
41. Jarvis HN, Dromer F, Harrison TS et al. Managing cryptococosis in immunocompromised host. Curr Opin Infect Dis. 2008;21:596-603.
42. Khan JO, Walker BD. Acute human immunodeficiency virus type 1 infection. N Engl J Med. 1998;339:33-9.
43. Vally F, Selvaraj WMP, Ngalamika O et al. Admitted AIDS associated Kaposi sarcoma patients: indications for admission and predictors of mortality. Medicine (Baltimore). 2020;99:e22415.
44. Hoffmann C, Sabranski M, Esser S. HIV associated Kaposi's sarcoma. Oncol Res Treat. 2017;40:94-8 [Epub 2017 Feb 9]. doi: 10.1159/000455971.
45. Sitas F, Newton R. Kaposi's sarcoma in South Africa. J Natl Cancer Inst Monogr. 2001;28:1-4. doi: 10.1093/oxfordjournals.jncimonographs.a024250.
46. Sánchez-López J, Pérez-Parra S, Porriño-Bustamante ML. Atypical Kaposi's sarcoma in young inmunocompetent patient. An Bras Dermatol. 2017;92(Suppl.). doi: 10.1590/abd1806-4841.20175564.
47. Letang E, Lewis JJ, Bower M et al. Immune reconstitution inflammatory syndrome associated with Kaposi sarcoma: higher incidence and mortality in Africa than in the UK. Aids (Multicenter Study). 2013;27:1603-13. doi: 10.1097/QAD.0b013e328360a5a1.
48. Magalhaes GM, Vieira EC, Garcia LC, Leite MLRC, Guedes ACM, Araujo MG. Update on human papilloma virus – Part I: Epidemiology, pathogenesis and clinical spectrum. An Bras Dermatol. 2021;96.
49. Papillomavirus episteme (PaVE) [homepage na internet]. Maryland: Nation Institutes of Health. Disponível em: https://pave.niaid.nih.gov/#explore/proteins. Acesso em: 20 jul. 2020.
50. Ferreira-Silva LC, Espinosa-Miranda A, Lima-Ferreira LC et al. Post-ART epidermodysplasia verruciformis in a patient with AIDS. Case Reports J Int Assoc Physicians AIDS Care (Chic). 2010;9:10-4.
51. RP Mohan, Verma S, Singh AK et al. Molluscum contagiosum: report of one case with overview. BMJ Case report. 2013 Apr 17;2013:bcr2013008744. doi: 10.1136/bcr-2013-008744.
52. Leung AKC, Barankin B, Hon KLE. Molluscum contagiosum: an update. Recent Pat Inflamm Allergy Drug Discov. 2017;11(1):22-31. doi: 10.2174/1872213X11666170518114456.

53. Hu R, Yan H, Liu M, Tang L, Kong W, Zhu Z et al. Brief report: virologic and immunologic outcomes for HIV patients with coronavirus disease, 2019. J Acquir Immune Defic Syndr. 2021 Feb 1;86(2):213-8. doi: 10.1097/QAI.0000000000002540.
54. Kidd S, Torrone E, Su J et al. Reported primary and secondary syphilis cases in the United States: implications for HIV infection. Sex Trasm Dis. 2018 Sep;45(9 Suppl 1):S42-7. doi: 10.1097/OLQ.0000000000000810.
55. Sarigül F, Sayan M, Inan et al. Current status of HIV/AIDS--syphilis co-infections: a retrospective multicenter study. Cent Eur J Public Health. 2019 Sep;27(3):223-8. doi: 10.21101/cejph.a5467.
56. Schraner C, Hasse B, Hasse U, Baumann D, Faeh A, Burg G et al. Successful treatment with miltefosine of disseminated cutaneous leishmaniasis in a severely immunocompromised patient infected with HIV-1. Clin Infect Dis 2005;15-40:120-4.
57. Orkin M. Scabies in AIDS. Semin Dermatol. 1993;12(1):9-14.
58. Hachfi W, Slama D, Ben-Lasfar N et al. Demodicosis revealing an HIV infection. New Microbe and New Infect.2019; 31:100525.
59. Eyal N, Oren Z. Severe strongyloidiasis in AIDS: relative risk obscured by absolute rarity. AIDS. 2016;4:671-2. doi: 10.1097/QAD.0000000000000962.
60. Liautaud B. Pruritic skin lesions: a common initial presentation of acquired immunodeficiency syndrome. Arch Dermatol. 1989;125:629-32.
61. Liautaud B. Le prurigo du SIDA (Prurigo malin). Méd Trop. 1994;54:439-45.
62. Mohammed S, Vellaisamy SG, Gopalan KK et al. Prevalence of pruritic papular eruption among HIV patients: a cross--sectional study. Indian J Sex Transm Dis AIDS. 2019 Jul--Dec;40(2):146-51. doi: 10.4103/ijstd.IJSTD_69_18.
63. Parker SRS, Parker DC, McCall CO. Eosinophilic folliculitis in HIV-infected women: case series and review. Am J Clin Dermatol. 2006;7:193-200.
64. Berger TG, Heon V, King C, Schulze K, Conant MA. Itraconazole therapy for human immunodeficiency virus-associated eosinophilic folliculitis. Arch Dermatol. 1995;131:358-60.
65. Alpalhão M, Borges-Costa J, Filipe P. Psoriasis in HIV infection: an update. Int J STD AIDS. 2019;30:596-604 [Epub 2019 Feb 27]. doi: 10.1177/0956462419827673.
66. Yen YF, Jen IA, Chen M, Lan YC, Lee CY, Chuang PH et al. HIV infection increases the risk of incident psoriasis. J Acquir Immune Defic Syndr. 2017;75:493-9.
67. Leal L, Ribera M, Daudén E. Psoriasis and HIV infection. Actas Dermosifiliogr. 2008;99:753-63.
68. Nakamura M, Abrouk M, Farahnik B et al. Psoriasis treatment in HIV-positive patients: a systematic review of systemic immunosuppressive therapies. *Cutis*. 2018 Jan;101(1): 38-42,56.
69. Tripathi SV, Kieron S, Leslie KS et al. Psoriasis as a manifestation of HIV-related immune reconstitution inflammatory syndrome. JAAD Online. 2015;72(Issue 1):E35-6.
70. Courvoisier S, Grob H, Weisser M et al. Relationship between erythema of the proximal nailfold in HIV-infected patients and hepatitis C virus infection. Eur J Clin Microbiol Infect Dis. 1998(17):596-7. doi: 10.1007/BF01708630.
71. Pechère M, Krischer J, Rosay A et al. Red fingers syndrome in patients with HIV and hepatitis C infection. Lancet. 1996;20-348(9021):196-7. doi: 10.1016/s0140-6736(05)66142-9.
72. Paulique NC, Cruz MCC, Simonato LE et al. Oral manifestations in seropositive patients for HIV/AIDS. Arch Health Invest. 2017;6:240-4.
73. Rowland RW. Painful gingivitis may be an early sign of infection with the human immunodeciency virus. Clin Infect Dis. 1993;16:233-6.
74. Paganelli R, Scala, E, Mezzaroma I et al. Immunologic aspects of hyperimmunoglobulinemia E-like syndrome in patients with Aids. J Allergy Clin Immunol. 1995 May;95(5 Pt 1):995-1003.
75. Klos P, Patel P, Rose C et al. Lower serum adiponectin level is associated with lipodystrophy among HIV-infected men in the Study to Understand the Natural History of HIV/AIDS in the era of effective therapy (SUN Study). HIV Med. 2019;20:534-41 [Epub 2019 May 31]. doi: 10.1111/HIV.12754.

Capítulo 8

Sífilis Adquirida

Walter Belda Junior
Heitor de Sá Gonçalves
Sinésio Talhari

Introdução

Doença infecciosa crônica, de transmissão sexual e eventualmente transplacentária. Caracteriza-se por longos períodos de silêncio clínico e pela capacidade de atingir múltiplos sistemas orgânicos, produzindo lesões cutâneas, mucosas, cardiovasculares e nervosas. Distinguindo-se, na sua evolução, períodos de latência e de atividade, recentes ou tardios, caracterizando-se as lesões dos períodos de atividade recente (primário e secundário) pela riqueza de treponemas e reversibilidade das lesões, e as de atividade tardia (terciária) pela escassez de treponemas e tendência destrutiva.

Duas teorias tentam explicar sua origem. A teoria colombiana[1] atribui sua introdução na Europa às tripulações dos navios de Cristóvão Colombo, que teriam adquirido a moléstia de indígenas no Haiti. Desta forma, no seu retorno à Europa, aqueles marinheiros, infectados, teriam disseminado a enfermidade. Vários deles incorporaram-se aos exércitos de Carlos VIII da França, juntando-se a outros numerosos mercenários que formavam estas tropas (flamencos, suíços, espanhóis e italianos). Atrás deste exército, seguia outro, composto por prostitutas para atender a tropa, costume muito usual naquele tempo. Com os desmandos e saques da cidade de Nápoles, a exemplo das múltiplas violações produzidas pela soldadesca, assim como com o fim da campanha militar em 22 de fevereiro de 1495, e a repatriação das tropas, houve a extensão da doença pela Europa como um rastilho de pólvora. Ainda em 1495 chega à Escócia. Em 1497, toda a Europa, desde a Alemanha até as costas da Dalmácia, estava infectada. Em 1498, junto com a expedição de Vasco da Gama, alcança Cantão e China. Chega também aos países do norte da África, presumivelmente por intermédio dos judeus recentemente expulsos da Espanha.[2] De acordo com a localidade, a enfermidade recebeu diferentes denominações, sendo chamada pelos italianos de "mal francês"; pelos franceses, de "mal napolitano"; e pelos russos, de "mal polonês". Argumentos favoráveis à origem americana da moléstia são as observações de lesões ósseas sifilíticas em esqueletos pré-colombianos, demonstrando a existência da enfermidade no continente americano antes da chegada de Colombo. Esta tese foi apoiada também por Fray Bartolomé de lãs Casas e pelo médico Ruy Diaz de Islã, que, em 1539, cita, em seu *Tratado sobre o mal serpentino*, que pôde identificar casos de sífilis em Barcelona, em 1493, entre os marinheiros de Colombo ao regresso de sua primeira viagem. Localiza a origem da enfermidade na ilha espanhola de Santo Domingo. Além disso, as enfermidades de transmissão sexual já eram conhecidas na América pré-colombiana, sendo que os astecas tinham, inclusive, um deus específico para os que delas sofriam – Tlaloc. Outro deus – Nanahuatzin – era o protetor específico dos sifilíticos e pelos afetados de *xiotl* (pinta), e eram representados com todo o corpo coberto de úlceras e pústulas.[3,4] Os maias também conheciam a sífilis, a qual denominavam "Yaah".[5]

A segunda teoria (pré-colombiana)[2] admite a origem da sífilis na África, onde mutações sucessivas dos treponemas teriam originado a doença sexualmente transmissível ou a adaptação dos treponemas aos territórios genitais humanos.[6] Os autores que aceitam esta teoria referem-se a alterações ósseas de caráter sifilítico encontradas em esqueletos australianos e africanos. Escritos chineses do século VII a.C. apresentam descrições de lesões superponíveis às lesões de sífilis bucal, genital e anal. Desta forma, o centro da África seria o grande reservatório de treponemas, a partir de onde as mutações teriam se sucedido, originado a doença de transmissão sexual. A partir da África, a enfermidade teria se disseminado para a Ásia menor, Índia, Indochina, Ilhas do Pacífico, norte da China, Manchúria e, daí, para as Américas.[7,8]

A polêmica sobre a origem da sífilis se converteu em uma interminável e veemente discussão na qual, frequentemente, teve maior peso um mal-entendido nacionalismo do que o sentido comum. A teoria americana acaba se impondo, quando, já no século XX, o alemão Iwan Bloch e o francês E. Jeanselme apoiam definitivamente esta tese.[9]

Seja como for, o que é indiscutível é que por volta de 1500 se produziu na Europa a irrupção de uma enfermidade que, tanto por seu contágio por via sexual como por apresentar uma clínica e evolução desconhecida, pôde ser considerada como nova.[10]

Para esta síntese de dupla origem, o veronês Girolamo Fracastoro publicou, em 1530, o poema latino *Syphilos sive morbus gallicus*, em que relata a história do pastor Syphilos, que, por ter ofendido ao deus Apolo ao "erigir altares proibidos na colina", é castigado por este a sofrer do mal venéreo. O argumento final do poema, de marcado sabor renascentista, se translada ao novo mundo, relacionando, assim, ambas as origens e assinala as lesões dos índios. Porém, a principal importância dessa obra está em dar um nome definitivo e universalmente aceito ao novo mal. Desde então, por um lado, o nome de "sífilis", tomado do pastor do relato, se impôs como uma alternativa à confusão terminológica vigente. Por outro lado, o mesmo Fracastoro indicou anos mais tarde, em sua obra *De Contagione*, o conceito de que o contágio teria lugar por ínfimas partículas vivas dotadas de grande capacidade de multiplicação, além de afirmar que a sífilis se adquiria somente pelo coito, e não por fômites ou por contágio à distância.

Pelos dados de que dispomos, segundo os relatos médicos da época, a sífilis variou sua sintomatologia durante os primeiros anos de seu surgimento. A primeira etapa, que compreende de 1494 a 1516, se caracterizou pela presença de úlceras genitais, erupções, tumores gomosos, dores musculares, queda do estado geral e morte. Entre 1516 e 1526, fez-se mais evidente o acometimento ósseo. Finalmente, a partir de 1526, diminuiu-se sua malignidade e apresentou maior acometimento ganglionar, atenuando seus achados mais espetaculares e houve o surgimento de novos sintomas, assemelhando-se mais à semiologia atual. Este tipo de evolução possivelmente corresponde a uma adaptação imunológica da população ante uma infecção inédita até então.

Em relação à sua terapêutica, o mercúrio foi o mais difundido. As opiniões divergiam de tempos em tempos, quanto à sua forma de administração: unguentos; vapores; fricções localizadas ou em todo o corpo; enemas; entre outras. Às vezes, o tratamento seguia até provocar diarreia para "evacuar o veneno venéreo". As consequências do uso irracional do mercúrio não se fizeram esperar. Os sintomas de intoxicação eram abundantes, com erupções cutâneas, úlceras, efeitos neurológicos, entre outros.

Unicistas e dualistas

Desde o momento em que se estabeleceu o contágio sexual da sífilis, instalou-se o dilema da identidade ou a diferença com outra doença sexualmente transmissível, a gonorreia. Desde o princípio do século XVI, alguns autores como Juan de Vigo se inclinaram por sua distinção. Outros dualistas foram Bethéncourt (1527) e o próprio Fracastoro. Em contrapartida, Brossavale (1550) as confundia em uma só enfermidade, e Belfour (1767) as diferenciava unicamente do ponto de vista clínico.

Em 1767, John Hunter, tentando pôr fim à polêmica, se autoinoculou secreção uretral de um paciente com gonorreia objetivando demonstrar experimentalmente a unidade ou a dualidade das duas doenças. Desafortunadamente, escolheu um paciente que sofria de ambas as enfermidades, ocasionando o aparecimento de um cancro e concluindo de modo equivocado que só existia uma enfermidade. Esse erro retardou em muitos anos a aceitação da teoria dualista e persistiu até 1812, quando Hernandez consegue inocular a gonorreia não seguida de sífilis em 17 condenados do presídio de Toulon, conseguindo corroborar os trabalhos de Bell, que se opunham desde o início à doutrina unicista.

Porém, foi Ricordi que deu o impulso definitivo ao estudo da sífilis a partir de 1831. Sua observação clínica minuciosa possibilitou a diferenciação da sífilis dos condilomas acuminados, da balanopostite e da gonorreia, deixando definitivamente estabelecida a doutrina dualista. Graças aos trabalhos de Ricordi, estabeleceu-se a distinção entre dois tipos de cancro: um duro, seguido de adenopatias e de sintomas secundários; e outro mole. Porém, Ricordi não chegou a concluir que se tratava de enfermidades distintas.

Em 1903, Metchonikoff e Roux transmitem experimentalmente a sífilis a macacos antropoides. Em 3 de março de 1905, em Berlim, o zoólogo Schaudinn e o dermatologista Hoffmann identificam o agente causal da sífilis ao microscópio de campo escuro. Por sua forma em saca-rolha e sua escassa afinidade por corantes, o denominam de *Treponema pallidum*. Em 1906, Wassermann, Neisser e Bruck realizam uma reação de fixação de complemento usando como antígeno um macerado de fígado de feto sifilítico para o diagnóstico da sífilis. Em 1910, Erlich demonstra a efetividade dos arsenicais na doença, introduzindo a primeira medicação realmente efetiva no tratamento da sífilis (Salvarsan 606). Em 1921, Levaditi e Sazerac descobrem o poder treponemicida do bismuto, o que vem reforçar as possibilidades terapêuticas. Em 1940, Fleming, Chain e Florey descobrem, em Oxford, o primeiro antibiótico, que, por ser sintetizado por um fungo, o *Penicillum notatum*, denominam de "penicilina". Sua descoberta revolucionou a terapêutica das enfermidades infecciosas. Durante a II Guerra Mundial, três médicos militares americanos lotados no Pacífico, Mahoney, Arnold e Harris, aplicaram pela primeira vez a penicilina no tratamento da sífilis, demonstrando sua total eficácia com ausência de toxicidade, inerentes aos arsenicais e bismuto.

Etiologia

O *Treponema pallidum* é um microrganismo desprovido de membrana celular, pequeno (5 × 15 × 0,2 nm), fino, de espiras regulares e em número não superior a 12, com extremidades afiladas, dotado de movimentos por ser dotado de um aparato locomotor interno composto de três fibrilas. Tem movimentos de rotação, flexão e contração, assim como de translação. Não é visível ao microscópio óptico, exceção quando tingido pela técnica de impregnação argêntica (Fontana), mas que deforma o germe. Sua reprodução ocorre longitudinalmente por fissão binária a cada 32 a 36 horas e resiste muito pouco fora do organismo. É extremamente sensível ao calor. Microaerófilo de difícil cultivo, inoculado unicamente em certas classes de macacos e coelhos, nas quais produz uma orquite que cura espontaneamente. A chamada **cepa de Nichols** corresponde a um *Treponema pallidum* virulento que se obteve por inoculação em testículo de coelho, de treponemas presentes no líquido cefalorraquidiano (LCR) de um doente acometido de paralisia geral progressiva em 1912. Manteve-se patogênico, apesar de passagens contínuas em testículos de coelho, e é fonte habitual para exames laboratoriais.

O **treponema de Reiter** foi isolado em 1920 de lesão sifilítica e mantido em meios artificiais. Facilmente cultivado, não é patogênico, não sendo provavelmente mutante do *Treponema pallidum*, mas saprófita contaminante da lesão sifilítica da qual foi isolado. É o substrato para a absorção empregado na reação FTA-ABS para provar sua especificidade. O *Treponema pallidum* deve ser distinguido dos treponemas saprófitas da cavidade bucal (*T. macrodentium* e *T. microdentium*) e da área prepucial (*T. calligira* e *T. minitum*) e das borrélias da área genital. Ao exame de campo escuro, o *Treponema pallidum* tem mais espiras, é mais delgado, não sofre deformidades ao longo de seu deslocamento e tem movimentos mais lentos em relação aos treponemas saprófitos.

A **estrutura dos treponemas** patógenos e saprófitos é similar e complexa, sendo constituída por quatro elementos principais:

1. **Envoltório exterior:** constituído por duas bandas densas de três nanômetros cada. Estas são constituídas por subunidades estruturais, poligonais, compostas por proteínas, lipoproteínas, polissacarídeos e fosfolipídeos.
2. **Parede celular:** constituída por três bandas, sendo a central a menos densa, estando nas outras duas. Sua banda interna contém uma macromolécula heteropolímera peptidoglicana (*Sacculus mureinico*), formada por sequências de ácido N-acetil-murâmico e N-metil-glicosamina, com ligações cruzadas tetrapeptídicas. Esta estrutura garante a forma do treponema, protege o citoplasma de agressões externas e atua como filtro para macromoléculas.[11-13]
3. **Cilindro protoplasmático:** constituído por corpos multilaminados, análogos aos mesosomos; filamentos axiais que contribuem para a integridade estrutural e elasticidade do cilindro e corpos osmofílicos distribuídos

aos pares pelo citoplasma. Ainda em cada extremidade do treponema, observam-se corpos eletrodensos nos quais se inserem as fibrilas (grânulos basais).

4. **Fibrilas:** são os órgãos de motilidade.

Quimicamente, o treponema é composto por 67% a 70% de proteínas, 15% a 23% de lipídios e 5% de hidratos de carbono e ácidos nucleicos.[11-13]

Epidemiologia

É uma doença universal que atinge todas as classes sociais. Cursa em ondas de ascensão e de declínio atribuídas a diversas causas. Ultimamente, essas oscilações se realizam cada vez em ondas mais altas, apreciando-se uma ascensão notável do número de casos, coincidindo com a perda do medo da aids, que se tornou uma doença crônica. A fonte de infecção é exclusivamente humana e são contagiosas as manifestações da sífilis primária e secundária. Não confere imunidade, sendo, portanto, possíveis a reinfecção e as sobreinfecções. São mais acometidos os jovens, principalmente entre 15 e 25 anos, por terem maior atividade sexual e maior promiscuidade; grupos de condições sociocultural e econômica inferiores, por apresentarem maior tendência à promiscuidade; grupos itinerantes (marinheiros, turistas e tropas militares); sendo importantes ainda, como grupos de risco, as prostitutas e os homossexuais masculinos.[11,12]

As causas do recrudescimento da sífilis e das outras doenças sexualmente transmissíveis são múltiplas, de origem social e médica. Atualmente, o início da vida sexual é mais precoce. Também, as melhores condições de vida propiciam atividade sexual mais prolongada, aumentando o número de indivíduos sob o risco de contágio. Associa-se a esses fatos o início mais precoce da vida sexual da mulher após o advento dos anticoncepcionais. O turismo e o deslocamento de tropas favorecem o aparecimento de casos nos quais é impossível rastrear o contato infectante. Fatores de ordem médica, como a falsa segurança transmitida pelas curas com antibióticos, fazem diminuir o temor e as precauções dos indivíduos com relação às doenças sexualmente transmissíveis. O ensino médico reduziu as cargas horárias destinadas às DST, contribuindo para uma deficiente formação dos médicos no reconhecimento dessas enfermidades, o que propicia a demora nos diagnósticos e aumenta a possibilidade de contágios.[7,8]

Imunidade

A infecção sifilítica estimula as respostas humoral e celular, estabelecendo-se, porém, a imunidade celular apenas na sífilis tardia, latente ou assintomática.[14] O homem não apresenta imunidade natural contra a sífilis. A inoculação de indivíduos sadios produz infecção em todos os inoculados.[15,16] A reinoculação terá resposta variável de acordo com o estágio da enfermidade. Em pacientes com sífilis latente não tratada, a reinoculação é negativa, não havendo superinfecção. Na sífilis recente ou tardia tratada, há reinfecção e reinoculação. A reinoculação de indivíduos com sífilis latente tardia ou sífilis congênita produz respostas variáveis: alguns desenvolvem lesões clínicas sem alteração da sorologia; outros desenvolvem lesões negativas à pesquisa em campo escuro e aumento do VDRL; poucos desenvolvem gomas no ponto de inoculação.[16]

Com relação à imunidade humoral, os anticorpos treponêmicos e não treponêmicos, detectados em altos níveis durante as fases ativas da doença, têm pouca efetividade na proteção do hospedeiro. É possível que atuem na mediação e na interação com a imunidade celular. As imobilizinas contribuem para minorar a disseminação da doença e facilitar a destruição dos treponemas por mecanismos defensivos. Porém, não existe correlação entre imunidade e anticorpos antilipídicos, pois seus títulos estão muito elevados nas infecções recentes, que são mais disseminadas e, portanto, a resistência à infecção não está desenvolvida. Em contrapartida, os títulos são baixos nas formas tardias, quando a imunidade à reinfecção é alta.[7,8,14]

A transferência passiva de soro de coelhos imunizados contra a sífilis confere imunidade parcial aos animais receptores. Imunizações repetidas com treponemas mortos não oferecem proteção, a despeito do desenvolvimento de anticorpos. O curso da sífilis experimental em coelhos é retardado pela administração de soro hiperimune.[7,8]

Com relação à imunidade celular, o uso de "luoteste" ou "luetina" e a reação intradérmica com extrato de treponemas mostram negatividade nos estágios recentes e positividade na sífilis tardia, latente ou ativa. As observações quanto à resposta blastogênica dos linfócitos frente à fito-hemaglutinina ou a antígeno treponêmico são variáveis. Alguns relatos apontam respostas elevadas ao antígeno treponêmico em infecções primárias soropositivas e na sífilis secundária papulosa, e respostas pobres na sífilis secundária maculosa. Quanto aos fatores de inibição da migração de macrófagos e linfócitos, a maioria dos estudos indica a presença desses fatores na sífilis tardia e ausência na sífilis recente. Quanto aos linfócitos T, alguns estudos registram linfocitopenia T relativa e absoluta na sífilis primária e secundária. Na sífilis primária, haveria uma diminuição dos linfócitos T auxiliares e, na sífilis secundária, uma diminuição dos linfócitos T supressores. Ocorre também associação entre a presença de anticorpos antilipídicos na sífilis primária, secundária e latente recente e diminuição da atividade das células *natural killer*.[7,8]

Sendo a sífilis uma afecção em que ocorre uma antigenemia prolongada, está favorecida a formação de imunocomplexos cuja deposição nos glomérulos pode produzir síndrome nefrótica.[17]

A demora no estabelecimento da imunidade celular pode permitir a proliferação do *Treponema pallidum* por longo tempo, o que explica o curso prolongado da doença, que apresenta evolução final para a cura na maioria dos pacientes. As oscilações clínicas, incluindo os períodos de latência, correspondem às oscilações da resposta imune do hospedeiro.[7,8]

História natural da sífilis

Em virtude das defesas imunológicas, a doença pode evoluir tendo cura espontânea. Em alguns casos, limita-se à replicação na porta de entrada ou pode seguir seu curso, evoluindo para sífilis tardia.

Graças às observações de Boeck, Brusgaard e Gisland (1891-1958) e às polêmicas observações realizadas durante o Estudo de Tuskegee, no Alabama (1932), no qual indivíduos da população negra com sífilis foram observados sem receber tratamento, conhece-se hoje a história natural da sífilis.[18,19] Estas observações permitiram verificar as seguintes possibilidades evolutivas para a enfermidade nos indivíduos infectados e não tratados:

- 15,8% evoluem para sífilis tardia cutânea ou outras formas.
- 10,4% evoluem para sífilis cardiovascular.
- 6,6% evoluem para neurosífilis.
- 10,8% vão a óbito por sífilis.
- 56,4% evoluem sem manifestações ou curados.

Transmissão

Sua transmissão se faz por contato direto com lesões abertas, por transfusão de sangue contaminado na sífilis adquirida e, por via transplacentária, na sífilis congênita. O treponema é capaz de penetrar a pele e mucosas íntegras, porém sua penetração é muito facilitada quando há soluções de continuidade. Multiplica-se rapidamente no epitélio infectado e, por via linfática, atinge os gânglios regionais, onde também se multiplica rapidamente. Sua disseminação também é imediata por via hematogênica. Desta forma, invade todo o organismo, sendo que, mesmo quando a sintomatologia for local, a infecção é generalizada ao longo de poucas horas. Existem relatos de inoculações acidentais por manipulação de lesões contaminadas em médicos, dentistas e técnicos de laboratório.

Classificação

A sífilis é classificada, didaticamente, em:

- **Sífilis congênita:** adquirida por via transplacentária.
- **Sífilis adquirida:** classificada em recente e tardia, considerando-se 1 ano de evolução como o limite entre estas duas fases. Apesar de arbitrário, este critério se baseia em dados clínicos e epidemiológicos. A sífilis de mais de 1 ano de evolução tem muito maior probabilidade de acometimento do sistema nervoso do que a sífilis com duração menor que 1 ano. Além disso, a possibilidade de ocorrência de lesões contagiantes é muito maior no 1º ano da doença, conferindo bases epidemiológicas ao prazo de 1 ano como limite entre a sífilis recente e tardia.

A sífilis adquirida recente engloba a chamada "sífilis primária", secundária e latente recente. A sífilis adquirida tardia engloba as chamadas sífilis terciária cutânea, cardiovascular, nervosa, visceral e latente tardia.[11,12]

Manifestações clínicas

A primeira manifestação da sífilis adquirida é o cancro duro. O período de incubação varia de 2 a 4 semanas, embora tenham sido descritos períodos de até 90 dias. A duração do tempo de incubação depende, de um lado, do inóculo treponêmico e, de outro lado, do tempo de que precisa o organismo infectado para desenvolver a resposta imune, que determinará o surgimento do cancro. Após aproximadamente 6 semanas aparecem as manifestações generalizadas da sífilis, constituindo o chamado "período secundário"; a primeira destas manifestações é a chamada "roséola sifilítica". Este período tem duração média de 2 anos e caracteriza-se pelo surgimento e desaparecimento sucessivo de distintas manifestações mais ou menos generalizadas. Passados os 2 anos, as manifestações clínicas desaparecem completamente, e entramos na chamada latência sifilítica, período em que as provas sorológicas detectam a existência da sífilis. Porém, não existem manifestações clínicas. O paciente pode permanecer neste estado até o fim de sua vida. Em torno de 30% dos casos e após um período variável de 10 a 30 anos, o paciente pode passar à fase terciária da doença, caracterizada por manifestações cutâneas ou viscerais, especialmente cardiovascular ou nervosa.[8]

Sífilis primária (cancro duro – protosifiloma)

Surge no ponto de inoculação do treponema, após um período de incubação médio de 3 semanas. Inicia-se como uma pápula inflamatória que rapidamente evolui para exulceração. Quando plenamente desenvolvida, mostra-se como uma lesão exulcerada, redonda ou oval, com 1 ou 2 cm de diâmetro, de fundo limpo e rosado, granulomatoso e cor de carne, que emana serosidade transparente rica em treponemas, sem fenômenos inflamatórios adjacentes e cujas bordas descem suavemente – e não a pique – para o fundo. A lesão é frequentemente única e indolor, inclusive quando manipulada, mas, como consequência do intenso infiltrado inflamatório, apresenta-se à palpação com consistência dura e cartilaginosa (Figura 8.1). Esta induração, que justifica chamá-lo de "duro", pode ser notada no protosifiloma do prepúcio: quando repuxado, há verdadeiro ressalto da lesão. Por não serem dolorosos, os cancros localizados fora do alcance da visão do doente passam despercebidos com frequência (p. ex., cancro do colo uterino). Em alguns pacientes, o protosifiloma pode assumir aspecto diferente, apresentando-se ulcerado, vegetante ou papuloso; raramente é fagedênico ou terebrante.

No homem, a localização mais frequente é no sulco balanoprepucial, onde, às vezes, se situa em ambas as suas vertentes, constituindo o chamado "cancro em página de livro" (Figura 8.2). Quando localizados na região do freio, tendem a apresentar pequena dimensão e com aspecto de fissura. Pode também situar-se na fossa navicular ou mesmo no meato uretral, dando lugar a uma secreção uretral serosa, acompanhada de intensidade de dor variável.[8]

Menos frequente é sua localização no corpo e na base do pênis. Atualmente, em virtude do recrudescimento desta doença, apresentações clínicas que antigamente eram pouco frequentes, hoje, têm aparecido de forma corriqueira, como implantação de treponemas em áreas pouco usuais como abdome (Figura 8.3), ou como múltiplas lesões em corpo do pênis (Figura 8.4).

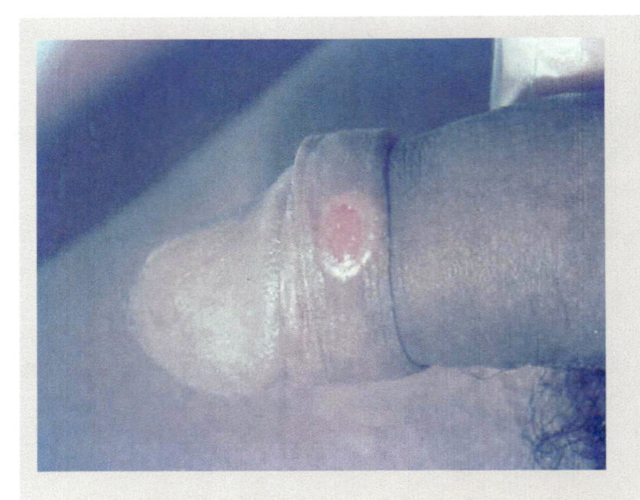

Figura 8.1. Cancro duro no pênis.
Fonte: Acervo da autoria do capítulo.

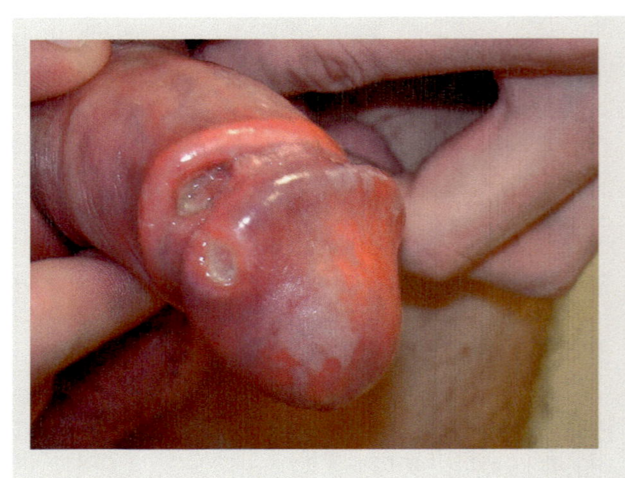

Figura 8.2. Cancro em página de livro.
Fonte: Acervo da autoria do capítulo.

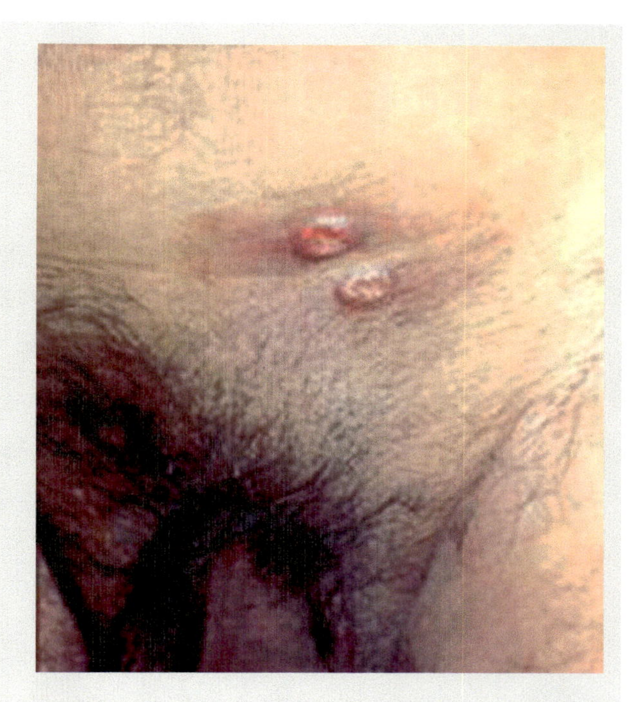

Figura 8.3. Cancro duro no abdome.
Fonte: Acervo da autoria do capítulo.

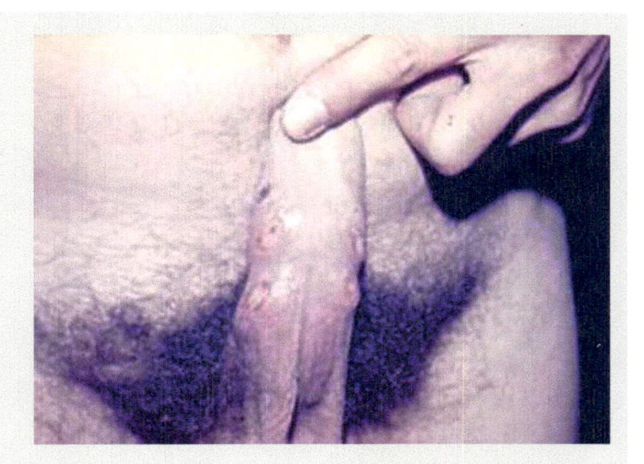

Figura 8.4. Múltiplos cancros no pênis.
Fonte: Acervo da autoria do capítulo.

Na mulher, acomete principalmente os lábios maiores e menores, cérvix e região do clitóris.

Os **cancros anorretais** representam 5% de todos os cancros. Aparecem em homossexuais ou mulheres que praticam sodomia. São de difícil diagnóstico já que, às vezes, se localizam junto a uma hemorroida ou a outros condilomas venéreos. Não apresentam características clínicas definidas, podendo manifestarem-se como erosões ou fissuras, sem induração (Figura 8.5). O cancro retal se manifesta pela presença de secreções sanguinolentas acompanhadas de tenesmo e seu diagnóstico é estabelecido por retoscopia.[8]

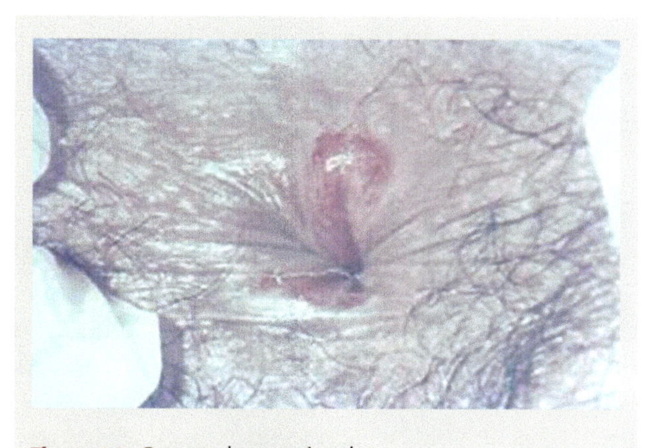

Figura 8.5. Cancro duro perianal.
Fonte: Acervo da autoria do capítulo.

Em alguns casos, a infecção sifilítica se associa à do cancro mole, resultando no assim chamado "cancro misto de Rollet". Nesta eventualidade, o cancro mole se manifesta, em primeiro lugar, por ser menor seu tempo de incubação (1 a 3 dias). Clinicamente, esta lesão apresenta sinais comuns a ambos os quadros e, submetida a tratamento, tende a regredir, mas a involução não se completa porque gradualmente se desenvolve o cancro duro.

- **Lesões bucofaríngeas:** localizadas nos lábios, apresentam-se como erosões, às vezes recobertas por crostas (Figura 8.6); na mucosa, como erosão arroxeada; e, na amígdala; como amigdalite unilateral de consistência lenhosa. Todos estes quadros se acompanham de adenopatia submaxilar ou submentoniana volumosa.

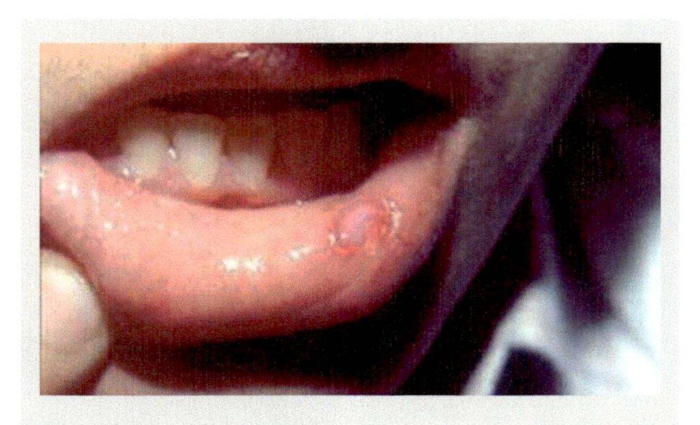

Figura 8.6. Cancro duro de lábio.
Fonte: Acervo da autoria do capítulo.

Nos últimos tempos, tem aumentado a ocorrência de lesões atípicas de cancro duro, sem suas características tão bem definidas. Decorreriam, fundamentalmente, de antibioticoterapia prévia inadequada, infecções associadas ao herpes genital e *Haemophilus ducrey*, em que se observam lesões múltiplas com linfangite ou tromboflebite da veia dorsal do pênis, ulcerações em vez da exulceração habitual, e áreas de induração sem erosão.

Faz parte do quadro da sífilis primária a adenopatia satélite ao cancro, sempre presente. Trata-se de adenopatia regional não supurativa, indolor e não acompanhada de fenômenos inflamatórios na pele suprajacente aos linfonodos aumentados. Normalmente vários linfonodos apresentam-se aumentados de volume, sendo que um deles sempre se destaca do conjunto, apresentando-se mais aumentado no volume, sem, no entanto, mostrar tendência à fistulização (denominado "linfonodo 'prefeito'" ou "chefe de polícia de Ricordi"). No geral, os gânglios são duros, indolores, não aderidos a planos superficiais ou profundos.

Evolutivamente, as lesões do cancro duro tendem à cura espontânea, em torno da 4ª semana após seu aparecimento e, habitualmente, sem deixar cicatriz.[8]

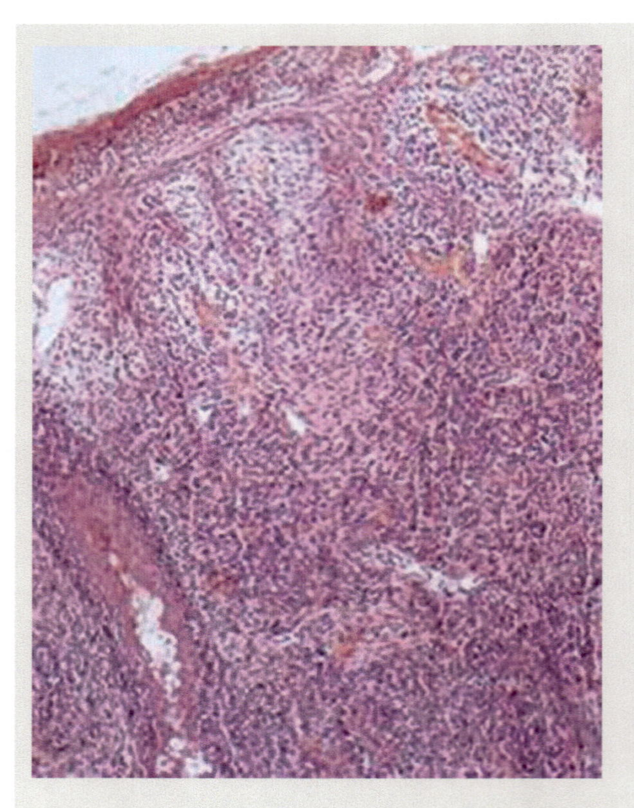

Figura 8.7. Aspecto histológico do cancro duro (hematoxilinaeosina).
Fonte: Acervo da autoria do capítulo.

Anatomia patológica

Existe uma proliferação vascular com fenômenos de endarterites que provocam a trombose de pequenos vasos, cuja consequência é o surgimento de fenômenos destrutivos (ulceração). Ao redor dos vasos, existe um infiltrado inflamatório linfoplasmocitário característico de todas as lesões da sífilis; e, por imuno-histoquímica, é possível identificar a riqueza de treponemas no tecido, confirmando a alta infectividade desta lesão (Figura 8.7).

Diagnóstico diferencial da sífilis primária

Diversas moléstias devem ser consideradas no diagnóstico diferencial do cancro duro. Frequentemente devem ser lembrados o herpes simples genital; cancro mole; lesões iniciais do linfogranuloma venéreo; donovanose; lesões traumáticas da genitália; infecções bacterianas inespecíficas; lesões da síndrome de Behçet e Reiter; lesões ulceradas da leishmaniose e paracoccidioidomicose; erupções medicamentosas; vulvites; balanites; líquen plano; psoríase e, eventualmente o carcinoma espinocelular, especialmente na localização labial, onde o cancro duro pode apresentar uma infiltração mais acentuada.[8]

Sífilis secundária

Seus sintomas surgem 2 a 6 meses após o início da infecção, geralmente em 6 a 8 semanas após o aparecimento do cancro, que poderá ainda estar presente quando da eclosão do secundarismo sifilítico. As lesões desta fase, extraordinariamente polimorfas, representam a reação dos tecidos à presença do *Treponema pallidum*, veiculado por via linfática e hematogênica. A intensidade das reações teciduais ocorrerá em função do estado imune do hospedeiro, com cuja variação surgirão os também variados quadros clínicos observados.

A **roséola sifilítica** é a primeira manifestação a se evidenciar. Nesse caso, a intensidade das reações teciduais ao treponema é de pequena monta, resultando apenas em vasodilatação e infiltrado inflamatório perivascular discreto. Clinicamente, surgem máculas eritematosas ou cúpricas, lenticulares, ovais ou circulares, de limites imprecisos, isoladas, tomando de modo simétrico o tronco e a raiz dos membros (sifílide maculosa) (Figura 8.8). Algumas vezes, as roséolas se infiltram, perdem o caráter de mancha e tornam-se gradualmente papulosas (sifílide papulosa). A apresentação papulosa das lesões envolve reações inflamatórias mais intensas e, portanto, uma reação imune de maior grau, existindo múltiplas variantes clínicas. As pápulas geralmente são esféricas, de coloração cúprica, com dimensões de 3 a 5 mm. Também tomam o tronco e a raiz dos membros, mas as regiões palmares (Figura 8.9) e plantares (Figura 8.10) são comprometidas com frequência. Nestas, em virtude de maior espessura da camada córnea, as pápulas quase não fazem saliência, podendo apresentar delicada escama esbranquiçada no seu contorno.

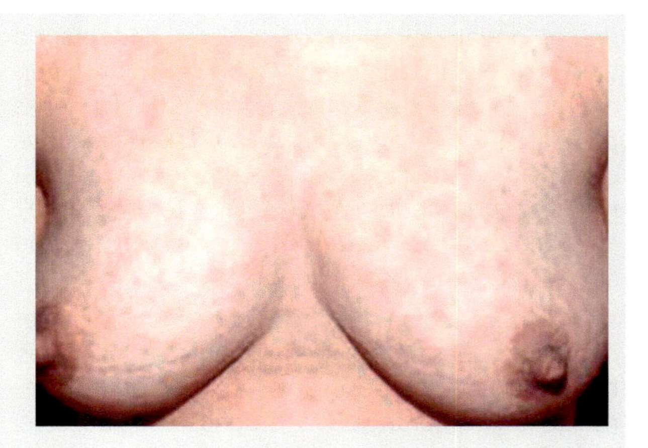

Figura 8.8. Roséola sifilítica.
Fonte: Acervo da autoria do capítulo.

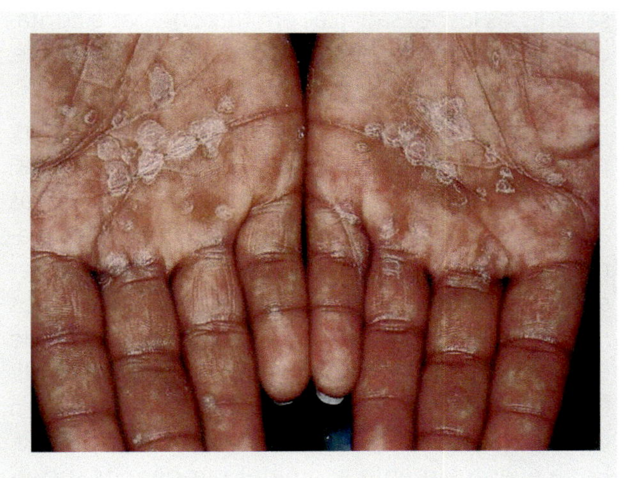

Figura 8.9. Roséola palmar da sífilis secundária.
Fonte: Acervo da autoria do capítulo.

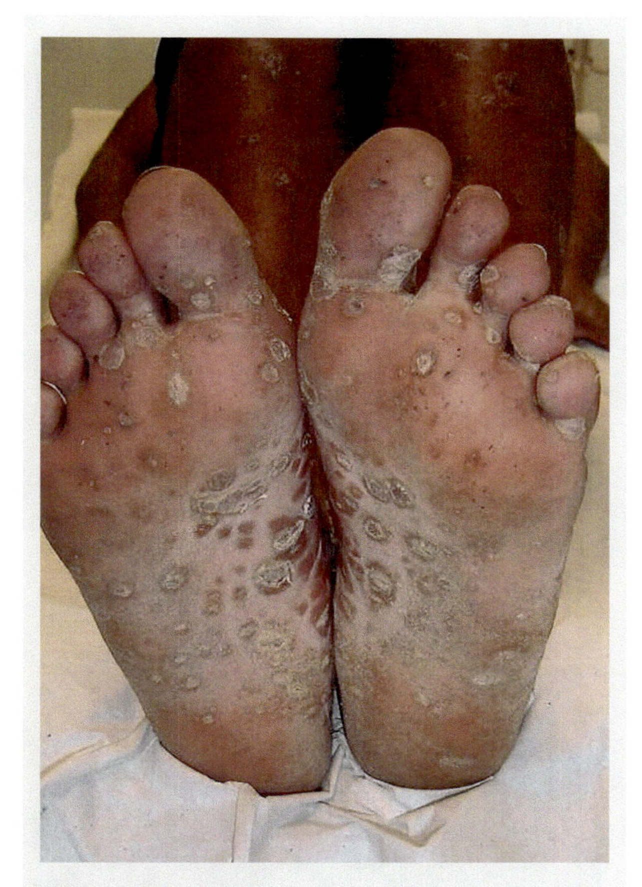

Figura 8.10. Roséola plantar.
Fonte: Acervo da autoria do capítulo.

As erupções maculosas e papulosas generalizadas são próprias do período secundário recente. As pápulas podem ser foliculares, excepcionalmente pustulosas (Figura 8.11) denominadas "impetigoide", nas quais se apresentam crostas espessas e escuras sobre pápula, principalmente no sulco nasogeniano; papulodescamativas, psoriasiformes (quando a escamação é intensa) ou liquenoides (sifílide liquenoide) (Figura 8.12); podem ainda se manifestar como lesões nodulares compostas por nódulos disseminados, às vezes conferindo aspecto infiltrado ao doente; ou, ainda, como lesões corimbiformes, nas quais uma lesão nodular central é circundada por lesões satélites papulosas menores, lembrando eflorescência em corimbo. No fim do período secundário, podem surgir lesões ulceradas (sifílide ectimatiforme), que se recobrem por crostas (rúpia sifilítica ou sífilis rupioide), daí serem rotuladas como lesões secundoterciárias, uma vez que ulcerações costumam ser observadas apenas no período terciário.

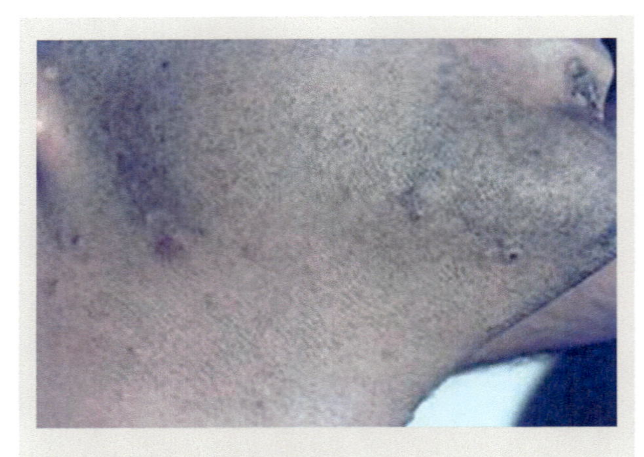

Figura 8.11. Siflide pustulosa.
Fonte: Acervo da autoria do capítulo.

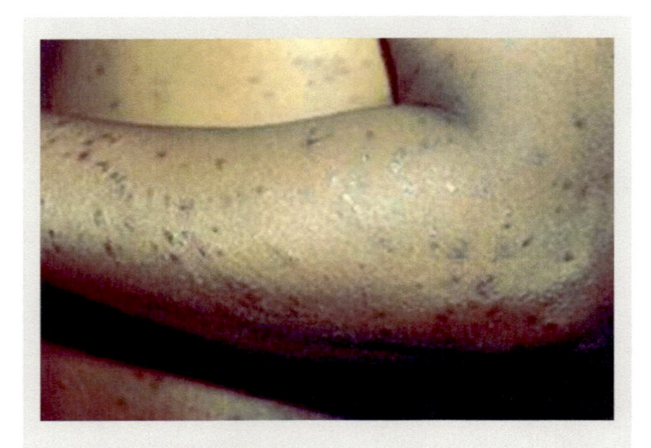

Figura 8.12. Sifílide liquenoide.
Fonte: Acervo da autoria do capítulo.

Nas lesões descamativas, é importante a observação do "colarete de Biet", que nada mais é do que a presença de um colar descamativo ao longo da periferia das lesões. Este achado pode ser bastante útil na distinção com a pitiríase rósea de Gilbert, na qual o colarete descamativo, quando presente, em vez de se localizar na periferia da lesão, como na sífilis, situa-se no interior da lesão eritematosa que se estende além do colarete descamativo.[8]

No período secundário tardio, há tendência ao agrupamento e à localização das lesões, sendo que, nas regiões genital, anal, axilar, espaços interdigitais e pregas submamárias, podem se desenvolver lesões papulosas, únicas, isoladas ou confluentes formando placas papulosas, secretantes e ricas em treponemas, denominadas "**condiloma plano**", que deve ser diferenciado do condiloma acuminado (Figura 8.13).

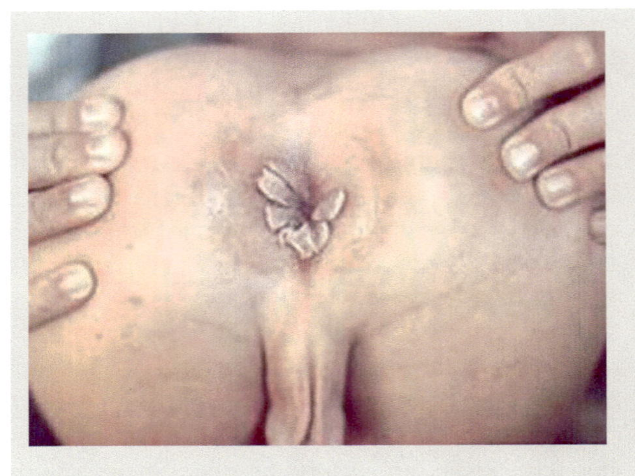

Figura 8.13. Condiloma plano.
Fonte: Acervo da autoria do capítulo.

Em torno dos lábios, comumente em pessoas de cor, podem surgir lesões anulares, de tamanho variável, isoladas ou coalescentes, de centro hipercrômico e borda elevada, constituídas de pequenas pápulas (sifílide papulosa anular). Eventualmente, duas a três lesões anulares dispõem-se concentricamente, sendo denominadas "sifílide '**em cocarde**'". Pela coalescência, resultam lesões policíclicas ou arabescos caprichosos e geográficos.

Além das lesões cutâneas, ocorrem na sífilis secundária, lesões mucosas equivalentes às primeiras, mas com aspectos peculiares em razão de características anatomofuncionais próprias das mucosas. As lesões ocorrem na cavidade oral, especialmente na língua e na face interna dos lábios, constituindo as chamadas "placas mucosas", apresentando áreas de maceração esbranquiçada sobre uma base erosada. Essas lesões são ricas em treponemas e contagiantes. Podem também surgir quadros de faringite, amigdalite e laringite (daí a rouquidão).

Acompanhando as lesões cutaneomucosas, pode ocorrer a chamada "alopecia em clareira", caracterizada clinicamente por pequenas áreas alopécicas, predominantemente nas regiões parietais, temporais, occipitais e retroauriculares, resultantes de infiltração folicular ou por invasão dos nervos simpáticos cervicais, desacompanhadas de descamação ou atrofia (Figura 8.14). Alopecia difusa do couro cabeludo também se verifica com certa frequência no início do período secundário. Pode eventualmente acometer também os supercílios e a barba. Após o tratamento, ocorre repilação completa.

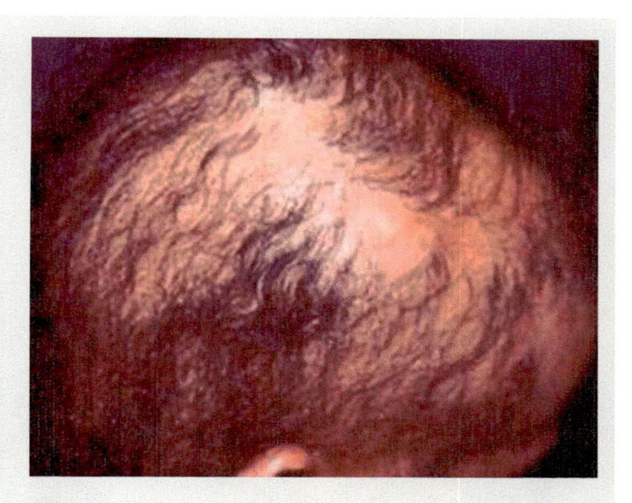

Figura 8.14. Alopecia sifilítica.
Fonte: Acervo da autoria do capítulo.

Ainda na sífilis secundária, encontramos uma micropoliadenopatia generalizada que acompanha as lesões cutaneomucosas, que pode ser observada nas regiões cervicais, supraclaviculares, axilares, epitrocleares e inguinocrurais. Outros sinais e sintomas podem fazer parte do quadro do secundarismo, não estando obrigatoriamente presentes, como esplenomegalia, hepatite ictérica ou anictérica, manifestada, às vezes, unicamente pela elevação da fosfatase alcalina e gama GT; síndrome nefrótica; irites e iridociclite, osteíte com periostite especialmente em ossos longos, crâneo e costelas, com sintomas de dor noturna e cafaleia; mialgias; artralgias e raramente poliartrite inflamatória; paralisias oculares; diminuição da visão e audição; quadros de cefaleia, vômitos e febre por meningite. No LCR, encontramos linfocitose e aumento de proteínas. Em 5% dos pacientes com sífilis secundária ocorrem anormalidades transitórias das células e proteínas do LCR.[20,21]

Anatomia patológica

Evidenciam-se hiperplasia epidérmica, proliferação e edema do endotélio dos vasos dérmicos, com intensa infiltração perivascular por linfócitos e plasmócitos. Em alguns casos, observam-se graus variados de hiperqueratose e paraqueratose (Figura 8.15). Apresenta-se ainda agressão inflamatória da interface dermoepidérmica e, por imuno-histoquímica, evidencia-se a presença de treponemas também na interface dermoepidérmica.

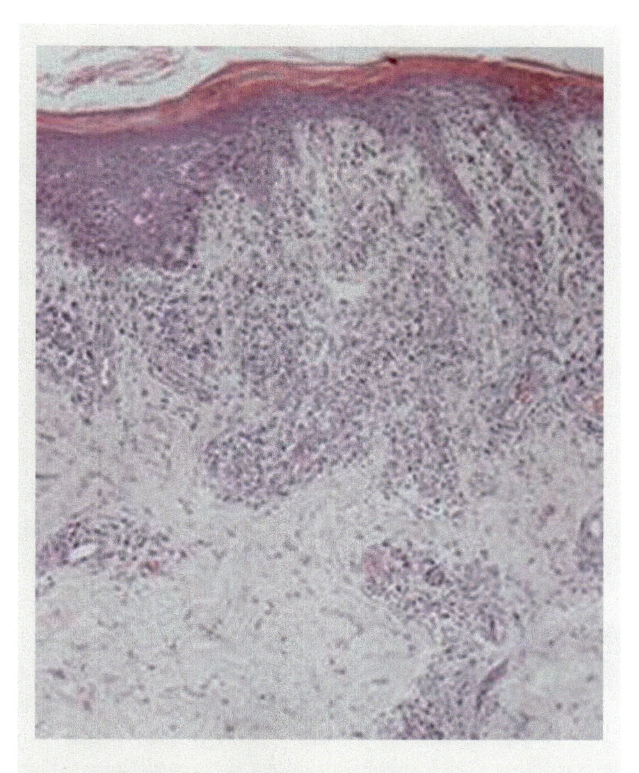

Figura 8.15. Hiperplasia epidérmica e infiltrado linfoplasmocitário perivascular no secundarismo.
Fonte: Acervo da autoria do capítulo.

Sequelas das lesões cutâneas

Esses exantemas e também as lesões que aparecem mais tardiamente no período secundário involuem sem deixar sequelas. Em alguns casos, pode ocorrer atrofia maculosa ou pigmentação residual (sifílide nigricante). As vezes, há hipopigmentação central e hipercromia periférica reticulada, mais comumente localizada no pescoço (**colar de Vênus**), podendo, porém, ocorrer em outras localizações, inclusive peniana. As anetodermias secundárias à destruição do tecido elástico nas áreas de lesão inflamatória prévia podem se constituir em sequelas, às vezes, extremamente graves, por poderem ser disseminadas e inestéticas.[7,8,11,12]

Diagnóstico diferencial da sífilis secundária

O diagnóstico diferencial das manifestações do secundarismo é amplo e inclui a maior parte das doenças dermatológicas.

- **Roséolas:** devem ser diferenciadas dos exantemas de outras enfermidades infecciosas como sarampo, rubéola, pitiríase rósea e exantemas por drogas.

- **Lesões mucosas:** devem ser diferenciadas da candidose em que o exame micológico direto demonstrará, no caso da presença de *Candida* sp., a presença de leveduras e pseudo-hifas características; líquen plano oral e leucoplasia; lesões de pênfigo vulgar; eritema polimorfo e traumatismos.
- **Sifílide papulosa:** deverá ser diferenciada das lesões de psoríase e líquen plano.
- **Sifílide nodular:** o diagnóstico diferencial envolve principalmente as erupções por drogas, linfomas, hanseníase, sarcoidose e paracoccidioidomicose sarcoídica.

Os **condilomas planos** devem ser diferenciados principalmente dos condilomas acuminados, causados pelo papilomavírus humano. Estes, ao contrário dos planos, apresentam projeções digitiformes em sua superfície.

Já a **alopecia em clareira** deverá ser diferenciada de outros quadros de alopecias não cicatriciais, particularmente com a alopecia areata e a tricotilomania. A história clínica e o curso evolutivo local, além da presença de lesões em outras localizações, farão pensar mais em uma ou em outra enfermidade.[7,8]

Sífilis maligna precoce

Variante rara da sífilis recente, que atualmente retoma importância por estar sendo descrita em casos de sífilis em indivíduos com aids. Anteriormente considerada uma variante que atingia indivíduos em mau estado geral, debilitados por desnutrição ou outros estados mórbidos, atualmente se admite que seja manifestação de uma resposta imune ao *Treponema pallidum*, em que há uma destruição tecidual com vasculite obliterante de vasos de médio calibre. Clinicamente, as lesões são mais destrutivas, de início, papulopustulosas e, depois, evoluindo para lesões ulceronecróticas bem delimitadas e recobertas por crostas rupioides (Figura 8.16). Atingem preferencialmente a face e o couro cabeludo e acompanham-se de febre, cefaleia, artralgias e outras manifestações sistêmicas inespecíficas.[7,8,11,12,22]

Apesar de sua exuberância clínica consequente à resposta imune suficiente, o quadro do secundarismo tende a desaparecer mesmo quando não tratado. Cerca de 25% dos afetados relatam recidivas do secundarismo e, destes, 25% têm múltiplas recidivas. Entretanto, em 80% das vezes, tais recidivas cessam após o 1º ano da infecção.[8]

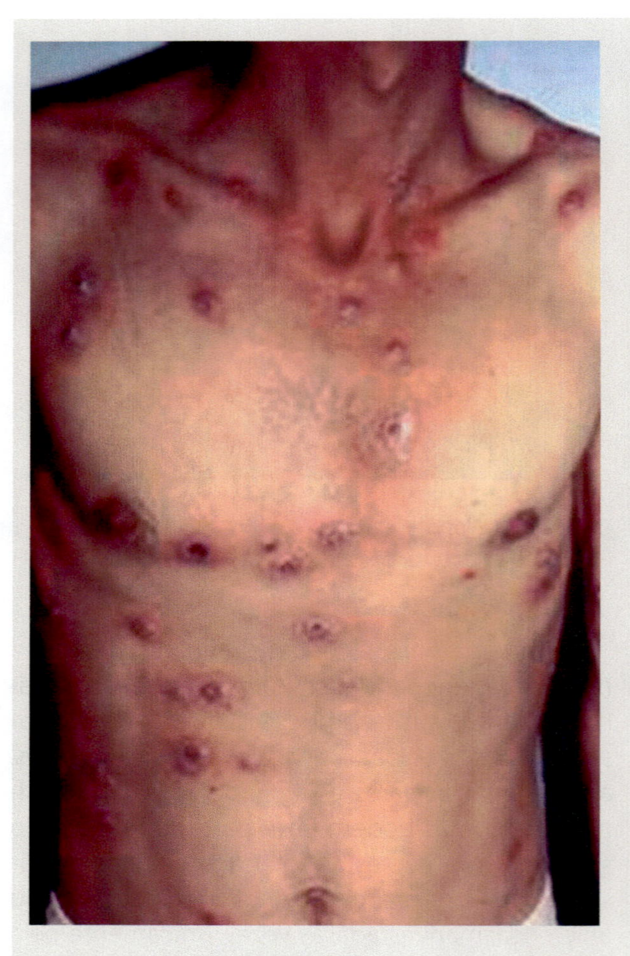

Figura 8.16. Sífilis maligna precoce.
Fonte: Acervo da autoria do capítulo.

Desaparecendo os sinais e sintomas da sífilis secundária, o indivíduo entra na fase denominada "latência recente" durante o 1º ano da infecção e, após esse período, latência tardia.

Sífilis tardia

A sífilis tardia sintomática surge após períodos variáveis de latência, desde 2 meses até 30 anos. Compreende desde lesões cutâneas de prognose benigna até lesões neurológicas, cardiovasculares e viscerais.

As lesões cutâneas surgem em média entre 2 e 7 anos após o secundarismo. As lesões cutâneas tardias decorrem de uma resposta tecidual a novos microrganismos em doentes cronicamente sensibilizados ao *Treponema pallidum*. Quanto mais tardias, mais destrutivas são as lesões e tanto mais remota a possibilidade de albergarem treponemas, que, por esta razão, raras vezes são encontrados.

Clinicamente, as lesões cutâneas têm caráter destrutivo, deixando cicatriz. Não obstante, não são dolorosas, ainda que ulceradas. São pobres em treponemas e reduzidas em número, tendendo a se agruparem de modo assimétrico, assumindo frequentemente disposição arciforme, cicatrizando-se no centro e expandindo-se na periferia.

Tubérculos, nódulos e gomas podem coexistir. Os tubérculos e gomas geralmente se dispõem lado a lado, em arranjos arciformes, policíclicos e, às vezes, serpiginoso. O conjunto apresenta borda elevada que, comumente, se desloca do centro para a periferia, resultando em segmento de arcos de amplidão variável. Sem amolecimento prévio, nódulos e tubérculos ulceram e cicatrizam, mesmo sem tratamento. As lesões gomosas se caracterizam por nódulos que sofrem processo de amolecimento por necrose de caseificação. Na fase inicial, a goma tem aspecto de nodosidade, sendo a pele ligeiramente eritematosa; ao amolecer, apresenta flutuação; o tegumento torna-se mais eritematoso e adelgaçado, acabando por ulcerar eliminando material branco-amarelado. A ulceração é extensa, destrutivas, circulares ou reniformes, profundas, de bordas talhadas a pique e fundo irregular, apresentando em diversos pontos substância caseosa aderente. Após a eliminação desta necrose, inicia-se a reparação, que se completa em geral em 40 a 60 dias. Quando a goma se localiza na região peniana, constitui o chamado "pseudocancro *redoux*" e, quando se localiza sobre a cicatriz do cancro duro, é o chamado "cancro *redoux*". As lesões podem acometer também o palato e a nasofaringe, determinando, por vezes, intensa destruição óssea, com deformações e sequelas de maior ou menor gravidade. O acometimento do palato poderá resultar na sua perfuração, permitindo o refluxo de alimentos para a cavidade nasal, tornando a voz anasalada. Quando múltiplos e localizados na face, determinam mutilações graves, incluindo cegueira e destruição total do nariz. Na língua, as lesões originam a glossite superficial atrófica ou glossite profunda, com placas esbranquiçadas de aspecto leucoplásico. A glossite esclerogomosa ulcerada se admite como lesão pré-cancerosa. No órgão visual, são descritos quadros de irite, coriorretinite, queratite intersticial e atrofia do nervo óptico.

Eventualmente nesta fase, podem surgir os chamados "**eritemas terciários**", que se traduzem por placas eritematosas, circinadas ou policíclicas, não acompanhadas de prurido, acometendo tronco ou membros e que persistem por meses.

O diagnóstico diferencial das lesões cutâneas desta fase deve ser feito com tumores malignos, sarcoidose, tuberculose cutânea, esporotricose, paracoccidioidomicose e hanseníase. As lesões mucosas e da língua deverão ser diferenciadas do carcinoma espinocelular e da leucoplasia. As gomas, quando localizadas nas extremidades inferiores, deverão ser diferenciadas do eritema indurado.[8]

Manifestações ósseas e articulares

Pode ocorrer periostite em ossos longos, osteíte gomosa e osteíte esclerosante. No crânio, originam imagens radiológicas em forma de lagos arredondados. Estas lesões costumeiramente provocam dor profunda. Nas articulações, podem afetar a cápsula articular e bainhas tendinosas com o surgimento de nódulos duros e fibrosos.[8]

Lesões viscerais

Podem ocorrer lesões gástricas, hepatoesplênicas (goma hepática) e pulmonares (goma pulmonar); gomas urinárias (gomas renais, vesicais e prostáticas); e dos órgãos genitais (goma do testículo).[8]

Sífilis cardiovascular

As manifestações cardiovasculares estão limitadas aos grandes vasos, nos quais o suprimento sanguíneo é provido pelos *vasa vasorum*. O processo chega à parede do vaso no segmento dos *vasa vasorum*, que percorre a adventícia, propaga-se depois ao segmento intramural e, finalmente, à túnica média. É nessa camada que se formam as lesões mais graves. A porção ascendente da aorta é a região preferencialmente acometida e, de modo especial, a sua raiz, justamente a parte mais rica em *vasa vasorum*. Segue-se a crossa, tornando-se o processo menos frequente e menos grave na porção descendente e relativamente raro na aorta abdominal. A aortite sifilítica que se desenvolve pode ser assintomática; porém, complicações como insuficiência aórtica, estenose do óstio de coronárias e aneurismas podem ocorrer em 10% dos casos. Outra alteração que merece atenção são as gomas sifilíticas. No aparelho cardiovascular, acometem preferencialmente a porção superior do septo interventricular e, às vezes, a parede livre do ventrículo esquerdo. Na primeira localização, causa transtornos na condução atrioventricular. Quando localizadas na parede ventricular, podem dar lugar a cicatrizes e formar aneurismas.

Neurosífilis[8,23]

O *Treponema pallidum* pode invadir o sistema nervoso nos estágios primários e secundários da infecção. Em estudos da era pré-antibiótica,[24] foram constatadas alterações no exame do LCR em 7% a 25% dos casos de sífilis primária e em 40% a 45% dos casos de sífilis secundária. A partir da invasão do sistema nervoso, a evolução da infecção pelo treponema pode caminhar por três modos distintos: resolução total por meio da ação do sistema imunológico do hospedeiro; inflamação meníngea transitória com resolução posterior; ou meningite persistente como consequência de falha do sistema imune em debelar a infecção. A partir desta última fase, a infecção poderá produzir as manifestações tardias da neurosífilis, como a paralisia geral e a *tabes dorsalis*. O envolvimento meníngeo é o ponto de partida para as diversas formas de neurosífilis. Deve-se ter em mente que as variadas formas clínicas de neurosífilis não são manifestações independentes. Ao contrário, em decorrência da infecção do sistema nervoso pelo treponema, estas formas surgirão a partir dos acometimentos inflamatórios meníngeo e vascular, com o envolvimento secundário de outras estruturas neurológicas, envolvimento este que será modificado ao longo do tempo pela resposta imunológica do hospedeiro. Assim, haverá variadas manifestações da neurosífilis, observando-se com frequência a associação de mais de uma dessas manifestações em um mesmo indivíduo.

Formas clínicas de neurosífilis

I. **Assintomática**
II. **Sintomática**

- Meningovascular
  - encefálica: meningite, arterite, goma e ependimite
  - medular
  - encefalomedular
- Parenquimatosa
  - paralisia geral progressiva
  - tabes dorsal
  - tabo paralisia
  - atrofia óptica

Manifestações clínicas

Neurosífilis assintomática

Na **neurosífilis assintomática**, os pacientes apresentam anormalidades do LCR, com aumento do número de células, aumento da concentração de proteínas, reatividade nas provas imunológicas para sífilis, na ausência de sinais e de sintomas clínicos. Uma pequena porcentagem de pacientes com sífilis primária e secundária pode ter envolvimento meníngeo, o que poderia sinalizar risco aumentado para a progressão da neurosífilis para formas sintomáticas, daí a importância de seu diagnóstico precoce, impedindo, assim, sua evolução. Na sífilis primária e secundária, as mudanças do sistema nervoso geralmente se limitam a um infiltrado linfoplasmocitário meníngeo, com discreto processo inflamatório ao redor de arteríolas do tronco cerebral e da medula. Pode ainda ocorrer acometimento das camadas mais superficiais do córtex cerebral com reação astrocitária e/ou microglial.

Neurosífilis meningovascular

Pode se manifestar com os quadros de meningite sifilítica, arterite sifilítica, gomas e ependimite.

- **Meningite sifilítica:** os principais sintomas são de cefaleia, náuseas, vômitos, rigidez de nuca, paralisia de nervos cranianos, crises convulsivas e alterações do comportamento. O acometimento dos nervos cranianos ocorre em 40% dos casos em virtude do processo inflamatório na base do crânio, podendo também ocorrer alterações auditivas, vestibulares, da mímica facial e dos movimentos oculares. O exame do LCR revela frequentemente moderada hipertensão à manometria, pleocitose linfomononuclear, aumento da concentração de proteínas principalmente pela fração gamaglobulina e presença de bandas oligoclonais; glicorraquia discretamente diminuída e reações de Wassermann e VDRL positivas. Os sintomas de meningite podem desaparecer, sem tratamento, dentro de dias ou semanas, mas se o LCR permanecer alterado, é provável que outras formas de neurosífilis se desenvolvam posteriormente.
- **Arterite sifilítica:** o quadro clínico varia de acordo com o vaso acometido, encefálico ou medular. Em geral, observam-se manifestações de meningoencefalite com sinais deficitários do envolvimento vascular, dando um

caráter subagudo. Os ramos da artéria cerebral média são mais comumente afetados. O acometimento venoso também pode ser encontrado, resultando em manifestações clínicas decorrentes do infarto venoso ou da trombose de seio. Esta arterite raramente ocorre sem a associação de meningite ou meningoencefalite sifilítica. As provas de Wasserman e VDRL são positivas.

- **Gomas:** encontradas como formas tardias da neurosífilis, raras e frequentemente associadas à meningite crônica sifilítica. Localizam-se, em geral, sobre a convexidade do cérebro, onde ficam inseridas. Há importante infiltração linfoplasmocitária nas camadas superficiais, acompanhada, por vezes, de células gigantes, sendo raro o encontro de treponemas neste material. Podem produzir sintomas semelhantes aos dos tumores cerebrais ou medulares.
- **Ependimite:** pode ser encontrada nos vários estágios da neurosífilis e caracteriza-se do ponto de vista patológico por granulações ependimárias, formadas a partir das pequenas aberturas que ocorrem na camada ependimária consequentemente ao processo inflamatório ou à existência de hidrocefalia.

Na **neurosífilis medular**, o acometimento da medula pode ocorrer por diferentes mecanismos, ocasionando variados sinais e sintomas de difícil caracterização. Desta forma, podemos ter quadros de **meningomielite** com quadros de dores, parestesias, paraparesia espástica, atrofia muscular e distúrbios esfincterianos; **mielite sifilítica** com déficit motor e perda da sensibilidade abaixo do nível acometido e alterações esfincterianas; **gomas** com quadro clínico similar ao dos tumores da medula; **paquimeningite cervical hipertrófica** com variados graus de degeneração medular (mielomalacia).

Outra característica da neurosífilis é a possibilidade da concomitância das manifestações clínicas decorrentes do acometimento meningovascular encefálico e medular, denominado "neurosífilis encefalomedular" e que produz quadros clínicos muito complexos.

Neurosífilis parenquimatosa

- **Paralisia geral progressiva ou demência paralítica:** meningoencefalite crônica com comprometimento progressivo das funções psíquicas, com mudanças da personalidade e do comportamento social, insônia, agitação psicomotora, apatia e irritabilidade. Com a evolução, podem surgir falta de concentração, déficit de memória e desvios de conduta social e moral. A perda progressiva das funções cognitivas progride até um estado de completa alienação. O quadro mais típico da paralisia geral progressiva é a megalomania, com ideias de grande poder, potência física e sexual. O exame neurológico pode revelar alterações pupilares com perda da contração pupilar à luz com preservação da capacidade de contrair a pupila ao olhar para um objeto próximo. Em fases mais avançadas, o paciente fica restrito ao leito, com perda de contato com o meio, evoluindo para o óbito.
- **Tabes dorsal:** clinicamente caracterizada por dores, disúria e dificuldade à marcha, arreflexia profunda e perda da sensação proprioceptiva consciente. Outros sintomas incluem crises viscerais, atrofia óptica, paralisia ocular, surdez, artropatias e úlceras dos pés. Déficit da sensibilidade profunda, vibratória e cineticopostural podem estar presentes em graus variados. É clássico o sinal de Romberg, em que o desequilíbrio piora quando o paciente fecha os olhos. Nos membros superiores, podemos encontrar quadros de pseudoatetose (movimentos involuntários "de pianista" dos dedos). O quadro de dores agudas e intensas pode afetar qualquer região do corpo, sendo característico desta forma de neurosífilis, ocorrendo em até 90% dos casos. Estas dores são mais frequentes em membros inferiores. A disúria ocorre em um terço dos casos, sendo decorrente da hipotonia vesical. Obstipação intestinal, impotência sexual e ausência de reflexos cremastéricos também podem ser observadas. A artropatia de Charcot é uma manifestação tardia e caracteriza-se por alargamento das superfícies articulares, podendo ocorrer derrame intra-articular, hipermotilidade e deformidades em consequência de fraturas e de deslocamentos traumáticos em que os joelhos e tornozelos são as articulações mais acometidas.
- **Atrofia óptica:** manifesta-se com diminuição da acuidade e do campo visual de forma progressiva, podendo ser uni ou bilateral.

A alteração patológica consiste em meningite perióptica com gliose subpial e fibrose substituindo fibras nervosas degeneradas. Raramente encontram-se lesões vasculares associadas com o infarto das porções centrais do nervo.

Outras manifestações clínicas que podem ser observadas são a paralisia de nervos cranianos, particularmente o III par, o que confere ao paciente a denominada "fácies tabética", e ainda ulcerações em regiões distais dos membros.

Diagnóstico laboratorial

O diagnóstico laboratorial da sífilis é de extrema importância em virtude do extraordinário polimorfismo da enfermidade ao longo de sua história natural. Além da importância diagnóstica, as provas laboratoriais são elementos decisivos no controle de cura da moléstia.

A escolha das provas laboratoriais no decurso evolutivo da sífilis é função do comportamento da infecção, relacionando-se o papel do *Treponema pallidum* e a resposta imunitária do hospedeiro. Assim, em suas primeiras fases, a sífilis se caracteriza pela reprodução e disseminação de seu agente; enquanto, nas fases tardias, este diminui em número e tende a se estabelecer. Paralelamente, o organismo movimenta suas defesas imunitárias, que repercutirão nas suas respostas humorais.[7,8,11,12]

Demonstração direta do agente etiológico

Tais provas, em se tratando de processo infeccioso, indubitavelmente são as superiores, pois são decisivas e não sujeitas à interferência de mecanismos cruzados (falso-positivo).

Exame de campo escuro

Das provas diretas é a superior, pois permite a observação do *Treponema pallidum* vivo, móvel, com todas as suas características morfodinâmicas, executando movimentos de rotação, torção e flexão sem se deformar[25] (Figura 8.17). A indicação máxima do campo escuro reside na sífilis primária. Podemos usar o processo nas lesões papuloerosivas da sífilis secundária (placas mucosas e condilomas planos), porém sua positividade é menor pela contaminação secundária que frequentemente tais lesões apresentam e a existência de treponemas saprófitas que podem se constituir em causas de erro.

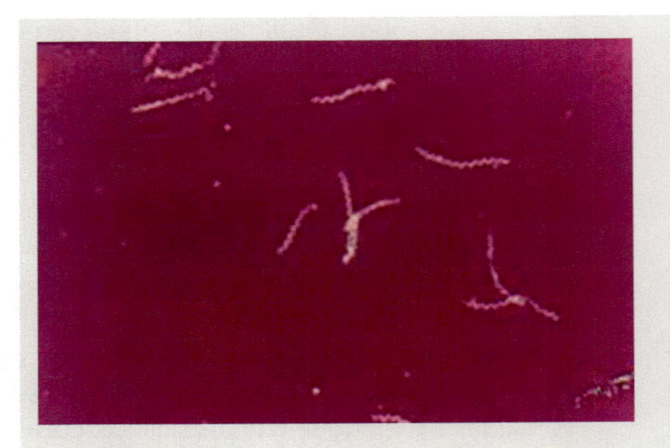

Figura 8.17. Campo escuro.
Fonte: Acervo da autoria do capítulo.

A colheita da serosidade da lesão exige que esta seja abundante e cristalina. Em caso de sobreinfecção, uma serosidade mucopurulenta não será apta para a utilização desta técnica. Neste caso, deverá se proceder à limpeza do cancro com soro fisiológico ou éter.

Não se deve usar sabão neste processo já que este pode modificar a mobilidade do treponema, ou ainda fazê-lo desaparecer temporariamente. Em caso de sangramento da lesão durante a coleta, deveremos inicialmente estancar o mesmo com a aplicação de compressa estéril durante o tempo pertinente.

A possibilidade de resultados negativos ao campo escuro pode estar relacionada a:

- paciente com medicação treponemicida local ou geral;
- cancro com mais de 3 semanas de evolução;
- amostra não representativa;
- processo não sifilítico.

Pesquisa direta com material corado

Pode ser realizado pelos seguintes métodos:

- Impregnação pela prata de Fontana, na qual o treponema se cora em marrom (Figura 8.18).
- Método de Giemsa, no qual o treponema se cora em vermelho claro.
- Método de Burri com tinta da China, no qual se observam os treponemas corados de branco sobre um fundo pardo ou negro.
- Método de Levaditti, utilizado para cortes histológicos.

Todos os métodos de coloração são inferiores ao campo escuro.

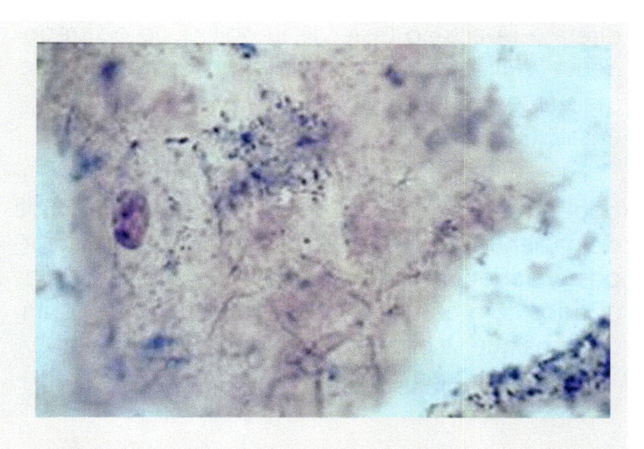

Figura 8.18. Impregnação pela prata.
Fonte: Acervo da autoria do capítulo.

Provas sorológicas

A detecção de anticorpos específicos frente ao *Treponema pallidum* é relevante no diagnóstico da sífilis. As dificuldades relativas aos métodos diretos e a existência, no curso natural da enfermidade, de períodos de latência sem manifestações clínicas, no qual o diagnóstico direto é impossível, fazem da sorologia o método principal de diagnóstico. A resposta do hospedeiro frente à invasão pelo treponema resulta no surgimento de anticorpos dirigidos a dois tipos de antígenos:

1. antígenos lipídicos resultantes da interação entre o *Treponema pallidum* e os tecidos do hospedeiro (anticorpos não específicos; reagínicos ou não treponêmicos);
2. componentes antigênicos próprios do *Treponema pallidum* (anticorpos treponêmicos ou específicos).

Esses dois tipos de resposta são a base dos dois tipos de provas sorológicas para o diagnóstico da sífilis:

- provas não específicas, cardiolipídicas ou não treponêmicas;
- provas específicas ou treponêmicas.

As primeiras correspondem a métodos mais baratos, rápidos e úteis para avaliação de rotina de grande número de amostras, e as segundas são consideradas provas de confirmação. A prova ideal seria aquela que, com facilidade de execução e reprodutibilidade, nos proporcionasse as mais altas sensibilidade e especificidade. Nenhuma das provas sorológicas utilizadas na sífilis é absolutamente sensível e específica, devendo-se, portanto, combinar técnicas para um diagnóstico correto.

Testes não treponêmicos (cardiolipídicos ou reaginas)

Este tipo de prova detecta a presença de anticorpos inespecíficos (reaginas) no soro. Surgem habitualmente 3 a 5 semanas após o aparecimento do protosifiloma. São basicamente dois os tipos de provas: provas de floculação; e reação de fixação de complemento. Das provas de floculação, a melhor padronizada e mais largamente utilizada é o VDRL (*venereal disease research laboratory*) e, das provas de fixação de complemento, a mais utilizada é a reação de Wassermann, além da RPR (*rapid plasma reagin*). Os anticorpos reagínicos na sífilis são da classe IgG e IgM, que interagem com um antígeno lipídico resultado da interação dos tecidos do hospedeiro com o *Treponema pallidum* e/ou do próprio treponema. Nestas provas, utilizam-se como antígeno um preparado composto de cardiolipina-colesterol-lecitina, mais purificado que os antigos extratos de fígado ou coração de boi. Os lipídios atuariam como haptenos que, ao se combinarem com a fração proteica da espiroqueta, estimulariam a produção de reaginas. Os anticorpos detectados por estas técnicas começam a ser observados após 3 semanas do aparecimento do cancro, aumentam seus títulos progressivamente até um máximo no período secundário, com praticamente 100% de positividade nesta fase. No período terciário, a positividade é de aproximadamente 90%. Em caso de neurosífilis, encontrar-se-ão resultados positivos no LCR. Seu emprego como provas quantitativas as faz valiosas como medida precisa da atividade sifilítica. O tratamento altera o padrão sorológico destes anticorpos não treponêmicos, sendo o melhor parâmetro de avaliação da resposta adequada ao tratamento antibiótico instituído. Esta resposta ao tratamento se expressa por uma queda de seus títulos, fato que representa uma vantagem sobre as provas treponêmicas, que podem permanecer positivas durante períodos prolongados, apesar de um tratamento correto. Observa-se uma relação direta entre a precocidade do tratamento e a negativação destas provas. Se o tratamento é muito precoce, pode, inclusive, inibir a resposta de anticorpos. Se o tratamento se realiza durante a fase primária, a negativação pode ocorrer em 3 a 6 meses; quando o tratamento é instituído na fase secundária, o período de negativação pode se estender por 18 a 24 meses. Na sífilis tardia, as provas sorológicas podem, inclusive, nunca se negativarem apesar do tratamento. Essas reações são ditas fixas e irreversíveis, constituindo o que se chamou de cicatriz sorológica.[8]

Sendo reações não treponêmicas, não são específicas e, além de serem positivas em outras treponematoses como a bouba e a pinta, podem estar presentes em outras enfermidades que não a sífilis, sendo nestes casos denominadas "reações sorológicas falso-positivas biológicas", e as principais causas são:

- **Erro na realização da técnica.**
- **Causas agudas:**
  - mononucleose infecciosa;
  - pneumonia viral;
  - hepatite infecciosa;
  - herpes simples e herpes-zóster;
  - sarampo;
  - linfogranuloma venéreo;
  - vacinações (febre amarela e tifoide);
  - gravidez;
- **Causas crônicas:**
  - artrite reumatoide;
  - lúpus eritematoso sistêmico;
  - anemia hemolítica autoimune;
  - periarterite nodosa;
  - tireoidite;
  - hepatite crônica;
  - hanseníase;
  - tuberculose;
  - leptospirose;
  - malária;
  - calazar.

Fenômeno de zona

A pró-zona é o fenômeno físico-químico produzido por um excesso de anticorpos em relação à quantidade de antígenos que é oferecida. Quando há tal excesso relativo de anticorpos, o soro direto pode resultar não reativo em virtude da formação de imunocomplexos solúveis, tornando-se reativo nas diluições seguintes. Este fato pode ocorrer principalmente no secundarismo precoce.

Testes treponêmicos

Para estabelecer um diagnóstico definitivo de sífilis e em virtude das limitações que apresentam as provas não treponêmicas, faz-se necessária a confirmação mediante provas específicas com base na detecção de anticorpos contra o *Treponema pallidum*. Estas provas incluem o teste de imunofluorescência direta (FTA-abs); o teste de imobilização do treponema (TPI); as provas de hemaglutinação (TPHA); e, mais recentemente, os métodos de enzimaimunoensaio (EIA).[7,8,26]

Estes anticorpos aparecem precocemente e podem permanecer positivos durante toda a vida do paciente. A utilidade da detecção destes anticorpos é, portanto, para a confirmação dos resultados obtidos com os testes não treponêmicos, e os anticorpos que se detectam são da classe IgG e IgM.

As provas mais amplamente utilizadas são:

Prova de imobilização do treponema (TPI)

Descrita em 1949 por Nelson e Meyer,[27] utiliza como antígeno treponemas virulentos vivos obtidos de sifilomas testiculares de coelho. Prova específica utilizada como referência durante muitos anos. Por seu alto custo, complexidade técnica e necessidade de se manterem cepas vivas de treponema (cepa de Nichols) em testículo de coelho infectado, não tem uso na rotina, limitando-se este a laboratórios de investigação. Reação altamente específica que demonstra a presença de imobilizinas ao *Treponema pallidum* no sangue e no LCR. As imobilizinas não têm relação com os anticorpos de Wassermann, pois não são absorvidas de soros sifilíticos por antígenos lipídicos e as reaginas não imobilizam os treponemas. Os treponemas não patogênicos, não produzem imobilizinas, somente os *T. pallidum*, *carateum* e *cuniculi* induzem sua produção. São os únicos anticorpos que correspondem exclusivamente às imunoglobulinas da classe IgG. As imobilizinas demoram mais a surgir do que as reaginas, e o TPI pode ser não reativo em dois terços dos pacientes com sífilis primária e em um terço dos pacientes com secundarismo.

Prova de fixação de complemento com proteína de Reiter (RPCF)

Utiliza como antígeno uma fração proteica derivada da cepa de treponema avirulento de Reiter, cultivada em meio artificial desde 1922. A prova é de fácil execução técnica, e o antígeno é acessível do ponto de vista econômico. Os treponemas de Reiter comportam antígeno do grupo comum com o *T. pallidum*. Esta prova aparentemente depende de um anticorpo que difere das imobilizinas e das reaginas, tendo sensibilidade e especificidade maior do que as provas não treponêmicas, mas é menos específica e sensível que a TPI, daí suas limitações.

FTA-200

Prova que emprega como antígeno o *T. pallidum*, cepa de Nichols, liofilizado. Tais treponemas são reconstituídos com água destilada, espalhados em lâminas e recobertos com o soro-problema. Havendo anticorpos antitreponemas, estes aderirão à superfície dos microrganismos. A seguir, antiglobulina humana combinada à fluoresceína é adicionada. Existindo anticorpos (gamaglobulina) aderidos à superfície do treponema, estes se tornarão visíveis ao microscópio de fluorescência graças à reação entre o anticorpo e a antiamaglobulina humana fluorescente adicionada.

FTA-abs (*fluorescent treponemal antibody-absorbed test*)

Descrito por Deacon e Meyer, em 1964,[28] difere do FTA-200 por ser o soro-problema previamente tratado com extratos de treponemas de Reiter. Tal passagem tem por finalidade absorver do soro suspeito os anticorpos antitreponêmicos de grupo, permanecendo no soro-problema somente os anticorpos anti-*Treponema pallidum*, livres para reagir com o antígeno. Esta reação é mais sensível e tão específica quanto a TPI. Sua superioridade se traduz na rapidez de execução, na facilidade de obtenção dos reagentes e no baixo custo. Sua desvantagem é a não existência de padronização quantitativa adequada, não permitindo sua utilização para controle de cura. É a primeira prova entre todas (reagínicas e treponêmicas) a se positivar, podendo ser a única prova positiva na fase primária não tratada. O FTA-abs pode eventualmente resultar em falso-positivos em caso de presença de anticorpos antinucleares, globulinemias crônicas, herpes genital e gravidez.

Treponema pallidum hemaglutinação (TPHA)

Utiliza como antígeno eritrócitos de carneiro, tanados e formolizados, congelados e dessecados, sensibilizados com suspensão de um lisado de ultrassonicato de *Treponema pallidum* patogênico (cepa Nichols), obtidos por cultura em testículos de coelho. Como controle do antígeno, são utilizados os mesmos eritrócitos, porém sem estarem sensibilizados. Pode ser realizada por macro e microtécnica, sendo esta última a mais utilizada (MHA-TP). Estas provas são tão específicas quanto o FTA-abs; porém, também podem apresentar resultados falso-positivos em casos de hanseníase, gravidez e diabetes.

IgM-TPHA

O princípio deste teste é revestir com antígeno monoclonal anti-IgM as cavidades das placas de microtitulação. Como primeiro título, utiliza-se o soro que se quer controlar, diluído a 1/20, incubando-se a 37 °C. Durante esta primeira incubação, a IgM total é capturada pelo monoclonal. Em uma segunda etapa, detecta-se a IgM sifilítica utilizando-se eritrócitos de carneiro sensibilizados com o antígeno treponêmico. Os soros IgM sifilíticos reativos demonstrarão imagens semelhantes às do TPHA clássico.[29-31]

Teste rápido[32,33]

Os testes rápidos utilizados para triagem da infecção pelo *Treponema pallidum* baseiam-se na tecnologia de imunocromatografia de fluxo lateral, que permite a detecção dos anticorpos específicos anti-*T. pallidum* no soro ou sangue total.

O Tester contém uma membrana pré-revestida com antígeno recombinante de *Treponema pallidum* na região de teste (T) (Figura 8.19). A mistura antígeno recombinante de *Treponema pallidum*-conjugado com ouro coloidal, amostra do paciente e solução diluente migram cromatograficamente ao longo da membrana até a região de teste (T), resultando no surgimento de uma linha visível decorrente da formação do complexo antígeno-anticorpo-antígeno-ouro coloidal. A formação de uma linha visível na região de teste T indica a presença de anticorpos específicos (IgA, IgM e IgG) na amostra do paciente. Quando os anticorpos específicos contra o *Treponema pallidum* (IgA, IgM e IgG) estão ausentes na amostra, não aparecerá a linha na região de teste (T).

Interpretação do teste rápido

- **Reagente:** quando há formação de uma linha colorida na área T e outra na área C. Um resultado reagente indica que há anticorpos antitreponêmicos detectáveis na amostra do indivíduo[32,33] (Figura 8.20).
- **Não reagente:** quando há formação de linha colorida apenas na área C. Um resultado não reagente indica que não há anticorpos antitreponêmicos detectáveis na amostra do indivíduo[32,33] (Figura 8.21).
- **Teste inválido:** se não houver formação de linha colorida na área C, o teste será considerado inválido, independentemente do resultado obtido na área T. Neste caso, o teste deverá ser repetido[32,33] (Figura 8.22 A e B).

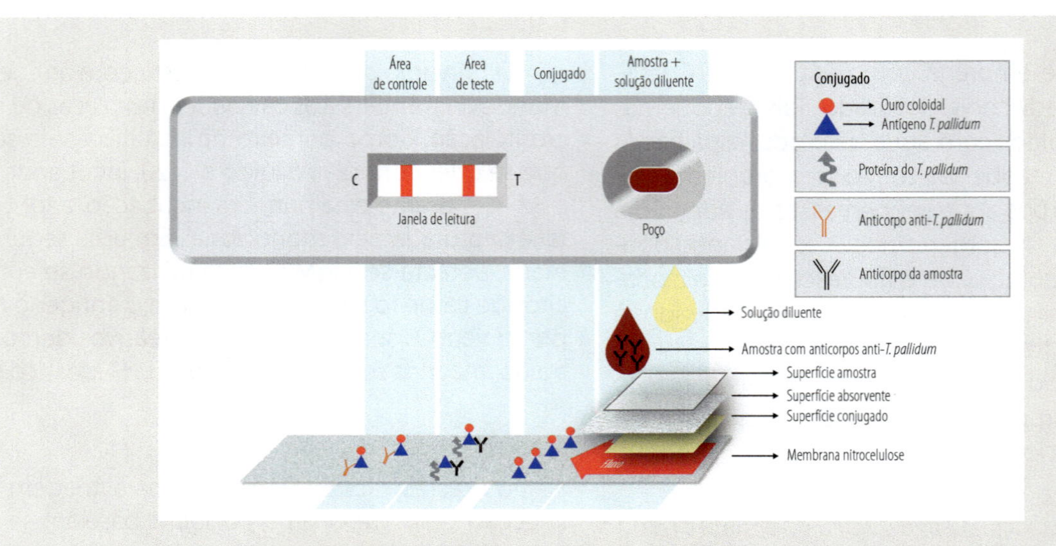

Figura 8.19. Funcionamento de um teste rápido de fluxo lateral com resultado em linha.
Fonte: Acervo da autoria do capítulo.

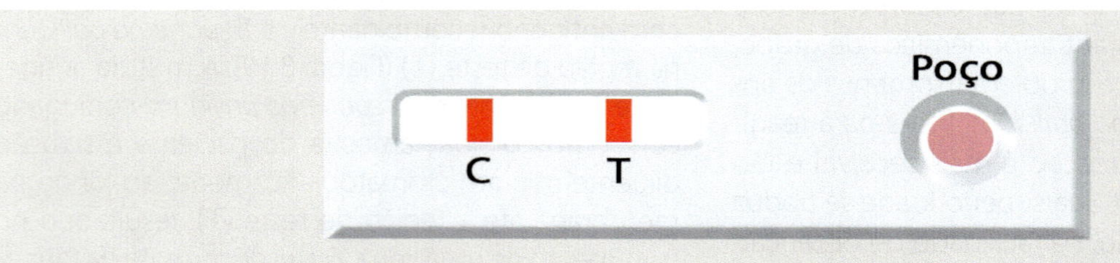

Figura 8.20. Teste rápido de fluxo lateral reagente.
Fonte: Acervo da autoria do capítulo.

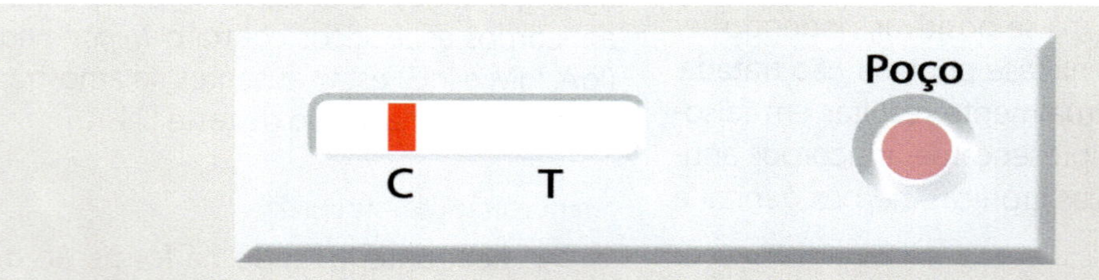

Figura 8.21. Teste rápido de fluxo lateral não reagente.
Fonte: Acervo da autoria do capítulo.

Interpretação da sorologia sifilítica

O método diagnóstico mais rápido e evidente para o diagnóstico da sífilis seria a visualização do treponema em campo escuro a partir de um cancro. Porém, isso não é possível na maioria das ocasiões, devendo-se, portanto, recorrer ao diagnóstico sorológico. Na avaliação de qualquer prova sorológica, existem dois fatores relevantes: a sensibilidade; e a especificidade. No diagnóstico sorológico; é frequente a existência de falsas reações positivas ou negativas. Os resultados falso-negativos biológicos podem ocorrer se as provas são realizadas antes que o paciente tenha desenvolvido anticorpos ou como consequência de um excesso de anticorpos (fenômeno de zona), como nas provas reagínicas. Para uma correta interpretação dos resultados sorológicos, deve-se conhecer a evolução teórica dos anticorpos em cada fase da enfermidade, assim como a sensibilidade e a especificidade de cada prova (Tabela 8.1).[34,35]

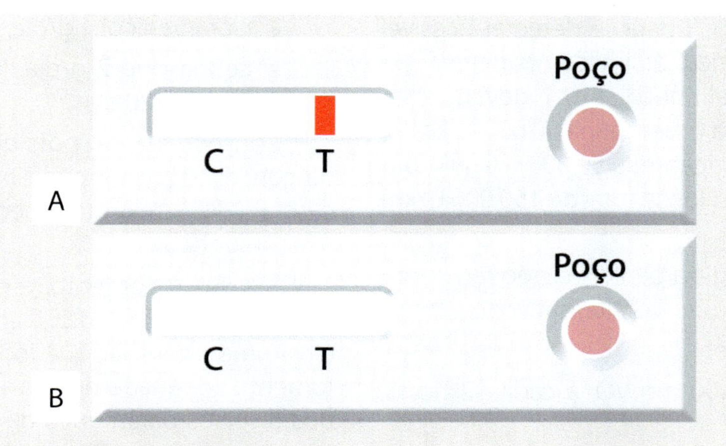

Figura 8.22. Teste rápido de fluxo lateral inválido.
Fonte: Acervo da autoria do capítulo.

Tabela 8.1. Sensibilidade (%) das provas sorológicas da sífilis não tratada.

Prova	Sífilis primária	Sífilis secundária	Latente	Tardia
VDRL	59 a 87	94 a 100	73 a 91	37 a 94
FTA-abs	86 a 100	99 a 100	96 a 99	96 a 100
TPHA	64 a 87	96 a 100	96 a 100	94 a 100
MHA-TP	85	100	98	100
TPI	50	97	96	95

Fonte: Center for Diseases Control and Prevention; Larsen AS, McGren BE, Hunter EF, 1990; Jaffe HW, 1990.

Durante o período de incubação, todas as provas são negativas. Durante a fase primária, após 10 a 15 dias do surgimento do cancro, começam a se positivar as reações sorológicas na seguinte ordem: FTA-abs; TPHA; VDRL e TPI.

Na sífilis secundária, todas as provas são positivas, sendo excepcionais os casos com sorologia negativa, geralmente causados pelo fenômeno de zona. As alterações do LCR são comuns na sífilis recente, ainda que poucos pacientes desenvolvam neurosífilis nesta etapa, não se recomendando seu estudo como prova de rotina, a menos que existam sinais ou sintomas clínicos de acometimento neurológico.

A sífilis latente somente poderá ser posta em evidência pela sorologia, sendo que aqui os resultados falso-positivos adquirem especial importância. Neste período, as provas inespecíficas podem ser positivas ou negativas e as específicas são positivas em 80% a 100% dos casos.

Na sífilis terciária, as provas inespecíficas são positivas em 70% dos casos e as específicas, em 80% a 100%. Nestes casos, recomenda-se o exame do LCR. Na sífilis latente tardia, o tratamento terá pouco efeito sobre as provas treponêmicas.[25]

Tratamento

O *Treponema pallidum* é um dos microrganismos mais sensíveis à penicilina que se conhecem, desaparecendo das lesões em 12 a 18 horas após sua administração sistêmica. A concentração sanguínea eficaz é de 0,03 µ/cm.[7,8,11] O efeito máximo da ação da penicilina sobre o treponema é alcançado no momento da sua divisão, que ocorre a cada 30 a 33 horas. Por essa razão, é necessária a manutenção constante de níveis eficazes para que atuem no momento mais preciso. Por razões farmacológicas, a penicilina que reúne mais condições para ação treponemicida eficaz é a penicilina benzatina.

Desta forma, a dose recomendada para o tratamento da sífilis recente (primária, secundária e latente com menos de 1 ano de evolução) é penicilina benzatina 2.400.000 UI, IM, dose esta que deverá ser repetida após 1 semana. Na sífilis tardia, latente, cutânea e cardiovascular, recomenda-se a penicilina benzatina 7.200.000 UI, IM, administrada em três doses de 2.400.000 UI por semana. Crianças com mais de 1 mês de vida, portadoras de sífilis adquirida (excluindo-se a forma congênita), deverão ser submetidas a exame do LCR para se detectar possível neurosífilis assintomática, assim como deverá ser avaliada sobre possível abuso sexual, devendo ser tratadas com penicilina G benzatina 50.000 U/kg, IM em duas doses (sífilis recente) e 50.000 U/kg IM por semana, por 3 semanas (dose total de 150.000 U/kg) na sífilis latente tardia.

Nos casos de alergia a penicilina, são recomendados os seguintes esquemas alternativos:

- na sífilis recente:
  - doxiciclina 100 mg VO, a cada 12 horas, por 15 dias;[36-38]
  - tetraciclina 500 mg VO, a cada 6 horas, por 15 dias;
  - eritromicina 500 mg VO, a cada 6 horas, por 15 dias;
  - ceftriaxone 1 g/dia intramuscular por 10 dias.[39]
- na sífilis tardia, latente, cutânea e cardiovascular:
  - doxiciclina 100 mg VO, a cada 12 horas, por 4 semanas;
  - tetraciclina 500 mg VO, a cada 6 horas, por 4 semanas;
  - eritromicina 500 mg VO, a cada 6 horas, por 4 semanas.[8]

Existem ainda algumas recomendações da utilização da azitromicina em dose única de 2 g para a sífilis recente,[40-42] porém mutações cromossômicas do *Treponema pallidum* associadas com resistência à azitromicina e falha terapêutica têm sido documentadas em várias regiões dos Estados Unidos.[43-45] Desta forma, sua indicação deverá ser feita com extrema cautela e somente quando não for possível a utilização da penicilina benzatina ou outras das drogas recomendadas neste capítulo. Na neurosífilis, os esquemas utilizados mais frequentemente são:

- na neurosífilis assintomática e formas oligosintomáticas:
  - penicilina procaína, 600.000 UI/dia, IM, durante 20 dias.
- na neurosífilis parenquimatosa ou formas mais graves:
  - penicilina cristalina, 24.000.000 UI/dia, intravenosa (IV), durante 20 dias.

Outros esquemas podem ser utilizados no impedimento do uso da penicilina, como:

- doxiciclina 400 mg/dia, VO;
- cloranfenicol 4 g/dia, IV;
- ceftriaxone 2 g/dia, IV ou IM, todas por no mínimo 20 dias.[23]

Consequente à possibilidade da diminuição da concentração da penicilina no sistema nervoso central (SNC) pela probenecida, sua utilização não é recomendada.

Após o tratamento, é essencial a monitorização das alterações do LCR aos 3, 6 e 12 meses após o tratamento inicial, que indicará se houve um tratamento adequado ou não a partir da normalização dos diversos parâmetros da infecção. A concentração de proteínas volta ao normal mais lentamente. Presença de pleocitose 6 meses após o tratamento indica falha terapêutica. Haverá também queda dos títulos das reações não treponêmicas, embora estes possam persistir reagentes indefinidamente.[23] Apesar dos relatos de casos na literatura alertando sobre um possível aumento nas falhas terapêuticas no tratamento da neurosífilis associada ao HIV, não há necessidade de modificações dos esquemas utilizados, porém o acompanhamento deverá ser mais criterioso, tanto do ponto de vista clínico como laboratorial.

Outras considerações

Todo paciente portador de sífilis deverá ser testado para a infecção pelo HIV. Em áreas geográficas em que a prevalência de HIV for muito alta, pacientes que apresentem sífilis recente deverão ser testados novamente para HIV após 3 meses se o primeiro teste para HIV tiver resultado negativo.

Algumas evidências sugerem que doses adicionais de penicilina podem ser benéficas para grávidas que sejam portadores de sífilis primária, secundária ou latente recente.[46] Quando a sífilis é diagnosticada durante a segunda metade da gravidez, a avaliação deverá incluir ultrassonografia fetal pela possibilidade de sífilis congênita. Sinais ultrassonográficos de sífilis fetal ou placentária (hepatomegalia, ascites, hidropsia ou afinamento da placenta) indicam alto risco de falha terapêutica[47] e, nestes casos, deverá haver a concorrência de especialistas obstétricos. Mulheres tratadas para sífilis na segunda metade da gravidez estão sujeitas ao risco de parto prematuro e/ou estresse fetal se o tratamento precipitar a reação de Jarish-Herxheimer.[48] Estas pacientes deverão ser orientadas a procurar auxílio obstétrico após o tratamento se notarem febre, contrações ou diminuição dos movimentos fetais.

Reação de Jarish-Herxheimer

É uma reação de hipersensibilidade provocada pelo contato antígeno-anticorpo, em que o antígeno é representado pelos produtos de destruição dos treponemas. Ocorre geralmente 8 a 24 horas após a administração da primeira dose de qualquer droga treponemicida e, principalmente, nos pacientes em fase de erupções cutâneas. Caracteriza-se por cefaleia, calafrios, mialgias e artralgias. As lesões cutâneas, quando existentes, tornam-se infiltradas, edemaciadas e de coloração mais brilhante. O quadro eventualmente pode ser confundido com hipersensibilidade à droga utilizada. Sua profilaxia pode ser feita com o uso de corticosteroide por via oral ou injetável prévio.[8]

Controle de cura

Os exames sorológicos deverão ser realizados aos 3, 6 e 12 meses após o tratamento. Admite-se que se a titulação da sorologia não diminuir em quatro vezes na sífilis recente após 3 meses do tratamento, ou aos 6 meses na sífilis latente recente, ou ainda se persistirem os sinais e sintomas clínicos da enfermidade, deve-se aceitar o fracasso terapêutico ou a possibilidade de reinfecção. Neste caso, antes de se instituir novo tratamento, deverão ser realizados a punção lombar e o exame do LCR. O exame do LCR também deverá ser efetuado sempre que ocorrer um aumento de quatro vezes na titulação dos exames sorológicos.[8]

Referências bibliográficas

1. Dennie CC. A history of syphilis. Springfield: Charles C. Thomas; 1962. p. 111.
2. Hackett CJ. On the origin of the human treponematoses. WHO Bulletin. 1963;29:7.
3. Guerra F. The precolombian mind. London: W. Clowns & Sons; 1971.
4. Coury CH. La medicine de Amérique pre-colombienne. Paris: Roger da Costa; 1969.
5. Fernadez FA. Antropologia, cultura y medicina indígena en América. Buenos Aires: Conjunta; 1977.
6. Peres EH. Syphilis. In: Clínica dermatológica. San Salvador: UCA. v. 11, p. 142-58.
7. Rivitti EA. Sífilis adquirida. In: Belda Junior W (ed.). Doenças sexualmente transmissíveis. Atheneu; 1999. p. 9-21.
8. Belda Junior W. Sífilis adquirida e congênita. In: Belda Junior W, Di Chiacchio N, Criado PR (ed.). Tratado de dermatologia. 2. ed. Atheneu; 2014. p. 1305.
9. Jeanselme E. Historie de la syphilis. In: Traité de la syphilis. Paris: G. Doin et Cie; 1931. v. 1, p. 3-342.
10. Carreras A. Miasmas y retrovirus. In: Colección histórica de crencias de la salud. Barcelona: Uriach; 1991.
11. Morton RS. The treponematoses. In: Rook A, Wilkinson DS, Ebling TJG et al (ed.). Textbook of dermatology. Blackwell Scientific Publications; 1986.
12. Rhodes AR, Luger AFH. Syphilis and treponematoses. In: Fitzpatrick TB, Eisen AZ, Wolfi K et al (ed.). Dermatology in general medicine. McGraw-Hill; 1987.
13. Flichman JC. Sífilis: microbiologia e imunologia. In: Passos MRL (ed.). Doenças sexualmente transmissíveis. Cultura Médica; 1995.
14. Paria CS et al. Cell-mediated immunity during syphilis. Br J Vener Dis. 1980;54:144-50.
15. Magnusson HJ et al. The minimal infectious inocullum of Spirocheta pallidum and a consideration of its rates of multiplication "in vivo". Am J Syphil. 1948;32:1-4.
16. Magnusson HJ, Thomas EW et al. Inoculation syphilis in human volunteers. Medicine (Baltimore). 1956 Feb;35(1):33-82. doi: 10.1097/00005792-195602000-00002.
17. Gamble CN et al. Immunopathogenesis of syphilitic glomerulonephritis. N Engl J Med. 1975;292:449-54.
18. Gjestland T. Oslo study of untreated syphilis. Acta Derm. 1955;35(Suppl 34):1-368.
19. Rockwell DH et al. Tuskgee study of untreated syphilis: the 30th year of observation. Arch Intern Med. 1964;114:792-8.
20. Capdevila JM, Bou D, Mascaró JM. Secundarismo sifilítico: afectación ocular. Rev Ibero Latino Americana ETS. 1988; 2:34-7.
21. Capdevila JM, Armengold P, Bou D, Sanz B, Mascaro JM. Neurosífilis asintomatica. Rev Ibero Latino Americana ETS. 1989;1:31-4.
22. Ortigosa YM, Bendazzoli OS, Barbosa AM, Ortigosa LC. Early malignant syphilis. An Bras Dermatol. 2016;5:(Suppl):148-59.
23. Nitrini R, Souza MC. Neurosífilis. In: Belda Junior W (ed.). Doenças sexualmente transmissíveis. Atheneu; 1999. p. 31-45.
24. Moore JE, Hopkins HH. Asymptomatic neurosyphilis – VI: The prognoses or early and late asymptomatic neurosyphilis. JAMA. 1930;95(22):1637-1641. doi: 10.1001/jama.1930.02720220007003.
25. Centers for Disease Control and Prevention (CDC). Guidelines for the laboratory diagnosis of gonorrhea, chlamydia and syphilis. Disponível em: http://aphl.org/aphlprograms/infectious/std/Pages/stdestingguidelines.aspx.
26. Nogueira JM, Camarena JJ. Diagnóstico microbiológico de la sífilis del adulto y de la sífilis congênita. In: Vilata JJ (ed.). Enfermedades de transmissión sexual. JR Prous; 1993.
27. Nelson RA, Mayer NM. Immobilization of Treponema pallidum in vitro by antibody produced in syphilitic infection. J Exp Med. 1949 Apr 1;89(4):369-93. doi: 10.1084/jem.89.4.369.
28. Deacon WE, Lucas JB, Meyer S. Fluorescent treponemal antibody absorption (FTA-abs) test for syphilis. JAMA. 1966 Nov 7;198(6):624-8.
29. Wilkinson AE, Rodin P. IgM FTA test in syphilis in adults: its relation to clinical findings. Br J Vener Dis. 1976;52:219-23.
30. Farshy CE, Hunter EF, Larsen SA, Cerny EH. Double conjugate enzyme-linked immunosorbent assay for immunoglobulins G and M against Treponema pallidum. J Clin Microbiol. 1984;20:1109-12.
31. Rodriguez T, Brufau C, Marin N. Determinación de IgM anti-T. pallidum en pacientes com sífilis en distintos estádios. Enf Trans Sex. 1989;3:31-5.

32. Benzaken A, Bazzo ML, Galban E et al. External quality assurance with dried tube specimens (DTS) for point-of-care syphilis and HIV tests: experience in an indigenous populations screening programme in the Brazilian Amazon. Sex Transm Infect. 2013;00:1-5.
33. Tucker J, Bu J, Brown L et al. Accelerating worldwide syphilis screening through rapid testing: a systematic review. Lancet. 2010;10(6):381-6.
34. Larsen AS, McGren BE, Hunter EF. Syphilis serology and darkfield microscopy. In: Holmes KK et al (ed.). Sexually transmitted diseases. New York: McGraw-Hill; 1990. p. 875-88.
35. Jaffe HW. Management of the reactive serology. In: Holmes KK et al (ed.). Sexually transmitted diseases. 2nd ed. New York: McGraw-Hill; 1990. p. 313-8.
36. Ghanem KG, Erbelding EJ, Cheng WW et al. Doxycycline compared with benzathine penicillin for the treatment of early syphilis. Clin Infect Dis. 2006;42:45-9.
37. Wong T, Singh AE, De P. Primary syphilis: serological treatment response to doxycycline/tetracycline versus benzathine penicillin. Am J Med. 2008;121:903-8.
38. Xiao H, Liu D, Li Z et al. Comparison of doxycycline and benzathine penicillin G for the treatment of early syphilis. Acta Dermatovenerol Croat, 2017;25(2):107-11.
39. Hook EW, Roddy RE, Handsfield HH. Ceftriaxone therapy for incubating and early syphilis. J Infect Dis. 1988;158:881-4.
40. Riedner G, Rusizoka M, Todd J et al. Single-dose azithromycin versus penicillin G benzathine for the treatment of early syphilis. N Engl J Med. 2005;353:1236-44.
41. Hook EW, Martin DH, Stephens J et al. A randomized, comparative pilot study of azithromycin versus benzathine penicillin G for treatment of early syphilis. Sex Transm Dis. 2002;29:486-90.
42. Hook EW, Behets F, Van DK et al. A phase III equivalence trial of azithromycin versus benzathine penicillin for treatment of early syphilis. J Infect Dis. 2010;201:1729-35.
43. Lukehart SA, Godornes C, Molini BJ et al. Macrolide resistance in Treponema pallidum in the United States and Ireland. N Engl J Med. 2004;351:154-8.
44. Mitchell SJ, Engelman J, Kent CK et al. Azithromycin-resistant syphilis infection: San Francisco, Califórnia – 2000-2004. Clin Infect Dis. 2006;42:337-45.
45. Su JR, Hook E, Kenney K et al. Prevalence of the 23S rRNA point mutation in Treponema pallidum in the United States and associated factors, 2006-2008. 18th International Society for Sexually Transmitted Diseases Research. London, England: June; 2009.
46. Wendel GD, Sheffield JS, Hollier LM et al. Treatment of syphilis in pregnancy and prevention of congenital syphilis. Clin Infect Dis. 2002;35(Suppl 2):S200-9.
47. Hollier LM, Harstad TW, Sanchez PJ et al. Fetal syphilis: clinical and laboratory characteristics. Obstet Gynecol. 2001;97:947-53.
48. Klein VR, Cox SM, Mitchell MD et al. The Jarisch-Herxheimer reaction complicating syphilotherapy in pregnancy. Obstet Gynecol. 1990;75(3-1):375-80.

Capítulo 9

Cancro Mole

Walter Belda Junior
Heitor de Sá Gonçalves

Introdução

Cancroide é uma doença sexualmente transmissível (DST) causada pela bactéria gram-negativa *Haemophilus ducreyi* e é caracterizado por ulceração genital necrotizante, dolorosa e em número variado, de bordas irregulares e frequentemente envolta por halo eritematoso vivo e que pode ser acompanhada por linfadenite inguinal ou formação de bubão. *H. ducreyi* é um organismo fastidioso e de difícil cultivo. Técnicas de amplificação de DNA mostraram sensibilidade diagnóstica melhorada, mas são apenas realizadas em alguns laboratórios.

A presença de lesão ulcerada genital pode facilitar a transmissão do HIV pelo aumento da penetração do vírus pela úlcera, basicamente pela ruptura da barreira epitelial e pelo aumento do número de células HIV susceptíveis no ponto de entrada.[1,2]

Histórico

Paracelso (1530) e Hunter (1767) consideravam o cancro mole, a sífilis e a gonorreia manifestações diferentes de um mesmo agente etiológico (teoria unicista). Em 1852, o cancro mole foi diferenciado do cancro duro da sífilis por Basserau, que demonstrou que somente pacientes portadores de cancro mole poderiam ser reinfectados em outros sítios cutâneos por autoinoculação com material purulento obtido da úlcera.[3] Em 1889, Augusto Ducrey, da Universidade de Nápoles, após autoinoculações repetidas, descreveu a evolução da doença, diferenciou-a da sífilis e identificou seu agente etiológico como estreptobacilo similar ao estreptococo. Em 1900, Benzaçon conseguiu seu cultivo em meio à base de gelose e sangue de coelho. Em 1913, Ito et al., por meio de bacilos obtidos em cultura com o pus do bubão, introduziram o uso dos testes intradérmicos, cujo valor foi confirmado por Reinstierna em 1923; porém, atualmente, estes testes estão em desuso.

Epidemiologia

O cancroide está desaparecendo até mesmo da maioria dos países onde *Haemophilus ducreyi* era anteriormente epidêmico, com exceção do norte da Índia e Malawi.[4,5] A substancial diminuição na prevalência seguiu-se após a introdução da gestão sindrômica para o tratamento de úlceras genitais pela Organização Mundial da Saúde (OMS) e as principais mudanças sociais após 2000.[6]

No entanto, recentes relatos de casos esporádicos foram descritos na Europa ocidental, muitas vezes inicialmente diagnosticados como herpes genital.[7,8]

Em contraste com uma redução sustentada na proporção de úlcera genital (GUD) causada por *H. ducreyi*, a bactéria é cada vez mais encontrada em regiões tropicais, especialmente na região do Pacífico Sul, como uma causa comum de úlceras cutâneas não genitais, principalmente em crianças.[6] No entanto, a epidemiologia global de *H. ducreyi* é mal documentada em virtude de dificuldades em se confirmar um diagnóstico microbiológico.

Atualmente, na Europa, o cancroide é restrito a casos esporádicos.[7]

Agente etiológico

Trata-se de cocobacilo curto, da família Brucellaceae, gênero Haemophilus, espécie *ducreyi*. Bacilo gram-negativo, intracelular, anaeróbico facultativo, com dimensões de 1 a 2 μm por 0,5 μm, com extremidades arredondadas, e desprovido de cápsula ou motilidade. Dispõe-se em cadeias simples ou duplas no interior de polimorfonucleares. Seu cultivo é difícil, crescendo moderadamente em meios de ágar-chocolate ou ágar com peptona glicosada, glutamina e hematina e pressão de gás carbônico entre 5% e 7%. Sua atividade bioquímica clássica é a redução de nitrato e produção de fosfatase alcalina, sendo a catalase negativa e a oxidase, positiva.[9]

O *H. ducreyi* tem demonstrado capacidade de adquirir informações genéticas por meio de plasmídios, inclusive para betalactamase, o que lhe confere resistência a diversos antibióticos. Até recentemente, acreditava-se que o *H. ducreyi* não fosse provido de *pilli*. Entretanto, estudos realizados por Spinola et al. demonstraram sua presença, os quais aparecem como uma fina superfície de apêndices, morfologicamente diferentes dos *pilli* da *Neisseria gonorrhoeae*. Esses *pilli* foram puricados, apresentando peso molecular de 24 kDa. Não foram identificados receptores para esses *pilli* nas células hospedeiras.[10]

A doença é altamente contagiosa.[11] A taxa de transmissão por ato sexual é desconhecida. No entanto, 70% das mulheres que têm contato secundariamente com homens acometidos por cancro mole são infectadas, sugerindo que a taxa de transmissão seja alta. Sua virulência é baixa, uma vez que se trata de infecção limitada a pele e mucosas, não ocorrendo comprometimento sistêmico.[12,13] Até a década de 1980, menos de 10% das cepas isoladas eram resistentes às sulfonamidas. Atualmente, as cepas resistentes a esse fármaco tornaram-se predominantes, sendo necessários esquemas terapêuticos alternativos, passando as sulfonamidas para a história do tratamento do cancro mole.

Quadro clínico

Apesar de sua alta infectividade, o número de casos é relativamente baixo, fato este atribuído à baixa capacidade de desenvolvimento do Haemophilus e à necessidade de solução de continuidade na pele para ocorrer sua penetração. Na maioria dos casos, as lesões encontram-se em áreas de maior atrito, como região do freio ou fúrcula.[14]

Apresenta período de incubação curto, oscilando de 4 a 7 dias, sendo raro seu aparecimento com menos de 3 ou mais de 10 dias. Não apresenta sintomas prodômicos. Sua porta de entrada é a quebra da integridade do epitélio. Ao redor deste ponto, surgem as primeiras alterações patológicas com edema e infiltração de polimorfonucleares linfócitos, externamente visualizados como pequena pápula inflamatória envolta por halo eritematoso, que rapidamente evolui para lesão vesicopustulosa que, ao se romper, resulta em lesão ulcerada, de base mole, rasa, bordas irregulares, recoberta por exsudato necrótico purulento (Figura 9.1). São lesões dolorosas e em número, formas e tamanhos variados em virtude de sua característica de autoinoculação (Figura 9.2). Diversas formas de úlceras têm sido descritas e, em razão de sua aparência, podem ser confundidas com outras causas de lesões genitais. Formas gigantes (≥ 2 cm) ou úlceras serpiginosas surgem quando várias pequenas úlceras coalescem (Figura 9.3). O tipo folicular tem origem em um folículo piloso e pode lembrar quadro de foliculite ou infecção piogênica.[14] Na forma transitória, a ulceração involui rapidamente em 4 a 6 dias, sendo seguida de linfadenopatia regional aguda com supuração em 10 a 20 dias, dificultando sua diferenciação com o linfogranuloma venéreo.[14]

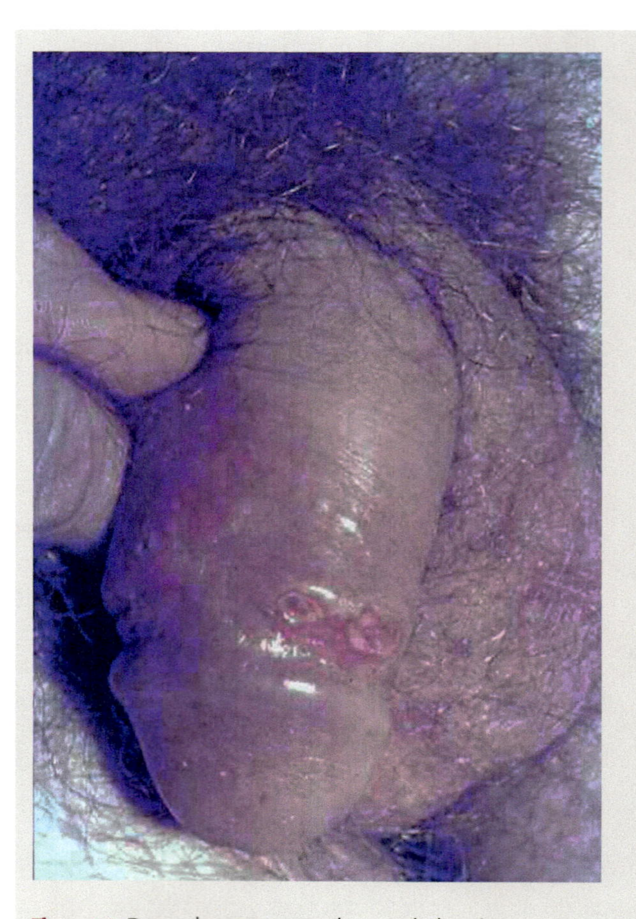

Figura 9.1. Duas ulcerações envoltas por halo eritematoso.
Fonte: Acervo da autoria do capítulo.

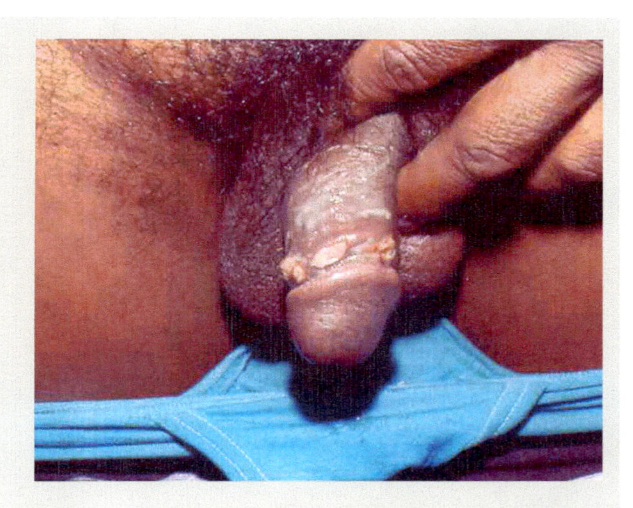

Figura 9.2. Múltiplas úlceras no sulco balanoprepucial por autoinoculação.
Fonte: Acervo da autoria do capítulo.

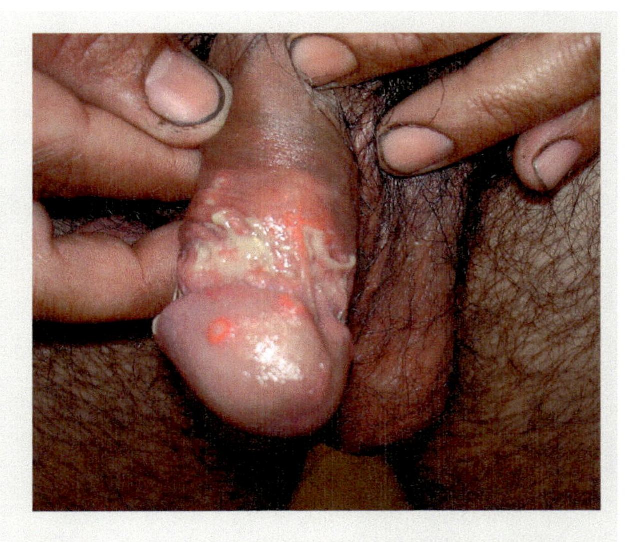

Figura 9.3. Coalescência de pequenas úlceras no sulco balanoprepucial.
Fonte: Acervo da autoria do capítulo.

A autoinoculação da lesão primária na pele oposta pode resultar na chamada "úlcera em beijo".

No homem, as lesões localizam-se principalmente junto ao freio, sulco balanoprepucial, face interna do prepúcio e, menos frequentemente, em meato uretral, região perineal e perianal. Na mulher, a maioria das lesões localiza-se no fórnix, pequenos e grandes lábios, vestíbulo e clitóris. Raramente as lesões instalam-se na cérvix e na parede vaginal.

Enfartamento ganglionar inguinal pode estar presente em até 50% dos casos, geralmente unilateral; dois terços desses casos evoluem com flutuação e fistulização, com drenagem de material purulento através de uma única fístula, o que pode auxiliar no diagnóstico diferencial do linfogranuloma venéreo, em que a fistulização se faz através de múltiplos orifícios. Ocasionalmente pode ocorrer superinfecção da úlcera do cancroide com anaeróbicos, ocasionando o aparecimento de ulcerações fagedênicas, de aspecto gangrenoso e com destruição extensa da genitália externa. Cerca de 5% a 30% dos casos de cancro mole podem se associar ao *Treponema pallidum*, originando lesões ulceradas com características clínicas comuns a ambas as doenças, como úlceras de bordas infiltradas e elevadas, fundo sujo e purulento, e com intensidade de dor variável, sendo denominadas "cancro misto de Rollet".[14]

Diagnóstico diferencial

Deve ser realizado basicamente com:

- As demais úlceras genitais de origem infecciosa ou parasitária; entre elas, o protosifiloma, que se caracteriza pela induração de sua base, geralmente única, indolor, de fundo limpo e presença de adenopatia regional não inflamatória.
- O linfogranuloma venéreo, no qual a adenopatia está sempre presente e é a manifestação maior desta doença, apresentando fistulização através de inúmeros orifícios.
- A donovanose, na qual as úlceras são botonosas, indolores, de fundo limpo e que sangram com facilidade, não apresenta comprometimento ganglionar.
- Deve-se ainda diferenciá-lo das úlceras causadas por gonorreia cutânea, herpes simples, leishmaniose cutânea, úlcera de Lipschutz e síndrome de Behçet.

Diagnóstico laboratorial

Microscopia

Na microscopia com coloração de Gram, o *H. ducreyi* aparece como pequenos bastonetes gram-negativos dispostos em colunas ou fila indiana, podendo ser realizada em esfregaços de úlcera. Em virtude das baixas sensibilidade e especificidade, a microscopia, no entanto, não é recomendada para diagnóstico (Figura 9.4).

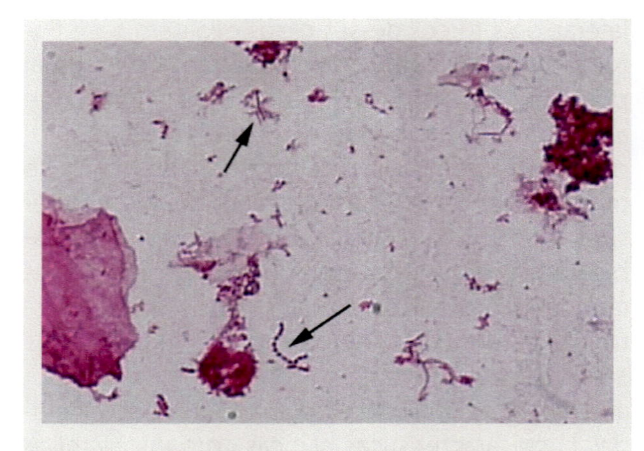

Figura 9.4. Cocos gram-negativos em fila indiana.
Fonte: Acervo da autoria do capítulo.

Cultura

H. ducreyi é uma bactéria muito exigente e meios de cultura enriquecidos seletivos são necessários para seu isolamento. Vários meios diferentes têm sido usados para isolá-la.[15,16] Como cepas diferem em sua capacidade de crescer em meios diferentes, uma combinação de pelo menos dois meios diferentes pode ser usada para taxas de recuperação ideais. As placas de cultura inoculadas devem ser incubadas a 33 °C em uma atmosfera úmida contendo 5% a 7% de CO_2 por mais de 3 dias. Cultura de material de bubões obtidos por punção e aspiração é menos sensível do que a cultura de úlceras. Cultura de *H. ducreyi* garante um diagnóstico definitivo de cancroide, mas não exclui outras infecções concomitantes. Um diagnóstico definitivo de cancroide requer a identificação de *H. ducreyi* em meios de cultura; no entanto, o advento de técnicas de amplificação de DNA mais sensíveis demonstrou que a sensibilidade da cultura de *H. ducreyi* atinge apenas 75% na melhor das hipóteses.[17-19]

Identificação

A identificação se inicia com a observação das características coloniais, seguida da confirmação da colônia suspeita pela bacterioscopia, para a observação da morfologia, comportamento tintorial e dos arranjos característicos do *H. ducreyi* em "fila indiana" ou em paliçada. Realizam-se, então, as reações bioquímicas para a identificação da espécie.[20] A série bioquímica simplificada, esquematizada no Quadro 9.1, pode ser utilizada para a caracterização do agente.

Quadro 9.1. Avaliação bioquímica para caracterização do *H. ducreyi*.

Reação	Resultado
Requerimento do fator X (hemina)	Positivo
Requerimento do fator V (nicotinamida)	Negativo
Redução do nitrato	Positivo
Redução de oxidase	Positivo
Presença de catalase	Negativo
Presença de urease	Negativo
Acidificação da glicose	Negativo
Acidificação da sacarose	Negativo
Acidificação da lactose	Negativo
Sensibilidade ao polianetol sulfonato de sódio	Positivo

Fonte: Desenvolvido pela autoria do capítulo.

NAAT

Técnicas de amplificação de ácido nucleico (NAAT) são excelentes para demonstrar *H. ducreyi* em amostras clínicas. Requisitos específicos para crescimento das cepas não influenciam o resultado das NAAT e estas mostram taxas de detecção mais altas do que a cultura. Como esses métodos não dependem de bactérias vivas, as amostras podem ser analisadas em laboratórios estabelecidos remotamente, em especial na Europa e Brasil, onde apenas alguns laboratórios fornecem NAAT para *H. ducreyi*. As amostras devem ser obtidas conforme descrito para a cultura e nenhum meio de transporte específico é necessário. As amostras colhidas para cultura também podem ser usadas para NAAT. O exsudado da úlcera deve ser coletado por fricção vigorosa da base da lesão com um cotonete esterilizado com ponta de algodão.[21]

Vários métodos de proteína C-reativa (PCR) diferentes foram descritos, alguns dos quais têm a vantagem de simultaneamente testar para outros patógenos relevantes, em particular *T. pallidum* e vírus herpes simples.[22-27]

Sorologia

A detecção de anticorpos contra *H. ducreyi* não é útil para o diagnóstico de cancroide agudo, como foi demonstrado por inoculação experimental da bactéria em voluntários.[28]

Tratamento

Classicamente, o tratamento do cancro mole está relacionado às sulfas e à estreptomicina. Porém, em decorrência do aparecimento de cepas portadoras de plasmídios de resistência às sulfas e seus derivados e da gravidade dos efeitos colaterais do uso da estreptomicina, outras drogas passaram a ser utilizadas, particularmente o tianfenicol em esquemas contínuos ou de dose única.[29-31]

Posteriormente, foram relatados outros quadros de resistência mediada por plasmídios à tetraciclina, ao cloranfenicol e aos aminoglicosídeos.[32]

Pouco se sabe sobre a resistência cromossômica em cepas de *H. ducreyi*, mas esta diminuiu a suscetibilidade a vários antibióticos e, na ausência de resistência plasmidial identificável, sugere evolução de tais mecanismos. Com base na susceptibilidade *in vitro*, os medicamentos mais ativos contra *H. ducreyi* são azitromicina, ceftriaxona, ciprofloxacina e eritromicina.

O tratamento bem-sucedido do cancroide cura a infecção e resolve os sintomas clínicos. Em casos extensos, podem ocorrer cicatrizes, apesar da terapia bem-sucedida.

Vários regimes de antibióticos são recomendados para casos confirmados de cancroide.[21]

- 1ª linha
  - ceftriaxona como uma única injeção intramuscular de 250 mg;
  - azitromicina 1 g, dose única via oral.

A resposta é geralmente boa, embora haja falhas, especialmente em indivíduos HIV-positivos.

- 2ª linha
  - ciprofloxacin 500 mg, via oral, 2 vezes ao dia, por 3 dias;
  - eritromicina 500 mg, via oral, 4 vezes ao dia, por 7 dias.

Azitromicina e ceftriaxona oferecem a vantagem de terapia de dose única. Crianças podem ser tratadas com ceftriaxona. Ciprofloxacina é contraindicada para grávidas e mulheres lactantes, bem como para crianças e adolescentes com menos de 18 anos, nos quais eritromicina ou esquemas com ceftriaxone devem ser utilizados. Regimes estendidos são recomendados para pacientes HIV-positivos em vez dos tratamentos em dose única.

Terapia adjuvante

Pacientes com bubões flutuantes apresentarão alívio sintomático se estes forem esvaziados. A aspiração por agulha é eficaz, mas pode ser necessária sua repetição. Cobertura de antibiótico é altamente recomendada se isso for feito.[21]

Follow-up[21]

Todos os pacientes com diagnóstico de cancroide devem ser acompanhados após o tratamento:

- Para se garantir a resolução dos sintomas e sinais de infecção, o tratamento bem-sucedido deve melhorar os sintomas em 3 a 7 dias.
- Para se avaliar a cura que pode ser mais lenta para alguns pacientes infectados pelo HIV e homens não circuncisados.
- Para se documentar a falha do tratamento, considerando resistência a antibióticos, reinfecção, outras causas de úlceras ano-genital ou uma imunodeficiência subjacente.
- Para se providenciarem testes adequados para sífilis e HIV.

Prevenção/promoção da saúde[21]

Pacientes com diagnóstico de cancroide devem ser aconselhados em relação à prevenção de outras DST:

- Oferecer exames de saúde sexual regulares.
- Os pacientes devem ser testados novamente para sífilis e HIV 3 meses após o diagnóstico de cancroide, se os resultados do teste inicial foram negativos.

Medidas de resultados auditáveis[21]

- Todos os casos de suspeita de cancroide devem ser submetidos a investigações de laboratório.
- Contatos sexuais nos 10 dias anteriores ao início dos sintomas do paciente devem ser rastreados, testados e tratados.
- O teste sorológico para HIV e sífilis deve ser oferecido, bem como triagem para DST concomitantes.

Referências bibliográficas

1. Kreiss JK, Coombs R, Plummer FA et al. Isolation of human immunodeficiency virus from genital ulcers in Nairobi prostitutes. J Infect Dis. 1989;160:380-4.
2. Plummer FA, Wainberg MA, Ploclide P et al. Detection of human immunodeficiency virus type 1 in genital ulcer exsudate of HIV-1 infected men by culture and gene amplification. J Infect Dis. 1990;161:810-1.
3. Basserau PI. Traite de affections de la peau symptomatiques de la syphilis. Paris: JB Bailliere; 1852.
4. Hassan I, Anwar P, Rather S et al. Pattern of sexually transmitted infections in a Muslim majority region of North India. Indian J Sex Transm Dis. 2015;36:30-4.

5. Phiri S, Zadrozny S, Weiss HA et al. Etiology of genital ulcer disease and association with HIV infection in Malawi. Sex Transm Dis. 2013;40:923-8.
6. Gonzalez-Beiras C, Marks M, Chen CY et al. Epidemiology of Haemophilus ducreyi infections. Emerg Infect Dis. 2016;22:1-8.
7. Fouéré S, Lassau F, Rousseau C et al. First case of chancroid in 14 years at the largest STI clinic in Paris, France. Int J STD AIDS. 2016;27:805-7.
8. Barnes P, Chauhan M. Chancroid: desperate patient makes own diagnosis. Int J STD AIDS. 2014;25:768-70.
9. Kilian M. A taxonomic study of the genus Haemophilus with the proposal of a new species. J Gen Microbiol. 1976;93:9-62.
10. Spinola SM, Castellazo A, Shero M. Characterization of pili expressed by Haemophilus ducreyi. Microb Pathog. 1990;9:417-26.
11. Jonasson JA. Haemophilus ducreyi. Int J of STD AIDS. 1993;4:317-21.
12. Belda Junior W, Shiratsu R, Pinto V. Abordagem nas doenças sexualmente transmissíveis. An Bras Dermatol. 2009;84:151-9.
13. Spinola SM, Bauer ME, Munson Jr RS. Immunopathogenesis of Haemophilus ducreyi infection (chancroid). Infection and Immunity. 2002;70(4):1667-76.
14. Belda Junior W. Cancro mole In: Belda Junior W, Di Chiacchio N, Criado PR (ed.). Tratado de dermatologia. São Paulo: Atheneu; 2010. p. 1280.
15. Jones CC, Rosen T. Cultural diagnosis of chancroid. Arch Dermatol. 1991;127:1823-7.
16. Pillay A, Hoosen AA, Loykissoonlal D et al. Comparison of culture media for the laboratory diagnosis of chancroid. J Med Microbiol. 1998;47:1023-6.
17. Behets FM, Brathwaite AR, Hylton-Kong T et al. Genital ulcers: etiology, clinical diagnosis and associated human immunodeficiency virus infection in Kingston, Jamaica. Clin Infect Dis. 1999;28:1086-90.
18. Morse SA, Trees DL, Htun Y et al. Comparison of clinical diagnosis and standard laboratory and molecular methods for the diagnosis of genital ulcer disease in Lesotho: association with human immunodeficiency virus infection. J Infect Dis. 1997;175:583-9.
19. Lewis DA. Chancroid: clinical manifestations, diagnosis and management. Sex Transm Infect. 2003;79:68-71.
20. Killian M. Haemophilus. In: Billow A, Hansler WJ, Hermann KL et al (ed.). Manual of microbiology. 5th ed. Washington (DC): American Society for Microbiology; 1991. p. 463-70.
21. Lautenschlager S, Kemp M, Christensen JJ, Mayans MV, Moi H. 2017 European guideline for the management of chancroid. International Journal of STD & AIDS. 2017;28(4):324-9.
22. Beyrer C, Jitwatcharanan K, Natpratan C et al. Molecular methods for the diagnosis of genital ulcer disease in a sexually transmitted disease clinic population in northern Thailand: predominance of herpes simplex virus infection. J Infect Dis. 1998;178:243-6.
23. Mackay IM, Harnett G, Jeoffreys N et al. Detection and discrimination of herpes simplex viruses, Haemophilus ducreyi, Treponema pallidum and Calymmatobacterium (Klebsiella) granulomatis from genital ulcers. Clin Infect Dis. 2006;42:1431-8.
24. Orle KA, Gates CA, Martin DH et al. Simultaneous PCR detection of Haemophilus ducreyi, Treponema pallidum and herpes simplex virus types 1 and 2 from genital ulcers. J Clin Microbiol. 1996;34:49-54.
25. Risbud A, Chan-Tack K, Gadkari D et al. The etiology of genital ulcer disease by multiplex polymerase chain reaction and relationship to HIV infection among patients attending sexually transmitted disease clinics in Pune, India. Sex Transm Dis. 1999;26:55-62.
26. Suntoke TR, Hardick A, Tobian AA et al. Evaluation of multiplex real-time PCR for detection of Haemophilus ducreyi, Treponema pallidum, herpes simplex virus type 1 and 2 in the diagnosis of genital ulcer disease in the Rakai District, Uganda. Sex Transm Infect. 2009;85:97-101.
27. Glatz M, Juricevic N, Altwegg M et al. A multicenter prospective trial to asses a new real-time polymerase chain reaction for detection of Treponema pallidum, herpes simplex – 1/2 and Haemophilus ducreyi in genital, anal and oropharyngeal ulcers. Clin Microbiol Infect. 2014;20:O1020-7.
28. Al-Tawfiq JA, Palmer KL, Chen CY et al. Experimental infection of human volunteers with Haemophilus ducreyi does not confer protection against subsequent challenge. J Infect Dis. 1999;179:1283-7.
29. Belda Junior W, Santos Junior MFQ. Novos rumos no tratamento do cancro mole: experimentação clínica com thiamfenicol. An Bras Dermatol. 1984;59:147-9.
30. Belda Junior W, Santi CG, Mirandez AA. Tratamento do cancroide com tianfenicol. Rev Bras Med. 1985;42:204-5.
31. Belda Junior W, Siqueira LFG, Fagundes LJ. Thiamphenicol in the treatment of chancroid: a study of 1,128 cases. Rev Inst Med trop S Paulo. 2000;42:133-5.
32. Dangor Y, Ballard RC, Miller SD et al. Antimicrobial susceptibility of Haemophilus ducreyi. Antimicrob Agents Chemother. 1990;34:1303-7.

Capítulo 10

Linfogranuloma Venéreo

Walter Belda Junior
Paulo Ricardo Criado
Heitor de Sá Gonçalves

Introdução

O linfogranuloma venéreo (LGV) é uma doença infectocontagiosa, de caráter inflamatório e invasivo do trato urogenital, causada pela *Chlamydia trachomatis*.[1] Atualmente, em várias partes do mundo, o LGV tornou-se uma causa importante de doença anogenital entre homens que fazem sexo com outros homens.[1]

O LGV é causado pelos sorotipos invasivos L1, L2 e L3 da *Chlamydia trachomatis*, em contraste com os sorotipos de A-C deste agente, que causam infecções oculares como o tracoma, e dos sorotipos D-K, mais comuns, que causam infecções genitais.[2] A infecção pelos sorotipos L1-3, causadoras do LGV, determina considerável distúrbio nos linfonodos regionais, criando o quadro clínico característico de edema doloroso nos linfonodos inguinais.[2]

A *Chlamydia trachomatis* infecta principalmente os linfáticos e pode ser transmitida por contato sexual vaginal, anal ou oral sem proteção, sendo a causa mais comum de doença sexualmente transmissível (DST) bacteriana em homens e mulheres.[3]

A estiomene, uma manifestação tardia do LGV constitui uma manifestação decorrente da infecção primária dos linfáticos do escroto, pênis ou da vulva, que determina progressiva linfangite e edema crônico, com esclerose e fibrose do tecido subcutâneo, os quais resultam em endurecimento da pele e aumento de volume das partes afetadas e, finalmente, em ulceração.[4] A genitália masculina é menos frequentemente acometida pela estiomene.[4]

O LGV apresenta várias sinonímias, sendo também conhecido como "quarta, quinta e sexta doença venérea", "doença de Nicolas-Favre", "doença de Frei", "linfadenopatia venérea", "bubão tropical", "poro adenite" e "bubão climático".

Epidemiologia

O LGV provavelmente afeta ambos os sexos igualmente, embora seja mais comum em homens porque as manifestações iniciais são mais evidentes neles. Os homens tipicamente apresentam a forma aguda da doença, enquanto as mulheres, com frequência, apresentam a doença quando desenvolvem complicações nos estágios posteriores desta.

LGV pode aparecer em qualquer idade, mas a maior incidência é entre 15 e 40 anos. A maioria dos casos, na Europa e na América do Norte, foi identificada entre pacientes brancos e frequentemente HIV-positivos (em homens que fazem sexo com homens) e com proctite. Desde 2003, houve uma série de surtos de LGV reportados em toda a Europa.[5-8]

Antes dos surtos nos homens que fazem sexo com homens (HSH), o LGV era principalmente endêmico em heterossexuais em áreas da África oriental e ocidental, Índia, partes do sudeste asiático e do Caribe, neste último se manifestava como a forma clássica de doenças com úlceras genitais e linfadenopatia (sem proctite). Nessas regiões, uma pesquisa de Madagascar mostrou que a *C. trachomatis* não era a principal causa da úlcera genital. Nessa pesquisa, 76% dos 196 pacientes com úlceras genitais apresentaram anticorpos contra clamídia, mas apenas 8% dos pacientes tiveram LGV confirmado por reação em cadeia de polimerase (PCR).[9,10]

Desde o início do ano de 2007 até o final de 2011, 146 casos de LGV foram notificados em Barcelona,[11] e novos casos na Finlândia,[12] na República Tcheca[13] e na França, nesta última o primeiro caso de proctite por *Chlamydia trachomatis* L2b foi descrito em uma mulher.[14]

O LGV entre os HSH na Europa é causado, na maioria dos casos, pelo sorotipo L2b da *Chlamydia trachomatis*. Esse fato contrasta com as cepas que circulam entre os HSH nos Estados Unidos, que mostram maior diversidade molecular. Com base nesses achados, especula-se que a epidemia de LGV entre os HSH na Europa causada pela variante L2b pode ter sido importada, a partir dos Estados Unidos, até o final do século anterior, por meio da rede internacional de contatos sexuais entre HSH.[15,16]

Nos Estados Unidos, a verdadeira incidência é desconhecida uma vez que os relatórios nacionais de LGV pararam de ser realizados em 1995. Entre novembro de 2004 e janeiro de 2006, o LGV foi identificado em 180 pessoas, sendo 27 homossexuais masculinos. Um estudo publicado em 2011 relatando dados de vigilância sobre LGV de vários sites nos Estados Unidos revelou que menos de 1% das amostras obtidas a partir de esfregaços retais de HSH eram positivos para *Chlamydia trachomatis*.[17]

Histórico

A síndrome clínica do LGV foi descrita há cerca de 100 anos, antes da demonstração de que as espécies de clamídia eram agentes patogênicos aos humanos.[18] Embora Wallace tenha descrito a doença em 1833, coube o crédito definitivo a Durand, Nicholas e Favre em 1913.[19] O principal avanço diagnóstico no estudo do LGV foi o desenvolvimento de um teste intradérmico "específico" por Frei em 1925.[19] Esse teste estabeleceu a etiologia da proctocolite pelo LGV e da constrictura retal dela decorrente.[19] Em 1930, a clamídia causadora do LGV foi isolada dos bubões, sendo inoculada e cultivada em cérebro de macacos.[19] Em 1935, a clamídia foi, pela primeira vez, incubada em ovos embrionados.[19] Esse feito proporcionou a manufatura em escala industrial de grandes quantidades do antígeno para o teste intradérmico de Frei e para testes sorodiagnósticos.[18]

O envolvimento retal pela doença foi bem estabelecido como uma das manifestações do LGV em 1936, quando Kornblith apresentou seus achados clínicos e patológicos dos seus 60 doentes.[20] Depois das décadas de 1950 e 1960, pouco se escreveu em relação ao LGV, até o início da década de 1980, quando um estudo publicado relatou que espécies de clamídia foram isoladas do *swab* retal em cerca de 10% dos HSH, embora poucos desses indivíduos tivessem sintomas do LGV.[21]

Agente etiológico

A *Chlamydia trachomatis* é uma bactéria gram-negativa intracelular obrigatória que, durante seu ciclo de desenvolvimento, alterna entre duas formas: o corpo elementar infeccioso (EB); e a forma replicativa não infecciosa (corpo reticulado). O processo de anexação do corpo elementar a uma célula hospedeira é o evento mais crucial para uma infecção bem-sucedida. Os corpos elementares se ligam às células epiteliais colunares seguidas de endocitose e inibição da fusão lisossômica. Uma série de ligações clamidiais foi identificada e caracterizada.

Estas incluem a maior proteína de membrana externa (MOMP), bem como a proteína OmcB (Omp2) rica em cisteína, hsp 70, as proteínas de membrana externa polimórficas e a proteína de membrana termolábil de 34 kDa.

Além dessas ligações propostas, existe uma quantidade considerável de evidências experimentais que sugerem que o glicosaminoglicano, o sulfato de heparano, é envolvido no processo de infecção de anexos de clamídia. A *Chlamydia trachomatis* não produz sulfato de heparano,[22,23] que atua como um receptor de célula hospedeira para o MOMP.

A *Chlamydia trachomatis* apresenta 15 sorotipos (A, B, Ba, C-K e L1-l3) com base na análise do MOMP. Sorotipos L1-L3 causam LGV. O sorotipo L2 pode ser ainda separado em L2, L2', L2a e L2b, de acordo com pequenas diferenças encontradas nos seus componentes aminoácidos.[23] Os sorotipos A, B, Ba e C são responsáveis pelo tracoma e os sorotipos D ao K, por infecções anogenitais.[23]

Em contraste com os sorotipos A-K, que permanecem confinados à mucosa, o sorotipo da *Chlamydia trachomatis* do LGV induz uma reação linfoproliferativa, ganha entrada através de quebras e abrasões da pele ou cruza as células epiteliais das mucosas. Os sorotipos do LGV e outras cepas de *Chlamydia trachomatis* parecem se ligar a células epiteliais através de receptores de sulfato de heparano e, em seguida, viajam através de vasos linfáticos para se multiplicarem nos fagócitos mononucleares nos linfonodos regionais.[23,24]

Após a linfangite, as áreas de necrose ocorrem nos linfonodos, seguido da formação de abscessos.[24] A reação dos linfonodos pode levar várias semanas para se desenvolver, podendo resultar em inflamação substancial e subsequente fibrose.[25] Isso, por sua vez, destrói a arquitetura normal dos linfonodos e obstrui os linfáticos. A combinação de edema crônico, fibrose esclerosante e infiltração linfogranulomatosa difusa ativa no tecido celular subcutâneo resulta em um quadro final de aumento pronunciado da genitália. A fibrose compromete o suprimento sanguíneo e causa ulceração na superfície.

Em um pequeno número de casos, pode ocorrer disseminação e a doença sistêmica se instalar.

Nem o grau de infectividade nem o reservatório da doença foram definidos com precisão, mas a transmissão heterossexual tem sido atribuída em grande parte a mulheres portadoras assintomáticas e à população de homens que fazem sexo com homens; a infecção retal assintomática e/ou a infecção peniana são a fonte provável de transmissão.[23,26]

Manifestações clínicas

O período de incubação varia entre 3 e 30 dias.[27] A infecção pelo LGV pode ser sintomática ou mesmo assintomática.[18] Geralmente, os sintomas mais agudos ocorrem no sexo masculino, enquanto as complicações tardias são mais comuns entre as mulheres.[27] O LGV pode também se manifestar com uma variedade de manifestações agudas e tardias, inclusive sob a forma de proctite ou envolvimento da região anal, resultando em fístulas e estenoses. As manifestações clínicas são convencionalmente divididas entre síndromes inguinais e síndromes anorretais.[18] A síndrome inguinal é mais comum, concorrendo para cerca de 75% dos casos de LGV.[18]

São identificados, no curso clínico do LGV, três estágios da doença: estágio primário (fases iniciais e lesões precoces); estágio secundário (acometimento dos linfonodos regionais, denominada síndrome inguinal); e estágio terciário (formas tardias ou sequelas da doença, ou síndrome ano genital).[18,25,28-30]

Estágio primário

O período de incubação dura entre 3 e 30 dias; após o que, surge a lesão primária na forma de uma pequena pápula indolor, pústula, nódulo, erosão superficial ou úlcera herpetiforme. A lesão primária do LGV é mais comumente localizada no sulco balanoprepucial dos homens (Figura 10.1) e comissura posterior dos lábios menores ou vulva e no colo do útero. A lesão geralmente se cura em 1 semana e pode passar despercebida na uretra, na vagina ou no reto. Algumas úlceras no recente surto em HSH foram descritas como induradas e sua duração foi de várias semanas.[31] Foram descritas também lesões extragenitais, como úlceras e fissuras na área perianal em HSH, lábio e cavidade oral.[23,32-34]

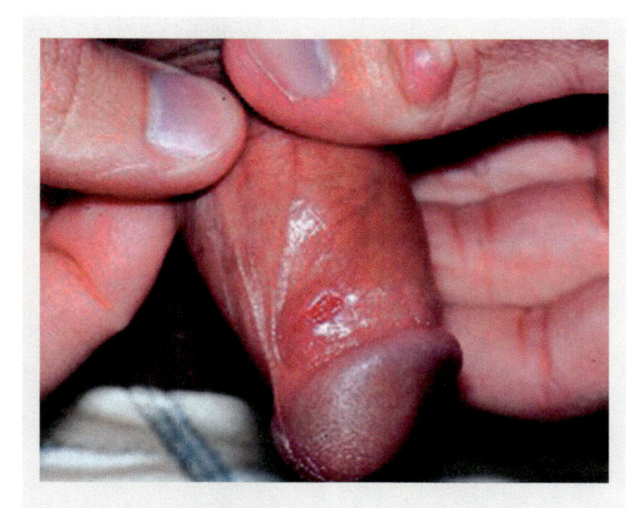

Figura 10.1. Lesão ulcerada. Forma inicial.
Fonte: Acervo da autoria do capítulo.

O novo quadro clínico é visto principalmente entre os HSH. A proctite hemorrágica nos HSH é a principal manifestação da infecção após transmissão direta para a mucosa retal e também pode ocorrer em mulheres com exposição retal. No recente surto de LGV em HSH ocorrido na Europa ocidental, aproximadamente 96% de todos os casos apresentaram proctite; os sintomas incluíam dor retal, sangramento anorretal, secreção retal mucoide e/ou hemopurulenta, tenesmo, constipação e outros sintomas de inflamação gastrointestinal inferior.[23,28]

Estágio secundário

É caracterizado pela linfangite aguda, condição na qual linfonodos aumentados em volume e dolorosos, conhecidos como "bubões", podem ser observados, determinando a chamada síndrome inguinal.[18]

Esta fase se inicia entre 2 e 6 semanas após o aparecimento da lesão primária. Dependendo do local de inoculação, LGV pode causar síndrome inguinal (após lesão primária da vulva anterior, pênis ou uretra) ou síndrome anorretal (geralmente após lesão primária da vulva posterior, vagina ou ânus). A síndrome inguinal apresenta inflamação dolorosa dos linfonodos inguinais (superficiais e profundos) e ocorre principalmente nos homens (ocorre em apenas 20% das mulheres com LGV). É a manifestação clínica mais comum de LGV genital entre heterossexuais. Em dois terços dos casos, isso produz aumento unilateral, inflamação (Figuras 10.2 e 10.3) supuração e abscessos. O processo da doença pode envolver um ou vários linfonodos e, se adjacentes um ao outro, podem se unir. As áreas centrais desses linfonodos podem, então, sofrer necrose. Linfonodos flutuantes e supurativos se desenvolvem, causando o "bubão" clássico da LGV[23] (Figura 10.4).

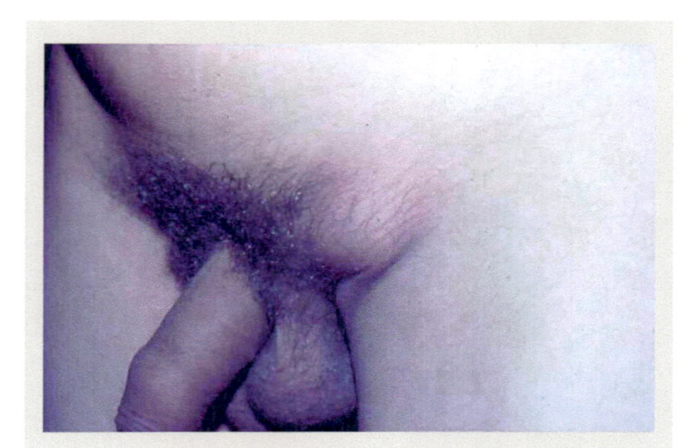

Figura 10.2. Adenopatia inguinal inflamatória.
Fonte: Acervo da autoria do capítulo.

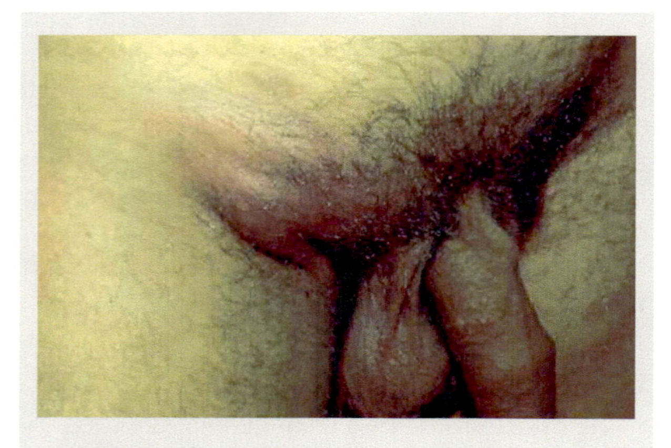

Figura 10.3. Adenopatia inguinal inflamatória.
Fonte: Acervo da autoria do capítulo.

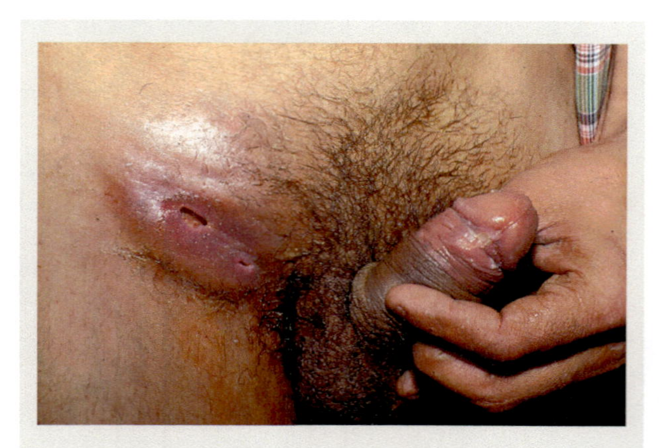

Figura 10.4. Adenopatia clássica com fistulização.
Fonte: Acervo da autoria do capítulo.

Quando ambos os linfonodos, inguinais e femorais, estão envolvidos, podem ser separados pelo ligamento inguinal de Poupart, correspondendo ao **sinal do sulco de Greenblatt** ou **sinal de Groove**. Esse sinal é patognomônico do LGV e ocorre somente em 15% a 20% dos casos[35] (Figura 10.5).

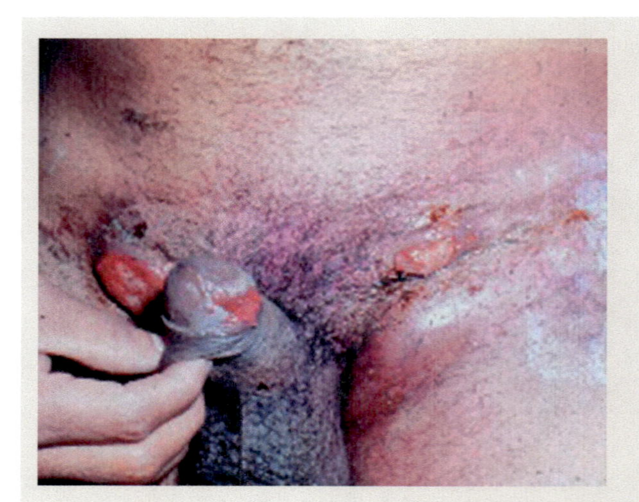

Figura 10.5. Adenopatia inguinal bilateral com fistulização na presença de lesão primária em paciente HIV-positivo e com sinal de Groove.
Fonte: Acervo da autoria do capítulo.

Este estádio pode estar associado com febre, artralgias e mal-estar geral.[27] Esta fase pode ser complicada por disseminação da doença, produzindo síndromes raras, que incluem envolvimento cardíaco, hepatite, pneumonite, conjuntivite, cervicite, salpingite e, excepcionalmente, meningoencefalite e meningite asséptica.[35] Entretanto, parece ser mais comum que o LGV se manifeste como proctocolite aguda após relações sexuais anais (síndrome anorretal).

A grande maioria dos doentes com LGV se recupera sem sequelas, após o estágio secundário. A imunidade do hospedeiro é capaz de limitar a multiplicação da clamídia, mas não elimina a bactéria do organismo humano, determinando um estágio de latência microbiana.[36] Uma minoria de doentes experimentará uma resposta inflamatória crônica e progressiva que resultará em ulceração, aderências e retrações, ou fístulas, as quais podem lembrar a doença inflamatória intestinal idiopática.

O alvo primário da infecção pela *Chlamydia trachomatis* é o tecido linfoide da área genital e do trato urogenital inferior, determinando tipicamente sintomas perineais.[37] O dano tecidual é mediado por mecanismos imunes. O mecanismo pelo qual as clamídias penetram no hospedeiro é ainda desconhecido, porém pode envolver pequenas abrasões na epiderme ou mucosa dos genitais e do trato urogenital. Após a inoculação, as clamídias seletivamente invadem os macrófagos e neles se multiplicam, sendo, então, via intracelular carreada através dos vasos linfáticos ao linfonodo regional e linfonodos sistêmicos.[18]

A cadeia linfonodal especificamente acometida no LGV é relacionada com o local da infecção primária. As infecções primárias no pênis, na uretra anterior, na vulva e no ânus podem, por um lado, estar associadas com bubões inguinais. Por outro lado, a infecção primária da uretra posterior, vagina, colo do útero ou do reto pode ocasionar o acometimento dos linfonodos perirretais ou dos linfonodos inguinais profundos, os quais não são acessíveis à palpação durante o exame físico. O acometimento desses linfonodos resultará em dor pélvica e dolorimento no abdome inferior. Cinco a 21 dias após a infecção linfonodal, essas estruturas edemaciam e tornam-se massas dolorosas (bubões inguinais).[18] A linfadenopatia é bilateral em cerca de um terço dos doentes.[18] Nas mulheres, os linfáticos ilíacos internos e externos e os linfáticos sacrais (isto é, os linfáticos que drenam o colo do útero, o útero e o reto) são particularmente acometidos pela infecção, o que pode resultar em linfedema da vulva e do períneo. A síndrome inguinal aguda pode também incluir ulcerações genitais e apresentar-se com sintomas constitucionais inespecíficos.[18]

A inoculação extragenital pode determinar linfadenopatia fora da área inguinal.[25] Por exemplo, adenopatia cervical consequente ao LGV inoculado durante o sexo oral e técnicos de laboratório que desenvolvem pneumonite por inalação acidental de cepas de *Chlamydia trachomatis* causadoras do LGV, profissionais nos quais ocorreram adenopatia mediastinal e supraclavicular.[25] A inoculação ocular pode determinar conjuntivite folicular, frequentemente acompanhada de linfadenopatia pré-auricular. Muitos desses doentes sentem-se sistemicamente adoentados, com febre, mialgia e cefaleia.[25]

Homens homossexuais e mulheres após intercurso sexual anal podem desenvolver proctite hemorrágica ou proctocolite nos estágios agudos do LGV.[18] Os sintomas primários são o prurido anal, secreção retal mucoide e dolorimento localizado.[18] A seguir, a marca clínica do LGV anorretal é revelada: a secreção retal mucopurulenta. No exame retal por toque digital, pode-se encontrar um estreitamento doloroso na divisa anorretal. Sob exame endoscópico (proctoscopia), a mucosa retal se encontra inflamada, com enantema, friável e ulcerada.[18] O processo inflamatório pode ser localizado em um segmento ou ocorrer concomitantemente em vários níveis diferentes do ânus e do reto, mas, em geral, confinada aos 10 cm distais do reto.[18,25] Raramente acomete além do cólon sigmoide.[18] A proctite pode gerar ou diarreia ou obstipação, sendo que, na clássica proctite, o tenesmo é notado.

Apesar da extensa resposta inflamatória, a síndrome anorretal raramente se associa com sintomas constitucionais ou com linfadenopatia inguinal. Entretanto, a necrose tecidual pode determinar a formação de abscessos, dentro dos tecidos linfoides do intestino; estes podem coalescer e, então, romper no lúmen intestinal, produzindo ulcerações aftoides ou longitudinais ou serpiginosas.[18] A inflamação pode alcançar linfonodos adjacentes e, em conjunto, o processo pode progredir formando lojas, fístulas e tratos fistulosos.[18] Em decorrência do aspecto inespecífico destas lesões, o diagnóstico e a terapêutica podem ser um desafio para o clínico, havendo ainda na literatura um considerável debate a respeito do envolvimento etiológico da clamídia na doença de Crohn e na colite ulcerativa. Sem a administração de um tratamento específico, a mucosa retal torna-se ulcerada e destruída pela inflamação transmural, ocorrendo obstrução dos linfáticos de drenagem (linforroidas), com a formação de uma constrição inflamatória e fibrótica.[18] Numerosas aderências também se formam e fixam-se à parte inferior do sigmoide e do reto, à parede da pelve e de órgãos circunjacentes. Quando o LGV retal atinge este estágio, a terapia farmacológica tem valor limitado e pode ser necessária a abordagem cirúrgica.[18,38]

Estágio terciário

O estágio terciário refere-se às complicações tardias que acometem o reto e a genitália, incluindo a elefantíase. Este estágio se manifesta predominantemente em mulheres, mas também em homens homossexuais, em virtude da localização dos linfáticos envolvidos. Estas complicações no sexo masculino são mais raras.

O quadro resulta em estenoses e fístulas que podem causar elefantíase dos órgãos genitais, estiomene (quadro ulcerativo crônico da vulva, ocasionando fibrose e cicatrização) e síndrome da pelve congelada.[39,40] O edema e a distorção do pênis e escroto foram denominados "chifre de carneiro" ou "pênis de saxofone"[41] (Figura 10.6). A proctite do LGV pode resultar não apenas na estenose retal, mas também no desenvolvimento de megacólon.[42]

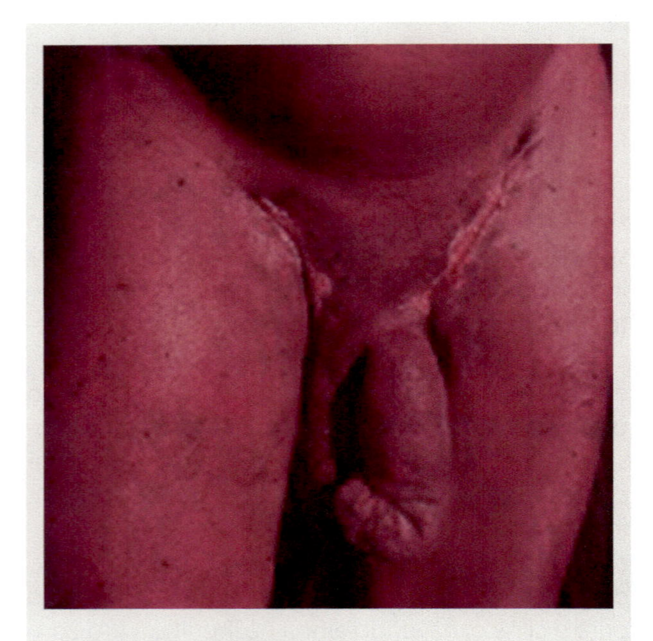

Figura 10.6. Pênis em chifre de carneiro.
Fonte: Acervo da autoria do capítulo.

A elefantíase do pênis e do escroto caracterizada por lesões infiltradas, ulceradas e fistulizadas, determinando uma tonalidade violácea à pele, que se torna rugosa e espessada, ocorre em cerca de 4% dos casos de LGV masculinos. A evolução, desde a infecção inicial pelo LGV até culminar na elefantíase, pode demorar de 1 a 20 anos.

No genital masculino, a elefantíase pode acometer apenas o prepúcio (Figura 10.7), o corpo do pênis e o escroto separadamente ou toda a genitália externa. Os tecidos genitais tornam-se de consistência lenhosa e frequentemente deformados, e a superfície se torna verrucosa consequentemente a pápulas linfangiectásicas. O escroto pode atingir dimensão gigantesca.

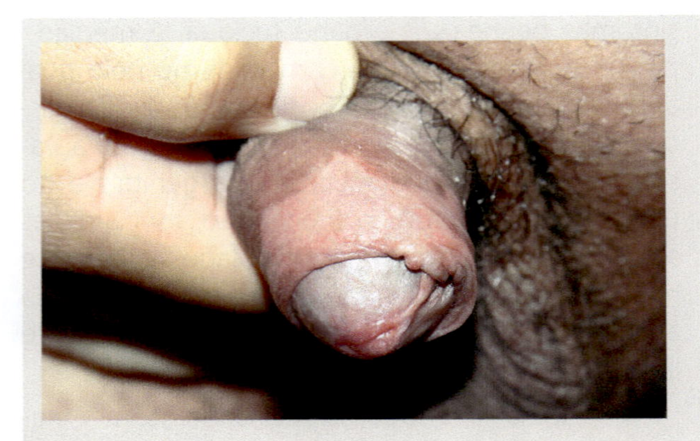

Figura 10.7. Elefantíase de prepúcio.
Fonte: Acervo da autoria do capítulo.

Nas mulheres, a linfangite progressiva e crônica e a adenite pélvica e inguinal podem determinar edema crônico, fibrose esclerosante do tecido celular subcutâneo e ulceração genital crônica, denominadas "estiomene". A estiomene envolve os lábios genitais, a vulva e o clitóris, produzindo desde mera tumefação dos lábios genitais até a evolução para grandes massas de tecido hipertrofiado, pedunculado e multilobulado, que obstrui o orifício vulvar (Figura 10.8). O edema pode se entender do clitóris ao ânus, tornando a superfície da genitália e do períneo passível de ulceração, com úlceras grandes e superficiais ou perfurantes, pelo comprometimento do suprimento vascular. A elefantíase genital tanto no homem como na mulher é frequentemente associada com complicações anorretais, incluindo fístulas e constrições.

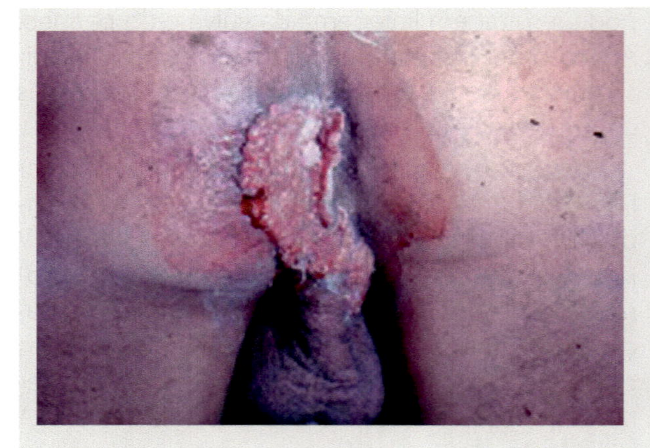

Figura 10.8. Massas de tecido hipertrofiado, pedunculado e multilobulado em homossexual.
Fonte: Acervo da autoria do capítulo.

As possíveis causas de elefantíase genital encontram-se listadas no Quadro 10.1 e a variada nomenclatura da elefantíase genital se encontra no Quadro 10.2.

Quadro 10.1. Causas possíveis de elefantíase genital.

Causas infecciosas	Causas não infecciosas
Doenças sexualmente transmissíveis	**Adquiridas**
• Linfogranuloma venéreo • Donovanose • Sífilis • Infecção por *Chlamydia trachomatis* (sorotipos não do LGV)	• **Infiltração por malignidade:** dos linfonodos ou obstrução metastática, como nos linfomas e leucemia linfocítica crônica • **Iatrogênico:** linfadenectomia ou irradiação • **Doenças dermatológicas:** líquen simples crônico e hidradenite supurativa • Linfangite granulomatosa (doença de Crohn) • Obstrução mecânica autoinduzida ou fibrose retroperitoneal
Doenças ou infestações não sexualmente transmissíveis	**Congênitas**
• Filariose • Tuberculose (escrofuloderma e lúpus vulgar) • Celulite/erisipela (estreptocócica) • Furunculose • Esquistossomose • Tripanossomíase africana	• Linfangioma circunscrito • Linfedema hereditário congênito (doença de Milroy e doença de Meige) • Linfedema congênito não hereditário

Fonte: Adaptado de Gupta S, Ajith C, Kanwar AJ, Sehgal VN, Kumar B, Mete U, 2006.

Quadro 10.2. Nomenclaturas da elefantíase genital.

Terminologia	Definição	Etiologia
Estiomene (do grego "corroer")	Elefantíase da genitália feminina com ulceração	Geralmente vista no LGV, mas também relatada na tuberculose genital
Pênis em saxofone	Pênis alargado com duas curvaturas características: uma próxima à base do pênis (ventral) e outra (dorsal) próxima ao anel do prepúcio, dando um aspecto de saxofone	Geralmente no LGV, mas não característico dele
Pênis em chifre de carneiro	Pênis aumentado com uma curvatura típica similar a um chifre de carneiro	Geralmente visto no LGV
Pseudoelefantíase	Aumento da genitália externa consequente à compressão externa dos linfáticos, sem invasão ou inflamação dos mesmos	Donovanose
Elefantíase verrucosa *nostra*	Crises recorrentes de inflamação da área genital envolvida por reação erisipela-símile determinando superfície verrucosa na pele	Geralmente secundária à elefantíase por filariose nas pernas, mas ocasionalmente descrita na elefantíase genital
Elefantíase genital não tropical	Elefantíase genital decorrente de causas não relacionadas à filariose	Outras etiologias exceto a *Wuchereria bancrofti*

Fonte: Adaptado de Gupta S, Ajith C, Kanwar AJ, Sehgal VN, Kumar B, Mete U, 2006.

Diagnóstico diferencial

O diagnóstico diferencial do LGV inclui outras DST, como a sífilis, o cancroide, a proctite gonocócica, a disenteria amebiana, a doença de Crohn, a retocolite ulcerativa e o carcinoma anal.[18,43] Não há característica histopatológica patognomônica nas lesões do LGV.[18] Aumento dos leucócitos na secreção retal submetida à coloração de Gram ocorre mesmo nos indivíduos assintomáticos.[18] Nos pacientes portadores do vírus HIV, o diagnóstico diferencial deve levar em consideração doenças como a infecção pelo herpes simples, linfoma, infecção pelo citomegalovírus, a tuberculose, a histoplasmose, entre outras.[18]

O LGV que se manifesta como linfadenopatia inguinal pode ser distinguido do herpes genital pela presença de múltiplas ulcerações dolorosas no local da infecção primária pelo herpes e pelos linfonodos no LGV, uma vez que, no herpes, frequentemente a linfadenopatia é bilateral e não o é no LGV.[18]

De la Monte e Hutchins[44] revisaram as características clínicas e patológicas de 28 doentes com diagnóstico clínico de LGV, a fim de determinar se alguma dessas características poderia auxiliar na distinção entre o LGV e a doença de Crohn. Os resultados demonstraram que embora muitos dos achados patológicos intestinais de doentes com LGV e colite de Crohn fossem similares, o LGV é limitado ao reto, enquanto a doença de Crohn apresenta-se em qualquer segmento do trato gastrointestinal. Além disso, a biópsia retal na doença de Crohn demonstra tipicamente uma inflamação submucosa considerável em face de uma membrana mucosa intacta, na qual o epitélio e as células globosas encontram-se intactas. Desta forma, o LGV pode ser confundido com a doença de Crohn anorretal isolada ou com a retocolite ulcerativa, embora o seu diagnóstico possa ser firmado em bases clínicas, endoscópicas e histopatológicas.[18] No Quadro 10.3, podemos observar as DST que podem se apresentar com quadro de proctite.

Quadro 10.3. Principais doenças sexualmente transmissíveis que podem ocorrer com quadro inicial de proctite (deve-se ressaltar que podem ocorrer concomitantemente).

Microrganismo/doença	Sinais e sintomas mais comuns	Investigação
Gonorreia	Geralmente assintomática. Prurido anal, obstipação intestinal, secreção anal mucopurulenta, com ou sem sangramento, dor retal e tenesmo	Cultura (padrão-ouro), teste de ampliação do ácido nucleico (NAAT) (ainda não validado; se positivo confirmar com cultura)
Infecção por clamídia (sorotipos outros que os do LGV)	Geralmente assintomática. Presença às vezes de prurido anal, secreção mucoide e dor perianal	NAAT (ainda não validado)
LGV	Sintomas sistêmicos como febre e mal-estar. Secreção anal com sangue e pus, dor intensa, tenesmo e obstipação intestinal. Os sintomas podem ser confundidos com doença inflamatória intestinal	NAAT para clamídia; se positivo, solicitar ao laboratório para tipificar o sorotipo
Sífilis	Sífilis primária: os cancros anorretais em geral são assintomáticos, mas pode haver dor, prurido, sangramento, secreção anal e tenesmo. Sífilis secundária: placas mucosas e pequenas úlceras. Presença do condiloma lata perianal, podendo haver exantema, febre e linfadenopatia	Microscopia de campo escuro se a ulceração estiver presente. Solicitar testes sorológicos para sífilis
Infecção pelo herpes simplex virus	Lesões vesiculares, dor intensa, tenesmo, secreção anal, sintomas de viremia como febre e linfadenopatia	Cultura para o vírus ou PCR

LGV: linfogranuloma venéreo; NAAT: teste de ampliação do ácido nucleico; PCR: reação em cadeia da polimerase.
Fonte: Adaptado de Hamlyn E, Taylor C, 2006.

Quadro 10.4. Elefantíase genital: características de distinção entre o LGV e a donovanose.

Características	Linfogranuloma venéreo	Donovanose
Ulceração genital precedendo a elefantíase	Geralmente ausente; úlcera genital no LGV é transitória, frequentemente passa despercebida	Geralmente presente
Bubão inguinal	Geralmente presente	Geralmente presente
Sexo	Acomete tanto homens como mulheres, entretanto acomete mais mulheres	Acomete principalmente mulheres, embora casos ocasionais em homens sejam relatados
Pápulas linfangiectásicas	Geralmente presente em decorrência da dilatação dos linfáticos	Geralmente ausentes
Sintomas constitucionais	Frequentemente presentes	Ausentes
Fístula anorretal, constrição retal, secreção retal, fístulas inguinais e cicatrizes	Podem estar presentes	Ausentes

Fonte: Adaptado de Gupta S, Ajith C, Kanwar AJ, Sehgal VN, Kumar B, Mete U, 2006.

O diagnóstico diferencial entre o LGV e a donovanose é estabelecido em bases, muitas vezes, primariamente clínicas; porém, em áreas geográficas onde estas doenças são endêmicas e não há muitas facilidades no diagnóstico laboratorial, existe considerável dificuldade para estabelecê-lo. O Quadro 10.4 lista algumas características destas doenças que podem auxiliar o diagnóstico diferencial da elefantíase determinada por ambas.

A presença de linfadenopatia unilateral inguinal ou femoral deve orientar uma procura cuidadosa por lesões sépticas da perna ou do pé. Formação crônica de fístulas na região inguinal pode decorrer de tuberculose da coluna lombar e da praga bubônica, especialmente no contexto de indivíduos agudamente doentes com linfadenopatia inguinal em áreas endêmicas. Linfadenopatia generalizada tem um amplo diagnóstico diferencial, incluindo infecção pelo HIV e linfomas, e deve impelir ao exame cuidadoso com a palpação do pescoço, axilas e regiões epitrocleares.

Diagnóstico laboratorial

No passado, o LGV era diagnosticado com o auxílio da intradermorreação de Frei, um teste de hipersensibilidade tardia aos antígenos da *Chlamydia trachomatis*, similar ao teste intradérmico com a tuberculina.[25] Esse teste intradérmico não é tão sensível quanto o exame sorológico e provavelmente resultou em muitos exames falso-positivos (baixa especificidade) em razão de infecções genitais pelos sorotipos D a K.[25] O teste intradérmico de Frei não se encontra mais disponível comercialmente.[25]

As técnicas modernas, agora, contam com testes de amplificação de ácidos nucleicos (NAAT) em laboratórios bem equipados. Os ensaios têm alta sensibilidade e especificidade. *C. trachomatis* é um organismo intracelular, então as amostras devem conter material celular. Para a detecção dos sorotipos de clamídias do LGV, podem ser utilizados diferentes materiais obtidos por:

- *Swab* de lesão primária anogenital (exsudato de úlcera).
- Esfregaço de mucosa retal (quando se suspeita de LGV anorretal).
- Aspirado do bubão (quando o LGV inguinal é suspeita).[39,40]

Após a desinfecção tópica, uma agulha de calibre 21 deve ser inserida no linfonodo através de tecido adjacente saudável e o material, aspirado. A amostra de urina uretral ou de urina de primeira captura pode ser usada quando a uretrite e/ou a linfadenopatia inguinal está presente e o LGV é suspeito como causa. A amostra de urina geralmente produz resultados de PCR negativos em caso de manifestação anorretral do LGV.[28]

Normalmente, o procedimento é realizado em duas etapas. O primeiro passo inclui os testes de amplificação de ácidos nucleicos (o teste apenas confirma a presença de *C. trachomatis* e não permite a identificação do sorotipo). O teste de amplificação de ácidos nucleicos não é utilizado para testar amostras de lesões extragenitais, mas estudos com esses ácidos têm demonstrado altas sensibilidade e especificidade em infecções clamidianas retais.[39,40,45,46] O segundo passo é realizado apenas se o primeiro teste da etapa detectar *C. trachomatis* na amostra. O teste de diagnóstico da segunda etapa é o de amplificação de ácidos nucleicos-DNA específico para sorotipo de LGV a partir da mesma amostra utilizada no teste da primeira etapa.[23]

Para pacientes com doença genital, esfregaços de lesões e aspirado de bubão podem ser testados para *C. trachomatis* também por:

- cultura;
- imunofluorescência direta.

Nem sempre é possível cultivar o organismo. A cultura no estágio primário geralmente não é possível porque a lesão primária, quase sempre, passa desapercebida. A cultura em células McCoy tratadas com ciclo-hexamida tem uma sensibilidade de 75% a 85%, na melhor das hipóteses, quando a amostra é de lesões suspeitas de LGV e menor para material obtido de aspiração de bubão.[28,30]

Sorologia

O teste sorológico da **fixação do complemento (FC)** foi utilizado durante muitos anos para diagnosticar infecções pela *Chlamydia* spp.[25] O teste é gênero-específico e, assim, não distingue entre as espécies de clamídia, como *Chlamydia trachomatis*, *Chlamydia psittaci* e o patógeno respiratório comum *Chlamydia pneumoniae*.[25] Por sua natureza invasiva, o LGV determina títulos de anticorpos no soro mais altos do que as infecções genitais não complicadas pela *Chlamydia trachomatis* dos sorotipos D-K.[25] Um título de FC > 1:256 fortemente sugere o diagnóstico, enquanto um título < 1:32 praticamente o exclui, exceto nas fases muito iniciais da doença.[25] Além disso, um aumento de quatro vezes no título de fixação do complemento de amostras de sangue tomadas com 2 semanas de intervalo é indicativo da doença.[22]

O teste da **microimunofluorescência (MIF)** pode ser capaz de distinguir infecções por diferentes espécies de clamídias, porém não tem sido utilizado na rotina comercial, desde que requer um microscópio de fluorescência e um técnico treinado e habilidoso na técnica. Pode detectar anticorpos da classe IgM e IgG, espécie-específicos. Uma MIF com título de IgG > 1:128 fortemente sugere o diagnóstico de LGV, embora infecções genitais invasivas com a *Chlamydia trachomatis* dos sorotipos D-K (p. ex., a doença inflamatória pélvica) possam também elevar os títulos de anticorpos anticlamídia na MIF para níveis também altos.[25,28,47,48]

Desta forma, a maioria dos exames sorológicos não distingue a infecção causada pelos diferentes sorotipos da *Chlamydia trachomatis*.[25]

A presença de leucócitos polimorfonucleares a partir de esfregaços retais é preditiva da proctite do LGV, especialmente em homens que fazem sexo com homens HIV-positivos. Em um estudo com 87 homens que fazem sexo com homens com LGV confirmado e HIV-positivos, a maioria das amostras (esfregaços anorretais com coloração de Gram) apresentava mais de 10 leucócitos por campo.[28,45]

A histologia do linfonodo não é específica, podendo apresentar hiperplasia folicular, abscessos, criptites e abscessos de cripta sem destruição da arquitetura da cripta.[26,46]

Tratamento

A terapêutica atualmente recomendada para o LGV é a doxiciclina na dose de 100 mg, por via oral

(VO), 2 vezes ao dia, por 21 dias.[28,49-52] Também pode ser utilizada a azitromicina, na dose de 500 mg, 2 comprimidos VO, 1 vez por semana, por 3 semanas ou a eritromicina 500 mg, a cada 6 horas, VO, por 21 dias.[50-52] O prolongamento da terapia pode ser necessário até a resolução da sintomatologia. A antibioticoterapia não tem efeito expressivo na duração da linfadenopatia inguinal e também não reverte sequelas como a estenose retal ou a elefantíase genital.[49]

À semelhança do cancro mole, as adenomegalias com flutuação devem também ser aspiradas por agulha grossa através da pele sã, acima do bubão, e nunca submetida à incisão cirúrgica, pois essa abordagem pode dar origem a trajetos fistulosos contínuos. As fístulas e estenoses têm indicação cirúrgica. Os doentes com infecção pelo HIV podem necessitar de terapêutica mais prolongada e devem ser reavaliados até a resolução dos sinais e sintomas.

Devem ser examinados e tratados os parceiros com os quais houve contato sexual nos 30 dias que antecederam o aparecimento dos sintomas. Se o(a) parceiro(a) for sintomático(a), o tratamento deve ser realizado com os mesmos medicamentos do caso-índice. Se o(a) parceiro(a) for assintomático(a), recomenda-se a utilização de azitromicina 500 mg, 2 comprimidos, VO, em dose única, ou doxiciclina 100 mg, 1 comprimido, a cada 12 horas por 7 dias.

Referências bibliográficas

1. Haal SJ, Hillman R, Stark, Marriott D. Lymphogranuloma venereum: an emerging anorectal disease in Australia. MJA. 2007;187(5):309-10.
2. Herring A, Richens J. Lymphogranuloma venereum. Sex Transm Inf. 2006;82:23-5.
3. Beigi RH. Lymphogranuloma venereum. In: Beigi RH (ed.). Sexually transmitted diseases. West Sussex (UK): John Wiley & Sons; 2012. p. 49-52.
4. Aggarwal K, Jain VK, Brahma D. Inguinal syndrome with penoscrotal elephantiasis. Indian J Dermatol Venereol Leprol. 2002;68(6):369-70.
5. Ward H, Alexander S, Carder C et al. The prevalence of Lymphogranuloma venereum infection in men who have sex with men: results of a multi-center case finding study. Sex Transm Infect. 2009;85(3):173-5.
6. Hughes G, Alexander S, Simms I et al. LGV incident group Lymphogranuloma venereum diagnoses among men who have sex with men in the UK: interpreting a cross-sectional study using an epidemic phase-specific framework. Sex Transm Infect. 2013;89(7):542-7.
7. De Vries HJ, Bij AK, Fennema JS et al. Lymphogranuloma venereum proctitis in men who have sex with men is associated with anal enema use and high-risk behavior. Sex Transm Dis. 2008;35(2):203-8.
8. Savage EJ, Laar MJ, Gallay A et al.; European Surveillance of Sexually Transmitted Infections Network. Lymphogranuloma venereum in Europe, 2003-2008. Euro Surveill. 2009;14(48):19492-8.
9. Behets FM, Andriamiadana J, Randrianasolo D et al. Chancroid, primary syphilis, genital herpes and lymphogranuloma venereum in Antananarivo, Madagascar. J Infect Dis. 1999;180(4):1382-5.
10. Brathwaite AR, Figueroa JP, Ward E. A comparison of prevalence rates of genital ulcers among persons attending a sexually transmitted disease clinic in Jamaica. West Indian Med J. 1997;46(3):67-71.
11. Vargas-Leguas H, Olalla PG, Arando M et al. Lymphogranuloma venereum: a hidden emerging problem – Barcelona, 2011. Euro Surveill. 2012;17(2):20057.
12. Korhonen S, Hiltunen-Back E, Puolakkainen M. Genotyping of Chlamydia trachomatis in rectal and pharyngeal specimens: identification of LGV genotypes in Finland. Sex Transm Infect. 2012;88:465-9.
13. Vanousova D, Zakoucka H, Jilich D et al. First detection of Chlamydia trachomatis LGV biovar in the Czech Republic, 2010-2011. Euro Surveill. 2012;17(@):20055.
14. Peuchant O, Baldit C, Le Roy C et al. First case of Chlamydia trachomatis L2b proctitis in a woman. Clin Microbiol Infect. 2011;17(12):21-3.
15. De Vries HJ, Zingoni A, Kreuter A et al. 2013 European guideline on the management of Lymphogranuloma venereum. J Eur Acad Dermatol Venereol. 2015;29(1):1-6.
16. Schachter J. Confirming positive results of nucleic acid amplification tests for Chlamydia trachomatis: all NAATs are not created equal. J Clin Microbiol. 2005;43(3):1372-3.
17. Basta-Juzbasic A, Ceovic R. Chancroid, Lymphogranuloma venereum, granuloma inguinale, genital herpes simplex infection and molluscum contagiosum. Clin Dermatol. 2014;32(2):290-8.
18. Ahdoot A, Kotler DP, Suh JS, Kutler C, Flamholz R. Lymphogranuloma venereum in human immunodeficiency virus-infected individuals in New York City. J Clin Gastroenterol. 2006;40(5):385-90.
19. Perine PL. Lymphogranuloma venereum. In: Hoeprich P, Jordan MC, Ronald AR (ed.). Infectious diseases: a treatise of infectious processes. 5th ed. Philadelphia (PA): JB Lippincott; 2001. p. 653-63.
20. Kornblith BA. Observations on Lymphogranuloma venereum. Surg Gynecol Obstet. 1936;63:99-109.
21. Quinn TC, Goodell SE, Mkrtichian E et al. Chlamydia trachomatis proctitis. N Engl J Med. 1981;305:195-200.
22. Taraktchoglou M, Pacey AA, Turnbull JE et al. Infectivity of Chlamydia trachomatis serovar LGV but not E is dependent on host cell heparansulfate. Infect Immun. 2001; 69(2):968-76.
23. Ceovic R, Gulin SJ. Lymphogranuloma venereum: diagnostic and treatment challenges. Infect Drug Resist. 2015; 8:39-47.
24. Chen JC, Stephens RS. Trachoma and LGV biovars of Chlamydia trachomatis share the same glycosaminoglycan-dependent mechanism for infection of eukaryotic cells. Mol Microbiol. 1994;11(3):501-7.
25. Mabey D, Peeling RW. Lymphogranuloma venereum. Sex Transm Infect. 2002;78(2):90-2.

26. Jebbari H, Alexander S, Ward H et al.; UK LGV Incident Group. Update on Lymphogranuloma venereum in the UK. Sex Transm Infect. 2007;83(4):324-6.
27. Costa JB, Domingues D, Castro R, Exposto F. Genital ulcers caused by sexually transmitted diseases: current therapies, diagnosis and their relevance in HIV pandemy. Acta Med Port. 2006;19(4):335-42.
28. White J, O'Farrel N, Daniels D et al.; British Association for Sexual Health and HIV. 2013 UK national guideline for the management of Lymphogranuloma venereum: Clinical Effectiveness Group of the British Association for Sexual Health and HIV (CEG/BASHH) guideline development group. Int STD AIDS. 2013;24(8):593-601.
29. De Vrieza NH, De Vries HJ. Lymphogranuloma venereum among men who have sex with men: an epidemiological and clinical review. Expert Rev Anti Infect Ther. 2014; 12(6):697-704.
30. Stamm WE. Lymphogranuloma venereum. In: Holmes KK, Sparling PF, Stamm WE, Piot P, Wasserheit JN et al (ed.). Sexually transmitted diseases. 4th ed. New York (NY): McGraw--Hill; 2008. p. 595-605.
31. Sethi G, Allason-Jones E, Richens J et al. Lymphogranuloma venereum presenting as genital ulceration and inguinal syndrome in men who have sex with men in London. Sex Transm Infect. 2009;85(3):165-70.
32. Singhrao T, Higham E, French P. Lymphogranuloma venereum presenting as perianal ulceration: an emerging clinical presentation? Sex Transm Infect. 2011;87(2):123-4.
33. Dosekun O, Edmonds S, Stockwell S et al. Lymphogranuloma venereum detected from pharynx in four London men who have sex with men. Int J STD AIDS. 2013; 24(6):495-6.
34. Andrada MT, Dhar JK, Wilde H. Oral Lymphogranuloma venereum and cervical lymphadenopaty. Mil Med. 1974;139(2):99-101.
35. Roest RW, Meijden WI. European guideline for the management of tropical genito-ulcerative diseases. Int J STD AIDS. 2001;12(3):78-83.
36. Cohen CR, Koochesfahani KM, Meier AS et al. Immunoepidemiologic profile of Chlamydia trachomatis infection: importance of heat-shock protein 60 and interferon-gamma. J Infect Dis. 2005;192:591-9.
37. Schachter J, Osoba AO. Lymphogranuloma venereum. Br Med Bull. 1983;39:151-4.
38. O'Byrne PRN, MacPherson P, De Laplante S et al. Approach to Lymphogranuloma venereum. Can Fam Physician. 2016;62(7):554-8.
39. Bij AK, Spaargaren J, Morré SA et al. Diagnostic and clinical implications of anorectal Lymphogranuloma venereum in men who have sex with men: a retrospective case-control study. Clin Infect Dis. 2006;42(2):186-94.
40. De Vries HJ, Zingoni A, White JA et al. 2013 European guideline on the management of proctitis, proctocolitis and enteritis caused by sexually transmissible pathogens. Int J STD AIDS. 2013;25(7):465-74.
41. Koley S, Mandal RK. Saxophone penis after unilateral inguinal bubo of lymphogranuloma venereum. Indian J Sex Transm Dis. 2013;34(2):149-52.
42. Pinsk I, Saloojee N, Friedlich M. Lymphogranuloma venereum as a cause of rectal stricture. Can J Surg. 2007;50(6):31-2.
43. Tinmouth J, Rachlis A, Wesson T et al. Lymphogranuloma venereum in North America: case reports and an update for gastroenterologists. Clin Gastroenterol Hepatol. 2006;4:469-73.
44. De La Monte SM, Hutchins GM. Follicular proctocolitis and neuromatous hyperplasia with Lymphogranuloma venereum. Hum Pathol. 1985;16(10):1025-32.
45. Morton N, fairley CK, Zaia AM et al. Anorectal lymphogranuloma venereum in a Melbourne man. Sex Health. 2006;3(3):189-90.
46. Bachmann LH, Johnson RE, Cheng H et al. Nucleic acid amplification tests for diagnosis of Neisseria gonorrhoeae and Chlamydia trachomatis rectal infections. J Clin Microbiol. 2010;48(5):1827-32.
47. Centers for Disease Control and Prevention (CDC). 2010 Sexually transmitted diseases treatment guidelines. MMWR Morb Mortal Wkly Rep. 2010;59(RR-12):1-10.
48. Bauwens JE, Orlander H, Gomez MP et al. Epidemic lymphogranuloma venereum during epidemics of crack cocaine use and HIV infection in the Bahams. Sex Transm Dis. 2002;29(5):255-8.
49. Brasil. Ministério da Saúde. Protocolo clínico e diretrizes terapêuticas (PCDT): atenção integral às pessoas com infecções sexualmente transmissíveis. Ministério da Saúde; 2015.
50. Canada. Public Health Agency of Canada. Canadian guidelines on sexually transmitted infections – Section 5: Management and treatment of specific infections – Lymphogranuloma venereum. Public Health Agency of Canada; 2013. Disponível em: www.phac-aspc.gc.ca/std-mts/sti-its/cgs-tildcits/section-5-9-eng.php.
51. De Vries HJ, Zingoni A, Kreuter A et al. European guideline on the management of Lymphogranuloma venereum. J Eur Acad Dermatol Venereol. 2015;29(1):1-6.
52. Centers for Disease Control and Prevention (CDC). Sexually transmitted diseases treatment guidelines, 2015. MMWR 2015;64(RR-03):1-137.

Capítulo 11

Donovanose

Walter Belda Junior
Heitor de Sá Gonçalves

Introdução

A donovanose é uma doença bacteriana crônica, progressiva e indolente, que acomete a pele e as mucosas das regiões genital e perigenital, frequentemente associada à transmissão sexual e de baixa infectividade. A transformação maligna das lesões de donovanose ocorre excepcionalmente, como, em geral, é vista em ulcerações de longa duração.[1-3]

Histórico

Descrita inicialmente por McLeod, na cidade de Calcutá, na Índia, em 1882.[4] A menção seguinte sobre o assunto, de que se tem conhecimento, foi feita por Manson em 1898, que relatou lesões observadas em negros na Índia Oriental e admitiu a existência de casos em outros países tropicais. Manson fez minuciosa descrição clínica e denominou a doença de **granuloma ulcerativo pudenda**. O termo "donovanose" tem origem na descrição do agente etiológico do granuloma inguinal feita, em 1905, por Donovan[5] quando trabalhava em um hospital em Madras, em que detalhou a presença de inclusões intracelulares em macrófagos após estudo morfológico e tintorial de material extraído de lesões orais de um de seus pacientes, as quais acreditava corresponderem a um protozoário. Este conceito persistiu por três décadas em virtude da incapacidade de se realizarem culturas do protozoário em diferentes tipos de meios selecionados. Essas inclusões intracelulares receberam o nome de "corpúsculos de Donovan" alguns anos mais tarde. Sua terapêutica inicial começa com o uso de alguma forma de antimônio. Essa droga havia encontrado seu lugar no tratamento do calazar (Leishman descreveu os corpúsculos intracelulares nas células do fígado e baço em maio de 1903 e observação semelhante foi feita por Donovan posteriormente; essa sequência de descobertas explica o termo "corpúsculos de Leishman-Donovan"). Os corpúsculos de Donovan do granuloma inguinal foram, então, considerados protozoários, análogos aos corpúsculos de Leishman e, portanto, o mesmo tratamento parecia indicado.[6]

Em 1913, Aragão e Vianna introduzem o uso do tártaro emético por via endovenosa em sua terapêutica, sendo a primeira medicação eficaz no seu tratamento.[7] McIntosh, em 1926, relata a transmissão da doença em voluntários, por meio de transplante subcutâneo de tecido infectado.[8] Em 1931, Monbreun e Goodpasture tentaram a inoculação em vários animais de laboratório, de material rico em corpúsculos de Donovan, sem obter êxito, porém estabeleceram que o microrganismo determinante da doença não era um protozoário. Descreveram um bacilo gram-negativo que cresceu em filtrado de membrana corioalantoide de embrião de galinha, sob formas capsuladas e não capsuladas. Greenblat et al., em 1939, reproduzem a doença em quatro voluntários utilizando material proveniente de pseudobulbões,[9] porém não conseguiram o crescimento de nenhum organismo em membrana corioalantoide de embrião de pintos. Em 1943, Anderson conseguiu isolar o microrganismo em saco vitelino de ovos embrionados, demonstrando tratar-se de uma bactéria imóvel, gram-negativa, encontrada sob formas capsuladas e não capsuladas, que seria capaz de produzir um antígeno que resultava em reações positivas quando injetado de maneira intradérmica em pacientes. Acreditando tratar-se do agente causal da doença, o autor propôs a criação de um novo gênero: *Donovania*, com espécie *granulomatis*. O termo "donovanose" foi proposto por Marmell e Santora, em 1950, em homenagem a Donovan, sendo mundialmente aceito.[10] Em 1987, Jardim, com base em sua casuística de mais de 800 casos, realizou a primeira classificação clínica da doença, adotada na literatura médica até os dias atuais.[11]

A doença apresenta várias sinonímias, podendo ser encontrada na literatura como "doença fagedênica dos genitais", "granuloma contagioso", "granuloma esclerosante", "granuloma infeccioso", "granuloma venéreo", "quinta doença venérea". Cada uma dessas expressões ressalta um aspecto clinico-epidemiológico da patologia.

Muito do que sabemos sobre a donovanose deriva de estudos realizados durante a primeira metade do século passado, sendo que, entre meados da década de 1960 e 1990, existiam poucos relatos de pesquisa sobre a doença. Porém, a partir de 1990 houve um ressurgimento do interesse sobre essa incomum e instigante infecção sexualmente transmissível e muito desse interesse surgiu da associação entre úlceras genitais e transmissão do HIV.

Etiologia

O agente da donovanose é um cocobacilo gram-negativo, aeróbio facultativo, que se cora com maior intensidade nas extremidades do que no centro, podendo ser capsulado ou não, intracitoplasmático e imóvel. Na forma de cocos arredondados, medem de 0,02 a 0,2 μm, e, na forma bacilar, medem de 1 a 2,5 μm de comprimento.[12] Nas lesões, esses microrganismos são encontrados dentro de macrófagos sob a forma de pequenos corpos ovais denominados **corpúsculos de Donovan**. São corados com relativa facilidade pelos métodos de Giemsa, Leishman ou Wright. Inicialmente classificados por Aragão e Vianna[7] como *Calymmatobacterium granulomatis*, apresentavam, porém, muita semelhança com a *Klebsiella* spp., semelhança comprovada pelos estudos de Rake[13] com base no cruzamento sorológico e, posteriormente. por diferenças ultraestruturais. Carter et al., em 1999, com base em aspectos moleculares, nos quais sequenciou um total de 2.089 pares de bases dos genes 165rRNA e phoE, demonstraram que o *C. granulomatis* apresentava mais de 90% de semelhança com *K. pneumoniae* e *K. rhinoscleromatis*, propondo, então, a reclassificação do agente para *Klebsiella granulomais com nov*. a qual se mantém até hoje.[14,15]

Epidemiologia

Apesar de a doença ter sido descrita há mais de um século, é frequentemente negligenciada em virtude de sua distribuição geográfica e baixa incidência. Portanto, não é de surpreender que existam poucos dados publicados sobre sua incidência, mesmo em áreas endêmicas.

A doença é mais comum em negros e em indivíduos com baixas noções de higiene, sendo endêmica em países e regiões tropicais e subtropicais como Papua-Nova Guiné, África do Sul, Índia, Indonésia e Austrália, Caribe, Argentina, Guiana Francesa e Brasil.[16,17] Porém, possivelmente essa distribuição esteja mais relacionada às condições socioeconômicas e condições de vida promíscua do que a fatores raciais ou geográficos. Entretanto, em estudo realizado por O'Farrel, na África do Sul, com a realização de teste rápido para o diagnóstico da donovanose, este identificou aumento de 312 casos em 1988 para 2.385 casos em 1995, sugerindo que o diagnóstico da doença tem sido subestimado em várias áreas onde a doença é prevalente.[17] Aumentos adicionais foram relatados em 1996 e 1997 com 2.733 e 3.153 casos respectivamente.[18] Não é claro se esses dados refletem aumento genuíno em prevalência ou um maior índice de suspeita clínica. Em outro estudo realizado por Morrone et al., os autores sugerem que, mesmo em países desenvolvidos, os médicos encontrem dificuldade em identificar os casos de donovanose por não terem experiência com doenças tropicais ou porque a doença é tratada e acidentalmente curada pelo uso de antibióticos autoadministrados.[19]

Apesar de se observar uma diminuição mundial dos casos de infecções sexualmente transmissíveis (IST) bacterianas e um aumento das IST virais, há evidências que sugerem a maior prevalência de relações sexuais sem proteção a partir da introdução da terapia antiviral para o HIV, o que vem aumentando a incidência de IST em vários países industrializados e em desenvolvimento.[20] A introdução do diagnóstico e o tratamento sindrômico em várias áreas do mundo dificultaram ainda mais a avaliação estatística da prevalência das IST, o que é exemplificado pelas observações de O'Farrel na África do Sul.[21] Tudo isso tem contribuído para que não se conheça a real incidência da doença, porém é consenso, atualmente na literatura mundial, que sua incidência tem apresentado marcada diminuição, podendo ser classificada como uma doença esporádica.

Sua incidência entre os sexos varia nos diversos estudos, porém parece não haver predileção por gênero. Atinge quase exclusivamente adultos na faixa dos 20 a 40 anos, período de maior atividade sexual, não tendo sido relatada infecção congênita resultante de infecção fetal, mas há relatos de casos em lactentes e recém-nascidos, em geral associados ao contato com adultos infectados e não necessariamente por abuso sexual. Existem poucos casos de transmissão perinatal de donovanose documentados, mas a aparente predileção por estruturas otorrinolaringológicas é digna de nota. Govender et al.[22] relataram dois casos em que crianças pequenas foram diagnosticadas com donovanose sem histórico de exposição sexual. Uma criança de 8 meses de idade apresentou tumoração e secreção seropurulenta pela orelha direita. Tratada inicialmente com antibióticos e ressecção cirúrgica, todavia não houve seguimento do caso por 9 meses. Quando se apresentou novamente, verificou-se piora do quadro com presença de abscesso no lobo temporal direito, sendo a criança submetida à craniectomia para a drenagem do abscesso e à mastoidectomia. O tecido removido durante a cirurgia foi analisado, confirmando-se o diagnóstico de donovanose. O questionamento dos pais não revelou sinais ou sintomas de abuso sexual. Neste mesmo trabalho, os autores relatam outro caso de criança de 5 meses de vida com secreção purulenta pelo ouvido esquerdo associada à paralisia do VII nervo craniano, à tumoração no conduto auditivo externo, além de abscesso retroauricular friável. As amostras obtidas de tecido durante a ressecção cirúrgica também revelaram granuloma inguinal. O exame ginecológico da mãe revelou lesão cervical confirmada pelo exame histológico como granuloma inguinal. Também neste caso não havia sinais ou sintomas de abuso sexual. Scott et al. também relatam caso de criança de 5 meses de vida com secreção purulenta do ouvido e perfuração timpânica, cuja mãe era portadora de donovanose cervical não tratada.[23] Outros autores também relataram a ocorrência de donovanose em crianças com semanas de vida que desenvolveram lesões otorrinolaringológicas e cutâneas por donovanose, sem que tenha havido abuso sexual, ressaltando, então, a possibilidade da transmissão das lesões por ocasião do parto.[24]

A concomitância entre donovanose e IST, incluindo o HIV, é bem documentada na literatura e, pelo fato de a donovanose se apresentar clinicamente como uma úlcera genital em boa parte dos casos, o portador apresenta um risco aumentado de 4,7 vezes de contrair o HIV.[3]

Quanto à forma de transmissão, há uma interessante discussão na literatura se a donovanose é realmente uma infecção sexualmente transmissível, existindo, portanto, duas linhas de pensamento quanto à transmissão. Por um lado, entre os argumentos que suportam sua transmissão sexual, temos:[3,21,25]

- História de atividade sexual na maioria dos pacientes antes do aparecimento da lesão.
- Incidência maior na faixa etária de maior atividade sexual.
- Lesões encontradas na genitália interna, como na cérvix, sem outras manifestações.
- Presença de lesões anais associadas à prática de sodomia.
- Presença de lesões genitais externas ou próximas na maioria dos casos.
- Infecções sexualmente transmissíveis concomitantes.
- Contato sexual com profissionais do sexo.
- Alta prevalência em parceiros sexuais em alguns estudos.

Por outro lado, argumentos que esses fatos não seriam suficientes para estabelecer como definitiva a transmissão sexual, apoiando a transmissão não sexual da enfermidade, incluem:[16,21]

- Ocorrência em crianças e adultos sem atividade sexual.
- Raridade relativa em profissionais do sexo.
- Período de incubação impreciso.
- Baixos índices de infecção entre parceiros sexuais em algumas regiões.
- Ocorrência de lesões não genitais em homossexuais e heterossexuais.

Ainda contra a transmissão sexual, Goldberg,[26] em 1962, relatou o isolamento de um microrganismo das fezes de um paciente com donovanose, morfologicamente similar ao *C. granulomatis*, do qual preparou antígeno que provocou reações positivas com soro de portadores da doença. O autor concluiu que esses resultados fortaleciam a hipótese de um organismo fecal e o seu habitat natural seria o intestino e não a pele que, provavelmente, seria afetada por contato direto, como ocorre durante o coito anal, ou de maneira indireta, quando o trato vaginal for contaminado por fezes ou por organismos fecais, ocorrendo, nessas condições, a transmissão durante o coito vaginal. Isso explicaria também os casos ocorridos em crianças sem história prévia de abuso sexual e casos com lesões na face e nos membros inferiores sem acometimento genital concomitante.

De toda maneira, a despeito da possível transmissão por inoculação direta em alguns casos, atualmente a donovanose é considerada, primordialmente, uma IST, em que as principais manifestações clínicas ocorrem na região genital, podendo surgir lesões extragenitais em 6% dos casos. Em favor desse argumento, está a sua maior incidência em grupos sexualmente ativos, a localização das lesões é, quase na totalidade dos casos, em áreas genitais (80% a 100% dos casos) e de ser frequente a associação entre a donovanose, o HIV e outras IST em um mesmo paciente.[27] Apesar disso, é importante notar que, quando se considera o intercurso sexual como modo de transmissão, a infectividade do granuloma inguinal é baixa. Do ponto de vista prático, não é possível afastar o diagnóstico de donovanose em um paciente suspeito com base apenas na ausência da doença em seus parceiros sexuais dos últimos 6 meses.[28,29]

Manifestações clínicas

O período de incubação da donovanose é controverso e ainda não está bem estabelecido na literatura, com estudos indicando períodos de 2 semanas a 1 mês, outros de 42 a 50 dias,[30,31] sendo que inoculações experimentais em voluntários humanos produziram lesões após 21 dias.[32] Os órgãos genitais são afetados em 90% dos casos e a região inguinal em 10% dos casos. Lesões extragenitais ocorrem em 6% dos casos.[33] De modo geral, as regiões mais afetadas no homem são o sulco coronal, região balanoprepucial e o ânus. Enquanto, na mulher, as áreas mais comumente afetadas são os lábios menores, fúrcula vaginal e, ocasionalmente a cérvix e o trato genital superior, onde podem simular carcinomas. O quadro clínico, comum a quase todos os pacientes, se inicia como pápula ou nódulo subcutâneo no local da inoculação, que erode a superfície produzindo uma ulceração de superfície eritematosa, brilhante, friável e de crescimento lento. Em geral, as lesões não são dolorosas e não há adenopatia inguinal,[3,27] porém as lesões nos estágios iniciais localizadas na topografia inguinal simulam um bulbão (pseudobulbão). Com a evolução da doença, as manifestações estão ligadas diretamente à efetividade da resposta tecidual do hospedeiro, originando desde formas localizadas até lesões viscerais por disseminação hematogênica.

A observação do polimorfismo dessas manifestações determinou que Jardim[11] propusesse uma classificação clínica que compreende as seguintes formas:

1. **Genitais e perigenitais**
   - 1.1 ulcerosas
     - 1.1.1. de bordas hipertróficas
     - 1.1.2. de bordas planas
   - 1.2 ulcerovegetantes
   - 1.3 vegetantes
   - 1.4 elefantiásicas
2. **Extragenitais:** as formas ulcerosas que se desenvolvem podem ser de tamanho lenticular, apresentar as bordas evertidas e com discreta reação inflamatória, crescem lentamente, tornando-se bem definidas, de fundo granuloso, de caráter centrífugo e serpiginoso, recobertas de exsudato espesso e fétido (Figura 11.1). Apresentam abundante secreção e sangram com facilidade (Figura 11.2). Suas bordas são de aspecto variável, de consistência firme, lisas, não subminadas e nem escavadas, podendo apresentar-se planas ou hipertróficas. As bordas eventualmente podem se apresentar elevadas, definindo nitidamente a lesão e assumindo algumas vezes um aspecto carcinomatoso.[27] À medida que estas lesões crescem, por extensão centrífuga, a parte central, às vezes, sofre processo regressivo cicatricial. As lesões podem se multiplicar por autoinoculação favorecida pelo escorrer do exsudato, o que as faz assumirem, nas dobras, forma linear, correspondente ao trajeto do exsudato escorrido, sendo frequente a configuração em espelho. Localizam-se preferencialmente em dobras e podem se tornar muito extensas (Figuras 11.3 e 11.4). Eventualmente pode ocorrer o desenvolvimento de infecção bacteriana secundária nas lesões, além da possibilidade de coexistência

com outros patógenos sexualmente transmissíveis.[21,34,35] Na forma ulcerovegetante, a mais frequentemente encontrada, o abundante tecido de granulação no fundo da lesão ulcerada, ultrapassa o contorno lesional e é uma forma clínica que sangra com muita facilidade. As formas vegetantes, por sua vez, são lesões desprovidas de secreção e apresentam-se habitualmente com pequenas dimensões e bordas bem delimitadas, sendo essas formas pouco frequentes.[27]

As manifestações elefantiásicas (estiomene) ocorrem quase sempre após as formas ulceradas de longa duração, as quais promovem alterações linfáticas, determinam fenômenos de estase e consequente aparecimento dessa alteração. Com a evolução, as lesões cicatrizam com intensa fibrose, acarretando uma destruição das vias linfáticas. Essas formas são encontradas principalmente na genitália feminina, sendo raras em pacientes masculinos. Essa é a complicação mais frequente da donovanose. Existem ainda relatos de desenvolvimento de carcinomas espinocelulares de vulva após longo período da doença.[2,36,37]

As localizações extragenitais podem ser consequentes às práticas sexuais não habituais ou são adquiridas por inoculação direta na pele que apresenta solução de continuidade, particularmente através dos dedos das mãos contaminados, sendo esta possivelmente a forma mais frequente. Essas localizações pouco frequentes têm sido relatadas na literatura e descritas acometendo lábios, gengivas, mandíbula, palato, laringe, faringe, pescoço,

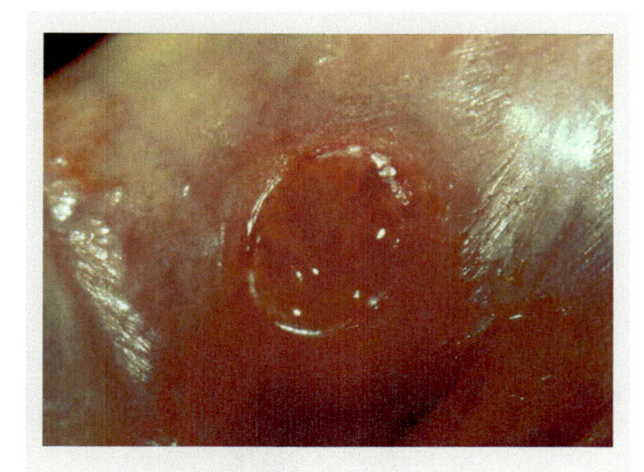

Figura 11.2. Lesão noduloulcerada de fundo granuloso e com sangramento localizada no sulco balano prepucial.
Fonte: Acervo da autoria do capítulo.

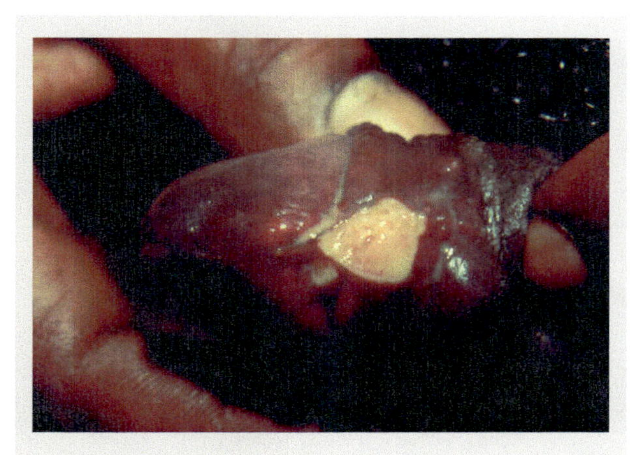

Figura 11.3. Lesão noduloulcerada secretante na região do freio.
Fonte: Acervo da autoria do capítulo.

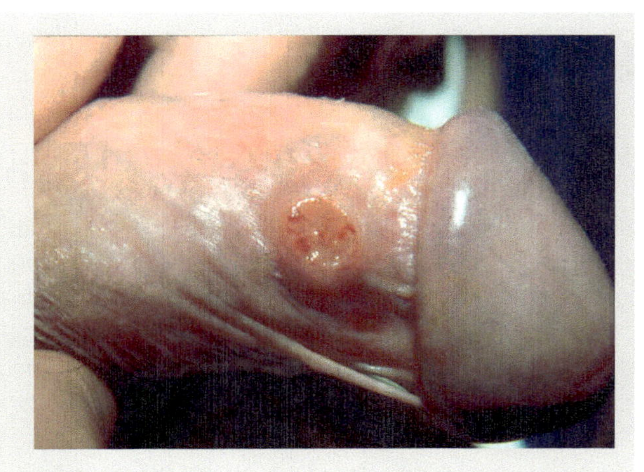

Figura 11.1. Lesão noduloulcerada em sulco balano prepucial.
Fonte: Acervo da autoria do capítulo.

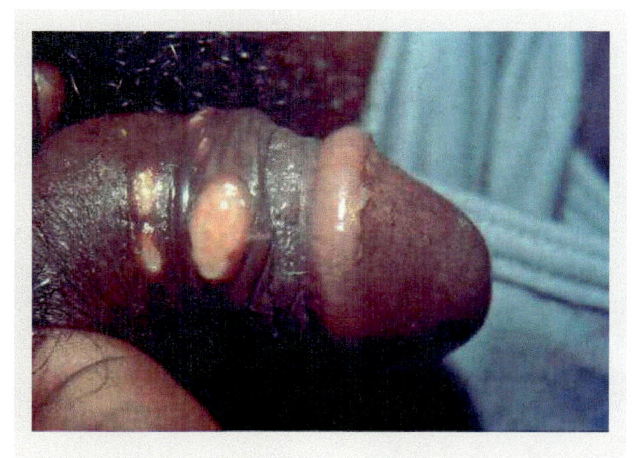

Figura 11.4. Aspecto botonoso da lesão.
Fonte: Acervo da autoria do capítulo.

nariz, região oftálmica, axilas, tórax, abdome, couro cabeludo, articulações e ossos, particularmente a tíbia.[16,17,38,39] A disseminação pode ocorrer para pulmões e orgãos da cavidade abdominal como intestino, baço, fígado, útero e ovários, sendo mais observada em áreas endêmicas da doença, especialmente em pacientes imunocomprometidos. O quadro clínico nestes pacientes cursa com alteração do estado geral, febre, anemia, sudorese noturna, perda de peso e toxemia grave, pondo em sério risco a vida do paciente porque, raramente, há a suspeita do diagnóstico. Um caso clássico é o da donovanose em mulheres que, com lesões localizadas na cérvix, sofrem disseminação hematogênica para vértebras lombares, provocando o óbito dessas pacientes.[3] Nesses casos com evolução fatal, o diagnóstico de donovanose disseminada é geralmente feito somente na necropsia.

Em pacientes portadores de aids, em função da grave depressão imunológica deste grupo, a donovanose assume evolução clínica atípica, com aparecimento de novas lesões ou expansão das preexistentes, persistência da positividade bacteriológica a despeito da utilização de drogas de comprovada ação terapêutica nessa doença.[17,40]

Relação com a gestação

A depressão da resposta imune mediada por células durante a gravidez pode favorecer as infecções por agentes intracelulares, particularmente a donovanose. Neste caso, a doença tem um curso mais agressivo durante a gestação e gestantes com lesões atípicas nos genitais devem ter este diagnóstico considerado no pré-natal.[17,41] Se eventualmente a genitália interna for acometida, o risco de disseminação hematogênica é maior, podendo acarretar sérias complicações durante a gravidez e o parto, sendo que a reconstrução cirúrgica de lesões crônicas deve ser adiada para o fim da gravidez. Quando houver o risco ou possibilidade de laceração perineal, ou mesmo a possível contaminação do feto durante o parto vaginal, a cesariana deverá ser a primeira opção,[42] evitando-se, dessa maneira, os quadros em neonatos já descritos por Govender et al.,[22] Scott et al.,[23] Ramdial et al.[24] e outros autores, que identificaram sérias lesões nestas crianças, particularmente o comprometimento de estruturas otorrinolaringológicas.

Relação com o HIV

A presença de ulcerações genitais aumenta em até 4,7 vezes o risco de transmissão do HIV após a exposição sexual, sem proteção, a uma pessoa infectada pelo vírus. Existem poucos estudos sobre a relação dos efeitos da infecção pelo HIV na donovanose; todavia, como as úlceras sangram com muita facilidade, é conhecido e reconhecido que esta doença é um fator de alto risco para a aquisição do HIV, fato este que aumenta tal possibilidade com a longa duração das lesões. Em áreas endêmicas para a donovanose, a prevalência para o HIV sofreu um aumento significativo já no início de sua epidemia e, em Durban, na África do Sul, este fato foi também associado à introdução do diagnóstico, ao tratamento sindrômico e a ao treinamento insuficiente da equipe de saúde.[17,21,40] Os testes para diagnóstico de HIV, orientações e aconselhamento devem ser considerados para todos os casos de donovanose. A coinfecção com o HIV usualmente causa úlceras persistentes por períodos mais longos e requer esquemas de antibioticoterapia mais prolongados quando comparados com pacientes portadores de donovanose em pacientes HIV-negativos.[37,41]

Diagnóstico

O diagnóstico deve ser feito levando-se em consideração o aspecto clínico das lesões, mas depende primordialmente da demonstração dos corpúsculos de Donovan em material obtido das lesões, mediante preparações citológicas e cortes histológicos para a sua confirmação.[3,28] A presença de células com os corpúsculos de Donovan é patognomônica da infecção. A maneira mais rápida e também mais econômica de se confirmar o diagnóstico é a realização de esfregaços e o exame anatomopatológico por meio de biópsia do tecido, porém a sensibilidade desses métodos está diretamente relacionada à habilidade e à experiência do histopatologista.

Citodiagnóstico

A microscopia direta é o método diagnóstico mais rápido, econômico e confiável. O material deve ser coletado preferencialmente das áreas de granulação ativa e que não apresentem sinais de infecção secundária. O material para a realização dos esfregaços deve ser colhido, preferencialmente, de parte do fragmento destinado ao exame anatomopatológico, procedendo-se, a seguir, à impressão desse material sobre lâmina de vidro, realizando-se, na sequência, sua coloração com Giemsa, Leishman ou Wright[43] (Figura 11.5).

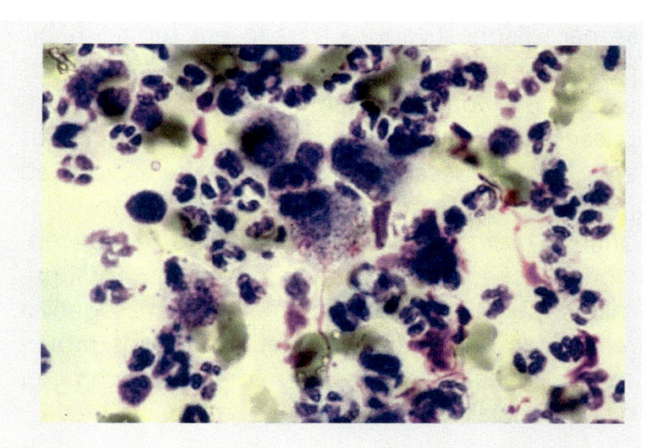

Figura 11.5. Histiócitos com corpúsculos de Donovan. Esfregaço corado pelo Giemsa.
Fonte: Acervo da autoria do capítulo.

Quadro histopatológico

A realização da biópsia deverá, preferencialmente, ser realizada em lesões extensas, com necrose ou esclerose, para eventualmente afastar a possibilidade de malignidade. A epiderme geralmente revela quadro de acantose com aspecto pseudoepiteliomatoso. A derme evidencia intenso infiltrado inflamatório constituído sobretudo por linfócitos, plasmócitos, histiócitos e, eventualmente, alguns eosinófilos, sendo possível, às vezes, ser observada a presença de pequenos abscessos de neutrofílicos na epiderme e de coleções localizadas de neutrófilos na derme superior. Os histiócitos geralmente são volumosos e com aparência vacuolar ou cística e, no seu interior, é possível visualizar os corpúsculos de inclusão[16,21,27] de fácil identificação com a utilização de coloração de Giemsa, porém são algumas vezes difíceis de evidenciar nos cortes corados pela hematoxilina-eosina. Além do exame anatomopatológico pode-se utilizar também a microscopia eletrônica de transmissão para a avaliação das características ultraestruturais do agente etiológico, porém não é um exame utilizado na rotina diagnóstica em decorrência de seu alto custo e a necessidade de técnicos habituados e experientes nesta técnica.[21]

A cultura do agente etiológico em saco vitelino de embrião de galinha é extremamente difícil e não está disponível rotineiramente pelo alto custo, dificuldade de execução e grande índice de insucesso. O cultivo com células em monocamadas foi descrito utilizando-se monócitos humanos, células Hep-2 e macrófagos peritoniais de camundongos.[17,44] As técnicas de detecção gênica por reação em cadeia de polimerase (PCR) têm sua aplicação diagnóstica restrita a programas de erradicação da doença e incluem um método de detecção colorimétrica utilizando-se uma amplificação do acido nucleico com primes de *C. granulomatis*.[45] Atualmente não há testes sorológicos disponíveis para o diagnóstico da doença e, em exames de imunofluorescência, foram utilizados cortes finos de lesões de donovanose como fonte antigênica. Os trabalhos que utilizaram essas técnicas obtiveram bons resultados em pacientes portadores de lesões antigas, porém a sensibilidade foi muito baixa em pacientes com lesões recentes. A técnica mostrou-se útil para estudos populacionais em áreas endêmicas, mas não apresentou sensibilidade suficiente para ser considerada um exame diagnóstico confirmatório.[3,21]

Diagnóstico diferencial

O diagnóstico diferencial das lesões de donovanose deve ser feito com a sífilis primária, condiloma plano, cancro mole na sua forma fagedênica, úlceras herpéticas crônicas, condiloma acuminado gigante, linfogranuloma venéreo e carcinoma espinocelular. Outras etiologias de lesões ulcerogranulomatosas também devem ser consideradas, como a tuberculose cutânea, a paracoccidioidomicose e o pioderma gangrenoso. Diagnósticos incomuns e pouco frequentes, como a histiocitose de células de Langerhans e a aftose bipolar, podem também exigir um diagnóstico diferencial com a donovanose.[16,21,27]

Tratamento

O tártaro emético endovenoso introduzido por Aragão e Vianna, em 1913,[7] foi a primeira droga efetiva no tratamento da donovanose. Com o advento dos antibióticos, estes tornaram-se a medicação de escolha, sendo que, nas formas refratárias e naquelas que apresentam complicações cicatriciais ou que apresentaram importante perda de tecido, o tratamento cirúrgico também pode ser utilizado como alternativa terapêutica.

Atualmente a terapia de 1ª linha recomendada é a azitromicina 500 mg, 2 comprimidos por semana, por 3 semanas ou até a cicatrização completa das lesões.[3,46,47] Como 2ª opção, podem-se utilizar: doxiciclina 100 mg, 2 comprimidos por dia, por no mínimo 21 dias ou até a cicatrização completa das lesões;[46] ciprofloxacin 750 mg, 2 vezes ao dia, por no mínimo 21 dias;[27,46,48] sulfametoxazol-trimetoprin (400/800)

2 comprimidos, 2 vezes ao dia, por no mínimo 3 semanas.[46,49] Não havendo resposta na aparência das lesões nos primeiros dias de tratamento com ciprofloxacin, recomenda-se adicionar um aminoglicosídeo como a gentamicina 1 mg/kg/dia, endovenoso, 3 vezes ao dia, por no mínimo 21 dias. Para pacientes gestantes, deve-se utilizar o estearato de eritromicina 500 mg, 4 vezes ao dia, também por no mínimo 3 semanas.[48] Em lesões refratárias ou em imunossuprimidos ou HIV+, sugerem-se os mesmos esquemas terapêuticos, sendo que o uso de terapia parenteral com a gentamicina ou o cloranfenicol 500 mg, via oral, 4 vezes ao dia, deve ser considerado nos casos mais graves,[3,27,28,32,46,48] porém essas drogas geralmente apresentam frequentes efeitos colaterais, devendo os pacientes ser acompanhados com mais atenção e cuidado. A azitromicina na dose de 20 mg/kg/dia, por 3 dias consecutivos, deve ser considerada como tratamento profilático em neonatos de mães com lesões genitais de donovanose com o intuito de se evitar o aparecimento de lesões.[50]

A duração do tratamento, independentemente do regime terapêutico adotado, deve ter como alvo principal a cicatrização completa das lesões. Na eventualidade de não ocorrer a cicatrização em até 6 semanas, deve-se realizar obrigatoriamente uma biópsia da lesão para excluir a possibilidade de transformação maligna, particularmente em carcinoma espinocelular. Não existe relação entre o tamanho das lesões e a resposta ao tratamento. Nos raros casos em que ocorre a recidiva após aparente cura clínica, o tratamento deverá ser repetido preferencialmente com droga de espectro antimicrobiano diferente do utilizado na infecção primária e por um período mais longo do que da primeira vez. Após o tratamento e a cicatrização completa das lesões, o paciente deverá permanecer em acompanhamento por no mínimo 1 ano, com retornos a cada 2 ou 3 meses.

Complicações e sequelas

Como complicações mais comuns observadas nos casos de donovanose, podem ocorrer quadros de hemorragia nas lesões, linfedema genital (mais frequente em pacientes do sexo feminino), mutilações e cicatrizações deformantes e inestéticas. Não podemos deixar de levar em conta a possibilidade de ocorrer transformação maligna nessas lesões, sendo, nesse caso, o carcinoma espinocelular o mais frequente de ser encontrado, o qual, se não diagnosticado e tratado em tempo hábil, poderá acarretar metástases para órgãos próximos e colocar a vida do paciente em risco. Outras complicações que podem acometer esses pacientes envolvem a adesão cicatricial da bolsa escrotal ao pênis, destruição do corpo do pênis e estenose dos orifícios uretral, vaginal e anal. Em ocasiões excepcionais, especialmente em pacientes imunossuprimidos, pode ocorrer disseminação hematogênica resultando no comprometimento de ossos, provocando lesões osteolíticas, além de poder acometer o fígado e baço.

Referências bibliográficas

1. O'Farrel N. Donovanosis. In: Gupta S, Kumar B (ed.). Sexually transmitted infections. 2nd ed. India: Elsevier; 2012. p. 533-40.
2. Sethi S, Sarkar R, Garg V. Squamous cell carcinoma complicating donovanosis not a thing of the past. Int J STD AIDS. 2014;25:894-7.
3. O'Farrel N, Hoosen A, Kingston M. 2018 UK National guideline for the management of donovanosis. Int J STD AIDS. 2018;0:1-3.
4. McLeod K. Précis of operations performed in the wards of the first surgeon, medical college hospital, during the year 1881. Indian Medical Gazzette. 1882;17:113-23.
5. Donovan C. Medical cases from Madras General Hospital: ulcerating granuloma of the pudenda. Indian Medical Gazette. 1905;40:414.
6. Kampmeier R. Granuloma inguinale. Sex Transm Dis. 1984;11:318-21.
7. Aragão HB, Vianna G. Pesquisa sobre o granuloma venéreo. Mem Inst Oswaldo Cruz. 1913;5:211-38.
8. Mcintosh JA. The etiology of granuloma inguinale. JAMA. 1926;87:996-1002.
9. Greenblat RB, Torpin R. Experimental and clinical granuloma inguinale. JAMA. 1939;113:1109-16.
10. Marmell M, Santora E. Donovanosis-granuloma inguinale: incidence, nomenclature, diagnosis. Am J Syph Gonor Ven Dis. 1950;34:83-90.
11. Jardim ML. Donovanose: proposta de classificação clínica. An Bras Dermatol. 1987;62:169-72.
12. Anderson K. The cultivation from granuloma inguinale of microorganism having the characteristic of Donovan bodies in yolk sac of chick embryos. Science. 1943;97:560-1.
13. Rake G. The antigenic relationship between Donovania granulomatis and the significance of this organism in granuloma inguinale. Am J Syph Gon Vener Dis. 1948;32:150-8.
14. Carter JS, Bowden FJ, Bastian I, Myers GM, Kemp DJ. Phylogenetic evidence for reclassification of Calymatobacterium granulomatis as Klebsiella granulomatis comb. nov. Int J Syst Bacteriol. 1999;49:1695-700.
15. Kharsany AB, Hoosen AA, Kiepala P, Kirby R, Sturm AW. Phylogenetic analysis of Calymatobacterium granulomatis based on 16S sequences. J Med Microbiol. 1999;48:841-7.
16. Galarza C. Donovanosis. Dermatol Peru. 2000;10:35-8.
17. O'Farrel N. Donovanosis: an update. Int J STD AIDS. 2001;12:423-7.

18. O'Farrel N, Hoosen AA. Sexually transmitted diseases in South Africa: epidemic donovanosis in Durban? Genitourin Med. 1997;73:76-7.
19. Morrone A, Toma L, Franco G, Latini O. Donovanosis in developed countries: neglected or misdiagnosed disease? Int J STD AIDS. 2003;14:288-9.
20. Nadal SR, Framil VMS. Diagnóstico das úlceras anorretais sexualmente transmissíveis. Rev Bras Coloproct. 2005;25:370-3.
21. O'Farrel N. Donovanosis. Sex Transm Infect. 2002;78:452-7.
22. Govender D, Naidoo K, Chetty R. Granuloma inguinale (donovanosis): anusual cause of otitis media and mastoiditis in children. Am J Clin Pathol. 1997;108:510-4.
23. Scott CW, Harper D, Jason RS, Helwig EB. Neonatal granuloma venereum. Am J Dis Child. 1952;85:308-15.
24. Ramdial PK, Path FC, Sing Y, Ramburan A, Naidu TK, Samuel EY et al. Infantile donovanosis presenting as external auditory canal polyps: a diagnostic trap. Am J Dermatopathol. 2012;34:818-21.
25. Veeranna S, Raghu TY. A clinical and investigational study of donovanosis. Indian J Dermatol Venereol Leprol. 2003;69:159-62.
26. Goldberg J. Studies on granuloma inguinale: isolation of bacterium from faeces of a patient with granuloma inguinale. Br J Vener Dis. 1962;38:99-102.
27. Martins S, Jardim MML. Donovanose. In: Belda Junior W, Di Chiacchio N, Criado PR (ed.). Tratado de Dermatologia. 3. ed. São Paulo: Atheneu; 2018. p. 1587-92.
28. Velho PENF, Souza EM, Belda Junior W. Donovanosis. Braz J Infect Dis. 2008;12:521-5.
29. Bezerra SMFMC, Jardim ML, Silva VB. Donovanose. An Bras Dermatol. 2011;86:585-96.
30. Jardim ML, Spinelli LP, Lupi O. Donovanosis (granuloma inguinale). In: Tyring SK, Lupi O, Herigge UR (ed.). Tropical dermatology. Rio de Janeiro: Elsevier; 2016. p. 325-9.
31. O'Farrel N, Moi H. European guideline on donovanosis. Int J STD AIDS. 2016;27:605-7.
32. Caumes E, Janier M, Dupin N, Alcaraz I, Maatouk I, Timsit F. Donovanose (granuloma inguinal). Ann Dermatol Venereol. 2006;133:251-71.
33. Ahmed N, Pillay A, Lawler M, Bobat R, Archary M. Donovanosis causing lymphadenitis, mastoiditis and meningitis in a child. Lancet. 2015;385:2644.
34. Center for Disease Control and Prevention (CDC). Granuloma inguinale (donovanosis). In: Sexually transmitted diseases treatment guideline. MMWR. 2010;59:25-6.
35. Costa JB, Domingues D, Castro R, Exposto F. Úlceras genitais causadas por infecções sexualmente transmissíveis: atualização do diagnóstico, terapêuticas e a sua importância na pandemia do HIV. Acta Med Port. 2006;19:335-42.
36. Arora AK, Kumaran MS, Narang T, Sarkia UM, Honda S. Donovanosis and squamous cell carcinoma: the relationship conundrum. Int J STD AIDS. 2017;28:411-4.
37. Sardana K, Garg VK, Arora P, Khurana N. Malignant transformation of donovanosis (granuloma inguinale) in a HIV--positive patient. Dermatology Online J. 2008;14:8.
38. Rao V, Thappa DM, Jaisankar TJ, Ratnakar C. Extragenital donovanosis of the foot. Sex Transm Infect. 1988; 74:298-9.
39. Paterson D. Disseminated donovanosis (granuloma inguinale) causing spinal cord compression: case report and review of donovanosis involving bone. Clin Infect Dis. 1998;26:579-83.
40. Wu JJ, Huang D, Pang KR, Tyring SK. Selected sexually transmitted diseases and their relationship to HIV. Clin Dermatol. 2004;22:499-508.
41. Liverani CA, Lattuada D, Mangano S, Pignatari C, Puglia D, Monti E et al. Hypertrophic donovanosis in a young pregnant woman. J Ped Adol Gynecol. 2012;25:81-3.
42. Costa MC, Bornhausen E, Azulay DR, Périsse AR, Dias MF, Nery JA. Sexually transmitted diseases during pregnancy: a synthesis of particularities. An Bras Dermatol. 2010;85:767-82.
43. O'Farrel N, Hoosen AA, Coetzee K. A rapid staining technique for the diagnosis of granuloma inguinale (donovanosis). Genitourin Med. 1990;66:200-1.
44. Carter J, Hutton S, Sriprakash KS. Culture of the causative organism for donovanosis in Hep-2 cells. J Clin Microbio. 1997;35:2915-7.
45. Carter JS, Kemp DJA. Colorimetric detection system for Calymatobacterium granulomatis. Sex Transm Infect. 2000; 76:134-6.
46. Brasil. Ministério da Saúde, Secretaria de Vigilância em Saúde, Departamento de Condições Crônicas e Infecções Sexualmente Transmissíveis. Protocolo clínico e diretrizes terapêuticas para atenção integral às pessoas com infecções sexualmente transmissíveis. Ministério da Saúde; 2020.
47. Bowden FJ, Mein J, Plunkett C, Bastian I. Pilot study of azithromycin in the treatment of genital donovanosis. Genitourin Med. 1994;72:17-9.
48. Maddocks I, Anders EM, Dennis E. Donovanosis in Papua New Guinea. Br J Vener Dis. 1976;52:190-6.
49. Lai S, Garg BR. Further evidence of the efficacy of cotrimoxazole in donovanosis. Br J Vener Dis. 1980;56:412-3.
50. Bowden FJ, Bright A, Rode JW, Brewster D. Donovanosis causing cervical lymphadenopathy in a five-month old boy. Pediatr Infect Dis. 2000;19:167-9.

Capítulo 12

Uretrites

José Carlos Gomes Sardinha
Marcel Heibel
Antônio Pedro Mendes Schettini

Introdução

As inflamações da uretra são conhecidas desde a Antiguidade e descrições na literatura chinesa, grega, romana e árabe são fartamente reportadas. Inicialmente associadas à impureza ou a práticas pecaminosas, apenas em 1879 Albert Neisser identificou um agente específico (*Neisseria gonorrhoeae*) como causa de uretrite. Referências compatíveis com o que hoje se considera uretrite estão registradas em textos produzidos há mais de 25 séculos a.C, como nos diálogos entre o imperador Huang Ti e seu médico Tchi Pá, na China. Na bíblia hebraica, em **Gênesis** (cap. 12), **Levítico** (caps. 15 e 22) e **Números** (cap. 12). Entre os gregos, temos Hipócrates em **Aforismos** (I, 56 c) e **Epidemia** (III, 7); e, entre os romanos, temos Celso em *De Re Medica* (IV, 21; VI, 18), Plínio em *Naturalis historia* (XXXI, 23) e Galeno (*De locis affectis*, VI). Lúcio Celio Aureliano, também romano, em sua *De debilitate seminalium viarum de morbis*, teria cunhado o termo "gonorreia", significando perda de sêmen.[1,2]

Historicamente, o termo "uretrites" reúne todas as doenças caracterizadas por descarga uretral, porém mais recentemente tem-se observado que uretrites são encontradas com maior frequência em homens sem corrimento, com sintomas moderados como prurido, queimação ou disúria.[3,4] São, amiúde, classificadas com base no esfregaço de Gram em uretrite gonocócica (UG) e não gonocócica (UNG), porém a utilização de testes de amplificação do ácido nucleico (NAAT) tem ampliado o conhecimento da gama de agentes infecciosos que podem estar envolvidos na síndrome do corrimento uretral.[4,5]

Neisseria gonorrhoeae (NG), *Clamidia trachomatis* (CT), *Micoplasma trichomonas vaginallis* são os agentes mais frequentemente observados em uretrites, mas *Adenovírus* sp., *Neisséria meningitidis* (NM), *Ureaplasma parvum* (UP), *Micoplasma hominis* (MH), *Streptococus* sp., *Adenovírus* sp., *Gardnerella vaginalis* (GV), *Moraxxella catarrhalis* (MC), vírus Epstein-Barr (VEB) e *Candida* sp. são, com menor frequência, também arrolados, com controversos entendimentos sobre seus respectivos papéis no desenvolvimento da síndrome. Discute-se, em decorrência, se a clássica divisão das uretrites em UG e UNG ainda deve ser aplicada.[6]

Em paralelo à identificação dos múltiplos possíveis agentes causadores de uretrites, nas últimas décadas surgiram também as ferramentas para combatê-los. Para as causas bacterianas, os antibióticos, iniciando-se com as sulfonamidas no final dos anos 1930, rapidamente seguidos pelas penicilinas, tetraciclinas, com doxiciclina e minociclina, eritromicina do grupo dos macrolídeos, a que viria incorporar posteriormente a azitromicina, claritromicina, roxitromicina, aminoglicosídeos como a espectinomicina, quinolonas como ciprofloxacina, ofloxacina e levofloxacina, cefalosporinas como a ceftriaxone e cefixima. Nenhum se mostrou ser a sonhada "bala de prata", com os patógenos rapidamente desenvolvendo resistência a cada uma dessas drogas, obrigando as agências nacionais, regionais e mundiais a buscar outras formas de enfrentamento, como a implementação de programas de vigilância para subsidiar protocolos terapêuticos empíricos (abordagem sindrômica [AS]), particularmente em locais pouco desenvolvidos, bem como implementação de educação sanitária para a população geral e as populações-chave.

Epidemiologia

A diversidade epidemiológica das infecções sexualmente transmitidas (IST) expressa-se em sua variabilidade de distribuição geográfica e prevalência entre diferentes populações, ocasionada por variações que incluem sexualidade e orientação sexual, fatores socioeconômicos, demográficos e geográficos e ramificações culturais (incluindo estigmas e tabus), acesso e qualidade da educação sexual, prevenção, testagem diagnóstica, bem como compromisso político com a provisão de serviços de saúde. Embora estivessem em declínio nos anos 1980, as taxas de IST voltaram a crescer a partir do final dos anos 1990. Fatores novos e antigos podem explicar esse recrudescimento, incluindo contextos étnicos, sexualidade e preferências sexuais, mudanças no comportamento sexual, questões de gênero, desigualdades econômicas e acessibilidade a serviços, bem como as características intrínsecas dos patógenos.

Com a introdução de tratamentos antirretrovirais, observaram-se mudanças no comportamento sexual, com pessoas tornando-se menos cautelosas quanto ao uso de preservativos com novos ou casuais parceiros sexuais. O aumento da interconectividade eletrônica (com o uso de aplicativos de encontros sexuais) ampliou o acesso a parcerias casuais, a grandes redes sexuais, a facilidades para viagens e a serviços. Deve-se considerar ainda o incremento do uso de substâncias ilícitas recreativas nas redes sexuais, relativamente comum entre homens que fazem sexo com homens (HSH) e trabalhadoras sexuais.[7-10]

Em 2016, a Organização Mundial da Saúde (OMS) estimou a incidência anual de 86,9 milhões de casos novos de gonorreia (prevalência global de 0,9%) entre indivíduos de 15 a 49 anos.[11] Nos países industrializados, tanto o *status* socioeconômico como o contexto étnico estão fortemente correlacionados com o aumento das taxas de infecção por NG. Nos Estados Unidos, estas são oito vezes maiores nas populações negras do que nas brancas. Também são maiores entre indígenas e nativos do Alaska, assim como entre nativos do Havaí e indivíduos com herança hispânica e asiática. Naquele país, como um todo, o número de casos novos aumentou 67% entre 2013 e 2017. A proporção de culturas positivas para NG entre HSH aumentou de 3,9% em 1989 para 38,5% em 2017. Na Europa, o número de casos notificados subiu mais de 200% entre 2008 e 2017, destacando-se o Reino Unido, França, Países Baixos e Espanha. Parte desse incremento, nestes países, pode ser decorrente da implantação de programas de controle expandidos, com mais testagem e serviços de vigilância.[10,12]

Nos países em desenvolvimento, utiliza-se, principalmente, a abordagem sindrômica (AS) dos casos de IST, não existindo sistemas de vigilância etiológica com capacidade acurada, de prover informações de abrangência nacional, sobre expansão ou redução da prevalência de tais infecções, tanto na população geral como em subpopulações. Entretanto, mesmo em locais com elevado desenvolvimento econômico, por exemplo, na Europa, os dados de vigilância precisam ser interpretados com cautela, uma vez que os sistemas de vigilância, testagem, segurança e qualidade não são padronizados entre os diferentes países e permanecem frágeis em vários contextos. Por fim, outro tópico a se ressaltar é o incremento de casos de gonorreia (e outras IST) entre HSH em uso de profilaxia pré-exposição para HIV (PrEP), sendo relatado risco aumentado em até 25 vezes para aquisição da infecção por NG. Mas há controvérsias sobre o tema e mais estudos mostram-se necessários.[13,14]

Clamídia trachomatis (CT) é a causa mais frequente de IST bacteriana no mundo. Entretanto, em áreas endêmicas, principalmente na África e Oriente Médio, CT também causa tracoma, a principal causa de cegueira prevenível no mundo. A OMS estimou prevalência global de CT em 4,2% entre mulheres com idade de 15 a 49 anos, para 2012. Isso corresponderia a estimados 131 milhões de novos casos. A maioria das infecções é observada na região do Pacífico Oeste e as Américas. Nos Estados Unidos, 1.441.789 casos de infecção por CT foram notificados em 2014. Muitos homens e mulheres infectados são assintomáticos ou minimamente sintomáticos. As taxas relatadas são mais altas entre adolescentes e adultos jovens com idade de 15 a 24 anos. Essa prevalência é relativamente alta, quando comparada com demais IST bacterianas, em decorrência do fato de indivíduos assintomáticos não procurarem tratamento, e é comum que, mesmo após o tratamento com dose única, ocorra a reinfecção. Reinfecção é mais frequente em mulheres jovens do que em homens jovens. Preditores adicionais para infecção por CT em mulheres jovens incluem ser solteira, ter um novo parceiro sexual ou múltiplos parceiros, tabagismo, *status* socioeconômico, ter gonorreia, vaginose bacteriana e papiloma vírus humano carcinogênico.[15-18]

Herpes simplex virus (HSV) é um agente de IST altamente prevalente entre homens e mulheres. Estudos de soro prevalência em homens estimaram uma taxa global de 8% em homens com idade menor que 50 anos. É a principal causa de ulceração genital, e mesmo indivíduos assintomáticos podem ser contaminantes. HSV-2 pode aumentar o risco de transmissão do HIV. Infecção genital ocorre tanto por HSV-1 como por HSV-2, em proporções similares, mas o HSV-1 é a causa mais comum do primeiro episódio de herpes genital em adultos. HSV é uma causa incomum de uretrites em homens.[19,20]

Micoplasma genitalium (MG) emergiu nas últimas décadas como um patógeno sexualmente transmissível. Foi identificado em 1981, isolado de exsudato uretral de dois homens com UNG.[21] Os estudos epidemiológicos realizados são mais direcionados para grupos de alto risco, como pacientes de serviços clínicos de saúde sexual ou homens com UNG, nos quais a prevalência variou de 10% a 35%.[22] Taxas de prevalência entre 1% e 1,5% foram encontradas em homens e mulheres com idade de 16 a 44 anos em pesquisa amostral probabilística em população geral, na Grã-Bretanha, entre 2010 e 2012.[23] Pico de prevalência deu-se entre homens com idade entre 25 e 34 anos (2,1%) e em mulheres com idade entre 16 e 19 anos (2,4%). Nos Estados Unidos, revisão de 40 estudos independentes com mulheres encontrou prevalência de MG em 2% nas populações de baixo risco, e 7,3% em mulheres de grupos de alto risco. Metanálise[24] corroborou esses dados, apontando prevalência na população mundial de 1,3% em países desenvolvidos e 3,9% em países em desenvolvimento. No mesmo estudo, observaram-se taxas de 0,9% em mulheres gestantes; 3,2% em HSH; e 15,9% em trabalhadoras sexuais.

Trichomonas vaginalis (TV), segundo estimativas da OMS, produz 248 milhões de novas infecções ao ano, sendo mais da metade em homens.[25] Em contrapartida, 89% dos casos clínicos ocorrem em mulheres em virtude de diferenças biológicas entre os sexos. Um estudo sugeriu que o genoma do TV se adaptou a ambientes nos quais há variações cíclicas da disponibilidade de ferro, como se dá durante o ciclo menstrual.[26] Quando da descrição do genoma completo do TV, em 2007, demonstrou-se a existência de duas estruturas populacionais, denominadas "tipo 1TV" e "tipo 2TV". O primeiro tipo, em 50% dos casos, é infectado pelo *Trichomonas virus* (TVV), assumindo importante papel no desencadeamento da resposta inflamatória e na manifestação de outras IST. Já o tipo 2TV destaca-se pela alta prevalência de resistência ao metronidazol.[27,28] Parecem distribuir-se de forma equitativa em diferentes populações estudadas, com exceção da África do Sul e Moçambique, onde todas as amostras apresentaram tipo 1TV, ao contrário do México, onde prevaleceu o tipo 2TV.[29] Dados sobre prevalência de TV variam de 3% a 17% em algumas clínicas que atendem pacientes com IST. Chegam a 73%[30,31] em homens parceiros de mulheres com TV vaginal. Mais de 77% das infecções em homens são assintomáticas. TV foi identificada como causador em 13% de UNG em homens em um estudo no Japão[32] e zero em outro realizado na região Norte do Brasil.[33]

A OMS continua indicando uso de metronidazol oral em casos de uretrites que persistem após os tratamentos fracassados na 1ª linha. TV sintomática em homens tendem a se resolver espontaneamente em 10 dias, nas mulheres pode perdurar por vários anos.[30]

O *Ureaplasma urealyticum* (denominado *U. urealyticum* biovar 2) e o *U. parvum* (*U. urealyticum* biovar 1), que pertencem à mesma classe dos micoplasmas, são frequentemente encontrados no trato urogenital de indivíduos sadios e são causas de uretrite não gonocócica. Estudos usando o PCR multiplex para vários agentes causadores de UNG têm detectado estes agentes na Europa, América do Sul e Ásia. O *guideline* europeu de 2017 indicou UU como causa de uretrite em homens, mas não o UP.[34,35] Estima-se a prevalência em 5% a 26%,[36] metanálise de estudos de caso-controle não demonstrou associação de UP com NGU. Contrariamente, outros estudos evidenciaram a presença de UP em casos de uretrite confirmados por microscopia (≥ 5 leucócitos polimorfonucleares no cotonete uretral) e/ou doença.[37]

Adenovirus spp. são descritos como causa de uretrites, principalmente em estudos de relatos de casos. Há um número limitado de estudos sobre a prevalência e o papel de adenovírus como causa da uretrite. A transmissão orogenital é típica e sua prevalência dentro da uretrite aguda pode chegar a até 4%.[38]

Em um estudo de uretrite aguda com caso-controle, com 103 pacientes, o VEB foi encontrado em 21% no grupo de estudo e 6% no grupo-controle; em conclusão, os pesquisadores relataram uma relação independente entre uretrite masculina e VEB.[39] Mas faltam estudos epidemiológicos que possam confirmá-lo como causa de uretrite.

Moraxella catarrhalis (MC) existe como comensal em 1% a 5% de indivíduos saudáveis e pode causar infecção do trato respiratório. Uretrite aguda relacionada à transmissão orogenital tem sido publicada em apresentação de caso na literatura. Não há evidências suficientes para determinar a MC como causa de uretrite.[40]

Neisseria meningitidis (NM) coloniza células epiteliais da orofaringe em aproximadamente 5% a 10% da população geral, sendo a principal responsável por meningite meningocócica e meningococcemia. Pode eventualmente ser transferida para o trato genital masculino, ocasionando quadros de uretrites, muito semelhantes aos provocados por NG e CT, tendo sido atribuídos a contato heterossexual oral entre adultos jovens. Por não estar incluída em programas de vigilância de IST, é difícil conhecer a sua verdadeira prevalência, tanto da doença urogenital como de sua colonização em uretra. Dado que as manifestações clínicas são de difícil diferenciação com as de NG e CT, muito do que se sabe deriva de séries de casos oriundos de serviços clínicos de IST, ligados a programas de vigilância de gonococos. Vacinação contra meningococo sorotipo B parece oferecer proteção parcial.[41-44]

Haemophilus influenzae (HI) e *Haemophilus parainfluenzae* (HP) são consideradas causa de uretrites agudas, porém incomuns. Sua prevalência entre UNG alcança 12,7%; sendo que, entre ambas as correntes, 87% são por HI. É particularmente relevante a transmissão orogenital e, como na uretrite gonocócica, é acompanhada de descarga uretral purulenta (Figuras 12.1 e 12.2). Em estudo sobre 38 casos, observou-se resistência à azitromicina em 34,2%. Assim, antibióticos com atividade contra betalactamase das espécies de Haemophilus devem ser considerados.[45,46]

Candida sp. é comensal da flora uretral e foi identificada como causa de uretrite em homens em 1958.[47] Desde então, quase nada foi produzido sobre o tema.

Ito et al.,[48] no Japão, estudaram 424 homens com uretrite aguda, sendo 417 HSM, 3 HSH e 4 sem identificação da orientação sexual. Os autores detectaram 127 (30%) com UG. Em 297 com UNG, encontraram 143 (48,1%) com CT. Em 154 com UNGNC, detectaram MG (22,7%), MH (5,82%), UP (9,1%), UU (19,5%), HI (14,3%), NM (3,9%), TV (1,3%), adenovírus (16,2%) e HSV-I (7,1%), e HSV-2 (2,6%). UG apresentou-se em coinfecção com outros microrganismos em 43,3% dos casos.

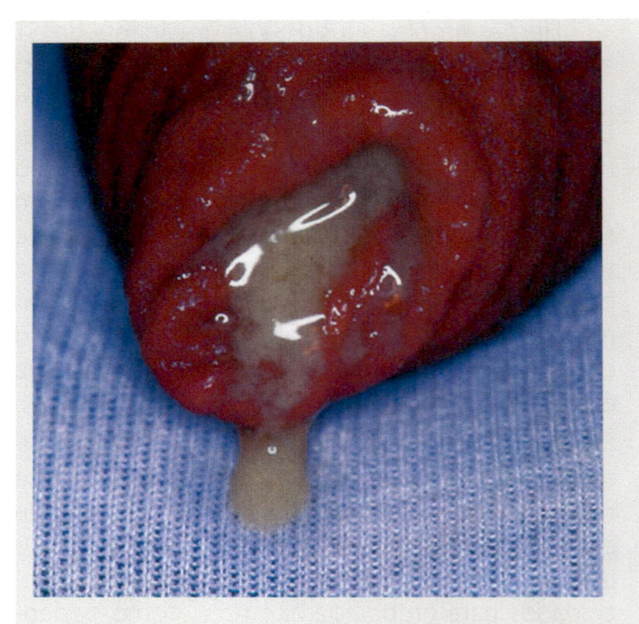

Figura 12.1. Exsudato uretral purulento com comprovação laboratorial de uretrite gonocócica pela coloração de Gram. Não havia disponibilidade de testes para outros possíveis agentes de uretrites. Tratado conforme Fluxograma Nacional Brasileiro.
Fonte: Cortesia do Prof. Sinésio Talhari.

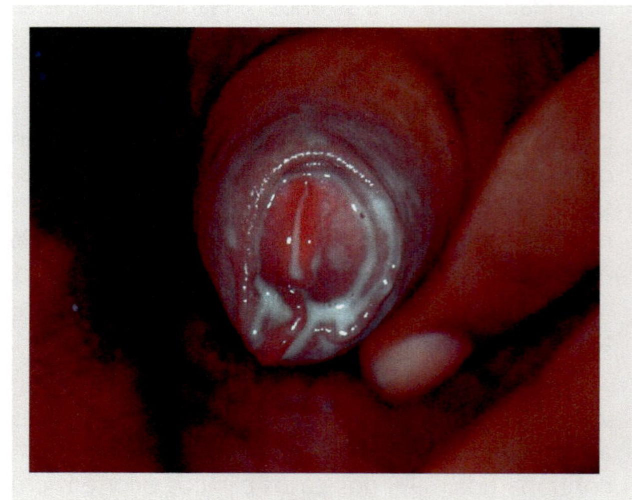

Figura 12.2. Exsudato uretral purulento. Abordado e conduzido conforme o caso da Figura 12.1.
Fonte: Cortesia do Prof. Sinésio Talhari.

Em Manaus, Brasil, Salles de Sousa et al.[33] identificaram, em 170 homens com uretrite, NG em 60%; CT em 29,4%; UU em 17%, MG em 6,5%; UP em 5,9% e MH em 4,1%. Não se identificou nenhum caso de TV. Em 13,5%, não se identificou nenhum patógeno. Em 111 pacientes que realizaram pesquisa por

NAAT para HSV, foram identificados 21,6% (24/111) com HSV-2, e nenhum com HSV-1. NG e CT, isoladas, combinadas, ou em associação com outros agentes, estiveram presentes em 123 casos (61,2%). Não foram investigados NM, HI, SP e adenovírus humanos, nem a orientação sexual dos pacientes.

Certamente é arriscado tentar se fazer qualquer pareamento entre esses dois estudos, dado que foram realizados em contextos completamente diferentes.

Etiologia

O gênero Neisseria tem cerca de 30 espécies não patogênicas, em seres humanos, e duas patogênicas principais: *N. gonorrhoeae* (NG); e *N. meningitidis* (NM). Entre as espécies não patogênicas, destacam-se *N. lactamica*, *N. sicca*, *N. sineria*, *N. flavescens*, *N. subflava* e *N. mucosa* que habitam o trato respiratório superior como comensais, sendo ocasionalmente encontradas no trato urogenital inferior. *Neisseria gonorrhoeae* é um diplococo gram-negativo, não capsulado, intracelular facultativo e aeróbio estrito. Apresenta-se na coloração de Gram tipicamente como diplococo gram-negativo, em forma de rim ou grão de café. Esses diplococos medem 0,6 µm por 1 µm e apresentam-se com faces côncavas adjacentes.[49]

Os estudos sobre a patogênese da NG versam principalmente sobre suas propriedades fisiológicas e genéticas, incluindo fatores ligados ao crescimento *in vitro*, requisitos de nutrientes, moléculas expostas na membrana celular e interações com o hospedeiro, particularmente como a bactéria se conecta e é internalizada em células eucarióticas.[50] A integração da NG à célula epitelial do hospedeiro é mediada por fatores de virulência, como pilus, porina (PorB), proteína da opacidade (Opa), lipoligossacarídeo (LOS) e seus respectivos receptores. Os pilus são polímeros de proteínas localizados na superfície da célula bacteriana e têm como principal função a aderência às células mucosas do hospedeiro. Estão envolvidos na troca de material genético, entre as bactérias, e podem inibir a ação fagocítica dos neutrófilos frente à infeção gonocócica.[51]

Após a aderência, a NG replica forma micro colônias e biofilmes e, desse modo, compete com a microbiota do hospedeiro. Em resposta à infecção, são produzidos mediadores pró-inflamatórios como fator de necrose tumoral alfa (TNF-α), interleucina 6 (IL-6), interleucina 8 (IL-8) e interleucina 1β (IL-1-β), os quais promovem a quimiotaxia de neutrófilos para o local. O influxo de neutrófilos e a liberação de células epiteliais uretrais danificadas resultam na secreção uretral purulenta. O gonococo também tem capacidade de se ligar ao esperma humano, aumentando o risco de transmissão da infecção por contato sexual com o parceiro infectado. A ligação do gonococo ao esperma humano é mediada pela interação do 34 LOS do gonococo, com o receptor asialoglicoproteína (ASGP-R), uma proteína de membrana plasmática encontrada no próprio esperma.[49]

A maioria dos indivíduos infectados não desenvolve resposta imunitária adaptativa de proteção. Os mecanismos envolvidos na resposta imune adaptativa não eficaz estão relacionados com variação antigênica das principais moléculas de superfície bacteriana e com a supressão da sinalização do sistema imune do hospedeiro. Além da elevada incidência de infeções, a NG demonstra grande capacidade de desenvolver resistências a múltiplas classes de antibióticos. Esse processo de resistência é mediado por cromossomas e ou por plasmídeos.[52]

Chlamydia trachomatis (CT) é uma bactéria gram-negativa, intracelular obrigatória, com um ciclo de desenvolvimento bifásico que ocorre com coexistência de duas formas morfológicas distintas, os corpúsculos elementares (CE), que são extracelulares, metabolicamente inativos, e os corpúsculos reticulares (CR), que são intracelulares e metabolicamente ativos. Apresentam um diâmetro de 0,2 a 0,8 µm, tendo DNA, RNA e ribossomos; porém, não são capazes de sintetizar peptideoglicano e necessitam de adenosina trifosfato (ATP) da célula hospedeira. Dentro do gênero Chlamydia, a espécie CT é a mais frequentemente implicada nas IST. Existem sorotipos distintos de CT, com tropismos para diferentes tecidos, mas todos, sem exceção, infectam células epiteliais, principalmente na mucosa genital e ocular. Os sorotipos D e K são responsáveis pelas uretrites de transmissão unicamente sexual.[13] As infecções por clamídia são acompanhadas de resposta imune humoral e celular. A ativação das células Th1 apresenta boa correlação com o desenvolvimento de imunidade e a ativação de Th2 com o desenvolvimento de infecção crônica (Figura 12.3).[53]

Ureaplasma e micoplasma compreendem dois gêneros dentro da família Mycoplasmatacea, pertencente à classe Mollicutes. Em virtude da classificação taxonômica dessas bactérias na família

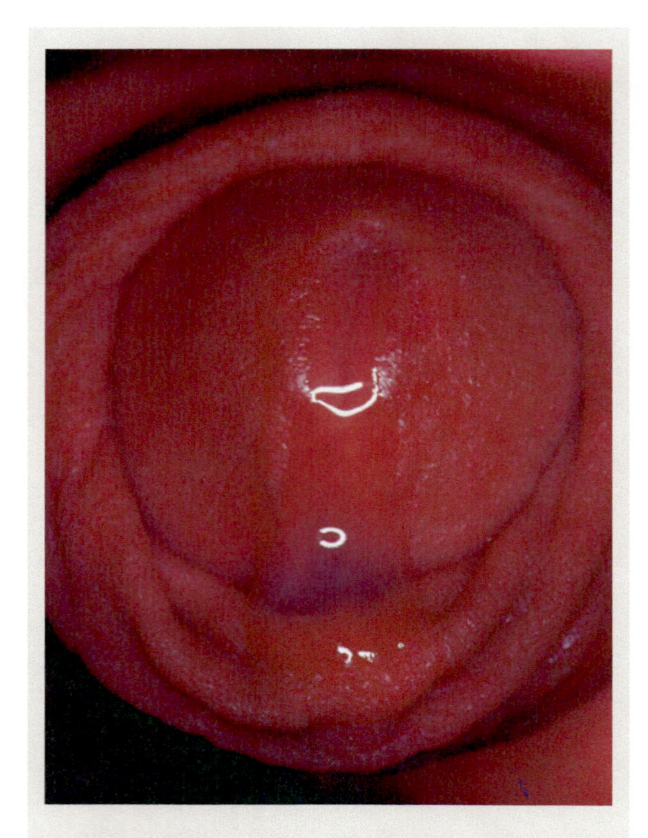

Figura 12.3. Exsudato uretral hialino. Mais sugestivo de uretrite por *Clamidia trachomatis*, porém, nos mesmos contexto e abordagem referidos nas figuras anteriores.
Fonte: Cortesia do Prof. Sinésio Talhari.

Mycoplasmataceae, são todas denominadas como "micoplasmas genitais". Os micoplasmas são bactérias gram-positivas, patógeno oportunista, caracterizadas pela ausência de parede celular e por pequena quantidade de material genético, sendo consideradas as menores e mais simples células autorreplicantes de vida livre.[54] A maioria dos micoplasmas adere às células epiteliais dos tratos respiratório e urogenital, raramente invadindo tecidos. Ainda é controversa a patogênese específica do *Mycoplasma hominis* nas uretrites. A adesão às células hospedeiras é um pré-requisito para colonização e infecção. É observado dentro de leucócitos polimorfonucleares e macrófagos. O *M. genitalium* não apresenta parede celular; portanto, antibióticos como os betalactâmicos (incluindo penicilinas e cefalosporinas) não são eficazes.[36]

Ureaplasma urealyticum (UU), anteriormente conhecido como "Ureaplasma biovar 2", é um patógeno oportunista que pode existir comensalmente na uretra. Em metanálise incluindo 1.507 pacientes com UNG e 1.223 controles, demonstrou-se que UU pode ser considerado causa de UNG. O *guideline* europeu de 2017 indicou UU como causa de uretrite aguda.[34] *Ureaplasma parvum* (UP), também reconhecido como "Ureaplasma biovar 1", ao contrário do UU, não apresenta muitas evidências de ter algum papel nas uretrites agudas. Embora existam publicações, sugerindo essa possibilidade quando há grande carga microbiana, ainda não existem evidências suficientes para sustentar tal possibilidade. Também não se mostrou relacionado com a infertilidade masculina.[49]

Haemophilus influenzae (HI) e *Haemophilus parainfluenzae* (HP) são consideradas causa de uretrites agudas, porém incomuns. Os membros do gênero Haemophilus são bastonetes gram-negativos, pleomórficos, imóveis, não esporulados, anaeróbios facultativos, parasitas obrigatórios, encontrados como parte da microbiota do trato respiratório de humanos. Podem estar associados a infecções como pneumonia, meningite e epiglotite, principalmente em crianças. Apesar disso, raramente têm sido isolados como agente causador de infecção do trato urinário. São microrganismos fastidiosos que necessitam de meios de cultura e condições atmosféricas específicos para seu isolamento, tais como meio de cultura enriquecido com fatores V (NAD) e X (hemina) e atmosfera contendo 5% a 10% de CO_2.[49,55]

Neisseria menigitides (NM) é um diplococo gram-negativo que pode causar infecções invasivas graves. Geralmente coloniza a orofaringe e espalha-se mediante contato próximo ou prolongado com secreções respiratórias ou de garganta. Uretrites agudas pela NM foram demonstradas pela primeira vez em 1942, com incremento notável a partir da década de 1970, sendo ainda relatados casos de epididimite, prostatite, cervicite e doença inflamatória pélvica. O aumento tem sido atribuído à mudança de comportamentos sexuais, especificamente ao aumento da prática do sexo oral, ampliando o nicho de NM. Certas cepas de NM parecem mais aptas para anaerobiose, tendo tropismo uretral e propiciando a transmissão genitogenital e genitoanal.[56]

A *Gardnerella vaginalis* (GV) é uma bactéria anaeróbica, comensal, que coloniza preferencialmente o trato genital feminino. Quando ocorre seu predomínio, em relação às demais bactérias existentes no meio, dá origem a vaginoses. Essa infecção é desencadeada por fatores de risco como lavagem vaginal frequente, múltiplos parceiros sexuais, baixa imunidade e gravidez.[57]

Moraxella catarrhalis (MC) é um diplococo gram-negativo, presente em 1% a 5% de indivíduos saudáveis e é frequente causador de infecção do trato respiratório. Transmissão orogenital, em casos de uretrite aguda, tem sido publicada em apresentação de casos. Postula-se que a rota de transmissão seja a da orofaringe feminina para a uretra masculina, por extensiva atividade de sexo oral.[40]

Adenovirus humanos (AH) são transmitidos tipicamente pela via orogenital, e a prevalência em uretrites agudas chega a 4%. A marca mais característica da infecção é a conjuntivite que acompanha os sintomas uretrais. Tende a se resolver espontaneamente em indivíduos imunocompetentes e os AH são mais frequentemente isolados em indivíduos com uretrite aguda em virtude da expansão da utilização de testes rápidos como NAAT.[58]

HSV tipos I e II,[48] VEB,[39] TV e *Candida* spp. são outros agentes eventualmente relatados como causa de uretrites agudas em homens.[59]

Manifestações clínicas

Não há um padrão exclusivo de manifestações clínicas de uretrite para nenhum dos diferentes agentes que podem ocasioná-la. Assim, descarga francamente purulenta é sugestiva de NG, mas não definitivo. Paciente com disúria, sem descarga uretral, é indicativo de CT, mas não definitivo. Disúria acompanhada de brote de úlceras dolorosas superficiais é um indicativo de HSV, mas pode ser coinfecção. Infecção primária por HSV pode se acompanhar de febre, adenopatia inguinal superficial e cefaleia. Disúria, com ou sem descarga uretral, em homem parceiro de mulher com VB, pode ser TV ou GV. Disúria acompanhada de conjuntivite pode ser por adenovirus, e uretrite por NM e MC é clinicamente indistinguível de UG. Descritas dessa forma, podem-se relatar manifestações que são mais predominantes face a cada agente, mas que não são conclusivas.

Uretrite por NG é sintomática em até 90% dos casos. Seu período de incubação é geralmente de 2 a 8 dias. A clínica é, no começo, aguda, com exsudação uretral escassa ou mucoide, tornando-se, em 80% dos casos, francamente purulenta nas primeiras 24 horas, acompanhada de disúria na metade dos casos. Se houver comprometimento da uretra posterior, poderá haver tenesmo miccional, hematúria terminal, hematospermia e ejaculação dolorosa. Na exploração, em vigência da exsudação, podem-se observar eritema e edema do meato uretral. Assim como balanopostite, em homens não circuncidados. O exsudato é mais evidente depois de 2 horas da micção, que é o tempo mínimo para a tomada adequada de amostra. Se na exploração não se observa exsudato, isso deverá ocorrer após compressão suave da uretra.

A infecção pode afetar a rafe mediana, as glândulas de Tyson, as glândulas para e periuretrais (Littre), podendo chegar a causar abscessos no tronco do pênis, estenose e fístulas periuretrais. Também são possíveis o comprometimento submucoso da parede uretral, o aparecimento de linfangite ou uma tromboflebite. As complicações mais importantes da disseminação transluminal, a partir da uretra, são as orquiepididimites, prostatites e as vesiculites seminais, que podem cronificar. As orquiepididimites podem ser uni ou bilaterais; quando unilaterais, é importante diferenciá-las da torção testicular, quadro muito agudo mais frequente em pessoas jovens. A prostatite e a vesiculite seminal se manifestam com febre, mal-estar geral, desconforto perineal, tenesmo, dor suprapúbica, retenção ou urgência miccional, hematúria e ejaculação dolorosa. Pode ocorrer inflamação e formação de abscessos por comprometimento das glândulas bulbouretrais de Cowper, que cursa também com febre, dor perineal durante a micção e aumento da frequência miccional ou retenção urinária.[60]

Cervicite gonocócica, assintomática ou paucissintomática em 50% dos casos, é a mais frequente manifestação de infecção por NG em mulheres. Afeta o epitélio cilíndrico do colo uterino e pode chegar à junção do epitélio escamoso, mas não à vagina, por esta ser recoberta por epitélio escamoso. Se sintomática, a cervicite por NG é mais aguda e intensa que por CT. Após período de incubação de aproximadamente 10 dias, pode apresentar exsudato vaginal mucopurulento, disúria se houver afetado o epitélio uretral, dor hipogástrica e eventualmente metrorragia ou menorragia. A exploração pode ser inócua, mas em quase 50% dos casos, observa-se exsudato cervical mucopurulento ou uma cérvix friável, que sangra facilmente ao toque, e a exploração pélvica pode ser ligeiramente dolorosa. Pode comprometer as glândulas de Bartholin e Skene causando bartolinite e abcessos, geralmente unilaterais, que podem drenar espontaneamente. Em até 14% dos casos, pode evoluir para doença inflamatória pélvica (DIP), que inclui endometrite, salpingite e peritonite, causando leucorreia, metrorragia, menorragia, dor hipogástrica, febre e leucocitose. Comprometimento das trompas pode causar infertilidade ou gravidez ectópica. Por fim, DIP pode resultar em peri-hepatite ou síndrome de Fitz-Hugh-Curtis.[61]

Infecção anogenital pode ocorrer em mulheres, quase sempre decorrente de sexo anal receptivo. É assintomática em 90% dos casos e nos demais cursa com proctite (dor, desconforto ou prurido anorretal e menos frequentemente com constipação, tenesmo ou sangramento anal). Infecção orofaríngea é rara e pode causar tonsilite e/ou linfoadenopatia, podendo estar relacionada com disseminação hematogênica. Também rara em adultos, é o comprometimento da conjuntiva ocular, que pode causar cegueira.[62,63]

A disseminação hematogênica da NG pode ocorrer em cerca de 3% dos casos. Mais comum em mulheres e relaciona-se com a menstruação, trimestre final da gravidez e com a localização faríngea. Pode cursar com febre, artralgias, artrites e lesões cutâneas por embolismo séptico (síndrome artrite-dermatite). As lesões cutâneas – presentes em 60% dos casos – surgem precocemente, sendo indolores, acometendo extremidades das mãos, pés e terço distal dos membros, em forma de máculas que evoluem parapápulas eritematosas, vesículas de base purpúrica, pústulas necróticas rodeadas de eritema ou petéquias. O comprometimento articular começa com uma tenossinovite que afeta de forma simétrica, principalmente os punhos, joelhos, tornozelos e dedos de mãos e pés, evoluindo para artrite monoarticular, nestas mesmas localizações. Eventualmente pode haver comprometimento cardíaco (podendo chegar à endocardite aórtica severa, miocardite ou pericardite), peri-hepatite ou meningite (que é similar à meningocócica).[64,65] Infecção por NG em meninos ou meninas é mais comumente decorrente de abuso sexual. Já em neonatos, resulta de exposição perinatal à cérvix infectada da mãe e inicia-se por volta do 2º ou 3º dia de vida. As manifestações mais graves nestes são a oftalmia neonatal e, mais raramente, a septicemia, com artrite e/ou meningite.[66]

Chlamydia trachomatis é causa mais comum de UNG em homens. Assim como nas mulheres, a infecção é frequentemente assintomática entre 40% e 96% dos casos.[67] O período de incubação é variável, mas é tipicamente de 5 a 10 dias após a exposição. Homens, quando sintomáticos, podem apresentar descarga uretral mucoide ou aquosa e queixar-se de disúria. Essa descarga pode ser escassa, límpida ou visível somente após ordenha da uretra.[68,69] Pode causar epididimite e orquite, sendo o mais frequente patógeno em epididimite, entre homens abaixo de 35 anos. Os sintomas de epididimite incluem dor testicular e sensibilidade, hidrocele e edema epididimal.[70] Aproximadamente 1% dos homens com UNG desenvolve artrite reativa e um terço destes faz a tríade anteriormente chamada "síndrome de Reiter" (artrite, uveíte e uretrite). O comprometimento da próstata e o impacto na fertilidade masculino é ainda controverso. Proctite, inflamação da mucosa distal do reto, ocorre principalmente entre HSH, que se engajam em intercurso anal receptivo. Quando em vez das variantes D, K e L, a infecção por CT se dá pelas variantes L1, L2 e L3, causa o linfogranuloma venéreo (LGV). Em regiões tropicais e subtropicais, LGV está associado à ulceração urogenital e invasão do sistema linfático, que podem resultar em formação de bubão, fistula, fibrose e estenose retal. Surtos de doença anorretal causada pelas variantes L1-3 têm sido registrados entre HSH europeus e norte-americanos, principalmente aqueles infectados por HIV. Diferentemente da infecção genital, nestes, os sintomas são frequentes, incluindo dor anorretal, corrimento, tenesmo, sangramento retal, constipação e frequentemente febre. Tratamentos inadequados podem resultar em estenose e ou fístulas.[71,72]

A cérvix uterina é o sítio anatômico mais afetado nas mulheres, podendo também haver comprometimento uretral. Não tratada adequadamente, a infecção pode ascender para o trato genital superior, causando DIP, o que poderia originar sequelas como infertilidade e dor crônica. Em 85% dos casos, é assintomática e daí deriva a importância da rotina anual de rastreio de CT, à qual deveriam se submeter as mulheres jovens sexualmente ativas. Havendo comprometimento uretral, pode ocorrer a síndrome disúria-piúria, com sintomas similares aos da infecção urinária, com aumento da frequência e da dor ao urinar, simulando cistite, com o que é frequentemente confundida, se não for submetida à testagem específica para CT. Peri-hepatite, complicações na gestação e proctite podem e são frequentemente decorrentes de infecção por CT em mulheres.[73]

HSV tem sido relatado como infrequente causa de uretrite aguda em homens, com taxas que variam de 2% a 10% dos casos.[8] Estudo realizado na Austrália comparou as características clínicas da uretrite por HSV com a causada por CT, em dois grupos de 80 pacientes para cada agente. A média de duração dos sintomas uretrais após a apresentação foi similar (8 *versus* 7 dias). A descarga uretral foi menos frequente no grupo com HSV do que no com CT (19% *versus* 54%) e disúria severa foi mais frequente em HSV do que em CT (20% *versus* 0%). Sintomas constitucionais (febre, mialgia, dor ou fadiga) foram mais frequentes em HSV (15% *versus* 0%). Dentro do grupo com HSV e que apresentou disúria severa, esta foi mais frequente entre os casos com HSV-I do que os com HSV-2 (25% *versus* 4%), assim como no que se refere a sintomas constitucionais (16% *versus* 0%). Tratar-se de primoinfecção mostrou-se mais provável nos casos HSV-I do que em HSV-2 (16% *versus* 0%), definida como homens sem história pregressa de herpes, que tivessem pelo menos dois sintomas entre os seguintes: sintomas constitucionais; lesões múltiplas ou bilaterais; e/ou linfoadenopatia bilateral.

Homens com uretrite por HSV apresentaram menos descarga uretral visível do que os com CT (32% *versus* 69%), diferentemente de meatite (Figura 12.4) que foi mais frequente em HSV do que CT (62% *versus* 23%); homens com uretrite por HSV apresentaram ulceração genital em 37% dos casos e linfoadenopatia em 30%, ao passo que esses achados, não foram observados em nenhum dos casos por CT. Entre os 29 homens com uretrite e ulceração por HSV, as úlceras tinham as seguintes localizações: corpo do pênis (9); meato (9); glande ou folheto interno do prepúcio (6); e em cinco casos não foi especificado. Desses 29, em 22 realizou-se coleta com *swab*, sendo o HSV detectado por PCR da úlcera, assim como de amostra da urina. Em 13 casos, as ulcerações eram múltiplas, superficiais em quatro, e apresentavam vesículas em dois. Entre os que não tinham história anterior de herpes genital, um relatou antecedentes herpes labial. Entre os casos, 28 foram submetidos à sorologia para sífilis e 16 à PCR para *Treponema pallidum*, todos negativos. Não se observou diferença estatisticamente significativa quanto aos achados microscópicos pela coloração de Gram entre os grupos HSV e CT. Foram poucos os casos no grupo HSV que apresentaram concomitantemente outros agentes patógenos uretrais, sendo 6% para CT e 2% para MG. Não se encontrou NG ou adenovírus.[74]

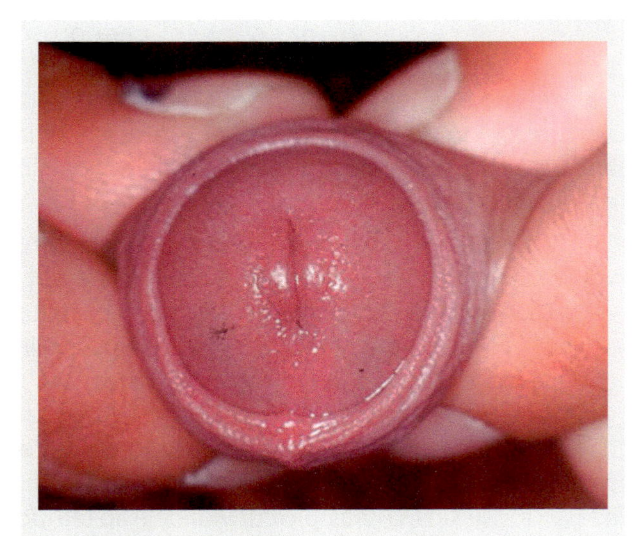

Figura 12.4. Discreta exsudação uretral com meatite. Mesma abordagem das figuras anteriores.
Fonte: Cortesia do Prof. Sinésio Talhari.

Micoplasma genitalium (MG) é um microrganismo sexualmente transmissível, que tem potencial de causar doença clínica, mais em homens do que em mulheres. Apesar de ter sido primeiramente identificado em homens com UNG em 1980, muito permanece obscuro sobre a história natural da infecção não tratada. Quadro uretral, podem ser indistinguíveus UG ou outras UNG. Enquanto existe clara associação com UNG em homens, são fracas as evidências de que possa causar orquiepididimite, proctite, artrite reativa ou facilitar a transmissão do HIV. Não se sabe o quanto a transmissão assintomática pode durar,e nem o risco para desenvolvimento de doença, caso não seja tratado. Embora existam evidências da transmissão sexual do homem para a mulher, não está claro o quão frequente isso ocorra e nem qual o risco de desenvolvimento de doença do trato reprodutivo.[75]

Uretrite por adenovírus pode ser suspeitada quando se acompanhar de conjuntivite e meatite, enquanto por NM, HI e HP pode apresentar descarga purulenta semelhante à da UG. Já UU, MH, GV, UP, *Streptococcus* sp., MC, VEB, TV e *Candida* sp. não apresentam características clínicas específicas que pudessem favorecer suspeição.

Diagnóstico laboratorial

Os aspectos clínicos não são suficientes para o diagnóstico de certeza das uretrites. A investigação laboratorial é essencial, não só para identificação do patógeno, mas também para o uso racional de medicamentos, monitorização do tratamento, vigilância epidemiológica, rastreio de grupos de alto risco, detecção de resistência aos medicamentos, pesquisa em geral e validação das abordagens sindrômicas.

Muitos métodos de diagnóstico foram desenvolvidos ao longo dos anos e a escolha sobre qual teste usar, em dado contexto, dependerá não só dos respectivos desempenhos em termos de sensibilidade, especificidade, valor preditivo positivo (VPP), valor preditivo negativo (VPN), mas também de variáveis logísticas, como equipamentos disponíveis e pessoal treinado, capacidade laboratorial instalada, acesso a insumos, custos, produtividade e ao tempo necessário para entrega de resultados.

Como ocorre com frequência, em regiões subdesenvolvidas economicamente, a demora na confirmação laboratorial resulta em elevados índices de abstenção dos pacientes às consultas de seguimento. Em resposta a tal situação, vêm sendo implementados, em várias partes do mundo, inclusive no Brasil, os testes denominados *point-off-care testing* (POCT), também denominados "testes laboratoriais remotos" (TLR), "testes descentralizados", ou "testes à beira do leito". A sigla POCT define uma série de tecnologias presente no local de atenção ao paciente, possibilitando a testagem para doenças de forma ágil e sem a necessidade de uma estrutura cara e imobilizada de laboratório. Para tanto, são utilizados aparelhos compactos, confiáveis, facilmente operacionalizáveis e de baixo custo. POCT tem sido desenvolvido para detecção de ácidos nucleicos de patógenos (NAAT), antígenos e anticorpos para uma grande variedade de doenças infecciosas e, no âmbito específico das uretrites, estão disponíveis para CT, NG e TV.[76,77]

Exames tradicionais como o exame microscópico direto do exsudato, cultura, imunofluorescência e hibridização *in situ* estão sendo substituídos pelos testes moleculares, que amplificam as cópias do DNA do agente a ser pesquisado (NAAT) e podem ser usados em amostra do exsudato e urina. O método mais utilizado é o da reação em cadeia da polimerase, em tempo real (RT-PCR, do inglês *real time polymerase chain reaction*), que possibilita a identificação simultânea de diferentes agentes em um só teste (RT-PCR-*multiplex*) e a quantificação da carga microbiológica e apresenta altas sensibilidade e especificidade. Essa metodologia é utilizada nos POCT que disponibilizam o resultado no local e quando o paciente está sendo avaliado na unidade de saúde.

Uretrite gonocócica

- **Microscopia:** o exame microscópico demonstra diplococos gram-negativos, em formato de feijão, em pares, no interior de neutrófilos ou agrupados em massas no espaço extracelular. A coleta do material é realizada pela introdução do *swab* até 2 a 3 cm no interior da uretra e, depois, girá-lo 360 graus para fazer o contato adequado com a mucosa, porém o exsudato purulento também pode ser usado no exame. A amostra do material endocervical é obtida pela inserção de um *swab* no orifício externo, evitando o contato com a mucosa vaginal e com as secreções. Nas amostras retais, utiliza-se um *swab* introduzido 2 a 4 cm no canal anal. Pode ser feita ainda a bacterioscopia das lesões cutâneas, do líquido sinovial e do exsudato conjuntival.[78]

O exame é técnico-dependente para coleta adequada e para microscopia.

A sensibilidade (89% a 98%) e especificidade (95%) são elevadas em pacientes sintomáticos. A sensibilidade é menor em homens assintomáticos e mulheres. Como alternativa à coloração de Gram, podem ser usados o azul de metileno e a violeta de genciana que não requerem fixação pelo calor. Nas mulheres, exame de secreções cervicais têm a sensibilidade de apenas 40% a 60% em virtude de o número de gonococos ser mais reduzido ou de difícil identificação em função da flora densa ou ainda por falha na coleta.[49,79,80] O número de leucócitos presentes nos esfregaços e observados em campo de grande aumento é um método indireto de confirmação do diagnóstico. O Center for Disease Control and Prevention (CDC) considera 2 ou mais o limite numérico para considerar infecção em homens sintomáticos. Guias de tratamento, como o europeu, recomendam mais de cinco leucócitos,[6] e o Manual do Ministério da Saúde do Brasil refere acima de 10.

- **Exame de urina:** o encontro de 10 ou mais leucócitos no exame do sedimento do primeiro jato da urina (10 a 20 mL), de homens sintomáticos, é considerado presuntivo da doença. O teste da esterase leucocitária detectado por reagente em tira é outro marcador inflamatório. A confirmação etiológica pode ser feita pelos testes moleculares de NAAT, que hoje estão disponíveis para identificação de um ou mais patógenos no exame do sedimento urinário, com alto índice de concordância em relação ao exame do exsudato uretral.[80,81]

- **Cultura:** realizada no meio seletivo de Thayer-Martin ou similar, é considerada 100% específica com 80% a 95% de sensibilidade, possibilitando a identificação da *Neisseria gonorrhoeae* (NG) e a realização de antibiograma. Provas bioquímicas, manuais ou automatizadas, são utilizadas para confirmação da espécie. Pela necessidade de um rigoroso controle de qualidade e pelas dificuldades de transporte e de armazenamento, sua utilização está restrita a centros especializados. A cultura é especialmente recomendada para avaliação da falta de resposta ao tratamento e em casos de abuso sexual.[81-83]
- **Testes de NAAT:** os testes moleculares, de amplificação do ácido nucleico, como PCR, têm alta sensibilidade (95%) e especificidade (99%) e o resultado fica disponível em um menor período de tempo do que o da microscopia e da cultura. O RT-PCR apresenta sensibilidade e especificidade de 100%.[77,84]

Uretrites não gonocócicas

O diagnóstico das uretrites não gonocócicas é presumido, na maioria das vezes, quando não se identifica a NG no exame microscópico do exsudato. A identificação dos agentes de uretrite não gonocócica por métodos laboratoriais deve correlacionar-se com dados clínicos e epidemiológicos, pois muitos deles são comensais na mucosa uretral. Os testes moleculares, por PCR, principalmente os *multiplex*, que identificam vários patógenos em uma mesma amostra, são os mais usados atualmente para esse diagnóstico.[31]

A Chlamydia trachomatis pode ser detectada pela visualização de inclusões citoplasmática em amostra de secreção coradas pelo método de Giemsa. De modo prático, a verificação de piúria no exame sumário de urina e a ausência de NG no exame microscópico da secreção uretral e cultura são fortes indicativos para o diagnóstico de clamídia.

A cultura foi considerada o padrão-ouro para o diagnóstico de clamídia, apesar de requerer um tempo longo para o diagnóstico (3 a 7 dias) e ser tecnicamente laboriosa. A sensibilidade é de 50% a 80% e a especificidade, de 100%.

A imunofluorescência direta pode ser usada com sensibilidade de 80% a 85% e especificidade de 99%.[77,81,82]

A sorologia apresenta melhores resultados quando se utiliza a técnica ELISA e tem sensibilidade de 53% a 76% e especificidade de 95%.

Os testes moleculares (NAAT) têm altas sensibilidade e especificidade (100%) e são considerados atualmente o padrão-ouro para o diagnóstico. Aparelhos como XPert CT/NG, detectam a presença da clamídia em 30 a 90 minutos. Estes testes podem ser feitos em amostras da secreção uretral, endocervical, vaginal e também no sedimento urinário.[83,84]

Mycoplasma genitalium, *Mycoplasma hominis*, *Ureaplasma urealyticum* e *Ureaplasma parvum* são de difícil cultivo *in vitro*. Desse modo, o exame direto e a cultura são pouco aplicáveis. Os testes NAAT podem ser feitos nas amostras do exsudato ou no exame do primeiro jato urinário e têm altas sensibilidade e especificidade. Também permitem avaliação quantitativa da carga microbiológica. A sensibilidade e a especificidade são de 100% para o *M. genitalim*, 100% e 99% respectivamente para o *M. hominis*, e 98%/97% para o *U. urealyticum* e *U. parvum*.[85,86]

O exame microscópico do exsudato e a cultura para *Trichomonas vaginalis* são úteis em mulheres, mas têm baixa sensibilidade para homens. Os NAAT são usados para o diagnóstico de TV com boas sensibilidade e especificidade.[87] Os adenovírus e os vírus Epstein-Barr (VEB) também podem ser identificados por NAAT. Os vírus do herpes simples, tipos I e II, podem ser detectados em testes do tipo NAAT, no exame sorológico e na cultura. No caso de infecção por herpes vírus, no exame microscópico do exsudato predominam os leucócitos mononucleares, em vez dos polimorfonucleares. As várias espécies de cândida podem ser detectadas pelo exame do exsudato, cultura e primeiro jato urinário. Estreita correlação com a clínica e com a epidemiologia deve ser feita para considerar a cândida o patógeno envolvido.[77]

Tratamento

O tratamento inicial antimicrobiano das uretrites deveria ser norteado pelo mais preciso diag-

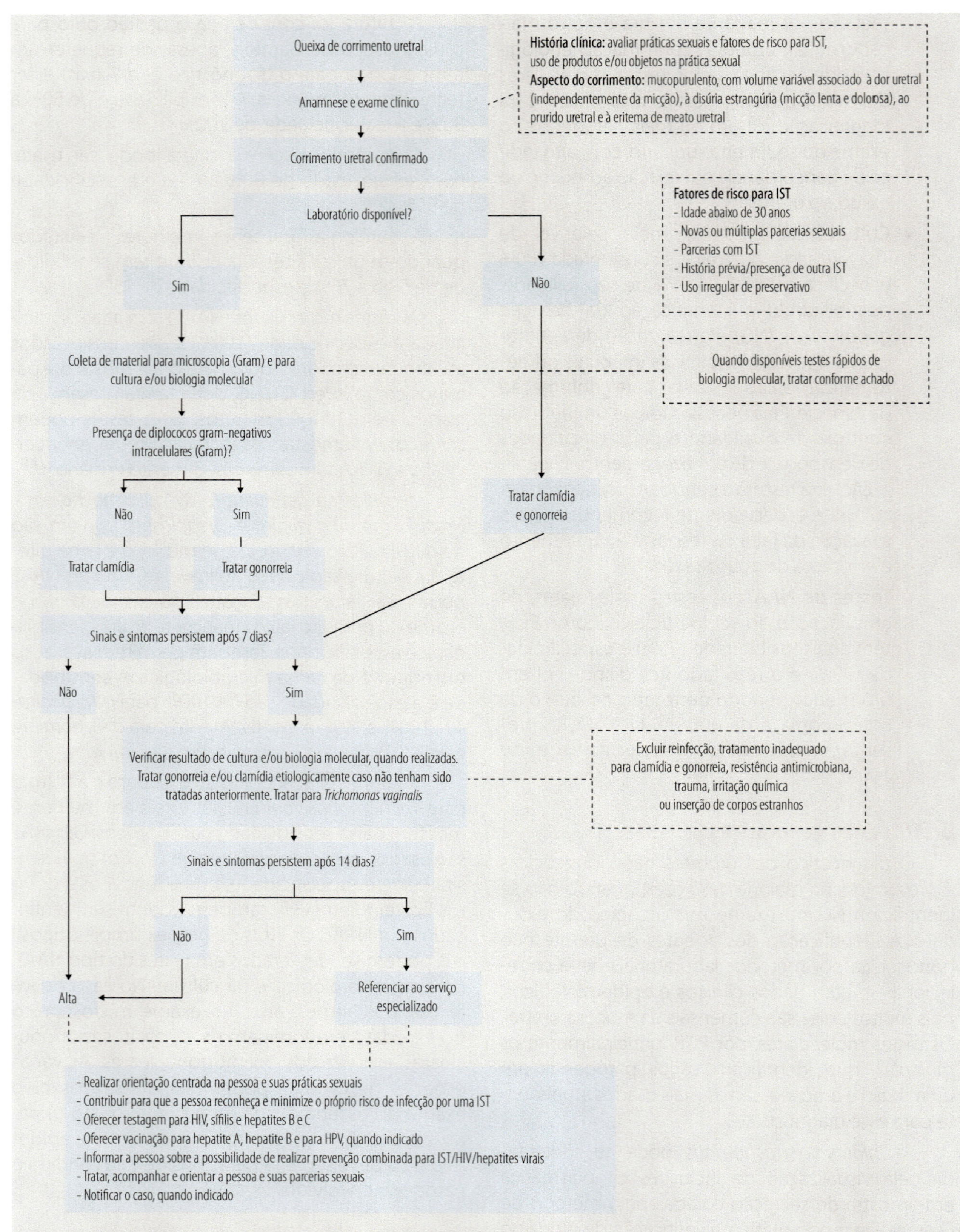

Figura 12.5. Fluxograma para o manejo de corrimento uretral. IST: infecção sexualmente transmissível.

Fonte: Adaptada de Ministério da Saúde, 2020.

nóstico etiológico possível, mas esta não é a realidade em quase nenhum lugar do mundo. Daí decorre que acaba sendo tipicamente empírico, no local do primeiro atendimento e deve ser oferecido para homens com uretrite confirmada ou suspeita. O regime terapêutico dependerá das evidências clínicas a favor de UG ou UNG. Em homens com sintomas de uretrite com evidências microscópicas de UG (presença de diplococos Gram negativos intracelulares), conhecida ou suspeita exposição à NG e ainda fatores epidemiológicos associados à aquisição de NG, indica-se tratamento para UG.[88]

Quando a microscopia não estiver disponível, tratamento empírico para UG se impõe e o regime preferencial é uma dose única de ceftriaxone (500 mg) intramuscular (IM) acompanhada de dose oral única de azitromicina (1 g). Esta combinação não é motivada apenas pela ausência de teste para CT, mas também pela emergência de resistência da NG às cefalosporinas e fluoroquinolonas, assim como de possível comprometimento orofaríngeo.[80,88]

Tratamento para UNG, nos locais onde não houver acesso à microscopia, laboratório, ou evidência clínica de NG, é dirigido para CT e demais patógenos prováveis. Na 1ª linha, está a azitromicina (1 g) em dose única oral ou um curso de 7 dias de doxiciclina (100 mg, 2 vezes ao dia). Prefere-se a azitromicina pela comodidade posológica e facilitação do cumprimento do tratamento, além do que é mais efetiva contra outro potencial agente de UNG, *o M. genitalium*, embora sua taxa de cura para este agente esteja em declínio. Entretanto, havendo vantagens quanto a custo e tolerância, a doxiciclina é aceitável.

No entanto, a eficácia desses dois regimes pode variar conforme a etiologia microbiana. Em um estudo, com 606 pacientes com UNG, tratados com azitromicina ou doxiciclina acrescidas de placebo, a taxa de cura para ambos os grupos foi similar (80% *versus* 76%). Entretanto, a taxa de cura microbiológica conforme o agente tratado com azitromicina ou doxiciclina, respectivamente, variou, com 86% *versus* 90% para CT, 75% *versus* 69% para UU e 40% *versus* 30% para MG. Em outro estudo, com 305 homens com UNG, regime baseado em azitromicina foi menos efetivo que o de doxiciclina para CT (77% *versus* 95%) e mais efetivo contra MG (67% *versus* 31%).[89-91]

Envolvimento de outros patógenos não investigados rotineiramente pode influenciar nas taxas de cura, com a persistência de CT mesmo diante de adequada concentração inibitória mínima.[92] O CDC americano, recomenda dose única de azitromicina ou curso de doxiciclina por 1 semana.[90] Já o CDC europeu é mais favorável ao uso da doxiciclina e

Tabela 12.1. Tratamento de uretrites.

Condição clínica	Primeira opção	Segunda opção	Comentários
Uretrite sem identificação do agente etiológico	Ceftriaxona 500 mg, IM, dose única + Azitromicina 500 mg, 2 comprimidos, VO, dose única	Ceftriaxona 500 mg, IM, dose única + Doxiciclina 100 mg, 1 comprimido, VO, 2 vezes ao dia, por 7 dias	–
Uretrite gonocócica e demais infecções NÃO complicadas (uretra, colo do útero, reto e faringe)	Ceftriaxona 500 mg, IM, dose única + Azitromicina 500 mg, 2 comprimidos, VO, dose única	–	–
Uretrite não gonocócica	Azitromicina 500 mg, 2 comprimidos, VO, dose única	Doxiciclina 100 mg, 1 comprimido, VO, 2 vezes ao dia, por 7 dias	A resolução dos sintomas pode levar até 7 dias após a conclusão da terapia
Uretrite por clamídia	Azitromicina 500 mg, 2 comprimidos, VO, dose única	Doxiciclina 100 mg, 1 comprimido, VO, 2 vezes ao dia, por 7 dias	A resolução dos sintomas pode levar até 7 dias após a conclusão da terapia
Retratamento de infecções gonocócicas	Ceftriaxona 500 mg, IM, dose única + Azitromicina 500 mg, 4 comprimidos, VO, dose única	Gentamicina 240 mg, IM + Azitromicina 500 mg, 4 comprimidos, VO, dose única	Para casos de falha de tratamento. Possíveis reinfecções devem ser tratadas com as doses habituais
Uretrite por *Mycoplasma genitalium*	Azitromicina 500 mg, 2 comprimidos, VO, dose única	–	–
Uretrite por *Trichomonas vaginalis*	Metronidazol 250 mg, 2 comprimidos, VO, 2 vezes ao dia, por 7 dias	Clindamicina 300 mg, VO, 2 vezes ao dia, por 7 dias	–

IM: (via) intramuscular; VO: via oral.
Fonte: Ministério da Saúde, 2020.

também recomenda o uso de um regime de 5 dias com azitromicina, sendo que, no 1º dia, usa-se 1 g e, nos demais, 500 mg. Essas recomendações baseiam-se em evidências que apontam maior eficácia antimicrobiana para doxiciclina, quando comparada com azitromicina para CT e que a dose única de azitromicina poderia promover a resistência do MG.[92-94]

A terapia antimicrobiana deve ser direcionada para patógenos específicos quando há a disponibilidade de testes específicos. No entanto, mesmo com NAATs disponíveis, um terço dos homens com uretrite, permanecem sem uma etiologia definida.[38] Em locais em situação de epidemia ou pandemia (como covid-19), oportunidades para avaliação pessoal e tratamento podem tornar-se muito limitadas, o que irá impor que homens suspeitos de uretrite sejam tratados presuntivamente com regimes que incluam atividade contra NG.[95]

Na impossibilidade de uso de injeção de antibióticos pela via IM para NG, alternativas por via oral (VO) incluem cefixima 800 mg, em dose única, ou cefdoxima 400 mg, a cada 12 horas, em duas doses, acrescida de azitromicina 1 g, em dose única. Se azitromicina não estiver disponível, pode-se substituí-la por curso de 7 dias de doxiciclina. Em vigência de alergia ou indisponibilidade de cefalosporinas, substituir por azitromicina 2 g, VO em dose única.

Parceiros sexuais devem receber o mesmo tratamento dado ao caso índice, e todos devem ser orientados para consulta de retorno, aconselhamento e notificação de outros eventuais contatos.

Recorrência ou persistência de sintomas são comuns no seguimento de homens tratados para uretrites. As causas possíveis incluem adesão inadequada ao tratamento proposto, resistência microbiana (particularmente em casos de NG), reinfecção e envolvimento de outros microrganismos tratados por regimes empíricos (notadamente MG ou TV em homens que fazem sexo com homens [MSM]). Em número reduzido de casos, atendidos em um Ambulatório especializado em IST onde nenhum agente infeccioso foi identificado e persistiam os sintomas, os autores deste capítulo, submeteram estes pacientes a uma abordagem endoscópica da via urinária (cistoscopia) e observaram, em alguns pacientes, a presença de áreas de estenose uretral, e são necessários mais estudos sobre o tema.

Homens com sintomas persistentes ou recorrentes precisam ser avaliados para evidências objetivas de uretrite (descarga mucopurulenta ao exame, leucócito-estearase positiva, achados por coloração de Gram, azul de metileno ou violeta de genciana). Sintomas isolados não são indicação para tratamento empírico e, havendo evidências objetivas, é recomendável repetir NAAT para NG e CT, assim como, se possível, para MG e TV.

Para homens com antecedentes de UG, considerar a possibilidade de resistência bacteriana. Homens que não aderiram adequadamente ao tratamento proposto ou se reexpuseram à parceria sexual não tratada precisam ser retratados com o mesmo regime.

Além disso, MG vem emergindo como causa frequente de uretrite persistente e não pode ser olvidado. Para este, recomenda-se azitromicina 1 g, em dose única e, caso esta já tenha sido administrada no regime inicial, opta-se por moxifloxacina (400 mg em doses diárias, por 7 dias).

Em regiões onde TV é prevalente, tratamento presuntivo com metronidazol ou tinidazol (2 g, VO, em dose única, para ambos) deve ser ministrado, principalmente para homens que fazem sexo com mulheres.

HSV pode também ser causa de uretrite persistente, porém, via de regra, é facilmente distinguido de outros agentes pelos seus característicos achados no exame clínico.

Com a finalidade de diminuir o risco de reinfecção, homens com uretrite infecciosa devem ser instruídos a evitar atividade sexual por pelo menos 7 dias após a instituição da terapia (incluindo terapia com dose única), assim como ordenhamento desnecessário do pênis e ingestão de bebidas alcoólicas até que os sintomas estejam resolvidos.

Ideal seria, em casos de homens com uretrite por NG ou por CT, que repetissem os testes indicados 3 meses após o tratamento para excluir possibilidade de reinfecção, preferencialmente com NAAT. Todas as pessoas que tiveram contato sexual com caso índice diagnosticado com NG, CT ou TV, nos 60 dias que antecederam o diagnóstico devem ser avaliados e tratados presuntivamente. Não se recomenda, formalmente, o tratamento presuntivo de contatos de portadores de MG.[95,96]

Referências bibliográficas

1. Costa-Lourenço APRD, Santos KTB, Moreira BM, Fracalanzza SEL, Bonelli RR. Antimicrobial resistance in Neisseria gonorrhoeae: history, molecular mechanisms and epidemiological aspects of an emerging global threat. Braz J Microbiol. 2017;48(4):617-28. doi: 10.1016/j.bjm.2017.06.001.

2. Brodny ML.The history of gonorrhoeae among Greeks and Romans. Trans Am Neisser Med Soc. 1937;1937:92-106.
3. Bartoletti R, Wagenlehner FME, Johansen TEB, Köves B, Cai T, Tandogdu Z et al. Management of urethritis: is it still the time for empirical antibiotic treatments? Eur Urol Focus. 2019;5(1):29-35. doi: 10.1016/j.euf.2018.10.006.
4. Centers for Disease Control and Preventions (US). CDC Center for Global Health (CGH): 2016 annual report; 2017.
5. Bachmann LH, Manhart LE, Martin DH, Seña AC, Dimitrakoff J, Jensen JS et al. Advances in the understanding and treatment of male urethritis. Clin Infect Dis. 2015;61(Suppl 8):S763-9. doi: 10.1093/cid/civ755.
6. Sarier M, Kukul E. Classification of non-gonococcal urethritis: a review. Int Urol Nephrol. 2019;51(6):901-7. doi: 10.1007/s11255-019-02140-2.
7. Aral SO, Over M, Manhart L, Holmes KK. Sexually transmitted infections. In: Jamison DT, Breman JG, Measham AR, Alleyne G, Claeson M, Evans DB et al (ed.). Disease control priorities in developing countries. 4th ed. Washington (DC): McGraw-Hill; 2008.
8. Dallabetta GA, Laga M, Lamptey PR. Control of sexually transmitted diseases: a handbook for the design and management of programs. Arlington (VA): Family Health International (AIDS Control and Prevention (AIDSCAP) Project); 1996.
9. Aral SO, Fenton KA, Holmes KK. Sexually transmitted diseases in the USA: temporal trends. Sex Transm Infect. 2007;83(4):257-66. doi: 10.1136/sti.2007.026245.
10. Centers for Disease Control and Prevention (CDC). STDs in men who have sex with men; 2019.
11. Rowley J, Hoorn SV, Korenromp E, Low N, Unemo M, Abu-Raddad LJ et al. Chlamydia, gonorrhoea, trichomoniasis and syphilis: global prevalence and incidence estimates, 2016. Bull World Health Organ. 2019;97(8):548-62. doi: 10.2471/BLT.18.228486.
12. Centers for Disease Control and Prevention (CDC). New CDC analysis shows steep and sustained increases in STDs in recent years; 2018.
13. European Centre for Disease Prevention and Control. Surveillance atlas of infectious diseases; 2017.
14. Dehne KL, Riedner G, Neckermann C, Mykyev O, Ndowa FJ, Laukamm-Josten U. A survey of STI policies and programmes in Europe: preliminary results. Sex Transm Infect. 2002;78(5):380-4. doi: 10.1136/sti.78.5.380.
15. Newman L, Rowley J, Hoorn SV, Wijesooriya NS, Unemo M, Low N et al. Global estimates of the prevalence and incidence of four curable sexually transmitted infections in 2012 based on systematic review and global reporting. PLoS One. 2015;10(12):e0143304. doi: 10.1371/journal.pone.0143304.
16. Department of Health and Human Services (US), Centers for Disease Control and Prevention (CDC), National Center for HIV/AIDS, Viral Hepatitis, STD and TB Prevention. Sexually transmitted disease surveillance 2014: division of STD prevention. Atlanta; 2015.
17. Crichton J, Hickman M, Campbell R, Batista-Ferrer H, Macleod J. Socioeconomic factors and others sources of variation in the prevalence of genital chlamydia infections: a systematic review and meta-analysis. BMC Public Health. 2015;15:729. doi: 10.1186/s12889-015-2069-7.
18. Jorgensen MJ, Maindal HT, Larsen MB, Christensen KS, Olesen F, Andersen B. Chlamydia trachomatis infection in young adults-association with concurrent partnerships and short gap length between partners. Infect Dis (Lond). 2015;47(12):838-45. doi: 10.3109/23744235.2015.1071916.
19. Korr G, Thamm M, Czogiel I, Poethko-Mueller C, Bremer V, Jansen K. Decreasing seroprevalence of herpes simplex virus type 1 and type 2 in Germany leaves many people susceptible to genital infection: time to raise awareness and enhance control. BMC Infect Dis. 2017;17(1):471. doi: 10.1186/s12879-017-2527-1.
20. Marchi S, Trombetta CM, Gasparini R, Temperton N, Montomoli E. Epidemiology of herpes simplex virus type 1 and 2 in Italy: a seroprevalence study from 2000 to 2014. J Prev Med Hyg. 2017;58(1):E27-33. PMID: 28515628; PMCID: PMC5432775.
21. Tully JG, Taylor-Robinson D, Cole RM, Rose DL. A newly discovered mycoplasma in the human urogenital tract. Lancet. 1981;1(8233):1288-91. doi: 10.1016/s0140-6736(81)92461-2.
22. Jensen JS, Cusini M, Gomberg M, Moi H. 2016 European guideline on Mycoplasma genitalium infection. JEADV. doi: 10.1111/jdv.13849.
23. McGowin CL, Anderson-Smits C. Mycoplasma genitalium: an emerging cause of sexually transmitted disease in women. PLoS Pathog. 2011;7(5):e1001324. doi: 10.1371/journal.ppat.1001324.
24. Baumann L, Cina M, Egli-Gany D, Goutaki M, Halbeisen FS, Lohrer GR et al. Prevalence of Mycoplasma genitalium in different population groups: systematic review and meta-analysis. Sex Transm Infect. 2018;94(4):255-62. doi: 10.1136/sextrans-2017-053384.
25. World Health Organization, Department of Reproductive Health and Research. Prevalence and incidence of selected sexually transmitted infections: Chlamydia trachomattis, Neisseria gonorhoeae, syphylis and Trichomonas vaginalis: methods and results used by the WHO to generate 2005 estimates. Geneva, Switzerland; 2011.
26. Horváthová L, Safaríková L, Basler M, Hrdy I, Campo NB, Shin JW et al. Transcriptomic identification of iron-regulated and iron-independent gene copies within the heavily duplicated Trichomonas vaginalis genome. Genome Biol Evol. 2012;4(10):1017-29. doi: 10.1093/gbe/evs078.
27. Goodman RP, Ghabrial SA, Fichorova RN, Nibert ML. Trichomonasvirus: a new genus of protozoan viruses in the family Totiviridae. Arch Virol. 2011;156(1):171-9. doi: 10.1007/s00705-010-0832-8.
28. Conrad MD, Gorman AW, Schillinger JA, Fiori PL, Arroyo R, Malla N et al. Extensive genetic diversity, unique population structure and evidence of genetic exchange in the sexually transmitted parasite Trichomonas vaginalis. PLoS Negl Trop Dis. 2012;6(3):e1573. doi: 10.1371/journal.pntd.0001573.
29. Schwebke III JR, Hook EW. High Rates of Trichomonas vaginalis among men attending a sexually transmitted diseases clinic: implications for screening and urethritis management. J Infec Dis. 2003;188(3):465-8. doi: 10.1086/376558.
30. Seña AC, Miller WC, Hobbs MM, Schwebke JR, Leone PA, Swygard H et al. Trichomonas vaginalis infection in male sexual partners: implications for diagnosis, treatment and prevention. Clin Infect Dis. 2007;44(1):13-22. doi: 10.1086/511144.

31. Hobbs MM, Swygard H, Schwebke J. Trichomonas vaginalis. In: Holmes KK, Stamm WE, Piot P (ed.). Sexually transmitted diseases. McGraw-Hill; 2008. p. 771-9.
32. Ito S, Hanaoka N, Shimuta K, Seike K, Tsuchiya T, Yasuda M et al. Male non-gonococcal urethritis: from microbiological etiologies to demographic and clinical features. Int J Urol. 2016;23(4):325-31. doi: 10.1111/iju.13044.
33. Souza LS, Sardinha JC, Talhari S, Heibel M, Santos MND, Talhari C. Main etiological agents identified in 170 men with urethritis attended at the Fundação Alfredo da Matta, Manaus, Amazonas, Brazil. An Bras Dermatol. 2021:S0365-0596(21)00015-5. doi: 10.1016/j.abd.2020.07.007.
34. Zhang N, Wang R, Li X, Liu X, Tang Z, Liu Y. Are Ureaplasma spp. a cause of non-gonococcal urethritis? A systematic review and meta-analysis. PLoS One. 2014;9(12):e113771. doi: 10.1371/journal.pone.0113771.
35. Bonkat G, Bartoletti R, Bruyère F, Cai T, Geerlings SE, Köves B et al. Urological infections. EAU Guidelines [Internet]. Arnhem, Netherlands; 2021. Disponível em: https://uroweb.org/guideline/urological-infections. Acesso em: 4 abr. 2019.
36. Horner P, Donders G, Cusini M, Gomberg M, Jensen JS, Unemo M. Should we be testing for urogenital Mycoplasma hominis, Ureaplasma parvum and Ureaplasma urealyticum in men and women? A position statement from the European STI Guidelines Editorial Board. J Eur Acad Dermatol Venereol. 2018;32(11):1845-51. doi: 10.1111/jdv.15146.
37. Cox C, McKenna JP, Watt AP, Coyle PV. Ureaplasma parvum and Mycoplasma genitalium are found to be significantly associated with microscopy-confirmed urethritis in a routine genitourinary medicine setting. Int J STD AIDS. 2016;27(10):861-7. doi: 10.1177/0956462415597620.
38. Bradshaw CS, Tabrizi SN, Read TR, Garland SM, Hopkins CA, Moss LM et al. Etiologies of non-gonococcal urethritis: bacteria, viruses and the association with orogenital exposure. J Infect Dis. 2006;193(3):336-45. doi: 10.1086/499434.
39. Berntsson M, Löwhagen GB, Bergström T, Dubicanac L, Welinder-Olsson C, Alvengren G et al. Viral and bacterial etiologies of male urethritis: findings of a high prevalence of Epstein-Barr virus. Int J STD AIDS. 2010;21(3):191-4. doi: 10.1258/ijsa.2009.009262.
40. Abdolrasouli A, Amin A, Baharsefat M, Roushan A, Hemmati Y. Moraxella catarrhalis associated with acute urethritis imitating gonorrhoea acquired by oral-genital contact. Int J STD AIDS. 2007;18(8):579-80. doi: 10.1258/095646207781439775.
41. Bazan JA, Tzeng YL, Stephens DS, Carter AM, Brown MA, Snyder B et al. Repeat episodes of symptomatic urethritis due to a uropathogenic meningococcal clade. Sex Transm Dis. 2020;47(1):e1-4. doi: 10.1097/OLQ.0000000000001079.
42. Maatouk I. Neisseria meningitidis urethritis: synthesis of published data. Int J Dermatol. 2018;57(8):e48-9. doi: 10.1111/ijd.14060.
43. Williamson DA, Chen MY. Emerging and reemerging sexually transmitted infections. N Engl J Med. 2020;382(21):2023-32. doi: 10.1056/NEJMra1907194.
44. Faigel HC. Meningococcal urethritis. J Adolesc Health Care. 1990;11(4):355-7. doi: 10.1016/0197-0070(90)90048-7.
45. Deza G, Martin-Ezquerra G, Gómez J, Villar-García J, Supervia A, Pujol RM. Isolation of Haemophilus influenzae and Haemophilus parainfluenzae in urethral exudates from men with acute urethritis: a descriptive study of 52 cases. Sex Transm Infect. 2016;92(1):29-31. doi: 10.1136/sextrans-2015-052135.
46. Magdaleno-Tapial J, Valenzuela-Onate C, Weth MMG, Ferrer-Guillén B, Martínez-Domenech Á, García-Legaz Martínez M et al. Aislamiento de Haemophilus spp. en exsudatos uretrales como posible agente etiológico de uretritis aguda: estudio de 38 casos. Actas Dermatosifiliogr. 2019;110(1):38-42. doi: 10.1016/j.ad.2018.09.003.
47. Fowler W. Candida albicans urethritis: report of a case. Br J Vener Dis. 1958;34(3):166-8. doi: 10.1136/sti.34.3.166.
48. Ito S, Yasuda M, Kondo H, Yamada Y, Nakane K, Mizutani K et al. Clinical courses of herpes simplex virus-induced urethritis in men. J Infect Chemother. 2017;23(10):717-9. doi: 10.1016/j.jiac.2017.03.017.
49. Unemo M, Seifert HS, Hook III EW, Hawkes S, Ndowa F, Dillon JR. Gonorrhoea. Nat Rev Dis Primers. 2019;5(1):79. doi: 10.1038/s41572-019-0128-6.
50. Cole JA. Legless pathogens: how bacterial physiology provides the key to understanding pathogenicity. Microbiology (Reading). 2012;158(Pt 6):1402-13. doi: 10.1099/mic.0.059048-0.
51. Rocco F. Avaliação de metodologias moleculares para diagnóstico de infecções por Neisseria gonorrhoeae e por Chlamydia trachomatis. [Dissertação]. Florianópolis (SC): Universidade Federal de Santa Catarina, Centro de Ciências da Saúde; 2018.
52. Golfetto L. Caracterização molecular e determinação do perfil de resistência de isolados clínicos de Neisseria gonorrhoeae circulantes na grande Florianópolis: série histórica 2008-2016. [Tese]. Florianópolis (SC): Universidade Federal de Santa Catarina, Centro de Ciências da Saúde, Programa de Pós-graduação em Farmácia; 2018.
53. Guerra LO, Boga JA, Suárez JF, Benítez CF, Vázquez F. Pathogenesis of Chlamydia trachomatis in humans. In: Singh SK (ed.). Human emerging and re-emerging infections. Hoboken (NJ): Wiley-Blackwell; 2016. doi: 10.1002/9781118644843.ch34.
54. Jensen JS, Cusini M, Gomberg M, Moi H. Background review for the 2016 European guideline on Mycoplasma genitalium infections. J Eur Acad Dermatol Venereol. 2016;30(10):1686-93. doi: 10.1111/jdv.13850.
55. Caballero RL, Cantelar NC, Monroy SP. Uretritis por Haemophilus influenzae serotipo b: reporte de un caso. Rev Cubana Med Trop. 1996;48(2):130-2.
56. Jannic A, Mammeri H, Larcher L, Descamps V, Tosini W, Phung B et al. Orogenital transmission of Neisseria meningitidis causing acute urethritis in men who have sex with men. Emerg Infect Dis. 2019 Jan;25(1):175-6. doi: 10.3201/eid2501.171102.
57. Frolund M, Datcu R, Ahrens P, Lidbrink P, Bjornelius E, Jensen JS. Is urethritis of unknown etiology caused by bacteria associated with bacterial vaginosis? Sex Transm Infect. 2011;87(Suppl 1):A276-7. doi: 10.1136/sextrans-2011-050108.428.
58. Samaraweera GR, Garcia K, Druce J, Williams H, Bradshaw CS, Fairley CK. Characteristics of adenovirus urethritis among heterosexual men and men who have sex with men: a review of clinical cases. Sex Transm Infect. 2016;92(3):172-4. doi: 10.1136/sextrans-2015-052243.
59. Dauendorffer JN, Chanal J, Janier M, Fouéré S. Tratamiento de las uretritis. EMC Urología. 2020;52(1):1-7. doi: 10.1016/S1761-3310(20)43364-X.
60. Barber-Garcia MJ, Serra-Pladevale J. Infección gonocócica: un problema aún sin resolver. Enferm Infecc Microbiol Clin. 2019;37(7). doi: 10.1016/j.eimc.2018.12.008.

61. Hook FW, Handsfield HH. Gonococcal infections in the adult. In: Holmes KK, Sparling PF, Stamm WE, Piot P, Wasserheit JN et al (ed.). Sexually transmitted diseases. 4th ed. New York: McGraw-Hill; 2008. p 627-45.
62. Kent CK, Chaw JK, Wong W, Liska S, Gibson S, Hubbard G et al. Prevalence of rectal, urethral and pharyngeal chlamydia and gonorrhea detected in 2 clinical settings among men who have sex with men: San Francisco, California, 2003. Clin Infect Dis. 2005;41(1):67-74. doi: 10.1086/430704.
63. Peters RP, Nijsten N, Mutsaers J, Jansen CL, Morré SA, Leeuwen AP. Screening of oropharynx and anorectum increases prevalence of Chlamydia trachomatis and Neisseria gonorrhoeae infection in female STD clinic visitors. Sex Transm Dis. 2011;38(9):783-7. doi: 10.1097/OLQ.0b013e31821890e9.
64. Bleich AT, Sheffield JS, Wendel Jr GD, Sigman A, Cunningham FG. Disseminated gonococcal infection in women. Obstet Gynecol. 2012;119(3):597-602. doi: 10.1097/AOG.0b013e318244eda9.
65. O'Brien JP, Goldenberg DL, Rice PA. Disseminated gonococcal infection: a prospective analysis of 49 patients and a review of pathophysiology and immune mechanisms. Medicine (Baltimore). 1983;62(6):395-406.
66. Konlhoff AS, Hammerschag MR. Gonococcal and chlamydialinfectios in infants and childrens. In: Holmes KK, Sparling PF, Stamm WE, Piot P, Wasserheit JN et al (ed.). Sexually transmitted diseases. 4th ed. New York: McGraw-Hill; 2007. p. 1613-27.
67. Detels R, Green AM, Klausner JD, Katzenstein D, Gaydos C, Handsfield H et al. The incidence and correlates of symptomatic and asymptomatic Chlamydia trachomatis and Neisseria gonorrhoeae infections in selected populations in five countries. Sex Transm Dis. 2011;38(6):503-9.
68. Cecil JA, Howell MR, Tawes JJ, Gaydos JC, Mckee Jr KT, Quim TC et al. Features of Chlamydia trachomatis and Neisseria gonorrhoeae infection in male Army recruits. J Infect Dis. 2001;184(9):1216-9. doi: 10.1086/323662.
69. Takahashi S, Takeyama K, Kunishima Y, Takeda K, Suzuki N, Nishimura M et al. Analysis of clinical manifestations of male patients with urethritis. J Infect Chemother. 2006;12(5):283-6. doi: 10.1007/s10156-006-0466-7.
70. Ward AM, Rogers JH, Estcourt CS. Chlamydia trachomatis infection mimicking testicular malignancy in a young man. Sex Transm Infect. 1999;75(4):270. doi: 10.1136/sti.75.4.270.
71. Martin-Iguacel R, Llibre JM, Nielsen H, Heras E, Matas L, Lugo R et al. Lymphogranuloma venereum proctocolitis: a silent endemic disease in men who have sex with men in industrialized countries. Eur J Clin Microbiol Infect Dis. 2010;29(8):917-25. doi: 10.1007/s10096-010-0959-2.
72. De Vrieze NH, De Vries HJ. Lymphogranuloma venereum among men who have sex with men: an epidemiological and clinical review. Expert Rev Anti Infect Ther. 2014;12(6):697-704. doi: 10.1586/14787210.2014.901169.
73. Hsu K. Clinical manifestations and diagnoses of Chlamydia trachomatis infevtions. 2021. UpToDate [Internet].
74. Ong JJ, Morton AN, Henzell HR, Berzins K, Druce J, Fairley CK et al. Clinical characteristics of herpes simplex virus urethritis compared with chlamydial urethritis among men. Sex Transm Dis. 2017;44(2):121-5. doi: 10.1097/OLQ.0000000000000547.
75. Horner PJ, Martin DH. Mycoplasma genitalium infection in men. J Infect Dis. 2017;15-216(Suppl 2):S396-405. doi: 10.1093/infdis/jix145.
76. Leos-Alvarado C, Llaca-Díaz J, Flores-Aréchiga A, Pérez-Chávez F, Casillas-Vega N. Male urethritis: a review of the ideal diagnostic method. Actas Urol Esp. 2020;44(8):523-8. doi: 10.1016/j.acuro.2019.11.008.
77. Adamson PC, Loeffelholz MJ, Klausner JD. Point-of-care testing for sexually transmitted infections: a review of recent developments. Arch Pathol Lab Med. 2020 Nov 1;144(11):1344-51. doi: 10.5858/arpa.2020-0118-RA.
78. Penna GO, Hajjar LA, Braz TM. Gonorréia. Rev Bras Med Trop Uberaba. 2000;33(5):451-64. doi: 10.1590/s0037-86822000000500007.
79. Taylor SN, Di Carlo RP, Martin DH. Comparison of methylene blue/gentian violet stain to Gram's stain for the rapid diagnosis of gonococcal urethritis in men. Sex Transm Dis. 2011;38(11):995-6. doi: 10.1097/OLQ.0b013e318225f7c2.
80. Brasil. Ministério da Saúde, Secretaria de Vigilância em Saúde, Departamento de Doenças de Condições Crônicas e Infecções Sexualmente Transmissíveis. Protocolo clínico e diretrizes terapêuticas para atenção integral às pessoas com infecções sexualmente transmissíveis (IST). Brasília: Ministério da Saúde; 2020.
81. Spigarelli MG, Biro FM. Sexually transmitted disease testing: evaluation of diagnostic tests and methods. Adolesc Med Clin. 2004 Jun;15(2):287-99. doi: 10.1016/j.admecli.2004.02.006.
82. World Health Organization. Gonorrhoea. In: Laboratory diagnosis of sexually transmitted infections, including human immunodeficiency virus. Geneva; 2013.
83. Retamal J, Sánchez R, Brebi P. Infecciones de transmisión sexual silentes: la muestra de orina permite una adecuada detección. Rev Chilena Infectol. 2015;32:283-8. doi: 10.4067/S0716-10182015000400005.
84. Gaydos CA, Pol B, Jett-Goheen M, Barnes M, Quinn N, Clark C et al.; CT/NG Study Group. Performance of the cepheid CT/NG Xpert rapid PCR test for detection of Chlamydia trachomatis and Neisseria gonorrhoeae. J Clin Microbiol. 2013;51(6):1666-72. doi: 10.1128/JCM.03461-12.
85. Rodriguez-Preval N, Fernández-Molina C, Rodrígues GI, Berdasquera CD, Rivera-Tapia J. PCR-múltiple para el diagnóstico de Mycoplasma genitalium, Mycoplasma hominis, Ureaplasma parvum y Ureaplasma urealyticum. Rev Perú Med Exp Salud Publica (Lima). 2007;24(2):152-6.
86. Libois A, Hallin M, Crucitti T, Delforge M, De Wit S. Prevalence of Mycoplasma genitalium in men with urethritis in a large public hospital in Brussels, Belgium: an observational, cross-sectional study. PLoS One. 2018;13(4):e0196217. doi: 10.1371/journal.pone.0196217.
87. Schwebke JR, Hobbs MM, Taylor SN, Sena AC, Catania MG, Weinbaum BS et al. Molecular testing for Trichomonas vaginalis in women: results from a prospective US clinical trial. J Clin Microbiol. 2011;49(12):4106-11. doi: 10.1128/JCM.01291-11.
88. Workowski KA, Bolan GA; Centers for Disease Control and Prevention (CDC). Sexually transmitted diseases treatment guidelines, 2015. MMWR Recomm Rep. 2015;64(RR-03):1-137. Erratum in: MMWR Recomm Rep. 2015 Aug 28;64(33):924. PMID: 26042815.

89. Read TR, Fairley CK, Tabrizi SN, Bissessor M, Vodstrcil L, Chow EP et al. Azithromycin 1.5 g over 5 days compared to 1 g single dose in urethral Mycoplasma genitalium: impact on treatment outcome and resistance. Clin Infect Dis. 2017;64(3):250-6. doi: 10.1093/cid/ciw719.
90. Stamm WE, Hicks CB, Martin DH, Leone P, Hook III EW, Cooper RH et al. Azithromycin for empirical treatment of the non-gonococcal urethritis syndrome in men: a randomized double-blind study. JAMA. 1995;274(7):545-9.
91. Schwebke JR, Rompalo A, Taylor S, Seña AC, Martin DH, Lopez LM et al. Re-evaluating the treatment of non-gonococcal urethritis – Emphasizing emerging pathogens: a randomized clinical trial. Clin Infect Dis. 2011;52(2):163-70. doi: 10.1093/cid/ciq074.
92. Manhart LE, Gillespie CW, Lowens MS, Khosropour CM, Colombara DV, Golden MR et al. Standard treatment regimens for non-gonococcal urethritis have similar but declining cure rates: a randomized controlled trial. Clin Infect Dis. 2013;56(7):934-42. doi: 10.1093/cid/cis1022.
93. Ito S, Hatazaki K, Shimuta K, Kondo H, Mizutani K, Yasuda M et al. Haemophilus influenzae isolated from men with acute urethritis: its pathogenic roles, responses to antimicrobial chemotherapies and antimicrobial susceptibilities. Sex Transm Dis. 2017;44(4):205-10. doi: 10.1097/OLQ.0000000000000573.
94. Horner PJ, Blee K, Falk L, Meijden W, Moi H. 2016 European guideline on the management of non-gonococcal urethritis. Int J STD AIDS. 2016;27(11):928-37. doi: 10.1177/0956462416648585.
95. Department of Health and Human Services (US), Public Health Service, Centers Disease Control and Prevention (CDC). [Letters] [Internet]. 2020 Disponível em: https://www.cdc.gov/std/dstdp/DCL-STDTreatment-COVID19-04062020.pdf. Acesso em: 12 mar. 2021.
96. Bachmann LH. Urethritis in adult men. 2020. UpToDate [Internet].

Capítulo 13

Abordagem Sindrômica

Carolina Chrusciak Talhari Cortez
José Carlos Gomes Sardinha

A disseminação das infecções sexualmente transmissíveis (IST) ocorre, sobretudo, por intermédio do relacionamento sexual e, eventualmente, por via hematológica. Essas enfermidades são ocasionadas por vírus, bactérias, fungos e protozoários. Aproximadamente 30 diferentes microrganismos podem causar IST.[1,2] Essas doenças podem ocasionar infertilidade masculina e feminina, câncer, doença inflamatória pélvica, prostatite, epididimite e outras complicações.[1,3]

As IST representam importante problema de saúde pública em todo o mundo. Segundo estimativas da Organização Mundial de Saúde (OMS), mais de 1 milhão de pessoas adquirem, diariamente, uma IST.[1,4,5] Essas afecções são importantes em razão da alta morbidade, dos custos associados ao tratamento e das dificuldades associadas ao manejo desses agravos.[6]

Nos Estados Unidos, em 2018, estimou-se que 20% da população apresentava uma IST. Nesse mesmo ano, os custos relacionados às IST curáveis foram estimados em 16 milhões de dólares.[7,8] Nos países em desenvolvimento, essas doenças fazem parte das cinco principais causas que levam adultos aos serviços de saúde.[7] No Brasil, de acordo com dados do Ministério da Saúde (MS), 12 milhões de pessoas adquirem uma IST por ano.[4]

Apesar da alta morbidade e do impacto sobre a saúde sexual e reprodutiva relacionados às IST, foi somente com o advento da aids que as atenções governamentais começaram a priorizar o controle dessas doenças.[1] É bem conhecida a importância das IST como cofatores na transmissão do HIV.[6,9-14] Vários estudos evidenciaram a associação entre IST ulcerativas e corrimento uretral com o aumento do risco de transmissão do HIV e da modificação da evolução dessas infecções.[15-17]

Em geral, o diagnóstico das IST é clínico e/ou etiológico. O diagnóstico etiológico é mais oneroso por exigir maior complexidade e, portanto, de implementação mais difícil na maioria dos países em desenvolvimento.[18] Nesse contexto, com o objetivo de viabilizar o tratamento adequado, controle das IST e redução da transmissão do HIV, a OMS, em 1991, sugeriu a implantação da abordagem sindrômica (AS) das IST, particularmente nos países em desenvolvimento.[2,19]

O fundamento dessa estratégia, também adotada pelo Ministério da Saúde (MS) do Brasil, é o conhecimento prévio dos diferentes agentes etiológicos que ocasionam as principais enfermidades, bem como as respectivas suscetibilidades aos fármacos preconizados para o seu tratamento. Essas informações possibilitaram a construção de fluxogramas específicos para tomada de decisões, incluindo os tratamentos e o manejo integral das IST, como notificação de parceiros sexuais; adesão ao tratamento; oferta de sorologia para HIV, hepatites e sífilis; seguimento clínico; e notificação epidemiológica.[2]

Desde 1993, a AS vem sendo utilizada no Brasil, um dos primeiros países a adotar essa estratégia.

Nas Figuras 13.1 a 13.5 são apresentados, respectivamente, os fluxogramas da AS das IST sintomáticas, corrimento vaginal e cervicite, corrimento uretral masculino, úlceras genitais e verrugas anogenitais, de acordo com a última versão do Protocolo Clínico e Diretrizes Terapêuticas para Atenção Integral às Pessoas com Infecções Sexualmente Transmissíveis (PCDT).[2]

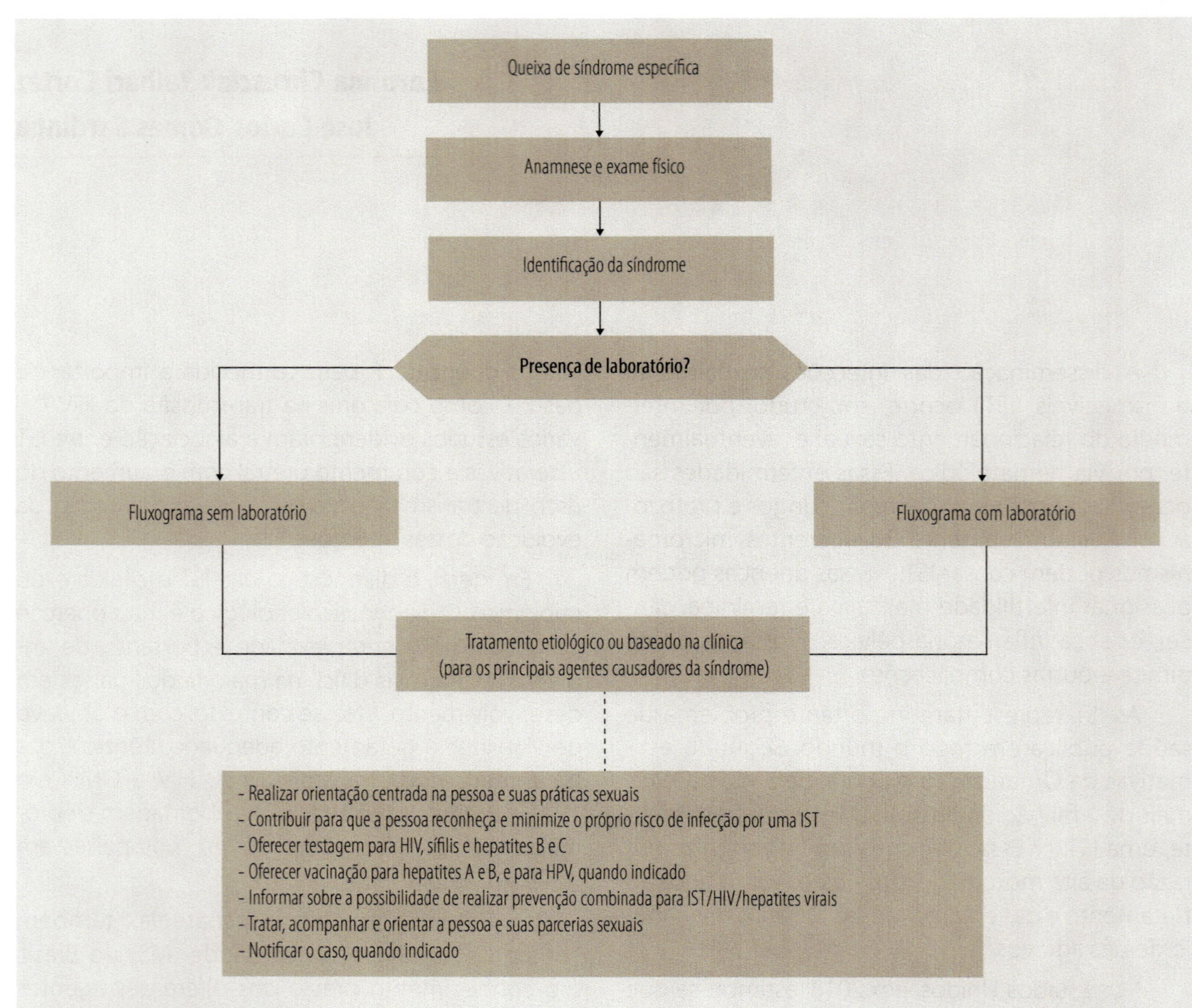

Figura 13.1. Manejo clínico das IST sintomáticas.
Fonte: Adaptada de Ministério da Saúde, 2020.

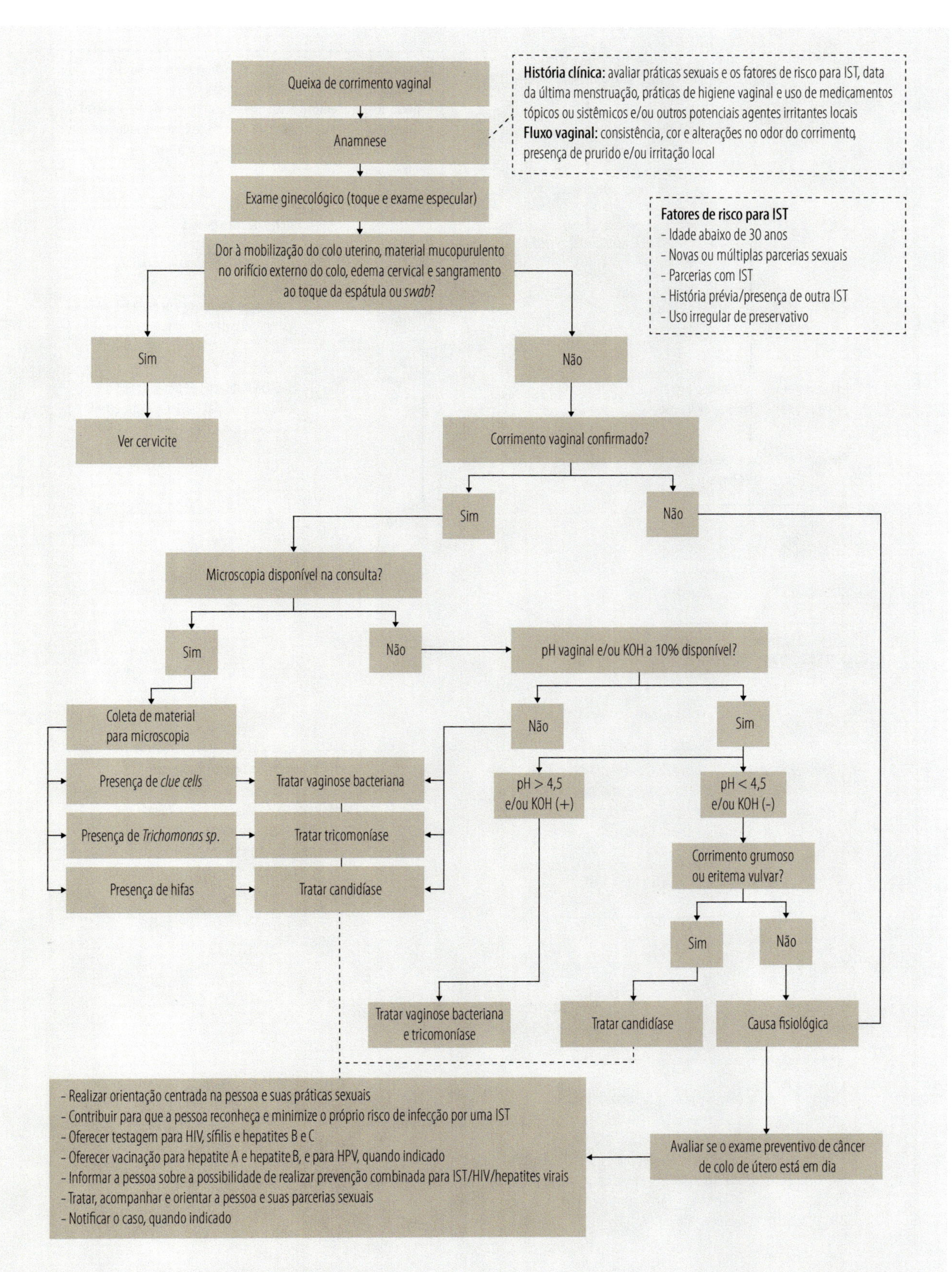

Figura 13.2. Manejo de corrimento vaginal e cervicites.

Fonte: Adaptada de Ministério da Saúde, 2020.

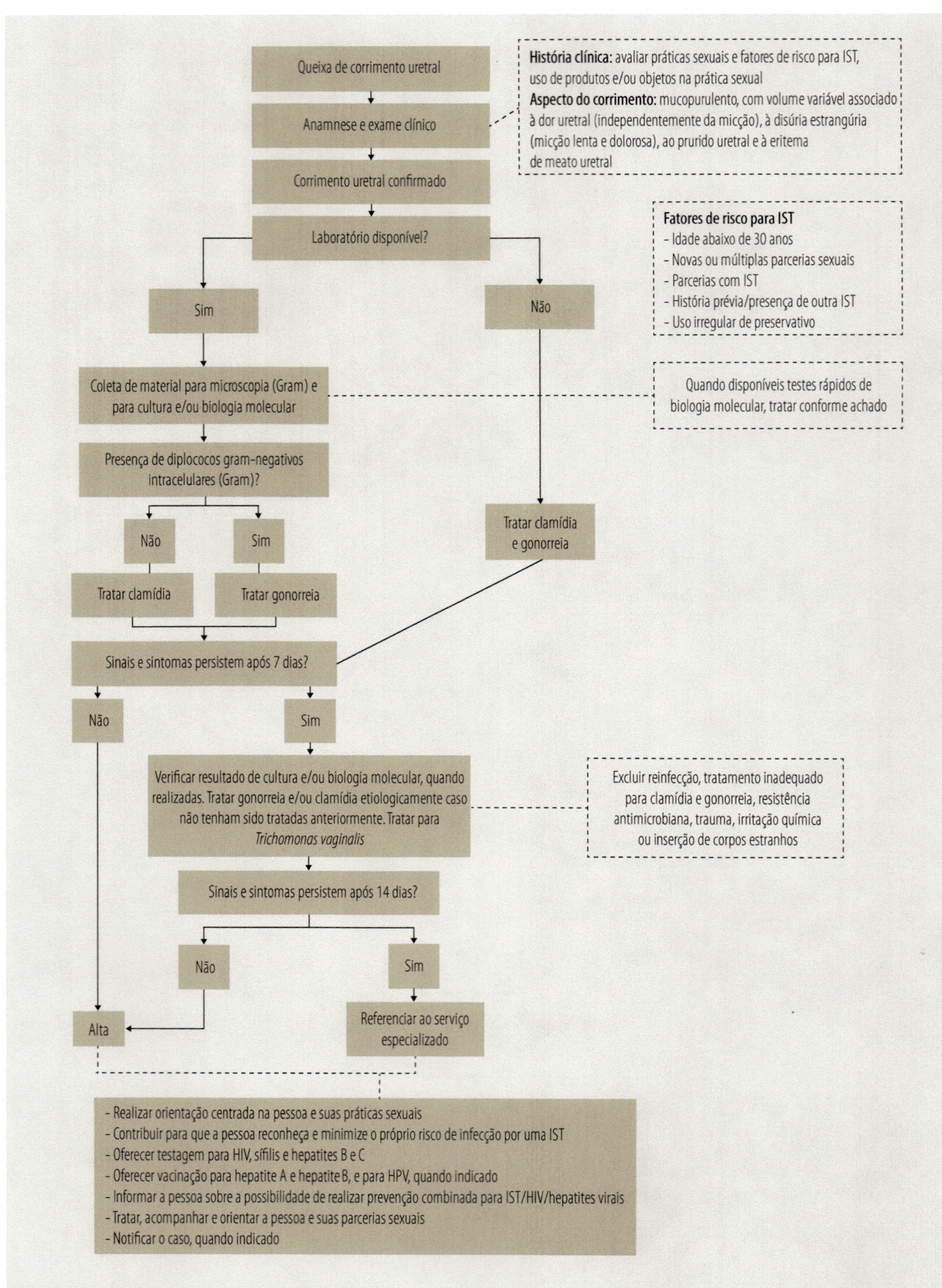

Figura 13.3. Manejo de corrimento uretral.

Fonte: Adaptada de Ministério da Saúde, 2020.

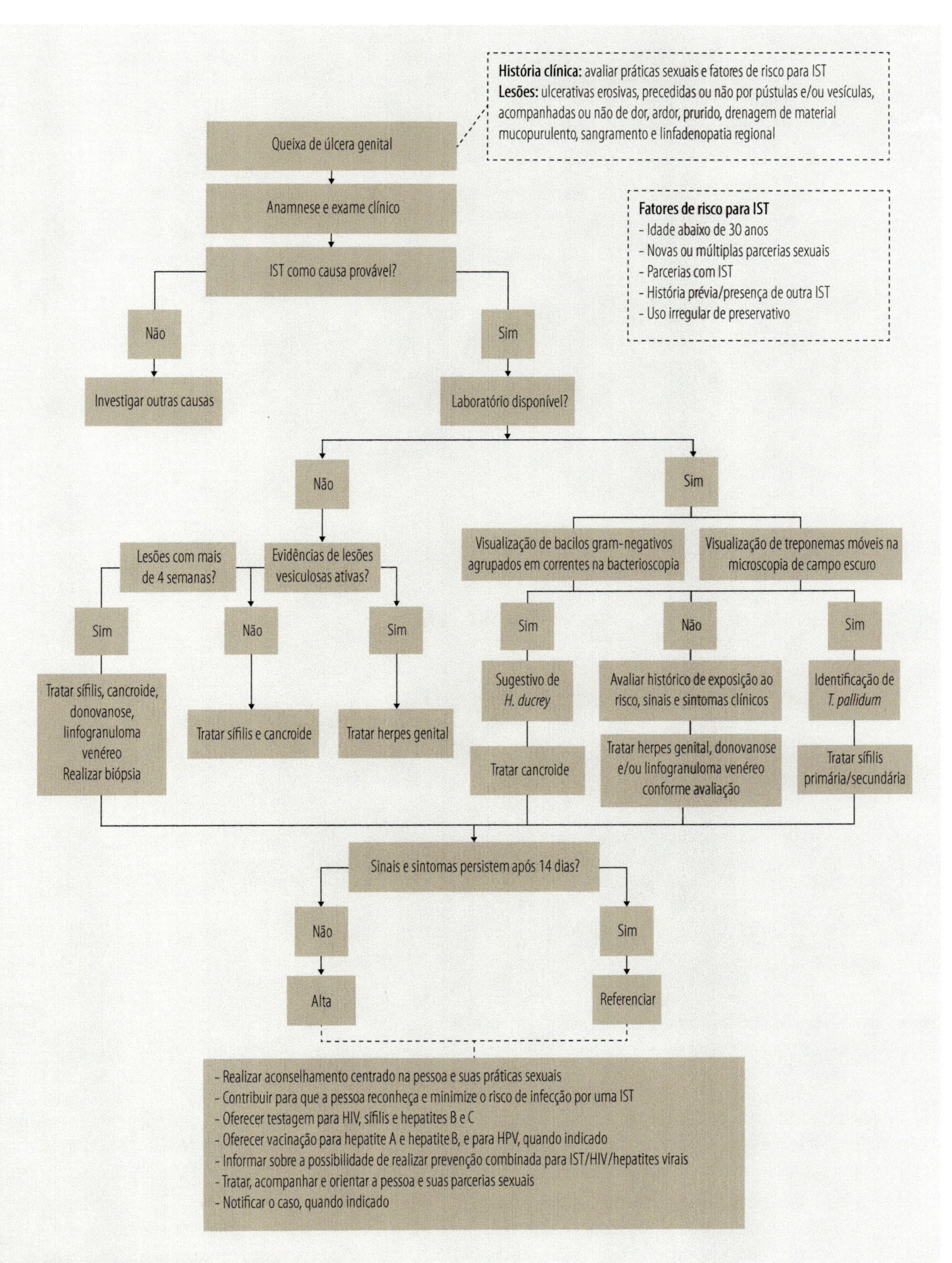

Figura 13.4. Manejo clínico de úlcera genital.
Fonte: Adaptada de Ministério da Saúde, 2020.

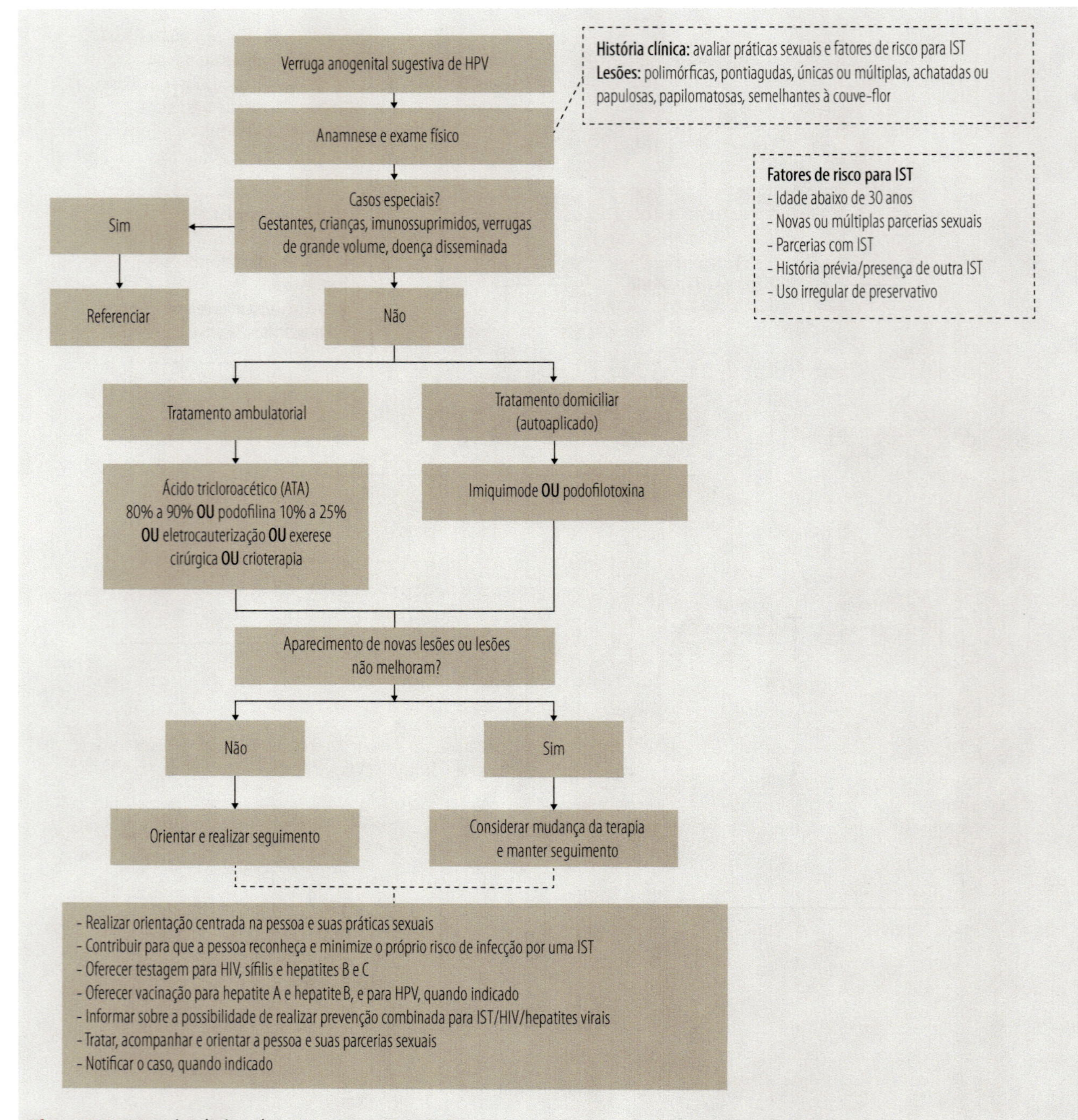

Figura 13.5. Manejo clínico das verrugas anogenitais.
Fonte: Adaptada de Ministério da Saúde, 2020.

A AS possibilita o tratamento adequado da maioria dos pacientes, quando comparada ao diagnóstico clínico presuntivo, isoladamente.[2]

No Brasil, são poucos os estudos relativos à AS. Em 1995, realizou-se investigação sobre sensibilidade da AS no diagnóstico etiológico do corrimento uretral masculino em Manaus, Recife, Belo Horizonte, São Paulo e Porto Alegre. Esse estudo mostrou que a sensibilidade da AS, com o exame de Gram, na identificação da *Neisseria gonorrhoeae* e *Chlamydia trachomatis*, foi de 98,8% e 86,3%, respectivamente.[20]

Em outro estudo, também realizado em Manaus, em 2013, concluiu-se que a AS foi eficaz em 98% (620) dos 633 pacientes masculinos com corrimento uretral; 91,5% (579) dos doentes ficaram curados na primeira consulta; 6,5% (41) na segunda; e 3% (13) dos pacientes não responderam a nenhum tratamento.[21]

Há discordâncias sobre a eficácia da AS, nas diferentes síndromes, nos diferentes países que a adotaram.[22-25] Porém, apesar das divergências, há consenso em relação à importância da implementação da AS, principalmente para o corrimento uretral.[23,25-27] Possivelmente, essa estratégia contribui para a prevenção do HIV, reduz custos e pode ser implementada na atenção primária.[28-30]

Para a implementação e utilização adequada da AS, é essencial o contínuo monitoramento dos principais agentes etiológicos e respectiva susceptibilidade aos fármacos. No entanto, são escassas as publicações nacionais e internacionais sobre o assunto, o que coloca em risco essa estratégia tão importante do ponto de vista de saúde pública.[31-34]

Referências bibliográficas

1. World Health Organization. Report on global sexually transmitted infection surveillance, 2018. Disponível em: https://www.who.int/reproductivehealth/publications/stis-surveillance-2018/en.
2. Brasil. Ministério da Saúde, Secretaria de Vigilância em Saúde, Departamento de Doenças de Condições Crônicas e Infecções Sexualmente Transmissíveis. Protocolo clínico e diretrizes terapêuticas para atenção integral às pessoas com infecções sexualmente transmissíveis. Brasília; 2020 [citado 10 mar. 2021]. Disponível em: http://www.aids.gov.br/pt-br/pub/2015/protocolo-clinico-e-diretrizes-terapeuticas-para-atencao-integral-pessoas-com-infeccoes.
3. Centers for Disease Control and Prevention (CDC). Sexually transmitted diseases treatment guidelines. MMWR Morb Mortal Wkly Rep. 2015;64:3 [citado 12 mar. 2020]. Disponível em: https://www.cdc.gov/std/tg2015/tg-2015-print.pdf.
4. Brasil. Ministério da Saúde, Secretaria de Vigilância em Saúde, Departamento de Doenças de Condições Crônicas e Infecções Sexualmente Transmissíveis. Boletim epidemiológico Aids/DST. 2011 [citado 12 mar. 2021]. Disponível em: http://www.aids.gov.br/pt-br/node/76.
5. World Health Organization. Report on global of sexually transmitted infection surveillance, 2018. Geneva: World Health Organization; 2018 [citado 15 maio 2020]. Disponível em: https://www.who.int/reproductivehealth/publications/stis-surveillance-2018/en.
6. Low N, Broutet N, Adu-Sarkodie Y et al. Global control of sexually transmitted infections. Lancet. 2006;368:2001.
7. Weinstock H, Kreisel K, Spicknall I, Chesson H, Miller WC. STI prevalence, incidence and costs in the United States: new estimates, new approach. Sex Transm Dis. 2021 Jan 23. doi: 10.1097/OLQ.0000000000001368 [online ahead of print].
8. Kreisel KM, Spicknall IH, Gargano JW, Lewis FM, Lewis RM, Markowitz LE et al. Sexually transmitted infections among US women and men: prevalence and incidence estimates, 2018. Sex Transm Dis. 2021 Jan 23. doi: 10.1097/OLQ.0000000000001355 [online ahead of print].
9. Cohen MS, Hoffman IF, Royce RA, Kazembe P, Dyer JR, Daly CC et al.; AIDSCAP Malawi Research Group. Resolution of concentration of HIV-1 in semen after treatment of urethritis: implications for prevention of sexual transmission of HIV-1. Lancet. 1997;349:1868-73.
10. Johnson LF, Lewis DA. The effect of genital tract infections on HIV-1 shedding in the genital tract: a systematic review and meta-analysis. Sex Transm Dis. 2008 Nov;35(11):946-59.
11. Rietmeijer CA, Mungati M, Machiha A, Mugurungi O, Kupara V, Rodgers L et al. The etiology of male urethral discharge in Zimbabwe: results from the Zimbabwe STI Etiology Study. Sex Transm Dis. 2018 Jan;45(1):56-60.
12. Mhlongo S, Magooa P, Müller EE, Nel N, Radebe F, Wasserman E et al. Etiology and STI/HIV coinfections among patients with urethral and vaginal discharge syndromes in South Africa. Sex Transm Dis. 2010 Sep;37(9):566-70.
13. Laga M. Epidemiology and control of sexually transmitted diseases in developing countries. Sex Transm Dis. 1994;21:45-50.
14. Wasserheit JN. Epidemiological synergy: interrelationships between human immunodeficiency virus infections and other sexually transmitted diseases. Sex Transm Dis. 1992;19(2):61-77.
15. Fleming DT, Wasserheit JN. HIV from epidemiological synergy to public health policy and practice: the contribution of other sexually transmitted diseases sexual transmission of infection. Sex Transm Infect. 1999;75(1):3-17.
16. McKinnon LR, Gakii G, Juno JA, Izulla P, Munyao J, Ireri N et al. High HIV risk in a cohort of male sex workers from Nairobi, Kenya. Sex Transm Infect. 2014 May;90(3):237-42.
17. World Health Organization. Global prevalence and incidence of selected curable sexually transmitted infections: overviews and estimates. In: WHO/HIV_AIDS. Geneva: World Health Organization; 2001 Feb.
18. Vuylsteke B. Current status of syndromic management of sexually transmitted infections in developing countries. Sex Transm Infect. 2004:80:333-4.
19. World Health Organization Study Group on Management of Sexually Transmitted Diseases Patients. WHO technical report series n. 810: management of patients with sexually transmitted diseases. Geneva: World Health Organization; 1990.
20. Moherdaui F, Vuylsteke B, Siqueira LFG, Santos Jr MQ, Jardim ML, Sardinha JC et al. Validation of national algorithms for the diagnosis of sexually transmitted diseases in Brazil: results from a multicenter study. Sex Transm Infect. 1998;74:38-43.
21. Menezes Filho JR, Sardinha JCG, Galban E, Saraceni V, Talhari C. Efetividade da abordagem sindrômica em homens com corrimento uretral em Amazonas, Brasil. An Bras Derm. 2017;92:779-84.
22. Clark JL, Lescano AG, Konda KA, Leon SR, Jones FR, Klausner JD et al.; NIMH International Collaborative HIV/STD Prevention Trial. Syndromic management and STI control in urban Peru. PLoS One. 2009 Sep 25;4(9):e7201.
23. Pettifor A, Walsh J, Wilkins V, Raghunathan P. How effective is syndromic management of STI? Sex Transm Dis. 2000;27:371-85.
24. Mathews C, Rensburg A, Coetzee N. The sensitivity of a syndromic management approach in detecting sexually transmitted diseases in patients at a public health clinic in Cape Town. S Afr Med J. 1998 Oct;88(10):1337-40.

25. Wang Q, Yang P, Zhong M, Wang G. Validation of diagnostic algorithms for syndromic management of sexually transmitted diseases. Chin Med J (Engl). 2003;116(2):181-6.
26. Di Carlo A. Sexually transmitted diseases syndromic approach: urethral discharge. G Ital Dermatology Venereol. 2012;147(4):389-94.
27. Liu H, Jamison D, Li X, Ma E, Yin Y, Detels R. Is syndromic management better the current approach for treatment of STDs in China? Evaluation of the cost-effectiveness of syndromic management for male STD patients. Sex Transm Dis. 2003;30:327-30.
28. Tsai CH, Lee TC, Chang HL, Tang LH, Chiang CC, Chen KT. The cost-effectiveness of syndromic management for male sexually transmitted disease patients with urethral discharges symptoms and genital ulcer disease in Taiwan. Sex Transm Infect. 2008;84(5):400-4.
29. Khan MA, Javed W, Ahmed M, Walley J, Munir MA. Sexually transmitted disease syndromic case management through public sector facilities: development and assessment study in Punjab, Pakistan. Ann Glob Health. 2014 Nov-Dec;80(6):486-92.
30. Mayaud P, Ka-Gina G, Grosskurth H. Effectiveness, impact and cost of syndromic management of sexually transmitted diseases in Tanzania. Int J STD AIDS. 1998;9(Suppl 1):11-4.
31. Barbosa MJ, Moherdaui F, Pinto VM, Ribeiro D, Cleuton M, Miranda AE. Prevalence of Neisseria gonorrhoeae and Chlamydia trachomatis infection in men attending STD clinics in Brazil. Rev Soc Bras Med Trop. 2010 Sep-Oct;43(5):500-3.
32. Gupta CM, Sanghi S, Sayal SK, Das AL, Prasad GK. Clinical and bacteriological study of urethral discharge. Indian J Dermatol Venereol Leprol. 2001 Jul-Aug;67(4):185-7.
33. Khatib N, Bradbury C, Chalker V, Koh GC, Smit E, Wilson S et al. Prevalence of Tricomonas vaginalis, Mycoplasma genitalium and Ureaplasma urealyticum in men with urethritis attending urban sexual health clinic. Int J STD AIDS. 2015;26:388-92.
34. Souza LS, Sardinha JC, Talhari S, Heibel M, Santos MND, Talhari C. Main etiological agents identified in 170 men with urethritis attended at the Fundação Alfredo da Matta, Manaus, Amazonas, Brazil. An Bras Dermatol. 2021 Jan 31:S0365-0596(21)00015-5.

Capítulo 14

Molusco Contagioso e Infecção por Citomegalovírus

Aldejane Gurgel de Amorim Rodrigues

Molusco contagioso

O molusco contagioso é uma infecção viral, frequente na população pediátrica, causada pelo vírus *Molluscum contagiosum*. Clinicamente, apresenta-se como pápulas umbilicadas, de evolução benigna e autolimitada.

Etiopatogenia

O *Molluscum contagiosum* (MC) é um vírus DNA de dupla hélice pertencente à família Poxvirus do gênero Molluscipoxvirus. Os humanos são os únicos hospedeiros do vírus do MC. São reconhecidos quatro diferentes genótipos: os subtipos VMC1, VMC2, VMC3 e VMC4. A prevalência dos diferentes subtipos varia nas diversas regiões geográficas e entre os diferentes grupos etários. Em geral, o VMV1 é o genótipo mais comum (75% a 96%), seguido pelo VMC2, enquanto o VMC3 e o VMV4 são raramente encontrados.[1]

A transmissão viral se faz pelo contato direto com a pele infectada (sexual ou não sexual), por autoinoculação ou por fômites, como esponjas de banho e toalhas. O uso de piscinas pode ser considerado um fator facilitador na disseminação do vírus. É possível que a umidade e a alteração da barreira cutânea pela água clorada seja um fator facilitador da transmissão. O período de incubação varia de 14 dias a 6 meses.[2]

Epidemiologia

Apresenta distribuição universal, sendo mais frequente na população pediátrica com predomínio entre os 2 e 5 anos de idade, adultos sexualmente ativos e pacientes imunocomprometidos. É raro sua ocorrência em menores de 1 ano.[2] Em adolescentes e adultos, é comum o acometimento da região genital e, nesses grupos, pode ser considerado doença sexualmente transmissível (DST).[2] É comum em pacientes imunocomprometidos, de qualquer origem. Estima-se que sua prevalência em pacientes HIV-positivos está em torno de 20%. Nestes, as lesões costumam ser mais extensas, de maior tamanho e refratárias aos tratamentos, sendo comum acometimento da face.[2] Embora controversa, alguns estudos demonstram associação entre dermatite atópica e infecção pelo VMC. A taxa de prevalência de DA em pacientes com MC é de 62%.[3]

Clínica

As lesões cutâneas se apresentam como pápulas cupuliformes de 2 a 5 mm, róseas ou cor da pele, com superfície brilhante e umbilicação central típica (Figura 14.1). Podem surgir como lesão única, porém, mais frequentemente, são múltiplas. Em crianças, as lesões se localizam preferencialmente em áreas expostas, tronco, extremidades e face. Em adultos, costumam ocorrer em abdome, coxas, genitais e região perianal, como consequência da transmissão sexual. Em crianças, lesões genitais ocorrem por autoinoculação, não sendo patognomônico de abuso sexual.[2] Acometimento de mucosa oral, palmas e plantas é raro, embora já tenha sido descrito.[4] Em pacientes imunossuprimidos, as lesões podem ser gigantes (> 1 cm), numerosas ou refratárias aos tratamentos (Figura 14.2).

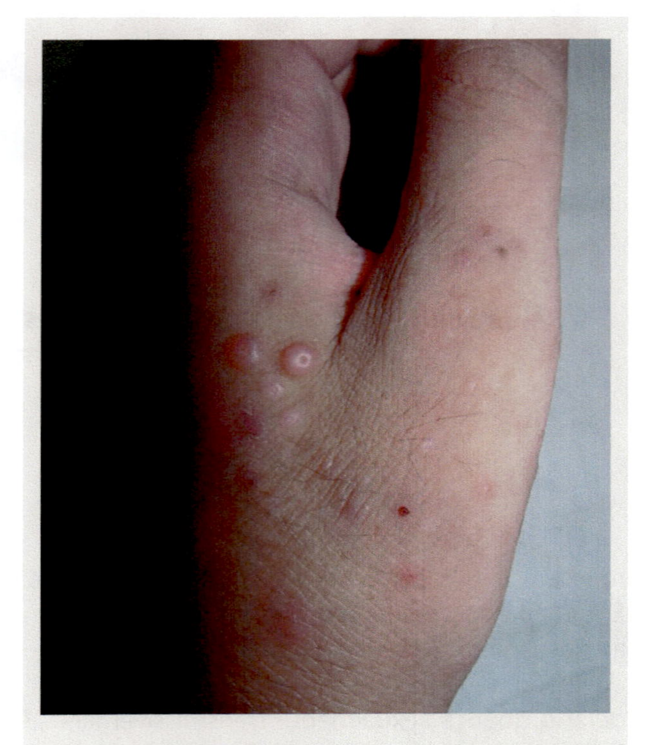

Figura 14.1. Pápulas rosadas com umbilicação central.
Fonte: Acervo da autoria do capítulo.

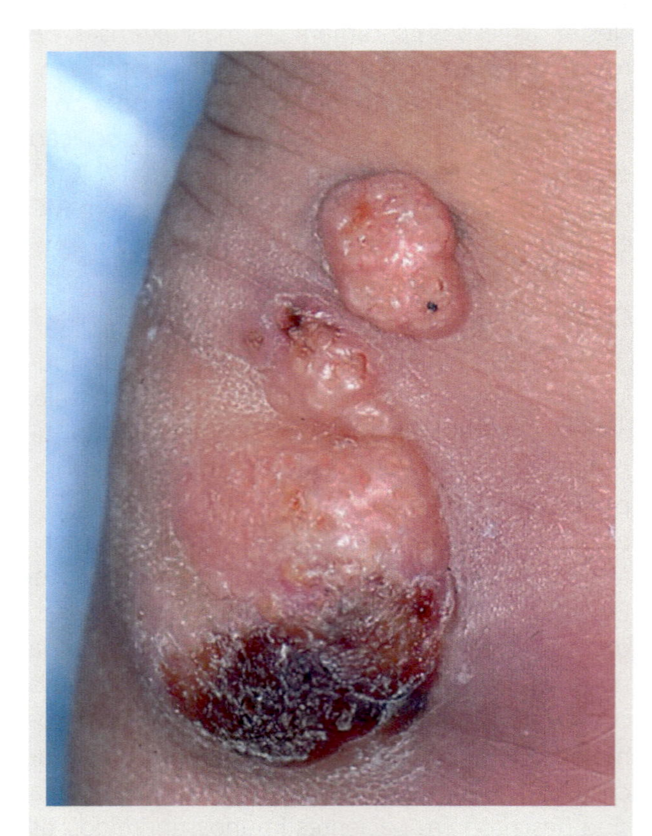

Figura 14.2. Lesão gigante em paciente HIV+.
Fonte: Acervo da autoria do capítulo.

Transmissão vertical pode ocorrer no momento da passagem pelo canal do parto, em crianças filhas de mães com lesões genitais. As lesões aparecem, na grande maioria, no couro cabeludo e frequentemente adotam uma distribuição circular.[5]

As lesões de MC costumam ser assintomáticas, embora prurido possa estar presente. Placas eczematosas pruriginosas podem surgir ao redor das lesões de molusco, fenômeno conhecido como "eczema *moluscorum*" ou "*moluscorum* dermatite". Esse achado é comum em pacientes atópicos.[6] Não se sabe se o tratamento dessa reação eczematosa com corticosteroide tópico tem algum impacto na evolução das lesões de molusco. Reação inflamatória, com eritema e edema perilesional, pode ser visto no momento do início do processo de involução. Esse processo decorre de uma resposta imune à infecção mais do que de uma superinfeção bacteriana. Esse fenômeno tem sido denominado "começo do fim" (BOTE, do inglês *beginning of the end*)[7] (Figura 14.3).

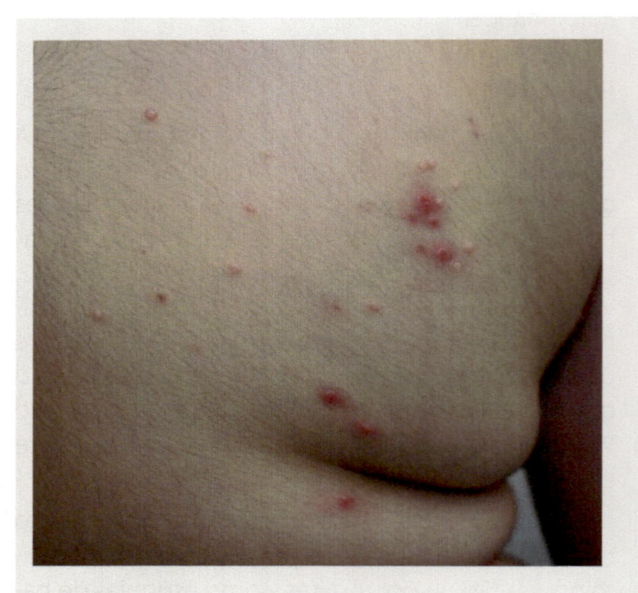

Figura 14.3. Fenômeno BOTE (eritema e edema perilesional).
Fonte: Acervo da autoria do capítulo.

Diagnóstico

O diagnóstico do molusco contagioso é feito com base nas suas características clínicas. A dermatoscopia pode ser uma ferramenta útil. Os achados dermatoscópicos mostram estruturas amorfas polilobuladas branco amareladas, com vasos periféricos em grampo de cabelo, com arranjo em coroa, sem cruzar os lóbulos centrais[2] (Figura 14.4).

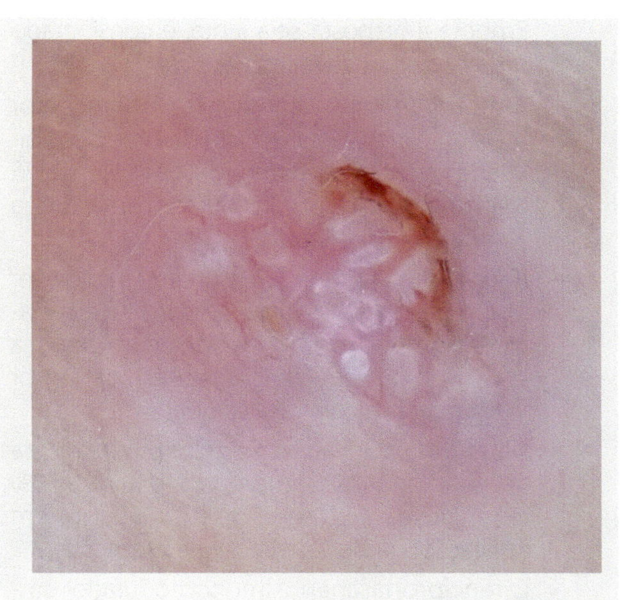

Figura 14.4. Achados dermatoscópicos. Estruturas amorfas polilobuladas branco-amareladas e vasos na periferia.
Fonte: Acervo da autoria do capítulo.

O estudo histopatológico está indicado quando houver dificuldade diagnóstica. Caracteriza-se por lesão lobulada com epiderme acantótica, contendo corpos de inclusão eosinofílicos intracitoplasmáticos, conhecidos como "corpos de Henderson-Petterson"[2] (Figura 14.5).

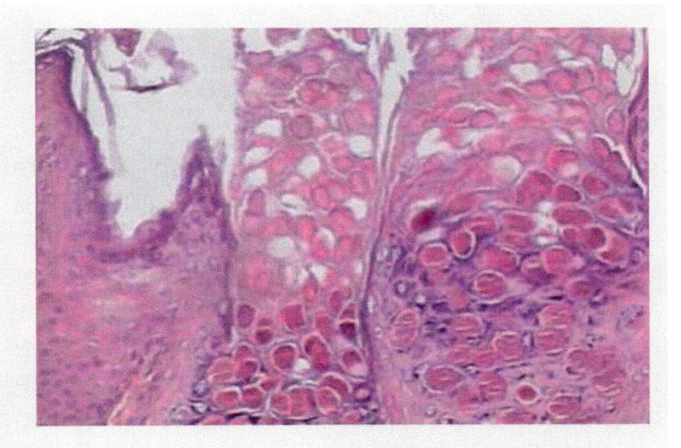

Figura 14.5. Corpos de inclusão eosinofílicos intracitoplasmáticos.
Fonte: Acervo da autoria do capítulo.

Fazem diagnóstico diferencial com MC lesões induzidas pelo HPV, seringoma, CBC, esteatocistoma, milia e hiperplasia sebácea. Em pacientes imunocomprometidos, é importante diferenciar da histoplasmose e da criptococose.

Tratamento

O MC é uma dermatose autolimitada. A duração do quadro é muito variável, porém normalmente a regressão ocorre no período de 6 a 12 meses.[8] A necessidade de tratamento efetivo é controversa, uma vez que a doença apresenta regressão espontânea. Entretanto, a conduta expectante pode causar angústia no paciente e nos pais, quer seja pelo apelo estético, pelo medo da disseminação das lesões, pelo risco de contágio ou pela duração prolongada. Não existe consenso com relação ao tratamento de excelência, mas existem várias modalidades terapêuticas efetivas. A escolha deve ser individualizada, considerando-se a idade do paciente, localização, número de lesões, complicações, antecedente de atopia, custo e experiência do médico. As modalidades terapêuticas podem ser classificadas em mecânicas, químicas, imunomoduladoras e antiviral.

Métodos mecânicos

- **Curetagem:** provavelmente é a técnica mais resolutiva, porém requer colaboração do paciente. A remoção das lesões é feita com emprego de uma cureta. A superfície da pápula pode ser aberta com uma agulha, facilitando a eliminação do núcleo viral. Para reduzir a dor, pode ser empregado creme anestésico com lidocaína aplicado meia hora antes do procedimento. A taxa de resolução é de 70% a 97% com duas sessões. Recidivas podem ocorrer.[2,8,9]
- **Crioterapia:** método efetivo, com resolução em torno de 70% a 80% das lesões. Geralmente usado com *spray* em sonda aberta, aplicando-se um a dois ciclos de 10 a 20 segundos, com intervalos de 1 a 3 semanas entre si. As desvantagens do método são: dor; formação de bolhas; cicatrizes; e discromias (hipo ou hiperpigmentação).[2,8,9]
- ***Pulse dye laser*:** embora seja um método efetivo, bem tolerado e seguro, seu custo elevado é um fator limitante, sendo limitado a casos refratários. Complicações incluem dor, eritema, alterações da pigmentação e raramente cicatrizes e ulceração. A taxa de resolução é de 96,3% após tratamento.[2,9]

Métodos químicos

- **Cantaridina:** agente vesicante queratolítico. Induz acantólise com formação de bolha intraepidérmica entre 24 e 48 horas após aplicação, pela degradação dos ligamentos desmossomais. Empregada a 0,7%; com ou sem oclusão, sendo removida com lavagem após 2 a 4 horas. O procedimento é repetido a cada 2 a 4 semanas, até resolução da lesão. Sua eficácia no tratamento do MC é variável com índices de cura que variam de 15,4% a 100% nos diferentes estudos.[2,8-10]
- **Hidróxido de potássio:** composto alcalino com ação queratolítica. Usado na concentração de 10% em solução aquosa, pode ser aplicado pelo próprio paciente diariamente ou em dias alternados, por 1 semana, ou até que se desenvolva uma reação inflamatória. Promove regressão das lesões em até 70% dos casos. Seus principais efeitos colaterais são irritação, eritema e sensação de queimação.[2,8]
- **Nitrato de prata:** usualmente empregado pela sua propriedade de cauterização de feridas (pós-biópsia cervical, epistaxe, coto umbilical, granuloma telangectásico), tem sido também empregado no tratamento de verrugas e MC. A pasta de nitrato de prata a 40% é aplicada com um palito de dente, formando-se uma crosta enegrecida que cai em 10 a 14 dias. Até 70% dos pacientes requerem apenas uma aplicação.[8]

Outros agentes químicos como podofilotoxina, ácido salicílico, ácido tricloroacético, peróxido de benzoila, peróxido de hidrogênio, tretinoína tópica e adapaleno têm sido referidos em alguns relatos de casos com resultados variáveis.[8,9]

Métodos imunomoduladores

- **Imiquimode:** agente imunomodular frequentemente empregado no tratamento de verrugas, queratoses actínicas e CBC. Produz ativação da resposta imune inata, induzindo a síntese de interferon-alfa (IF-α) e interleucinas. Utilizado de forma alternativa no tratamento do MC em creme a 5%, aplicado 5 vezes por semana até resolução das lesões ou por até 16 semanas, com taxa de regressão de 92%. Pode causar eritema, prurido e sensação de queimação, sem deixar cicatrizes ou sequelas. Embora a resposta seja lenta, é considerado uma boa alternativa terapêutica.[2,8,9]
- **Cimetidine oral:** antagonista do receptor H2, que estimula a resposta de hipersensibilidade tardia. Recomendado na dose de 25 a 40 mg/kg/dia, é considerado uma droga segura e bem tolerada.[2,8]
- **IF-α:** citocina pró-inflamatória que pode ser empregada no tratamento do MC em pacientes imunocomprometidos com doença severamente refratária. Pode ser usado por via subcutânea ou intralesional.
- **Candidina:** derivada do extrato purificado da *Candida albicans*. É empregada diluída a 50% com lidocaína na dose de 0,2 a 0,3 mL, em aplicação intralesional, a cada 3 semanas.[2,8]
- **Difenciprona:** agente imunomodulador empregado em diversas dermatoses. Há relatos de sucesso em pacientes imunocompetentes e imunossuprimidos, porém são poucas as evidências.[2]

Método antiviral

- **Cidofovir:** opção para uso em paciente imunossuprimido com lesões extensas refratárias aos tratamentos. Pode ser usada topicamente na concentração de 1% a 3%, 1 vez ao dia ou por via intravenosa (5 mg/kg, a cada 2 semanas).[8]

Infecção por citomegalovírus

A infecção pelo citomegalovírus (CMV) apresenta elevada prevalência mundial, especialmente nos países subdesenvolvidos. Cerca de 60% a 90% da população mundial está infectada pelo CMV. Em indivíduos imunocompetentes, a infecção pode ser assintomática ou apresentar sintomatologia leve. Após a infecção primária, o vírus permanece em estado de latência, podendo recorrer tanto por reinfecção com uma nova cepa como por reativação do vírus latente. Em pacientes imunocomprometidos, transplantados, HIV ou na infecção congênita, o vírus se comporta como oportunista causando doença grave, que pode culminar na morte.

Etiopatogenia

O CMV é um vírus DNA de dupla fita pertencente à família Herpesviridae, subfamília Betaherpesvirinae, gênero *Cytomegalovirus*, espécie *Herpesvirus humano*.[11]

Sua transmissão comumente se dá na infância ou no adulto jovem e ocorre pelo contato direto com fluidos corporais de uma pessoa infectada incluindo saliva, sêmen, secreção cervical, leite materno, fezes, urina e sangue, assim como por via intrauterina e em transplante de órgãos. Estima-se que 75% dos receptores de transplantes de órgãos sólidos sejam infectados ou apresentem reativação do vírus latente.[12] A transmissão transplacentária é mais frequente e mais severa no primeiro trimestre da gestação.[13] Na infeção materna primária, a taxa de transmissão para o feto é de 30% a 40%. A reativação ou reinfecção pode ocorrer em mulheres soropositivas antes da gestação. Nestes casos, a taxa de transmissão fetal é de apenas 1%.[14] No adulto, o modo predominante de transmissão se dá por contato sexual. Múltiplos parceiros e a prática de sexo anal aumentam o risco de infecção. Cerca de 30% dos homossexuais masculinos assintomáticos apresentam CMV no sêmen.[15]

Assim como todos os herpesvírus, após a infecção primária, o CMV pode permanecer no organismo do hospedeiro de forma latente, sem causar sintomas. Em indivíduos imunocomprometidos, a reativação do vírus latente pode ocasionar viremia e disseminação para diversos órgãos.[16]

Tanto a imunidade humoral como a celular estão envolvidas no controle da infecção. A formação de anticorpos específicos IgM, IgA e IgG parece prevenir a progressão da doença, reduzindo o grau de replicação viral. Resposta imune celular adequada tem sido relacionada a um curso favorável da doença. As diferentes síndromes associadas à doença causada pelo CMV em pacientes imunocomprometidos não se relacionam de forma direta à replicação do vírus no órgão afetado, mas sim às citocinas produzidas pelo sistema imune.

Clínica

No indivíduo imunocompetente, mais de 90% das infecções primária são assintomáticas.[16] Ocasionalmente, o paciente pode apresentar uma "síndrome mononucleose-*like*", semelhante ao que ocorre com a infecção pelo vírus Epstein-Barr (VEB). A mononucleose por CMV costuma causar menor grau de tonsilite, linfoadenopatia e faringite do que as causadas pelo VEB. Os sinais e sintomas presentes na maioria dos pacientes são febre, elevação das transaminases e linfocitose com linfócitos atípicos.[16]

Doença clinicamente aparente é mais comum em indivíduos imunocomprometidos e em recém-nascidos. A gravidade da infecção está diretamente relacionada ao grau de imunodepressão. O espectro do envolvimento visceral é muito amplo, incluindo quadros de pneumonia, doença gastrointestinal, insuficiência hepática, encefalite, retinite, esofagite e colite.[11]

Das crianças infectadas congenitamente, apenas 10% apresentará uma infecção sintomática.[16,17] As manifestações clínicas são variadas, porém surdez e retardo mental são as alterações mais comuns.[16] Podem ainda ocorrer retardo do crescimento intrauterino, hepatoesplenomegalia, trombocitopenia, calcificação intracraniana, coriorretinite, encefalite, microcefalia e afecções visuais.[15-17]

Manifestações cutâneas

Lesões cutâneas na infecção pelo CMV são raras e inespecíficas. Podem se apresentar com grande diversidade de padrões morfológicos, incluindo *rash* morbiliforme, petéquias, púrpuras, vesículas, bolhas, erosões, eritema, edema, pústulas, nódulos e pápulas.[18] A manifestação cutânea mais comum, presente em 30% dos casos, é a ulceração, especialmente em região perianal. É possível que a preferência pela localização perianal esteja relacionada com a latência do vírus no trato gastrointestinal, com subsequente infecção ao ser eliminado nas fezes durante períodos de reativação.[19] Úlceras difusas em tronco e membros também podem ser vistas. Importante destacar que o diagnóstico da infecção pelo CMV, com base na aparência clínica da lesão cutânea, não é fácil.

Diagnóstico

Diferentes técnicas são utilizadas para confirmação laboratorial da infecção pelo CMV.

- **Cultura:** embora considerada padrão para diagnóstico de patologias infecciosas, a baixa sensibilidade e o lento crescimento limitam sua utilidade clínica no diagnóstico.[11]
- **Diagnóstico molecular:** reação da polimerase em tempo real (RT-PCR) é o método de eleição para diagnóstico pré-natal da infecção congênita pelo CMV. Sua realização é recomendada quando há infecção primária durante a gravidez, ou quando se observam anomalias ecográficas, já que também pode haver transmissão congênita na reinfeção ou reativação viral. A detecção do DNA viral

na urina, no sangue ou na saliva do RN nas 2 primeiras semanas de vida confirma o diagnóstico de infecção congênita.[20]

- **Diagnóstico sorológico:** sorologia é útil para determinar se a infecção sintomática é primária (IgM positivo) ou se representa a reativação de uma infecção latente (IgG positivo). É também importante na determinação do *status* sorológico dos doadores e receptores de órgãos.[11,20]
- **Prova de antigenemia:** baseia-se no emprego de anticorpos monoclonais para detectar a proteína de superfície pp65, que é o antígeno viral majoritário presente nos leucócitos no sangue periférico, durante a infecção pelo CMV. Apesar de ser uma técnica sensível para seguimento da infecção em pacientes transplantados, a labilidade da amostra, que deve ser processada em poucas horas, a dificuldade de interpretação em pacientes neutropênicos e a maior sensibilidade das técnicas moleculares disponíveis ocasionaram a redução do seu emprego.[20]
- **Diagnóstico histopatológico:** método de eleição para diagnóstico das lesões cutâneas. O achado de corpos de inclusão intranucleares nas células endoteliais, com aparência de "olhos de coruja", é considerado patognomônico da infecção pelo CMV.[11]

Tratamento

No paciente imunocompetente assintomático, geralmente não é necessário instituir terapia antiviral. No paciente imunocomprometido que apresenta doença clínica, o ganciclovir endovenoso ou valganciclovir via oral são consideradas drogas de 1ª linha. Quando há falha terapêutica a essas medicações, podem ser utilizados o foscarnet ou o cidofovir, considerados agentes de 2ª linha.[16] A duração do tratamento deve ser guiada pela resposta clínica e virológica. É comum ocorrer recidiva quando a medicação é descontinuada.[16]

Aprovação de novos antivirais, como o letermovir, e o desenvolvimento de vacinas são pontos promissores no avanço terapêutico da infecção pelo CMV.[21]

Referências bibliográficas

1. Trcko K, Hosnjak L, Kusar B, Zorec TM, Kocjan BJ, Krizmaric M et al. Clinical, histopatological and virological evaluation of 203 patients with a clinical diagnosis of Moluscum contagiosum. Open Forum Infect Dis. 2018 Nov12; 5(11):ofy298.
2. Meza-Romero R, Navarrete-Dechent C, Downey C. Molluscum contagiosum: an update and review of new perspectives in etiology, diagnosis and treatment. Clin Cosmet Investig Dermatol. 2019 May 30;12:373-81.
3. Monteagudo B, Cabanillas M, Acevedo A, Heras C, Perez-Perez L, Amor OS et al. Molusco contagioso: estudio descriptivo. An Pediatr (Barc). 2010 Feb;72(2):139-42.
4. García-Montero P, Serrano-Pardo R, Ruiz-Rodríguez R, Sánchez-Carpintero I. Molluscum contagiosum on the palms: an uncommon location. Actas Dermosifiliogr. 2019 Sep;110(7):615-7.
5. Mira-Perceval JG, Minagorre PJA, Más IB, Bautista AS. Molluscum contagiosum due to vertical tranmission. Ann Pediatr (Barc). 2017 May;86(5):292-3.
6. Silverberg NB. Molluscum contagiosum virus infection can trigger atopic dermatitis disease onset or flare. Cutis. 2018;102(3):191-4.
7. Sil A, Bhanja DB, Chandra A, Biswas SK. BOTE sign in Molluscum contagiosum. BMJ Case Rep. 2020 Sep 16;13(9):e239142.
8. Gerlero P, Hernández-Martín A. Update on the treatment of Molluscum contagiosum in children. Actas Dermosifiliogr. 2018 Jun;109(5):408-15.
9. Forbat E, Al-Niaimi F, Ali FR. Molluscum contagiosum: review and update management. Pediatr Dermatology. 2017;34(5):504-15.
10. Vakharia PP, Chopra R, Silverberg NB, Silverberg JI. Efficacy and safety of topical cantharidin treatment for Molluscum contagiosum and warts: a systematic review. Am J Clin Dermat. 2018 Dec;19(6):791-803.
11. Dioverti MV, Razonable RR. Cytomegalovirus. Microbiol Spectr. 2016 Aug;4(4).
12. Razonable RR, Humar A. Guidelines of American Society of Transplantation Infectious Diseases Community of Practice: cytomegalovirus in solid organ transplant recipients. Clin Transplant. 2019 Set;33(9)e13512.
13. Faure-Baron V et al. Sequelae of congenital cytomegalovirus following maternal primary infections are limited to those acquired in the first trimester of pregnancy. Clin Infect Dis. 2019 Oct 15;69(9):1526-32.
14. Lim V, Lyall H. Congenital cytomegalovirus: who, when, what-with and why to treat? Journal of Infection. 2017; 74-S89-94.
15. Gianella S, Letendre S. Cytomegalovirus and HIV: a dangerous Pas de Deux. J Infect Dis. 2016 Oct 1;214(Suppl 2):S67-74.
16. Downing C, Mendoza N, Sra K, Tyring S. Human herpes virus. In: Bolognia J, Schaffer J, Cerroni L (ed.). Dermatology. 4th ed. Elsevier; 2018. p. 1418-21.
17. Swanson EC, Schleiss MR. Congenital cytomegalovirus infection: new prospects for prevention and therapy. Pediatr Clin North Am. 2013 Apr;60(2):335-49.
18. Drozd B, Andriescu E, Suárez A, Bravo MMG. Cutaneous cytomegalovirus manifestation, diagnosis and treatment: a review. Dermatology Online Journal. 2019;25(1):2,7.
19. Lei D, Saul K, Jackson J, Ishaq NY, Brodell RT. Perianal ulceration in a young woman. Am J Dermatopathl. 2016;38(9):709-10.
20. Gámez SS et al. Infección por cytomegalovirus humano. Enferm Infecc Microbiol Clin. 2014;32(Suppl 1):15-22.
21. Gena G, Lilleri D, Baldanti F. An overview of letermovir: a cytomegalovirus prophylactic option. Expert Opin Pharmacother. 2019 Aug;20(12):1429-38.

Capítulo 15

Infecção por Vírus Epstein Barr

Martin Sangueza Acosta

Introdução

O vírus Epstein Barr (VEB), vírus de DNA que infecta humanos, diretamente relacionado à sua capacidade oncogênica e ao modo como acomete predominantemente o tecido cutâneo, dando origem a uma clínica rica em diversidade, é examinado em detalhes no seguinte artigo de revisão. Faz-se uma revisão da história do VEB, características da sua estrutura que nos farão compreender a sua capacidade virológica e infecciosa; da mesma maneira, questionando-nos se existe alguma relação entre as características mencionadas e a pluralidade clínica que o VEB apresenta.

Vírus Epstein Barr e da pele

O VEB é um vírus de DNA classificado na família Herpesviridae, subfamília Gammaherpesviridae, gênero sexual Linfocryptovirus (ou vírus do herpes gama 1) e espécie Herpes vírus humano tipo 4, que infecta humanos e é até agora o primeiro vírus humano diretamente envolvido na oncogênese de tumores linfoides e epiteliais.[1] Até agora, foram descritos dois tipos de cepas de VEB, 1 e 2, que se distinguem pelos genes que codificam algumas das proteínas nucleares.

O VEB foi descoberto, em 1964, por microscopia eletrônica de células do linfoma de Burkitt em cultura por Michael Epstein, Ivonne Barr e Bert Achong,[2] tornando-se o primeiro vírus tumoral humano identificado.[3] Em 1968, o VEB demonstrou ser o agente etiológico da mononucleose infecciosa heterófila-positiva. Em 1970, o DNA do VEB foi detectado em tecidos de pacientes com carcinoma nasofaríngeo. Na década de 1980, foi descoberta a associação de VEB com linfoma não Hodgkin e leucoplasia pilosa oral em pacientes com síndrome da imunodeficiência adquirida (aids). Desde então, o DNA do VEB foi encontrado em tecidos de outros cânceres, como linfomas T e doença de Hodgkin.[2] Com o avanço da tecnologia médica, o VEB tornou-se o primeiro vírus humano a ter seu genoma completamente sequenciado. Os humanos são os únicos hospedeiros conhecidos para o VEB; no entanto, o vírus é geneticamente relacionado a vírus encontrados na orofaringe e células B de primatas não humanos do Velho Mundo, sugerindo que provavelmente ele evoluiu de um vírus de primatas não humanos.[3]

Estrutura e achados virológicos do vírus Epstein Barr

O VEB contém um genoma de DNA linear de 172 kb cuja estrutura foi bem estudada e determinada. Após a infecção da célula hospedeira, o genoma linear do vírus é transformado em uma estrutura epissomal circular de DNA. O genoma do VEB é composto por uma sequência única de domínios longos e curtos e seções repetidas referidas como partes internas repetidas e seções finais repetidas. A heterogeneidade das seções terminais repetitivas no DNA epissomal tem sido explorada para determinar os eventos clonais de infecção, bem como o número de terminais repetitivos epissomais, que permanecem inalterados durante a replicação do vírus na fase latente em uma célula infectada.

O genoma do VEB está encerrado em um nucleocapsídeo que, por sua vez, é circundado por uma membrana viral. O VEB mostra um tropismo acentuado para as células B. Antes de o vírus entrar nas células B, a glicoproteína do envelope viral, gp350, liga-se ao receptor viral, a molécula CD21 (receptor do complemento C3d) na superfície das células B.[2] Um vírus VEB recombinante sem gp350 pode transformar células B com menos eficiência, de modo que o receptor de complemento C3d provavelmente não é o único portal por meio do qual o vírus pode entrar nas células B;[4,5] no entanto, é claramente o mais predominante, os anticorpos contra gp 350 que bloqueiam a ligação viral neutralizam a infecção de células B, e as formas solúveis de C3d ou gp350 podem fazer o mesmo.[4] Foram propostos pelo menos três outros mecanismos de ligação que não incluem gp 350 nem CD21 (Quadro 15.1). O primeiro foi uma demonstração de que os vírus tratados com imunoglobulina A específicos de gp 350 ligam-se prontamente ao receptor polimérico da imunoglobulina A. O segundo mecanismo de ligação foi a demonstração de que, na ausência de CD21, um complexo de duas glicoproteínas adicionais, gH e gL, pode servir como ligante epitelial. Os VEB derivados de uma célula B podem ligar-se bem a uma célula epitelial negativa para CD21, mas os vírus recombinantes sem gHgL perdem essa capacidade.[4] Uma forma solúvel de gHgL produzida em um baculovírus pode se ligar especificamente a células epiteliais, mas não a células B, e sua ligação pode ser diminuída por um anticorpo monoclonal específico para o complexo gHgL. O mesmo anticorpo também pode diminuir a ligação viral. Essas observações foram interpretadas como a de que existe um receptor na célula epitelial para gHgL útil na ligação viral, que ainda não foi descoberto.[4]

Quadro 15.1. Mecanismos de ligação.

Proteína/gene	Papel na entrada do vírus
Gp350/BLLF1	Aderência ao receptor CR2/CD21 de células B
gH/BXLF2	Fusão, aderência ao receptor/correceptor epitelial
gL/BKRF2	Chaperona para Gh
gp42/BZLF2	Fusão, interação com o correceptor de células B HLA classe II
gB/BALF4	Fusão
gN/BLRF1	Codependente com gM para expressão; possivelmente envolvido em eventos pós-fusão
BMRF2	Liga integrinas, importante para a infecção de células epiteliais polarizadas

Fonte: Hutt-Fletcher L, 2007.

Finalmente, como parte da ligação viral com células B, há uma glicoproteína de revestimento viral, a glicoproteína gp42, parte de um complexo trimolecular que inclui as proteínas de fusão gp 85/25 que se fixam ao antígeno leucocitário humano de moléculas de classe (MHC) II. O MHC classe II serve como um cofator para a infecção de células B. Pacientes com agamaglobulinemia ligada ao X não têm células B maduras; portanto, suas células B não podem ser infectadas pelo vírus *in vitro* ou *in vivo*.[2] Esta última interação causa o início da cascata de eventos catalíticos, provocando a fusão da membrana viral e permitindo sua entrada na célula.

Epidemiologia da infecção por vírus Epstein Barr

A infecção por VEB em humanos geralmente ocorre pelo contato com secreções orais. O vírus se replica nas células da orofaringe e quase todos os pacientes soropositivos apresentam ativamente o vírus na saliva. Embora estudos anteriores indicassem que o vírus se replicava nas células epiteliais da orofaringe e os pesquisadores postulassem que as células B foram posteriormente infectadas após o contato com essas células, outros estudos sugerem que as células B na orofaringe poderiam ser o principal local de infecção.[2] Quando as células epiteliais são expostas a células livres de infecção *in vitro*, um nível muito baixo de infecção é observado, mas quando elas são associadas a células B infectadas, os níveis de infecção aumentam significativamente.

Estudos têm demonstrado a prevalência da infecção por VEB em praticamente toda a população humana, acometendo mais de 90% dos indivíduos durante as primeiras duas décadas de vida em todo o mundo. Nos países em desenvolvimento, as infecções primárias por VEB ocorrem durante os primeiros anos de vida e geralmente são assintomáticas. Em países desenvolvidos, há uma tendência de infecção primária tardia, com uma proporção maior de infecções em pacientes adolescentes e adultos jovens, manifestando-se clinicamente como infecções autolimitadas, denominadas "mononucleose infecciosa" (Figura 15.1).

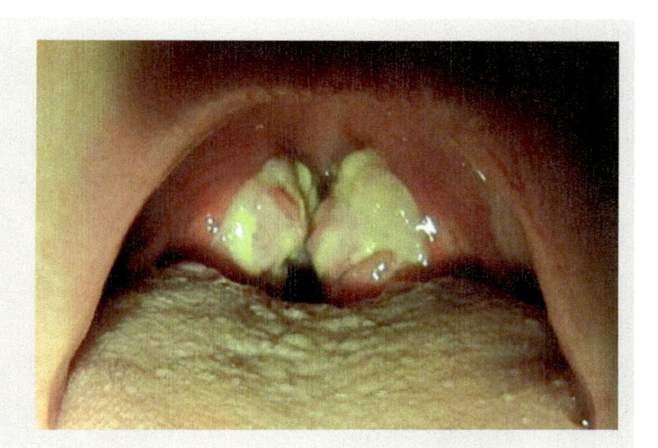

Figura 15.1. Mononucleose infecciosa.
Fonte: Acervo da autoria do capítulo.

Infecção por vírus Epstein Barr e a resposta do hospedeiro

A principal via de entrada do vírus é o trato respiratório superior. As células B infectadas são constantemente identificadas na mucosa nasofaríngea normal e tonsilas; a partir daí, como parte da migração normal e recirculação dos linfócitos, essas células B infectadas por VEB se espalham dentro dos gânglios linfáticos, sangue periférico e outros locais mucosos. Células linfoides VEB positivas foram detectadas na mucosa gástrica normal e outras mucosas associadas a locais com tecido linfoide em indivíduos saudáveis. O VEB persiste no hospedeiro infectado em um estágio de portador latente não letal e de longa duração. Em tal estágio de portador, é perpetuado por uma reativação periódica da fase latente para a fase lítica, resultando na liberação de baixo nível da liberação de vírions das superfícies mucosas ao longo da vida do hospedeiro.

A infecção por VEB produz uma resposta imune humoral e celular do hospedeiro.[2] A resposta humoral do hospedeiro consiste na produção de anticorpos contra as estruturas da proteína viral – o antígeno capsular do VEB (VCA IgG) e um antígeno precoce (EA-IgG) que não parecem desempenhar um papel importante no controle da infecção estabelecida pelo VEB.

No paciente imunocompetente, a infecção latente por VEB é moderada principalmente por uma população de células T citotóxicas positivas para CD 8 que reconhecem epítopos das proteínas do antígeno nuclear de VEB, 2,3 A, 3 B e 3 C. Essas células T ativadas são linfócitos atípicos característicos observados em esfregaços de sangue periférico em pacientes com mononucleose infecciosa. Linfocitose periférica, linfadenopatia e esplenomegalia são manifestações dessa proliferação de células T. Acredita-se que essas células citotóxicas ativadas também contribuam para os sintomas associados à mononucleose infecciosa por meio da secreção de citocinas, como interferon gama (IF-γ) e interleucina-2 (IL-2). Na mononucleose infecciosa, até 40% das células $CD8^+$ são direcionadas para uma única sequência de proteína replicativa de VEB, enquanto 2% são direcionados para uma sequência de proteína latente.[2]

A persistência e o potencial oncogênico do VEB podem ser atribuídos a muitos fatores, incluindo:

- Capacidade do vírus de manter seu genoma viral nas células sem comprometer a vida do hospedeiro.
- Estratégias que permitem a fuga do sistema imunológico do hospedeiro.
- Capacidade de ativar as vias de controle do crescimento celular.

O VEB tem muitas proteínas que carregam sequência funcional e homologia com várias proteínas humanas. Acredita-se que essas proteínas tenham um papel na interferência no controle normal das células infectadas com VEB. O VEB codifica uma citocina e um receptor de citocina que pode ser importante na modulação do sistema imunológico, possibilitando a infecção persistente. A proteína BCRF-1 compartilha 70% de sua sequência de aminoácidos com a interleucina 10, é homóloga da IL-10 e permite a persistência viral ao inibir a síntese do IF-γ.[2]

O BARF-1 apresenta homologia com o fator 1 estimulador de colônias e atua como um chamariz de receptor para bloquear a ação da citocina, resultando na inibição da expressão do interferon-2-alfa (IF-α) pelos monócitos. Como os IF-γ e IF-α inibem o crescimento de células infectadas por VEB *in vitro*, as proteínas BCRF-1 e BARF-1 podem ajudar a evitar a resposta imune durante a infecção aguda por VEB ou reativação viral de células infectadas latentes.[2]

O VEB codifica pelo menos duas proteínas que inibem a apoptose. A proteína BHRF-1 do vírus Epstein Barr, homóloga às proteínas humanas Bcl-2 e LMP-1, que promove a expressão de várias proteínas celulares que inibem a apoptose, incluindo Bcl-2 e A20,[2] evitando que as células B infectadas realizem seu programa de morte celular.

Pacientes imunocomprometidos têm alto risco de desenvolver tumores B induzidos por VEB em virtude da ausência de vigilância de células T, permitindo uma expressão irrestrita de genes de VEB, bem como o crescimento autônomo de células infectadas (latência do tipo III). Em pacientes imunocomprometidos, os linfomas associados ao VEB apresentam formas mais restritas de expressão gênica latente, refletindo uma patogenia mais complexa que envolveria cofatores adicionais e ocorreria anos após a infecção primária. A maioria dos tumores de células não B de início tardio é dessa origem e provavelmente começa a partir de um clone de células infectadas por VEB que atingem a oncogênese após completar alterações suplementares e sinais de crescimento a partir de um microambiente e alterações secundárias, como falha do sistema imunológico, alterações genéticas aberrantes e estimulação da proliferação de células B por outras infecções.

As células do linfoma de Burkitt infectadas com VEB inibem a expressão de várias proteínas importantes para a morte provocada pelas células T citotóxicas. Estas incluem as proteínas transportadoras associadas ao processamento de antígenos que transportam os peptídeos virais do citoplasma para o retículo endoplasmático para apresentação do antígeno, moléculas de adesão celular que permitem que as células entrem em contato umas com as outras e a molécula MHC de classe I que permite que as células T citotóxicas reconheçam células infectadas por vírus.[2]

Fases latente e lítica da infecção por vírus Epstein Barr

O VEB infecta células B, células epiteliais, células *natural killer* (NK), células T *natural killer*, macrófagos, monócitos e miócitos. Também há evidências da presença de VEB nas secreções do colo uterino, sêmen e mucosa genital.

Como é característico de todos os Herpesviridae, o VEB é capaz de executar diversos programas de expressão gênica, que são amplamente categorizados nos genes de uma fase lítica e nos genes de fase latente. O genoma do VEB pode codificar cerca de 100 proteínas virais que incluem fatores de transcrição, fatores de replicação e proteínas estruturais. A expressão das proteínas codificadoras do VEB varia dependendo do tipo, diferenciação e estado de ativação da célula-alvo.

Fase lítica

A fase lítica é aquela observada na infecção primária. Nesta fase, as células infectadas são destruídas liberando *vírions*. Durante esta fase, o vírus é controlado principalmente por células citotóxicas $CD8^+$, que matam as células infectadas. Em condições normais, esse processo acaba resultando na eliminação do vírus, embora não completamente. A maioria das proteínas virais de VEB é expressa durante a fase de replicação lítica. Dois transativadores potentes, Zta e Rta, codificados por BZFL-1 e BRLF-1, respectivamente, mostraram iniciar a fase de replicação lítica. Estudos que utilizam mutantes sem Zta ou Rta mostraram que ambas as proteínas são necessárias para a produção de vírus.[5]

Fase latente

O VEB persiste em uma fase latente nas células B de memória. Embora alguns sugiram que o VEB poderia entrar no epitélio diretamente após a infecção inicial, há fortes evidências de que a fase latente ocorre apenas nas células B, e não no epitélio orofaríngeo.[6]

Acredita-se que as células B de memória infectadas, que carregam o VEB na fase latente, podem persistir por toda a vida no hospedeiro, seja nas tonsilas ou na circulação periférica. Para escapar com sucesso da resposta imune, o vírus passa por muitas mudanças genéticas e moleculares. Em relação ao genoma do VEB,[6] seu DNA se torna um epissoma circular durante a latência e é replicado pela DNA-polimerase do hospedeiro e, então, igualmente fornecido às células filhas durante o processo de divisão celular.

Dos quase 100 genes expressos durante a replicação, apenas 10 são expressos na fase de infecção latente[2] e estes incluem seis antígenos nucleares (EBNA-1, EBNA- 2, EBNA-3a, EBNA-3b, EBNA-3c e EBNA LP), três proteínas de latência de membrana (LPM-1, LPM-2 a e LPM-2b), duas moléculas de RNA não codificantes (EBER-1 e EBER-2) e transcrições da região BamH1A (transcrições BART). Estudos genéticos com VEB recombinante demonstraram que EBNA-2, EBNA-3A, EBNA-3C e LPM-1 são essenciais para a imortalização nas células B *in vitro*. Ao limitar a expressão seletiva durante a latência, o VEB diminui o número de proteínas virais que normalmente poderiam ser reconhecidas por células T citotóxicas.[2]

A proteína EBNA-1 é uma fosfoproteína capaz de se ligar ao DNA viral e manter o genoma do VEB na célula hospedeira como um epissoma circular. Também é necessária para a replicação e manutenção do genoma viral e desempenha um papel central na manutenção da infecção latente e da imortalização celular. O vírus mutante EBNA-1 mostrou ser 10 vezes menos infeccioso do que sua contraparte selvagem.[5]

EBNA-2 regula a expressão de genes virais e celulares que contribuem para o crescimento e transformação de células B, incluindo aqueles que codificam LMP-1, LMP-2, CD-21 e CD-23. O oncogene C-MYC parece ser outro alvo importante de EBNA-2 e, portanto, pode impactar subsequentemente a proliferação de células B induzida por VEB.

Os três membros da família EBNA-3 são responsáveis pela transcrição, e EBNA-3A e EBNA-3C são cruciais para a transformação de células B *in vitro*. Embora não seja absolutamente necessária para a transformação de células B *in vitro*, a proteína líder EBNA interage com EBNA-2 para inativar os genes de supressão tumoral p53 e Rh.

O estudo de vírus em que os genes das proteínas EBNA-2 ou EBNA-3C foram eliminados levou à conclusão de que esses produtos eram absolutamente necessários para a imortalização das células B *in vitro*, enquanto a proteína EBNA-3A parece contribuir apenas para o processo inicial de imortalização de células B.[5]

LMP-1 é a principal oncoproteína do VEB e é vital para a proliferação de células B induzida por VEB e manutenção *in vitro*.[5] Funcionalmente, o LMP-1 atua simulando o CD40 e induzindo sinais celulares que são críticos para a transformação das células B. O potencial oncogênico do LMP está relacionado, em última análise, à sua capacidade de recrutar genes celulares que resultam na ativação constitutiva de fatores nucleares e na regulação positiva de moléculas de adesão, produção de citocinas e proliferação de células B (Quadro 15.2).

A LPM-2 mantém e previne a reativação de VEB em células infectadas na fase latente na medula óssea.

Embora geralmente se acredite que a fase de latência seja mediada pelos genes latentes mencionados anteriormente, as células B expostas a vírus sem BALF-1 e BHRF-1 morreram de apoptose imediatamente após a infecção. Portanto, o conceito de genes latentes, ou, em vez disso, genes virais com dupla função lítica e latente, poderia ser estendido a esses dois homólogos virais de bcl2.

Quadro 15.2. Antígenos expressos por VEB durante a fase de latência para evitar a resposta imune do hospedeiro e suas principais funções.

EBNA	• **EBNA-1:** manutenção do genoma viral, essencial para a imortalização *in vitro* das células B • **EBNA-2:** essencial para a imortalização *in vitro* de células B • **EBNA-3A:** essencial para a imortalização *in vitro* de células B • EBNA-3B • **EBNA-3C:** essencial para a imortalização *in vitro* de células B • Proteína EBNA-líder (PL)
LMP	• **LMP-1:** aumenta a proliferação de células B, protege as células B da apoptose e induz o fenótipo linfoblastoide • **LMP-2A:** impede a ativação celular e a entrada no ciclo lítico • LMP2-B
EBER	• **EBER-1:** regula a atividade da proteína quinase C e regula positivamente bcl2 em células LB • **EBER-2:** regula a atividade da proteína quinase C e regula positivamente bcl2 em células LB • Transcrição BamHI-A no sentido horário

Fonte: Feederle R et al., 2010.

Também é importante mencionar que os vírus que não tinham apenas um desses genes eram indistinguíveis dos vírus do tipo selvagem, sugerindo que tanto o BALF-1 como o BHRF-1 interferem no programa de apoptose celular em duas vias diferentes, ou que um alto nível de proteínas antiapoptóticas é necessário para neutralizar a morte celular.[5]

Reativação

Em condições fisiológicas, o controle imunológico mantém o número de células infectadas em um nível muito baixo. Embora em determinadas circunstâncias (principalmente diferentes formas e graus de imunossupressão), a reativação do vírus ocorre e o vírus entra novamente na fase lítica.

Embora as células B sejam o tipo de células comprometidas na latência e, portanto, o local onde o vírus sobrevive e evita a resposta imune, a mudança da fase latente para a fase lítica foi excepcionalmente relatada ou, melhor, é observada em células epiteliais. Ainda não está claro como isso é produzido.

Padrões de latência

Programa de latência III

O padrão de expressão do gene latente de VEB observado na linha celular linfoblastoide (LCL) é conhecido como "padrão de latência III da infecção por VEB" e é característico da maioria dos linfomas pós-transplante. O conjunto total de proteínas VEB codificadas é detectado pela linha de células linfoblastoides.[7,8] Essas células dividem os produtos em fitas de RNA mensageiro que são traduzidas em EBVNA-1 a 6, além disso, o vírus codifica PML-1, PML-2A e PML-2B. O programa de latência III é expresso apenas em linfócitos B. A PML-1 tem um forte impacto no fenótipo de células B, induzindo a ativação de marcadores como CD23, CD30, CD39 e CD70 e moléculas coestimulatórias e de adesão, molécula-1 associada à função leucocitária (LFA-1; CD11a/18), LFA-3 (CD58) e molécula de adesão intercelular-1 (ICAM-1; CD54),[7] que aumentam sua imunogenicidade com células T. Por essas razões, células que expressam o padrão de latência III podem existir durante a fase aguda da infecção primária, antes que a resposta específica das células T contra o VEB se desenvolva.

Programa de latência tipo I

É caracterizada pela expressão de uma proteína nuclear EBNA-1, única proteína consistentemente observada em células derivadas de tumores semelhantes ao linfoma de Burkitt, juntamente com os transcritos EBER e BamHI-A.[7,8] Este tipo de latência é expressada em portadores saudáveis e tem um repertório limitado de expressão gênica que impede replicações e proliferações virais que podem matar as células hospedeiras. O resultado final da infecção por VEB em um paciente imunocomprometido propicia uma resposta CD8$^+$ do tipo T, na qual predominam os alvos de epítopos EBNA-3 A/B/C que são um subconjunto de proteínas de infecção latente. EBNA-1 não é o alvo desta resposta T citotóxica, permitindo que células infectadas por VEB escapem à vigilância imunológica. As células T citotóxicas não reconhecem o EBNA-1 porque a expressão da glicina alanina se repete, criando um sinal inibitório que interfere e restringe o processamento do antígeno e a apresentação do complexo principal de histocompatibilidade de classe 1.

Programa de latência tipo II

Finalmente, o programa de latência do tipo II foi originalmente identificado em biópsias de carcinoma nasofaríngeo e posteriormente encontrado em casos de linfoma de Hodgkin associado ao VEB.[7,8]

Este tipo de latência foi dividido em dois subtipos de latências, tipo II A e tipo II B, embora ambas as latências compartilhem muitos achados comuns, são separadas pela falta de expressão de duas proteínas muito necessárias para a transformação celular: EBNA-2 está ausente na latência A do tipo II e LPM-1 está ausente na latência B do tipo II.

- **Latência tipo II A:** nesse tipo de padrão de latência, a expressão do gene VEB é limitada a EBNA-I, LPM11 e LPM-2. Foi inicialmente identificada no carcinoma da nasofaringe e nos linfomas NK.
- **Latência tipo II B:** este tipo de programa de latência é caracterizado pela expressão de todas as proteínas EBNA e pela ausência de LPM11. Este padrão foi detectado pela primeira vez em pacientes com leucemia linfocítica crônica tipo B (Quadro 15.3).

Métodos de diagnóstico

A técnica de Southern blot é útil na detecção de VEB, principalmente para investigação de clonalidade viral, porém a sensibilidade é menor quando comparada à da reação em cadeia da polimerase (PCR). Ao contrário do Southern blot, o teste de PCR pode ser usado em tecidos embebidos em parafina, também permite que a subtipagem viral e a deleção de LMP-1 sejam avaliadas. No entanto, nem o Southern blot nem o PCR possibilitam a identificação de quais células estão infectadas pelo vírus.[6]

Mesmo durante a infecção latente, os EBER são altamente transcritos e o núcleo frequentemente

Quadro 15.3. Expressão de genes de latência VEB associados durante programas de latência.

Programa latência	Genes VEB expressos						Ocorrência
	EBERs	EBNA-1	LMP-1	LMP-2A	EBNA-2	EBNA-3	
I	+	ND	-	+	-	-	Células B de memória no sangue periférico
I	+	+	-	-	-	-	LB, LDP
II	+	+	+	+	-	-	LH
III	+	+	+	+	+	+	DLPP
IV	ND	ND	-	ND	+	ND	Mononucleose infecciosa, DLPP

LB: linfoma de Burkitt; LH: linfoma de Hodgkin; ND: não determinado; LDP: linfoma de derrame primário; DLPP: doença linfoproliferativa pós-transplante; +: expressado; -: não expressado.
Fonte: Young LS, Arrand JR, Murray PG, 2007; Ali AS et al., 2015.

contém mais de 10^6 cópias do vírus. A detecção de EBER por hibridização fluorescente *in situ* provou ser um método confiável e tem sido recomendado como o melhor método para a detecção de VEB latente em biópsias. Algumas desvantagens seriam a positividade de linfócitos não tumorais portadores de VEB latente e falso-positivos para alguns contaminantes como mucina, levedura ou materiais vegetais.[6]

Existem anticorpos comerciais contra LMP-1 e EBNA, porém eles apresentam baixa sensibilidade. Por exemplo, a taxa de expressão de LMP-1 detectável por imuno-histoquímica varia de 50% a 80Todavia, LMP-1 também pode ser detectado por hibridização de tecidos embebidos em parafina com o método LMP-1-SERS, que se mostrou superior à coloração imuno-histoquímica convencional para LMP-1 e semelhante à hibridização *in situ* para EBER[6] (Quadro 15.4).

Vírus Epstein Barr e suas manifestações na pele

Por um lado, o VEB é um vírus muito difícil de se detectar por meio de exames auxiliares e, portanto, determinar sua participação na patogênese das dermatoses é muito complicado. Por outro lado, a apresentação dessas doenças não é muito comum na dermatopatologia, mas em virtude de sua apresentação incomum e das possíveis complicações, é importante reconhecê-la.

As formas de apresentação podem ser divididas em duas, as apresentações agudas e as apresentações crônicas.

Formas agudas

Mononucleose infecciosa

Durante a infância, a infecção primária por VEB é geralmente assintomática ou indistinguível de outras doenças virais. Em alguns pacientes, manifesta-se por aumento indolor dos linfonodos e proliferação do tecido linfoide orofaríngeo. A infecção orofaríngea resulta de uma infecção inicial localizada lítica que é seguida por uma infecção circulante de células B. O aparecimento de anticorpos heterófilos no soro é um marcador crítico para o diagnóstico e é o resultado da ativação de células B. Os anticorpos heterofílicos são compostos por anticorpos IgG e Ig M direcionados contra antígenos de cápsula e, então, soroconvertidos contra antígenos nucleares do vírus Epstein Barr.

Em adolescentes e adultos jovens, as infecções por VEB frequentemente resultam em mononucleose infecciosa. A infecção é adquirida pela transmissão de secreções orofaríngeas e, após um período de incubação (30 a 50 dias), a doença se expressa clinicamente em mais de 70% dos adolescentes expostos.[9] É uma doença linfoproliferativa autolimitada, apresenta quadro febril com duração de vários dias (2 a 3 semanas), faringite associada a exsudato (30% dos casos) e linfadenopatia cervical. Durante a fase prodrômica, o paciente apresenta cárie, anorexia, fadiga, cefaleia e febre. A presença de esplenomegalia é variável, detectável no exame físico em mais de 17% e no estudo de imagem perto de 100%. As manifestações raras incluem obstrução das vias aéreas, dor abdominal, erupção cutânea, hepatomegalia, icterícia e edema palpebral. As lesões cutâneas ocorrem em aproximadamente 5% dos pacientes; a erupção pode ser macular, petequial, escarlatiniforme, urticariforme ou eritema multiforme.[9] Em 90% a 100% dos pacientes que consumiram ampicilina nos 10 dias anteriores, é evidenciado exantema maculopapular, casos também foram descritos com amoxicilina e antibióticos betalactâmicos. Na maioria dos pacientes com infarto agudo do miocárdio (IAM), a doença é causada por uma infecção primária por VEB, mas sintomas semelhantes podem ocorrer na infecção por citomegalovírus e uma síndrome causada por hipersensibilidade a sulfonas, anticonvulsivantes, alopurinol e outros medicamentos. As complicações da mononucleose infecciosa

Quadro 15.4. Técnicas moleculares usadas para a detecção de EBV.

Técnica	O que detecta	Vantagens	Inconvenientes
Southern blot	Genoma viral	Clonalidade	Apenas congelação, sem localizador
PCR	Genoma viral	Sensibilidade, parafina e congelação	Sem localizador
Hibridização *in situ*	RNA ou DNA	Sensibilidade, localizador	Caro
Imuno-histoquímica	LMP-1 EBNA-1 ZEBRA, etc.	Localizador, demonstração de funcionalidade	Expressão nem sempre detectada

Fonte: Fernandez-Flores A, 2013.

são neutropenia, trombocitopenia, ruptura esplênica, obstrução das vias aéreas por hipertrofia tonsilar, envolvimento do sistema nervoso central (SNC) e hepatite fulminante.

Pacientes com expressão completa da doença contêm *vírions* entre 0,1% e 1% das células B periféricas. Essas células B infectadas de pacientes com MI expressam um padrão de latência do tipo III. Curiosamente, o polimorfismo HLA I parece predispor alguns pacientes a desenvolver IAM em relação a uma infecção primária por VEB, sugerindo que essa variação gênica na resposta T pode influenciar a natureza da infecção primária e o nível de persistência viral.

Histologicamente, o tecido linfático e o tecido linfático extranodal, durante o IAM, apresentam centros germinativos secundários com uma expansão notável de imunoblastos do tipo B ao nível das áreas paracorticais. Imunoblastos mononucleares e binucleares que ocasionalmente se assemelham às células de Reed Sternberg são observados com frequência. Além disso, esses imunoblastos podem expressar marcadores positivos para CD 30. Este tipo de proliferação muito florido pode ser muito difícil de diferenciar dos linfomas apenas com base na morfologia e no imunofenótipo, sendo a correlação clínica muito importante.

A presença de linfocitose ≥ 50%, de linfócitos atípicos ≥ 10% e de anticorpos heterófilos positivos possibilita o reconhecimento adequado de casos de IM causado por VEB.[7]

Úlceras de Lipschutz (úlcera genital aguda não relacionada a doenças sexualmente transmissíveis)

A úlcera de Lipschutz, também conhecida como *Ulcus vulvae acutum*, foi descrita pela primeira vez pelo dermatologista alemão Lipschutz em 1913. Ele a subdividiu em três subtipos com base nos achados clínicos que correspondem ao que conhecemos hoje como "úlceras infecciosas herpéticas", "síndrome de Behçet" e o que chamamos de "úlceras vulvares agudas", que podem ter etiologia múltipla. A relação com o vírus Epstein Barr foi sugerida pelos doutores Brown e Stenchever e, em 1984, por Prtnoy et al.

Clinicamente, são úlceras dolorosas na genitália externa, geralmente presentes em adolescentes do sexo feminino com idade média de 14,5 anos. Acomete aproximadamente 10% a 30% das meninas adolescentes.[3]

Quanto à etiologia, embora haja evidências de que a úlcera genital aguda possa ser uma manifestação da infecção primária por VEB, há casos publicados que a associam a outras infecções: citomegalovírus; vírus influenza A; influenza B e adenovírus; vírus da caxumba; *Salmonella paratyphi*; *Mycoplasma pneumoniae*; e com doença de Lyme.[10] Acredita-se que a ulceração seja decorrente de uma complicação da viremia por VEB durante a infecção aguda, atingindo a genitália por infiltração linfocítica, circulação hematogênica ou autoinoculação com saliva ou líquido cervicovaginal. Uma vez na mucosa genital, a ulceração ocorreria por um dos seguintes mecanismos: resposta citotóxica imune; deposição de imunocomplexos ou citólise direta como consequência da replicação viral na parede e no endotélio dos vasos sanguíneos, que produziria vasculite linfocítica; ou, finalmente, um processo de citólise consequente à replicação do VEB nos queratinócitos com uma resposta inflamatória reativa secundária à liberação de partículas no estroma.

Clinicamente, acomete mulheres adolescentes ou jovens que não são sexualmente ativas e pode ser precedido por sintomas semelhantes aos da gripe ou da mononucleose,[10] como febre, fadiga, anorexia e cefaleia.[3] É caracterizada pelo aparecimento súbito de uma ou várias úlceras vulvares. As úlceras são grandes (> 1 cm) e profundas, com um halo vermelho-violáceo e uma base necrótica coberta por um exsudato acinzentado ou uma escara aderente acinzentada-enegrecida (Figura 15.2). Geralmente acomete a fúrcula posterior dos pequenos lábios, mas pode se estender até os grandes lábios, períneo e parte baixa da vagina,[10] o envolvimento bilateral simétrico, descrito em espelho, é típico. Outros sinais que podem ocorrer são edema labial e adenopatia inguinal,[10] linfadenopatia distante é frequente.[3] Dor intensa e disúria estão sempre presentes.[10] O envolvimento oral na forma de aftas é relatado em aproximadamente 70% dos casos. Úlceras de Lipschutz geralmente ocorrem em episódios únicos, ao contrário das causadas por vírus do herpes.[3] A cura da lesão aguda ocorre em 2 a 6 semanas e não deixa cicatrizes.[10] Os exames laboratoriais, assim como os testes isolados, são completamente negativos e tornam-se positivos após 15 dias de infecção.

O diagnóstico diferencial é extenso e inclui qualquer úlcera genital aguda de origem infecciosa, seja venérea (sífilis, vírus do herpes simples, linfogranuloma venéreo, cancroide), seja não venérea (citomegalovírus, Brucella), bem como os de origem não infecciosa: doença de Crohn; síndrome de Behçet; pênfigo vulgar; líquen escleroso e atrófico; aftose idiopática; eritema fixo por fármaco; eritema multiforme.[11]

O diagnóstico é basicamente de exclusão e pode ser estabelecido por ter cinco dos seguintes critérios principais e um ou dois dos menores:[12]

1. apresentação com primeiro surto de úlcera genital aguda;
2. idade abaixo de 20 anos;
3. ausência de contato sexual durante os últimos 3 meses;
4. ausência de imunodeficiência;
5. curso agudo de úlcera genital (início súbito e cura sem cicatrizes em 6 semanas).

Os critérios menores são em relação aos sintomas das lesões genitais, que podem se apresentar nos dois padrões a seguir:

1. uma ou mais úlceras dolorosas, bem delimitadas, profundas, com centro necrótico e/ou fibrinoso;
2. padrão bilateral "em espelho".

Histologicamente, é caracterizada pela presença de úlcera aguda com infiltrado denso de base, infiltrado denso do tipo misto e presença de vasculite linfocítica (Figura 15.3). O exame imuno-histoquímico e de hibridização *in situ* pode ser negativo em 60% dos casos. O diagnóstico pode ser confirmado sorologicamente após 15 dias. O tratamento é sintomático com corticosteroides tópicos ou cursos curtos de prednisona oral.[3]

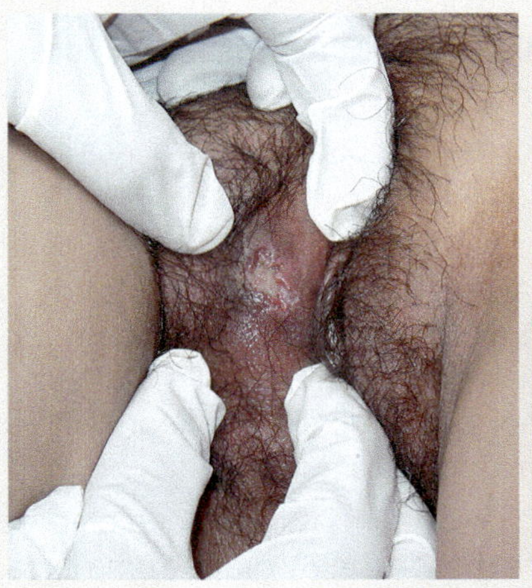
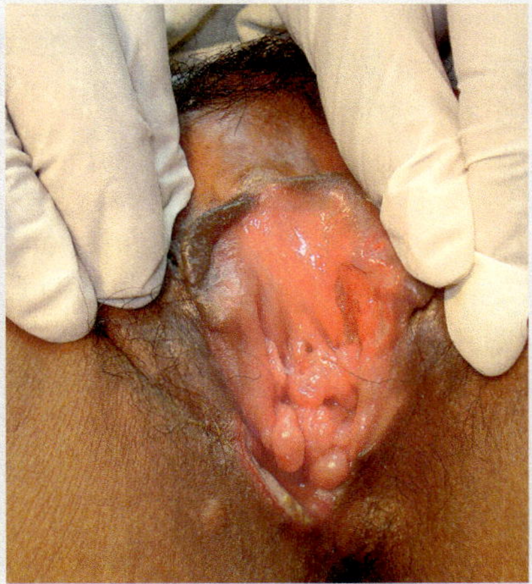
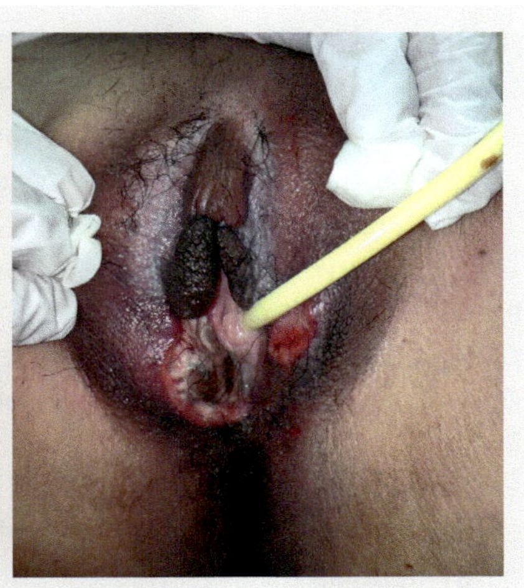

Figura 15.2. Úlceras de Lipschutz. São múltiplas, em ambos os lábios, como uma imagem em espelho, às vezes podem ser muito extensas.
Fonte: Acervo da autoria do capítulo.

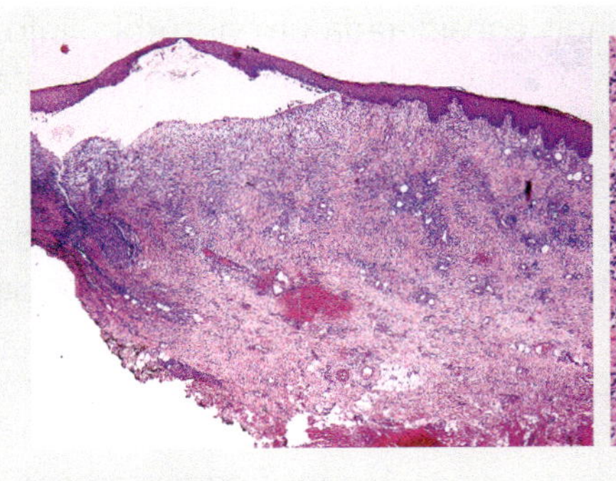
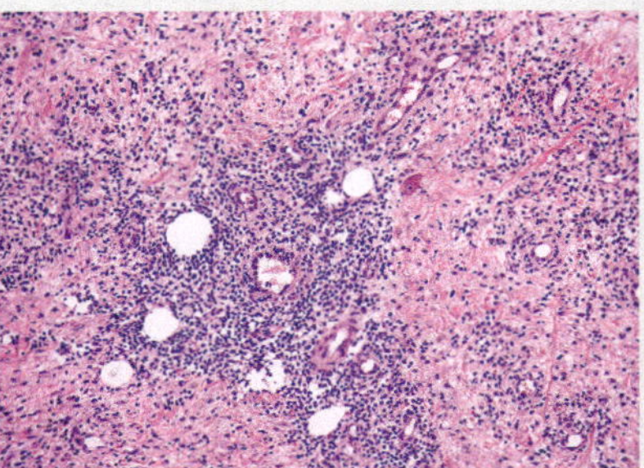
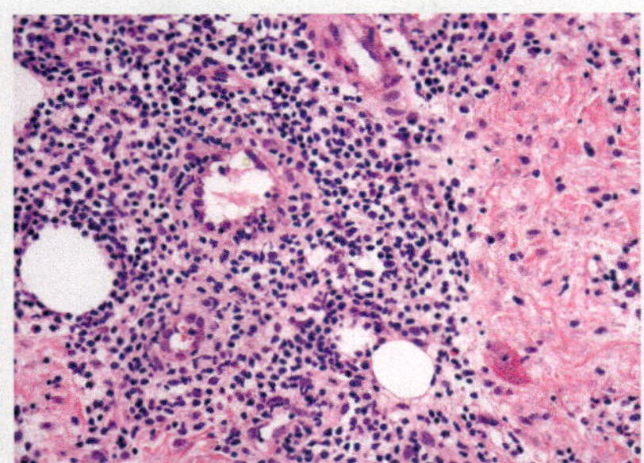

Figura 15.3. Aspecto histológico da biópsia da úlcera de Lipschutz, infiltrado denso com predomínio perivascular com infiltração de linfócitos na parede dos vasos sanguíneos.
Fonte: Acervo da autoria do capítulo.

Síndrome de Gianotti Crosti

A síndrome de Gianotti Crosti ou acrodermatite papular da infância é uma erupção autolimitada localizada no nível acral de curso agudo e linfadenopatia generalizada. A síndrome é caracterizada por erupção cutânea papular monomórfica com pápulas edematosas simétricas que tendem a ser assintomáticas,[13] localizadas nas bochechas, dorso das mãos, nádegas e parte extensora dos braços e coxas em crianças de 2 a 6 anos de idade. É considerada uma resposta cutânea inespecífica a diversos agentes infecciosos, principalmente vírus, o VEB é um dos mais frequentemente associados. A síndrome de Gianotti Crosti pode ser a manifestação de infecção primária por VEB ou o resultado de reativação viral endógena. Outros agentes etiológicos incluem vírus da hepatite B, citomegalovírus, adenovírus, vírus coxsackie, vírus parainfluenza, poxvírus, parvovírus B19 e HHV-6.[13]

A associação de infecção primária por VEB e síndrome de Gianotti Crosti só foi diagnosticada por sorologia. Histologicamente, os achados são inespecíficos e incluem paraqueratose focal, espongiose leve, infiltrado perivascular superficial, extravasamento de hemácias e edema da derme papilar. Este último tem sido destacado como proeminente nos casos de síndrome de Gianotti Crosti associada ao VEB e provavelmente decorre do grande número de células T citotóxicas que compõem o infiltrado inflamatório.[13] Ainda não há evidências da presença de antígenos ou partículas virais por meio de hibridização *in situ* ou imuno-histoquímica.

Infecção crônica ativa por vírus Epstein Barr

Existe um grupo de pacientes que apresenta quadros recorrentes de monucleose infecciosa por mais de 6 meses. Essa condição é conhecida na literatura como "infecção crônica ativa pelo vírus Epstein Barr" (CAEBV) e é considerada uma doença linfoproliferativa que ocorre principalmente em crianças.[6] Por definição, essa doença ocorre em pacientes sem imunodeficiência ou doenças autoimunes. Foi descrita pela primeira vez por Virelizier e colaboradores, em 1978, como uma doença atípica associada a uma evidência sorológica de infecção persistente por VEB. É uma doença rara nos Estados Unidos e na Europa, mas ocorre com mais frequência na Ásia e na América do Sul. Ao contrário das doenças associadas ao VEB, a maioria dos casos de CAEBV na Ásia e na América do Sul é resultante da presença de VEB nas células T ou NK;[14] portanto, a doença tem um curso agressivo associado à alta mortalidade e morbidade com altos níveis de viremia por VEB e com um padrão de resposta humoral anormal. Em contrapartida, o VEB é geralmente encontrado nas células B de pacientes com CAEBV nos Estados Unidos;[14] portanto, a doença geralmente prossegue com curso inofensivo com uma rara progressão para um distúrbio linfoproliferativo do tipo T. Esta doença é definida por:

- início com doença aguda por VEB, com anticorpos contra VEB muito elevados ou níveis muito elevados de DNA de VEB no sangue;
- evidência histológica de infiltração orgânica com células infectadas por vírus;
- detecção de proteína VEB ou ácido nucleico em tecido.

A CAEBV foi relatada como uma doença clonal, oligoclonal ou policlonal.

Várias anormalidades imunológicas foram observadas no CAEBV. Pacientes com doença de células T ou NK têm níveis elevados de citocinas pró e anti-inflamatórias, incluindo IL-1-β, IF-γ, IL-10, IL-13, IL-15, fator de necrose tumoral alfa e fator de crescimento transformador beta.[14]

O acúmulo de evidências indica que o achado patogenético central de CAEBV grave é uma expansão clonal de células T ou NK citotóxicas. Essa expansão clonal foi associada a aberrações clonais do genoma do VEB e ao desenvolvimento frequente de linfoma T. Esta última apresentação inclui linfoma do tipo hidroa em crianças. Assim, com o tempo, a CAEBV está sendo considerada um distúrbio linfoproliferativo NK/T, em vez de uma simples resposta aberrante à infecção por VEB.

A maioria dos pacientes apresenta febre, disfunção hepática e esplenomegalia. Cerca de metade dos pacientes tem linfadenopatia, trombocitopenia e anemia; 20% a 40% dos pacientes apresentam sintomas como hipersensibilidade à picada de mosquito, erupção cutânea, síndrome hemofagocítica e aneurismas da artéria coronária. Menos frequentemente, apresentam calcificações no nível dos gânglios da base, úlceras orais, linfoma, pneumonia intersticial e doenças do SNC. A presença de trombocitopenia, de início aos 8 anos ou mais, e infecção de células T com VEB têm sido associadas a um pior prognóstico. A morte geralmente decorre da insuficiência hepática, linfoma maligno e infecções oportunistas.[14]

O CAEBV tem duas manifestações clínicas diferentes, dependendo de quando as células T ou NK são predominantemente infectadas no sangue periférico. As infecções do tipo T são caracterizadas por febre alta, anemia, hepatoesplenomegalia e altos títulos de anticorpos contra o VEB. Em contrapartida, as infecções do tipo NK apresentam linfocitose granular, hipersensibilidade a picadas de mosquito e altos títulos de IgE.

Pacientes com CAEBV geralmente têm altos títulos de antígeno de cápsula antiviral e antígeno inicial difuso/restrito. Títulos anti-IgM-VCA ou anti-IgA-VCA, que geralmente são negativos em indivíduos saudáveis, mas às vezes são positivos em pacientes com CAEBV. De qualquer maneira, altos títulos contra essas proteínas do VEB não são necessários para o diagnóstico de CAEBV. Além disso, muitos dos pacientes com CAEBV são positivos para anticorpos EBNA, mas 20% podem ser negativos. Em resumo, não existem testes sorológicos altamente sensíveis ou específicos para o diagnóstico de CAEBV.

A presença de VEB em tecidos acometidos ou sangue periférico é essencial para o diagnóstico de CAEBV. Os métodos de detecção de VEB podem ser realizados detectando-se antígenos relacionados a tecidos ou a sangue periférico, por imunofluorescência ou imuno-histoquímica, por meio de estudos de hibridização por Southern blot ou, finalmente, pela codificação de fragmentos de RNA-1 em células infectadas por VEB.

Hipersensibilidade à picada de mosquito (HMB)

A HMB foi inicialmente descrita, em 1938, em um paciente da Flórida, nos Estados Unidos. Em 1990, Tokura et al. descreveram um paciente com HMB no qual 50% a 60% das células mononucleares do sangue periférico eram grandes linfócitos granulares identificados como células NK. Todavia, a HMB foi observada em um número considerável de pacientes com infecção crônica ativa por VEB. Finalmente, concluiu-se que a HMB ocorre em estreita associação com a doença das células NK, em que as células são infectadas pelo VEB monoclonal. Por esse motivo, atualmente é conhecido pelo nome de "doença HMB-EBV-NK".[15]

A hipersensibilidade a picadas de mosquito é uma doença geralmente associada à infecção crônica por VEB e, em alguns casos, pode precedê-la. É uma doença cutânea caracterizada por uma intensa reação cutânea local que se apresenta como eritema, bolhas, úlceras e formação de tecido cicatricial, acompanhada por sintomas sistêmicos como febre, linfadenopatia, disfunção hepática e síndrome hemofagocítica após picada de mosquito (Figura 15.4). As células-alvo para infecção latente por VEB em HMB são células NK e células T NK.[16] O mecanismo desse processo seria decorrente do estímulo da saliva do mosquito às células infectadas.

Clinicamente são observados três estágios. Inicialmente, há uma reação exagerada à picada do mosquito caracterizada por eritema, bolhas, úlceras e formação de tecido cicatricial; posteriormente, os pacientes apresentam vários episódios associados a sintomas sistêmicos como febre, linfadenopatia e disfunção hepática. Esses pacientes apresentam risco potencial de leucemia ou linfoma e alguns já têm

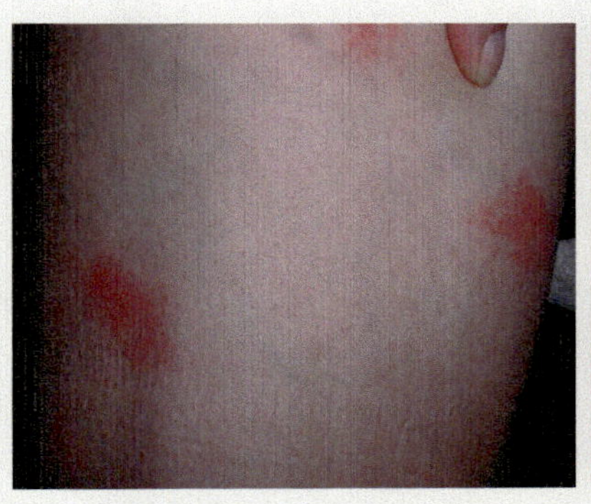
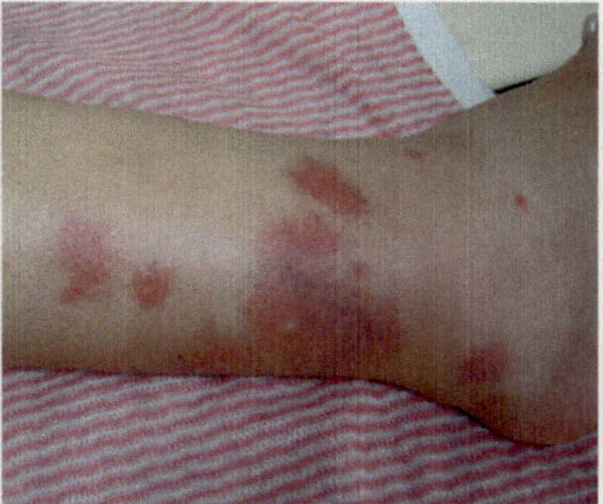
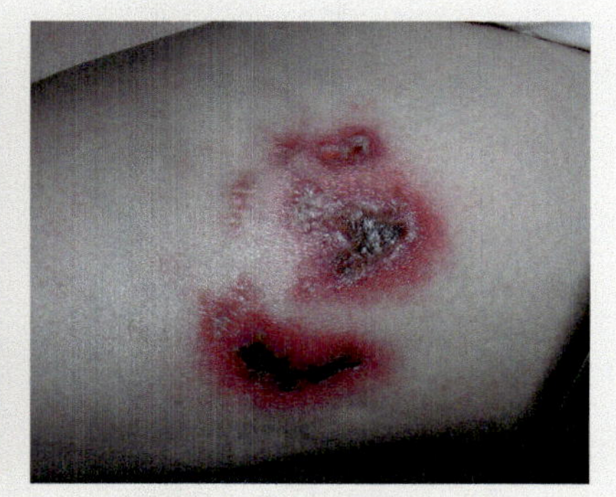

Figura 15.4. Reação anormal à picada do inseto. São lesões infiltradas, dolorosas e algumas ulceradas.
Fonte: Acervo da autoria do capítulo.

os diagnósticos mencionados mesmo no momento do primeiro episódio de HMB. Por fim, uma das complicações mais graves é a síndrome hemofagocítica, que ocorre nos estágios finais.[15] A maioria dos pacientes tem menos de 20 anos, com idade média de 6,7 anos, e é importante distinguir de uma reação alérgica a uma picada de mosquito com base na gravidade das lesões cutâneas e nos sintomas sistêmicos que as acompanham.

Os níveis de DNA do VEB nas células plasmáticas e nas células mononucleares periféricas geralmente estão elevados nesses pacientes, em comparação com pacientes saudáveis. Além disso, muitos dos pacientes com HMB têm altos títulos de anticorpos para proteínas líticas, como o antígeno viral da cápsula e os antígenos precoces, sugerindo que o fenômeno de reativação repetitiva do VEB seria um evento promotor.

Histologicamente, observa-se, no nível dos locais de reação às picadas de mosquito, uma infiltração densa de células T e NK com predomínio de células perivasculares superficiais e profundas, com moléculas citotóxicas e uma pequena proporção de células positivas para EBER (Figura 15.5). Foi demonstrado que as células T são CD 4 e, em estudos *in vitro*, demonstrou-se que, quando as células CD4 e as células NK são colocadas juntas, elas induzem a expressão de proteínas líticas do VEB em células NK. Portanto, os linfócitos CD4 são importantes para as reações primárias a picadas de mosquitos e podem desempenhar um papel importante na reativação de infecções latentes por VEB em células NK. Recentemente, Sakakibara et al. sugeriram o provável comprometimento de IgE específica de mosquito e células CD203c+, correspondentes a basófilos e/ou mastócitos, em reações cutâneas graves a picadas de mosquitos em HMB.[11] Embora uma resposta imune específica mediada por células T CD4 pareça ser um gatilho importante, a resposta subsequente de células T citotóxicas contra proteínas do ciclo lítico pode ser mais responsável pela patogenia de sintomas semelhantes à mononucleose infecciosa nesses pacientes.

Distúrbio linfoproliferativo do tipo hidroa vaciniforme

Hidroa vaciniforme clássica

Hidroa deriva do grego *Hýdor* que significa "água", refletindo a natureza vesicular da dermatose, e "vaciniforme" vem do latim *vaccinum*, semelhante à vacina, em relação à tendência a cicatrizes.[17]

Em 1862, Bazin fez a primeira descrição desta doença. Halasz e Goldgeier, em 1983, documentaram o papel desencadeador que a radiação UVA tem sobre esta doença.[17] Em 1999, a HV foi relatada como uma dermatose fotossensível da infância mediada pela infiltração de células T infectadas com VEB em 3% a 20% dos infiltrados dérmicos, e a amplificação por PCR demonstrou evidências de sequências de DNA de VEB nas amostras de biópsia. Muitas das biópsias de pele em que as células reativas do tipo T contêm moléculas citotóxicas, como TIA-e granzima B. Embora nenhuma anormalidade sorológica seja encontrada, as amplificações de PCR em tempo real demonstraram níveis elevados de DNA

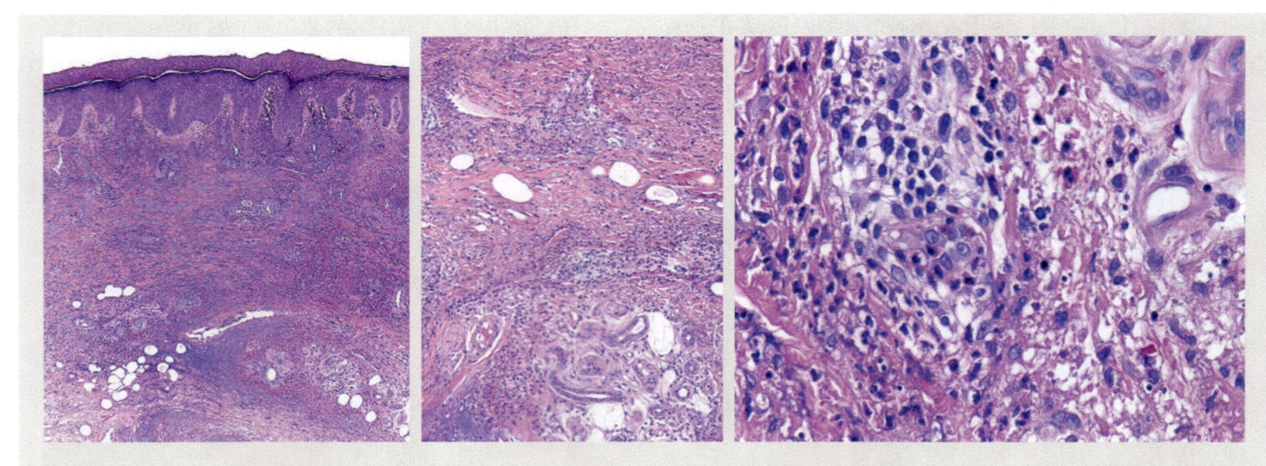

Figura 15.5. Aspecto histológico da biópsia retirada da picada do inseto. Observa-se um infiltrado denso do tipo misto, com presença de eosinófilos e células linfoides atípicas.

Fonte: Acervo da autoria do capítulo.

de VEB em células mononucleares do sangue periférico em comparação com os níveis apresentados por voluntários saudáveis. As quantidades de DNA de VEB, entretanto, eram menores que os que têm CAEBV. Esses dados indicam que um pequeno número de células infectadas por VEB circula no sangue sem apresentar anormalidades hematológicas e essas células infectadas por VEB migrariam para a pele exposta ao sol junto com os linfócitos T.

A HV geralmente se apresenta durante a primeira década de vida; no entanto, um início tardio foi documentado. Gupta et al. identificaram uma distribuição bimodal no início da doença, entre 1 e 7 anos e outra entre 12 e 16 anos (Figuras 15.6 e 15.7). De acordo com o sexo, as mulheres apresentam início mais precoce (média 7 anos) do que os homens (9 anos); enquanto em termos de duração da doença, os homens apresentam uma duração maior (11 anos) do que as mulheres (5 anos).[17]

Do ponto de vista clínico, a topografia usual das lesões é em áreas fotoexpostas, pela ordem de frequência bochechas, orelhas, nariz, mãos e braços (Figuras 15.8 e 15.9). Morfologicamente, caracteriza-se por vesículas hemorrágicas, pápulas umbilicadas que se assentam em base eritematosa, crostas hemáticas e sanguíneas que finalmente evoluem para cicatrizes varioliformes.[13,17] As manifestações clínicas incomuns incluem envolvimento

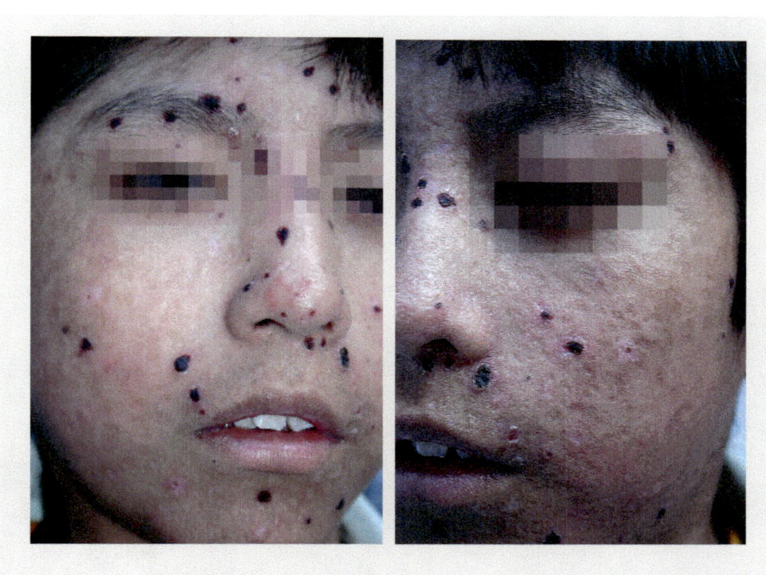

Figura 15.6. Aspecto clínico do hidroa vaciniforme. Lesões ulceradas que deixam cicatriz deprimida. Na forma crônica, ainda se podem observar recidivas.
Fonte: Acervo da autoria do capítulo.

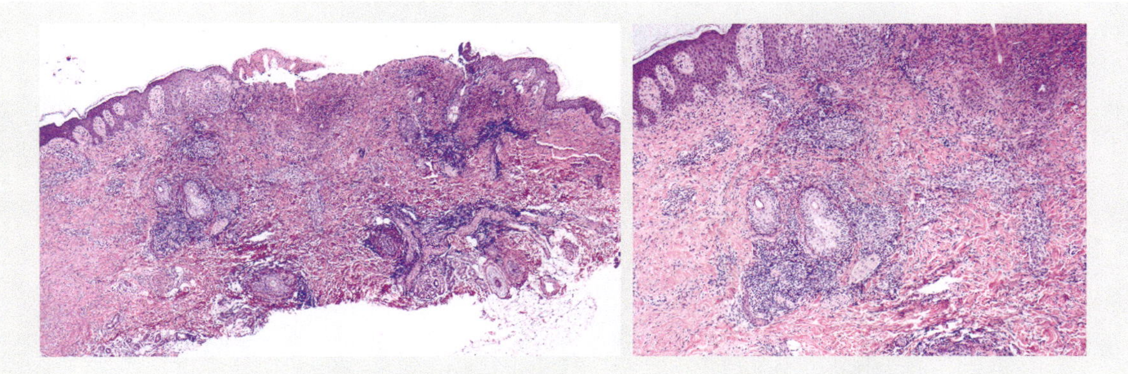

Figura 15.7. Hidroa vaciniforme. Biópsia de lesão aguda mostra ulceração e infiltrado tipo misto, tecido de granulação e infiltrado de células linfocíticas aumentadas com tropismo epitelial e anexial.
Fonte: Acervo da autoria do capítulo.

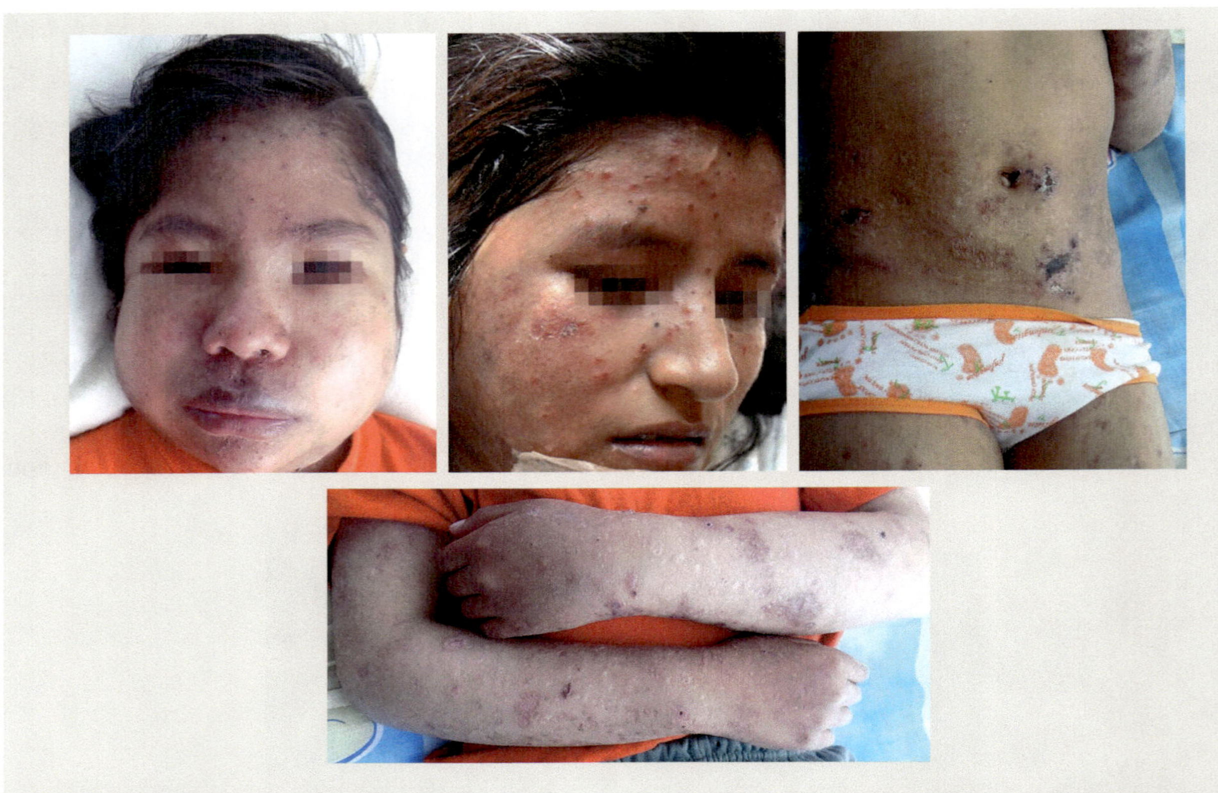

Figura 15.8. Aspecto clínico das lesões do linfoma hidroa vaciniforme. São lesões infiltradas e ulceradas, tanto na face como nas extremidades e abdome.

Fonte: Acervo da autoria do capítulo.

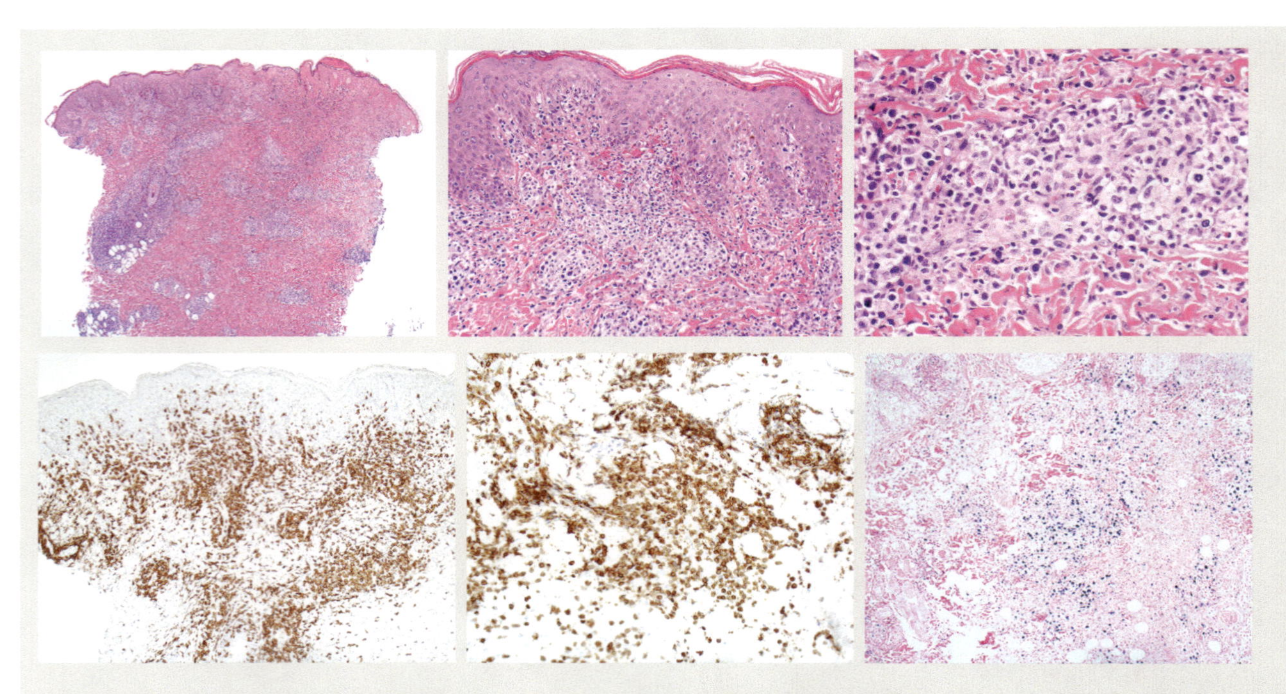

Figura 15.9. Hidroa vaciniforme. Histologicamente, observa-se infiltrado nodular de células atípicas de médio e grande porte. As células são positivas para CD 3, CD 8 e VEB por hibridização *in situ*.

Fonte: Acervo da autoria do capítulo.

da mucosa, como edema e úlceras no lábio inferior e na ponta da língua, manifestações oculares como conjuntivite, fotofobia e úlceras da córnea. A cicatrização de lesões cutâneas pode resultar em reabsorção óssea ou cartilaginosa, com consequentes deformidades na mão, pavilhão auricular ou nariz (nariz em sela).[17]

As formas atípicas ou graves de HV foram reclassificadas como distúrbio linfoproliferativo tipo hidroa vaciniforme, de acordo com a classificação de 2021 de linfomas pediátricos da Organização Mundial de Saúde (OMS).[3] O Quadro 15.5 mostra as diferenças entre a HV e o linfoma T do tipo HV.

O diagnóstico diferencial de HV deve ser feito principalmente com porfirias hepatocutâneas, protoporfiria eritropoiética, erupção polimorfa à luz, prurigo actínico e lúpus eritematoso bolhoso. O tipo varioliforme de cicatriz de HV possibilita a distinção com erupção polimórfica à luz ou prurigo actínico. Além disso, no prurigo actínico, o prurido costuma ser intenso, ao contrário da HV, em que costuma estar ausente ou ser de intensidade leve. Na HV, os valores da urina e da porfirina eritrocitária são normais. Anticorpos antinucleares e imunofluorescência direta são negativos.[17]

Histologicamente, as lesões de HV mostram uma necrose epidérmica de vários graus com uma infiltração densa no nível da derme papilar e média com a presença de linfócitos com atipia leve e um epidermotropismo discreto. A maioria dos pacientes apresenta remissão espontânea do quadro na vida adulta.[3]

Verificou-se que com técnicas de hibridização *in situ*, pode-se verificar que 3% a 10% das células são positivas para EBER, o que é confirmado por exames de amplificação por PCR, para os quais se afirma que há fortes evidências na relação patogênica de infecção por hidroa vaciniforme e vírus Epstein Barr.[3]

Doença linfoproliferativa tipo hidroa vaciniforme

Nos últimos 20 anos, no México, Bolívia e Peru, foi publicada uma série de casos de pacientes com lesões cutâneas semelhantes à HV, inicialmente descritos como HV atípica ou HV grave, por evoluir posteriormente com complicações sistêmicas. Esses casos apresentaram evolução lenta e progressiva e, por fim, complicação com linfoma maligno. Com o tempo, essa entidade foi identificada como um linfoma hidroa vaciniforme.

O linfoma do tipo HV ocorre predominantemente em crianças e adolescentes,[3] acomete as áreas fotoexpostas com predomínio da região facial e assemelha-se a uma hidroa vaciniforme. Essas lesões são caracterizadas pela presença de edema, úlceras, bolhas, crostas e cicatrizes. Ao contrário da hidroa, as lesões são mais extensas e profundas. Cicatrizes extensas e deformidades não são incomuns, e o prognóstico é reservado. É frequentemente acompanhada por febre, linfadenopatia, hepatoesplenomegalia e aumento das enzimas hepáticas com uma taxa de sobrevida de 2 anos de 36%.[18]

Do ponto de vista histológico, observa-se uma população de linfócitos T de pequeno e médio

Quadro 15.5. Comparação entre HV típica e linfoma tipo HV.

Variável	HV típica	LHV
Epidemiologia	Mundial	Prevalência Ásia e América Latina
Dermatose	Áreas fotoexpostas Vesículas e pápulas	Qualquer topografia Lesões endurecidas e ulceradas com edema facial e pápulas vesiculares
Fotoprovocação	Geralmente positiva	Geralmente negativa
Células EBER positivas	Células T	Células T e NK
Sintomas sistêmicos	Nenhum	Febre, síndrome infiltrativa
Achados hematológicos	Geralmente normal	Linfocitose de células NK, leucopenia e trombocitopenia
Anti-VEB Ac	Geralmente normal após infecção por EBV	Altos títulos de Ac ACV e AT, presença de Ac IgA, ausência de Ab anti-EBNA
Concentração de DNA de EBV	Aumentada	Muito aumentada
Complicações	Geralmente nenhuma	HMB, ICAEBV, SHAV, linfoma de células T/NK
Prognóstico	Geralmente benigno	Ruim na maioria e estável em alguns

ACV: antígeno da cápside viral; AP: antígeno precoce; EBNA: antígeno nuclear de Epstein-Barr; ICAEBV: infecção crônica ativa por EBV; SHAV: síndrome hemofagocítica associada a vírus.
Fonte: Adaptado de Maldonado GCA, 2006.

porte localizados na derme e subcutâneo, às vezes há acentuado angiotropismo e epidermotropismo. Quando há extensão para o tecido celular subcutâneo, um padrão de paniculite lobular é observado. Imuno-histoquimicamente, observa-se a presença de linfócitos CD 3, CD 8, e a presença do vírus Epstein Barr é detectada pelo método de hibridização *in situ*. Nos estágios do tumor, pode ser encontrada a presença de CD 56.

Quintanilla-Martinez et al. relataram que 30% dos pacientes com HVLL tinham fenótipo NK. Pacientes com fenótipo NK geralmente apresentam lesões mais "paniculíticas" com aumento de infiltrados eosinófilos, geralmente associados à HMB. Morfologicamente, essas lesões podem simular linfoma paniculítico subcutâneo de células T, linfoma cutâneo primário de células T ou envolvimento cutâneo secundário a linfoma T/NK extranodal tipo nasal.[2] Por esse motivo, o diagnóstico diferencial clínico é importante.[19]

O principal diagnóstico diferencial é com uma hidro vaciniforme, principalmente nos estágios iniciais, a presença de lesões ulceradas de grande porte, infiltrados e acometimento sistêmico associado, dados que favorecem um linfoma do tipo hidroa vaciniforme, devem sempre chamar a atenção. Histologicamente, as fases iniciais apresentam padrão perivascular superficial e profundo com infiltrado misto, com presença de células atípicas com núcleos aumentados, cromatina irregular e citoplasma escasso. Em estágios avançados, o infiltrado é mais denso e com padrão de manto (Figura 15.10), sendo que às vezes o linfoma NK é muito semelhante histologicamente. Do ponto de vista imuno-histoquímico, a positividade para CD 56 pode ser observada em lesões tumorais, mas não para TIA 1 ou perforina. Podem ocorrer formas atípicas do tipo paniculite e, nestes casos, a correlação clínica é muito importante, assim como uma correta interpretação dos achados imuno-histoquímicos (Quadro 15.5).

Linfomas NK/T associados ao vírus Epstein Barr

O linfoma NK/T é muito mais comum na Ásia e na América Latina (2,6% a 7%) do que nos Estados Unidos ou Europa (1,5%).[20] Ocorrem em dois tipos de população, uma jovem, com menos de 20 anos e outra em adultos entre 50 e 60 anos, predominantemente do sexo masculino, com sobrevida de 5 meses para pacientes com acometimento

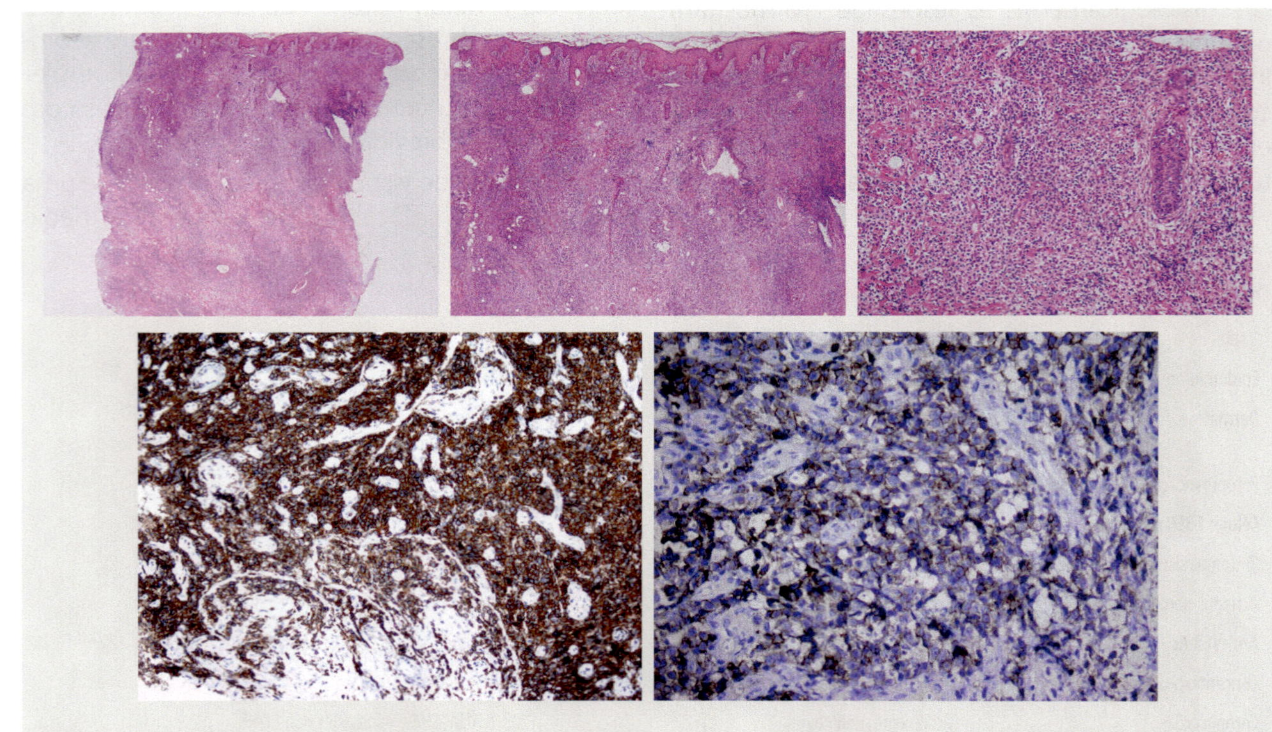

Figura 15.10. Na biópsia de lesão de linforma NK, observa-se um denso infiltrado inflamatório composto por células atípicas dispostas em forma de manto. É importante corar para CD 56 e TIA 1.

Fonte: Acervo da autoria do capítulo.

cutâneo e extracutâneo; em pacientes com envolvimento apenas da pele, foi relatada sobrevida de até 27 meses.

O linfoma T/NK extranodal do tipo nasal é o protótipo dos linfomas NK/T associados ao VEB. É um subtipo raro e agressivo de linfoma não Hodgkin que se origina na cavidade nasal ou seios paranasais. Eles tipicamente se apresentam como uma lesão nasal destrutiva com dano vascular e necrose proeminente, com comprometimento do paladar ou órbita frequentemente associados a sintomas "B" e hemofagocitose (Figura 15.11).[21]

Pode ser dividido em dois subtipos: nasal; e extranasal (Figuras 15.12 e 15.13).[20] Nos locais extranasais, encontram-se a pele, o trato respiratório, o gastrintestinal e os testículos. Há um aumento da prevalência no leste Asiático e na América Latina. O estudo histopatológico mostra um infiltrado linfoide de células de tamanho aumentado com cromatina irregular, nucléolo proeminente e citoplasma escasso. Essas células apresentam padrão perivascular proeminente e, dependendo do estágio da lesão, o infiltrado tende a ser mais difuso com áreas extensas de necrose por dano vascular.

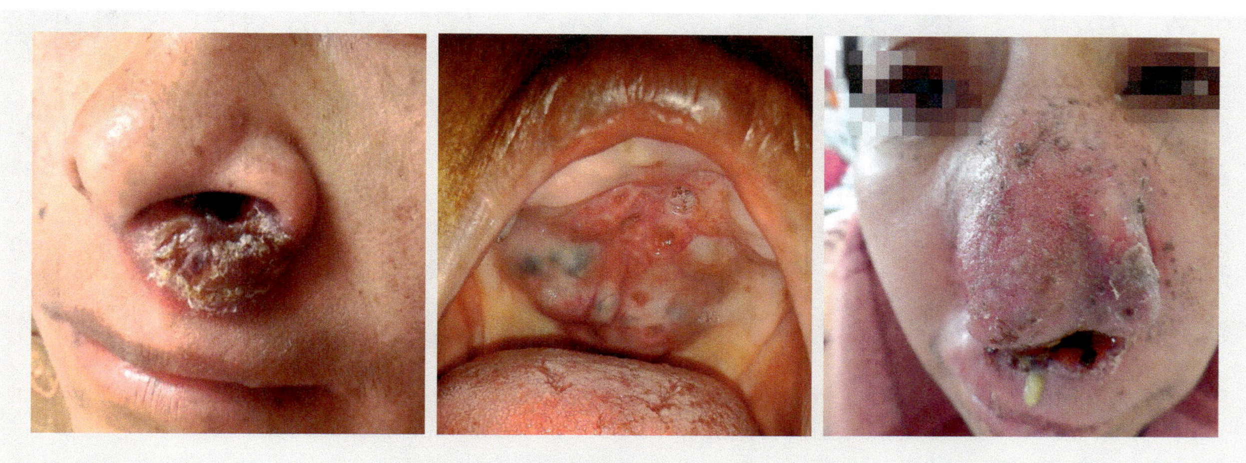

Figura 15.11. Diferentes formas de apresentação do linfoma NK extranodal centrofacial. Às vezes, é um aumento do volume nasal, outras como uma massa tumoral exofítica. Outras vezes e com maior frequência em pessoas mais velhas, é observado como um tumor de palato e, finalmente, como uma lesão destrutiva do septo nasal.
Fonte: Acervo da autoria do capítulo.

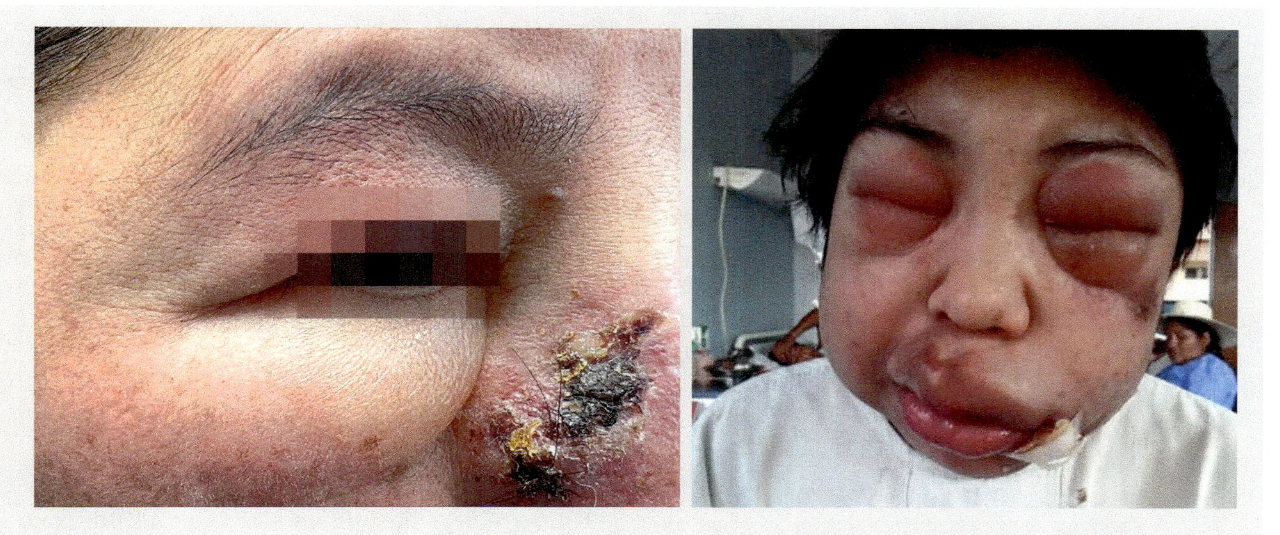

Figura 15.12. Formas de apresentação atípicas do linfoma do tipo hidroa no nível das pálpebras e lábios, aparecem como aumento de volume, com áreas de ulceração e necrose.
Fonte: Acervo da autoria do capítulo.

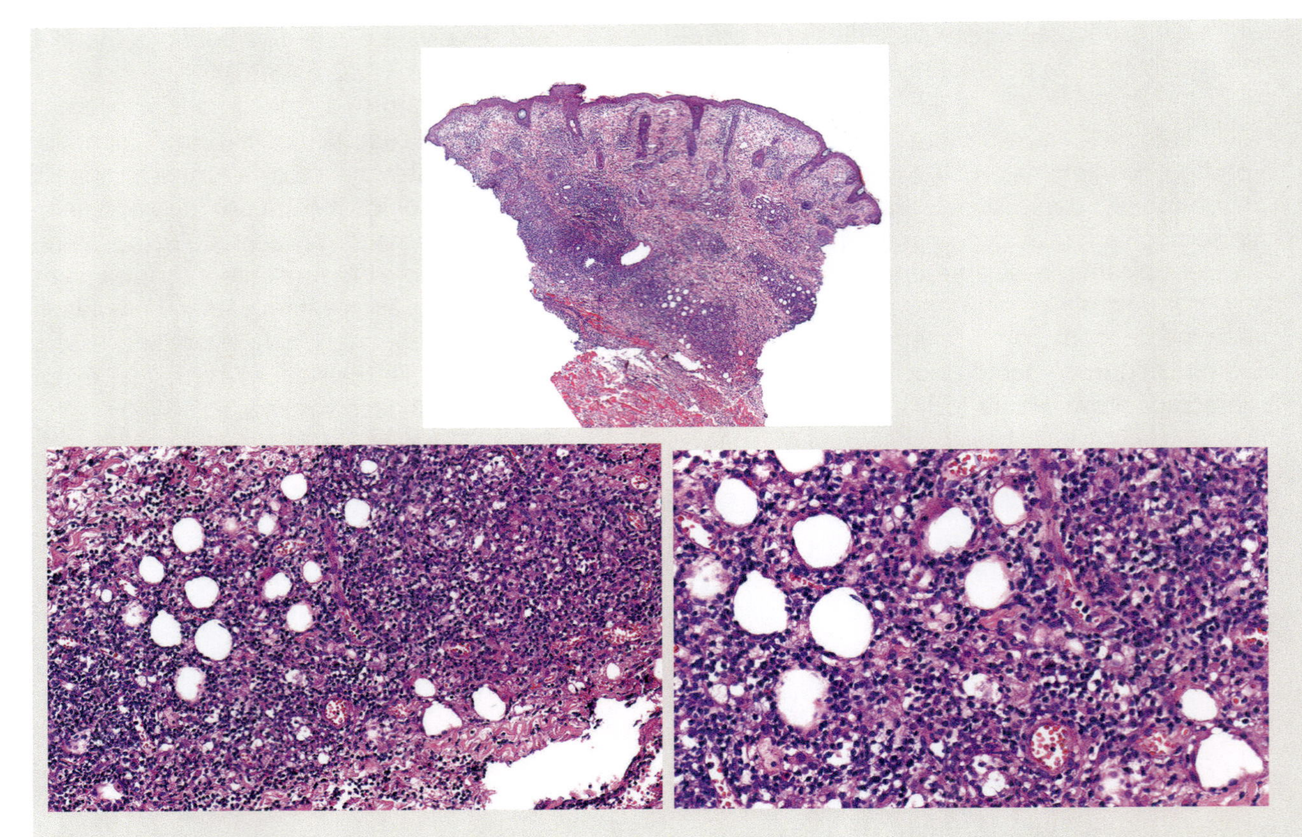

Figura 15.13. Linfoma tipo hidroa vaciniforme. O infiltrado é denso e difuso com extensão para a panícula adiposa. Em maior aumento, identifica-se a presença de células atípicas infiltrando-se no tecido adiposo e muscular.
Fonte: Acervo da autoria do capítulo.

As células neoplásicas em casos típicos expressam CD3, CD 8, CD 56 e moléculas citotóxicas como TIA 1 e granzima B. Alguns casos são CD3 negativos. Tipicamente, a célula de origem é a célula NK, mas um terço dos casos é derivado de células T gama/delta ou, mais raramente, células T alfa/beta.[21] O VEB está frequentemente presente nas células neoplásicas na forma epissomal, embora haja casos raros de VEB negativo.[20]

O diagnóstico pode ser difícil, muitas vezes exigindo várias biópsias para obtê-lo. A quimioterapia sistêmica e o transplante de medula óssea parecem ser as terapias de escolha nesses tipos de doenças; porém, independentemente do tratamento, o prognóstico é ruim.

Referências bibliográficas

1. Gequelin LC, Riediger IN, Nakatani SM, Biondo AW, Bonfim CM. Epstein-Barr virus: general factors, virus-related diseases and measurement of viral load after transplant. Rev Bras Hematol Hemoter. 2011;33(5):383-8.
2. Cohen J. Epstein-Barr virus infection. New England Journal of Medicine. 2000 Aug 17;343(7).
3. Hall LD et al. Epstein-Barr virus: Dermatologic associations and implications – Part I: Mucocutaneous manifestations of Epstein-Barr virus and nonmalignant disorders. J Am Acad Dermatol. 2015;72(1).
4. Hutt-Fletcher L. Minireview: Epstein-Barr virus entry. Journal of Virology. 2007 Aug;81(15):7825-32.
5. Feederle R et al. Epstein-Barr virus genetics: talking about the BAC generation. Herpesviridae. 2010;1:6.
6. Fernandez-Flores A. Epstein–Barr virus in cutaneous pathology. Am J Dermatopathol. 2013 Dec;35(8).
7. Young LS, Arrand JR, Murray PG. Human herpesviruses: biology, therapy and immunoprophylaxis: VEB gene expression and regulation. Edgbaston (UK): University of Birmingham Edgbaston, Cancer Research UK Institute for Cancer Studies; 2007. chap. 27.
8. Ali AS et al Epstein-Barr virus: clinical and epidemiological revisits and genetic basis of oncogenesis. Open Virology Journal. 2015;9.
9. Fica C A. Síndrome de mononucleosis infecciosa en pacientes adolescentes y adultos. Rev Chil Infect. 2003; 20(4):235-42.
10. Gibert A, Bell Y. Úlcera de Lipschütz: presentación de 2 casos. Semergen. 2016.
11. García M, Montero A, González CM, Real R. Úlcera de Lipschutz: causa poco conocida de úlcera genital aguda. J Anpedi. 2010.

12. García JG et al. Lipschütz ulcer. Am J Emerg Med. 2016.
13. Lernia M. Epstein-Barr virus and skin manifestations in childhood. International Journal of Dermatology. 2013;52:1177-84.
14. Cohen JI. Optimal treatment for chronic active Epstein-Barr virus disease. Pediatr Transplant. 2009 Jun;13(4):393-6.
15. Roh EJ, Chung EH, Chang YP et al. A case of hypersensitivity to mosquito bite associated with Epstein-Barr viral infection and natural killer cell lymphocytosis. J Korean Med Sci. 2010;25:321-3.
16. Sakakibara Y et al. Basophil activation by mosquito extracts in patients with hypersensitivity to mosquito bites. Cancer Sci. 2015;106(2015):965-71.
17. Maldonado GCA. Hidroa vacciniforme. Rev Cent Dermatol Pascua. 2006;15.
18. Wang et al. Hydroa vacciniforme-like lymphoma of an adult: a case report with review of the literature. Diagnostic Pathology. 2013;8:72.
19. Quintanilla-Martinez L et al. Hydroa vacciniforme-like lymphoma: a chronic VEB lymphoproliferative disorder with risk to develop a systemic lymphoma. BLOOD. 2013;122(18).
20. Liang R, Wang Z, Bai QX, Gao GX, Yang L, Zhang T et al. Natural killer/T cell lymphoma, nasal type: a retrospective clinical analysis in North-Western China. Oncol Res Treat. 2016;39:45-52.
21. Pillai V, Tallarico M, Bishop MR, Megan SL. Mature T-and NK--cell non-Hodgkin lymphoma in children and young adolescents. British Journal of Haematology. 2016;173:573-81.
22. Delecluse H. The genetic approach to the Epstein-Barr virus: from basic virology to gene therapy. J Clin Pathol Mol Pathol. 2000;53:270-9.
23. Sonnex TS, Hawk JLM. Hydroa vacciniforme: a review of ten cases. Br J Dermatol. 1988;118:101-8.
24. Goldgerier MH, Nordlund JJ, Lucky AW et al. Hydroa vacciniforme: diagnosis and therapy. Arch Dermatol. 1982; 118:588-91.
25. Iwatsuki K, Ohtsuka M, Harada H et al. Clinicopathologic manifestations of Epstein-Barr virus-associated cutaneous lymphoproliferative disorders. Arch Dermatol. 1997; 133:1081-6.
26. Iwatsuki K, Ohtsuka M, Akiba H, Kaneko F. Atypical hydroa vacciniforme in childhood: from a smoldering stage to Epstein-Barr virus-associated lymphoid malignancy. [Letter]. J Am Acad Dermatol. 1999;40:283.
27. Oono T, Arata J, Masuda T, Ohtsuki Y. Coexistence of hydroa vacciniforme and malignant lymphoma. Arch Dermatol. 1986;122:1306-9.
28. Su IJ, Tsai TF, Cheng AL, Chen CC. Cutaneous manifestations of Epstein-Barr virus-associated T-cell lymphoma. J Am Acad Dermatol. 1993;29:685-92.
29. Cohen JI. Epstein-Barr virus lymphoproliferative disease associated with acquired immunodeficiency. Medicine. 1991; 70:137-60.
30. Shibata D, Tokunaga M, Uemura Y et al. Association of Epstein-Barr virus with undifferentiated gastric carcinoma with intense lymphoid infiltration. Am J Pathol. 1991;139:469-74.
31. Kawa-Ha K, Ishihara S, Ninomiya T et al. CD3-negative lymphoproliferative disease of granular lymphocytes containing Epstein-Barr viral DNA. J Clin Invest. 1989;84:51-5.
32. Kikuta H, Taguchi Y, Tomizawa K et al. Epstein-Barr virus genomepositive T lymphocytes in a boy with chronic active VEB infection associated with Kawasaki-like disease. Nature. 1988;333:455-7.
33. Harabuchi Y, Yamanaka N, Kataura A et al. Epstein-Barr virus in nasal T-cell lymphomas in patients with lethal midline granuloma. Lancet. 1990;335:128-30.
34. Cho KH, Kim CW, Lee DY et al. Epstein-Barr virus-associated lymphoproliferative lesion of the skin presenting recurrent necrotic papulovesicles of the face. Br J Dermatol. 1996;134:791-6.
35. Ruiz-Maldonado R, Parrilla FM, Orozco-Covarrubias ML et al. Edematous, scarring vasculitic panniculitis: a new multisystemic disease with malignant potential. J Am Acad Dermatol. 1995;32:37-44.
36. Magana M, Sangueza P, Gil-Beristain J et al. Angiocentric cutaneous T-cell lymphoma of childhood (hydroa-like lymphoma): a distinctive type of cutaneous T-cell lymphoma. J Am Acad Dermatol. 1998;38:574-9.
37. Peiper SC, Myer JL, Broussard EE, Sixbey JW. Detection of Epstein-Barr virus genomes in archival tissues by polymerase chain reaction. Arch Pathol Lab Med. 1990;114:711-4.
38. Saito I, Servenius B, Compton T, Fox RI. Detection of Epstein-Barr virus DNA by polymerase chain reaction in blood and tissue biopsies from patients with Sjögren's syndrome. J Exp Med. 1989;169:2191-8.
39. Strauss SE, Cohen JI, Tosato G, Meier J. Epstein-Barr virus infections: biology, pathogenesis and management. Ann Intern Med. 1993;118:45-58.
40. Konno M, Kikuta H, Ishikawa V et al. A possible association between hepatitis B antigen-negative infantile papular acrodermatitis and Epstein-Barr virus infection. J Pediatr. 1982;101:222-6.

Capítulo 16

Dermatoviroses – Herpes Simples, Herpes-Zóster, Varicela e HPV

André Avelino Costa Beber
Daniela da Pieve
Larissa Reghelin Comazzetto

Vírus do herpes simples (HSV)

Epidemiologia

O vírus herpes simples (HSV) compreende os subtipos herpes vírus 1 e 2 (Quadro 16.1). A soroprevalência para os dois tipos de HSV em adultos na 4ª década de vida atinge 90% da população mundial, influenciada por fatores como gênero, idade e localização geográfica e é maior em populações de menor nível socioeconômico. O HSV-1 está predominantemente relacionado a infecções orolabiais (80% a 90% dos casos) e o HSV-2 está principalmente associado a infecções genitais (70% a 90%), embora o HSV-1 esteja modificando essa estatística, tornando-se, nas infecções genitais, mais prevalente do que o HSV-2 em regiões como os Estados Unidos e o Reino Unido.[1,2] O herpes genital representa uma das doenças sexualmente transmissíveis (DST) mais comuns no mundo todo. Nos Estados Unidos, 21% a 25% da população adulta tem sorologia positiva para o HSV-2 e, destes, mais da metade não apresenta foco clinicamente aparente, embora continue apresentando potencial de transmissão do vírus.[3] A prevalência mundial do HSV-1 varia com a idade, etnia, localização geográfica e *status* socioeconômico, sendo relatada uma taxa mais alta de soropositividade em países menos industrializados. Os fatores de risco para infecção genital por HSV incluem idade adulta, sexo feminino, baixo nível socioeconômico e de escolaridade, existência prévia de outras DST, idade precoce na primeira relação sexual e multiplicidade de parceiros sexuais ao longo da vida.[2]

Quadro 16.1. Nomenclatura dos herpes vírus descritos neste capítulo.

Herpes vírus	Sinônimos	Apresentação clínica característica
Herpes vírus humano tipo 1 (HHV-1)	Vírus do herpes simples tipo 1 (HSV-1)	Herpes orolabial
Herpes vírus humano tipo 2 (HHV-2)	Vírus do herpes simples tipo 2 (HSV-2)	Herpes genital
Herpes vírus humano tipo 3 (HHV-3)	Vírus varicela-zóster (VZV)	Varicela e herpes-zóster

Fonte: Desenvolvido pela autoria do capítulo.

Etiopatogenia

HSV-1 e 2 são patógenos ubíquos transmitidos pelo contato direto com lesões ativas ou com secreções mucocutâneas de indivíduos assintomáticos em fase replicativa do vírus, infectando mucosas ou áreas da pele com soluções de continuidade. É importante ressaltar que indivíduos assintomáticos portadores do vírus continuam apresentando capacidade de transmissão da doença.[3]

O vírus replica-se na superfície à qual foi inoculado e percorre um fluxo axional retrógrado em direção à raiz nervosa dorsal, onde se torna latente. Após atingir o gânglio sensorial, pode permanecer em latência por todo o tempo de vida do indivíduo infectado ou reativar intermitentemente, dependendo da imunidade celular que controla a replicação do vírus. Os possíveis desencadeantes dos episódios de reativação viral e consequentemente de episódios de recorrência são estresse emocional, febre, dano ao tecidual no local de aparecimento das lesões, condições de imunossupressão, radiação ultravioleta.[1]

O termo **herpes** tem origem grega e significa "rastejar" e deu nome à doença em razão desta característica de disseminação marginal das lesões cutâneas.[4]

O HSV-1 está relacionado principalmente a lesões orais, orofaríngeas, faciais, oculares e encefálicas, enquanto o HSV-2 é responsável principalmente pelas infecções anogenitais, tendo como principal via de transmissão a sexual.[5]

No mesmo sítio de inoculação, o HSV-1 e o HSV-2 geram doença idêntica na infecção primária. No herpes genital, entretanto, o HSV-2 parece estar associado a maior frequência de recorrências posteriores em comparação ao HSV-1.[6] A infecção por qualquer um dos HSV não gera imunidade para proteger do contágio pelo outro HSV.

Apesar de possível na ausência de lesões, o risco de transmissão do herpes genital é maior quando dos pródromos e maior ainda na presença de lesões e os pacientes devem ser alertados para abstinência sexual durante o período eruptivo da doença. O uso de preservativo em todas as relações sexuais para prevenir o contágio do HSV é altamente recomendado, mas é importante salientar que o uso não elimina o risco de transmissão do vírus.[7]

Manifestações clínicas

As manifestações clínicas são diversas e variam de acordo com a natureza do episódio (primoinfecção ou recorrência) e com a imunidade do hospedeiro.

A maioria das infecções primárias ocorre de forma assintomática e, quando sintomática, dois tipos de apresentações são possíveis para infecção por HSV. Uma **primoinfecção primária** por HSV refere-se ao primeiro episódio de herpes em um indivíduo soronegativo para ambos os HSV. A **primoinfecção não primária** refere-se à aquisição de um segundo HSV por uma pessoa já infectada pelo outro HSV. Primoinfecções primárias são mais graves, muitas vezes associadas a sinais e sintomas gerais, bem como a maior duração do quadro.[1]

As lesões mucocutâneas do herpes simples são precedidas por período de incubação de 3 a 7 dias e podem ser antecedidas por febre e linfadenopatia local. É comum estarem presentes pródromos locais de dor, prurido ou parestesia local. Apresentam-se clinicamente como vesículas umbilicadas, de conteúdo, no início, límpido, agrupadas em forma de "cacho de uva", sobre base eritematosa. Estas lesões, em geral, progridem para erosões e pústulas com finas crostas, que involuem espontaneamente em poucos dias, com cura total do processo em torno de 2 semanas. A dor é de intensidade variável.[8]

Após a primoinfecção, o vírus torna-se latente, podendo ocorrer reativações clínicas ou subclínicas, sendo que os episódios sintomáticos geralmente apresentam lesões semelhantes às da primoinfecção, mas menos extensas e sintomáticas, além de menos duradouras. A periodicidade da recorrência varia muito de indivíduo para indivíduo, e num mesmo indivíduo ao longo do tempo. As recorrências podem ocorrer espontaneamente ou ser desencadeadas por diversos fatores, como estresse emocional, febre, injúria local, condições de imunossupressão e exposição à radiação ultravioleta. Formas graves sistêmicas de recorrência da infecção clínica podem ocorrer em imunodeprimidos.[9]

Herpes simples não genital

No herpes simples não genital, a primoinfecção ocorre mais comumente em crianças menores de 10 anos de idade, com manifestações mínimas ou assintomáticas, tornando-se o indivíduo portador do vírus. Quando sintomática, é comum o quadro de gengivoestomatite, que pode manifestar lesões vesicoerosivas ou quadros mais graves com pródromos de linfadenopatia, mal-estar, anorexia e febre alta. A criança apresenta inquietação, sialorreia e dificuldade para alimentar-se. As gengivas ficam edemaciadas e inflamadas e sangram facilmente. Há vesículas exulceram ou ulceram, formando placas branco-amareladas como uma pseudomembrana. Além dos lábios e da cavidade oral, a orofaringe também pode ser acometida. A febre melhora após 3 a 5 dias e ocorre regressão do quadro em cerca de 2 a 3 semanas, podendo estender-se até 6 semanas. No adulto, a erupção é mais frequente nos lábios, exibindo um quadro mais extenso do que nas recorrências (Figura 16.1).

As lesões recorrentes são mais frequentes nos lábios. Acometimento da região perioral, mucosa nasal, mucosa oral e da regiões malares não é incomum, e as manifestações podem ocorrer em qualquer área de pele ou mucosa previamente infectada. As lesões características são vesículas agrupadas sobre base eritematosa, que podem se tornar pustulosas e ulcerar (Figura 16.2). Prurido, queimação ou ardor podem preceder as lesões por horas ou dias. Em geral, não há manifestações sistêmicas e

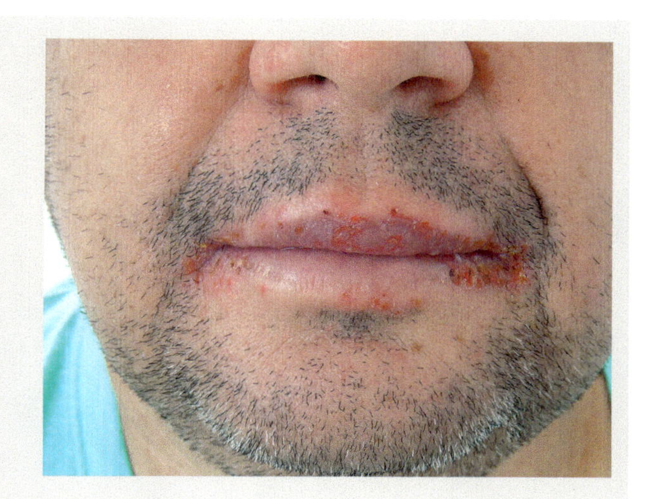

Figura 16.1. Herpes não genital. Primoinfecção.
Fonte: Acervo da autoria do capítulo.

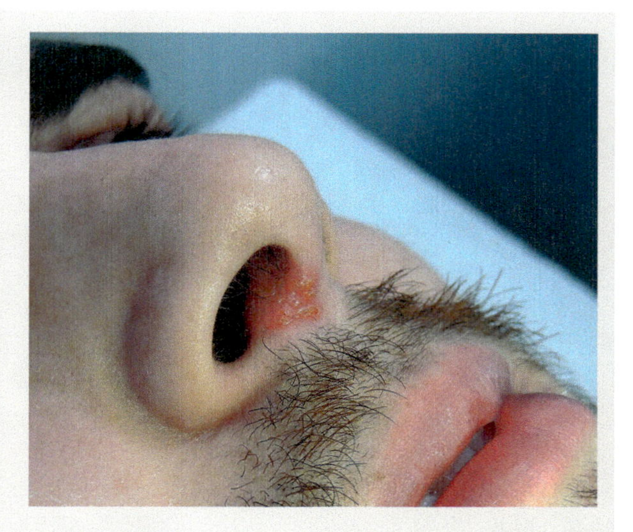

Figura 16.2. Herpes não genital. Recidiva na região nasal.
Fonte: Acervo da autoria do capítulo.

as lesões são menos exuberantes e mais localizadas. Há resolução das lesões entre 5 e 10 dias, sem deixar cicatrizes.

Em imunocomprometidos, os surtos tendem a ser mais dolorosos e prolongados e acometem a cavidade oral e outras áreas da face mais frequentemente.[10]

Herpes genital

A primoinfecção do herpes genital causa balanite, vulvite ou vaginite dolorosas que podem durar por 2 a 3 semanas se não tratadas. Quadros mais extensos apresentam lesões comprometendo toda a área genital, região pubiana e glúteos. O período de incubação dura em torno de 6 dias, e as lesões cutaneomucosas podem ser precedidas por mal-estar geral e febre. A localização do quadro varia de acordo com o tipo de prática sexual do indivíduo e pode ser na genitália e/ou na região anorretal.

Em mulheres, as lesões são, quase sempre, numerosas, edematosas e bastante dolorosas, comumente atingem a vulva e a vagina, podem progredir para as nádegas e o períneo e até progredir para uma cervicite ulcerativa grave (Figura 16.3). Cistite e uretrite podem estar presentes, e a dor intensa pode ocasionar paresia transitória da bexiga com retenção urinária.

É importante salientar que o herpes genital é, individualmente, o maior fator de risco para transmissão do HIV, com estudos mostrando um aumento de três vezes no risco do contágio pelo HIV.[11,12]

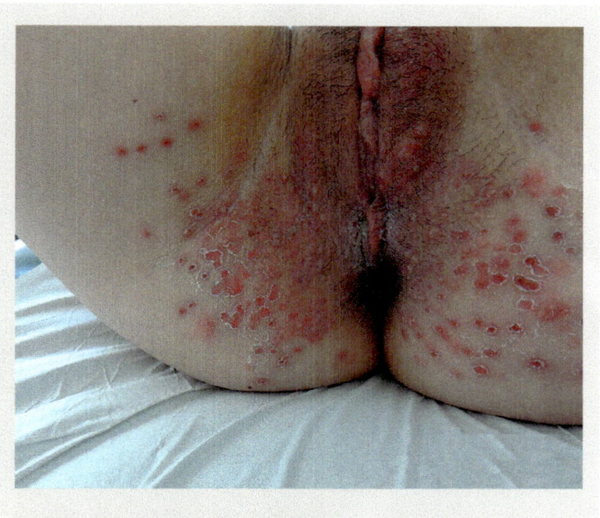

Figura 16.3. Herpes genital na mulher. Primoinfecção.
Fonte: Acervo da autoria do capítulo.

No genital masculino, além da glande, o prepúcio, o dorso do pênis e o períneo podem ser acometidos por vesículas e úlceras, além da possibilidade de uretrite com disúria intensa e secreção hialina (Figura 16.4).

São comuns o acometimento da região perianal (Figura 16.5) e o desenvolvimento de proctite, manifestando-se com dor e descarga purulenta. Em indivíduos infectados pelo HIV, a ulceração pode tornar-se crônica.[13]

Complicações são mais comuns em mulheres, ocorrendo em até 20% desta população, e compreendem

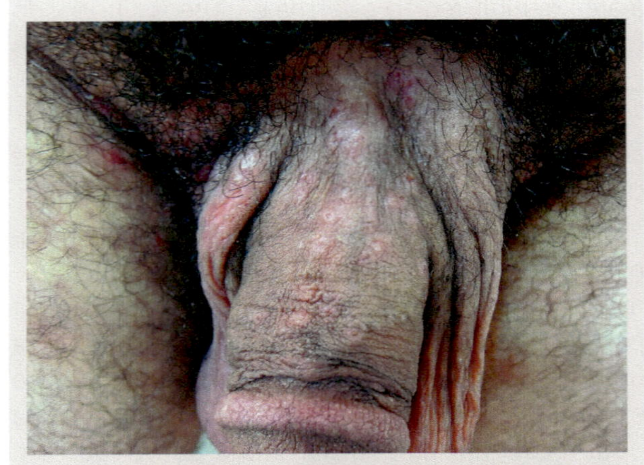

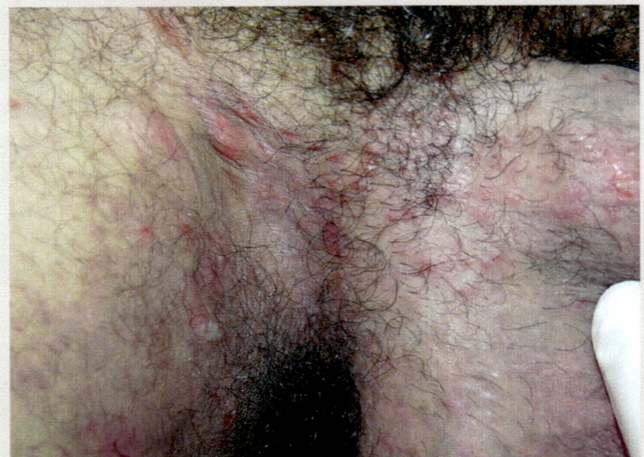

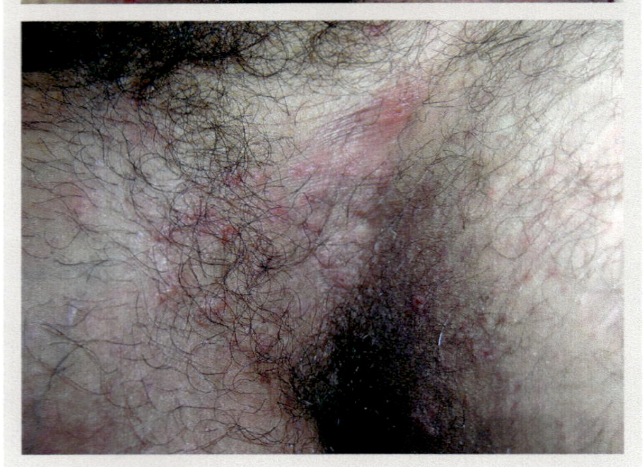

Figura 16.4. Herpes genital no homem. Primoinfecção.
Fonte: Acervo da autoria do capítulo.

lesões extragenitais, retenção urinária e meningite asséptica. Em virtude do curso prolongado e do potencial de complicações, o tratamento é indicado nestes casos e deve ser iniciado o mais precocemente possível.[6]

Recidivas são comuns no herpes genital, e sua frequência está relacionada à gravidade da infecção primária, variando muito de um indivíduo para

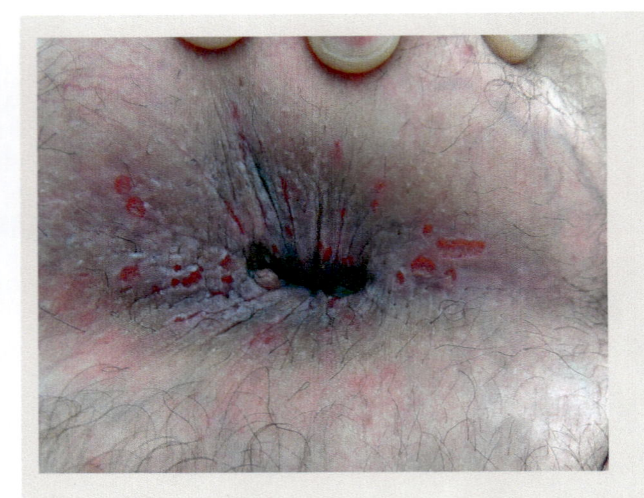

Figura 16.5. Herpes perianal.
Fonte: Acervo da autoria do capítulo.

outro. O quadro consiste em pequenas vesículas e pústulas sobre base eritematosa, que sofrem ruptura, geralmente em número limitado e resolução em uma semana (Figura 16.6).

A doença genital primária é geralmente mais sintomática do que a oral, e o contágio ocorre no adolescente ou no adulto jovem após o início da atividade sexual.

Formas especiais de infecção por HSV

Apesar da maior prevalência da doença nas regiões orolabial e anogenital, o contágio pode ocorrer em qualquer região da pele ou das mucosas. Também são frequentes apresentações atípicas relacionadas a fatores próprios do hospedeiro, como faixa etária, tratamentos inadequados ou imunodepressão.[6] São exemplos disso:

- **Iatrogenia:** o uso de corticosteroides tópicos pode causar cronicidade das lesões e alteração do seu aspecto clínico, dificultando seu diagnóstico (Figura 16.7).
- **Ceratoconjuntivite herpética:** a primoinfecção herpética nos olhos apresenta-se como ceratoconjuntivite uni ou bilateral com opacidade e erosões na córnea. Podem ser encontrados vesículas na pele ao redor e edema de pálpebras. O tempo de duração da ceratoconjuntivite é de 2 a 6 semanas; pode ocasionar cegueira quando há ulcerações profundas.
- ***Herpes gladiatorum***: termo usado para descrever lesões herpéticas geralmente localizadas na região cervical, ombros e tórax, que

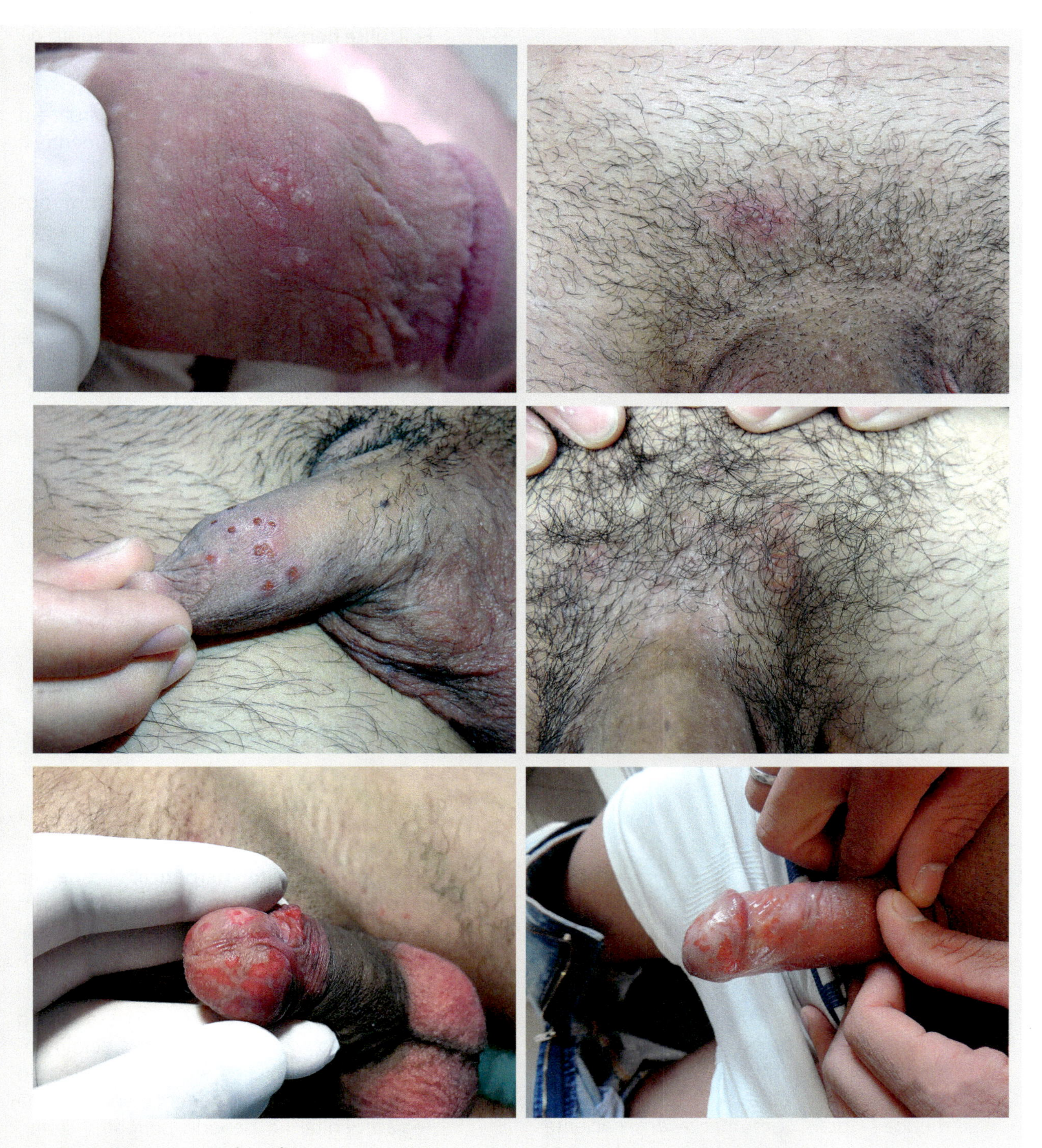

Figura 16.6. Herpes genital recidivante.
Fonte: Acervo da autoria do capítulo.

seriam inoculadas a partir de focos orolabiais em atletas de modalidades de luta.

- **Panarício herpético:** também chamado de "herpes digital", apresenta quadro de lesões vesiculares nos dedos das mãos, acompanhadas de dor e edema (Figura 16.8). O contágio acontece principalmente em bebês, que, durante a amamentação, tocam em lesões presentes na região orolabial das suas mães. Também acomete profissionais da saúde que, sem o uso de luvas, entram em contato com doentes.

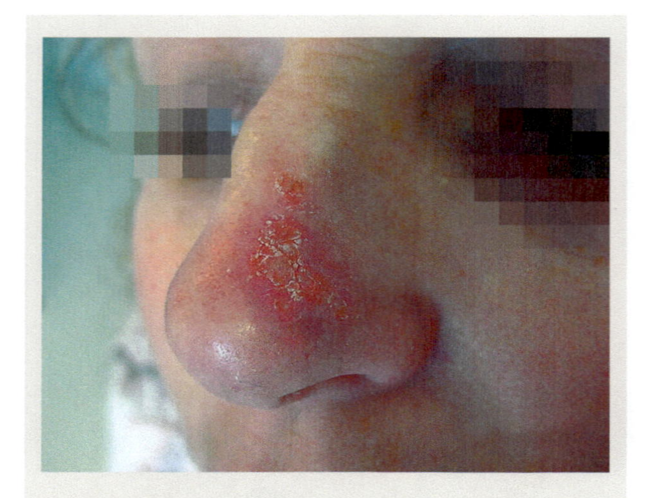

Figura 16.7. Lesão herpética crônica pelo uso inadequado de corticosteroide tópico.
Fonte: Acervo da autoria do capítulo.

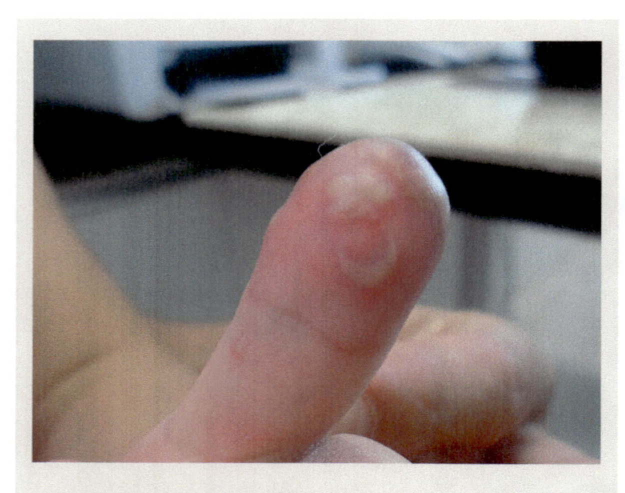

Figura 16.8. Panarício herpético.
Fonte: Acervo da autoria do capítulo.

- **Eczema herpético ou erupção variceliforme de Kaposi:** complicação que ocorre em pacientes com barreira cutânea comprometida – mais comumente em pacientes com dermatite atópica, mas também em portadores de doenças bolhosas, grandes queimados, ictioses e micose fungoide. Mais frequentemente na face, relacionado ao HSV-1. Caracteriza-se por lesões erosadas e crostosas, mais evidentes que as vesículas, que são mais frequentes na face e geralmente relacionadas ao HSV-1. É comum ocorrer sobreposição de infecção bacteriana ou disseminação do quadro.

- **Foliculite herpética:** surgimento abrupto de vesículas e pústulas foliculares, geralmente relacionado ao ato de se barbear com lâmina, apresentando-se na área da barba em homens ("sicose herpética"). Geralmente é causado pelo HSV-1.[3]

- **Eritema multiforme:** tem como um dos principais desencadeantes o HSV, sendo este responsável por cerca de 80% dos casos recorrentes. As lesões em alvo, principalmente nas pernas e braços, aparecem cerca de 10 dias após a reativação viral, durando cerca de 2 semanas (Figura 16.9). Geralmente não há sintomas sistêmicos associados.[3]

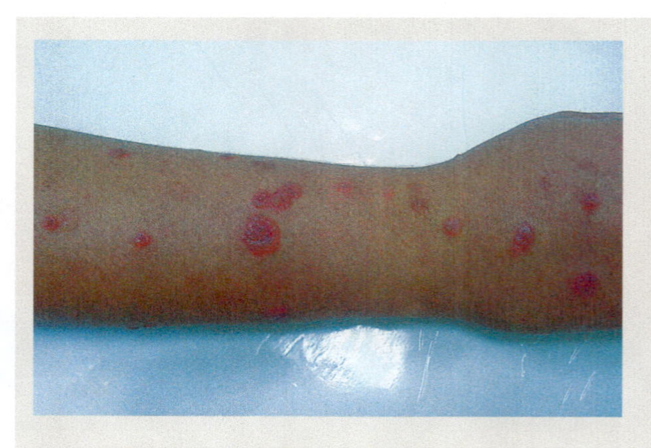

Figura 16.9. Eritema multiforme por HSV.
Fonte: Acervo da autoria do capítulo.

- **Meningoencefalite herpética:** ocorre na primoinfecção em 1% a 2% dos doentes em decorrência de viremia. Pode ter alta mortalidade e morbidade e deixar sequelas neurológicas nos sobreviventes.

- **Herpes neonatal:** ocorre a contaminação do bebê no momento do parto, geralmente por HSV-2. Apresenta risco mais elevado em gestantes que adquirem a infecção na região genital no período periparto, sendo baixo o risco em casos de herpes genital recorrente. O quadro se inicia em torno de 5 dias de vida do recém-nascido, apresentando lesões localizadas ou disseminadas, mais em couro cabeludo e tronco, podendo haver comprometimento ocular, de cavidade oral ou de múltiplos órgãos, bem como do SNC. A mortalidade é alta sem tratamento (> 50%) e, nos sobreviventes, é comum a ocorrência de sequelas neurológicas e/ou oculares.

- **Infecção herpética congênita:** a infecção intrauterina pelo HSV-2 pode causar defeitos congênitos ou abortamentos. O risco de transmissão é maior até a 20ª semana de gestação e podem surgir vesículas, cicatrizes, coriorretinite, microftalmia, catarata, microcefalia, calcificação intracraniana, convulsão e encefalomalacia. O herpes simples é uma das causas da síndrome TORCH, que engloba várias doenças (toxoplasmose, sífilis, rubéola, infecção por citomegalovírus (CMV), hepatites virais, HIV e outras, como varicela, parvovírus B19 e enterovírus), que acometem a gestante, mesmo que de forma assintomática, e cujos agentes podem ultrapassar a barreira placentária, causando doença no concepto.

Em imunodeprimidos, as lesões tendem a apresentar maior gravidade e cronicidade e podem manifestar-se como ulcerações extensas, lesões vegetantes e exofíticas, podendo acometer mais de um local ou até mesmo serem disseminadas. Além disso, é relativamente comum, nestes pacientes, o isolamento de cepas resistentes ao aciclovir. Pode haver comprometimento sistêmico, sobretudo dos tratos gastrointestinal e respiratório.[12]

Diagnóstico

Na maioria dos casos, o diagnóstico é clínico, com base na história clínica e no exame das lesões; porém, pode haver necessidade de confirmação com exames laboratoriais em lesões atípicas em imunossuprimidos.[8]

A etiologia viral pode ser confirmada pelo teste do esfregaço de Tzanck ou pelo exame anatomopatológico. O teste do esfregaço de Tzanck consiste na feitura de uma lâmina com o raspado do assoalho de uma vesícula ou erosão recente, corada pelo Giemsa, Leishman ou HE. O exame positivo mostra células epiteliais gigantes multinucleadas, que são também encontradas nas infecções pelo VZV. Atualmente, para um diagnóstico inicial rápido de infecção por HSV, têm sido usado testes de imunofluorescência direta para detecção de antígenos virais em esfregaços colhidos de lesões. A vantagem deste método em relação à citodiagnose de Tzanck é que ele faz distinção entre infecção por HSV e VZV e é um método mais sensível.

A confirmação do agente causal é obtida por meio de cultura viral, que é o método padrão-ouro, ou por reação em cadeia de polimerase (PCR). Este último é um método mais rápido, sensível e específico na detecção de HSV em lesões cutâneas e de outros órgãos, sendo o método de escolha para detecção de encefalite herpética e meningite asséptica, por intermédio de pesquisa do DNA do vírus no líquido cefalorraquidiano (LCR).[1]

Exames sorológicos apresentam altas sensibilidade e especificidade, mas tem utilidade limitada em decorrência da alta prevalência de indivíduos soropositivos na população geral e não devem ser usados como exames de rotina.[14]

As sorologias podem auxiliar na diferenciação de infecções herpéticas primárias e não primárias. Uma verdadeira infecção primária por HSV refere-se ao primeiro episódio de herpes em um indivíduo HSV-1 ou HSV-2 soronegativo. Uma infecção não primária refere-se à aquisição de um tipo de HSV por uma pessoa já infectada com outro tipo. As infecções primárias costumam ser mais graves, frequentemente associadas a sinais e sintomas constitucionais, e com uma maior duração de eliminação viral. Mais especificamente, níveis elevados de imunoglobulina (Ig) M são consistentes com uma infecção primária, enquanto níveis elevados e agudos de IgG são sugestivos de uma infecção não primária.

A sorologia IgM para HSV pode aumentar a chance de detecção de uma infecção recente, enquanto os níveis de IgG ainda são indetectáveis, embora também possam ser negativos durante o início do quadro. No entanto, IgM também pode ser positivo durante uma reativação da doença e não pode ser usado para distinguir uma infecção primária de uma recorrência. Em função dessas limitações, IgM para HSV tem uso limitado na rotina diagnóstica e não pode ser recomendado na prática clínica.

A sorologia IgG é negativa na manifestação inicial da doença (período janela) e torna-se detectável de 2 semanas a 3 meses após a o início dos sintomas, persistido positiva definitivamente.[15]

Para confirmar infecção recente, devem ser colhidas amostras sorológicas na fase aguda e convalescente (2 a 4 semanas após). A elevação dos títulos em quatro vezes ou mais entre a fase aguda e convalescente indica infecção recente. Na recorrência, somente pequena parte dos pacientes apresenta aumento na titulação destes anticorpos. Há necessidade de cuidado ao avaliar sorologias negativas, pois, na fase tardia, após infecção primária, os títulos de anticorpos tendem a se reduzir e podem ser indetectáveis.

O exame sorológico pode ser útil para parceiros de pacientes com herpes genital a fim de orientar adequadamente quando à transmissibilidade. Assim, casais sorodiscordantes deverão ser devidamente aconselhados sobre medidas para reduzir o risco de transmissão.[6,8]

Na histopatologia (Figura 16.10), o dano citopático se revela inicialmente na epiderme, com palidez e edema do citoplasma dos queratinócitos; os núcleos mostram marginação da cromatina, resultando num aspecto em vidro fosco. Os queratinócitos infectados fusionam-se, formando células gigantes multinucleadas, características da infecção. Espongiose e edema intracelular estão presentes na epiderme e também no epitélio dos folículos pilosos. Podem ocorrem inclusões eosinofílicas intranucleares, rodeadas por um halo claro. Os queratinócitos infectados caracteristicamente apresentam edema intracelular, ocasionando degeneração balonizante, própria das vesículas virais. As células balonizadas podem torna-se acantolíticas ou romper suas membranas resultando em degeneração reticular.[16]

Diagnóstico diferencial

As lesões orolabiais da primoinfecção devem ser diferenciadas de estomatite aftosa, pênfigo vulgar, eritema multiforme, síndrome de Stevens-Johnson, herpangina, doença pé-mão-boca. Lesões acometendo apenas face e lábios devem ser diferenciadas do impetigo.

O herpes genital deve ser diferenciado principalmente de outras DST, como cancro sifilítico, cancroide ou linfogranuloma venéreo. Outras condições a serem lembradas são líquen plano erosivo, líquen escleroso, dermatite atópica e uretrite.

Tratamento

No tratamento do herpes simples, é importante diferenciar se as lesões são decorrentes de uma primoinfecção ou de recorrência, bem como a localização, a extensão e a existência ou não de imunodepressão. A abordagem terapêutica atual do manejo da infecção por HSV não visa a erradicação viral, mas sim a atenuação do curso clínico, a prevenção da transmissão, a supressão da recorrência, a diminuição da eliminação viral e a prevenção de complicações.[6,8]

A terapia antiviral pode não ser necessária, uma vez que a erupção é autolimitada. O processo de cura espontâneo tem início nas primeiras 24 horas após o início do quadro e, quando o tratamento farmacológico é indicado ou solicitado, deve ser iniciado o mais precocemente possível para garantir maior benefício terapêutico.

Medidas de suporte e higiene das lesões são fundamentais e devem ser sempre recomendadas e são, na maioria das vezes, suficientes para tratamento episódico. Limpeza com soluções salinas ou água e sabonete e uso de compressas com antissépticos são de grande valor, especialmente nas

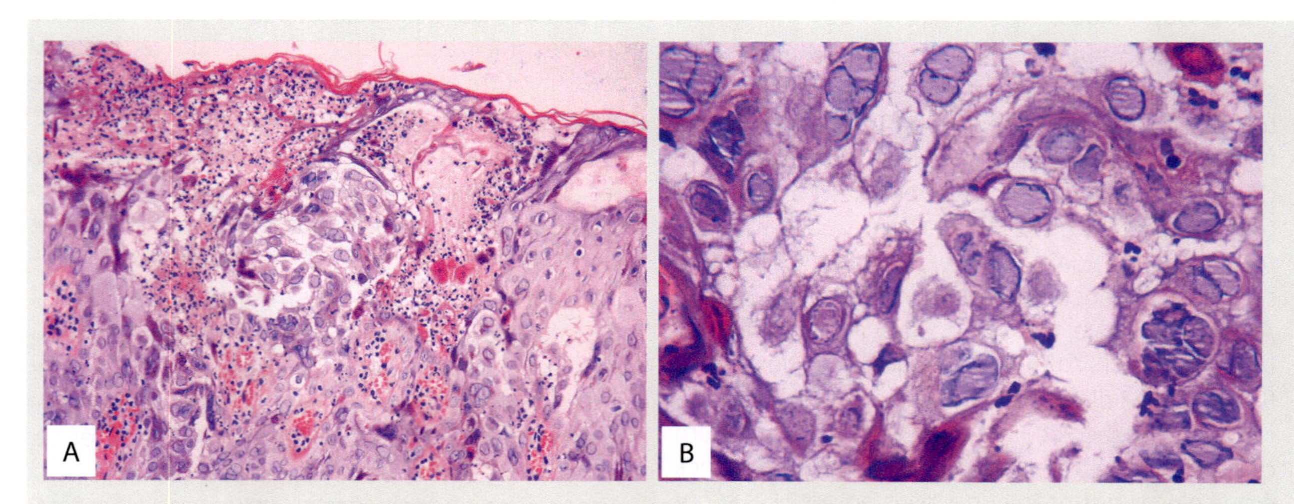

Figura 16.10. Infecção por HSV. (A) Aumento panorâmico mostra uma vesícula intraepidérmica multiloculada. (B) A vesícula intraepidérmica mostra várias células gigantes multinucleadas, cujos núcleos exibem amoldamento e marginação da cromatina. Observam-se ainda degeneração balonizante, degeneração reticular e acantólise.

Fonte: Cortesia da Drª Ivanir Spezia Melo.

lesões genitais. Alívio dos sintomas locais pode ser obtido com o uso de anestésicos tópicos, sendo preferível uso da lidocaína em gel por ser menos sensibilizante que a benzocaína. Ingesta de alimentos frios (na doença orolabial) e compressas frias também são válidas.

Os antivirais utilizados na primoinfecção e nos episódios recorrentes orolabiais ou genitais são os mesmos, sendo a via de administração e o tempo de tratamento determinados pela gravidade da doença e das condições do doente.

O tratamento com medicações tópicas, nas apresentações disponíveis de aciclovir 5% e fanciclovir 1%, pode ser utilizado nos episódios recorrentes de menor gravidade. Entretanto, essa via é menos efetiva do que os tratamentos sistêmicos e não é indicada para tratamento supressivo por não atingir sítios de replicação viral além da lesão visível.[17,18]

O uso de antivirais por via oral, tanto nas infecções primárias como nas recidivas, é o tratamento mais efetivo e deve ser recomendado a todos os pacientes com episódios mais frequentes e duradouros da erupção. Quando utilizados precocemente, de preferência dentro de 48 horas do início do quadro (período de maior replicação viral), reduzem o tempo de sintomas e o potencial de transmissão.[19]

O aciclovir é um análogo de nucleosídeo, potente inibidor da replicação viral, e é o antiviral mais antigo e mais utilizado. Apresenta especificidade em inibir a replicação apenas das células infectadas pelo HSV porque sofre catalização por uma enzima viral específica (timidina quinase), quando é, então, fosforilado e torna-se capaz de inibir a DNA-polimerase viral. A curta meia-vida deste fármaco exige várias tomadas ao dia. O fanciclovir e o valaciclovir têm o mesmo mecanismo de ação, são drogas precursoras relacionadas quimicamente ao aciclovir e apresentam maior biodisponibilidade e absorção via oral, facilitando as doses orais, o que pode garantir maior aderência ao tratamento e compensar seus maiores custos.[19]

As opções terapêuticas e as dosagens tradicionais dos principais antivirais para tratamento do herpes simples estão sintetizadas na Tabela 16.1.

No tratamento das recorrências, os esquemas de terapia ultracurtos (1 a 3 dias), demonstrados na Tabela 16.2, são os preferidos de alguns autores por facilitarem a posologia e a aderência ao tratamento. Para assegurar o início precoce do tratamento, o paciente pode ser instruído a armazenar ou carregar consigo uma determinada quantidade de medicamentos suficiente para dar início ao tratamento quando necessário, de preferência ainda na fase prodrômica.[6,20]

Antivirais intravenosos são indicados nos casos de infecção herpética neonatal, infecções graves em imunocomprometidos, eczema herpético grave e na presença de complicações sistêmicas, como meningoencefalite. Aciclovir intravenoso (IV) pode ser utilizado na dose de 10 a 20 mg/kg, 2 vezes ao dia. Resistência ao aciclovir pode ocorrer, principalmente nos pacientes imunocomprometidos, exigindo tratamento com outras drogas intravenosas, como o foscarnet (40 mg/kg, IV a cada 8 a 12 horas por 14 a 21 dias) e cidofovir (5 mg/kg/sem, via endovenosa (EV) por 2 semanas e, após, em semanas

Tabela 16.1. Tratamento do herpes simples. Posologia para uso oral, a menos que indicado o uso intravenoso.

Primoinfecção em imunocompetentes	• **Aciclovir:** 200 mg, 5 vezes ao dia ou 400 mg, 3 vezes ao dia ou 5 vezes ao dia por 7 a 10 dias • **Crianças:** 15 mg/kg/dose • **Valaciclovir:** 500 a 1.000 mg/dia por 7 dias • **Fanciclovir:** 250 mg, 3 vezes ao dia por 7 a 10 dias
Recorrência em imunocompetentes	• **Aciclovir:** 400 mg, 3 vezes ao dia ou 200 mg, 5 vezes ao dia por 5 a 10 dias ou 800 mg, 3 vezes ao dia por 2 dias • **Valaciclovir:** 500 mg, 2 vezes ao dia por 3 dias ou 1 g/dia por 5 dias ou 2 g, 2 vezes ao dia por 1 dia • **Famciclovir:** 125 mg, 2 vezes ao dia por 5 dias ou 1.000 mg, 2 vezes ao dia por 1 dia ou 1.500 mg, uma vez em 1 dia
Infecção em imunocomprometidos	• **Aciclovir:** 400 mg, 3 vezes ao dia ou 200 mg, 5 vezes ao dia ou 5 a 10 mg/kg, EV 8/8 h até melhora das lesões • **Valaciclovir:** 500 a 1.000 mg, 2 vezes ao dia, até melhora das lesões • **Fanciclovir:** 500 mg, 2 vezes ao dia, até melhora das lesões[2,6]
Terapia supressiva crônica	• **Aciclovir:** 400 mg, 2 vezes ao dia • **Valaciclovir:** 500 a 1.000 mg/dia • **Fanciclovir:** 250 mg, 2 vezes ao dia
Eczema herpético	• **Aciclovir:** 15 mg/kg (máximo 400 mg), 3 a 5 vezes ao dia por 7 a 14 dias. Considerar via intravenosa se generalizado • **Valaciclovir:** 1 g, 2 vezes ao dia por 7 a 14 dias • **Fanciclovir:** 500 mg, 2 vezes ao dia por 7 a 14 dias

EV: (via) endovenosa.

Fonte: Desenvolvida pela autoria do capítulo.

Tabela 16.2. Tratamento ultracurto.

Medicação	Dose
Aciclovir	800 mg, 3 vezes ao dia por 2 dias
Fanciclovir	1.000 mg, 2 vezes ao dia por 1 dia
Valaciclovir	500 mg, 2 vezes ao dia por 3 dias

Fonte: Desenvolvida pela autoria do capítulo.

alternadas). Ambas as medicações são nefrotóxicas, necessitando de hidratação e de monitoração da função renal.[1,6]

Existem novas drogas em estudo, visando diminuir a gravidade das crises e o risco de transmissão do vírus. Um estudo recentemente publicado sugeriu eficácia aproximada de 51% do tenofovir em gel aplicado topicamente antes das relações sexuais para redução da transmissão do HSV-2 em mulheres sul-africanas.[21]

Pritelivir é uma nova droga que inibe a replicação viral mediante inibição da enzima helicase-primase, que não requer ativação por fosforilação. Um estudo recente com 156 participantes mostrou superioridade em relação ao placebo em reduzir a replicação viral e a quantidade de dias com lesões, em pacientes com história de herpes genital recorrente sem comorbidades, com melhores resultados na dose de 75 mg/dia.[22]

Herpes recalcitrante em imunocomprometidos

O herpes crônico é definido como lesões com duração superior a 4 semanas e refratárias ao tratamento anti-herpético de 1ª linha, descrito principalmente em pacientes HIV/aids, mas possível também em outras condições de imunossupressão. Apresenta-se sob duas formas clínicas: ulcerativa; e pseudotumoral (granulomatosa ou hipertrófica). Esse diagnóstico deve ser considerado em todo paciente HIV com baixa contagem de CD4 (especialmente < 50 cel/mm^3) ou com início recente de terapia antirretroviral (TARV) que se apresente com ulcerações ou vegetações persistentes nas regiões genital ou perianal.

A suspeita clínica deve ser confirmada por PCR, cultura viral ou exame histopatológico. Teste de sensibilidade *in vitro* do HSV deve ser realizado quando disponível.[23]

A abordagem do herpes crônico inclui o tratamento antirretroviral e de outras condições subjacentes, como imunossupressão, desnutrição, anemia ou superinfecção bacteriana. Além disso, antes da substituição do aciclovir por outra medicação, é mandatório que se troque o aciclovir VO pelo aciclovir EV, somente na falha deste é que se procederá à substituição do aciclovir.

Estudos recentes com pacientes coinfectados com HSV e HIV, que apresentam herpes genital hipertrófico, demonstraram excelentes resultados com a associação de imiquimode 5% tópico ao tratamento antiviral sistêmico. Atualmente, o imiquimode é, junto com os antivirais sistêmicos, a terapia de escolha nos casos de herpes hipertrófico.[24,25]

A resistência ao aciclovir é rara. Ocorre por uma mutação do gene que codifica a tirosinaquinase, que é a enzima viral responsável por fosforilar o aciclovir para sua forma ativa. Cepas de HSV parcialmente resistentes ao aciclovir podem responder a altas doses de aciclovir ou de outros análogos de nucleosídeos intravenosos; cepas com resistência completa ao aciclovir não respondem ao valaciclovir nem ao ganciclovir, e a maioria também não responde ao fanciclovir. Para estes casos, o uso de cidofovir ou de foscarnet é recomendado, pois essas drogas não dependem da fosforilação pela tirosinaquinase.[26]

Terapia supressiva

A terapia supressiva está indicada para pacientes, com herpes genital ou não genital, que apresentam seis ou mais episódios por ano. Este esquema terapêutico visa reduzir o risco de transmissibilidade da infecção e melhorar a qualidade de vida do indivíduo acometido. As mesmas medicações utilizadas no tratamento episódico (Tabela 16.1) são utilizadas em esquemas contínuos, por tempo indeterminado, que varia de 4 a 12 meses.[6,17,18] Estudos recentes têm demonstrado que virtualmente qualquer paciente pode beneficiar-se da terapia supressiva e a decisão de utilizá-la deve basear-se, não apenas na frequência das recorrências, mas também no impacto que elas representam para cada indivíduo e na necessidade de prevenir a transmissão viral, contrabalanceada pelo custo e inconveniência do tratamento.[6]

Além de reduzir a frequência de recorrências clínicas, a terapia supressiva pode reduzir significativamente os episódios assintomáticos de eliminação viral, sendo benéfica na prevenção da transmissão do herpes genital para parceiros susceptíveis. A partir do exame sorológico, pode-se constatar susceptibilidade de parceiros sexuais e, assim, avaliar o benefício da terapia supressiva e orientar adequadamente quando à transmissibilidade. Casais sorodiscordantes deverão ser adequadamente aconselhados também sobre outras medidas para reduzir o risco de transmissão.

Cursos curtos de terapia supressiva podem ser indicados para prevenir manifestações clínicas em algumas situações especiais, como férias, viagens, realização de exames, etc. Nestes casos, deve-se considerar que o efeito supressivo ocorre após pelo menos cinco dias de uso do antiviral na dose preconizada.

Vacina

Atualmente, não há vacinas disponíveis para a infecção por HSV,[27] mas existem muitas candidatas em diversos estágios de desenvolvimento. Estão sendo desenvolvidas com o objetivo de prevenir a infecção por HSV-2 e de tratar pessoas que já têm infecção genital recorrente por HSV-2. A maioria das pesquisas sobre vacinas para HSV tem realizado estudos com o tipo HSV-2, mas descobriu-se que essas vacinas também mostraram ter benefícios na prevenção ou tratamento da infecção por HSV-1, dada a homologia entre esses vírus. Embora algumas vacinas não tenham se mostrado eficazes contra a doença pelo HSV-2, a descoberta de que a vacina previne a doença pelo HSV-1 genital (eficácia da vacina = 58%) é um avanço significativo para o campo do HSV. Além disso, as concentrações de anticorpos correlacionadas com a proteção contra a infecção por HSV-1 fornecem uma evidência do conceito de que a imunidade protetora da mucosa pode ser estimulada por meio da vacinação, embora isso ainda não esteja absolutamente claro.[8] Somando-se a esses benefícios, ao prevenir ou modificar a infecção, uma vacina eficaz pode limitar a inflamação da mucosa genital associada ao HSV e, portanto, reduzir o risco de transmissão de HIV.[28,29]

Outros estudos também permitiram observar que a infecção genital pelo HSV induz células T de memória residentes em tecidos da mucosa genital humana. Os estudos em animais demonstraram a importância de estimular as células T de memória residentes no tecido para a prevenção da infecção por HSV no modelo de camundongo usando uma abordagem *prime and pull*, em que uma quimiocina tópica é aplicada na mucosa genital após a vacinação subcutânea, atraindo linfócitos T CD8 específicos para HSV e, dessa forma, associando-se à diminuição da doença clínica.[30]

Uma vacina ideal prevenirá lesões genitais e infecções subclínicas assintomáticas objetivando reduzir o risco de transmissão inadvertida aos parceiros, será eficaz contra o herpes genital causado pelos vírus herpes simples tipos 1 e 2 (HSV-1, HSV-2) e protegerá contra o herpes neonatal. Três ensaios em humanos de fase 3 foram conduzidos nos últimos 20 anos, mas nenhum atingiu seu desfecho primário. Além disso, uma melhor avaliação do impacto e do custo-benefício da vacinação contra o HSV ainda é necessária, bem como estudos abrangendo populações maiores e heterogêneas.[28,29,31]

Vírus varicela-zóster (HHV-3 ou VZV)

O vírus varicela-zóster é o agente de duas doenças, a varicela e o herpes-zóster (HZ), também denominadas popularmente "catapora" e "cobreiro", respectivamente. A varicela é altamente contagiosa, atinge uma faixa etária mais jovem, com predomínio em crianças menores de 10 anos. Já o HZ, que é o resultado da reativação viral, acomete mais adultos e idosos após a 6ª década de vida, geralmente com sintomatologia local significativa.[1,32,33]

Epidemiologia

O VZV está presente em todo o mundo. Dados dos Estados Unidos mostram que mais de 95% da sua população é soropositiva para este vírus. Algumas diferenças são apresentadas em relação à varicela e ao HZ.

A varicela acomete predominantemente crianças menores de 10 anos, chegando a 90% dos casos nessa faixa etária.[34] O risco de adquirir a doença é maior quanto mais próximo é o contato com o indivíduo infectado. A doença apresenta pico de incidência no inverno e na primavera em populações de climas temperados, as epidemias ocorrem a cada 2 a 5 anos.[1,35] Antes da introdução da vacina contra o vírus, as taxas mundiais eram estimadas em 4 milhões de casos por ano, incluídas todas as faixas etárias. Esses números diminuíram drasticamente após o início da administração da vacina, que foi aprovada para uso nos Estados Unidos em 1995, com um decréscimo na incidência de 97% entre 1995 e 2010. No entanto, a doença ocasiona cerca de 4,2 milhões de hospitalizações e 4.200 mortes por ano no mundo.[34]

Não há dados consistentes sobre a incidência de varicela no Brasil, uma vez que somente os casos graves internados e óbitos são de notificação compulsória. Entretanto, a estimativa é de cerca de 3 milhões de casos ao ano. No período de 2006 a 2016, o número de internações variou de 4.200 a 12.600 por ano no Sistema Único de Saúde (SUS). Nesse período, foram registrados 649 casos de óbitos por varicela, destacando-se a faixa etária de 1 a 4 anos com 217 mortes.[36]

As formas mais graves costumam ocorrer nos maiores de 12 anos de idade, nos imunodeprimidos ou com imunodeficiências, na exposição fetal entre 8 e 26 semanas de gestação e na exposição fetal à infecção materna desde 5 dias antes até 2 dias após o parto.[34]

O HZ ocorre em pessoas previamente infectadas pela varicela, seja a infecção pelo vírus selvagem ou, seja pelo vírus da vacina contra varicela, sendo mais frequente nos adultos maiores de 60 anos de idade. Dados dos Estados Unidos mostram uma incidência anual de 1 milhão de casos. A maioria dos casos ocorre em adultos imunocompetentes, porém a incidência em pacientes HIV positivo é 4 a 11 vezes maior que em pacientes soronegativos. O risco de desenvolvimento da doença aumenta com imunossupressão e na presença de outras doenças, como artrite reumatoide, lúpus eritematoso sistêmico, doença inflamatória intestinal, doença pulmonar obstrutiva crônica, asma, doença renal crônica, depressão e diabetes *mellitus* tipo 1. Homens são mais suscetíveis do que mulheres e brancos mais do que negros.[37]

Etiopatogenia

O VZV é um vírus DNA de fita dupla, envelopado e neurotrópico. Pertencente à família Herpetoviridae e à subfamília Alphaherpesviridae, tem como reservatório específico o homem, mas alguns mamíferos podem carregar o vírus de forma latente.[33]

A varicela é altamente contagiosa e sua transmissão acontece por meio do contato com pessoas infectadas, por via respiratória, pelo contato direto com a secreção das lesões cutâneas, pela via transplacentária, pela transfusão sanguínea ou pelo contato com o portador do HZ. A transmissão inicia 1 a 2 dias antes do surgimento da erupção e segue até que todas as lesões estejam no estágio de crosta. O período de incubação varia de 10 a 21 dias. Após o contato, através da via inalatória, ocorre infecção da mucosa respiratória, replicação nos linfonodos regionais, e o vírus é transportado ao fígado e baço, consistindo na primeira viremia. Na segunda viremia, o vírus é transportado para a pele e membranas mucosas via endotélios capilares e migra, posteriormente, para as células ganglionares da raiz dorsal, onde pode permanecer latente.

O vírus permanece latente após a infecção pelo VZV e também após a vacina para varicela, uma vez que essa vacina é composta por um vírus vivo atenuado. Deste modo, o HZ pode ocorrer tanto pela infecção natural como pelo vírus vacinal.[38]

O HZ é significativamente menos contagioso do que a varicela, podendo ocorrer a transmissão pelo contato direto com os fluidos das lesões cutâneas ou pela via respiratória. Por ser neurotrópico, pode permanecer latente por longos períodos, sendo os gânglios de nervos cranianos, gânglios das raízes dorsais e gânglios autonômicos do neuroeixo os locais mais comuns da latência. A reativação do vírus latente decorre da diminuição da imunidade celular, que geralmente está associada à senescência, mas que pode ocorrer por estresse, trauma físico, imunossupressão ou doenças febris.[39]

Evidências mostram que um episódio de HZ não previne que outro possa ocorrer.[40] Outros estudos mostram que o HZ acomete mais pessoas com uma história familiar positiva, o que sugere que existam fatores genéticos associados a essa pré-disponibilidade, sendo sugerido o HLA-A118.[37]

Todavia, há evidências de uma redução no risco para HZ em pessoas com exposição familiar à varicela, com efeitos duradouros a longo prazo, o que reforça a teoria de que um *booster* exógeno pode ter efeitos imunológicos benéficos.[39]

Apresentação clínica

Varicela

A varicela apresenta pródromos de febre, mal-estar, cefaleia e febre 1 a 2 dias antes do surgimento de um exantema vesicular. A febre dura em torno de 3 a 5 dias. As lesões se iniciam na face e em couro cabeludo e progridem para tronco e extremidades. De início, são maculopápulas eritematosas e bastante pruriginosas; após, surgem vesículas com conteúdo seroso claro; e, por fim, formam-se crostas. As lesões podem ter duração de até 2 semanas e, após a cura, podem evoluir para cicatrizes. Pode acometer membranas mucosas como orofaringe, conjuntiva e região genital, sendo esse achado inicial e característico, que permite um diagnóstico precoce da doença. O paciente apresenta caracteristicamente lesões em vários estágios de evolução, já que novas lesões podem surgir até 7 dias após o início do quadro (Figura 16.11). Geralmente, são observadas de 250 a 500 vesículas, podendo passar de mil.[1]

Embora na maioria dos casos a doença se apresente de forma benigna e autolimitada, podem ocorrer casos de maior morbidade e mortalidade. Esses casos são mais comuns em crianças imunocomprometidas, desnutridas e nas menores de 1 ano.[34] Em adultos e em indivíduos imunodeprimidos, a varicela pode se apresentar com um quadro de febre de maior duração, com maior número de lesões e maior potencial de infecção secundária e de progressão para complicações sistêmicas, como pneumonia, hepatite e encefalite (Figura 16.12).

Uma complicação comum da varicela são as cicatrizes inestéticas residuais, que podem comprometer a autoestima dos pacientes (Figura 16.13). Outra complicação frequente é a infecção secundária das lesões cutâneas por bactérias gram-positivas. A pneumonia associada à varicela é mais comum em adultos e em indivíduos imunocomprometidos. O acometimento do sistema nervoso central (SNC), embora raro, pode ocorrer. Nesses casos, pode se manifestar como ataxia cerebelar, encefalite e síndrome de Reye, sendo a última geralmente associada ao uso de ácido acetilsalicílico. Além disso, outras raras complicações da varicela já foram descritas e incluem púrpura, trombocitopenia, acidente vascular cerebral (AVC) isquêmico, trombose venosa cerebral, mielite transversa, síndrome de Guillain-Barré, alterações oculares (uveíte anterior unilateral, lesão córnea, neurite óptica, necrose retiniana aguda e esclerite necrotizante), miocardite, nefrite, pancreatite, orquite, artrite e hepatite.[34,41]

Durante a gestação, a varicela pode acarretar complicações potencialmente graves, como pneumonia materna, síndrome da varicela congênita e varicela neonatal. Aproximadamente 10% a 20% das gestantes que apresentam varicela desenvolverão pneumonia. Nessas pacientes, a mortalidade pode atingir até 50% dos casos.

A síndrome da varicela congênita é mais grave se a mãe foi acometida no 1º trimestre da gestação. Os riscos para o feto incluem cicatrizes cutâneas, hipoplasia de membros, alterações neurológicas (retardo psicomotor e atrofia cortical) e alterações oculares. Estudos prospectivos na América do Norte e na Europa sugerem que a síndrome da varicela congênita ocorre em 1% a 2% dos bebês nascidos de mães que tiveram infecção por varicela nas primeiras 20 semanas de gravidez.[32]

A varicela neonatal pode ocorrer nos casos em que a infecção materna acontece no final da gestação, antes que a imunidade passiva possa ser transferida da mãe para o bebê. A transmissão acontece por uma das três vias:

1. transmissão transplacentária;
2. infecção ascendente por lesões presentes no canal vaginal;
3. trato respiratório do recém-nascido após o nascimento.

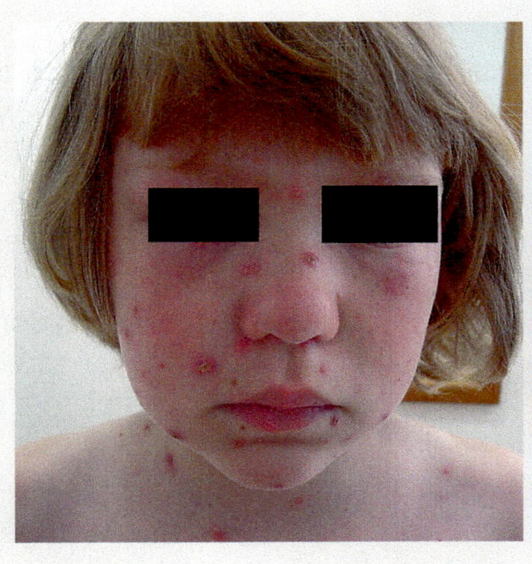
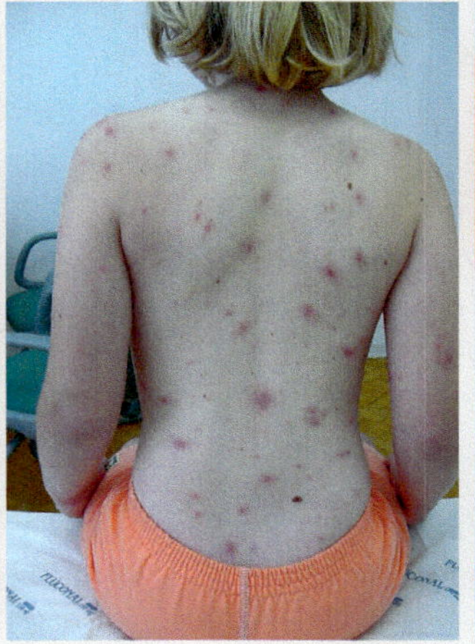
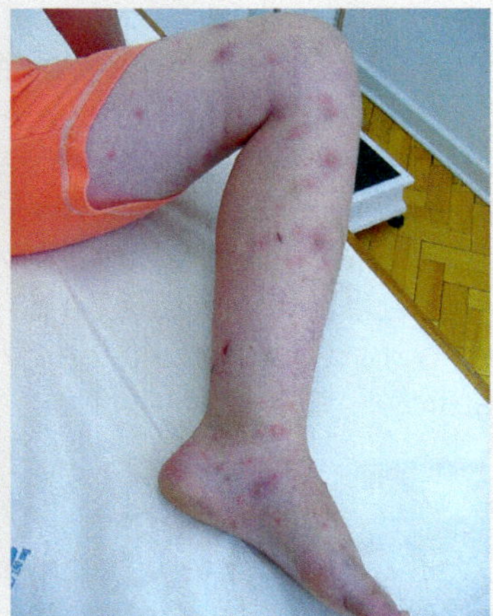

Figura 16.11. Varicela na infância.
Fonte: Acervo da autoria do capítulo.

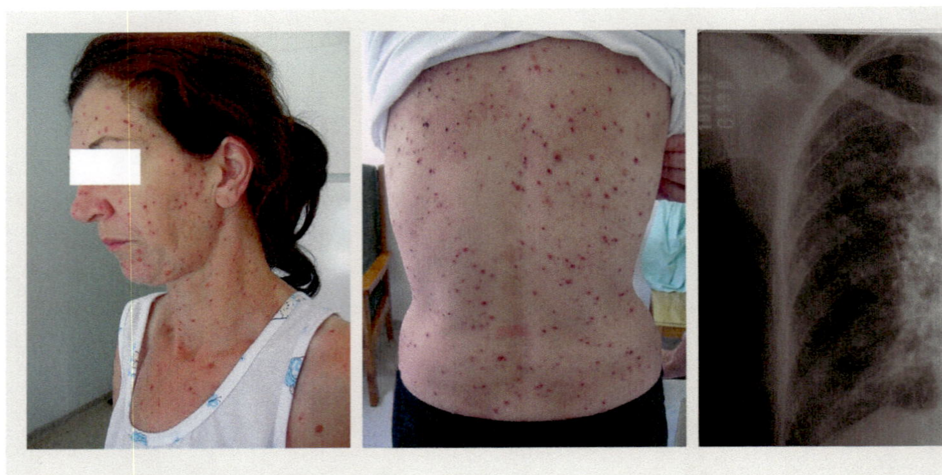

Figura 16.12. Varicela no adulto, com pneumonia associada.
Fonte: Acervo da autoria do capítulo.

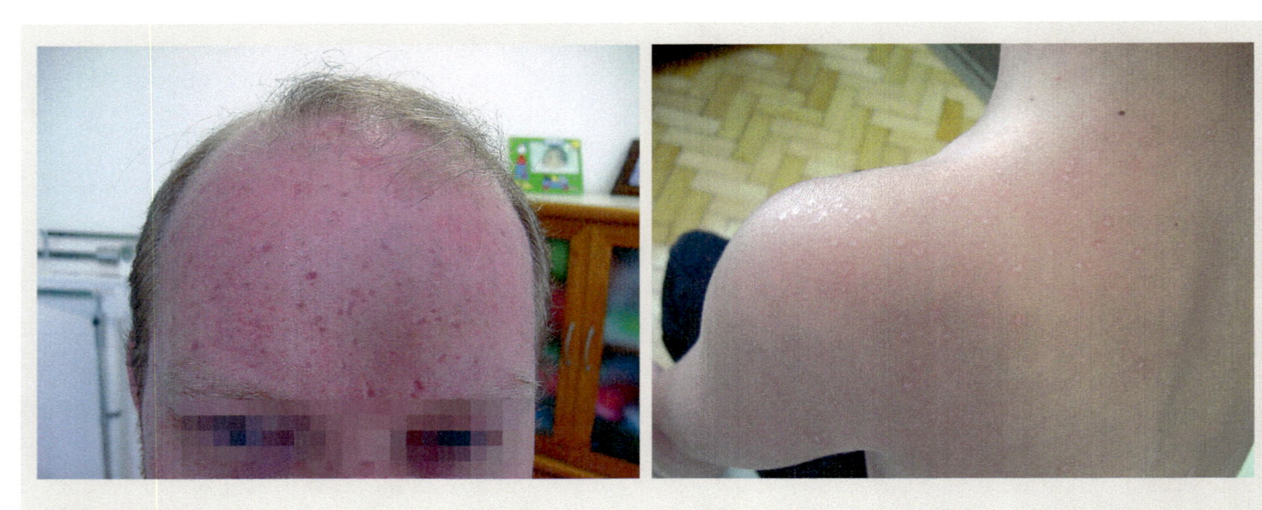

Figura 16.13. Cicatrizes de varicela.
Fonte: Acervo da autoria do capítulo.

A infecção transplacentária é associada aos casos de varicela nos neonatos até 12 dias de vida, enquanto a transmissão pós-natal é responsável pelos casos em neonatos mais velhos (entre 12 e 28 dias após o nascimento). A varicela neonatal está associada a uma baixa taxa de mortalidade geral, mas o risco de mortalidade é maior em bebês prematuros.[32]

Herpes-zóster

O HZ, que consiste na reativação da infecção latente por varicela, geralmente tem início com pródromos de neuralgia (dor intensa, prurido ou formigamento), que antecedem o surgimento das lesões cutâneas em 1 a 5 dias. As lesões caracterizam-se por vesículas agrupadas em base eritematosa, que seguem a distribuição de um dermátomo e, via de regra, não ultrapassam a linha média.

As lesões apresentam remissão em 2 a 4 semanas e a maioria dos pacientes não apresenta sintomas sistêmicos significativos. Em alguns casos, o quadro clínico consiste apenas em dor, sem lesões cutâneas associadas, sendo denominado como *zoster sine herpete* (isto é, zoster sem erupção cutânea).[42]

As áreas mais acometidas são tórax (Figura 16.14), crânio (com destaque ao nervo trigêmeo) (Figura 11.15), cervical (Figura 11.16) e região lombar, quando pode comprometer a região anogenital (Figura 11.17). O acometimento ocular deve ser suspeitado em virtude do risco de cegueira. Lesões em asa nasal, também conhecidas como "sinal de Hutchinson", podem sugerir acometimento oftalmológico mesmo antes de surgirem lesões nas regiões dos olhos. O HZ oftálmico normalmente se apresenta com vesículas em base eritematosa em região periorbital, edema palpebral e edema conjuntival. Dor ocular ou visão turva podem indicar necrose retiniana. A avaliação de um oftalmologista é indicada sempre que houver suspeita de acometimento ocular. Quando a reativação do vírus ocorre no gânglio geniculado, é denominada "síndrome de Ramsay-Hunt" e caracteriza-se por lesões em canal auditivo, língua e/ou palato duro, podendo haver paralisia do nervo facial. O acometimento neurológico pode se manifestar por alteração do estado mental, cefaleia, déficit focal, paresia, fraqueza muscular, ataxia e tremores, o que pode corresponder à vasculopatia, mielopatia, radiculopatia ou cerebelite.[33]

Outras complicações do HZ podem aparecer no local da erupção, como a superinfecção bacteriana por *Staphylococcus aureus* e *Streptococcus pyogenes*, hiperpigmentação, evolução para cicatriz. Além dessas, existe o fenômeno isotópico de Wolf, em que surgem lesões de outras doenças sobre a área da erupção do HZ, como psoríase, granuloma anular, sarcoidose e outras,[43] além da neuralgia pós-herpética (NPH), que será descrita posteriormente.

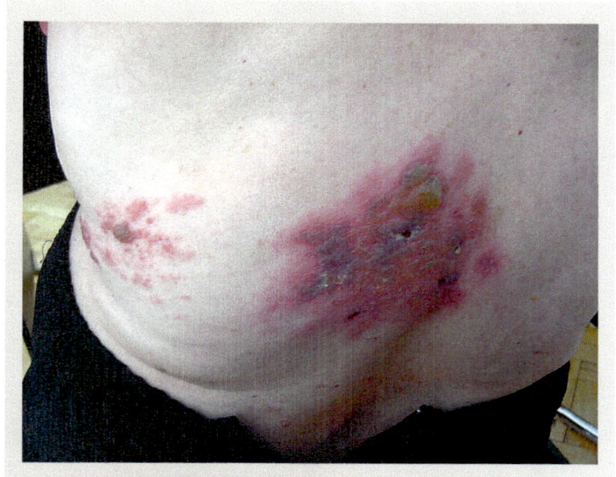

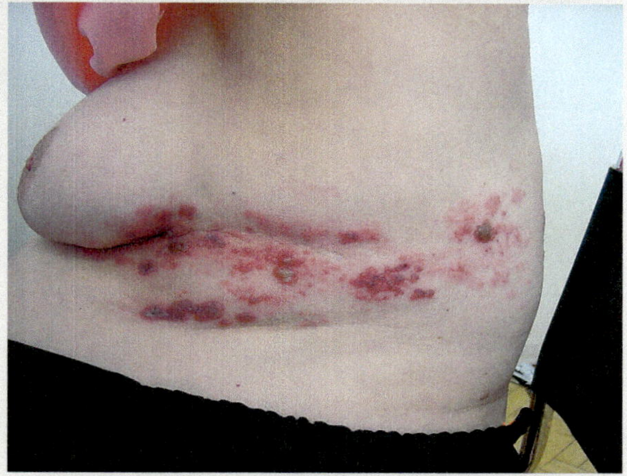

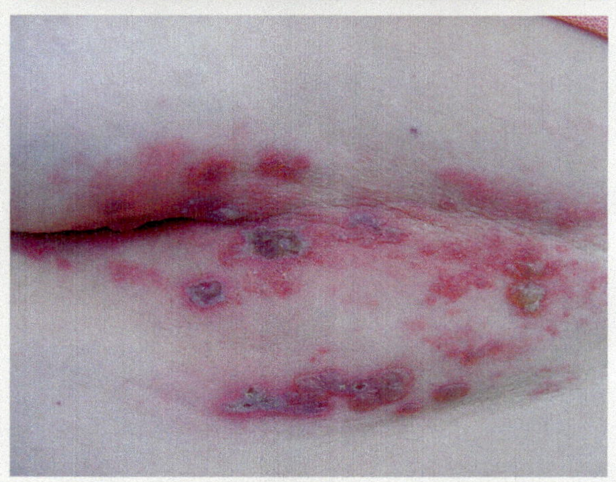

Figura 16.14. HZ no tórax.
Fonte: Acervo da autoria do capítulo.

Diagnóstico e exames complementares

O diagnóstico da varicela e do HZ é clínico, com base na anamnese e no exame físico, que demonstram as características das lesões e a sua distribuição. A confirmação diagnóstica pode exigir outros métodos, que incluem sorologia, cultura viral, coloração por imunofluorescência direta e indireta, reação por cadeia de polimerase (PCR) e esfregaço de Tzanck realizados com material coletado do fluido das vesículas, crostas das lesões, *swab* da pele ou da orofaringe, LCR, amostras de tecidos, saliva ou sangue. Resultados rápidos podem ser obtidos por meio do esfregaço de Tzanck e da imunofluorescência direta. No esfregaço de Tzanck, encontramos células epiteliais gigantes multinucleadas, o que não diferencia a infecção do vírus varicela-zóster da infecção pelo herpes simples. A imunofluorescência direta diferencia a infecção do VZV pelo HSV e é mais sensível do que a cultura, porém menos do que o teste de reação em cadeia da polimerase (PCR). Esse teste é mais indicado pelas suas elevadas sensibilidade e especificidade. A cultura é a mais específica, porém demora cerca de 1 semana para o resultado, o que a inviabiliza para indicar a terapia antiviral.[1,33,44]

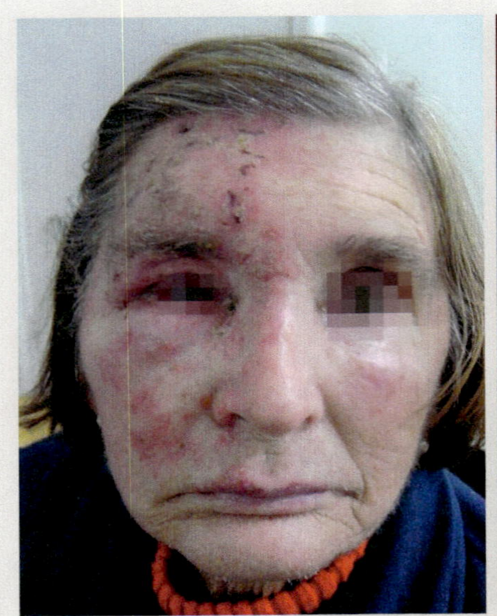
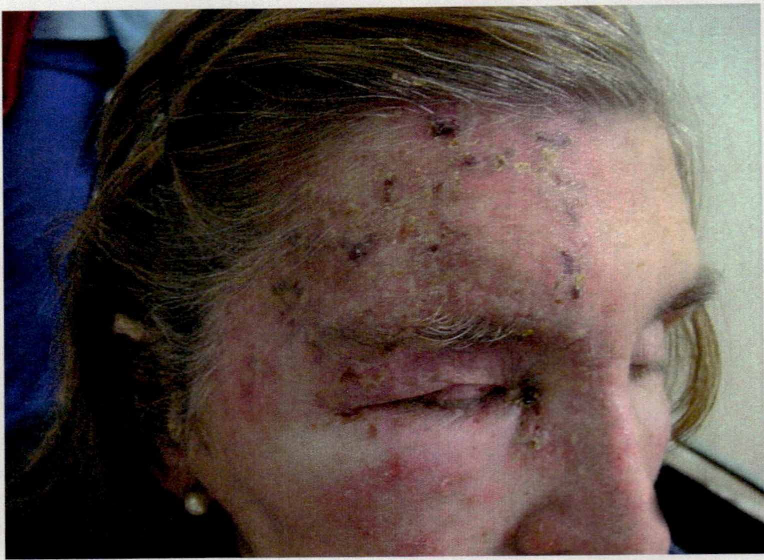

Figura 16.15. HZ no ramo oftálmico do nervo trigêmeo.
Fonte: Acervo da autoria do capítulo.

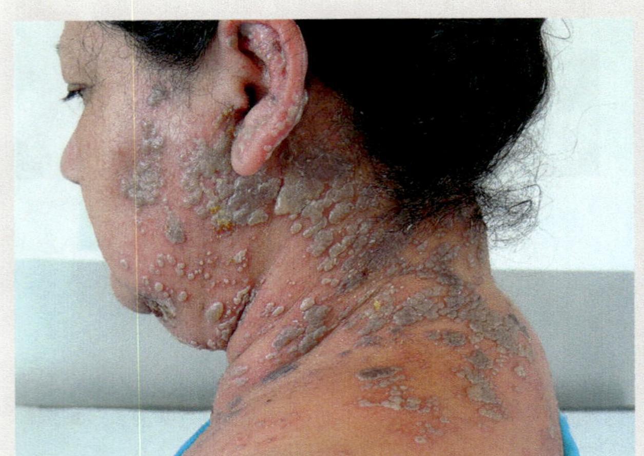
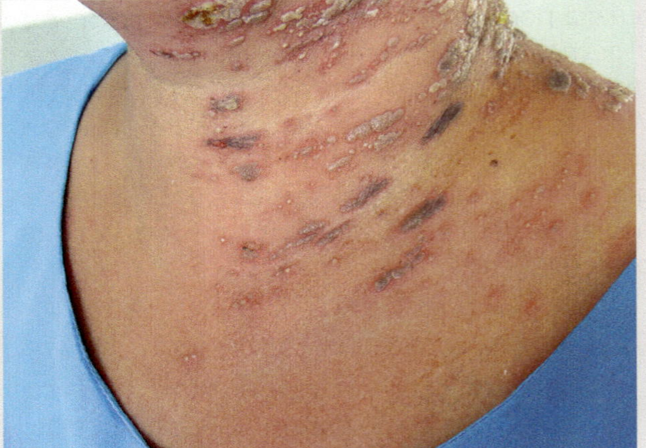

Figura 16.16. HZ crânio cervical.
Fonte: Acervo da autoria do capítulo.

Diagnóstico diferencial

O diagnóstico diferencial da varicela inclui erupção vesicular ocasionada por enterovírus ou *Staphylococcus aureus*, herpes simples, picadas de insetos, eritema multiforme, escabiose, urticária papular, farmacodermia, dermatite de contato, dermatite herpetiforme, síndrome de Stevens-Johnson, psoríase gutata, pitiríase liquenoide, sífilis, varíola e histiocitose congênita.

O HZ deve ser diferenciado de herpes simples, varíola, dermatite de contato, impetigo, celulite, picadas de inseto, candidíase, doenças bolhosas autoimunes, dermatite herpetiforme, farmacodermias e síndrome de Sweet.

Tratamento

O manejo da varicela deve incluir desde cuidados de higiene com as lesões até medicamentos antivirais. Indica-se limpeza das lesões com banhos e soluções de limpeza tópicas e evitar as coçaduras das lesões em virtude do risco de contaminação e de infecção bacteriana secundária. Para os sintomas

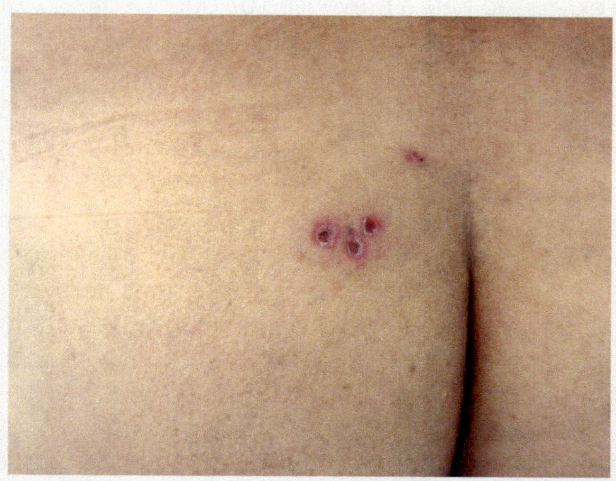

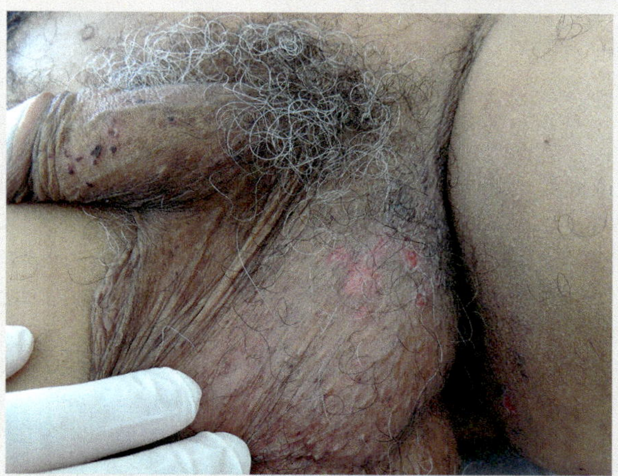

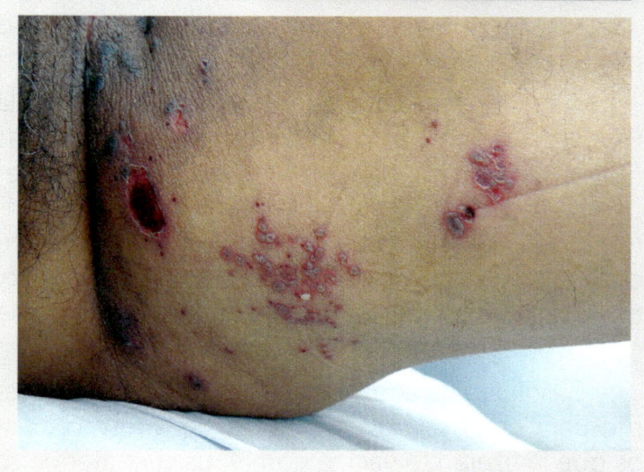

Figura 16.17. HZ na região lombar e anogenital.
Fonte: Acervo da autoria do capítulo.

sistêmicos, como febre, dor e prurido, podemos dispor de paracetamol, anti-inflamatórios não esteroidais e de anti-histamínicos, além de soluções como calamina.

O uso do aciclovir na varicela está liberado pela agência americana Food and Drug Administration (FDA) para crianças acima de 2 anos de idade e adultos em decorrência do benefício obtido com a redução de tempo de infecção e em decorrência da gravidade das lesões. Idealmente, deve ser iniciado em até 24 horas do início das lesões, com margem de até 72 horas. Em adultos, pelo maior risco de gravidade do quadro, o tratamento com antivirais é sempre recomendado. Em crianças de 2 a 16 anos, utilizam-se 20 mg/kg 4 vezes ao dia, por 5 dias, com dose máxima de 800 mg/dia. Acima de 16 anos, preconiza-se a dose de 800 mg, 5 vezes ao dia, por 5 dias.[33,35]

Nas lesões de HZ, pode-se fazer uso de acetato de alumínio ou solução de Burow. Para a dor, podem ser utilizadas as mesmas medicações que para a varicela; porém, em função da maior intensidade do HZ, é necessária a inclusão de medicações mais potentes, como tramadol e opioides. Opções de opioides para dor moderada e severa incluem codeína, hidrocodona, oxicodona, metadona e morfina. O uso do aciclovir, assim como na varicela, diminui o tempo de duração da infecção e sua gravidade, assim como a dor. No entanto, não há evidências de que possa prevenir a NPH. É indicado que seu início seja dentro das primeiras 72 horas, porém aceita-se que sua introdução ocorra dentro da 1ª semana. As indicações formais para o uso de aciclovir incluem adultos imunocompetentes acima de 50 anos de idade com sintomas moderados a graves, HZ oftálmico, HZ disseminado e pacientes imunocomprometidos. Os antivirais e as doses disponíveis estão resumidos na Tabela 16.3. Em casos de doença grave, acometimento do SNC, varicela-zóster disseminada ou HZ em pacientes imunocomprometidos, indica-se aciclovir IV. Em crianças menores de 12 anos, a dose do aciclovir aumenta para 20 mg/kg. Em caso de resistência ao aciclovir, há benefício do uso de foscarnet 40 mg/kg, IV, a cada 8 horas, por 10 dias. Aprovado em alguns países, o brivudin 125 mg, VO, 1 vez ao dia, por 7 dias, é outra opção. Em casos de acometimento ocular ou auditivo, o oftalmologista e o otorrinolaringologista devem ser consultados. Para o HZ com acometimento da retina, o aciclovir IV é preferível ao VO.[35]

Prevenção

Vacina

Assim como o VZV causa duas doenças – a varicela na primoinfecção e o HZ nas recidivas –, na profilaxia dessas duas doenças, são usadas vacinas diferentes.

Tabela 16.3. Tratamento da varicela e do HZ. Dose dos antivirais recomendada conforme a doença e a faixa etária.

Faixa etária	Doença	Dose do antiviral
2 a 16 anos	Varicela	• **Aciclovir:** 20 mg/kg VO, 4 vezes ao dia por 5 dias (máximo: 800 mg/dia)
< 12 anos	HZ	• **Aciclovir:** 20 mg/kg IV, 8/8 h por 7 a 10 dias
> 16 anos	Varicela e HZ	• **Aciclovir:** 800 mg VO, 5 vezes ao dia por 5 a 7 dias • **Valaciclovir:** 1 g VO, 8/8 h por 7 dias • **Fanciclovir:** 500 mg VO, 8/8 h por 7 dias • **Aciclovir:** 10 mg/kg IV, 8/8 h por 7 a 10 dias • **Foscarnet:** 40 mg/kg IV, de 8/8 h por 10 dias • **Brivudin:** 125 mg VO, 1 vez ao dia por 7 dias

Fonte: Whitley RJ, 2015; Sauerbrei A, 2016.

Varicela

Para a prevenção da infecção e das formas graves da varicela, o Advisory Committee on Immunization Practices (ACIP) recomenda duas doses da vacina de VZV vivo atenuado, cepa de Oka, com taxa de soroconversão de até 96% em crianças saudáveis.[45] A primeira dose deve ser administrada entre os 12 e os 15 meses de idade e a segunda dose, entre os 4 e 6 anos. Essa segunda dose da vacina pode ser combinada com a vacina do sarampo, caxumba e rubéola, também conhecida como "tríplice viral" ou "MMR" (do inglês *measles-mumps-rubella)*, formando a vacina tetraviral. Em crianças menores de 13 anos, a segunda dose da vacina deve ser realizada com um intervalo de 3 meses ou mais da primeira dose. Em maiores de 13 anos, as doses devem ter um intervalo de 4 a 8 semanas. O ACIP enfatiza a importância da vacina em situações especiais, que incluem profissionais da saúde, cuidadores de pessoas imunocomprometidas, professores, cuidadores de crianças, estudantes universitários, pacientes institucionalizados ou trabalhadores dessas instituições, militares e em caso de viagens para áreas de risco. A vacina para varicela, por ser de vírus vivo, é contraindicada em gestantes; portadores de discrasias sanguíneas; leucemia; linfoma; neoplasias malignas da medula óssea ou sistema linfático; em usuários de medicamentos em doses imunossupressoras; portadores de doenças graves; história de anafilaxia ou reação anafilactoide à gelatina, neomicina ou a outro componente da vacina; e história de ter recebido hemácias, plasma ou imunoglobulina nos últimos 3 a 11 meses.[45] A profilaxia pós-exposição deve ser realizada com a vacina nas pessoas que não apresentam evidência de imunidade e em pacientes suscetíveis, idealmente até 3 a 5 dias após a exposição para a prevenção da doença ou das formas graves.[46]

Herpes-zóster

Existem duas vacinas para prevenção do HZ. A primeira foi lançada em 2005 e é conhecida como *zoster vaccine live* (ZVL ou Zostavax®). Foi desenvolvida a partir da vacina da varicela, utilizando-se o mesmo vírus vivo da cepa Oka, mas com uma quantidade muito maior desse vírus. Os resultados mostraram que houve uma redução da incidência da doença em 50% no grupo vacinado em relação ao grupo-controle, além de mais de 65% de redução na ocorrência de NPH no grupo vacinado. É recomendada em dose única para adultos maiores de 60 anos de idade, mesmo os que já tiveram HZ no passado.[47] As contraindicações a essa vacina incluem imunodepressão (p. ex., infecção pelo HIV com células CD4 menor de 200/mm^3, malignidades hematológicas ou linfáticas e em uso de terapia imunossupressora), infecção aguda pelo HZ ou doença aguda severa em atividade.[47,48]

A FDA aprovou o uso dessa vacina para adultos entre 50 e 59 anos, mas o ACIP não recomendou o seu uso nessa faixa etária em virtude da curta duração da proteção, sendo de apenas 21% em 8 a 10 anos, e por não existirem dados que suportem a utilização de doses posteriores de reforço.[49] Além disso, a Merck descontinuou a sua comercialização nos Estados Unidos em julho de 2020.

A segunda e mais recente vacina aprovada pela FDA, conhecida como *recombinant zoster vaccine* (RZV ou Shingrix®), contém uma glicoproteína E recombinante do VZV associada a um sistema adjuvante, ou seja, não contém vírus vivo. É indicada para indivíduos imunocompetentes maiores de 50 anos. Foi observada uma redução de 95% na probabilidade de desenvolver HZ e de 90% de desenvolver NPH.[50]

É indica para adultos, maiores de 50 anos, mesmo para os que já tiveram HZ e, até mesmo, para os que já fizeram a vacina com vírus vivo atenuado (Zostavax®). Ou seja, a vacina recombinante é preferível em relação à vacina de vírus vivo atenuado. Além disso, apesar de não ser recomendada para indivíduos imunodeprimidos, não é contraindicada nessa população.[49,51]

Nenhuma das duas vacinas é indicada para prevenção de varicela, nem para o tratamento da HZ e da NPH e não devem ser administradas durante episódios agudos dos mesmos.

A *recombinant zoster vaccine* (RZV ou Shingrix®) ainda não está disponível no Brasil.

Imunoglobulina para varicela-zóster

A imunoglobulina para varicela-zóster (VZIG), que é a profilaxia com anticorpos passivos, proporciona imunidade passiva temporária e deve ser administrada em até 96 horas após exposição ao vírus, tendo duração de efeito de até 3 semanas.[33,35]

É indicada como profilaxia pós-exposição para pessoas com alto risco para doença grave, que não têm evidências de imunidade para varicela e para as quais a vacina contra varicela é contraindicada (Tabela 16.4). A VZIG é aprovada para administração o mais rápido possível após a exposição ao VZV, idealmente em 96 horas (4 dias), mas possível em até 10 dias.[52]

Tabela 16.4. Grupos de pacientes com recomendação para receber VZIG após exposição ao VZV.

Sem evidência de imunidade	Recém-nascidos prematuros
Imunocomprometidos	≥ 28 semanas e mãe sem evidência de imunidade
Mulheres grávidas	< 28 semanas ou peso no parto < 1.000 g
Recém-nascidos cujas mães têm sinais e sintomas de varicela desde 5 dias antes até 2 dias depois do parto	–

Fonte: Centers for Disease Control and Prevention, 2013.

A VZIG é administrada em dose única intramuscular (IM), com dose conforme a Tabela 16.5.

Tabela 16.5. Doses para aplicação da VZIG.

Peso	Dose
Abaixo de 2 kg	62,5 UI
2,1 a 10 kg	125 UI
> 10 kg	625 UI

Fonte: Desenvolvida pela autoria do capítulo.

Neuralgia pós-herpética (NPH)

A neuralgia herpética é classificada em neuralgia herpética aguda, subaguda e neuralgia pós-herpética (NPH). A neuralgia herpética aguda é quadro que acompanha as lesões cutâneas, com duração de até 30 dias. Após esse período, a neuralgia é chamada de neuralgia herpética subaguda. Quando as manifestações de neuralgia persistem por mais de 3 meses, é denominada "NPH".

A NPH é a complicação mais comum do HZ. É definida por dor que persiste por mais de 3 meses após a resolução das lesões cutâneas, geralmente restrita ao dermátomo em que houve a reativação do vírus. A incidência é estimada em 9% a 34% dos casos e o risco é maior nos mais idosos, no HZ com dor aguda intensa, na erupção cutânea mais exacerbada, no herpes oftálmico e em pacientes com pródromos de dor intensa. A NPH é 15 a 27 vezes mais prevalente em pacientes com 50 anos de idade ou mais.[53] Geralmente a dor é resistente aos analgésicos habitualmente utilizados, assim algumas alternativas tornam-se necessárias.[54]

Algumas opções terapêuticas na NPH estão listadas na Tabela 16.6[55].

Tabela 16.6. Opções terapêuticas para a NPH.

Principais	
Amitriptilina 10 mg/dia (inicial) até 50 a 100 mg/dia Nortriptilina 10 a 25 mg/dia (inicial) até 30 a 75 mg/dia Desipramina 10 a 25 mg/dia (inicial) até 50 a 150 mg/dia	Antidepressivos tricíclicos são eficazes no tratamento da dor crônica. Devem ser iniciados em doses baixas. É necessário um eletrocardiograma de base
Duloxetina e venlafaxina	Inibidores da recaptação da serotonina e da noradrenalina são eficazes no tratamento da dor crônica
Pregabalina 150 a 300 mg/dia até 600 mg/dia Gabapentina até 1.800 mg/dia divididas em 3 tomadas diárias	Anticonvulsivantes com boa aceitação pelo paciente
Carbamazepina e ácido valproico	Anticonvulsivantes com menor aceitação pelos pacientes
Opioides	Boa opção, necessitando de profilaxia contra constipação
Tramadol	Risco de síndrome colinérgica se administrado concomitantemente aos inibidores da recaptação da serotonina ou aos antidepressivos tricíclicos
Lidocaína tópica 5%	Tem pouca absorção sistêmica e reduz significativamente a dor e alodinia
Capsaícina	Após aplicação repetida no local, causa depleção da substância P e outros neuropeptídeos das fibras nociceptivas, o que causa analgesia. Pela possibilidade de irritação local e de ardência, é indicado seu uso após tratamento com lidocaína

(continua)

Tabela 16.6. Opções terapêuticas para a NPH. (*Continuação*)

Outros tratamentos	
Bloqueio epidural, injeção intratecal e simpatectomia	Não tem mostrado custo-benefício favorável em virtude dos efeitos adversos apresentados
Estimulação da medula espinal	Resultados animadores na dor intratável e na incidência de NPH
Aplicação de toxina botulínica	Redução na dor e melhora da qualidade do sono, com duração de cerca de 3 a 4 meses

Fonte: Schutzer-Weissmann J, Farquhar-Smith P, 2017.

Infecções por papilomavírus humano

Papilomavírus humano (HPV) constituem um grande grupo de DNA vírus que são amplamente distribuídos em animais e humanos. A infecção das células da camada basal da epiderme pode ocasionar proliferações epidérmicas não cancerosas ou cancerosas. As proliferações epidérmicas benignas incluem as verrugas vulgares, verrugas plantares, verrugas planas e verrugas anogenitais. As degenerações neoplásicas são mais frequentes nas mucosas genital, anal e da orofaringe, embora também possa ocorrer na pele, em determinadas situações como a epidermodisplasia verruciforme.[56,57]

Neste capítulo, abordaremos as manifestações sexualmente transmissíveis do HPV.

Epidemiologia

A infecção anogenital por HPV é a DST mais prevalente no mundo, com variações dependendo da população estudada. Estimativas dos Estados Unidos apontam que em torno de 20% a 45% das mulheres jovens estão infectadas por HPV e que 20 milhões de pessoas tenham infecção genital pelo HPV. Cabe salientar que mais de um sorotipo do vírus podem ser encontrados no mesmo indivíduo.[58]

O HPV pode ser classificado como de baixo risco (baixo grau) ou de alto risco (alto grau) para o desenvolvimento de neoplasias. Os HPV 6 e 11 são os mais frequentes causadores de lesões de baixo risco oncológico, enquanto os subtipos 16 (majoritariamente) e o 18 são os principais causadores de lesões de alto risco oncológico.

No Brasil, um estudo multicêntrico, de base comunitária em jovens não vacinados, detectou HPV de alto risco em 35,2% dos indivíduos, com predomínio nas mulheres. Contudo, quando foram analisados jovens sexualmente ativos, esse percentual chegou a 53,5% para todos os tipos de HPV, independentemente do sexo. Estima-se que 75% dos adultos sexualmente ativos terão pelo menos uma infecção por HPV durante a vida.[59]

É importante salientar que contágio ocorre durante a relação sexual, não dependendo da ocorrência de penetração para que haja transmissão. Além disso, o surgimento de lesões na região pubiana, perianal e vulva, de pacientes que relatam o uso de preservativo em todas as relações, mostra que o contágio pode se efetivar mesmo com o uso de preservativo, ou seja, que este não fornece proteção completa contra a doença.

Os principais fatores de risco são início precoce da atividade sexual e quantidade de parceiros ao longo da vida, imunossupressão (incluindo HIV) e presença de outras DST, como o herpes simples.[60] No Brasil, uma revisão sistemática recentemente mostrou a seguinte prevalência de HPV em lesões mucosas: 36,21% na região peniana; 25,68% na região anal; 24,11% na região cervical uterina; e 11,89% na oral. O estudo incluiu mais de 50 mil participantes de todas as idades. Os tipos mais frequentemente envolvidos são o 6 e o 11, presentes em cerca de 80% das lesões orais e em mais de 90% das lesões genitais.[59]

O surgimento de lesões genitais por HPV em pré-púberes deve sempre levantar a hipótese de abuso sexual. Nesses casos, deve ser avaliada a presença de verrugas não genitais na criança, a presença de verrugas nos adultos e, principalmente, mudanças repentinas de comportamento da criança. A abordagem dever ser multiprofissional, com auxílio de pediatras, psicólogos e assistentes sociais. Se a suspeição for alta, o Conselho Tutelar e as demais autoridades competentes devem ser comunicados.

A maioria das lesões por HPV em mulheres, mesmo dos subtipos oncogênicos, se resolve espontaneamente, tendo duração média de 8 meses. O vírus é detectável em 30% das mulheres após 1 ano e, em 9%, após 2 anos. Ou seja, a maioria das mulheres infectadas não desenvolverá câncer do trato genital. Fatores ligados a imunossupressão são relacionados à persistência maior da doença.[60]

As lesões nos homens parecem ser menos persistentes do que nas mulheres e homens circuncidados têm menor chance de serem carreadores do vírus e de transmitirem a doença. A incidência de infecção anal é alta entre homens que fazem sexo com homens (HSH).[61]

O pico de incidência da infecção ocorre aproximadamente 10 anos após a sexarca, geralmente entre os 24 e 30 anos de vida para ambos os sexos. Embora a prevalência diminua com a idade, estudos mostram um segundo pico de incidência tardio nas mulheres, na 5ª década de vida. Na região anogenital, assim como na orofaringe, os subtipos 16 e 18 de HPV são os principais implicados na patogênese das neoplasias epiteliais.[62]

Etiopatogenia

O HPV é um DNA vírus de cadeia dupla não envelopado. O capsídio é a cobertura viral que, além de proteção ao DNA viral, permite sua ligação às células-alvo no processo de infecção. O vírus entra nas células epiteliais basais através de microabrasões nas camadas mais superficiais da pele, que servem como barreira mecânica ao microrganismo. Após penetração no queratinócito basal, o DNA viral é incorporado ao material genômico da célula, iniciando sua replicação. A resposta imune celular é a via mais importante no controle imunológico da infecção pelo HPV, o que explica a persistência da infecção e das lesões mais exuberantes em pacientes deficientes dessa resposta, como os infectados pelo HIV. Até 90% das verrugas cutâneas desaparecem espontaneamente em 2 anos. As infecções iniciais de alguns tipos de HPV podem ser controladas pela imunidade inata, enquanto as lesões clinicamente evidentes necessitam de resposta imune local que envolva linfócitos T citotóxicos $CD8^+$ e T auxiliar (*helper*) 1 $CD4^+$, que produzem interleucina-2 (IL-2) e interferon-gama e que reconhecem as proteínas virais.[63]

São conhecidos até o momento mais de 218 tipos de HPV causadores de doença em humanos, sendo que 45 desses subtipos são capazes de infectar o trato genital, enquanto os outros causarão doença cutânea.[64] Os HPV do gênero alfa, especificamente 12 subtipos de transmissão sexual, com destaque para o HPV 16, estão relacionados ao câncer cervical e, com crescentes evidências, a outros cânceres da região anogenital (ânus, vulva, vagina e pênis) e orofaringe.[63]

O Quadro 16.2 descreve as manifestações clínicas mais comuns e os principais tipos de HPV relacionados a elas:

Quadro 16.2. Manifestações clínicas e principais subtipos de HPV relacionados.

Manifestação	Subtipo
Doença de Heck	13, 32
Condiloma acuminado	6, 11
Tumor de Buschke-Lowestein	6, 11
Papulose Bowenoide	16, 18
Eritroplasia de Queyrat	16, 18
Neoplasias mucosas	16, 18
Papilomatose oral	6, 11

Fonte: Desenvolvido pela autoria do capítulo.

Apresentação clínica

A maturação normal dos queratinócitos epidérmicos ocasiona a formação de queratina, que tem espessura variável nas diferentes topografias da pele. A infecção do queratinócito basal pelo HPV resulta no aumento do *turnover* celular, com consequente aumento da espessura da epiderme (papilomatose) e queratinização das lesões (hiperqueratose), dando a essas lesões a característica clínica de lesões espessadas, salientes e crostosas. Em geral, a classificação clínica das lesões por HPV se baseia na sua morfologia e localização anatômica. Assim, as doenças causadas por HPV podem ser descritas em dois grupos distintos: as infecções da pele; e as infecções mucosas. Porém, vale lembrar que, algumas vezes, os HPV que infectam a pele podem ser encontrados nas lesões mucosas e, menos comumente, o inverso também pode ser observado.[60]

- **Manifestações mucosas:** a infecção das mucosas ocorre nos tratos anogenital e aerodigestivo superior, sendo a forma mais comum de transmissão a relação sexual. São observados mais de 40 tipos de HPV para as infecções de mucosas. O principal aspecto clínico observado são pápulas róseas vegetantes nas topografias aqui citadas.[60]
- **Verrugas orais:** tumores benignos mais comuns da mucosa oral. As verrugas virais podem contaminar os lábios a partir do hábito de sucção dos dedos ou por onicofagia (Figura 16.18). Elas podem se tornar verrucosas na língua e palato duro, que são epitélios

queratinizados (Figura 16.19). Também podem ocorrer por HPV 6 e 11, quando a transmissão é sexual e, nesta situação, deveriam ser categorizadas como condilomas acuminados (Figura 16.20).[65] Na doença de Heck (hiperplasia epitelial focal), ocorrem múltiplas pápulas na mucosa oral. É encontrada mais comumente em esquimós e índios da América do Norte e está associada ao HPV 13 ou 32.[66]

- **Condiloma acuminado:** são as verrugas anogenitais. Apresentam-se como papilomas ou verrugas acuminadas, são normocrômicos, acastanhados ou esbranquiçados, sésseis, de superfície lisa e exofíticos. Não apresentam o aspecto ceratótico como nas verrugas cutâneas. A coloração esbranquiçada geralmente ocorre em áreas úmidas e de maceração, muitas vezes podendo passar despercebidas. As lesões podem ter de 1 a vários milímetros. É encontrado no pênis e na bolsa escrotal (Figura 16.21), na vulva (Figura 16.22), períneo e região pubiana (Figura 16.23), região perianal (Figura 16.24) e prega inguinal (Figura 16.25). Algumas vezes pode estender-se para vagina (Figura 16.26), uretra ou canal anal.[67,68]
- **Papulose Bowenoide:** múltiplas pápulas ou placas confluentes e pigmentadas (marrom-avermelhadas) encontradas na genitália

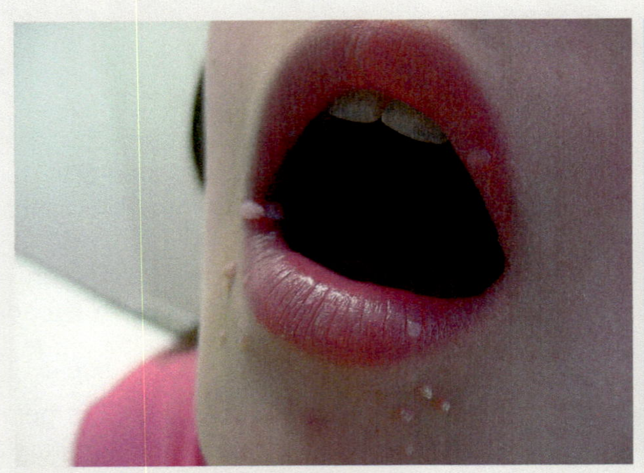
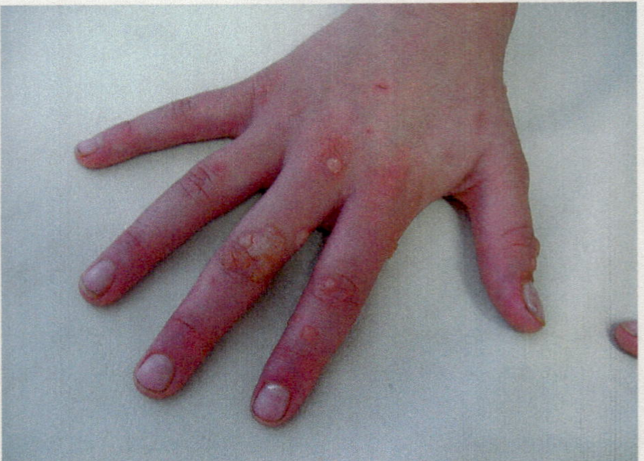

Figura 16.18. Verrugas virais periorais e nos lábios e nos dedos da mesma criança.
Fonte: Acervo da autoria do capítulo.

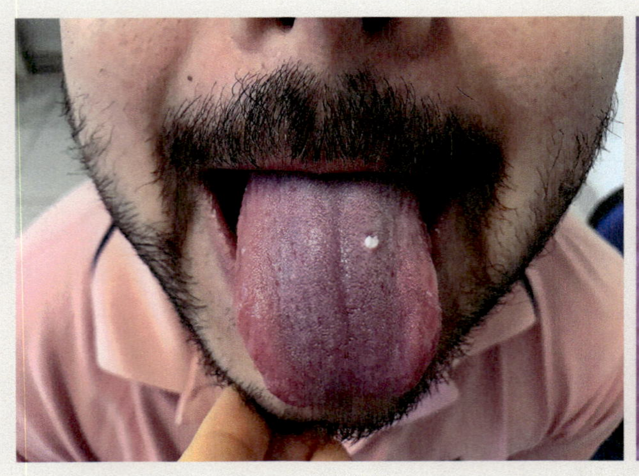
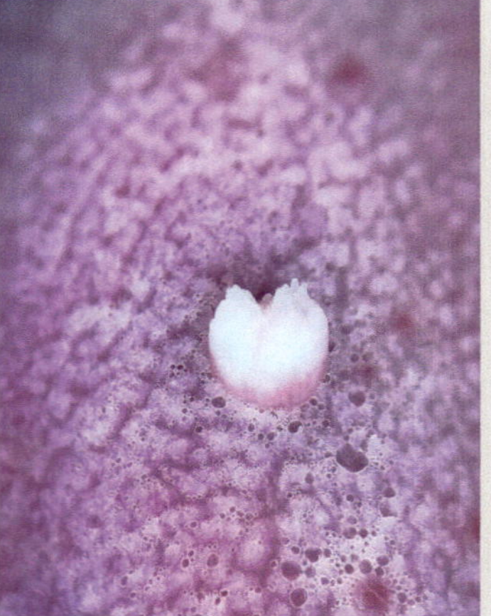

Figura 16.19. Verruga viral na língua.
Fonte: Acervo da autoria do capítulo.

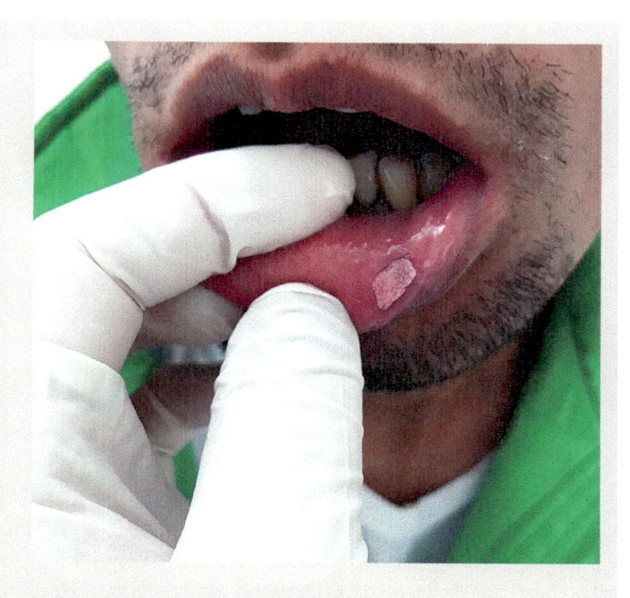

Figura 16.20. Verruga viral no lábio.
Fonte: Acervo da autoria do capítulo.

externa, períneo e região perianal (Figura 16.27). Acometem predominantemente adultos jovens com vida sexual ativa. Muitas vezes podem ser confundidas clinicamente com o condiloma acuminado, mas histologicamente representam um alto grau de lesão intraepitelial escamosa ou o carcinoma espinocelular *in situ*.[67]

- **Eritroplasia de Queyrat:** placa eritematosa bem delimitada e aveludada na pele glabra do pênis e da vulva (Figura 16.28). Histologicamente, representa o carcinoma espinocelular *in situ*. Assim, deve-se considerar a realização de biópsia em lesões erosadas, sangrantes, pigmentadas ou que não apresentam melhora ao tratamento.[67]
- **Papilomatose oral florida (tumor de Ackerman):** múltiplas verrugas confluentes na cavidade oral e nasal. Os tipos de HPV

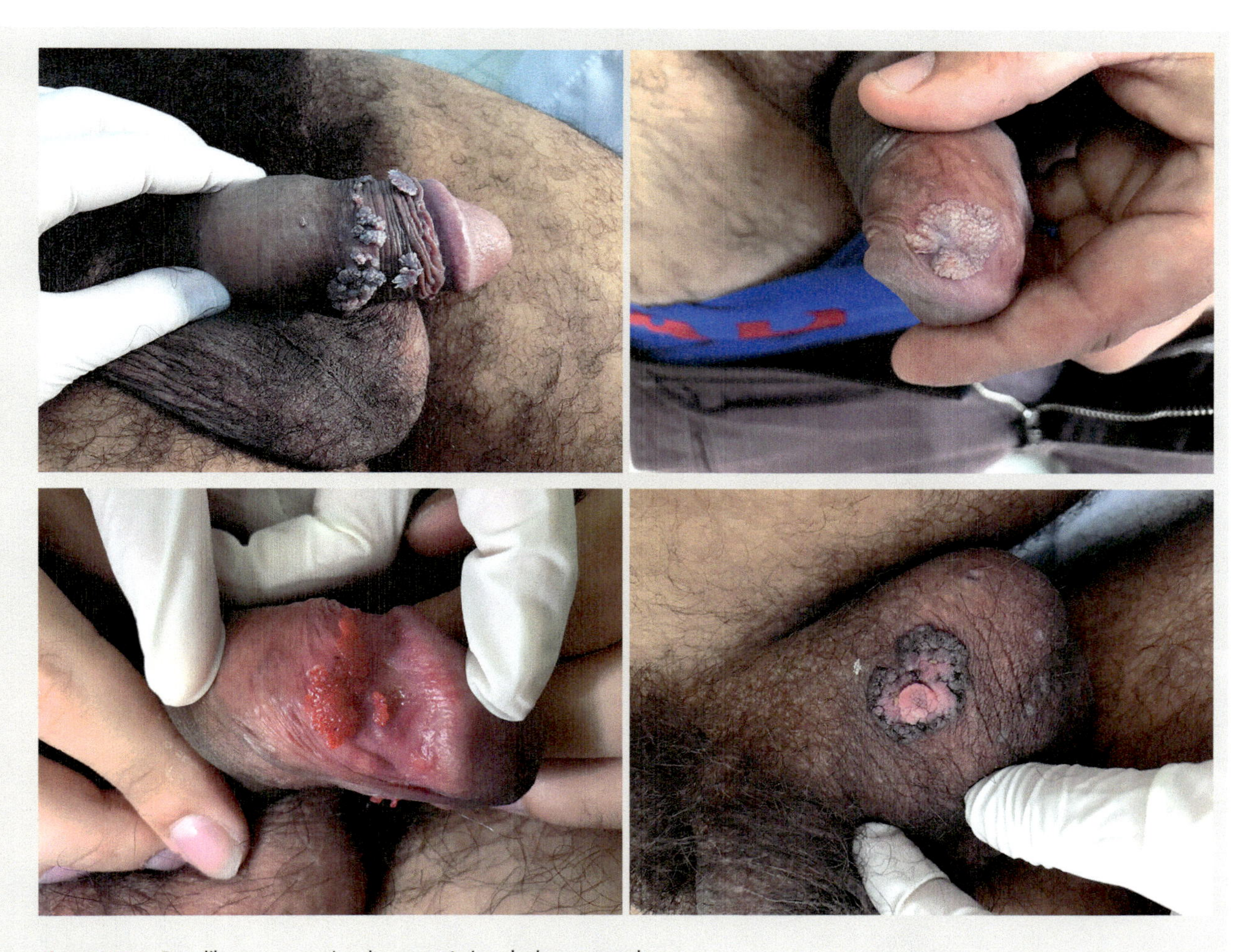

Figura 16.21. Condilomas acuminados no pênis e bolsa escrotal.
Fonte: Acervo da autoria do capítulo.

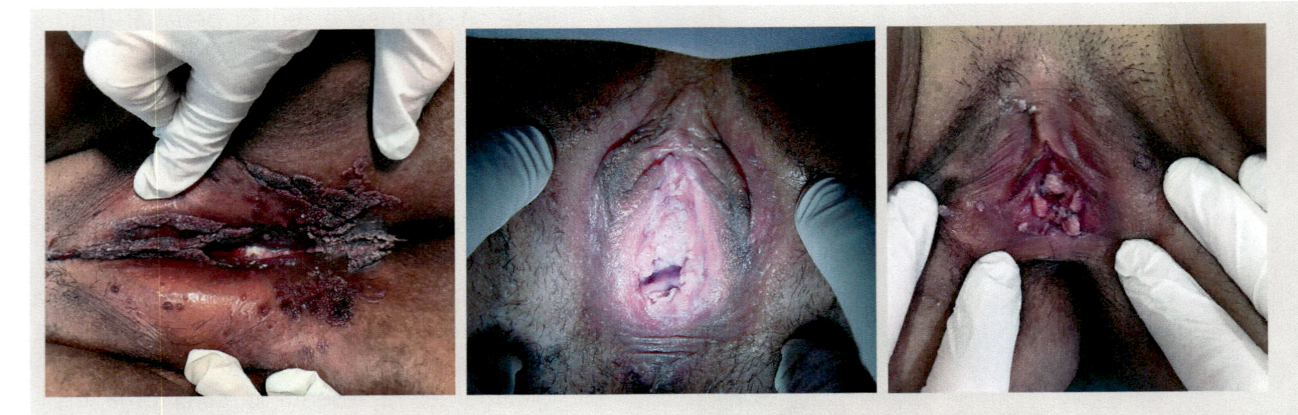

Figura 16.22. Condilomas acuminados vulvares.
Fonte: Acervo da autoria do capítulo.

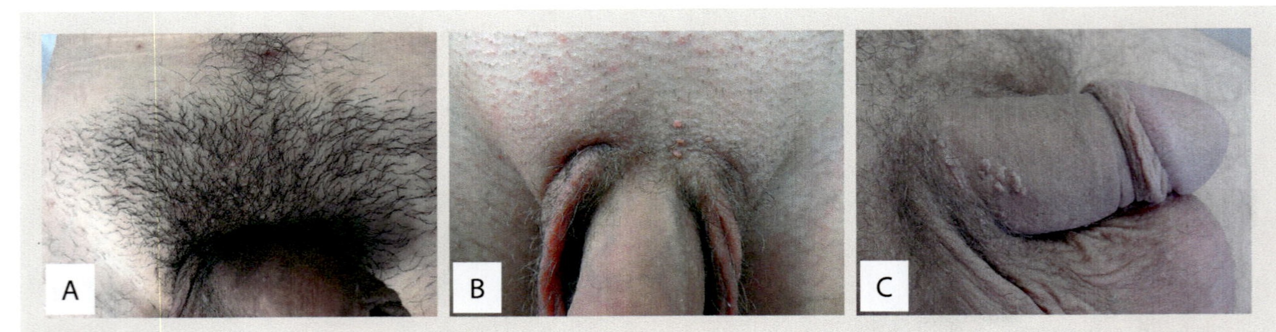

Figura 16.23. (A) Condilomas acuminados pubianos. (B) e (C) Condilomas acuminados perineais, junto à base do pênis, fora da área de proteção do preservativo.
Fonte: Acervo da autoria do capítulo.

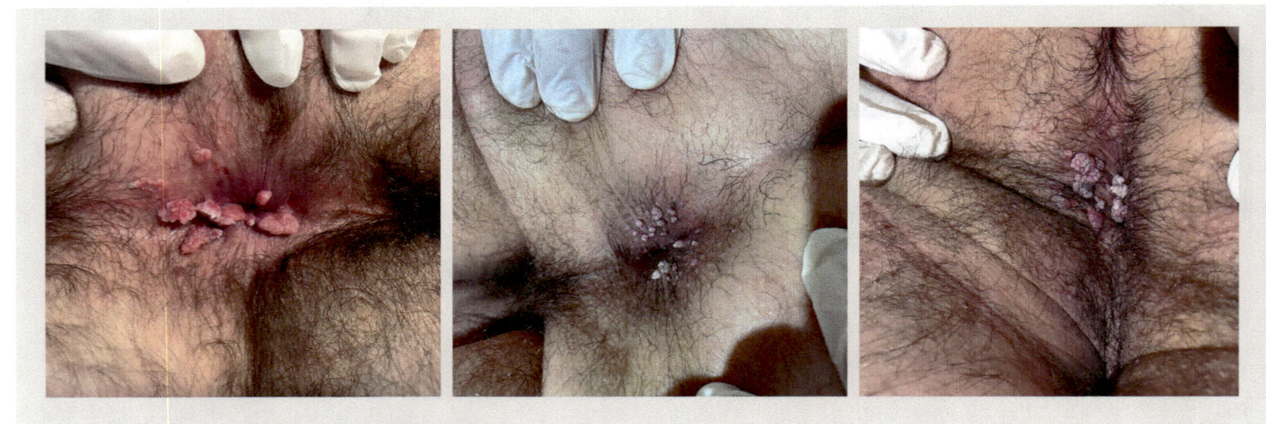

Figura 16.24. Condilomas acuminados perianais.
Fonte: Acervo da autoria do capítulo.

envolvidos são o 6 e o 11. Está relacionada com o tabagismo, irradiação e inflamação crônica. Pode apresentar evolução para carcinoma verrucoso.[60]

- **Papilomatose respiratória recorrente:** lesões exofíticas na laringe e subglote, com maior frequência nas zonas de transição entre o epitélio escamoso e o epitélio ciliado.

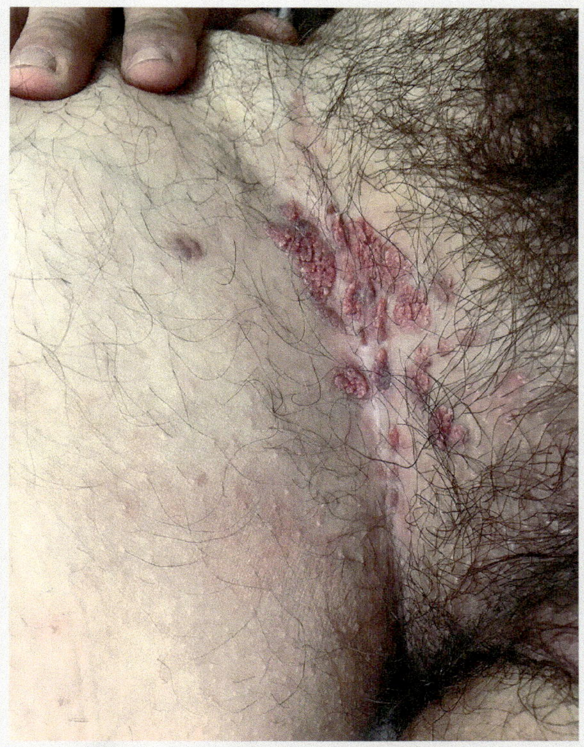

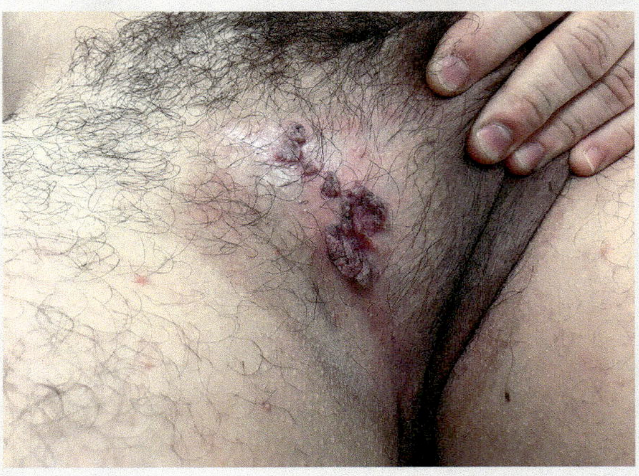

Figura 16.25. Condilomas acuminados na prega inguinal.
Fonte: Acervo da autoria do capítulo.

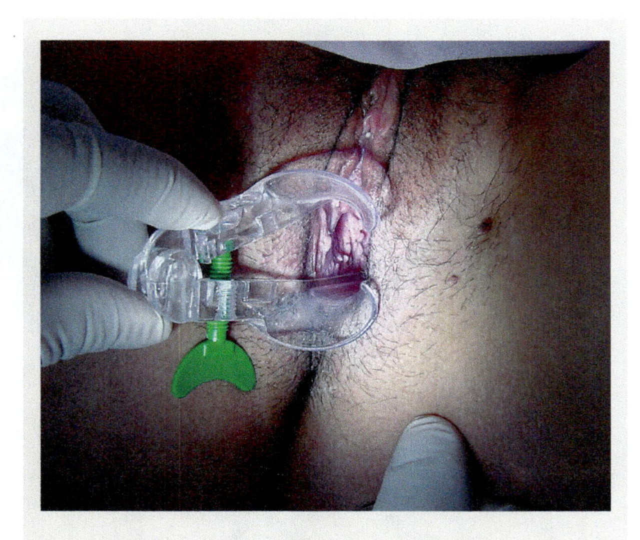

Figura 16.26. Condilomas acuminados vulvares.
Fonte: Acervo da autoria do capítulo.

Eventualmente, estende-se à traqueia distal, aos brônquios e à área broncoalveolar. As manifestações são rouquidão, estridor e angústia respiratória. O diagnóstico é estabelecido por meio da laringoscopia. Relacionada com o HPV 6 e 11. Lesões crônicas podem evoluir para o carcinoma espinocelular.[60]

- **Tumor de Buschke-Löwenstein:** faz parte do grupo dos carcinomas verrucosos. É um tumor raro da região anogenital associado aos HPV de baixo risco 6 e 11. Apresenta-se como grandes massas tumorais, exofíticas, em couve-flor, infiltradas, com formação de abscessos, fístulas e drenagem de secreção com odor pútrido. Tem grande capacidade de invasão e destruição local, mas raramente metastatizam. A biópsia deve ser realizada profundamente para se definir a lesão como neoplásica, já que nos extratos superiores da lesão os achados histológicos são indistinguíveis do condiloma acuminado. A cirurgia radical geralmente é curativa, porém, na doença recorrente, as taxas de mortalidade são elevadas.[60,67]

Exames complementares diagnósticos

Na maioria dos casos, o diagnóstico de verrugas anogenitais é realizado ao exame clínico e dermatológico. Os achados que sugerem condiloma acuminado são pápulas ou placas, únicas ou múltiplas, com superfície lisa ou papilar, limitadas à área anogenital. É possível a presença simultânea de lesões na área genital e perianal, portanto todas as áreas de predileção do condiloma acuminado (abdome inferior, vulva, pênis, períneo, pele perianal, monte púbico e dobras crurais) devem ser bem examinadas, inclusive sob o prepúcio, que pode encobrir verrugas.

A dermatoscopia é uma ferramenta que facilita muito o diagnóstico das verrugas genitais e no diagnóstico diferencial com outras lesões desta região. Os aspectos dermatoscópicos variam amplamente, assim como é variável a apresentação clínica dessas

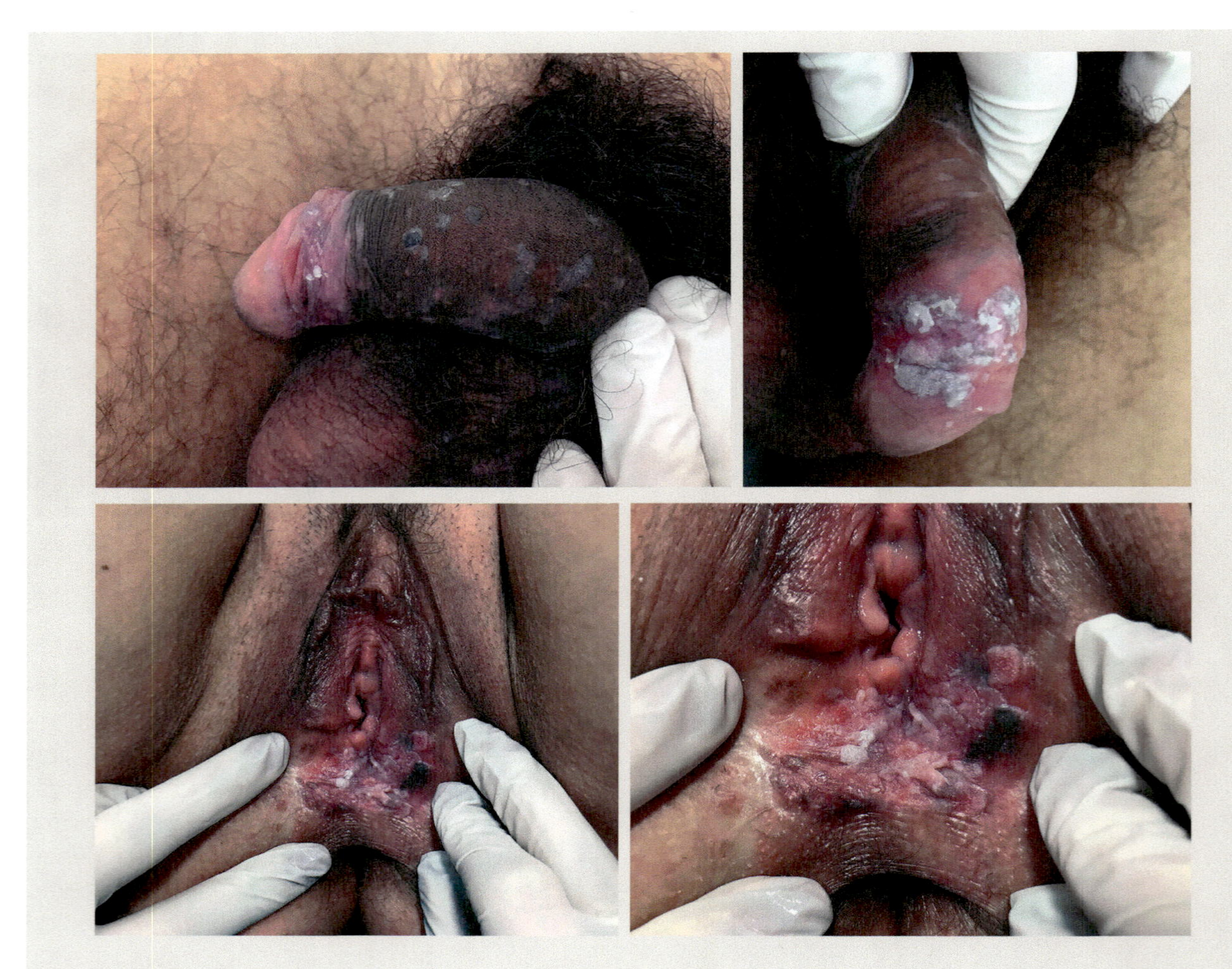

Figura 16.27. Papulose Bowenoide.
Fonte: Acervo da autoria do capítulo.

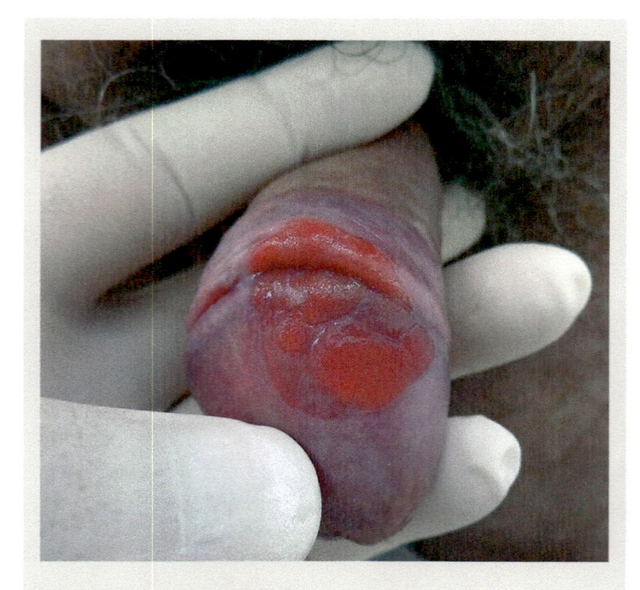

Figura 16.28. Eritroplasia de Queyrat.
Fonte: Acervo da autoria do capítulo.

lesões, nos diferentes epitélios onde elas surgem. Os achados mais característicos são o padrão digitiforme das lesões e o padrão vascular em grampo de cabelo (Figura 16.29).[69,70]

Em caso de incerteza quanto ao diagnóstico, uma biópsia deve ser realizada. Além de possibilitar a confirmação do diagnóstico, o exame anatomopatológico é útil para excluir displasias ou malignidade nos casos refratários ao tratamento, especialmente em pacientes imunodeprimidos.

O anatomopatológico é bastante variável, em virtude do amplo número de apresentações clínicas. Quando as lesões são ativas, observamos presença de coilocitose (vacuolização do citoplasma), acantose e papilomatose. É possível detectar, na histopatologia de verrugas anogenitais, configuração polipoide, hiperplasia epidérmica, paraqueratose focal em invaginações da epiderme, coilocitose e disqueratose.[68]

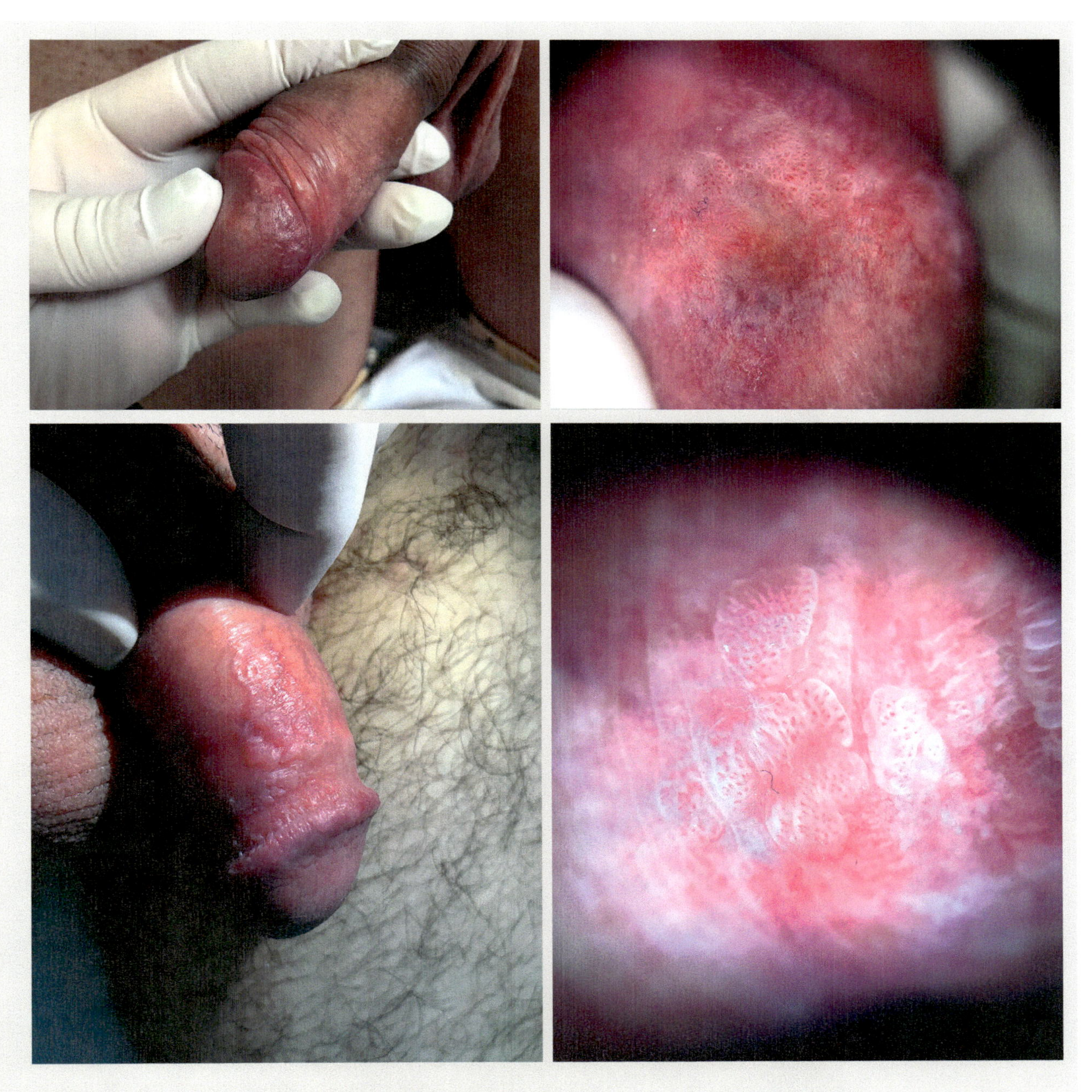

Figura 16.29. Dermatoscopia das verrugas genitais.
Fonte: Acervo da autoria do capítulo.

Diagnósticos diferenciais

Os principais diagnósticos diferenciais a serem considerados incluem lesões papulares benignas comuns como ceratose seborreica, acrocórdon, pápulas peroladas penianas (Figura 16.30) e papilomatose vestibular em mulheres, papiloma escamoso e grânulos de Fordyce. Infecções sexualmente transmissíveis como molusco contagioso e condiloma plano da sífilis secundária também podem entrar no diagnóstico diferencial.

Ainda, essas lesões devem ser diferenciadas de glândulas sebáceas do prepúcio e do lábio maior, cisto epidermoide, líquen nítido, líquen plano, esteatocistoma ou angioqueratomas do escroto.

Tratamento

A abordagem terapêutica das lesões deve ser individualizada para cada paciente, levando-se em conta o número de lesões, sua localização, tolerância à dor, risco de cicatrizes e custo para o paciente,

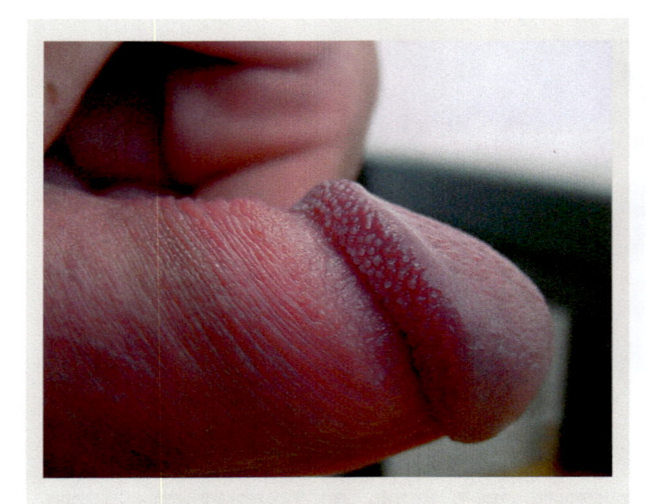

Figura 16.30. Pápulas peroladas penianas.
Fonte: Acervo da autoria do capítulo.

além da experiência do profissional. As principais indicações de tratamento de verrugas anogenitais são o alívio sintomático de prurido, sangramento, dor, dispareunia, obstrução vaginal e sofrimento psicológico.[68]

As verrugas anogenitais não representam riscos graves para a saúde e a fertilidade, portanto é aceitável, mas não recomendável, o tratamento expectante em lesões pequenas e pouco numerosas, que não tenham apresentado alterações recentes, já que cerca de 40% regridem espontaneamente, mas o paciente deve ser informado que apresenta a doença.[71]

Quanto ao risco de contágio, é importante salientar que, quando do diagnóstico, levando-se em conta a epidemiologia da doença, é bastante provável que o/os parceiros sexuais já tenham tido contato com o vírus, podendo ou não ter desenvolvido a doença. Assim, se houver manifestação clínica, o(s) parceiro(s) devem fazer tratamento concomitantemente, mas, na ausência de lesões clínicas, a conduta deve ser apenas de esclarecimento, considerando-se a individualidade de cada caso.

Lesões sintomáticas, inestéticas, em pacientes imunodeprimidos ou com risco de malignização, podem ser tratadas por uma diversidade de tratamentos.

Agentes destrutivos químicos

- **Ácido tricloroacético (ATA):** o ácido tricloroacético destrói as lesões verrucosas por meio de coagulação química de proteínas do tecido e é classicamente usado no tratamento de verrugas genitais, nas concentrações de 80% a 90%. Deve ser aplicado apenas sobre as lesões com uso de cotonete, sendo aconselhada a proteção das áreas cutâneas sadias adjacentes com vaselina. A aplicação deve ser realizada por profissionais de saúde, pois, quando aplicadas inadvertidamente em excesso, podem causar queimaduras químicas. O ATA pode ser usado com segurança no tratamento de verrugas genitais em gestantes. Geralmente são necessárias aplicações semanais por cerca de 4 a 6 semanas, ou até o desaparecimento das lesões. De acordo com ensaio clínico realizado em mulheres, o ATA apresentou taxa de eliminação de 70%. Não é indicado para condilomas acuminados gigantes ou espessos.[72]

Agentes destrutivos físicos

- **Crioterapia:** a crioterapia com nitrogênio líquido a -196 °C é a terapia de 1ª escolha para tratamento das verrugas anogenitais.[73] A aplicação pode ser com *spray* ou contato com haste de algodão, existindo evidências mostrando igual eficácia entre ambas. Causa dano irreversível às membranas celulares por congelamento, com inflamação e estímulo à resposta imune celular. Pode ser utilizada no tratamento de verrugas anogenitais únicas ou múltiplas, mostrando-se mais eficaz para lesões pequenas. Em geral, a aplicação deve ser mantida de 10 a 30 segundos, dependendo da região tratada, seguida da formação de um halo perilesional de cerca de 1 a 2 mm. Após descongelamento, repete-se a aplicação. Recomendam-se intervalos de 2 semanas entre cada aplicação, por cerca de 6 a 10 semanas. Não havendo resolução, outro método de tratamento deve ser implementado. Efeitos adversos incluem dor durante a aplicação, desconforto pela inflamação pós-aplicação (paciente deve ser alertado para a ocorrência de bolhas e eritema), hiper ou hipocromia (Figura 16.31), principalmente em pacientes de fototipos elevados, e formação de cicatrizes.[74]
- **Tratamento cirúrgico:** as opções de tratamento cirúrgico consistem em procedimentos excisionais e ablativos. A excisão cirúrgica

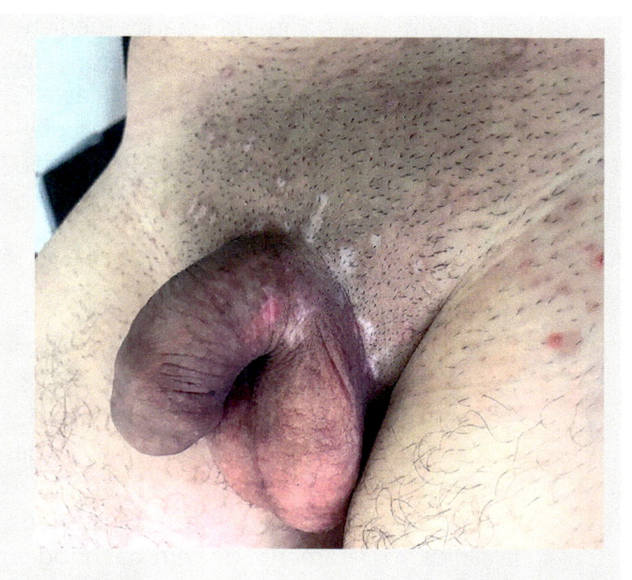

Figura 16.31. Acromias definitivas pós-crioterapia.
Fonte: Acervo da autoria do capítulo.

apresenta maiores benefícios em verrugas anogenitais exofíticas grandes (maiores de 1 cm). Independentemente do método escolhido, deve-se manter o controle da profundidade da destruição da lesão, geralmente até a derme superficial. Embora estudos randomizados relatem altas taxas de sucesso para a excisão, até um terço dos pacientes apresenta recorrência. Tem como desvantagens a hipo ou hiperpigmentação persistente, cicatrizes e a necessidade de anestesia local nas áreas tratadas com ablação.[74]

- **Eletrocauterização:** as verrugas anogenitais podem ser destruídas com eletrocauterização após infiltração com anestésico local. De forma similar à excisão cirúrgica, altas taxas de cura foram relatadas, mas com possível recorrência, além do risco de cicatrizes inestéticas (Figura 16.32). Recomenda-se cautela no tratamento de verrugas anais, pela possibilidade de lesão em esfíncter anal. É descrito baixo risco de transmissão do HPV para mucosa nasal e oral de profissionais de saúde durante a eletrocirurgia, sendo recomendada a realização do procedimento em sala bem ventilada com exaustor.[75]
- ***Laser*:** produz energia luminosa que é absorvida pela água dos tecidos das lesões verrucosas, causando danos térmicos. O *laser* de CO_2 é o mais comumente utilizado para tratamento de verrugas anogenitais. A ablação a *laser* é preferida nas lesões extensas e multifocais por preservar a anatomia da região genital, especialmente vulvar. As complicações potenciais incluem dor persistente, fissuras anais e cicatrizes.[75,76]

Citotóxicos

- **Podofilina e podofilotoxina:** a podofilina deixou de ser a terapia de escolha em virtude do potencial de toxicidade e da grande irritação local, que é imprevisível, não sendo recomendado o seu uso pelo paciente, sendo reservado para aplicação por profissionais de

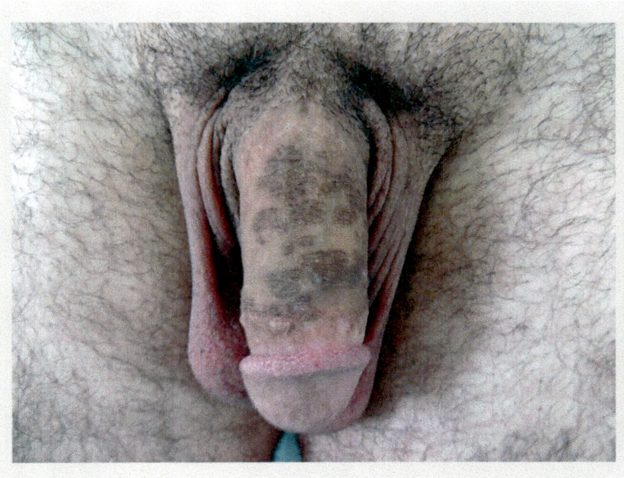

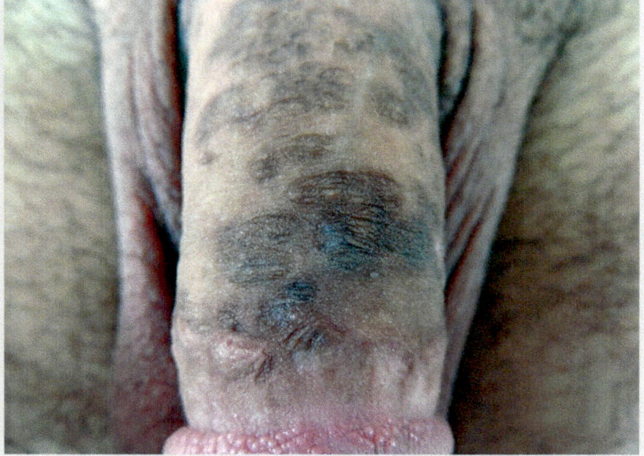

Figura 16.32. Cicatrizes residuais de eletrocauterização.
Fonte: Acervo da autoria do capítulo.

saúde. A podofilotoxina, componente ativo da podofilina, é utilizada para tratamento de verrugas anogenitais, não devendo ultrapassar a quantidade de 0,5 mL de solução aplicada nas lesões ou área tratada maior 10 cm^2 em razão do potencial efeito adverso de dor no local da aplicação, mas atualmente não é mais disponível no Brasil.[68]

- **5-fluoracil (5-FU):** bloqueia a síntese de DNA, prejudicando a divisão celular das células basais. Tem pouca aplicabilidade no tratamento de verrugas anogenitais, pois costuma causar irritação intensa e erosões nas áreas tratadas (Figura 16.33). O uso de 5-fluoracil não é liberado durante a gestação.[77]

Imunoestimuladores

- **Imiquimode:** utilizado em creme na concentração de 5%. A eficácia no tratamento das lesões genitais por HPV é de aproximadamente 50%, em até 16 semanas de uso, administrado 1 vez ao dia, em dias intercalados, 3 vezes por semana. Tem efeito na imunidade inata, por meio dos *toll-like receptor 7* (TLR-7). Além disso, a administração tópica de imiquimode induz a maturação funcional das células de Langerhans epidérmicas *in vivo*, estimula a migração dessas células para os linfonodos regionais e promove uma resposta Th1 de células T $CD8^+$ específica para o antígeno.[78] Estimula a resposta inflamatória contra os queratinócitos infectados mediante a indução da produção de interferon-alfa, IL-12, α-TNF, com estímulos das células NK, reduzindo a carga viral de HPV. Como efeitos colaterais, estão desconforto por irritação e erosões na região da aplicação durante o tratamento, também podendo cursar com discromia residual (Figura 16.34).[68]
- **Cantaridina:** produzida por besouros e geralmente usada para tratamento do molusco contagioso e de verrugas virais extragenitais. Age pela sua ação vesicante, degradando desmossomas, ocasionando a formação de vesículas acantolíticas. Existem poucos estudos sobre o uso de cantaridina e a experiência clínica no tratamento de verrugas anogenitais é limitada.[79,80] Não tem superioridade de cura em relação a outras terapêuticas e não é disponível no nosso meio.

Quadro 16.3. Classificação dos principais agentes terapêuticos nas verrugas virais.

Destrutivos químicos	Ácido tricloroacético
Destrutivos físicos	Crioterapia (nitrogênio líquido) Eletrocauterização Laser de CO_2 Exérese cirúrgica
Citotóxicos	Podofilina/podofilotoxina 5-fluoracil
Imunoestimuladores	Imiquimode Cantaridinas

Fonte: Desenvolvido pela autoria do capítulo.

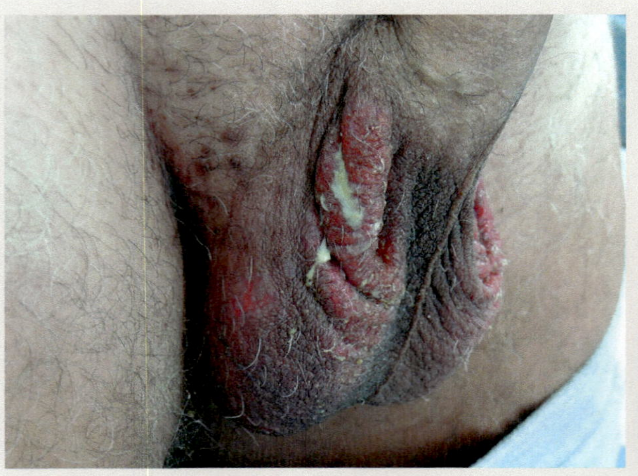
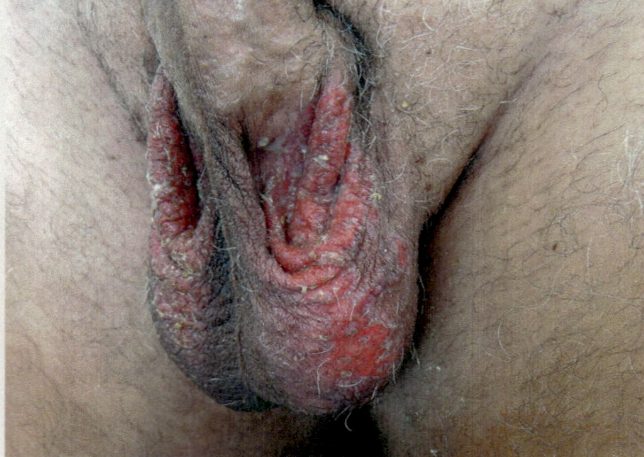

Figura 16.33. Dermatite induzida pelo 5-FU.
Fonte: Acervo da autoria do capítulo.

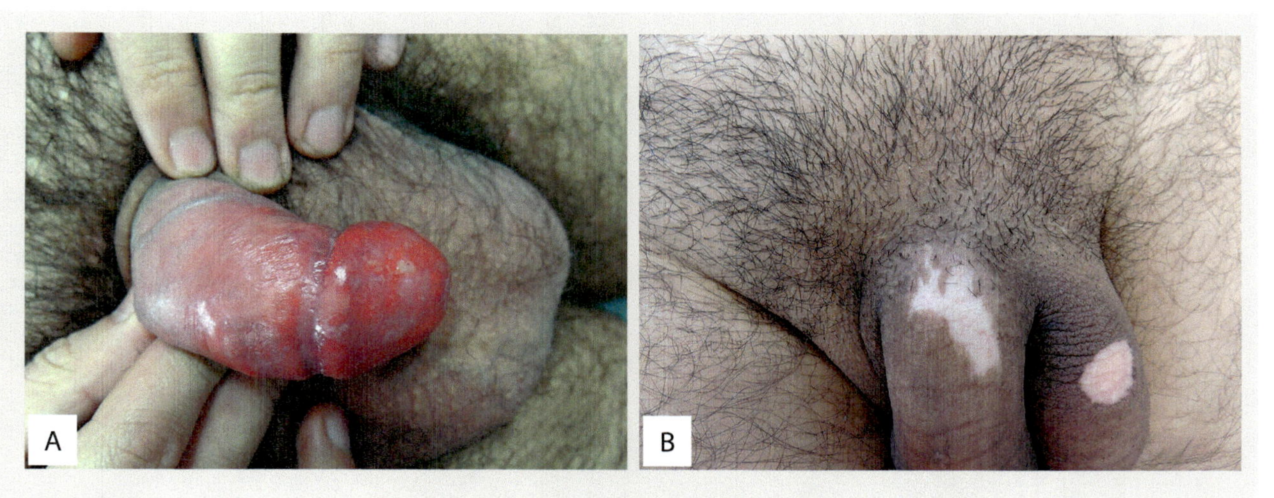

Figura 16.34. (A) Irritação na área de aplicação do imiquimode. (B) Acromia residual na área de aplicação do imiquimode.
Fonte: Acervo da autoria do capítulo.

Vacinas

Em 2006, dois grandes estudos foram publicados mostrando a segurança e a eficácia de duas vacinas para prevenção da infecção pelos principais subtipos do HPV responsáveis pelo câncer cervical. A vacina bivalente (Cervarix®, GSK) protegendo contra os HPV 16 e 18 e a quadrivalente (Gardasil®, Merck), que, que além destes, protegem também contra o 6 e o 11, que são os subtipos mais relacionados às verrugas genitais.[81,82]

As vacinas foram inicialmente indicadas para meninas de 9 a 13 anos, mas com possibilidade da vacinação para mulheres até 26 anos. Atualmente a vacina quadrivalente é indicada também para meninos de 9 a 13 anos, com possibilidade de vacinação para homens de até 26 anos. No Brasil, o Ministério da Saúde, via Programa Nacional de Imunizações (PNI), disponibiliza pelo SUS, a vacinação para meninas dos 9 aos 14 anos e meninos de 11 a 14 anos, com duas doses da vacina quadrivalente, com 6 meses de intervalo entre as doses.

A vacinação também está disponível pelo PNI para homens e mulheres, dos 9 aos 26 anos que sejam imunodeprimidos (transplantados de órgãos sólidos, de medula óssea ou pacientes oncológicos), e para pessoas vivendo com HIV/aids. Para estes, são recomendadas três doses da vacina quadrivalente, aos 0, 2 e 6 meses.[83]

A eficácia dessas vacinas para prevenir a infecção, pelos subtipos contra os quais elas protegem, e prevenir o surgimento de lesões displásicas relacionadas ao HPV é muito alta, com índices de proteção acima de 90%. Essa eficácia se mantém durante todo o tempo de acompanhamento, a partir dos estudos iniciais, não existindo atualmente indicação de vacinas posteriores de reforço.[84]

Após o advento dessas vacinas, foi demonstrado que muitos outros cânceres, além do câncer cervical, estão relacionados aos HPV 16 e 18. Assim, a vacina protege também para o câncer da vagina, vulva, pênis, ânus, reto e da orofaringe e outros que possam vir a ser causados por esses HPV.[85]

A discussão acerca do uso da vacina, seja o da bivalente, seja o da quadrivalente, além do custo, é que os subtipos virais contra os quais elas fornecem proteção correspondem a aproximadamente 70% dos cânceres do colo do útero. Aproximadamente 30% das neoplasias do colo do útero são causadas por outros HPV de alto grau, que não o 16 e o 18, o que torna necessária a manutenção de todo o esquema de rastreio, com base não exame de Papanicolau, existente atualmente.[86]

A partir disso, em 2015 foi apresentada a vacina 9-valente para HPV (Gardasil-9®), que, além dos subtipos 6, 11, 16 e 18, protege também para os subtipos 31, 33, 45, 52 e 58. A adição desses subtipos eleva a proteção da vacina para mais de 90% dos casos de câncer do colo do útero, com pequenas variações, conforme a população estudada. A população para a qual está indicada e a posologia são as mesma da vacina quadrivalente, com duas ou três doses.[87] A vacina 9-valente ainda não é disponível no Brasil.

Referências bibliográficas

1. Downing C, Mendoza N, Sra K, Tyring SK. Human herpesviruses. In: Bolognia JL, Schaffer JV, Cerroni L (ed.). Dermatology. 4th ed. Elsevier; 2018. p. 1400-24.
2. Dabestani N et al. Time trends in first-episode genital Herpes simplex virus infections in an urban sexually transmitted disease clinic. Sex Transm Dis. 2019;46(12):795-800.
3. Fatahzadeh M, Schwartz RA. Human Herpes simplex virus infections: epidemiology, pathogenesis, symptomatology, diagnosis and management. J Am Acad Dermatol. 2007;57(5):737-63 [quiz 764-6].
4. Whitley RJ, Prichard M. A novel potential therapy for HSV. N Engl J Med. 2014;370(3):273-4.
5. Patel R. Genital herpes. Sex Transm Infect. 2017;93(6):444.
6. Patel R et al. 2017 European guidelines for the management of genital herpes. Int J STD AIDS. 2017;28(14):1366-79.
7. Martin ET et al. A pooled analysis of the effect of condoms in preventing HSV-2 acquisition. Arch Intern Med. 2009;169(13):1233-40.
8. U.S. Preventive Services Task Force et al. Serologic screening for genital herpes infection: US Preventive Services Task Force recommendation statement. JAMA. 2016;316(23):2525-30.
9. Kukhanova MK, Korovina AN, Kochetkov SN. Human Herpes simplex virus: life cycle and development of inhibitors. Biochemistry (Mosc). 2014;79(13):1635-52.
10. Cunningham A et al. Current management and recommendations for access to antiviral therapy of herpes labialis. J Clin Virol. 2012;53(1):6-11.
11. Freeman EE et al. Herpes simplex virus 2 infection increases HIV acquisition in men and women: systematic review and meta-analysis of longitudinal studies. AIDS. 2006;20(1):73-83.
12. Looker KJ et al. Effect of HSV-2 infection on subsequent HIV acquisition: an updated systematic review and meta-analysis. Lancet Infect Dis. 2017;17(12):1303-16.
13. Hollier LM, Straub H. Genital herpes. BMJ Clin Evid. 2011 Apr 15;2011:1603.
14. Arshad Z et al. Tools for the diagnosis of Herpes simplex virus 1/2: systematic review of studies published between 2012 and 2018. JMIR Public Health Surveill. 2019;5(2):e14216.
15. Le Goff J, Pere H, Belec L. Diagnosis of genital Herpes simplex virus infection in the clinical laboratory. Virol J. 2014;11:83.
16. Cockerell CJ et al. Viral Infections. In: Crowson A, Barnhill RL, Magro CM, Piepkorn MW (ed.). Dermatopathology. McGraw-Hill; 2010. p. 22.
17. Cernik C, Gallina K, Brodell RT. The treatment of Herpes simplex infections: an evidence-based review. Arch Intern Med. 2008;168(11):1137-44.
18. Le Cleach L et al. Oral antiviral therapy for prevention of genital herpes outbreaks in immunocompetent and nonpregnant patients. Cochrane Database Syst Rev. 2014(8):CD009036.
19. Heslop R et al. Interventions for men and women with their first episode of genital herpes. Cochrane Database Syst Rev. 2016(8):CD010684.
20. Abudalu M et al. Single-day patient-initiated famciclovir therapy versus 3-day valacyclovir regimen for recurrent genital herpes: a randomized, double-blind, comparative trial. Clin Infect Dis. 2008;47(5):651-8.
21. Abdool-Karim SS et al. Tenofovir gel for the prevention of Herpes simplex virus type 2 infection. N Engl J Med. 2015;373(6):530-9.
22. Wald A et al. Helicase-primase inhibitor pritelivir for HSV-2 infection. N Engl J Med. 2014;370(3):201-10.
23. Barde C et al. Management of resistant mucocutaneous herpes simplex infections in AIDS patients: a clinical and virological challenge. HIV Med. 2011;12(6):367-73.
24. Reis HLB et al. Hypertrophic genital herpes in an HIV-infected female patient: imiquimod as an alternative treatment. Int J Infect Dis. 2020;95:153-6.
25. Siqueira SM et al. Vegetative chronic genital herpes with satisfactory response to imiquimod. An Bras Dermatol. 2019;94(2):221-3.
26. Piret J, Boivin G. Antiviral resistance in Herpes simplex virus and Varicella-zoster virus infections: diagnosis and management. Curr Opin Infect Dis. 2016;29(6):654-62.
27. Cohen J. Immunology: painful failure of promising genital herpes vaccine. Science. 2010;330(6002):304.
28. Spicknall IH et al. Review of mathematical models of HSV-2 vaccination: implications for vaccine development. Vaccine. 2019;37(50):7396-7407.
29. Schiffer JT, Gottlieb SL. Biologic interactions between HSV-2 and HIV-1 and possible implications for HSV vaccine development. Vaccine. 2019;37(50):7363-71.
30. Johnston C, Gottlieb SL, Wald A. Status of vaccine research and development of vaccines for Herpes simplex virus. Vaccine. 2016;34(26):2948-52.
31. Egan K et al. Vaccines to prevent genital herpes. Transl Res. 2020;220:138-52.
32. Lachiewicz AM, Srinivas ML. Varicella-zoster virus post-exposure management and prophylaxis: a review. Prev Med Rep. 2019;16:101016.
33. Sauerbrei A. Diagnosis, antiviral therapy and prophylaxis of Varicella-zoster virus infections. Eur J Clin Microbiol Infect Dis. 2016;35(5):723-34.
34. Silva H et al. Number of cases of varicella and hospitalization in a pediatric reference hospital in Brazil after introducing the vaccine. Rev Paul Pediatr. 2021;39:e2019215.
35. Whitley RJ. Chickenpox and herpes zoster (Varicella-zoster virus). In: Bennett JE, Dolin R, Blaser MJ (ed.). Mandell, Douglas and Bennett's principles and practice of infectious disease. Philadelphia: Elsevier Saunders; 2015. p. 1731.
36. Brasil. Ministério da Saúde. Catapora (varicela): causas, sintomas, diagnóstico, tratamento e prevenção [Internet]. 2021. Disponível em: https://antigo.saude.gov.br/saude-de-a-z/varicela-catapora. Acesso em: 27 mar. 2021.
37. Marra F et al. Risk factors for herpes zoster infection: a meta-analysis. Open Forum Infect Dis. 2020;7(1):ofaa005.
38. Moodley A et al. Severe herpes zoster following varicella vaccination in immunocompetent young children. J Child Neurol. 2019;34(4):184-8.
39. Forbes H et al. Risk of herpes zoster after exposure to varicella to explore the exogenous boosting hypothesis: self-controlled case series study using UK electronic healthcare data. BMJ. 2020;368:l6987.
40. Tseng HF et al. The epidemiology of herpes zoster in immunocompetent, unvaccinated adults ≥ 50 years old: incidence, complications, hospitalization, mortality and recurrence. J Infect Dis. 2020;222(5):798-806.

41. Lee SC et al. Vision loss in an immunocompetent child post varicella infection: a case report. Malays Fam Physician. 2020;15(1):54-7.
42. Brasil. Ministério da Saúde. Herpes (cobreiro): causas, sintomas, tratamento, diagnóstico e prevenção [Internet]. 2021. Disponível em: http://antigo.saude.gov.br/saude-de-a-z/herpes-zoster. Acesso em: 27 mar. 2021.
43. Wang T et al. Wolf's isotopic response after herpes zoster infection: a study of 24 new cases and literature review. Acta Derm Venereol. 2019;99(11):953-9.
44. Levin MJ, Weinberg A, Schmid DS. Herpes simplex virus and Varicella-zoster virus. Microbiol Spectr. 2016;4(3).
45. Centers for Disease Control and Prevention (CDC). Routine measles, mumps and rubella vaccination [Internet]. 2021. Disponível em: https://www.cdc.gov/vaccines/vpd/mmr/hcp/recommendations.html.
46. Macartney K, Heywood A, McIntyre P. Vaccines for post-exposure prophylaxis against varicella (chickenpox) in children and adults. Cochrane Database Syst Rev. 2014(6):CD001833.
47. Oxman MN et al. A vaccine to prevent herpes zoster and postherpetic neuralgia in older adults. N Engl J Med. 2005;352(22):2271-84.
48. Cunningham AL, Heineman T. Vaccine profile of herpes zoster (HZ/su) subunit vaccine. Expert Rev Vaccines. 2017;16(7):1-10.
49. Dooling KL et al. Recommendations of the Advisory Committee on Immunization Practices for Use of Herpes Zoster Vaccines. MMWR Morb Mortal Wkly Rep. 2018;67(3):103-8.
50. Lal H et al. Efficacy of an adjuvanted herpes zoster subunit vaccine in older adults. N Engl J Med. 2015;372(22):2087-96.
51. Centers for Disease Control and Prevention (CDC). Shingles vaccine fact sheet for healthcare providers [Internet]. 2019. Disponível em: https://www.cdc.gov/shingles/multimedia/shingles-factsheet-hcp.html. Acesso: 28 mar. 2021.
52. Centers for Disease Control and Prevention (CDC). Updated recommendations for use of VariZIG – United States, 2013. MMWR Morb Mortal Wkly Rep. 2013;62(28):574-6.
53. Tyring SK. Management of herpes zoster and postherpetic neuralgia. J Am Acad Dermatol. 2007;57(6 Suppl):S136-42.
54. Jeon YH. Herpes zoster and postherpetic neuralgia: practical consideration for prevention and treatment. Korean J Pain. 2015;28(3):177-84.
55. Schutzer-Weissmann J, Farquhar-Smith P. Post-herpetic neuralgia-a review of current management and future directions. Expert Opin Pharmacother. 2017;18(16):1739-50.
56. Moody C. Mechanisms by which HPV induces a replication competent environment in differentiating keratinocytes. Viruses. 2017;9(9).
57. Van Doorslaer K et al. The Papillomavirus episteme: a central resource for papillomavirus sequence data and analysis. Nucleic Acids Res. 2013;41(Database issue):D571-8.
58. World Health Organization Human (WHO). Papillomavirus (HPV) and cervical cancer [Internet]. 2021. Disponível para: https://www.who.int/news-room/fact-sheets/detail/human-papillomavirus-(hpv)-and-cervical-cancer. Acesso em: 28 mar. 2021.
59. Colpani V et al. Prevalence of Human papillomavirus (HPV) in Brazil: a systematic review and meta-analysis. PLoS One. 2020;15(2):e0229154.
60. Kirnbauer R et al. Human papillomaviruses. In: Bolognia JL, Schaffer J, Cerroni L (ed.). Dermatology. Elsevier; 2018. p. 1383-99.
61. Trottier H, Burchell AN. Epidemiology of mucosal Human papillomavirus infection and associated diseases. Public Health Genomics. 2009;12(5-6):291-307.
62. Trottier H, Franco EL. The epidemiology of genital Human papillomavirus infection. Vaccine. 2006;24(Suppl 1):S1-15.
63. Schiffman M et al. Carcinogenic Human papillomavirus infection. Nat Rev Dis Primers. 2016;2:16086.
64. Nunes EM, Talpe-Nunes V, Sichero L. Epidemiology and biology of cutaneous Human papillomavirus. Clinics (São Paulo). 2018;73(Suppl 1):e489s.
65. Forneck CGL et al. Exuberant oral lesions in an immunocompromised patient. JAAD Case Rep. 2021;8:40-2.
66. Cubie HA. Diseases associated with Human papillomavirus infection. Virology. 2013;445(1-2):21-34.
67. Stamm AW, Kobashi KC, Stefanovic KB. Urologic dermatology: a review. Curr Urol Rep. 2017;18(8):62.
68. Workowski KA et al. Sexually transmitted diseases treatment guidelines, 2015. MMWR Recomm Rep. 2015; 64(RR-03):1-137.
69. Dong H et al. Dermatoscopy of genital warts. J Am Acad Dermatol. 2011;64(5):859-64.
70. Veasey JV et al. Genital warts: comparing clinical findings to dermatoscopic aspects, in vivo reflectance confocal features and histopathologic exam. An Bras Dermatol. 2014;89(1):137-40.
71. Steben M, La Belle D. Genital warts: Canadians' perception, health-related behaviors and treatment preferences. J Low Genit Tract Dis. 2012;16(4):409-15.
72. Abdullah AN, Walzman M, Wade A. Treatment of external genital warts comparing cryotherapy (liquid nitrogen) and trichloroacetic acid. Sex Transm Dis. 1993;20(6):344-5.
73. Bertolotti A et al. Cryotherapy to treat anogenital warts in non-immunocompromised adults: systematic review and meta-analysis. J Am Acad Dermatol. 2017;77(3):518-26.
74. Lacey CJ et al. 2012 European guideline for the management of anogenital warts. J Eur Acad Dermatol Venereol. 2013;27(3):e263-70.
75. Kofoed K et al. Low prevalence of oral and nasal Human papillomavirus in employees performing CO_2-laser evaporation of genital warts or loop electrode excision procedure of cervical dysplasia. Acta Derm Venereol. 2015;95(2):173-6.
76. Widschwendter A et al. Recurrence of genitals warts in pre-HPV vaccine era after laser treatment. Arch Gynecol Obstet. 2019;300(3):661-8.
77. Leung AK et al. Penile warts: an update on their evaluation and management. Drugs Context. 2018;7:212563.
78. Yuan J et al. Genital warts treatment: beyond imiquimod. Hum Vaccin Immunother. 2018;14(7):1815-9.
79. Ruini C et al. Cantharidin as an alternative treatment for genital warts: a case monitored with optical coherence tomography. Acta Derm Venereol. 2020;100(16): adv00259.
80. Recanati MA et al. Cantharidin is superior to trichloroacetic acid for the treatment of non-mucosal genital warts: a pilot randomized controlled trial. Clin Exp Obstet Gynecol. 2018;45(3):383-6.

81. Paavonen J et al. Efficacy of a prophylactic adjuvanted bivalent L1 virus-like-particle vaccine against infection with Human papillomavirus types 16 and 18 in young women: an interim analysis of a phase III double-blind, randomized controlled trial. Lancet. 2007;369(9580):2161-70.
82. Group FIS. Quadrivalent vaccine against Human papillomavirus to prevent high-grade cervical lesions. N Engl J Med. 2007;356(19):1915-27.
83. Brasil. Ministério da Saúde. Vacinação HPV [Internet]. 2020. Disponível em: https://portalarquivos.saude.gov.br/campanhas/vacinahpv. Acesso em: 28 mar. 2021.
84. Haghshenas MR et al. Efficacy of Human papillomavirus L1 protein vaccines (Cervarix and Gardasil) in reducing the risk of cervical intraepithelial neoplasia: a meta-analysis. Int J Prev Med. 2017;8:44.
85. Saraiya M et al. US assessment of HPV types in cancers: implications for current and 9-valent HPV vaccines. J Natl Cancer Inst. 2015;107(6):djv086.
86. Roteli-Martins CM et al. Prevalence of Human papillomavirus infection and associated risk factors in young women in Brazil, Canada and the United States: a multicenter cross-sectional study. Int J Gynecol Pathol. 2011;30(2):173-84.
87. Joura EA et al. A 9-valent HPV vaccine against infection and intraepithelial neoplasia in women. N Engl J Med. 2015;372(8):711-23.

Capítulo 17

Dengue, Zikavírus e Chikungunya

Cláudia Elise Ferraz Silva
Josemir Belo dos Santos

Introdução

Arbovírus são vírus transmitidos por artrópodes hematófagos (*Arthropod-borne virus*), assim designados não apenas pela sua veiculação por intermédio destes insetos, mas pelo fato de seus ciclos replicativos ocorrerem em tais animais.[1] Não há necessariamente relação filogenética entre eles.[2] Estima-se que existam mais de 150 espécies de arbovírus relacionadas com doenças em seres humanos, sendo a maioria zoonótica. As arboviroses têm se tornado importantes ameaças em áreas tropicais em decorrência do desmatamento, da migração populacional e da ocupação desordenada de áreas urbanas, precariedade de saneamento básico, além das mudanças climáticas que acabam por favorecer a amplificação vetorial e transmissão dos vírus.[1]

A dengue, a zika e a chikungunya tonaram-se problemas de saúde pública internacionais nos últimos anos. Essas doenças compartilham o mesmo vetor de transmissão que são os mosquitos *Aedes* spp. Foram responsáveis por grandes epidemias no Brasil entre os anos de 2014 e 2017.[2] Enquanto a dengue é a arbovirose mais frequente no mundo e continua endêmica em diversas regiões do Brasil, as infecções pelo vírus da chikungunya e da zika são consideradas doenças emergentes nas Américas. Febre e manifestações dermatológicas, como o *rash* maculopapular, são frequentemente observadas em indivíduos infectados por qualquer um desses três vírus.

Diante da cocirculação dos vírus da dengue, zika e chikungunya no Brasil e da similaridade de apresentação clínica, o reconhecimento detalhado de suas manifestações dermatológicas pode contribuir para um diagnóstico efetivo e uma condução mais adequada desses pacientes.

Dengue

Histórico e epidemiologia

Dengue é a infecção viral mais comumente transmitida por mosquitos no mundo. É potencialmente fatal; por isso, o diagnóstico e o tratamento oportunos são fundamentais. A palavra "dengue" provavelmente se originou do termo suaíli africano *Ka dinga pepo*, que significa "um ataque repentino semelhante a uma cãibra", fazendo alusão à mialgia e dor aos movimentos nos acometidos pela doença. As primeiras descrições da dengue datam do século III, na China. Após o século XVII, a incidência de casos aumentou pela difusão do comércio marítimo.[3]

A primeira epidemia confirmada de dengue ocorreu entre 1779 e 1780, abrangendo regiões da África, Ásia e América do Norte. Até 1940, grandes epidemias ocorriam com longos intervalos de tempo (entre 10 a 40 anos), talvez em razão do transporte lento tanto do vírus como do vetor pela navegação. A transmissão da dengue aumentou drasticamente na segunda metade do século XX, fato possivelmente relacionado a mudanças demográficas, crescimento populacional global, urbanização desorganizada e falta de controle eficaz do mosquito, além do aumento das viagens aéreas.

A dengue é endêmica em mais de 125 países, principalmente em regiões subtropicais e tropicais, com incidência anual que varia de 50 a 100 milhões de casos e responsável por mais de 20 mil mortes atribuídas no mundo.[4] Os casos predominam na América Latina e na Ásia, mas há projeções de aumento na incidência no futuro de forma global.[3]

Transmissão

O vírus da dengue é transmitido por artrópodes, principalmente pelos mosquitos *Aedes* spp. A propagação ocorre principalmente de forma horizontal, a partir de um vetor infectado para humanos.[5] Os vetores de transmissão mais eficazes são os mosquitos fêmeas *A. aegypti* e *A. albopictus*.[5] Outros modos de transmissão mais raros ocorrem por transfusão de sangue, transplante de órgãos, exposição a materiais perfurocortantes contaminados em laboratório e a transmissão vertical.[5,6]

Patogenia

O vírus da dengue é um vírus RNA, do gênero Flavivirus e família Flaviridae, com quatro sorotipos (DENV-1 a DENV-4), todos capazes de provocar doença. Em cada sorotipo, há cerca de três a cinco genótipos comuns (cepas), cada um com graus variáveis de virulência e distribuição geográfica distinta.[5] Essa variabilidade dificulta a produção de vacinas protetoras contra todos os subtipos virais.[7] A interação de fatores como sorotipo e cepa do vírus, histórico genético do hospedeiro e resposta imune a infecções anteriores de dengue influenciam muito o resultado e a gravidade da doença.[8] A infecção com um sorotipo produz imunidade de longo prazo a esse sorotipo (possivelmente vitalícia), mas apenas proteção de curto prazo contra os outros.[9]

Prever o resultado de uma infecção é difícil, mas se presume que há aumento de risco de desenvolver dengue grave numa segunda infecção por um sorotipo distinto de DENV. Essa afirmação é consistente com a hipótese de que ocorreria uma tempestade de citocinas quando há infecção por um sorotipo diferente, assim como os anticorpos da infecção anterior contribuiriam para a exacerbação dos sintomas sistêmicos. Isso poderia ocorrer mesmo em crianças que tiveram transferência de anticorpos da mãe durante a gestação, em regiões geográficas onde vários sorotipos DENV estão circulantes simultaneamente. A gravidade está correlacionada com altos títulos de viremia, infecção secundária e sorotipo DENV-2.[9]

Na inoculação do vírus a partir da picada do mosquito, o DENV é transmitido da saliva para a corrente sanguínea do hospedeiro, infectando primeiramente queratinócitos e células de Langerhans da pele.[5] Em seguida, o vírus alcança linfonodos regionais e dissemina-se para outros órgãos. O DENV apresenta tropismo para células do fígado, sistema imunológico, endotélio e células da retina.[10]

Manifestações clínicas

A infecção pelo DENV causa uma doença sistêmica caracterizada por um amplo espectro clínico, desde quadros leves a graves, podendo evoluir com complicações e risco de vida. Até 40% a 80% dos casos são assintomáticos. Os casos sintomáticos são leves na sua maioria.

O período de incubação da dengue varia de 3 a 14 dias. Infecções sintomáticas podem se manifestar por febre alta de surgimento súbito, intensa cefaleia, dor retro-orbitária, *rash*, perda de apetite, vômitos e diarreia, dor abdominal, sangramentos leves nasais e gengivais, fadiga, mialgia intensa e artralgia, o que explica a designação popular "febre quebra-ossos".[5] A defervescência ocorre entre 3 e 7 dias de doença.

A maioria dos pacientes recupera-se após esta fase, contudo alguns podem desenvolver sintomas graves. Em menos de 5% dos casos, a doença progride para formas graves, com febre hemorrágica e/ou choque (FHD – febre hemorrágica da dengue). Esta é definida pela presença de sintomas clássicos de dengue acompanhados de pelo menos uma das seguintes condições: sangramento grave; comprometimento grave de órgãos; ou perda de fluido plasmático, resultando no acúmulo de fluidos com dificuldade respiratória, que pode implicar risco de óbito. Ocorrem extravasamento capilar, elevação do hematócrito por hemoconcentração, ascite, derrame pleural, com hipoperfusão e potencial choque.[4,11]

A infecção pela dengue pode causar, portanto, um espectro de três síndromes clínicas, segundo a Organização Mundial de Saúde (OMS):

1. dengue sem sinais de alerta;
2. dengue com sinais de alerta;
3. dengue grave.[11]

Vômitos persistentes, acúmulo de fluidos, sangramentos de mucosa, letargia/inquietação, hepatomegalia (> 2 cm), elevação do hematócrito e trombocitopenia são considerados sinais de alerta. Dengue grave é aquela com perda de volume para

3º espaço, com choque, insuficiência respiratória, sangramento grave ou falência de órgãos.[11] Esta classificação pressupõe monitorização e vigilância próximas a fim de identificar sinais de alerta, intervir com suporte clínico e melhorar o resultado final da evolução da doença.[3,9]

Manifestações dermatológicas

Estima-se que o exantema clássico da dengue ocorra em 50% a 82% dos pacientes sintomáticos. Um eritema transitório evolvendo face, pescoço e área superior do tronco é a primeira manifestação dermatológica, ocorrendo nas primeiras 24 a 48 horas de doença.[12,13] Exame físico minucioso é fundamental para detectar o *rash*, algumas vezes discreto, especialmente em pacientes de fototipos altos. Em seguida, cerca de 3 a 5 dias depois, uma erupção cutânea morbiliforme aparece em mais de 50% dos casos, que pode ou não ser pruriginosa, iniciando-se no tronco e espalhando-se para face e extremidades (Figura 17.1). Descreve-se o *rash* como de padrão morbiliforme com ilhas de pele sã, sendo considerado uma resposta imune ao vírus.[14] Os achados anatomopatológicos de espécimes de pele com *rash* são inespecíficos.[12]

Pacientes com dengue que evoluem com *rash* apresentam mais prurido e edema palmoplantar do que aqueles sem *rash*, contudo não há diferença na duração da febre, contagem de plaquetas ou risco de hospitalização entre estes pacientes.[15] A presença de *rash* não implica maior probabilidade de complicações ou mortalidade pela dengue.[16]

Manifestações hemorrágicas podem surgir na fase de defervescência e incluem petéquias, equimoses e sangramentos de mucosa oral e conjuntival. Leucopenia e plaquetopenia neste período de manifestação são sugestivas de infecção por dengue.

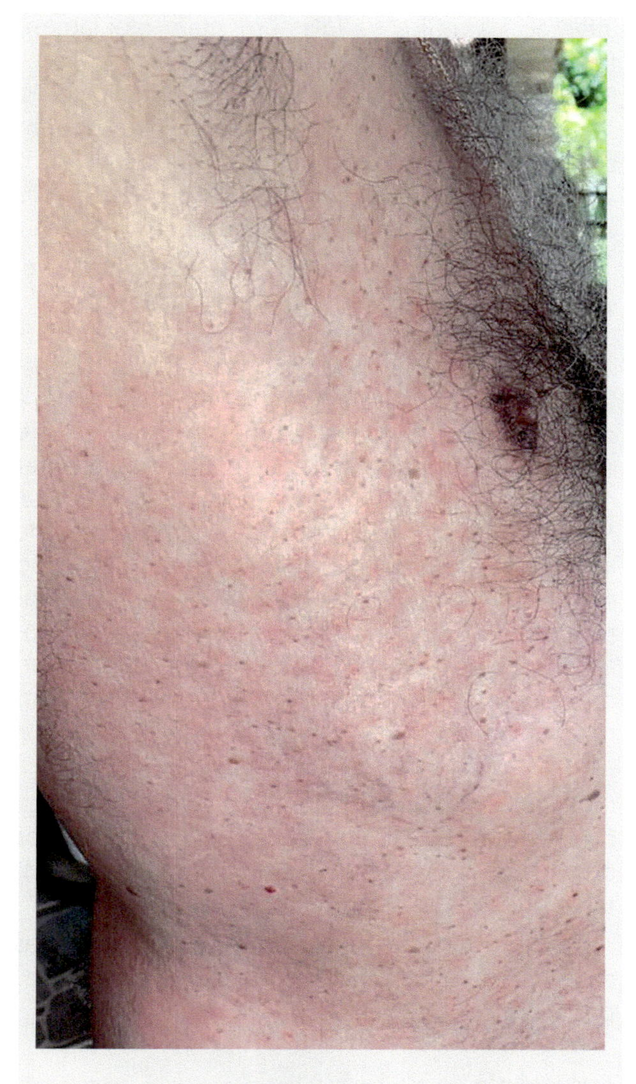

Figura 17.1. *Rash* eritematoso confluente em tronco de paciente com dengue clássica.
Fonte: Acervo da autoria do capítulo.

Diagnóstico

O diagnóstico clínico, a partir dos sinais e sintomas clássicos em indivíduo de área endêmica, é factível. Entretanto, sempre que possível, deve ser realizada confirmação laboratorial.

A prova do laço, também denominada "teste do manguito" ou do "teste do torniquete", pode ajudar no diagnóstico clínico da dengue. Consiste em inflar o manguito numa pressão arterial intermediária entre as pressões sistólica e diastólica do paciente por 5 minutos e avaliar o aparecimento de petéquias na pele da região. O surgimento de mais de 10 petéquias em 1 cm^2 é um sinal específico de dengue. Teste positivo geralmente está presente mesmo em indivíduos com quadro clínico leve. A sua positividade torna o diagnóstico de dengue muito provável, mas a sua negatividade não exclui essa possibilidade.[17]

Laboratorialmente, anticorpos IgM tornam-se positivos cerca de 3 a 5 dias após o início dos sintomas em cerca de metade dos pacientes. Após o 10º dia, a positividade atinge quase 99% dos casos. Os títulos de IgM diminuem gradualmente e tornam-se indetectáveis após 2 a 3 meses. Anticorpos IgG positivam após a 1ª semana de doença e podem persistir por toda a vida. Quando há uma segunda infecção, os títulos de IgG aumentam rapidamente no início enquanto os de IgM persistem baixos. Razão IgM/IgG inferior a 1,2 ou 1,4 traduz infecção secundária.[11] Outras infecções por flavivírus podem provocar reatividade cruzada e falso-positivos. Em áreas com os demais flavivírus circulantes, outros métodos diagnósticos são preferidos.

A detecção do antígeno NS1 está disponível em ensaios comerciais e demonstra positividade nos primeiros 9 dias de doença.[11] Já nas infecções secundárias, esse período é mais curto e seus títulos do antígeno parecem estar associados a quadros mais graves.[13] A glicoproteína NS1 não é exclusiva da dengue e também pode apresentar reação cruzada com outros flavivírus como zika. Métodos sorológicos de diagnóstico capazes de identificar os diferentes sorotipos da dengue estão em desenvolvimento.[3] Já houve relatos de pacientes com covid-19 com resultado sorológico falso-positivo para dengue,[18] assim como comprovação de coinfecção do coronavírus com o DENV num mesmo indivíduo.[19]

O teste da reação em cadeia da polimerase (PCR) é um método de diagnóstico de maior especificidade que pode identificar um ou vários sorotipos do vírus da dengue num mesmo momento. É bastante útil durante os primeiros 4 dias da infecção.[13]

Diagnóstico diferencial da dengue inclui outras arboviroses, influenza, mononucleose e infecções por *rickettsia*.

Tratamento

Não há tratamento antiviral específico, estando indicados apenas suporte clínico com hidratação e correção dos distúrbios hidroeletrolíticos. Acetominofeno pode ser recomendado para o controle da dor e da febre. Aspirina e anti-inflamatórios não hormonais devem ser evitados pelo risco de complicações hemorrágicas. Casos graves podem requerer cuidados intensivos. Pacientes com sinais de choque, com hipoperfusão e taquicardia devem ser encaminhados para a unidade de terapia intensiva (UTI), com especial cuidado quanto ao manejo dos fluidos.[3]

Zikavírus

Histórico e epidemiologia

Infecção pelo zikavírus (ZIKV) é uma importante doença emergente, que chamou a atenção de todo o mundo pelo seu potencial teratogênico e por suas complicações neurológicas. O virus foi detectado pela primeira vez na Uganda em reservatórios animais em 1947 e, em humanos, em 1952. Desde a sua descoberta, existiam relatos de que o ZIKV causava apenas quadros brandos e esporádicos limitados ao continente africano e sudeste da Ásia. Este cenário mudou a partir de 2007, quando o vírus passou a ser considerado capaz de provocar grandes epidemias em ilhas do Pacífico e na Micronésia.[20] Em 2013, outra epidemia ocorreu na Polinésia Francesa, coincidindo com o aumento do número de casos de síndrome de Guillain-Barré naquele local.[21]

No ano de 2015, o ZIKV foi detectado pela primeira vez no Brasil e, desde então, disseminou-se pelo país e por vários países da América do Sul e Central e do Caribe. Em outubro de 2015, a região Nordeste do Brasil relatou um aumento de 20 vezes no número de recém-nascidos com microcefalia.[22] Essa constatação coincidiu com o surto de casos de zikavírus ocorrido no início daquele ano, sugerindo uma possível associação causal. Nesse período, vários países também registraram um aumento na incidência de neonatos com microcefalia e outras alterações neurológicas.[23] Diversos relatórios publicados a respeito de fetos e bebês afetados demonstraram a potencial associação entre a infecção intrauterina por ZIKV e anormalidades cerebrais graves.[24] Isso fez o Ministério da Saúde brasileiro a declarar emergência de saúde pública em novembro de 2015 e a OMS a declarar emergência de saúde pública de preocupação internacional, no início de 2016.[22,25]

As maiores soroprevalências para ZIKV foram registradas nas Ilhas Yap, na Micronésia (74%) e no Brasil (63%), possivelmente resultantes de características populacionais e geográficas locais. Mutações genéticas, ausência de imunidade e alta susceptibilidade dos vetores podem ter influenciado sua transmissibilidade e impactado na magnitude da expansão da infecção.[20]

Transmissão

A transmissão do ZIKV aos humanos ocorre pela picada de mosquitos fêmeas de Aedes.[26,27] Tanto o *Aedes aegypti* (encontrado em regiões tropicais e subtropicais) como o *Aedes albopictus* (de regiões mais temperadas e áreas subtropicais) são capazes de carrear o vírus e transmitir a infecção, estando diretamente implicados nos surtos de infecção por este vírus.[21]

Transmissão transplacentária do ZIKV em humanos já foi amplamente documentada em casos de microcefalia fetal pela detecção do vírus no líquido amniótico, em tecidos placentários e fetais.[21,23] Outros modos de transmissão são possíveis, mas não se sabe o quanto impactam, do ponto de vista epidemiológico, na propagação dos surtos de infecção. Transmissão sexual do ZIKV foi relatada pela primeira vez em 2011.[28] Não se sabe por quanto tempo o vírus persiste no esperma ou se pessoas assintomáticas seriam capazes de transmiti-lo aos parceiros sexuais.[21] Logo, diante de um paciente com erupção maculopapular, é válido questionar sobre seu histórico sexual recente e viagens a locais endêmicos para ZIKV.[29] Transfusão sanguínea pode ser outra forma de transmissão, já que a doença está associada à viremia.[21,30] O ZIKV pode ser detectado no leite materno, mas, até o momento, a transmissão viral por amamentação não foi relatada.[31] O aleitamento materno de mães com infecção pelo ZIKV não está contraindicado, segundo recomendações da OMS.[31]

Patogenia

O ZIKV é um flavivírus transmitido pelo mosquito Aedes. Encontra-se na mesma família dos vírus da dengue, do Nilo Ocidental, da febre amarela, da encefalite japonesa e da encefalite transmitida por carrapatos. Curiosamente, os flavivírus tendem a apresentar algumas características em comum: os vírus da dengue e da febre amarela determinam mais manifestações hemorrágicas enquanto os vírus do Nilo Ocidental e da encefalite japonesa causam mais dano neurológico. O zikavírus aproxima-se mais da árvore filogenética da dengue, com compartilhamento de muitas características clínicas e até mesmo sorológicas.[27]

O ZIKV é subdividido em duas linhagens principais: africana; e asiática. Embora a linhagem asiática seja a responsável pela maioria dos surtos recentes em todo o mundo, em particular nas Américas em 2012 e 2016, um estudo filogenético sugere que a divergência dessas linhagens ocorreu há aproximadamente 180 anos.[32] Existem poucos dados sobre as características clínicas da infecção pela linhagem africana do ZIKV.[32,33] No entanto, estudos *in vitro* apontam para diferenças na virulência e patogenicidade entre essas duas cepas, o que geraria respostas imunológicas e efeitos sobre queratinócitos e fibroblastos dérmicos supostamente diferentes.[33] Ainda não se sabe se estas diferenças encontradas *in vitro* entre as linhagens impactariam nas manifestações clínicas da doença.[32,33]

Ainda há lacunas sobre o ciclo de vida do ZIKV e a patogênese da doença, e a maioria das informações é extrapolada a partir do conhecimento sobre outros flavivírus. Sabe-se que a replicação viral ocorre nas células dendríticas após a inoculação do vírus com subsequente disseminação aos linfonodos e à corrente sanguínea. O vírus é detectado no sangue precocemente já nas primeiras manifestações clínicas, até tão tarde, como 11 dias após o início da doença.[21]

A pele humana representa o primeiro local de replicação viral. Fibroblastos dérmicos humanos, queratinócitos epidérmicos e células dendríticas imaturas demonstraram ser permissivas à infecção e replicação do ZIKV. A partir daí, o vírus se espalha para linfonodos de drenagem, onde é amplificado, resultando em viremia e disseminação para tecidos periféricos e vísceras.

Estudos experimentais *in vitro* demonstraram uma replicação persistente em células progenitoras fetais humanas induzindo apoptose celular.[21] A infecção de células placentárias foi demonstrada *in vivo* e *in vitro*. Em particular, o ZIKV pode infectar e replicar-se em células das vilosidades da placenta e nos macrófagos isolados placentários, notadamente no 1º trimestre da gravidez.

Manifestações clínicas

A infecção pelo ZIKV pode ser assintomática em parcela significante dos casos (80%).[26] Em pacientes com sintomas, a doença pode ser confundida com dengue e chikugunya. O período de incubação é de 3 a 12 dias, usualmente de 4 a 7, com quadro leve a moderado na maioria dos casos.[26,27] Contudo, durante as recentes epidemias, sintomas graves e sequelas foram relatadas, incluindo casos da síndrome de Guillain-Barré, outras desordens neurológicas, complicações hemorrágicas e, mais raramente, óbito.[27]

Manifestações clínicas relatadas incluem erupção cutânea (90%), febre baixa (70%), artralgia (60% a 70%), mialgia (45%), conjuntivite (55%) e cefaleia (45%).[26,27,34,35] Diarreia, dor retro-orbitária, dor de garganta, náuseas, linfadenopatias são bem menos frequentes. *Rash* é o sinal cutâneo mais comum, sendo descrito como maculopapular, começando em tronco e espalhando-se para os membros e a face.[35]

A maioria dos pacientes com síndrome de Guillain-Barré apresenta doença transitória viral cerca de 6 a 7 dias antes do início do quadro neurológico. Meningoencefalite viral e mielite também já foram descritos.[27]

Manifestações dermatológicas

Grande parte dos pacientes sintomáticos desenvolverá erupção cutânea como manifestação principal da infecção pelo ZIKV.[36] Em um relato dos aspectos clínicas de 31 pacientes com ZIKV na Ilha Yap, Estados Federados da Micronésia (2007), a erupção cutânea foi relatada como o sinal clínico mais comum (90%) ,seguida por febre (65%), artralgia (65%), conjuntivite não purulenta (55%).[26] A presença de uma erupção maculopapular é mais sensível para detectar infecções pelo ZIKV do que a presença de febre[37] (Figuras 17.2 e 17.3).

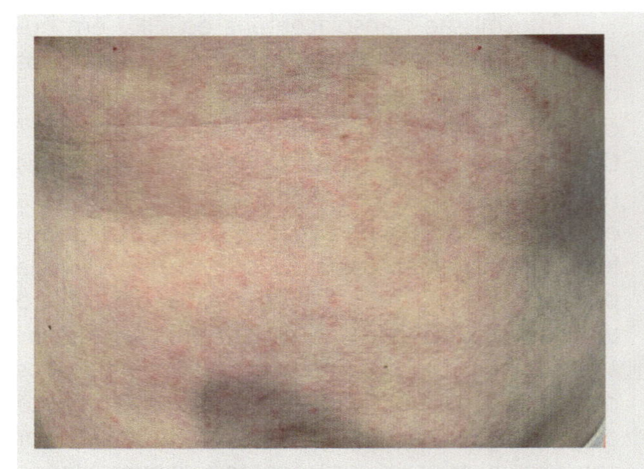

Figura 17.2. *Rash* eritematoso morbiliforme em paciente do sexo feminino com infecção pelo zikavírus.
Fonte: Acervo da autoria do capítulo.

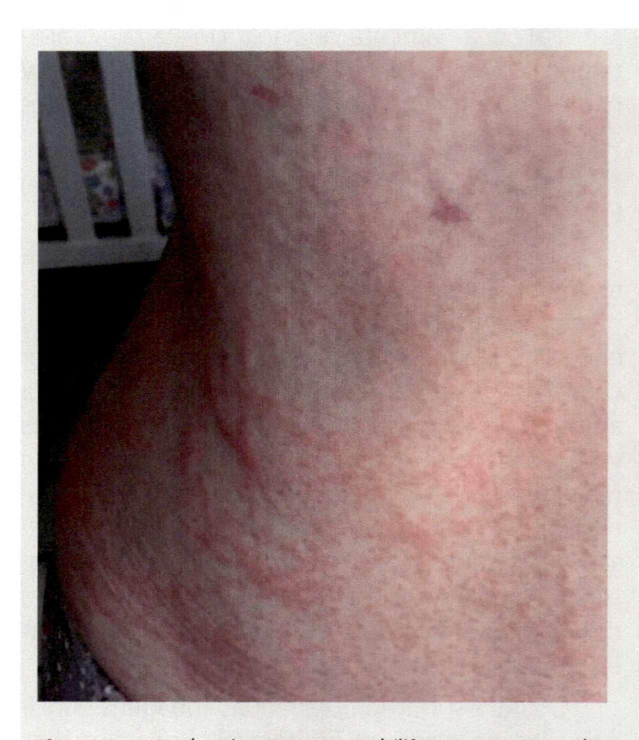

Figura 17.3. *Rash* eritematoso morbiliforme com pápulas de configuração linear, demonstrando o prurido associado em paciente gestante com infecção por ZIKV.
Fonte: Acervo da autoria do capítulo.

O início da erupção cutânea costuma ocorrer do 1º ao 3º dia da doença, muitas vezes até precedendo outros sintomas. A média de duração do *rash* é de 5 a 6 dias, todavia pode ser fugaz, durando apenas 12 horas, ou persistir por até 14 dias.[35,36,38] O *rash* associado ao ZIKV é descrito como maculopapular (morbiliforme ou escarlatiniforme), localizado mais comumente em tronco, às vezes com propagação para extremidades e face.[29,38] Algumas vezes, o *rash* se apresenta com áreas de branqueamento sobre o eritema. Acometimento palmoplantar é raro, descrito em apenas 6,5% dos casos.[35] Prurido tem sido descrito em torno de 40% a 50% dos casos e algum grau de sensibilidade na superfície da pele em 3% dos pacientes.[29] Edema de pés, tornozelos e mãos é observado em 3% a 5% dos casos, podendo ser identificado de forma localizada também na área malar, nariz e orelhas[29,38] (Figura 17.4).

Outras características menos comuns da erupção incluem púrpura petequial em membros inferiores (11%), aspecto eritematoso (9%), macular (3%) e papular (3%).[29] Hematomas subcutâneos nos braços e petéquias em pernas foram descritos.[39] Já houve relatos de sangramento gengival, equimoses e hematomas espontâneos.[35] Púrpura com trombocitopenia é extremamente rara e pode ocorrer como complicação um pouco mais tardia da infecção.[29,40]

A relação entre a presença do *rash* e a viremia ainda não está muito clara. Testes de PCR de sangue total e saliva para zika foram relatados em pequeno número de casos de indivíduos com *rash* e ainda são de difícil interpretação. A maioria dos casos que se apresenta com erupção cutânea demonstra positividade para PCR no sangue, mas há também existência de testes negativos nesse contexto. Já o PCR na urina parece ser mais sensível que o sérico.[35]

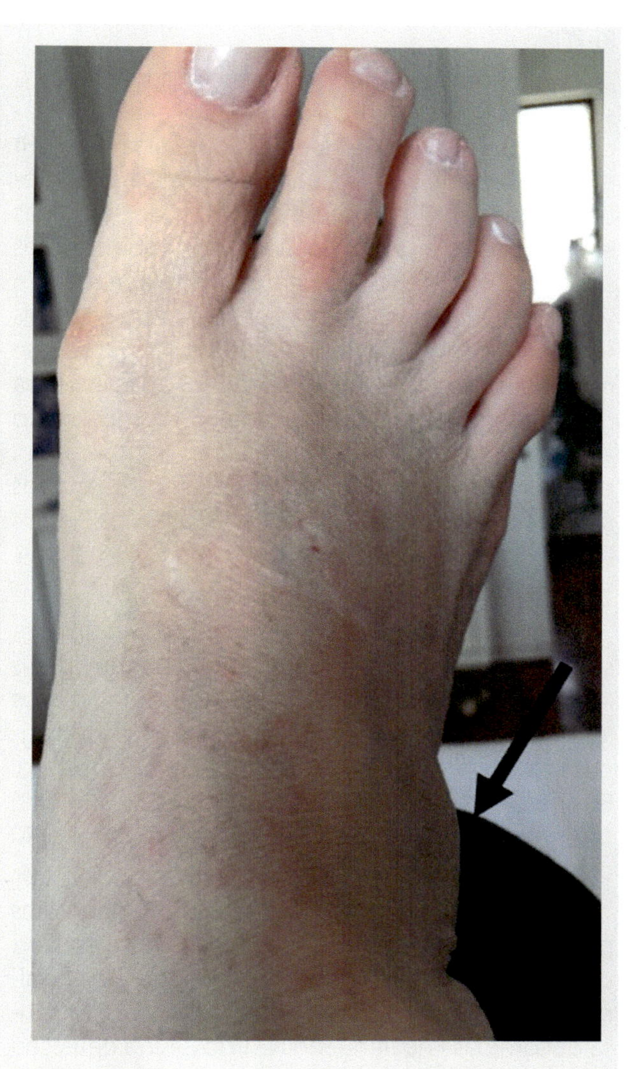

Figura 17.4. Edema em tornozelo esquerdo em paciente com infecção por zikavírus.
Fonte: Acervo da autoria do capítulo.

Bolhas hemorrágicas orais, vesículas e bolhas dolorosas já foram relatados em pequena frequência.[29] A infecção por ZIKV também pode desencadear ou exacerbar outras dermatoses.

Quando comparada a outras infecções por flavivírus, a conjuntivite não purulenta aparece como uma característica proeminente da infeção pelo ZIKV, estando presente em torno de 35% a 40% dos casos.[35] A presença do acometimento conjuntival é citada na maioria das séries de caso e coortes. Metade dos pacientes já apresenta esta queixa no início dos primeiros sintomas, surgindo até o 3º dia de doença, coincidindo muitas vezes com o período do *rash* cutâneo. A conjuntivite pode ser uni ou bilateral e perdura de 3 a 11 dias, com média de duração de 5 dias.[35]

Síndrome da zika congênita e outras repercussões ao nascimento

Os recentes surtos associaram a infecção pelo ZIKV e malformações congênitas, como a microcefalia em recém-nascidos.[41] O risco de transmissão transplacentária de ZIKV e dano fetal em humanos ainda é desconhecido. Alguns estudos sugerem taxas de até 29%, principalmente se a infecção ocorrer em fases precoces da gravidez.[41] Entretanto, muitas mulheres cujos neonatos nasceram com microcefalia tiveram infecção assintomática, não sendo possível definir o período de gestação no qual ocorreu a infecção.[24,41]

O resultado da infecção pelo ZIKV durante a gravidez varia de aborto espontâneo ao parto de bebês aparentemente saudáveis. As malformações relatadas pela infecção congênita incluem restrição de crescimento intrauterino, com ou sem microcefalia, calcificações cerebrais e placentárias, oligoidrâmnio, agenesia de corpo caloso, hidrocefalia, atrofia cerebral, hidropsia fetal, artrogripose e coriorretinite macular.[24,41] Aproximadamente 30% das crianças com infecção por ZIKV intraútero manifestam anormalidades retinianas e do nervo óptico significativas.[42]

As sequelas de longo prazo da infecção congênita pelo ZIKV ainda não são completamente conhecidas. Os casos de microcefalia podem representar apenas um polo grave e perceptível do espectro enquanto disfunções cogniticas leves podem ocorrer em crianças com infecção menos graves no período gestacional.[24]

Características mucocutâneas de neonatos com zika congênita

Em contraste, na síndrome congênita da zika, as características cutâneas são raras. Os principais achados do quadro congênito incluem malformações cerebrais e sinais neurológicos de hiper ou hipotonia. Icterícia, hepatoesplenomegalia e complicações oculares são detectadas como alterações importantes.[35]

Van der Linden et al. relataram 13 casos de síndrome da zika congênita em que 11/13 (84,61%) casos foram diagnosticados com microcefalia pós-natal e seis destas crianças tinham desproporção craniofacial e pele redundante no couro cabeludo ao nascimento.[23] Mais estudos são necessários para avaliar se a pele redundante cefálica em pacientes com perímetro cefálico normal ao nascimento pode predizer o desenvolvimento de microcefalia pós-natal.

Diagnóstico

O diagnóstico específico da infecção pelo ZIKV é complicado em virtude do alto grau de reatividade cruzada entre os diferentes flavivírus, principalmente a dengue. O exame de PCR para ZIKV é muito mais específico, mas está fora do alcance para a grande parte dos países acometidos pela epidemia da zika, que apresenta recursos de saúde limitados.[35]

Diagnóstico laboratorial

O diagnóstico da infecção pelo ZIKV é difícil em decorrência da sobreposição de sintomas com outras arboviroses e da ampla reatividade cruzada entre os anticorpos de outros flavivírus, principalmente a dengue.[27,35] Utiliza-se com maior frequência o sorodiagnóstico por ser o exame comercialmente disponivel, porém este teste apresenta perda de especificidade.[35] Dessa forma, o diagnóstico da infecção aguda pelo ZIKV depende do uso de testes moleculares para detecção direta de ácidos nucléicos virais no sangue ou em outras mostras biológicas.[27]

Em razão do alto custo dos métodos diagnósticos moleculares e da limitação da capacidade na execução de exames, algumas categorias de indivíduos devem ter prioridade na testagem. Nessas categorias estão mulheres grávidas com suspeita de malformação congênita do feto e aquelas com histórico de sintomas semelhantes aos da zika durante a gestação. Pessoas com síndrome de Guillain-Barré ou outros sintomas neurológicos também são candidatos ao teste. Com a finalidade de vigilância epidemiológica e controle de vetores, o teste deve ser realizado em viajantes que retornam de países endêmicos para áreas onde há mosquitos *Aedes albopictus* ou *Aedes aegypti* competentes em carrear o vírus, pelo risco de introdução do patógeno na região.[20]

As técnicas laboratoriais de rotina para o diagnóstico de infecção aguda por ZIKV incluem métodos moleculares para a detecção do RNA do ZIKV no sangue e na urina e por ensaios de imunoabsorção enzimática (ELISA) ou ensaios de imunofluorescência (IFA) para detecção de anticorpos IgM e IgG ZIKV no soro. Ensaios de neutralização do vírus e o isolamento viral em culturas de células são realizados apenas em laboratórios de referência e pesquisa.

RT-PCR

Durante a fase aguda da infecção, o diagnóstico se dá pela detecção do RNA viral por reação em cadeia da polimerase de transcrição reversa (RT-PCR) em amostras de sangue, urina e/ou saliva. Este método é preferível nesta fase em razão de suas altas especificidade e sensibilidade, já na 1ª semana dos sintomas, quando os pacientes ainda apresentam viremia.[43] O RNA viral parece ser detectado por mais tempo na saliva e na urina do que no sangue. Esse método molecular também pode ser aplicado para outros tipos de espécimes biológicos, como líquido amniótico, líquido cefalorraquidiano (LCR), sêmen, placenta ou biópsias de outros tecidos coletados *post mortem*, em laboratórios especializados.[27]

Testes sorológicos

Ensaios de ELISA, IFA e *immunoblot* foram desenvolvidos comercialmente para detectar IgG e IgM para ZIKV no soro. A detecção de anticorpos IgM no LCR também pode ser realizada para diagnóstico de doenças neuroinvasivas e microcefalia. Em neonatos com microcefalia por ZIKV, IgM está presente no LCR em mais de 96% dos casos até 40 dias após o nascimento.[44]

Um dos maiores problemas dos imunoensaios para ZIKV é a extensa reatividade cruzada de anticorpos IgM e IgG com flavivírus heterólogos, especialmente o DENV, induzida por infecção anterior. Em ensaios com base no antígeno NS1 do ZIKV, a detecção dos anticorpos mostrou menos reatividade cruzada do que os testes com base na proteína E ou no vírus inteiro, provavelmente pela diferença estrutural do NS1 do ZIKV quando comparado a outros flavivírus.[27] Apesar disso, é recomendável que um resultado positivo de ELISA ou IFA seja confirmado por ensaio de neutralização, que é o teste que complementa o diagnóstico sorológico e torna-o mais específico.[45]

Outro obstáculo na interpretação das sorologias é que, nas fases iniciais de uma infecção secundária por um flavivírus, os anticorpos IgG e IgM contra o flavivírus original são induzidos rapidamente enquanto anticorpos IgM contra o flavivírus infectante podem permanecer indetectáveis. Seria como avaliar um paciente com infecção agida por ZIKV com antecedentes de dengue, e ele demonstrar níveis elevados de anticorpos DENV IgM e/ou IgG antes mesmo do aparecimento de anticorpos específicos para ZIKV. Neste caso, fazer ensaio de neutralização em amostras pareadas da fase aguda e de convalescença demonstrando aumento nos títulos de anticorpos específicos pode ajudar. Os testes de neutralização são realizados com vírus infeccioso em laboratórios de referência. É importante que esses testes incluam outros flavivírus relacionados, como o DENV.[45]

Isolamento viral em cultura de células

O isolamento do ZIKV em cultura de células não é realizado de rotina por ser pouco sensível e demorado, estando restrito a pesquisas e centros especializados.[27]

Testes rápidos

O desenvolvimento de testes rápidos é crucial para o diagnóstico e vigilância das arboviroses, já que essas infecções comumente ocorrem em locais com recursos escassos, onde infraestrutura, equipamentos e pessoal treinado não estão amplamente disponíveis. Já existem ensaios de amplificação isotérmica mediada por *loop* de transcrição reversa (RT-LAMP) que permitem detectar RNA do ZIKV com alta sensibilidade em menos de 40 minutos. Biossensores também têm sido criados com esse objetivo.[27]

É considerado caso confirmado de zika se houver pelo menos um dos critérios laboratoriais:

1. detecção de RNA do ZIKV ou antígenos em uma amostra clínica;
2. detecção de anticorpos IgM específicos para ZIKV em amostras de soro e confirmação por teste de neutralização;
3. soroconversão ou aumento de quatro vezes nos títulos de anticorpos específicos do ZIKV em amostras pareadas.[46]

Tratamento

Medicamentos antivirais específicos não estão disponíveis para uso em humanos para tratar infecção pelo ZIKV nem para outros membros do gênero Flavivirus. A terapia para pacientes sintomáticos envolve apenas suporte e controle de sintomas.[27]

Diagnóstico diferencial

Infecção pelo ZIKV deve ser incluída no diagnóstico diferencial de pacientes que viajaram para áreas endêmicas ou moram nelas e que apresentam *rash* cutâneo com ou sem sintomas gripais, como febre, artralgia e conjuntivite.[36]

O momento do aparecimento da erupção também pode ajudar a distinguir infecção por zikavírus da infecção pela dengue, já que o início da erupção cutânea na zika ocorre geralmente nos primeiros 2 dias de sintomas enquanto na dengue o *rash* costuma surgir na defervescência, em torno do 5º dia de doença[34] (Tabela 17.1).

Tabela 17.1. Aspectos clínicos e laboratoriais de pacientes com dengue, zika e chikungunya.

Aspecto clínico/laboratorial	Dengue	Zika	Chikungunya
Febre	• > 38 °C • Intensa (várias vezes ao dia) • Dura de 4 a 7 dias	• Sem febre ou subfebril (< 38,5 °C) • Febre esporádica (1 a 2 vezes ao dia)	• Febre alta > 38,5 °C • Intensa nos 1º e 2º dias • Dura de 2 a 3 dias
Exantema	• A partir do 4º dia • + 30% a 50% dos casos	• No 1º ou 2º dia • 90% a 100% dos casos	• Surge em 2 a 5 dias • 50% dos casos
Mialgia (frequência)	+++	++	+
Artralgia (frequência)	+	++	+++
Intensidade da dor articular	Leve	Leve/moderada	Moderada/intensa
Conjuntivite	Raro	50% a 90%	30%
Cefaleia	+++	++	++
Hipertrofia ganglionar	+	+++	++
Dicrasia hemorrágica	++	Ausente	+
Risco de morte	+++	Existe?	+++
Acometimento neurológico	++	+++	+++
Leucopenia	+++	+++	+++
Linfopenia	Incomum	Incomum	Frequente
Trombocitopenia	+++	Ausente	+

Fonte: Adaptada de Meltzer E, Leshem E, Lustig Y, Gottesman G, Schwartz E, 2016; Andersen LK, Azulay-Abulafia L, Davis MD, 2017.

As características clínicas por si só não são suficientes para garantir o diagnóstico de infecção por ZIKV já que outras infecções podem apresentar-se de forma semelhante. São necessários testes diagnósticos para sua confirmação.[29]

Prevenção

Mulheres grávidas devem evitar viajar para áreas de transmissão ativa do ZIKV. Se a viagem for inadiável, são recomendadas medidas de proteção contra mosquitos. Mulheres que estiveram em áreas de transmissão, sintomáticas ou gestantes assintomáticas devem ser testadas para ZIKV após pelo menos 2 semanas do retorno e eventualmente passar por seguimento ultrassonográfico fetal. Recomenda-se que mulheres grávidas evitem sexo desprotegido com parceiros que tiveram história de viagem para área de risco para zika.[21]

Considerações

Embora manifestações mucocutânea sejam comuns e inespecíficas na infecção pela zika, é fundamental que o clínico reconheça esse espectro de sinais desta infecção, principalmente se ele trabalha em regiões onde o mosquito Aedes é prevalente. A suspeição da infecção pelo ZIKV é especialmente relevante por permitir a orientação adequada quanto aos testes diagnósticos a serem realizados em pacientes com *rash*, sobretudo em mulheres grávidas.

Chikungunya

Histórico e epidemiologia

O termo "chikungunya" deriva do dialeto Makonde e significa "aquilo que se dobra", referindo-se à artropatia intensa causada pelo vírus. O CHIKV impacta sobremaneira as áreas afetadas já que os indivíduos infectados sofrem com sintomas intensos de dores articulares, musculares, febre e erupções cutâneas, alguns deles com períodos prolongados de incapacidade.[3,47] O vírus foi detectado pela primeira vez na Tanzânia, em 1952, e estava confinado à África e Ásia. A chikungunya causou epidemias no século XIX, no Caribe e nos Estados Unidos, e periodicamente na África e Ásia. Uma nova cepa epidêmica proveniente do Quênia desenvolveu-se em 2004, após décadas de surtos esporádicos, passou a disseminar-se, tornando-se problema de saúde pública em diversas regiões como em ilhas do Oceano Índico, incluindo a ilha francesa de La Réunion. No mesmo período e nos anos seguintes, milhares de casos foram relatados na Índia, assim como as primeiras descrições de infecções autóctones na Europa.[3,48] Em 2013, com a introdução da doença nas ilhas do Caribe, houve a propagação para mais de 45 países da América do Norte e do Sul.[47] No Brasil, o primeiro caso foi descrito em 2010. Em 2016, nas Américas, mais de 300 mil casos foram registrados. Brasil, Bolívia e Colômbia foram os países mais acometidos pela doença no período.[3]

Embora as razões reais não estejam completamente esclarecidas, o aumento das viagens internacionais, a abundância de vetores potenciais como os mosquitos Aedes e seu controle deficiente no ambiente urbano, a ausência de imunidade de rebanho e a mutação viral podem explicar as recentes epidemias de chikungunya no mundo. A chikungunya pode ser vista em todas as faixas etárias e em ambos os sexos.

Transmissão

A. aegypti tem sido o principal vetor de transmissão do CHIKV, inseto prevalente das regiões tropicais e subtropicais, também responsável por infecções transmitidas por infecções por arbovírus, como dengue, zika e febre amarela. O *A. albopictus* surgiu como vetor relevante na epidemia após 2006, adaptando-se a diferentes condições climáticas no hemisfério ocidental e passou a colonizar novas áreas geográficas participando ativamente da transmissão viral.[49]

As duas espécies colocam ovos em pequenos reservatórios de água. O *A. aegypti* alimenta-se à luz do dia, principalmente ao amanhecer e ao anoitecer, e é mais antropofílico que o *A. albopictus*. Os humanos representam o principal reservatório de CHIKV durante as fases epidêmicas. Já no ciclo enzoótico e interepidêmico, outros primatas, roedores e pássaros parecem ser os principais reservatórios.[49] Transmissão vertical também vem sendo relatada e associada a uma alta morbidade. Em áreas endêmicas, recomenda-se rastreio do CHIKV em hemoderivados pela possibilidade de transmissão por transfusão.[47,49]

Patogenia

A febre chikungunya é uma doença emergente no Brasil, causada pelo vírus da Chikungunya (CHIKV), um alfavírus RNA de fita simples, pertencente à família Togaviridae. Outros arbovírus do gênero Alphavirus incluem o vírus da encefalite equina e o vírus Mayaro. Pelo menos, quatro linhagens do CHIKV foram identificadas: África ocidental; oriental, central e meridional; asiático; e da Índia.

Após a inoculação pela picada do mosquito, o vírus entra diretamente nos capilares subcutâneos, infectando células susceptíveis da pele como macrófagos, fibroblastos e células epiteliais. Replicação viral local é limitada, mas logo atinge os órgãos linfoides regionais e dissemina-se por via hematogênica.[50] Os eventos patológicos hepáticos e de órgãos linfoides são subclínicos enquanto o acometimento osteomuscular prepondera nos sintomas, com dor insuportável e limitante. Infecções "silenciosas" são raras.

Manifestações clínicas

Chikungunya tem um período de incubação médio de 3 a 7 dias (1 a 12 dias). Aproximadamente 75% a 85% dos casos são sintomáticos, com manifestações surgindo abruptamente com febre, calafrios, artralgia ou artrite, mialgia, cefaleia, conjuntivite e manifestações cutâneas.[3] A poliartrite é usualmente inflamatória, simétrica e afeta com maior frequência as mãos, ombros, tornozelos e joelhos. Envolvimento axial e periarticular pode estar presente. Estes sintomas articulares são a grande característica da doença, usualmente debilitantes e incapacitantes, sendo mais intensos do que nas demais arboviroses. O quadro tende a ser autolimitado, mas sintomas articulares podem persistir por meses na fase crônica da doença, em menos da metade dos casos.[51] Esse reumatismo pós-chikungunya inclui artralgias, artrites e tenossinovites e assemelham-se à artrite reumatoide e artrite psoriásica. Comprometimento da qualidade de vida e perda econômica indireta pela limitação articular são preocupações importantes.[51]

Envolvimento sistêmico sob a forma de síndromes neurológicas, renais, hepáticas, cardiorrespiratórias e hematológicas têm sido descritas.[52] São fatores de risco para evolução grave a transmissão vertical, idade avançada, doença aguda inicial grave e a presença de comorbidades.[3] Transmissão congênita e perinatal do CHIKV está associada a manifestações graves, com meningoencefalite e sequelas neurológicas a longo prazo.[3] A taxa de mortalidade da chikungunya é baixa e os casos de óbitos relacionados a complicações neurológicas ou doenças preexistentes também são baixos.

Manifestações dermatológicas

As manifestações cutâneas na infecção pelo CHIKV ocorrem em cerca de 40% a 75% dos casos. Esta é a arbovirose com a maior diversidade de sintomas na pele.[50,53]

Rash

A apresentação dermatológica mais comum na infecção pelo CHIKV é o *rash* maculopapular. Este envolve o tronco e membros, tem caráter centrífugo e que costuma aparecer entre o 2º e o 5º dia da doença, após a febre. Sua presença varia de 30% a 75% dos casos, segundo as diversas séries.[50,52] O aspecto da erupção pode ser morbiliforme, maculopapular ou com eritema difuso e ilhas de pele sã.[3,52]

Não acomete mucosas, mas pode afetar palmas e plantas. Prurido, quando presente, tem intensidade variável.[50,52] O consequente ato da coçadura pode resultar em pápulas e escoriações. O *rash* tende a durar 2 ou 3 dias, contudo pode ser recorrente, coincidindo com períodos de oscilação de viremia.[52] Na fase de involução, some sem deixar sequelas; contudo, descamação lamelar pode acontecer. Apesar de habitualmente poupar a face, alguns casos apresentam-se com eritema localizado no nariz, orelhas ou em outras áreas da face, acompanhado de edema, simulando erisipela.[50] Nas crianças, o acometimento facial pelo *rash* é menos frequente.

De forma semelhante a qualquer exantema viral, o *rash* é atribuído à viremia que resulta em dano citopático direto no endotélio capilar dérmico, combinado a fatores imunológicos.[50]

Pacientes com chikungunya, em uso de drogas, notadamente analgésicos e anti-inflamatórios, para controle da dor articular, podem ter sua erupção dermatológica confundida com farmacodermia.

Hiperpigmentação

Hiperpigmentação cutânea é uma característica bem marcante dos casos de chikungunya. Ocorre sob a forma de pigmentação centrofacial, predominando no dorso nasal (*chik sign*), de cor amarronzada. Ocorre mais comumente na fase aguda da infecção, de forma assintomática.[52] Parece decorrer de uma hipermelanose transitória, já que a grande maioria dos pacientes não relata eritema prévio. Pigmentação macular "em confete", semelhante a efélides ou tipo melasma, também pode ocorrer.[52,54]

Em países endêmicos, como a Índia, a presença de pigmentação facial no contexto de um quadro viral febril sinaliza para o diagnóstico de chikungunya.[50,52]

Pigmentação centrofacial também tem sido observada em neonatos nascidos de mãe que tiveram infecção pelo CHIKV no último trimestre de gestação.[52] Infecções perinatais e em lactentes podem se traduzir por pigmentação localizada facial, perioral, em orelhas ou em áreas flexurais, sem nenhum eritema subjacente, seguida de uma pigmentação difusa em tronco e membros.[55] Logo, infecção por CHIKV deve fazer parte do diagnóstico diferencial de bebês com hiperpigmentação generalizada.[56] A hiperpigmentação neste grupo tem início repentino e progride rapidamente, ocorrendo dentro de alguns dias de febre e *rash*, sugerindo um quadro pós-inflamatório.[56]

Histopatologia de lesões hiperpigmentadas mostram aumento da pigmentação basal, incontinência pigmentar e melanófagos na derme.[50] O mecanismo que provoca hiperpigmentação facial ainda é desconhecido, mas pressupõe-se que haja um estímulo à dispersão intraepidérmica da melanina, somado ao papel da radiação ultravioleta.[53] Em parte dos pacientes, pode traduzir um fenômeno pós-inflamatório.[56]

Além da pigmentação facial, há relatos de hiperpigmentação de aspecto flagelado no corpo, de configuração linear na vigência da infecção pelo CHIKV[54,57] (Figuras 17.5 a 17.7). Erupções flageladas são também descritas pelo uso da bleomicina, dermatomiosite, doença de Still do adulto e após ingestão de cogumelos shitake.[57] Pigmentação em tronco, pescoço e palmas das mãos (lembrando doença de Addison) já foi descrita.[50] A resolução da hiperpigmentação é gradual, sendo mais lenta nos quadros difusos e até persistir de forma residual.

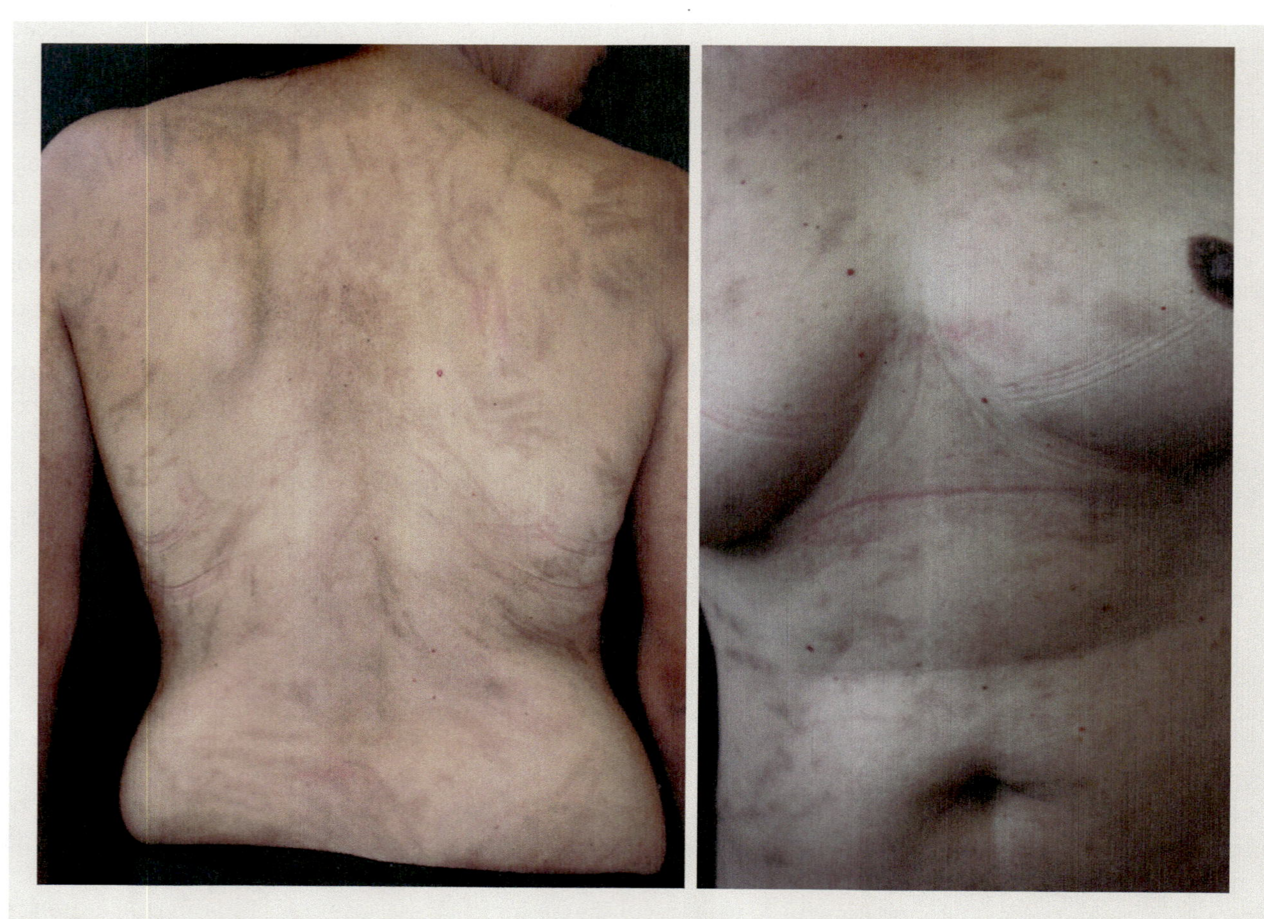

Figura 17.5. Mulher de 54 anos com máculas de configuração linear em tronco traduzindo a hiperpigmentação flagelada por chikungunya (Recife-PE).

Fonte: Acervo da autoria do capítulo.

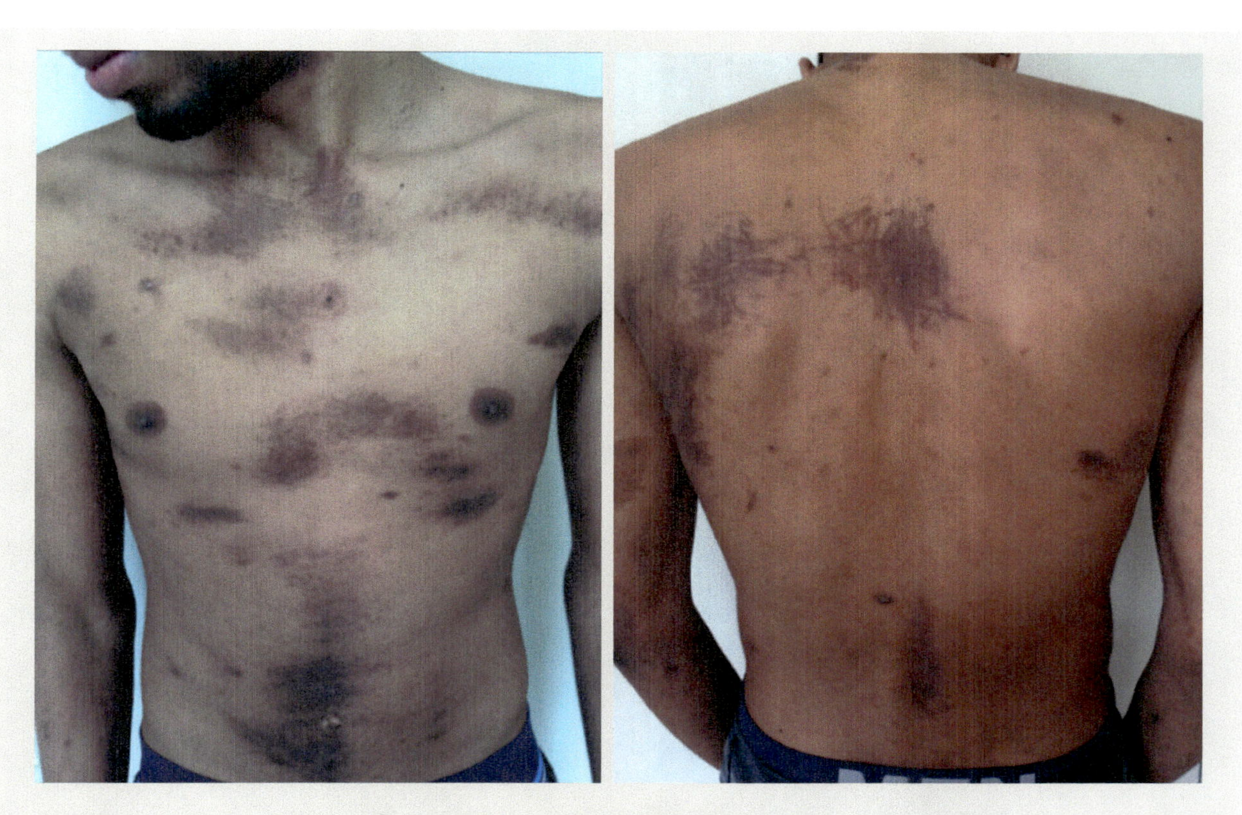

Figura 17.6. Máculas hipercrômicas lineares em tronco de paciente do sexo masculino de 19 anos com chikungunya (Recife-PE).
Fonte: Acervo da autoria do capítulo.

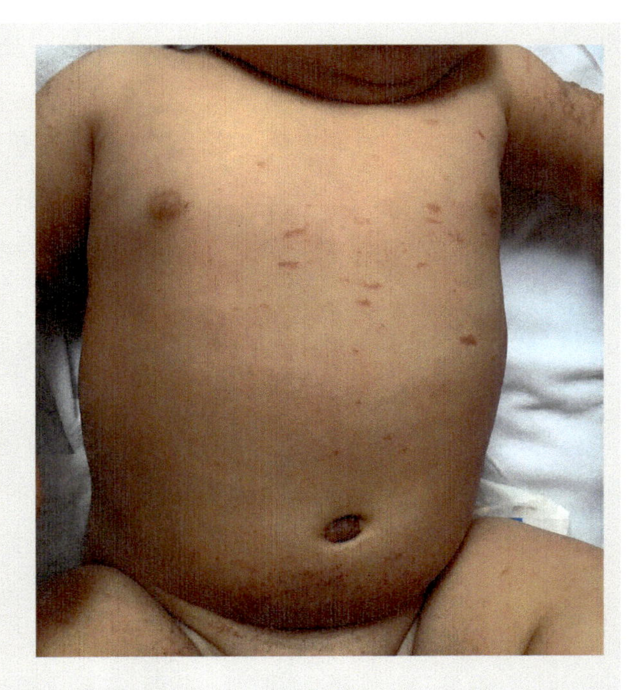

Figura 17.7. Lactente com manchas eritematoacastanhadas pontuadas e alongadas em tórax e abdome, na vigência de infecção por chikungunya.
Fonte: Cortesia da Dra. Ângela Rapela – HUOC-PE.

Lesões vesicobolhosas

Crianças menores de 12 meses tendem a ter espectro distinto de lesões cutâneas, incluindo lesões vesicobolhosas e acrocianose.[58,59] Apresentam sintomas sistêmicos, como febre alta, letargia ou irritabilidade, e evoluem com o surgimento súbito de bolhas flácidas, de caráter ascendente, com conteúdo citrino.[58,60] Costumam afetar a região das nádegas e coxas, de forma simétrica, sobre máculas purpúricas ou sobre pele sã[61] (Figuras 17.8 e 17.9). A extensão do acometimento é variável, atingindo até 46% da superfície corpórea. Não há acometimento mucoso. Alguns autores alertam que as vesicobolhas são mais frequentes do que o próprio *rash* em lactentes com chikungunya.[58] Em bebês, não se observam sintomas articulares; contudo, sintomas neurológicos como convulsões são comuns. Esse espectro de manifestações dos bebês com chikungunya é bem distinto quando comparado com o observado em crianças mais velhas, cujos quadros tendem a se aproximar gradualmente ao do adulto.[60]

Em adultos, manifestação bolhosa é rara. Lesões purpúricas frequentemente encimadas por bolhas sobre o tronco e superfícies flexoras dos

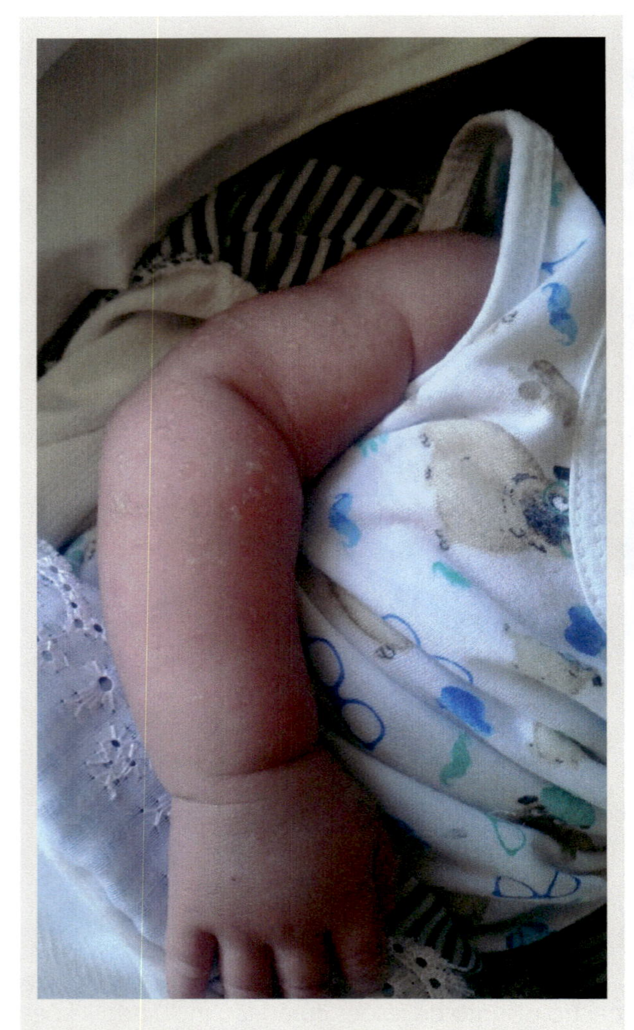

Figura 17.8. Bebê de 2 meses de vida com chikungunya apresentando vesículas de conteúdo citrino em membros superiores.
Fonte: Cortesia da Drª Ângela Rapela – HUOC-PE.

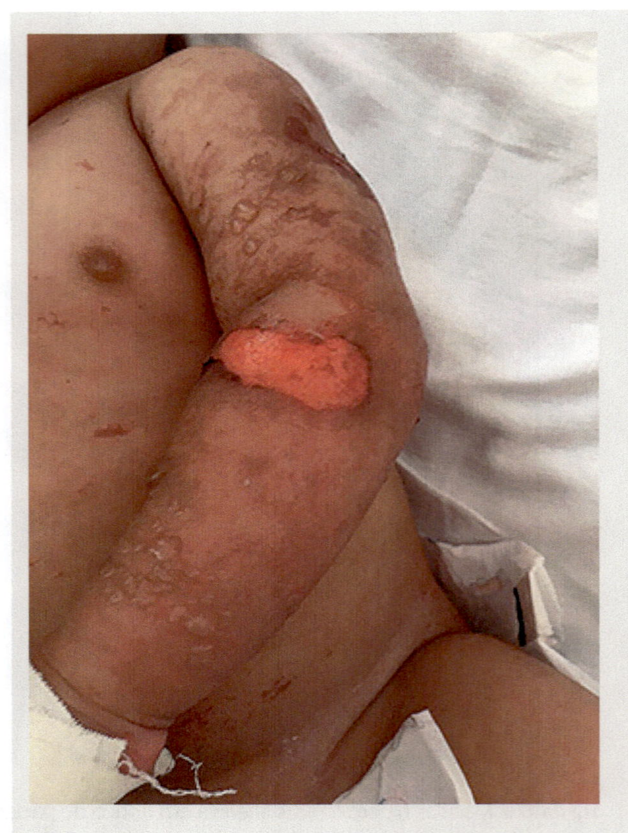

Figura 17.9. Lesões vesicobolhosas em membros superiores e tronco de lactente. Área desnuda em antebraço onde houve rompimento de bolha prévia.
Fonte: Cortesia da Drª Ângela Rapela – HUOC-PE.

membros nessa faixa etária vêm sendo descritas nos últimos tempos.[58] Demonstram clivagem subepidérmica na anatomopatologia e fazem diagnóstico diferencial com NET.[52] Quando acontecem, aparecem após 8 dias de doença, o que traz a possibilidade da influência do uso de medicamentos no surgimento dessas lesões.[58]

Pode não ser fácil o diagnóstico diferencial com a síndrome da pele escaldada (SSSS) e a necrólise epidérmica tóxica (NET). Apesar de o mecanismo exato não estar ainda estabelecido, é possível que a patogênese dessas lesões esteja relacionada ao efeito citopático direto viral sobre o queratinócito já que a histopatologia da bolha revela vesícula intraepidérmica com balonização. As máculas purpúricas mostram queratinócitos necróticos combinados à clivagem intra ou subepidérmica e infiltrado linfocítico em torno dos vasos sanguíneos dérmicos.[61] Outros autores sugerem tratar-se de dano citotóxico direto imune após lesão endotelial capilar.[62] Em adultos, é possível que haja também influência da modulação das lesões cutâneas por metabólitos de drogas.

A resolução das vesículas e bolhas ocorre em torno de 15 dias, com descamação (Figura 17.10). Pode resultar em discromia local.[58]

Ulcerações aftosas

Múltiplas úlceras genitais, semelhantes a aftas, foram documentadas em séries de casos, com predomínio no sexo masculino.[3,50] Surgem mais tardiamente no curso da doença. As lesões iniciam-se com eritema e dor, lembrando aftas que atingem principalmente o escroto, a virilha e a vulva, além de outras áreas intertriginosas e cavidade oral.[52] Evoluem como úlceras aftosas ovaladas, de 0,5 a 1,5 cm

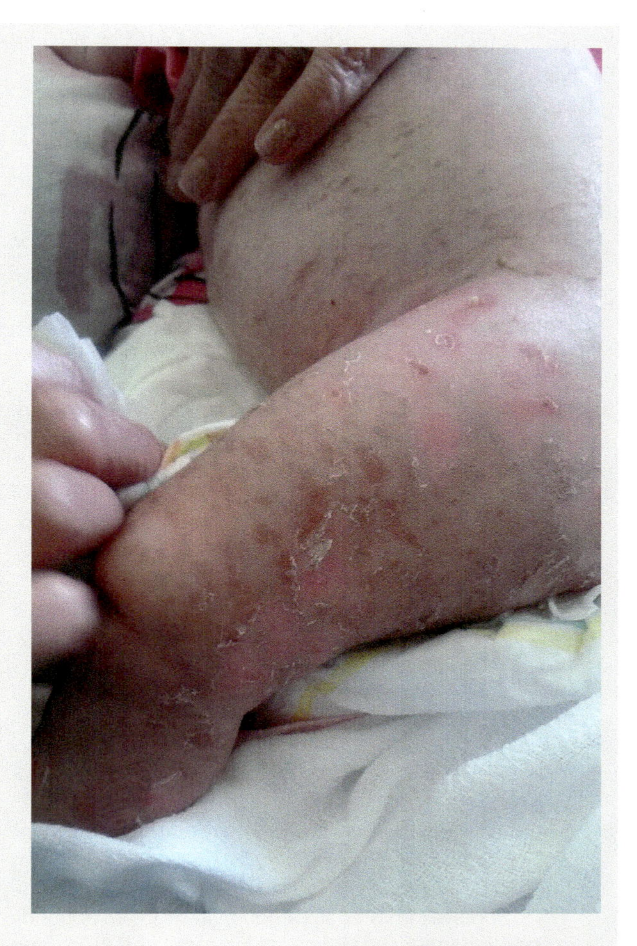

Figura 17.10. Fase de convalescença de lactente com chikungunya e lesões vesicobolhosas. Ainda com algumas máculas hipercrômicas e descamação grosseira.
Fonte: Cortesia da Drª Ângela Rapela – HUOC-PE.

de tamanho, dolorosas, com margens irregulares. As lesões genitais e de dobras demoram cerca de 7 a 10 dias para involução completa.

A cultura bacteriana da úlcera não identificou nenhum organismo. O esfregaço de Tzanck é negativo para células gigantes acantolíticas.[50]

Manifestações hemorrágicas

Quadros hemorrágicos são raros e autolimitados na chikungunya e têm pouca relevância clínica. Lesões petequiais transitórias e hemorragias subungueais leves foram relatadas. Não parecem estar associadas à trombocitopenia, como na dengue.[50]

Alterações ungueais

Envolvimento ungueal na chikungunya é raro; contudo, melanoníquia difusa, longitudinal ou em bandas, leuconiquia, onicomadese e hemorragia subungueal já foram descritas.[52]

Exacerbação de dermatoses preexistentes

A infecção pelo CHIKV pode promover exacerbação de doenças dermatológicas prévias. Já foi descrita piora do quadro de psoríase, assim como eritrodermia, mesmo em uso de imunobiológico, após paciente adoecer de chikungunya.[50,63] Acentuação do eritema em estrias e da pigmentação do melasma foi relatado. O surgimento de dermatoses inflamatórias como líquen plano, psoríase, reações hansênicas, entre outras, após a infecção, sugere que o vírus possa atuar como gatilho imunogênico.

Assim como ocorre em outras infecções sistêmicas, eflúvio telógeno é esperado após 1 a 3 meses de doença. Farmacodermias não são incomuns em pacientes com chikungunya em decorrência da polifarmácia adotada para o controle da dor articular.

Diagnóstico

O diagnóstico da infecção por CHIKV é essencialmente clínico. Não há achados patognomônicos no hemograma. No entanto, diagnóstico definitivo pode ser estabelecido laboratorialmente. A ferramenta mais rápida e útil é a reação em cadeia da polimerase em tempo real (RT-PCR), que detecta a presença do vírus já nos primeiros dias de doença, quando a sorologia ainda pode ser negativa, com alta sensibilidade e especificidade[3] (Tabela 17.1).

Detecção de anticorpos IgM no soro nas 2 primeiras semanas da infecção, por imunofluorescência (IFA) ou ELISA, é diagnóstica. Esses anticorpos tornam-se positivos 2 a 6 dias após os sintomas e persistem elevados por 3 a 6 meses. Anticorpos IgG tornam-se positivos após a 1ª semana de doença e persistem por anos. Elevação de pelo menos quatro vezes nos títulos de IgG é sugestiva de infecção pelo CHIKV. Os ensaios sorológicos podem ter reatividade cruzada com outras arboviroses.[3,49]

Tratamento

Não existe tratamento específico para chikungunya. Por se tratar de doença autolimitada, a abordagem visa aliviar os sintomas predominantemente articulares com analgésicos e opioides fracos. Na fase subaguda, anti-inflamatórios não esteroidais podem complementar o controle da dor. Para pacientes que evoluem com cronicidade, recomenda-se uso de corticosteroides orais em baixa dose e otimização de longo prazo com antimaláricos, metotrexate, sulfassalazina e até terapia imunobiológica em casos refratários.[64]

Erupções cutâneas acompanhadas de prurido podem ser conduzidas com anti-histamínicos e emoliente locais. Úlceras genitais que não cicatrizam, assim como erosões resultantes do rompimento das bolhas, devem ser avaliadas individualmente e tratadas com antibióticos tópicos ou sistêmicos.[55] A maioria das lesões cutâneas resolve-se em até 15 dias, com algum grau de hipopigmentação pós-inflamatória.[52]

Há relatos de casos graves com evolução para óbitos nas grandes epidemias de chikungunya, decorrentes de insuficiência respiratória, descompensação cardiovascular e meningoencefalites, especialmente em idosos e pessoas com comorbidades.[65,66]

Prevenção das arboviroses

Para minimizar o contato com vetores, indivíduos de áreas endêmicas devem adotar medidas de proteção individual como o uso regular de repelentes, roupas de mangas compridas para reduzir a exposição da pele às picadas. Outras medidas de proteção contra mosquitos, como uso de telas em portas e janelas e inseticidas, além de mosquiteiros, também são úteis.[59]

Saliente-se que os mosquitos *Aedes* spp. voam predominantemente durante o dia. Repelentes de insetos com DEET (N-dietil-3-metilbenzamida), IR3535 (éster etílico de ácido 3-[N-acetil-N-butil]-aminopropionico) ou icaridina (ácido 1-piperidinecarboxilico, 2-(2-hidroxietil)-metilpropilester) devem ser aplicados na pele exposta.[59]

Regiões de clima temperado podem experimentar surtos graves de arboviroses em um futuro próximo em razão da presença do *Aedes albopictus* como vetor potencial. Esta disseminação da chikungunya, zika e dengue nos últimos anos reforça a necessidade urgente de medicas de precaução e programa de controle de vetores já que ainda não dispomos de vacina nem tratamento antiviral eficazes.

Considerações

Com os surtos regulares de arboviroses, notadamente zika, dengue e chikungunya, os dermatologistas precisam, antes da realização da investigação laboratorial, estar familiarizados com as manifestações clínicas e mucocutâneas dessas infecções. Isso evitará métodos invasivos de diagnóstico e intervenção terapêutica inadequada em parcela significativa dos casos.

Referências bibliográficas

1. Lopes N, Nozawa C, Linhares REC. Características gerais e epidemiologia dos arbovírus emergentes no Brasil. Rev Pan-Amazônica Saúde. 2014;5(3):55-64. doi: 10.5123/S2176-62232014000300007.
2. Lima-Câmara TN, Ricardo A, Freitas R, Paula A, Zuben B. Arboviroses emergentes e novos desafios para a saúde pública no Brasil. Rev Saúde Pública. 2016;50:1-7. doi: 10.1590/S1518-8787.2016050006791.
3. Martinez JD, Garza JAC, Cuellar-Barboza A. Going viral 2019: zika, chikungunya and dengue. Dermatol Clin. 2019;37(1):95-105. doi: 10.1016/j.det.2018.07.008.
4. Murray NEA, Quam MB, Wilder-Smith A. Epidemiology of dengue: past, present and future prospects. Clin Epidemiol. 2013;5(1):299-309. doi: 10.2147/CLEP.S34440.
5. Silva NM, Santos NC, Martins IC. Dengue and zika viruses: epidemiological history, potential therapies and promising vaccines. Trop Med Infect Dis. 2020;5(4). doi: 10.3390/tropicalmed5040150.
6. Wiwanitkit V. Unusual mode of transmission of dengue. J Infect Dev Ctries. 2009;4(1):51-4. doi: 10.3855/jidc.145.
7. Thomas SJ, Endy TP. Current issues in dengue vaccination. Curr Opin Infect Dis. 2013;26(5):429-34. doi: 10.1097/01.qco.0000433310.28771.cc.
8. Rothman AL. Preface. Curr Top Microbiol Immunol. 2009;338(1):45-55. doi: 10.1007/978-3-642-02215-9.
9. Vaughn DW, Green S, Kalayanarooj S, Innis BL, Nimmannitya S, Suntayakorn S et al. Dengue viremia titer, antibody response pattern and virus serotype correlate with disease severity. J Infect Dis. 2000;181(1):2-9. doi: 10.1086/315215.
10. Begum F, Das S, Mukherjee D, Mal S, Ray U. Insight into the tropism of dengue virus in humans: viruses. 2019;11(12). doi: 10.3390/v11121136.
11. World Health Organization. Recommendations for treatment – Dengue: guidelines for diagnosis, treatment, prevention and control (new edition). Geneva: World Health Organization; 2009. PMID: 23762963, ISBN: 978-92-4-154787-1.
12. Pincus LB, Grossman ME, Fox LP. The exanthem of dengue fever: clinical features of two US tourists traveling abroad. J Am Acad Dermatol. 2008;58(2):308-16. doi: 10.1016/j.jaad.2007.08.042.
13. Muller DA, Depelsenaire ACI, Young PR. Clinical and laboratory diagnosis of dengue virus infection. J Infect Dis. 2017;215(Suppl 2):S89-95. doi: 10.1093/infdis/jiw649.
14. Matsuura H, Kishida M, Nakata Y, Hirata K, Sasaki E, Kiura Y. Dengue rash: white islands in a sea of red. Postgrad Med J. 2019;95(1130):676. doi: 10.1111/ijd.13627.
15. Huang HW, Tseng HC, Lee CH, Chuang HY, Lin SH. Clinical significance of skin rash in dengue fever: a focus on discomfort, complications and disease outcome. Asian Pac J Trop Med. 2016 Jul;9(7):713-8 [Epub 2016 May 30]. doi: 10.1016/j.apjtm.2016.05.013. PMID: 27393104.
16. Mishra AK, George AA, Abhilash KPP. The relationship between skin rash and outcome in dengue. J Vector Borne Dis. 2018 Oct-Dec;55(4):310-4. doi: 10.4103/0972-9062.256567. PMID: 30997892.

17. Feder HM, Plucinski M, Hoss DM. Dengue with a morbilliform rash and a positive tourniquet test. JAAD Case Reports [Internet]. 2016;2(5):422-3. doi: 10.1016/j.jdcr.2016.07.010.
18. Yan G, Lee CK, Lam LTM, Yan B, Chua YX, Lim AYN et al. Covert Covid-19 and false-positive dengue serology in Singapore. Lancet Infect Dis [Internet]. 2020;20(5):536. doi: 10.1016/S1473-3099(20)30158-4.
19. Verduyn M, Allou N, Gazaille V, Andre M, Desroche T, Jaffar MC et al. Co-infection of dengue and Covid-19: a case report. PLoS Negl Trop Dis [Internet]. 2020;14(8):1-5. doi: 10.1371/journal.pntd.0008476.
20. Sampaio GS, Brites C, Drexler JF, Moreira-Soto A, Miranda F, Martins Netto E. Expansão da circulação do vírus zika da África à América, 1947-2018: revisão da literatura. Epidemiol Serv Saúde Rev do Sist Único Saúde Bras. 2019;28(2):e2018411. doi: 10.5123/s1679-49742019000200022.
21. Sampathkumar P, Sanchez JL. Zika virus in the Americas: a review for clinicians. Mayo Clin Proc [Internet]. 2016;91(4):514-21. doi: 10.1016/j.mayocp.2016.02.017.
22. Brasil. Ministério da Saúde. Portaria n. 1813, de 11 de novembro de 2015. Declara Emergência em Saúde Pública de importância Nacional (ESPIN) por alteração do padrão de ocorrência de microcefalias no Brasil [Internet]. Disponível em: http://bvsms.saude.gov. Ministério da Saúde; 2016.
23. Meneses JDA, Ishigami AC, Mello LM, Albuquerque LL, Brito CAA, Cordeiro MT et al. Lessons learned at the epicenter of Brazil's congenital zika epidemic: evidence from 87 confirmed cases. Clin Infect Dis. 2017 May 15;64(10):1302-8. doi: 10.1093/cid/cix166. Erratum in: Clin Infect Dis. 2017 Oct 15;65(8):1431-3. PMID: 28329257.
24. Rasmussen SA, Jamieson DJ, Honein MA, Petersen LR. Zika virus and birth defects: reviewing the evidence for causality. N Engl J Med. 2016 May 19;374(20):1981-7 [Epub 2016 Apr 13]. doi: 10.1056/NEJMsr1604338. PMID: 27074377.
25. World Health Organization. Situation report: zika virus, microcephaly, Guillain-Barré syndrome [Internet]. 2017. World Health Organization. Disponível em: https://apps.who.int/iris/handle/10665/250633. Acesso em: 21 jan. 2021.
26. Duffy MR, Chen TH, Hancock WT, Powers AM, Kool JL, Lanciotti RS et al. Zika virus outbreak on Yap Island, Federated States of Micronesia. N Engl J Med. 2009 Jun 11;360(24):2536-43. doi: 10.1056/NEJMoa0805715. PMID: 19516034.
27. Barzon L, Trevisan M, Sinigaglia A, Lavezzo E, Palù G. Zika virus: from pathogenesis to disease control. FEMS Microbiol Lett. 2016 Sep;363(18):fnw202 [Epub 2016 Aug 21]. doi: 10.1093/femsle/fnw202. PMID: 27549304.
28. Foy BD, Kobylinski KC, Foy JLC, Blitvich BJ, Rosa AT, Haddow AD et al. Probable non-vector-borne transmission of zika virus, Colorado, USA. Emerg Infect Dis. 2011 May;17(5):880-2. doi: 10.3201/eid1705.101939. PMID: 21529401; PMCID: PMC3321795.
29. Dobson JS, Levell NJ. Spotting zika spots: descriptive features of the rash used in 66 published cases. Clin Exp Dermatol. 2019 Jan;44(1):4-12 [Epub 2018 Sep 11]. doi: 10.1111/ced.13733. PMID: 30206957.
30. Magnus MM, Espósito DLA, Costa VAD, Melo PS, Costa-Lima C, Fonseca BALD et al. Risk of zika virus transmission by blood donations in Brazil. Hematol Transfus Cell Ther. 2018 Jul-Sep;40(3):250-4 [Epub 2018 Apr 23]. doi: 10.1016/j.htct.2018.01.011. PMID: 30128434; PMCID: PMC6098187.
31. Sampieri CL, Montero H. Breastfeeding in the time of zika: a systematic literature review. PeerJ. 2019 Feb 19;7:e6452. doi: 10.7717/peerj.6452. PMID: 30809448; PMCID: PMC6385688.
32. Gong Z, Xu X, Han GZ. The diversification of zika virus: are there two distinct lineages? Genome Biol Evol. 2017; 9(11):2940-5. doi: 10.1093/gbe/evx223.
33. Neural H, Cells P, Anfasa F, Siegers J, Kroeg M, Mumtaz N et al. Phenotypic differences between Asian and African lineage zika viruses. mSphere. 2017;2(4):1-10. doi: 10.1128/mSphere.00292-17.
34. Meltzer E, Leshem E, Lustig Y, Gottesman G, Schwartz E. The clinical spectrum of zika virus in returning travelers. Am J Med [Internet]. 2016;129(10):1126-30. doi: 10.1016/j.amjmed.2016.04.034.
35. Koh XQ, Chandran NS, Tambyah PA. Mucocutaneous features of zika: a review. Curr Infect Dis Rep. 2019 Apr 30;21(5):18. doi: 10.1007/s11908-019-0671-z. PMID: 31041548.
36. Andersen LK, Azulay-Abulafia L, Davis MD. Zika virus: skin is commonly involved. Int J Dermatol. 2017 Apr;56(4):e84-6 [Epub 2017 Jan 19]. doi: 10.1111/ijd.13509. PMID: 28102537.
37. Brasil P, Calvet GA, Siqueira AM, Wakimoto M, Sequeira PC, Nobre A et al. Zika virus outbreak in Rio de Janeiro, Brazil: clinical characterization, epidemiological and virological aspects. PLoS Negl Trop Dis. 2016 Apr 12;10(4):e0004636. doi: 10.1371/journal.pntd.0004636. PMID: 27070912; PMCID: PMC4829157.
38. He A, Brasil P, Siqueira AM, Calvet GA, Kwatra SG. The emerging zika virus threat: a guide for dermatologists. Am J Clin Dermatol. 2017;18(2):231-6. doi: 10.1007/s40257-016-0243-z.
39. Karimi O, Goorhuis A, Schinkel J, Codrington J, Vreden SGS, Vermaat JS et al. Thrombocytopenia and subcutaneous bleedings in a patient with zika virus infection. Lancet. 2016 Mar 5;387(10022):939-40 [Epub 2016 Feb 20]. doi: 10.1016/S0140-6736(16)00502-X. PMID: 26906627.
40. Chammard TB, Schepers K, Breurec S, Messiaen T, Destrem AL, Mahevas M et al. Severe thrombocytopenia after zika virus infection, Guadeloupe, 2016. Emerg Infect Dis. 2017;23(4):696-8. doi: 10.5123/S1679-49742019000200022.
41. Pacheco O, Beltrán M, Nelson CA, Valencia D, Tolosa N, Farr SL et al. Zika virus disease in Colombia: preliminary report. N Engl J Med. 2020 Aug 6;383(6):e44 [Epub 2016 Jun 15]. doi: 10.1056/NEJMoa1604037. PMID: 27305043.
42. Ventura CV, Maia M, Bravo-Filho V, Góis AL, Belfort Jr R. Zika virus in Brazil and macular atrophy in a child with microcephaly. Lancet. 2016 Jan 16;387(10015):228 [Epub 2016 Jan 8]. doi: 10.1016/S0140-6736(16)00006-4. PMID: 26775125.
43. Waggoner JJ, Pinsky BA. Zika virus: diagnostics for an emerging pandemic threat. J Clin Microbiol. 2016 Apr;54(4):860-7 [Epub 2016 Feb 17]. doi: 10.1128/JCM.00279-16. PMID: 26888897; PMCID: PMC4809954.
44. Cordeiro MT, Pena LJ, Brito CA, Gil LH, Marques ET. Positive IgM for zika virus in the cerebrospinal fluid of 30 neonates with microcephaly in Brazil. Lancet. 2016 Apr 30;387(10030):1811-2 [Epub 2016 Apr 18]. doi: 10.1016/S0140-6736(16)30253-7. PMID: 27103126.
45. Rabe IB, Staples JE, Villanueva J, Hummel KB, Johnson JA, Rose L. Interim guidance for interpretation of zika virus antibody test results. MMWR Morb Mortal Wkly Rep. 2016 Jun 3;65(21):543-6. doi: 10.15585/mmwr.mm6521e1. PMID: 27254248.

46. Inmail T; European Centre for Disease Prevention and Control (ECDC). ECDC proposed case definition for surveillance of zika virus infection [Internet]. 2019. Disponível em: https://www.ecdc.europa.eu/en/zika-virus-infection/surveillance-and-disease-data/case-definition. Acesso em: 21 jan. 2021.
47. Burt FJ, Chen W, Miner JJ, Lenschow DJ, Merits A, Schnettler E et al. Chikungunya virus: an update on the biology and pathogenesis of this emerging pathogen. Lancet Infect Dis. 2017 Apr;17(4):e107-17 [Epub 2017 Feb 1]. doi: 10.1016/S1473-3099(16)30385-1. PMID: 28159534.
48. Wahid B, Ali A, Rafique S, Idrees M. Global expansion of chikungunya virus: mapping the 64-year history. Int J Infect Dis. 2017 May;58:69-76 [Epub 2017 Mar 10]. doi: 10.1016/j.ijid.2017.03.006. PMID: 28288924.
49. Mathew AJ, Ganapati A, Kabeerdoss J, Nair A, Gupta N, Chebbi P et al. Chikungunya infection: a global public health menace. Curr Allergy Asthma Rep. 2017;17(2):1-9,13. doi: 10.1007/s11882-017-0680-7.
50. Kumar R, Sharma MK, Jain SK, Yadav SK, Singhal AK. Cutaneous manifestations of chikungunya fever: observations from an outbreak at a tertiary care hospital in Southeast Rajasthan, India. Indian Dermatol Online J. 2017 Sep--Oct;8(5):336-42. doi: 10.4103/idoj.IDOJ_429_16. PMID: 28979866; PMCID: PMC5621193.
51. Marques CDL, Duarte ALBP, Ranzolin A, Dantas AT, Cavalcanti NG, Gonçalves RSG et al. Recomendações da Sociedade Brasileira de Reumatologia para diagnóstico e tratamento da febre chikungunya – Parte I: Diagnóstico e situações especiais. Rev Bras Reumatol. 2017;57(Supl 2):421-37. doi: 10.1016/j.rbr.2017.05.004.
52. Singal A. Chikungunya and skin: current perspective. Indian Dermatol Online J. 2017 Sep-Oct;8(5):307-9. doi: 10.4103/idoj.IDOJ_93_17. PMID: 28979860; PMCID: PMC5621187.
53. Bandyopadhyay D, Ghosh SK. Mucocutaneous features of chikungunya fever: a study from an outbreak in West Bengal, India. Int J Dermatol. 2008 Nov;47(11):1148-52. doi: 10.1111/j.1365-4632.2008.03817.x. PMID: 18986446.
54. Sil A, Biswas SK, Bhanja DB, Das S, Panigrahi A. Post--chikungunya hyperpigmentation. Postgrad Med J. 2021 Jan;97(1143):60 [Epub 2020 Mar 4]. doi: 10.1136/postgradmedj-2020-137504. PMID: 32132163.
55. Inamadar AC, Palit A, Sampagavi VV, Raghunath S, Deshmukh NS. Cutaneous manifestations of chikungunya fever: observations made during a recent outbreak in South India. Int J Dermatol. 2008 Feb;47(2):154-9. doi: 10.1111/j.1365--4632.2008.03478.x. PMID: 18211486.
56. Dabas G, Vinay K, Mahajan R. Diffuse hyperpigmentation in infants during monsoon season. JAMA Dermatol. 2020 Jan 1;156(1):99-101. doi: 10.1001/jamadermatol.2019.3070. PMID: 31617869.
57. Vinay K, Saikia UN, Dogra S. Image gallery: Flagellate bullous exanthem in chikungunya. Br J Dermatol. 2017 Oct;177(4):e162. doi: 10.1111/bjd.15872. PMID: 29052889.
58. Pakran J, George M, Riyaz N, Arakkal R, George S, Rajan U et al. Purpuric macules with vesiculobullous lesions: a novel manifestation of chikungunya. Int J Dermatol. 2011 Jan;50(1):61-9. doi: 10.1111/j.1365-4632.2010.04644.x. PMID:21182504.
59. Ritz N, Hufnagel M, Gérardin P. Chikungunya in children. Pediatr Infect Dis J. 2015 Jul;34(7):789-91. doi: 10.1097/INF.0000000000000716. PMID: 26069950.
60. Valamparampil JJ, Chirakkarot S, Letha S, Jayakumar C, Gopinathan KM. Clinical profile of chikungunya in infants. Indian J Pediatr. 2009 Feb;76(2):151-5 [Epub 2009 Mar 28]. doi: 10.1007/s12098-009-0045-x. PMID: 19330303.
61. Garg T, Sanke S, Ahmed R, Chander R, Basu S. Stevens-Johnson syndrome and toxic epidermal necrolysis-like cutaneous presentation of chikungunya fever: a case series. Pediatr Dermatol. 2018 May;35(3):392-6 [Epub 2018 Mar 24]. doi: 10.1111/pde.13450. PMID: 29573443.
62. Jebain J, Siller Jr A, Lupi O, Alves TBC, Brasil P, Tyring SK et al. Perinatal chikungunya induced scalded skin syndrome. IDCases. 2020 Sep 25;22:e00969. doi: 10.1016/j.idcr.2020.e00969. PMID: 33088712; PMCID: PMC7558828.
63. Araujo KM, Bressan AL, Azulay-Abulafia L. Zika, chikungunya and dengue infections as exacerbating factors of psoriasis in patients receiving biological therapy. Int J Dermatol. 2020 Jun;59(6):e209-11 [Epub 2020 Feb 10]. doi: 10.1111/ijd.14785. PMID: 32039473.
64. Marques CDL, Duarte ALBP, Ranzolin A, Dantas AT, Cavalcanti NG, Gonçalves RSG et al. Recomendações da Sociedade Brasileira de Reumatologia para diagnóstico e tratamento da febre chikungunya – Parte 2: Tratamento. Rev Bras Reumatol. 2017;57(Supl 2):438-51. doi: 10.1016/j.rbr.2017.05.005.
65. Economopoulou A, Dominguez M, Helynck B, Sissoko D, Wichmann O, Quenel P et al. Atypical chikungunya virus infections: clinical manifestations, mortality and risk factors for severe disease during the 2005-2006 outbreak on Réunion. Epidemiol Infect. 2009 Apr;137(4):534-41 [Epub 2008 Aug 11]. doi: 10.1017/S0950268808001167. PMID: 18694529.
66. Simião AR, Barreto FKA, Oliveira RMAB, Cavalcante JW, Lima Neto AS, Barbosa RB et al. A major chikungunya epidemic with high mortality in Northeastern Brazil. Rev Soc Bras Med Trop. 2019 Oct 3;52:e20190266. doi: 10.1590/0037-8682-0266-2019. PMID: 31596354.

Capítulo 18

Sarampo e Rubéola

Francisca Regina de Oliveira Carneiro
Cláudia Márcia de Resende Silva

Sarampo

Conceito

Doença infecciosa, febril, aguda, sistêmica, de alta taxa de transmissão provocada por vírus do sarampo.[1,2]

Histórico

Existem evidências epidemiológicas que sugerem que o sarampo começou a afetar humanos há 5.000-10.000 anos, quando as primeiras civilizações agrárias atingiram tamanho populacional suficiente para manter a transmissão do vírus. Durante a Antiguidade, por muito tempo, o sarampo foi considerado a mesma doença que a varíola, com registros da ocorrência de grandes epidemias no Império Romano e na China 1.800 anos atrás.[1-3]

O médico e físico Rhazes, no século X, é o responsável pelo primeiro registro escrito do sarampo, porém ainda o descrevendo como uma forma da varíola.[3]

A diferenciação entre as duas doenças só começa a se estabelecer a partir do início do século XVII e, em 1629, John Grau finalmente distingue uma da outra.[2]

Ao descrever uma epidemia em Boston, John Hall relata, pela primeira vez, o sarampo nas Américas, em 1657. A partir de então, várias epidemias da doença foram registradas a cada 3 a 4 anos.[3]

Panum, em 1846, estabeleceu, em um estudo, sua natureza altamente contagiosa, forma de transmissão, tempo de incubação e a imunidade pós-infecção. O isolamento do vírus do sarampo só ocorreu em 1954, realizado por Enders e Peebles.[3]

Em 1964, foi produzida a 1ª geração de vacinas. No Brasil, as vacinas começaram a ser introduzidas somente em 1967, porém a sua implantação efetiva só ocorreu a partir de 1973, com a criação do Plano Nacional de Imunização (PNI).[3]

Epidemiologia

Fatores como a transmissão por via respiratória, a alta contagiosidade e a imunidade vitalícia provocada pela infecção ou vacinação determinam as características epidemiológicas desta doença, alteradas pelo padrão de contato entre os infectados e suscetíveis, taxas de natalidade, mobilidade humana e cobertura vacinal.[1,2]

A transmissão ocorre mais frequentemente por gotículas respiratórias em curtas distâncias ou por partículas de aerossóis suspensas no ar por até 2 horas.[1,4]

O período de incubação é de cerca de 10 dias até o surgimento da febre ou de 14 dias até o *rash*.[1,4]

Já o período de transmissão é maior na fase prodrômica, antes do surgimento da erupção, coincidindo com o nível elevado da presença do vírus no trato respiratório e da viremia; em geral considera-se o paciente um infectante até 4 dias após o surgimento do *rash*.[4]

Apesar de existirem relatos da permanência do RNA viral no sangue e urina de pacientes vários meses após a doença, bem como casos de sarampo sem história epidemiológica, períodos infecciosos longos são considerados raros e improváveis.[4]

O número reprodutivo básico (R0) de uma doença infecciosa é conceituado como o "número médio de casos secundários que resultam a partir da introdução de um indivíduo infecioso em uma população completamente suscetível". No caso do sarampo, o R0 foi estimado entre 9 e 18 em diferentes ambientes, o que é considerado alto, levando-se em consideração, por exemplo, que, para o vírus da influenza, esse mesmo índice está entre 2 e 3.[1]

O homem é o único reservatório e a transmissão endêmica tem padrão temporal típico caracterizado por epidemias anuais sazonais sobrepostas a ciclos epidêmicos de 2 a 5 anos. Estes ciclos resultam do acúmulo de pessoas suscetíveis que não foram vacinadas ou que não responderam imunologicamente à imunização, associadas a coortes de nascimentos sucessivos, com subsequente declínio no número de pessoas suscetíveis após um surto.[4,5]

Em climas temperados, os surtos anuais ocorrem no final do inverno e início da primavera e, nos trópicos, o período de sua ocorrência é extremamente variável.[1]

A taxa de natalidade influencia diretamente, sendo característico que localidades com altas taxas apresentem grandes surtos irregulares. As oito classes do vírus (A-H) têm distribuição mundial variada.[1]

O sarampo acomete ambos os sexos igualmente, sendo as crianças de baixa idade as mais susceptíveis.[1]

Os anticorpos maternos protegem as crianças nos primeiros meses de vida e podem também interferir nas respostas à vacina. Essa imunidade materna desaparece em torno dos 6 meses de idade. Como a imunidade naturalmente adquirida ocorre em níveis mais elevados, filhos de mães vacinadas tornam-se mais suscetíveis ao vírus em idade mais jovem do que aqueles nascidos de mulheres com histórico de infecção pelo vírus. Antes da introdução da vacina do sarampo, a maioria dos indivíduos adoecia até os 15 anos de idade.[6]

A idade média dos casos é, então, diretamente influenciada pela taxa de declínio dos anticorpos maternos, pela idade em que se adquire a imunidade com a vacinação e pela taxa de contato entre infectados e suscetíveis. Em ambientes urbanos densamente povoados com baixa cobertura de vacinação, acomete principalmente bebês e pré-escolares. Em locais em que a cobertura vacinal aumenta, ou a densidade populacional diminui, a doença se desloca para as crianças escolares e pré-adolescentes.[7]

A amamentação tem efeito protetivo já que o leite materno apresenta maior nível de anticorpos contra a hemaglutinina do vírus do que o sangue.[2]

O sarampo é desde 1968 doença de notificação compulsória com a ocorrência de algumas epidemias e, até o final da década de 1970, essa doença era uma das principais causas infecciosas de óbitos, sobretudo em menores de 5 anos.[2]

Com o aumento da cobertura vacinal nas décadas seguintes, observou-se declínio no número de casos. Em 1992, foi implementada a meta de eliminação da doença para o ano de 2000, sendo a doença controlada de modo que os últimos casos autóctones foram observados no Mato Grosso do Sul.[2]

A doença, em 2016, foi declarada eliminada nas Américas. No entanto, entre 2017 e 2018, muitos países do continente americano como Brasil, Canadá, Guatemala, México, Peru, Estados Unidos, Venezuela e Argentina relataram casos confirmados da doença, sendo a crise de saúde instalada na Venezuela considerada responsável pela maioria dos casos notificados.[2]

Em 2018, houve um surto nos estados do Amazonas e Roraima, que provavelmente estava relacionado com a entrada, no Brasil, da variante D8 junto com imigrantes venezuelanos. A baixa cobertura vacinal no país favoreceu a disseminação do vírus. Nos anos de 2019 e 2020, os casos se concentraram em grandes estados com grande fluxo de pessoas.[2]

Etiologia

O agente etiológico é vírus do gênero Morbillivirus e da família Paramyxoviridae. Tem genoma de RNA fita simples linear, não segmentado, de orientação negativa com cerca de 16 mil nucleotídeos. Os víríons são esféricos, com diâmetro variando de 100 a 250 µm e constituídos de capsídeo de simetria helicoidal, pleomórficos, envoltos em envelope lipídico derivado da célula hospedeira.[5]

Apresenta seis unidades de transcrição que codifica seis proteínas estruturais (nucleoproteína, fosfoproteína, matriz, fusão, hemaglutinina e proteína grande) e duas proteínas não estruturais (V e C).[5]

As proteínas hemaglutinina (H) e a de fusão (F) estão expostas na superfície do envelope do vírus, sendo as principais responsáveis pela adesão e fusão do vírus às células do hospedeiro (Figura 18.1).[5]

A Organização Mundial da Saúde (OMS) reconhece atualmente oito classes do vírus (A, B1-3, C1-3, D1-11, E, F, G1-3 e H1-2) de 24 cepas de referência genotípica, sendo seis delas (B3, D4, D8, D9, G3 e H1) consideradas ativas. Os genótipos B3 e D8 são, segundo a OMS, os responsáveis pelo maior número de casos mundialmente na atualidade.[1,5]

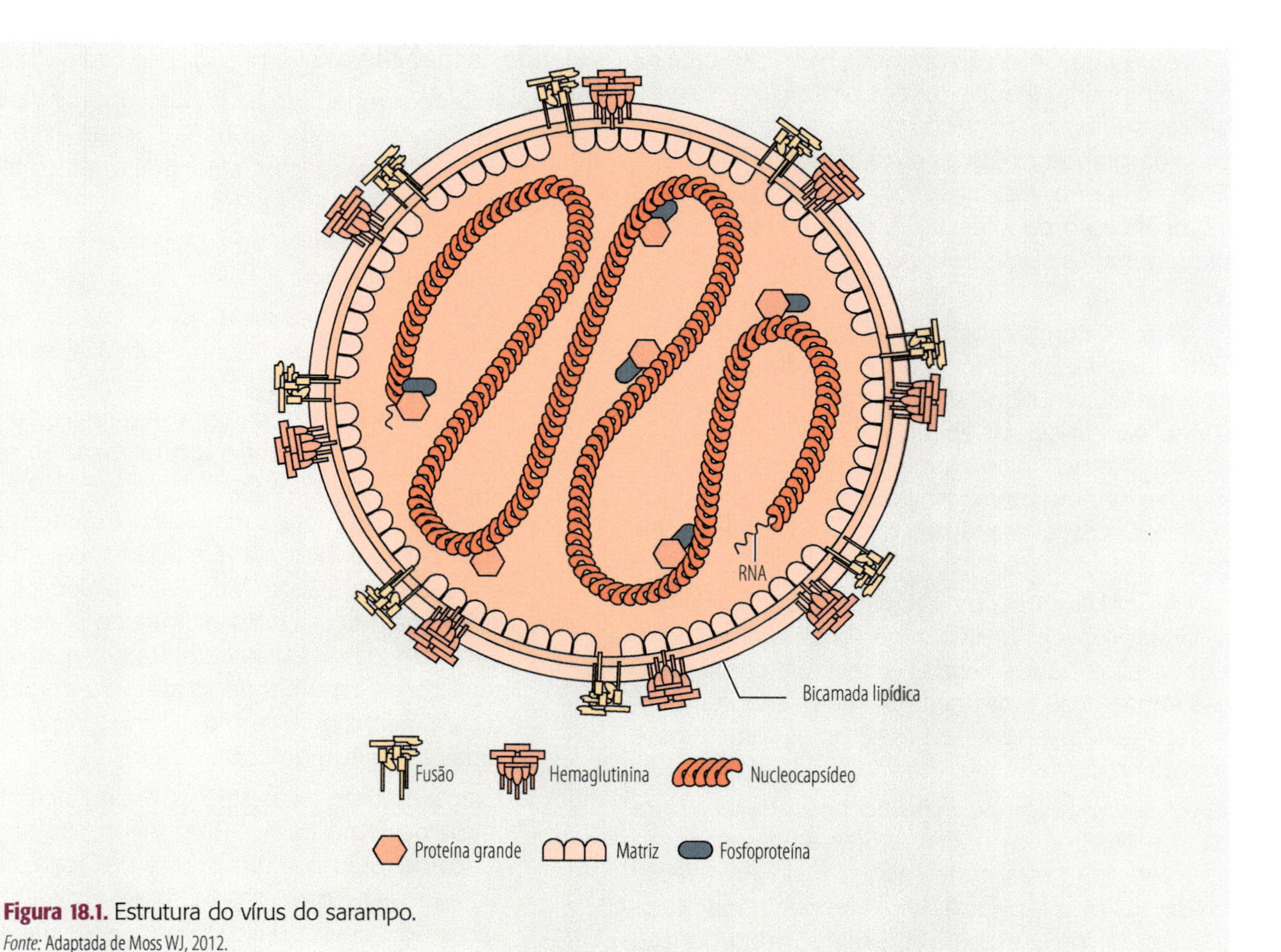

Figura 18.1. Estrutura do vírus do sarampo.
Fonte: Adaptada de Moss WJ, 2012.

Patogênese

O vírus do sarampo é adquirido por meio de gotículas respiratórias ou partículas aerosolizadas. É facilmente inativado pelo calor, luz, pH extremos e éter e sobrevive por um curto período de tempo no ar, nos objetos e nas superfícies.[1,4]

São três os receptores celulares responsáveis pela invasão do vírus. O CD150 (ou SLAM, em inglês, *signalling lymphocyte activation molecule*) existente nos linfócitos T e B, células dendríticas, entre outras, a nectina-4 ou polivírus *receptor-related* proteínas 4, observada na membrana basal das células epiteliais e o CD46 usado apenas nas linhagens atenuadas.[4]

As células epiteliais respiratórias, classicamente consideradas as células-alvo iniciais da infecção no trato respiratório por não expressarem CD150 ou nectina-4 em sua superfície apical, parecem não participar do principal mecanismo inicial. Estudos *in vivo* com primatas não humanos identificaram células mieloides CD11c$^+$, provavelmente macrófagos alveolares e células dendríticas, nos pulmões e na submucosa respiratória como potenciais células-alvo iniciais.[4]

Os mecanismos iniciais de entrada seriam, portanto, a infecção de células CD150$^+$ nos espaços alveolares ou a ligação a células dendríticas submucosas no lúmen do trato respiratório.[4]

A infecção das células mieloides ou linfoides da conjuntiva é proposta como via de entrada alternativa para o vírus em virtude de a lâmina própria da conjuntiva ser rica em células de Langherans, macrófagos, células T e células B CD4$^+$ e CD8$^+$, o que justificaria a conjuntivite prodrômica. Já foi demonstrada a infecção pelo vírus da borda da córnea humana *ex vivo*, levantando a hipótese de que a proteção dos olhos durante o contato com pacientes com sarampo poderia contribuir para a redução do risco de infecção.[4]

Como a transmissão se dá de maneira eficaz de indivíduos infectados para os que ainda não tiveram contato com o vírus, é muito provável que a predisposição infecciosa não seja um requisito para a eficiência do mecanismo de entrada do vírus.[1,2,4,5]

A partir da infecção ocorreria migração para os tecidos linfoides associados aos brônquios e para os gânglios linfáticos, onde, em virtude da existência de uma grande população de células $CD150^+$ B e T, ocorreriam a replicação em massa do agente e a amplificação da infecção. A disseminação ocorre predominantemente pela transmissão célula a célula do vírus.[4,6-8]

Após o comprometimento generalizado de tecidos linfoides, os linfócitos, células dendríticas na pele e na submucosa, são infectados e transmitem o vírus para as células epiteliais e para os ceratinócitos vizinhos nectina-4^+, que podem formar homodímeros e heterodímeros em junções de célula a célula, sendo a ruptura dos heterodímeros facilitadores da propagação viral.[4,5,8]

As células imunes circulantes $CD150^+$ infectadas promovem a disseminação sistêmica da infecção para outros órgãos e tecidos, como trato gastrointestinal, rim, fígado e, mais raramente, infectam células endoteliais, neurônios, astrócitos e oligodendrócitos.[5,8]

A resposta imune inata do hospedeiro ocorre na fase prodrômica com a supressão da produção de interferon pelas proteínas V e C do vírus, facilitando, assim, a replicação viral. A imunidade adaptativa promove a resposta humoral com a produção de anticorpos IgM, que surgem no momento da erupção cutânea e persistem por 6 a 8 semanas e, posteriormente, anticorpos IgG, em especial contra a nucleoproteína; essas respostas celulares são fundamentais para a eliminação do vírus.[4,6,8]

O sarampo é considerado uma infecção imunossupressora, pois respostas imunológicas deficientes nos pacientes com sarampo podem torná-los mais suscetíveis a infecções bacterianas e virais secundárias, porém o mecanismo dessa imunossupressão ainda não está totalmente esclarecido, sendo descritos como possíveis responsáveis a diminuição das respostas proliferativas dos linfócitos, a resposta Th2 durante a convalescença, o aumento da interleucina-10 (IL-10) e, mais recentemente, a proliferação de linfócitos específicos do vírus do sarampo, que substituem o repertório de células de memória já estabelecido, ocasionando a chamada "amnésia imunológica" e a consequente suscetibilidade aos antígenos previamente encontrados, incluindo antígenos vacinais. Essa supressão imunológica e o aumento do risco a infecções secundárias podem durar várias semanas a meses após a doença.[4,8]

Manifestações clínicas

Depois de um período de incubação que varia de 7 a 21 dias, com média de 10 dias, surge a febre acompanhada de pelo menos um dos três sintomas: tosse; coriza; e/ou conjuntivite.[1]

A apresentação clínica da doença tem caracteristicamente três fases:

1. **Prodrômica ou "catarral":** dura em torno de 5 a 7 dias, iniciando-se com febre alta, acima de 38,5 °C, contínua, acompanhada de coriza, lacrimejamento, conjuntivite, fotofobia e tosse incialmente seca e, logo após, produtiva. Pode cursar com dor abdominal, diarreia, vômitos e linfadenopatia especialmente cervical. No final desta fase, surgem pequenas pápulas brancas com halo eritematoso localizadas na mucosa bucal à altura do 3º molar, denominadas "manchas de Koplik", que são transitórias, estendendo-se até 1 a 2 dias até o surgimento do exantema, sendo consideradas patognomônicas.[1,2]
2. **Exantemática:** inicia-se 3 a 4 dias após o início da febre com o surgimento do *rash* maculopapuloso morbiliforme na face e retro auricular e que, depois, se dissemina em sentindo cefalopodálico para o tronco e as extremidades. Em crianças desnutridas, as lesões podem ser hipercrômicas e evoluir com escamas. Nas crianças soropositivas em virtude da depleção imunológica, o aparecimento da erupção pode ser retardado. Febre, coriza e tosse pioram com o exantema.[1,8]
3. **Convalescência:** na ausência de complicações, cerca de 1 semana após o início da erupção cutânea, os sintomas melhoram, a febre desaparece, podendo permanecer apenas a tosse por mais alguns dias.

O sarampo pode evoluir com complicações que ocorrem principalmente em bebês, adultos com mais de 20 anos, gestantes, imunossuprimidos ou subnutridos, particularmente com hipovitaminose A.[1,4]

A complicação mais frequente é a otite média e acomete sobretudo crianças menores de 5 anos. A laringotraqueobronquite ou crupe viral pode ocorrer principalmente em crianças abaixo de 2 anos.[2,4]

A pneumonia é a complicação responsável pela maioria dos óbitos relacionados ao sarampo. Pode ser desencadeada pelo próprio vírus (pneumonia de células gigantes de Hecht) ou por patógenos secundários bacterianos ou virais como o adenovírus. Podem também ocorrer ceratoconjuntivite e quadros diarreicos.[2,4]

As complicações do sistema nervoso central (SNC) são raras, porém graves. As três principais são:

1. A encefalomielite aguda disseminada de caráter desmielinizante, autoimune e caracterizada por febre, convulsões e déficit neurológico, ocorrendo dias ou semanas após o sarampo.[4]
2. A encefalite de inclusão do sarampo que ocorre em indivíduos imunossuprimidos, sendo desencadeada pelo comprometimento cerebral progressivo pelo vírus, causando deterioração neurológica e morte.[4]
3. A panencefalite esclerosante subaguda de início tardio em 5 a 10 anos após a doença aguda, desencadeada pela resposta do hospedeiro à produção de viriões mutantes. Ocorre especialmente em pacientes que tiveram sarampo antes dos 2 anos de idade e o quadro clinico é representado por deterioração progressiva da função cognitiva e motora, convulsões e morte.[4]

O sarampo em gestantes pode ocasionar maior risco de aborto espontâneo, morte fetal intrauterina e baixo peso ao nascer.[4]

Diagnóstico

Clínico

Deve ser suspeitado em pacientes com febre e exantema maculopapular morbiliforme acompanhados de um ou mais dos seguintes sinais e sintomas:

- Tosse e/ou coriza e/ou conjuntivite, independentemente da idade e situação vacinal.
- Indivíduos suspeitos com história de viagem para locais com circulação do vírus do sarampo, nos últimos 30 dias, ou de contato, no mesmo período, com alguém que viajou para local com circulação viral.[2]

Ainda no diagnóstico clínico, é importante a avaliação de possíveis complicações como também do estado nutricional e de uma possível imunossupressão, que podem impactar diretamente no risco de mortalidade dos pacientes.[2,3]

Laboratorial

É realizado mediante sorologia para detecção de anticorpos IgM específicos, biologia molecular e soroconversão ou aumento de anticorpos IgG.

- **Detecção de anticorpos IgM-específicos do vírus do sarampo:** deve ser realizada a partir do 4º dia do início da erupção. Esses anticorpos atingem o pico dentro de 1 a 3 semanas após o surgimento do exantema e diminuem seus níveis em 4 a 8 semanas.[1,2,4]
- **Biologia molecular (RT-PCR):** detecção do RNA viral em amostras de urina e *swabs* combinados da oro e nasofaringe coletadas até o 7º dia a partir do início do exantema – preferencialmente, nos 3 primeiros dias. Tem a finalidade de revelar o genótipo do vírus, diferenciar um caso autóctone de um caso importado e diferenciar o vírus selvagem do vacinal.[1-3]
- **Detecção de anticorpos IgG:** confirma a infecção aguda quando ocorrer um aumento igual ou superior a quatro vezes do título de IgG entre a fase aguda e a convalescência.[1-3]

Segundo o Ministério da Saúde, a conduta para classificar um caso suspeito de sarampo tem relação direta com o período em que a amostra foi coletada e está representada na Figura 18.2.[2]

- **Diferencial:** deve ser realizado principalmente com os exantemas virais como da rubéola, exantema súbito, dengue, chikungunya, zikavírus, enteroviroses, mononucleose e infecção pelo parvovírus B19, entre outras, considerando-se a situação epidemiológica local.[2]

Tratamento

Consiste fundamentalmente em terapia de suporte com hidratação, antipiréticos, repouso e correção de possíveis déficits nutricionais além do reconhecimento e tratamento precoce de infecção secundárias.[1-4]

A administração de palmitato de retinol (vitamina A) é recomendada pela OMS e pelo Ministério da Saúde para redução da mortalidade e prevenção das complicações em todas as crianças com sarampo, especialmente nas menores de 2 anos. O mecanismo de ação ainda não é totalmente esclarecido, acreditando-se que a ação da vitamina A sobre o *turnover* celular do trato respiratório e intestinal seria importante.[2]

A OMS recomenda a utilização de vitamina A durante 2 dias consecutivos (uma dose no dia do diagnóstico e outra no dia seguinte) para crianças nas doses seguintes:[2]

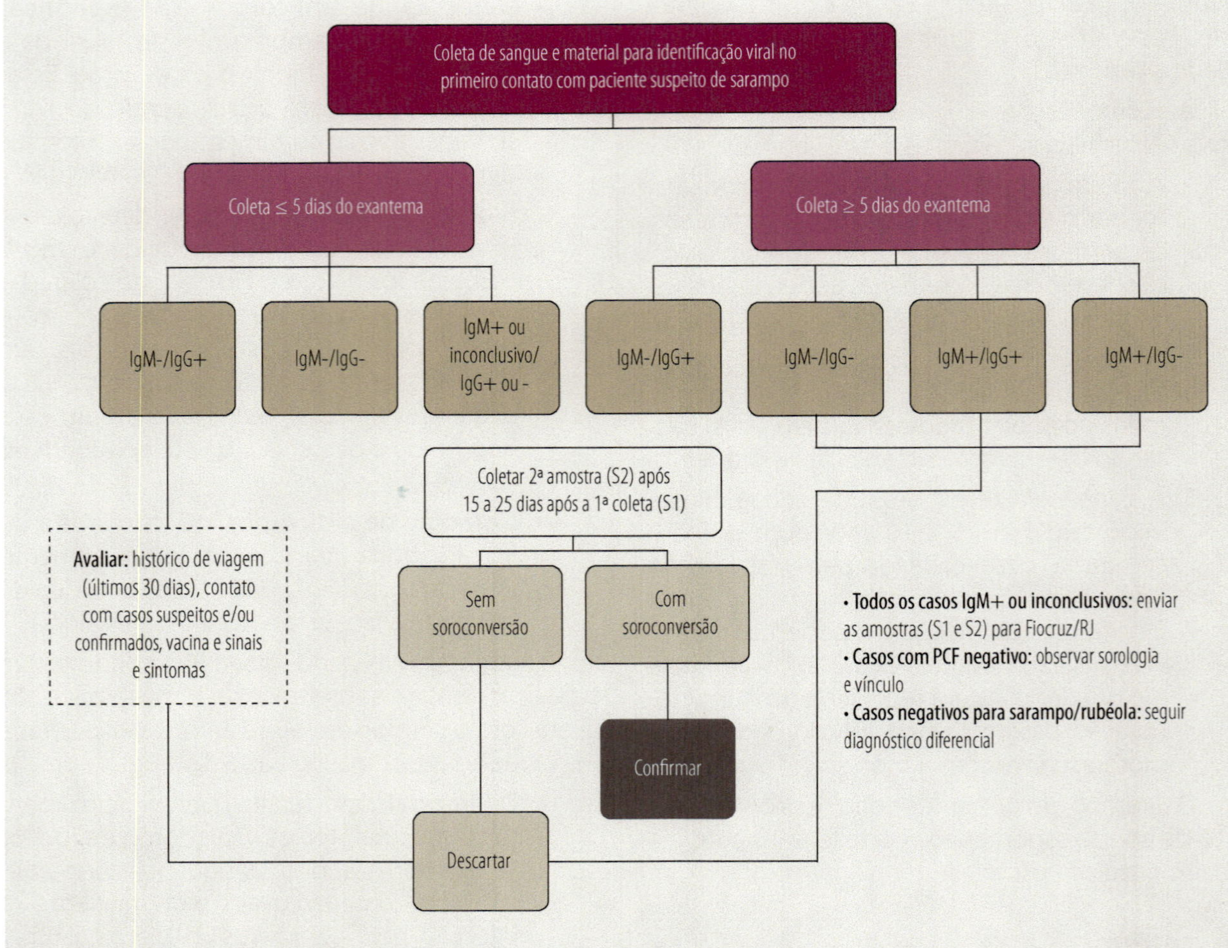

Figura 18.2. Roteiro para confirmação ou descarte de caso suspeito de sarampo.
Fonte: Ministério da Saúde, 2014.

- **Menores de 6 meses de idade:** 50.000 IU.
- **Com 6 a 11 meses e 29 dias:** 100.000 UI.
- **Maiores de 12 meses:** 200.000 UI.

Quando há evidências clínicas da deficiência dessa vitamina, uma terceira dose deve ser realizada de 2 a 4 semanas depois.[2]

Não existem tratamentos antivirais preconizados para o sarampo, o uso de ribavirina e de interferon tem relatos na literatura, porém sem doses-padrão. O uso de antibióticos de modo profilático não é recomendado pela maioria dos autores.[2]

As complicações devem ser tratadas de acordo com os esquemas-padrão para as etiologias.[2]

Prevenção

A prevenção ocorre predominantemente pela vacinação. A primeira vacina licenciada era atenuada e foi produzida em 1963. A partir dessas outras formulações, foram produzidas, sendo as mais utilizadas mundialmente a de Schwartz e a Edmonston B. Strain.[1,9-11]

Em virtude de o vírus do sarampo ser antigenicamente monotípico, apesar das altas taxas de mutações que podem sofrer os vírus RNA. Consequentemente, vacinas atenuadas de um único genótipo podem permanecer protetoras em todo o mundo, não havendo necessidade do desenvolvimento de novas vacinas. Induzem imunidade humoral e celular, muito semelhante à produzida pela infecção natural pelo vírus selvagem, com a possibilidade de detecção dos anticorpos em 12 a 15 dias após a vacinação, com picos entre 21 e 28 dias, e com permanência de no mínimo 20 anos.[8]

A vacina tem, portanto, alta eficácia e atualmente as licenciadas são de vírus atenuado e podem ser administradas em associação com vacina contra a rubéola e a caxumba (tríplice viral), ou tetraviral que protege ainda contra a varicela.[2]

No esquema preconizado pela OMS, a primeira dose da vacina contra o sarampo deve ser administrada aos 9 meses de idade em localidades com taxas endêmicas da doença, com a possibilidade de ser antecipada para os 6 meses, durante surtos, em refugiados, populações com deslocamento internos, crianças infectadas e expostas ao HIV e aquela com alto risco de contrair sarampo.[2]

A idade de 9 meses é considerada padrão porque, quando é administrada antes dela, uma proporção menor de vacinados desenvolverá imunidade protetora em função do efeito inibidor dos anticorpos maternos e também da imaturidade imunológica. As taxas de proteção são de cerca de 85% quando a primeira dose é administrada aos 9 meses e de 95% quando aos 12 meses e pode ser maior aos 12 a 15 meses; no entanto, a administração tardia da vacina só deve ser realizada em regiões onde o risco para a doença é considerado baixo.[1,2]

Crianças soropositivas devem ser revacinadas após a utilização de terapia antirretroviral que promove a reconstituição imunológica em virtude da falha em manter os níveis de anticorpos protetores.

A vacina produz efeitos colaterais infrequentes, sendo relatados principalmente estados febris, *rash* e dores articulares, todos sem muita repercussão clínica e autolimitados.[2]

Há necessidade da segunda dose porque uma única dose não é suficiente para alcançar os níveis de proteção populacional necessários para interromper a transmissão do vírus do sarampo. Quando a primeira dose é dada aos 9 meses, a segunda dose pode ser administrada entre os 15 e 18 meses de idade. Em países com baixo de nível de transmissão, nos quais a primeira dose é aplicada aos 12 meses ou mais, a segunda dose pode ser feita dos 15 aos 18 meses de idade ou na entrada da escola.[2]

Para que seja obtida a imunidade de grupo ou "de rebanho" contra a doença, a cobertura vacinal com duas doses deve variar entre 93% e 95% da população.[1]

Todo caso suspeito de sarampo deve ser notificado em até 24 horas mediante o preenchimento da ficha de notificação/investigação de doenças exantemáticas febris sarampo/rubéola.[2]

Rubéola

Histórico

Infecção viral causada por um vírus RNA do gênero Rubivirus. A palavra "rubéola" tem origem no latim e é o diminutivo do termo "ruber-vermelho", "vermelhinho". Inicialmente, a rubéola foi considerada uma variante do sarampo ou da escarlatina. Em 1814, foi descrita como uma entidade isolada pela literatura alemã, por isso ser conhecida também como "sarampo alemão". Em 1941, um oftalmologista australiano, Norman MacAlister Gregg, descreveu a ocorrência de catarata congênita em recém-nascidos de mães que tiveram a infecção durante a gestação, após um surto epidêmico em 1940. Esse foi o primeiro relato publicado da síndrome da rubéola congênita (SRC). O vírus da rubéola foi isolado em 1962 por dois grupos independentes – Paul D. Parkman et al. e Thomas H. Weller e Franklin A. Neva.[12] A primeira vacina foi licenciada em 1969, nos Estados Unidos. Em 1971, foi liberado o uso da vacina MMR (*measles*, *mumps*, *rubella*), uma combinação de vírus vivos atenuados da rubéola, sarampo e caxumba e, em 2005, foi liberada a vacina MMRV, na qual se acrescentou o vírus da varicela.[12] No Brasil, o controle da rubéola iniciou-se em 1992 com uma campanha de vacinação infantil (MMR ou tríplice viral), em São Paulo, e com a introdução da vacina no calendário básico de vacinação a partir de 15 meses. Em 2002, a tríplice viral passou a ser aplicada a partir dos 12 meses de vida. Em 1996, a Portaria 1.100, de 24 de maio, do Ministério da Saúde, inseriu a rubéola e a SRC na lista das doenças de notificação compulsória. Entre 1998 e 2002, foram realizadas campanhas maciças de vacinação para mulheres em idade fértil, atingindo uma cobertura acima de 95%. Segundo boletim epidemiológico do Ministério da Saúde, não há casos confirmados de rubéola autóctone no Brasil desde 2009.[13]

Epidemiologia

A rubéola tem uma distribuição universal. O homem é o único hospedeiro. A incidência da doença se reduziu muito após a introdução da vacina MMR. Entretanto, a rubéola permanece um importante patógeno, responsável por cerca de 100 mil casos da SRC que ocorrem a cada ano no mundo, principalmente nos países em que o programa de vacinação não atingiu cobertura adequada.[13,14]

Na ausência de vacinação, a idade média de acometimento se dá entre 5 e 9 anos, com picos anuais no final do inverno e na primavera e grandes epidemias a cada 3 a 9 anos.[12,14,15] Após a introdução da vacina aos 12 e 15 meses de idade, houve um deslocamento da faixa etária acometida para idades mais velhas, como adolescentes e adultos jovens.[14,15]

O contágio se dá de uma pessoa a outra por contato direto ou por gotículas eliminadas das secreções das vias aéreas de uma pessoa infectada. Pode ser transmitida por uma pessoa com infeção subclínica ou assintomática em até 50% dos casos. É mais contagiosa quando o exantema aparece, mas o vírus pode ser eliminado 7 dias antes e 7 dias após o início da erupção cutânea.

Infecção pelo vírus da rubéola dentro de 12 dias da concepção e nas primeiras semanas de gestação (usualmente nas primeiras 8 a 12 semanas, podendo chegar até 20 semanas) pode resultar em aborto, prematuridade ou SRC. Para o resto da população, é uma doença aguda, leve e autolimitada.

Crianças com a SRC pode eliminar o vírus até 1 ano de vida e transmitir o vírus para pessoas susceptíveis. A imunidade que se desenvolve após infeção natural ou por vacina é duradoura.[12,14,15]

Patogênese

Doença causada por um vírus RNA, de cadeia simples, com envelope, pertencente à família Mantonaviridae, sendo o único membro do gênero Rubivírus.[12,15] O genoma viral codifica cinco proteínas, duas proteínas não estruturais (P90 e P150) e três proteínas estruturais (duas glicoproteínas, E1 e E2 e uma proteína do capsídeo). A glicoproteína E1 contém os determinantes antigênicos que induzirão a resposta imunológica.[16] O contágio se faz por partículas grandes por aerossol e a implantação primária ocorre na nasofaringe, onde o vírus se replica. Posteriormente, há disseminação para os linfonodos locais e subsequente viremia, com acometimento de outros órgãos como pele, fígado, pulmões e trato gastrointestinal.[16] Na mulher grávida, a infecção da placenta ocorre durante a viremia, ocasionando ou não o acometimento fetal. A infecção fetal pode causar a destruição das células fetais, assim como a interrupção da divisão celular. Esse processo infeccioso fetal geralmente é persistente, ocasionando perda da acuidade auditiva e anormalidades cardíacas, oculares e do cérebro.[12]

Quadro clínico

Rubéola adquirida

O período de incubação varia de 14 a 21 dias, com o aparecimento do exantema 14 a 17 dias após a exposição. Durante a 1ª semana de exposição, não há sintomas e, a partir da 2ª semana, pode-se observar uma linfoadenomegalia, principalmente occipital e retroauricular. A viremia ocorre ao final da 2ª semana e, nesse momento, surgem os sintomas do período prodrômico, como febre baixa (menor que 39 °C), mal-estar e conjuntivite leve.[12,16] Após o período de incubação, surge o exantema, maculopapular, róseo, não coalescente, na face e pescoço, em dois terços dos casos. A erupção pode ser difícil de detectar, sobretudo nas peles mais pigmentadas e há uma acentuação após banhos quentes. Em crianças pequenas, o exantema costuma ser a primeira manifestação clínica.[12] Em 1 a 3 dias, o exantema progride inferiormente, da cabeça para os pés, e começa a clarear (Figuras 18.3 e 18.4). A duração média da erupção é de 3 dias e pode ser ocasionalmente pruriginosa.[12] Artrites e artralgias podem ocorrer, sobretudo em mulheres jovens, em virtude da replicação viral ou latência na membrana sinovial, sendo incomum na infância. Surgem durante o exantema e podem durar por cerca de 1 mês, sendo rara a cronificação. Dedos, punhos e joelhos são os locais mais acometidos.[12,16] Pequenas máculas avermelhadas e petéquias no palato mole (sinal de Forschheimer) podem ser observadas, mas não são patognomônicas da rubéola.[12] Outras complicações menos frequentes são as hemorragias, orquite, orquialgia e encefalite, que pode ser fatal. As manifestações hemorrágicas são secundárias a plaquetopenia e dano vascular, sendo a púrpura trombocitopênica a apresentação mais frequente. Hemorragias gastrointestinais, cerebrais e intrarrenais podem ocorrer. Esses efeitos podem durar de dias a meses e a maioria dos afetados se recupera.[12] Casos raros de panencefalite progressiva e síndrome de Guillain-Barré têm sido descritos.[12,16]

Síndrome de rubéola congênita – SRC

A infecção pelo vírus da rubéola na gestação é mais comum no início da gestação e pode culminar em abortamento, prematuridade e graves defeitos congênitos.

A SRC envolve uma grande lista de anormalidades, incluindo aquelas que interferem na organogênese e as que causam reações inflamatórias em vários órgãos, como fígado e baço (Quadro 18.1). A taxa de transmissão ao feto nas primeiras 10 semanas é de cerca de 90%.[16] O risco é maior nas primeiras

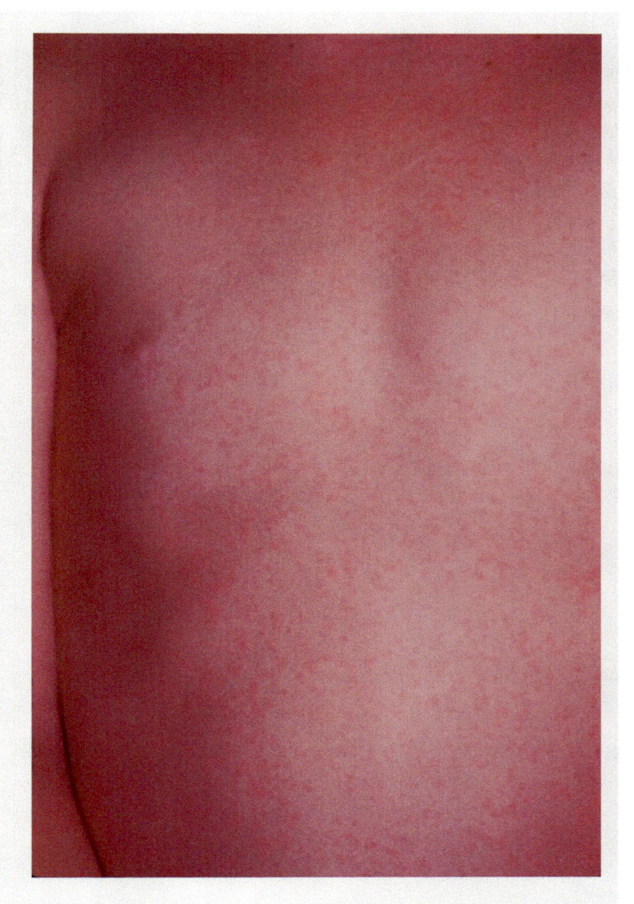

Figura 18.3. Máculas e pápulas de pequeno diâmetro, rosadas, com pele sã entremeada.
Fonte: Cortesia do Dr. Bernardo Gontijo.

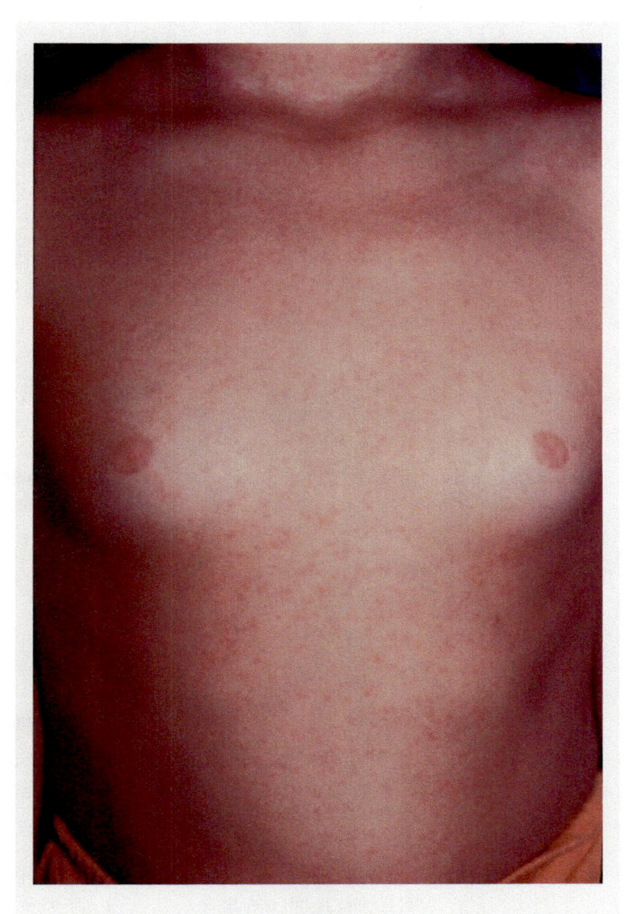

Figura 18.4. Máculas e pápulas, pequenas, rosadas, com pele sã entremeada e sem confluência das lesões.
Fonte: Cortesia do Dr. Bernardo Gontijo.

12 semanas gestacionais e declina nas 4 semanas seguintes e, entre 16 e 20 semanas, somente surdez tem sido descrita como complicação.[16] Rubéola pré-concepção raramente resulta em infecção fetal, mas o exantema que ocorre durante os primeiros 12 dias após a última menstruação apresenta risco.[16] O dano causado pela infecção pelo vírus da rubéola não se restringe ao período fetal. Desenvolvimento de glaucoma, catarata, descolamento de retina, problemas esofagianos, autismo, diabetes, tireoidites e outras doenças autoimunes têm sido descritas após o nascimento e até mesmo tardiamente.[16,17]

Diagnóstico diferencial

Os diagnósticos diferenciais da rubéola adquirida são com outros exantemas virais e farmacodermias (Quadro 18.2).[18]

A SRC deve ser diferenciada de outras infecções congênitas, conhecidas pelo acrônimo ToRCHES (To = toxoplasmose, R = rubéola, C = citomegalovírus, H = herpes simples vírus, E = enterovírus e S = sífilis) (Quadro 18.3).[19]

Quadro 18.1. Manifestações da SRC.

Catarata	Retardo mental
Retinite	Autismo
Microftalmia	Crescimento intrauterino retardado
Glaucoma	Rarefações metafisárias
Surdez coclear	Hepatoesplenomegalia
Impercepção auditiva central	Púrpura trombocitopênica
Ducto arterioso patente	Pneumonite intersticial
Estenose da artéria pulmonar periférica	Nódulos azulados na pele – hematopoese extramedular (lesões tipo *blueberry muffin*)
Encefalite	Tardia: diabetes, hipotireoidismo
Microcefalia	–

Fonte: Reef SE, Plotkin SA, 2013; Bouthry E, Picone O, Hamdi G, Grangeot-Keros L, Ayoubi JM, Vauloup-Fellous C, 2014.

Quadro 18.2. Principais diagnósticos diferenciais da rubéola adquirida.

Doença	Exantema	Sintomas extracutâneos	Diagnóstico	Observações
Sarampo	Pápulas vermelho-vivo, alguns confluentes, na face e no pescoço, depois tronco e membros. Evolui em 4 a 7 dias para hipercromia acastanhada e descamação	Pródromos com febre, coriza e tosse; conjuntivite, febre eleva quando o exantema aparece, sinal de Koplik	Sorologia vírus sarampo	Era vacinal sem sazonalidade para crianças e adultos jovens. Risco de panencefalite esclerosante subaguda. Suplementação de vitamina A
Eritema infeccioso	Face esbofeteada, exantema maculorreticulado com predomínio em extremidades, recidiva do exantema após exercício físico	Artralgias, artrites, crise aplásica em anemia hemolítica crônica, hidropsia fetal	Sorologia parvovírus B19 e teste da reação em cadeia da polimerase (PCR)	Primavera. Criança em idade escolar. Não é contagioso no período exantemático
Exantema súbito	Maculopapular surge quando a febre declina	3 a 5 dias de febre precedendo o exantema	Sorologia HHV-6 e HHV-7	Sem sazonalidade. Lactentes até 2 anos
Dengue	Exantema maculopapular no tronco, geralmente pruriginoso. Mais frequente quando a febre desaparece	Cefaleia, dor retro-orbitária, artralgias	Sorologia para dengue	Verão, outono e período de chuvas
Exantema por drogas	Após 1 a 2 semanas (se for a primeira vez), maculopapular no tronco e superfície extensora das extremidades. Presença de prurido	Raramente febre, linfoadenopatia, artralgias, mialgia	História clínica	Pico: adultos jovens. Desencadeantes: antibióticos, anticonvulsivantes, anti-inflamatórios não esteroides

Fonte: Drago F, Ciccarese G, Gasparini G, Cogorno L, Javor S, Toniolo A et al., 2017.

Quadro 18.3. Principais diagnósticos diferenciais da SRC.

Microrganismo	Manifestações clínicas			
	Sistêmicas	Neurológicas	Oftalmológicas	Cutâneas
Vírus da rubéola	CIUR*, malformações congênitas, distúrbio de crescimento ósseo, icterícia, hepatoesplenomegalia, adenopatia, pneumonite, miocardite, microftalmia	Déficit auditivo neurossensorial, hidrocefalia, meningoencefalite	Catarata, retinite em "sal com pimenta", glaucoma	Pápulas arroxeadas e/ou purpúricas (lesões tipo *blueberry muffin*)
Citomegalovírus	CIUR, icterícia colestática, hepatoesplenomegalia, microftalmia, pneumonite	Calcificação intracraniana periventricular, microcefalia, déficit auditivo neurossensorial, meningoencefalite	Retinocoroidite, atrofia óptica	Exantema petequial
Herpes simples	Hepatoesplenomegalia, icterícia, miocardite, sepse, insuficiência hepática, pneumonite	Microcefalia, hidrocefalia, meningoencefalite, convulsões focais ou generalizadas	Ceratoconjuntivite	Vesículas e bolhas que podem coalescer, exantema petequial ou macular
Enterovírus	Miocardite, pneumonite, febre, diarreia, vômitos, hepatoesplenomegalia, icterícia, adenomegalia	Meningoencefalites e paralisias	Conjuntivite ou ceratoconjuntivite	Exantema maculopapular ou petequial
Toxoplasma gondii	Hepatoesplenomegalia, icterícia, anemia, hepatite, pneumonite, miocardite	Hidrocefalia, calcificação difusa e grosseira, meningoencefalite, macro ou microcefalia, déficit auditivo	Microftalmia, retinocoroidite, catarata, estrabismo, nistagmo, atrofia do nervo óptico	Exantema macular
Treponema pallidum	Lesões ósseas, icterícia, hepatoesplenomegalia, adenomegalia, pneumonite, hidropsia, rinite	Meningoencefalite oligossintomática	Coroidite, retinite em "sal com pimenta", glaucoma	Exantema maculopapular, vesicobolhoso, descamação palmoplantar, condiloma plano, rágades

*CIUR: crescimento intrauterino retardado.
Fonte: Andrade GMQ, Carvalho AL, Romanelli RMC, 2008; Fölster-Holst R, Kreth HW, 2009.

Exames laboratoriais

- **Rubéola adquirida ou pós-natal:** o diagnóstico não deve se basear somente no quadro clínico, pois é muito impreciso. É necessária a confirmação laboratorial. A detecção de imunoglobulina específica-IgM usualmente indica infeção pós-natal recente, mas tanto resultados falso-positivos como os falso-negativos podem ocorrer, requerendo um exame em laboratório especializado de referência. A maioria dos casos pós-natais é de IgM positivos após 5 dias do início dos sintomas. O aumento de quatro vezes ou mais de títulos de IgG entre as fases aguda e de convalescência ou a soroconversão de IgG entre essas fases indicam infeção recente. O soro da fase aguda deve ser colhido o mais precocemente possível ao aparecimento do exantema.[20]

- **SRC:** pode ser confirmada pela detecção de anticorpos IgM específicos nos primeiros 6 meses de vida. A detecção de anticorpos IgG específicos em títulos estáveis ou crescentes nos primeiros 7 a 11 meses de vida, também confirmam o diagnóstico. Diagnóstico, após o 1º ano de vida, é mais difícil em virtude da vacinação de rotina aos 12 meses com a MMR, tornando o teste sorológico pouco preciso. O isolamento viral, apesar de diagnóstico, só é possível em uma pequena proporção de crianças infectadas congenitamente e que ainda estão eliminando o vírus.[20]

Como regra geral, tanto os anticorpos IgM específicos como os IgG-específicos devem ser solicitados, na rubéola congênita e pós-natal, pois são complementares.[20]

O vírus pode ser isolado por inoculação do espécime colhido por *swab* nasal ou de orofaringe em cultura celular apropriada. Pode-se detectar o RNA viral pela técnica da transcrição reversa da reação em cadeia da polimerase (RT-PCR, do inglês *reverse-transcriptase polymerase chain reaction*) em amostras colhidas da orofaringe, narina ou urina.[20]

O teste de avidez da IgG não é um exame de rotina, sendo disponibilizado em laboratórios especializados. A presença de IgG de baixa avidez está associada à infeção recente enquanto a presença de IgG de alta avidez indica infeção passada, reinfeção ou vacinação prévia.[20]

O Quadro 18.4 resume os exames para o diagnóstico da rubéola adquirida e congênita.[16]

Histopatologia

Infiltrado perivascular superficial e leve espongiose podem ser observados no exantema, alterações estas inespecíficas e de pouco auxílio no diagnóstico.

Tratamento

Sintomático e de suporte.

Vacina

A vacina de vírus vivo atenuado da rubéola (cepa Wistar RA27/3) é administrada por via subcutânea e associada aos vírus atenuados do sarampo e da caxumba (MMR ou tríplice viral) ou aos vírus atenuados do sarampo, caxumba e varicela (MMRV ou tetraviral).[11,20] A produção de anticorpos é induzida em mais de 95% dos pacientes após a primeira dose aos 12 meses de idade em diante. Apesar de conferir imunidade duradoura, podem ocorrer casos de reinfeção assintomática ou sintomática (rara).[20] A segunda dose é administrada em razão da necessidade da segunda dose do sarampo e da caxumba. Esse procedimento aumenta a segurança contra falha vacinal.[20]

A vacina MMR ou tríplice viral pode ser administrada a partir dos 12 meses de idade e a MMRV ou tetraviral, aos 15 meses (para quem já recebeu a primeira dose da MMR ou tríplice viral) até os 12 anos de idade.[21]

Febre pode ocorrer em 5% dos casos entre o 6º e o 12º dias pós-vacinal. Exantema pode surgir em 5% dos casos. Outras reações menos frequentes são dor articular e parestesia transitória em braços e pernas.[20]

São contraindicações ao uso da vacina: mulheres grávidas; pacientes em uso de corticosteroides em doses elevadas (2 mg/kg/dia ou 20 mg/dia de prednisona ou mais) por mais de 14 dias; indivíduos em uso de imunobiológicos; imunossuprimidos; e indivíduos com registro de anafilaxia na dose anterior.[2,11,21]

Quadro 18.4. Diagnóstico laboratorial da rubéola adquirida e congênita.

Teste	Espécime	Quando positivo	
		Rubéola adquirida	**Rubéola congênita**
Isolamento vírus	Faringe, urina, sangue	1ª semana de doença	Ao nascimento, declina a seguir
RT-PCR	Fluido amniótico, placenta	Não se aplica	Por toda a gravidez
IgM anticorpo	Soro	Até 2 meses após a doença	Ao nascimento e 1º ano de vida
IgG anticorpo elevação	Soro	Aumento de 4 vezes entre a fase aguda e a covalescente	Não se aplica
IgG anticorpo baixa avidez	Soro	Até 2 meses da doença	Ao nascimento e anos mais tarde
IgG anticorpo persistência	Soro	Não se aplica	–

RT-PCR: transcrição reversa da reação em cadeia da polimerase.
Fonte: Reef SE, Plotkin SE, 2013; Bouthry E, Picone O, Hamdi G, Grangeot-Keros L, Ayoubi JM, Vauloup-Fellous, 2014.

Referências bibliográficas

1. Moss WJ. Measles. Lancet. 2017;390(10111):2490-2502.
2. Brasil. Ministério da Saúde, Secretaria de Vigilância em Saúde, Departamento de Vigilância das Doenças Transmissíveis, Coordenação-Geral do Programa Nacional de Imunizações. Manual de normas e procedimentos para vacinação. Brasília: Ministério da Saúde; 2014. Disponível em: http://bvsms.saude.gov.br/bvs/publicacoes/manual_procedimentos_vacinacao.pdf.
3. Bozzola E et al. Global measles epidemic risk: current perspectives on the growing need for implementing digital communication strategies. Risk Management and Healthcare Policy. 2020;13:2819-26.
4. Misin A et al. Measles: an overview of a re-emerging disease in children and immunocompromised patients. Microorganisms. 2020;9:276.
5. Fukuhara H, Mwaba MH, Maenaka K. Structural characteristics of measles virus entry. Current Opinion in Virology. 2020;52-8.
6. Vassantachart JM et al. Art of prevention: the importance of measles recognition and vaccination. Int J Womens Dermatol. 2019 Jul 8;6(2):89-93.
7. Strebel PM, Orenstein WA. Measles. N Engl J Med. 2019 Jul 25; 381(4):349-57.
8. Laksono BM, De Vries RD, McQuaid S, Duprex WP, De Swart RL. Measles virus host invasion and pathogenesis. Viruses. 2016 Jul 28;8(8):210.
9. Griffin DE. Measles immunity and immunosuppression. Current Opinion in Virology. 2021;46:9-14.
10. Dunn JJ et al. Measles is back: considerations for laboratory diagnosis. J Clin Virol. 2020;128:104430.
11. Laksono BM et al. Measles skin rash: infection of lymphoid and myeloid cells in the dermis preceds viral dissemination to the epidermis. PLoS Pathog. 2020 Oct 8;16(10):e1008253.
12. Lanzieri T, Haber P, Icenogle JP, Patel M. Rubella. In: Hamborsky J, Kroger A, Wolfe S (ed.). Epidemiology and prevention of vaccine-preventable diseases – The pink book: course textbook. 13th ed. Washington (DC): Public Health Foundation; 2015. Disponível em: www.cdc.gov/vaccines/pubs/pinkbook/index.html p. 325-38.
13. Brasil. Ministério da Saúde, Centro Cultural da Saúde. Campanha de vacinação contra a rubéola. Revista da Vacina [Internet]. Disponível em: http://www.ccms.saude.gov.br/revolta/campanha5.html. Acesso em: 20 mar. 2021.
14. World Health Organization. Rubella vaccines: WHO position paper; July 2020. Weekly Epidemiological Record. 2018;95:306-24.
15. Lambert N, Strebel P, Orenstein W, Icenogle J, Poland GA. Rubella. Lancet (London, England). 2015;385:2297-307.
16. Bouthry E, Picone O, Hamdi G, Grangeot-Keros L, Ayoubi JM, Vauloup-Fellous C. Rubella and pregnancy: diagnosis, management and outcomes. Prenat Diagn. 2014;34:1246-53.
17. Reef SE, Plotkin SA. Rubella vaccine. In: Plotkin SA, Orenstein WA, Offit PA (ed.). Vaccines. 6th ed. London: W.B. Saunders; 2013. p. 688-717.
18. Drago F, Ciccarese G, Gasparini G, Cogorno L, Javor S, Toniolo A et al. Contemporary infectious exanthems: an update. Future Microbiol. 2017;12:171-93.
19. Fölster-Holst R, Kreth HW. Viral exanthems in childhood: infectious (direct) exanthems – Part I: Classic exanthems. J Dtsch Dermatol Ges. 2009;7:309-16.
20. Andrade GMQ, Carvalho AL, Romanelli RMC. Infecções congênitas. In: Freire LMS (ed.). Diagnóstico diferencial em pediatria. Rio de Janeiro: Guanabara Koogan; 2008. p. 743-56.
21. American Academy of Pediatrics. Rubella. In: Kimberlin DW, Brady MT, Jackson MA, Long SS (ed.). Red book: 2018 report of the Committee on Infectious Diseases. 31st ed. American Academy of Pediatrics; 2018. p. 705-11.

Capítulo 19

Exantema Súbito, Eritema Infeccioso e Doença de Kawasaki

Bernardo Gontijo
Paula Boggio
João Renato Vianna Gontijo

Exantema súbito

Introdução

O exantema súbito, também conhecido como "roséola infantil" ou "sexta doença", é uma enfermidade exantemática aguda e febril da infância, com evolução benigna na maioria dos casos. Credita-se a Zakorsky, em 1910, a individualização nosológica da entidade ao descrever uma criança com máculas róseas no tronco (roséola) logo após um período febril.[1]

Os agentes causais são dois vírus ubíquos, de DNA de dupla hélice, do gênero Roseolovirus, família Hespesvididae. A espécie mais comumente implicada é o herpesvírus humano 6 (HVH-6), variante B e, com menor frequência, o HVH-7.[2,3]

Epidemiologia

A primoinfecção pelo HVH-6, assintomática em 80% dos casos, é adquirida precocemente a partir dos 6 meses de idade, coincidindo com o desaparecimento dos anticorpos maternos protetores, e apenas 20% das crianças desenvolvem o exantema súbito.[4] A infecção primária pelo HVH-6 é, isoladamente, a principal causa de visitas hospitalares motivadas por febre, associa-se a 20% dos episódios febris em crianças entre 6 e 12 meses, e responde por um terço das convulsões febris em crianças até 2 anos de idade.[5]

O vírus pode permanecer em latência permanente ou reativar-se em qualquer época. Estima-se que 50% a 60% das crianças se tornem soropositivas no 1º ano de vida e praticamente 100% da população aos 3 anos de idade. Já a primoinfecção pelo HVH-7 ocorre um pouco mais tardiamente (média de 26 meses de idade) e a soroprevalência é superior a 90% entre os 6 e 10 anos de idade. O exantema súbito ocorre em qualquer época do ano, afeta igualmente ambos os sexos e raramente aparece em forma de surtos.[3]

Fisiopatogenia

Assim como outros herpesvírus, à viremia inicial pelos HVH-6/7, segue-se uma latência permanente. Admite-se que o HVH-6 permaneça alojado em monócitos/macrófagos e infecte o sistema nervoso central (SNC), amígdalas, glândulas salivares, fígado, rins e linfonodos. Já o HVH-7 mantém sua latência em linfócitos $CD4^+$ e é detectado em glândulas salivares, tecidos linfoides, pulmões, rins, fígado, pele e amígdalas.[6]

A principal forma de transmissão é horizontal por meio da saliva dos contatos, sejam crianças ou adultos, sintomáticos ou assintomáticos.[2,3]

Uma característica marcante do HVH-6 é sua capacidade de integração cromossômica (ciHVH-6) em cerca de 1% dos indivíduos infectados. O genoma viral se integra ao DNA de todas as células do paciente nas regiões teloméricas de determinados cromossomos, permitindo, assim, a transmissão vertical do vírus por via transplacentária, pelas células germinativas de um ou ambos progenitores, ou transmissão horizontal por tecidos ou órgãos transplantados.[7,8]

Quadro clínico

O período de incubação varia entre 5 e 15 dias. A apresentação clássica tem início com febre elevada

(≥ 38,5 °C) que dura de 3 a 5 dias em uma criança previamente hígida, eventualmente acompanhada de irritabilidade, cefaleia, conjuntivite, rinofaringite, otite média aguda, dor abdominal, vômitos e diarreia. É comum a ocorrência de edema periorbitário, dado importante para a suspeita diagnóstica uma vez que se instala antes da erupção cutânea.

Uma vez cessada a hipertermia, surge de forma caracteristicamente abrupta (daí o nome "exantema súbito") a erupção cutânea, usualmente não pruriginosa, que inicialmente se instala no tronco e pescoço, podendo estender-se à face e, menos frequentemente, às extremidades. O exantema é composto por máculas e pápulas discretas, pequenas (1 a 5 mm), de cor rosa-pálido, não confluentes, e algumas vezes circundadas por um halo claro de vasoconstrição (Figura 19.1). A erupção desaparece em 1 a 3 dias, mas pode também ser fugaz e durar poucas horas. Cerca de dois terços dos pacientes apresentam enantema no palato mole e úvula formado por pápulas eritematosas conhecidas como "manchas de Nagayama".[2,3]

O quadro, na maioria absoluta dos casos, cursa sem intercorrências. Porém, raramente, pode associar-se a complicações graves como hepatite, incluindo formas fulminantes, miocardite, rabdomiólise, Guillain-Barré, síndrome hemofagocítica, síndrome mononucleose-símile, encefalite e meningoencefalite.[4,9]

Tanto a infecção primária como a reativação do HVH-6 podem produzir um amplo espectro de manifestações (Quadro 19.1). De especial interesse para os dermatologistas é a participação do HVH-6 na síndrome DRESS (*drug reaction with eosinophilia and sistemyc symptoms*), hipótese esta fundamentada em evidências robustas.[10] Especula-se que o processo teria início com a multiplicação viral induzida pela droga e a consequente e maciça resposta antiviral pelas células T. Algumas drogas causadoras de DRESS, como a amoxicilina e ácido valproico, são capazes de induzir a multiplicação do HVH-6 *in vitro*.[11] Estudos recentes têm demonstrado cada vez mais a ocorrência de erupções pitiríase rósea-símile nos portadores de covid-19, sugerindo o SARS-CoV-2 como um possível indutor da reativação do HVH-6.[12-14]

A infecção primária intrauterina do embrião ou do feto é estimada em 1% dos casos e decorre da transmissão do ciHVH-6 presente nas células germinativas ou pela passagem transplacentarária dos vírus maternos resultantes de uma reativação ou reinfecção exógena.[15] A infecção primária congênita é

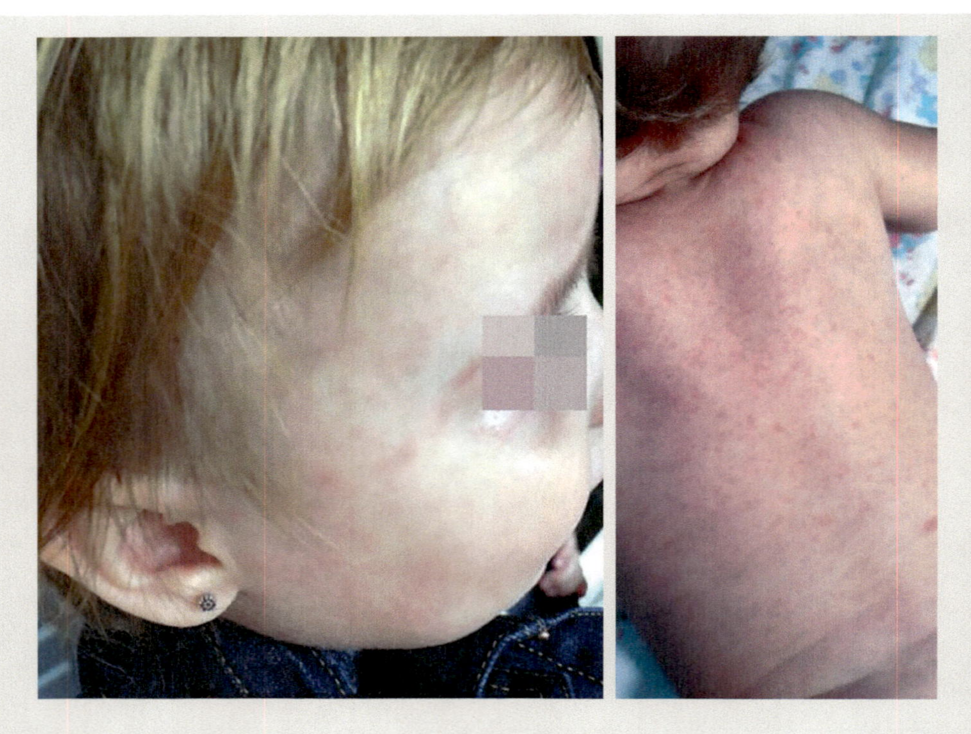

Figura 19.1. Exantema maculopapuloso com lesões róseas não confluentes.

Fonte: Acervo da autoria do capítulo.

Quadro 19.1. Alterações mais comuns associadas à infecção pelo HVH-6.

Estágio	Mecanismo	Doença associada	Relação confirmada (C) ou hipotética (H)
Infecção congênita	Direto/indireto	Alterações do sistema nervoso central	C
Infecção primária pós-natal	Direto	Exantema súbito, febre, convulsões, hepatite, meningoencefalite	C
–	–	Síndrome hemofagocítica	H
Reativação aguda	Direto	Pitiríase rósea, febre, erupção cutânea, hepatite, encefalite, trombocitopenia, depressão de medula, leucopenia	H
–	Indireto	DRESS	C
–	–	Doença enxerto *versus* hospedeiro, maior gravidade de infecções por organismos oportunistas, erupção pitiríase rósea-símile em portadores de covid-19	H
Infecção crônica	Indireto	Esclerose múltipla, tireoidite de Hashimoto, miocardiopatia, síndrome da fadiga crônica	H
Integração genômica	Direto	Infecção congênita nos descendentes	C
–	Indireto	Maior risco de angina	H

Fonte: Adaptado de Agut H, Bonnafous P, Gautheret-Dejean A, 2016.

assintomática. Contudo, pode estar hipoteticamente associada a menores escores na escala Bayley.[16]

Nos imunossuprimidos, a reativação dos HVH-6 e 7 pode causar erupção cutânea. Assim, em transplantados de órgãos sólidos que desenvolvem exantema morbiliforme, essa suspeita deve ser considerada.[17]

Diagnóstico diferencial

Deve ser feito com outros exantemas virais clássicos como a rubéola, sarampo e eritema infeccioso, com a escarlatina, e também com outros quadros que cursam com erupção cutânea e febre como os produzidos por enterovírus, adenovírus, vírus Epstein Barr, bem como a doença de Kawasaki.

Diagnóstico clínico e laboratorial

O diagnóstico é eminentemente clínico, com base no quadro típico de febre elevada por 4 a 5 dias seguida pelo exantema abrupto com a defeverscência. Os exames laboratoriais são, via de regra, desnecessários, mas muitas vezes são solicitados no período febril para afastar outros diagnósticos. As alterações laboratoriais, transitórias e discretas na maioria das vezes, incluem leucopenia, trombocitopenia e elevação das transaminases.[18]

O vírus pode ser evidenciado por forma indireta (detecção de IgG e IgM por imunofluorescência ou ELISA). A confirmação sorológica se dá pela detecção de IgM-específica ou pelo aumento de quatro vezes nos títulos de IgG-específica entre a fase ativa da doença e a convalescência.[7,19] As formas diretas de detecção incluem a cultura viral (laboriosa e de alto custo), a detecção do antígeno viral e o teste quantitativo da reação em cadeia da polimerase (PCR). Este, dotado de alta sensibilidade e especificidade, tem a desvantagem de não diferenciar infecção ativa, latente ou induzida por ciHVH-6.[15]

Tratamento

Pacientes imunocompetentes e sem complicações requerem apenas cuidados de suporte com antitérmicos e hidratação adequada. Para os imunocompetentes que desenvolvem complicações, ou para os imunocomprometidos, alguns estudos *in vitro* e relatos de casos sugerem que o ganciclovir, foscarnet ou cidofovir podem ser úteis. Contudo, não existem recomendações específicas com base em estudos clínicos randomizados.[2,3,7]

Eritema infeccioso

Introdução

O eritema infeccioso, também denominado "megaloeritema" ou "quinta doença", é uma afecção exantemática comum, benigna e autolimitada, que afeta fundamentalmente crianças em idade escolar.[20-24]

O agente etiológico é o parvovírus B19, um vírus-DNA de cadeia simples, pertencente ao gênero Erythrovirus da grande família Parvoviridae.[20-25] O principal hospedeiro natural humano desse vírus são as células progenitoras hematopoiéticas e, portanto, as infecções pelo parvovírus B19 produzem uma redução temporária da eritropoiese.[22,25]

Epidemiologia

A infecção tem distribuição global e é mais frequente em áreas de clima temperado e durante a primavera.[2] Cerca de 70% dos casos surgem em crianças entre os 5 e 15 anos e, embora raramente, pode ser observada em adultos.[20,21]

A soroprevalência do parvovírus B19 aumenta com a idade. Assim, nas 1ª e 2ª décadas de vida, 28% e 51%, respectivamente, dos pacientes são soropositivos, valores que alcançam 78% a 83% após os 50 anos.[24,25]

Fisiopatogenia

O parvovírus B19 pode causar um amplo espectro de manifestações, das quais o eritema infeccioso é a mais clássica. A transmissão horizontal se dá fundamentalmente por secreções respiratórias, com menor frequência por transfusões de hemoderivados e, excepcionalmente, por transplante de medula.[21,23,25] A transmissão vertical da gestante para o concepto ocorre entre as 1ª e 3ª semanas após a infecção materna. O risco é mais alto quando a infecção acontece entre segundos 1º e 2º trimestres da gravidez.[23,24] A taxa de infecção transplacentária em mulheres soronegativas que adquirem a infecção durante a gestação oscila entre 17% e 35%.[22,23]

Após a exposição, ocorre uma curta replicação viral no tecido linfoide da nasofaringe e, a seguir, uma viremia maciça durante a qual os pacientes se tornam transmissores. Esse período de contágio tem início 5 dias antes do exantema e estende-se até seu aparecimento.[21] O risco de transmissão para os contatos domiciliares é de 50%, caindo para 20% a 30% para os que trabalham em ambientes escolares.[26] A infecção confere imunidade permanente.[25]

Quadro clínico

O período de incubação varia de 4 a 28 dias.[20,22] Nos hospedeiros imunocompetentes, a infecção pelo parvovírus B 19 pode ser assintomática (25% a 50%), cursar como um quadro viral inespecífico, ou manifestar-se como eritema infeccioso.[21] Durante o período prodrômico, é comum a ocorrência de febre, artralgias, cefaleia, vômitos e diarreia.

O exantema evolui em três fases bem características. A inicial, que aparece em torno do 3º ou 4º dias após o início dos sintomas, consiste em um eritema facial típico, que afeta ambas regiões bucinadoras e respeita a região perioral e a ponte do nariz (daí o nome "face esbofeteada" ou "sinal da bofetada") (Figura 19.2). Dura de 3 a 5 dias e seu aparecimento coincide com a melhora dos sintomas gerais e resolução da viremia.[20,21,24,27]

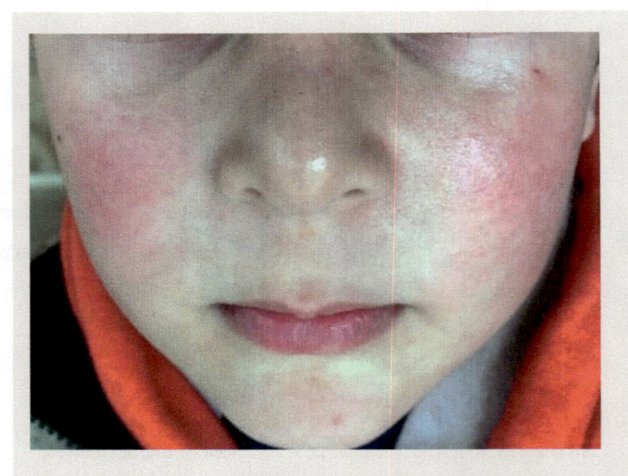

Figura 19.2. Eritema facial poupando a região perioral e o dorso do nariz (sinal da "face esbofeteada").
Fonte: Acervo da autoria do capítulo.

Na segunda fase, aparece um exantema maculopapuloso inicialmente confluente e que, com o clareamento central, adquire um aspecto rendilhado (Figura 19.3). Afeta o tronco, glúteos, superfícies extensoras acrais e poupa palmas e plantas. Nas crianças maiores e nos adultos, pode haver prurido leve. Ocasionalmente, observa-se um enantema constituído por máculas eritematosas no palato e na mucosa jugal. Essa fase dura em torno de 7 a 10 dias.[20,21,24,27]

Finalmente, na terceira fase, que pode durar 1 mês, o exantema desaparece de maneira espontânea. Entretanto, pode ocasionalmente reaparecer de forma intermitente com as mudanças de temperatura, fotoexposição, estresse e exercício físico.[20,21,24,27]

Embora nos adultos, a natureza da erupção cutânea seja mais polimorfa, quatro padrões são bem estabelecidos:

1. exantema, de padrão reticulado como nas crianças, ou anular (em 80% dos pacientes com lesões cutâneas);
2. envolvimento acral em botas e luvas (24%);
3. acometimento periflexural (28%), algumas vezes com lesões purpúricas, simulando a síndrome do babuíno ou SDRIFE (exantema flexural e intertriginoso simétrico relacionado a drogas);

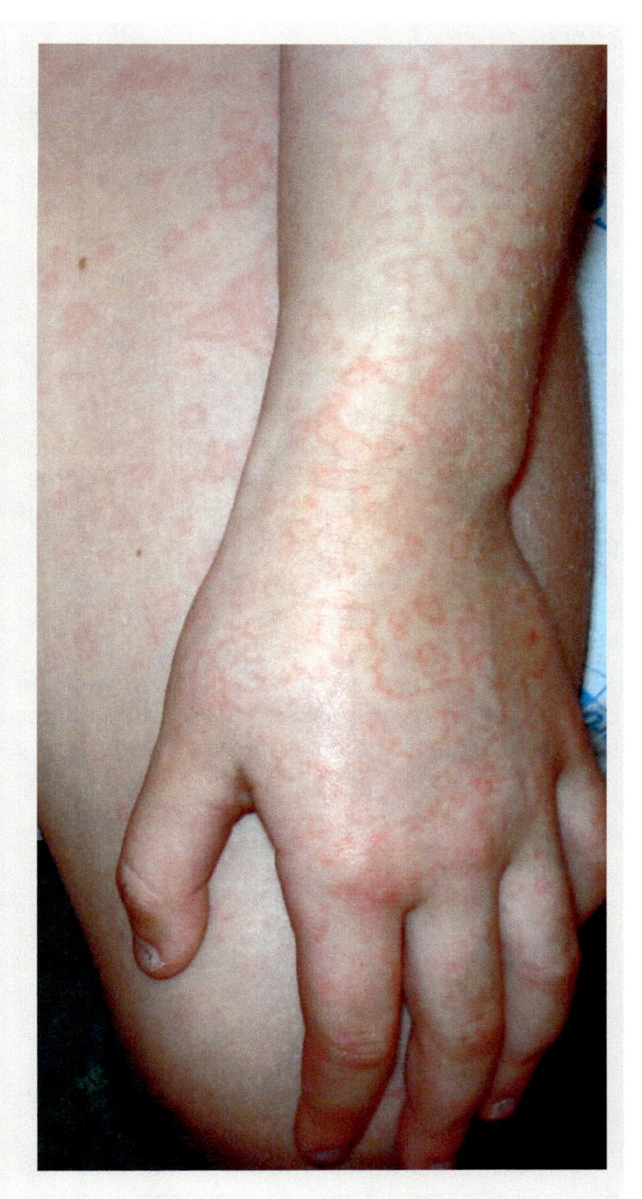

Figura 19.3. Exantema de padrão rendilhado e lesões anulares nos membros.
Fonte: Acervo da autoria do capítulo.

4. púrpura palpável (24%). Em 45% dos casos, há superposição desses padrões.[28]

As artralgias que acompanham o quadro são mais comuns nos adultos, sobretudo nas mulheres, e, com frequência, surgem tardiamente na evolução da doença. Tendem a ser simétricas e bilaterais nos adultos, com preferência pelas pequenas articulações dos pulsos, mãos e pés. Nas crianças, porém, o acometimento é assimétrico e afeta as grandes articulações dos joelhos e tornozelos. O quadro articular é, em geral, transitório e autolimitado.[24]

Tanto o comprometimento articular como a erupção cutânea são supostamente atribuídos a fenômenos imunomediados e, portanto, quando tais alterações ocorrem, o paciente já não transmite a doença nem necessita de isolamento.[22]

Os pacientes imunocomprometidos, por um lado, não apresentam nem o exantema nem os sintomas articulares uma vez que sua resposta imune precária é incapaz de induzir esses eventos. Por outro lado, podem desenvolver uma infecção crônica pelo parvovírus B19 que se manifesta com anemia crônica e, mais raramente, com citopenias graves e letais.[21,23]

Complicações

Em portadores de doenças hemolíticas crônicas, o parvovírus B19 pode produzir crises aplásicas temporárias e anemia grave.[20,21]

Nas grávidas, a infecção pode determinar complicações graves no feto como aborto, morte intrauterina e hidropsia fetal.[23] Esta última decorre de uma anemia grave pelo acometimento do parvovírus B19 no fígado, o principal produtor da eritropoiese precoce e que, possivelmente associada a uma miocardite, ocasiona insuficiência cardíaca congestiva.[22,23] A infecção das mães também pode cursar com anemia e insuficiência cardíaca. Embora a infecção possa ocorrer em qualquer época da gravidez, o risco de complicações fetais é maior no 2º trimestre da gestação.[21-23]

Diagnóstico

É fundamentalmente clínico. A confirmação sorológica da infecção aguda se estabelece mediante a determinação do título de IgM-específica, que começa a ser detectada entre 7 e 12 dias de infecção e persiste por 3 a 4 meses.[20-23] A IgG surge de 2 a 4 semanas após a exposição viral e indica infecção prévia e aquisição de imunidade permanente.[20,21]

Em casos específicos, como nos imunodeprimidos com infecções crônicas que não desenvolvem anticorpos ou não os apresentam de maneira constante, pode ser necessária a detecção do DNA viral pela PCR. Entretanto, sua presença não significa necessariamente infecção recente uma vez que o DNA viral pode ser detectado de 6 a 9 meses após a infecção aguda.[20]

Diagnósticos diferenciais

Os principais diagnósticos diferenciais a serem considerados são:

- **Eritema facial:** erisipela e colagenoses (lúpus e dermatomiosite)[20,21,24]
- **Exantema reticulado:** outros exantemas virais
  - **Específicos:** sarampo, rubéola e eritema súbito
  - **Inespecíficos:** enteroviroses
- Escarlatina
- Doença de Kawasaki
- Farmacodermias[20,21,24]
- Nos adultos, deve-se incluir a mononucleose infecciosa[21]

Tratamento

A maioria dos pacientes requer apenas tratamento sintomático (controle da febre, artralgias e cefaleia) uma vez que, nos imunocompetentes, o quadro é habitualmente leve e autolimitado.[20,21,24,29] Os imunocomprometidos podem se beneficiar com altas doses de imunoglobulina endovenosa.[22,24,29]

O desenvolvimento de drogas com atividade significativa contra o parvovírus B19 é fundamental para o manejo das manifestações mais graves. Atualmente, a hidroxiureia, cidofovir, brincidofovir, alguns derivados cumarínicos e moléculas flavonoides, entre outros, se encontram em fase de estudo.[29]

Doença de Kawasaki

Introdução

A doença de Kawasaki (DK) é uma vasculite sistêmica de vasos de médio calibre, que compromete fundamentalmente as coronárias e ocorre em crianças pequenas. Representa a principal causa de cardiopatia adquirida na população pediátrica nos países em desenvolvimento.[30]

Epidemiologia

A DK afeta sobretudo menores de 5 anos, com pico de incidência entre os 9 e os 11 meses de vida.[30-32] Predomina no sexo masculino (1,5:1) e em japoneses ou pacientes com ascendência asiática.[30-33] Apresenta distribuição sazonal, com maior frequência no final do inverno e no início da primavera.[30-35]

A incidência no Japão, em 2014, foi de 308 casos para cada 100 mil habitantes com idade igual ou inferior a 4 anos, enquanto, na Europa e nos Estados Unidos, esse valor é estimado entre 5 e 30 casos para cada 100 mil habitantes abaixo de 5 anos.[31,35]

Etiopatogenia

A etiopatogenia da DK ainda não está totalmente esclarecida. Várias são as teorias propostas, incluindo desde uma causa viral, reação mediada por toxinas, e até mesmo uma doença autoinflamatória.[36] A teoria mais consistente propõe que um ou mais antígenos (possivelmente infecciosos, mas até agora não identificados) desencadeiem uma resposta imune exacerbada em indivíduos geneticamente predispostos e sob determinadas condições ambientais, tendo como resultado final o dano vascular.[33-36]

A susceptibilidade genética fica evidente na maior incidência em japoneses e seus descendentes, a concordância de maior risco (13%) em gêmeos univitelinos, a maior incidência em filhos cujos pais tiveram DK e em irmãos de um paciente afetado,[32] bem como a evolução, o desenvolvimento de aneurismas coronarianos e a resposta terapêutica à imunoglobulina endovenosa (IGEV).[30,37]

Atualmente, são reconhecidos 62 genes que determinam a susceptibilidade à DK, relacionados fundamentalmente com o sistema imune e com a remodelação vascular.[34,38] Os principais são:

- *inositol 1,4,5-triphosphatase 3-kinase* (ITPKC);
- *caspase-3* (CASP3);
- *B lymphocyte kinase* (BLK);
- *calcium-release-activated calcium modulator 1* (ORAI1);
- CD40;
- certos HLA.[38,39]

Cerca de 47 desses genes se associam ao desenvolvimento de aneurismas coronarianos.[34]

A possível participação de um agente infeccioso se baseia na sazonalidade e na ocorrência de surtos, a superposição clínica com algumas outras doenças infecciosas (escarlatina, quadros virais e a síndrome inflamatória multissistêmica), o risco 10 vezes maior de ocorrência em irmãos de uma criança afetada e o intervalo de tempo de 1 a 10 dias para que um irmão contamine o outro.[35] A resposta oligoclonal de IgA, a infiltração de linfócitos CD8 e o aumento de interferon (IFN) nas coronárias também corroboram a participação de um agente infeccioso.[35,38]

As alterações imunológicas, outro possível desencadeante da DK, compreendem a ativação da imunidade inata (ativação da cascata inflamatória envolvendo a IL-1, IL-6, IL-8, IL-18, fator de necrose tumoral alfa e IFN gama) e da adquirida (redução dos linfócitos T reguladores, aumento de LTh17 e desregulação da sinalização das células B).[34,38]

A arteriopatia da DK tem início com uma arterite necrotizante aguda que determina a necrose das camadas íntima e média dos vasos acometidos e torna-os mais propensos à dilatação e formação de aneurismas. Segue-se uma arterite subaguda-crônica com consequente proliferação luminal miofibroblástica que, progressivamente, obstrui a luz arterial.[33]

Quadro clínico

É comum a ocorrência de um pródromo com um quadro tipo viral das vias aéreas superiores. No curso da DK, destacam-se três fases distintas.

- **Fase aguda:** dura entre 7 e 14 dias e caracteriza-se por febre alta (geralmente > 39 °C) e persistente, frequentemente refratária aos antipiréticos.[40] Na sequência, surgem as principais manifestações clínicas: erupção cutânea difusa (maculopapulosa, eritema polimorfo-símile, raramente urticariforme ou eritrodérmica, e nunca vesicobolhosa) (Figura 19.4); conjuntivite bulbar bilateral, sem secreção, e que poupa o limbo; lesões mucosas (lábios avermelhados e fissurados, língua em framboesa e enantema orofaríngeo) (Figura 19.5 A e B); eritema palmoplantar e edema indurado das mãos e pés (Figura 19.6); e adenopatía cervical não supurativa > 1,5 cm de diâmetro, frequentemente unilateral.[30-32,34,38,40]

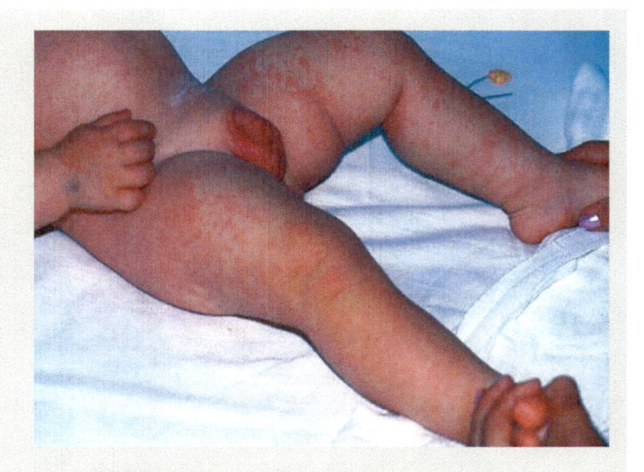

Figura 19.4. Exantema maculopapuloso.
Fonte: Cortesia do Dr. Paulo Sérgio Emerich (Hospital Infantil de Vitória – Hospital Estadual Nossa Senhora da Glória).

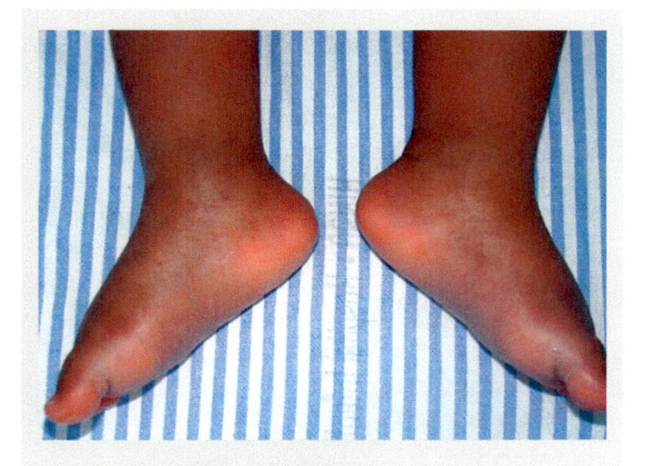

Figura 19.6. Edema indurado dos pés.
Fonte: Cortesia do Dr. Paulo Sérgio Emerich (Hospital Infantil de Vitória – Hospital Estadual Nossa Senhora da Glória).

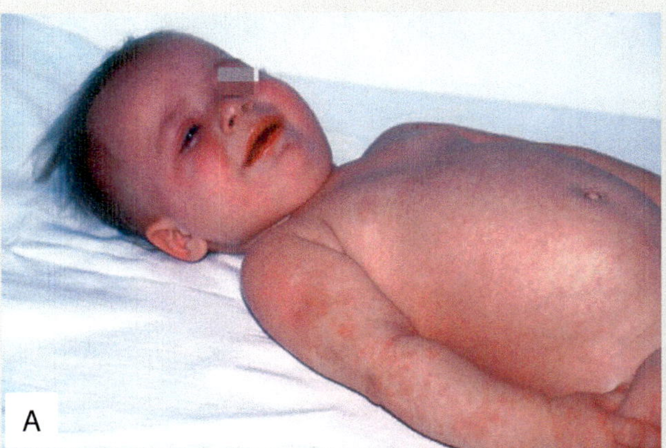

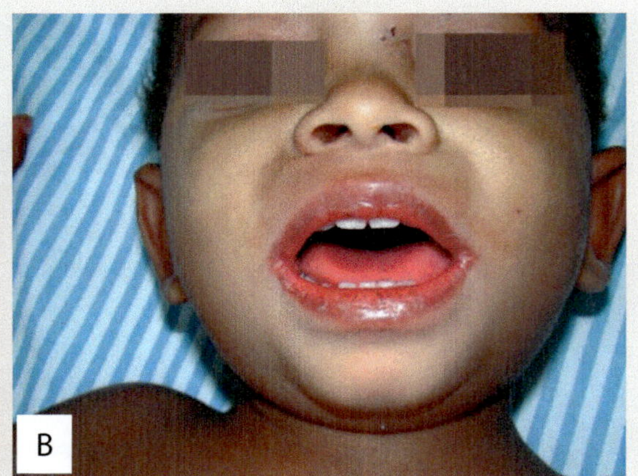

Figura 19.5. (A) Conjuntivite sem secreção, vermelhidão dos lábios e exantema maculopapuloso (mesmo paciente da Figura 19.4). (B) Ressecamento e descamação dos lábios.
Fonte: Cortesia do Dr. Paulo Sérgio Emerich (Hospital Infantil de Vitória – Hospital Estadual Nossa Senhora da Glória).

Outros achados dessa fase, e que podem orientar o diagnóstico, são a descamação acral, perineal ou perianal (Figura 19.7 A e B), reativação do BCG com eritema e induração (para alguns autores, patognomônica da DK), cromoníquia transversa de cor castanho-alaranjado e uma irritabilidade extrema dos pacientes.[38,40,41] Valvulite, miocardite, pericardite e síndrome do choque também podem correr.[38]

- **Fase subaguda:** esta fase, que se estende por 4 semanas, tem início assim que a febre cede. Os pacientes apresentam descamação periungueal, artralgias e alterações laboratoriais. A presença de descamação acral antes do 10º dia de evolução não é consistente com o diagnóstico de DK e deve levantar a suspeita de infecções estreptocócicas ou virais.[38,40] É o período de maior risco de desenvolvimento de aneurismas das artérias coronárias (AAC), que ocorre em 20% a 25% dos pacientes não tratados.[30]
- **Fase de convalescência:** etapa caracteristicamente assintomática, que ocorre entre 4 e 8 semanas após o início da doença. Embora significativamente menor, o risco de AAC persiste.[30] A taxa de recorrência da DK é menor que 3% no Japão e 1,7% nos Estados Unidos.[35] O risco de sequelas coronarianas é muito mais alto nas recorrências.

Laboratório

Embora inespecíficos, os achados laboratoriais são úteis para reforçar o diagnóstico clínico, especialmente nos casos clássicos.[30,34] Na fase aguda, são frequentes anemia normocrômica e normocítica, leucocitose com neutrofilia, trombocitose (aumenta na 3ª semana e pode atingir níveis de 1 milhão/mL antes de voltar ao normal na transição das fases subaguda e de convalescência), aumento dos marcadores de inflamação aguda, elevação das transaminases e gama GT (40% a 60% dos casos) e piúria estéril (em até 80% dos pacientes).[32]

O peptídeo natriurético N-terminal tipo pro-B é um biomarcador sérico que indica dano miocárdico e usualmente se encontra elevado na fase aguda da DK, porém não é específico.[42] Pode ser útil nas formas incompletas da doença, assim como valor prognóstico uma vez que níveis elevados se associam à disfunção miocárdica e maior risco de lesões das artérias coronárias (LAC).[38,41]

Imagens

O ecocardiograma, dotado de alta sensibilidade e especificidade, é o exame padrão para avaliar as LAC assim como outras alterações cardíacas como regurgitação valvular, dilatação do arco aórtico, derrames pericárdicos e a função ventricular esquerda.[34,36] Considera-se anormal um diâmetro das coronárias > 3 mm em crianças abaixo de 5 anos, ou > 4 mm nas acima desta idade.[32]

A vigilância ecocardiográfica tem início no momento do diagnóstico e, na inexistência de complicações, deve ser repetida em 1 a 2 semanas e, posteriormente, entre 6 e 8 semanas.[32] É muito importante ter em mente que um ecocardiograma normal antes do 7º dia da doença não exclui o diagnóstico de DK.

A angiotomografia coronariana permite avaliar tanto a porção proximal como a distal dessas artérias e alcança uma melhor detecção dos defeitos dos segmentos médios e distais.

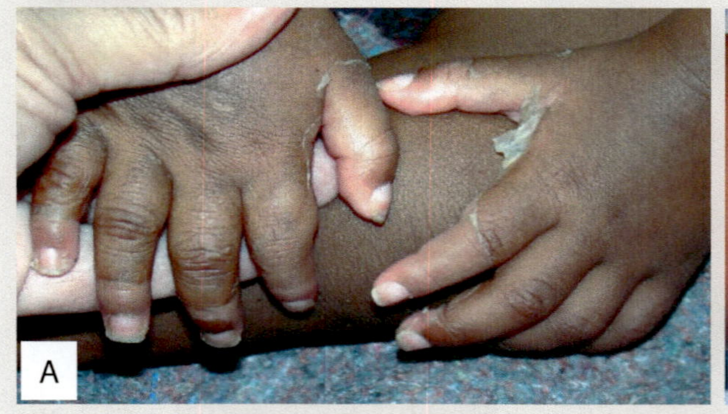

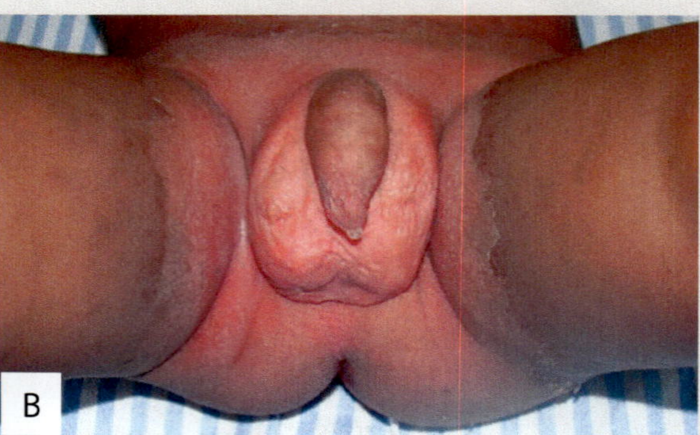

Figura 19.7. Descamação acral (A) e na área da fralda e períneo (B) no mesmo paciente.
Fonte: Cortesia do Dr. Paulo Sérgio Emerich (Hospital Infantil de Vitória – Hospital Estadual Nossa Senhora da Glória).

Um achado raro, porém altamente sugestivo de DK, é a hidropsia aguda da vesícula biliar, provavelmente subdiagnosticado uma vez que não se realiza ultrassonografia abdominal de rotina.[34]

Complicações

As LAC são as mais temidas e ocorrem em 20% a 25% das crianças não tratadas. Os fatores de risco para o desenvolvimento das LAC são:

- sexo masculino, idade < 12 meses ou > 8 anos;
- febre com mais de 10 dias de duração;
- leucocitose > 15.000/mL;
- hemoglobina < 10 g/dL;
- trombocitopenia;
- hipoalbuminemia;
- hiponatremia;
- persistência ou recorrência da febre após 36 horas da administração de IGEV.[30]

Diagnóstico

O diagnóstico é clínico e baseia-se nos critérios estabelecidos pela American Heart Association (AHA), em 2004.[30,32,42]

- Febre sem causa que a justifique, com mais de 5 dias de duração, associada a quatro dos seguintes sinais:
  1. Conjuntivite bulbar bilateral não exsudativa.
  2. Alterações mucosas (enantema oral e faríngeo, lábios avermelhados, secos e fissurados, língua em framboesa com papilas fungiformes proeminentes).
  3. Eritema palmoplantar e induração das mãos e pés na fase aguda; descamação periungueal na fase subaguda.
  4. Erupção polimorfa (exantema maculopapuloso ou eritema polimorfo-símile), raramente urticariforme ou micropustulosa.
  5. Linfadenopatia cervical aguda, não supurativa (um ou mais gânglios com diâmetro > 1,5 cm), tipicamente unilateral.

Os pacientes que não preenchem os critérios de DK completa ou clássica são classificados como portadores de formas incompletas e representam aproximadamente 20% dos casos. Os lactentes e os adolescentes são mais propensos a desenvolver essas formas e apresentam um risco maior de LAC.[40,43] Portanto, diante de todo paciente com febre prolongada de causa desconhecida e alguns dos sinais clínicos de DK, deve-se proceder a uma avaliação mais exaustiva, considerando-se, inclusive, a realização de um ecocardiograma. Os lactentes jovens (especialmente < 6 meses) merecem atenção especial. Neles, uma febre de origem não esclarecida, com 7 dias de evolução, e aumento dos marcadores inflamatórios constituem indicação para um ecocardiograma.[41]

A denominação DK atípica deve ser reservada para as formas que apresentam manifestações não usuais, como comprometimento do SNC, renal, musculoesquelético, uveal ou retianiano, gastrointestinal, pulmonar, síndrome do choque da DK, miocardite, síndrome da ativação macrofágica, aneurismas de outras artérias (aorta abdominal e artérias viscerais) e gangrena periférica.[41]

Diagnósticos diferenciais

São, essencialmente, outros exantemas virais (sarampo, adeno e enterovírus, vírus Epstein Barr), escarlatina, doenças mediadas por toxinas (síndrome da pele escaldada estafilocócica e síndrome do choque séptico), a síndrome de Stevens-Johnson e a artrite juvenil idiopática sistêmica.[32,41]

Atualmente, em plena pandemia de covid-19, é mandatório considerar como diagnóstico diferencial a síndrome inflamatória multissistêmica infantil (SIMI). Descrita em 2020, a SIMI representaria uma manifestação tardia da infecção pelo SARS-CoV-2 (*severe acute respiratory syndrome coronavirus-2*) e seria determinada pela ativação imunológica no período de convalescência. A SIMI compartilha muitos aspectos clínicos com a DK, assim como com outras enfermidades nas quais coexistem desregulação imune e hiperinflamação, como a síndrome de ativação macrofágica e a do choque tóxico.[44,45] Deve-se considerar a SIMI, excluídas outras possíveis causas, em qualquer paciente < 21 anos com febre > 38 °C, parâmetros laboratoriais de inflação, quadro clínico grave com insuficiência multissistêmica e história de exposição ao SARS-CoV-2 nas 4 semanas anteriores ao início dos sintomas.[32] As principais diferenças com a DK são o acometimento de crianças maiores (> 5 anos), menor frequência de LAC (14% dos casos), sintomas gastrointestinais floridos, disfunção miocárdica e outros achados laboratoriais (níveis mais elevados de proteína C-reativa, troponina, dímero D e ferritina, linfopenia, trombocitopenia).[45,46]

Prognóstico

Depende fundamentalmente da extensão e gravidade do dano às artérias coronárias no momento do diagnóstico e em sua evolução. As taxas de mortalidade nos Estados Unidos e no Japão estão abaixo de 0,2% e a principal causa de óbito é o infarto miocárdico secundário à oclusão coronariana.[32] As sequelas da vasculopatia são o maior risco de aterosclerose e cardiopatia isquêmica precoce.[36]

Tratamento

Deve ser instituído o mais precocemente possível para reduzir a incidência das LAC.[30]

Primeira linha

O tratamento padrão consiste no uso de IGEV (2 g/kg), em dose única administrada durante 12 horas, dentro de 7 a 10 dias do início da febre, associado ao ácido acetilsalicílico (AAS). Este é empregado em uma dose anti-inflamatória alta (80 a 100 mg/kg/dia) ou média (30 a 50 mg/kg/dia) na fase aguda, seguida de uma dosagem antiagregante plaquetária (3 a 5 mg/kg/dia) na fase de convalescência.[30,38,40,43,44,47] Nessa fase, o AAS pode ser suspenso se o ecocardiograma estiver normal na 6ª semana, ou mantido se persistem LAC. Nos pacientes com aneurismas moderados a grandes, acrescenta-se um segundo agente antiagregante, enquanto os portadores de aneurismas gigantes requerem anticoagulação com heparina de baixo peso molecular ou varfarina.[40]

Não se conhece com exatidão o mecanismo de ação da IGEV, mas supõe-se um efeito anti-inflamatório generalizado uma vez que a droga reduz as citocinas pró-inflamatórias, neutraliza superantígenos bacterianos e diminui a ativação endotelial. O emprego do AAS é controverso. Agrega-se aparentemente um efeito anti-inflamatório, porém há pouca evidência sobre seu papel na prevenção das LAC e falta consenso sobre as doses empregadas.[44]

Nos casos de diagnóstico tardio, a AHA recomenda a administração de IGEV se a febre persiste, se há desenvolvimento de aneurisma ou parâmetros laboratoriais de inflamação ativa.[47]

As crianças nas quais a febre persiste ou recorre 36 horas após a administração correta de IGEV são consideradas resistentes à IGEV e devem receber uma segunda dose.[30,38,39] Contudo, o manejo desses casos é incerto. Estima-se que a resistência à IGEV ocorra em 20% de todos os casos de DK e constitui um marcador de risco para o desenvolvimento de LAC.[44]

Adjuvantes do tratamento de primeira linha

Os corticostroides devem ser considerados nos pacientes com alto risco de LAC que se beneficiariam da associação destes com a IGEV na fase aguda da doença. O regime mais empregado é a pulsoterapia endovenosa (EV) de metilprednisolona, 30 mg/kg/dia, administrada em 2 a 3 horas, durante 2 a 3 dias.[38] Alternativamente, podem ser usadas doses menores (0,5 a 2 mg/kg/dia) por via oral.[40]

Os inibidores de TNF (infliximabe 5 mg/kg/dose) reduzem a duração da febre e o tempo de internação, mas não diminuem a incidência de LAC nem a resistência à IGEV.[39] Um estudo recente com etanercepte não evidenciou nenhum benefício significativo nos casos refratários à IGEV.[48]

O anakinra, um antagonista dos receptores da IL-1, se encontra em investigação. Já os inibidores da calcineurina (ciclosporina 5 mg/kg/dia), associados à IGEV, foram eficazes na redução da incidência de LAC em pacientes de alto risco ou refratários.[38] A AHA recomenda seu uso para casos refratários nos quais um segundo ciclo de IGEV, infliximabe ou corticosteroides não teve sucesso.[39]

O metorexate pode ser empregado em pacientes resistentes à IGEV, na dose de 10 mg/m^2 de superfície corporal, semanalmente, por via subcutânea, até a normalização dos valores da proteína C-reativa.

Tratamento de segunda linha para DK resistente

Uma segunda dose de IGEV (2 g/kg) é segura e efetiva. Os corticosteroides sistêmicos, em um curso curto de altas doses, poderiam ser uma alternativa à segunda dose de IGEV, ou ainda uma opção ante a falta de resposta a esta. A AHA também propõe associar uma terapia oral prolongada com corticosteroides à segunda dose de IGEV.[39]

Recorrências

O risco de recorrências está relacionado à incidência da DK em diferentes regiões geográficas, A maioria delas surge nos 2 primeiros anos após o quadro inicial. As recorrências, frequentemente, são leves e incompletas.[30,32]

Referências bibliográficas

1. Zahorsky J. Roseola infantilis. Pediatrics. 1910;22:60-4.
2. Guzmán MV, Pagotto B. Exantemas virales clásicos. In: Larralde M, Abad ME, Luna PC, Boggio P, Ferrari B (ed.). Dermatología pediátrica. 3. ed. Buenos Aires: Ediciones Journal; 2020. p. 211-2.
3. Stone RC, Micali GA, Schwartz RA. Roseola infantum and its causal human herpesviruses. Int J Dermatol. 2014;53:397-403.
4. Tesini BL, Epstein LG, Caserta MT. Clinical impact of primary infection with roseoloviruses. Curr Opin Virolgy. 2014;9:91-6.
5. Hall CB, Long CE, Schnabel KC, Caserta MT, McIntyre KM, Costanzo MA et al. Human herpesvirus-6 infection in children: a prospective study of complications and reactivation. N Engl J Med. 1994;331:432-8.
6. Agut H, Bonnafous P, Gautheret-Dejean A. Human herpesviruses 6A, 6B and 7. Microbiol Spectr. 2016;4.
7. Agut H, Bonnafous P, Gautheret-Dejean A. Update on infections with human herpesviruses 6A, 6B and 7. Med Mal Infect. 2017;47:83-91.
8. Pellett PE, Ablashi DV, Ambros PF, Agut H, Caserta MT, Descamps V et al. Chromosomally integrated human herpesvirus 6: questions and answers. Rev Med Virol. 2012;22:144-55.
9. Lobera IB, Fonz RB, Aznar SL, Alonso MB, Laleona CG. Encephalopathy due to human herpesvirus 6 infection as exanthema subitum complication. Arch Argent Pediatr. 2018;116:e312-4.
10. Vincent D, Tohyama M, Kano Y, Shiohara T. HHV-6A and HHV-6B in drug-induced hypersensitivity syndrome/drug reaction with eosinophilia and systemic symptoms. In: Flamand L, Lautenschlager I, Krueger GRF, Ablashi DV (ed.). Human herpesviruses HHV-6A, HHV-6B and HHV-7. 3rd ed. Boston: Elsevier; 2014. p. 179-200.
11. Mardivirin L, Valeyrie-Allanore L, Branlant-Redon E, Beneton N, Jidar K, Barbaud A et al. Amoxicillin-induced flare in patients with DRESS (drug reaction with eosinophilia and systemic symptoms): report of seven cases and demonstration of a direct effect of amoxicillin on human herpesvirus 6 replication in vitro. Eur J Dermatol. 2010;20:68-73.
12. Dursun R, Temiz SA. The clinics of HHV-6 infection in Covid-19 pandemic: pityriasis rosea and Kawasaki disease. Dermatol Ther. 2020;33(4):e13730.
13. Ehsani AH, Nasimi M, Bigdelo Z. Pityriasis rosea as a cutaneous manifestation of Covid-19 infection. J Eur Acad Dermatol Venereol. 2020;34:e436-7.
14. Drago F, Ciccarese G, Rebora A, Parodi A. Human herpesvirus-6, 7 and Epstein-Barr virus reactivation in pityriasis rosea during Covid-19. J Med Virol. 2021;93:1850-1.
15. Agut H, Bonnafous P, Gautheret-Dejean A. Laboratory and clinical aspects of human herpesvirus 6 infections. Clin Microbiol Rev. 2015;28:313-35.
16. Caserta MT, Hall CB, Canfield RL, Davidson P, Lofthus G, Schnabel K et al. Early developmental outcomes of children with congenital HHV-6 infection. Pediatrics. 2014;134:1111-8.
17. Korman AM, Alikhan A, Kaffenberger BH. Viral exanthems: an update on laboratory testing of the adult patient. J Am Acad Dermatol. 2017;76:538-50.
18. Mullins TB, Krishnamurthy K. Roseola infantum. 2020. StatPearls [Internet]. Treasure Island (FL): StatPearls Publishing; 2020.
19. Kainth MK, Caserta MT. Molecular diagnostic tests for human herpesvirus 6. The Pediatric Infectious Disease Journal. 2011;30:604-5.
20. Guzmán MV, Pagotto B. Exantemas virales clásicos. In: Larralde M, Abad ME, Luna PC, Boggio P, Ferrari B (ed.). Dermatología pediátrica. 3. ed. Buenos Aires: Ediciones Journal; 2020. p. 211-2.
21. Kostolansky S, Waymack JR. Erythema infectiosum. 2020. StatPearls [Internet]. Treasure Island (FL): StatPearls Publishing; 2020 Jan.
22. Weir E. Parvovirus B19 infection: fifth disease and more. CMAJ. 2005;172:743.
23. Attwood LO, Holmes NE, Hui L. Identification and management of congenital parvovirus B19 infection. Prenat Diagn. 2020;40:1722-31.
24. Valentin MN, Cohen PJ. Pediatric parvovirus B19: spectrum of clinical manifestations. Cutis. 2013;92:179-84.
25. Servant-Delmas A, Morinet F. Update of the human parvovirus B19 biology. Transfus Clin Biol. 2016;23:5-12.
26. Servey JT, Reamy BV, Hodge J. Clinical presentations of parvovirus B19 infection. Am Fam Physician. 2007;75:373-6.
27. Vafaie J, Schwartz RA. Erythema infectiosum. J Cutan Med Surg. 2005;9:159-61.
28. Mage V, Lipsker D, Barbarot S, Bessis D, Chosidow O, Del Giudice P et al. Different patterns of skin manifestations associated with parvovirus B19 primary infection in adults. J Am Acad Dermatol. 2014;71:62-9.
29. Manaresi E, Gallinella G. Advances in the development of antiviral strategies against parvovirus B19. Viruses. 2019;11.
30. Cutica RJ. Enfermedad de Kawasaki. In: Larralde M, Abad ME, Luna PC, Boggio P, Ferrari B (ed.). Dermatología pediátrica. 3. ed. Buenos Aires: Ediciones Journal; 2020. p. 504-7.
31. Sundel RP. Kawasaki disease. Rheum Dis Clin North Am. 2015;41:63-73.
32. Rife E, Gedalia A. Kawasaki disease: an update. Curr Rheumatol Rep. 2020;22:75.
33. Rowley AH. Is Kawasaki disease an infectious disorder? Int J Rheum Dis. 2018;21:20-5.
34. Kumrah R, Vignesh P, Rawat A, Singh S. Immunogenetics of Kawasaki disease. Clin Rev Allergy Immunol. 2020;59:122-39.
35. Nakamura Y. Kawasaki disease: epidemiology and the lessons from it. Int J Rheum Dis. 2018;21:16-9.
36. Lo MS. A framework for understanding Kawasaki disease pathogenesis. Clin Immunol. 2020;214:108385.
37. Onouchi Y. The genetics of Kawasaki disease. Int J Rheum Dis. 2018;21:26-30.
38. Agarwal S, Agrawal DK. Kawasaki disease: etiopathogenesis and novel treatment strategies. Expert Rev Clin Immunol. 2017;13:247-58.
39. Phuong LK, Curtis N, Gowdie P, Akikusa J, Burgner D. Treatment options for resistant Kawasaki disease. Paediatr Drugs. 2018;20:59-80.
40. Son MBF, Newburger JW. Kawasaki disease. Pediatr Rev. 2018;39:78-90.

41. Jindal AK, Pilania RK, Prithvi A, Guleria S, Singh S. Kawasaki disease: characteristics, diagnosis and unusual presentations. Expert Rev Clin Immunol. 2019;15:1089-1104.
42. Singh S, Jindal AK, Pilania RK. Diagnosis of Kawasaki disease. Int J Rheum Dis. 2018;21:36-44.
43. Sosa T, Brower L, Divanovic A. Diagnosis and management of Kawasaki disease. JAMA Pediatr. 2019;173:278-9.
44. Butters C, Curtis N, Burgner DP. Kawasaki disease fact check: myths, misconceptions and mysteries. J Paediatr Child Health. 2020;56:1343-5.
45. Koné-Paut I, Cimaz R. Is it Kawasaki shock syndrome, Kawasaki-like disease or pediatric inflammatory multisystem disease? The importance of semantic in the era of Covid-19 pandemic. RMD Open. 2020;6:e001333.
46. Loke YH, Berul CI, Harahsheh AS. Multisystem inflammatory syndrome in children: is there a linkage to Kawasaki disease? Trends Cardiovasc Med. 2020;30:389-96.
47. Lo MS, Newburger JW. Role of intravenous immunoglobulin in the treatment of Kawasaki disease. Int J Rheum Dis. 2018;21:64-9.
48. Choueiter NF, Soriano BD, Buddhe S, Altman CA; EATAK investigators. Etanercept with IVIg for acute Kawasaki disease: a randomized controlled trial. Pediatrics. 2019;143:e20183675.

Capítulo 20

HTLV-1 em Dermatologia

Pedro Dantas Oliveira
Achiléa Cândida Lisboa Bittencourt

Histórico

O vírus linfotrópico para células T humanas tipo 1 (HTLV-1) foi descoberto em 1980, tendo sido isolado de células derivadas de um linfoma cutâneo e, logo a seguir, foi relacionado à leucemia/linfoma de células T do adulto (LLcTA).[1] Pode causar outras doenças graves tais como a mielopatia associada ao HTLV-1/paraparesia espástica tropical (MAH/PET) em 1986[2] e a dermatite infecciosa associada ao HTLV-1 (DIH) em 1990.[3] Embora a maioria dos infectados permaneça assintomática, acredita-se que até 10% deles desenvolvem essas doenças ao longo da vida.[4]

Várias outras condições inflamatórias e autoimunes, como polimiosite, artropatia, síndrome de Sjögren e paralisia do nervo facial, têm sido associadas a esse vírus.[5] Além disso, indivíduos infectados têm maior predisposição para desenvolver doenças infecciosas e parasitárias e podem manifestar também doenças oftalmológicas, como a uveíte associada ao HTLV-1.[6]

A MAH/PET afeta o sistema nervoso central (SNC) e caracteriza-se por paraparesia espástica progressiva, distúrbios sensoriais dos membros inferiores, bexiga neurogênica e alterações do ritmo intestinal.[2] Ocorre associado à LLcTA, na Bahia, em 14% dos casos.[7] A DIH, acomete principalmente a faixa etária infantojuvenil e caracteriza-se por um eczema infectado, intenso e recidivante que afeta principalmente o couro cabeludo, regiões retroauriculares, face e dobras.[8] Observou-se que 37,5% dos casos de LLcTA, com envolvimento cutâneo, descritos na Bahia, têm história compatível com DIH na infância. Ademais, há alguns casos bem documentados de associação de DIH com LLcTA.[9-13]

Epidemiologia

A frequência das doenças associadas varia de acordo com a prevalência do HTLV-1 nas diversas populações. Estima-se que existam cerca de 5 a 10 milhões de indivíduos infectados no mundo. Sua maior prevalência é no Japão, África, ilhas do Caribe e América Central e do Sul, particularmente no Peru e Brasil.[14]

No Brasil, várias regiões são endêmicas para o HTLV-1. Um estudo de soroprevalência em doadores de sangue nas capitais demonstrou alta prevalência da infecção em São Luís (10/1.000), Salvador (9,4/1.000), Belém (9,1/1.000) e Recife (7,5/1.000).[15] Em Salvador, um estudo populacional por amostragem identificou uma taxa de 1,8% de portadores do vírus.[16]

Nos portadores, o risco de desenvolver LLcTA durante a vida é de 6% a 7% em homens e 2% a 3% em mulheres, geralmente após longo período de latência (20 a 30 anos).[17] Na Bahia, em um serviço de referência, a LLcTA corresponde a cerca de 33% dos casos de linfomas T cutâneos[18] e, no estado do Rio de Janeiro, essa frequência foi de 26,5%;[19] predominantemente em afrodescendentes.[7]

Acredita-se que a principal via de transmissão do vírus seja a vertical, por aleitamento materno,[20] embora o HTLV-1 possa ser transmitido também por transfusão sanguínea, compartilhamento de agulhas e relações sexuais desprotegidas. No Brasil, não havia, até novembro de 1993, obrigatoriedade de realização de testes sorológicos em doadores de sangue e de órgãos e até hoje não há uma normatização para solicitação da sorologia do HTLV-1 no pré-natal.[21]

Leucemia/linfoma de células T do adulto (LLcTA ou ATLL)

A leucemia/linfoma de células T do adulto (LLcTA) é uma neoplasia distinta de linfócitos T periféricos causada pelo vírus linfotrópico para células T humanas tipo 1 (HTLV-1). Foi descrita por Uchiyama et al. (1977),[22] no sudoeste do Japão, quando o HTLV-1 ainda não tinha sido descoberto, por meio da observação de muitos pacientes com um padrão diferente de neoplasia de células T.[22] Esses autores suspeitaram de uma possível etiologia viral.

Quadro clínico

A história natural da LLcTA, suas características clínicas e seu prognóstico são muito variados, o que serviu de base para a classificação da doença em cinco tipos clínicos:

1. *smoldering* (traduzido para o português como "indolente");
2. crônico;
3. tumoral primário da pele (TPP);
4. linfomatoso;
5. agudo.

O tipo indolente subdivide-se em leucêmico e não leucêmico e o crônico, em favorável e desfavorável.[7,23-25] Os tipos agudo, linfomatoso, crônico desfavorável e tumoral primário de pele são considerados agressivos enquanto os tipos crônico favorável e o indolente não leucêmico são de melhor prognóstico.[7,23] Não existem ainda na literatura dados que permitam avaliar o prognóstico do tipo indolente leucêmico.

Embora essa enfermidade seja considerada agressiva, têm sido registrados casos com evolução muito prolongada.[9,26,27] Ainda que pouco frequentemente, a LLcTA também tem sido observada em crianças e adolescentes.[26,28]

Em nossa casuística, o tempo mediano de sobrevida (TMS) da LLcTA é de 4 meses na forma aguda, 9 na linfomatosa, 21 na TPP, 18 na crônica e 58 na indolente.[7]

As formas indolente não leucêmica, sem envolvimento pulmonar, e a TPP são consideradas LLcTA primárias da pele.[29]

Tipos de LLcTA menos agressivos podem evoluir para formas mais graves em até 25% dos casos e isso pode estar associado a mudanças específicas no perfil da expressão gênica.[30]

No Quadro 20.1, sugerimos os dados que deveriam ser obtidos na primeira consulta de um paciente com suspeita de LLcTA, assim como pontos da anamnese e do exame físico que requerem maior

Quadro 20.1. Conduta na primeira consulta do paciente com suspeita de LLcTA.

Anamnese	Exames

• História da moléstia
  • Insidioso/súbito
  • Sintomas neurológicos
  • Sintomas digestivos
• Histórico pessoal e familiar
  • Local de nascimento
  • DIH na infância
  • MAH/PET
  • LLcTA
  • Doenças dermatológicas
  • Doenças reumatológicas
  • Doenças oftalmológicas
  • Foi amamentado e por quanto tempo
  • Transfusão sanguínea
  • Comportamento de risco
• Exame físico
  • Atenção às lesões cutâneas
  • Atenção à ausculta pulmonar
  • Atenção à palpação de linfonodos, fígado e baço
	• Laboratoriais
	  • Confirmação da sorologia para o HTLV-1
	  • Hemograma completo e filme sanguíneo (células "em flor")
	  • LDH sérico
	  • Cálcio sérico
	  • Albumina sérica (fator prognóstico na forma crônica)
	  • Ureia (fator prognóstico na forma crônica)
	  • Parasitológico de fezes com Baermann (afastar estrongiloidíase)
	  • Imunofenotipagem e dosagem de IL-2 solúvel, se possível
	• De imagem
	  • Tomografia computadorizada de região cervical, tórax, abdômen e pelve
	  • Não sendo possível, realizar pelo menos radiografia de tórax (afastar tuberculose) e USG de abdômen e pelve
	• Anatomopatológicos e/ou citológicos
	  • **Lesão cutânea:** biópsia para exame anatomopatológico (AP)
	  • **Linfadenomegalia:** punção ou exérese para AP
	  • **Formas agressivas:** mielograma ou biópsia de medula óssea para AP
	• Conduta útil em casos selecionados
	  • Teste de gravidez em mulheres em idade fértil
	  • Endoscopia do trato digestivo superior, para sintomas digestivos
	  • Exame do esqueleto em pacientes com forma aguda e hipercalcemia
	  • PET-Scan, caso haja disponibilidade
	  • Tomografia computadorizada, ressonância magnética de crânio e/ou punção lombar nos pacientes com as formas aguda e linfomatosa ou em pacientes com manifestações neurológicas não relacionadas à MAH/PET

LLcTA: leucemia/linfoma de células T do Adulto; DIH: dermatite infecciosa associada ao HTLV-1; MAH/PET: mielopatia associada ao HTLV-1; LDH: desidrogenase láctica; PET: tomografia por emissão de pósitrons; USG: ultrassonografia.

Fonte: Desenvolvido pela autoria do capítulo.

atenção. O acompanhamento multidisciplinar com o hematologista é importante para auxílio na investigação e seguimento do paciente, particularmente nas formas leucêmicas e agressivas, sendo as formas primárias de pele em geral investigadas e acompanhadas pelo dermatologista, à semelhança dos outros linfomas cutâneos de células T.

A caracterização da forma clínica (Tabela 20.1) é fundamental, pois é o que definirá o prognóstico e a conduta. São relacionadas a seguir e na Tabela 20.1, as principais características das diversas formas de LLcTA:

- **Forma indolente (*smoldering*):** há envolvimento apenas de pele e ou pulmões; no entanto, na forma leucêmica. o envolvimento desses órgãos pode estar ausente. Ausência de linfocitose (≤ 4.000 cel/mL) e de hipercalcemia, aumento da desidrogenase láctica (LDH) de até 1,5 vezes o valor normal e presença de até 5% de atipias linfocitárias no sangue periférico. O acometimento cutâneo pode ser idêntico ao da micose fungoide (MF) clássica. Na variante leucêmica, observam-se ≥ 5% de linfócitos atípicos;[23] no entanto, este subtipo não tem sido observado em algumas revisões,[31] nem em nosso meio. Vale lembrar que nos artigos japoneses, o termo *indolent* refere-se tanto à forma *smoldering* como à crônica favorável.[33]
- **Forma tumoral primária de pele (TPP):** as principais diferenças em relação à forma indolente não leucêmica são a presença de nódulos ou tumores na pele e o pior prognóstico.[7] Esta forma, em muitos trabalhos, está incluída no tipo indolente (*smoldering*).[34-36] A evolução costuma ser bastante dramática com surgimento de nódulos ou tumores solitários, eventualmente protuberantes, e tendendo à rápida disseminação por todo o tegumento (Figura 20.1). O acometimento em sangue periférico é ausente, sendo a diferenciação da forma indolente exclusivamente clínica. Em nossa casuística, tivemos um caso isolado com hipercalcemia (dados não publicados), provavelmente por secreção aumentada da proteína relacionada ao hormônio paratireóideo pelo tecido neoplásico, como descrito previamente.[37] O pior prognóstico em relação à forma indolente, não leucêmica, torna imperativa a sua diferenciação. Sendo essas duas formas categorizadas como LLcTA primárias de pele.

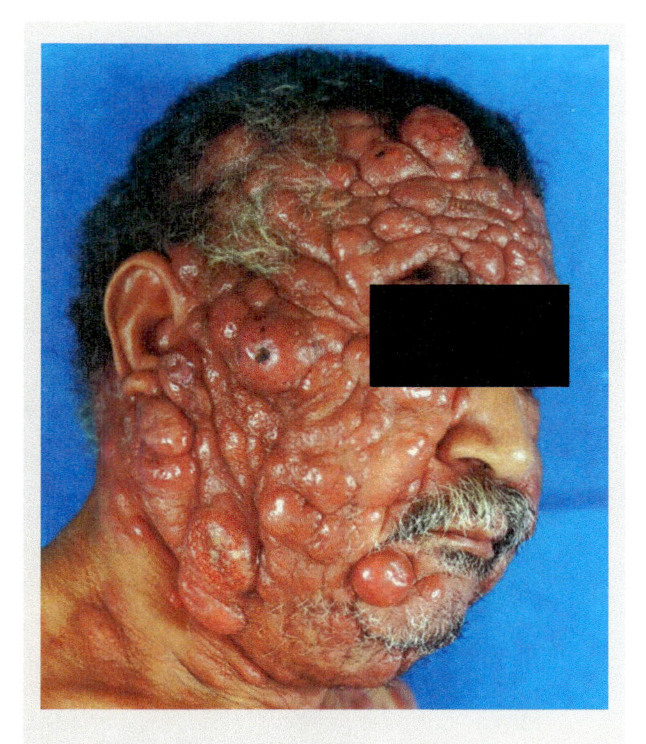

Figura 20.1. Nódulos e tumores protuberantes na face.
Fonte: Acervo da autoria do capítulo.

Tabela 20.1. Classificação clínica da LLcTA (classificação de Shimoyama).

Forma clínica	Linfocitose ($> 4 \times 10^9/L$)	Linfócitos atípicos	Nível de LDH	Hipercalcemia	Órgãos envolvidos
Indolente*	-	< 5% ou ≥ 5%	≤ 1,5 × N	-	Apenas pele e/ou pulmões***
TPP	-	< 5%	≤ 1,5 × N	-/+	Lesões nodulotumorais cutâneas, obrigatoriamente
Crônica**	+	≥ 5%	< 2 × N ou ≥ 2 × N	-	Qualquer órgão, exceto osso, TGI e SNC
Linfomatosa	-	≤ 1%	Variável	-/+	Linfonodo obrigatoriamente e/ou qualquer outro órgão
Aguda	Geralmente +	≥ 5%	Geralmente ≥ 2 × N	+/-	Qualquer órgão e derrames cavitários

*Subdivide-se em não leucêmica (< 5% de linfócitos atípicos) e leucêmica (≥ 5% de linfócitos atípicos); **Subdivide-se em favorável e desfavorável, esta última caracterizada por aumento de LDH (≥ 2 × N) e/ou elevação da ureia e/ou diminuição da albumina séricas; ***O envolvimento de pele e/ou pulmões pode faltar na forma leucêmica; TPP: tumoral primária de pele; LDH: desidrogenase lática sérica; N: limite superior do valor de referência; TGI: trato gastrointestinal; SNC: sistema nervoso central.
Fonte: Adaptada de Shimoyama M, 1991; Bittencourt AL, Vieira MG, Brites CR, Farre L, Barbosa HS, 2007; Bittencourt AL, Barbosa HS, Vieira MG, Farre L, 2009.

- **Crônica:** marcada por linfocitose que pode permanecer estável por meses ou anos, elevação do LDH mais de 1,5 vezes do valor normal, ausência de hipercalcemia, podendo haver moderada linfadenomegalia. Existe um subtipo desfavorável, que é definido por baixos níveis de albumina sérica, altos níveis séricos de LDH e/ou ureia e que apresenta prognóstico semelhante ao das formas agressivas.[23,25] Na forma crônica, não há envolvimento de SNC, de ossos ou do trato gastrointestinal (TGI) nem há derrames cavitários. Com frequência, exibe lesões cutâneas, principalmente sob a forma de pápulas disseminadas.
- **Linfomatosa:** caracteriza-se por marcante linfadenopatia sem linfocitose e com ≤ 1% de linfócitos anormais em sangue periférico. Pode haver aumento de LDH e cálcio séricos e envolvimento do SNC, TGI e ossos.[7,23] É necessária a comprovação histológica de infiltração de linfoma T em linfonodos, associada ou não a envolvimento extranodal.
- **Aguda:** apresenta elevados níveis de linfocitose e de células atípicas, inclusive com células "em flor" em filme de sangue periférico.[22,24] Qualquer órgão pode estar envolvido, inclusive SNC, TGI e ossos. Há, com frequência, derrames cavitários.[38] As lesões líticas ósseas são frequentes, podendo estar presentes em até 80% dos casos.[39] Ocorre também acentuado aumento dos níveis séricos de LDH. Linfadenomegalia e envolvimento cutâneo são frequentes. Deve-se considerar que esta forma pode apresentar aspectos variados, inclusive, menos frequentemente, ausência de linfocitose e de hipercalcemia. Na ausência de linfocitose, o diagnóstico diferencial desta forma com a linfomatosa baseia-se na presença de elevado percentual de linfócitos atípicos em sangue periférico.

A LLcTA envolve a pele em cerca de 60% dos casos e em todas as formas clínicas, sendo mais frequente nas formas indolente e crônica.[7] As lesões são múltiplas e, em cerca de 50% dos casos, generalizadas. Por ordem de frequência, observam-se eritrodermia (Figura 20.2), placas infiltradas (Figura 20.3), pápulas (Figura 20.4), tumores e nódulos. Máculas são vistas menos frequentemente. Nódulos e tumores estão presentes nas formas agressivas (tumoral primária da pele, linfomatosa e aguda). Eritrodermia tem sido observada em todas as formas clínicas, com exceção da TPP, imitando a síndrome de Sézary.[29] Assim como ocorre na MF, na LLcTA também podem aparecer, embora raramente, lesões vesiculosas[40] e purpúricas.[41] Segundo Sawada et al. (2011),[42] as lesões cutâneas que correspondem a casos com pior prognóstico são a eritrodermia e as lesões nodulotumorais. Na sua casuística, todos os casos eritrodérmicos ocorreram na forma aguda. Na Bahia, têm sido observados alguns casos de forma indolente com eritrodermia e com melhor prognóstico do que no Japão (dados não publicados).

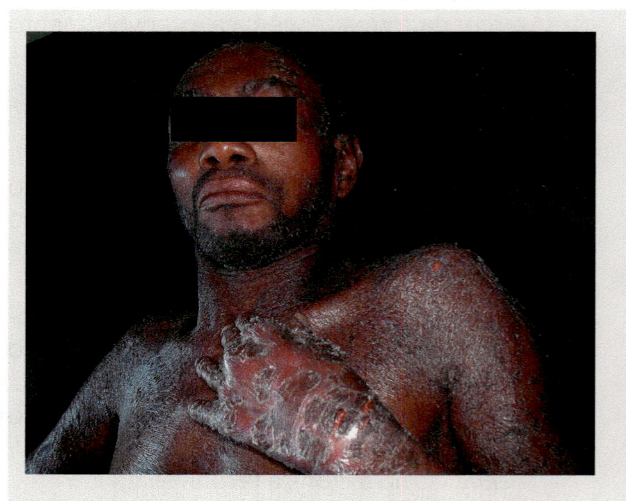

Figura 20.2. Quadro de eritrodermia da LLcTA.
Fonte: Acervo da autoria do capítulo.

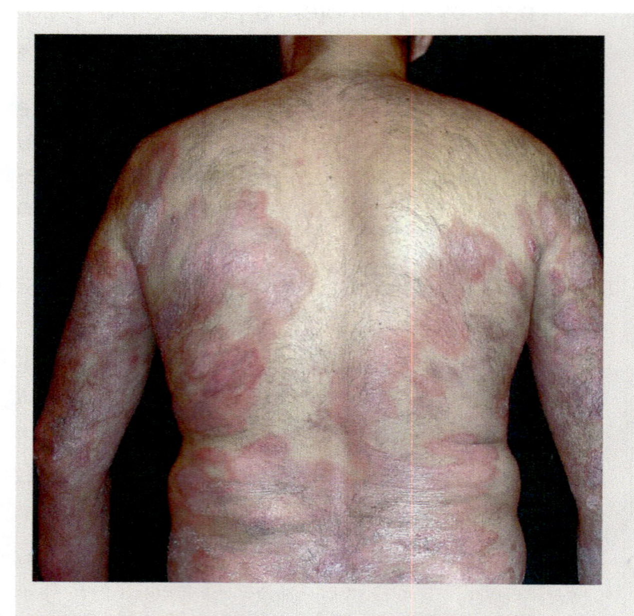

Figura 20.3. Placas infiltradas no tronco e membros superiores.
Fonte: Acervo da autoria do capítulo.

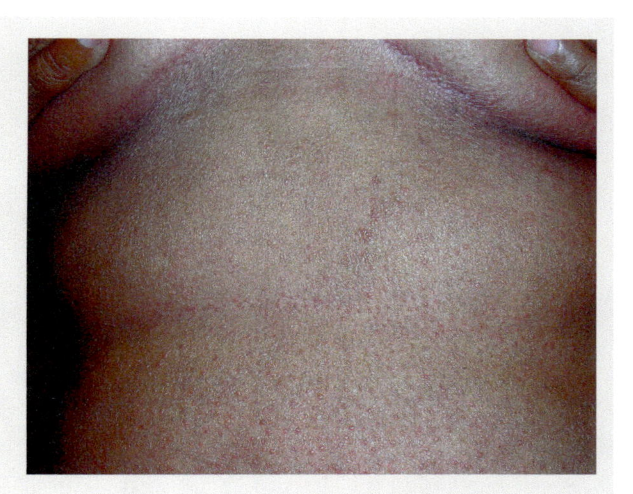

Figura 20.4. Quadro papuloso da LLcTA no abdômen.
Fonte: Acervo da autoria do capítulo.

Diagnóstico

Clinicamente, o diagnóstico da LLcTA deve ter como base a soropositividade para o HTLV-1 associada aos diagnósticos hematológico e ou histopatológico de leucemia e/ou linfoma de células T periféricas.[24] Como pode mimetizar os outros linfomas T maduros, todos os pacientes com diagnóstico de linfoma cutâneo de células T devem, necessariamente, realizar sorologia para o HTLV-1 para afastar a possibilidade de LLcTA.

A confirmação da infecção pelo HTLV-1 é geralmente feita por enzimaimunoensaio (ELISA, do inglês *enzyme-linked immunosorbent assay*), devendo ser confirmada por *western blot* e/ou reação em cadeia da polimerase (PCR).

Em filmes de sangue periférico, em alguns casos, podem ser observadas as peculiares células em "flor", que são linfócitos médios e/ou grandes com núcleos multilobulados, com adensamento da cromatina e nucléolo ausente ou pequeno, principalmente vistas nas formas aguda e crônica. Estas células são consideradas patognomônicas da LLcTA e por si só permitem o diagnóstico.[43]

A citometria de fluxo é um exame importante para o diagnóstico de LLcTA. A maioria dos pacientes exibe um fenótipo de células maduras $CD4^+$. Devem ser usados os seguintes marcadores: CD2; CD3; CD4; CD5; CD7; CD8; CD25; CD45RO; CD26; CD29; receptores de células T αβ; e HLA-DR. Muitos casos de LLcTA não expressam o CD7 e o CD26 e exibem diminuição da expressão de CD3.[24,29]

Pacientes com infiltração tecidual precisam submeter-se à biopsia e ao exame anatomopatológico. Quando possível, deve-se realizar a pesquisa do tipo de integração viral nas células mononucleares do sangue periférico (PBMC) e/ou em tecido neoplásico fresco, que, quando monoclonal, confirma o diagnóstico de LLcTA.[24] As técnicas utilizadas são o PCR invertido e longo[44] e o *southern blot*.[45] Estas técnicas são realizadas em raros laboratórios, não sendo, em geral, acessíveis. No entanto, elas não são imprescindíveis para o diagnóstico da maioria dos casos.[46] Sua importância é maior como comprovação científica naqueles casos com aspectos atípicos, como aqueles com evolução muito prolongada ou ocorrendo em crianças e jovens.[9,12,26,27] Ademais, em 1,7% dos portadores assintomáticos pode se observar integração monoclonal do DNA proviral nos linfócitos de sangue periférico, sendo considerados casos pré-LLcTA.[47] Vale ainda ressaltar que leucemias/linfomas de células T não associados ao HTLV-1 são de ocorrência rara nos pacientes infectados pelo vírus.[24]

Como diagnósticos diferenciais da LLcTA, incluem-se várias neoplasias de células T maduras como MF e síndrome de Sézary, linfoma T periférico não especificado (LTPNE), linfoma anaplásico de grandes células (LAGC), linfoma de células T angioimunoblástico e até mesmo linfoma de Hodgkin.[7,48,49]

Histopatologia

Em 143 casos observados na Bahia, os órgãos mais envolvidos pela LLcTA foram: pele (62,9%); linfonodos (56,6%); sangue periférico (49,7%); baço (30,1%); medula óssea (27,3%). e fígado (23,8%), embora vários outros órgãos possam ser envolvidos (dados não publicados).

Os padrões histopatológicos da LLcTA são variáveis e mimetizam diferentes tipos de linfomas T não associados ao HTLV-1. No entanto, na classificação dos linfomas cutâneos da Organização Mundial da Saúde (OMS),[50] todos os casos de leucemia/linfoma associados ao HTLV-1 são classificados como LLcTA, independentemente do padrão histológico e sem levar em conta que o diagnóstico desta doença pelo patologista somente pode ser feito com o conhecimento da infecção pelo HTLV-1. Sem esta informação, o patologista classifica estes casos como LTPNE, MF ou, menos frequentemente, LAGC.[6]

Nos casos com morfologia de MF (Figuras 20.5 e 20.6), o infiltrado é de células pequenas e irregulares, geralmente, associado a epidermotropismo, obliteração da camada basal pelos linfócitos atípicos e abscessos de Pautrier. O LTPNE caracteriza-se por moderado a acentuado pleomorfismo, podendo apresentar também epidermotropismo de linfócitos e abscessos de Pautrier (Figuras 20.7 e 20.8). No padrão LAGC, notam-se células grandes, coesivas, com abundante citoplasma e núcleos anaplásicos.[29]

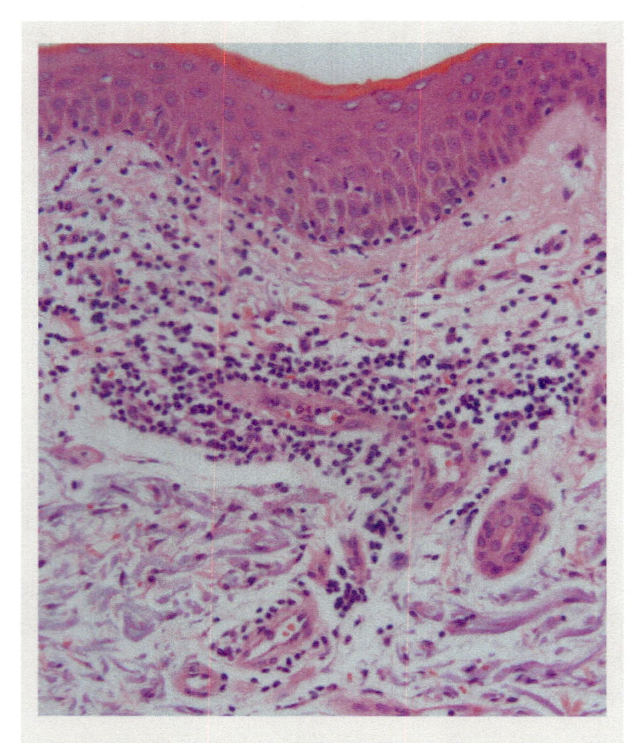

Figura 20.5. Presença de infiltrado de células pequenas e irregulares e epidermotropismo.
Fonte: Acervo da autoria do capítulo.

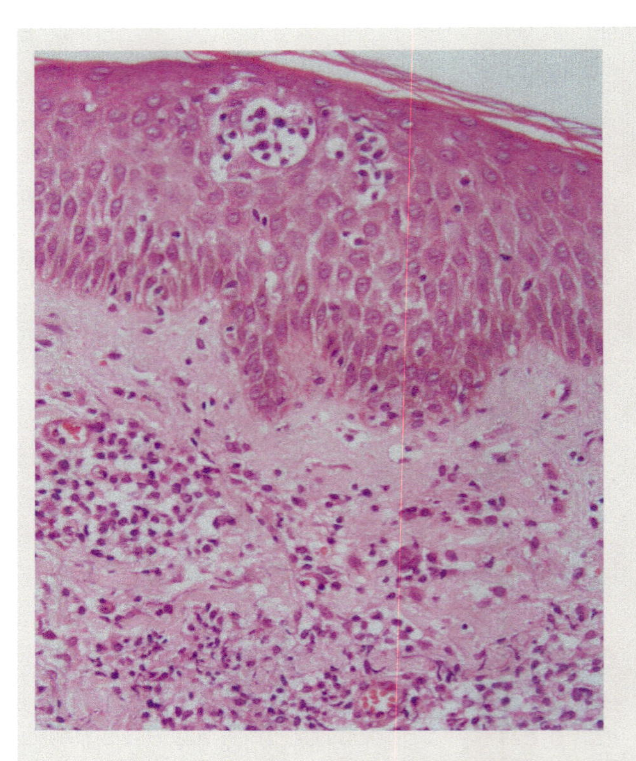

Figura 20.6. Infiltrado de células pequenas e abscesso de Pautrier.
Fonte: Acervo da autoria do capítulo.

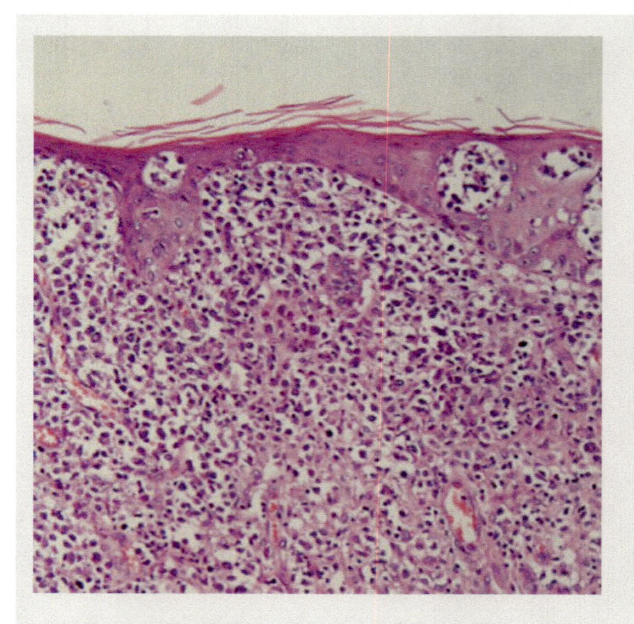

Figura 20.7. Pleomorfismo e abscesso de Pautrier.
Fonte: Acervo da autoria do capítulo.

Na LLcTA, o imunofenótipo mais comumente observado é o CD2$^+$/CD3$^+$/CD4$^+$/CD5$^+$/CD7-/CD8-/CD20-/CD79a-/CD25$^+$.[7] Contudo, de 52 casos com manifestações cutâneas, 29% apresentaram padrão CD8$^+$. É aconselhável incluir no imunofenótipo um marcador para macrófagos, como o CD68, para diferenciar nos casos com padrão de MF, macrófagos de linfócitos grandes.[18] Nos linfomas de células grandes, é importante também fazer marcação com CD30 e ALK. Por um lado, os casos de LLcTA com padrão de LAGC registrados na Bahia foram CD30$^+$ e ALK-.[29] Por outro lado, deve-se sempre determinar o índice proliferativo das lesões de LLcTA, geralmente feito com o marcador de proliferação Ki-67. Esta avaliação é valiosa, pois há uma correlação negativa entre o índice proliferativo e o TMS.[7] Em 60% a 70% dos casos, as células tumorais

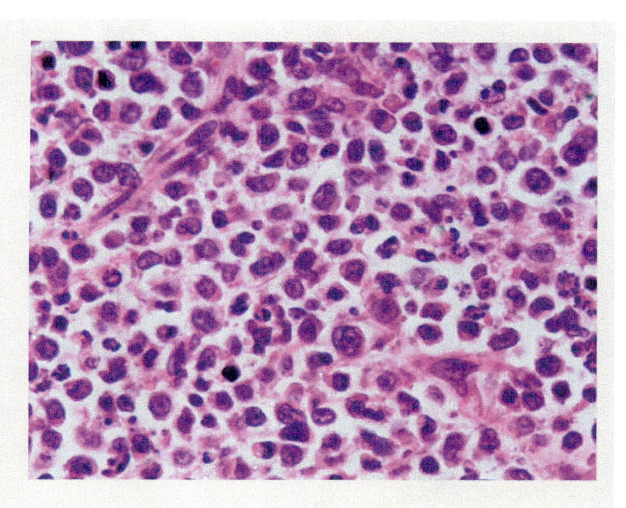

Figura 20.8. Acentuado polimorfismo celular.
Fonte: Acervo da autoria do capítulo.

expressam FoxP3 na superfície, um marcador de células T regulatórias.[51]

Confirmando o que já foi referido, em um estudo comparativo não se observou diferença significativa entre os aspectos histopatológicos de LTPNE e da MF de indivíduos com e sem a infecção pelo HTLV-1.[52]

Assim como se faz nos linfomas cutâneos em geral, é de primordial importância diferenciar entre LLcTA primária e secundária da pele, uma vez que há uma diferença estatisticamente significante entre elas em relação ao TMS (48 meses *versus* 7 meses).[29] Na Bahia, entre os casos de linfoma de células T primários de pele, 26,4% correspondem à LLcTA primária da pele, enquanto, entre os secundários, a LLcTA corresponde a 66,7%.[18] Estes dados mostram que a LLcTA é frequente em nosso meio.

Tratamento

O tratamento para LLcTA tem como base o tipo clínico. Pacientes com formas agressivas, como a aguda, linfomatosa ou a crônica desfavorável, frequentemente recebem quimioterapia. Em 2016, foi publicado pelo Ministério de Sáude o "Protocolo de Uso da Zidovudina para Tratamento do Adulto com Leucemia/Linfoma Associado ao Vírus HTLV-1" que incluiu, assim como nos Estados Unidos e na Europa, a associação de zidovudina (AZT) e interferon-α (IFN-α) como tratamento inicial padrão para as formas leucêmicas. Na Europa, o uso exclusivo de quimioterapia só é 1ª linha de tratamento para a forma linfomatosa da LLcTA porque a sobrevida com o tratamento exclusivamente antiviral é menor.[53] Este comportamento também é observado na forma TPP, considerada por alguns autores uma forma extranodal da forma linfomatosa.[54]

Tradicionalmente, os pacientes com as formas indolente e crônica favorável não são submetidos a tratamentos específicos. Nestas formas, é empregada a fototerapia com ultravioleta B de banda estreita (UVB-Nb) para lesões pouco infiltradas e psoralênico mais ultravioleta A (PUVA) para lesões mais infiltradas, que têm dado bons resultados no tratamento das lesões cutâneas.[55,56] Um estudo sobre LLcTA indolente, com envolvimento cutâneo, demonstrou melhor sobrevida naqueles tratados com fototerapia associada ao etoposídeo (25 a 75 mg por dia, por 2 a 4 semanas, com um intervalo de 1 semana ou em semanas alternadas).[34] Katsuya et al.,[57] em um estudo retrospectivo incluindo 157 pacientes da forma indolente, 76% com lesões cutâneas, considerou que o tratamento padrão para LLcTA indolente é o monitoramento ativo com terapia direcionada à pele (esteroides tópicos, UVB-Nb, PUVA, feixe de elétrons ou terapia de radiação), se necessário. Kudo et al. obtiveram bons resultados com fototerapia UVB de banda estreita em um paciente com LLcTA cutânea latente e com placa localizada. O tipo de fototerapia deve ser escolhido de acordo com o grau de infiltração das lesões, sendo o UVB-Nb utilizado para lesões menos infiltradas. Esse tipo de fototerapia apresenta algumas vantagens por ser simples de administrar, não requer psoraleno e está associado a menos queimaduras ou toxicidade do que a terapia PUVA.[55]

Assim sendo, os tipos crônico favorável e indolente da LLcTA são considerados menos agressivos e devem ser mantidos sob observação até uma possível progressão da doença, semelhante ao manejo da leucemia linfoide crônica e do mieloma indolente. O tratamento da forma indolente com quimioterapia piora o prognóstico que fica semelhante ao da forma crônica desfavorável.[33]

A terapia antiviral, utilizando o AZT e o IFN, foi descrita em 1995[58] como alternativa terapêutica para LLcTA e vem sendo usada desde então. Foi publicado um estudo de metanálise com 254 pacientes recrutados de quatro países do ocidente, onde os pacientes das formas crônica e indolente que foram tratados inicialmente com AZT/IFN sobreviveram mais de 5 anos enquanto para os pacientes agudos tratados inicialmente com antivirais, e que tiveram resposta completa, a sobrevida em 5 anos foi de 82%.[53] Recentemente, foi publicado um resumo das recomendações da 16ª Conferência Internacional sobre HTLV-1, realizada em Montreal, em 2013, em que ficou definido que a combinação de AZT e IFN é efetiva nas formas leucêmicas de LLcTA e deve ser considerada procedimento padrão e terapia de 1ª linha nesta situação. Nestes casos, a quimioterapia só deveria ser iniciada quando não se obtivesse resposta aos antivirais.[59]

Quanto ao tratamento quimioterápico, várias combinações foram avaliadas no Japão em pacientes com LLcTA, no entanto o TMS variou entre 6 e 8,5 meses.[60] O Grupo Japonês de Oncologia Clínica (JCOG) conduziu vários ensaios clínicos com diversos esquemas quimioterápicos e o que mostrou melhores resultados para as formas clínicas agressivas (aguda, linfomatosa e crônica desfavorável) foi o esquema VCAP-AMP-VECP (vincristina, ciclofosfamida, doxorrubicina, prednisona-doxorrubicina, ranimustina, prednisona-vindesina, etoposídeo, carboplatina, prednisona), que, quando comparado ao esquema CHOP (ciclofosfamida, doxorrubicina, vincristina, prednisona) bissemanal, obteve uma taxa de resposta completa de 40% *versus* 25%, e um TMS de 13 *versus* 11 meses, respectivamente. No entanto, em virtude da alta toxicidade deste esquema, principalmente em pacientes acima de 70 anos, regimes tipo CHOP são preferidos.[61] Nos Estados Unidos, como algumas dessas drogas não estão disponíveis, é aceitável como regime alternativo o *hyper*-CVAD (ciclofosfamida, vincristina, doxorrubicina, dexametasona – metotrexato, citarabina).[62] Em razão do frequente comprometimento de SNC nas formas agressivas (de 10% a 25%), é recomendado fazer a profilaxia intratecal.[63]

Ainda com relação às formas graves, vale salientar que os pacientes são imunocomprometidos e com alto risco para doenças oportunistas letais, sendo recomendada profilaxia para pneumocistose, estrongiloidíase, entre outras, e rastreamento para tuberculose. Devem ser adotadas medidas de controle do cálcio bem como observar um possível desenvolvimento da síndrome de lise tumoral.[64]

Têm sido tentados na LLcTA o transplante de medula óssea (TMO) autólogo e o alogênico para melhorar o desfecho destes pacientes. O TMO autólogo não parece trazer muitos benefícios em virtude das frequentes recidivas e da ocorrência de infecções.[65] Vários pesquisadores referem melhora na sobrevida com o TMO alogênico, principalmente utilizando-se regimes mieloablativos; no entanto, a alta taxa de mortalidade limitou o seu uso.[66] Regimes de condicionamento de intensidade reduzida constituem uma opção interessante e até mesmo curativa em cerca de 15% dos casos, provavelmente por um efeito do enxerto *versus* doença.[66] Em uma análise retrospectiva de 386 pacientes, no Japão, que se submeteram a TMO alogênico, sob qualquer regime de indução, a sobrevida em 3 anos foi de 33% e quatro fatores estiveram associados a pior prognóstico:

1. idade maior de 50 anos;
2. sexo masculino;
3. doença sem remissão completa no momento do TMO;
4. doador não relacionado.[67]

Muitos novos agentes para o tratamento LLcTA estão em estudo com resultados promissores no tratamento da LLcTA, a exemplo do anticorpo monoclonal anti-CCR4 (mogamulizumabe), do inibibidor de fusão da IL-2 (dinileukin diftitox), dos inibibidores da histona deacetilase (HDAC), do inibidor da purina nucleosídio fosforilase (forodesine), do inibidor de proteasoma (bortezomib), bem como associações como a da lenalidomida com a quimioterapia.[66,68,69]

Prognóstico

Os principais indicadores de pior prognóstico, determinados em um estudo de 854 pacientes, por análise multivariada, foram:

- *performance status*[70] aumentado;
- elevados níveis de LDH;
- idade maior de 40 anos;
- mais de três áreas envolvidas;
- hipercalcemia.[71]

Esses indicadores, em sua maioria, estão presentes na forma aguda, que é a de pior prognóstico.[24] De referência à forma crônica da doença, como já referido, pacientes que têm níveis elevados de LDH e de ureia e baixos níveis de albumina têm pior prognóstico.[25] Recentemente, um estudo retrospectivo multicêntrico com 807 pacientes recém-diagnosticados com LLcTA, nas formas aguda e linfomatosa, identificou como fatores prognósticos independentes o estadiamento clínico de Ann Arbor, *performance status* e três variáveis contínuas:

1. idade;
2. albumina sérica;
3. dosagem do receptor de IL-2 solúvel.[72]

Em um estudo na Bahia, realizado com 70 casos de LLcTA, por análise univariada, os fatores relacionados a pior prognóstico foram:

- formas clínicas aguda, linfomatosa e tumoral primária de pele;
- índice proliferativo maior que 18%;
- presença de células grandes na histologia;
- ausência de lesões cutâneas.

No entanto, o envolvimento cutâneo predominou nas formas de melhor prognóstico, tendo estado presente em todos os casos da forma indolente e em 90% dos casos da forma crônica.[7]

Prevenção

Para a prevenção da LLcTA, é importante ainda frear a infecção vertical pelo HTLV-1, com a recomendação do não aleitamento pelas mães infectadas, fornecendo leite artificial e assistência pediátrica adequada às crianças, como já acontece com as mães portadoras do HIV.[21,73]

Como a estrongiloidíase predispõe ao desenvolvimento da LLcTA em decorrência da expansão clonal dos linfócitos e considerando-se que esta parasitose pode ser assintomática, é importante que seja pesquisada com frequência em portadores assintomáticos do HTLV-1, pois o tratamento adequado desta parasitose pode reverter a expansão clonal.[74] Células atípicas, inclusive com aspecto em "flor", podem ser encontradas em 10% a 43% dos portadores assintomáticos do HTLV-1, que, por esse motivo, são considerados de elevado risco de desenvolver LLcTA.[75] Estes pacientes devem ser acompanhados periodicamente no intuito de se detectar precocemente o desenvolvimento da LLcTA.

Dermatite infecciosa associada ao HTLV-1 (DIH)

A DIH foi descrita na Jamaica, em 1966, por Sweet[76] como uma doença infantil nova, sob a denominação de "dermatite infectiva". Representava uma forma severa de eczema infantil infectado. Pouco depois, Walshe,[77] no mesmo país, publicou casuística com 25 crianças, avaliadas clínica e bacteriologicamente. Em 1990, também na Jamaica, a dermatite infectiva foi relacionada à infecção pelo HTLV-1 por La Grenade et al.[3] e, em 1998, teve seus critérios diagnósticos estabelecidos e passou a denominar-se "dermatite infectiva associada ao HTLV-1".[78] Considerando-se que os adjetivos "infectiva" e "infecciosa" têm o mesmo significado, preferimos a última designação porque é a universalmente usada na nomenclatura médica. Segundo Walshe,[77] a doença iniciava-se como um resfriado, seguido por erupção eczematosa envolvendo, geralmente, couro cabeludo, pavilhões auriculares, pescoço, axilas, umbigo, região inguinal, períneo e fendas nasais, sendo que o nariz, os pavilhões auriculares e o couro cabeludo sempre eram áreas mais afetadas.

Casos de DIH têm sido descritos, por ordem de frequência, na Jamaica, Brasil, África do Sul, Peru e Senegal. Casos isolados foram referidos na Guiana Francesa, Colômbia, República Dominicana e Chile.[28] No Japão, onde há elevada frequência da infecção pelo HTLV-1, apenas três casos já foram relatados.[79] No Brasil, já foram relatados 43 casos na Bahia,[8,12] cinco no Rio de Janeiro[80,81] e um no Rio Grande do Sul.[82] É provável que a maioria dos casos brasileiros de DIH tenha sido observada na Bahia, porque esta é uma das regiões mais endêmicas para o HTLV-1 no Brasil.[15,16] Além disso, nesse estado, existe projeto de pesquisa para estudar a doença.[8]

Aspectos clínicos

Os casos observados no serviço de dermatologia da Faculdade de Medicina da Universidade Federal da Bahia (FAMED/UFBA) mostraram aspectos semelhantes aos descritos na Jamaica.[3,77] Ocorrem, também, mais frequentemente no sexo feminino. As lesões são eritematodescamativas, exsudativas, recobertas por crostas amarelas e, geralmente, fétidas, sendo sempre vistas no couro cabeludo e nas regiões retroauriculares (Figura 20.9) e, muito frequentemente, na região cervical (Tabela 20.2).[8] Nos casos mais severos, a erupção é generalizada. Por vezes, são observadas lesões muito extensas, envolvendo várias zonas adjacentes do corpo, por exemplo, iniciando-se no couro cabeludo e estendendo-se às regiões retroauriculares, pavilhões e pescoço; outras vezes, incluindo genitália externa, regiões inguinocrurais, hipogástrio e porções superior e interna das coxas (Figura 20.10), ampliando-se para os glúteos e sulcos inter e infraglúteos (Figura 20.11) e dobras com axilar, antecubital e poplítea (Figura 20.12). Além dessas lesões, também são vistas fissuras, sobretudo retroauriculares e pápulas discretamente eritematodescamativas, que são observadas em 76% dos casos. Pode haver também erupção papular fina e pápulas foliculares que aparecem em cerca de 59% e 42% dos casos, respectivamente (Figura 20.13).[8] Como descrito por Walshe,[77] os pacientes queixam-se de discreto a moderado prurido, não tão intenso quanto o do eczema atópico. A rinorreia e as crostas nas narinas (Figura 20.14) constituem achados frequentes. A blefaroconjuntivite é encontrada em 57,1% dos casos.[8] A soropositividade para o HTLV-1 não é o único critério para o diagnóstico da DIH, sendo os dados clínicos muito importantes. As manifestações da doença são tão características que, na grande maioria dos casos, o diagnóstico é suspeitado antes da realização do exame sorológico.[8] A DIH associa-se à infecção bacteriana por *Staphylococcus aureus*, principalmente, ou por *Streptococcus beta-hemolyticus*.[8,77]

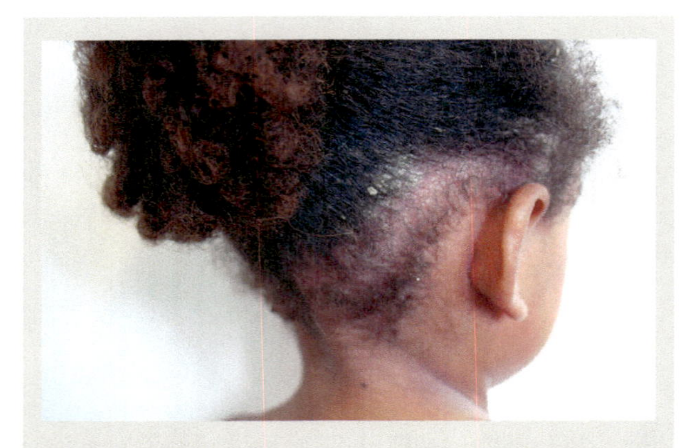

Figura 20.9. Lesões eritematoescamativas em região retroauricular.
Fonte: Acervo da autoria do capítulo.

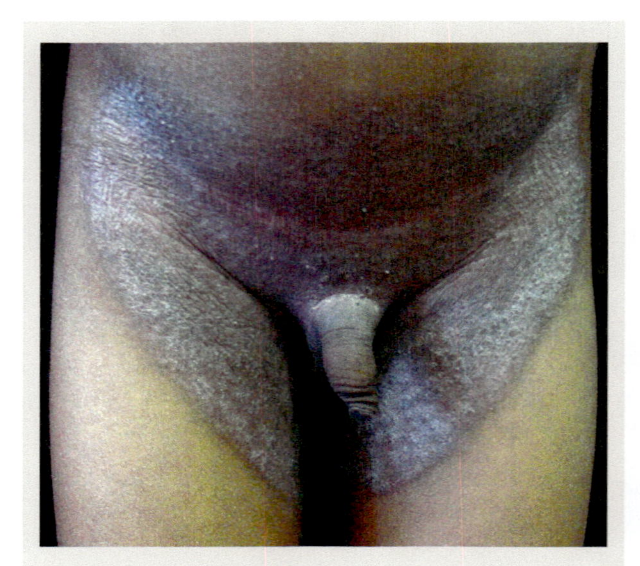

Figura 20.10. Lesão extensa em região inguinocrural estendendo-se até o abdômen.
Fonte: Acervo da autoria do capítulo.

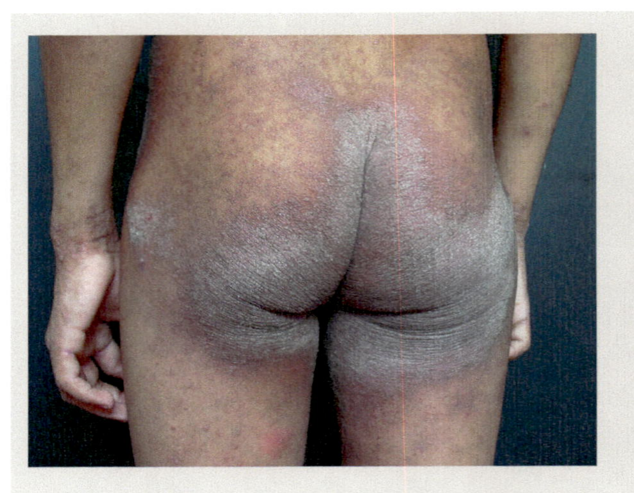

Figura 20.11. Acometimento de região glútea e coxas.
Fonte: Acervo da autoria do capítulo.

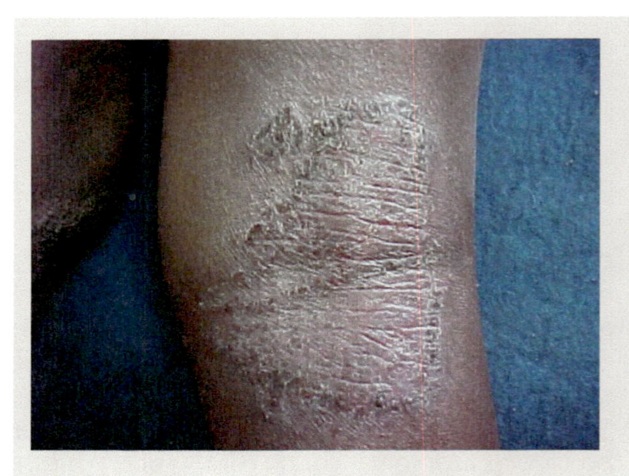

Figura 20.12. Acometimento de dobra cubital.
Fonte: Acervo da autoria do capítulo.

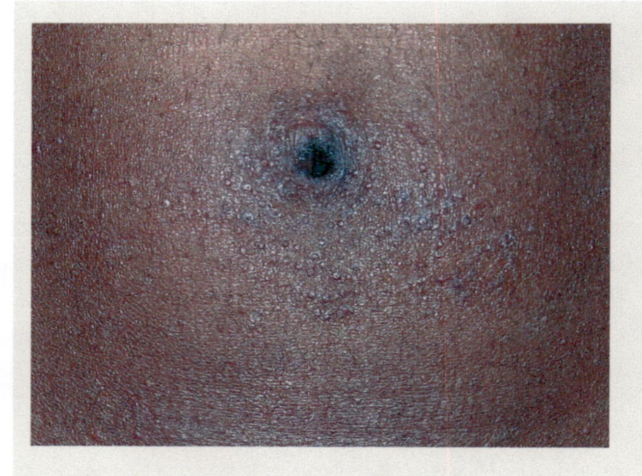

Figura 20.13. Erupção papulosa periumbilical.
Fonte: Acervo da autoria do capítulo.

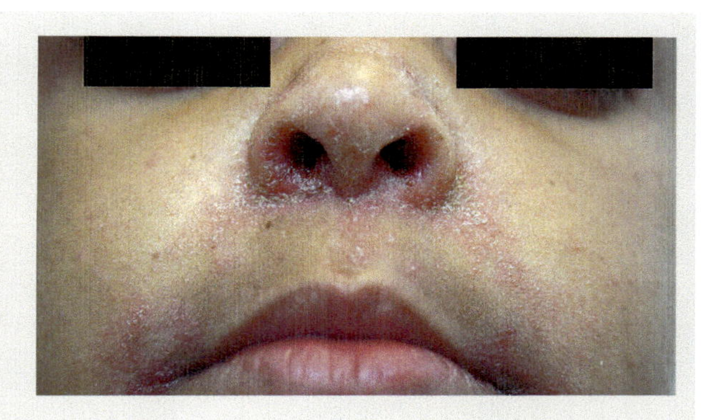

Figura 20.14. Paciente com rinorreia e crostas nasais.
Fonte: Acervo da autoria do capítulo.

Tabela 20.2. Distribuição das lesões em 42 pacientes com dermatite infecciosa associada ao vírus linfotrópico de células T humanas tipo 1.

Distribuição de pacientes com lesões	N (%)
Couro cabeludo	42 (100)
Regiões retroauriculares	42 (100)
Pescoço	37 (88)
Axila	35 (83,3)
Região inguinal	33 (78,6)
Óstio nasal	30 (71,4)
Pavilhão auricular	30 (71,4)
Tórax	27 (64,3)
Abdômen	26 (62)
Fossa antecubital e poplítea	24 (57,1)
Pálpebras	24 (57,1)
Fronte	23 (54,8)
Região perioral	21 (50)
Região umbilical	17 (40,8)
Membros	15 (35,7)
Genitália externa	14 (33,3)
Região glútea	7 (16,6)

Fonte: Oliveira MF, Fatal PL, Primo JR et al., 2012.

A média de idade de início da DIH é de 2,6 anos (2 meses a 11 anos) e a do desaparecimento completo da doença é de 15 anos (10 a 20 anos), mas a doença pode persistir até, pelo menos, os 23 anos de idade.[8]

Diagnóstico

Foi proposta uma modificação dos principais critérios estabelecidos por La Grenade et al.[78] para o diagnóstico clínico da DIH (Quadro 20.2).[6,8] De acordo com os critérios iniciais, as áreas lesadas na DIH eram couro cabeludo, axilas, pavilhão auricular, regiões retroauriculares e inguinal, pálpebras, região perinasal e pescoço; no entanto, não houve referência à frequência das áreas envolvidas. Nos casos observados na Bahia, as lesões estavam presentes em maior número de áreas, sendo sempre encontradas em ≥ 3 áreas e o couro cabeludo e as regiões retroauriculares sempre foram afetadas.[8] Assim, nos critérios modificados, enfatizou-se a necessidade de envolvimento de ≥ 3 áreas, incluindo essas regiões.[8] Crostas nas narinas foram observadas em 64,3% dos pacientes e, por vezes, apareciam apenas durante as subsequentes recaídas. Portanto, este aspecto não foi considerado um fator obrigatório para o diagnóstico, embora represente um critério importante quando presente. Como a rinorreia é um sintoma comum nas crianças em várias outras doenças, acreditou-se que não deveria se constituir em um critério importante para o diagnóstico. Contudo, por um lado, o caráter recidivante da doença, não presente nos critérios principais originais,[78] é característico da DIH, devendo ser considerado indispensável para confirmar o diagnóstico.[6,8] Por outro lado, a exigência de início na primeira infância não foi considerado porque a doença pode iniciar-se, mais tarde, por exemplo, aos 11 anos de idade ou no adulto.[8] É importante considerar não só o diagnóstico sorológico, que pode falhar (embora com pouca frequência), mas também o diagnóstico da infecção por biologia molecular. Em doentes soronegativos com as características clássicas da DIH, o teste da reação em cadeia da polimerase (PCR) para o HTLV-1 deve ser realizada em células mononucleares do sangue periférico para esclarecer o diagnóstico.[8] Não consideramos os critérios secundários de La Grenade et al. (1998)[78] porque constituem aspectos que podem estar presentes em várias outras condições patológicas.

Quadro 20.2. Critérios principais para o diagnóstico de dermatite infecciosa associada ao vírus linfotrópico de células T humanas.

1. Presença de lesões eritematosoescamosas, exsudativas e crostosas do couro cabeludo, áreas retroauriculares, pescoço, axilas, virilha, pele paranasal e perioral, orelhas, tórax, abdômen e outros locais
2. Crostas de narinas e/ou rinorreia
3. Dermatite crônica recorrente com resposta imediata à terapia apropriada, mas recorrência imediata na descontinuação do tratamento
4. Diagnóstico de infecção por HTLV-1 (por testes sorológicos ou biológicos moleculares)

Dos quatro critérios principais, três são necessários para o diagnóstico, com inclusão obrigatória de 1, 3 e 4. Para cumprir o critério 1, é necessário envolvimento de 3 ou mais dos locais, incluindo envolvimento do couro cabeludo e áreas retroauriculares.

HTLV-1: vírus linfotrópico de células T humanas tipo 1.
Fonte: Adaptado de La Grenade L, Manns A, Fletcher V et al., 1998; Bittencourt AL, Oliveira MF, 2010; Oliveira MF, Fatal PL, Primo JR et al., 2012.

Histopatologia

DIH não pode ser diagnosticado por histologia. Microscopicamente, acantose, hiperceratose e/ou paraqueratose e crostas são encontradas. A espongiose está presente em apenas 50% dos casos. Em alguns casos, ocorre obliteração da camada basal e epidermotropismo dos linfócitos, mimetizando micose fungoide. Na derme, uma infiltração leve a moderada de linfócitos típicos é encontrada, consistindo predominantemente de linfócitos T $CD8^+$ sem granulações citotóxicas.[83]

De acordo com a literatura, as células $CD4^+$ predominam nas lesões cutâneas de dermatite atópica; portanto, o achado de células $CD8^+$ em DIH pode representar mais uma característica distintiva para permitir o diagnóstico diferencial a ser feito entre essas duas doenças.[83]

Diagnóstico diferencial

O diagnóstico diferencial da DIH deve ser feito, principalmente, com as dermatites atópica e seborreica. Na dermatite atópica, que ocorre após os 2 anos de idade, as lesões lembram em parte as da DIH; contudo, nesta doença, as lesões são mais exsudativas, infectadas e exuberantes e a crosta nas narinas é frequentemente encontrada. A presença de lesões nas fossas antecubital e poplítea (Figura 20.12) pode, por vezes, dificultar o diagnóstico diferencial com a dermatite atópica.[8] Na dermatite seborreica, por um lado, as lesões são eritematosas e descamativas, mas bem menos infectadas do que as encontradas na DIH. Por outro lado, a rinite e a erupção papular podem estar presentes na DIH, características que não se encontram na dermatite seborreica. Outra diferença muito relevante é a presença de prurido na DIH, que é praticamente inexistente na dermatite seborreica. Nesta dermatite, as escamas são oleosas e o Pityrosporum é frequentemente encontrado. Além disso, a DIH responde bem ao tratamento com sulfametoxazol/trimetoprim e antibióticos.[8]

Progressão para MAH/PET e LLcTA

A DIH e a MAH/PET têm resposta imunológica do tipo Th1 exagerada e, também, elevada carga pró-viral sugerindo que a DIH deva constituir fator de risco para o desenvolvimento da mielopatia.[84] Na Bahia (Brasil), registra-se progressão para MAH/PET em 54% dos casos de DIH infantojuvenil. A média de idade de início dos sintomas neurológicos é de 9 anos, iniciando-se sempre durante o período de atividade da DIH.[85] Estudo de pacientes de DIH ao longo de vários anos demonstrou, por um lado, que pacientes de DIH, quando evoluem para MAH/PET, não apresentam aumento da carga pró-viral. Por outro lado, a carga pró-viral dos pacientes que têm regressão da doença mantem-se igualmente elevada. Isso indica que, mesmo após a cura clínica da doença, esses indivíduos devem ser acompanhados, pois há risco de desenvolvimento de outras doenças graves associadas ao HTLV-1.[86]

A DIH também pode evoluir para ATL. Existem poucas publicações documentando esta progressão durante o período de atividade da DIH.[9,10,12] Recentemente, observamos o quarto caso dessa evolução. Ocorreu em paciente portador de DIH, desde a infância, e que desenvolveu ATL aos 18 anos. Curiosamente, o processo ocorreu em locais onde existiam previamente lesões de DIH ou em áreas frequentemente atingidas pela doença (comunicação pessoal ALB). Trinta e sete por cento dos casos de ATL com envolvimento da pele, observados na Bahia, relataram história de eczema grave na infância muito sugestivo de DIH.[29] Todavia, já foram observadas células anormais, incluindo células em flor, em 17% de 30 crianças e adolescentes com DIH.[75] Além disso, observou-se integração pró-viral monoclonal em sete pacientes com DIH infantojuvenil, nos quais a porcentagem de células T anormais ou de células em flor variou entre 2% e 3%. Não foram considerados como forma indolente de ATL porque não tinham linfoma nem $\geq$ 5% de células atípicas no SP. Todos esses pacientes apresentaram policlonalidade de células T.[87] A presença de integração pró-viral sem doença é considerada uma condição pré-ATL.[47] Estes dados sugerem que a DIH constitui fator de risco para o desenvolvimento da ATL. Já se documentou que os pacientes com DIH são menos capazes de reduzir o tamanho dos clones do que os portadores assintomáticos de HTLV-1 e que a DIH aumenta o risco de desenvolvimento de outras doenças associadas ao HTLV-1, pelo aparecimento de novos clones e aumento do número de células infectadas nos clones HTLV-1+ preexistentes.[88]

Tratamento

Como a DIH está sempre associada à infecção bacteriana, responde bem a uma combinação de trimetoprim/sulfametoxazol e a antibióticos; no entanto, a doença repete-se sempre que o medicamento é descontinuado. Recomendam-se também anti-histamínicos, corticosteroides tópicos e emolientes.[6]

DIH do adulto

DIH pode iniciar-se na vida adulta. Desde 2001, foram descritos 12 casos de DIH em adultos, todos na América do Sul, cinco dos quais associados a MAH/PET.[89-95] Recentemente, um estudo que incluiu 12 pacientes adultos com DIH acompanhados por até 18,7 anos comparou os aspectos clinicopatológicos de ambas as formas de DIH observadas na Bahia, Brasil, na mesma unidade dermatológica.[94] A predominância feminina (82%) também ocorreu na forma adulta e as características e a distribuição das lesões foram semelhantes, com constante observação de lesões no couro cabeludo e regiões retroauriculares (Figura 20.15). No entanto, ao contrário da forma infantojuvenil, também foram encontradas lesões nos tornozelos e nas pregas inframamárias. Na forma infantojuvenil, o envolvimento inframamário só ocorre quando as crianças do sexo feminino atingem a puberdade e passam a ter dobras inframamárias (Figura 20.16). Lesões muito extensas envolvendo várias regiões adjacentes, como já referido na forma infantojuvenil, também foram observadas na forma adulta. A recidiva crônica característica da DIH e a frequência de pápulas eritematoescamosas, pápulas foliculares, fissuras retroauriculares e blefaroconjuntivite mostraram-se também semelhantes às descritas na forma infantojuvenil. A frequência de associação com MAH/PET foi elevada (50%), similar à observada na forma infantojuvenil (54%).[85] Em contraste com a forma infantojuvenil, na qual a DIH sempre precede o MAH/PET, em três pacientes adultos a DIH surgiu após o desenvolvimento da mielopatia, igualmente ao observado antes.[93] Níveis elevados da carga pró-viral do HTLV-1 também foram detectados nesta forma de DIH. O tratamento é o mesmo para ambas as formas.[94]

Pode-se concluir que os critérios diagnósticos utilizados para a doença infantojuvenil são perfeitamente aplicáveis à DIH do adulto.

Outras manifestações cutâneas nos portadores de HTLV-1

Xerose e ictiose adquirida

A xerose é o ressecamento da pele, enquanto a ictiose adquirida é clinicamente caracterizada por xerose cutânea com a formação de finas escamas poligonais planas de tamanhos variados, sobretudo nas extremidades.[96] A xerose e a ictiose adquirida foram descritas em até 66,7% dos casos de MAH/PET (Figura 20.17), sendo mais graves nos casos mais avançados da doença.[97] Segundo Hashiguchi,[97] a ictiose adquirida é consequência da hipoidrose

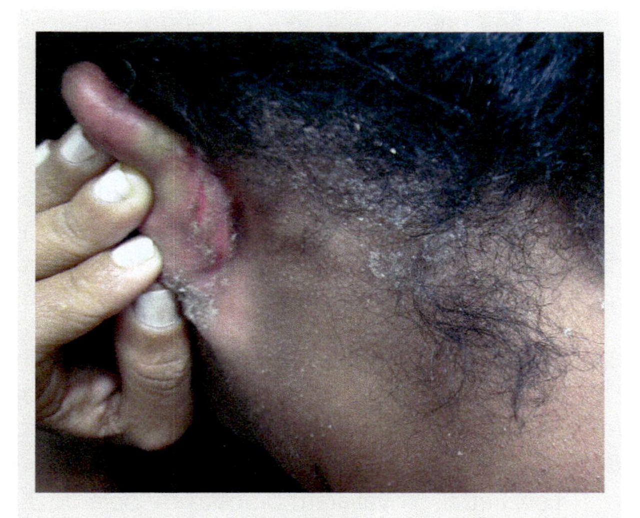

Figura 20.15. Lesões em couro cabeludo e retroauricular em paciente adulta.
Fonte: Acervo da autoria do capítulo.

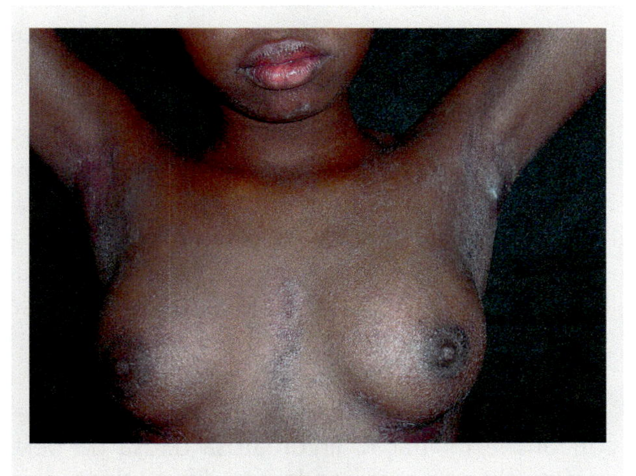

Figura 20.16. Forma infantojuvenil com lesões inframamárias.
Fonte: Acervo da autoria do capítulo.

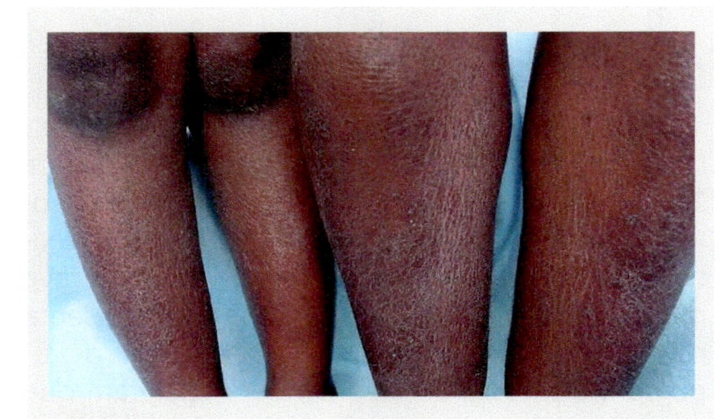

Figura 20.17. Quadro de xerose e ictiose em membros inferiores.
Fonte: Acervo da autoria do capítulo.

encontrada nesses pacientes, podendo ser decorrente de lesão dos nervos autonômicos.[98] Entre 42 casos de DIH infantojuvenil, xerose foi encontrada em 64% e ictiose adquirida em 10% dos casos.[8]

Outra teoria sobre a causa da ictiose adquirida é que ela pode ocorrer após uma lesão inflamatória das glândulas sudoríparas écrinas. *Nested* PCR foi usada para demonstrar a presença de infecção pelo HTLV-1 nas células epiteliais das glândulas sudoríparas écrinas associada à presença de infiltrado linfocitário ao redor dessas glândulas. Foi sugerido que esse processo inflamatório poderia ocasionar distúrbios do suor, que seriam responsáveis pelo ressecamento da pele.[99]

Lenzi et al.[100] avaliaram biópsias de pele de 32 pacientes com MAH/PET e xerose e encontraram infiltrado linfocítico na derme superior em sete casos e na derme profunda em outro caso, frequentemente associado a epidermotropismo de linfócitos. Linfócitos atípicos foram observados em um caso. Esses autores consideraram esses casos sugestivos de linfoma cutâneo.

Milagres et al.[96] estudaram a expressão e a distribuição das queratinas K1, K10, K6, K16, involucrina e o índice proliferativo Ki-67 da epiderme em biópsias de pacientes com MAH/PET com ictiose. Levando em consideração a falta de acantose e a ausência de aumento da cinética celular das células epidérmicas, concluíram que o padrão de ictiose adquirida relacionado ao HTLV-1 não é hiperproliferativo, mas retentivo.

Um padrão semelhante à ictiose pode ser secundário à infiltração linfomatosa difusa da pele; porém, clinicamente, pode ser diferenciado pela espessura da pele e pela presença de outras lesões. No entanto, em caso de dúvida, deve ser realizada biópsia da lesão.

Dermatite seborreica

A dermatite seborreica foi relatada com mais frequência entre os portadores de HTLV-1 (Figura 20.18).[99] Maloney et al.[101] compararam 28 casos soropositivos para HTLV-1 com 280 crianças soronegativas e observaram que a dermatite seborreica teve probabilidade cinco vezes maior de estar presente nas crianças infectadas em comparação com o grupo-controle. Esses autores também relataram que o eczema não reconhecido como DIH tinha duas vezes maior probabilidade de ser encontrado nas crianças infectadas em comparação com o grupo soronegativo.

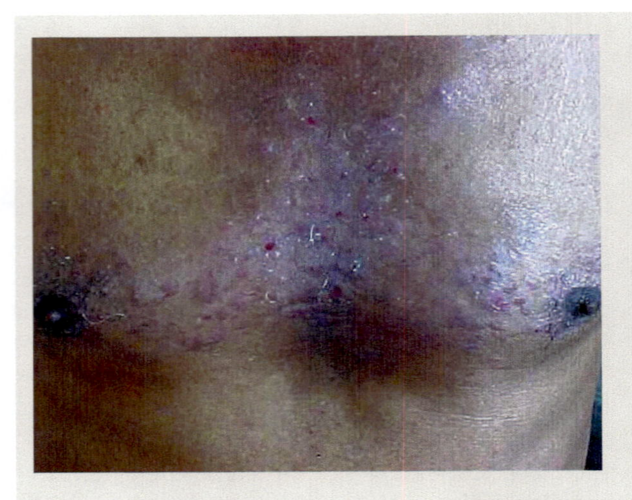

Figura 20.18. Dermatite seborreica em paciente portador de HTLV-1.
Fonte: Acervo da autoria do capítulo.

Infecções cutâneas associadas

Algumas infecções e doenças de pele parasitárias, como dermatofitoses (Figuras 20.19 e 20.20) e escabiose, incluindo escabiose crostosa (Figuras 20.21 e 20.22), ocorrem com maior frequência em indivíduos infectados pelo HTLV-1.[98,102] Em 91 casos de escabiose, Brites et al.[102] detectaram infecção por HIV em 50%, infecção por HTLV-1 em 32% e ambas as infecções em 20%. Em uma coorte de 42 crianças com DIH, 64% tinham escabiose e dois pacientes tinham escabiose crostosa.[8] Menos frequentemente, a escabiose pode aparecer como nódulos disseminados ou com hiperceratose difusa e crostas, denominada "hiperceratose crostosa" ou de "sarna norueguesa".[6]

A infecção prolongada por *Treponema pallidum* é conhecida por causar cancros sifilíticos em coelhos infectados com HTLV-1.[103] Há relato de forma grave de sífilis secundária, referida como sífilis maligna, em portador de HTLV-1 negativo para HIV, possivelmente resultante da coinfecção com HTLV-1. Houve cicatrização completa das lesões cicatrizaram após o tratamento antissifilítico.[104]

Machado et al.[105] encontraram maior prevalência de HTLV-1 (2,5%) em uma coorte de pacientes ambulatoriais com hanseníase em comparação com a prevalência na população geral (1,8%). Esses autores observaram que a coinfecção com HTLV-1 está associada a uma alta taxa de desfechos desfavoráveis na hanseníase, como reações dos tipos 1 e 2 e neurite.

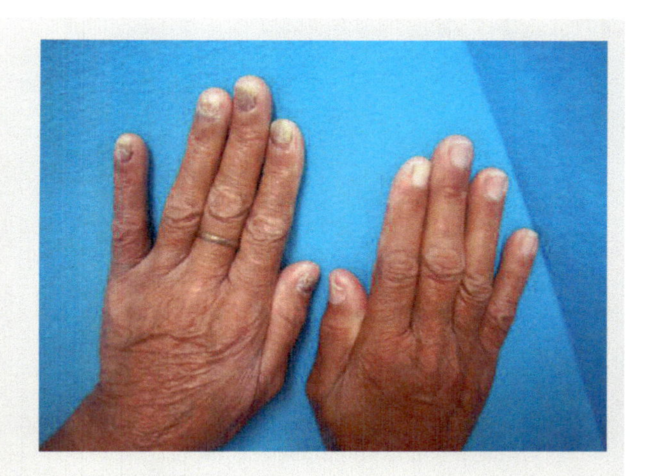

Figura 20.19. Dermatofitose.
Fonte: Acervo da autoria do capítulo.

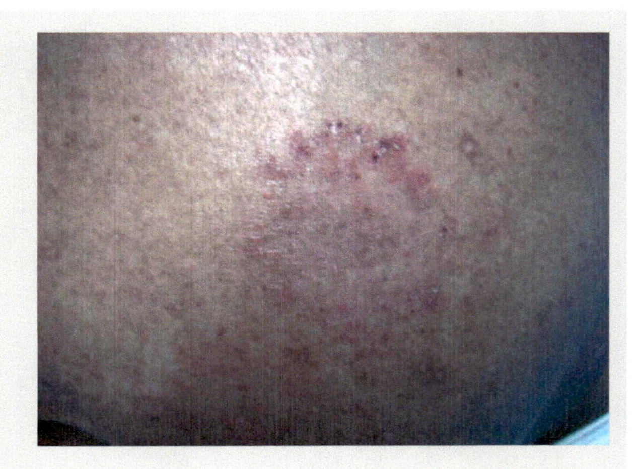

Figura 20.20. Dermatofitose.
Fonte: Acervo da autoria do capítulo.

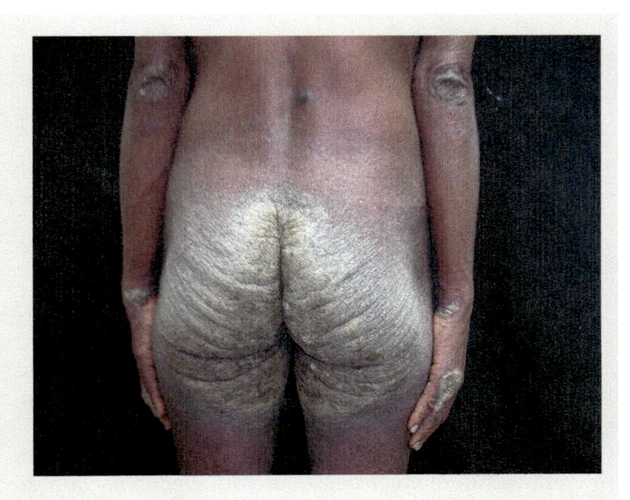

Figura 20.21. Escabiose.
Fonte: Acervo da autoria do capítulo.

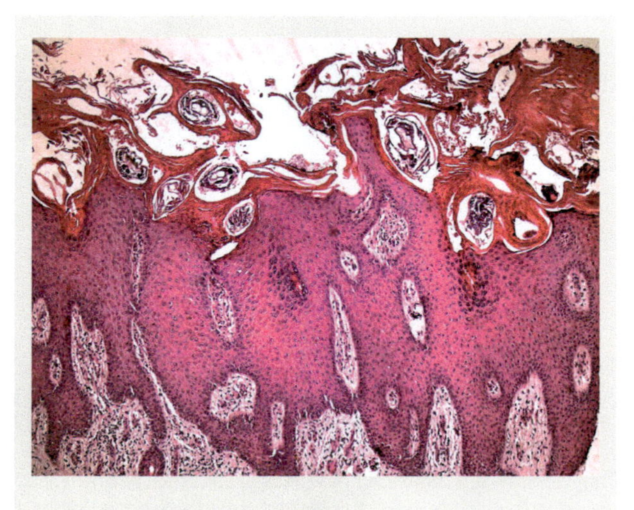

Figura 20.22. Escabiose crostosa.
Fonte: Acervo da autoria do capítulo.

Referências bibliográficas

1. Poiesz BJ, Ruscetti FW, Gazdar AF, Bunn PA, Minna JD, Gallo RC. Detection and isolation of type C retrovirus particles from fresh and cultured lymphocytes of a patient with cutaneous T-cell lymphoma. Proceedings of the National Academy of Sciences of the United States of America. 1980 Dec;77(12):7415-9.
2. Osame M, Usuku K, Izumo S et al. HTLV-1 associated myelopathy: a new clinical entity. Lancet. 1986 May 3;1(8488):1031-2.
3. La Grenade L, Hanchard B, Fletcher V, Cranston B, Blattner W. Infective dermatitis of Jamaican children: a marker for HTLV-1 infection. Lancet. 1990 Dec 1;336(8727):1345-7.
4. Verdonck K, Gonzalez E, Van Dooren S, Vandamme AM, Vanham G, Gotuzzo E. Human T-lymphotropic virus I: recent knowledge about an ancient infection. Lancet Infectious Diseases. 2007 Apr;7(4):266-81. doi: 10.1016/S1473-3099(07)70081-6.
5. Manns A, Hisada M, La Grenade L. Human T-lymphotropic virus type I infection. Lancet. 1999 Jun 5;353(9168):1951-8.
6. Bittencourt AL, Oliveira MF. Cutaneous manifestations associated with HTLV-1 infection. International Journal of Dermatology. 2010 Oct;49(10):1099-110. doi: 10.1111/j.1365-4632.2010.04568.x.
7. Bittencourt AL, Vieira MG, Brites CR, Farre L, Barbosa HS. Adult T-cell leukemia/lymphoma in Bahia, Brazil: analysis of prognostic factors in a group of 70 patients. American Journal of Clinical Pathology. 2007 Nov;128(5):875-82. doi: 10.1309/2YGD1P0QCVCWBLDX.
8. Oliveira MF, Fatal PL, Primo JR et al. Infective dermatitis associated with human T-cell lymphotropic virus type I: evaluation of 42 cases observed in Bahia, Brazil. Clinical Infectious Diseases. 2012 Jun;54(12):1714-9. doi: 10.1093/cid/cis273.
9. Farre L, Oliveira MF, Primo J, Vandamme AM, Van Weyenbergh J, Bittencourt AL. Early sequential development of infective dermatitis, human T-cell lymphotropic virus type I-associated myelopathy and adult T-cell leukemia/lymphoma. Clinical Infectious Diseases. 2008 Feb 1;46(3):440-2. doi: 10.1086/524695.

10. Goncalves DU, Guedes AC, Carneiro-Proietti AB, Lambertucci JR. HTLV-1 associated infective dermatitis may be an indolent HTLV-1 associated lymphoma. Brazilian Journal of Infectious Diseases. 2000 Apr;4(2):100-2.
11. Hanchard B, La Grenade L, Carberry C et al. Childhood infective dermatitis evolving into adult T-cell leukemia after 17 years. Lancet. 1991 Dec 21-28;338(8782-8783):1593-4.
12. Oliveira PD, Magalhaes M, Argolo JM, Bittencourt AL, Farre L. Double integration band of HTLV-1 in a young patient with infective dermatitis who developed an acute form of adult T-cell leukemia/lymphoma. Journal of Clinical Virology. 2013 Feb;56(2):163-6. doi: 10.1016/j.jcv.2012.10.010.
13. Bittencourt A, Brites C, Pereira Filho C, Dias N, Vieira M. Linfoma/leucemia de células T associado ao HTLV-1 (ATL) em criança e adolescente. An Bras Dermatol. 2001;76(Supl 2):88.
14. Gessain A, Cassar O. Epidemiological aspects and world distribution of HTLV-1 infection: review. Front Microbiol. 2012 Nov 15;3:388. doi: 10.3389/fmicb.2012.00388.
15. Catalan-Soares B, Carneiro-Proietti AB, Proietti FA; Interdisciplinary HRG. Heterogeneous geographic distribution of human T-cell lymphotropic viruses I and II (HTLV-1/2): serological screening prevalence rates in blood donors from large urban areas in Brazil. Cadernos de Saúde Pública. 2005 Maio-Jun;21(3):926-31. doi: S0102-311X2005000300027.
16. Dourado I, Alcantara LC, Barreto ML, Teixeira MG, Galvão-Castro B. HTLV-1 in the general population of Salvador, Brazil: a city with African ethnic and sociodemographic characteristics. Journal of Acquired Immune Deficiency Syndromes. 2003 Dec 15;34(5):527-31.
17. Iwanaga M, Watanabe T, Yamaguchi K. Adult T-cell leukemia: a review of epidemiological evidence. Front Microbiol. 2012;3:322. doi: 10.3389/fmicb.2012.00322.
18. Bittencourt AL, Oliveira PD, Andrade AC et al. Analysis of cutaneous lymphomas in a medical center in Bahia, Brazil. American Journal of Clinical Pathology. 2013 Sep;140(3):348-54. doi: 10.1309/AJCPL52QGQPZWFHE.
19. Oliveira MSP, Matutes E, Schulz T et al. T-cell malignancies in Brazil: clinico-pathological and molecular studies of HTLV-1 positive and negative cases. International Journal of Cancer. 1995 Mar 16;60(6):823-7.
20. Takahashi K, Takezaki T, Oki T et al., Mother-to-Child Transmission Study Group. Inhibitory effect of maternal antibody on mother-to-child transmission of human T-lymphotropic virus type I. International Journal of Cancer. 1991 Nov 11;49(5):673-7.
21. Brasil. Ministério da Saúde. Atenção ao pré-natal de baixo risco – Caderno de atenção básica. Ministério da Saúde; 2013. v. 32, p. 318.
22. Uchiyama T, Yodoi J, Sagawa K, Takatsuki K, Uchino H. Adult T-cell leukemia: clinical and hematologic features of 16 cases. Blood. 1977 Sep;50(3):481-92.
23. Shimoyama M. Diagnostic criteria and classification of clinical subtypes of adult T-cell leukemia-lymphoma: a report from the Lymphoma Study Group (1984-1987). British Journal of Hematology. 1991 Nov;79(3):428-37.
24. Tsukasaki K, Hermine O, Bazarbachi A et al. Definition, prognostic factors, treatment and response criteria of adult T-cell leukemia-lymphoma: a proposal from an international consensus meeting. Journal of Clinical Oncology. 2009 Jan 20;27(3):453-9. doi: 10.1200/JCO.2008.18.2428.
25. Takatsuki K. Adult T-cell leukemia. Oxford Medical Publications; 1994.
26. Bittencourt AL, Barbosa HS, Pimenta A, Farre L. A case of adult T-cell leukemia/lymphoma (ATL) with a survival of more than 13 years. Acta Oncol (Stockholm). 2008;47(5):981-3. doi: 10.1080/02841860701704732.
27. Bittencourt AL, Barbosa HS, Requião C et al. Adult T-cell leukemia/lymphoma with a mixed CD4+ and CD8+ phenotype and indolent course. Journal of Clinical Oncology. 2007 Jun 10;25(17):2480-2. doi: 10.1200/jco.2007.11.3043.
28. Bittencourt AL. A infecção pelo HTLV-1 na faixa infanto-juvenil. In: Cadernos Hemominas – HTLV. 6. ed. Belo Horizonte: Fundação Hemominas; 2015. cap. 17, p. 345-72.
29. Bittencourt AL, Barbosa HS, Vieira MG, Farre L. Adult T-cell leukemia/lymphoma (ATL) presenting in the skin: clinical, histological and immunohistochemical features of 52 cases. Acta Oncol (Stockholm). 2009;48(4):598-604. doi: 10.1080/02841860802657235.
30. Tsukasaki K, Tanosaki S, De Vos S et al. Identifying progression-associated genes in adult T-cell leukemia/lymphoma by using oligonucleotide microarrays. International Journal of Cancer. 2004 May 10;109(6):875-81. doi: 10.1002/ijc.20028.
31. Matutes E. Adult T-cell leukemia/lymphoma. Journal of Clinical Pathology. 2007 Dec;60(12):1373-7. doi: 10.1136/jcp.2007.052456.
32. Ratner L. Human T-cell lymphotropic virus associated leukemia/lymphoma. Current Opinion in Oncology. 2005 Sep;17(5):469-73.
33. Takasaki Y, Iwanaga M, Imaizumi Y et al. Long-term study of indolent adult T-cell leukemia-lymphoma. Blood. 2010 Jun 3;115(22):4337-43. doi: 10.1182/blood-2009-09-242347.
34. Sawada Y, Shimauchi T, Yamaguchi T et al. Combination of skin-directed therapy and oral etoposide for smoldering adult T-cell leukemia/lymphoma with skin involvement. Leukemia and Lymphoma. 2013 Mar;54(3):520-7. doi: 10.3109/10428194.2012.715351.
35. Setoyama M, Katahira Y, Kanzaki T. Clinicopathologic analysis of 124 cases of adult T-cell leukemia/lymphoma with cutaneous manifestations: the smouldering type with skin manifestations has a poorer prognosis than previously thought. Journal of Dermatology. 1999 Dec;26(12):785-90.
36. Germain M, Williams J, Skelton HG, Smith KJ. Smoldering HTLV-1 induced T-cell lymphoma localized within the skin: a radiation-resistant tumor. International Journal of Dermatology. 2000 Nov;39(11):815-21.
37. Peter SA, Cervantes JF. Hypercalcemia associated with adult T-cell leukemia/lymphoma (ATL). J Natl Med Assoc. 1995 Oct;87(10):746-8.
38. Yamada Y, Kamihira S, Murata K et al. Frequent hepatic involvement in adult T-cell leukemia: comparison with non-Hodgkin's lymphoma. Leukemia and Lymphoma. 1997 Jul;26(3-4):327-35. doi: 10.3109/10428199709051782.
39. Kiyokawa T, Yamaguchi K, Takeya M et al. Hypercalcemia and osteoclast proliferation in adult T-cell leukemia. Cancer. 1987 Mar 15;59(6):1187-91.
40. Bittencourt AL, Mota K, Oliveira RF, Farre L. A dyshidrosis-like variant of adult T-cell leukemia/lymphoma with clinicopathological aspects of mycosis fungoides: a case report. American Journal of Dermatopathology. 2009 Dec;31(8):834-7. doi: 10.1097/DAD.0b013e3181ac04fe.

41. Oliveira PD, Torres IS, Oliveira RF, Bittencourt AL. Acute adult T-cell leukemia/lymphoma (ATL) presenting with cutaneous purpuric lesions: a rare presentation. Acta Oncol (Stockholm). 2011 May;50(4):595-7. doi: 10.3109/0284186X.2010.534815.
42. Sawada Y, Hino R, Hama K et al. Type of skin eruption is an independent prognostic indicator for adult T-cell leukemia/lymphoma. Blood. 2011 Apr 14;117(15):3961-7. doi: 10.1182/blood-2010-11-316794.
43. Tsukasaki K, Imaizumi Y, Tawara M et al. Diversity of leukemic cell morphology in ATL correlates with prognostic factors, aberrant immunophenotype and defective HTLV-1 genotype. British Journal of Hematology. 1999 May;105(2):369-75.
44. Etoh K, Tamiya S, Yamaguchi K et al. Persistent clonal proliferation of human T-lymphotropic virus type 1 infected cells in vivo. Cancer Research. 1997 Nov 1;57(21):4862-7.
45. Kamihira S, Sugahara K, Tsuruda K et al. Proviral status of HTLV-1 integrated into the host genomic DNA of adult T-cell leukemia cells. Clinical and Laboratory Hematology. 2005 Aug;27(4):235-41. doi: 10.1111/j.1365-2257.2005.00698.x.
46. Marchetti MA, Pulitzer MP, Myskowski PL et al. Cutaneous manifestations of human T-cell lymphotrophic virus type I associated adult T-cell leukemia/lymphoma: a single-center, retrospective study. Journal of the American Academy of Dermatology. 2015 Feb;72(2):293-301. doi: 10.1016/j.jaad.2014.10.006.
47. Imaizumi Y, Iwanaga M, Tsukasaki K, Hata T, Tomonaga M, Ikeda S. Natural course of HTLV-1 carriers with monoclonal proliferation of T lymphocytes ("pre-ATL") in a 20-year follow-up study. Blood. 2005 Jan 15;105(2):903-4. doi: 10.1182/blood-2004-06-2489.
48. Karube K, Suzumiya J, Okamoto M et al. Adult T-cell lymphoma/leukemia with angioimmunoblastic T-cell lymphomalike features: report of 11 cases. American Journal of Surgical Pathology. 2007 Feb;31(2):216-23. doi: 10.1097/01.pas.0000213325.79368.2c.
49. Huang CT, Lee YH, Chow KC et al. Adult T-cell leukemia/lymphoma can mimic other lymphomas in a non-endemic area: dilemmas in diagnosis and treatment. Intern Med J. Apr 2014;44(4):374-83. doi: 10.1111/imj.12394.
50. Willemze R, Jaffe ES, Burg G et al. WHO-EORTC classification for cutaneous lymphomas. Blood. 2005 May 15;105(10):3768-85. doi: 10.1182/blood-2004-09-3502.
51. Roncador G, Garcia JF et al. FOXP3, a selective marker for a subset of adult T-cell leukemia/lymphoma. Leukemia. 2005 Dec;19(12):2247-53. doi: 10.1038/sj.leu.2403965.
52. Bittencourt AL, Barbosa HS, Brites C et al. Clinicopathological aspects of HTLV-1 positive and negative cutaneous T-cell lymphoma: a comparative study. Eur J Dermatol. 2000;7(4):283-9.
53. Bazarbachi A, Plumelle Y, Ramos JC et al. Meta-analysis on the use of zidovudine and interferon-alfa in adult T-cell leukemia/lymphoma showing improved survival in the leukemic subtypes. Journal of Clinical Oncology. 2010 Sep 20;28(27):4177-83. doi: 10.1200/JCO.2010.28.0669.
54. Tsukasaki K, Imaizumi Y, Tokura Y et al. Meeting report on the possible proposal of an extranodal primary cutaneous variant in the lymphoma type of adult T-cell leukemia-lymphoma. Journal of Dermatology. 2014 Jan;41(1):26-8. doi: 10.1111/1346-8138.12374.
55. Kudo H, Fukushima S, Masuguchi S, Sakai K, Jinnin M, Ihn H. Cutaneous type adult T-cell leukemia/lymphoma successfully treated with narrowband ultraviolet B phototherapy. Clinical and Experimental Dermatology. 2012 Mar;37(2):183-4. doi: 10.1111/j.1365-2230.2011.04141.x.
56. Takemori N, Hirai K, Onodera R et al. Satisfactory remission achieved by PUVA therapy in a case of crisis-type adult T-cell leukemia/lymphoma with generalized cutaneous leukemic cell infiltration. British Journal of Dermatology. 1995 Dec;133(6):955-60.
57. Katsuya H, Ishitsuka K, Utsunomiya A et al. Treatment and survival among 1,594 patients with ATL. Blood. 2015 Dec 10;126(24):2570-7. doi: 10.1182/blood-2015-03-632489.
58. Gill PS, Harrington Jr W, Kaplan MH et al. Treatment of adult T-cell leukemia-lymphoma with a combination of interferon alfa and zidovudine. New England Journal of Medicine. 1995 Jun 29;332(26):1744-8. doi: 10.1056/NEJM199506293322603.
59. Barbeau B, Hiscott J, Bazarbachi A et al. Conference highlights of the 16th International Conference on Human Retrovirology: HTLV and related retroviruses; 2013 June 26-30; Montreal, Canada. Retrovirology. 2014;11:19. doi: 10.1186/1742-4690-11-19.
60. Uozumi K. Treatment of adult T-cell leukemia. Journal of Clinical and Experimental Hematopathology (JCEH). 2010;50(1):9-25.
61. Tsukasaki K, Utsunomiya A, Fukuda H et al., Japan Clinical Oncology Group Study (JCOG). VCAP-AMP-VECP compared with biweekly CHOP for adult T-cell leukemia-lymphoma. Journal of Clinical Oncology. 2007 Dec 1;25(34):5458-64. doi: 10.1200/JCO.2007.11.9958.
62. Di Venuti G, Nawgiri R, Foss F. Denileukin diftitox and hyper-CVAD in the treatment of human T-cell lymphotropic virus I associated acute T-cell leukemia/lymphoma. Clinical Lymphoma. 2003 Dec;4(3):176-8.
63. Teshima T, Akashi K, Shibuya T et al. Central nervous system involvement in adult T-cell leukemia/lymphoma. Cancer. 1990 Jan 15;65(2):327-32.
64. Hande KR, Garrow GC. Acute tumor lysis syndrome in patients with high-grade non-Hodgkin's lymphoma. American Journal of Medicine. 1993 Feb;94(2):133-9.
65. Tsukasaki K, Maeda T, Arimura K et al. Poor outcome of autologous stem cell transplantation for adult T-cell leukemia/lymphoma: a case report and review of the literature. Bone Marrow Transplantation. 1999 Jan;23(1):87-9. doi: 10.1038/sj.bmt.1701533.
66. Utsunomiya A, Choi I, Chihara D, Seto M. Recent advances in the treatment of adult T-cell leukemia-lymphomas. Cancer Science. 2015 Apr;106(4):344-51. doi: 10.1111/cas.12617.
67. Hishizawa M, Kanda J, Utsunomiya A et al. Transplantation of allogeneic hematopoietic stem cells for adult T-cell leukemia: a nationwide retrospective study. Blood. 2010 Aug 26;116(8):1369-76. doi: 10.1182/blood-2009-10-247510.
68. Cook LB, Fuji S, Hermine O et al. International Consensus Meeting Report: revised adult T-cell leukemia-lymphoma. Journal of Clinical Oncology. 2019 Mar 10;37(8):677-87. doi: 10.1200/JCO.18.00501.
69. Hermine O, Ramos JC, Tobinai K. A review of new findings in adult T-cell leukemia-lymphoma: a focus on current and emerging treatment strategies. Adv Ther. 2018 Feb; 35(2):135-52. doi: 10.1007/s12325-018-0658-4.

70. Oken MM, Creech RH, Tormey DC et al. Toxicity and response criteria of the Eastern Cooperative Oncology Group. American Journal of Clinical Oncology. 1982 Dec;5(6):649-55.
71. Shimoyama M. Major prognostic factors of patients with adult T-cell leukemia-lymphoma: a cooperative study. Leukemia Research. 1991;15(2-3):81-90.
72. Katsuya H, Yamanaka T, Ishitsuka K et al. Prognostic index for acute and lymphoma type adult T-cell leukemia/lymphoma. Journal of Clinical Oncology. 2012 May 10;30(14):1635-40. doi: 10.1200/JCO.2011.38.2101.
73. Ribeiro MA, Martins ML, Teixeira C et al. Blocking vertical transmission of human T-cell lymphotropic virus type I and II through breastfeeding interruption. Pediatric Infectious Disease Journal. 2012 Nov;31(11):1139-43. doi: 10.1097/INF.0b013e318263215e.
74. Gabet AS, Mortreux F, Talarmin A et al. High circulating proviral load with oligoclonal expansion of HTLV-1 bearing T cells in HTLV-1 carriers with strongyloidiasis. Oncogene. 2000 Oct 12;19(43):4954-60. doi: 10.1038/sj.onc.1203870.
75. Oliveira MF, Vieira MG, Primo J et al. Flower cells in patients with infective dermatitis associated with HTLV-1. Journal of Clinical Virology. 2010 Aug;48(4):288-90. doi: 10.1016/j.jcv.2010.05.005.
76. Sweet RD. A pattern of eczema in Jamaica. British Journal of Dermatology. 1966 Feb;78(2):93-100. doi: 10.1111/j.1365-2133.1966.tb12181.x.
77. Walshe MM. Infective dermatitis in Jamaican children. British Journal of Dermatology. 1967 Apr;79(4):229-36. doi: 10.1111/j.1365-2133.1967.tb11479.x.
78. La Grenade L, Manns A, Fletcher V et al. Clinical, pathologic and immunologic features of human T-lymphotrophic virus type I associated infective dermatitis in children. Arch Dermatol. 1998 Apr;134(4):439-44. doi: 10.1001/archderm.134.4.439.
79. Tsukasaki K, Yamada Y, Ikeda S, Tomonaga M. Infective dermatitis among patients with ATL in Japan. International Journal of Cancer. 1994 Apr 15;57(2):293. doi: 10.1002/ijc.2910570227.
80. Araujo AP, Fontenelle LM, Padua PA, Maia Filho HS, Ade QA. Juvenile human T-lymphotropic virus type I associated myelopathy. Clinical Infectious Diseases. 2002 Jul 15;35(2):201-4. doi: 10.1086/341251.
81. Maya TC, Schor D, Lenzi MER, Leite ACCB, Araujo AQC, Serapião MJ et al. Dermatite infectiva associada ao HTLV-1: relato de caso. An Bras Dermatol. 1996;71(2):115-8.
82. Steglich RB, Tonoli RE, Souza PR, Pinto GM, Riesgo RS. HTLV-1 associated infective dermatitis and probable HTLV-1 associated myelopathy in an adolescent female. An Bras Dermatol. 2015 May-Jun;90(3 Suppl 1):55-8. doi: 10.1590/abd1806-4841.20153462.
83. Bittencourt AL, Oliveira MF, Brites C, Van Weyenbergh J, Vieira MS, Araujo I. Histopathological and immunohistochemical studies of infective dermatitis associated with HTLV-1. Eur J Dermatol. 2005 Jan-Feb;15(1):26-30.
84. Nascimento MC, Primo J, Bittencourt AL et al. Infective dermatitis has similar immunological features to human T-lymphotropic virus type I associated myelopathy/tropical spastic paraparesis. Clinical and Experimental Immunology. 2009 Jun;156(3):455-62. doi: 10.1111/j.1365-2249.2008.03869.x.
85. Varandas CMN, Silva JLS, Primo JRL et al. Early juvenile human T-cell lymphotropic virus type I associated myelopathy/tropical spastic paraparesis: study of 25 patients. Clinical Infectious Diseases. 2018 Oct 15;67(9):1427-33. doi: 10.1093/cid/ciy289.
86. Batista ES, Oliveira PD, Primo J et al. HTLV-1 proviral load in infective dermatitis associated with HTLV-1 does not increase after the development of HTLV-1 associated myelopathy/tropical spastic paraparesis and does not decrease after IDH remission. PLoS Neglected Tropical Diseases. 2019 Dec;13(12):e0007705. doi: 10.1371/journal.pntd.0007705.
87. Bittencourt AL, Argolo JM, Oliveira MFSP, Farre L. Infective dermatitis associated with HTLV-1 represents a pre-adult T-cell leukemia/lymphoma (ATLL) condition. Annals of the Sixty Annual T-cell Lymphoma Forum; 2014; San Francisco.
88. Gillet NA, Cook L, Laydon DJ et al. Strongyloidiasis and infective dermatitis alter human T-lymphotropic virus I clonality in vivo. PLoS Pathogens. 2013;9(4):e1003263. doi: 10.1371/journal.ppat.1003263.
89. Salomón M, Maquera L, Del Solar M, Bravo F. Dermatitis infectiva asociada a HTLV-1 en adultos. Folia Dermatológica Peruana. 2001;12(1):41-3.
90. Olivares LDA G, Martinetti C, Ciccia L, Forero O, Anaya J. Dermatitis infectiva asociada a HTLV-1, en un adulto. Dermatología Argentina. 2009 Apr 30;15(1):49-53.
91. Maragno L, Casseb J, Fukumori LM et al. Human T-cell lymphotropic virus type I infective dermatitis emerging in adulthood. International Journal of Dermatology. 2009 Jul;48(7):723-30. doi: 10.1111/j.1365-4632.2009.04008.x.
92. Okajima R, Casseb J, Sanches JA. Co-presentation of human T-cell lymphotropic virus type I (HTLV-1) associated myelopathy/tropical spastic paraparesis and adult-onset infective dermatitis associated with HTLV-1 infection. International Journal of Dermatology. 2013 Jan;52(1):63-8. doi: 10.1111/j.1365-4632.2012.05606.x.
93. Ortiz BM, Riveros R, Medina R, Morel M. Infective dermatitis in an adult patient with HTLV-1. American Journal of Dermatopathology. 2015 Dec;37(12):944-8. doi: 10.1097/DAD.0000000000000312.
94. Souza LS, Silva TS, Oliveira MFP, Farre L, Bittencourt AL. Clinicopathological aspects and proviral load of adulthood infective dermatitis associated with HTLV-1: comparison between juvenile and adulthood forms. PLoS Neglected Tropical Diseases. 2020 Apr;14(4):e0008241. doi: 10.1371/journal.pntd.0008241.
95. Bittencourt AL, Oliveira MF, Ferraz N, Vieira M, Muniz A, Brites C. Adult-onset infective dermatitis associated with HTLV-1. Clinical and immunopathological aspects of two cases. Eur J Dermatol. 2006 Jan-Feb;16(1):62-6.
96. Milagres SP, Sanches Jr JA, Milagres AC, Valente NY. Histopathological and immunohistochemical assessment of acquired ichthyosis in patients with human T-cell lymphotropic virus type I associated myelopathy. British Journal of Dermatology. 2003 Oct;149(4):776-81. doi: 10.1046/j.1365-2133.2003.05567.x.
97. Hashiguchi TO, Osame M, Arimura K. Skin manifestations in HTLV-1 associated myelopathy (HAM): xerosis and erythema. In: Roman GC, Vernant JC, Osame M (ed.). HTLV-1 and the nervous system. Alan R. Liss; 1989. p. 414-5.

98. Goncalves DU, Guedes AC, Proietti AB et al. Dermatologic lesions in asymptomatic blood donors seropositive for human T-cell lymphotropic virus type I. Am J Trop Med Hyg. 2003 May;68(5):562-5. doi: 10.4269/ajtmh.2003.68.562.
99. Setoyama M, Mizoguchi S, Eizuru Y. Human T-cell lymphotropic virus type I infects eccrine sweat gland epithelia. International Journal of Cancer. 1999 Mar 1;80(5):652-5. doi: 10.1002/(sici)1097-0215(19990301)80:5<652:aid-ijc3>3.0.co;2-p.
100. Lenzi ME, Cuzzi-Maya T, Oliveira AL, Andrada-Serpa MJ, Araujo AQ. Dermatological findings of human T-lymphotropic virus type I (HTLV-I) associated myelopathy/tropical spastic paraparesis. Clinical Infectious Diseases. 2003 Feb 15;36(4):507-13. doi: 10.1086/367572.
101. Maloney EM, Wiktor SZ, Palmer P et al. A cohort study of health effects of human T-cell lymphotropic virus type I infection in Jamaican children. Pediatrics. 2003 Aug;112(2):e136-42. doi: 10.1542/peds.112.2.e136.
102. Brites C, Weyll M, Pedroso C, Badaro R. Severe and Norwegian scabies are strongly associated with retroviral (HIV-1/HTLV-1) infection in Bahia, Brazil. AIDS (London, England). 2002 Jun 14;16(9):1292-3. doi: 10.1097/00002030-200206140-00015.
103. Tseng CT, Sell S. Protracted treponema pallidum-induced cutaneous chancres in rabbits infected with human T-cell leukemia virus type I. AIDS Research and Human Retroviruses. 1991 Mar;7(3):323-31. doi: 10.1089/aid.1991.7.323.
104. Carnauba Jr D, Bittencourt AL, Brites C. Atypical presentation of syphilis in an HTLV-1 infected patient. Brazilian Journal of Infectious Diseases. 2003 Aug;7(4):273-7. doi: 10.1590/s1413-86702003000400008.
105. Machado PR, Machado LM, Shibuya M, Rego J, Johnson WD, Glesby MJ. Viral co-infection and leprosy outcomes: a cohort study. PLoS Neglected Tropical Diseases. 2015;9(8):e0003865. doi: 10.1371/journal.pntd.0003865.

Capítulo 21

Micoses Superficiais

John Verrinder Veasey
Guilherme Camargo Julio Valinoto
Ligia Rangel Barboza Ruiz
Clarisse Zaitz

Conceito

Micoses superficiais são infecções fúngicas que acometem as camadas superficiais da pele, os pelos e as unhas. Podem ser divididas em micoses superficiais propriamente ditas (pitiríase versicolor, *piedra branca*, *piedra preta* e tinha negra) e micoses superficiais cutâneas e cutaneomucosas (candidíase cutaneomucosa, dermatomicose e dermatofitose).

Micoses superficiais propriamente ditas

As micoses superficiais propriamente ditas são infecções fúngicas que acometem exclusivamente a camada córnea ou cutícula do pelo, em que a resposta imune celular do hospedeiro é mínima ou ausente. A presença do fungo é, na maioria das vezes, assintomática, o que torna a infecção crônica. Compreendem a pitiríase versicolor (ou *tinea versicolor*), pedra branca (ou *piedra branca*), pedra preta (ou *piedra preta*) e tinha negra (ou *tinea nigra*).

Dermatoses associadas às leveduras do gênero Malassezia

O gênero Malassezia engloba leveduras lipofílicas presentes em humanos e animais de sangue quente, sendo o principal componente fúngico do microbioma cutâneo no homem. Várias espécies são encontradas na pele humana e animal como comensais e passam a determinar manifestações clínicas sob certas condições que favorecem a pseudofilamentação da levedura. Estão associadas a diversas dermatoses no homem, como pitiríase versicolor, foliculite pitirospórica, dermatite seborreica, dermatite atópica, papilomatose confluente e reticulada de Gougerot e Carteaud, pustulose neonatal e até mesmo psoríase. Disseminação hematogênica pode ocorrer através de cateteres em prematuros e em pacientes imunodeprimidos.[1]

Essa levedura foi inicialmente isolada por Eichstedt, em 1846, e também por Sluyter, em 1847, os quais denominaram a doença, porém não propuseram nome ao fungo. Malassez, em 1874, enfatizou a etiologia fúngica, caracterizando-o como "semelhante à levedura" e, em sua homenagem, Bailion, em 1889, denominou-o *Malassezia furfur*.[2]

Desde então, muitas outras espécies foram descritas por meio de técnicas moleculares, classificando as espécies do gênero Malassezia em três grupos principais. O grupo A consiste em espécies isoladas com frequência na pele humana: *M. furfur*; *M. japonica*; *M. obtusa;* e *M. yamatoensis*. O subgrupo B1 inclui as espécies mais isoladas no homem, a *M. globosa* e a *M. restricta*. No subgrupo B2, estão a *M. sympodialis*, *M. dermatis*, *M. caprae*, *M. equina*, *M. nana* e *M. pachydermatis*. O grupo C é composto pela *M. cuniculi* e *M. slooffiae*. Mais recentemente foram descritas três novas espécies: *M. brasiliensis* e *M. psittaci* de papagaios; e *M. arunalokei* de pele humana. Portanto, até a publicação mais atual, o gênero compreende 17 espécies.[1]

Recentemente, demonstrou-se que todas as espécies do gênero necessitam da suplementação de ácidos graxos de cadeia longa para crescimento em meio de cultura, incluindo a *M. pachydermatis*, previamente considerada não lipofílica.[3]

Pitiríase versicolor

Definição

Pitiríase versicolor, ou *tinea versicolor*, é uma infecção crônica da camada córnea causada por leveduras do gênero Malassezia, na maioria das vezes assintomática. Evolui por surtos, sendo frequentes as formas recidivantes. Geralmente tem boa resposta terapêutica com o tratamento adequado.

Epidemiologia

É doença de distribuição universal, mais prevalente em regiões de clima tropical e subtropical. Acomete ambos os sexos e todas as raças e pode ocorrer desde a infância até a velhice. É mais frequente em adultos jovens e pós-púberes, provavelmente em decorrência das alterações fisiológicas dos lipídios na pele, por ocasião da puberdade. Vários fatores são tidos como responsáveis pelo rompimento do equilíbrio *Malassezia* sp.-hospedeiro (homem): idade; sexo; raça; predisposição genética; fatores geoclimáticos; hábitos como o uso excessivo de cremes; condicionadores e gel nos cabelos; além de cremes hidratantes na pele, que favorecem a hiperoleosidade e a hiperidratação. Fatores predisponentes endógenos como má nutrição, avitaminoses, gravidez, diabetes, doença de Cushing, corticosteroideterapia prolongada, terapia parenteral, contraceptivo oral e imunodeficiência também são relatados. Cerca de 97% dos indivíduos clinicamente normais são portadores do fungo no couro cabeludo e 92% no tronco.[2,4]

Manifestações clínicas

A pitiríase versicolor traduz-se clinicamente por lesões maculares múltiplas com descamação fina, que inicialmente são perifoliculares (Figura 21.1). O estiramento da pele (Figura 21.2) afetada pode facilitar a visualização da descamação, ao destacar a camada córnea parasitada pela *Malassezia* sp. em sua forma patogênica. Tal manobra é conhecida como sinal de Zirelí. Já o sinal da unha, também conhecido como "sinal de Besnier", consiste em passar a unha sobre a lesão e tem a mesma finalidade: observar a descamação.[2,5]

As lesões crescem e coalescem, podendo atingir grandes áreas. Comprometem tronco, ombros, parte proximal dos braços, pescoço, face e áreas flexurais. Furtado et al., em 1997, observaram a distribuição das áreas corporais em ordem decrescente: disseminada (31,5%); tronco (20,65%); braço e antebraço (3,75%); coxa e perna (9,5%); face (8,85%); couro cabeludo (4,9%); axilas (2,9%); abdome (1%); região retroauricular (0,7%); pés e mãos (0,5%).[6] Apesar de as leveduras do gênero Malassezia colonizarem sistematicamente os folículos pilosos do couro cabeludo, só em alguns casos encontra-se descamação e/ou prurido na região.

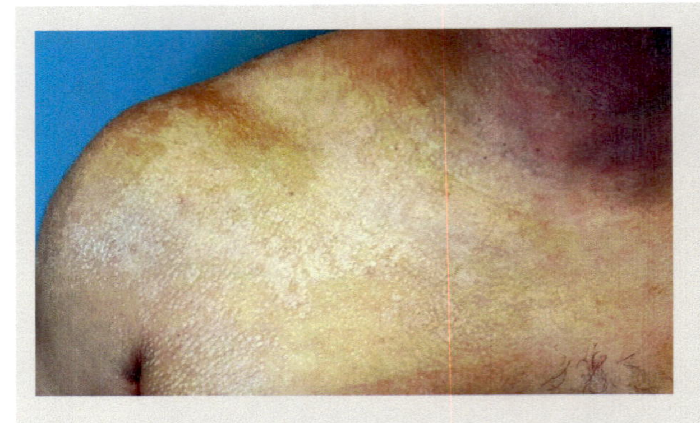

Figura 21.1. Pitiríase versicolor. Lesões perifoliculares, hipocrômicas e descamativas no tronco.
Fonte: Acervo da autoria do capítulo.

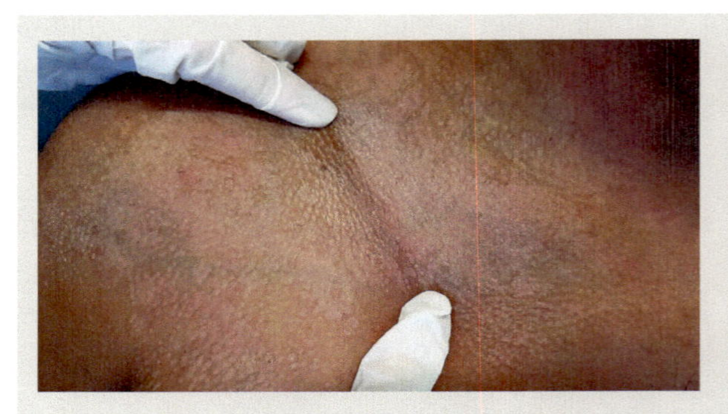

Figura 21.2. Pitiríase versicolor. Descamação evidenciada por estiramento da pele (manobra de Zirelí).
Fonte: Acervo da autoria do capítulo.

Conforme o nome da doença sugere, a coloração é variável, do branco ao acastanhado, sendo raramente eritematosa. Maeda et al., em 2002, denominaram as variantes clínicas: pitiríase versicolor rubra (máculas eritematosas); pitiríase versicolor *nigra* (máculas enegrecidas); e a pitiríase versicolor alba (máculas esbranquiçadas).[7] Na maioria dos casos, são assintomáticas, exceção feita às formas eritematosas que, em geral, são pruriginosas. Em indivíduos melanodérmicos, é descrita uma variante clínica com intensa despigmentação cutânea, denominada acromia parasitária. Outra forma rara também descrita é a pitiríase versicolor atrófica, na qual as lesões se tornam deprimidas pelo uso prolongado de corticosteroides tópicos.[8]

Vários estudos procuram explicar a variação de tonalidade das lesões, às vezes, no mesmo paciente. Por um lado, a hiperpigmentação parece decorrer de uma combinação de fatores, como o aumento do tamanho dos melanossomos e mudanças em sua distribuição, o aumento da espessura da camada córnea e a grande quantidade de organismos nas lesões. Por outro lado, as lesões hipopigmentadas podem ser resultantes da inibição da reação dopatirosinase e talvez até mesmo de um efeito citotóxico direto sobre melanócitos hiperativos por ácidos dicarboxílicos, como o ácido azelaico e o ácido oleico, produzidos pelo fungo, determinando a pouca melanização. Este efeito é muitas vezes percebido pelos pacientes durante o verão em virtude da ausência de bronzeamento nas áreas acometidas.[9,10] Pigmentos e fluorocromos com triptofano produzidos pela *M. furfur* também podem ser responsáveis pelos fenômenos de despigmentação e fluorescência.[11] Já as lesões eritematosas parecem ser resultado de um processo inflamatório moderado, com presença de infiltrado linfocitário perivascular.

Pitiríase versicolor evolui por surtos, com períodos de melhora e piora, tornando-se recidivante ou crônica. Provavelmente, a recorrência ocorre tanto pela presença de leveduras no folículo pilosebáceo como pelos diversos fatores predisponentes que permitem a multiplicação e a pseudofilamentação da levedura. A pitiríase versicolor é recidivante quando apresenta um índice de recorrência alto após o tratamento com antifúngico adequado. Autores observaram um índice de recorrência de 60% após 1 ano e 80% após 2 anos de tratamento.[12]

Foi proposta uma classificação clínica da pitiríase versicolor baseada no número de recidivas das lesões em um ano: aguda, em que ocorre um episódio em 12 meses, com cura clínica e micológica após tratamento; recidivante, com até quatro recidivas em 12 meses mesmo após o tratamento antifúngico adequado, sendo dependente de fatores predisponentes do hospedeiro; crônica, com mais de quatro recidivas em 12 meses e os pacientes não respondem ao tratamento.[13]

Diagnóstico laboratorial

Exame micológico

O exame direto, realizado a partir de material coletado na raspagem da lesão ou com fita durex (sinal de Porto) mostra células leveduriformes agrupadas, assemelhando-se a "cachos de uva" (Figura 21.3), e pseudo-hifas curtas e grossas. O material pode ser apenas clarificado por KOH (hidróxido de potássio), ou corado com tinta lavável azul ou Gram.[5]

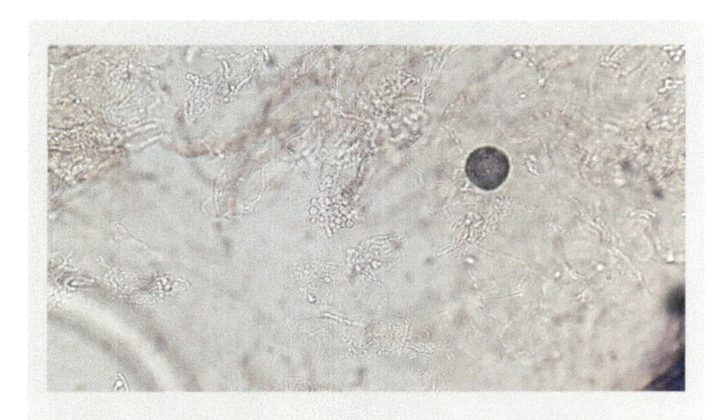

Figura 21.3. Pitiríase versicolor. Exame direto com KOH 20% (400×). Células leveduriformes agrupadas em "cachos de uva" e pseudo-hifas curtas e grossas.
Fonte: Acervo da autoria do capítulo.

O isolamento em cultura só é possível em meios enriquecidos com azeite de oliva ou bile de boi, incubados a temperaturas de 32 °C a 35 °C por 15 dias. A colônia é leveduriforme branco-amarelada. O estudo microscópico da cultura mostra células leveduriformes com aspecto de "garrafa de boliche", em que o brotamento é único.[5]

A identificação das espécies a partir da cultura é realizada por meio de provas bioquímicas, que são técnicas trabalhosas e demoradas, o que dificulta a obtenção de resultados. A ausência de identificação de espécies limitou por muito tempo o conhecimento epidemiológico sobre as infecções relacionadas à *Malassezia* sp. No entanto, mais recentemente novas metodologias baseadas em PCR expandiram as ferramentas de identificação, permitindo o conhecimento de novas espécies e facilitando o diagnóstico e tratamento de pacientes mais graves.

Lâmpada de Wood

O exame com a lâmpada de Wood permite avaliar a extensão do acometimento cutâneo, revelando fluorescência amarelada ou prateada (Figura 21.4). Este fenômeno é observado apenas na infecção por *M. furfur*, que produz fluorocromos com triptofano, a exemplo do pityrialactone, como fonte de nitrogênio. Essas substâncias servem como um mecanismo de proteção em razão da alta sensibilidade da espécie à radiação UV.[14,15]

Figura 21.4. Pitiríase versicolor. Exame com lâmpada de Wood. Fluorescência prateada.
Fonte: Acervo da autoria do capítulo.

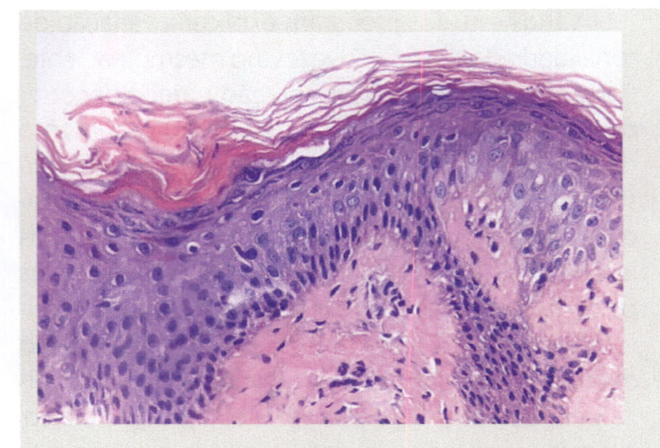

Figura 21.5. Pitiríase versicolor. Anatomopatológico. Coloração pelo ácido periódico de Schiff (PAS) (200×). Células globosas e pseudo-hifas curtas na camada córnea, que apresenta discreta hiperqueratose.
Fonte: Cortesia da Drª Rute Facchini Lellis.

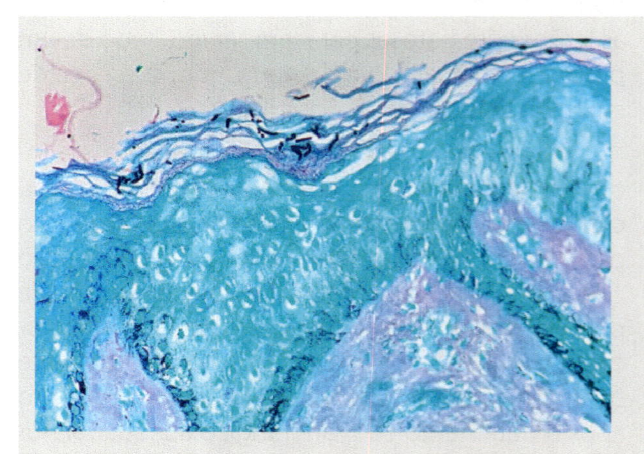

Figura 21.6. Pitiríase versicolor. Anatomopatológico. Coloração pelo Grocott-Gomori (200×). Células globosas e pseudo-hifas curtas na camada córnea.
Fonte: Cortesia da Drª Rute Facchini Lellis.

Histopatologia

Na coloração pelo ácido periódico de Schiff (PAS) (Figura 21.5) e na coloração pelo Grocott-Gomori (Figura 21.6), células globosas, células com formato de "garrafa de boliche" e pseudo-hifas curtas podem ser observadas na camada córnea, que apresenta discreta hiperqueratose. Em lesões eritematosas e pruriginosas, pode ser observado infiltrado perivascular rico em linfócitos na derme.[2]

Diagnóstico diferencial

O diagnóstico diferencial das lesões hipocrômicas da pitiríase versicolor incluem a pitiríase alba e a hanseníase indeterminada. A presença de células leveduriformes e de pseudo-hifas no exame micológico, além do teste de sensibilidade normal, confirma o diagnóstico da micose. Nas lesões eritematosas, o diagnóstico diferencial é a pitiríase rósea, também afastada com o exame micológico direto positivo.

Tratamento e prognóstico

Sendo a *Malassezia* sp. um componente da biota normal da pele, o paciente com pitiríase versicolor deve ser orientado para que colabore no sentido de tentar evitar hábitos que possam transformar o fungo sapróbio em parasita (utilização de lubrificantes na pele, sudorese excessiva, higiene inadequada entre outros).

O tratamento tópico pode ser feito com agentes queratolíticos como sabonetes antiacne com ácido salicílico, xampus com sulfeto de selênio ou cetoconazol. Associado a esses tópicos, recomenda-se uso de bucha vegetal nas áreas afetadas, e os xampus também devem ser aplicados no couro cabeludo. O uso de antifúngicos tópicos é preconizado, com aplicação duas vezes ao dia por 6 semanas. As drogas de escolha são o cetoconazol em veículo espuma ou creme, terbinafina solução ou creme, ciclopirox olamina solução ou outros derivados imidazólicos. A vantagem do tratamento tópico é que costuma ser bem tolerado, com baixo risco de efeitos adversos graves ou interações medicamentosas, além de ter efeito rápido. No entanto, pode ocasionar menor adesão do paciente e ser inconveniente, nos casos com lesões extensas que acometem grandes áreas. Nestes casos, o tratamento oral pode ser preferível.[1,16]

No tratamento sistêmico, é preconizado itraconazol 200 mg/dia durante 5 a 7 dias. O fluconazol também pode ser utilizado em dose de 300 mg por semana por 2 semanas. O cetoconazol, previamente considerado padrão-ouro no tratamento de infecções fúngicas, deixou de ser recomendado em muitos países em virtude de seu risco elevado de hepatotoxicidade, ficando reservado apenas para alguns casos de micoses sistêmicas graves.[16]

A pitiríase versicolor tem evolução crônica e recidivante, necessitando, muitas vezes, de profilaxia com esquemas de manutenção, tanto tópicos como sistêmicos. Exposição ao sol deve ser recomendada para acelerar a repigmentação da frequente hipocromia residual. No tratamento profilático tópico, é preconizado o uso de xampu de cetoconazol 2 a 3 vezes por semana, além do uso de bucha vegetal nas áreas frequentemente afetadas. Na profilaxia sistêmica, é recomendado o itraconazol 400 mg por mês, por 6 meses ou fluconazol 450 mg por mês, por 6 meses.[16]

Onicomicose

O papel etiológico da *Malassezia* sp. na onicomicose é incerto, pois as leveduras do gênero não têm capacidade de degradar a queratina, habilidade esta necessária para a invasão da placa ungueal; além de serem lipofílicas, não tendo substrato para seu crescimento na unha. Apesar isso, alguns estudos evidenciaram espécies de *Malassezia* sp. em unhas com sinais onicomicose, em especial dos quirodáctilos, possivelmente em decorrência do ato de coçadura, o qual favoreceria a transmissão do fungo da pele, onde pode estar presente como comensal ou patógeno, para as unhas. Trauma e psoríase ungueal são considerados fatores de risco.[17-19]

Estudo realizado por Prohic et al., em 2015, sugere que a *Malassezia* sp. é apenas colonizante nesses quadros, não tendo sido confirmado seu papel como agente etiológico. Apesar de não estar estabelecido se estas leveduras são capazes de induzir sinais clínicos de onicomicose, sua presença nas unhas é importante como possível fonte de infecção sistêmica.[20]

Foliculite pitirospórica

As leveduras do gênero Malassezia têm capacidade de hidrolizar ácidos graxos livres e triglicérides, provocando uma reação inflamatória no folículo piloso. Clinicamente, a foliculite pitirospórica, também chamada "foliculite por *Malassezia* sp.", é caracterizada por pápulas foliculares eritematosas e pústulas localizadas no pescoço, tronco e membros superiores, acometendo principalmente mulheres entre 25 e 35 anos. Em adolescentes, é muitas vezes confundida com acne vulgar ou foliculite bacteriana; mas a ausência de comedos e a presença de prurido são características que auxiliam na diferenciação. São fatores predisponentes: antibioticoterapia de amplo espectro; diabetes *mellitus*; imunossupressão; HIV; neoplasias hematológicas; e oclusão local. As espécies mais associadas a esta entidade são a *M. globosa*, *M. restricta* e *M. sympodialis*.[2,21]

Ao exame histopatológico, visualizam-se apenas células leveduriformes no óstio folicular e na porção infundibular do canal pilossebáceo. Não são observadas formas patogênicas de pseudo-hifas curtas e grossas ou leveduras agrupadas em "cachos de uva", as quais são restritas à pitiríase versicolor. No diagnóstico diferencial, devem ser consideradas acne monomorfa, foliculite bacteriana, foliculite pustulosa eosinofílica e foliculite pustulosa por *Demodex* spp. Foliculite pitirospórica pode ser tratada com antifúngicos tópicos e/ou sistêmicos. Em geral, o tratamento é mais longo do que o da pitiríase versicolor e as recidivas são frequentes.[2,22]

Dermatite seborreica

A dermatite seborreica é uma dermatose inflamatória crônica, com predileção por áreas anatômicas com grande concentração de glândulas sebáceas, como maciço centrofacial, couro cabeludo, dorso e tórax. É descrita associação entre dermatite seborreica e leveduras do gênero Malassezia. Apesar de o mecanismo exato pelo qual o fungo causa inflamação não ter sido completamente elucidado, tem sido demonstrada a presença de maior número dessas leveduras em lesões de dermatite seborreica do que em pele normal.[22,23]

Dermatite atópica

Em pacientes com dermatite atópica, as leveduras do gênero Malassezia podem gerar uma reação de hipersensibilidade tipo I, com presença de anticorpos séricos do tipo IgE, específicos para antígenos dessas leveduras, em especial da *M. globosa*, *M. restricta* e *M. sympodialis*.[24,25]

Isso ocorre principalmente nos pacientes com manifestações de dermatite atópica nas pálpebras, fronte e pescoço, quadro também chamado de *head and neck dermatitis*. Observou-se que as proteínas antigênicas da *Malassezia* sp. são encontradas no suor, o qual é responsável por desencadear as lesões.[26] Os anticorpos IgE-específicos contra estas leveduras podem ser encontrados em até 27% das crianças e 65% dos adultos com dermatite atópica. A barreira cutânea danificada nestes pacientes permite que tanto as leveduras como seus alérgenos penetrem a epiderme, os quais são introduzidos aos receptores *toll-like* 2 presentes nos queratinócitos e células dendríticas.[24]

Estudo observou ainda *prick-test* positivo com extrato proteico de leveduras do gênero Malassezia em adultos (de 75% a 80%) com dermatite atópica localizada na face, couro cabeludo e pescoço. O resultado terapêutico da associação de antifúngico e corticosterioide nesses pacientes foi superior ao obtido com corticosteroide isolado.[27]

Papilomatose confluente e reticulada de Gougerot e Carteaud

Papilomatose confluente e reticulada (Figura 21.7) foi descrita inicialmente por Gougerot e Carteaud, em 1927. É caracterizada por pápulas eritematoacastanhadas, que evoluem para placas hiperqueratósicas e reticuladas, distribuídas em áreas seborreicas. É mais frequente no sexo feminino.

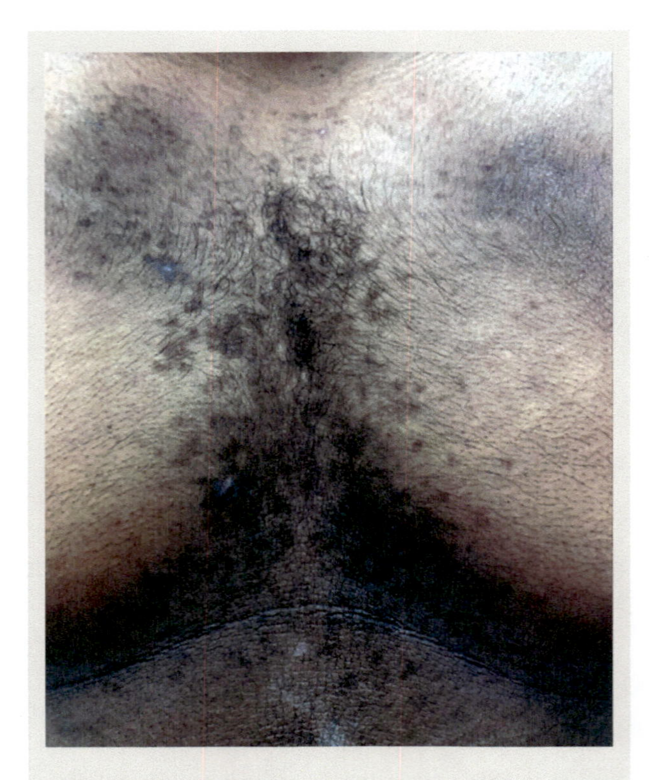

Figura 21.7. Papilomatose confluente e reticulada de Gougerot e Carteaud. Placas hipercrômicas, hiperqueratósicas e reticuladas em áreas seborreicas.
Fonte: Acervo da autoria do capítulo.

Sua patogênese permanece obscura, porém algumas teorias foram sugeridas, como a hipótese de se tratar de uma desordem da queratinização, em razão da resposta positiva ao tratamento com retinoides. Outra etiologia aventada seria um desequilíbrio endocrinológico, frente à resistência insulínica encontrada em alguns casos e em virtude da associação com obesidade, diabetes *mellitus* e outras desordens da hipófise e tireoide. Uma resposta anormal ao crescimento de leveduras lipofílicas da espécie *Malassezia furfur* foi igualmente sugerida, pois se observou aumento da proliferação desse fungo na microbiota cutânea dos pacientes acometidos pela doença. A ocorrência de casos familiares pode indicar predisposição genética.

O diagnóstico é feito por exame clínico e histopatológico, em que são encontradas hiperceratose, acantose e papilomatose. Em alguns pacientes, o exame micológico revela células leveduriformes de *Malassezia* sp. Apesar de certo sucesso terapêutico relatado com queratolíticos, retinoides e antifúngicos tópicos, o uso de antibióticos como a minociclina, em dose anti-inflamatória, tem mostrado resultados superiores. Ainda assim, a resposta terapêutica é variável, e as recidivas, frequentes.[28,29]

Pustulose neonatal por Malassezia

A pustulose neonatal por Malassezia caracteriza-se clinicamente por eritema e papulopústulas em face, pescoço e couro cabeludo em recém-nascidos. O aumento da secreção das glândulas sebáceas durante o 1º mês de vida provavelmente favorece a colonização pela levedura. O diagnóstico diferencial inclui acne neonatal, eritema tóxico neonatal e pustulose neonatal.[28]

Pedra branca

Definição

Infecção fúngica superficial crônica e assintomática da cutícula do pelo, caracterizada pela presença de nódulos firmes e irregulares, de coloração esbranquiçada, causada por leveduras do gênero Trichosporon. A doença foi descrita por Beigel em 1865, já admitindo sua natureza fúngica.[2,5]

Etiologia

O gênero Trichosporon compreende inúmeras espécies e pode ser encontrado na água, solo e superfície corpórea de humanos e animais.[30,31] *T. asahii*, *T. cutaneum*, *T. inkin*, *T. mucoides* e *T. ovoides* são consideradas espécies que essencialmente ocupam nichos ecológicos não vertebrados, mas que apresentam a habilidade de sobreviver em tecidos de organismos vertebrados, onde são capazes de desenvolver micoses oportunistas superficiais e profundas. Além das infecções superficiais (*piedra branca*, dermatites e onicomicoses), o gênero Trichosporon pode estar relacionado a quadros de tricosporonose disseminada.

T. ovoides e *T. inkin são* agentes de *piedra branca* nas regiões do couro cabeludo e crural respectivamente. *T. asteroides* e *T. cutaneum* são associados a lesões cutâneas, enquanto *T. asahii* e *T. mucoides* estão mais frequentemente envolvidos em infecções invasivas, ressaltando-se a predominância de *T. asahii*.[32]

Por meio de estudos da sequência do RNAr subunidade 26-S e reassociações de DNA, pesquisadores do Instituto Pasteur de Paris reconheceram 19 taxos distintos para o gênero Trichosporon, sendo 13 deles considerados predominantemente sapróbios (*T. aquatile*, *T. bassicae*, *T. cerebriforme*, *T. dulcitum*, *T. faecale*, *T. gracile*, *T. jiroveci*, *T. laibachi*, *T. loubieri*, *T. moniliforme*, *T. montevideense*, *T. pullulans* e *T. sporotricoides*) e seis espécies mais comuns em doença humana (*T. asahii*, *T. asteroides*, *T. cutaneum*, *T. inkin*, *T. mucoides*, *T. ovoides*).[33,34]

Epidemiologia

A *piedra branca* é encontrada em regiões temperadas e tropicais, tendo como habitat natural o solo, a água e os vegetais. No Brasil tem alta prevalência na região Norte do país.[5] Afeta ambos os sexos e todos os grupos etários. A *piedra branca* genital é mais comum no adulto jovem do sexo masculino; já nos cabelos, alguns estudos evidenciaram maior prevalência em meninas com menos de 15 anos. *Piedra branca* não está relacionada com higiene ou contato com indivíduos contaminados e não é transmitida sexualmente. O fungo faz parte da biota normal da pele e membranas mucosas.[35]

Manifestações clínicas

Nódulos de coloração variável do branco ao castanho claro, amolecidos, de várias formas e tamanhos aderidos à haste dos pelos (Figura 21.8) da área genital e barba. Com menor frequência, pode afetar o couro cabeludo. O folículo piloso não é afetado, mas a pele subjacente pode estar comprometida. Às vezes, os pelos são clinicamente normais, apresentando aspecto rugoso à palpação. Em imunocomprometidos, o fungo pode ser responsável por infecção sistêmica.

A dermatoscopia é muito útil, pois permite a visualização dos nódulos esbranquiçados aderidos à haste do pelo (Figura 21.9), além da diferenciação com os ninhos e lêndeas da pediculose.[5]

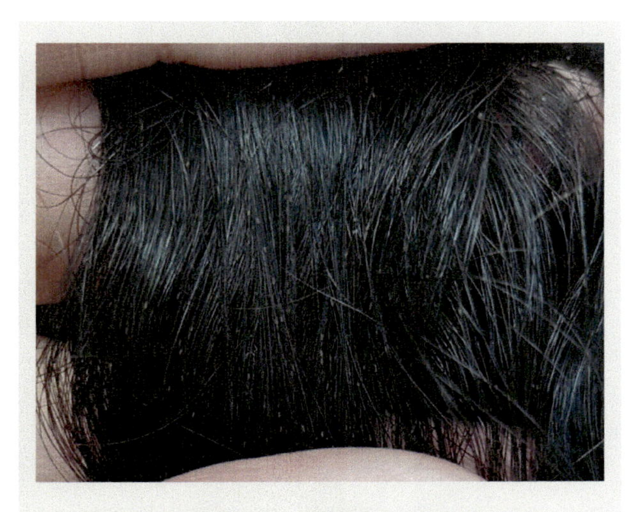

Figura 21.8. *Piedra branca*. Nódulos amolecidos aderidos à haste do pelo.
Fonte: Acervo da autoria do capítulo.

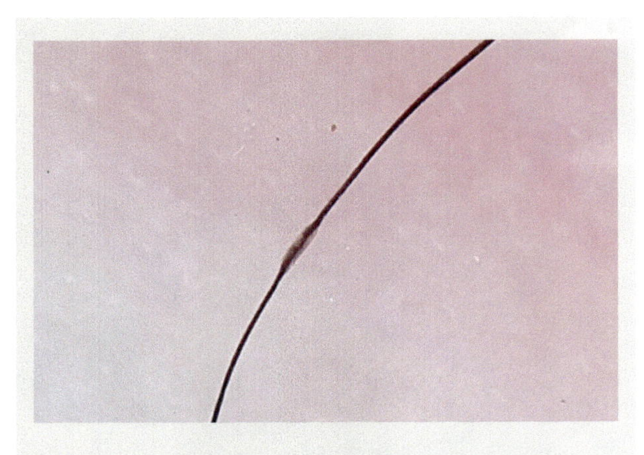

Figura 21.9. *Piedra branca*. Dermatoscopia. Nódulo esbranquiçado aderido à haste do pelo.
Fonte: Acervo da autoria do capítulo.

Diagnóstico laboratorial

Exame micológico

O exame direto do pelo contaminado com KOH permite a visualização de artroconídeos e blastoconídeos formando o nódulo (Figuras 21.10, 21.11 e 21.12).

A cultura é leveduriforme branca-amarelada com aspecto de "cera", presença de sulcos radiais e pregas irregulares. Na micromorfologia, visualizam-se artroconídios hialinos, blastoconídios, hifas e pseudo-hifas, caracterizando a denominação "levedura blastoartrosporada".[5]

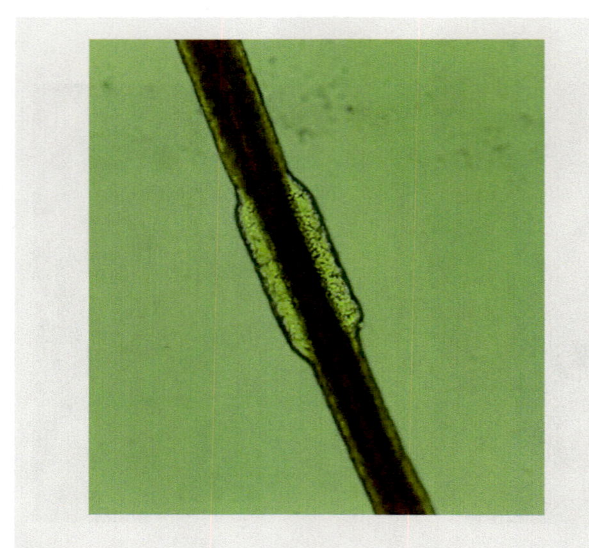

Figura 21.10. *Piedra branca*. Exame direto com KOH 20% (400×). Nódulo hialino aderido à haste pilar.
Fonte: Acervo da autoria do capítulo.

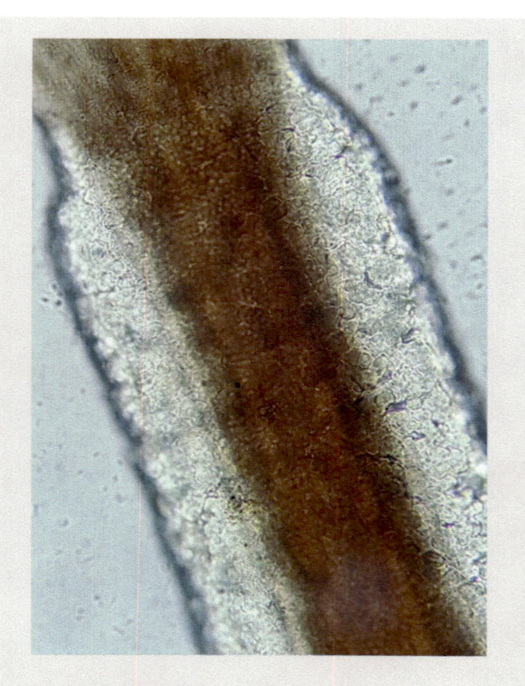

Figura 21.11. *Piedra branca*. Exame direto com KOH 20% (1.000×). Artroconídeos e blastoconídeos agrupados formando o nódulo ao redor da haste do pelo.
Fonte: Acervo da autoria do capítulo.

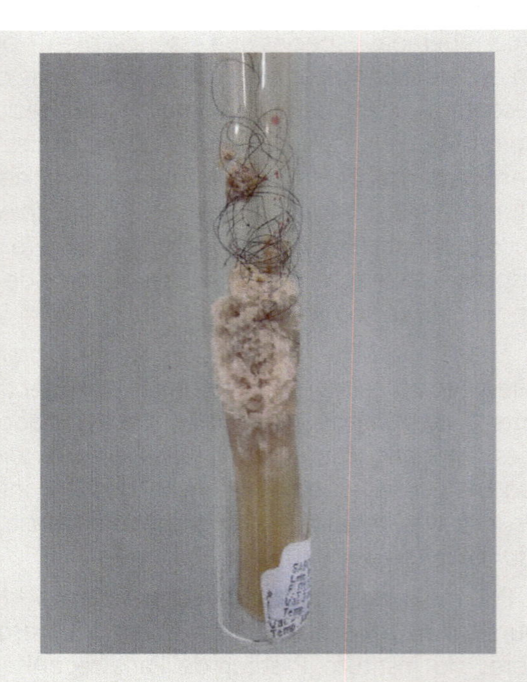

Figura 21.12. *Piedra branca*. Cultura em meio de Sabouraud. Colônia leveduriforme branca-amarelada com presença de sulcos radiais e pregas irregulares em aspecto de "cocada".
Fonte: Acervo da autoria do capítulo.

Diagnóstico diferencial

Deve ser diferenciada da pediculose, a qual pode coexistir com a *piedra branca* em alguns casos, e de outras doenças que acometem a haste do pelo, como a tricomicose, tricorrexe nodosa e *pili torti*.[35]

Tratamento

Cortar ou barbear a área afetada pode solucionar a doença, mas, em virtude da frequente recorrência, antifúngicos de uso tópico podem ser indicados por apresentarem resposta completa ao tratamento. Xampu de cetoconazol a 2% é considerado o mais eficaz em muitos relatos. Nos casos de pacientes com cabelos longos e encaracolados, os quais mantêm a umidade por mais tempo, pode ser necessário o uso de antifúngicos orais, como o itraconazol, ou associação com substâncias queratolíticas, como o ácido salicílico.[2,35]

Pedra preta

Definição

Infecção fúngica crônica e assintomática da cutícula do pelo, caracterizada pela presença de nódulos firmes, irregulares e de coloração preta, causados pela *Piedraia hortae*.

Etiologia

A doença foi descrita por Malgoi-Hoes, em 1901. Parreiras Horta, em 1911, diferenciou clinicamente as duas *piedras*, branca e preta e, em 1913, Brumpt denominou o fungo de *Trichosporon hortae*. Fonseca e Leão, em 1928, passaram a denominar o fungo de *Piedraia hortae* em virtude do reconhecimento da reprodução sexuada e de sua relação com a subdivisão Ascomycotina.[36]

Epidemiologia

Piedraia hortae é fungo filamentoso demáceo, que forma massas endurecidas em pelos de homens e animais, principalmente macacos, que habitam regiões tropicais da América do Sul e ilhas do Pacífico. No Brasil, é muito comum na população indígena da Amazônia. Casos esporádicos são observados na Ásia e na África. Afeta ambos os sexos, com discreta prevalência no sexo masculino. Os reservatórios do fungo são as florestas úmidas e águas paradas das margens dos rios.[36]

Manifestações clínicas

Nódulos de coloração enegrecida, firmes, de várias formas e tamanhos, encontrados apenas nos cabelos. Os folículos pilosos não são envolvidos e a infecção é assintomática, sendo a doença de interesse cosmético.[36]

Diagnóstico laboratorial

Exame micológico

O exame direto do pelo contaminado com KOH permite a visualização de nódulos pretos firmes e aderentes. Os nódulos contêm vários ascos, que, por sua vez, têm de dois a oito ascósporos fusiformes e encurvados. A cultura enegrecida é de crescimento muito lento.[5,36]

Tratamento

O tratamento da *piedra preta* consiste no uso de antifúngicos de uso tópico, ocasionalmente associados ao corte para evitar as recorrências frequentes.

Tinha negra

Definição

A tinha negra, ou *tinea nigra*, é uma infecção fúngica crônica e assintomática da camada córnea, caracterizada por máculas acastanhadas ou enegrecidas, de bordas bem definidas, especialmente nas regiões palmoplantares de crianças, causada pelo fungo *Hortaea werneckii*.

Etiologia

A tinha negra foi descrita originalmente em 1891 por Alexandre Cerqueira em Salvador, Bahia, que a denominou *Keratomycosis nigricans palmaris*. Em 1921, Parreiras Horta nomeou o agente causal *Cladosporium werneckii* em homenagem ao dermatologista brasileiro Werneck Machado. Com base em estudos de conidiogênese, Von Arx, em 1970, mudou o nome do fungo para *Exophiala werneckii*. Outros estudos corroboraram que esse microrganismo continha elementos de levedura, como blastoconídios originários de anelídeos e outros conídios originários de hifas dispostos em uma distribuição simpodial. Em 1984, Nishimura e Miyaji propuseram o gênero Hortaea em homenagem a Parreiras Horta, permanecendo o nome *Hortaea werneckii* até hoje, o qual está intrinsicamente ligado à dermatologia brasileira, uma vez que tanto Paulo Parreiras Horta como Werneck Machado foram membros fundadores da Sociedade Brasileira de Dermatologia em 1912.[36-38]

Existem, ainda, relatos de casos de tinha negra causados por outros agentes demáceos, como *Stenella araguata*, *Scopulariopsis brevicaulis*, *Phoma eupyrena* e *Chaetomium globosum*.[39]

Epidemiologia

A tinha negra é considerada doença de zonas tropicais e temperadas. Foi descrita nas Américas do Sul e do Norte, na África e na Ásia. No Brasil, é mais comum nas áreas litorâneas, uma vez que seu agente é um fungo geofílico de comportamento halofílico, encontrado principalmente nos solos com alta concentração salina.[36,37]

Atinge ambos os sexos e todas as idades, sendo mais prevalente entre jovens em torno dos 20 anos, atingindo mulheres três a cinco vezes mais frequentemente do que homens. Muitos pacientes apresentam hiperidrose.[36]

Manifestações clínicas

Manifesta-se clinicamente como mácula acastanhada assintomática, não descamativa, com limites precisos e crescimento centrífugo, tipicamente unilateral (Figura 21.13). Afeta principalmente a superfície palmar, mas pode ocorrer na região plantar, pescoço e tórax. A importância da tinha negra é seu diagnóstico diferencial com nevos melanocíticos e melanoma maligno.[2,5]

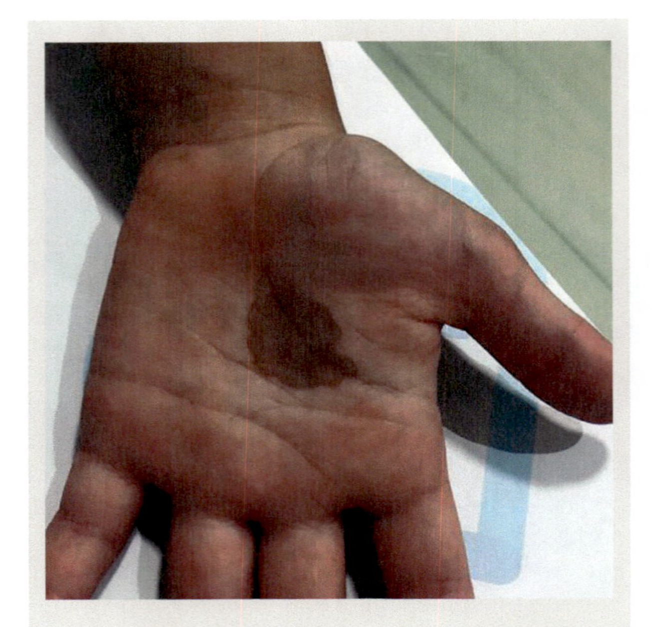

Figura 21.13. Tinha negra. Mácula acastanhada de limites precisos na região palmar de uma criança.
Fonte: Cortesia do Dr. José Roberto Amorim.

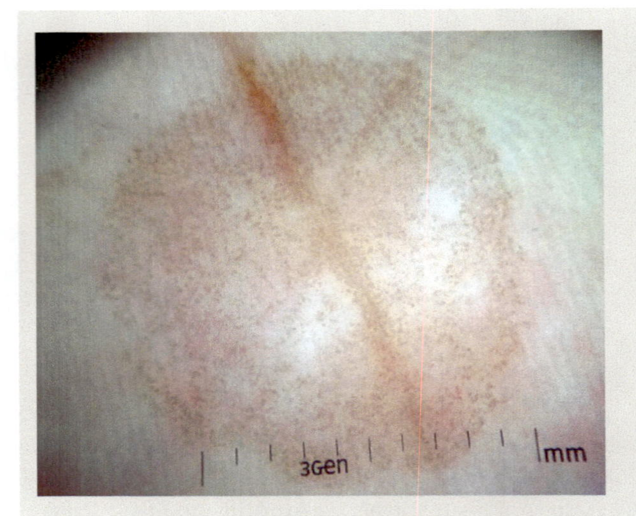

Figura 21.14. Tinha negra. Dermatoscopia. Padrão salpicado que não respeita sulcos ou cristas.
Fonte: Acervo da autoria do capítulo.

Dermatoscopia

A dermatoscopia foi inicialmente aplicada para auxílio diagnóstico das lesões melanocíticas em busca de se aumentar a acurácia diagnóstica das lesões neoplásicas. Seu uso na tinha negra foi descrito pela primeira vez por Gupta et al., em 1997, que relatou padrão de espículas pigmentadas, formando um aspecto salpicado, não respeitando os dermatóglifos (Figura 21.14).[5,40,41] Veasey et al. descreveram em 2017, pela primeira vez, o padrão da tinha negra pela microscopia de reflectância confocal, comprovando *in vivo* que o aspecto salpicado descrito por Gupta trata-se, na verdade, das próprias hifas septadas demáceas parasitando o tecido.[40]

Diagnóstico laboratorial

Exame micológico

Ao exame direto, clarificado com KOH, observam-se hifas demáceas septadas e ramificadas, geralmente curtas, irregulares e tortuosas (Figura 21.15). Na cultura, podem ser observadas colônias negro-oliváceas, com brilho metálico e bordas bem definidas, com aspecto de "gotas de petróleo" (Figura 21.16). No microcultivo, apresenta hifas septadas demáceas com conídios que se assemelham a células leveduriformes, com divisão por cissipardidade (Figura 21.17).[5,40]

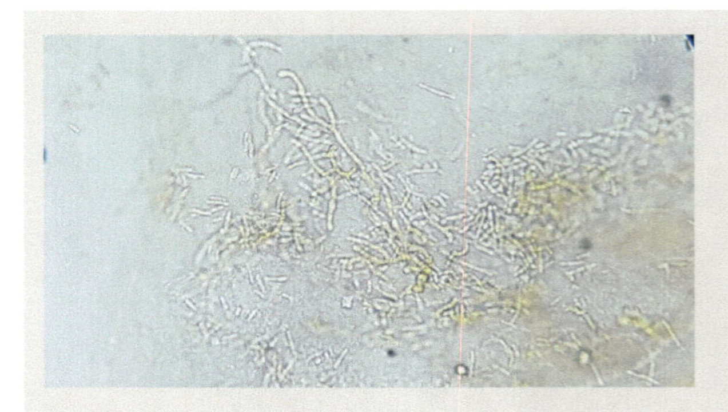

Figura 21.15. Tinha negra. Exame direto com KOH 20% (400×). Hifas septadas demáceas, curtas e ramificadas.
Fonte: Acervo da autoria do capítulo.

Histopatologia

Os elementos fúngicos são vistos na camada córnea, que contém hifas demácias septadas e ramificadas. Acantose pode ser evidente, com infiltrado inflamatório linfocitário perivascular ausente ou mínimo.[37]

Tratamento

A tinha negra responde a agentes queratolíticos e antifúngicos de uso tópico. Na literatura, são relatados bons resultados com o uso dos derivados imidazólicos, ciclopirox olamina, terbinafina e butenafina. Abrasões mecânicas com gaze, cureta ou bucha aumentam a eficácia do tratamento. Não há tendência a recidivas, exceto se houver reexposição a materiais contaminados.[37,39,42]

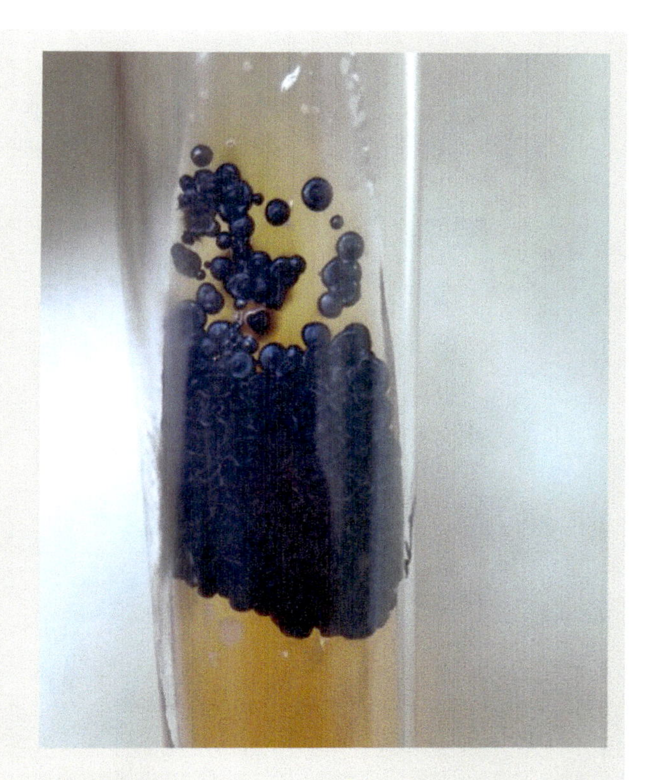

Figura 21.16. Tinha negra. Cultura. Colônias enegrecidas cerosas com aspecto de "gotas de petróleo".
Fonte: Acervo da autoria do capítulo.

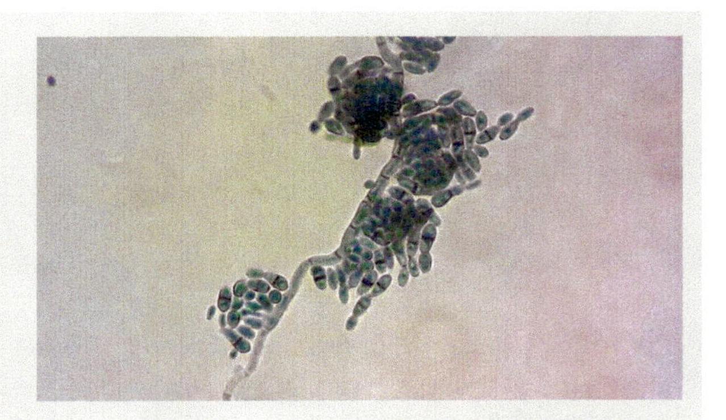

Figura 21.17. Tinha negra. Microcultivo em azul de algodão lactofenol (400×). Hifa septada demácea e conídios leveduriformes, com divisão por cissipardidade.
Fonte: Acervo da autoria do capítulo.

Candidíases

Definição

A infecção cutânea, mucosa ou sistêmica causada por leveduras do gênero Candida é denominada "candidíase". Está entre as infecções mais comuns da pele e mucosas. Manifestações de candidíase cutaneomucosa como candidíase orofaríngea e vulvovaginite são frequentes, autolimitadas e ocorrem na maioria das vezes em indivíduos imunocompetentes.[43,44] O aumento da incidência de infecções por *Candida* sp. tem sido observado em pacientes imunodeprimidos.[45]

Etiologia

Casos de candidíase são descritos desde a Antiguidade, porém a primeira descrição de *Candida albicans* foi feita por Langenbeck, em 1839.[43] No início do século XX, acreditava-se que a única espécie patogênica para o homem era a *Candida albicans*. Posteriormente, estudos complementares nas décadas de 1950 e 1960 demonstraram outras espécies também patogênicas. Historicamente, *Candida albicans* é a principal espécie patogênica no homem, responsável por 70% a 80% dos isolamentos em pacientes infectados. *Candida glabrata* e *Candida tropicalis* são responsáveis por 5% a 8% dos isolamentos, respectivamente, enquanto outras espécies não *albicans* são raramente isoladas.[46,47]

No entanto, estudos epidemiológicos mais recentes revelam aumento significativo na incidência de espécies não *albicans* como agentes de infecções no homem.[48,49]

Ecologia

A distribuição das leveduras do gênero Candida é ampla, tanto no meio ambiente como fazendo parte da biota normal do homem.[43,44] Frequentemente, isolam-se espécies de *Candida* sp. na boca, dobras de pele, orofaringe, intestino, vagina e escarro de pacientes clinicamente saudáveis. *C. albicans* pode estar presente em solo e água, quando estes são contaminados por dejetos humanos e de animais. A maioria das infecções por *Candida* sp. tem origem endógena.

Patogênese

A candidíase expressa muito bem a variedade completa de relações que ocorrem entre o hospedeiro e a microbiota autóctone, isto é, do comensalismo à doença sistêmica fatal. Os fatores mais importantes na patogênese da candidíase invasiva são o aumento da colonização fúngica, muitas vezes decorrente de antibioticoterapia prolongada; quebra da barreira normal da pele ou mucosas; e diminuição ou perda dos mecanismos imunológicos, que possibilitam a disseminação da infecção nos tecidos e órgãos internos.[50]

Entre os fatores relacionados à patogenicidade da *Candida* sp., destacam-se a capacidade de aderência, a formação de pseudomicélios, a variabilidade fenotípica e a produção de enzimas secretoras e toxinas. *Candida* sp. tem a habilidade de aderir a diversas superfícies como epitélios, camadas endoteliais, trombos venosos, plástico e acrílico. A capacidade de formar biofilmes permite a persistência da levedura e facilita a colonização, invasão e disseminação da infecção.[51]

Proteinases e fosfolipases espécie-específicas são proteínas secretoras que agem como fatores de virulência na célula do hospedeiro.[52]

Manifestações clínicas

No homem, leveduras do gênero Candida são isoladas mais frequentemente na cavidade oral e detectadas em aproximadamente 31% a 55% dos indivíduos normais. As manifestações clínicas variam de acordo com a localização da infecção.[43,44,53]

- **Candidíase cutaneomucosa:** frequente e ocorre na maioria das vezes em indivíduos imunocompetentes. No entanto, tem sido observado aumento da incidência de infecções por *Candida* sp. em pacientes imunodeprimidos.
- **Candidíase oral:** a candidíase de mucosa oral, também denominada "estomatite cremosa", é frequente entre os recém-nascidos.[54] Ao nascimento, a microbiota é estabelecida a partir do canal de parto, fômites em berçários ou amamentação. Em estudo sobre a prevalência de *Candida* sp. em recém-nascidos, a levedura foi isolada em 34,55% dos neonatos que foram amamentados e em 66,67% dos que faziam uso de mamadeiras, o que sugere ser um fator de proteção o aleitamento materno. Ocorre também em adultos diabéticos, idosos e imunodeprimidos, podendo ser um indicador da aids. Caracteriza-se por placas cremosas, esbranquiçadas e eritema difuso sobre a língua e a mucosa orofaríngea. O uso de próteses dentárias ou de chupetas facilita o acúmulo de saliva e a proliferação da levedura no ângulo da boca, sendo denominada "queilite angular".
- **Candidíase intertriginosa:** a candidíase intertriginosa acomete preferencialmente áreas de dobras da pele, desencadeada por umidade, má higiene, obesidade, gestação e diabetes.[43,44] Caracteriza-se por áreas eritematosas com induto esbranquiçado, podendo haver exulceração e fissuras (Figuras 21.18 e 21.19).

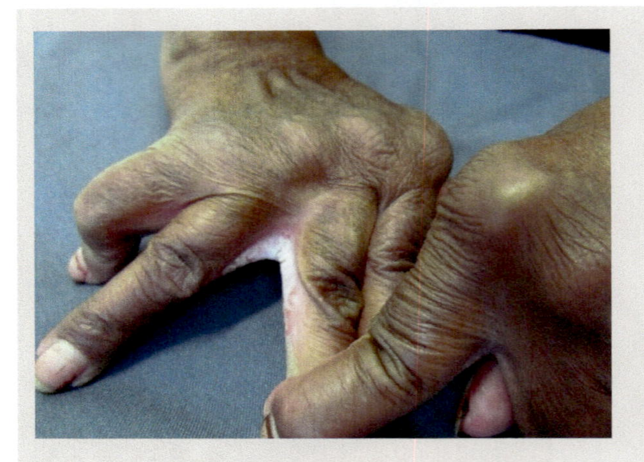

Figura 21.18. Candidíase intertriginosa. Lesão interdigital com eritema, exulceração e induto esbranquiçado.
Fonte: Acervo da autoria do capítulo.

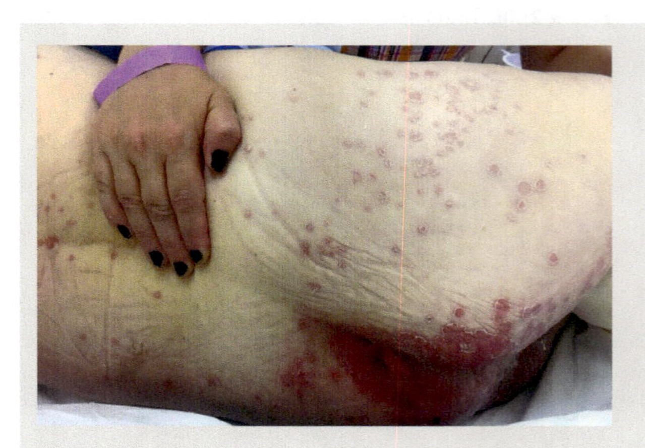

Figura 21.19. Candidíase intertriginosa. Placa eritemato-vinhosa interglútea com lesões satélites.
Fonte: Acervo da autoria do capítulo.

- **Candidíase vaginal:** manifestação clínica frequente, desencadeada por gestação, anticoncepção hormonal, uso recente de antibióticos e imunossupressores, alergias, diabetes *mellitus*, bem como uso de roupas justas e/ou sintéticas.[55] A espécie isolada com mais frequência é a *C. albicans*. As mulheres com infecção pelo HIV apresentam maior número de episódios de candidíase vaginal, com duração mais prolongada e quadro clínico mais grave.

- **Paroníquia e onicomicose:** a paroníquia é a inflamação dos tecidos periungueais por ação de substâncias químicas, que atuam como irritantes primários ocasionando o processo inflamatório. Secundariamente, pode ocorrer infecção por bactérias e leveduras do gênero Candida. Este processo tende a se cronificar, causando distrofia da lâmina ungueal e hipertrofia das dobras ungueais laterais e dobra proximal (Figura 21.20). Onicomicose subungueal proximal pode ocorrer secundariamente à paroníquia, em geral com uma faixa lateral estreita de onicólise, onicodistrofia e hiperqueratose, que se estende da dobra ungueal proximal à margem distal da lâmina (Figura 21.21). No tratamento das paroníquias, é fundamental a remoção dos contactantes, uma vez que a terapia tópica resulta em resposta parcial e temporária, com recorrência após a interrupção. O controle da inflamação é obtido com corticosteroides tópicos, sistêmicos ou intralesionais e o controle da infecção secundária com antifúngicos e antibióticos.[56,57]

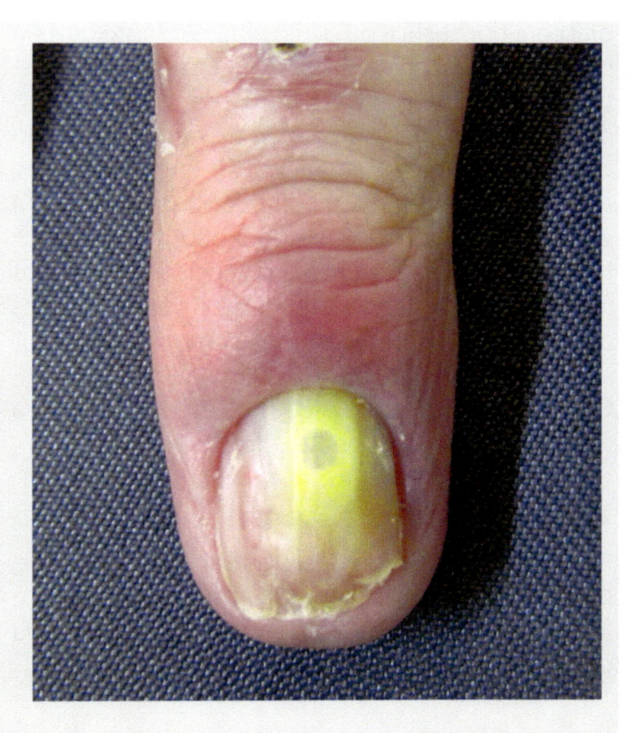

Figura 21.20. Candidíase. Paroníquia aguda. Eritema e edema das dobras ungueais, com presença de abscesso subungueal.
Fonte: Acervo da autoria do capítulo.

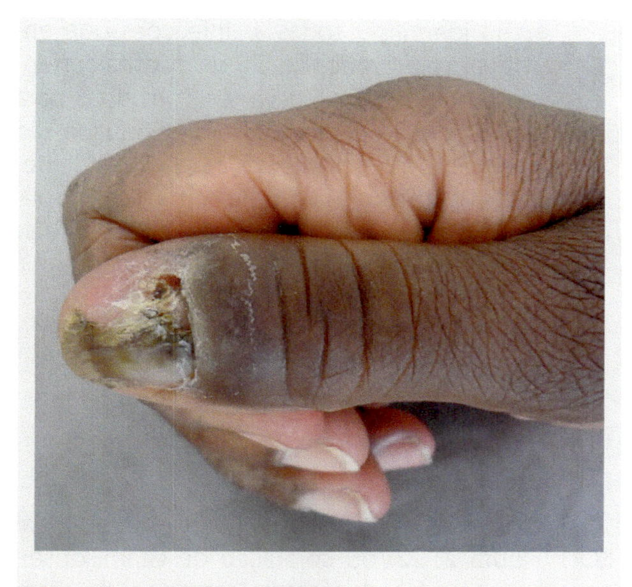

Figura 21.21. Candidíase. Paroníquia crônica e onicomicose subungueal proximal. Hipertrofia das dobras ungueais, ausência de cutículas e distrofia da lâmina ungueal.
Fonte: Acervo da autoria do capítulo.

- **Candidíase mucocutânea crônica:** caracteriza-se por infecções mucocutâneas persistentes ou recorrentes, causadas por leveduras do gênero Candida, especialmente *C. albicans*, que afetam pele, unhas, cavidade oral e mucosa genital. A maioria dos casos é secundária a outras condições médicas, como síndrome da imunodeficiência adquirida, diabetes, terapias imunossupressoras com corticosteroides ou bloqueadores de citoquinas. Raramente, ocorre em desordens genéticas, que podem ser hereditárias e ainda estar associadas a uma variedade de sinais e sintomas, como endocrinopatias, malignidades, além de infecções bacterianas e virais recorrentes. Existem também casos familiares em razão de mutações autossômicas dominantes, nas quais as infecções por *Candida* sp. são a única manifestação clínica. Estes casos de candidíase mucocutânea crônica primária derivam em grande parte de desordens da imunidade inata, com deficiência ou alteração de células Th17 e IL-17.[58]
- **Candidíase sistêmica:** grave e de difícil diagnóstico. Pode afetar um ou mais órgãos, evoluindo para candidíase disseminada. O termo "candidíase hematogênica" é utilizado

para identificar todas as infecções que envolvem a presença de *Candida* sp. na corrente sanguínea. Os pacientes com risco para candidemia ou candidíase disseminada são neonatos, transplantados, portadores de neoplasias malignas com ou sem neutropenia, grandes queimados, pacientes com cirurgias abdominais ou em nutrição parenteral.[59] Também são descritas lesões alérgicas, distantes dos focos primários ativos, sendo estéreis e denominadas "candídides".

Diagnóstico laboratorial[2,43,60]

Exame micológico

No exame micológico direto, realizado com KOH (Figura 21.22) ou coloração de Gram, observam-se células leveduriformes arredondadas com brotamento único ou múltiplo, além de pseudo-hifas e blastoconídios. A cultura em ágar Sabouraud com cloranfenicol revela colônia de coloração branca a creme, de consistência cremosa. Para a identificação de *C. albicans*, podem ser utilizadas duas provas morfológicas:

1. A formação de tubo germinativo em soro fetal bovino.
2. A formação de clamidoconídios, esporos arredondados, de parede dupla, isolados ou agrupados na extremidade das pseudo-hifas. São formados em meios de cultivo ricos em amido, como ágar fubá acrescido de *tween* 80.

Para a identificação das outras espécies de *Candida* sp. de importância médica, utilizam-se provas bioquímicas, como a assimilação de carbono e nitrogênio (auxanograma) e de fermentação de açúcares (zimograma). Além dessas provas, para a diferenciação das várias cepas isoladas e de uma mesma espécie, podem-se empregar: a suscetibilidade dessas cepas às toxinas de outras leveduras (toxinas *killer*); a técnica de morfotipagem (análise das franjas e topografia das colônias); biotipagem de Odds e Abbott (provas bioquímicas e de resistência); e análise de DNA, após tratamento com enzimas de restrição.

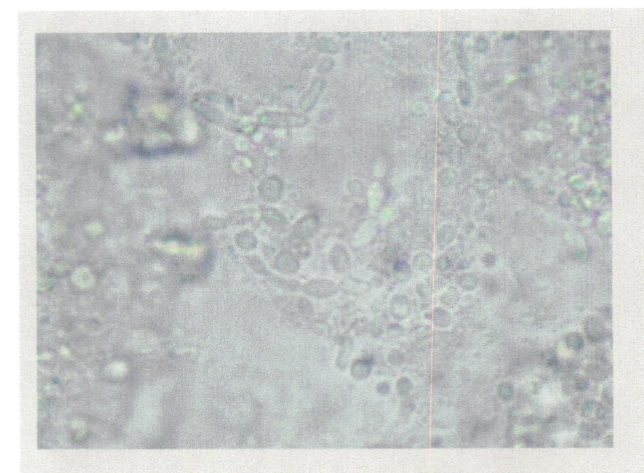

Figura 21.22. Candidíase. Exame direto com KOH 20% (1.000×). Leveduras com e sem brotamento e pseudo-hifas.
Fonte: Acervo da autoria do capítulo.

Tratamento

Várias medicações podem ser empregadas nas diferentes manifestações clínicas da candidíase. Nas candidíases superficiais, devem ser afastados os fatores que favorecem a patogenicidade da levedura e utilizados fármacos, geralmente de uso tópico, que quase sempre produzem bons resultados. Existem na atualidade agentes orais muito bem absorvidos e que são empregados nas candidíases oral e vaginal. Já nos processos sistêmicos, utiliza-se a medicação oral ou parenteral.

Na candidíase mucosa, podem-se empregar derivados poliênicos, como a nistatina em suspensão oral para bochechos ou óvulos vaginais, visto que ela não é absorvida pela mucosa vaginal ou trato gastrointestinal. Derivados imidazólicos tópicos, como clotrimazol, miconazol, oxiconazol, cetoconazol são utilizados nas formas cutâneas. Nas formas extensas, a terapêutica sistêmica é indicada: itraconazol 100 a 200 mg/dia ou fluconazol 150 a 300 mg/semana.[36] Na candidíase sistêmica, a anfotericina-B é um dos fármacos de eleição, sendo também empregados os derivados triazólicos, como o fluconazol, itraconazol, voriconazol e drogas do grupo das equinocandinas.[61] O fluconazol é uma das drogas de escolha quando a *Candida albicans* é o agente isolado.

Dermatofitoses e dermatomicoses

São micoses superficiais que acometem a pele, os pelos e as unhas, causadas por dermatófitos e fungos filamentosos não dermatófitos hialinos ou demáceos.

Dermatofitoses

Introdução

Os dermatófitos constituem grupos de fungos queratinofílicos que apresentam semelhanças taxonômicas, morfológicas, fisiológicas e imunológicas. São capazes de parasitar tecidos queratinizados do homem e de animais e restos de queratina (pelos, unhas, plumas) causando as dermatofitoses.[2,62,63]

Como a infecção por dermatófitos cresce de modo centrífugo e assume aspecto circular, os gregos denominavam-na "herpes". Os romanos chamavam a infecção de *tinea*, que significa larva de pequenos insetos, pois relacionavam a doença a picadas de insetos. No Brasil, usamos os termos "tinha" ou "dermatofitose" (micose causada por dermatófitos).[2]

Ecologia

Alguns dermatófitos vivem no solo e ocasionalmente infectam o homem, são as espécies geofílicas; as espécies zoofílicas parasitam animais e raramente o homem, enquanto as espécies antropofílicas parasitam preferencialmente o homem.

A distribuição das dermatofitoses varia por influência de fatores populacionais, como: **sexo** (mais comum no sexo masculino); **idade** (tinha de couro cabeludo é mais comum em crianças, e a tinha do pé e a inguinocrural são mais comuns em adultos); **imunidade** (maior incidência nos imunocomprometidos); **hábitos** (sociais, culturais, religiosos e econômicos); **populações fechadas** (tripulações de navios e creches têm maior incidência de dermatofitoses); **migrações** (*T. violaceum* teve alta incidência no Brasil na década de 1930 em decorrência da imigração da orla do Mediterrâneo e Portugal). Fatores temporais, como sazonalidade (as dermatofitoses são mais comuns no verão e no outono), e a distribuição dos dermatófitos no ecossistema (tinhas por *T. violaceum* eram frequentes na década de 1930 e são raras atualmente) têm influência na distribuição das dermatofitoses. O conhecimento da ecologia dos dermatófitos permite melhor entendimento da história natural das dermatofitoses.[64]

Etiologia

Os dermatófitos pertencem a três gêneros dos fungos imperfeitos ou anamorfos, isto é, que não apresentam reprodução sexuada: *Microsporum* sp., descrito por David Gruby, em 1843; *Trichophyton* sp., descrito por Malmsten, em 1845; e *Epidermophyton* sp., descrito por Sabouraud, em 1907. Quando são descobertos estados perfeitos ou teleomorfos desses fungos, ou seja, que têm reprodução sexuada, eles são reclassificados no gênero Arthroderma (Weitzman et al., em 1986, descrito por Currey, em 1854).[36,62,63]

Os fungos geofílicos têm o *Microsporum gypseum* (*Nannizzia gypsea*) como representante, e os zoofílicos, o *Microsporum canis* e o *Trichophyton mentagrophytes* var. *mentagrophytes*. Consideram-se estes dois grupos fúngicos como "não adaptados" ao ser humano, sendo os "adaptados" capazes de parasitar o ser humano, conhecidos como "fungos antropofílicos". São exemplos deste último grupo o *Epidermophyton floccosum*, o *Trichophyton tonsurans*, o *T. schoenleinii*, o *T. mentagrophytes* var. *interdigitalis* e o *T. rubrum*.[2,65] Os dermatófitos geofílicos têm distribuição irregular nos diferentes solos, relacionada às características fisioquímicas deste (umidade, pH, composição química e grau de aeração do solo, entre outras). Os dermatófitos zoofílicos podem ter hospedeiros específicos ou ser infectantes universais, tanto de homens como de animais, como o *T. mentagrophytes* var. *mentagrophytes* e o *M. canis*. Os animais infectados por dermatófitos servem como fonte para a dermatofitose humana. Os dermatófitos antropofílicos sofrem influência de fatores étnicos, sociológicos, ambientais, antropogênicos (higiene e modo de vestir) e apresentam afinidade por diferentes tipos de queratina, estando em equilíbrio com o hospedeiro (homem).[64]

Patogenia

Avanços recentes, principalmente no campo da imunologia, têm permitido o melhor conhecimento da relação dermatófito-hospedeiro na infecção cutânea. O contágio pode ocorrer pelo contato direto com seres humanos, animais ou solo contaminado, ou indiretamente, por exposição a fômites contaminados. A colonização começa na camada córnea da pele, pelo ou unha, e sua progressão depende de vários fatores.[64]

Fatores inerentes ao dermatófito

Os vários gêneros e espécies de dermatófitos têm afinidade seletiva com as diferentes classes de queratina. Sabe-se que o gênero Microsporum tem predileção por pele e pelo; o *Epidermophyton* sp., por pele e unha; e o *Trichophyton* sp., tanto por pele como por pelo e unha. No entanto, foram descritas espécies de *Microsporum* sp. afetando a unha. Outros fatores inerentes ao fungo são suas virulência e adaptação (dermatófitos geofílicos são menos adaptados do que os antropofílicos). A presença de dermatófitos como parte da microbiota normal da pele também influencia a relação parasita-hospedeiro.[2,36,64]

Fatores inerentes ao hospedeiro

A integridade da epiderme comporta-se como barreira natural. A umidade local é pré-requisito para a inoculação e a sobrevivência do dermatófito na pele. A presença de fatores séricos com ação antifúngica impede a invasão das camadas mais profundas da epiderme pelos dermatófitos. A transferrina insaturada ligada ao ferro inibe o crescimento do dermatófito, e a alfa-2-macroglubulina inibe a queratinase.[66] Fatores genéticos também podem influenciar a suscetibilidade do indivíduo para contrair uma infecção dermatofítica.[67] Hábitos como higiene, tipo de calçado, populações fechadas e fatores imunológicos também influenciam na instalação, perpetuação e disseminação de uma infecção dermatofítica.[2,64]

Imunologia

A resposta imunológica inespecífica, a imunidade mediada por células e a imunidade humoral tentam bloquear a infecção dermatofítica.

A resposta imunológica inespecífica é constituída pela descamação epidérmica e pelos fatores séricos inibitórios (transferrina insaturada e alfa-2-macroglubulina inibidora de queratinase).[64,66]

A imunidade mediada por células, expressa por reação tardia aos antígenos de dermatófitos (tricofitina), é indicativa de dermatofitose prévia ou atual. A reação tardia positiva indica atividade do sistema imune e capacidade de erradicar a infecção. É encontrada em pacientes infectados por diferentes dermatófitos e em pacientes com dermatofítides (mícides). A reação tardia negativa é associada com infecções crônicas, principalmente por *T. rubrum*.[67,68] A imunidade humoral é pouco expressiva.

Manifestações clínicas

As dermatofitoses apresentam variantes clínicas denominadas conforme a topografia do acometimento: tinha do couro cabeludo; tinha da barba; tinha do corpo; tinha inguinocrural; tinha da unha; tinha do pé; tinha da mão; e tinha imbricada. Existe ainda a doença alérgica: dermatofítide.[2,36]

Tinha do couro cabeludo

A alta incidência das tinhas do couro cabeludo geralmente está ligada à pobreza e aos hábitos precários de higiene.[64,65] *Tinea capitis* (tinha do couro cabeludo) é uma infecção fúngica da pele e dos pelos do couro cabeludo causada por fungos dermatófitos. As manifestações clínicas da *tinea capitis* podem ser divididas entre tonsurantes e inflamatórias.[2]

As tonsurantes são representadas por áreas de alopecia, geralmente circulares e com caráter pruriginoso variável, onde os pelos estão fragmentados dando aspecto semelhante à tonsura, corte rente ao couro cabeludo (Figuras 21.23 e 21.24). Podem ser divididas em: padrão microspórico, o qual apresenta um número diminuto de lesões que chegam a atingir grandes diâmetro; e padrão tricofítico, com lesões alopécicas múltiplas e diminutas, muitas vezes de difícil identificação. Classicamente, o padrão microspórico é relacionado aos dermatófitos do gênero Microsporum, e o padrão tricofítico, aos agentes do gênero Trichophyton. No entanto, em estudo de Peixoto et al., a classificação clínica da tinha do couro cabeludo não se correlacionou com os agentes isolados na cultura ou com o tipo comprometimento do pelo ao exame micológico direto.[69]

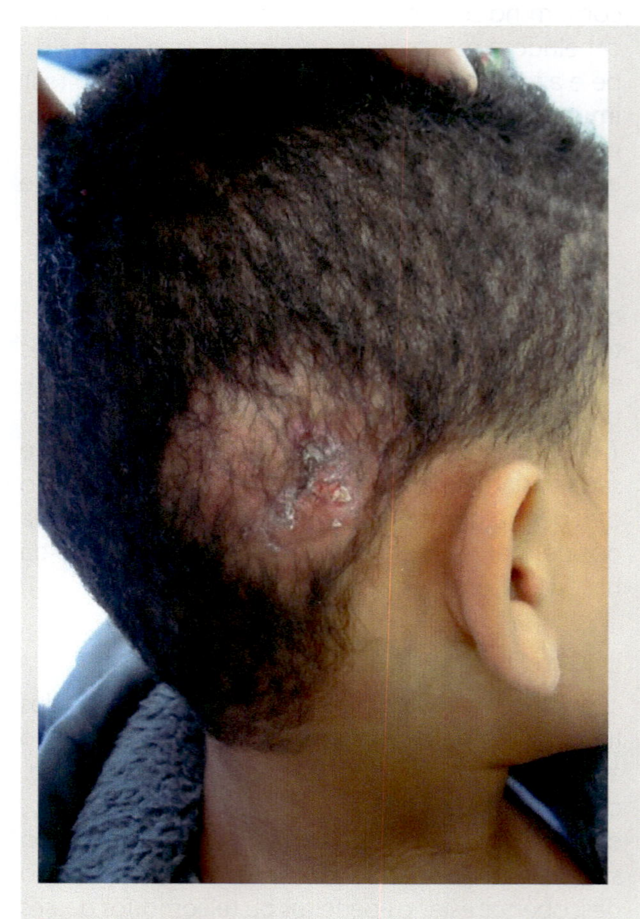

Figura 21.23. Tinha tonsurante microspórica do couro cabeludo em criança.
Fonte: Acervo da autoria do capítulo.

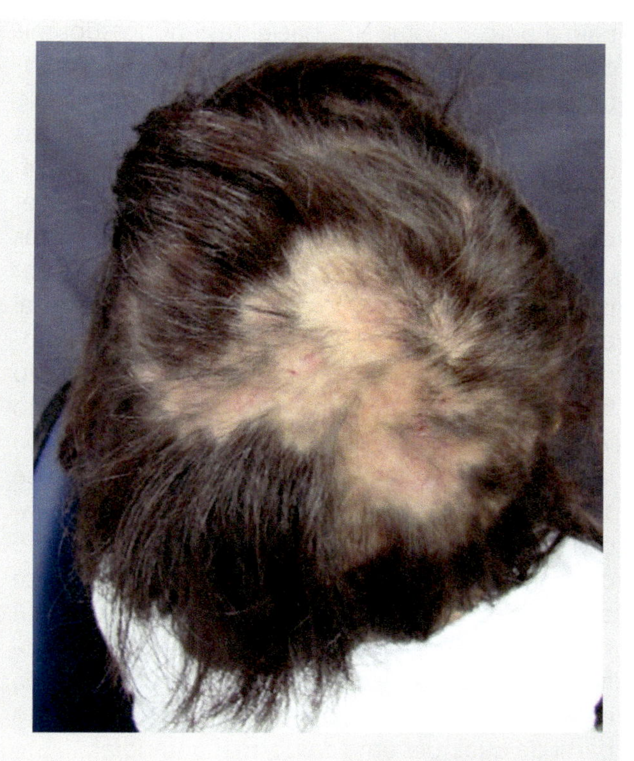

Figura 21.24. Tinha tonsurante tricofítica do couro cabeludo em criança.
Fonte: Acervo da autoria do capítulo.

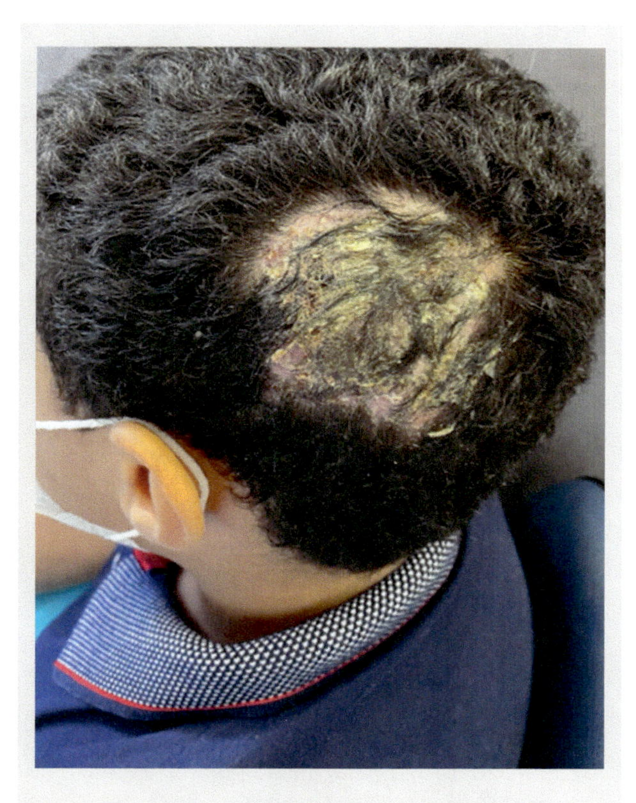

Figura 21.25. *Tinea capitis* inflamatória do tipo *kerion celsi*.
Fonte: Acervo da autoria do capítulo.

Já a *tinea capitis* inflamatória pode ser dividida em *kerion celsi*, também denominada "tinha supurativa" e "tinha fávica". No *kerion celsi*, a apresentação clínica é de uma placa escamosa e intenso processo inflamatório local, com edema, rubor e secreção purulenta, acarretando alopecia, muitas vezes cicatricial (Figura 21.25). Os agentes, geralmente isolados, nestes casos são dermatófitos não adaptados, explicando a reação inflamatória intensa produzida pelo hospedeiro. A tinha fávica se caracteriza por massas com aspecto de crosta amarelada (escútulas ou *godet*), côncavas e centradas por um pelo, com odor de urina de rato. O agente etiológico mais relacionado a esta apresentação é o *T. schoenleinii*.[2,65]

Tinha da barba

Pode apresentar-se como tinha clássica na região da barba, forma sicosiforme semelhante à foliculite bacteriana, ou forma inflamatória, lembrando um *kerion*.

Tinha do corpo

Pode acometer qualquer região de pele glabra do corpo (Figura 21.26). A forma mais comum é a anular, de crescimento centrífugo e cura central. A confluência das lesões anulares resulta na formação de placas sem tendência à cura central. Pode também se manifestar como vesículas inflamatórias, com aspecto semelhante ao *kerion*.

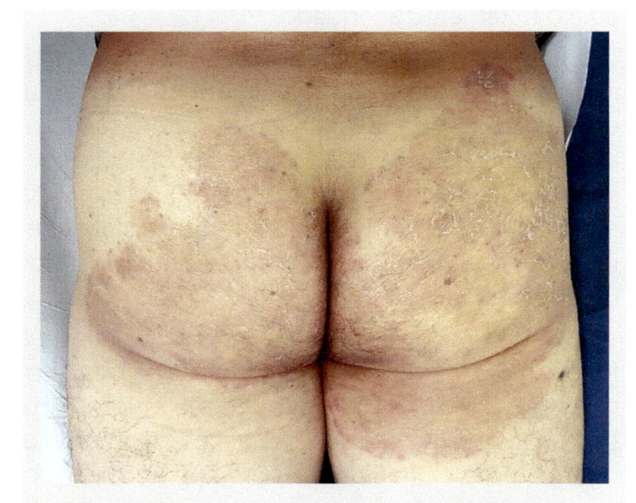

Figura 21.26. Tinha do corpo. Forma anular, com lesões circinadas múltiplas e confluentes nos glúteos e coxas.
Fonte: Acervo da autoria do capítulo.

Tinha inguinocrural

Mais comum em homens adultos, tem as mesmas características da tinha do corpo anular (Figura 21.27). Existem as formas endêmica, crônica, causada por *T. rubrum*, e epidêmica, determinada pelo *E. floccosum*.[2]

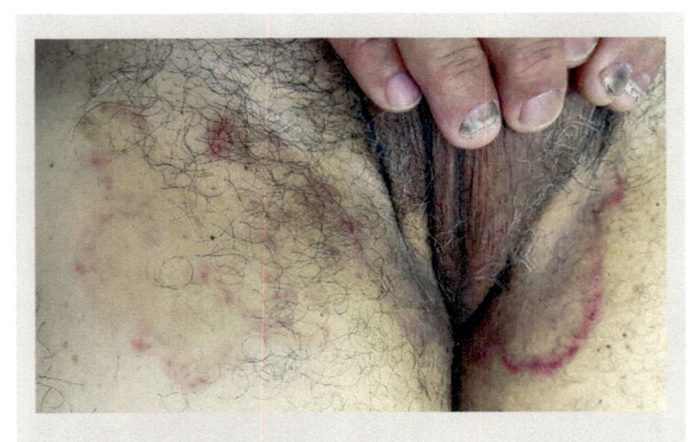

Figura 21.27. Tinha inguinocrural. Lesões circinadas em região inguinal bilateral.
Fonte: Acervo da autoria do capítulo.

Tinha da unha

A tinha da unha é causada, essencialmente, por dermatófitos. O *Trichophyton rubrum* continua sendo o principal agente identificado. O termo "onicomicose" engloba também outros agentes além dos dermatófitos, como as leveduras do gênero Candida e os fungos filamentosos não dermatófitos hialinos ou demáceos, além de leveduras exógenas. Portanto, a identificação do agente é fundamental para o tratamento adequado.[2,70]

Classicamente, a onicomicose, que inclui a tinha da unha, era classificada em: subungueal distal e/ou lateral; subungueal proximal; superficial branca; e distrófica total. Em 2011, foi proposta nova classificação da onicomicose, que passou a ser dividia em seis subtipos primários: subungueal distal e lateral; subungueal proximal; superficial; endonix; mista; e distrófica total.[71]

A onicomicose subungueal distal e lateral é a forma mais comum de invasão fúngica na placa ungueal. Os principais sinais clínicos são onicólise, hiperceratose subungueal e alterações de coloração, que geralmente variam do branco ao amarelado, mas podem também ser observadas variações de laranja, marrom e preto. Já a onicomicose subungueal proximal origina-se na porção proximal da unha e dobra ungueal, progredindo lentamente para a porção distal. Nos pacientes imunossuprimidos, especialmente nos infectados pelo HIV, no entanto, a progressão pode ser rápida. A onicomicose superficial pode se apresentar na forma de placas ou estrias transversais, que são facilmente removidas com raspagem ou curetagem. Apesar de ser branca na maioria dos casos, pode mostrar outras cores de acordo com o agente envolvido e, por isso, na nova classificação, a onicomicose superficial branca passou a ser designada apenas como "onicomicose superficial". Na variante endonix, a infecção fica restrita à placa ungueal, sem acometimento do leito, sendo observadas placas branco leitosas na lâmina e ausência de onicólise ou hiperceratose subungueal. Acredita-se que ocorra pela penetração direta do agente na porção distal da lâmina, ao contrário das outras formas nas quais a infecção se origina na pele, e seus principais agentes são o *T. soudanense* e o *T. violaceum*. A onicomicose distrófica total, por sua vez, representa o estágio final da invasão fúngica na placa ungueal e pode ocorrer a partir de qualquer uma das formas anteriores. Existe ainda o padrão misto, que é uma combinação de dois ou mais subtipos.[71-73]

Na onicoscopia, que é a dermatoscopia do aparelho ungueal, podem ser visualizados alguns sinais característicos que auxiliam no diagnóstico da onicomicose. Na lâmina dorsal, são frequentemente observados o padrão espiculado no limite proximal da área de onicólise, e o padrão de aurora boreal com estrias longitudinais de diferentes cores. Na onicoscopia da lâmina terminal, o padrão mais característico é o de hiperceratose subungueal com aspecto de ruínas ou muro desmoronando.[74,75]

O diagnóstico diferencial deve ser feito com outras onicopatias (psoríase, líquen plano, onicólise traumática entre outras). A contaminação secundária por dermatófitos de lesão preexistente, principalmente onicólises de várias etiologias, é comum e denominada "onicomicotização".

Tinha do pé

O acometimento do pé por dermatófitos é muito frequente. Quatro tipos de lesões podem ser encontrados: **vesiculosas**, agudas, geralmente por fungos não adaptados (*T. mentagrophytes* var. *mentagrophytes*); **interdigitais**, muitas vezes associadas a leveduras e bactérias; **escamosas**, crônicas, por *T. rubrum* (Figura 21.28); e em **placas**, anulares, com crescimento centrífugo e cura central.

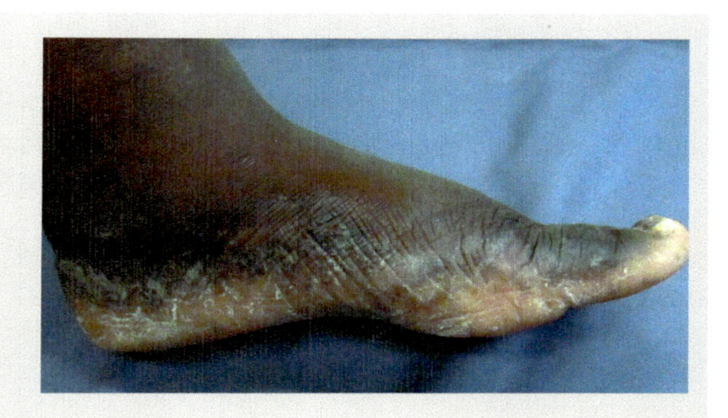

Figura 21.28. Tinha do pé descamativa por *T. rubrum*.
Fonte: Acervo da autoria do capítulo.

Tinha da mão

A tinha da mão é rara. Pode aparecer ao mesmo tempo nos pés e nas mãos, ou acometer somente as mãos, principalmente em pacientes que trabalham com terra e flores. Assume aspecto anular com crescimento centrífugo, e muitas vezes é necessário o diagnóstico diferencial com dermatite de contato.

Tinha imbricada

Dermatofitose causada pelo *T. concentricum*, também denominada *tokelau* ou *chimberê*, acomete principalmente populações indígenas da América Central, Pacífico e Norte do Brasil. É doença crônica e parece ter influência de fatores genéticos. As lesões são escamosas e imbricam-se, formando desenhos bizarros, que servem como adorno aos aborígenas.[2]

Dermatofítide

Também denominada "mícide", é forma de doença alérgica. Constitui reação de hipersensibilidade à distância de um foco de dermatofitose. Ocorre como lesões vesiculosas na lateral dos dedos da mão, consequentes à tinha do pé vesiculosa, ou como pápulas foliculares no dorso, consequentes à tinha do couro cabeludo.

Diagnóstico laboratorial

Exame micológico

O exame direto pode ser realizado a partir de pelos na tinha do couro cabeludo ou de escamas nas outras variantes de tinha. O material é clarificado pelo KOH. Na tinha do couro cabeludo, os pelos tonsurados devem ser colhidos com pinça. O comprometimento do pelo pode ser *ectothrix* (esporos fora do pelo), *endothrix* (esporos e/ou hifas dentro do pelo) ou *ecto* e *endothrix*. Peixoto et al., em 2019, mostraram que o padrão *ectothrix* está relacionado com maior frequência ao agente *M. canis*, enquanto o padrão *endothrix* é causado principalmente pelo *T. tonsurans*.[69]

Nas lesões de pele, escamas devem ser colhidas da borda ativa das lesões e, se a lesão é vesiculosa, examina-se o teto da vesícula. Na tinha da unha, o material é colhido no limite entre a unha lesada e sadia, entre a lâmina e o leito ungueal. Apenas na onicomicose superficial as escamas devem ser obtidas por raspagem da superfície lâmina ungueal. Em todos os casos positivos, encontram-se hifas hialinas septadas (Figura 21.29).[2,36]

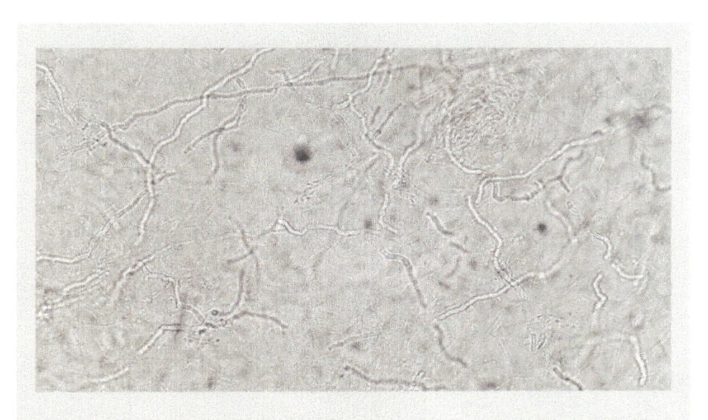

Figura 21.29. Dermatofitose em amostra coletada de raspado cutâneo. Exame direto com KOH 20% (400×). Inúmeras hifas hialinas septadas.
Fonte: Acervo da autoria do capítulo.

O crescimento do fungo em cultura ocorre em aproximadamente 2 semanas. Utiliza-se o meio de Sabouraud acrescido de ciclo-heximida e cloranfenicol. Os dermatófitos mais comuns podem ser identificados pela macromorfologia associada à micromorfologia.[2,36]

Lâmpada de Wood

O exame com a luz de Wood é importante na tinha do couro cabeludo. As tinhas causadas pelo gênero Microsporum apresentam fluorescência esverdeada (Figura 21.30). As tinhas determinadas pelo gênero Trichophyton não fluorescem, com exceção da tinha favosa por *T. schoenleinii*, que hoje é rara no Brasil.[2]

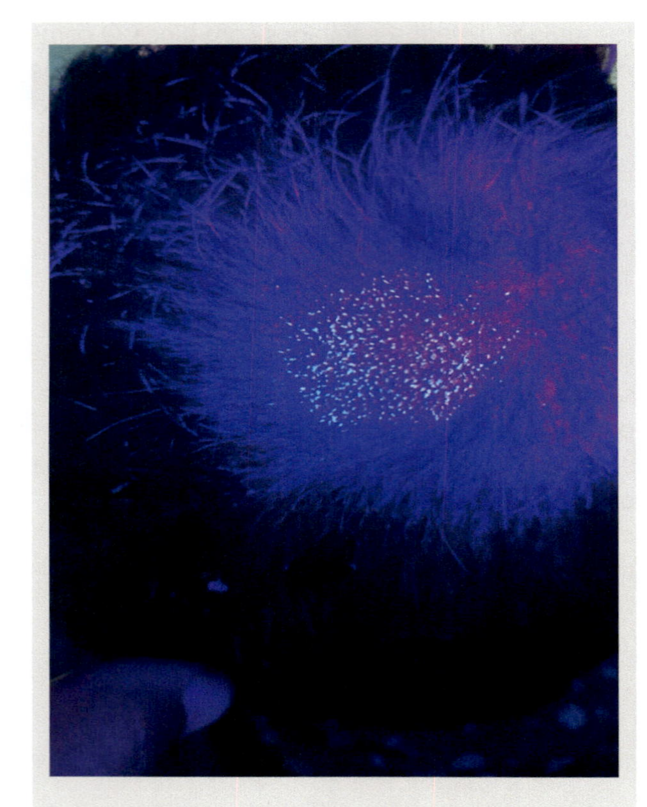

Figura 21.30. Tinha do couro cabeludo por *M. canis*. Exame com lâmpada de Wood. Fluorescência esverdeada.
Fonte: Acervo da autoria do capítulo.

Histopatologia

Os cortes histológicos podem ser corados pelo PAS ou impregnados pela prata. Visualizam-se hifas septadas hialinas, principalmente na camada córnea.

Provas imunológicas

A imunidade mediada por células, medida pela intradermorreação à tricofitina, tem valor principalmente para detectar as tinhas crônicas por *T. rubrum*, em que o resultado é negativo. Para o diagnóstico de dermatofítides, além da intradermorreação, podem ser utilizados testes *in vitro* com a mesma finalidade.[68] Apesar de a imunidade mediada por células ser a principal responsável pela defesa do hospedeiro contra o fungo, anticorpos circulantes específicos têm sido detectados por vários pesquisadores, porém parecem não ter expressividade.

Tratamento e prognóstico

Genties, em 1958, publicou pela primeira vez a cura de infecção dermatofítica em porquinho-da-índia pela griseofulvina oral. Williams, no mesmo ano, mostrou resultados semelhantes com a administração oral de griseofulvina em criança com tinha do couro cabeludo. Várias drogas de uso tópico foram introduzidas: tolnaftato, derivados imidazólicos e haloprogin. Depois, surgiram os imidazólicos de uso tópico e oral de amplo espectro, além do ciclopirox-olamina para uso tópico. Finalmente foram desenvolvidas outras drogas, como derivados triazólicos orais e de amplo espectro, alilaminas orais e para uso tópico e, mais recentemente, os derivados morfolínicos.[2,36,76]

A terapêutica das dermatofitoses pode ser tópica, sistêmica ou combinada. Os antifúngicos de uso tópico são, em geral, de amplo espectro como os derivados imidazólicos, a amorolfina, e o ciclopirox olamina, entre outros. Os sistêmicos, como a griseofulvina, são específicos para dermatófitos. A terbinafina, que tem apresentação tópica e oral, age sabidamente contra dermatófitos, estando em estudo sua eficácia contra outros fungos. Itraconazol e fluconazol têm amplo espectro de ação.

Lesões isoladas de dermatofitoses devem ser tratadas topicamente. Indicações absolutas de terapêutica sistêmica são: tinha do couro cabeludo (griseofulvina: 15 a 20 mg/kg/dia; terbinafina: 250 mg/dia acima de 40 kg, 125 mg/dia entre 20 e 40 kg, e 62,5 mg/dia em crianças com menos de 20 kg; derivados triazólicos: 3 a 5 mg/kg/dia) e micoses em imunodeprimidos (doses maiores e tempo prolongado). Uma metanálise realizada com ensaios clínicos randomizados mostrou superioridade no tratamento de *tinea capitis* por *Microsporum* sp. com griseofulvina quando comparado com terbinafina, e o inverso para *tinea capitis* por *Trichophyton* sp.[77] Logo, a importância do isolamento do agente etiológico é demonstrada pela superioridade na eficácia do tratamento dependendo do agente.

Indicações relativas da terapêutica sistêmica são as tinhas da unha de acometimento médio ou grave, as dermatofitoses extensas e refratárias à terapêutica tópica e dermatofitoses crônicas por *T. rubrum* (antifúngicos e doses para crianças são as mesmas utilizadas na tinha do couro cabeludo e, para o adulto, a griseofulvina é utilizada, na dose de 500 mg a 1 g/dia, terbinafina 250 mg/dia, itraconazol 100 a 200 mg/dia, fluconazol 150 a 300 mg/semana).[2,36,76] Outra opção terapêutica bastante empregada na tinha da unha é a pulsoterapia com itraconazol (200 mg/dia, por 7 dias, 1 semana por mês) ou terbinafina (500 mg/dia, por 7 dias,

1 semana por mês).[78,79] O tempo de tratamento é variável, conforme a forma clínica da dermatofitose. Na tinha da unha, são necessários 3 a 12 meses; na tinha do couro cabeludo, 2 meses; e na tinha do corpo, 1 mês.[2,36] Enquanto o medicamento sistêmico para dermatófitos mais utilizado é a terbinafina, casos de onicomicose provocados por fungos filamentosos não dermatófitos geralmente requerem a associação de outros antifúngicos como o itraconazol. A tinha crônica por *T. rubrum*, seja no pé, na unha ou inguinocrural, é recidivante e necessita de esquema de manutenção tópico ou sistêmico.[2,67] Em casos de onicomicose distrófica total com hiperceratose subungueal importante, há formação de biofilmes, constituídos por massa densa, esbranquiçada, circunscrita (oval, linear ou cônica) na lâmina ungueal, que não permitem a penetração do antifúngico em concentrações ideais. Nestes casos, está indicada a abrasão da lâmina, permitindo a penetração do antifúngico tópico ou oral.[80]

Dermatomicoses

Introdução

"Dermatomicose" é o termo utilizado para denominar as micoses ocasionadas por uma variedade de fungos filamentosos não dermatófitos (FFND) que produzem lesões na pele, pelo ou unhas, clinicamente semelhantes às dermatofitoses. Gentles e Evans, em 1970, descreveram pela primeira vez a presença de lesões nas unhas e nos pés provocadas por fungo considerado não patogênico ao homem: *Hendersonula toruloidea*, atualmente denominado *Neoscytalidium dimidiatum*.[81]

Os FFND são geofílicos e estão amplamente distribuídos na natureza, matéria orgânica e detritos vegetais, e o contato do homem se faz por meio do solo e plantas. O papel desses fungos como agentes patogênicos em paciente imunocompetente não era considerado. No entanto, atualmente é observado um aumento considerável na prevalência e na incidência de dermatomicoses por fungos não dermatófitos. Nenhum dos FFND é considerado queratinofílico. Todos vivem à custa do cimento intracelular ou da queratina desnaturada previamente, por trauma ou doença. São considerados invasores secundários, mas permanecem colonizando ativamente a epiderme. O *Neoscytalidium dimidiatum* e o *Neoscytalidium hyalinum* são exceções, pois têm efeito patogênico na superfície cutânea queratinizada e permanecem viáveis em escamas à temperatura ambiente por 6 meses. Alguns autores citam a possibilidade de transmissão antropofílica de *Neoscytalidium dimidiatum* e *Neoscytalidium hyalinum* em pacientes que residem ou visitam áreas onde o fungo é prevalente.[82,83]

Alguns critérios são citados na literatura para diferenciar os fungos filamentosos não dermatófitos que causam dermatomicose de outros fungos contaminantes ou sapróbios. FFND é considerado agente de dermatomicose quando: o fungo determina infecção clinicamente semelhante à dermatofitose; o isolamento do fungo em meio de cultura é compatível com sua morfologia em material clínico; recupera-se o fungo a partir de material clínico repetidas vezes; não ocorre isolamento de outros patógenos em meio de cultura, com ou sem ciclo-heximida; o agente etiológico suspeito é capaz de crescer à temperatura de 37 °C.[2]

Onicomicose

Os FFND são responsáveis por aproximadamente 20% das infecções fúngicas da unha e os agentes mais comuns são *Scopulariopsis brevicaulis*, *Aspergillus* sp., *Acremonium* sp., *Fusarium* sp., *Alternaria alternata* e *Neoscytalidium hyalinum* ou *dimitiatum*.[72]

O diagnóstico é confirmado pelo exame micológico direto revelando hifas, falha em isolar dermatófito na cultura e crescimento de colônias do mesmo fungo em três amostras consecutivas de material. O tratamento das onicomicoses por FFND é difícil e as recidivas são frequentes. A terapêutica tópica é realizada com antifúngico em veículo esmalte (amorolfina 5%, ciclopirox 8%) associado à avulsão da lâmina ungueal.[84] A droga de escolha no tratamento sistêmico é o itraconazol, associado ou não à terbinafina, que apresenta amplo espectro de ação, contra dermatófitos, leveduras e FFND.[85] O tempo de tratamento varia de 8 a 12 meses.

Dermatomicose dos pés e das mãos

Alguns fungos filamentosos não dermatófitos têm sido descritos como agentes de lesões de pele dos espaços interdigitais ou região plantar, semelhantes clinicamente à tinha dos pés.[86,87] Mais raramente, podem acometer as mãos. Os agentes isolados com maior frequência são: *Neoscytalidium dimidiatum*; *Neoscytalidium hyalinum*; *Scopulariopsis brevicaulis*; *Aspergillus* sp.; *Alternaria alternata*; *Alternaria chlamydospora*; *Cladosporium sphaerospermum*; *Curvularia* sp.; *Chrysosporiurn indicum*; *Penicillium* sp. A terapêutica das dermatomicoses pode ser tópica, sistêmica ou combinada. Os antifúngicos de uso tópico são, em geral, de amplo espectro como os derivados imidazólicos e ciclopirox olamina. A droga de escolha no tratamento sistêmico da dermatomicose por FFND é o itraconazol.[2]

Dermatomicose *kerion-like*

Dermatose bastante rara, foi descrita em paciente imunocompetente que apresentava lesão extensa em couro cabeludo, com supuração e reação inflamatória importante. O fungo isolado foi *Acremonium kiliense*.[88] O tratamento em lesões do couro cabeludo deve ser sistêmico, e a droga de escolha é o itraconazol.

Dermatomicose da pele glabra

São poucos os relatos de dermatomicose cutânea na literatura. Foram descritos casos em pacientes imunocompetentes por *Acremonium falciforme*, *Scopulariopsis brevicaulis* e *Alternaria* sp.[89-91] Na terapêutica, são utilizados antifúngicos de uso tópico (derivados imidazólicos e ciclopirox olamina) e sistêmico (itraconazol).

Referências bibliográficas

1. Theelen B, Cafarchia C, Gaitanis G, Bassukas ID, Boekhout T, Dawson Jr TL. Malassezia ecology, pathophysiology and treatment. Medical Mycology. 2018;56(Suppl 1).
2. Zaitz C, Campbell I, Marques SA, Ruiz LRB, Framil VMS. Compêndio de micologia médica. 2. ed. Rio de Janeiro: Guanabara Koogan; 2010.
3. Wu G, Zhao H, Li C et al. Genus-wide comparative genomics of Malassezia delineates its phylogeny, physiology and niche adaptation on human skin. PLoS Genet. 2015;11(11).
4. Gupta Ak, Batra R, Bluhm R, Faergemann J. Pityriasis versicolor. Dermatol Clin. 2003;21:413-29.
5. Veasey JV, Avila RB, Miguel BAF, Muramatu LH. White piedra, black piedra, tinea versicolor and tinea nigra: contribution to the diagnosis of superficial mycosis. An Bras Dermatol. 2017;92(3):413-6.
6. Furtado MSS, Cortez ACA, Ferreira J. Pitiríase versicolor em Manaus, Amazonas – Brasil. An Bras Dermatol. 1997;72:349-51.
7. Maeda M, Makimura K, Yamaguchi H. Pityriasis versicolor rubra. Eur J Dermatol. 2002;12:160-4.
8. Sancho MCA, Santamaria MCS, Borraz LAM. Afecciones cutaneas relacionadas com Malassezia furfur. Rev Clin Esp. 1997;137-40.
9. Galadari I, Komy M, Mousa A, Hashimoto K, Mehregan AH. Tinea versicolor: histologic and ultrastructural investigation of pigmentary changes. Int J Dermatol. 1992 Apr;31(4):253-6.
10. Nazarro-Porro M, Passi S. Identification of tyrosinase inhibitors in cultures of Pityrosporum. J Invest Dermatol. 1978;71:205.
11. Hoog S, Monod M, Dawson T, Boekhout T, Mayser P, Gräser Y. Skin fungi: from colonization to infection. Microbiol Spectr. 2017;5(4).
12. Erchiga VC, Florêncio VD. Malassezia species in skin diseases. Curr Opin Infect Dis. 2002;15:133-42.
13. Framil VMS, Melhem MS, Szeszs MW, Zaitz C. New aspects in the clinical course of pityriasis versicolor. An Bras Dermatol. 2011;86(6):1135-40.
14. Veasey JV, Miguel BAF, Bedrikow RB. Wood's lamp in dermatology: applications in the daily practice. Surg Cosmet Dermatol. 2017;9(4):324-6.
15. Mayser P, Stapelkamp H, Krämer HJ et al. Pityrialactone: a new fluorochrome from the tryptophan metabolism of Malassezia furfur. Antonie Van Leeuwenhoek. 2003;84(3):185-91.
16. Gupta AK, Foley KA. Antifungal treatment for pityriasis versicolor. J Fungi (Basel). 2015;1(1):13-29.
17. Crozier WJ, Wise KA. Onychomycosis due to Pityrosporum. Australas J Dermatol. 1993;34(3):109-12.
18. Silva V, Moreno GA, Zaror L, Oliveira E, Fischman O. Isolation of Malassezia furfur from patients with onychomycosis. J Med Vet Mycol. 1997;35(1):73-4.
19. Escobar ML, Carmona-Fonseca J, Santamaría L. Onychomycosis due to Malassezia. Rev Iberoam Micol. 1999; 16(4):225-9.
20. Prohic A, Kuskunovic-Vlahovljak S, Sadikovic TJ, Cavaljuga S. The prevalence and species composition of Malassezia yeasts in patients with clinically suspected onychomycosis. Med Arch. 2015;69(2):81-4.
21. Saunte DML, Gaitanis G, Hay RJ. Malassezia-associated skin diseases: the use of diagnostics and treatment. Front Cell Infect Microbiol. 2020;10:112.
22. Prohic A, Jovovic-Sadikovic T, Krupalija-Fazlic M, Kuskunovic-Vlahovljak S. Malassezia species in healthy skin and in dermatological conditions. Int J Dermatol. 2016;55(5):494-504.
23. Tajima M, Sugita T, Nishikawa A, Tsuboi R. Molecular analysis of Malassezia microflora in seborrheic dermatitis patients: comparison with other diseases and healthy subjects. J Invest Dermatol. 2008;128(2):345-51.
24. Glatz M, Bosshard PP, Hoetzenecker W, Schmid-Grendelmeier P. The role of Malassezia spp. in atopic dermatitis. J Clin Med. 2015;4(6):1217-28.
25. Kohsaka T, Hiragun T, Ishii K, Hiragun M, Kamegashira A, Hide M. Different hypersensitivities against homologous proteins of MGL_1304 in patients with atopic dermatitis. Allergol Int. 2018;67(1):103-8.
26. Maarouf M, Saberian C, Lio PA, Shi VY. Head-and-neck dermatitis: diagnostic difficulties and management pearls. Pediatr Dermatol. 2018;35(6):748-53.
27. Faergemann J. Pityrosporum ovale and skin diseases. Keio J Med. 1993;42(3):91-4.
28. Zaitz C, Ruiz LRB, Souza VM. Dermatoses associadas às leveduras do gênero Malassezia. An Bras Dermatol. 2000;75(2):129-42.
29. Lim JH, Tey HL, Chong WS. Confluent and reticulated papillomatosis: diagnostic and treatment challenges. Clin Cosmet Investig Dermatol. 2016;9:217-23.

30. Kaplan W. Piedra in lower animals: a case report of white piedra in a monkey and a review of literature. J Am Vet Med Assoc. 1959;134:113-7.
31. Herbrecht R, Koenig H, Waller J, Liu K L, Guého E. Trichosporon infections: clinical manifestations and treatment. J Mycol Med. 1993;3:129-36.
32. Sugita T, Nishikawa A, Shinoda T. Taxonomic position of deep-seated, mucosa-associated and superficial isolates of Trichosporon cutaneum from trichosporonosis patients. J Med Microbiol. 1995;33:1368-70.
33. Guého E, Smith MT, De Hoog GS, Billon-Grand G, Christen R, Veget WHB. Contributions to a revision of the genus Trichosporon. Ant Leeuwenhock. 1992;61:289-316.
34. Guého E, Improvisi L, De Hoog GS, Dupont B. Tricosporon on humans: a pratical accont. Mycoses. 1994;37:3-10.
35. Bonifaz A, Tirado-Sánchez A, Araiza J et al. White piedra: clinical, mycological and therapeutic experience of fourteen cases. Skin Appendage Disord. 2019;5(3):135-41.
36. Lacaz CS, Porto E, Martins JEC, Heins-Vaccari EM, Melo NT. Micoses superficiais. In: Lacaz CS, Porto E, Martins JEC, Heins-Vaccari EM, Melo NT (ed.). Tratado de micologia médica Lacaz. 9. ed. São Paulo: Sarvier; 2002. p. 252-352.
37. Dinato SLM, Almeida JRP, Romiti N, Camargo FAA. Tinea nigra in the city of Santos: five case reports. An Bras Dermatol. 2002;77(6):713-8.
38. Criado PR, Delgado L, Pereira GA. Dermoscopy revealing a case of tinea nigra. An Bras Dermatol. 2013;88(1):128-9.
39. Guarenti IM, Almeida Jr HL, Leitão AH, Rocha NM, Silva RM. Scanning electron microscopy of tinea nigra. An Bras Dermatol. 2014;89(2):334-6.
40. Veasey JV, Avila RB, Ferreira MAMO, Lazzarini R. Reflectance confocal microscopy of tinea nigra: comparing images with dermoscopy and mycological examination results. An Bras Dermatol. 2017;92(4):568-9.
41. Criado PR, Delgado L, Alonso G. Dermatoscopia no diagnóstico da tinea nigra. An Bras Dermatol. 2013;88(1):131-2.
42. Rossetto AL, Cruz RC. Tinea nigra: successful treatment with topical butenafine. An Bras Dermatol. 2012;87(6):939-41.
43. Paula CR. Candidíases. In: Zaitz C, Campbell I, Marques SA, Ruiz LRB, Souza VM (ed.). Compêndio de micologia médica. Rio de Janeiro: Medsi; 1998. p. 99-107.
44. Crocco EI, Mimica LMJ, Muramatu L, Garcia C, Souza VM, Ruiz LRB et al. Identificação de espécies de Candida e susceptibilidade antifúngica in vitro: estudo de 100 pacientes com candidíases superficiais. An Bras Dermatol. 2004;79(6):689-97.
45. Eggimann P, Garbino J, Pittet D. Epidemiology of Candida species infections in critically ill immunosuppressed patients. Lancet Infect Dis. 2003 Nov;3(11):685-702.
46. Banerjee SN, Emori TG, Culver DH, Gaynes R, PJarvis WR, Horan T. Secular trends in nosocomial primary blood stream infections in the United States. Am J Med. 1991;91:S86-9.
47. Beck-Sague CM, Jarvis TR; National Nosocomial Infections Surveillance System. Secular trends in the epidemiology of nosocomial fungal infections in the United States. J Infect Dis. 1993;167:1247-51.
48. Abi-Said D, Anaissie E, Uzun O, Raad I, Pinzcowski H, Vartivarian S. The epidemiology of hematogenous candidiasis by different Candida species. Clin Infect Dis. 1997;24:1122-8.
49. Pfaller MA. Epidemiology of candidiasis. J Hosp Infect. 1995;30:329-38.
50. Blumberg HM, Jarvis R, Soucie JM, Edwards JE, Patterson JE, Pfaller MA et al.; NEMIS Prospective Multicenter Study. Risk factors for candidal bloodstream infections in surgical intensive care unit patients. Clin Infect Dis. 2001;33:177-86.
51. Baillie GS, Douglas LJ. Effect of growth rate on resistance of Candida albicans biofilms to antifungal agents. Antimicrob Agents Chemother. 1998;42:1900-5.
52. Ghannoum MA. Potential role of phospholipases in virulence and fungal pathogenesis. Clin Microbiol Rev. 2002;13:122-43.
53. Kwon-Chung KJ, Bennett JE. Candidiasis: moniliasis, thrush, Candida paronychia, Candida endocarditis, bronchomycosis, mycotic vulvovaginitis, candiosis. In: Medical mycology. Philadelphia: Lea & Febiger; 1992. p. 280-336.
54. Zöllner MSAC, Jorge AOC. Candida spp. occurrence in oral cavities of breast-feeding infants and in their mothers' mouths and breasts. Pesqui Odontol Bras. 2003;17(2):151-5.
55. Holanda AAR, Fernandes ACS, Bezerra CM, Ferreira MAF, Holanda MRR, Holanda JCP et al. Candidíase vulvovaginal: sintomatologia, fatores de risco e colonização anal concomitante. Rev Bras Ginecol Obstet. 2007;29(1):3-9.
56. Tosti A, Piraccini BM, Ghetti E, Colombo MD. Topical steroids versus systemic antifungals in the treatment of chronic paronychia: an open, randomized double-blind and double dummy study. J Am Acad Dermatol. 2002;47(1):73-6.
57. Hay RJ, Baran R. Onychomycosis: a proposed revision of the clinical classification. J Am Acad Dermatol. 2011;65(6):1219-27.
58. Humbert L, Cornu M, Proust-Lemoine E et al. Chronic mucocutaneous candidiasis in autoimmune polyendocrine syndrome type 1. Front Immunol. 2018;9:2570.
59. Armstrong D. Overview of invasive fungal infections and clinical presentation. Clin Infect Dis. 1995;2:17-24.
60. Lacaz CS, Porto E, Martins JEC, Heins-Vaccari EM, Melo NT. Leveduras de interessemédico. In: Lacaz CS, Porto E, Martins JEC, Heins-Vaccari EM, Melo NT (ed.). Tratado de micologia médica Lacaz. 9. ed. São Paulo: Sarvier; 2002. v. a, p. 123-73.
61. Edwards Jr JE, Bodey GP, Bowden RA, Buchner T, De Pauw BE, Filler SG et al. International Conference for the Development of a Consensus on the Management and Prevention of Severe Candidal Infections. Clin Infect Dis. 1997;25:43-59.
62. Kwon-Chung KJ, Bennett JE. Dermatophytoses. In: Medical mycology. Pennsylvania: Lea & Febiger; 1992. p. 105-61.
63. Rippon JW. Dermatophytosis and dermatomycosis. In: Medical mycology. 3rd ed. Philadelphia: WB Saunders; 1988. p. 169-275.
64. Ruiz LRB, Zaitz C. Dermatófitos e dermatofitoses na cidade de São Paulo no período de agosto de 1996 a julho de 1998. An Bras Dermatol. 2001;76(4):391-401.
65. Veasey JV, Miguel BAF, Mayor SAS, Zaitz C, Muramatu LH, Serrano JA. Epidemiological profile of tinea capitis in São Paulo city. An Bras Dermatol. 2017;92(2):2834.
66. Yu RJ, Grappel SF, Blank F. Inhibition of keratinases by alfa-2 macroglobulin. Experientia. 1972;28(8):886.
67. Sadahyro A. Estudo dos antígenos leucocitários humanos (HLA) em pacientes caucasianos judueus Azkenazitas com dermatofitoses crônicas causadas por T. rubrum. [Dissertação de Mestrado]. São Paulo: Universidade de São Paulo; 1997.

68. Zaitz C. Produção de antígenos de T. mentagrophytes para estudo de aspectos imunológicos das dermatofitoses e das dermatofítides. [Tese de doutorado]. São Paulo: Escola Paulista de Medicina; 1992.
69. Peixoto RRGB, Meneses OMS, Silva FO, Donati A, Veasey JV. Tinea capitis: correlation of clinical aspects, findings on direct mycological examination and agents isolated from fungal culture. Int J Trichology. 2019;11(6):232-5.
70. Veasey JV, Nappi C, Zaitz C, Muramatu LH. Análise descritiva dos exames micológicos de pacientes com onicomicose atendidos em consultório particular. An Bras Dermatol. 2017;92(1):126-7.
71. Hay RJ, Baran R. Onychomycosis: a proposed revision of the clinical classification. J Am Acad Dermatol. 2011;65(6):1219-27.
72. Lipner SR, Scher RK. Onychomycosis: clinical overview and diagnosis. J Am Acad Dermatol. 2019;80(4):835-51.
73. Piraccini BM, Alessandrini A. Onychomycosis: a review. J Fungi. 2015;1(1):30-43.
74. Grover C, Jakhar D. Onychoscopy: a practical guide. Indian J Dermatol Venereol Leprol. 2017;83(5):536-49.
75. Kayarkatte MN, Singal A, Pandhi D, Das S, Sharma S. Nail dermoscopy (onychoscopy) findings in the diagnosis of primary onychomycosis: a cross-sectional study. Indian J Dermatol Venereol Leprol. 2020;86(4):341-9.
76. Lecha M, Effendy I, Chauvin MF, Di Chiacchio N, Baran R. Treatment options: development of consensus guideline. J Eur Acad Dermatol Venerol. 2005;19(Suppl 1):25-33.
77. Gupta AK, Main CD. Meta-analysis of randomized, controlled trials comparing particular doses of griseofulvin and terbinafine for the treatment of tinea capitis. Pediatr Dermatol. 2013;30:16.
78. Gupta AK, Ryder JE. The use of oral antifungal agents to treat onychomycosis. Dermatol Clin. 2003;21(3):469-79.
79. Gupta AK, Ryder JE, Johnson AM. Cumulative meta-analysis of systemic antifungal agents for the treatment of onychoycosis. Br J Dermatol. 2004;150:537-44.
80. Di Chiacchio N, Kadunc BV, Almeida ART, Madeira CL. Nail abrasion. J Cosm Dermatol. 2004;2:150-2.
81. Gentles JC, Evans EG. Infection of the feet and nails with Hendersonula toruloidea. Sabouraudia. 1970;8(1):72-5.
82. Summerbell RC, Kane J, Krajden S. Onychomycosis, tinea pedis and tinea manum caused by non-dermatophytid filamentous fungi. Mycoses. 1989;32:609-19.
83. Elewski BE, Greer DL. Hendersonula toruloidea and Scytalidium hyalinum. Arch Dermatol. 1991;127:1041-4.
84. Tosti A, Piraccini BM, Lorenzi S. Onychomycosis caused by non-dermatophytic molds: clinical features and response to treatment of 59 cases. J Am Acad Dermatol. 2000; 42:217-24.
85. Gupta AK, Gregurek-Novak T, Konnikov N, Lynde CW, Hofstader S, Summerbell RC. Itraconazole and terbinafine treatment of some non-dermatophyte molds causing onychomycosis of the toes and a review of the literature. J Cutan Med Surg. 2001;5(3):206-10.
86. Ginarte M, Pereiro Jr MV, Fernandez-Redondo V, Toribio J. Plantar infection by Scopulariopsis brevícaulis. Dermatology. 1996;293:149-51.
87. Greer DL, Gutierrez MM. Tinea pedis caused by Hendersonula toruloidea. Am Acad Dermat. 1987;16(5):1111-4.
88. Lopes JO, Kolling LC, Neumaier W. Kerion-like lesion of the scalp due to Acremonium kaliense in a non-compromised boy. Rev Inst Med Trop São Paulo. 1995;37(4):365-8.
89. Tedesco-Marchese LC, Castro RM, Lacaz CS et al. Acremoniose cutânea: registro de um caso. An Bras Dermatol. 1987;62(1):25-30.
90. Cox NH, Iruing B. Cutaneous "ringworm" lesions of Scopulariopsis brevicaulis. Br J Dermatol. 1993;129:726-8.
91. Robb CW, Malouf PJ, Rapini RP. Four cases of dermatomycosis: superficial cutaneous infection by Alternaria or Bipolaris. Cutis. 2003;72(4):313-6.

Capítulo 22

Tinea Nigra

André Luiz Rosseto

Introdução

Tinea nigra ou tinha negra é uma infecção fúngica crônica da camada córnea causada pelo fungo *Hortaea werneckii*, manifestando-se clinicamente por máculas assintomáticas e hipercrômicas de coloração variando do marrom clara a preta e que afeta principalmente as áreas palmares e plantares.

Histórico

As primeiras manifestações clínicas da doença reportadas nos soldados imperiais por Patrick Manson em 1872, no sul da China, e consideradas durante décadas por alguns autores como as primeiras observações mundiais da *tinea nigra* eram descrições errôneas da pitiríase versicolor.[1-10]

Em 1911, Aldo Castellani, no Sri Lanka (antigo Ceilão), isolou um fungo da mácula hipercrômica de um adulto e nomeou a micose de *tinea nigra*. No ano seguinte, Castellani denominou o fungo de *Cladosporium mansoni* em homenagem a Patrick Manson pela suposta autoria da primeira descrição da *tinea nigra* em 1872.[9,10]

Em 1916, em Salvador, na Faculdade de Medicina da Bahia, Antônio Gil de Castro Cerqueira publicou a tese de doutorado intitulada *Keratomycose nigricans* palmar. Foram reportados 13 casos, sendo três do autor da tese, dois de Albino Leitão e oito de Alexandre Evangelista de Castro Cerqueira (pai do autor). Na tese, não foram citadas referências anteriores da doença e a micose foi considerada inédita.[11] Trata-se da primeira publicação do tema no Brasil e de imenso valor histórico por comprovar com fotografias os primeiros casos observados por Alexandre Evangelista de Castro Cerqueira em 1891.

Em 1921, João Ramos e Silva e José Torres, desconhecedores da tese de Cerqueira, mas com base nas descrições de Castellani, diagnosticaram o primeiro caso de *tinea nigra* na cidade do Rio de Janeiro. Paulo Parreiras Horta contribuiu no caso com os estudos micológicos e isolou um fungo com características diferentes do *C. mansoni* que denominou *Cladosporium werneckii* em homenagem ao dermatologista brasileiro Werneck Machado.[12,13]

No final da década de 1920, Castellani, após a leitura do original *China Imperial Maritime Customs Medical Reports*, por Mansoni (1879), concluiu que as máculas no pescoço e tórax descritas nos soldados imperiais eram manifestações clínicas da pitiríase versicolor, e não da *tinea nigra*.[10] No início da década de 1930, Flaviano Silva resgatou a tese de Cerqueira, e Ramos e Silva divulgou internacionalmente o fungo *C. werneckii* como agente etiológico da *tinea nigra*.[14-19] Após décadas de discussões, as contribuições brasileiras e de Castellani corroboraram a aceitação de que a primeira observação clínica mundial comprovada da *tinea nigra*, inicialmente denominada *keratomycose nigricans* palmar, foi por Alexandre Evangelista de Castro Cerqueira em 1891.[10,14-19]

Diversos micologistas consideram as diferenças etiológicas, clínicas e geográficas como justificáveis nas manutenções dos fungos *C. mansoni* e *C. werneckii* em espécies separadas. Embora agentes da mesma entidade clínica, os dois fungos foram considerados como causadores das infecções no tronco e pescoço pelo *C. mansoni* no oriente e nas áreas palmoplantares pelo *C. werneckii* no ocidente.[6-10,20]

As controvérsias taxonômicas do fungo persistiram classificadas nos gêneros Crytococcus, Pullularia, Aureobasidium e *Exophiala werneckii*.[1-9] Em 1979, McGinnis concluiu que Castellani descrevera o fungo causador da pitiríase versicolor e *C. mansonii* passou a ser sinônimo de *Malassezia furfur*.[21]

Portanto, ficou esclarecido que *C. werneckii* era o agente etiológico da *tinea nigra* tanto no ocidente como no oriente. Aldo Castellani passou a ser considerado o divulgador mundial da micose.

Em 1984, Nishimura e Miyagi propuseram o novo gênero Hortaea para Exophiala.[22] Em 1985, McGinnis et al. discordaram e consideraram mais adequado o gênero Phaeoannellomyces.[23] Entretanto, no mesmo ano prevaleceram os critérios taxonômicos por Nishimura e Miyagi com a denominação do fungo de *Hortaea werneckii* em homenagem a Parreiras Horta, persistente até os dias atuais.[22,24]

A micose recebeu diversas sinonímias como, inicialmente, *keratomycose nigricans* palmar e, depois, *keratophytia nigra*, *pytiriasis* e *microsporia nigra* de Manson, *tinea nigra palmaris* e *plantaris*, tinha negra palmar e plantar, tinha preta, cladosporose epidérmica, *epidermomycose* palmar, ceratomicose *nigricans* palmar, ceratofitose negra e feo-hifomicose superficial; porém, continua sendo aceito e usada a denominação *tinea nigra*.[1-24]

Epidemiologia

É uma micose superficial pouco frequente e cosmopolita observada geralmente nas áreas litorâneas dos países com clima tropical e subtropical. Incide principalmente na América do Sul (Brasil, Colômbia, Venezuela), na América Central e Caribe (Panamá, Cuba), Ásia (Índia, Japão, Sri Lanka) e nas regiões litorâneas da África. Reportada com menos frequência na América do Norte (México, litoral sudeste dos Estados Unidos), Oceania (Austrália) e incomum na Europa, correlacionada com viagens e imigrações intercontinentais.[1-9,25]

A doença apresenta incidências variáveis como na Cidade do México, Caracas na Venezuela e Karwar na Índia com 0,08%; 0,16%; e 1,26%, respectivamente.[2,26,27] No Brasil, em Porto Alegre/RS, as incidências foram de 0,02% e 0,2% e na cidade litorânea de Vitória/ES, de 0,26%.[6,28,29]

Em relação ao Brasil, a presente revisão no período de 105 anos (1916-2020) identificou 64 publicações com 203 casos reportados.[6-8,11-19,28-81] Em dois pacientes, as infecções foram importadas da Espanha e do Chile.[6-48] Dos 201 casos autóctones brasileiros, os diagnósticos e os contágios ocorreram no mesmo estado em 188 pacientes e em estados distintos em 12 pacientes. Em um paciente diagnosticado no Rio de Janeiro não foi possível definir o local do contágio porque as lesões surgiram após viagens ao Nordeste em diferentes estados (PE, BA). Os contágios ocorreram predominantemente no Nordeste com 89 casos, seguidos no Sul com 55, no Sudeste com 47, no Norte com 7 e no Centro-Oeste com 3 casos. Os estados com maiores prevalências foram Pernambuco com 41 casos, Rio Grande do Sul com 36, Bahia com 21 e São Paulo com 20 casos (Tabela 22.1). O estado situado geograficamente na área mais meridional é o Rio Grande do Sul, que apresentou um número expressivo de casos. Em Santa Catarina, estado com divisas geográficas com o Rio Grande do Sul, desde 1995 a micose tem sido reportada com frequência (casos somente apresentados em congressos não foram incluídos dessa casuísta).[65-67,71-73,79,82-84]

Tabela 22.1. Distribuição dos 201 casos autóctones de *tinea nigra* e contágios conforme as regiões e os estados da Federação do Brasil publicados no período de 1916 a 2020.

Região/estado	Publicações
Norte	
Pará	5
Amazonas	2
• Subtotal	**7**
Nordeste	
Pernambuco	41
Bahia	25
Paraíba	11
Maranhão	9
Ceará	1
Alagoas	1
Não informado*	1
• Subtotal	**89**
Centro-Oeste	
Distrito Federal	1
Mato Grosso	1
Tocantins	1
• Subtotal	**3**
Sudeste	
São Paulo	20
Rio de Janeiro	13
Espírito Santo	13
Minas Gerais	1
• Subtotal	**47**
Sul	
Rio Grande do Sul	36
Paraná	10
Santa Catarina	9
• Subtotal	**55**
Total	**201**

*Casos com lesões após viagens ao nordeste em diferentes estados (Pernambuco e Bahia).

Fonte: Adaptada de Cerqueira AGC, 1916; Silva JR, 1935; Blank H, 1979; Severo LC, Bassanesi MC, Londero AT, 1994; Giraldi S, Marinoni LP, Bertogna J, Abbage KT, Oliveira VCD, 2003; Aquino VR, Constante CC, Bakos L, 2007; Fajardo AD, Silva RR, Costa APM, Rossetto AL, Cruz RCB, 2017; Chamroensakchai T, Kleebchaiyaphum C, Tatiyanupanwong S, Eiam-Ong S, Kanjanabuch T, 2020.

Pode acometer qualquer idade, sendo mais predominante nos pacientes com idade inferior aos 20 anos. É pouco frequente nos adultos e incomum nos idosos. Os registros da menor e maior idade dos pacientes foram 2 e 75 anos, respectivamente.[6-9]

Afeta ambos os sexos com prevalência no feminino e, conforme alguns estudos, na proporção de 2:1. Incide em todas as raças, em especial na caucasiana e raramente na negra.[4,8,9]

Etiologia

O agente etiológico é um fungo filamentoso demácio e geofílico denominado *H. werneckii*. O fungo foi isolado nas vegetações como arbustos, folhagens, gramíneas e madeiras podres, peixes em decomposição e moluscos marinhos, equipamentos de mergulhos sujos, cortinas de banheiros úmidas, pele dos porquinhos-da-índia, contaminantes de culturas, pele humana sã do couro cabeludo e espaços interdigitais. Esse fungo halofílico adapta-se a solos ou areias com concentrações salinas elevadas (3% a 30% de NaCl).[1-9]

O período de incubação não está bem determinado, com estimativas aproximadas de 2 a 7 semanas, mas com relatos do aparecimento das lesões meses e até anos após o contato com zonas endêmicas ou praias.[29,55,56] Em um caso, a doença surgiu 20 anos após a inoculação experimental, sendo questionável um período de incubação tão prolongado.[80]

O meio de transmissão permanece desconhecido. A infecção pode ser evidenciada após traumatismo, mas também sem nenhuma solução de continuidade da pele, possivelmente pela imunidade local desequilibrando a relação homem/fungo. O contágio inter-humano ocorre eventualmente e, em geral, é intrafamiliar ou com exposição à mesma fonte de infecção.[7-9] A associação da doença com a hiperidrose palmar e plantar tem sido considerada um fator predisponente por diversos autores.[5,6]

Outros agentes etiológicos foram descritos como causadores da *tinea nigra*, a exemplo do fungo *Cladosporium castellani*. Entretanto, McGinnis e Padhye (1978) classificaram *C. castellani* como sinônimo de *Stenella araguata* cuja espécie pode representar outro agente etiológico; mas, com denominação taxonômica ainda pendente.[81] Badali et al. (2009) relataram um caso plantar de *tinea nigra-like* causada por nova espécie de fungo, *Cladophialophora saturnica*, podendo representar um terceiro agente etiológico da micose.[61]

Quadro clínico

O diagnóstico clínico não apresenta dificuldades e pode ser confirmado pela dermatoscopia e pelo agente etiológico, identificado por exame micológico.

A lesão inicial é uma pequena mácula puntiforme, hipercrômica e assintomática, que pode passar despercebida. O crescimento é lento e centrífugo, com tamanho entre 1 e 5 cm, evoluindo com diversas formas clínicas (Figura 22.1). Os limites são nítidos e sem sinais inflamatórios e a coloração varia de marrom-clara a preta. A cor pode ser mais intensa nas bordas e nos sulcos palmoplantares, possivelmente por acúmulo de suor.[53,55,59]

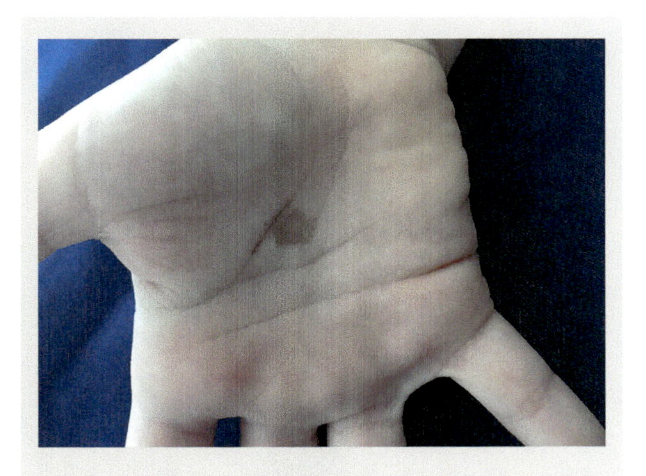

Figura 22.1. *Tinea nigra*. Máculas com formatos geométricos do tipo pentagonal no centro da palma da mão e forma linear no trajeto do sulco palmar adjacente.
Fonte: Acervo da autoria do capítulo.

A superfície é lisa, porém, nas lesões aveludadas ou finamente descamativas, pode haver certa aspereza ao toque. A mácula é única, mas, quando múltiplas, são em pequeno número e com distribuições individuais próximas ou confluentes. As lesões podem crescer e evoluírem com contornos policíclicos ou irregulares, às vezes mal delimitados.[53,55,59]

A localização típica das lesões é nas superfícies das palmas das mãos, o que explica o nome frequentemente utilizado de *tinea nigra palmaris*.[1-9] Os quirodáctilos são poucos afetados e, quando acometidos, isso ocorre nas áreas palmares ou nas bordas (Figura 22.2). São raros os envolvimentos do dorso da mão e das unhas das mãos.[16,71,85] As regiões plantares são afetadas; entretanto, existem poucos relatos desta localização no Brasil. Os pododáctilos podem ser afetados, inclusive os espaços interdigitais, mas não há relatos de comprometimento das unhas dos pés.

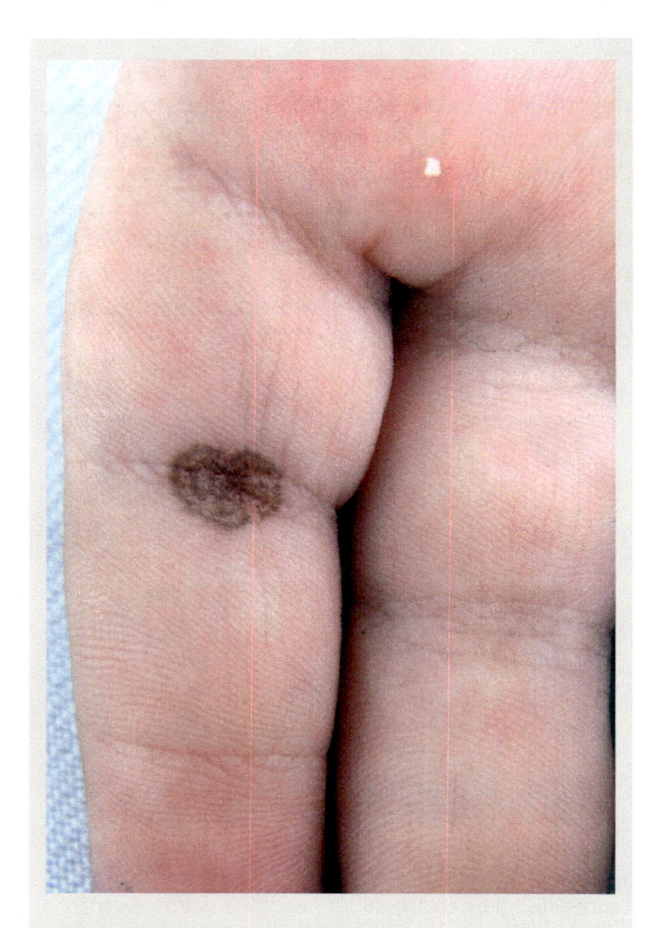

Figura 22.2. *Tinea nigra*. Mácula com forma figurada em coração com bordas bem delimitadas na área palmar do 2º quirodáctilo direito.
Fonte: Acervo da autoria do capítulo.

O acometimento geralmente é unilateral. Montiel (1986) observou predileções das lesões pela região palmar direita nas crianças e pela esquerda nos adultos.[86] Diversos autores discordam e não tem evidenciado predileções palmares. Excepcionalmente as lesões podem acometer simultaneamente a região palmar e plantar. São escassos os envolvimentos bilaterais plantares ou palmares (Figura 22.3).

São raras as localizações nas regiões cervicais, braços, antebraços, punhos e pernas. No oriente, o pescoço e o tronco são afetados com maior frequência do que no ocidente. As lesões nas áreas atípicas como couro cabeludo, lombar e genital

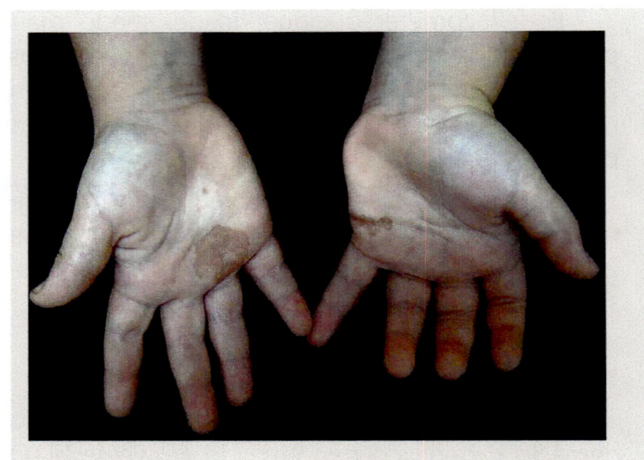

Figura 22.3. *Tinea nigra* palmar bilateral. Máculas com colorações pretas e com formas geográficas inespecíficas.
Fonte: Acervo da autoria do capítulo.

podem ser diferenciadas de outras dermatoses pelos exames dermatoscópicos e/ou micológicos.[7-9,50,55,87] Um homem adulto, fototipo I com mácula hipercrômica na face envolvendo a área frontal e sobrancelha, causou confusões diagnósticas clínicas como efélides, melanoses solares, queratoses solares, eritema pigmentar fixo (Figura 22.4) e apresentou uma dermatoscopia atípica; entretanto, o exame micológico revelou *H. werneckii*, corroborado pelos achados histopatológicos, elucidou o diagnóstico de *tinea nigra* (observação do autor, não publicado).

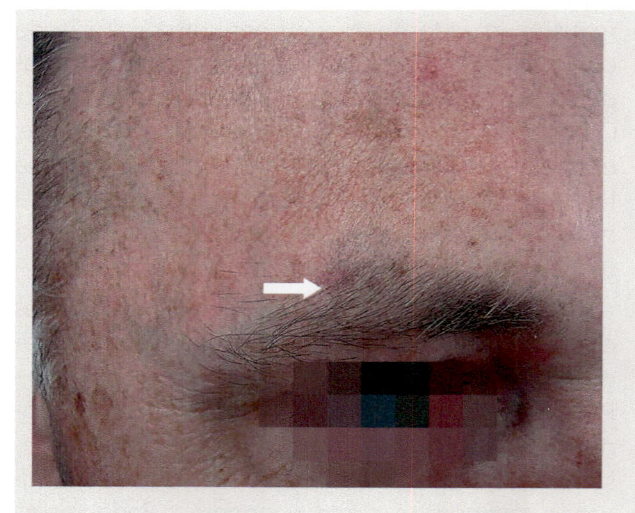

Figura 22.4. *Tinea nigra*. Mácula salpicada com localização atípica na face envolvendo a área frontal e centro da sobrancelha direita.
Fonte: Acervo da autoria do capítulo.

Apesar da tendência à cronicidade, eventualmente são reportadas recidivas, frequentemente correlacionadas aos tratamentos irregulares, ou reinfecções. Um estudo do autor apresentado no 62º Congresso da Sociedade Brasileira de Dermatologia (SBD), em 2007, identificou um segundo episódio em quatro casos (6,5%) de 62 pacientes com *tinea nigra* no Vale do Itajaí, Santa Catarina, observados de 1995 a 2007. O tempo decorrido entre o primeiro e segundo episódio variou de 7 a 72 meses. Em todos os episódios, o envolvimento foi palmar e unilateral, exceto um caso palmar bilateral no primeiro episódio. Nos segundos episódios, em dois casos, as lesões foram nas mesmas áreas e sugerindo recidivas. Nos outros dois casos, foram em topografias distintas e consideradas reinfecções.[84] As identificações do *H. werneckii* foram por exames micológicos e nenhum dos episódios realizou os exames moleculares considerados cruciais nas diferenciações entre recidivas e reinfecções.

Um adulto jovem habituado a andar descalço nas praias apresentou uma evolução incomum: no período de 18 anos, foi diagnosticado com três episódios de *tinea nigra* sempre envolvendo as regiões plantares e com múltiplas máculas bilaterais (Figura 22.5) (observação do autor, não publicado). Uma revisão dos casos brasileiros com apresentação bilateral mostrou oito casos palmares e este relato plantar foi publicado no primeiro episódio.[71] No Brasil, só outro caso plantar bilateral foi publicado após 2013.[75]

As formas clínicas das lesões são predominantes geográficas, ocasionalmente redondas ou ovais e formas lineares, cuneiformes ou triangulares são exceção. Formatos atípicos foram descritos como a forma salpicada com padrão "em sal e pimenta" e os formatos semelhantes a rochas e animais.[65-73] Essas formas clínicas motivaram a seguinte classificação inicial:

- **Formas geométricas:** lesões que mimetizam as formas geométricas isoladamente ou associadas, como puntiforme, redonda, oval, elipse, cuneiforme, triangular, pentagonal, linear entre outras (Figura 22.1).
- **Formas geográficas:** lesões que mimetizam os formatos geográficos, podendo ser inespecíficas (Figuras 22.3, 22.5 e 22.10) ou no padrão dos mapas geográficos como continentes, ilhas (Figura 22.6), países, entre outros.
- **Formas figuradas:** lesões que mimetizam os formatos de diversas figuras do cotidiano (Figura 22.2).
- **Formas salpicadas:** lesões puntiformes ou confluentes com distribuições irregulares e salpicadas (Figuras 22.4 e 22.7).
- **Formas mistas:** lesões com dois ou mais formatos distintos (Figuras 22.8 e 22.9).

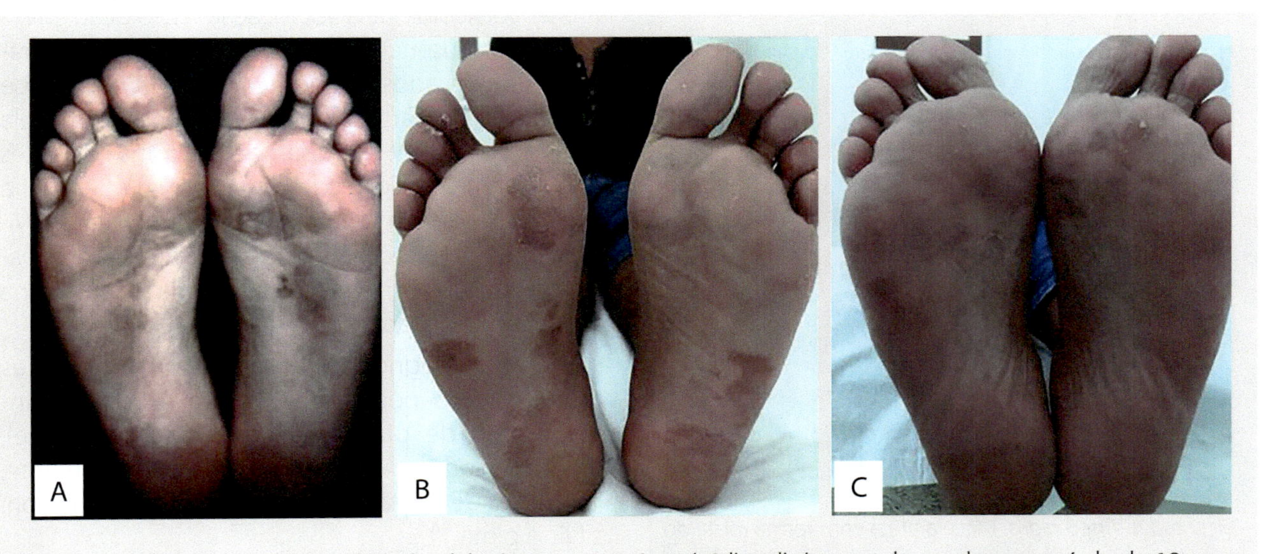

Figura 22.5. *Tinea nigra* plantar bilateral. Adulto jovem com três episódios distintos e observados no período de 18 anos. (A) 19, (B) 33 e (C) 37 anos.

Fonte: Acervo da autoria do capítulo.

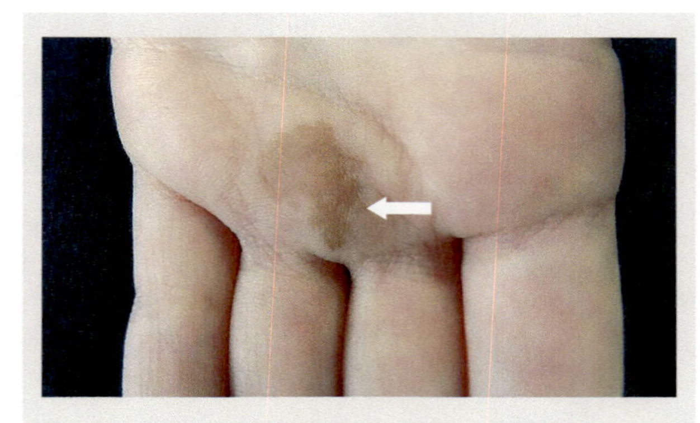

Figura 22.6. *Tinea nigra*. Mácula marrom e bem delimitada no formato geográfico mimetizando o mapa do continente africano e lesão satélite menor à esquerda (seta) semelhante à Ilha de Madagascar.

Fonte: Acervo da autoria do capítulo.

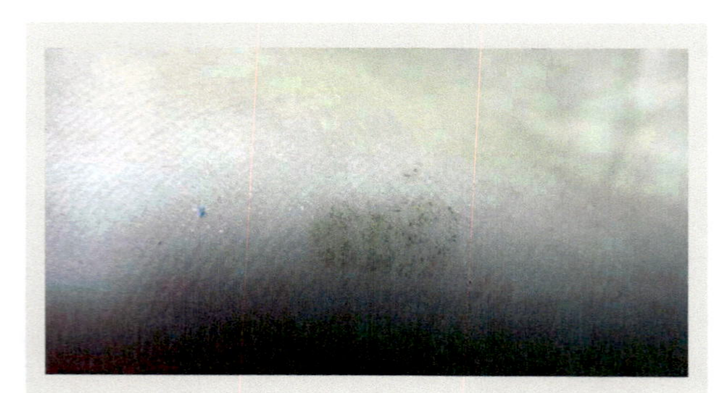

Figura 22.7. *Tinea nigra*. Mácula preta com forma salpicada.

Fonte: Cortesia do Dr. Jorge Luiz Battisti Archer – Sócio titular SBD, Santa Catarina.

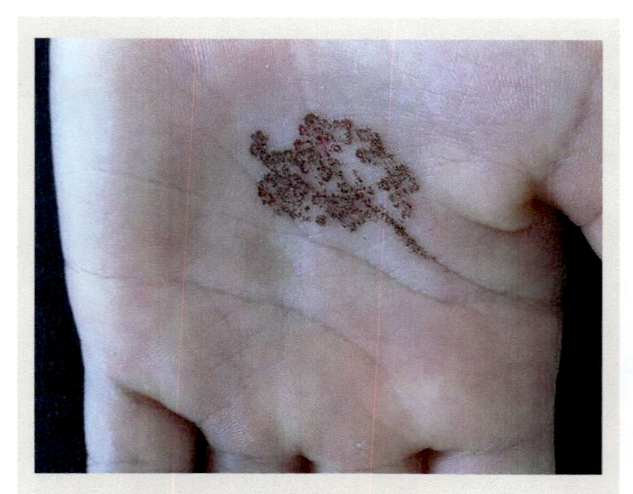

Figura 22.8. *Tinea nigra*. Mácula preta com forma mista do tipo salpicada em "sal e pimenta" e figurada mimetizando o formato de uma arraia.

Fonte: Acervo da autoria do capítulo.

Foram reportados quatro pacientes com infecções sistêmicas causadas pelo *H. werneckii*, identificados por exames micológicos com ou sem envolvimentos cutâneos. As manifestações sistêmicas foram oftalmológicas em uma mulher com 83 anos, imunocompetente e sem envolvimento cutâneo, que, após a cirurgia de catarata, evoluiu com endoftalmite infecciosa fúngica;[88] dois adultos com leucemia mieloide aguda e sem envolvimentos cutâneos em que os agentes fúngicos foram identificados nas hemoculturas de um paciente e nos abscessos esplênicos após o óbito do outro paciente;[89] um fazendeiro de 55 anos com *tinea nigra* palmar bilateral associada à peritonite por diálise peritoneal e correlacionada com a contaminação fúngica da cavidade abdominal durante o manejo, sem luvas, na troca da bolsa da diálise.[90]

Diagnóstico diferencial

Na *tinea nigra* os principais diagnósticos diferenciais são com as lesões melanocíticas benignas e malignas, como o melanoma acral. Clinicamente, na *tinea nigra*, as máculas são maiores e com tonalidades mais claras (Figura 22.10). A acurácia da dermatoscopia auxilia na diferenciação e evita os procedimentos cirúrgicos desnecessários. Persistindo a dúvida, os exames micológicos firmam o diagnóstico definitivo.[55,70,74-78] A lesão fúngica também é diferenciada nas raspagens das amostras para o exame micológico com o desprendimento fácil das escamas.

Clinicamente pode ser diferençada com a pitiríase versicolor pela localização, coloração preta das lesões, ausência de descamação e prurido, raramente observados na *tinea nigra*.[29,55,70] A dermatose neglecta é descartada pela persistência da mácula após ser lavada.[29,55] Curiosamente, alguns pacientes confundem a micose com uma mancha de sujeira e, na tentativa em removê-la, lavam e esfregam vigorosamente o local até que esta clareie e desapareça, mas, após certo tempo, a mácula reaparece na mesma área afetada.

Outros diagnósticos diferenciais são com as pigmentações pós-inflamatórias e exógenas (tintas, nitrato de prata, nanquim, corantes, piche), erupção pigmentar fixa, hematoma, fotodermatite, dermatite de contato, cloasma, doença de Addison, sífilis e pinta.[1-9]

Os diagnósticos diferenciais infrequentes são as hiperpigmentações persistentes nos acidentes causados por diplopoda conhecidos popularmente

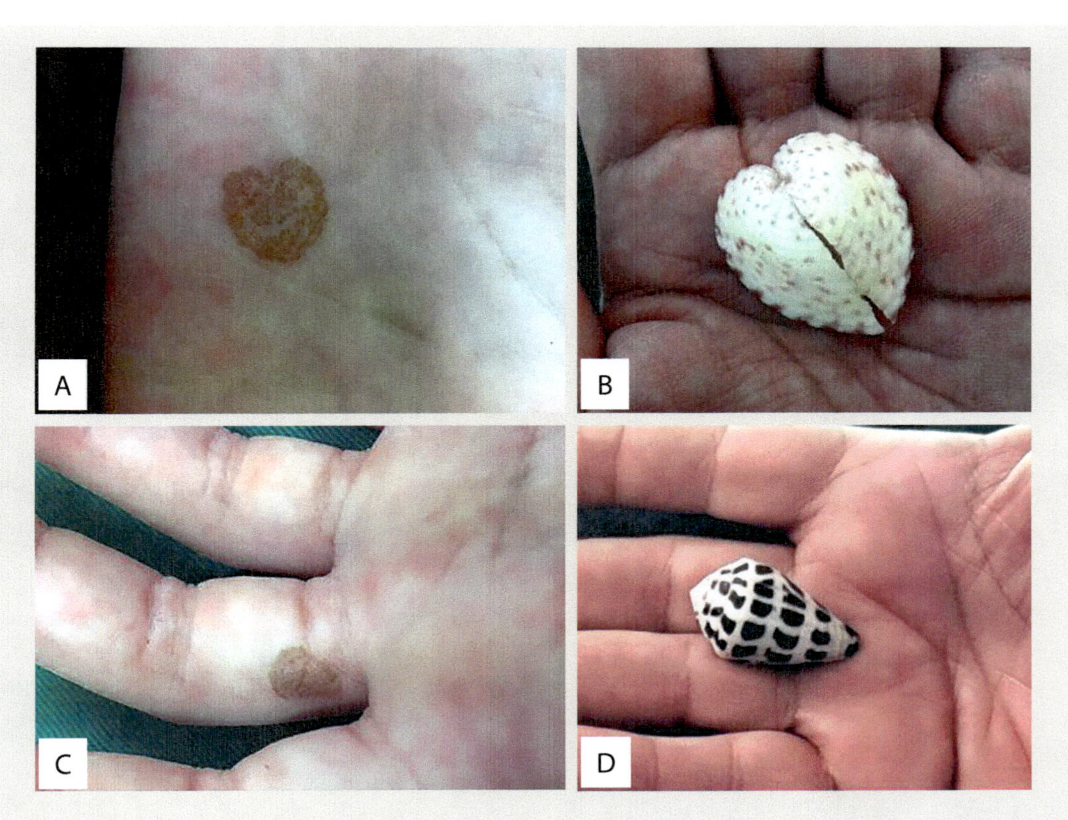

Figura 22.9. *Tinea nigra*. (A) e (B) Forma mista do tipo salpicada e figurada em coração que mimetizou o formato do molusco marinho *Corculum cardissa*. (C) e (D) Mácula marrom com forma clínica mista do tipo geométrica cuneiforme, salpicada com pontos hipercrômicos distribuídos irregularmente e figurada, mimetizando o formato da concha aquática *Conus ebraeus*.
Fonte: Acervo da autoria do capítulo; Cortesia do Prof. Vidal Haddad Junior – UNESP, Botucatu-SP.

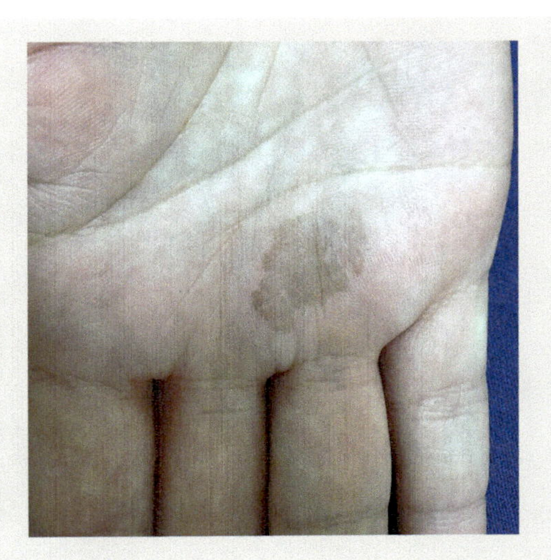

Figura 22.10. *Tinea nigra* na região palmar próxima da base do 4º quirodáctilo com mácula na forma geográfica de coloração castanho-escura e tamanho de 15 × 24 mm; nevo melanocítico na área hipotênar com cor preta e tamanho de 3 mm.
Fonte: Acervo da autoria do capítulo.

por "piolho-de-cobra". Um caso palmar com mácula adjacente por mordedura de coelho exigiu as diferenciações com traumas e mordidas por animais.[71,72] Um homem adulto fototipo I e com *tinea nigra* na face causou confusões diagnósticas com efélides, melanoses solares, queratoses solares, queratoses liquenoides e eritema pigmentar fixo (observação do autor, não publicado).

Dermatoscopia

A dermatoscopia na *tinea nigra* foi descrita pela primeira vez em 1997 por Gupta et al. e atualmente é preferida ao exame micológico que, via de regra, era realizado no seu diagnóstico.[91]

O padrão dermatoscópico típico revela espículas finas e superficiais (correspondendo às hifas pigmentadas do estrato córneo), homogêneas e pigmentadas com coloração marrom-clara a preta, não seguindo os dermatóglifos e ausência da rede pigmentar, glóbulos e estrias das lesões melanocíticas (Figura 22.11).[62,70,91-96]

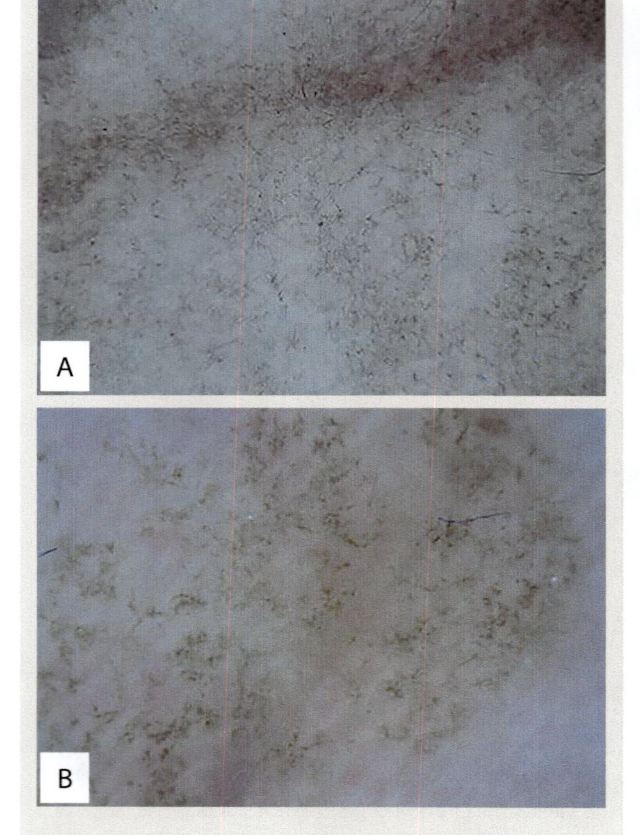

Figura 22.11. *Tinea nigra*. Dermatoscopia com o padrão típico das espículas finas, homogêneas e coloração preta (A) ou marrom-claro (B).
Fonte: Acervo da autoria do capítulo.

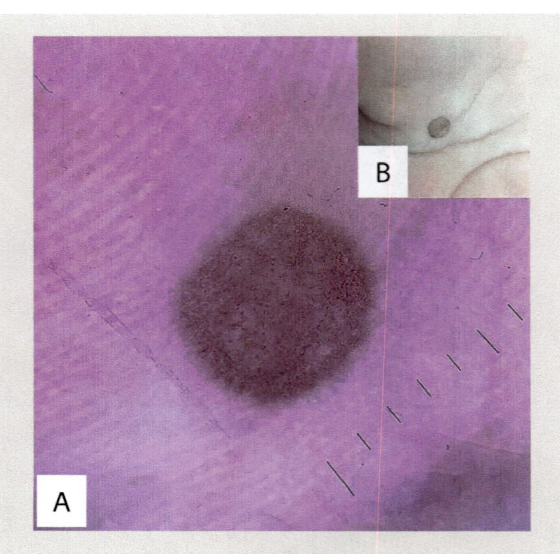

Figura 22.12. *Tinea nigra*. (A) Dermatoscopia com lesão arredondada, com pigmentação homogênea, não melanocítica, semelhante a uma malha fina formada por espículas finas pigmentadas e projetadas nas bordas correspondendo ao crescimento do fungo. (B) Mácula preta com forma geométrica arredondada.
Fonte: Acervo da autoria do capítulo.

Alguns padrões dermatoscópicos incomuns foram correlacionados com as formas clínicas.[93-96] Na mácula arredonda com as bordas bem delimitadas e pigmentação homogênea, a dermatoscopia revela uma imagem arredondada e pigmentada mimetizando um tapete ou malha fina com espículas projetadas como pequenas franjas filamentosas nas bordas, caracterizando o crescimento centrífugo do fungo (Figura 22.12). Nas máculas pequenas e confluentes, a dermatoscopia revela pigmentação menos compacta e imagem fragmentada como ilhotas pigmentadas e distribuídas individualmente ou confluentes com espaços claros e denominada "padrão em arquipélago" (Figura 22.13).[93,94] Reportados raros casos com o padrão das cristas paralelas semelhantes ao melanoma maligno; mas, na *tinea nigra* as espículas pigmentadas apresentam tonalidades homogêneas e sem diferenças nas graduações das cores (Figura 22.14).[95,96]

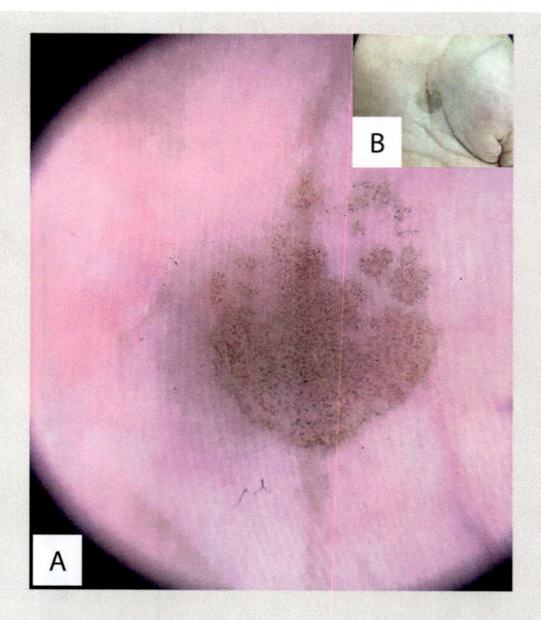

Figura 22.13. *Tinea nigra*. (A) Dermatoscopia com lesão pigmentada, não melanocítica, irregular, formada por espículas finas pigmentadas e, no terço superior, apresentando fragmentação da lesão semelhante a ilhotas pigmentadas e distribuídas individualmente ou confluentes no padrão em "arquipélago". (B) Mácula preta com forma mista salpicada e figurada em âncora.
Fonte: Acervo da autoria do capítulo.

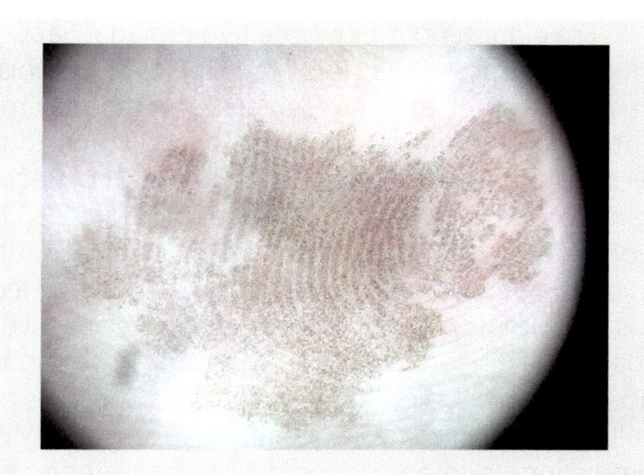

Figura 22.14. *Tinea nigra*. Dermatoscopia com espículas finas, superficiais e pretas não seguindo os dermatóglifos nas áreas periféricas e com predomínio na área central do padrão das cristas paralelas semelhantes ao melanoma maligno, mas com tonalidade homogênea e sem graduação diferente da cor. Ampliação: 10×.
Fonte: Cortesia do Prof. Théo Nicolacópulos – Univali, Itajaí-SC.

Um homem adulto e fototipo I com *tinea nigra* na face apresentou uma dermatoscopia com padrão anular, granular, homogêneo com glóbulos cinza-acastanhados mimetizando uma queratose liquenoide benigna (caso do autor, não publicado). Esse padrão incomum possivelmente foi causado pelas estruturas anatômicas da sobrancelha (Figura 22.15).

Microscopia confocal

A microscopia confocal reflectante *in vivo* na *tinea nigra* foi descrita pela primeira vez, em 2017, por Veasey et al. É uma técnica nova, não invasiva e imediata, permitindo a visualização das estruturas fúngicas com boa correlação com os achados dermatoscópicos, microbiológicos e histopatológicos clássicos.[97] Estudos futuros poderão consolidar com maior propriedade as estruturas reveladas pela microscopia confocal, mas ainda considerada restrita em nosso meio pelo custo elevado.

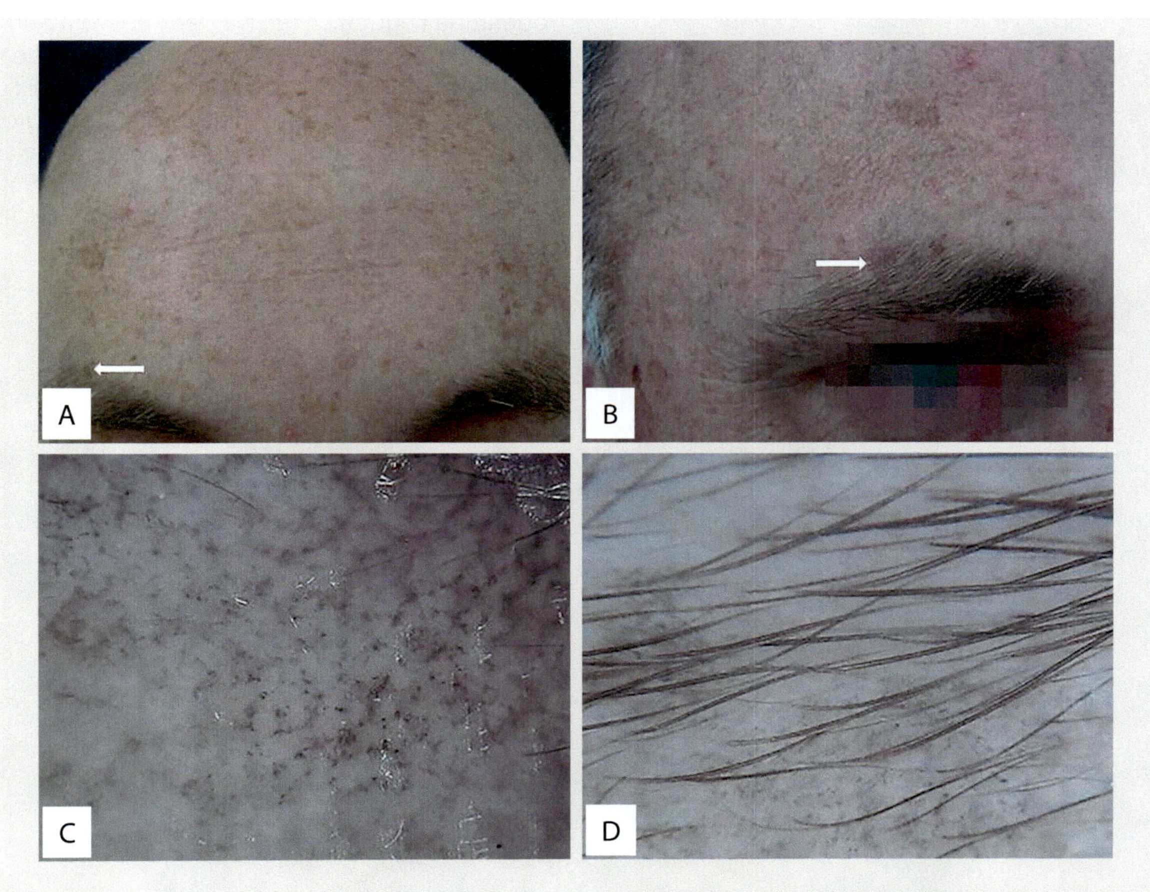

Figura 22.15. *Tinea nigra*. (A) e (B) Mesmo paciente da Figura 22.4. Mácula com localização atípica na face: área frontal e centro da sobrancelha. (C) e (D) Dermatoscopia com padrão granular homogêneo com glóbulos cinza-acastanhados e ausência das típicas espículas finas.
Fonte: Acervo da autoria do capítulo; Cortesia do Dr. Jorge Luiz Battisti Archer – Sócio titular SBD, Santa Catarina.

Diagnóstico laboratorial

Exame micológico

Ao exame direto, clarificado com KOH, revelam-se múltiplas hifas demácias (causadas por pigmento di-idroxinaftaleno melanina), tortuosas, curtas e septadas, conídeos com cor amarelo-acastanhada, marrom-esverdeada ou marrom-preta e, na porção terminal, com clamidoconídeos e células leveduriformes com brotamentos (Figura 22.16).[1-9]

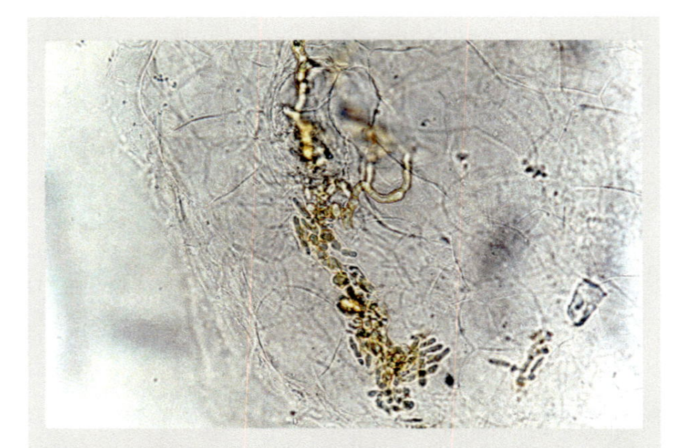

Figura 22.16. *Tinea nigra*. Exame direto, escamas clarificadas com KOH. Hifas demácias, septadas, curtas e tortuosas.
Fonte: Cortesia da Profª Rosana Cé Bella Cruz – Univali, Itajaí-SC.

Em cultura no meio de cultivo em ágar Sabouraud em temperatura de 25 °C a 30 °C, as colônias frequentemente atingem seu crescimento máximo entre 3 e 4 semanas com aspecto macromorfológico leveduriforme, mucoide, brilhante e coloração variando de cinza-olivácea a preta (Figura 22.17). Com o tempo, as colônias desenvolvem abundante micélio aéreo de cor acidentada a preta. Os aspectos micromorfológicos das colônias revelam diversos elementos fúngicos (pleomorfismo) com pseudo-hifas e hifas septadas, escuras com anelídios ou células leveduriformes, anelídeos ovais ou elípticos produzindo numerosos conídios unicelulares ou bicelulares (Figura 22.18).[1-9]

Histopatologia

O exame histopatológico não é necessário. Os achados histopatológicos evidenciam um epitélio com acantose e hiperceratose da camada córnea, podendo existir focos de paraceratose e estruturas fúngicas pigmentadas de permeio às camadas de queratina (Figura 22.19). Na derme, eventualmente pode existir infiltrado inflamatório monuclear ou linfocitário discreto e perivascular. As hifas curtas, septadas e tortuosas e blastosporos íntegros ou fragmentados são mais bem visualizadas pelas colorações de Grocott e PAS (Figura 22.20).[36,38,46,47]

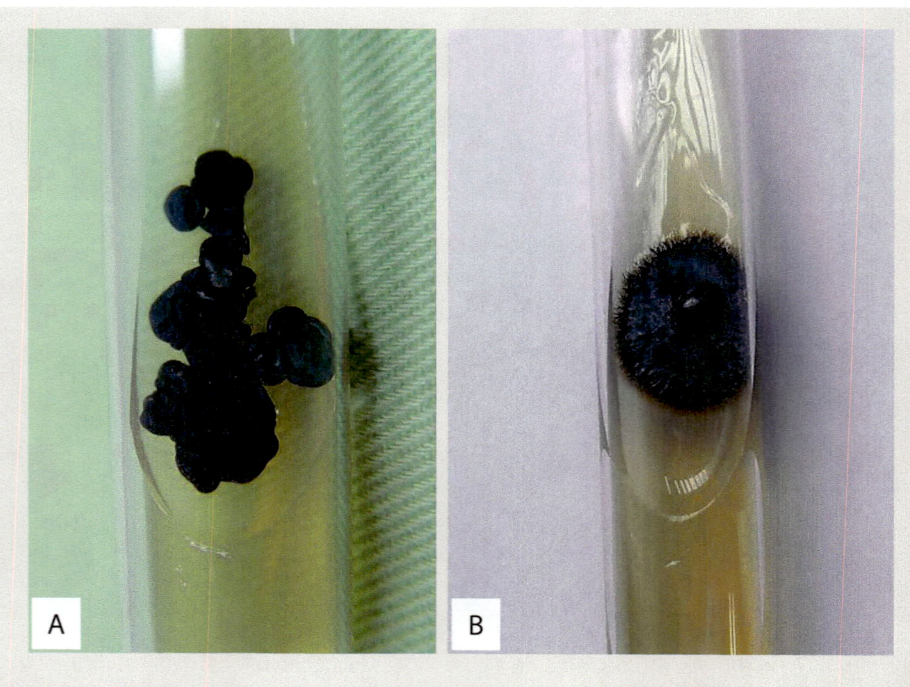

Figura 22.17. *Tinea nigra*. Culturas: colônias mucoides, rugosas, úmidas brilhantes e enegrecidas com formas de aspectos "cerebriforme" (A) e "mamilada" com projeções finas nas bordas (B).
Fonte: Acervo da autoria do capítulo.

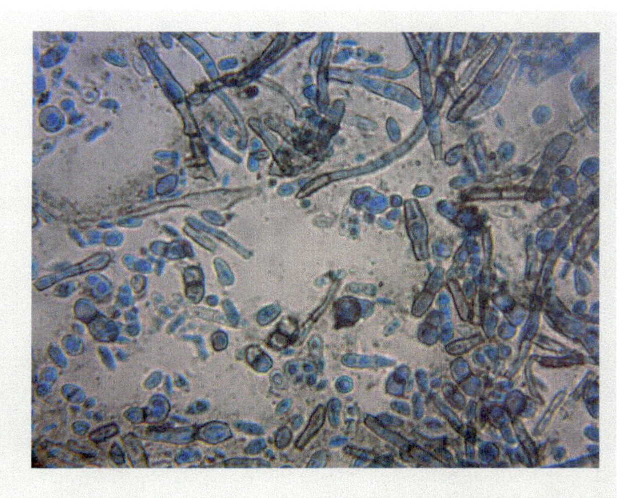

Figura 22.18. *Hortaea werneckii*. Microcultivo: hifas demácias e anelídos elípticos unicelulares ou bicelulares.
Fonte: Cortesia da Profª Rosana Cé Bella Cruz – Univali, Itajaí-SC.

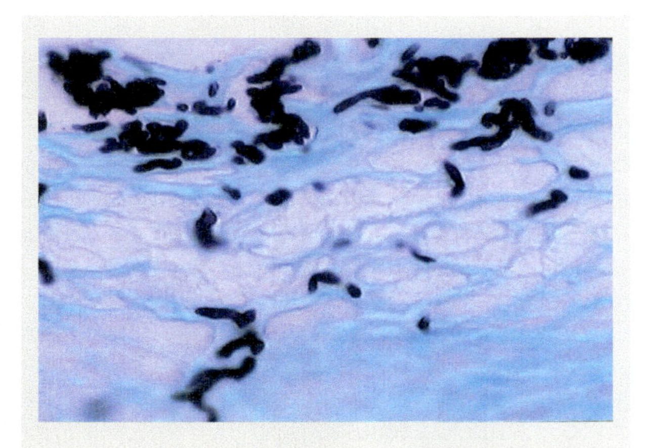

Figura 22.20. *Tinea nigra*. Anatomopatológico: presença das hifas tortuosas e demácias.
Fonte: Cortesia da Profª Leonora Z. B. Pop e do Prof. Carlos José Serapião – Univille, Joinville-SC.

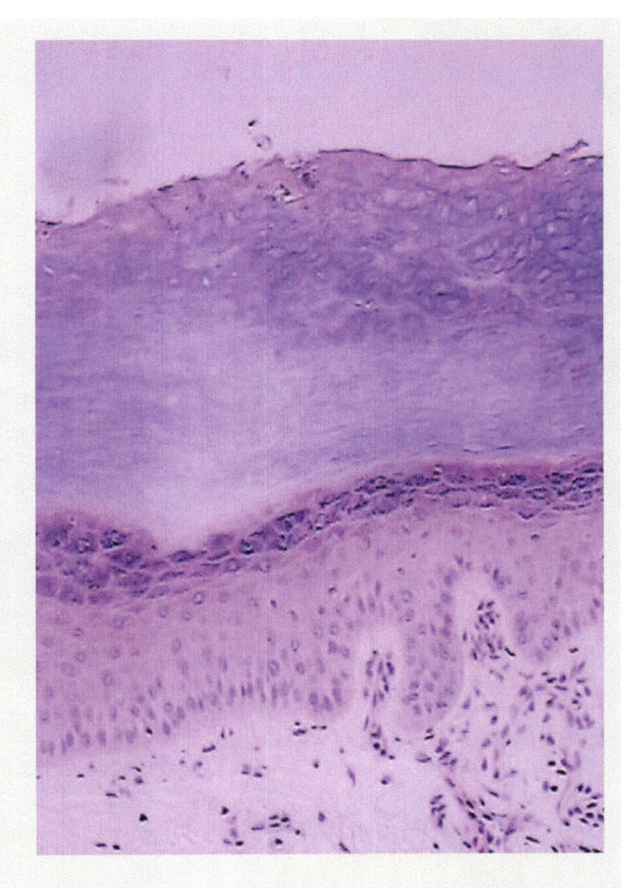

Figura 22.19. *Tinea nigra*. Anatomopatológico: camada córnea espessada com estruturas fúngicas, epiderme é preservada e a derme com discreto infiltrado inflamatório mononuclear (HE 10×).
Fonte: Cortesia da Profª Leonora Z. B. Pop e do Prof. Carlos José Serapião – Univille, Joinville-SC.

Tratamento

A cura espontânea raramente é observada.[5,66] No Brasil, no período de 1916 a 2020, com 203 casos publicados, dois pacientes evoluíram com curas espontâneas e, em um deles, a lesão regrediu em 21 dias.[66] O tratamento não apresenta dificuldades e responde bem aos antifúngicos tópicos e queratolíticos com ureia, ácido salicílico e pomada de Whitfeld, que podem ser usados isoladamente ou associados.[5,66,67,71] A pomada de Whitfeld tem sido refratária em vários casos e atualmente é menos utilizada.[8,55,71] Nos pacientes com hiperidrose palmar ou plantar é essencial o seu controle e tratamento.

As drogas tópicas podem ser aplicadas 1 ou 2 vezes ao dia e preferencialmente durante 4 semanas. As respostas terapêuticas são boas com amorolfina, ciclopirox olamina e com os derivados imidazólicos como bifonazol, cetoconazol, clotrimazol, econazol, isoconazol, miconazol, oxiconazol, sertaconazol e tioconazol.[4,5,55,71,98] Os tratamentos são bem-sucedidos com a terbinafina e a butenafina e inconstantes com ácido undecilêmico e ineficazes com tolnalftato.[53,55,67,72,73]

Em um caso plantar e bilateral, por meio de um estudo duplo-cego, foram comparadas as eficácias terapêuticas entre o isoconazol e a terbinafina usados nas lesões plantar direita e esquerda, respectivamente. Ambas as drogas foram eficazes e sem diferenças terapêuticas.[71] As recidivas são, com frequência, correlacionadas aos tratamentos tópicos irregulares.

Não são necessários os antifúngicos sistêmicos nas infecções cutâneas pelo *H. werneckii*. A griseofulvina é ineficaz e a terbinafina também não é eficaz; em um caso plantar, a lesão regrediu somente com uso do miconazol tópico. O cetoconazol e o itraconazol apresentaram boas respostas terapêuticas, ambos em dois casos. O itraconazol apresentou resposta parcial em um terceiro caso e a lesão regrediu com associação do cetoconazol tópico. O fluconazol associado ao tratamento tópico com cetoconazol e xampu de sulfeto selênio fez regredirem totalmente as lesões localizadas em área atípica do couro cabeludo causadas por *H. werneckii* e *Rhodotorula rubra*.[6,7,55,67,71,87,99-105]

Nas infecções sistêmicas pelo *H. werneckii*, devem ser usados os antifúngicos sistêmicos.[88-90] Em dois adultos com leucemia mieloide aguda, não foram reportados os antifúngicos sistêmicos prescritos. Entretanto, os testes de sensibilidade antifúngica *in vitro* mostraram resistências à anfotericina B e à flucitosina, havendo sensibilidade ao fluconazol, itraconazol, cetoconazol e voriconazol.[89] Em uma idosa com endoftalmite infecciosa, a resposta foi eficaz ao fluconazol sistêmico associado à injeção intravítrea de anfotericina B e colírios.[88] Em um caso com *tinea nigra* palmar bilateral associada à peritonite, as infecções por *H. werneckii* regrediram com os tratamentos tópico com cetoconazol e sistêmico com anfotericina B lipossomal, respectivamente.[90]

Para tratamentos futuros em possíveis outras infecções sistêmicas por *H. werneckii* e com base nos quatro casos reportados, apesar de não informados os antifúngicos sistêmicos prescritos em dois pacientes, o fluconazol e a anfotericina B, ambos com um caso, apresentaram boas respostas terapêuticas e, *in vitro*, apresentaram sensibilidade e resistência, respectivamente.[88-90]

Referências bibliográficas

1. Zaitz C, Ruiz LRB, Framil VMS. Micoses superficiais. In: Belda Jr W, Di Chiacchio N, Criado PR (ed.). Tratado de dermatologia. 2. ed. São Paulo: Atheneu; 2014. p. 1375-89.
2. Arenas R. Micologia médica ilustrada. 4. ed. México: McGraw-Hill; 2011. p. 111-4.
3. Bonifaz A. Micologia médica básica. 4. ed. México: McGraw-Hill; 2010. p. 197-210.
4. Navarrete MR, Castillo A, Sánchez AF, Arenas R. Tiña negra: revisión de la literatura internacional y énfasis de casos publicados en México. Dermatol Cosmet Méd Quir. 2012;10(3):205-11.
5. Bonifaz A, Badali H, De Hoog GS et al. Tinea nigra by Hortaea werneckii: a report of 22 cases from Mexico. Stud Mycol. 2008;61:77-82.
6. Severo LC, Bassanesi MC, Londero AT. Tinea nigra: report of four cases observed in Rio Grande do Sul (Brazil) and e review of Brazilian literature. Mycopathol. 1994;126(3):157-62.
7. Marques AS, Camargo RMP. Tinea nigra: relato de caso e revisão da literatura brasileira. An Bras Dermatol. 1996; 71(5):431-5.
8. Giraldi S, Marinoni LP, Bertogna J, Abbage KT, Oliveira VCD. Tinea nigra: six cases in Parana state. An Bras Dermatol. 2003;78(5):593-600.
9. Moreira VMS, Santos VLC, Carneiro SCS, Assis TL, Carvalho MMMO, Oliveira JVC. Ceratofitose negra. An Bras Dermatol. 1993;68(5):281-5.
10. Castellani A. Tinea nigra: some remarks and annotations, chiefly historical. Mycophathol Mycol Appl. 1966; 30(3):193-9.
11. Cerqueira AGC. Keratomycose nigricans palmar. [Tese]. Bahia: Faculdade de Medicina da Bahia, Imprensa Oficial do Estado; 1916. p. 1-55.
12. Horta P. Sobre um caso de tinha preta e um novo cogumelo (Cladosporium werneckii). Rev Med Cir Bras. 1921;29(1):269-74.
13. Langeron M, Horta P. Note complementaire sur le Cladosporium wernecki horta 1921. Bull Soc Path Exot. 1922;15:381-3.
14. Silva F. Tinea nigra (Clasdosporose epidérmica). Brasil Med. 1929;43(27):924-6.
15. Silva F. A propósito da Tinea nigra (kerato-mycosis nigricans palmaris). Brasil Med. 1930;44(43):1201-4.
16. Silva F, Mendonça AB. Sobre um caso interessante de Tinea nigra: keratomicose nigricans palmar de Alexandre Cerqueira. Gaz Med Bahia. 1932;591-3.
17. Silva F. Kératose nigricans (Alexandre Cerqueira, 1891) – Tinea nigra (Castllani, 1905). An Dermat Syph. 1935; 6(10):928-36.
18. Silva JR. Sobre um novo caso de Tinea nigra. Brasil Med. 1930;44(27):755-7.
19. Silva JR. Tinea nigra. An Bras Dermatol e Sifilg. 1935:109.
20. Guimarães NA, Cabrita JD, Figueiredo MM. Agentes de Tinea nigra. Med Cut. 1969;4:289-96.
21. McGinnis MR. Taxonomy of Exophiala werneckii and its relationship to Microsporum mansonii. Sabouraudia. 1979; 17:145-54.
22. Nishimura K, Miyaji M. Hortaea: a new genus to accommodate Cladosporium werneckii. Jpn J Med Mycol. 1984;25(2):139-46.
23. McGinnis MR, Schell WA, Carson J. Phaeoannellomyces and the Phaeococcomycetaceae: new dematiaceous blastomycete taxa. Sabouraudia J Med Vet Mycol. 1985; 23(3):179-88.
24. Nishimura K, Miyaji M. Further studies on the phylogenesis of genus Exophiala and Hortaea. Mycophathol. 1985;92(2):101-9.
25. Rezusta A, Gilaberte Y, Betran A et al. Tinea nigra: a rare imported infection. J Eur Acad Dermatol Venereol. 2010; 24(1):89-91.
26. Alvarado JAR, Rodriguez H. Tiña negra en el laboratorio de micología del servicio de dermatología del Hospital Universitario de Caracas, 1959-1986. Dermatol Venez. 1987;25(1-2):47-50.
27. Venkatesh VN, Kotian S. Dermatophytosis: a clinico-mycological profile from a tertiary care hospital. J Int Med Dentis. 2016;3(2):96-102.

28. Aquino VR, Constante CC, Bakos L. Frequência das dermatofitoses em exames micológicos em Hospital Geral de Porto Alegre, Brasil. An Bras Dermatol. 2007;82(3):239-44.
29. Diniz LM. Estudo de nove casos de tinha negra observados na Grande Vitória (Espírito Santo, Brasil) durante período de cinco anos. An Bras Dermatol. 2004;79(3):305-10.
30. Rietman B. Note préliminaire sur une epidemomycose palmaire noire observée dans l'etat de Bahia au Brésil. Bull Soc Franç Derm Syphiligr. 1930;37:202-7.
31. Fonseca O, Rosa AF. On a case of Keratomycosis nigricans palmaris. Rev Med Cir Brasil. 1930;38(9):337-44.
32. Fonseca O, Rosa AF. Sur Cladosporium werneckii et la kératomycosis Nigricans palmaire. Comptes Rendus Soc Biol. 1930;785.
33. Sartory A, Sartory R, Rietmann B, Meyer J. Contribution à l'étude d'une épidermomycose brésilienne palmaire noire, provoquée par un cladosporium nouveau. Comptes Rendus Soc Biol. 1930;104(4):878-81.
34. Aguiar C. Um caso interessante de ceratomicose nigricans palmar ou Tinea nigra. Bahia Med. 1937;8(1):137-40.
35. Leão AEA, Cury A, Ferreira Filho JM. Tinea nigra (Keratomycosis nigricans palmaris): observação e estudo de um caso. Rev Bras Biol. 1945;5(2):165-77.
36. Neves JA, Costa OG. Tinea nigra. Arch Dermatol Syph. 1947;55(1):67-84.
37. Silva JR. Caso de Tinea nigra. An Bras Dermatol. 1958; 33(4):84.
38. Belfort E, Lacaz CS, Sampaio SAP. Tinea nigra palmaris: registro do primeiro caso em São Paulo com descrição do agente etiológico. Rev Paulista Med. 1960;57(6):386-97.
39. Costa CA, Costa LA. Tinha negra palmar em Belém do Pará. Rev Serv Esp Saúde Pública. 1960;11(1):219-24.
40. Costa CA, Costa LA. Localização interessante de tinha negra. An Bras Dermatol. 1961;36(1-6):23-5.
41. Azulay RD, Silva C. Caso de Tinea nigra. An Bras Dermatol. 1963;38(1-4):58.
42. Rocha GL. Tinea nigra palmares. An Bras Dermatol. 1964;39(3):1-4.
43. Vieira JR. Dois casos de Tinea nigra palmaris. An Bras Dermatol. 1964;39(3):28-32.
44. Batista AC, Campos STC. Tinea nigra palmaris e solos tropicais. Atas Inst Micol (UFPe). 1967;4:147-62.
45. Fonseca OJDM, Pecher SA. Tinea nigra no Amazonas. Acta Amazonica. 1971;1(3):55-7.
46. Bakos L, Vettorato E, Gerbase A, Rezende G. Tinea nigra palmaris. Presentación de dos casos en el sud de Brasil, com estudio de cultivos por microscopia electrónica de barrido. Rev Arg Micol. 1979;2(2):17-22.
47. Azambuja RD, Proença NG, Freitas THP, Amorim VLF. Tinea nigra plantaris. An Bras Dermatol. 1980;30:151-4.
48. Fischman O, Soares EC, Alchorne MM, Baptista G, Camargo ZP. Tinea nigra contracted in Spain. Bol Micol. 1983;1(2):68-70.
49. Mattede MDGS, Coelho CC, Palhano Jr L. Tinha negra palmar: relato de quatro casos no estado do Espírito Santo. An Bras Dermatol. 1988;63(4):379-80.
50. Purim KSM, Telles Filho FDQ, Serafini SZ. Feohifomicose superficial (tinea nigra): relato de dois casos no Paraná. An Bras Dermatol. 1990;65(4):178-80.
51. Gonçalves HMG, Mapurunga ACP, Diógenes MJN. Tinha negra palmar bilateral. An Bras Dermatol. 1991;66(1):37-8.
52. Gonçalves HMG, Mapurunga ACP, Monteiro CM. Tinea nigra: a propósito de cinco casos. F Med. 1992;104(4): 131-4.
53. Almeida Jr HL. Tratamento bem-sucedido de Tinea nigra palmaris com terbinafina tópica. An Bras Dermatol. 2000: 75(5):639-40.
54. Lima EO, Pontes ZB, Oliveira NMC, Carvalho MFP, Guerra MFL. Tinea nigra: relato de 11 casos diagnosticados em João Pessoa, Paraíba, Brasil. Rev Patol Trop. 2001;30(2):177-82.
55. Dinato SLM, Almeida JRP, Romiti N, Camargo FAA. Tinea nigra na cidade de Santos: relato de cinco casos. An Bras Dermatol. 2002;77(6):721-6.
56. Pegas JR, Criado PR, Lucena SK, Oliveira MA. Tinea nigra: report of two cases in infants. Pediatric Dermatol. 2003;20(4):315-7.
57. Minelli, L. Tinha negra. Rev Clín Ter. 2004;4:179-80.
58. Souza LRD, Dewes LO, Rosa ACM, Vettorato G, Gervini RL. Tinea nigra: revisão de 22 casos de Porto Alegre/RS – Livro de resumos. Porto Alegre: UFRGS; 2006.
59. Almeida Jr HL, Dallazem RN, Dossantos LS, Hallal SA. Bilateral tinea nigra in a temperate climate. Dermatol Online J. 2007;13(3):25.
60. Xavier MH, Ribeiro LH, Duarte H, Saraça G, Souza AC. Dermatoscopy in the diagnosis of tinea nigra. Dermatol Online J. 2008;14(8):15.
61. Badali H, Carvalho VO, Vicente V, Attili-Angelis D, Kwiatkowski IB, Van Den Ende AG et al. Cladophialophora saturnica sp. nov.: a new opportunistic species of Chaetothyriales revealed using molecular data. Med Mycol. 2009;47(1):51-66.
62. Paschoal FM, Barros JA, Barros DP, Barros JC. Study of the dermatoscopic pattern of tinea nigra: report of 6 cases. Skinmed. 2010;8(6):319-21.
63. Calado NB, Sousa Júnior FCD, Diniz MG, Fernandes ACS, Cardoso FJR, Zaror LC et al. A 7-year survey of superficial and cutaneous mycoses in a public hospital in Natal, Northeast Brazil. Braz J Microbiol. 2011;42(4):1296-9.
64. Zoppas BCA, Fracasso J, Triaca CU, Casal F. Relato de dois casos de Tinea nigra na cidade de Caxias do Sul/RS, Brasil. Rev Bras Anal Clin. 2011;43(1):26-8.
65. Rossetto AL, Cruz RCB. Tinea nigra nas formas geográficas em "coração" e "bico do papagaio". An Bras Dermatol. 2011;86(2):389-90.
66. Rossetto AL, Cruz RCB. Spontaneous cure in a case of Tinea nigra. An Bras Dermatol. 2012;87(1):160-2.
67. Rossetto AL, Cruz RCB. Tinea nigra: successful treatment with topical butenafine. An Bras Dermatol. 2012; 87(6):939-41.
68. Nogueira NQ, Nahn Jr EP. Tinea Nigra na cidade de Campos dos Goytacazes, Rio de Janeiro. Rev Cient Fac Med Campos. 2012;7:20-4.
69. Bastos CAS. Indicações não tradicionais da dermatoscopia. Surg Cosmet Dermatology. 2012:4(2):203-5.
70. Criado PR, Delgado L, Pereira GA. Dermatoscopia no diagnóstico da Tinea nigra. An Bras Dermatol. 2013;88(1): 128-9.

71. Rossetto AL, Cruz RCB, Haddad Jr V. Double-blind study with the topical isoconazole and terbinafine for the treatment of one patient bilateral Tinea nigra plantaris and suggestions for new differential diagnoses. Rev Inst Med São Paulo. 2013;52(2):125-8.
72. Rossetto AL, Corrêa PR, Cruz RCB, Pereira EF, Haddad Jr V. A case of Tinea nigra associated to an accidental bite from a European rabbit (Oryctolagus cuniculus, Leporidae): the role of dermoscopy in diagnosis. An Bras Dermatol. 2014;89(1):163-4.
73. Rossetto AL, Cruz RCB, Haddad Jr V. Tinea nigra presenting speckled or "salt and pepper" pattern. Am J Trop Med Hyg. 2014;90(6):981.
74. Guarenti IM, Almeida Jr HLD, Leitão AH, Rocha MN. Scanning electron microscopy of tinea nigra. An Bras Dermatol. 2014;89(2):334-6.
75. Mendes TD, Antonia MD, Gatti RF, Santos TDAL, Segre NF, Meotti CD. Dermatoscopia de tinha negra palmar com reação inflamatória localizada. Rev Bras Med (RBM). 2015;72(Esp G3).
76. Abinader MVM, Maron SMC, Araújo LO, Silva AA. Tinea nigra dermoscopy: a useful assessment. J Am Acad Dermatol. 2016;74:121-2.
77. Veasey JV, Avila RBD, Miguel BAF, Muramatu LH. White piedra, black piedra, tinea versicolor and tinea nigra: contribution to the diagnosis of superficial mycosis. An Bras Dermatol. 2017:92(3):413-6.
78. Veasey JV, Avila RBD, Ferreira MAMDO, Lazzarini R. Reflectance confocal microscopy of tinea nigra: comparing images with dermoscopy and mycological examination results. An Bras Dermatol. 2017;92:568-9.
79. Fajardo AD, Silva RR, Costa APM, Rossetto AL, Cruz RCB. Estudo epidemiológico das infecções fúngica superficiais em Itajaí, Santa Catarina. RBAC. 2017;49(4):396-400.
80. Blank H. Tinea nigra: a twenty-year incubation period? J Am Acad Dermatol. 1979;1(1):49-51.
81. McGinnis MR, Padhye AA. Cladosporium castellanii is a synomym of Stenella araquata (fungi). Mycotaxon. 1978;7:415-8.
82. Rossetto AL, Cruz RCB, Angelo MV, Correa PR. Tinea nigra: estudo clínico e epidemiológico de vinte e sete casos observados no Vale do Itajaí, estado de Santa Catarina, durante período de 10 anos. An Bras Dermatol. 2005;80(Supl 2):S124-5.
83. Rossetto AL, Cruz RCB, Adriano J, Lisboa LC, Tarnowiski RL, Antunes JR et al. Tinea nigra: relato de onze novos casos observados durante o ano de 2005 em Santa Catarina. An Bras Dermatol. 2006;81(Supl 2):S235.
84. Rossetto AL, Cruz RCB, Archer JLB. Segundo episódio de Tinea nigra: relato de quatro casos. An Bras Dermatol. 2007;82(Supl 1):S209.
85. Castellani A. Tinea nigra unguium: a brief preliminary note. J Trop Med Hyg. 1968;71(3):74-5.
86. Montiel HV. Tinea nigra en el estado Zulia, 1975-1985 (Venezuela). Dermatol Venez. 1986;24:143-6.
87. Prasana S, Jada SK, Jayakumar K. A rare case of tinea nigra of scalp in immunocompetent individual caused by Horteae werneckii and Rhodotorula rubra from Kancheepuram, South India. Int J Curr Res. 2016;10(8):39922-4.
88. Huber CE, La Berge T, Schwiesow T, Carroll K, Bernstein PS, Mamalis N. Exophiala werneckii endophthalmitis following cataract surgery in an immunocompetent individual. Ophthal Surg Lasers. 2000;31:417-22.
89. Ng KP, Soo-Hoo TS, Na SL, Tay ST, Hamimah H, Lim PC et al. The mycological and molecular study of Hortaea werneckii isolated from blood and splenic abscess. Mycopathol. 2005;159:495-500.
90. Chamroensakchai T, Kleebchaiyaphum C, Tatiyanupanwong S, Eiam-Ong S, Kanjanabuch T. Tinea nigra palmaris--associated peritonitis, caused by Hortaea werneckii: the first case report in a peritoneal dialysis patient. Perit Dial Int. 2020;0896860820944778.
91. Gupta G, Burden AD, Shankland GS, Fallowfield ME, Richardson MD. Tinea nigra secondary to Exophiala werneckii responding to itraconazole. Br J Dermatol. 1997;137(3):483-4.
92. Pilouras P, Allison S, Rosendahl C, Buettner PG, Weedon D. Dermoscopy improves diagnosis of tinea nigra: a study of 50 cases. Australas J Dermatol. 2011;52(3):191-4.
93. Uraga E, Briones MC, Parra H, Morán A. Tiña negra palmar: visión dermatoscópica, 2008 [citado 10 set. 2016]. Disponível em: http://piell.org/blog/wp-content/uploads/2008/06/202/tina-negra-palmar.pdf.
94. Collado CM, Arias LF, Smith CC, Bonifaz A. Carta al editor. Dermatol Rev Mex. 2012:56(3):229-31.
95. Noguchi H, Hiruma M, Inoue Y, Miyata K, Tanaka M, Ihn H. Tinea nigra showing a parallel ridge pattern on dermoscopy. J Dermatol. 2015;42(5):518-20.
96. Nogita A, Hiruma J, Maeda T, Harada K, Tsuboi R, Umebayashi Y. Case of tinea nigra on the sole: correspondences between dermoscopic and histological findings. J Dermatol. 2019;46(6):e187-8.
97. Veasey JV, Avila RBD, Ferreira MAMDO, Lazzarini R. Reflectance confocal microscopy of tinea nigra: comparing images with dermoscopy and mycological examination results. An Bras Dermatol. 2017;92(4):568-9.
98. Fierro-Arias L, Echevarría-Keel J, Huesca A, Bonifaz A. Tiña negra palmar tratada con sertaconazol crema (2%). Dermatol Rev Mex. 2016;60:361-3.
99. Shannon PL, Ramos-Caro FA, Cosgrove BF, Flowers FP. Treatment of tinea nigra with terbinafine. Cutis. 1999;64:199-201.
100. Villaoslada JR, Hernandez JP, Asensio LEA et al. Tiña negra plantar bilateral: una entidad infrecuente en España. Actas Dermosifiliogr. 1990;81:779-81.
101. Cabrera R, Urrutia M, Sepúlveda R. Tiña negra (tinea nigra): comunicación de un caso alóctono en Chile. Rev Chilena Infectol. 2013;30:90-3.
102. Meisel C. Treatment of tinea palmaris with mycospor. Dermatologica. 1984:169(Suppl 1):121-3.
103. Alfaro-Orozco LP, Muñoz-Estrada VF, Muñoz-Muñoz R, Verdugo-Castro PN. Tiña negra palmar: reporte de un caso en Sinaloa. Rev Med UAS. 2016;6:192-7.
104. Schneider J, La Casse A. What is your diagnosis? Tinea nigra. Cutis. 2009;84:292-9.
105. Sayegh-Carreño R, Abramovits-Ackerman W, PlanasGiréoan G. Therapy of tinea nigra plantaris. Int J Dermatol. 1989;28:46-8.

Capítulo 23

Paracoccidioidomicose

Silvio Alencar Marques
Priscila Marques de Macedo

Introdução

A paracoccidioidomicose (PCM) é micose sistêmica, ou seja, conceitualmente, uma micose de porta de entrada pulmonar, causada por patógenos fúngicos primários do gênero Paracoccidioides, presentes no solo de regiões endêmicas. Foi inicialmente descrita por Adolpho Lutz, em 1908, no Brasil, a partir da observação de dois pacientes com lesões de mucosa oral, dos seus achados anatomopatológicos, tendo Lutz obtido, ainda, o isolamento do agente etiológico em cultura a partir de amostras clínicas coletadas dessas lesões.[1] Apesar de não ter nomeado o agente causador da PCM na ocasião da descrição desses casos, Lutz definiu a doença como uma hifoblastomicose, reconhecendo, portanto, de forma precoce, a natureza dimórfica desse fungo. Quatro anos depois, Splendore classificou esse agente como pertencente ao gênero Zymonema.[2] Porém, somente em 1928, Almeida e Lacaz introduziram o gênero Paracoccidioides, nomeado 2 anos após como *Paracoccidioides brasiliensis* por Almeida.[3]

A PCM é micose endêmica de extrema relevância, especialmente no Brasil, onde se registra a maior parte dos casos da doença. Atinge populações vulneráveis, notadamente no ambiente rural, com forte perfil laboral, o que impacta em um setor produtivo e economicamente ativo da população. O acesso às redes de atenção à saúde é precário neste cenário, provocando atraso diagnóstico, complicações e sequelas que comprometem a qualidade de vida dos pacientes, afastando-os do trabalho, o que pode repercutir também no sistema previdenciário. Mesmo diante disso, a PCM ainda não integra a lista de doenças tropicais negligenciadas da Organização Mundial de Saúde (OMS) e não é doença de notificação obrigatória na maior parte dos estados brasileiros, o que confere uma reduzida visibilidade a este importante problema de saúde pública.[4]

Epidemiologia

A PCM ocorre exclusivamente na América Latina, do sul do México até a região Norte da Argentina, predominando no Brasil, Venezuela, Colômbia, Equador e Argentina. Na América do Sul, estima-se que haja 10 milhões de indivíduos saudáveis infectados, dos quais apenas 1% a 2% apresentarão manifestações clínicas da PCM. O Brasil concentra aproximadamente 80% dos casos desta micose, notadamente nas regiões Sudeste, Centro-Oeste e Sul do país. Nestas regiões, em locais de endemicidade estável, presume-se incidência da doença de 1 a 4 casos por 100 mil habitantes por ano, ao passo que alguns locais hiperendêmicos nessas mesmas regiões podem registrar até dez casos novos anuais por 100 mil habitantes.[5] A PCM constitui a oitava causa de mortes entre as doenças infecciosas e parasitárias crônicas, sendo a primeira causa de morte entre as micoses sistêmicas em indivíduos imunocompetentes no Brasil.[6] Onde, de 1996 a 2006, foram registradas 168 mortes ao ano cuja causa básica foi atribuída à PCM.[7]

Os números aqui expostos são estimados com base em estudos publicados de casuísticas de PCM e de seus isolados fúngicos, além de dados do Sistema de Informações Hospitalares (SIH) e do Sistema de Informações sobre Mortalidade (SIM) do Sistema Único de Saúde (SUS), pois esta micose ainda não se encontra na lista nacional de agravos de notificação compulsória.[8] Consequentemente, prejudicando o conhecimento da real magnitude do problema e dificultando a elaboração de estratégias de enfrentamento desta micose.

Indivíduos que residem em regiões endêmicas estão sob risco de infecção; no entanto, aqueles que exercem atividades relacionadas ao manejo do solo, como agricultura, construção civil e caça a animais silvestres, constituem o marcante grupo de risco epidemiológico para infecção, pois o solo é considerado fonte natural de ocorrência de *Paracoccidioides* spp. Entre os indivíduos expostos que se infectam, a maior parte assim permanece por toda a vida, sem apresentar manifestações clínicas da PCM. Uma pequena parte dos infectados apresentará, após longo período de latência (anos ou até décadas), manifestações da forma crônica desta micose, que corresponde a cerca de 74% a 96% dos casos da doença.[9] Esta forma de apresentação predomina em indivíduos expostos ao labor rural, sendo normalmente do sexo masculino (75% a 95%), com média de idade entre 30 e 59 anos, e fumantes, pois o tabagismo aumenta o risco da infecção. As mulheres, por sua vez, apresentam menor perfil ocupacional para atividades de risco e, quando apresentam sinais clínicos da forma crônica, estes se dão, mais frequentemente, após a menopausa em virtude do papel protetor do estrogênio, que inibe a conversão da fase infectante do fungo (fase miceliana ou M) para sua fase parasitária (fase leveduriforme ou Y).[10]

Raramente, alguns indivíduos podem apresentar uma predisposição genética que confere imunodeficiência primária específica contra o agente da PCM. Nestes casos, não precisa haver necessariamente uma exposição a atividades de risco na zona rural, já que o fato de esses indivíduos viverem em regiões endêmicas por si só já os expõe ao risco de infecção, particularmente se existe alguma perturbação no ambiente que permita a dispersão aérea de *Paracoccidioides* spp. Diante dessa exposição, considerando-se a susceptibilidade imunológica desses hospedeiros, há maior risco de rápida progressão da infecção para a doença, havendo um padrão de resposta imune humoral, que confere geralmente maior gravidade à doença, e um perfil clínico bem diferenciado em relação à forma crônica. Não há predileção por sexo nestas formas agudas da PCM, pois estas ocorrem usualmente em fase pré-puberal.[9,10]

Nos últimos 30 anos, modificações no perfil epidemiológico da PCM vêm sendo observadas e descritas, relacionadas sobretudo a mudanças progressivas nas formas de interação do homem com o meio ambiente.[5] Entre essas modificações, destacam-se os intensos fenômenos migratórios da população brasileira, o desmatamento para ocupação de territórios, especialmente visando a abertura de fronteiras agrícolas, áreas de pastagens, além de obras de infraestrutura em zona urbana e fenômenos climáticos.[11]

Historicamente, diante do padrão endêmico relativamente estável desta micose, surtos de PCM nunca haviam sido descritos.[5] No entanto, recentemente, detectou-se emergência de casos de formas agudas da doença em ambientes urbanos. O primeiro registro bem documentado de surto foi associado à construção do anel rodoviário no estado do Rio de Janeiro, onde houve desmatamento e grande revolvimento de terra visando o preparo do terreno para a obra.[12] Além da associação temporal e espacial entre a construção dessa rodovia (BR-493) e a procedência dos casos de PCM aguda, trabalhos de campo desenvolvidos nessa região reforçam a hipótese da associação entre a obra e o surto, pois houve a identificação molecular de sequências genéticas específicas de *P. brasiliensis* em amostras rasas de solo, à margem da rodovia[13] em condições distintas daquelas reportadas na literatura, nas quais a identificação do Paracoccidioides no ambiente está tradicionalmente associada ao habitat de tatus, em especial o de nove bandas (*Dasypus novemcinctus*).[14]

O segundo registro de surto de PCM foi relatado no nordeste da Argentina, relacionado também a ações de desmatamento e mudanças climáticas, porém com destaque para o grande represamento de água decorrente da construção da hidrelétrica de Yacyretá, uma das maiores da América do Sul.[15] A maior ocorrência de casos de PCM em estações chuvosas, associadas a um maior estoque de água no solo e à umidade relativa do ar, é atribuída à teoria do *growth and blow*, na qual *Paracoccidioides* spp. tem maior potencial de crescimento e dispersão aérea nessas condições ambientais, aumentando o risco de infecção de indivíduos expostos a essas fontes.[11,16]

Agente etiológico

Paracoccidioides spp. é a fase anamórfica (mitospórica ou assexuada) de um ascomiceto pertencente à ordem Onygenales, família Onygenaceae. Atualmente, existem duas espécies reconhecidas:

Paracoccidioides brasiliensis; e *Paracoccidioides lutzii*. A primeira apresenta ampla distribuição no Brasil e em outros países da América Latina, enquanto a segunda exibe ocorrência marcante na região Centro-Oeste do Brasil. Estudos genéticos recentes demonstram que *P. brasiliensis* é composta por um grupo de pelo menos cinco espécies filogenéticas: *P. brasiliensis* S1, com ampla distribuição; *P. brasiliensis* PS2, mais frequente na região Sudeste do Brasil; *P. brasiliensis* PS3, predominante na Colômbia; e *P. brasiliensis* PS4, na Venezuela.[9] Outro estudo posterior, envolvendo análise de aspectos morfológicos e genéticos mais amplos, propõe que tais espécies filogenéticas sejam classificadas como espécies taxonômicas verdadeiras, em virtude das diferenças encontradas entre elas. Assim, teríamos *P. brasiliensis* S1 nomeado como *Paracoccidioides brasiliensis sensu stricto*; *P. brasiliensis* PS2 como *Paracoccidioides americana*; *P. brasiliensis* PS3 como *Paracoccidioides restrepiensis* (em homenagem à doutora Ángela Restrepo Moreno, notável pesquisadora da Colômbia, que realizou grandes contribuições no estudo da PCM); e *P. brasiliensis* PS4 como *Paracoccidioides venezuelensis*.[17]

Fungos do gênero *Paracoccidioides* spp. são patógenos fúngicos primários, ou seja, naturalmente capazes de provocar doença, em especial por decorrência de sua capacidade biológica de termotolerância, caracterizada por dimorfismo termodependente. No ambiente (natureza ou meios de cultura convencionais, *in vitro*), a 25 °C, crescem na forma de micélios aéreos curtos apresentando, à microscopia ótica, hifas septadas, ramificadas, regulares, com artroconídios, clamidoconídios intercalares e aleurioconídios globosos, variando de 2 a 5 µm de diâmetro. Em parasitismo (no tecido do hospedeiro ou em meios de cultura enriquecidos, *in vitro*), a 35 °C, apresentam-se na fase leveduriforme, com células redondas a ovais de parede espessa, fortemente birrefringente, medindo cerca de 20 a 30 µm de diâmetro, com um ou vários brotamentos, que variam de 2 a 10 µm.[18]

Clínica, diagnóstico laboratorial e tratamento

Paracoccidioidomicose é produto de contágio inalatório de propágulos do fungo que ocorre em locais denominados "nichos ecológicos", onde o agente está disponível no meio ambiente. Atingindo os pulmões, desenvolvem-se o foco primário e o complexo infeccioso pulmonar, em tudo semelhantes ao conceito do complexo primário pulmonar da tuberculose.[19] Caso não ocorra a eliminação do fungo pela resposta imune inata, estabelece-se o complexo primário que pode ser contido ou eliminado pela resposta imune especifica, celular, Th1 mediada. Se a resposta imune não for suficientemente competente, acontece disseminação linfo-hematogênica do fungo. Os denominados "focos metastáticos" em diferentes órgãos e sistemas podem, ao se instalar, evoluir para doença clinicamente manifesta ou, o que é mais comum, desenvolver focos quiescentes, com fungos viáveis no seu interior. Esses focos quiescentes podem permanecer estáveis por muitos e muitos anos e, no futuro, por eventual ruptura do equilíbrio agente-hospedeiro, reativarem-se e desenvolverem doença ativa, o que é denominado "reinfecção endógena".[19] Essa história natural é o que justifica pacientes desenvolverem doença ativa muitos anos após deixarem as zonas endêmicas, inclusive a serem diagnosticados em países não endêmicos, como Japão, Estados Unidos e Europa. A interação agente-hospedeiro, com predomínio da resposta imune celular, equilíbrio ou, ao contrário, predomínio do agente infectante, é que, em última análise, determinará a manifestação imediata de doença, doença pós-complexo primário, ou manifestação clínica tardia e, de que tipo, em quais órgãos e de que intensidade.

A classificação clínica mais utilizada, ainda que com algumas adaptações, é aquela proposta em 1987.[19] Essa classificação agrega conteúdos de classificações prévias e considera dados demográficos, da história natural da doença e de quais órgãos e sistemas estão acometidos e contempla:

- **Paracoccidioidomicose infecção:** caracterizada por ausência de sinais e sintomas, ou paciente oligossintomático pulmonar, quadro autorresolutivo e detectado, em geral, quando de inquéritos epidemiológicos por apresentar teste de paracoccidioidina positiva. Nessa forma clínica, raramente há imagem sugestiva de foco pulmonar primário calcificado.
- **Paracoccidioidomicose doença:** subdividida em dois subtipos:
  1. **Forma aguda-subaguda (tipo juvenil):** a história da moléstia atual é de curta duração. Acomete prioritariamente indivíduos jovens, ambos os sexos, com tropismo do fungo para o sistema monociticofagocitário e que se expressa pelo aparecimento

de linfonodos, duros incialmente e seguidos de inflamação e abscedação. Há, com frequência, hepatoesplenomegalia, lesões cutâneas e tendência à disseminação da enfermidade. Considerada, *per se*, forma grave da enfermidade.

2. **Forma crônica:** típica do adulto do sexo masculino que se caracteriza por ser:
   a) **Unifocal:** em que há comprometimento de único órgão ou sistema. No geral, forma pulmonar isolada.
   b) **Multifocal:** a mais comum e considerada forma clássica da enfermidade, em que há comprometimento de mais de um órgão ou sistema. No geral, pulmonar + tegumentar; pulmonar + adrenal e outras múltiplas possibilidades.

- **Sequelas:** mais frequentemente, doença pulmonar obstrutiva crônica, estenose e obstrução de vias aéreas superiores, rouquidão ou microstomia.
- **Paracoccidioidomicose associada à imunossupressão:** considerada adaptação da classificação original de Franco et al.[19] Corresponde à forma clínica associada à infecção pelo HIV e por imunodeficiência pós-transplante e em vigência de terapêutica com fármacos quimioterápicos ou imunossupressores. Nessas circunstâncias, a manifestação clínica pode se aproximar daquela da forma aguda-subaguda e apresentar índices de letalidade maiores.[20]

Para efeito de decisões terapêuticas, sugestão de prognóstico e utilização em estudos clinicoterapêuticos, indica-se classificar os pacientes segundo critérios de gravidade (leve, moderada ou grave) elaborados por Mendes RP e constantes da publicação de Franco et al. 1989.[21]

Aspectos clínicos

Forma aguda-subaguda

Usualmente, história curta de um a poucos meses, com referência a um ou mais sintomas ou sinais como: astenia; inapetência; perda de peso; febre baixa vespertina; adinamia progressiva; e linfonodos aumentados de tamanho. Os linfonodos incialmente são de consistência firme, duros (pseudolinfomatosos), pouco dolorosos, evolutivamente assumem aspecto inflamatório, abscedam e fistulizam e, mesmo após fistulizarem, não cicatrizam de modo espontâneo (Figura 23.1). As regiões mais acometidas são a cervical e a submandibular e, menos frequentemente, a axilar e a inguinocrural, mas qualquer cadeia superficial pode ser acometida. A linfonodomegalia mediastinal, mesentérica, paraórtica e parailíaca não apresenta tendência a absceder. Com frequência, há comprometimento específico do fígado e baço com aumento de volume desses órgãos. Icterícia pode ocorrer por compressão do hilo hepático por massa de linfonodos aumentados ou por retenção biliar intra-hepática. Em ambas as situações, a icterícia se caracteriza laboratorialmente por aumento da bilirrubina direta, sobretudo. Queixas relativas ao sistema gastrointestinal podem estar associadas a alterações funcionais, compressão por massa linfonodal ou comprometimento orgânico específico. As regiões do íleo e colón são as mais frequentemente acometidas e expressam-se por quadros diarreicos ou por obstipação, dor, massa tumoral palpável e/ou quadros de suboclusão, com gravidade variável e difícil comprovação diagnóstica, a depender de colonoscopia com biópsia. Lesões ósseas também são mais comuns nesta forma clínica, causando lesões osteolíticas únicas ou múltiplas, no geral reveladas por investigação radiológica ou, mais raramente, por fraturas espontâneas. Os ossos acometidos com maior frequência são os longos (Figura 23.2), porém qualquer localização é possível, incluindo calota craniana. Importante ressaltar que, não raro, a fratura óssea ou a lesão óssea é a primeira manifestação clínica ou aquela que traz o paciente à consulta médica.[22]

Na forma aguda-subaguda, as lesões cutâneas são frequentes, múltiplas e de padrão acneiforme no início e com tendência a se tornarem vegetantes ou ulceradas com a evolução da doença não tratada.[23] As localizações preferenciais são o segmento cefálico, em particular na face, mas também couro cabeludo, tronco e membros (Figuras 23.3, 23.4 e 23.5). No geral, o aparecimento das lesões cutâneas se segue a quadro clínico já instalado, pois são lesões consequentes à disseminação hematogênica do fungo, mas são de extrema importância, pois, quase sempre, são o que motiva os pacientes à consulta e, ainda, pela facilidade de coleta de material para a confirmação diagnóstica. Lesões mucosas são incomuns nessa forma clínica, ocorrem em torno de 5% dos pacientes em larga série de casos e tendem a reproduzir as lesões mucosas clássicas observadas nas formas crônicas da doença.[23]

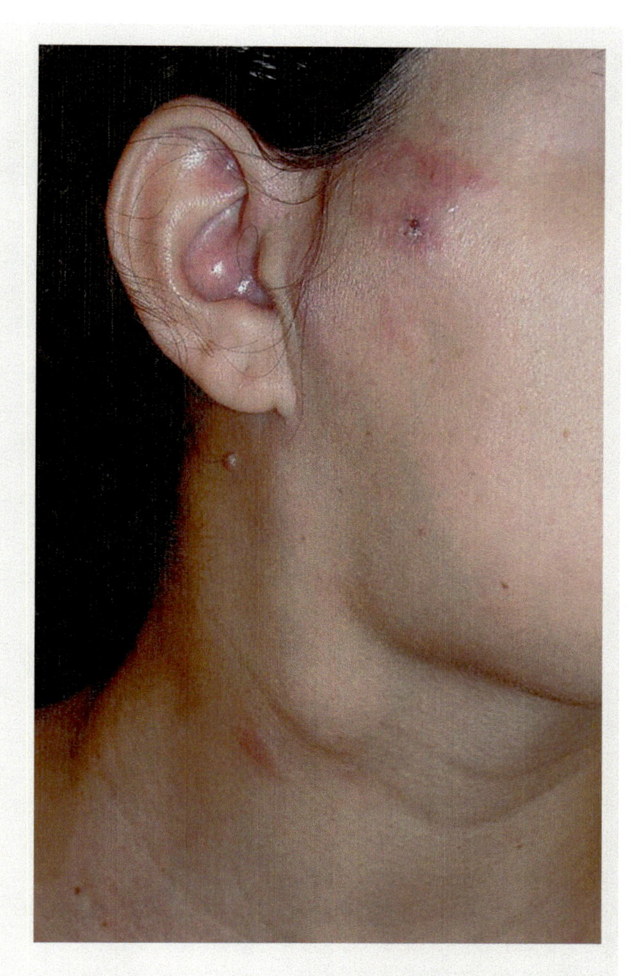

Figura 23.1. Paracoccidioidomicose, forma aguda-subaguda. Linfonodos aumentados de volume na região cervical e submandibular. Placa infiltrada eritematoviolácea na região zigomática.
Fonte: Acervo da autoria do capítulo.

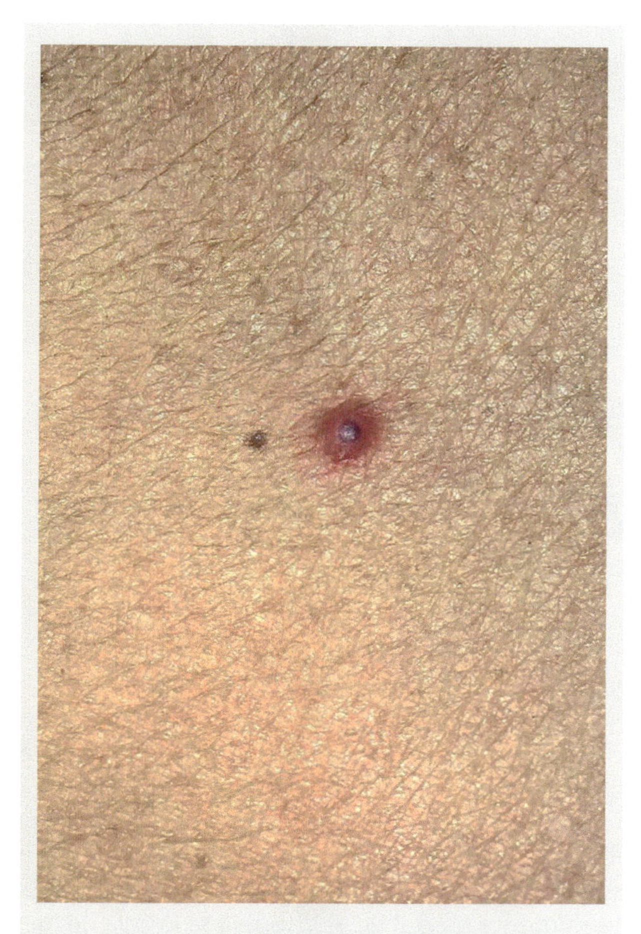

Figura 23.3. Paracoccidioidomicose, forma aguda-subaguda. Lesão acneiforme. Paciente apresentava dezenas de lesões idênticas na face.
Fonte: Acervo da autoria do capítulo.

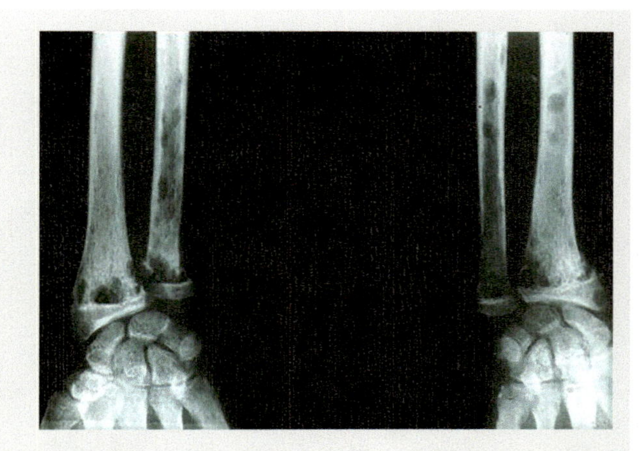

Figura 23.2. Paracoccidioidomicose, forma aguda-subaguda. Lesões osteolíticas no rádio e na ulna.
Fonte: Acervo da autoria do capítulo.

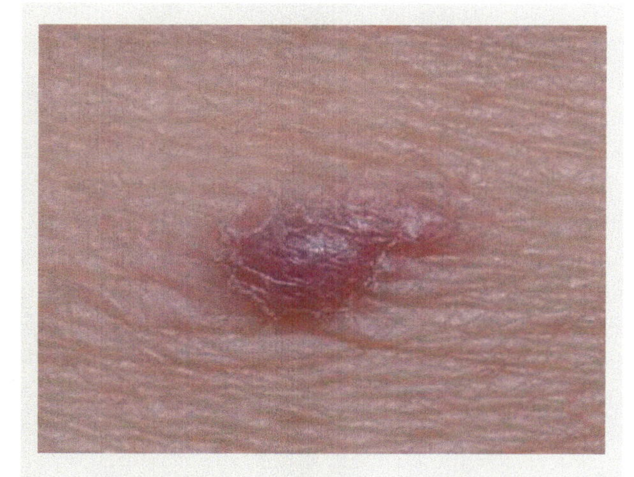

Figura 23.4. Paracoccidioidomicose, forma aguda-subaguda. Lesão papulonodular, eritematodescamativa. Paciente apresentava múltiplas lesões idênticas no dorso.
Fonte: Acervo da autoria do capítulo.

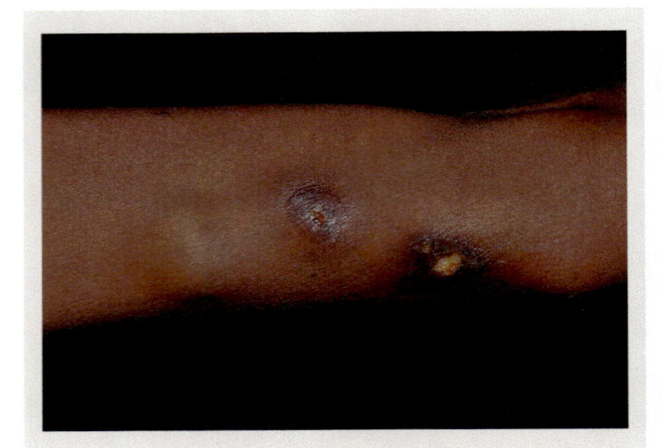

Figura 23.5. Paracoccidioidomicose, forma aguda-subaguda. Diferentes estádios evolutivos: lesão tipo goma, lesão em placa infiltrada e fístula, lesão em placa ulcerada.
Fonte: Acervo da autoria do capítulo.

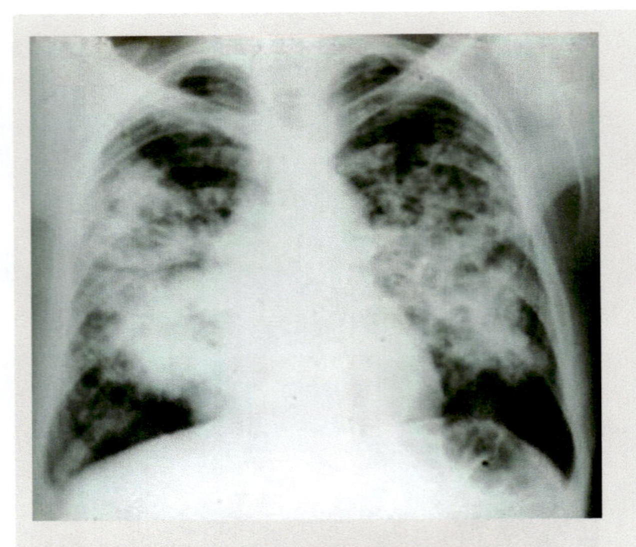

Figura 23.6. Paracoccidioidomicose pulmonar. Comprometimento para-hilar, com condensação pneumônica, intersticial, macro e micronodular na periferia dos campos pulmonares.
Fonte: Acervo da autoria do capítulo.

Forma crônica unifocal

Habitualmente, o único órgão comprometido de forma isolada é o pulmão. A evolução clínica é a partir da formação do complexo primário ou por reativação de foco quiescente pulmonar. As manifestações são insidiosas, caracterizadas por tosse seca, de frequência e intensidade crescentes, posteriormente produtiva. A dispneia se instala de forma gradativa. Com frequência, o paciente associa o quadro ao tabagismo, quando presente, e posterga a procura pela assistência médica. As alterações radiológicas pulmonares são de intensidade variável e de padrões diversos. O mais comum é o padrão intersticial, classicamente para-hilar em "asa de borboleta" (Figura 23.6). Também frequente é o padrão micro ou macronodular com tendência a estar disseminado por todo o parênquima. São também observados: padrão pneumônico, que se distinguem das lesões nodulares por terem aspecto de condensação e limites pouco nítidos; cavitações, de variável diâmetro e que são menos comuns. Atualmente, sempre que possível, dá-se ênfase ao estudo tomográfico, com poder resolutivo e informativo muito superiores aos da radiografia do tórax. Há sempre que se ter em mente o diagnóstico diferencial e possível associação com tuberculose ativa.

Forma crônica multifocal

Também denominada "forma mista" em alguns livros-textos. É a manifestação clínica mais frequente e também a mais prevalente no sexo masculino. O paciente procura a atenção médica em função do quadro pulmonar, rouquidão, ou pelo aparecimento de lesão na mucosa oral, pele, manifestação de insuficiência adrenal ou outro quadro sistêmico. As lesões pulmonares seguem os padrões já descritos neste capítulo. As lesões de mucosa oral são frequentes, e não raro, é a principal queixa.

Ocorrem mais comumente no lábio inferior, gengivas, sulco lábio-gengival e mucosa jugal. A lesão mucosa, independentemente da localização, se caracteriza por ser ulcerada, rasa, com granulações finas e pontilhado hemorrágico (Figura 23.7). Lesão ulcerada na língua apresenta características menos específicas, diagnóstico mais difícil e suscita o diferencial com o carcinoma espinocelular. A infiltração específica do lábio pode provocar macroqueilites, a lesão inicial se tornar vegetante e também simular carcinoma espinocelular. Mucosas ocular e genital podem ser acometidas, porém, mais raramente.

As lesões cutâneas têm origem na disseminação hematogênica do fungo ou por contiguidade à lesão mucosa ou ganglionar fistulizada preexistente. Lesão cutânea de inoculação primária é, provavelmente, excepcional e de difícil comprovação.[24] A localização mais frequente das lesões é o segmento cefálico. Seguida pelos membros inferiores, mas

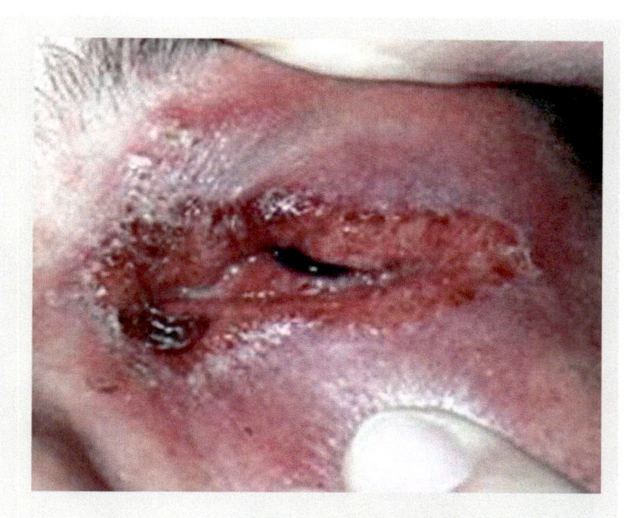

Figura 23.7. Paracoccidioidomicose. Lesão ulcerada mucosa tarsal e conjuntival com granulações finas e pontilhado hemorrágico. Infiltração da região cutânea periocular.
Fonte: Acervo da autoria do capítulo.

qualquer localização é possível.[23] O padrão predominante é o de úlcera rasa, limpa ou recoberta por crostas, com granulação fina ou grosseira, presença de pontilhado hemorrágico, halo eritematoso e de diâmetro o mais variável (Figura 23.8). Nessa forma clínica crônica do adulto, não são raras lesões tipo papulopustulosas (acneiformes), nodulares, em placa infiltrada de diferentes diâmetros, coloração eritematoviolácea e lesões ulcerovegetantes, desde lesões pouco evidentes até lesões extensas e graves (Figuras 23.9 a 23.11). Apresentação clínica incomum e que sugere equilíbrio relativo da relação agente-hospedeiro, são aquelas ditas "formas sarcoídicas", caracterizadas por placas infiltradas, limites nítidos, simulando hanseníase, lúpus eritematoso túmido ou mesmo sarcoidose (Figura 23.12). O diagnóstico clínico é difícil e, com frequência, produto de exame histopatológico comunicando a surpresa dos achados.[23,25]

De frequência provavelmente subestimada, é o comprometimento adrenal como parte do comprometimento multissistêmico da doença. A suspeita clínica resulta da observação de alterações laboratoriais ou de queixas de fraqueza, adinamia, hipotensão postural e, em estádios mais avançados, hiperpigmentação cutaneomucosa, caracterizando a doença de Addison. A confirmação se dá por alterações laboratoriais, incluindo dosagens pré e pós-estimulação adrenal e por meio de exames de imagem.

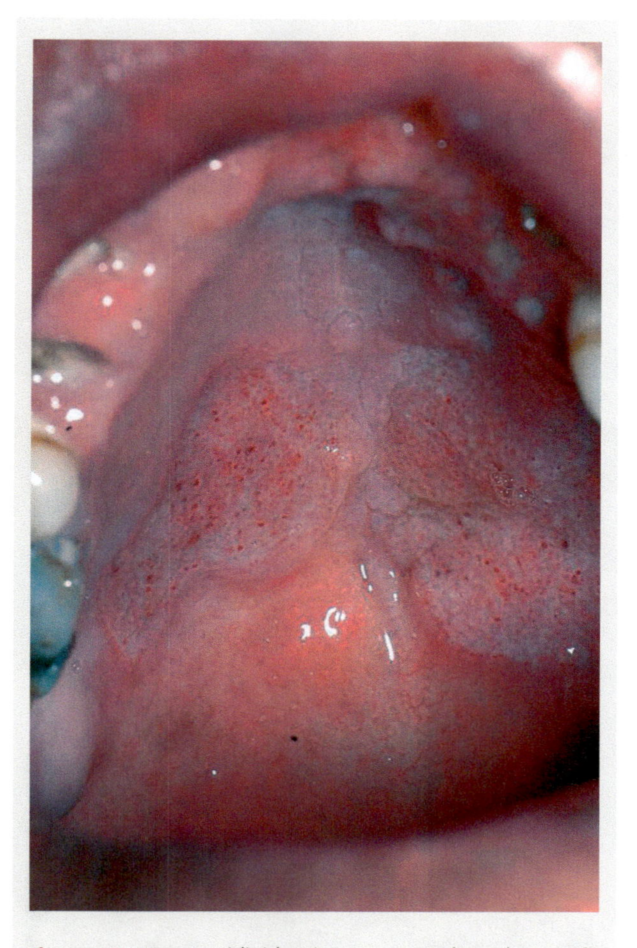

Figura 23.8. Paracoccidioidomicose. Lesão ulcerada rasa do palato com granulações finas e pontilhado hemorrágico.
Fonte: Acervo da autoria do capítulo.

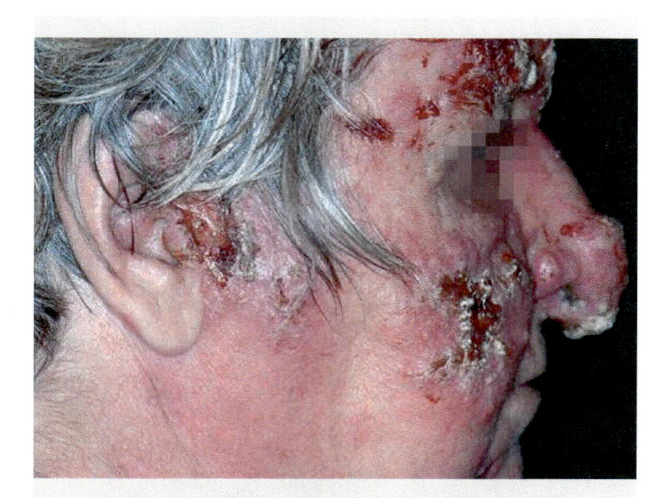

Figura 23.9. Paracoccidioidomicose. Forma crônica do adulto. Diferentes estádios evolutivos: lesão em placa infiltrada, lesão em placa ulcerada e lesão verrucosa.
Fonte: Acervo da autoria do capítulo.

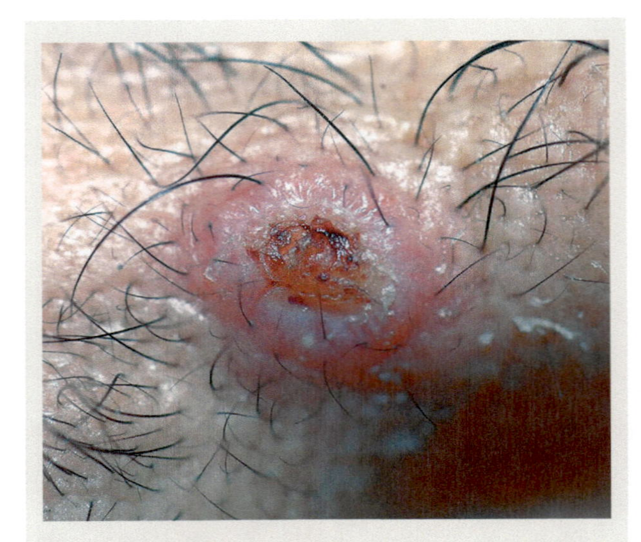

Figura 23.10. Paracoccidioidomicose. Forma crônica do adulto. Lesão ulcerada na face. Base infiltrada, limites nítidos. Presença de pontilhado hemorrágico.
Fonte: Acervo da autoria do capítulo.

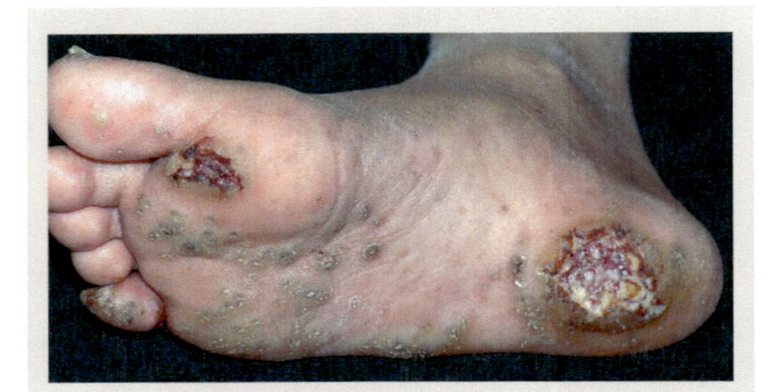

Figura 23.11. Paracoccidioidomicose. Forma crônica do adulto. Lesões ulceradas.
Fonte: Acervo da autoria do capítulo.

Também subestimado é o comprometimento do sistema nervoso central (SNC), caracterizado clinicamente por sinais e sintomas neurológicos de variável intensidade, mais frequentes os de padrão pseudotumoral ou de crise convulsiva inesperada e suspeitada e revelada por estudo de imagens e exame neurológico especializado. O comprometimento do SNC, ainda que possa ser evento isolado, mais comumente está associado às formas mais disseminadas e graves da enfermidade.[26]

Comprometimento do sistema genitourinário, da glândula tireoide, tecido mamário, músculos ou folhetos parietais é raro e mais associado a quadros disseminados (Figura 23.13).

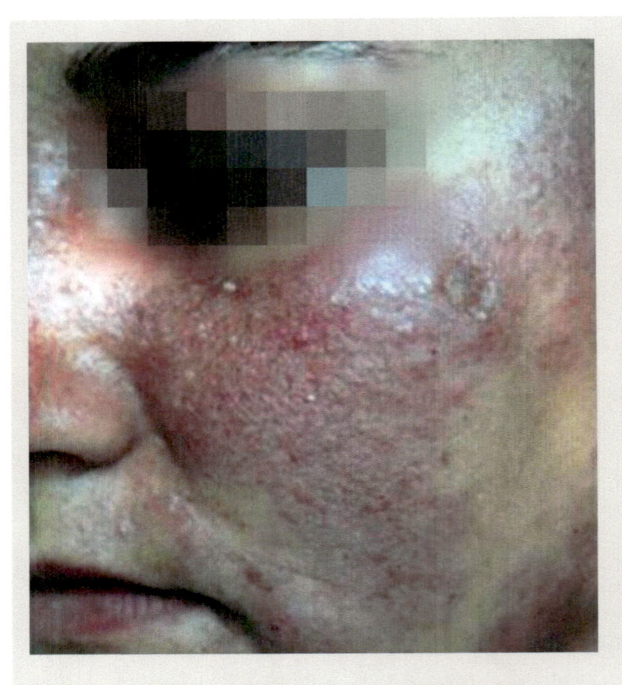

Figura 23.12. Paracoccidioidomicose. Placa infiltrada, eritematoviolácea. Paciente jovem e com diagnóstico prévio de hanseníase tuberculoide para estas lesões. Forma "sarcoídica".
Fonte: Acervo da autoria do capítulo.

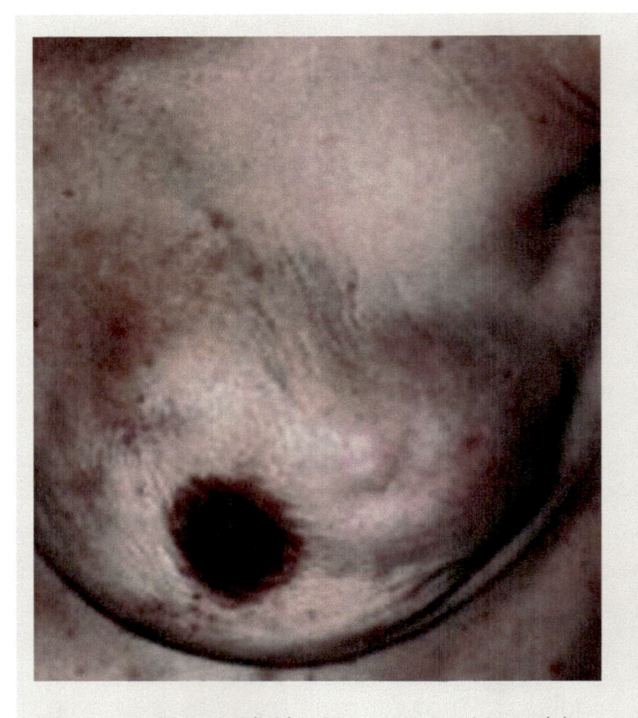

Figura 23.13. Paracoccidioidomicose. Lesões tipo nódulo e nodosidade, mais palpáveis que visíveis. Discreto eritema. Suspeita de neoplasia da mama. Diagnóstico por visualização do fungo quando da punção com finalidade diagnóstica.
Fonte: Acervo da autoria do capítulo.

Diagnóstico laboratorial

O padrão-ouro para o diagnóstico de enfermidades infecciosas se constitui na visualização e no reconhecimento do agente causal mediante exame direto de material biológico, exame histopatológico ou cultivo. Tais métodos exigem treinamento para coleta de amostras, execução do exame e para reconhecimento do agente. A existência de lesão suspeita, cutânea ou mucosa, facilita a coleta para o exame direto ou histopatológico. Para o exame direto, o material pode ser coletado por raspado com cureta ou bisturi ou, por microbiópsia com *punch* de 2 mm. O obtido, com o mínimo sangramento possível, é depositado em lâmina, se necessário macerado gentilmente, clareado por KOH a 40%, recoberto por lamínula e aguardam-se em torno de 5 minutos antes de ser examinado ao microscópio. Não é necessário flambar o material, mas, se desejável, deve-se fazê-lo com o mínimo aquecimento de maneira a não "ferver" o KOH e precipitar o sal, inutilizando-se o preparado.

Se o material obtido for pus, coloca-se uma gota na lâmina, a seguir a lamínula, não há necessidade de KOH, nem flambar e deve-se, então, ser levado diretamente ao microscópio. Primeiro, percorre-se a lâmina em pequeno aumento e, quando visualizada a estrutura suspeita, muda-se para o médio ou maior aumento para confirmação ou não. O fungo será identificado por ser arredondado (formato em levedura), de dupla membrana esverdeada, birrefringente, percebido ao se micrometrar o foco, frequentemente com células filhas em esporulação (Figura 23.14). O aspecto que imita o "Mickey Mouse" nem sempre é fácil de se encontrar; mas, caso presente, é praticamente patognomônico. A quantidade de fungos no material dependerá da forma clínica e da amostra examinada, sendo material purulento obtido de linfonodo ou abscesso o mais rico em fungos. Amostra obtida por lavado brônquico pode ter sua sensibilidade diagnóstica aumentada se centrifugada, e o sedimento emblocado em parafina para coloração e cortes como se fora material de biópsia. Recomenda-se documentar todo material positivo por meio de fotografia, datar e identificar segundo o tipo de material, paciente e instituição de origem. O cultivo, ainda que pouco útil para o diagnóstico, pois apresenta longo tempo necessário para crescimento do fungo e de baixa sensibilidade, tem valor acadêmico porque , caso positivo, permitirá a identificação molecular da espécie envolvida. Essa informação é utilíssima para as correlações entre espécie e distribuição geográfica, testes sorológicos, expressão e evolução clínica e de resposta terapêutica. Portanto, sugestão é, ao biopsiar o paciente, coletarem-se duas amostras ou se utilizar *punch* de 5 mm e seccionar uma fração (um quarto da amostra) para o cultivo. A semeadura pode ser feita em ágar Mycosel® ou mesmo ágar Sabouraud dextrose, inicialmente em temperatura ambiente em torno de 25 °C. Após crescimento, na fase miceliana, repica-la para meios enriquecidos (ágar sangue, BHI ou Fava-Netto) e incubá-la a 37 °C. Com este procedimento já se demonstra a reversão à fase leveduriforme, confirmando-se dimorfismo térmico clássico do Paracoccidioides spp. Se possível, sempre utilizar semeadura em dois tubos ou placa. Há serviços que, após semeadura do material biológico, já o incubam diretamente a 37 °C, com vistas a se obter cultivo positivo com maior possibilidade. Recomenda-se umidificar algodão estéril com água destilada estéril no interior da placa com certa periodicidade, pois há que aguardarem ao menos 30 dias antes de se descartar a placa, se negativa. A vantagem de se usar o meio Mycosel® é que ele contém actidione e cloranfenicol na fórmula, o que inibe crescimento de fungos ou bactérias contaminantes.

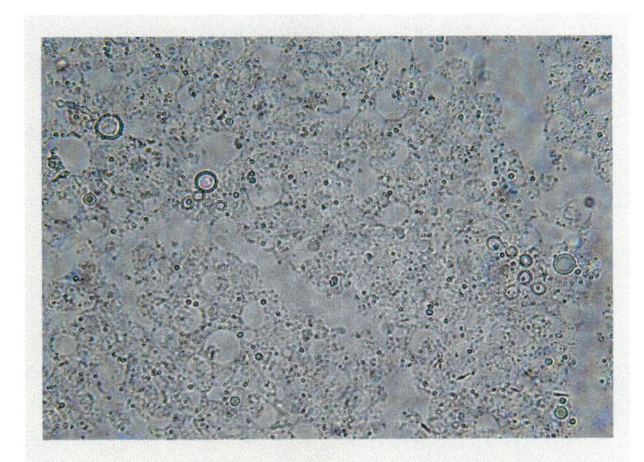

Figura 23.14. *Paracoccidioides* spp. Exame direto de punção de linfonodo abscedado: célula fúngica de paredes esverdeadas e gemulação múltipla.
Fonte: Acervo da autoria do capítulo.

Na prática, de rotina, o mais utilizado é a biópsia, método simples, acessível, que permite o transporte do material em frasco apropriado a laboratórios distantes. Após anestesia local com lidocaína a 2%, com vasoconstritor se possível, a amostra da lesão suspeita pode ser obtida por *punch* 4 a 5 mm ou por bisturi, acondicionada em frasco contendo formalina a 10%, rotulado e enviado acompanhado de informes os mais completos e adequados possíveis. No exame histopatológico, o mais comum é a presença de hiperplasia pseudoepiteliomatosa da epiderme, infiltrado inflamatório crônico granulomatoso dérmico, com variável presença e arranjo de linfócitos, eosinófilos, polimorfonucleares e células gigantes e com certa frequência formação de microabscessos (Figura 23.15). A estrutura fúngica visualizada ou suspeitada com a coloração de rotina, hematoxilina e eosina será mais bem identificada pela coloração de Grocott-Gomori (impregnação pela prata), em que o fungo se cora em negro contra *background* esverdeado (Figura 23.16). Também aqui o treinamento é necessário, pois outras espécies de fungos podem simular o Paracoccidioides. O fungo é mais abundante e com células fúngicas em franca reprodução nas situações de doença disseminada que pressupõem menor resistência do hospedeiro, de mais difícil visualização e com formas fúngicas não esporulantes nas apresentações clínicas ditas sarcoídicas, em que o infiltrado pode ser tuberculoide, granulomatoso compacto, sem a formação de microabscessos, sinalizando resposta imune mais competente.

O método sorológico mais utilizado no diagnóstico e seguimento da paracoccidioidomicose é o da imunodifusão dupla em gel de agarose (ID). Trata-se de técnica simples, custoefetiva, com altos níveis de sensibilidade (> 80%), especificidade (> 90%) e expertise amplamente acumulada nas últimas décadas.[27] Além de qualitativa, para auxiliar diagnóstico, pode ser utilizada também quantitativamente para controle de tratamento, em que a queda progressiva do título de anticorpos sinaliza boa resposta ao tratamento antifúngico. Importante ressaltar que a identificação de novas espécies no gênero Paracoccidioides e a distribuição geográfica distinta implicam novos conceitos e definição mais precisa de sensibilidade e especificidade em cada região endêmica estudada. Ou seja, impôs-se a necessidade de o substrato antigênico a ser utilizado nas reações sorológicas ser preparado a partir de cultivos obtidos de pacientes da região onde os testes serão utilizados, para garantia de efetiva qualidade e reprodutibilidade dos exames.[28]

Métodos de imagem como a tomografia computadorizada e a ultrassonografia são muito úteis e, cada vez mais, parte da rotina de diagnóstico, acompanhamento e estudo acadêmico dos casos.

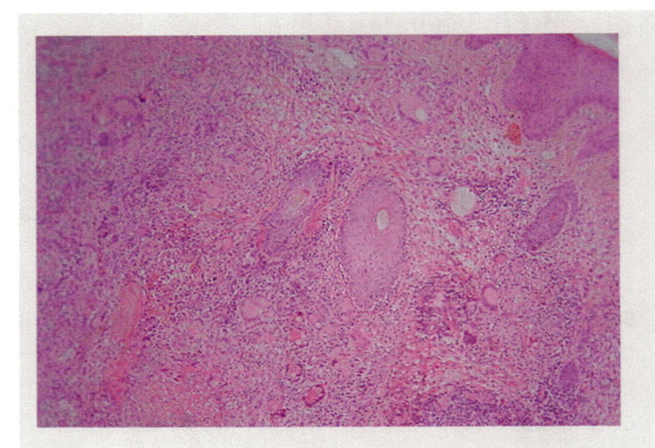

Figura 23.15. Paracoccidioidomicose. Infiltrado crônico granulomatoso, com presença de células gigantes (Hematoxilina e eosina × 10).
Fonte: Acervo da autoria do capítulo.

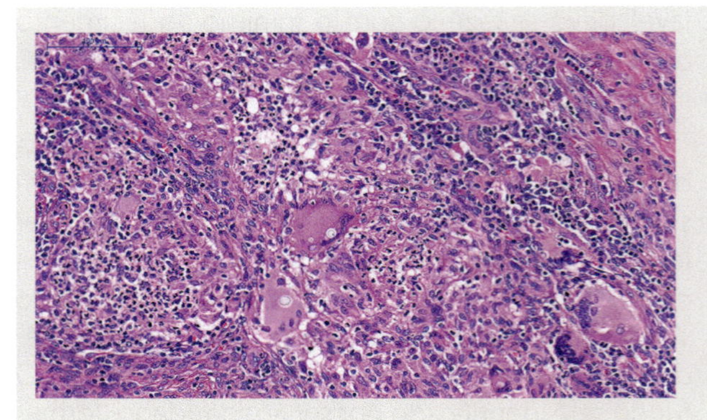

Figura 23.16. Paracoccidioidomicose. Detalhe do infiltrado granulomatoso, com células gigantes albergando células fúngicas íntegras no citoplasma (Hematoxilina e eosina × 200).
Fonte: Acervo da autoria do capítulo.

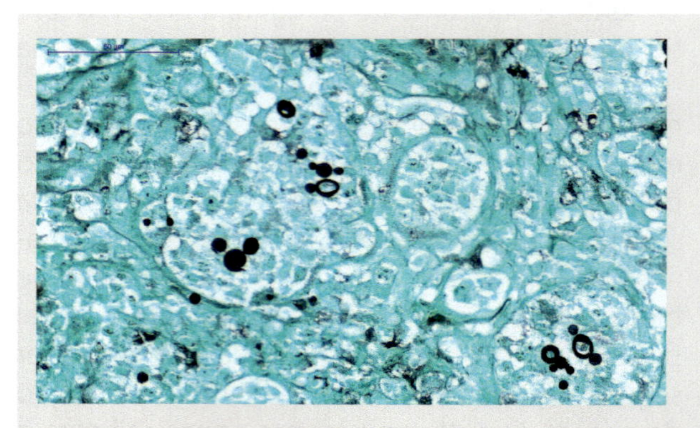

Figura 23.17. Paracoccidioidomicose. Células fúngicas multibrotantes. Aspecto de "Mickey Mouse" (Grocott-Gomori × 200).
Fonte: Acervo da autoria do capítulo.

Diagnóstico diferencial

Nas formas agudas-subagudas no início do quadro, quando há apenas sintomas clínicos e linfonodos aumentados, o diferencial é com linfoma de Hodgkin ou linfomas nodais não Hodgkin. As formas clínicas com linfonodo com sinais inflamatórios e fistulizados devem se diferenciadas da tuberculose tipo escrofuloderma. Um auxiliar clínico é que, na paracoccidioidomicose, o linfonodo fistulizado não cicatriza espontaneamente, o que, na tuberculose, pode acontecer. Nas formas que cursam com hepatoesplenomegalia, icterícia, sinais e sintomas de semioclusão intestinal, tumoração abdominal palpável, a PCM quase nunca é lembrada, mas deve fazer parte do diferencial quando o paciente for soronegativo para hepatite e a idade não sugerir neoplasia.

Nas formas crônicas, o quadro pulmonar tem como principal diferencial a tuberculose. As lesões cutâneas têm como diferencial as enfermidades do acrônimo PLECT + CEC, ou seja: paracoccidioidomicose; leishmaniose; esporotricose; cromoblastomicose; tuberculose; e o carcinoma espinocelular. Nos quadros com aspecto clínico dito "sarcoídico", o diferencial se faz com hanseníase tuberculoide ou dimorfa, lúpus eritematoso, rosácea granulomatosa, leishmaniose lupoide e a própria sarcoidose. No paciente imunossuprimido, o padrão clínico inicial é de lesões acneiformes múltiplas, e o diferencial passa a ser histoplasmose e criptococose. As lesões mucosas têm como principal diferencial o carcinoma espinocelular, seja a lesão localizada na cavidade oral, cordas vocais ou mucosas à distância. O comprometimento adrenal faz diferencial com a tuberculose, as lesões ósseas com metástases ósseas e o diferencial para a paracoccidioidomicose do SNC é a neoplasia primária ou metastática e abcessos de etiologias diversas.

Tratamento

Três fármacos são os mais utilizados e eficazes: anfotericina B-desoxicolato (Anf-B clássica), que tem como limitação a nefrotoxicidade; e anfotericina em formulações lipídicas, que são mais seguras. A associação sulfametoxazol-trimetoprima (cotrimoxazol) e o itraconazol. Esses fármacos são utilizados como monoterapia ou mesmo associados, segundo a gravidade do quadro e a possibilidade de acesso a fármacos de maior custo. Os esquemas posológicos recomendados pelo Consenso Brasileiro em Paracoccidioidomicose são:

- itraconazol 100 mg (2 cápsulas) após o almoço, por 9 a 18 meses;
- sulfametoxazol-trimetoprima 400 a 80 mg – 2 comprimidos a cada 8 ou 12 horas, por 18 a 24 meses;
- anfotericina B (tratamento inicial para formas graves, em regime de internação) – desoxicolato (0,5 a 0,7 mg/kg/dia) ou formulações lipídicas (3 a 5 mg/kg/dia), por 2 a 4 semanas, até a melhora clínica. Após, seguir com os regimes terapêuticos orais anteriormente citados.[9]

Proposta alternativa é iniciar o tratamento com Anf-B-desoxicolato com doses mais altas, 0,75 a 1 mg/kg/dia, manter por 1 a 2 semanas, como dose de ataque e, de imediato, transicionar para itraconazol ou cotrimoxazol. O uso de tratamento de manutenção com cotrimoxazol 800/160 mg/dia por 2 anos pós-tratamento inicial encontra respaldo em experiência clínica de alguns serviços.

Recomenda-se valorizar e tratar possíveis parasitose e anemia associadas. Tratamento em circunstâncias especiais, gestantes, crianças, pacientes HIV+, consultar consenso brasileiro em paracoccidioidomicose.[9]

Lembrar que o paciente tem de ser visto de forma holística, portanto condições dentárias, condições de vida e de trabalho, hábitos, com especial atenção ao tabagismo e consumo abusivo de álcool, têm de ser valorizados e cuidados.

O seguimento do paciente deve ser mensal até a observação de cura clínica aparente e, depois, a cada 3 meses. Do 2º ano em diante, avaliação a cada 6 meses. Recomenda-se que o seguimento pós-tratamento seja por 2 anos, no mínimo. Fazem parte do acompanhamento exames laboratoriais, com hemograma, velocidade de hemossedimentação (VHS), bioquímicos, sorologia a cada 3 meses no 1º ano de seguimento e, depois, a cada 6 meses. A radiografia de tórax deve ser anual. Recaídas ou reinfecção são possíveis, no geral, decorrentes de tratamento incompletos ou manutenção de má nutrição associada ao consumo abusivo de álcool. As recaídas não são necessariamente precedidas por elevação dos títulos de anticorpos. Ter em mente que o reaparecimento de sinais e sintomas pulmonares pode ser decorrente de outras enfermidades, entre elas a tuberculose.[10]

Em conclusão, a paracoccidioidomicose é enfermidade ainda bastante prevalente, inclusive com expansão de sua área endêmica à medida que o desmatamento e o avanço de fronteiras agrícolas modificam o meio ambiente e atraem novas ondas de migração a essas regiões. Suas características clínicas a tornam doença de abordagem multidisciplinar em que diversas especialidades, em particular a infectologia, dermatologia, otorrinolaringologia e odontologia, devem dominar o seu conhecimento para que o diagnóstico seja precoce e o tratamento, adequado, em benefício da recuperação rápida e plena dos pacientes.

Referências bibliográficas

1. Lutz A. Uma mycose pseudococcidica localisada na bocca e observada no Brazil: contribuição ao conhecimento das hiphoblastomycoses americanas. Brazil Med. 1908; 22:(121-124)141-4.
2. Splendore A. Zymonematosi com localizzazione nella cavità della bocca, osservata in Brasile. Bull Soc Pathol Exot. 1912;5:313-9.
3. Almeida FP. Estudos comparativos de granuloma coccidióidico nos Estados Unidos e no Brasil: novo gênero para o parasito brasileiro. Fac Med S Paulo. 1930;5:125-41.
4. Griffiths J, Colombo AL, Denning DW. The case for paracoccidioidomycosis to be accepted as a neglected tropical (fungal) disease. PLoS Negl Trop Dis. 2019;13(5):e0007195.
5. Martinez R. New trends in paracoccidioidomycosis epidemiology. J Fungi (Basel). 2017;3(1):1.
6. Coutinho ZF, Silva D, Lazera M, Petri V, Oliveira RM, Sabroza PC et al. Paracoccidioidomycosis mortality in Brazil (1980-1995). Cad Saúde Pública. 2002;18:1441-54.
7. Prado M, Silva MB, Laurenti R, Travassos LR, Taborda CP. Mortality due to systemic mycosis as a primary cause of death or in association with AIDS in Brazil: review from 1996 to 2006. Mem Inst Oswaldo Cruz. 2009;104:513-21.
8. Millington MA, Nishioka SA, Martins ST, Santos ZMGD, Lima Júnior FEF, Alves RV. Paracoccidioidomycosis: historical approach and perspectives for implementation of surveillance and control. Epidemiol Serv Saude. 2018;27(Spe):e0500002.
9. Shikanai-Yasuda MA, Mendes RP, Colombo AL, Queiroz-Telles F, Kono ASG, Paniago AMM et al. Brazilian guidelines for the clinical management of paracoccidioidomycosis. Rev Soc Bras Med Trop. 2017;50(5):715-40.
10. Mendes RP, Cavalcante RS, Marques SA, Marques MEA, Venturini J, Sylvestre TF et al. Paracoccidioidomycosis: current perspectives from Brazil. Open Microbiol J. 2017;11:224-82.
11. Barrozo LV, Benard G, Silva ME, Bagagli E, Marques SA, Mendes RP. First description of a cluster of acute/subacute paracoccidioidomycosis cases and its association with a climatic anomaly. PLoS Negl Trop Dis. 2010;4(3):e643.
12. Valle ACF, Macedo PM, Almeida-Paes R, Romão AR, Lazéra MS, Wanke B. Paracoccidioidomycosis after highway construction, Rio de Janeiro, Brazil. Emerg Infect Dis. 2017; 23(11):1917-9.
13. Macedo PM, Scramignon-Costa BS, Almeida-Paes R, Trilles L, Oliveira LSC, Zancopé-Oliveira RM et al. Paracoccidioides brasiliensis habitat: far beyond armadillo burrows? Mem Inst Oswaldo Cruz. 2020;115:e200208.
14. Bagagli E, Sano A, Coelho KI, Alquati S, Miyaji M, Camargo ZP et al. Isolation of Paracoccidioides brasiliensis from armadillos (Dasypus noveminctus) captured in an endemic area of paracoccidioidomycosis. Am J Trop Med Hyg. 1998;58(4):505-12.
15. Giusiano G, Aguirre C, Vratnica C, Rojas F, Corallo T, Cattana ME. Emergence of acute/subacute infant-juvenile paracoccidioidomycosis in Northeast Argentina: effect of climatic and anthropogenic changes? Med Mycol. 2019;57(1):30-7.
16. Barrozo LV, Mendes RP, Marques SA, Benard G, Silva ME, Bagagli E. Climate and acute/subacute paracoccidioidomycosis in a hyper-endemic area in Brazil. Int J Epidemiol. 2009;38(6):1642-9.
17. Turissini DA, Gomez OM, Teixeira MM, McEwen JG, Matute DR. Species boundaries in the human pathogen Paracoccidioides. Fungal Genet Biol. 2017;106:9-25.
18. Lacaz CS, Porto E, Martins JEC, Heins-Vaccari EM, Melo NT. Tratado de micologia médica. 10. ed. São Paulo: Savier; 2002. p. 642-8.
19. Franco M, Montenegro MR, Mendes RP, Marques SA, Dillon NL, Mota NGS. Paracoccidioidomycosis: a recently proposed classification of its clinical forms. Rev Soc Bras Med Trop. 1987;20:129-32.
20. Marejón KML, Machado AA, Martinez R. Paracoccidioidomycosis in patients infected with and not infected with human immunodeficiency virus: a case-control study. Am J Trop Med Hyg. 2009;80:359-66.
21. Franco M, Mendes RP, Moscardi-Bacchi M, Rezakallah-Iwasso M, Montenegro MR. Paracoccidioidomycosis. Baillière's Clinl Trop Med Commun Dis. 1989;4:185-220.
22. Monsignore LM, Martinez R, Simão MN, Teixeira SR, Elias Jr J, Nogueira-Barbosa MH. Radiologic findings of osteo-articular infection in paracoccidioidomycosis. Skeletal Radiol. 2012;41:203-8.
23. Marques SA, Cortez DB, Lastória JC, Camargo RMP, Marques MEA. Paracoccidioidomycosis: frequency, morphology and pathogenesis of tegumentary lesions. An Bras Dermatol. 2007;82(5):411-7.
24. Castro RM, Cuce LC, Fava-Netto C. Paracoccidioidomicose – Inoculacão acidental "in animanobile": relato de um caso. Med Cut Ibero Lat Amer. 1975;4:289-92.
25. Marques SA, Jorge MFS, Hrycyk MF, Bosco SMG. Paracoccidioidomycosis: manifested through sarcoidosis-like cutaneous lesions and caused by Paracoccidioides brasiliensis sensu stricto (S1a). An Bras Dermatol. 2018;93:902-4.
26. Pedroso VSP, Lyon AC, Araújo AS, Veloso JMR, Pedroso ERP, Teixeira AL. Paracoccidioidomycosis case series with and without central nervous system involvement. Rev Soc Bras Med Trop. 2012;45:586-90.
27. Silva JF, Oliveira HC, Marcos CM, Assato PA, Fusco-Almeida AA, Mendes-Giannini MJS. Advances and challenges in paracoccidioidomycosis serology caused by Paracoccidioides species complex: an update. Diag Microbiol Infect Dis. 2016;84:87-94.
28. Pereira EP, Gegembauer G, Chang MR, Camargo ZP, Nunes TF, Ribeiro SM et al. Comparison of clinico-epidemiological and radiological features in paracoccidioidomycosis patients regarding serological classification using antigens from Paracoccidioides brasiliensis complex and Paracoccidioides lutzii. PLOS Negl Trop Dis. 2020;14:e0008485.

Capítulo 24

Esporotricose

Regina Casz Schechtman
Eduardo Mastrangelo Marinho Falcão
Marciela Carard
Diana Stohmann Mercado
Maria Salomé Cajas Garcia

Introdução

A esporotricose, descrita por Schenk, nos Estados Unidos, no século XIX, é uma infecção subcutânea subaguda ou crônica causada pelos fungos dimórficos do complexo Sporothrix, formado, atualmente, por sete espécies. No passado, atribuía-se a infecção apenas a *Sporothrix schenckii*, estudos moleculares sugerem que grande parte das infecções no Brasil é provocada pela espécie *Sporothrix brasiliensis*. A doença é de caráter universal, porém é muito mais frequente em climas tropicais e subtropicais, motivo pelo qual os locais de maior incidência no mundo são o Brasil e a China. A inoculação do fungo acontece em muitos casos após traumatismo provocado por objetos pontiagudos infectados pelo fungo, proveniente do solo. Este tipo de transmissão está relacionado com atividades como jardinagem, caça e agricultura, entre outras. A transmissão zoonótica já foi relatada envolvendo gatos, cães, ratos, esquilos, tatus e aves, através de arranhadura, mordedura ou contato com animais doentes, sendo o gato doméstico o principal animal associado. Hoje em dia, é reconhecida como micose de implantação, pois a forma zoonótica de transmissão está se tornando mais comum, principalmente no Brasil.

Epidemiologia

A esporotricose ocorre em algumas áreas de forma endêmica. No início do século XX, era uma doença frequente na Europa, principalmente na França, sendo rara nesse continente atualmente. No Japão, a incidência era alta até a década de 1980. Na China, é endêmica em algumas localidades, sendo o total de casos no país entre 3 e 4 mil. Na Índia, a região sub-himalaica, é considerada endêmica. No Peru, na província de Abancay, a incidência já chegou a 60 casos por 100 mil habitantes. No México, é a micose de implantação mais frequente, sendo endêmica nos estados de Jalisco e Michoacan.

Também são frequentes os relatos de surtos ou epidemias de pequena duração. O maior deles, na África do Sul, acometeu mais de 3 mil trabalhadores de minas de ouro, provavelmente por traumas com toras de madeira de sustentação. Nos Estados Unidos, ocorreram surtos relacionados ao musgo utilizado na embalagem de mudas e ao feno utilizado na decoração de Halloween. Na Austrália, um surto foi associado à manipulação do feno na jardinagem.

No Brasil, a real situação epidemiológica não é totalmente conhecida. Séries de caso e estudos epidemiológicos relatam a presença da micose em todo o território brasileiro. Até a década de 1990, os estudos, principalmente nos estados de São Paulo e Rio Grande do Sul, demonstravam maior prevalência em pacientes do gênero masculino, entre as 2ª e 3ª décadas de vida. A partir de 1998, o estado do Rio de Janeiro tornou-se aquele com o maior número de casos relatados, a maioria em decorrência da transmissão zoonótica por felinos infectados, na região metropolitana.

A esporotricose em gatos é descrita no Brasil desde a década de 1950. Em 1955, foi relatado um possível caso de arranhadura de gato como responsável pela inoculação do fungo em um paciente, em São Paulo. Em 1989, no litoral norte de São Paulo, foi observada a transmissão da esporotricose de um felino para três pessoas por arranhadura. A espécie *S. brasiliensis* é, atualmente, associada com a transmissão zoonótica por pequenos traumas, em geral arranhadura ou mordedura de felinos, os quais permanecem infectados, alguns assintomáticos, por meses, servindo de reservatório para o fungo.

A hiperendemia do Rio de Janeiro provocou uma modificação no perfil clínico e epidemiológico da doença, evidenciando grupos vulneráveis, um maior número de reações de hipersensibilidade e formas graves, particularmente nos imunossuprimidos. A doença passou a acometer mais pacientes do gênero feminino, entre 40 e 59 anos de idade.

Recentemente, o número de casos passou de 10 mil neste estado, sendo observado um espalhamento além da região metropolitana com migração da hiperendemia também para outras localidades. A transmissão zoonótica para humanos a partir de felinos infectados por *S. brasiliensis* já foi relatada em estados brasileiros de todas as regiões, além de outros países da América Latina como Argentina, Paraguai e Uruguai.

Medidas como a castração e tratamento dos felinos poderiam reduzir a transmissão. São necessárias ainda medidas educativas para garantir a posse responsável e a utilização de equipamentos de proteção individual ao se manipularem animais infectados.

Quadro clínico

Clinicamente, a esporotricose pode ter apresentações diferentes de acordo com a interação do patógeno com o hospedeiro. Sampaio e Lacaz propuseram a classificação da doença em quatro categorias:

1. cutaneolinfática ou linfocutânea (75% dos casos);
2. cutânea fixa (25% dos casos);
3. disseminada (cutânea ou sistêmica);
4. extracutânea (mucosa, óssea, ocular, articular, visceral).

Forma cutaneolinfática

A forma cutaneolinfática é a mais frequente em nosso meio, podendo ocorrer em mais de 75% dos casos. A lesão inicial (cancro de inoculação) forma-se no ponto de inoculação do fungo após trauma prévio (Figura 24. 1 A). É caracterizada por pápula, nódulo ou goma. A lesão evolui com ulceração e, após semanas ou meses, novos nódulos ou gomas surgem, seguindo trajeto de um ou até mesmo mais de um vaso linfático até a cadeia ganglionar regional (Figura 24.1 B).

Geralmente, as lesões são unilaterais e acometem sobretudo mãos e antebraços nos adultos; embora, em crianças, a face seja um local comum.

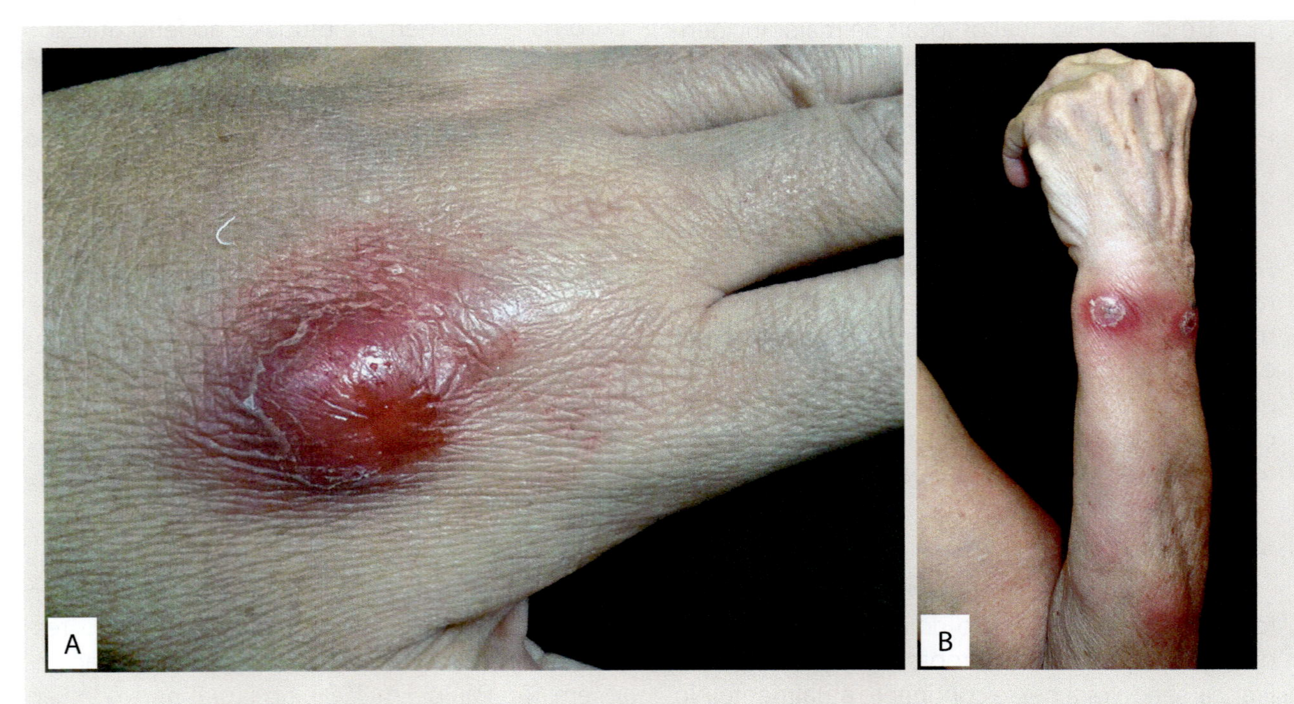

Figura 24.1. Esporotricose. (A) Cancro de inoculação no dorso da mão. Nódulo eritematoso doloroso no local do trauma prévio. (B) Forma cutaneolinfática. Lesão no antebraço com nódulos e gomas seguindo trajeto da cadeia ganglionar regional.
Fonte: Acervo da autoria do capítulo.

A bilateralidade da doença é rara e, quando ocorre, sugere múltiplos pontos de inoculação. Na hiperendemia por transmissão zoonótica, é comum a inoculação de mais de um sítio por diversas arranhaduras ou mordeduras do gato infectado.

Pode ocorrer adenopatia regional discreta e os sintomas sistêmicos, quando presentes, são geralmente leves.

Forma cutânea fixa

A forma cutânea fixa decorre de uma boa resposta imunológica local do hospedeiro; assim, não há disseminação linfática durante o curso da doença, e a lesão restringe-se ao ponto de inoculação do fungo. O local de eleição é a face, mas também pode acometer pescoço, tronco e membros inferiores (Figura 24.2 A).

Clinicamente, caracteriza-se por lesão papulosa, papulotuberosa ou placa verrucosa com ou sem ulceração, podendo existir lesões satélites. Essas formas com "lesões satelitoides" ou *herpes-like* tendem à cronicidade e usualmente não apresentam tendência à resolução espontânea (Figura 24.2 B).

Na forma cutânea fixa, não há comprometimento do estado geral do paciente e pode ocorrer involução espontânea.

Forma disseminada

A forma disseminada é rara e pode ser cutânea ou sistêmica. Ambas decorrem da inoculação com posterior disseminação hematogênica, ingestão ou inalação do fungo. Há controvérsias quanto à divisão da forma disseminada em **cutânea** (EDC) e **sistêmica** (EDS), uma vez que pode ocorrer acometimento de órgão internos na maioria dos casos.

- **Cutânea (EDC):** caracteriza-se por múltiplas lesões papulopústulo-foliculocrostosas, placas ou úlceras em locais não contíguos em qualquer parte do tegumento, sem acometimento extracutâneo.
- **Sistêmica (EDS):** caracteriza-se por dois ou mais sistemas acometidos – principalmente sistema nervoso central (SNC), pulmonar, osteoarticular e medula óssea – além de febre e comprometimento do estado geral. Ocorre com mais frequência em indivíduos imunossuprimidos, principalmente os infectados pelo HIV com contagem de células T CD4 muito baixa. O HIV modifica claramente a história natural da esporotricose, aumentando a chance de hospitalização e o tempo de internação. É importante destacar também que a esporotricose pode ser apresentação da síndrome inflamatória de reconstituição imunológica (SIRI) em vigência da terapia antirretroviral no tratamento da aids (Figura 24.3 A e B).

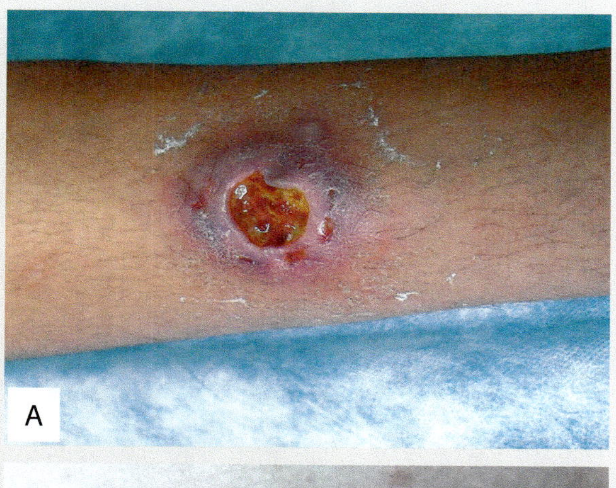

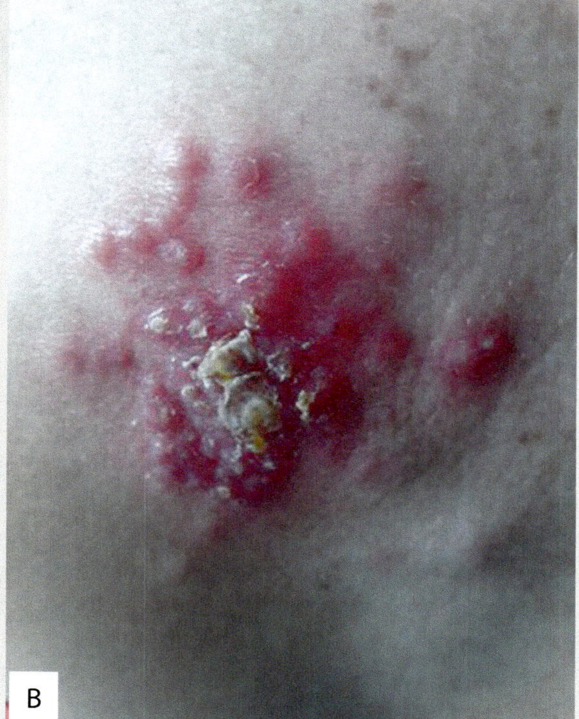

Figura 24.2. Esporotricose. Forma cutânea fixa. (A) Lesão papulotuberosa com ulceração no membro inferior. (B) Lesão em placa sem ulceração, com lesões satélites. Formas com "lesões satelitoides" ou *herpes-like*.
Fonte: Acervo da autoria do capítulo.

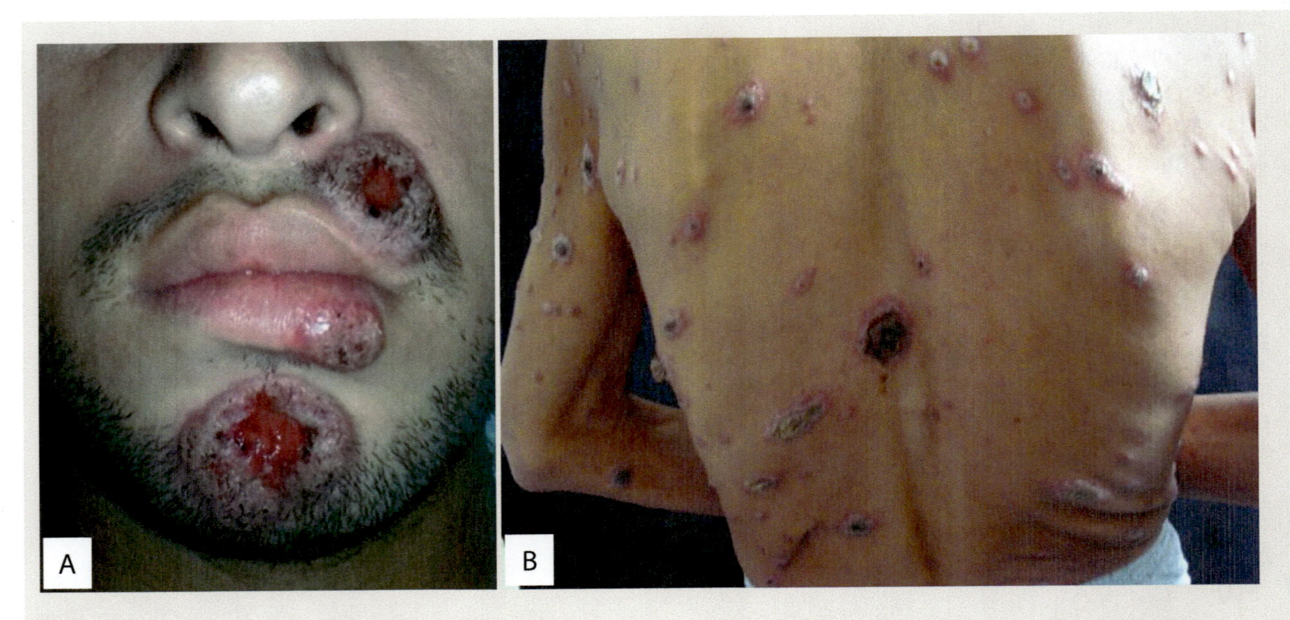

Figura 24.3. (A) Esporotricose disseminada em paciente hígido (cutânea e óssea). (B) Esporotricose disseminada em paciente com desnutrição proteico-calórica.
Fonte: Acervo da autoria do capítulo.

Forma extracutânea

A forma extracutânea é rara, de diagnóstico difícil pela ausência de lesões cutâneas e frequentemente associada à inalação ou ingestão de esporos e disseminação hematogênica em pacientes imunossuprimidos.

Qualquer órgão pode ser afetado, porém os ossos são as estruturas mais frequentemente acometidas, sendo responsáveis por 80% dos casos de doença extracutânea. O acometimento articular manifesta-se em especial por meio de monoartrite com edema, derrame sinovial e limitação funcional, sendo joelho o sítio mais comum.

A esporotricose pulmonar é rara e pode se assemelhar clinicamente à tuberculose. Pode apresentar-se como infecção primária através da inalação de esporos ou disseminação, sendo a primeira mais comum.

A esporotricose com envolvimento do SNC é extremamente rara, associada na maioria dos casos à imunossupressão. Em indivíduos com esporotricose coinfectados por HIV, a punção lombar deve ser preconizada em áreas endêmicas uma vez que esses pacientes podem desenvolver meningite ou meningoencefalite.

Quanto à localização mucosa, a membrana ocular é a mais comumente envolvida, causando episclerite, uveíte, dacriocistite ou conjuntivite, que, quando acompanhada de linfadenopatia regional, recebe o nome de "síndrome oculoglandular de Parinaud".

Diagnóstico diferencial

O diagnóstico da esporotricose pode ser confundido com diversas dermatoses, incluindo causas infecciosas e não infecciosas, como malignidade, desordens vasculares e inflamatórias. Nesse contexto, as lesões cutâneas da esporotricose podem ser difíceis de distinguir de outras lesões ulceradas e infiltrativas. Entre os diagnósticos diferenciais, podemos citar:

- paracoccidioidomicose, leishmaniose, cromomicose e tuberculose (que compõem o acrônimo PLECT) entre as apresentações verrucosas;
- ceratoacantoma, sarcoma de partes moles, carcinoma basocelular, carcinoma espinocelular;
- micose fungoide, pioderma gangrenoso, prurigo nodular, poliarterite nodosa, sarcoidose, rosácea;
- celulite facial, impetigo, molusco contagioso.

Reações de hipersensibilidade

Nas últimas décadas, em virtude da predominância da espécie *S. brasiliensis*, no Brasil, novas apresentações até então incomuns foram identificadas, bem como maior número de reações de hipersensibilidade e disseminação. As reações de hipersensibilidade identificadas relacionadas à esporotricose incluem eritema nodoso, eritema multiforme, artrite reativa e síndrome de Sweet. Em sua maioria, são tratadas com corticosteroide oral ou anti-inflamatórios não esteroidais em que a dose varia de acordo com a extensão e a intensidade do quadro. Alguns autores citam melhora do quadro apenas com o tratamento antifúngico correto (Figura 24.4).

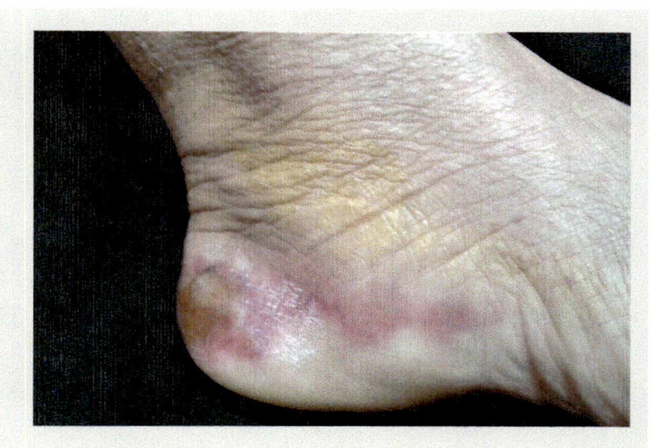

Figura 24.4. Esporotricose com reação de hipersensibilidade. Paciente com lesão cutânea fixa no membro superior e apresentava eritema nodoso na região plantar.
Fonte: Acervo da autoria do capítulo.

Diagnóstico

Na situação de hiperendemia, particularmente quando existem poucos recursos disponíveis, é aceitável o diagnóstico clínico e epidemiológico. Porém, a comprovação da presença do fungo pelo exame micológico ou, raramente, histopatológico, é necessária para o diagnóstico definitivo.

Exame micológico direto e cultura

São métodos de diagnósticos accessíveis e de baixo custo. No exame micológico direto (EMD), pode ser observado o fungo na forma de levedura que se assemelha a um "charuto", porém estas estruturas raramente são visualizadas pela paucicelularidade fúngica e o pequeno diâmetro (2 a 6 μm) do fungo.

A cultura é mais sensível e específica que o EMD. O fungo pode ser cultivado em ágar de glicose Sabouraud ou Mycosel a 25 °C. O tempo de crescimento, em geral, é rápido, entre 3 e 7 dias e, em alguns casos, pode ser necessárias até 4 semanas. As colônias iniciais são de cor creme com centro mais escurecido; posteriormente, tornam-se marrons a negras (Figura 24.5 A). É importante enfatizar que este fungo não é considerado demáceo, apesar de poder apresentar pigmento negro com a maturidade.

Na microscopia da cultura, são visualizadas as formas filamentosas que cresceram à temperatura ambiente (25 °C), observando-se micélios de hifas finas, hialinas, septadas e ramificadas, reproduzindo-se por meio de conídios arranjados ao longo da hifa em forma de cachos ou em arranjo floral (semelhante à margarida) (Figura 24.6).

Os cultivos a de 35 a 37 °C precisam de meios enriquecidos como o ágar de infusão de cérebro e coração (BHI), ágar-sangue ou chocolate. Apresentam aspeto cremoso de cor amarela ou marrom (Figura 24.5 B). Na microscopia da cultura, podem ser identificadas leveduras se reproduzindo por brotamento. Essa conversão do fungo produtor de conídios da forma filamentosa a 25 °C (em temperatura ambiente) para leveduriforme a 37 °C (em tecidos do hospedeiro) confirma o diagnóstico.

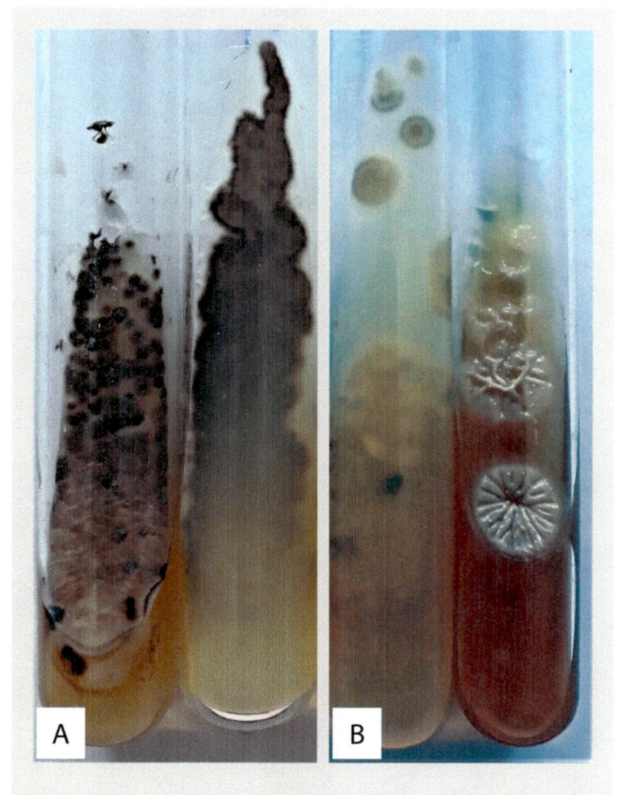

Figura 24.5. Macroscopia. (A) Cultura *Sporothrix* sp. em ágar Sabouraud 25 °C. Fase filamentosa. As colônias iniciais são de cor creme com centro mais escurecido, posteriormente tornam-se marrons a negras. (B) Cultura *Sporothrix* sp. em BHI a 37 °C. Fase leveduriforme. Colônias apresentam um aspeto cremoso de cor amarela a marrom.
Fonte: Acervo da autoria do capítulo.

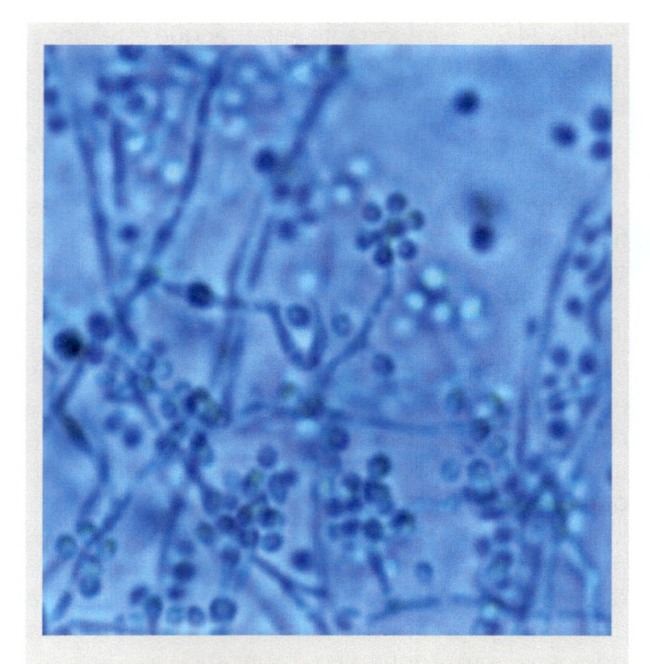

Figura 24.6. Microscopia da cultura a 25 °C. Fase filamentosa. Micélios de hifas finas, hialinas, septadas e ramificadas, com conídios arranjados ao longo da hifa em forma de cachos ou em arranjo floral (semelhante à margarida).
Fonte: Acervo da autoria do capítulo.

Apesar de a cultura ser um exame considerado padrão-ouro para o diagnóstico de esporotricose, esta não tem capacidade de se diferenciar entre as espécies do gênero Sporothrix, que apresentam virulência e susceptibilidades diferentes aos tratamentos antifúngicos.

Histopatologia

No estudo anatomopatológico, as estruturas fúngicas são observadas raramente quando coradas pelo PAS (Figura 24.7 A) ou prata metenamina (Grocott) (Figura 24.7 B). A escassez de fungos está relacionada à resposta do hospedeiro e ao tempo de evolução da infecção.

Nos casos mais agudos, é observada atividade inflamatória importante com presença de neutrófilos ou abscessos e predomínio de macrófagos. As lesões mais crônicas ou com uma resposta imunológica melhor desenvolvida se caracterizam pela formação de granulomas epitelioides ou tuberculoides, presença de linfócitos, necrose caseosa ou fibrinoide e fibrose.

Podem ser observados corpos asteroides ou fenômeno Splendore-Hoeppli, que consiste em material eosinofílico envolvendo a célula fúngica. Esse fenômeno representa o depósito de imunoglobulinas aderido à parede do microrganismo, porém não é específico da esporotricose.

Testes sorológicos

Facilitam o diagnóstico e o acompanhamento dos casos em que a coleta do material para análise é difícil ou quando a cultura é constantemente negativa com uma alta suspeita clínica. As primeiras técnicas de imunoeletroforese, aglutinação e imunodifusão, utilizando fração antigênica, eram pouco sensíveis e específicas e foram

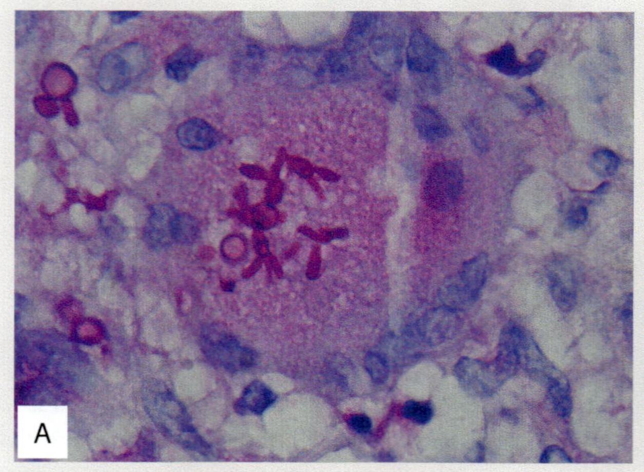

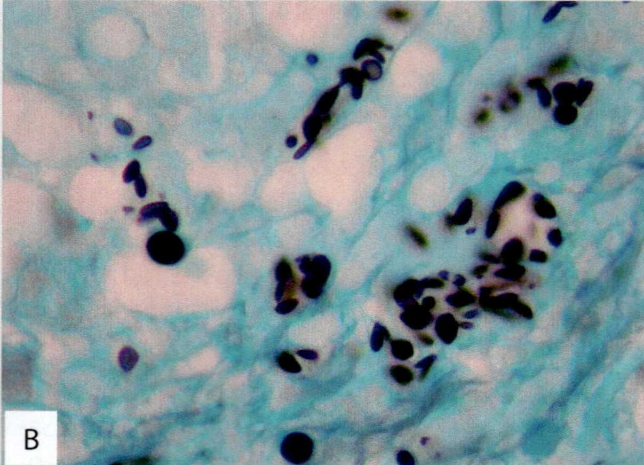

Figura 24.7. Exame histopatológico de pele em paciente com esporotricose cutânea disseminada. (A) Estruturas fúngicas coradas pelo PAS. (B) Estruturas fúngicas coradas pela prata metenamina (Grocott).
Fonte: Acervo da autoria do capítulo.

substituídas por testes imunoenzimáticos, especialmente ELISA (*enzyme linked immuno sorbent assay*) e *western blotting*.

Porém, esses exames ainda são pouco disponíveis na rotina da prática clínica, ficando restritos aos centros de pesquisa.

Testes moleculares

Os genes codificadores de proteínas consideradas marcadores para identificação, taxonomia, tipagem e epidemiologia de espécies de Sporothrix são: a betatubulina (BT2); o fator de alongamento 1α (EF-1α); o ITS1 e ITS2 (*internal transcript spacer*); e a calmodulina (CAL).

A aplicação do PCR (reação em cadeia da polimerase) *fingerprinting* foi utilizada inicialmente para distinguir entre as espécies *S. brasiliensis*, *S. globosa*, *S. mexicana* e *S. schenckii* e a distinção foi confirmada por análises de sequência parcial do gene da calmodulina (CAL). Posteriormente, foi acrescida a distinção das cepas *S. pallida* e *S. luriei*.

O reconhecimento das espécies de Sporothrix é importante pela maior virulência que apresenta o *S. brasiliensis*, seguido do *S. schenckii* e *S. globosa* que desenvolvem as formas clínicas mais graves. Além disso, esse reconhecimento possibilita o rastreamento das rotas de transmissão da doença no Brasil e vincular genótipos específicos a perfis de suscetibilidade antifúngica.

Outros exames

Existem testes intradérmicos que utilizam esporotriquina ou antígeno peptido-rhamnomanana (PRM), que ajudam na detecção da hipersensibilidade tardia, porém são pouco sensíveis e pouco específicos.

Os estudos de imagem são solicitados quando existe a suspeita de envolvimento sistêmico específico, como radiografia ou tomografia computadorizada. Porém, não são exames diagnósticos.

Tratamento

Apesar de haver relatos de regressão espontânea, a esporotricose, na maioria dos casos, necessita de tratamento farmacológico. A duração do tratamento é arbitrária podendo atingir até 1 ano ou mais nas formas sistêmicas e deve ser mantida até a cura clínica, ou seja, até a ausência de sinais que indiquem atividade de doença.

Itraconazol

O itraconazol é, atualmente, utilizado como droga de 1ª linha de tratamento dos casos localizados de esporotricose por promover grande eficácia clínica, segurança e poucos efeitos colaterais. Entretanto, apresenta alto custo e grande número de interações medicamentosas em decorrência de seu metabolismo dependente do sistema citocromo P450.

É administrado por via oral de forma contínua ou intermitente (pulso) em doses que variam segundo a forma clínica e a resposta terapêutica, de 100 a 400 mg por dia. O tratamento deve ser iniciado com 100 mg por dia, eficaz na maioria dos casos. Doses mais elevadas são geralmente recomendadas para pacientes com pouca resposta ao tratamento ou com recaídas. Em crianças, a dose recomendada é de 5 mg/kg/dia.

Antes do início do tratamento, devem ser realizados hemograma e testes de função hepática, bem como monitorar após 4 semanas e ao final do tratamento.

Iodeto de potássio

O iodeto de potássio era inicialmente o tratamento de escolha da esporotricose. É uma opção eficaz e de baixo custo sobretudo nas formas cutânea fixa e cutaneolinfática, o que é de grande valia em áreas endêmicas e também nos casos não respondedores ao itraconazol. Entretanto, ele não é efetivo para formas extracutâneas de esporotricose. O mecanismo de ação do KI na esporotricose ainda é desconhecido apesar de sua ação já conhecida na inibição da formação de granulomas, fagocitose das células de Sporothrix, bem como na resposta imune.

É administrado por VO em solução saturada de iodeto de potássio. Na solução saturada, cada gota contém 0,07 g e, na solução concentrada, 0,05 g de iodeto de potássio. A dose inicial recomendada em adultos é de 5 gotas, 3 vezes ao dia, aumentando gradativamente 3 gotas por dose diariamente até alcançar a mais alta dose bem tolerada, em torno de 30 a 40 gotas, 3 vezes ao dia. A administração com suco de frutas ou leite pode reduzir efeitos gastrointestinais indesejados. Para crianças, recomenda-se iniciar com 3 gotas, 3 vezes ao dia, aumentando 1 gota por kg/dose até o máximo de 25 gotas, 3 vezes ao dia.

Estudo recente demonstrou que o KI administrado em dose e frequência reduzidas pode ser usado como alternativa de tratamento efetiva na esporotricose cutânea.

Terbinafina

É uma alternativa em casos não responsivos ao itraconazol ou quando este não é bem tolerado ou é contraindicado. A terbinafina tem baixa ligação ao citocromo P450 não interferindo na biodisponibilidade de outras drogas, ao contrário do itraconazol. Por esse motivo, também é útil na terapêutica de pacientes idosos com comorbidades.

A terbinafina na dose de 250 mg por dia pode ser utilizada nas formas cutâneas de esporotricose, apresentando taxa de cura maior ou igual ao itraconazol 100 mg/dia.

Fluconazol

O fluconazol não é medicação de escolha na esporotricose, mas pode ser considerado uma opção de tratamento de 2ª linha naqueles pacientes intolerantes ao itraconazol e à terbinafina. A dose oral descrita varia de 200 a 400 mg por dia, durante 3 a 6 meses.

Anfotericina B

A anfotericina B é a droga de escolha no tratamento de pacientes gravemente comprometidos e imunodeprimidos. Também pode ser indicada em casos não responsivos à terapêutica já descrita.

É administrada intravenosamente na dose de 0,5 a 1 mg por kg/dia até que seja alcançada resposta clínica favorável, seguida de itraconazol 400 mg/dia como terapia de manutenção.

Em suas formulações lipídicas, é possível utilizar doses maiores (3 a 5 mg por kg/dia) com menor toxicidade.

Após a estabilização clínica, recomenda-se manter itraconazol 200 mg/dia por um tempo mínimo de 12 meses.

Termoterapia

Uma vez que o fungo não cresce em temperaturas acima de 40 °C, a aplicação diária de calor local sobre a lesão de pele (com compressas mornas ou dispositivos que emitem ondas infravermelhas), é recomendada no tratamento de pequenas lesões e uma forma de tratamento mais aceitável em pacientes intolerantes aos antifúngicos orais e gestantes.

Pode-se combinar a termoterapia com o tratamento farmacológico e recomenda-se aplicar o calor local durante 15 minutos várias vezes ao dia, até a completa resolução do quadro (cerca de 3 a 6 meses) ou até a introdução do tratamento medicamentoso.

Intervenção cirúrgica

Nos casos de esporotricose pulmonar com comprometimento segmentar ou em pacientes não responsivos ao tratamento, a lobectomia pode ser considerada. Essa intervenção combinada à anfotericina B é considerada superior a essas medidas isoladamente.

A criocirurgia com nitrogênio líquido pode ser usada nas formas cutânea fixa e cutaneolinfática como complemento terapêutico, principalmente em lesões crostosas e infiltradas, bem como nos casos isolados de lesões localizadas em pacientes imunocompetentes. A eletrocirurgia e a remoção cirúrgica constituem opções terapêuticas em casos selecionados como nos aqueles não respondedores à terapia convencional (Tabela 24.1).

Tabela 24.1. Drogas utilizadas na terapia convencional.

Droga	Dose	Apresentação e administração	Monitoramento
Itraconazol (1ª linha de tratamento)	100 a 400 mg/dia Pulsos de 400 mg/dia Em crianças: 5 mg/kg/dia	Cápsulas: via oral em 1 ou 2 tomadas De preferência após a refeição	Antes do início do tratamento: hemograma e testes de função hepática. Repetir 3 a 4 semanas depois e ao término do tratamento
Terbinafina (Contraindicação ao uso de itraconazol, baixa tolerância ou pouca resposta)	250 a 1.000 mg/dia Em crianças: 62,5 a 250 mg/dia	Comprimido: via oral em 1 ou 2 tomadas	Antes do início do tratamento: hemograma e testes de função hepática. Repetir 3 a 4 semanas depois e ao término do tratamento
Iodeto de potássio (De custo mais baixo, usado em maus respondedores ao itraconazol. Não útil em formas disseminadas)	5 gotas, 3 vezes ao dia e aumentar gradualmente segundo tolerância até 40 a 50 gotas Em crianças: 1 gota, 3 vezes ao dia e aumentar segundo tolerância até alcançar 1 gota/kg (máx. 40 a 50 gotas, 3 vezes ao dia)	Gotas de solução saturada: via oral com água ou, de preferência, suco ou leite	Nenhum

(*continua*)

Tabela 24.1. Drogas utilizadas na terapia convencional. (*Continuação*)

Droga	Dose	Apresentação e administração	Monitoramento
Fluconazol (2ª linha naqueles pacientes intolerantes ao itraconazol)	200 a 400 mg/dia	Comprimido: via oral	Antes do início do tratamento: hemograma e testes de função hepática. Repetir 3 a 4 semanas depois e ao término do tratamento
Anfotericina B (Recidivantes, baixa resposta terapêutica, formas graves ou contraindicação ao itraconazol)	Infusão intravenosa de 0,5 a 1 mg/kg/dia em dose cumulativa, de 2 a 4 g, segundo resposta clínica	Solução, intravenosa	Hemograma e testes de função hepática e renal

Fonte: Desenvolvida pela autoria do capítulo.

Perspectivas e vacina

No momento, não há vacina eficaz disponível para prevenir a esporotricose. Entretanto, pesquisas recentes envolvendo dois importantes componentes da parede celular do fungo, glicoproteínas de 60kDa e 70kDa, que têm relevante papel na imunomodulação do fungo, tem apresentado perspectivas interessantes na sua utilização em vacinas. O anticorpo monoclonal P6E7 IgG1 contra gp70 é potencialmente útil para a terapia da doença, pois mostrou uma redução significativa na carga fúngica do hospedeiro, evitando, assim, a adesão de Sporothrix aos componentes da matriz extracelular. Essa forte proteção torna-o forte candidato para uma vacina terapêutica contra a esporotricose.

Referências bibliográficas

1. Almeida F, Sampaio SA, Lacaz CS, Fernandes JC. Dados estatísticos sobre a esporotricose: análise de 344 casos. An Bras Dermatol. 1955;30(1):9-12.
2. Almeida-Paes R, Brito-Santos F, Figueiredo-Carvalho MHG, Machado ACS, Oliveira MME et al. Minimal inhibitory concentration distributions and epidemiological cutoff values of five antifungal agents against Sporothrix brasiliensis. Mem Inst Oswaldo Cruz. 2017;112(5):376-81.
3. Almeida-Paes R, Oliveira MM, Freitas DF, Valle AC, Zancopé-Oliveira RM, Gutierrez-Galhardo MC. Sporotrichosis in Rio de Janeiro, Brazil: Sporothrix brasiliensis is associated with atypical clinical presentations. PLoS Negl Trop Dis. 2014;8(9):e3094.
4. Almeida-Paes R, Frases S, Monteiro PCF, Gutierrez-Galhardo MC, Zancopé-Oliveira RM et al. Growth conditions influence melanization of Brazilian clinical Sporothrix schenckii isolates. Microbes Infect. 2009;11:554-62.
5. Arrillaga-Moncrieff I, Capilla J, Mayayo E, Marimon R, Marine M, Gene J et al. Different virulence levels of the species of Sporothrix in a murine model. Clin Microbiol Infect. 2009;15:651-5.
6. Aung AK, Spelman DW, Thompson PJ. Esporotricose pulmonar: um paradigma clínico em evolução. Semin Respir Crit Care Med. 2015;36:756-66.
7. Barros MB, Almeida-Paes R, Schubach AO. Sporothrix schenckii and sporotrichosis. Clin Microbiol Rev. 2011; 24(A):633-54.
8. Byrd DR, El-Azhary RA, Gibson LE, Roberts GD. Sporotrichosis masquerading as pyoderma gangrenosum: case report and review of 19 cases of sporotrichosis. J Eur Acad Dermatol Venereol. 2001;15:581-84.
9. Sánchez AC, Torres-Alvarez B, Morales TG, Martínez S, Gárate MS, Castanedo-Cazares JP. Mycosis fungoides-like lesions in a patient with diffuse cutaneous sporotrichosis. Rev Iberoam Micol. 2015 Jul-Sep;32(3):200-3.
10. Etchecopaz A, Toscanini MA, Gisbert A, Mas J, Scarpa M, Iovannitti CA et al. Sporothrix brasiliensis: a review of an emerging South American fungal pathogen, its related disease, presentation and spread in Argentina. Journal of Fungi. 2021;7(3):170.
11. Falcão EM et al. Hospitalizações e óbitos relacionados à esporotricose no Brasil (1992-2015). Cad Saúde Pública. 2019;35(4):e00109218.
12. Falcão EM et al. Zoonotic sporotrichosis with greater severity in Rio de Janeiro, Brazil: 118 hospitalizations and 11 deaths in the last 2 decades in a reference institution. Medical Mycology. 2020;58(1):141-3.
13. Francesconi G et al. Terbinafine (250 mg/day): an effective and safe treatment of cutaneous sporotrichosis. Journal of the European Academy of Dermatology and Venereology. 2009 Nov;23:273-1276.
14. Freitas D, Migliano M, Zani Neto L. Esporotricose: observação de caso espontâneo em gato doméstico (F. catus). Rev Fac Med Vet Univ São Paulo. 1956;5(4):601-4.
15. Freitas D, Moreno G, Saliba AMF, Cottino AJ, Mos EM. Esporotricose em cães e gatos. Rev Fac Med Vet Univ São Paulo. 1965;(7):381-7.
16. Freitas DFS, Valle ACF, Cuzzi T, Brandao LG, Zancope-Oliveira RM et al. Sweet syndrome associated with sporotrichosis. Br J Dermatol. 2012;166:212-3.
17. Freitas DF, Valle ACF, Paes RA, Bastos FI, Gutierrez-Galhardo MC. Zoonotic sporotrichosis in Rio de Janeiro, Brazil: a protracted epidemic yet to be curbed. Clin Infect Dis. 2010;50:453.
18. Freitas DF, Valle AC, Silva MBT, Campos DP, Lyra MR et al. Sporotrichosis: an emerging neglected opportunistic infection in HIV-infected patients in Rio de Janeiro, Brazil. PLoS Negl Trop Dis. 2014;8(8 A):3110.
19. Freitas DF, Lima IA, Curi CL, Jordão L, Zancopé-Oliveira RM et al. Acute dacryocystitis: another clinical manifestation of sporotrichosis. Mem Inst Oswaldo Cruz. 2014;109(2 B): 262-4.
20. Freitas DF, Lima MA, Almeida-Paes R, Lamas CC, Valle AC et al. Sporotrichosis in the central nervous system caused by Sporothrix brasiliensis. Clin Infect Dis. 2015;61(4 A):663-4.

21. Freitas DF, Santos SS, Almeida-Paes R, Oliveira MM, Valle AC et al. Increase in virulence of Sporothrix brasiliensis over five years in a patient with chronic disseminated sporotrichosis. Virulence. 2015;6(2 B):112-20.
22. Gutierrez-Galhardo MC, Barros MBL, Schubach AO, Cuzzi-Maya T, Schubach TM et al. Erythema multiform associated with sporotrichosis. J Eur Acad Dermatol Venereol. 2005;19:507-9.
23. Gutierrez-Galhardo MC, Freitas DF, Valle AC, Almeida-Paes R, Oliveira MM et al. Epidemiological aspects of sporotrichosis epidemic in Brazil. Curr Fungal Infect Rep. 2015; 9(4):238-45.
24. Gutierrez-Galhardo MC, Schubach AO, Barros MB, Blanco TC, Cuzzi-Maya T et al. Erythema nodosum associated with sporotrichosis. Int J Dermatol. 2002;41:114-6.
25. Helm MAF, Berman C. The clinical, therapeutic and epidemiological features of the sporotrichosis infection on the mines. In: Proceedings of the Transvaal Mine Medical Officers' Association: sporotrichosis infection on mines of the Witwatersrand. Johannesburg: Transvaal Chamber of Mines; 1947. p. 59-74.
26. Kauffman CA, Bustamante B, Chapman SW, Pappas PG. Clinical practice guidelines for the management of sporotrichosis: 2007 update by the Infectious Diseases Society of America. Clin Infect Dis. 2007;45:1255-65.
27. Macedo PM, Lopes-Bezerra LM, Bernardes-Engemann AR, Orofino-Costa R. New posology of potassium iodide for the treatment of cutaneous sporotrichosis: study of efficacy and safety in 102 patients. J Eur Acad Dermatol Venereol. 2015;29:719-24.
28. Mahajan VK. Sporotrichosis: an overview and therapeutic options. Dermatol Res Pract. 2014:1-13.
29. Moreira JAS, Freitas DFS, Lamas CC. The impact of sporotrichosis in HIV-infected patients: a systematic review. Infection. 2015;43(3):267-76.
30. Orofino-Costa R, Rodrigues AM, Macedo PM, Bernardes-Engemann AR. Sporotrichosis: an update on epidemiology, etiopathogenesis, laboratory and clinical therapeutics. An Bras Dermatol. 2017;92(2017):606-20.
31. Silva MR, Vasconcelos C, Carneiro S, Cestari T. Sporotrichosis. Clin Dermatol. 2007;25(2):181-7.
32. Sampaio SAP, Lacaz CS. Klinishe um statische Untersuchungen uber Sporotrichose in São Paulo. Hautartz. 1959;10:490-3.
33. Schechtman RC. Sporothrichosis – Part I. Skinmed. 2010; 8(2010):216-20.
34. Schechtman RC. Sporothrichosis – Part II. Skinmed. 2010; 8(2010):275-80.
35. Schechtman RC, Crignis GS, Pockstaller MP, Azulay-Abulafia L, Quintella LP, Belo M. Molluscum-like lesions in a patient with sporotrichosis. An Bras Dermatol. 2011 Nov-Dec; 86(6):1217-9.
36. Schechtman RC, Falcão EMM, Carard M, Garcia MSG, Mercado DS, Hay RJ. Nova faceta da esporotricose: hiperendemia por transmissão zoonótica em expansão, apresentações atípicas, reações de hipersensibilidade e aumento da gravidade. An Bras Dermatol. 2021.
37. Schubach AO, Schubach TM, Barros MB, Wanke B. Cat-transmitted sporotrichosis, Rio de Janeiro, Brazil. Emerg Infect Dis. 2005;11(12):1952-4.
38. Silva MB, Costa MM, Torres CC, Gutierrez-Galhardo MC, Valle ACF et al. Esporotricose urbana: epidemia negligenciada no Rio de Janeiro, Brasil. Cad Saúde Pública. 2012;28:1867-80.
39. Song Y, Zhong SX, Yao L, Cai Q, Zhou JF, Liu YY et al. Eficácia e segurança dos pulsos de itraconazol versus regime contínuo na esporotricose cutânea. J Eur Acad Dermatol Venereol. 2011;25:302-5.
40. Yamagata JP, Rudolph FB, Nobre MC, Nascimento LV, Sampaio FM et al. Ocular sporotrichosis: a frequently misdiagnosed cause of granulomatous conjunctivitis in epidemic areas. Am J Ophthalmol Case Rep. 2017;23(8):35-8.

Capítulo 25

Cromoblastomicose

Arival Cardoso de Brito

Sinonímia

Cromomicose, micose de Lane-Pedroso, doença de Lane-Medlar, doença de Fonseca, micose de Carrión, dermatite verrucosa, micose de Pedroso, doença de Guitera, cladosporiose, figueira, sunda, susna, sustro, chapa, foratra, blastomicose negra, formigueiro, pé-musgoso, feoesporotricose.

Conceito

Cromoblastomicose (CBM) é infecção fúngica crônica, granulomatosa, supurativa, da derme e do tecido subcutâneo, consequente à implantação traumática de várias espécies de fungos demáceos da família Herpotrichiellaceae, presentes no solo, em plantas, materiais orgânicos em decomposição, com elevada prevalência em regiões tropicais e subtropicais do planeta Terra.[1,2] Trata-se de enfermidade com grande incidência em trabalhadores e ex-trabalhadores rurais, ocupacional, de tratamento difícil, que causa deformidades, mutilações e afastamento dos doentes de suas atividades laborativas.

História

"Cromoblastomicose" é denominação criada por Terra et al. (1922) para a micose.[3] A International Society for Human and Animal Mycology (ISHAM), em 1992, estabeleceu definitivamente esse termo como o nome oficial da infecção a partir desse ano.[4] A CBM é classificada pela Classificação Internacional de Doenças, CBM como ICD-9 n. 117.2 e ICD 10-B43.[5]

Em 1911, Pedroso e Gomes observaram os quatro primeiros casos de CBM para os quais *Phialophora verrucosa* era o agente etiológico. A publicação dos casos por esses autores somente ocorreu em 1920, na revista *Annaes Paulistas de Medicina e Cirurgia*.[6] Brumpt (1922) denominou o fungo de *Hormodendrum pedrosoi*,[7] e Negroni o renomeou como *Fonsecaea pedrosoi*.[8]

O médico alemão Max W. Rudolph (1914), radicado no Brasil, foi o primeiro, no mundo, a registrar suas observações em doentes portadores de CBM, na cidade Estrela do Sul, em Minas Gerais, onde a micose era conhecida pelo nome de "figueira".[9] Rudolph publicou seis casos da micose, ressaltando seus aspectos clínicos e laboratoriais e, de quatro casos, fez cultivo e isolamento de um fungo marrom-negro, praticando também inoculação em animais.[10] Nos Estados Unidos, os primeiros casos de CBM foram descritos por Medlar[11] e Lane,[12] em 1915, sendo a espécie *Phialophora verrucosa* desses casos isolada e classificada por Thaxter Moore e Almeida (1935), eles propuseram "cromomicose" em substituição ao termo "cromoblastomicose".[13] Borelli descreveu, em 1972, a espécie *Acrotheca aquaspersa*, mais tarde renomeada *Rhinocladiella aquaspersa*.[14]

Etiologia

Os fungos responsáveis pela CBM pertencem ao reino Fungi, ordem Chaetothyriales, família Herpotrichiellaceae, que compreende: o gênero Fonsecaea com quatro espécies: *F. pedrosoi*, *F. monophora*; *F. nubica*, *F. pugnacius*; o gênero Cladophialophora com as espécies *C. carrionii* e *C. samoensis*; o gênero Rhinocladiella compreendendo as espécies *R. aquaspersa*, *R. tropicalis*, *R. similis*, a espécie *Cyphellophora ludoviensis*; e o complexo *Phialophora verrucosa* incluindo as espécies *P. verrucosa*,

P. americana, *P. chinensis*, *P. ellipsoidea*, *P. expanda*, *P. macrospora*, *P. tarda*.[1,5,15,16-27]

Fonsecaea pedrosoi e *F. compacta* são espécies idênticas.[23] A espécie *F. pedrosoi* é a maior responsável pelos casos de CBM no mundo (78% a 90%), seguida por *C. carrionii* e *P. verrucosa*.[5,16,19-23] Há vários registros na literatura de doença causada por *Exophiala jeanselmei* e *Exophiala spinifera*.[5,28-31]

No hospedeiro, a micromorfologia do parasito é de células redondas ou ovais, cor marrom-escura, paredes espessas, com diâmetro de 4 a 12 micra, multiplicação por septação em dois planos, designados de células muriformes (escleróticos ou corpos de Medlar), forma invasiva do patógeno. De acordo com Matsumoto et al., o termo "muriforme" deve preponderar sobre os demais nomes para estas células.[32]

Melaninas representam um grupo de pigmentos complexos, cor marrom a negro, formadas pela polimerização de compostos fenólicos e indólicos, de alto peso molecular, sendo muito comuns no reino Fungi, destacando-se a sua presença em todos os agentes produtores de CBM.[33] Entre as propriedades da melanina, incluem-se a proteção contra a radiação ultravioleta, o estresse oxidativo e osmótico, os danos traumáticos, como fator protetor contra o sistema imunológico do hospedeiro e, no caso dos fungos, a notável participação no processo de virulência e de patogenicidade, a interação com alguns antifúngicos reduzindo a atividade e a suscetibilidade dos fungos a esses fármacos. Melanina é sintetizada nos organismos por duas vias: pela ação de 1,8-di-hidroxinaftaleno (DHN) e de policetídeos; e por meio de uma via exógena com a participação de L-3, 4-di-hidroxifenilalanina (L-DOPA). Os precursores da melanina-DHN e L-DOPA são segregados/oxidados e expressados na parede celular de várias espécies de fungos pigmentados.[34-36]

Epidemiologia

De acordo com a Organização Mundial da Saúde (OMS), doenças negligenciadas compõem um grupo de doenças tropicais e subtropicais endêmicas em populações de baixa renda que causam milhares de mortes todo ano. Este grupo inclui doenças causadas por agentes infecciosos e parasitários-fungos, vírus, bactérias, protozoários e helmintos. No Brasil, entre as doenças negligenciadas, estão incluídas as leishmanioses, micobacterioses-hanseníase e tuberculose, malária, doença de Chagas, arboviroses, micoses profundas-paracoccidioidomicose, doença de Jorge Lobo, micetomas, esporotricose e CBM.[37]

CBM é doença cosmopolita, com alta prevalência nas regiões tropicais e subtropicais, de clima quente e úmido, entre 30º latitude norte e 30º latitude sul.[1,38] Madagascar, na África, é considerado o maior recordista da CBM com cerca de 1.400 casos, sendo *F. pedrosoi* predominante nas áreas de floresta e *C. carrionii* em áreas desérticas.[39] Na América do Sul, América Central, América do Norte, Ásia e Europa, observa-se variável incidência da micose. Nos países de clima temperado – Rússia, Canadá, Finlândia, República Checa, Romênia, Polônia –, há vários registros da enfermidade.[5,40-43] No Japão, é considerável a incidência de CBM com cerca de 700 casos desde a primeira descrição da micose naquele país.[5,44,45] Nos Estados Unidos, há raros registros da doença. Recentemente Canela e Legan (2021)[46] relataram caso de mulher taiwanesa – emigrante para os Estados Unidos em 1995 –, 91 anos, imunocompetente, com lesão no antebraço direito. Exames laboratoriais confirmaram o agente *Fonsecaea* sp.

No Brasil, a micose é registrada em todos os estados da Federação e representa a segunda maior casuística mundial. Destacam-se neste cenário o estado do Rio Grande do Sul com 100 casos[47] e o Pará, que constitui a maior área endêmica do país, com mais de 500 casos registrados.[5,19,20,25,27,48]

Na Venezuela, prevalece *C. carrionii* nos estados áridos de Lara e Falcón e a espécie *F. pedrosoi* é predominante nas áreas úmidas do país.[16,19,24,25,49]

A doença atinge de modo majoritário (90%) indivíduos com atividade rural atual ou pregressa, mateiros, mineradores, entre outras profissões que desempenham ou desempenharam atividade na floresta, do gênero masculino, idade de 20 a 60 anos, sem predileção por etnia. Não há relato de transmissão direta da micose de homem para homem, nem de animal para o homem.[16]

Patogenia

Os agentes da CBM são saprófitas que vivem no solo, em plantas, em material orgânico em decomposição. A primeira comprovação de que esses fungos existem na natureza foi relatada por Connant (1937) após isolar da madeira a espécie *Cadophora americana*, depois renomeada *P. verrucosa*.[50] Registros na literatura comprovam a presença desses agentes em materiais ambientais, em animais e em outras fontes de infecção a partir dos quais pode ocorrer a implantação do fungo no hospedeiro.[5,51-55]

CBM é resultado da implantação transcutânea, traumática, de propágulos fúngicos (fragmentos de hifas e conídios) de várias espécies de fungos demáceos no hospedeiro, que, no ambiente tecidual, apresentam diferenciação da fase miceliana para a fase patogênica do parasito – as células muriformes. A resposta imune do hospedeiro depende da virulência, da carga do inóculo do fungo, da coexistência de fatores condicionantes – idade, fatores ambientais, comorbidades, sistema imune do indivíduo. Na CBM ainda são poucos os estudos sobre os mecanismos de defesa do hospedeiro e vários aspectos não estão completamente esclarecidos; porém, a resposta imune celular é a principal, com participação de macrófagos ativados, células de Langerhans, dendrócitos dérmicos fator XIIIa+, neutrófilos, produção de citocinas como interferon-gama (IFN-γ), o fator de necrose tumoral alfa (TNF-α), entre outras, que participam do processo. A imunidade humoral participa com a função de coadjuvar na resposta imune.

D'Ávila et al. (2003)[56] relatam que a CBM é doença espectral, correlacionando as formas clínicas com o perfil de citocinas. As lesões verrucosas mostravam granuloma rico em parasitos, predomínio de IL-4 e IL-10 e resposta Th2. Formas atróficas exibiam granulomas bem formados com participação de células epitelioides e de Langhans em maior número, IFN-γ, TNF-α e um perfil de resposta Th1.

No estudo de Souza et al.,[57] os doentes de forma grave apresentaram monócitos com maior produção de IL-10 e menor expressão de HLA-DR e moléculas coestimulatórias quando estimulados com antígeno específico. Os autores ressaltam que monócitos de doentes com diferentes formas clínicas apresentam perfis fenotípicos e funcionais distintos, sugerindo possíveis mecanismos controladores da resposta de células T que induzem o desenvolvimento da doença.

Estudo da atividade de macrófagos *in vitro* expostos à *F. pedrosoi* e no curso de doença em modelo experimental por Bocca et al. (2006)[58] demonstrou que macrófagos apresentam capacidade de fagocitar, mas não produzem óxido nítrico, fator que destrói o parasito. Sotto et al. (2004)[59] analisaram a distribuição de antígeno de *F. pedrosoi* e células apresentadoras de antígenos (APC) em 18 biopsias de 14 doentes de CBM. Os dados obtidos demostraram presença de antígenos principalmente em macrófagos e em alguns casos nas células de Langerhans e dendríticas fator XIII+.

No estudo de 19 doentes de CBM por Mazo Fávero Gimenes et al.,[60] os autores observaram que na forma grave da micose há predominância de IL-10 e baixos níveis de IFN-γ associados à proliferação celular de células T ineficiente. Nos pacientes de forma leve, houve predomínio de IFN-γ, níveis baixos de IL-10 e proliferação de células T eficiente, sugerindo que a imunidade celular mediada por TH1 é a mais importante para o hospedeiro.

Da Silva et al. (2007)[61] observaram que, na interação de conídios ou escleróticas com células de Langerhans, a fagocitose de conídios resulta na diminuição da expressão de moléculas coestimulatórias CD40 e B7-2, demonstrando a inibição da função imune dessas células na interação patógeno-hospedeiro.

Avelar-Pires et al. (2013)[62] estudaram o perfil epidemiológico e laboratorial de 65 doentes com CBM na região amazônica do Brasil. Os resultados apontaram para predomínio da forma verrucosa e dois tipos de reação tecidual: formação de granuloma supurativo rico em parasitas; e de granuloma tuberculoide com poucas células fúngicas nas lesões em placa e cicatriciais. Os autores sugerem que lesões verrucosas mostram resposta inflamatória menos competente do que os doentes que apresentam granuloma tuberculoide bem formado.

No estudo de 23 biopsias de forma verrucosa de CBM obtidas de doentes sem tratamento utilizando imuno-histoquímica, Silva AAL et al. (2014)[63] demonstraram alta expressão de IL-17 no infiltrado inflamatório e pouca expressão de outras citocinas. Esta imunomodulação ineficiente em consequência do desequilíbrio das células Treg/Th17 parece corroborar a resposta imune menos eficaz contra os fungos.

Siqueira et al. (2017)[64] mostraram que as hifas e as células muriformes são capazes de estabelecer CBM murina com lesões cutâneas e aspectos histopatológicos semelhantes aos encontrados nos humanos, sendo as células muriformes a forma fúngica mais persistente, ao passo que os camundongos infectados com conídios não atingem a fase crônica da doença. Demonstraram ainda que, no tecido danificado, a presença de hifas, e especialmente de células muriformes, mas não de conídios, está correlacionada à intensa produção de citocinas pró-inflamatórias *in vivo*. A análise de sequenciação de RNA de alto rendimento mostrou uma forte regulação dos genes relacionados a reconhecimento fúngico, migração celular, inflamação, apoptose e fagocitose em macrófagos expostos *in vitro* a células muriformes, mas não a conídios.

Manifestações clínicas

Lesões cutâneas oligo ou assintomáticas são uma das características clínicas da CBM, aspectos que provavelmente justificam a tardia consulta médica do paciente – meses ou anos – para tratamento. O local do inóculo do microrganismo é, em geral, em áreas expostas do corpo, comumente nos membros inferiores, como lesão papuloverrucosa ou papulonodular (Figura 25.1). Tendo em vista o polimorfismo das lesões na micose, várias classificações foram propostas por diversos autores, todas em desuso na atualidade. A classificação de Carrión (1950),[65] com base em critérios mais robustos, é a utilizada pela maioria dos autores (Quadro 25.1).

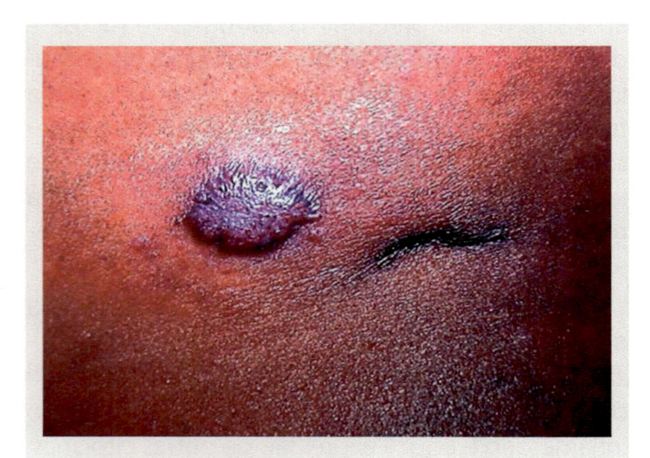

Figura 25.1. Lesão papulonodular inicial de CBM no abdômen.
Fonte: Acervo da autoria do capítulo.

Na dependência da interação hospedeiro-fungo, a lesão inicial pode permanecer circunscrita por vários meses/anos, ou pode evoluir para uma das formas clínicas por contiguidade, disseminação linfática ou hematogênica e produzir lesões metastáticas em outros sítios anatômicos. O tipo nodular se caracteriza por lesões nodulares fibróticas, de superfície lisa ou hiperqueratótica, eritematovioláceos (Figura 25.2). No tipo verrucoso, de alta prevalência na doença, as lesões são de aspecto em couve-flor, hiperqueratóticas, com numerosos pontos negros na superfície (*black dots*), locais ricos em agentes responsáveis pela micose. Ulcerações são frequentes neste tipo (Figura 25.3). O tipo placa apresenta placas infiltradas, eritematosas, circunscritas, superfície com pontilhado negro e bordas nítidas. Algumas lesões mostram centro atroficocicatricial em consequência da expansão centrífuga (Figura 25.4). Tipo tumoral caracterizado por volumosas lesões nodulares isoladas ou coalescentes, lobuladas, de superfície lisa ou hiperqueratótica, às vezes ulcerada (Figura 25.5). No tipo cicatricial ou atrófico, as lesões mostram configuração anular, ou grande placa irregular de expansão centrífuga, centro atroficocicatricial e bordas verrucosas (Figura 25.6).

As lesões da CBM se localizam preferencialmente nos membros inferiores, sobretudo em pessoas que exercem atividades rurais. As casuísticas do Japão demonstram que as lesões predominam em membros superiores, face e região cervical.[44,45] Os estudos têm registrado outros sítios anatômicos comprometidos e de aspectos clínicos os mais variados que incluem: anular localizado; cutânea difusa na região escapular; lesões axilares; lesão no abdômen; lesões na conjuntiva; lesão simulando melanoma; lesão auricular; úlcera fagedênica na face.[66-76] Fatemi et al. relataram caso insólito de lesão na cavidade oral.[77] A disseminação de agentes da CBM por contiguidade, via linfática ou hematogênica resulta em metástases para pulmões, linfonodos e lesões osteolíticas subjacentes às lesões cutâneas.[78-80]

Quadro 25.1. Classificação clínica da cromoblastomicose segundo Carrión.

Tipo	Características
Nodular	Nódulos fibróticos, eritematovioláceos, de superfície lisa ou hiperqueratótica
Verrucoso ou verruciforme	Lesões com aspecto de couve-flor, secas, hiperqueratóticas, com pontilhado negro (*black dots*)
Placa (infiltrativa ou eritematosa)	Placas eritematosas ou violáceas, infiltradas, circunscritas, irregulares, bordas nítidas e elevadas, com pontilhado negro
Tumoral	Lesões tumorais lobuladas isoladas/coalescentes, superfície lisa ou de aspecto vegetante
Cicatricial ou atrófico	Lesões de configuração anular, serpiginosa ou irregular, crescimento centrífugo, com áreas centrais atróficas

Fonte: Adaptado de Carrión AL, 1950.

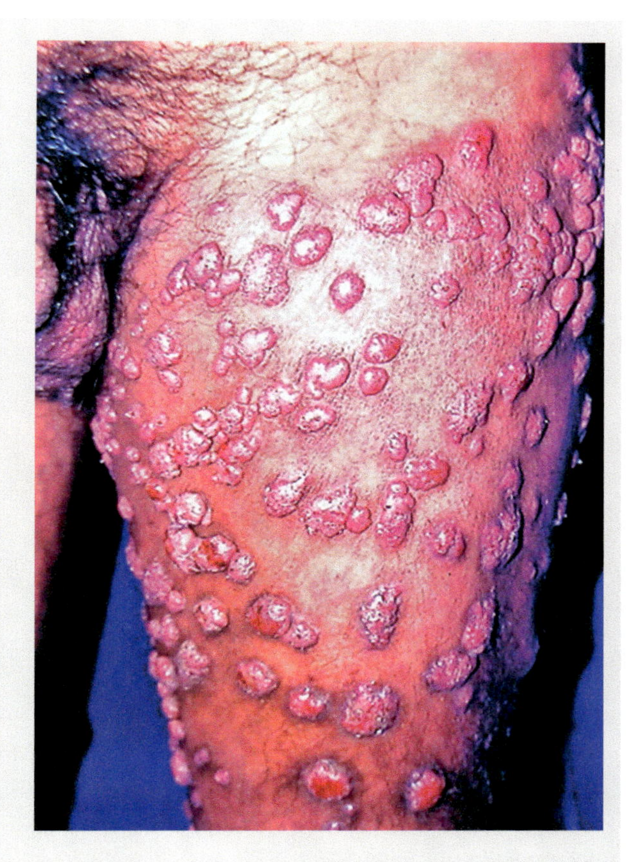

Figura 25.2. Tipo nodular. Nódulos isolados/coalescentes na coxa esquerda.
Fonte: Acervo da autoria do capítulo.

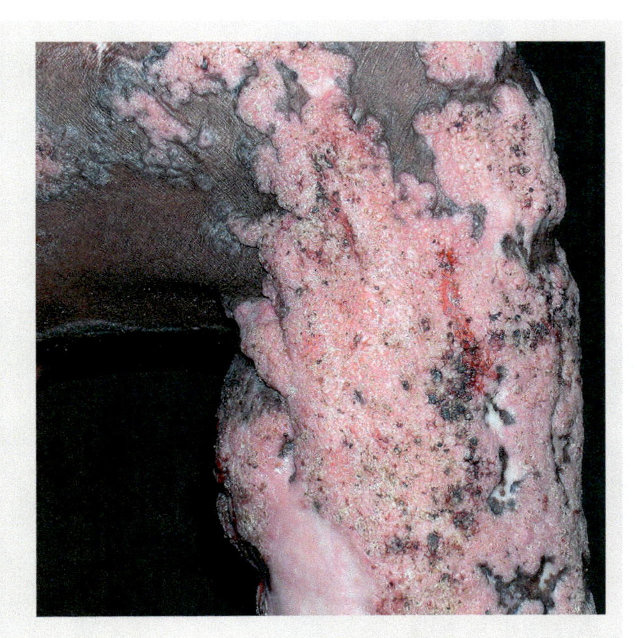

Figura 25.3. Tipo verrucoso. Lesão verrucosa extensa com pontilhado negro na superfície no membro inferior.
Fonte: Acervo da autoria do capítulo.

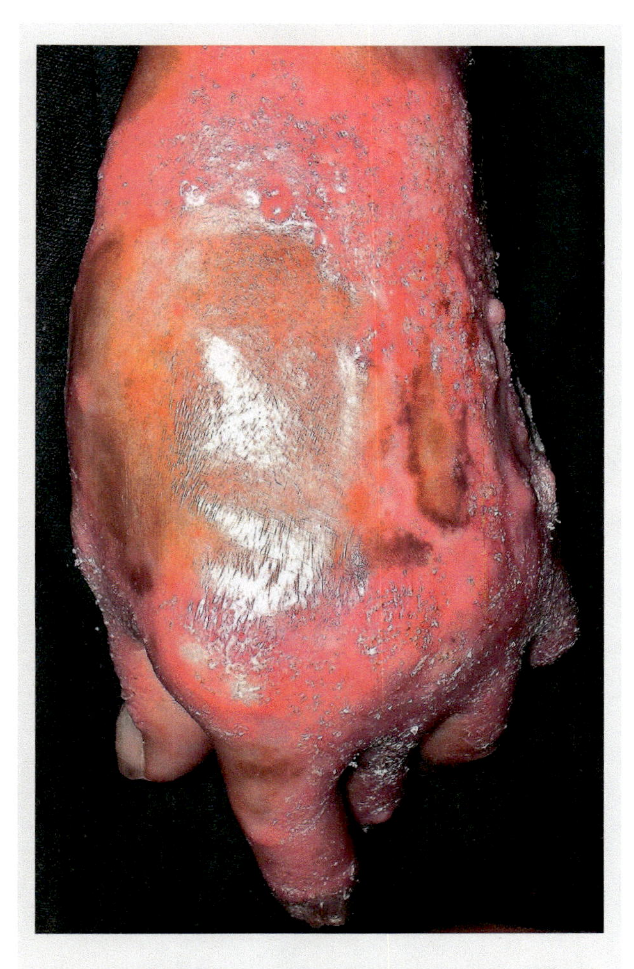

Figura 25.4. Tipo placa. Lesão em placa eritematoinfiltrada com área central atrófica por expansão centrífuga, no dorso da mão esquerda.
Fonte: Acervo da autoria do capítulo.

Utilizando como critérios a classificação de Carrión e a gravidade das lesões cutâneas, Queiroz-Telles et al.[19,81] propuseram classificação para CBM a seguir:

- **Forma leve:** lesão única, tipo placa ou nodular, com menos de 5 cm de diâmetro (Figura 25.7 A).
- **Forma moderada:** lesão única ou múltipla, tipo placa, nodular ou verrucosa (verruciforme). Se múltipla, presença de um ou vários tipos de lesões localizadas em uma ou duas regiões cutâneas adjacentes, menores que 15 cm de diâmetro (Figura 25.7 B).
- **Forma grave:** qualquer tipo de lesão única ou múltipla, adjacente ou não, comprometendo extensas áreas da pele. Quando múltipla, presença de um ou de vários tipos de lesões associadas (Figura 25.7 C).

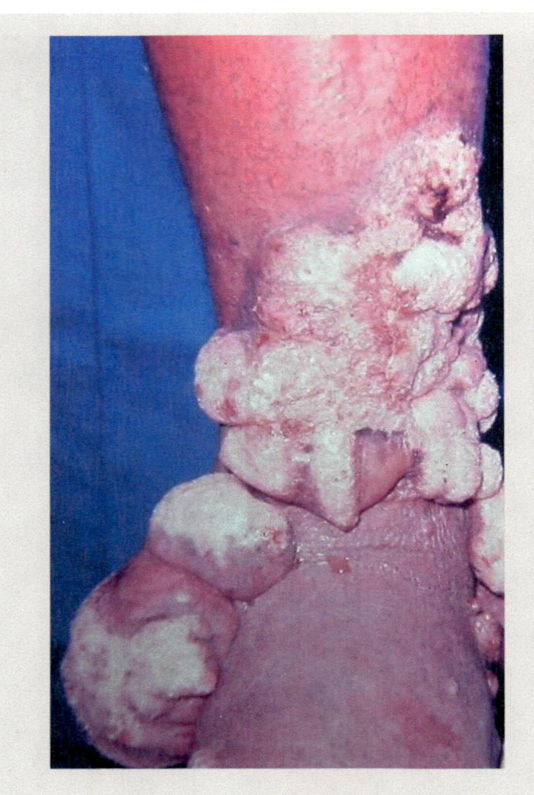

Figura 25.5. Tipo tumoral. Volumosos nódulos de superfície hiperqueratótica, coalescentes, no membro inferior.
Fonte: Acervo da autoria do capítulo.

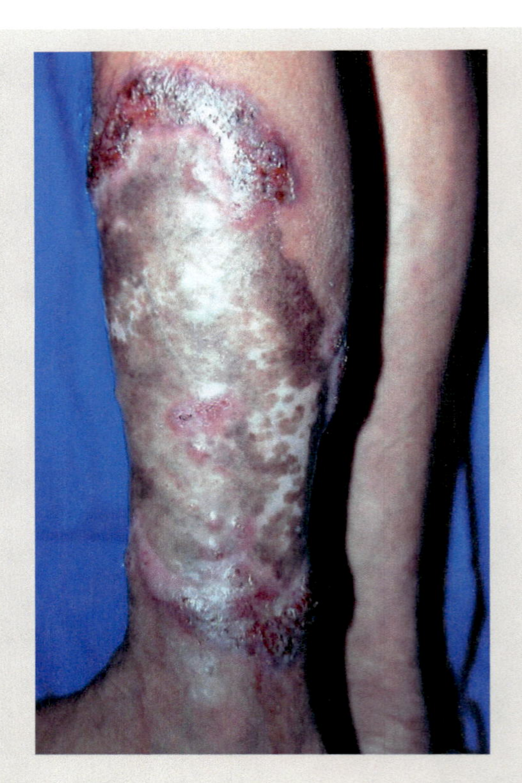

Figura 25.6. Tipo cicatricial. Lesão atroficocicatricial com áreas de discromias, bordas verrucosas, no membro inferior esquerdo.
Fonte: Acervo da autoria do capítulo.

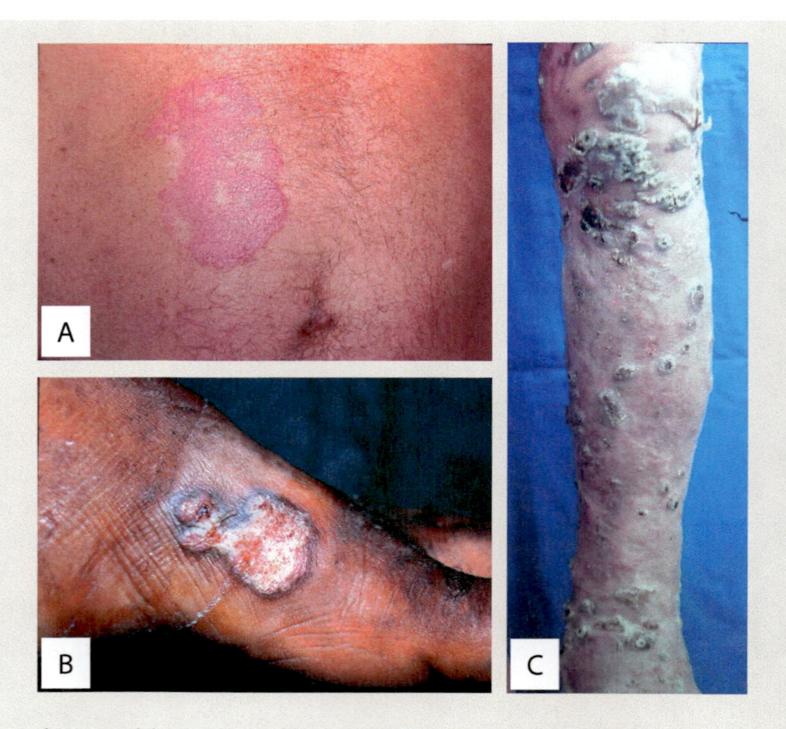

Figura 25.7. (A) Forma leve de CBM. (B) Forma moderada de CBM. (C) Forma grave de CBM.
Fonte: Acervo da autoria do capítulo.

- **Sintomas referidos pelos doentes:** prurido de intensidade variável e dor na vigência de infecção nas lesões.
- **Complicações:** infecção bacteriana, elefantíase e degeneração carcinomatosa.[82-90]

Diagnóstico diferencial

Tendo em vista o polimorfismo lesional da CMB, o diagnóstico diferencial inclui doenças de várias etiologias, como: micoses profundas-paracoccidioidomicose, esporotricose, doença de Jorge Lobo, blastomicose norte-americana, coccidioidomicose, feo-hifomicose, micetomas; leishmanioses; micobacterioses – hanseníase, tuberculose e micobacterioses não tuberculosas –; botriomicose; prototecose; sífilis terciária; verruga vulgar; condiloma acuminado; sarcoidose; psoríase; halogenoderma, neoplasias-carcinoma espinocelular, sarcomas, ceratoacantoma, dermatofibrossarcoma protuberante, entre outras (Figura 25.8 A a F).

Diagnóstico laboratorial

Micológico

Pesquisa direta por meio de coleta do material, de preferência, dos pontilhados negros na superfície da lesão nos quais os parasitos são mais abundantes. Utiliza-se hidróxido de potássio (KOH) a 10% a 20% ou KOH/DMSO – demonstra células muriformes (escleróticas) de cor acastanhada, quaisquer que sejam as espécies responsáveis pela doença (Figura 25.9 A). Alguns espécimes mostram hifas septadas demáceas associadas às células muriformes. A amostra pode ser também clarificada pelo lactofenol com ou sem azul de algodão. Fita adesiva de vinil foi utilizada por Miranda et al. para pesquisa direta de algumas micoses profundas incluindo a CBM.[91]

Cultura em Sabouraud dextrose ágar com ciclo-hexamida e cloranfenicol é empregada para isolamento e identificação dos agentes, cujas características macromorfológicas são semelhantes, embora de espécies diferentes.

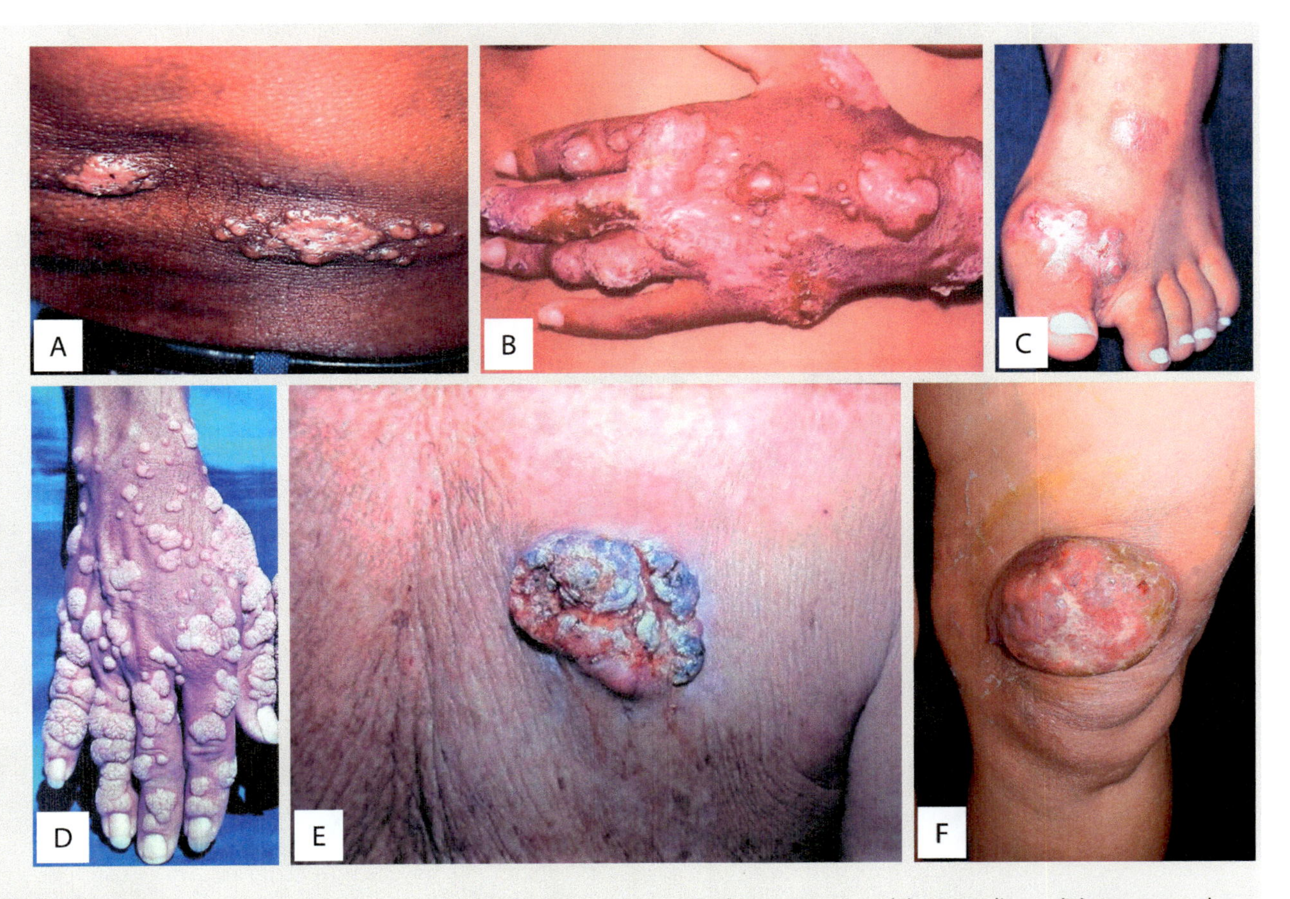

Figura 25.8. (A) Doença de Jorge Lobo. (B) Leishmaniose cutânea difusa anérgica. (C) Nocardiose. (D) Verruga vulgar. (E) Carcinoma espinocelular. (F) Micose fungoide fase tumoral.

Fonte: Acervo da autoria do capítulo.

- *F. pedrosoi*: colônias aveludadas, cor marrom-escura, verde-oliva ou negra (Figura 25.9 B e C).
- *Phialophora verrucosa*: colônias aveludadas, crescimento lento, cor verde-musgo, marrom e negra.
- *C. carrionii*: colônias semelhantes às de *F. pedrosoi* (Figura 25.9 D).
- *R. aquaspersa*: aveludadas, cor verde-musgo e negra.

O microcultivo mostra três tipos de frutificação ou esporulação: *Phialophora*; *Cladosporium*; e *Rhinocladiella*. No momento, não há padronização para emprego de testes intradérmicos para CBM. As técnicas de biologia molecular são atualmente indispensáveis para identificação acurada das espécies por meio da reação em cadeia da polimerase (PCR).[22,92] Cento e catorze soros de doentes de CBM foram analisados pelo método de enzimaimunoensaio (ELISA), empregando o antígeno AgSPP de

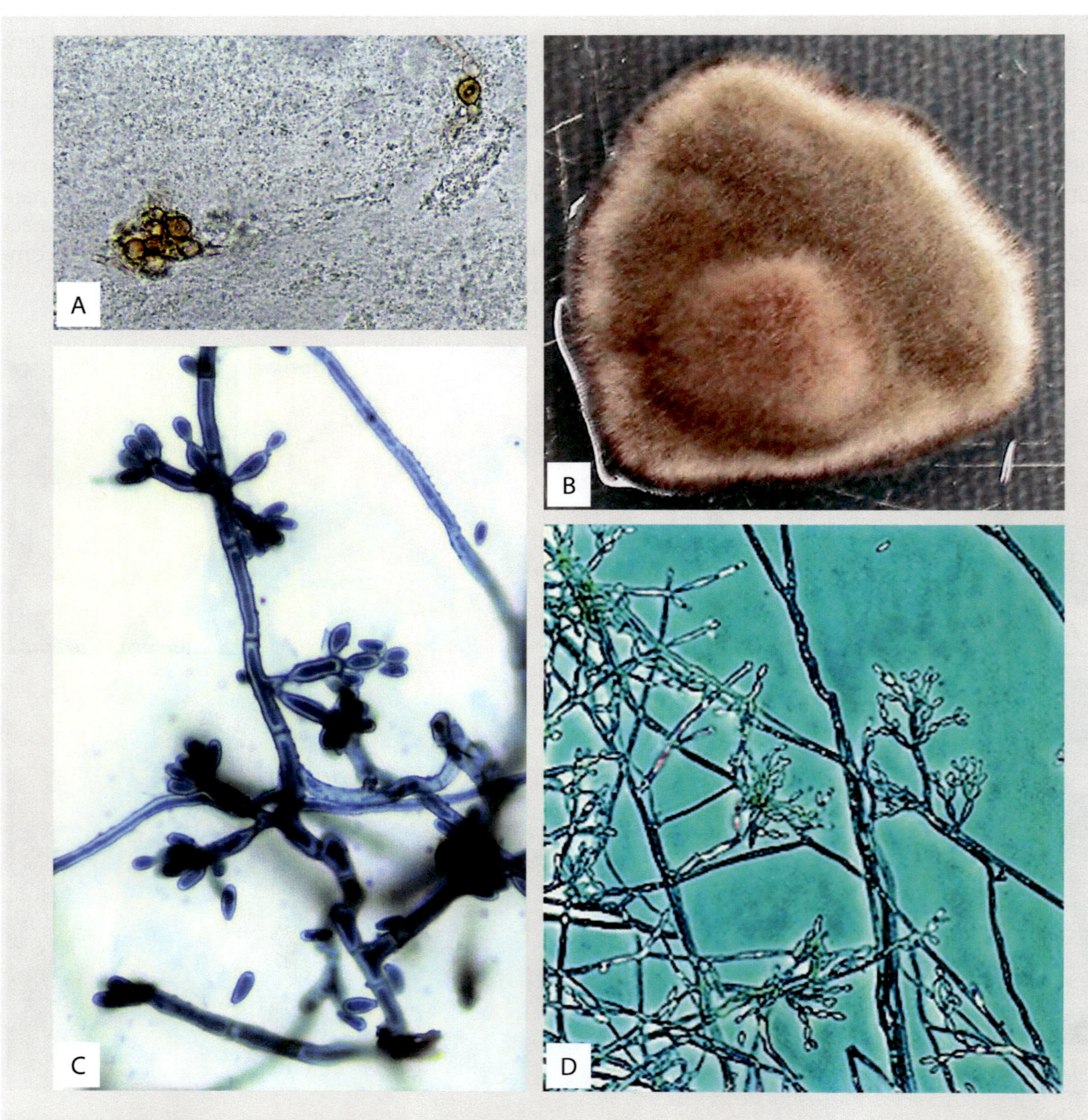

Figura 25.9. (A) Exame micológico direto: células muriformes. (B) Colônia *F. pedrosoi*. (C) Microcultivo *F. pedrosoi*. (D) Microcultivo *C. carrionii*.

Fonte: Acervo da autoria do capítulo.

C. carrionii para avaliar a resposta humoral antes, durante e pós-tratamento. Os resultados apontam que o método é de valor para o diagnóstico e para avaliação da eficácia do tratamento.[93]

Histopatologia

A epiderme revela hiperplasia pseudoepiteliomatosa, hiperceratose, paraceratose, abscessos intracórneos e eliminação transepidérmica de células muriformes. Na derme, observa-se infiltrado inflamatório granulomatoso composto por células mononucleares – linfócitos, histiócitos, plasmócitos, células epitelioides, células multinucleadas dos tipos Langhans e de corpo estranho e neutrófilos no centro de granulomas ou em agregados isolados. Associa-se fibrose de intensidade variável. As células muriformes, com sua micromorfologia característica, são encontradas nos abscessos intraepidérmicos, em eliminação transepidérmica, nas células multinucleadas dos tipos Langhans e corpo estranho, em granulomas supurativos e/ou tuberculoides, sendo de fácil identificação nos cortes corados por hematoxilina-eosina (HE) (Figura 25.10 A a D). Dimorfismo pode ser identificado nos preparados histológicos pela presença de hifas septadas melanizadas e células muriformes. A coloração de espécimes de biopsia pelas técnicas de Ziehl-Neelsen e Wade-Fite mostrou-se ferramenta útil na identificação dos fungos nos casos de dificuldade para detecção pela HE.[94] Em biopsias de lesões cutâneas de pacientes com CBM do nosso serviço, a técnica de Fite-Faraco foi empregada para demonstração do dimorfismo em alguns casos (Figura 25.10 E).

Tratamento

CBM é doença de difícil tratamento, recalcitrante, incapacitante, com baixas taxas de cura e altos percentuais de recidiva. A opção pela terapêutica e os resultados dependem de fatores como a espécie do fungo, dimensão e extensão das lesões, sítio

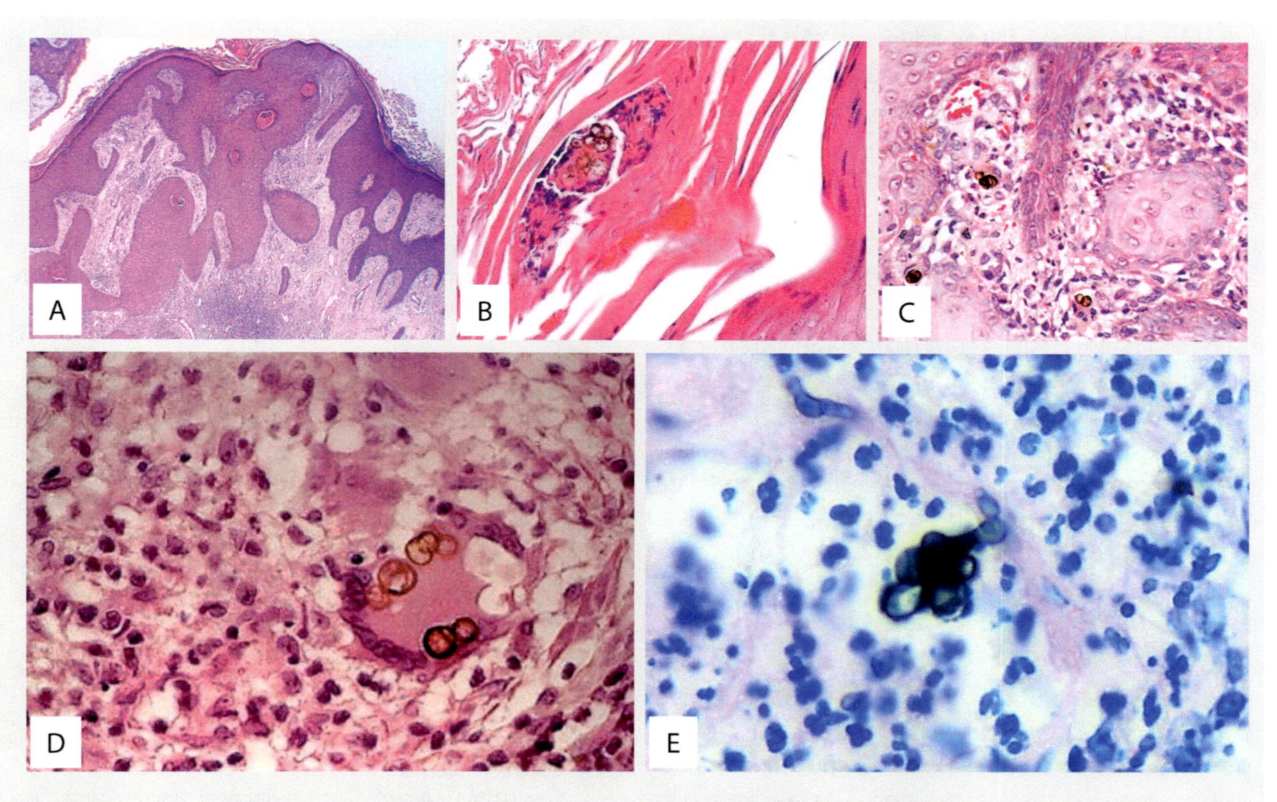

Figura 25.10. (A) Hiperplasia pseudoepiteliomatosa e infiltrado inflamatório crônico na derme. (B) Eliminação transepidérmica de células muriformes – HE 40×. (C) Granuloma e células muriformes no citoplasma de células multinucleadas – HE 40×. (D) Granuloma com várias células muriformes no interior de célula do tipo Langhans – HE 100×. (E) Células muriformes em abscesso – coloração Fite-Faraco 100×.

Fonte: Acervo da autoria do capítulo.

anatômico comprometido e complicações existentes. Cura clínica é a resolução total das lesões cutâneas com *reliquat* cicatricial. Cura micológica caracteriza-se pela ausência do parasita no exame micológico direto e ausência de desenvolvimento do fungo nos meios de cultura. O anatomopatológico deverá revelar epiderme atrófica, ausência de infiltrado inflamatório, fibrose cicatricial e ausência do parasita em cortes seriados.

CBM deve ser tratada com medicamentos antifúngicos combinados ou não à terapêutica física – cirurgia convencional, criocirurgia, termoterapia, *laser*, terapia fotodinâmica (PDT).

Cirurgia é a melhor opção para tratar lesões pequenas, isoladas, com margem de segurança para reduzir o risco de recidiva. Em lesões de maiores dimensões, é recomendável administrar antifúngico por algumas semanas para reduzir a população de fungos.

Criocirurgia ou crioterapia com nitrogênio líquido (-196 °C) e termoterapia (produção de calor local de 42 °C a 46 °C) inibem crescimento de fungos, têm mínimos efeitos adversos, são tratamentos de baixo custo indicados para lesões circunscritas. Termoterapia exige aplicação diária de calor nas lesões por várias horas, por 2 a 6 ou mais meses, com publicação de casos bem documentados no Japão.[95-98] *Laser* de CO_2 tem sido utilizado como monoterapia e associado a outras terapias, sendo alternativa para tratar lesões localizadas da micose, incluindo, entre as vantagens, ser tratamento único, de baixo custo e sem toxicidade sistêmica.[99] Hira et al. relatam sucesso terapêutico com a combinação *laser* CO_2 e termoterapia tópica.[100] A combinação da terapia fotodinâmica por ácido 5-aminolevulínico e terbinafina oral obteve melhora clínica em período inferior a 1 ano, sem recidiva, relatada por Hu et al.[101] Sucesso no tratamento de lesão localizada de CBM por cirurgia micrográfica de Mohs foi relato por Pavlidakey et al.[102]

Antifúngicos de maior eficácia na CBM são itraconazol (200 a 400 mg/dia) e a terbinafina (500 a 1.000 mg/dia) por 12 meses ou mais.[5,22,103-105] O regime de pulso itraconazol – 400 mg/dia durante 7 dias por mês mostrou mais eficácia e adesão do paciente ao esquema.[106,107] Voriconazol oral foi empregado em formas da doença refratarias à terapia convencional com bons resultados.[108-110] Negroni et al.[111] trataram seis doentes de CBM por *F. pedrosoi* refratários a outros antifúngicos com posaconazol – 800 mg/dia, com sucesso terapêutico em cinco dos pacientes.

Fluocitosina (convertida em 5-fluorouracil nas células fúngicas) demonstra alguma eficácia, mas é hepatotóxica e mielotóxica e há risco de desenvolvimento de resistência.[112,113]

Imiquimoide é composto sintético modulador da resposta imunológica com atividade antitumoral e antiviral que induz o mRNA que codifica o interferon-α e outras citocinas. De Souza et al. empregaram imiquimode tópico combinado com itraconazol oral para tratar casos de CBM, obtendo bons resultados.[114]

Medicamentos não empregados atualmente para tratamento da CBM: cetoconazol; fluconazol; iodeto de potássio; thiabendazol via oral; vitamina D2. Anfotericina B em monoterapia é ineficaz e de resultados desapontadores quando associada a antifúngicos. Produz efeitos colaterais de variável intensidade de acordo com a via empregada na aplicação do produto.

Referências bibliográficas

1. McGinnis MR. Chromoblastomycosis and phaeohyphomycosis: new concepts, diagnosis and mycology. J Am Acad Dermatol. 1983;8:1-16.
2. Rubin HA, Bruce S, Rosen T, McBride ME. Evidence for percutaneous inoculation as the mode of transmission for chromoblastomycosis. J Am Acad Dermatol. 1991;25:951-4.
3. Terra F, Torres M, Fonseca Filho O. Novo tipo de dermatite verrucosa: micose por Acrotheca com associado de leishmaniose. Brasil Médico. 1922;36:363-8.
4. Odds FC, Arai T, Disalvo AF, Evans EG, Hay RJ, Randhawa HS et al. Nomenclature of fungal diseases: a report and recommendations from a Sub-Committee of the International Society for Human and Animal Mycology (ISHAM). J Med Vet Mycol. 1992;30:1-10.
5. Queiroz-Telles F, De Hoog S, Santos DWCL, Salgado CG, Vicente VA et al. Chromoblastomycosis. Clin Microbiol Ver. 2017;30:233-76. doi: 10.1128/CMR.00032-16.
6. Pedroso A, Gomes JM. 4 casos de dermatite verrucosa produzida pela Phialophora verrucosa. Ann Paul Med Cir. 1920;11:53-61.
7. Brumpt E. Précis de parasitologie. 3rd ed. Paris: Masson; 1922. p. 1105.
8. Negroni R. Estudio del primer caso argentino de cromomicosis, Fonsecaea (Negroni) pedrosoi (Brumpt) 1921. Rev Inst Bacteriol. 1936;7:419-26.
9. Castro RM, Castro LG. On the priority of description of chromomycosis. Mykosen. 1987;30:397-403.
10. Rudolph MW. Über die brasilianische "figueira". Arch Schiffs Für Tropen-Hygien. 1914;18:498-9.
11. Medlar EM. A cutaneous infection caused by a new fungus Phialophora verrucosa, with a study of the fungus. J Med Res. 1915;32:507-22.

12. Lane CG. A cutaneous disease caused by a new fungus: Phialophora verrucosa. J Cutan Dis. 1915;33:840-6.
13. Moore M, Almeida F. Etiologic agents of chromycosis (Chromoblastomycosis of Terra. Torres, Fonseca and Leão, 1922) of North and South America. Rev Biol Hyg. 1935;6:94-7.
14. Borelli D. Acrotheca aquaspersa nova: new species agent of chromomycosis. Acta Cient Venez. 1972;23:193-6.
15. De Hoog GS, Queiroz-Telles F, Haase G, Fernandez-Zeppenfeldt G et al. Black fungi: clinical and pathogenic approaches. Med Mycol. 2000;38(Suppl 1):243-50.
16. Kwon-Chung KJ, Bennett J. Chromoblastomycosis. In: Kwon-Chung KJ, Bennett J (ed.). Medical mycoloy. Philadelphia: Lea & Febiger; 1992. p. 337-55.
17. Najafzadeh MJ, Sun J, Vicente V, Xi L et al. Fonsecaea nubica sp. nov, a new agent of human chromoblastomycosis revealed using molecular data. Med Mycol. 2010;48:800-6.
18. Azevedo CM, Gomes RR, Vicente VA et al. Fonsecaea pugnacius, a novel agent of disseminated chromoblastomycosis. J Clin Microbiol. 2015;53:2674-85.
19. Queiroz-Telles F, Esterre P, Perez-Blanco M, Vitale RG, Salgado CG, Bonifaz A. Chromoblastomycosis: an overview of clinical manifestations, diagnosis and treatment. Med Mycol. 2009;47:3-15.
20. Gomes RR, Vicente VA, Azevedo CM, Salgado CG, Silva MB, Queiroz-Telles F et al. Molecular epidemiology of agents of human chromoblastomycosis in Brazil with the description of two novel species. PLoS Negl Trop Dis. 2016;10:e0005102.
21. Heidrich D, González GM, Pagani DM, Ramírez-Castrillón M et al. Chromoblastomycosis caused by Rhinocladiella similis: case report. Med Mycol Case Rep. 2017;16:25-27.
22. Ahmed AS, Bonifaz A, González GM, Moreno LF et al. Chromoblastomycosis caused by Phialophora: proven cases from Mexico. J Fungi. 2021;7(2):95. doi: 10.3390/jof7020095.
23. De Hoog GS, Attili-Angelis D, Vicente VA et al. Molecular ecology and pathogenic potential of Fonsecaea species. Med Mycol. 2004 Oct;42:405-16.
24. Pérez-Blanco M, Hernández-Valles R, García-Humbría L et al. Chromoblastomycosis in children and adolescents in the endemic area of the Falcon State, Venezuela. Med Mycol. 2006;44:467-71.
25. Queiroz-Telles F, Nucci M, Colombo AL, Tobón A, Restrepo A. Mycoses of implantation in Latin America: an overview of epidemiology, clinical manifestations, diagnosis and treatment. Med Mycol. 2011;49:225-36.
26. Bonifaz A, Carrasco-Gerard E, Saúl A. Chromoblastomycosis: clinical and mycologic experience of 51 cases. Mycoses. 2001;44(1-2):1-7.
27. Silva JP, Souza W, Rozental S. Chromoblastomycosis: a retrospective study of 325 cases on amazonic region (Brazil). Mycopathologia. 1998-1999;143:171-5.
28. Naka W, Harada T, Nishikawa T, Fukushiro R. A case of chromoblastomycosis: with special reference to the mycology of the isolated Exophiala jeanselmei. Mykosen. 1986; 29:445-52.
29. Barba-Gómez JF, Mayorga J, McGinnis MR et al. Chromoblastomycosis caused by Exophiala spinifera. J Am Acad Dermatol. 1992;26:367-70.
30. Padhye AA, Hampton AA, Hampton MT, Hutton NW, Prevost-Smith E, Davis MS. Chromoblastomycosis caused by Exophiala spinifera. Clin Infect Dis. 1996;22:331-5.
31. Tomson N, Abdullah A, Maheshwari MB. Chromomycosis caused by Exophiala spinifera. Clin Exp Dermatol. 2006;31:239-41.
32. Matsumoto T, Matsuda T, McGinnis MR, Ajello L. Clinical and mycological spectra of Wangiella dermatitidis infections. Mycoses. 1993;36:145-55.
33. Solano F. Melanins: skin pigments and much more types, structural models, biological functions and formation routes. New Journal of Science. 2014;2014:1-28.
34. Koehler A, Heidrich D, Pagani DM, Corbellini VA, Scroferneker ML. Melanin and chromoblastomycosis agents: characterization, functions and relation with antifungals. J Basic Microbiol. 2021;61:203-11 [Epub 2021 Feb 12]. doi: 10.1002/jobm.202000664. PMID: 33576034.
35. Allam NG, EL-Zaher EHF. Protective role of Aspergillus fumigatus melanin against ultraviolet (UV) irradiation and Bjerkandera adusta melanin as a candidate vaccine against systemic candidiasis. African Journal of Biotechnology. 2014;11:6566-77.
36. Treseder KK, Lennon JT. Fungal traits that drive ecosystem dynamics on land. Microbiology and Molecular Biology Reviews. 2015;79:243-62.
37. Souza W (coord). Doenças negligenciadas. Rev Academia Brasileira de Ciências. Rio de Janeiro: Academia Brasileira de Ciências; 2010.
38. Brygoo ER, Destombes P. Epidemiologie de la chromoblastomycose humaine. Bull Inst Pasteur. 1975;74:219-43.
39. Esterre P, Andriantsimahavandy A, Raharisolo C. Natural history of chromoblastomycosis in Madagascar and the Indian Ocean. Bull Soc Pathol Exot. 1997;90(5):312-7.
40. Berger L, Langeron M. Sur un type noveau de chromomycose observé au Canada (Torulabergeri n. sp). Ann Parasitol Hum Comp. 1949;24:574-99.
41. Putkonen T. Chromomycosis in Finland: the possible role of the Finnish sauna in its spreading. Hautarzt. 1966;17:507-9.
42. Sonck CE. Chromomycosis in Finland. Dermatology. 1975;19:189-93.
43. Pindycka-Piaszczyńska M, Krzyściak P, Piaszczyński M, Cieślik S et al. Chromoblastomycosis as an endemic disease in temperate Europe: first confirmed case and review of the literature. Eur J Clin Microbiol Infect Dis. 2014; 33:391-8.
44. Nishimoto K. Chromomycosis in Japan. Ann Soc Belg Med Trop. 1981;61:405-12.
45. Fukushiro R. Chromomycosis in Japan. Int J Dermatol. 1983;22:221-9.
46. Canela VA, Legan C. An urban case of chromoblastomycosis in the United States. Cureus. 2021 Feb 4;13(2):e13136. doi: 10.7759/cureus.13136.
47. Minotto R, Bernardi CD, Mallmann LF, Edelweiss MI, Scroferneker ML. Chromoblastomycosis: a review of 100 cases in the state of Rio Grande do Sul, Brazil. J Am Acad Dermatol. 2001;44:585-92.
48. Silva D. Clinico-epidemiological study of Lane & Pedroso mycosis (chromomycosis or chromoblastomycosis) in the state of Para. Anais Brasileiros de Dermatologia e Sifilografia. 1957;32:121-5.
49. Campins H, Scharyj M. Chromoblastomicosis: comentarios sobre 34 casos con estudio clínico, histológico y micológico. Gac Med (Caracas). 1953;61:127-51.

50. Conant NF. The occurrence of a human pathogenic fungus as a saprophyte in nature. Mycologia. 1937;29:597-8.
51. Silva ACCM, Serra Neto A, Galvão CES, Marques SG, Saldanha ACR, Silva CMP et al. Cromoblastomicose produzida por Fonsecaea pedrosoi no estado do Maranhão – Parte I: Aspectos clínicos, epidemiológicos e evolutivos. Rev Soc Bras Med Trop. 1992;25:37-44.
52. Londero AT, Ramos CD. Chromomycosis: a clinical and mycologic study of thirty-five cases observed in the hinterland of Rio Grande do Sul, Brazil. Am J Trop Med Hyg. 1976;25:132-5.
53. Silva CM, Rocha RM, Moreno JS, Branco MR, Silva RR, Marques SG et al. The coconut babaçu (Orbignyaphalerata martins) as a probable risk of human infection by the agent of chromoblastomycosis in the State of Maranhão, Brazil. Rev Soc Bras Med Trop. 1995;28:49-52.
54. Salgado CG, Silva JP, Diniz JA, Silva MB, Costa PF, Teixeira C et al. Isolation of Fonsecaea pedrosoi from thorns of Mimosa pudica, a probable natural source of chromoblastomycosis. Rev Inst Med Trop São Paulo. 2004;46:33-6.
55. Zeppenfeldt G, Richard-Yegres N, Yegres F. Cladosporium carrionii: hongo dimórfico en cactáceas de la zona endémica para la cromomicosis en Venezuela. Rev Iberoam Micol. 1994;11:61-3.
56. D'Avila SC, Pagliari C, Duarte MI. The cell-mediated immune reaction in the cutaneous lesion of chromoblastomycosis and their correlation with different clinical forms of the disease. Mycopathologia. 2003;156:51-60.
57. Sousa MGT, Azevedo CMPS, Nascimento RC et al. Fonsecaea pedrosoi infection induces differential modulation of costimulatory molecules and cytokines in monocytes from patients with severe and mild forms of chromoblastomycosis. J Leukoc Biol. 2008;84:864-70.
58. Bocca AL, Brito PP, Figueiredo F, Tosta CE. Inhibition of nitric oxide production by macrophages in chromoblastomycosis: a role for Fonsecaea pedrosoi melanin. Mycopathologia. 2006;161:195-203.
59. Sotto MN, Brito T, Silva AM, Vidal M, Castro LG. Antigen distribution and antigen-presenting cells in skin biopsies of human chromoblastomycosis. J Cutan Pathol. 2004; 31:14-8.
60. Gimenes VMF, Souza MG, Ferreira KS, Marques SG, Gonçalves AG, Santos DVCL et al. Cytokines and lymphocyte proliferation in patients with different clinical forms of chromoblastomycosis. Microbes Infect. 2005;7:708-13.
61. Silva JP, Silva MB, Salgado UI, Diniz JA, Rozental S, Salgado CG. Phagocytosis of Fonsecaea pedrosoi conidia, but not sclerotic cells caused by Langerhans cells, inhibits CD40 and B7-2 expression. FEMS Immunol Med Microbiol. 2007;50:104-11.
62. Avelar-Pires C, Simoes-Quaresma JA, Macedo GMM, Xavier MB, Brito AC. Revisiting the clinical and histopathological aspects of patients with chromoblastomycosis from the Brazilian Amazon region. Arch Med Res. 2013;44:302-6.
63. Silva AAL, Criado PR, Nunes RS, Silva WLF, Kanashiro-Galo L et al. In situ immune response in human chromoblastomycosis: a possible role for regulatory and Th17 T-cells. PLoS Negl Trop Dis. 2014;8(9):e3162. doi: 10.1371/journal.pntd.0003162.
64. Siqueira IM, Castro RJA, Leonhardt LCM, Jerônimo MS et al. Modulation of the immune response by Fonsecaea pedrosoi morphotypes in the course of experimental chromoblastomycosis and their role on inflammatory response chronicity. PLoS Negl Trop Dis. 2017;11:e0005461.
65. Carrión AL. Chromoblastomycosis. Ann N Y Acad Sci. 1950;50:1255-82.
66. Salgado CG, Silva MB, Yamano SS, Salgado UI, Diniz JA, Silva JP. Cutaneous localized annular chromoblastomycosis. J Cutan Pathol. 2009;36:257-61.
67. Salgado CG, Silva JP, Silva MB, Costa PF, Salgado UI. Cutaneous diffuse chromoblastomycosis. Lancet Infect Dis. 2005;5:528.
68. Krishna S, Shenoy MM, Pinto M, Saxena V. Two cases of axillary chromoblastomycosis. Indian J Dermatol Venereol Leprol. 2016;82:455-6.
69. El-Euch D, Mokni M, Haouet S, Trojjet S, Zitouna M, Osman AB. Erythemato-squamous papular and atrophic plaque on abdomen: chromoblastomycosis due to Fonsecaea pedrosoi. Med Trop (Mars). 2010;70:81-3.
70. Barton K, Miller D, Pflugfelder SC. Corneal chromoblastomycosis. Cornea. 1997;16:235-9.
71. Bui AQ, Espana EM, Margo CE. Chromoblastomycosis of the conjunctiva mimicking melanoma of the ciliary body. Arch Ophthalmol. 2012;130:1615-7.
72. Bittencourt AL, Londero AT, Andrade JAF. Cromoblastomicose auricular: relato de um caso. Rev Inst Med Trop São Paulo. 1994;36:381-3.
73. França K, Villa RT, Bastos VR, Almeida AC, Massucatti K, Fukumaru D et al. Auricular chromoblastomycosis: a case report and review of published literature. Mycopathologia. 2011;172:69-72.
74. Arango M, Jaramillo C, Cortés A, Restrepo A. Auricular chromoblastomycosis caused by Rhinocladiella aquaspersa. Med Mycol. 1998;36:43-5.
75. Estrada VFM, Paz GAV, Tolosa MR. Cromomicosis: reporte de un caso com topografía atípica. Rev Iberoam Micol. 2011;28:50-2.
76. Naveen KN, Shetty PC, Naik AS, Pai VV, Hanumanthayya K, Udupishastry D. Chromoblastomycosis presenting as a phagedenic ulcer on the face. Int J Dermatol. 2012;51:576-8.
77. Fatemi MJ, Bateni H. Oral chromoblastomycosis: a case report. Iran J Microbiol. 2012;4:40-3.
78. Takase T, Baba T, Uyeno K. Chromomycosis: a case with a widespread rash, lymph node metastasis and multiple subcutaneous nodules. Mycoses. 1988;31:343-52.
79. Camara-Lemarroy CR, Soto-Garcia AJ, Preciado-Yepez CI, Moreno-Hoyos F, Hernandez-Rodriguez PA, Galarza-Delgado DA. Case of chromoblastomycosis with pulmonary involvement. J Dermatol. 2013;40:746-8.
80. Sharma NL, Sharma VC, Mahajan V, Shanker V, Sarin S. Chromoblastomycosis with underlying osteolytic lesion. Mycoses. 2007;50:517-9.
81. Queiroz-Telles F, McGinnis MR, Salkin I, Graybill JR. Subcutaneous mycoses. Infect Dis Clin North Am. 2003;17:59-85.
82. Sharma N, Marfatia YS. Genital elephantiasis as a complication of chromoblastomycosis: a diagnosis overlooked. Indian J Sex Transm Dis. 2009;30:43-5.
83. Caplan RM. Epidermoid carcinoma arising in extensive chromoblastomycosis. Arch Dermatol. 1968;97:38-41.

84. Foster HM, Harris TJ. Malignant change (squamous carcinoma) in chronic chromoblastomycosis. Aust N Z J Surg. 1987;57:775-7.
85. Esterre P, Pecarrère JL, Raharisolo C, Huerre M. Squamous cell carcinoma arising from chromomycosis: report of two cases. Ann Pathol. 1999;19:516-20.
86. Gon AS, Minelli L. Melanoma in a long-standing lesion of chromoblastomycosis. Int J Dermatol. 2006;45:1331-3.
87. Torres E, Beristain JG, Lievanos Z, Arenas R. Chromoblastomycosis associated with a lethal squamous cell carcinoma. An Bras Dermatol. 2010;85:267-70.
88. Jamil A, Lee YY, Thevarajah S. Invasive squamous cell carcinoma arising from chromoblastomycosis. Med Mycol. 2012;50:99-102.
89. Azevedo CM, Marques SG, Santos DW, Silva RR, Silva NF, Santos DA et al. Squamous cell carcinoma derived from chronic chromoblastomycosis in Brazil. Clin Infect Dis. 2015;60:1500-4.
90. Rojas OC, González GM, Moreno-Treviño M, Salas-Alanis J. Chromoblastomycosis by Cladophialophora carrionii associated with squamous cell carcinoma and review of published reports. Mycopathologia. 2015;179:153-7.
91. Miranda MF, Silva AJ. Vinyl adhesive tape also effective for direct microscopy diagnosis of chromomycosis, lobomycosis and paracoccidioidomycosis. Diagn Microbiol Infect Dis. 2005;52:39-43.
92. Andrade TS, Cury AE, Castro LG, Hirata MH, Hirata RD. Rapid identification of Fonsecaea by duplex polymerase chain reaction in isolates from patients with chromoblastomycosis. Diagn Microbiol Infect Dis. 2007;57:267-72.
93. Oberto-Perdigón L, Romero H, Pérez-Blanco M, Apitz-Castro R. An ELISA test for the study of the therapeutic evolution of chromoblastomycosis by Cladophialophora carrionii in the endemic area of Falcon State, Venezuela. Rev Iberoam Micol. 2005;22:39-43.
94. Lokuhetty MD, Alahakoon VS, Kularatne BD, Silva MV. Zeil Neelson and Wade-Fite stains to demonstrate medlar bodies of chromoblastomycosis. J Cutan Pathol. 2007;34:71-2.
95. Bonifaz A, Martínez-Soto E, Carrasco-Gerard E, Peniche J. Treatment of chromoblastomycosis with itraconazole, cryosurgery and a combination of both. Int J Dermatol. 1997;36:542-7.
96. Castro LG, Pimentel ER, Lacaz CS. Treatment of chromomycosis by cryosurgery with liquid nitrogen: 15 years' experience. Int J Dermatol. 2003;42:408-12.
97. Tagami H, Ginoza M, Imaizumi S, Urano-Suehisa S. Successful treatment of chromoblastomycosis with topical heat therapy. J Am Acad Dermatol. 1984;10:615-9.
98. Hiruma M, Kawada A, Yoshida M, Kouya M. Hyperthermic treatment of chromomycosis with disposable chemical-pocket warmers: report of a successfully treated case, with a review of the literature. Mycopathologia. 1993;122:107-14.
99. Tsianakas A, Pappai D, Basoglu Y, Metze D, Tietz HJ, Luger TA et al. Chromomycosis: successful CO_2 laser vaporization. J Eur Acad Dermatol Venereol. 2008;22:1385-6.
100. Hira K, Yamada H, Takahashi Y, Ogawa H. Successful treatment of chromomycosis using carbon dioxide laser associated with topical heat applications. J Eur Acad Dermatol Venereol. 2002;16:273-5.
101. Hu Y, Huang X, Lu S et al. Photodynamic therapy combined with terbinafine against chromoblastomycosis and the effect of PDT on Fonsecaea monophora in vitro. Mycopathologia. 2015;179:103-9.
102. Pavlidakey GP, Snow SN, Mohs FE. Chromoblastomycosis treated by Mohs micrographic surgery. J Dermatol Surg Oncol. 1986;12:1073-5.
103. Bonifaz A, Carrasco-Gerard E, Saúl A. Chromoblastomycosis: clinical and mycologic experience of 51 cases. Mycoses. 2001;44:1-7.
104. Esterre P, Inzan CK, Ramarcel ER, Andriantsimahavandy A et al. Treatment of chromomycosis with terbinafine: preliminary results of an open pilot study. Br J Dermatol. 1996;134:33-6.
105. Xibao Z, Changxing L, Quan L, Yuqing H. Treatment of chromoblastomycosis with terbinafine: a report of four cases. J Dermatolog Treat. 2005;16:121-4.
106. Kumarasinghe SP, Kumarasinghe MP. Itraconazole pulse therapy in chromoblastomycosis. Eur J Dermatol. 2000;10:220-2.
107. Ungpakorn R, Reangchainam S. Pulse itraconazole 400 mg daily in the treatment of chromoblastomycosis. Clin Exp Dermatol. 2006;31:245-7.
108. Koo S, Klompas M, Marty FM. Fonsecaea monophora cerebral phaeohyphomycosis: case report of successful surgical excision and voriconazole treatment and review. Med Mycol. 2010;48:769-74.
109. Lima AM, Sacht GL, Paula LZ et al. Response of chromoblastomycosis to voriconazole. An Bras Dermatol. 2016; 91:679-81.
110. Criado PR, Careta MF, Valente NY, Martins JE, Rivitti EA et al. Extensive long-standing chromomycosis due to Fonsecaea pedrosoi: three cases with relevant improvement under voriconazole therapy. J Dermatolog Treat. 2011; 22:167-74.
111. Negroni R, Tobón A, Bustamante B, Shikanai-Yasuda MA, Patino H, Restrepo A. Posaconazole treatment of refractory eumycetoma and chromoblastomycosis. Rev Inst Med Trop São Paulo. 2005;47:339-46.
112. Park SG, Oh SH, Suh SB, Lee KH, Chung KY. A case of chromoblastomycosis with an unusual clinical manifestation caused by Phialophora verrucosa on an unexposed area: treatment with a combination of amphotericin B and 5-flucytosine. Br J Dermatol. 2005;152:560-4.
113. Antonello VS, Silva MCA, Cambruzzi E, Kliemann DA, Santos BR, Queiroz-Telles F. Treatment of severe chromoblastomycosis with itraconazole and 5-flucytosine association. Rev Inst Med Trop São Paulo. 2010;52:329-31.
114. Sousa MG, Belda Jr W, Spina R, Lota PR, Valente NS, Brown GD et al. Topical application of imiquimod as a treatment for chromoblastomycosis. Clin Infect Dis. 2014;58:1734-7.

Capítulo 26

Micetomas

Carmélia Matos Santiago Reis
Eugênio G. M. Reis Filho
Luma Além Martins

Introdução

Micetoma é uma infecção supurativa da pele e do tecido celular subcutâneo, com desenvolvimento lento, progressivo e indolor. Os agentes causadores de micetomas são as bactérias aeróbicas e anaeróbicas (actinomicetoma) e os fungos (eumicetoma). As bactérias são representadas por filamentos delicados com diâmetro de 1 micra, ou menos, que caracterizarão os grãos actinomicóticos, enquanto os fungos são formados por filamentos mais grosseiros, com cerca de 2 micra, ou mais, que são denominados "eumicetomas". Essa infecção foi denominada "pé de Madura" e eventualmente "micetomas" em virtude de sua etiologia.[1-3]

A inoculação comumente segue-se a pequeno trauma local por objetos ou plantas contaminadas, com os organismos causadores de micetomas; a doença preferencialmente está localizada, em mais de 80%, nos membros inferiores. Inicia-se nos pés em mais de dois terços dos casos e, portanto, é mais observada entre as populações que andam descalças. Doença comum entre homens adultos com idade entre 20 e 50 anos, que trabalham no campo e em áreas rurais. A tríade característica da doença inclui tumefação (nódulos e gomas), fístulas que se intercomunicam e drenam pelos seus seios de drenagem os grãos coloridos. A cor desses grãos extrusados na fase ativa da doença é bem sugestiva para o diagnóstico. Os grãos se organizam no tecido como microcolônias compactadas de filamentos bacterianos ou hifas fúngicas.[1-3] Radiologia, ultrassonografia, tomografia, ressonância magnética, citologia, histologia, imunodiagnóstico e cultura são ferramentas utilizadas no diagnóstico. Recentemente, o sequenciamento de DNA também foi usado com sucesso. Embora ambas as infecções se manifestem com achados clínicos semelhantes, o actinomicetoma tem um curso rápido e pode culminar na amputação do membro afetado ou na morte do doente secundária à disseminação sistêmica. No entanto, os actinomicetomas são mais responsivos aos antibióticos, enquanto os eumicetomas requerem, com mais rigor, a excisão cirúrgica, além dos antifúngicos orais. As complicações incluem infecções bacterianas secundárias que podem progredir para bacteremia ou septicemia total, resultando em morte. Com sequelas extremamente desfigurantes, após o rompimento dos nódulos e a formação dos seios sinusais, tornam-se um desafio terapêutico.[3]

Micetoma é uma doença inflamatória, endêmica em muitas regiões tropicais e subtropicais. Também relatada em diferentes partes do mundo. É uma doença negligenciada com impacto profundo e negativo em vários aspectos médicos, socioeconômicos relacionados à saúde dos indivíduos e das comunidades.[4]

Os agentes etiológicos do micetoma são de origem bacteriana ou fúngica, e a doença é dividida e classificada em dois grupos, de acordo com os seus agentes responsáveis: actinomicetomas; e eumicetomas, respectivamente. Esses organismos causadores da doença, de origem do solo e do meio ambiente, são implantados no tecido subcutâneo por meio de pequenos traumas ou formação de pequenas pápulas, considerada esta forma de penetração no tecido a via de entrada no desenvolvimento do micetoma.[4]

Micetoma é considerada uma doença localizada; o processo inflamatório geralmente envolve o tecido celular subcutâneo local, todavia se difunde ao longo dos diferentes planos do tecido para invadir a pele, tecidos e estruturas profundas e, muito frequentemente, os ossos.[4]

O tratamento inadequado pode gerar irreparáveis danos aos tecidos e desfiguração e incapacidade que prejudicam as atividades diárias normais dos portadores da doença. Os indivíduos com micetoma são únicos. Em geral, eles têm vulnerabilidade social, são pessoas com poucos recursos financeiros, que habitam moradias precárias, com escassos recursos médicos e de saúde, educação deficiente e de pouco ou nenhum acesso a oportunidades para seu desenvolvimento enquanto cidadão.[4]

Histórico

As referências mais antigas notificadas sobre micetoma datam do Império Bizantino (300 a 600 d.C.) de um homem adulto com doença suspeita de micetoma, pelas alterações morfológicas encontradas nos ossos. A descrição mais antiga dessa doença remonta ao antigo texto em sânscrito indiano *Atharva Veda,* no qual é feita referência a *pada valmikam*, traduzido como "pé de formigueiro".[5]

A cultura Tlatilco floresceu no Vale do México entre os anos 1250 a.C. e 800 a.C., e um caso de micetoma foi encontrado na coleção esquelética.[5]

Em 1832, é relatada, pela primeira vez, por Gill, missionário francês, uma doença de aparência nodular, incomum, de localização na perna entre os trabalhadores de campo no Distrito de Madura em Tamil Nadu, Índia; foi chamada de "pé de Madura", em 1846, por Colebrook.[5] Em 1860, Carter chamou a doença de "micetoma", descrevendo sua etiologia fúngica.

Em 1913, Pinoy descreveu o micetoma produzido por bactérias aeróbias pertencentes ao grupo dos actinomicetos.[5]

Em 1956, Abbot estuda o mapeamento dos micetomas em algumas regiões do mundo. Analisa em 2 anos e meio, 1.321 casos de micetomas no Sudão. Em 1963, Latapi identificou os grãos de eumicetomas, isolados em humanos, que originalmente foram descritos como actinomicose de bovinos, por Bollinger, no século XIX.[6]

Antes de 2013, os micetomas estavam entre as doenças mais negligenciadas no campo da medicina tropical. Em todo o mundo, apenas alguns centros relataram dados de pesquisa principalmente em ciências básicas. A maioria dos estudos clínicos que abordavam o tratamento restringiu-se aos relatos de casos ou pequenas séries de casos, deixando muitas questões não resolvidas, em particular no tratamento do eumicetoma.[3]

Uma reunião histórica foi realizada em 1º de fevereiro de 2013, em Genebra, pela iniciativa Drugs for Neglected Diseases (DNDi), e observou-se que faltavam dados adequados sobre a incidência, prevalência e mapeamento de micetoma e o modo de transmissão. Além disso, não havia ferramentas adequadas para a detecção precoce e o tratamento atual, especialmente para eumicetoma.[6]

Em 2015, estudantes da Universidade de Toronto ganharam o concurso promovido pela Johns Hopkins Bloomberg School of Public Health com uma série de três episódios sobre micetoma, resultando na inserção dessa doença no portfólio da DNDi para se identificar um tratamento eficaz, seguro e acessível para o eumicetoma.[3,6]

Em 2017, os micetomas foram formalmente reconhecidos como uma doença tropical negligenciada pela Organização Mundial da Saúde (OMS).[7,8]

A subsequente chamada para Ação contra Micetoma de Cartum, de 2019, elaborada por especialistas na área, estabeleceu um claro desafio para promover o reconhecimento e o consenso global, pesquisa, novas intervenções e engajamento de governos, organizações não governamentais e financiadores.[8]

Os micetomas também são conhecidos por vasta nomenclatura e recebem outras denominações: *morbus tuberculose pedis*, "doença fúngica da Índia", "doença de Godfrey e Eyre", "degeneração endêmica dos ossos do pé", "pé de fungo", "pé de Madura" e "úlcera perfurante do pé".[5]

Epidemiologia

Embora o micetoma tenha sido introduzido pela primeira vez na medicina moderna em 1694 por Kaempfer, ainda não se sabe o número de pessoas afetadas por essa doença.[9]

O último estudo global da epidemiologia foi realizado por Emery et al., em 2020, que demonstraram que os micetomas estão concentrados, mas não limitados aos trópicos. Em decorrência do fato de o micetoma ser uma doença de pele potencialmente debilitante, crônica, com múltiplos agentes etiológicos, a falta de uma ferramenta diagnóstica objetiva torna o estudo epidemiológico difícil. O mapeamento finalizado em 2020 mostrou, pela avaliação de 332 artigos publicados mundialmente, a descrição de 19.494 casos de micetoma no período de 1876 a 2019, sendo esses casos concentrados em 102 países. Outro ponto observado pelo estudo evidenciou que o micetoma é mais disseminado do que referido anteriormente pela literatura. Foram descritos em países como Canadá, Rússia, Alemanha e Japão. Os autores sugerem que, em um mundo de globalização, novas trocas comerciais e mudanças climáticas, casos autóctones estão surgindo em regiões antes intocadas.[10]

Idade, sexo e relação ocupacional

Indivíduos de todas as faixas etárias são suscetíveis à infecção, mas a maioria dos portadores da doença é de jovens adultos com idade entre 15 e 30 anos. Na maioria dos casos relatados, crianças contam em 3% dos casos, o que gera consequências importantes para os indivíduos infectados, famílias e comunidades em razão do abandono escolar, e aumenta a pressão sobre as condições de famílias e comunidades.[4]

O sexo masculino tem predominância sobre o sexo feminino (3,7:1). Esse fato comumente é atribuído pela maior exposição aos microrganismos no solo durante as atividades externas ou associadas às atividades laborais. Entretanto, em áreas endêmicas, as mulheres também estão envolvidas em ativadas associadas ao solo. Dessa forma, outras características genéticas imunológicas não podem ser desconsideradas.[4]

Os micetomas são mais predominantes em comunidades rurais e trabalhadores do campo que têm contato com a terra, apesar de haver relatos em áreas endêmicas de contaminação de pessoas com outras ocupações.[4]

Agentes etiológicos

Os agentes causadores mais comuns incluem o fungo *Madurella mycetomatis* e os actinomicetos *Nocardia brasiliensis*, *Actinomadura madurae*, *Streptomyces somaliensis* e *Actinomadura pelletieri*.[9]

Patogênese

Transmissão

Historicamente, essa doença tem sido associada a pequenos traumas causados por espinhos, pedras ou picadas de cobras e insetos. Porém ainda não foi investigado sobre a formação dos grãos, apesar de existir alguns estudos sobre os componentes do grão (Van de Sande, 2014). A detecção de remanescentes de espinhos dentro de lesões de indivíduos com micetoma deu crédito à importância dos espinhos, especialmente porque eles são abundantes em regiões endêmicas.[7]

Os microrganismos *F. senegalensis* e *Medicopsis romeroi* (anteriormente conhecido como *Pyrenochaeta romeroi*) foram isolados de espinhos.[9] Nem todos os indivíduos lesionados parecem desenvolver micetoma, sugerindo um papel para o sistema imunológico e, possivelmente, suscetibilidade genética ou uma condição crítica.[7]

Sistema imunológico e resposta do hospedeiro

O sistema imunológico de indivíduos com micetoma vem sendo estudado com mais rigor nos últimos tempos. Parece que não há defeitos óbvios no sistema imunológico, mas alguns polimorfismos de nucleotídeo único foram associados ao desenvolvimento de micetoma.[9]

Susceptibilidade genética do hospedeiro

Embora haja uma ligação clara com o baixo desenvolvimento socioeconômico, apenas uma proporção das pessoas expostas aos organismos causadores de micetomas desenvolve doenças clínicas, apesar de um ambiente compartilhado e da presença ambiental ubíqua de patógenos em áreas endêmicas.[11]

Essa observação levanta a hipótese de que os fatores genéticos do hospedeiro têm um papel importante na determinação do resultado da infecção. Três estudos anteriores usaram enzimaimunoensaio (ELISA) para demonstrar a presença de anticorpos contra os agentes causadores do micetoma no soro de residentes não afetados em áreas endêmicas, indicando exposição aos patógenos sem desenvolvimento da doença.[11]

Outras evidências que sugerem predisposição genética para micetoma incluem agrupamento familiar de indivíduos com micetoma, observado pela primeira vez por Al-Dawi et al., em 2013, em um estudo realizado no Centro de Pesquisa de Micetoma (MRC), que incluiu 53 participantes com eumicetoma e 31 controles saudáveis. Esse estudo mostrou que mais de 62% dos indivíduos com eumicetoma tinham pelo menos um membro da família afetado pela doença.[11]

A maioria dos estudos genéticos investigou polimorfismos em genes candidatos relacionados à resposta imune do hospedeiro. Um total de 13 genes apresentava variantes alélicas associadas ao micetoma, e esses genes se encontravam em diferentes vias e sistemas, como sistemas imunes inatos e adaptativos, biossíntese de hormônios sexuais e alguns genes que codificam para enzimas do hospedeiro. Nenhum desses estudos foi replicado.[11]

Avanços na ciência genômica abrirão caminho para estudos de associação em larga escala do genoma e sequenciamento de próxima geração, sustentando uma nova estratégia para interrogar sistematicamente o genoma em busca de variantes associadas ao micetoma. Fato que permitirá a identificação de vias que são alvos potenciais para novos tratamentos para micetoma e também aumentará a capacidade de se estratificarem indivíduos suscetíveis, possibilitando o desenvolvimento preventivo e estratégias de cuidados clínicos personalizados no futuro.[11]

Manifestação clínica

Mais de 70 microrganismos estão relatados como agentes etiológicos do micetoma. Entretanto, a apresentação clínica é praticamente indistinguível, seja qual for o microrganismo.[4]

Localização das lesões do micetoma

A localização mais comum no micetoma é o pé (79,2%), o mais acometido é o pé esquerdo e a maioria das lesões é observada na face dorsal. As mãos são a segunda região mais acometida (6,6%), sendo a mão direita mais afetada. Esses dados sugerem que o trauma esteja associado com infecção nesses locais. Em áreas endêmicas, outras partes do corpo foram descritas, como: joelhos; braços; pernas; cabeça e pescoço; coxa e períneo, porém com frequência menor. Raramente os eumicetomas podem acometer o tórax e parede abdominal, ossos faciais, mandíbula, seios parafusais e globo ocular. Actinomicetomas são frequentemente encontrados em região torácica e parede abdominal. O acometimento bilateral dos membros é raro, porém já foi relatado[4] (Figuras 26.1, 26.2 e 26.3).

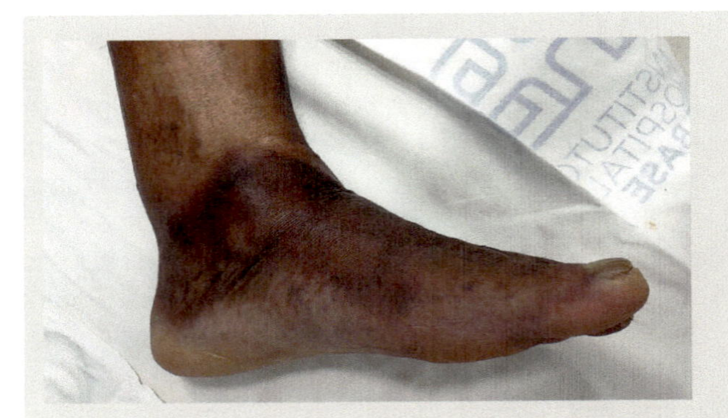

Figura 26.1. Pé esquerdo, porção lateral de micetoma eumicótico por *Madurella micetomatis*.
Fonte: Acervo da autoria do capítulo.

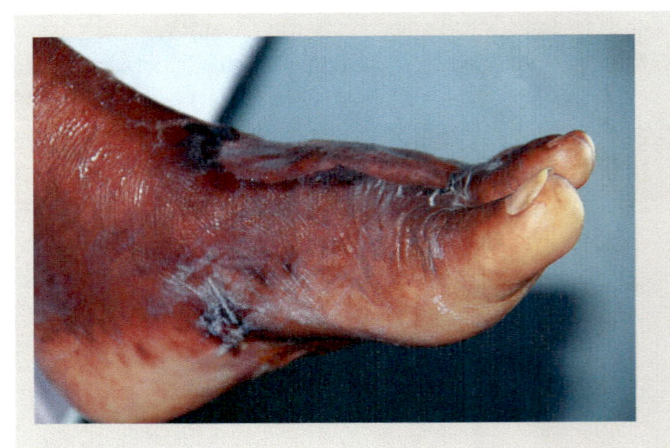

Figura 26.2. Micetoma eumicótico em pé esquerdo.
Fonte: Acervo da autoria do capítulo.

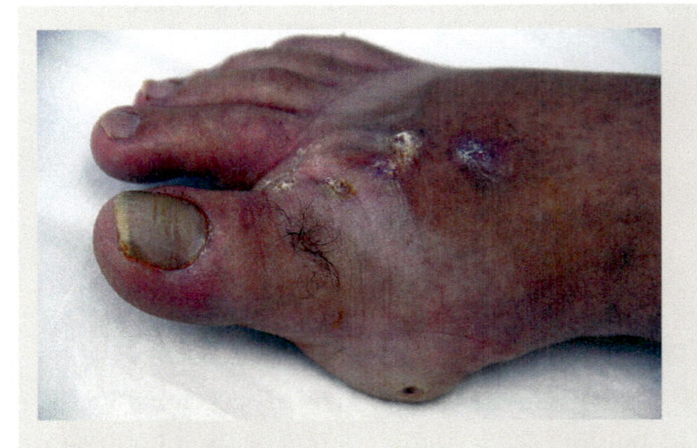

Figura 26.3. Micetoma actinomicótico em pé direito.
Fonte: Acervo da autoria do capítulo.

Acometimento precoce

A doença se inicia com uma pápula que evolui para um nódulo, um abscesso ou apenas um endurecimento sem uma margem clara. Nesse ponto, uma história detalhada pode revelar um episódio de trauma por andar descalço, antes mesmo da apresentação do sintoma ou sinal.

Mais frequentemente, isso pode ser difícil de ocorrer, uma vez que os indivíduos não percebem esses eventos triviais.[12]

Embora o período preciso de incubação do micetoma ainda seja desconhecido, o intervalo entre a infecção inicial e a apresentação na unidade de saúde pode variar de 3 meses a 50 anos.

A pele pode se tornar hipo ou hiperpigmentada e os nódulos que aumentam de tamanho eventualmente se rompem ao longo das planícies fasciais para formar nódulos secundários. Esses nódulos rompidos liberam um fluido de descarga do trato sinusal que contêm grãos e, geralmente, são caracterizados por episódios alternados de cicatrização e ruptura conforme a área afetada que aumenta progressivamente, torna-se mais edemaciada, lenhosa e deformada[12] (Figura 26.4).

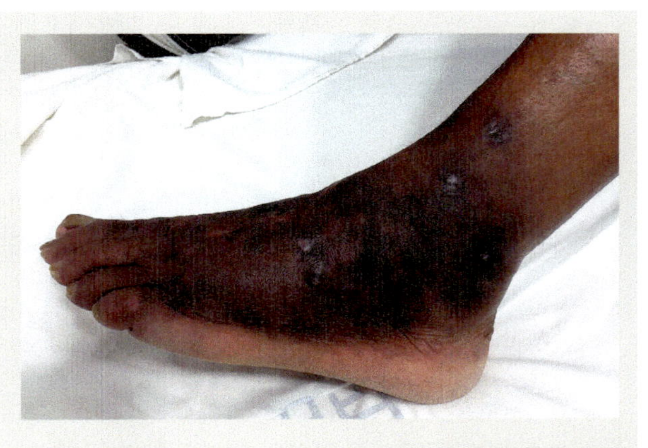

Figura 26.4. Pé esquerdo com micetoma eumicótico por *Madurella micetomatis*.
Fonte: Acervo da autoria do capítulo.

Dificilmente a sensação de dor é referida nesse estágio, somente foi relatada em 15% dos portadores de micetoma. Essa ausência de dor tem sido atribuída à produção de substâncias anestésicas e, apenas em casos raros, a dor pode resultar de infecção bacteriana sobreposta, expansão óssea ou lesão nervosa na parte posterior do curso da doença.[12]

Acometimento tardio

Geralmente os portadores de micetoma se apresentam tardiamente com a tríade característica clássica de massa subcutânea indolor, múltiplas fístulas e orifícios de drenagem e secreção contendo grãos. Essa procura tardia por tratamento pelos indivíduos nos centros de saúde, em estado de deformidades crônicas, é atribuída à natureza indolor e à progressão lenta da doença, juntamente com a educação em saúde precária e a vulnerabilidade social.[12]

Estruturas vitais, como tendões e nervos, são geralmente bem preservadas até o final do curso da doença em virtude do suprimento adequado de sangue no micetoma. Os linfonodos regionais podem aumentar como resultado de infecção bacteriana sobreposta ou de deposição de imunocomplexos.[12]

Disseminação do micetoma

É relatada disseminação ao longo dos vasos linfáticos para os linfonodos regionais, sendo mais frequente com o actinomicetoma.[4]

Nos linfonodos regionais, a doença progride; novas lesões são desenvolvidas e chegam a formar um micetoma "maciço" e, em alguns casos, podem causar obstrução linfática e linfedema.

A disseminação do micetoma pela corrente sanguínea é um evento raro. Foi relatada em alguns casos em que houve compressão da medula espinhal e paraplegia. Nesses casos, a pele e o tecido subcutâneo estavam normais e o micetoma foi um achado inesperado na cirurgia ao se abrir a dura-máter. Nesses casos, os grãos de micetoma foram realmente vistos no lúmen do vaso sanguíneo intacto.[4]

Formas agressivas do micetoma

Embora o micetoma principalmente seja uma doença localizada, de início gradual e progressão lenta, alguns indivíduos apresentam doença maciça, agressiva e não controlada, e a maioria delas pode ser fatal. Nesses indivíduos, a doença progride de forma selvagem e agressiva; do tecido subcutâneo para envolver os órgãos profundos, como a bexiga urinária, órgãos pélvicos, medula espinhal, pulmão e outras estruturas. Fahal et al. descreveram dois indivíduos com eumicetoma fatal apresentando lesões pulmonares secundárias. O primeiro apresentava lesão cutânea e no joelho e o segundo, em glúteo. Nesses indivíduos a *Madurella mycetomatis* era o agente etiológico, progrediu amplamente, sem resposta às diferentes modalidades de tratamento médico e cirúrgico. A disseminação vascular, fenômeno raro no micetoma, pode explicar as lesões pulmonares secundárias encontradas nesses indivíduos (Fahal, 2018). Os mesmos autores relataram vários casos de micetoma na região da cabeça e pescoço. Eles provaram ser esse acometimento um sério problema médico e de saúde, com baixa taxa de cura e estava associado às complicações graves e resultados ruins em decorrência da disseminação intracraniana.[4]

A disseminação do micetoma pélvico também foi relatada. Nesses casos, a bexiga urinária, reto, ossos do quadril e outras estruturas locais estavam envolvidas. A doença foi complicada pela formação de múltiplas fístulas urinárias e retais, fraturas patológicas e todos os envolvidos morreram de sepse maciça.[4]

Populações especiais

Micetoma em gestantes

A preponderância de micetoma em homens em relação às mulheres é um achado comum. Essa ocorrência despertou a curiosidade entre os pesquisadores em desvendar os fatores responsáveis por essa diferença marcante que tem sido explicada como os efeitos fisiológicos dos níveis de progesterona em mulheres que podem ter efeitos inibitórios sobre a proliferação de alguns agentes causais.[12]

Curiosamente, contrariando esse pensamento, outros pesquisadores descobriram que o micetoma é mais ativo e agressivo durante a gravidez. Essa agressão do micetoma na gestação está associada à alteração do ambiente hormonal e à supressão da resposta imunológica durante a gravidez.[12]

Enquanto alguns autores sugerem efeitos hormonais, outros atribuem essa variação sexual à maior exposição (física) dos homens do que das mulheres às atividades agrícolas. No entanto, em algumas regiões endêmicas, as mulheres estão mais comprometidas com o trabalho de campo do que os homens, embora o micetoma seja mais prevalente em homens, apoiando a ideia de um possível efeito hormonal. Ainda são controversas as respostas para essas razões por trás dessa diferença.[12]

Micetoma em crianças

Geralmente, acredita-se que o micetoma ocorre com pouca frequência em crianças (incidência 3% a 4,5%) e provavelmente o caso mais jovem relatado foi o de um menino de 2 anos da Índia. Embora as características clínicas, radiológicas, citológicas e ultrassonográficas em crianças não sejam diferentes daquelas observadas em adultos, a taxa de amputações em crianças é menor, o que pode ser atribuído à menor duração da doença e ao relato da fase inicial ao estabelecimento de saúde. Em casos de amputação, as crianças, no entanto, são relativamente mais propensas a se tornarem párias sociais e, portanto, apresentam maior risco de abandono escolar.[12,13]

Diagnóstico diferencial

Vários diagnósticos diferenciais infecciosos e não infecciosos devem ser considerados:

- **Infecciosos:** alguns diagnósticos diferenciais com etiologia infecciosa – tuberculose cutânea, infecções micobacterianas não tuberosas da pele, cromomicose, hialo-hifomicose, esporotricose, paracoccidioidomicose, pseudomicetomas por dermatófitos e botriomicose (Nenoff, 2015). A botriomicose representa uma infecção cutânea semelhante a um micetoma causada por estafilococos e/ou estreptococos e também pode se desenvolver em pessoas que vivem na Europa e na América do Norte. Histologicamente, a botriomicose mostra uma inflamação granulomatosa com estruturas amorfas semelhantes a grãos.[14]
- **Não infecciosos:** em áreas endêmicas, qualquer massa subcutânea é considerada micetoma, a menos que se prove o contrário. O diagnóstico diferencial de micetoma inclui granulomas espinhosos e de corpo estranho.[4] Além disso, inclui muitos tumores como sarcoma de pele e tecidos moles ou ósseos, sarcoma de Kaposi endêmico e epidêmico, fibroma, fibrolipoma, queloides,[4] e pé-musgoso ou podoconiose. No cinturão de micetomas, o sarcoma de Kaposi endêmico é mais frequente do que sua forma epidêmica e está associado a HIV/aids. Este último frequentemente é encontrado nas áreas subsaarianas da África.[14]

Diagnóstico

Avaliação de grãos

Os grãos representam microcolônias do organismo causador *in vivo* no tecido vital. Os elementos fúngicos são dispostos no tecido adiposo subcutâneo como densos, circunscritos, em particular, conglomerados radiais de hifas encerrados em uma substância de matriz amorfa.[14]

Os grãos são fundamentais para estabelecer o diagnóstico do agente etiológico. Embora as características morfológicas dos grãos possam fornecer uma identificação provisória do agente etiológico e em alguns casos não são confirmados[1,2] (Figuras 26.5 e 26.6).

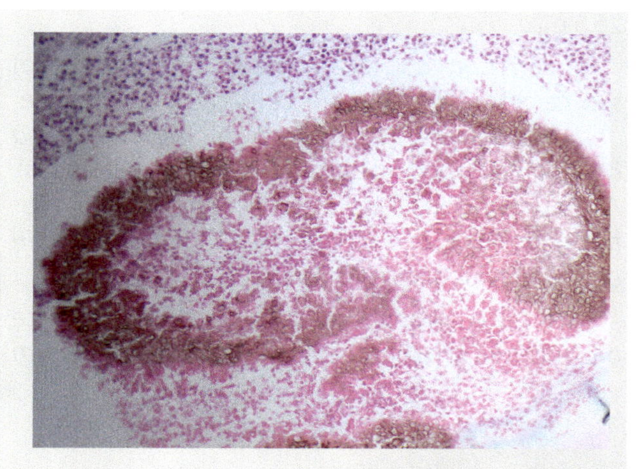

Figura 26.5. Grão eumicótico negro com hifas compactadas e em corte transversal (HE 20×).
Fonte: Acervo da autoria do capítulo.

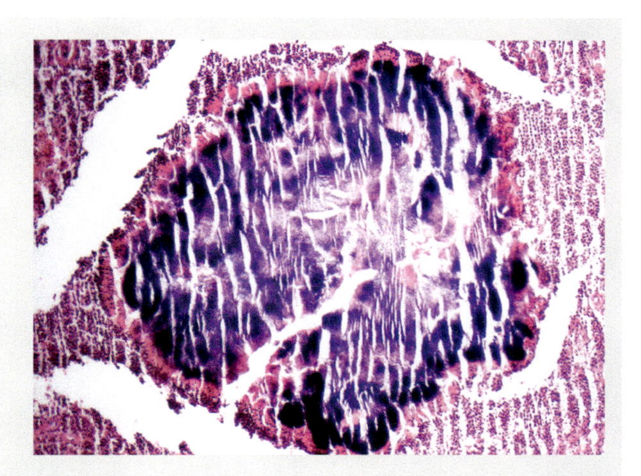

Figura 26.6. Grão actinomicótico por *Nocardia brasiliensis* (HE 10×).
Fonte: Acervo da autoria do capítulo.

Os grãos têm diferentes características morfológicas, seu tamanho varia de microscópico a 1 a 2 mm de diâmetro. *Madurella mycetomatis* e *Actinomadura madurae* têm grãos grandes, enquanto os grãos de *Nocardia brasiliensis*, *N. cavae* e *N. asteroides* são pequenos em tamanho[2] (Figuras 26.7 a 26.9).

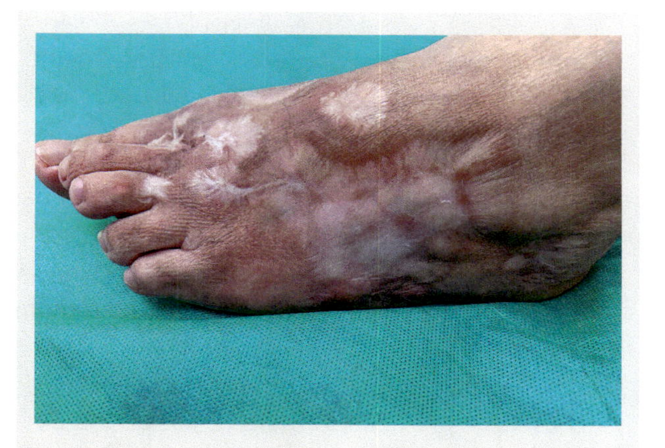

Figura 26.7. Micetoma actinomicótico por *Nocardia brasiliensis* em pé esquerdo, porção lateral.
Fonte: Acervo da autoria do capítulo.

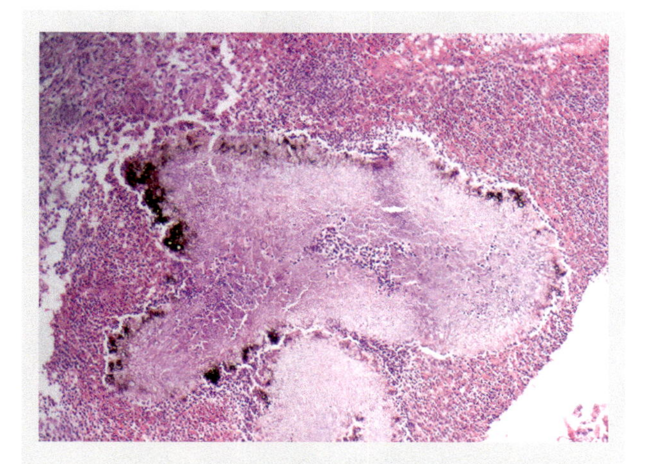

Figura 26.8. Grão eumicótico negro (HE 10×).
Fonte: Acervo da autoria do capítulo.

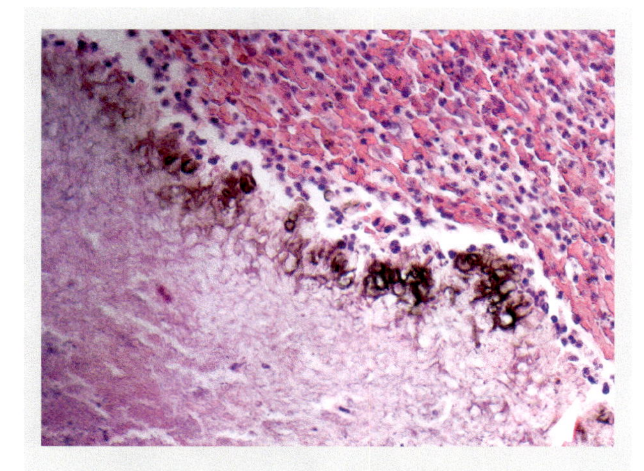

Figura 26.9. Grão eumicótico negro (HE 40×).
Fonte: Acervo da autoria do capítulo.

A coloração do grão é variável, são observados grãos pretos, amarelos, brancos ou vermelhos e pálidos. A maioria dos organismos causadores do eumicetoma produz grãos pretos ou claros e raramente amarelos, e o actinomicetoma comumente é causado por organismos que produzem grãos amarelos, brancos ou vermelhos.[1,2,14]

A consistência da maioria dos grãos é macia, mas o *Streptomyces somaliensis* e *M. mycetomatis* são bastante duros[1,2] (Figura 26.10).

Os grãos facilmente são visíveis à microscopia de luz, usando-se a ampliação geral, e também a olho nu em alguns casos. Eles medem entre 0,3 e 1 mm de diâmetro e são eliminados do tecido mais profundo para a superfície do micetoma por pressão.[14]

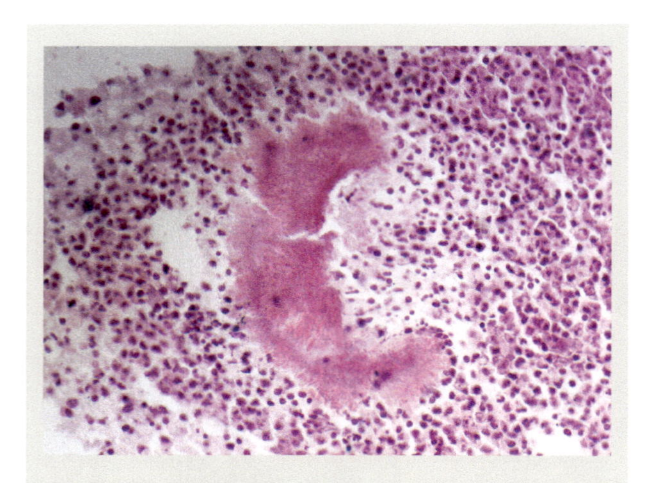

Figura 26.10. Grão acninomicótico branco (HE 40×).
Fonte: Acervo da autoria do capítulo.

Os grãos pretos são característicos de *Madurella mycetomatis* e *Trematosphaeria grisea* (antes *Madurella grisea*), mas também de *Exophiala jeanselmei*, *Medicopsis romeroi* (anteriormente conhecida como *Pyrenochaeta romeroi*), *Falciformispora senegalensis* (anteriormente *Leptosphaeria senegalensis*), *Falciformispora thompkinsii* e *Curvularia lunata*[1,14] (Figuras 26.8 e 26.11).

Grãos com coloração clara (ou sem coloração) são característicos de infecções causadas por *Scedosporium boydii* (anteriormente *Pseudallescheria boydii*), *Scedosporium apiospermum* (grãos brancos), *Acremonium* spp., *Fusarium* spp., *Neotestudina rosatii*, *Aspergillus nidulans*, *Aspergillus ferrugineum* e *Microsporum audouinii*[14] (Figura 26.12).

Grãos marrom-amarelados são tipicamente da *Nocardia brasiliensis*, *Nocardia otitidiscaviarum*

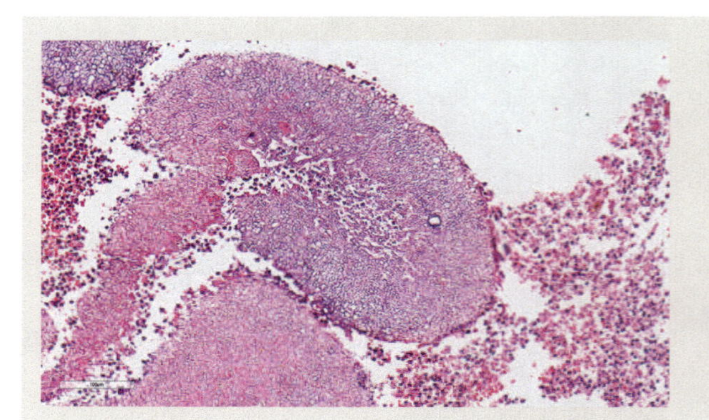

Figura 26.12. Grão eumicótico branco (HE 20×).
Fonte: Takano G, 2021.

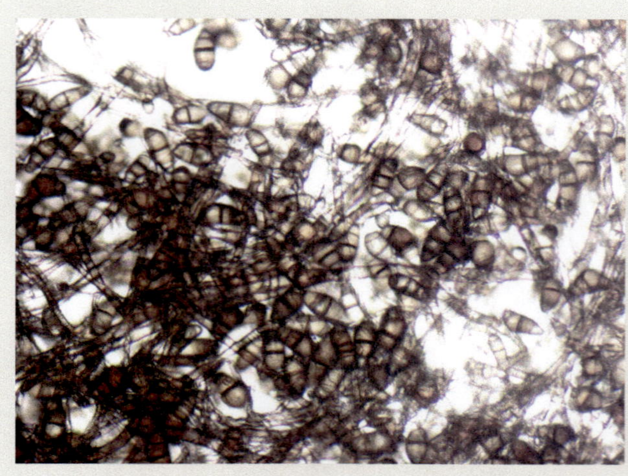

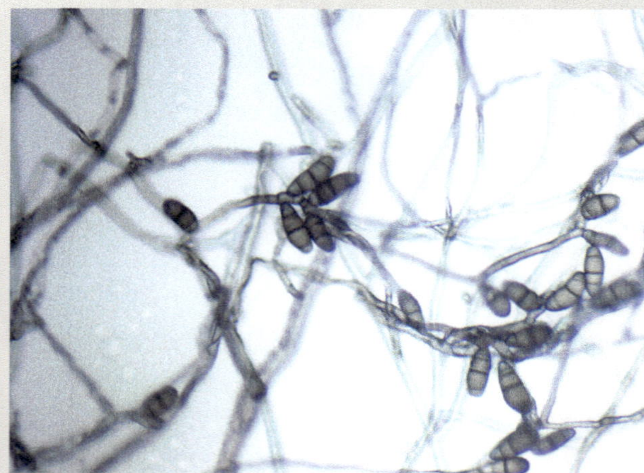

Figura 26.11. *Curvularia* spp. Microcultivo 40×.
Fonte: Acervo da autoria do capítulo.

(anteriormente *Nocardia caviae*), *Actinomadura madurae* e *Streptomyces somaliensis*[14] (Figuras 26.13 e 26.14).

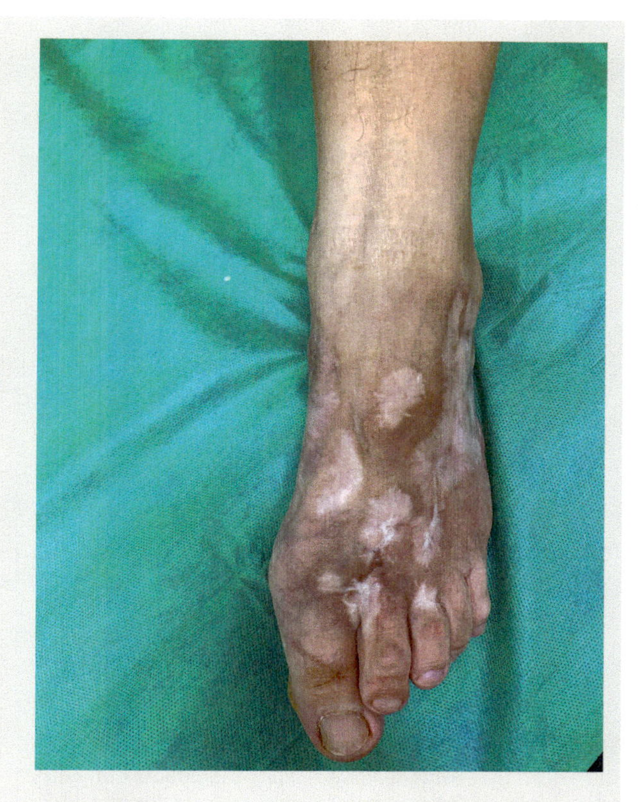

Figura 26.13. Micetoma actinomicótico por *Nocardia brasiliensis* em pé esquerdo, porção ventral.
Fonte: Acervo da autoria do capítulo.

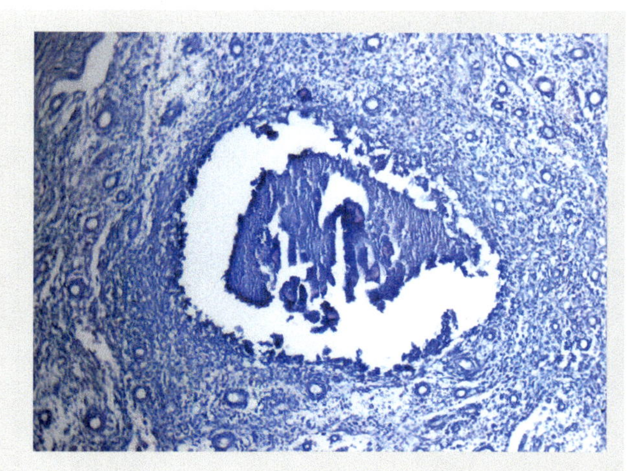

Figura 26.14. Grão actinomicótico por *Nocardia* spp. Ziehl-Neelsen – BAAR fracamente positivo (10×).
Fonte: Acervo da autoria do capítulo.

Os grãos são comumente obtidos por biópsias cirúrgicas profundas em condições assépticas para se evitar contaminação. Grãos obtidos de seios da face abertos são comumente inviáveis e frequentemente contaminados.[2]

As biópsias cirúrgicas devem ser tratadas imediatamente pelo técnico de laboratório na sala cirúrgica. A biópsia deve ser dividida em duas partes; uma parte para cultura de grãos, e outra para exame histopatológico. O primeiro é colocado em solução salina normal, enquanto o último é colocado em solução salina formol a 10%.[2]

Microscopia direta

O exame microscópico direto de grãos obtidos da descarga serossanguínea dos orifícios de drenagem é o meio mais rápido de se fazer um diagnóstico presuntivo dos organismos causadores do micetoma.[2]

Os grãos podem ser examinados diretamente ao microscópio de luz usando-se hidróxido de potássio a 10% (KOH), que digere o muco e a queratina, proporcionando, assim, um fundo claro.[1,2]

A microscopia direta de grãos pode descartar agentes causadores da actinomicose. No entanto, não pode discriminar entre certos organismos como *M. mycetomatis* e *Trematosphaeria grisea*. Portanto, esse procedimento não é específico o suficiente para se fazer um diagnóstico definitivo de micetoma e deve ser complementado pela identificação de características adicionais.[2]

Além do KOH a 10%, a tinta Parker pode ser usada para se examinar microscopicamente a descarga serossanguínea contendo grãos.[2]

Os grãos triturados são colocados em uma lâmina de vidro e cobertos com uma lamínula; pingam-se de duas a três gotas do colorante na borda da lâmina.[2] A preparação é, então, examinada em microscópio de luz e são visualizados hifas e esporos. Eles geralmente se mostram com uma cor azul escura em um fundo celular azul claro. Os actinomicetos ao microscópio, geralmente, mostram filamentos ramificados, micélio aéreo abundante e longas cadeias de esporos).[2]

As fibras do tecido podem causar confusão diagnóstica, pois também podem reter o corante, mas, muitas vezes, ficam fora do plano do tecido, são maiores que as hifas, têm diâmetro irregular e costumam ter configuração espiral irregular.[2]

O Quadro 26.1 sintetiza as características morfológicas dos agentes etiológicos dos micetomas.

Quadro 26.1. Características morfológicas dos agentes etiológicos dos micetomas.

Agente etiológico	Características do grão	Temperatura ideal	Provas
N. brasiliensis	Branco-amarelado, 1 mm com clavas e formações filamentosas Gram (+) e Barr (-)	Ambiente e 37 °C	Hidrolisa caseína (+), cresce em gelatina 0,4% (+) e decompõe cristal de tirosina
N. asteroides	Caráter similar aos grãos do *N. brasiliensis*	Ambiente e 37 °C	Não hidrolisa caseína (-), não cresce em gelatina 0,4% (-) e não decompõe tirosina (-)
Acremonium kiliense	Branco-amarelado, 20 mm, forma irregular com hifas fragmentadas	30 °C	Assimila glicose, maltose e peptona (+)
Scedosporium apiospermum	Branco-amarelado, 2 a 4 mm, formas variadas, consistência mole com hifas septadas + clamidosporos	Ambiente e 37 °C	Hidrolisa amido, atividade proteolítica em meio de gelatina
Madurella grisca	Negro; 0,5 a 2 cm, oval ou de forma irregular composto de hifas largas e clamidosporos	26 a 30 °C	Assimila glicose, maltose, sacarose, galactose, ureia (+), peptona (+) e asparagina
M. micetomatis	Grãos negros grandes (até 5 mm ou mais) com entrelaçamento	26 a 30 °C	Assimila glicose, maltose, sacarose, galactose, ureia (+), peptona (+) e asparagina

Fonte: Desenvolvido pela autoria do capítulo.

Cultura

Um número considerável de grãos é necessário para cultivar os agentes causadores do micetoma. Eles devem ser embebidos e armazenados em solução salina para cultura, lavados várias vezes com solução salina normal e inoculados em meios de cultura adequados em condições esterilizadas, usando-se uma cabine de segurança ou uma área esterilizada com chama.[2]

Ágar Sabouraud modificado suplementado com 0,5% de extrato de levedura, ágar sangue, ágar de infusão de cérebro e coração (BHI) e ágar Lowenstein são os meios comumente recomendados.[2]

Os meios de cultura sem antibióticos são necessários para o isolamento dos actinomicetos, enquanto a cultura dos eumicetos deve conter antibióticos.[2]

Os antibióticos comumente usados são penicilina G (20 U/mL), sulfato de gentamicina (400 µg/mL), estreptomicina (40 µg/mL) ou cloranfenicol (50 µg/mL).[2]

Os organismos causadores do micetoma podem ser identificados por sua descrição textural e atividades morfológicas e biológicas em cultura pura. A atividade biológica pode incluir resistência ao ácido, temperatura ótima, atividade proteolítica, utilização de açúcares e compostos nitrogenados.[2]

Nocardia normalmente produz substrato e hifas aéreas que se parecem com bastonetes e cocoides. Streptomyces forma um substrato de micélio amarelado e não tem hifas aéreas, enquanto a identificação da Madurella tem como base a morfologia dos corpos de frutificação e a morfologia das colônias.[2]

As características fenotípicas dos organismos causadores são importantes para sua identificação, elas incluem a produção de β-glucuronidase; degradação de adenina, caseína e hipoxantina; crescimento em adonitol; hidrólise de aesculina; glicerol; glicogênio; D-rafinose; L-ramnose; D-turanose; D-xilose; e ácido L-aspártico. Este último é uma fonte única de carbono e desempenha um papel na identificação de *Streptomyces* spp. patogênicos. *Actinomadura madurae* foi considerada positiva para α-glucosidase e negativa para N-acetil-β-glucosaminidase.[2] Tendo em vista as informações limitadas disponíveis sobre propriedades fenotípicas e padrões de assimilação para a identificação de agentes de eumicetoma, um novo sistema, o kit API 20C AUX, foi recentemente introduzido e conseguiu identificar *Madurella fahalii*, *Madurella pseudomycetomatis* e *Madurella tropicana*.[2]

A diferenciação dos vários fungos demáceos com base na morfologia é, às vezes, difícil e demorada, e a cultura geralmente leva cerca de 3 semanas para dar um resultado preciso. No entanto, a técnica de cultura é demorada e a contaminação acidental pode dar um resultado falso-positivo. Também requer experiência para identificar os organismos causadores.[2]

O Quadro 26.2 sintetiza as características morfológicas dos agentes etiológicos dos micetomas.

Quadro 26.2. Características morfológicas dos agentes etiológicos dos micetomas.

Agente etiológico	Macroscopia das colônias	Meio de cultura	Microscopia das colônias
N. brasiliensis	Branca pregueada na superfície, amarelada ou alaranjada na profundidade. Desprende odor de terra molhada	Ágar-chocolate Ágar-Sabouraud Ágar-czapeck-dox	Filamentos finos, 1 micra, que se fragmentam em formas bacilares
N. asteroides	Mesma macroscopia do *N. brasiliensis*	Mesmo meio de cultura do *N. brasiliensis*	Mesma microscopia do *N. brasiliensis*
Acremonium kiliense	Crescimento lento. Micélio aéreo curto, branco, róseo a malva claro	Ágar-Sabouraud Ágar-czapeck-dox Ágar-chocolate	Hifas hialinas, conidióforo simples e conídios apicais agrupados em forma de círculo. Crescem agregados por substância mucilaginosa
Scedosporium apiospermum	Crescimento rápido. Filamentosa, micélio algodonoso, cinza escuro	Ágar-Sabouraud Ágar-chocolate Ágar-czapeck-dox	Hifas hialinas, 1 a 3 micra, aleurosporos piriformes distribuídos nos ápices de conidiosporos simples ou ramificados. Feixes de conidiosporos formam corêmios
Madurella grisca	Acastanhada, circular de contornos irregulares, superfície sulcada e reverso escuro	Ágar-Sabouraud Ágar-batata	Hifas acastanhadas, septadas e ramificadas com raros clamidiosporos. Presença de esclerócios (AB)
M. micetomatis	Mesma macroscopia do *Madurella grisca*	Ágar-Sabouraud Ágar-batata Ágar-czapeck-dox	Hifas acastanhadas incorporadas na matriz intersticial. Hifas na periferia dispostas radialmente com numerosos clamidiosporos

Fonte: Desenvolvido pela autoria do capítulo.

Citopatologia

A citologia aspirativa por agulha fina com blocos de células e técnicas de citologia de impressão para micetoma foram descritas.

As aspirações com agulha fina em condições assépticas são necessárias para identificar o agente causador do micetoma e a reação do tecido contra ele. Nesta técnica, uma agulha acoplada a uma seringa é inserida na lesão suspeita de micetoma e aspirada sob pressão negativa. O procedimento deve ser realizado em pelo menos três direções diferentes. Após a fixação, os blocos de células são processados e tingidos da mesma forma que os cortes de parafina. Os esfregaços ou seções podem ser examinados microscopicamente.[2]

O micetoma apresenta características citológicas distintas, confirmadas pelo agente etiológico causador. O granuloma consiste em infiltrado neutrofílico em contato próximo e infiltrando os grãos. É circundado por histiócitos em paliçada, além dos quais há um infiltrado inflamatório misto compreendendo linfócitos, células plasmáticas, eosinófilos, macrófagos e fibrose. Frequentemente, células gigantes multinucleadas são encontradas no granuloma.[2]

Em esfregaços corados com hematoxilina e eosina (H&E), os grãos de *M. mycetomatis* se apresentam arredondados ou ovais e pretos, ou com uma coloração esverdeada ou ocasionalmente acastanhada. Dois tipos de grãos de *M. mycetomatis* podem ser identificados em esfregaços citológicos: o tipo granular sólido, que é o mais comum; e o tipo vesicular. As hifas septadas não são identificadas no primeiro tipo porque estão embutidas em uma matriz de cimento marrom duro. O tipo vesicular consiste em células fúngicas inchadas e é visto como vesículas.[2]

Os grãos actinomicetos são homogeneamente eosinofílicos em H&E. Nos esfregaços corados com Giemsa, o grão aparece homogeneamente azul no centro, enquanto na periferia é constituído por grânulos finos e filamentos rosados radiantes. O grão do *Actinomadura pelletierii* é mais eosinofílico em H&E em comparação com *S. somaliensis* e tem forma semilunar, como visto na histologia.[2]

Os esfregaços citológicos podem diferenciar o micetoma de outras lesões subcutâneas e podem identificar os agentes causadores de micetomas. A técnica é simples, rápida, econômica e pode ser utilizada para coleta de amostras em levantamentos epidemiológicos e culturais. A presença de grãos no esfregaço citológico é obrigatória para o diagnóstico. A técnica é considerada dolorosa em alguns indivíduos e pode induzir infecção e celulite na área.[2]

El-Hag et al., em 1995, estudaram um grupo de 14 indivíduos com diferentes tipos de lesões cutâneas de micetomas usando esta técnica. Os achados dos esfregaços citológicos foram comparáveis aos observados nos cortes histológicos. Os autores concluíram que essa técnica é útil para o diagnóstico de rotina de micetoma em levantamentos epidemiológicos e para coleta de material.[2]

Yousif et al., em 2009, usaram a avaliação citológica por agulha fina e a técnica de bloqueio de células no diagnóstico de 230 indivíduos com diferentes tipos de micetoma e relataram taxas de sensibilidade de 87,5% e 85,7% para identificação de eumicetoma e actinomicetoma, respectivamente.[2]

Histopatologia

As biópsias cirúrgicas são comumente obtidas por excisão local ampla ou biópsia incisional profunda. Biópsias cirúrgicas obtidas sob anestesia local são dolorosas e geralmente produzem amostras inadequadas e devem ser evitadas.[2]

A etapa inicial é a fixação das amostras de biópsia em fixadores adequados, como solução salina formol a 10%. O processamento do tecido, então, segue várias etapas: desidratação por diferentes concentrações de etanol; limpeza por xileno; impregnação; e inclusão com cera de parafina (uma seção de 2 a 5 mícrons de espessura obtida por micrótomo) e, finalmente, coloração com corantes por diferente técnicas.[2]

H&E é a coloração para a identificação primária do agente causador e da reação do tecido. Manchas especiais geralmente seguem para a identificação precisa de certos organismos e componentes celular como proteínas, lipídios, carboidratos e minerais que podem estar associados à doença.[2]

As colorações especiais comumente usados são hexamina prata de Grocott, PAS, coloração de Masson-Fontana, azul da Prússia de Perl, coloração de von Kossa, fluorescência induzida por formalina e coloração de Schmorl. A técnica de clareamento modificada também está em uso.[2]

Os grãos actinomicetos podem ser identificados por colorações de Gram e Ziehl Neelsen H&E, PAS, prata metenamina de Grocott e Gridley são as colorações mais usadas para detectar hifas e clamidosporos em grãos eumicetos.[2]

À microscopia, as estruturas fúngicas são hifas amplas, septadas e ramificadas com grandes células "inchadas" na borda. As hifas podem ser hialinas ou pigmentadas. O cimento de grão pode ou não ser visto e, se presente, pode ser compacto ou solto. Essas características são úteis para identificação, mas não podem ser usadas para diagnóstico definitivo.[2]

Os grãos de *M. mycetomatis* são grandes, variando de 0,5 a 3 mm; aparecem arredondados, ovais ou trilobados e consistem em hifas entrelaçadas embebidas em cimento intersticial acastanhado. O cimento contém melanina, metais pesados, proteínas e lipídios.[2]

O grão pode ser do tipo filamentoso ou vesicular. Hifas septadas e ramificadas marrons, que podem ser ligeiramente mais "inchadas" na periferia, são indicativas de um grão filamentoso, enquanto células invulgarmente grandes, que se parecem com vesículas, predominam no tipo vesicular.[2]

A reação do tecido do hospedeiro contra os organismos causadores do micetoma é distinta. Existem três tipos de reações nos tecidos:[2]

- **Reação tipo I:** nesta reação, os grãos são circundados por uma camada de leucócitos polimorfonucleares, com neutrófilos intimamente ligados à superfície do grão ou invadindo a substância do grão. Ele é envolvido por uma camada de células que consiste em células plasmáticas, macrófagos, linfócitos e alguns neutrófilos em um tecido de granulação. Camadas de fibrina geralmente circundam as vênulas e os capilares, e a camada mais externa da lesão contém tecido fibroso.[2]
- **Reação tipo II:** os macrófagos e as células gigantes multinucleadas substituem a maioria dos neutrófilos. Fragmentos dos grãos destruídos são comumente vistos dentro das células gigantes multinucleadas.[2]
- **Reação tipo III:** comumente caracterizada por granulomas epitelioides bem organizados contendo células gigantes de Langerhans, e geralmente nenhum grão é visto.[2]

Testes sorológicos

Ao longo dos anos, diferentes testes sorológicos e ensaios foram usados para o diagnóstico de micetoma, eles incluíram *immunoblots*, ensaios de hemaglutinação indireta, imunodifusão, contraimunoeletroforese e ELISA.[2]

Salinas-Carmona et al. relataram o uso de ELISA para o diagnóstico sorológico de *N. brasiliensis*. Esse estudo revelou maior incidência de anticorpos em indivíduos com doença ativa sem reação cruzada com *Mycobacterium leprae* e *M. tuberculosis*. Esse método pode ser útil nos casos em que a identificação do agente etiológico em cultura não foi possível.[2]

Para agentes de eumicetoma, os ensaios sorológicos foram desenvolvidos apenas para *M. mycetomatis* e *P. boydii*.[2]

Os testes sorodiagnósticos apresentam várias limitações, que incluem a demorada preparação de antígenos e o uso de antígenos rudimentares e não padronizados, provocando reação cruzada entre diferentes organismos causadores de micetomas.[2]

Biomarcadores

Considerando-se a natureza inflamatória do micetoma, o padrão leucocitário é uma oportunidade para detectar a infecção. Lesões cutâneas de actinomicetoma e de eumicetoma foram estudadas para comparar elementos celulares no infiltrado inflamatório. Em ambos os grupos de micetoma, os linfócitos TCD4 e CD8 foram identificados em torno dos agregados de neutrófilos com macrófagos, enquanto os linfócitos B não foram identificados. Entretanto, um maior número de linfócitos TCD8 e macrófagos foram observados em lesões de actinomicetoma em comparação com lesões de eumicetomas. O padrão de leucócitos pode ser uma abordagem valiosa para o diagnóstico.[15]

A presença de um agente infeccioso pode gerar secreção de proteínas em relação ao próprio agente ou como consequência de sua presença no hospedeiro, resultando em proliferação epidérmica. No caso do micetoma, uma proteína homóloga *translationally controlled tumour protein* (TCTP) demonstrou estar presente em *M. mycetomatis*.[15]

A TCTP é secretada no meio de cultura e expresso nas hifas presentes nos grãos pretos do eumicetoma. Além disso, foram demonstradas respostas imunes de IgG e IgM significativas contra TCTP.[15]

Curiosamente, os níveis de anticorpos se correlacionaram com o tamanho da lesão e a duração da doença, conforme demonstrado pelos níveis mais altos de anticorpos após uma duração da doença de 6 a 15 anos.[15]

A TCTP é o primeiro antígeno imunogênico bem caracterizado para o fungo *M. mycetomatis*. Dessa forma, alguns autores sugerem que a TCTP possa ser um candidato à vacina monomolecular.[15]

Outra perspectiva poderia ser a utilização da TCTP como biomarcador diagnóstico e prognóstico específico para micetoma, pois já foi comprovado que a TCTP é secretado pelo agente infeccioso.[15]

Testes moleculares

Diagnóstico molecular do patógeno por sequenciamento de espécimes de biópsia pode ser útil para diagnóstico rápido e identificação de espécies para fungos e bactérias, especialmente em cultura de casos negativos. Os métodos mais usados são estudos de sequenciamento do gene 16s RNA para actinomicetos e PCR pan-fúngica para eumicetes.[16]

Outras técnicas moleculares, como amplificação isotérmica mediada por *loop* e amplificação por círculo rolante, têm sido usadas com sucesso para a identificação de eumicetoma.[16]

Em 1999, um *primer* de PCR espécie-específico com base no espaçador transcrito interno (ITS) foi desenvolvido para *Madurella mycetomatis*. Esse teste de PCR é usado atualmente no Centro de Referência de Micetoma em Cartum, Sudão, sendo realizado em DNA obtido de material clínico de cultura ou diretamente de grãos obtidos de portador de micetoma.[17]

Madurella contém quatro espécies: *M. mycetomatis* (descrita em 1905); *M. fahalii*; *M. pseudomycetomatis*; e *M. tropicana*, que foram reconhecidas após 2010. Casos que mostram a presença de grãos pretos na histologia ou na citologia aspirativa por agulha fina são geralmente diagnosticados como (Arastehfar, 2020), mas todas as quatro espécies de Madurella são conhecidas por causar eumicetoma de grão preto e têm diferentes suscetibilidades a agentes antifúngicos.[17]

Sabe-se que *M. fahalii* não é inibido pelo itraconazol *in vitro*, desta forma é crucial que o teste seja capaz de realizar a identificação adequada das espécies. A identificação correta ajudará na administração da terapia antifúngica apropriada e ajudará a elucidar a epidemiologia e a distribuição dos agentes do eumicetoma.[18]

O teste de PCR em tempo real tem se tornado cada vez mais utilizado no diagnóstico rápido de infecção fúngica. A alta sensibilidade e a capacidade de detectar organismos inviáveis são vantagens significativas desses ensaios. Além disso, a detecção de múltiplos alvos em um único tubo simultaneamente colocou o teste de PCR em tempo real no topo do arsenal diagnóstico.[18]

Arastehfar et al. desenvolveram um ensaio de PCR em tempo real sensível e específico que pôde identificar especificamente *M. fahalii*, *M. mycetomatis*, *M. pseudo-mycetomatis* e *M. tropicana*.[18]

Alguns autores como Lu et al. e Castelli et al. desenvolveram um ensaio para detecção de espécies de Scedosporium, um fungo frequentemente encontrado como colonizador no pulmão, de indivíduos com fibrose cística, mas que também pode causar eumicetoma de grão branco em casos raros.[18]

A grande vantagem da técnica do teste de PCR é que ele pode ser aplicado em amostras de descarte que contenham grãos inviáveis, portanto que não requerem procedimentos invasivos para obtenção de amostras estéreis, diferentemente da cultura que necessita de grão viáveis para a realização.[18]

Adicionalmente, novos fungos causadores do eumicetoma ainda estão sendo descobertos e a identificação adequada de seus agentes causadores pode ajudar a compreender melhor a epidemiologia e a carga global desta doença.[17]

A principal desvantagem das ferramentas de diagnóstico de base molecular é que geralmente precisam ser utilizadas em grandes centros de diagnóstico, como hospitais de referência no México ou clínicas especializadas no Sudão.[9]

Uma vez que a maioria dos portadores de micetomas não mora perto de tais centros de saúde, viagens distantes e dispendiosas são frequentemente necessárias. Devem ser feitos esforços para se desenvolverem ferramentas diagnósticas fáceis à beira do leito e com base em campo para auxiliar na identificação de espécies dos agentes causadores e para prescrever o tratamento adequado.[9]

Para isso, a genômica comparativa dos genomas já sequenciados de *N. brasiliensis* e *S. somaliensis* e os genomas de outros agentes causadores que podem ser sequenciados no futuro fornecerão dados essenciais para o desenvolvimento de ferramentas de identificação específicas da espécie.[9]

Os procedimentos já úteis para tais implicações à beira do leito incluem as ferramentas de diagnóstico molecular com base em LAMP para *Sc. boydii* e ferramentas serológicas com base em aglutinação.[9]

Exames de imagem

Os estudos radiológicos vêm ganhando importância no diagnóstico e planejamento do manejo dos micetomas. Eles auxiliam na identificação precisa da localização da lesão, no planejamento do manejo cirúrgico e também no monitoramento de sua resposta ao tratamento na forma de redução da lesão.

Davies relatou uma variedade de alterações radiológicas no pé de Madura.

- **Estágio inicial:** granuloma de tecido mole, aparece como uma única ou múltiplas sombras de tecido mole com calcificação e obliteração dos planos fasciais. O córtex perde definição em virtude da compressão externa pelo granuloma resultando em recorte ósseo. O desenvolvimento da doença, quando o osso está envolvido, pode ocorrer uma reação periosteal. Isso ocasionará a formação de "raios de sol" e triângulo de Codman (área triangular de novo osso subperiosteal), uma aparência que pode ser indistinguível do aspecto do sarcoma osteogênico.
- **Estágio tardio:** formação de cavidades que podem ser multiplicadas por punções em um osso de densidade normal. Essas cavidades são grandes em tamanho, poucas em número, com margens bem definidas nos eumicetoma. As cavidades no actinomicetoma geralmente são menores em tamanho, são numerosas e não têm margens definidas.
- **Estágio terminal:** dá uma aparência de "neve derretida". Sarcoma osteogênico e tuberculose são diagnósticos diferenciais ao exame radiológico.[5]

Imagens radiográficas

As radiografias podem ser normais ou podem demonstrar alterações como afinamento cortical, hipertrofia, cavidades ósseas e osteoporose por desuso. As lesões por agentes eumicóticos tendem a formar algumas cavidades ósseas com diâmetro $\geq$ 10 mm, enquanto as cavidades actinomicóticas costumam ser menores, porém mais numerosas.[16]

O micetoma por Madurella aparece como bolas de fungo pretas, grandes, bem definidas e localizadas.

A classificação radiográfica simples é útil no monitoramento da resposta ao tratamento.[5]

- **Estágio 0:** mostra edema dos tecidos moles sem envolvimento ósseo.
- **Estágio 1:** mostra os efeitos da pressão do granuloma em expansão nos ossos normais.
- **Estágio 2:** há reação periosteal do osso sem invasão óssea.
- **Estágio 3:** ocorre erosão cortical e invasão medular.

- **Estágio 4:** a infecção se espalha longitudinalmente ao longo de um único raio.
- **Estágio 5:** espalhamento horizontal ao longo de uma única linha.
- **Estágio 6:** há propagação multidirecional e não controlada.

Um estudo conduzido na Arábia Saudita também revelou mudanças semelhantes em raios X e tomografia computadorizada (TC) (máquinas Somotom DR-2).[5]

Ultrassonografia

As características ultrassonográficas são úteis no diagnóstico e na definição da extensão da lesão (VERMA, 2018). As características incluem numerosos ecos hiper-reflexivos nítidos e isolados correspondentes aos grãos na lesão dos eumicetomas. No actinomicetoma, os grãos são menos distintos em decorrência de seu menor tamanho e de sua consistência.[5]

Ressonância magnética

A ressonância magnética é a modalidade de escolha para avaliação de micetoma em virtude do alto contraste dos tecidos moles e da capacidade de avaliação multiparamétrica com estudos de contraste e sequências quantitativas, como imagem ponderada por difusão. Observam-se conglomerado de pequenos focos arredondados de alta intensidade de sinal em imagens ponderadas em T2 com um pequeno "ponto" central de baixa intensidade de sinal (sinal "ponto em círculo") e uma borda fina de intensidade de sinal escuro.[19]

As imagens ponderadas em T1 de micetoma, via de regra, revelam massa predominantemente isointensa ao músculo com leve hiperintensidade do componente central do "ponto". As imagens pós-contraste geralmente demonstram intenso realce periférico da lesão com componentes centrais de "pontos" sem contraste, dando uma aparência de "favo de mel".[19]

O achado de ressonância magnética do sinal "ponto-em-círculo", visto como pequenos focos hipointensos dentro das lesões esféricas hiperintensas, foi descrito por Sarris et al. como uma matriz de baixo sinal que representa o tecido fibroso, enquanto os granulomas se apresentam como lesões de alta intensidade e o foco central de baixo sinal representa os elementos fúngicos (os grãos).[19]

Complicações

Relacionadas à doença

Podem ocorrer infecções bacterianas secundárias. Os agentes mais comuns são os *Staphylococcus aureus*, *Streptococcus pyogenes* e *Proteus mirabilis*. Os eumicetomas também são suscetíveis, apesar da crença popular de que os antibióticos produzidos pelos fungos os mantêm estéreis. A menor incidência de infecção ocorre nos actinomicetomas porque esses indivíduos recebem estreptomicina como parte da terapia antimicrobiana.[5]

Foram relatados casos de actinomicetoma dorsolombar com paraplegia espástica. Três de 130 indivíduos no Senegal, que tiveram lesão nas costas, posteriormente desenvolveram actinomicetoma dorso-lombar e neurológico, tendo complicações como paraplegia espástica. Houve disseminação contígua e envolvimento visceral.[5]

Relacionadas à terapia

Pode correr toxicidade relacionada ao tratamento antimicrobiano ou antifúngico prolongado, a exemplo: anemia; e leucopenia. A resistência aos medicamentos usados também pode ser observada e está associada à duração do tratamento, especialmente quando há envolvimento visceral ou ósseo e síndrome da dapsona.[5]

Tratamento

O tratamento do micetoma é um desafio, depende da boa condução do diagnóstico da doença. É importante definir a etiologia fúngica ou bacteriana porque os tratamentos serão diferenciados. Fatores como agente infeccioso, estado socioeconômico do portador de micetoma, histórico cultural, nutrição, adesão terapêutica, resistência às terapias anteriores, extensão e localização da doença são importantes.[20]

Clinicamente, os eumicetomas e os actinomicetomas compartilham características semelhantes que, algumas vezes, podem gerar confusão no diagnóstico e tratamento inadequado. Os actinomicetomas são tratados com antibióticos, isoladamente, ou em diferentes combinações, dependendo da gravidade, da disseminação e da localização da doença. Resultados terapêuticos mais satisfatórios são obtidos com a associação de antibióticos aos procedimentos cirúrgicos que variam de desbridamentos superficiais a profundos.[1]

Em geral, o micetoma bacteriano responde bem ao tratamento, ao contrário do micetoma fúngico, que exige tanto tratamento médico prolongado como tratamento cirúrgico. Os exames radiológicos são importantes no planejamento cirúrgico.[1]

A mobilização precoce e fisioterapia são obrigatórias para melhores resultados cirúrgicos, auxiliando na prevenção da rigidez articular e reduzindo deformidades e incapacidades.[1]

Eumicetoma

O cetoconazol em doses de 400 a 800 mg/dia, por 9 a 12 meses, foi a base do tratamento por décadas. No entanto, em 2013, seu uso foi restrito pela Food and Drug Administration (FDA), agência reguladora dos Estados Unidos, em virtude das lesões hepáticas potencialmente fatais, interações medicamentosas e problemas nas glândulas adrenais. Pelas mesmas razões, a Agência Europeia de Medicamentos recomenda a suspensão das autorizações de sua comercialização. Dessa forma, o uso do itraconazol é recomendado.[13]

O tratamento do eumicetoma consiste no uso de antifúngicos sistêmicos associado à excisão cirúrgica. Essa forma apresenta-se mais profunda e com maior extensão, tornando a excisão cirúrgica ampla e, muitas vezes, fazendo-se necessária a amputação.[1]

O itraconazol é a droga mais utilizada para o tratamento do eumicetoma com resposta clínica favorável ao seu uso por períodos prolongados, principalmente quando seguidos de excisão cirúrgica. A posologia é itraconazol 200 mg/via oral (VO), a cada 12 horas, durante 2 anos, também em associação com intervenções cirúrgicas (desbridamentos profundos), a cada 150 a 180 dias. A manutenção é feita com 200 mg/dia, com controles laboratoriais e radiológicos.[1]

A anfotericina B foi o único antifúngico sistêmico disponível por quase 3 décadas. Não foi amplamente utilizada para o eumicetoma em decorrência de sua toxicidade e da necessidade de ser administrada por via parenteral durante períodos prolongados. Também entre os azólicos, é referida a ineficácia do fluconazol para a terapêutica dos eumicetomas.[1]

O uso da terbinafina foi descrito na literatura para tratamento dos eumicetomas causados pelo *Exophiala jeanselmei* com doses elevadas (1.000 mg/dia), por período prolongado (24 a 48 semanas). Entretanto, os resultados observados com terbinafina não foram eficazes em infecções profundas pelo *S. apiospermum*.[13]

Iodeto de potássio 1,5 g/dia/VO, por 3 meses, cirurgia conservadora com desbridamento superficial e profundo e drenagem de abscessos para tratar micetoma eumicótico por *Acremonium kiliense*.[1]

O itraconazol não é curativo, mas reduz o tamanho da lesão, com formação de fibrose possibilitando uma cirurgia menos mutiladora; o próprio fungo ainda pode ser isolado do material cirúrgico.[13]

O voriconazol e o posaconazol foram avaliados em um número muito limitado de sujeitos com resultados promissores; porém apesar da boa atividade *in vitro*, o tratamento de longa duração parece ser necessário. Estudos também evidenciaram que o isavuconazol e o fosravuconazol apresentam excelente atividade *in vitro*.[13]

Uma revisão sistemática realizada em 2018 com 19 estudos, entre série e relatos de caso, evidenciou que sete classes de antimicrobianos foram utilizadas para o tratamento de eumicetomas. Os derivados azólicos eram as drogas mais amplamente utilizadas. As sulfas (cotrimoxzol), polienos (anfotericina B), análogos de nucleosídeos (flucitosina), alilaminas (terbinafina), aminobenzilpenicilinas (amoxicilina) e equinocandinas (caspofungina) também foram utilizadas.[21]

As doses dos medicamentos, vias de administração e duração da terapia foram variáveis. No entanto, 88% (22 de 25) dos portadores de eumicetoma tiveram resolução da doença conforme determinado pela ausência de lesão do eumicetoma após um período de terapia. Apenas três em 25 indivíduos (12%) relataram recorrência da lesão (conforme determinado pelo reaparecimento da lesão eumicetoma após um período de cicatrização). Em um dos indivíduos, a recorrência ocorreu dentro de 6 meses de acompanhamento, enquanto nos outros dois, a recorrência foi observada em 9 anos de acompanhamento. No geral, o período de acompanhamento variou de 3 meses a 16 anos.[21]

Atualmente, o tratamento recomendado para o eumicetoma é o itraconazol 200 a 400 mg/dia, por 6 a 9 meses, seguido de ampla excisão local se a lesão não estiver totalmente curada pelo medicamento. No pós-operatório, o itraconazol é continuado até que o paciente esteja clínica, radiológica, ultrassônica e citologicamente curado.[13]

Micetomas eumicóticos, em geral, respondem pouco à terapia medicamentosa, sendo uma abordagem terapêutica desafiadora.[20] Desta forma, uma abordagem combinada de terapia médica e cirúrgica é, quase sempre, realizada. A excisão cirúrgica completa da lesão seguida por longos cursos de antifúngicos deve formar a 1ª linha de tratamento no micetoma eumicótico.[22]

Os antifúngicos triazólicos (itraconazol) são o tratamento de escolha e, geralmente, o tratamento prolongado de 1 a 2 anos é necessário, no entanto, as devidas considerações devem ser feitas em intervalos apropriados sobre a resposta e os efeitos colaterais do tratamento.[22]

Actinomicetoma

Os actinomicetomas são tratados com antibióticos, isoladamente ou em diferentes combinações, dependendo da gravidade, da disseminação e da localização da doença. Resultados terapêuticos mais satisfatórios são obtidos com a associação de antibióticos aos procedimentos cirúrgicos que variam de desbridamentos superficiais a profundos.[1]

Vários antibióticos como cotrimoxazol, dapsona, estreptomicina, trimetoprima (TMP), rifampicina e combinação de amoxicilina-ácido clavulânico, foram usados e considerados eficazes. Além disso, combinações como netilmicina com cotrimoxazol, amicacina com cotrimoxazol e rifampicina e meropenem também foram usadas.[22]

A recomendação da literatura para o tratamento de 1ª linha do actinomicetoma é o uso combinado de amicacina (15 mg/kg/dia), durante 3 semanas, com o SMX-TMP (40 mg/8 mg/kg/dia), durante 5 semanas, em doses divididas a cada 12 horas. O ciclo total é de 5 semanas. São recomendados de 1 a 4 ciclos. É obrigatória a monitorização renal e audiométrica antes, nos intervalos dos ciclos e após o tratamento.[13]

Nos casos refratários ou que apresentem alergias a essa associação, é recomendada a substituição do SMX-TMP pela amoxicilina-clavulanato e a troca da amicacina pela netilmicina. Durante a gravidez, é indicada a monoterapia com amoxicilina-clavulanato. Ainda, em casos de resistência ao SMX-TMP, associa-se à amicacina um carbapenêmico, como imipenem ou meropenem.[1]

Reis e Reis Filho optam pela associação de antibióticos aos procedimentos cirúrgicos para o tratamento dos micetomas actinomicóticos e prescrevem uso contínuo de SMX-TMP (40 mg/8 mg/kg/dia, a cada 12 horas) em combinação com amicacina (15 mg/kg/dia) associada ao carbapenêmico imipenem (1.500 mg EV), durante 3 semanas. O meropenem é um substituto do imipenem com resultados similares. Os ciclos de tratamento são realizados com intervalos de 60 a 90 dias, totalizando 6 a 8 ciclos; o SMX-TMP é mantido até o término do último ciclo. Substitutos do SMX-TMP são a doxiciclina (100 mg de 12 em 12 horas) ou a amoxicilina-clavulanato. É realizado o monitoramento da função renal, hepática e auditiva antes, durante os ciclos e ao final do tratamento. Os controles radiológicos são semestrais pela ressonância nuclear magnética.[1]

É importante realizar testes de sensibilidade aos antibióticos para confirmar a sensibilidade das cepas a estes, otimizando o uso dos antimicrobianos.[1]

Uma revisão sistemática avaliou os dados de 12 estudos e demonstrou que as drogas derivadas da sulfa (cotrimoxazol, dapsona e sulfadiazina) e as tetraciclinas (tetraciclina, doxiciclina e minociclina) foram as drogas mais utilizadas. O número de doses, vias de administração e duração da terapia foram variáveis. Dos 21 indivíduos estudados, todos tiveram resolução da doença conforme determinado pela ausência de lesão no pé de Madura após um período de terapia. Nenhuma recorrência da doença foi relatada durante os 6 meses a 16 anos de acompanhamento após a terapia.[21]

Estudos comparativos e controlados são escassos. A maioria dos dados advém de relatos e séries de casos. Um estudo realizado com 56 portadores de micetomas observou que as combinações de cotrimoxazol com dapsona ou estreptomicina foram significativamente mais eficazes do que cotrimoxazol sozinho para micetoma causado por todas as quatro espécies.[13]

Atualmente, o tratamento de 1ª linha realizado é 48 mg/kg/dia de cotrimoxazol-trimetoprima e sulfametoxazol em uma proporção de 1:5, em ciclos de 5 semanas e amicacina 15 mg/kg/dia em uma dose a cada 12 horas, por 3 semanas. O intervalo de 2 semanas de amicacina no ciclo de 5 semanas é usado com monitoramento renal e audiométrico. Em casos de resistência bacteriana à amicacina, uma alternativa é o uso de netilmicina, na dose de 300 mg/dia para adultos. Um estudo recente observou sensibilidade da *N. brasiliensis* à linezulida e estudos com murinos mostraram alta taxa de inibição dos micetomas.[20]

A antibioticoterapia combinada é preferível à monoterapia para evitar o desenvolvimento de resistência aos medicamentos e para erradicar a infecção residual. A cirurgia pode ser necessária para alguns pacientes que não respondem apenas à terapia médica.[22]

Tratamento cirúrgico

Indicações

O tratamento cirúrgico para micetoma é indicado para lesões pequenas e bem localizadas em pacientes que não estão respondendo à terapia médica a fim de reduzir lesões maciças, permitir melhor resposta à terapia e controlar a infecção bacteriana secundária, e para os casos em que a terapia medicamentosa é contraindicada, como na gravidez e lactação.[23]

A cirurgia pode ser um procedimento que salva vidas na doença avançada, complicada por infecção bacteriana secundária, sepse, envolvimento ósseo maciço e mau estado geral.[23]

Os procedimentos cirúrgicos são realizados de forma seriada; as cirurgias para remoção dos tecidos parasitados são feitas a cada 150 a 180 dias, mantendo-se o tratamento clínico de forma transversal. Essa escolha cirúrgica permite evitar a amputação dos membros dos indivíduos com micetoma. Os indivíduos são acompanhados continuamente: nos primeiros 2 anos; a cada 4 meses; até a cura clínica e radiológica, seguida de controles semestrais das recidivas pelos exames laboratoriais e radiológicos.[23]

Reis e Reis Filho, 2018, optam pelo tratamento cirúrgico tanto para lesões localizadas, pequenas, como para lesões maciças e compactas a fim de se reduzir a carga dos microrganismos e permitir melhor resposta à terapia clínica. A anestesia local exclusiva é contraindicada pela disseminação da doença por vários planos. As indicações anestésicas seguras são anestesia geral, espinhal ou bloqueio anestésico.[1]

Cuidados pré-operatórios

A excisão cirúrgica ideal é um pré-requisito para o melhor resultado do tratamento. Observações clínicas sugerem que a excisão cirúrgica incompleta realizada sob anestesia local por um cirurgião inexperiente é um fator importante para determinar a recorrência da doença.[23]

Antibióticos profiláticos são essenciais e precisam ser administrados na indução da anestesia. Em lesões de eumicetoma maciço, os antifúngicos são administrados por período de tempo que varia de 6 a 9 meses para induzir a formação de cápsula fibrosa adequada ao redor das lesões, facilitando a dissecção e a excisão cirúrgica.[23]

No micetoma, a disseminação da doença ao longo dos planos teciduais costuma ser imprevisível e a aparência externa das lesões sempre engana, inviabilizando a excisão cirúrgica completa sob anestesia local, portanto, é contraindicada a anestesia local no micetoma. A cirurgia é comumente realizada sob anestesia geral, analgesia espinhal ou anestesia em bloco.[23]

Técnica cirúrgica

As opções cirúrgicas para o tratamento de micetomas variam de ampla excisão local a excisões de debridamento repetitivo e amputações, bem como várias técnicas de cobertura de pele.[23]

O campo incruento facilitado por torniquete é obrigatório para identificar as margens da lesão na tentativa de evitar seu rompimento. Isso reduzirá os riscos de disseminação local da doença ao longo dos planos do tecido e futuras recorrências pós-operatórias.[23]

Incisões longas e generosas com boa margem de segurança ao redor da lesão no micetoma são obrigatórias para excisões cirúrgicas locais amplas e adequadas para reduzir a incidência de recorrência pós-operatória. As incisões cirúrgicas guiadas por ultrassom podem ser úteis na determinação precisa do local, do tamanho e da extensão da lesão.[23]

É interessante notar que os nervos e tendões raramente estão envolvidos no micetoma e cuidados extras devem ser observados na dissecção dessas estruturas para evitar complicações neurológicas e locomotoras pós-operatórias.[23]

Na doença avançada, o envolvimento ósseo é frequente. Os ossos são comumente cravejados de múltiplas cavidades cimentadas com grãos maciços e tecido fibroso. O desbridamento ósseo, retirando os grãos e o tecido fibroso das cavidades ósseas, deve ser feito meticulosamente.[23]

No micetoma, a infecção geralmente se espalha amplamente ao longo dos planos dos tecidos, formando bolsas profundas que não são facilmente detectadas. Essas bolsas devem ser identificadas com cuidado e precisão para reduzir a recorrência pós-operatória. Todo o tecido danificado deve ser desbridado.[23]

Após o desbridamento, deve ser aplicada irrigação completa e vigilante do campo operatório com solução salina normal para remover grãos perdidos ou tecido infectado. Por último, o campo cirúrgico deve ser enxaguado e irrigado metodicamente com solução de iodo e solução de peróxido de hidrogênio várias vezes para remover e destruir quaisquer grãos e hifas perdidos.[23]

A pele é fechada principalmente em pequenas lesões localizadas após uma ampla excisão local adequada, desde que a pele não esteja envolvida e não esteja sob forte tensão. Ocasionalmente, o enfraquecimento da pele pode ser necessário para liberar sua tensão. Em lesões grandes, as feridas podem cicatrizar com intensão secundária e tecido fibroso ou são fechadas por enxerto de pele em um estágio posterior após o desenvolvimento de bom tecido de granulação.[23]

É interessante notar que a cicatrização é adequada e rápida no micetoma, e isso pode ser explicado pelo rápido suprimento de sangue para as lesões do micetoma, conforme documentado antes, histopatológica e angiograficamente.[23]

Cuidados pós-operatórios e complicações

Pacientes com micetoma requerem analgesia pós-operatória adequada, pois, frequentemente, a dissecção e a ressecção do tecido são extensas. A circulação periférica deve ser monitorada regularmente e o curativo deve ser afrouxado no pós-operatório para evitar isquemia.

A mobilização precoce e a fisioterapia são obrigatórias para melhores resultados cirúrgicos e para evitar a rigidez articular e reduzir deformidades e incapacidades.[23]

As feridas cirúrgicas abertas requerem curativos regulares e existem diferentes soluções antissépticas em uso para esse fim. Com base em relatos da literatura e em um estudo recente sobre os efeitos de diferentes soluções antissépticas em isolados de *Madurella mycetomatis*, a solução de peróxido de hidrogênio mostrou superioridade na destruição desse organismo e, portanto, é recomendada como a solução antisséptica de escolha para curativos pós-operatórios.

A cirurgia para micetoma tem muitas complicações precoces e tardias. A complicação precoce e grave é a isquemia.[23]

A isquemia decorre, quase sempre, de lesão vascular acidental durante a dissecção cirúrgica, lesão esta comum nos dedos. Alternativamente, a isquemia pode decorrer de um curativo apertado aplicado para reduzir o sangramento reacionário. A isquemia grave frequentemente resulta em gangrena, e a isquemia leve pode causar necrose da pele e cicatrização com hipopigmentação.[23]

Lesões nervosas intraoperatórias podem causar paralisia e incapacidade. Todas essas complicações podem ser reduzidas por dissecção cirúrgica meticulosa.[23]

A infecção da ferida é uma complicação pós-operatória reconhecida particularmente em pacientes com infecção bacteriana secundária pré-operatória. Para se reduzir esse risco, é essencial administrar os antibióticos profiláticos apropriados na indução da anestesia e continuá-los no pós-operatório conforme necessário.[23]

As complicações tardias incluem deformidades, deficiências, úlceras que não cicatrizam e cicatrizes cirúrgicas espessas, comumente resultantes de cicatrização por segunda intenção, ou secundária e fibrose. Essas complicações podem ser reduzidas com enxerto de pele da ferida, fisioterapia meticulosa e uso de sapatos especiais.[23]

A taxa de recorrência pós-operatória varia de 25% a 50%. A recorrência pós-operatória pode ser local, distante nos linfonodos regionais, ou mais além para órgãos distais como o pulmão, cavidade abdominal ou medula espinhal. Esta recorrência pode ser resultante da biologia da doença e do comportamento com capacidade de recorrência inerente, excisão cirúrgica inadequada em virtude do uso de anestesia local, falta de experiência cirúrgica ou adesão ao medicamento decorrente de restrições financeiras e de falta de educação em saúde.[23]

Além disso, os organismos geralmente ficam incrustados nos grãos e no material de cimento, o que confere aos organismos maior proteção contra os mecanismos de defesa corporal e antifúngicos, contribuindo para a recorrência pós-operatória.[23]

Em alguns casos, foi observado, nos cortes histopatológicos, que hifas fúngicas estavam presentes livres em diferentes planos de tecidos, permitindo sua ampla disseminação e dificultando sua identificação durante a cirurgia, gerando outros motivos de recorrência.[23]

Controle de cura

Como o tratamento é prolongado, poucos indicadores podem ser usados para definir o ponto final do tratamento, incluindo normalização da pele, desaparecimento da massa, cicatrização dos orifícios de drenagem e eliminação de organismos do tecido evidenciado pela ausência de grãos na citologia aspirativa por agulha fina com uma reação tecidual do tipo 3 e o desaparecimento dos grãos e cavidades na ultrassonografia.[22]

O exame radiológico é fundamental para o acompanhamento dos indivíduos em tratamento médico e para a garantia da cura. Geralmente mostra o reaparecimento do padrão ósseo normal e o desaparecimento da massa de tecido mole.[22]

Referências bibliográficas

1. Reis CMS, Reis Filho EGM. Mycetomas: an epidemiological, etiological, clinical, laboratory and therapeutic review. An Bras Dermatol. 2018 Jan-Feb;93(1):8-18. doi: 10.1590/abd1806-4841.20187075.
2. Ahmed AA, Sande WW, Fahal AH. Mycetoma laboratory diagnosis: review article. PLoS Negl Trop Dis. 2017 Aug 24;11(8):e0005638. doi: 10.1371/journal.pntd.0005638. PMID: 28837657; PMCID: PMC5570215.
3. Dubey N, Capoor MR, Hasan AS, Gupta A, Ramesh V, Sharma S et al. Epidemiological profile and spectrum of neglected tropical disease eumycetoma from Delhi, North India. Epidemiology and Infection. 2019;147:e294.1-8. doi: 10.1017/S0950268819001766.
4. Fahal AH, Suliman SH, Hay R. Mycetoma: the spectrum of clinical presentation. Trop Med Infect Dis. 2018 Sep 4;3(3):97. doi: 10.3390/tropicalmed3030097. PMID: 30274493; PMCID: PMC6161195.
5. Venkatswami S, Sankarasubramanian A, Subramanyam S. The madura foot: looking deep. Int J Low Extrem Wounds. 2012 Mar;11(1):31-42 [Epub 2012 Feb 14]. doi: 10.1177/1534734612438549. PMID: 22334597.
6. Arenas R, Vega-Mémije ME, Rangel-Gamboa L. Eumicetoma: actualidades y perspectivas. Gac Med Mex. 2017;153(7):841-51. doi: 10.24875/GMM.17002917. PMID: 29414948.
7. Sande WW, Fahal A, Ahmed SA, Serrano JA, Bonifaz A, Zijlstra E; Eumycetoma Working Group. Closing the mycetoma knowledge gap. Med Mycol. 2018 Apr 1;56(Suppl 1):153-64. doi: 10.1093/mmy/myx061. PMID: 28992217.
8. Hay RJ, Asiedu KB, Fahal AH. Mycetoma: a long journey out of the shadows. Trans R Soc Trop Med Hyg. 2020 Dec 14:162 [Epub ahead of print]. doi: 10.1093/trstmh/traa162. PMID: 33313922.
9. Sande WW, Fahal AH, Goodfellow M, Mahgoub S, Welsh O, Zijlstra EE. Merits and pitfalls of currently used diagnostic tools in mycetoma. PLoS Negl Trop Dis. 2014 Jul 3;8(7):e2918. doi: 10.1371/journal.pntd.0002918. PMID: 24992636; PMCID: PMC4080999.
10. Emery D, Denning DW. The global distribution of actinomycetoma and eumycetoma. PLoS Negl Trop Dis. 2020 Sep 24;14(9):e0008397. doi: 10.1371/journal.pntd.0008397. PMID: 32970667; PMCID: PMC7514014.
11. Ali RS, Newport MJ, Bakhiet SM, Ibrahim ME, Fahal AH. Host genetic susceptibility to mycetoma. PLoS Negl Trop Dis. 2020 Apr 30;14(4):e0008053. doi: 10.1371/journal.pntd.0008053. PMID: 32352976; PMCID: PMC7192380.
12. Emmanuel P, Dumre SP, John S, Karbwang J, Hirayama K. Mycetoma: a clinical dilemma in resource limited settings. Ann Clin Microbiol Antimicrob. 2018 Aug 10;17(1):35. doi: 10.1186/s12941-018-0287-4. PMID: 30097030; PMCID: PMC6085652.
13. Zijlstra EE, Sande WW, Welsh O, Mahgoub ES, Goodfellow M, Fahal AH. Mycetoma: a unique neglected tropical disease. Lancet Infect Dis. 2016 Jan;16(1):100-12. doi: 10.1016/S1473-3099(15)00359-X. PMID: 26738840.
14. Nenoff P, Sande WW, Fahal AH, Reinel D, Schöfer H. Eumycetoma and actinomycetoma: an update on causative agents, epidemiology, pathogenesis, diagnostics and therapy. J Eur Acad Dermatol Venereol. 2015 Oct;29(10):1873-83 [Epub 2015 Feb 27]. doi: 10.1111/jdv.13008. PMID: 25726758.
15. Bienvenu AL, Picot S. Mycetoma and chromoblastomycosis: perspective for diagnosis improvement using biomarkers. Molecules. 2020 Jun 2;25(11):2594. doi: 10.3390/molecules25112594.
16. Verma P, Jha A. Mycetoma: reviewing a neglected disease. Clin Exp Dermatol. 2019 Mar;44(2):123-9 [Epub 2018 May 28]. doi: 10.1111/ced.13642. PMID: 29808607.
17. Lim W, Siddig E, Eadie K, Nyuykonge B, Ahmed S, Fahal A et al. The development of a novel diagnostic PCR for Madurella mycetomatis using a comparative genome approach. PLoS Neglected Tropical Diseases. 2020;14(12):e0008897. doi: 10.1371/journal.pntd.0008897.
18. Arastehfar A, Lim W, Daneshnia F, Sande WW, Fahal AH, Desnos-Ollivier M et al. Madurella real-time PCR: a novel approach for eumycetoma diagnosis. PLoS Neglected Tropical Diseases. 2020;14(1):e0007845. doi: 10.1371/journal.pntd.0007845.
19. Basirat A, Boothe E, Mazal AT, Mansoori B, Chalian M. Soft tissue mycetoma: "dot-in-circle" sign on magnetic resonance imaging. Radiol Case Rep. 2020 Feb 22;15(5):467-73. doi: 10.1016/j.radcr.2020.01.024. PMID: 32123555; PMCID: PMC7036743.
20. Welsh O, Vera-Cabrera L, Salinas-Carmona MC. Mycetoma. Clin Dermatol. 2007 Mar-Apr;25(2):195-202. doi: 10.1016/j.clindermatol.2006.05.011. PMID: 17350499.
21. Salim AO, Mwita CC, Gwer S. Treatment of Madura foot: a systematic review. JBI Database System Rev Implement Rep. 2018 Jul;16(7):1519-36. doi: 10.11124/JBISRIR-2017-003433. PMID: 29995713.
22. Relhan V, Mahajan K, Agarwal P, Garg VK. Mycetoma: an update. Indian J Dermatol. 2017 Jul-Aug;62(4):332-40. doi: 10.4103/ijd.IJD_476_16. PMID: 28794542; PMCID: PMC5527712.
23. Suleiman SH, Wadaella S, Fahal AH. The surgical treatment of mycetoma. PLoS Negl Trop Dis. 2016 Jun 23;10(6):e0004690. doi: 10.1371/journal.pntd.0004690. PMID: 27336736; PMCID: PMC4919026.

Capítulo 27

Zigomicose

Silvio Alencar Marques

Introdução

"Zigomicose" é termo que engloba infecções causadas por fungos pertencentes ao filo Glomeromycota, subfilo Mucoromycotina e Entomophthoromycotina.[1] Espécies pertencentes a essas classificações são responsáveis por enfermidades denominadas "mucormicose" e "entomoftoromicose", que, por apresentar epidemiologia, etiopatogenia, clínica e prognósticos distintos, serão estudadas separadamente. Ainda que historicamente o termo "zigomicose" tenha sido utilizado como sinônimo para mucormicose, neste capítulo utilizaremos o que nos parece mais correto e que vem sendo mais utilizado na literatura médica recente, que é a denominação "mucormicose", forma estrita e específica à enfermidade causada por Mucorales.

Mucormicose

Conceitos e etiologia

Corresponde à infecção fúngica oportunista, cosmopolita, universal, causada por espécies de diferentes gêneros, em geral de comportamento agressivo, rapidamente evolutiva e associada a altos índices de mortalidade. Os gêneros mais prevalentes são Rhizopus, Mucor e Lichtheimia (previamente denominada "Absidia") e menos frequentemente Rhizomucor, Mortierella, Saksenaea, Syncephalastrum, Cunninghamella, e Apophysomyces.[1,2] Sendo as espécies mais comuns *Mucor insidious*, *M. racemosus*, *Rhizopus arrhizus*, *R. azygosporus*, *R. microsporus*, *Cunninghamella bertholletiae*, *Lichtheimia corymbifera*, *Apophysomyces elegans* e *Saksenaea vasiformis*. Esses gêneros e espécies são encontrados na comunidade e mesmo em ambiente hospitalar.

Epidemiologia

A infecção é majoritariamente comunitária, mas não é raro ocorrer em ambiente hospitalar e, nesse ambiente, em decorrência de procedimentos até mesmo rotineiros como venopunção. Sugere-se que a mucormicose corresponda à terceira infecção fúngica mais frequente em imunossuprimidos seguida à candidose e à aspergilose, com incidência crescente nas últimas décadas.[3,4] Os predisponentes mais frequentes são a cetoacidose diabética, neoplasias hematológicas/neutropenia, transplante de medula óssea, transplante de órgãos sólidos, corticosteroideterapia sistêmica, tratamento com desferroxamina, má nutrição, uso parenteral de drogas ilícitas, traumas, queimaduras, uso de cateteres, pontos de venopunção e mesmo ausência de predisponente identificável. Nos países menos desenvolvidos, o fator mais frequente seria a cetoacidose diabética e, nos demais, neoplasias hematológicas/neutropenia. Em publicação de 2005, em que foram revistos casos de zigomicose publicados de 1940 a 2003, o total de 929 casos preencheu os requisitos de confirmação diagnóstica, correspondendo 862 à mucormicose e 67 casos à entomoftoromicose.[5] No conjunto dos casos, a associação com diabetes *melittus* (DM) foi a mais prevalente, 36% do total, dos quais 80% correspondentes à DM tipo II; seguida por neoplasias malignas com 17% e transplante de órgão sólido com 7%.[5] Ainda nessa publicação, a média de idade foi de 38,8 anos; a relação sexo masculino/feminino foi de 1,86/1. Em publicação de 2008, correspondendo a 3 anos de registro de casos na França, em 101 eventos, dos quais 60 comprovados e 41 prováveis, a associação mais frequente foi com neoplasias hematológicas em 50% dos casos,

DM em 23% e traumas em 18%.[6] Também nesse estudo, o sexo masculino foi o mais acometido (58%) e a média de idade, de 50,7 anos. Importante ressaltar que mucormicose não é rara em prematuros com má nutrição e em crianças imunossuprimidas e que, nesses casos, o predisponente relatado como o mais frequente foi a neoplasia hematológica, associada em 58% dos casos diagnosticados abaixo de 18 anos de idade.[7] Alguns dados sugerem taxa de infecção de 0,43/milhão de habitantes na Espanha[8] e 1,7/milhão na região de São Francisco, nos Estados Unidos.[9] Dado adicional recente, em publicação de 2015, informa que, em 557 pacientes transplantados de medula, a incidência de mucormicose foi de 0,89% (5/557), sendo que quatro pacientes em vigência de corticosteroideterapia por quadro agudo de doença enxerto contra hospedeiro.[10] Em 2019, Jeong et al.[11] publicaram revisão sistemática e metanálise em mucormicose, seguindo os critérios PRISMA compreendendo o período de publicações entre 2000 e 2017. Os autores identificaram 851 casos que preencheram critérios de diagnóstico, com média de idade de 51 anos, 63% do sexo masculino, com o DM a associação mais frequente, 40%; seguida por neoplasias hematológicas, 32%, das quais a leucemia mieloide aguda prevaleceu com 42%.[11] Nesse mesmo estudo, a terceira causa mais frequente foram transplantes de órgãos sólidos com 14%. Como fator predisponente mais imediato, a corticosteroideterapia estava presente em 33%, neutropenia em 20% e trauma de diferentes tipos em 20% dos casos. O índice de mortalidade geral, na média dos diferentes subtipos clínicos, foi de 46%. Importante ressaltar que o diagnóstico de mucormicose também ocorreu em parcela significante de pacientes sem causa imunossupressora aparente.[11]

É de se esperar que, como em outras infeções oportunistas, a incidência da mucormicose seja crescente, consequência da longevidade, aumento de sobrevida dos pacientes oncológicos, DM mal controlado, crescente uso de imunomoduladores em portadores de doenças crônicas autoimunes e mesmo eventual impacto socioeconômico e nutricional decorrente da pandemia pelo SARS-CoV-2.

Etiopatogenia

As espécies de fungos que causam a mucormicose são angioinvasivas, agressivas em ambientes de imunossupressão, neutropenia, redução de atividade macrofágica, cetoacidose e situações em que íons de Fe^{2+} estão circulando dissociados de proteínas carreadoras ou em tratamento com desferroxamina, que deslocam íons de Fe^{2+} de tecidos para o soro. Íons de Fe^{2+} atuam como estimulante ao crescimento e fixação de células fúngicas dos Mucorales eventualmente em circulação.

A infecção é consequência de inalação de esporos a partir do meio ambiente e que podem evoluir para doença em pacientes susceptíveis. Ou por inoculação quando de procedimentos intra-hospitalar e por inoculação diretamente na pele em pacientes em politrauma ou grandes queimados.

A via de contágio, o volume de inóculo e a capacidade de resposta pelo hospedeiro são determinantes do espectro clínico a se desenvolver e da morbimortalidade subsequente. Pacientes com DM apresentam diversas alterações na capacidade de resposta a infecções, sintetizadas em níveis baixos de complemento C4 associados à disfuncionalidade de neutrófilos, redução de resposta a citocinas, menor liberação de IL-1 e IL-6 em resposta a estímulo infeccioso, redução da resposta imunocelular, reduzida quimiotaxia de neutrófilos e reduzida atividade fagocítica. Detalhada e extensa discussão relativa à interação entre DM, resposta imune e infecção fúngica causada por Mucorales, incluindo o impacto da cetoacidose, foge do escopo desse capítulo e é amplamente estudada na publicação de Morales-Franco B et al.[12]

Importante acrescentar que, além dos fatores relacionados à resposta imune ou a situações facilitadoras por parte do hospedeiro, há que se considerar fatores de virulência associados aos Mucorales, em particular a capacidade de certas espécies, em especial *R. oryzae*, de utilizarem íons de Fe^{2+} não ligados a proteínas carreadoras disponíveis no plasma do hospedeiro com cetoacidose. O estado de cetoacidose também permite o aumento de expressão de ligantes na superfície celular de Mucorales e o aumento da expressão de receptores no endotélio vascular que amplia o risco e o potencial de invasão do fungo.[1,13]

A invasão da corrente sanguínea está relacionada à interação entre proteína na superfície do esporo do fungo (*spore-coating protein family* – CotH), no caso estudado *Rhizopus* spp., e proteína presente no endotélio vascular denominada de *glucose regulator protein 78* (GRP78).[13] Essa interação provoca dano celular no endotélio, fixação do fungo e parede do vaso, com invasão da corrente sanguínea e subsequente disseminação hematogênica do fungo. Níveis elevados de glicose, ferro e corpos cetônicos facilitam o crescimento do fungo, induzem a expressão de CotH e GRP78 e resultam em aumento da capacidade invasiva. Neutropenia, linfopenia, utilização de fármacos imunossupressores ou imunomoduladores reduzem a capacidade de defesa inata e adaptativa e, de forma isolada ou em conjunto, facilitam a multiplicação do fungo no tecido acometido, posterior disseminação e consequente morbimortalidade.[13]

Clínica

A classificação clínica mais utilizada é a que leva em consideração a região anatômica comprometida e ao menos seis tipos clínicos são os prevalentes:

1. rinocerebral;
2. pulmonar;
3. cutânea;
4. gastrointestinal;
5. disseminada;
6. formas raras, como endocardite, osteomielite, peritonite e infecção renal.[14]

Importante ter claro que qualquer espécie pode causar qualquer dos subtipos clínicos citados. E, consequente à invasão vascular pelo fungo, necrose tecidual é a manifestação clínica mais importante e, quando presente na pele, torna-se elemento semiológico a ser valorizado.

Mucormicose rinocerebral

É a mais comum das formas clínicas e particularmente associada ao DM mal controlado ou em cetoacidose, porém, pode ocorrer relacionada a outros predisponentes. A fonte de contágio é a inalação de esporângios, fixação nas paredes da nasofaringe e desenvolvimento de infecção nos seios paranasais com rápida progressão para tecidos contíguos, incluindo a órbita e a pele. Extração dentária como fonte de infecção em pacientes com predisponente tem sido relatada.[15] O habitual é que ocorra invasão do seio esfenoidal e, na sequência, seio cavernoso, palato, órbita e cérebro. Nesse percurso, pode haver disseminação hematogênica com disseminação da infecção. As manifestações clínicas iniciais são de dor na região dos seios da face, congestão nasal, rinorreia sero-hemorrágica, seropululenta, seguida por edema periorbital homolateral, coloração eritematoviolácea edematosa periorbicular, ptose palpebral, oftalmoplegia, proptose ocular, borramento e mesmo perda aguda da visão, paralisia facial, cefaleia e sinais de necrose do palato, demais regiões da cavidade oral e, concomitante, edema, eritema violáceo, vesicobolhas, exulceração, ulceração e necrose da pele, a sinalizarem a gravidade do processo em curso (Figuras 27.1 a 27.6). Febre é de ocorrência variável, observada em torno de 50% dos casos.[3,11] A progressão de fenômenos é rápida e nem todas as alterações citadas necessitam estar presentes para a suspeita diagnóstica. Não raro, as hipóteses iniciais são de sinusite ou de celulite periorbital. A mortalidade é alta, chegando a 75% dos casos a depender do tempo de diagnóstico e da instalação de medidas terapêuticas clinicocirúrgicas apropriadas, incluindo a intervenção, correção ou reversão dos fatores predisponentes identificados.[11]

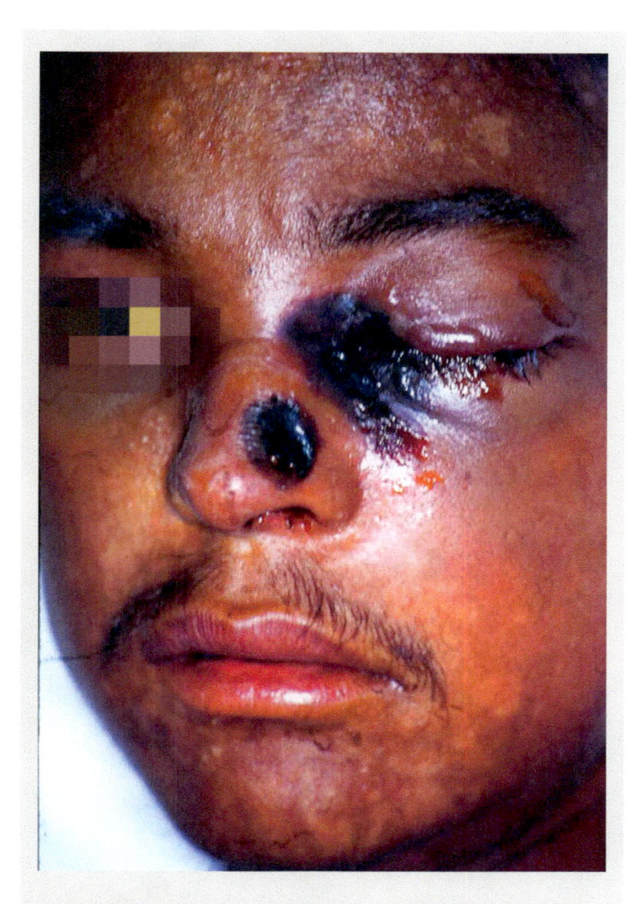

Figura 27.1. Mucormicose rinocerebral em paciente portador de lúpus eritematoso sistêmico em tratamento com corticosteroide oral. Lesões vesicobolhosas de conteúdo sero-hemático e áreas de necrose cutânea. Terceiro dia de evolução. Tratamento com anfotericina B desoxicolato. Evolução fatal.

Fonte: Acervo da autoria do capítulo.

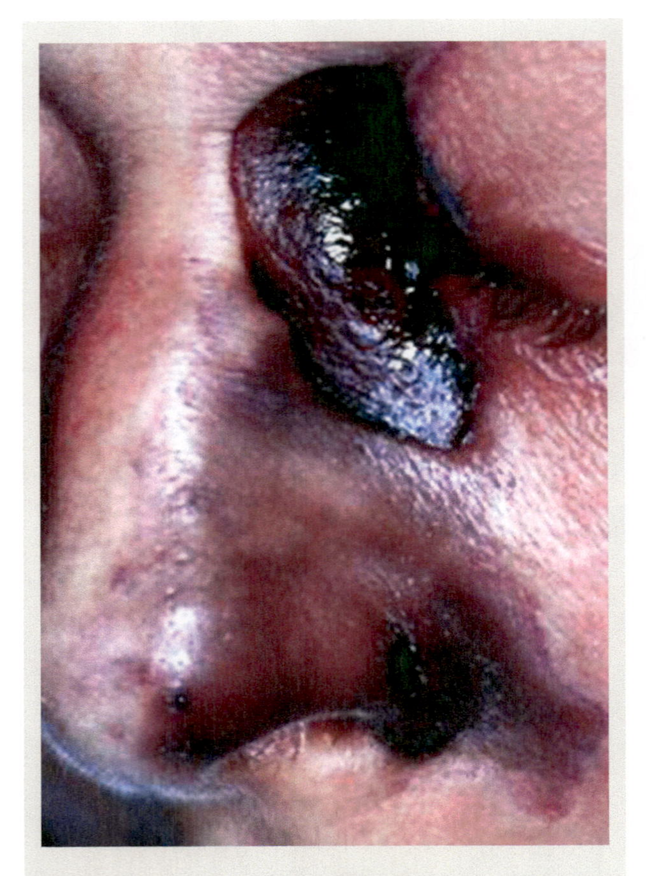

Figura 27.2. Mucormicose rinocerebral em paciente em cetoacidose. Necrose cutânea. Quarto dia de evolução. Tratamento com anfotericina B desoxicolato. Evolução fatal.

Fonte: Faculdade de Medicina de Botucatu – Unesp.

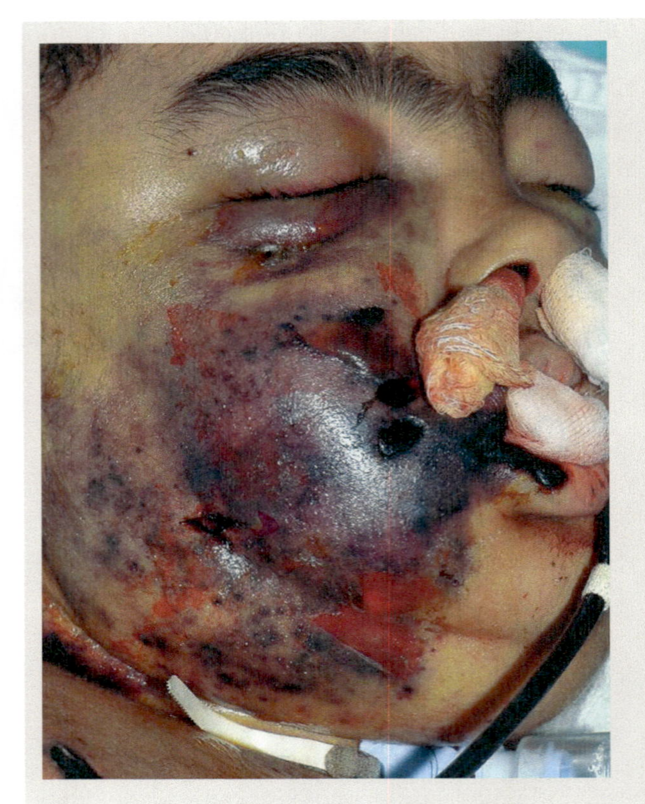

Figura 27.3. Mucormicose rinocerebral em paciente com leucemia mieloide aguda. Edema, infiltração cutânea, vesicobolhas de conteúdo seroso e hemático, áreas exulceradas, necrose cutânea e rinorreia sanguinolenta. Oitavo dia de evolução. Tratamento com anfotericina B desoxicolato e voriconazol. Evolução fatal.

Fonte: Faculdade de Medicina de Botucatu – Unesp.

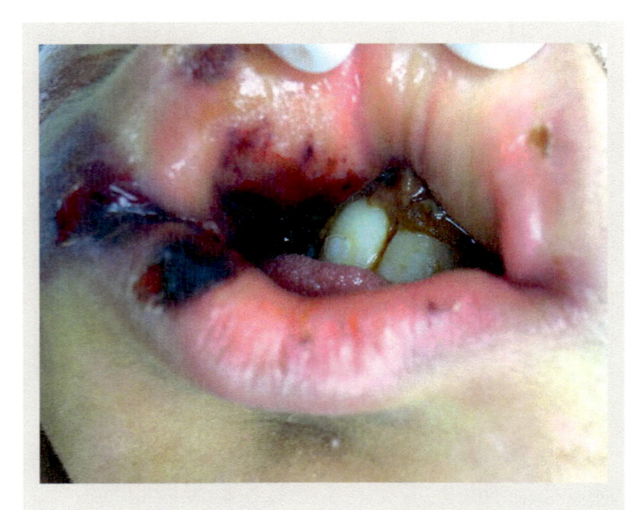

Figura 27.4. Mucormicose rinocerebral. Mesmo paciente da Figura 27.3. Comprometimento de mucosa jugal e lábios. Presença de eritema, edema e necrose.

Fonte: Faculdade de Medicina de Botucatu – Unesp.

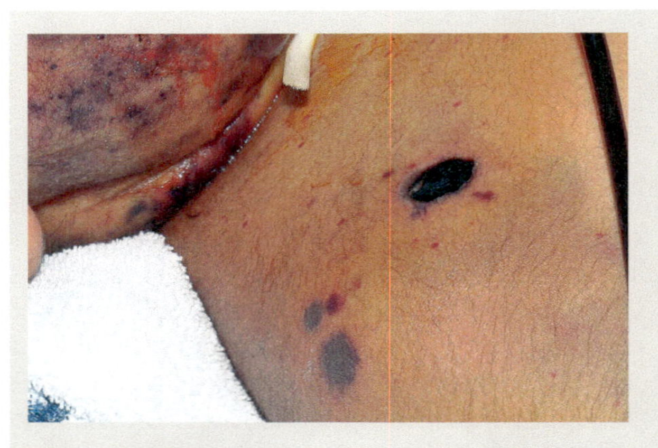

Figura 27.5. Mucormicose rinocerebral. Mesmo paciente da Figura 27.3. Lesões cutâneas à distância do foco inicial. Necrose cutânea. Disseminação hematogênica com imagem clínica equivalente a ectima gangrenoso. Décimo segundo dia de evolução.

Fonte: Faculdade de Medicina de Botucatu – Unesp.

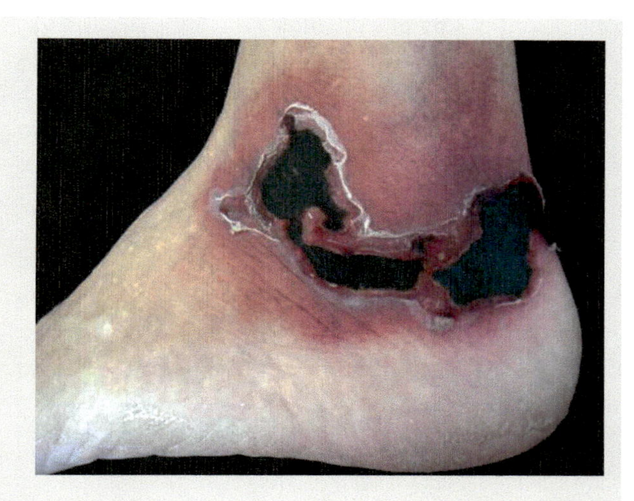

Figura 27.6. Mucormicose cutânea. Paciente transplantado renal. Lesões ulceronecróticas. Tratamento com itraconazol. Recuperação com cicatrização.
Fonte: Faculdade de Medicina de Botucatu – Unesp.

Mucormicose pulmonar

Ocorre mais frequentemente em pacientes neutropênicos de diferentes etiologias, em particular pacientes com neoplasias hematológicas e pacientes pós-transplante de órgãos sólidos. A mortalidade é igualmente alta de até 76% dos casos.[3,11] As manifestações iniciais incluem febre, tosse não produtiva e dificuldades respiratórias que são inespecíficas e que se superpõem a quadros infecciosos bacterianos, fúngicos de diferentes etiologias e mesmo de etiologia viral como causa de insuficiência respiratória grave. A mucormicose pulmonar pode evoluir com comprometimento endobrônquico e traqueal causando obstrução e colapso pulmonar. Embora menos comum, pode progredir para mediastino, pericárdio e pleura com formação de derrame. Os sinais radiológicos não são específicos e apresentam-se como infiltração, consolidação, nódulos, cavitações, atelectasia, linfonodomegalia hilar e mediastinal.[16] Nos pacientes imunossuprimidos, o diagnóstico diferencial principal é com a aspergilose pulmonar.

Mucormicose cutânea

O comprometimento cutâneo pode resultar de inoculação direta na pele, o que se denomina "mucormicose cutânea primária", ou como resultado de lesão cutânea por progressão da infecção a partir de foco adjacente, como ocorre na forma rinocerebral, ou como produto de disseminação hematogênica do fungo, o que é mais raro. Em revisão de 115 casos com envolvimento cutâneo, a forma cutânea primária foi identificada em 18 pacientes (11,5%). Destes, oito casos ocorreram em lesões abertas produto de trauma, oito associados a fitas adesivas para fixação de sondas nasogástricas e dois casos em locais de venopunção. Em cinco dos casos, o predisponente foi a presença de quadros leucêmicos agudos e, em sete casos, não foi possível a definição do fator predisponente. Os agentes mais diagnosticados foram o *Rhizopus arrhizus* em 38,8% dos pacientes e *Lichtheimia corymbifera* em 27,7%.[17] As manifestações clínicas são variáveis, podendo ser rapidamente evolutivas, com sinais de necrose precoce, disseminação e alta letalidade. Ou, de forma menos agressiva, com lesão eritematovioIácea, infiltrada, dolorosa e progressivamente desenvolvendo a escara necrótica. Nesse processo evolutivo, pode comprometer estruturas mais profundas até o nível ósseo. A presença de lesão com necrose em leito eritematoedematoso sem causa aparente indica diagnósticos diferenciais com pioderma gangrenoso, ectima gangrenoso e fasciíte necrotizante e fazem-se mandatórios investigação imediata por biópsia para exame anatomopatológico, coleta de amostras para exame direto e cultivo para fungos e bactérias, por exemplo, amostras obtidas por biópsias.[3,17]

Mucormicose gastrointestinal

Trata-se de forma rara de mucormicose e em apenas em 25% dos casos diagnosticada *ante mortem*.[11] O quadro é mais prevalente em neonatos prematuros, crianças com desnutrição pronunciada, pacientes com neoplasias hematológicas, DM mal controlado e corticosteroideterapia prolongada. A fonte de contágio mais importante é a de alimentos contaminados.[11,14] O estômago é o órgão mais frequentemente acometido, seguido por cólon e íleo. O quadro pode ser revelado por perfuração gástrica associada a sangramento profuso do trato gastrointestinal superior, em neonatos prematuros por enterocolite necrotizante e em neutropênicos por massa ileocecal. A mucormicose gastrointestinal também pode comprometer o fígado, baço e pâncreas, invadir parede intestinal, resultando em perfuração intestinal, sangramento, sepse e óbito.[11,14,18-21]

Mucormicose disseminada

Qualquer dos focos primários pode evoluir para disseminação da infeção, particularmente a partir dos pulmões. A disseminação é associada à circulação de íons livres de Fe^{2+}, imunossupressão acentuada, neutropenia, neoplasias hematológicas agudas e pacientes em altas doses de corticosteroideterapia. O quadro clínico é aquele sugestivo de sepse e lesões cutâneas secundárias tipo ectima gangrenoso são sentinelas do comprometimento sistêmico e auxiliar o diagnóstico. O índice de letalidade é altíssimo e a chance de sobrevivência é decorrente do diagnóstico precoce, intervenção terapêutica eficaz e correção, se possível, da imunossupressão subjacente.

Formas clínicas raras

São citadas a endocardite específica em pacientes usuários de drogas ilícitas intravenosa, portadores ou não de próteses valvares cardíacas;[11] a psteomielite em ossos longos ou não, por contaminação exógena em politraumatizados ou seguindo-se a procedimentos cirúrgicos;[11] a mucormicose renal, igualmente em usuários de drogas ilícitas via intravenosa ou, pós-transplante, e manifestando-se por hematúria, dor no flanco e insuficiência renal anúrica.[22]

Diagnóstico

É crucial que ocorra a suspeição diagnóstica o mais precocemente possível, levando-se em conta o padrão clínico, os sinais dermatológicos quando presentes e os predisponentes existentes. Coleta de material para exame direto, biópsia para cultivo em meio para fungos e bactérias, biópsia para exame histopatológico, amostras para reação de cadeia de polimerase (PCR) no soro ou em amostra de tecido e exames de imagens devem ser utilizados de forma imediata e concomitante para que se obtenham, o quanto antes, o diagnóstico definitivo e a extensão do acometimento. Os achados histopatológicos evidenciam edema e necrose da epiderme e dos tecidos eventualmente representados, com presença de hifas largas tortuosas, com ramificação em ângulo reto e raras septações, visíveis na coloração pela hematoxilina e eosina e na coloração de Grocott-Gomori ou PAS. Hifas são visíveis em grande quantidade no interior e ao redor de vasos de pequeno e médio calibre com a formação de trombos. O infiltrado inflamatório é proporcionalmente escasso e de padrão linfo-histiocitário e neutrofílico (Figuras 27.7 a 27.9). O cultivo de amostra de tecido não deve ser subestimado, pois os Mucorales são de crescimento rápido e permitem diagnóstico ao menos quanto ao gênero, por características macro e microscópicas, e têm importância clínica e acadêmica. A colônia é filamentosa, algodonosa, abundante e de coloração creme (Figura 27.10). Da mesma forma, o exame direto de material coletado da lesão permite, em mãos treinadas, a visualização de hifas e diagnóstico praticamente imediato e a baixo custo. Para mucormicose pulmonar, a intepretação adequada dos achados da tomografia computadorizada resulta na compatibilidade diagnóstica em alto percentual de casos.

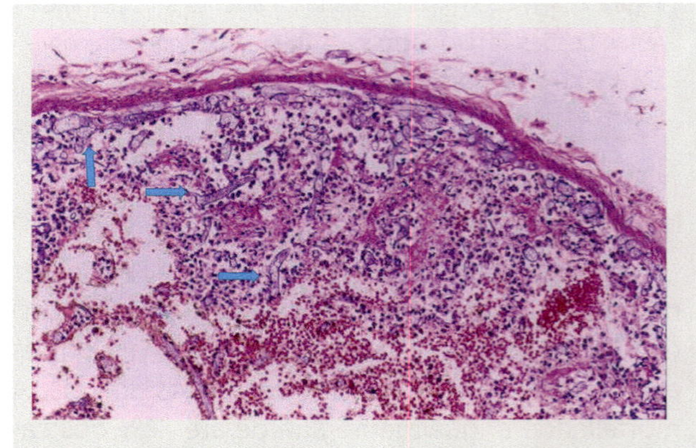

Figura 27.7. Mucormicose. Paciente da Figura 27.1. Necrose da epiderme. Edema e infiltrado inflamatório linfo-histiocitário da derme. Inúmeras hifas largas, não septadas, ramificação em ângulo reto (setas). Hematoxilina e eosina 100×.
Fonte: Acervo da autoria do capítulo.

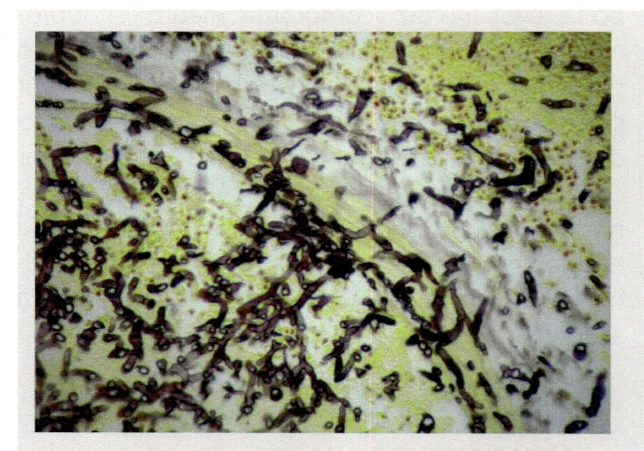

Figura 27.8. Mucormicose. Paciente Figura 27.1. Hifas no intra e extravascular de artéria meníngea com trombose e dilatação da parede. Grocott-Gomori 200×.
Fonte: Acervo da autoria do capítulo.

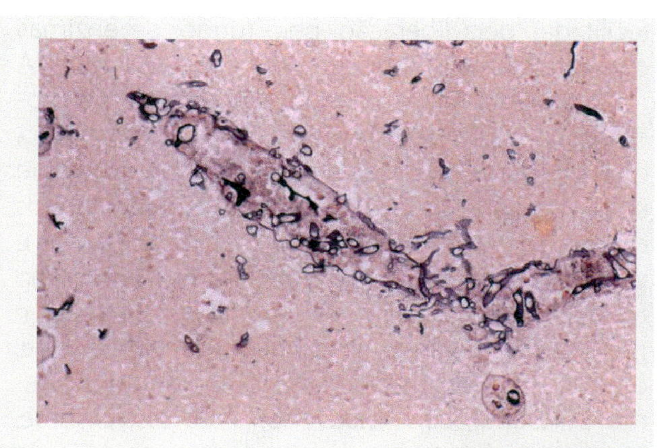

Figura 27.9. Mucormicose. Paciente Figura 27.1. Hifas na parede vascular de arteríola no sistema nervoso central. Grocott-Gomori 100×.
Fonte: Faculdade de Medicina de Botucatu – Unesp.

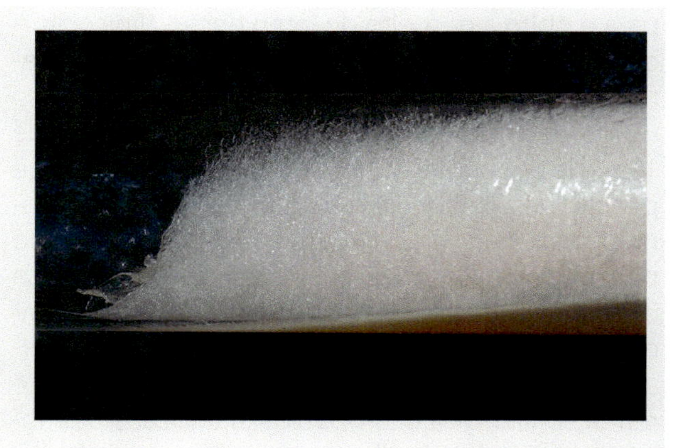

Figura 27.10. Mucormicose cutânea. Cultivo em ágar Sabouraud – dextrose. Cultura filamentosa, algodonosa, cor branco a creme. *Rizhopus* ssp. (paciente da Figura 27.6).
Fonte: Faculdade de Medicina de Botucatu – Unesp.

Tratamento

O tratamento da mucormicose reveste-se de grande desafio e apresenta melhor prognóstico nas formas cutâneas primárias exclusivas. Em princípio, há que se apoiar no tripé: medicação antifúngica, interferência nos predisponentes e intervenção cirúrgica. Antifúngicos devem ser iniciados antes mesmo da confirmação diagnóstica. Em havendo suspeita clínica, com razoável grau de embasamento, deve-se iniciar o tratamento ao mesmo tempo do encaminhamento dos exames. Idealmente, a suspeita deve ser feita já no primeiro atendimento do paciente, com base na história clínica de curta duração, rapidamente evolutiva, predisponentes informados, sinais semiológicos dermatológicos e oftalmológicos presentes e exame clinico geral. Internação em regime de urgência e em regime de cuidados intensivos é necessário. Acesso venoso central, monitorização e ampla gama de exames bioquímicos, sorológicos e de imagem são indicados. Interferência nos predisponentes e redução ou retirada de medicação imunossupressora são mandatórias. A identificação de possível cetoacidose diabética e respectiva correção são essenciais. Utilizar quelantes de íons de Fe^{2+} pode estar indicado. Anfotericina B desoxicolato ou anfotericina lipossomal são de 1ª escolha nas doses de 0,75 a 1 mg/kg/dia e entre 5 a 10 mg/kg/dia, respectivamente. Se a disponibilidade for apenas da anfotericina B desoxicolato, estratégias para redução do dano renal, dos efeitos pirogênicos da infusão e da flebite devem ser instituídas desde o início do tratamento. Derivados triazólicos têm sido utilizados, tais como o posaconazol na dose de 800 mg/dia, subdividido em duas tomadas de 400 mg, a cada 12 horas.[23] Entretanto, é importante salientar que casos de mucormicose ocorreram em pacientes em vigência de quimioprofilaxia com o posaconazol.[24] Isavuconazol, também derivado triazólico, tem sido utilizado na dose de 600 mg/dia, com resultados, no entanto, não superiores aos observados com anfotericina B lipossomal.[25-28] Intervenção cirúrgica está indicada e deve ser praticada à luz das evidências do exame clinico especializado, de imagens e das condições técnicas e clínicas. Usualmente, são intervenções cirúrgicas agressivas, mutilantes, pois todo o tecido necrótico ou com sinais de sofrimento deve ser excisado. Caso haja intervenção cirúrgica, é mister estar atento à coleta de material para histopatológico e cultura de amostras do material excisado. Tentativa de imunoestimulação com o uso do nivolumab e interferon-gama (IFN-γ) foi objeto de publicação com resultados promissores, o que pode ser iniciativa adjuvante quando de acesso possível.[29]

Entomoftoromicose

O subfilo Entomophthoromycotina compreende dois gêneros de fungos saprobióticos e oportunistas. É capaz de provocar doença humana, eventualmente grave, ainda que não tenham comportamento angioinvasivo e apresentem menor virulência e patogenicidade quando comparados com os Mucorales. Os gêneros *Basidiobolus* spp. e *Conidiobolus* spp. são os representantes desse subfilo e classicamente são fungos ubíquos na natureza com distribuição predominante em regiões tropicais e subtropicais. Conceitualmente, a basidiobolomicose se caracteriza por comprometimento subcutâneo ou sistêmico de localização preferencial em áreas com abundante tecido gorduroso e a conidiobolomicose é praticamente restrita à região rinofacial no paciente imunocompetente, porém pode provocar lesão rinocerebral no paciente inumocomprometido.[30]

Epidemiologia

As entomofitoromicoses são enfermidades raras, com incidência em países da África, América Central e do Sul, incluindo o Brasil. Embora provoquem manifestações clínicas distintas epidemiologicamente têm distribuição geográfica e ecologia semelhantes. *Basidiobolus* spp. é encontrado em vegetais em decomposição, fezes de anfíbios e de répteis e isolado em sapos (daí a denominação original ao fungo de *Basidiobolus ranarum*). Não apenas a espécie humana pode se infectar, existindo relatos em cães e equinos. Os países de maior prevalência são a Índia, Paquistão, países da África e mesmo da América do Sul. Casos foram relatados na Inglaterra e Estados Unidos.[30] *Conidiobolus* spp. são amplamente distribuídos na natureza com isolamento a partir do solo e vegetais em decomposição e geograficamente encontrados na Índia, Estados Unidos, Reino Unido, América Central e do Sul, regiões do Caribe e países da África e Ásia. No Brasil, o número de casos publicados somou 29 até o ano de 1998 e com publicações isoladas após esse período.[31-35] Importante salientar que a conidiobolomicose tem importância em medicina veterinária pela incidência em ovinos, caprinos, equinos e bovinos, particularmente nas regiões Nordeste e Centro-Oeste do Brasil, mas também com casos descritos em rebanhos do Rio Grande do Sul e de Santa Catarina.[30,36-38]

Clínica

Conidiobolomicose

As espécies *Conidiobolus coronatus*, *C. incongruus* e *C. pachyzygosporus* são relacionadas à infecção humana e o *C. lamprauges*, com a infecção em ovinos, caprinos, equinos, bovinos, cães e lhamas. A forma clínica clássica é a rinofacial. O contágio mais provável é pela implantação na mucosa nasal posterior de esporos inalados quando o paciente é exposto a nichos ecológicos, onde está o habitat do fungo. A implantação e a invasão do tecido são facilitadas pela liberação, pelo fungo, de enzimas como elastases, esterases, colagenases e lipases. A resposta tecidual de defesa é sob a forma de processo infeccioso crônico granulomatoso; contudo, caso o agente prevaleça, a enfermidade progride em velocidade variável para tecidos subcutâneos da face, particularmente região glabelar, frontal e paranasal, sem delimitação precisa em relação ao tecido normal contiguo. A sintomatologia inicial e prevalente é de rinite obstrutiva, crises de epistaxe, com possível rinorreia serossanguinolenta ou mesmo purulenta, com mau odor. Progressivamente, instala-se deformidade da face dada a evolução do processo infeccioso, com a formação de nódulos, mais palpáveis que visíveis e associados à fibrose, e edema.[30,31-33,39] Raros casos de doença sistêmica grave são descritos na literatura, como infecção rinocerebral causada pelo *C. incongruus*, com evolução para o óbito a despeito de intervenção clinicocirúrgica, caso de um paciente idoso imunocomprometido por doença subjacente mielodisplásica agressiva.[40] A esse relato, soma-se publicação anterior, de 1994, de quadro de conidiobolomicose pulmonar e pericárdica por *C. incongruus* em paciente com granulocitopenia.[41] Em 2020, relato de caso causado por *C. pachyzygosporus* em paciente neutropênica em crise aguda de leucemia mieloide e apresentando quadro pulmonar grave e resolução com reversão da neutropenia, tratamento com isavuconazol e remoção cirúrgica dos nódulos infecciosos pulmonares possíveis.[42] O diagnóstico diferencial da conidiobolomicose rinofacial se faz com sinusopatia crônica, celulite, rinoescleroma e linfoma.

Basidiobolomicose

As espécies relacionadas à infecção humana são *Basidiobolus ranarum*, *B. meristosporus* e *B. haptosporus*, sendo *B. ranarum* o mais patogênico e o mais frequentemente isolado de pacientes humanos. O primeiro caso de doença humana foi descrito na Indonésia, em 1956.[43] O mecanismo de infecção mais provável é por inoculação traumática do fungo, no geral nos membros inferiores ou tronco. A incidência na África e Ásia é maior em crianças e adolescentes. A evolução é lenta, com a formação de placas enduradas subcutâneas, indolores. À palpação, identifica-se massa tumoral mal delimitada no subcutâneo, pouco móvel, consistência firme, compatível com crescimento neoplásico sarcomatoso de partes moles. Raramente pode comprometer derme, epiderme e provocar ulceração. A suspeita diagnóstica correta é poucas vezes formulada e o diagnóstico correto é surpreendente e a partir da análise histopatológica, micológica ou molecular. Basidiobolomicose extracutânea é rara, mas o comprometimento gástrico e pulmonar tem sido descrito e, provavelmente, de frequência e importância subestimadas,[44] assim como há casos simulando doença inflamatória intestinal, particularmente doença de Crohn.[45] O diagnóstico diferencial da forma subcutânea da basidiobolomicose é com tumores de partes moles, incluindo sarcoma e linfoma. Das formas extracutâneas, o diagnóstico diferencial se faz com neoplasias gastrointestinais, doença inflamatória intestinal, linfomas e com doenças infecciosas pulmonares, quando de localização pulmonar.

Diagnóstico

Por serem enfermidades raras e pouco conhecidas, é infrequente que a hipótese clínica correta seja formulada. A biópsia para exame histopatológico é o método mais usual, com a etiologia sendo confirmada pelo cultivo do agente ou por investigação molecular. Deve chamar a atenção do patologista a presença de hifas largas, não septadas ou pouco septadas, com ramificação em ângulos retos, com hifas visíveis mesmo na coloração por hematoxilina e eosina. O infiltrado é granulomatoso, com grande afluência de linfócitos, histiócitos, plasmócitos e células gigantes multinucleadas. Achados histopatológico importantes como auxiliar diagnóstico nesses casos, embora não patognomônico, são a presença e a concentração de material amorfo eosinofílico ao redor de hifas, caracterizando o fenômeno de Splendore-Hoeppli. Importante salientar que os fungos dos gêneros *Basidiobolus* spp. e *Conidiobolus* spp. não são angioinvasivos, portanto não deve haver necrose tecidual ao exame histológico. O cultivo de amostra obtida por biópsia do tecido acometido pode ser semeado utilizando-se o ágar Sabouraud dextrose à temperatura ambiente, com crescimento rápido em 5 a 7 dias. A identificação micromorfológica da espécie deve, sempre que possível, ser confirmada por métodos de micologia molecular.[30,39]

Tratamento

Nas formas clássicas, tanto a basidiobolomicose como a conidiobolomicose respondem bem ao iodeto de potássio como solução saturada em água destilada na dose de 3 a 6 g/dia; cotrimoxazol 1.600 + 320 mg/dia, itraconazol 200 mg/dia, ou anfotericina B desoxicolato 0,5 a 0,75 mg/dia, até cura clínica aparente. Posaconazol na dose de 800 mg/dia, isavuconazol na dose de 600 mg/dia e anfotericina B lipossomal de 3 a 5 mg/kg/dia são úteis nas formas extracutâneas em associação com intervenção cirúrgica e reconstituição da resposta imune ou da neutropenia associada.[30,34,39]

Referências bibliográficas

1. Mohamed I, Hassan A, Voigt K. Pathogenicity patterns of mucormycosis: epidemiology, interaction with immune cells and virulence factors. Med Mycol. 2019;57(Suppl 2):S245-56.
2. Conerly OA, Alastruey-Izquierdo A, Arenz D, Chen SCA, Dannaoui E, Hochhegger B et al. Global guideline for the diagnosis and management of mucormycosis: an initiative of the European Confederation of Medical Mycology in cooperation with the Mycoses Study Group Education and Research Consortium. Lancet Infect Dis. 2019;19(12):e405-21.
3. Skiada A, Pavleas I, Drogari-Apiranthitou M. Epidemiology and diagnosis of mucormycosis: an update. J Fungi. 2020;6(4):265-85.
4. Bonifaz A, Tirado-Sánchez A, Hernandez-Medel ML, Araiza J, Kassack JJ, Angel-Arenas TD et al. Mucormycosis at a tertiary-care center in Mexico: a 35-year retrospective study of 214 cases. Mycosis. 2021;64(4)372-80.
5. Roden MM, Zaoutis TE, Buchanan WL et al. Epidemiology and outcome of zygomycosis: a review of 929 reported cases. Clin Infect Dis. 2005;41(5):634-53.
6. Bitar D, Cauteren D, Lanternier F, Dannaoui E, Che D, Dromer F et al. Increasing incidence of zygomycosis (mucormycosis), France, 1997-2006. Emerg Infect Dis. 2009;15(9):1395-401.
7. Prasad PA, Vaughan AM, Zaoutis TE. Trends in zygomycosis in children. Mycosis. 2012;55(4):352-6.
8. Torres-Narbona M, Guinea J, Martinéz-Alarcón J, Muñoz P, Peláez T, Bouza E. Workload and clinical significance of the isolation of zygomycosis in a tertiary general hospital in Spain. Med Mycol. 2008;46(3):225-30.
9. Rees JR, Pinner RW, Hajjeh RA, Brandt ME, Reingold AL. The epidemiological features of invasive mycotic infection in the San Francisco Bay area, 1992-1993: results of population-based laboratory active surveillance. Clin Infect Dis. 1998;27(5):1138-47.
10. Fox ML, Barba P, Heras I, López-Parra M, González-Vicent M, Cámara R et al. A registry-based study of non-Aspergillus mold infections in recipients of allogeneic hematopoietic cell transplantation. Clin Microbiol Infect. 2015;21(1):e1-3.
11. Jeong W, Keighley C, Wolfe R, Lee WL, Slavin MA, Kong DCM et al. The epidemiology and clinical manifestation of mucormycosis: a systematic review and meta-analysis of case reports. Clin Microbiol Infect. 2019;25:25-34.
12. Morales-Franco B, Nava-Villalba M, Medina-Guerreiro EO, Sánchez-Nuno YA, Davila-Villa P, Anaya-Ambriz EJ et al. Host-pathogen molecular factors contribute to the pathogenesis of Rhizoppus spp. in diabettes mellitus. Curr Trop Med Rep. 2021. doi: 10.1007/s40475-020-00222-1 [Epub ahead of print].
13. Brunke S, Mogavero S, Kasper L, Hube B. Virulence factors in fungal pathogens of man. Curr Opin Microbiol. 2016;32:89-95.

14. Mantadakis E, Samonis G. Clinical presentation of zygomycosis. Clin Microbiol Infect. 2009;15(Suppl 5):15-20.
15. Prabhu S, Alqahtani M, Al-Shehabi M. A fatal case of rhinocerebral mucormycosis of the jaw after dental extractions and review of the literature. J Infect Clin Health. 2018;11(3):301-3.
16. McAdams HP, Christenson MR, Strollo DC, Patz Jr EF. Pulmonary mucormycosis: radiologic findings in 32 cases. AJR Am J Roentgenol. 1997;168(6):1541-8.
17. Bonifaz A, Vásquez-González D, Tirado-Sánchez A, Ponce--Oliveira RM. Cutaneous mucormycosis. Clin Dermatol. 2012;30(4):413-9.
18. Uchida T, Okamoto M, Fujikawa K, Yoshikawa D, Mizokami A, Mihara T et al. Gastric mucormycosis complicated by a gastropleural fistula: a case report and review of the literature. Medicine (Baltimore). 2019;98(48):e18142.
19. Virk SS, Singh RP, Arora AS, Grewal JS, Puri H. Gastric mucormycosis: an unusual cause of massive upper gastrointestinal bleeding. Indian J Gastroenterol. 2004;23:146-7.
20. Alfano G, Fontana F, Francesca D, Assirati G, Magistri P, Tarantino G et al. Gastric mucormycosis in a liver and kidney transplant recipient: case report and concise review of the literature. Transplant Proc. 2018;50(3):905-9.
21. Abreu BFBB, Duarte ML, Santos LR, Sementilli A, Figueira FN. A rare case of gastric mucormycosis in an immunocompetent patient. Rev Soc Bras Med Trop. 2018;51(3):401-2.
22. Gupta KL, Gupta A. Mucormycosis and acute kidney injury. J Nephropathology. 2012;1(3):155-9.
23. Greenberg RN, Mullane K, Burik AH, Raad I, Abzug MJ, Anstead G et al. Posaconazole as salvage therapy for zygomycosis. Antimicrob Agents Chemother. 2006;50(1):126-33.
24. Kang SH, Kim HS, Bae MN, Kim J, Yoo JY, Lee KY et al. Fatal breakthrough mucormycosis in an acute myelogenous leukemia patient while on posaconazole prophylaxis. Infect Chemother. 2015;47(1):49-54.
25. Marty FM, Ostrosky-Zeichner L, Cornely OA, Mullane KM, Perfect JR, Thompson GR et al. Isavuconazole treatment for mucormycosis: a single-arm open-label trial and case--control analysis. Lancet Infect Dis. 2016;16(7):828-37.
26. Pilmis B, Alanio A, Lortholary O, Lanternier F. Recent advances in the understanding and management of mucormycosis. F1000Res. 2018;7:F1000-429.
27. Lanternier F, Lortholary O. Ambzygo: phase II study of high dose liposomal amphotericin B (Ambisome®) (10 mg/kg/j) efficacy against zygomycosis. Med Mal Infect. 2008;38(Suppl 2):90-1.
28. Lanternier F, Poiree S, Elie C, Garcia-Hermoso D, Bakoubola P, Sitbon K et al. Prospective pilot study of high-dose (10 mg/kg/day) liposomal amphotericin B (L-AMB) for the initial treatment of mucormycosis. J Anthimicrob Chemother. 2015;70(11):3116-23.
29. Grimaldi D, Pradier O, Hotchkiss RS, Vincent JL. Nivolumab plus interferon-γ in the treatment of intractable mucormycosis. Lancet Infect Dis. 2017;17(1):18.
30. Shaikh N, Hussain KA, Petraitiene R, Schuetz AN, Walsh TJ. Entomophthoromycosis: a neglected tropical mycosis. Clin Microbiol Infect. 2016;(22):688-94.
31. Bittencourt AL. Entomofitoromicoses: revisão. Med Cutan Lat Am. 1988;16:93-100.
32. Costa AR, Porto E, Pegas JR, Reis VM, Pires MD, Lacaz CS et al. Rhinofacial zygomycose caused by Conidiobolus coronatus: a case report. Mychopathologia. 1991; 115(1):1-8.
33. Moraes MA, Arnaud MV, Almeida MM. Nasofacial zygomycosis in the state of Pará. Rev Soc Bras Med Trop. 1997; 30(4):329-31.
34. Valle ACF, Wanke B, Lazera MS, Monteiro PCF, Viegas ML. Entomophthoromycosis by Conidiobolus coronatus: report of a case successfully treated with the combination of itraconazole and fluconazole. Rev Inst Med Trop São Paulo. 2001;43(4):233-6.
35. Tadano T, Paim NP, Hueb M, Fontes CJ. Entomoftoromicose (zigomicose) causada por Conidiobolus coronatus em Mato Grosso (Brasil): relato de caso. Rev Soc Bras Med Trop. 2005;38(2):188-90.
36. Weiblein C, Pereira DIB, Dutra V, Godoy I, Nakazato L, Sangioni LA et al. Epidemiological, clinical and diagnostic aspects of sheep conidiobolomycosis in Brazil. Ciência Rural. 2016;46(5):839-46.
37. Pedroso PMO, Raymundo DL, Bezerra Jr PS, Oliveira EC, Sonne L, Dalto AGC et al. Rhinopharyngeal mycotic rhinitis in a Texel sheep in Rio Grande do Sul. Acta Sci Vet. 2009; 37(2):181-5.
38. Furlan FH, Lucioli J, Veronezi LO, Fonteque JH, Traverso SD, Nakazato L et al. Conidiobolomycosis caused by Conidiobolus lamprauges in sheep in the state of Santa Catarina. Pesq Vet Bras. 2010;30(7):529-32.
39. El-Shabrawi MHF, Arnaout H, Madkour L, Kamal NM. Entomophthoromycosis: a challenging neglected disease. Mycosis. 2014;57(Suppl 3):132-7.
40. Wüppenhorst N, Lee MK, Rappold E, Kayser G, Beckervordersandforth J, With K et al. Rhino-orbitocerebral zygomycosis caused by Conidiobolus incongruous in an immunocompromised patient in Germany. J Clin Microbiol. 2010;48(11):4322-5.
41. Walsh TJ, Renshaw G, Andrews J, Kwon-Chung J, Cunnion RC, Harvey I et al. Invasive zygomycosis due to Conidiobolus incongruous. Clin Infect Dis. 1994;19(3):423-30.
42. Stavropoulou E, Coste AT, Beigelman-Aubry C, Letovanec I, Spertini O, Lovi A et al. Conidiobolus pachyzygosporus invasive pulmonary infection in a patient with acute myeloid leukemia: case report and review of the literature. BMC Infect Dis. 2020;20(1):527-33.
43. Kian JL, Pohan A, Meulen H. Basidiobolus ranarum as a cause of subcutaneous mycosis in Indonesia. AMA Arch Dermatol. 1956;74(4):378-83.
44. Geramizadeh B, Foroughi R, Keshtkar-Jahromi M, Malek--Hosseini AS, Alborzi A. Gastrointestinal basidiobolomycosis, an emerging infection in the immunocompetent host: a report of 14 patients. J Med Microbiol. 2012; 61(12):1770-4.
45. Al-Saleem K, Al-Mehaidib A, Banemai M, Bin-Hussain I, Faqih M, Mehmadi AA. Gastrointestinal basidiobolomycosis: mimicking Crohn's disease case report and review of the literature. Ann Saudi Med. 2013;33(5):500-4.

Capítulo 28

Doença de Jorge Lobo

Walter Refkalefsky Loureiro

Aspectos gerais

A lacaziose, ou doença de Jorge Lobo, é uma micose profunda causada pelo fungo *Lacazia loboi*. Sua infecção é crônica, de longa evolução e caracterizada por lesões nodulares, queloidianas ou verrucosas, podendo estar isoladas ou disseminadas.[1]

O primeiro registro da lacaziose foi feito em 1931, na cidade do Recife, a partir de observações do professor de dermatologia Jorge de Oliveira Lobo, que acreditou estar diante de uma nova enfermidade. Ainda que o agente apresentasse semelhança microscópica com *P. brasiliensis*, denominou a nova doença de "blastomicose queloidiana". O paciente descrito era do sexo masculino, de 52 anos de idade, e vivia como seringueiro na região amazônica. Apresentava lesões nodulares, confluentes e endurecidas localizadas na região lombossacra (Figura 28.1).[2]

Outros casos foram descritos na literatura como blastomicose de Jorge Lobo, blastomicose pseudolepromatosa amazônica, granulomatose blastomicoide, lepra dos Caiabi, *miraip* ou *piraip* (o que arde, em Tupi), falsa lepra, blastomicose amazônica, lobomicose e lacaziose.[3,4] Opromolla estimou 458 casos, dos quais 295 seriam brasileiros, embora estatísticas mais atuais sugiram mais de 550 casos no mundo. Entretanto, a real prevalência da lacaziose é desconhecida em virtude da falta de registros unificados.[5,6]

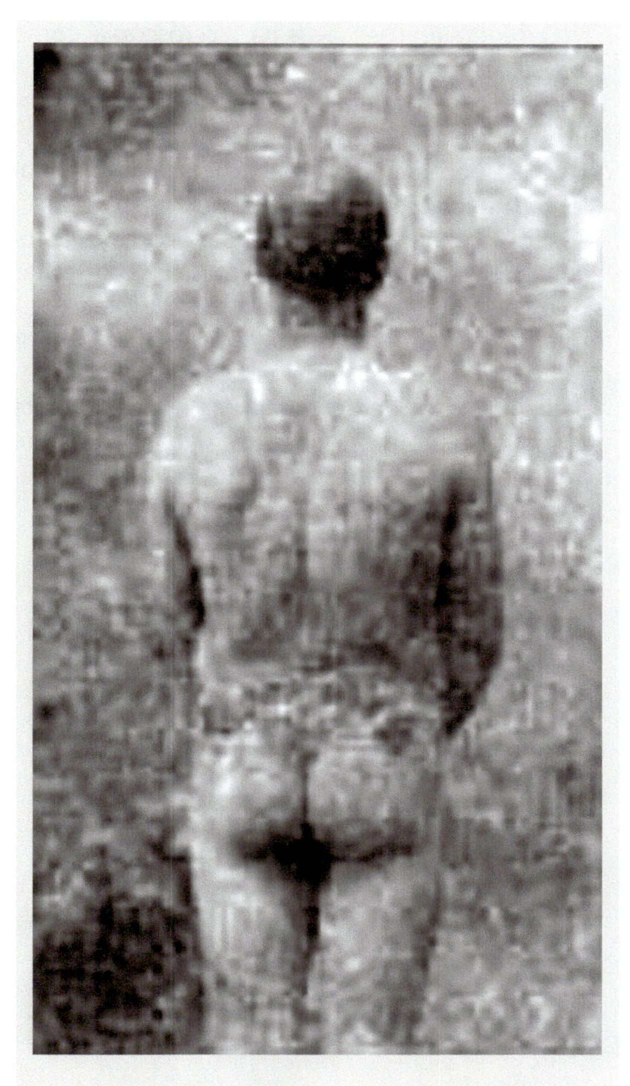

Figura 28.1. Registro fotográfico do paciente relatado por Jorge Lobo em 1931.
Fonte: Lobo J, 1931.

Etiologia

Na descrição original de Jorge Lobo, foram isolados corpúsculos caracterizados como semelhantes ao *Paracoccidioides brasiliensis*. Ao longo dos anos, o parasito recebeu diversas denominações: *Glenosporella loboi*;[7] *Blastomyces brasiliensis*;[8,9] *Blastomyces loboi*;[8,9] *Loboa loboi*;[10] *Paracoccidiodes loboi*;[11,12] e *Lobomyces loboi*.[13,14] Em 1999, o fungo foi colocado no gênero Lacazia e criada a espécie *Lacazia loboi*.[15] Em 2001, estudos de análise filogenética do DNA fúngico, usando a subunidade de DNA ribossomal 18S (SSU sDNA) e o gene da quitina sintetase-2 (CHS-2), colocaram a *Lacazia loboi* como irmã taxonômica do *Paracoccidioides brasiliensis* pertencendo à ordem dimórfica Onygenales e à família Ajellomycetaceae.[16] Estudos de microscopia eletrônica evidenciaram similaridades estruturais, com diferenças no ciclo reprodutivo, validando a classificação da *L. loboi* como uma espécie distinta.[17]

O fungo apresenta-se na microscopia como corpúsculos globosos ou elípticos, medindo de 6 a 12 µm, com membrana refringente de duplo contorno e citoplasma homogêneo ou granuloso[1] (Figura 28.2). Pode ser identificado no exame histopatológico nas colorações do ácido periódico de Schiff (PAS), prata-metenamina (Grocott-Gomori), lactofenol azul de algodão e vermelho Congo[4] (Figuras 28.3 e 28.4). O fungo se reproduz por brotamento, formando grupamentos ramificados com três a seis células de tamanhos semelhantes e aspecto catenulado.[4,6] Apesar de se encontrar em abundante quantidade de fungos nos tecidos acometidos, até o momento ainda não se conseguiu cultivar o parasito em nenhum meio.

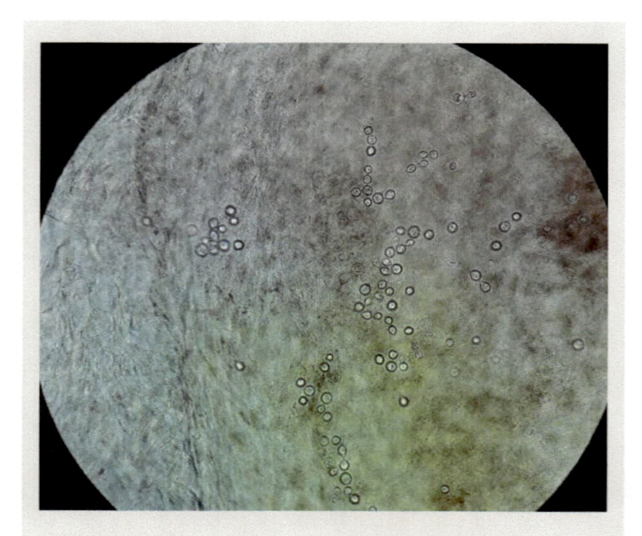

Figura 28.2. *Lacazia loboi* ao exame direto (aumento de 40×).
Fonte: Cortesia da Drª Francisca Regina Oliveira Carneiro.

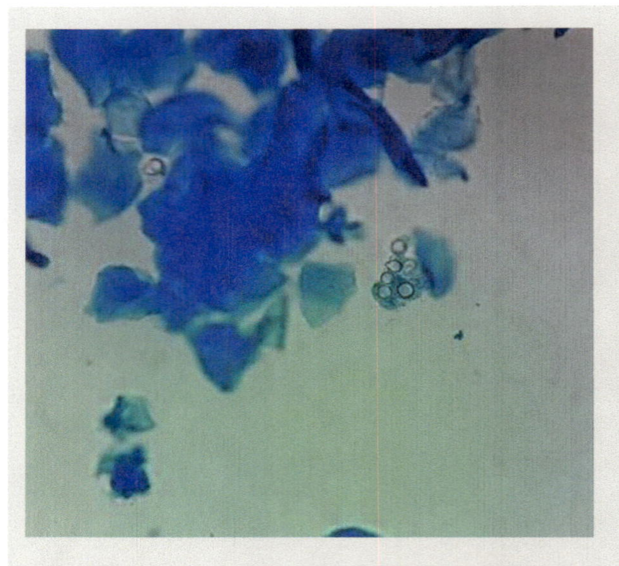

Figura 28.3. *Lacazia loboi* ao lactofenol de algodão (aumento de 40×).
Fonte: Cortesia do Prof. Miguel Saraty de Oliveira.

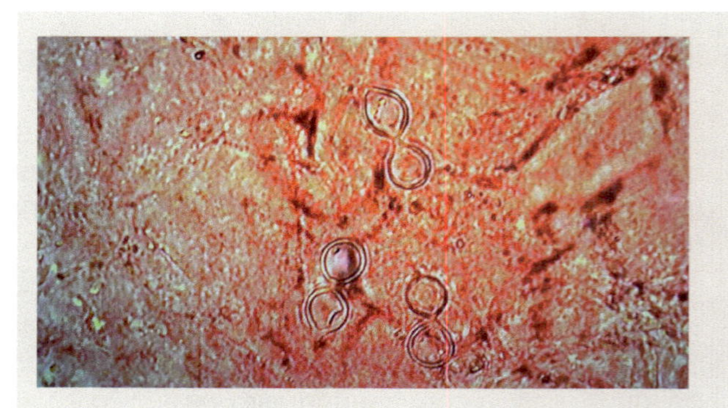

Figura 28.4. *Lacazia loboi* ao vermelho Congo (aumento de 40×).
Fonte: Cortesia do Prof. Miguel Saraty de Oliveira.

Epidemiologia

A doença acomete principalmente homens entre 20 e 40 anos, que tenham como ocupação o cultivo da terra, e trabalhadores com atividades na floresta, como seringueiros, garimpeiros, mineiros e caçadores.[4] A prevalência é predominantemente masculina, sendo que, para cada mulher, 10 homens são acometidos.

A distribuição da doença é praticamente exclusiva da zona intertropical, sendo a Amazônia brasileira e regiões vizinhas muito favoráveis à micose por apresentarem floresta tropical com clima quente e úmido, bacia hidrográfica e chuvas abundantes.[18] Aparentemente, não há transmissão entre seres humanos e acredita-se que o contágio seja realizado por inoculação direta do parasito por trauma local, ou pela presença de alguma fonte de contaminação no ambiente. Essa hipótese é apoiada pela observação de numerosos casos entre os índios Caiubi enquanto residiam no estado do Mato Grosso e que, após terem sido realocados para o Parque Nacional do Xingu, não foi observado nenhum novo na tribo. Isso sugere uma predisposição genética para a lacaziose nos índios Caiubi, mas sem fonte de contaminação no Parque Nacional do Xingu.[19-21] Embora em quantidade muito menor do que na América Latina, existem relatos de casos em humanos na África, Europa e Estados Unidos.[6,22-24]

Patogenia

A patogenia da lacaziose permanece sem ser completamente compreendida pelo fato de que, até o momento, não se obteve sucesso no cultivo do fungo. Acredita-se que a *L. loboi* se mantenha viável em vegetais, solo e água, sendo a inoculação traumática na pele a provável via de contágio do ser humano.[4] Esse fato seria corroborado por estudo observacional feito no estado do Acre, onde foi visto uma predominância de lesões no lado esquerdo de seringueiros, lado mais exposto a traumas por afastar a vegetação nativa enquanto a mão direita, que empunha o facão, entra menos em contato direto com a mata.[21] Não se sabe com precisão a duração do período de incubação da doença, havendo relatos que varia desde 3 meses a 7 anos.[23,24] Entretanto, existem evidências clínicas e laboratoriais que apontam ocorrer entre 1 e 2 anos.[25,26]

Durante muitos anos, acreditou-se na possibilidade de a lacaziose acometer animais e estes a transmitirem para os seres humanos. O primeiro caso europeu em humanos foi descrito no ano de 1983, em um funcionário de um aquário francês que teve um contato ocupacional com um golfinho da espécie *Tursiops truncatus*, capturado no Golfo da Biscaia, ao norte da Espanha e oeste da França. O golfinho apresentava granulomas na pele onde foram isolados fungos indistinguíveis da *Lacazia loboi*.[23] Outros casos também foram descritos em golfinhos nos Estados Unidos.[27,28] No sudeste do Brasil, foram observados casos de lacaziose em golfinhos.[21] Contudo, em 2018, Vilela e Mendoza mostraram se tratar de patógenos distintos por meio de estudos de sequenciamento de DNA, que diferenciaram a *L. loboi* do fungo causador dos granulomas nos cetáceos, colocando-o em um grupo próximo ao *P. brasiliensis*, sendo denominado *Paracoccidiodomycosis brasiliensis var. ceti*.[29]

Quadro clínico

Ao exame dermatológico, podem ser observadas máculas discrômicas, pápulas, nódulos, gomas, placas nodulares, cicatrizes, úlceras e predomínio de lesões com aspecto queloidiano[30] (Figuras 28.5 e 28.6). Por vezes, são vistos pontos negros na superfície das lesões que correspondem à eliminação transepitelial do fungo[31] (Figura 28.7). As lesões são localizadas preferencialmente nos membros e no pavilhão auricular, com distribuição assimétrica e geralmente restrita a uma região corporal, sendo, com menor frequência, generalizadas[32] (Figura 28.8). Não há registro na literatura de lesão no couro cabeludo[33] nem nas mucosas, mesmo quando ocorre acometimento labial.[34] O aspecto polimórfico é um achado muito comum, principalmente nos casos de longa evolução e pode estar relacionado ao padrão de resposta imunológica do doente.

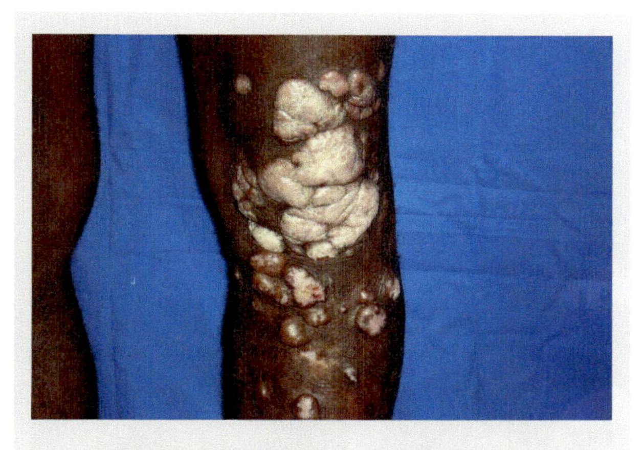

Figura 28.5. Lesões de aspecto queloidiano.
Fonte: Cortesia do Prof. Miguel Saraty de Oliveira.

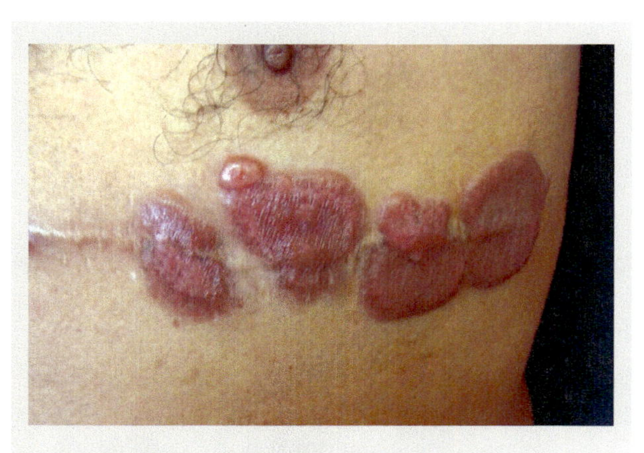

Figura 28.6. Placas infiltradas recidivadas sobre cicatriz de exérese cirúrgica prévia.
Fonte: Cortesia do Prof. Miguel Saraty de Oliveira.

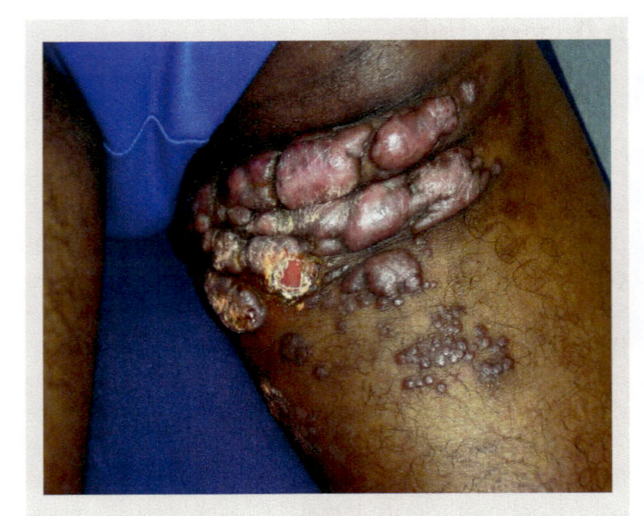

Figura 28.7. Pontos enegrecidos sobre placa de aspecto queloidiforme na coxa, correspondendo à eliminação transepitelial do fungo.
Fonte: Cortesia do Prof. Miguel Saraty de Oliveira.

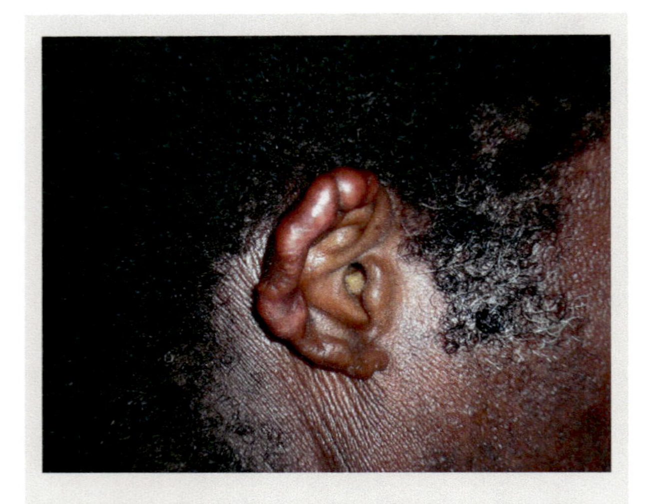

Figura 28.8. Nódulos de aspecto queloidiano na orelha.
Fonte: Cortesia do Prof. Miguel Saraty de Oliveira.

Formas de classificação foram propostas de acordo com a sua distribuição. Baruzzi e Lacaz propuseram a classificação como formas isoladas ou localizadas e formas disseminadas.[8] Opromolla et al. sugeriram classificar em isoladas, disseminadas e multifocais no mesmo membro.[5]

A evolução da doença é crônica, podendo haver ulceração com infecção bacteriana secundária. O estado geral do paciente é bom, com eventuais queixas de prurido e dor à palpação. O acometimento de órgãos internos é raro, mas existem relatos de detecção do fungo em linfonodos e testículos.[35,36]

O diagnóstico é realizado pelo isolamento do fungo nas lesões mediante exame micológico direto ou histopatológico.

Imunologia

A lacaziose apresenta desde formas clínicas mais localizadas até quadros disseminados. Estes polos espectrais sugerem haver diferentes perfis de resposta imunológica individuais ao fungo.[5,37] Podem, por um lado, ser observadas células no infiltrado inflamatório das lesões que apontam para mecanismos de resposta não efetivos contra o fungo. Entre elas, temos células Th17, que produzem IL-17, quando as respostas Th1 e Th2 não são efetivas.[38] Por outro lado, a ausência de células dendríticas plasmocitoides (CD123 e BDCA-2), que funcionam como células apresentadoras de antígenos, possivelmente está relacionada à imunodeficiência do hospedeiro ao fungo.[39] Nenhuma associação foi encontrada entre a lacaziose e os antígenos HLA, sendo sugerido um possível aspecto protetor do antígeno HLA-DR7.[40]

Tratamento

O tratamento padrão-ouro é a excisão completa da lesão na sua fase inicial, principalmente quando isoladas, sendo as recidivas atribuídas à ressecção incompleta. A criocirurgia é mais uma alternativa terapêutica tradicionalmente muito usada com resultados variados.[35] O tratamento medicamentoso é lento e apresenta resultados pouco satisfatórios. Os melhores resultados foram obtidos com clofazimina isolada ou associada ao itraconazol.[8,9,33,36,41]

Referências bibliográficas

1. Sampaio S, Rivitti E. Micoses profundas. In: Dermatologia. 3. ed. São Paulo: Artes Médicas; 2007. p. 733-5.
2. Lobo J. Um caso de blastomicose, produzido por uma espécie nova, encontrada em Recife. Rev Med Pernamb. 1931;(1):763-75.
3. Baruzzi R, Lacaz C, Souza F. História natural da doença de Jorge Lobo: ocorrência entre os índios Caiabí (Brasil central). Rev Inst Med Trop São Paulo. 1979;21:302-38.
4. Brito AC, Quaresma JAS. Lacaziose (doença de Jorge Lobo): revisão e atualização. An Bras Dermatol [Internet]. 2007 Oct;82(5):461-74.
5. Opromolla D, Taborda P, Taborda V, Viana S, Furtado J. Lobomicose: relato de 40 casos novos. An Bras Dermatol. 1999;(74):135-41.
6. Papadavid E, Dalamaga M, Kapniari I, Pantelidaki E, Papageorgiou S, Pappa V et al. Lobomycosis: a case from southeastern Europe and review of the literature. J Dermatol Case Rep. 2012;6(3):65-9.

7. Fonseca Filho O, Leão AA. Contribuição para o conhecimento das granulomatoses blastomicoides: o agente etiológico da doença de Jorge Lobo. Rev Med Cirurg Bras. 1940;48:147-58.
8. Lacaz C, Baruzzi R, Rosa M. Doença de Jorge Lobo. São Paulo: USP-IPSIS; 1986.
9. Lacaz C, Porto E, Martins J, Heins-Vaccari E, Melo N. Tratado de micologia médica. 9. ed. São Paulo: Savier; 2002. p. 462-78.
10. Ciferri R, Carneiro L, Campos S, Azevedo P. Advance in the knowledge of the fungus of Jorge Lobo's disease. J Trop Med Hyg. 1956;(59):214-5.
11. Almeida F, Lacaz C. Blastomicose "tipo Jorge Lobo". An Fac Med Univ São Paulo. 1948;(24):5-37.
12. Almeida F, Lacaz C. Blastomicose "tipo Jorge Lobo". Rev Paul Med. 1948;(32):161-2.
13. Borelli D. Aspergillus, sorpresas em micopatologia. Bol Venez Lab Clin. 1958;(3):47-8.
14. Borelli D. Lobomicosis: nomenclatura de su agente (revisión critica). Med Cutanea. 1968;(3):151-6.
15. Taborda VBA, Taborda PRO, McGinnis MR. Constitutive melanin in the cell wall of the etiologic agent of Lobo's disease. Revista do Instituto de Medicina Tropical de São Paulo. 1999;41:9-12.
16. Herr RA, Tarcha EJ, Taborda PR et al. Phylogenetic analysis of Lacazia loboi places this previously uncharacterized pathogen within the dimorphic onygenales. J Clin Microbiol. 2001;39(1):309-14.
17. Furtado JS, Brito T, Freymuller E. Structure and reproduction of Paracoccidioides loboi. Mycologia. 2007;59(2):286.
18. Borelli D. La reservarea de la lobomicosis: comentarios a un trabajo del Dr. Carlos Peña sobre dos casos colombianos. Mycopathol Mycol Appl [Internet]. 1969 Mar;37(2):145-9.
19. Baruzzi R, D'Andretta Jr C, Carvalhal S, Ramos O, Pontes P. Ocorrência de blastomicose queloideana entre índios Caiabí. Rev Inst Med Trop São Paulo. 1967;(9):135-42.
20. Baruzzi R, Castro RM, D'Andretta Jr C, Carvalhal S, Ramos O, Pontes P. Occurrence of Lobo's blastomycosis among "Caiabi" Brazilian indians. Int J Dermatol. 1973;(12):95-8.
21. Woods WJ, Belone AFF, Carneiro LB, Rosa PS. Ten years experience with Jorge Lobo's disease in the state of Acre, Amazon Region, Brazil. Rev Inst Med Trop São Paulo. 2010; 52(5):273-8.
22. Al-Daraji WI, Husain E, Robson A. Lobomycosis in African patients. Br J Dermatol. 2008;159(1):234-6.
23. Symmers WS. A possible case of Lobo's disease acquired in Europe from a bottle-nosed dolphin (Tursiops truncatus). Bull Soc Pathol Exot Filiales [Internet]. 1983 Dec;76(5 Pt 2):777-84.
24. Burns RA, Roy JS, Woods C, Padhye AA, Warnock DW. Report of the first human case of lobomycosis in the United States. J Clin Microbiol [Internet]. 2000;38(3):1283-5.
25. Azulay R, Andrade L, Carneiro J. Micose de Jorge Lobo – Contribuição ao seu estudo experimental: inoculações no homem e animais de laboratório e investigação imunológica. Hosp (Rio de Janeiro). 1968;(73):1165-72.
26. Baruzzi R, Lacaz C, Souza F. História natural da doença de Jorge Lobo: ocorrência entre os índios Caiabí (Brasil central). Rev Inst Med Trop São Paulo. 1979;21:302-38.
27. Migaki G, Valerio MG, Irvine B, Garner FM. Lobo's disease in an Atlantic bottle-nosed dolphin. J Am Vet Med Assoc [Internet]. 1971 Sep;159(5):578-82.
28. Norton SA. Dolphin-to-human transmission of lobomycosis? J Am Acad Dermatol [Internet]. 2006 Oct;55(4):723-4.
29. Vilela R, Mendoza L. Paracoccidioidomycosis ceti (lacaziosis/lobomycosis) in dolphins. In: Emerging and epizootic fungal infections in animals [Internet]. Cham: Springer International Publishing; 2018. p. 177-96.
30. Machado P. Polimorfismo das lesões dermatológicas na blastomicose de Jorge Lobo entre os índios Caiabi. Acta Amaz. 1972;(2):93-7.
31. Fuchs J, Milbradt R, Pecher SA. Lobomycosis (keloidal blastomycosis): case reports and overview. Cutis [Internet]. 1990 Sep;46(3):227-34.
32. Talhari S, Talhari C, Azulay R. Doença de Jorge Lobo. In: Dermatologia. 4. ed. Rio de Janeiro: Guanabara Koogan; 2006. p. 381-2.
33. Pradinaud R. Entre le Yucatan, la Floride et la Guyane Française, la lobomycose existe-t-el1e aux Antilles? Bull Soc Pathol Exot. 1984;(77):392-400.
34. Loureiro A, Brito AC, Silva D. Micose de Jorge Lobo de localização insólita. An Bras Dermatol. 1971;(46):1-6.
35. Rodríguez-Toro G. Lobomycosis. Int J Dermatol [Internet]. 1993 May;32(5):324-32.
36. Pradinaud R. Loboa loboi. In: Collier L, Ballows A, Sussman M (ed.). Topley and Wilson's microbiology and microbial infections. New York: Oxford University Press; 1998. p. 585-94.
37. Carneiro FRO, Fischer TRC, Brandão CM, Pagliari C, Duarte MI, Quaresma JA. Disseminated infection with Lacazia loboi and immunopathology of the lesional spectrum. Hum Pathol. 2015 Feb;46(2):334-8.
38. Kanashiro-Galo L, Pagliari C, Barboza TC, Brito AC, Xavier MB, Oliveira CMM et al. Th17 and regulatory T-cells contribute to the in situ immune response in skin lesions of Jorge Lobo's disease. Med Mycol. 2016;54(1):23-8.
39. Pagliari C, Kanashiro-Galo L, Silva AAL, Barboza TC, Criado PR, Duarte MIS et al. Plasmacytoid dendritic cells in cutaneous lesions of patients with chromoblastomycosis, lacaziosis and paracoccidioidomycosis: a comparative analysis. Med Mycol. 2014;52(4):397-402.
40. Valim E, Marcos C, Valim E, Marcos C, Souza FC, Torres EA. Study of the association between human leukocyte antigens and Jorge Lobo's disease [Estudo de associação entre antígenos leucocitários humanos e doença de Jorge Lobo]. Revista da Sociedade Brasileira de Medicina Tropical. 2005;38(5):399-401.
41. Baruzzi R, Lacaz C, Souza FA. Doença de Jorge Lobo. In: Meira DA (ed.). Clínica de doenças tropicais e infecciosas. Rio de Janeiro: Interlivros; 1991. p. 299-306.

Capítulo 29

Leishmaniose Tegumentar Americana

Anette Chrusciak Talhari
Gustavo Uzêda Machado
Paulo Roberto Lima Machado

Introdução

A leishmaniose tegumentar americana (LTA) é doença infecciosa causada por protozoários do gênero *Leishmania* spp., e, nas Américas, pelo menos 11 espécies já foram isoladas e identificadas. No Brasil, a espécie predominante é a *Leishmania Viannia braziliensis*, presente em todo o território nacional, seguida da *L. Viannia guyanensis* e *L. Leishmania amazonensis* encontradas principalmente na região amazônica. Outras espécies identificadas com menor importância epidemiológica são: *L. (V.) lainsoni*; *L. (V.) naiffi*; *L. (V.) lindenberg*; e *L. (V.) shawi*.

Histórico

Os primeiros registros de leishmaniose tegumentar no continente americano datam de 300 a 700 d.C., em cerâmicas pré-colombianas da cultura Mochica no Peru, que exibem mutilações e deformidades em lábios e narizes característicos da forma cutaneomucosa. No Brasil, as primeiras descrições tiveram início na Bahia em 1895, com os trabalhos de José Adeodato de Souza e Juliano Moreira como tese da Faculdade de Medicina da Bahia.[1]

Epidemiologia

A LTA é transmitida por picada de flebótomos, a maioria do gênero *Lutzomyia* spp. No Brasil, já foram identificadas pelo menos seis espécies transmissoras através da inoculação cutânea das formas promastigotas de Leishmania durante o repasto sanguíneo da fêmea. O período de incubação é estimado entre 8 e 12 semanas. A LTA pode ser considerada uma doença com forte contexto ecológico e ocupacional já que atinge, muitas vezes, indivíduos que trabalham nas zonas rurais ou florestais em atividades associadas a desmatamentos para agricultura e pecuária. A doença é considerada endêmica em nosso país, atingindo principalmente as regiões Norte e Nordeste. O Brasil é o primeiro país no continente americano em número de casos de LC – em 2018 registraram-se mais de 16 mil casos novos, representando 84% da casuística das Américas.[2,3]

Infelizmente, medidas preventivas como o uso de inseticidas ou redes de proteção têm efeito limitado e discutível, e uma vacina efetiva ainda parece muito longe de ser desenvolvida.

Quadro clínico

A LTA se caracteriza por grande diversidade clínica de acordo com a espécie infectante, a região geográfica e a resposta imune do hospedeiro. A espécie considerada mais agressiva é a *L. (V.) braziliensis* pela capacidade de causar formas mucosas ou disseminadas.

Leishmaniose cutânea (LC)

Forma mais comum de LTA, responsável por no mínimo 90% dos casos nas áreas endêmicas, que se apresenta como uma ou mais úlceras de fundo granuloso e bordas elevadas e infiltradas, principalmente nas pernas ou em outras áreas expostas (Figuras 29.1 a 29.3). Na fase inicial da LC ou forma recente, com duração inferior a 20 dias, a lesão em fase pré-ulcerativa é uma pápula ou nódulo superficial que apresenta crosta central (Figura 29.4). Adenopatia regional é muito comum, principalmente na fase inicial da doença em cerca de 85% dos casos, muitas vezes precedendo a ulceração. No geral, a úlcera é pouco dolorosa, podendo haver infecção secundária bacteriana, ocasionando maior processo inflamatório ou até celulite, com dor intensa.[3,4,5]

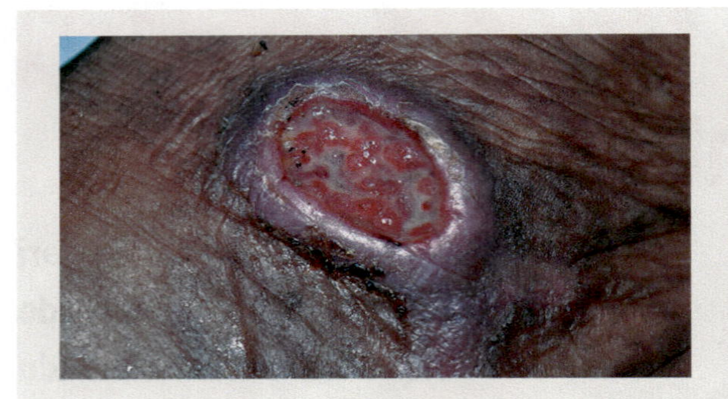

Figura 29.1. LC por *L. braziliensis.* Úlcera de bordas elevadas e fundo granuloso.
Fonte: Acervo da autoria do capítulo.

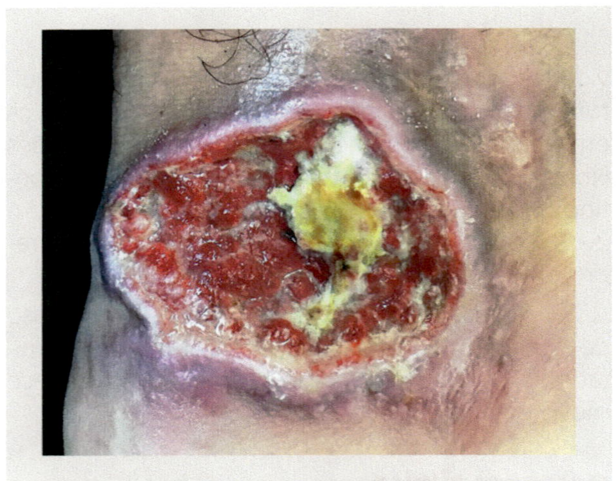

Figura 29.2. LC por *L. braziliensis.* Úlcera característica com lesões satélites.
Fonte: Acervo da autoria do capítulo.

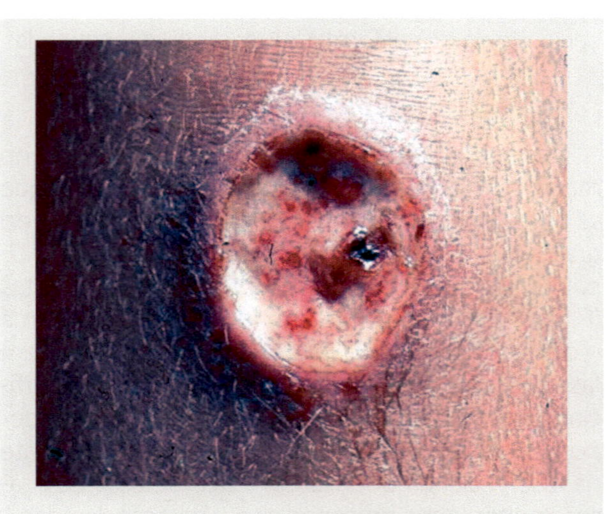

Figura 29.3. LC por *L. guyanensis*. Úlcera de bordas elevadas e fundo granuloso.
Fonte: Acervo da autoria do capítulo.

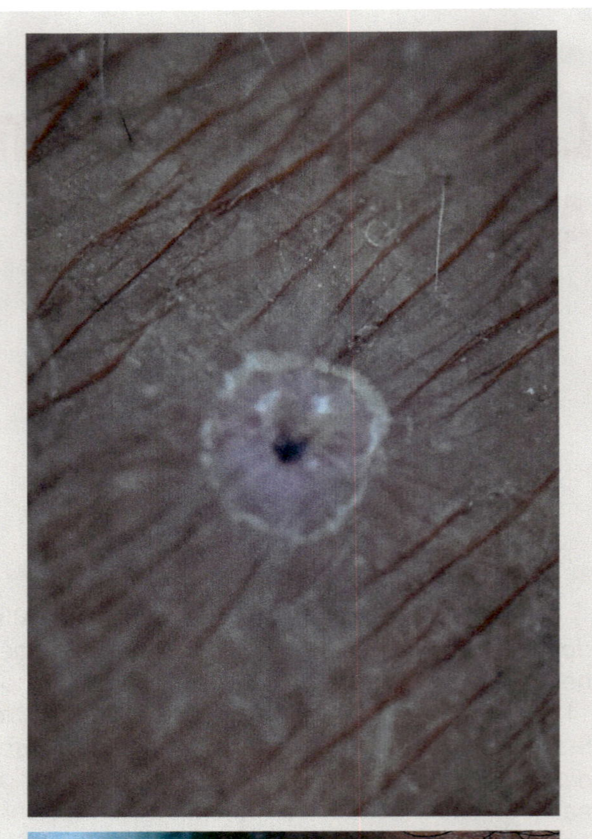

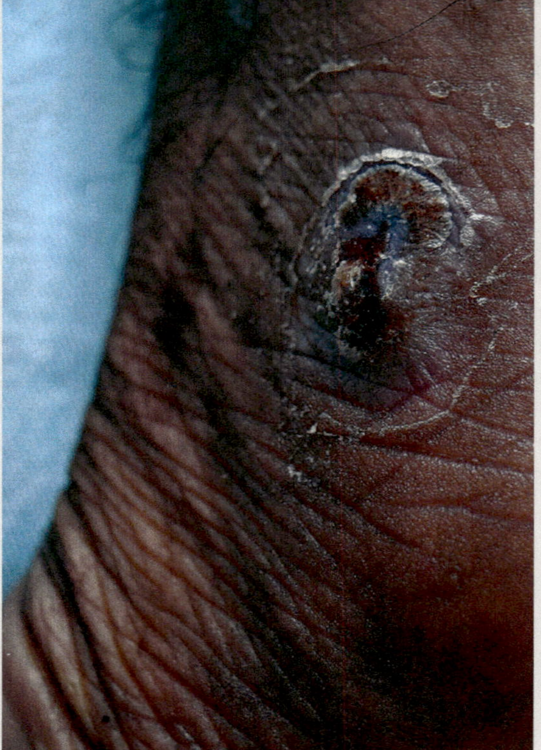

Figura 29.4. LC recente por *L. braziliensis*. Lesões papulosas e erosadas com menos de 3 semanas de evolução.
Fonte: Acervo da autoria do capítulo.

Leishmaniose mucosa (LM)

Ocorre em cerca de 3% a 5% dos pacientes em áreas endêmicas de *L. braziliensis*, embora outras espécies possam estar envolvidos menos comumente. A LM ocorre meses ou anos após quadro de LC, sendo fatores de risco ausência de tratamento, uso de subdoses, lesões acima da cintura na época da LC. O início do quadro pode ser assintomático, evoluindo para queixa de obstrução nasal, secreção serossanguinolenta, podendo evoluir para rouquidão e dispneia mais raramente. A mucosa nasal é a mais atingida e pode se mostrar infiltrada com finas granulações, ulcerações e, conforme progressão, destruição parcial ou total do septo que, junto com intensa infiltração em narinas, confere o aspecto conhecido como "nariz de tapir". Outras mucosas podem ser comprometidas – oral, faringe e laringe –, podendo haver evolução para óbito de casos graves por obstrução de vias aéreas superiores[6,7] (Figuras 29.5 e 29.6).

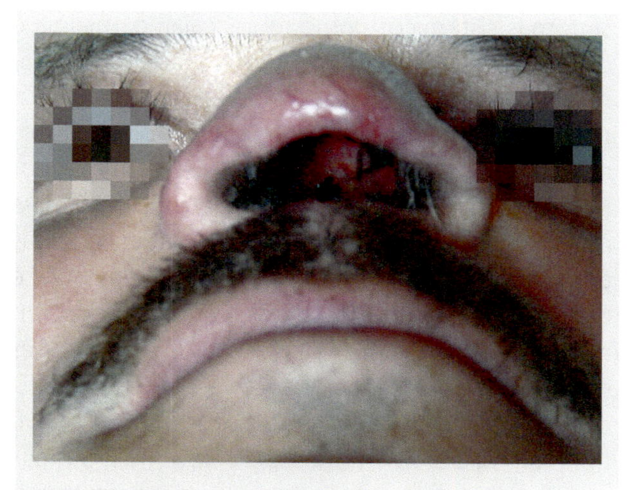

Figura 29.5. LM por *L. braziliensis*, com destruição do septo nasal e infiltração.
Fonte: Acervo da autoria do capítulo.

Leishmaniose disseminada (LD)

Caracteriza-se pela presença de 10 ou mais lesões polimórficas, distribuídas em dois ou mais segmentos corporais não contíguos. Trata-se de uma forma grave de LTA decorrente da grande quantidade de lesões, que pode chegar a centenas, da elevada frequência de comprometimento da mucosa nasal (cerca de metade dos casos) e da pior resposta terapêutica, gerando elevada morbidade. Embora diversas espécies do gênero *Leishmania* spp. possam estar implicadas na causa de LD, a *L. (V.) braziliensis* é considerada a principal uma vez que está presente na maioria dos casos documentados nas Américas e no Brasil. O risco para desenvolvimento de LD ainda não está elucidado, uma vez que essa forma de LTA é considerada como de origem multifatorial, sendo importante a interação entre o polimorfismo genético da *L. braziliensis*, a resposta imune do hospedeiro e elementos ambientais ainda não conhecidos. Assim, tem se documentado que alguns genótipos com determinadas mutações em nucleotídeos da *L. braziliensis* se associam com maior risco de desenvolvimento de LD em área endêmica específica de LTA no Nordeste do Brasil.[8,9]

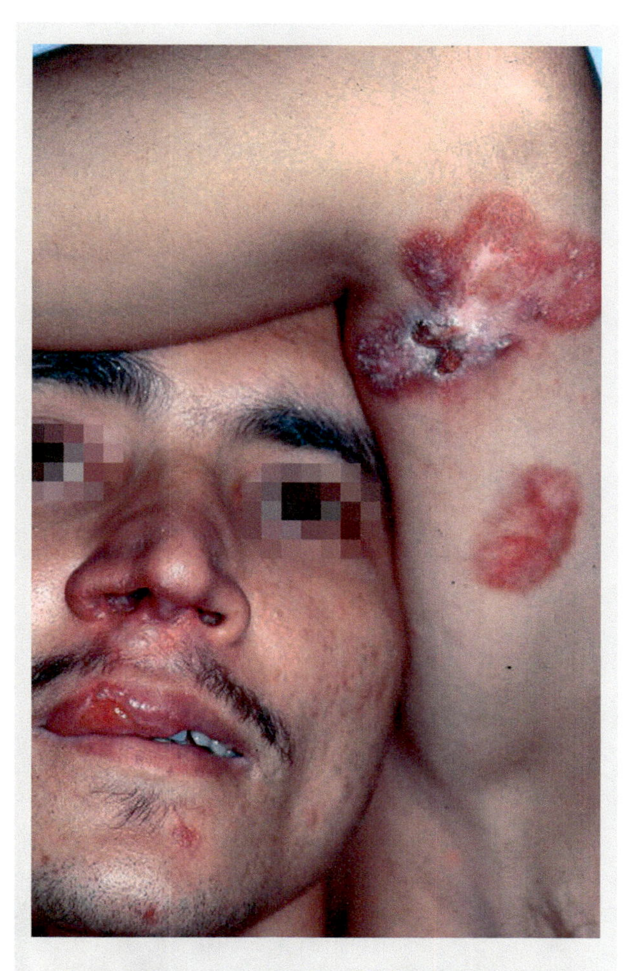

Figura 29.6. Leishmaniose cutaneomucosa por *L. guyanensis*. Comprometimento cutâneo e mucoso (nariz e lábio).
Fonte: Acervo da autoria do capítulo.

As manifestações clínicas incluem uma lesão ulcerada inicial e, após alguns dias, a presença de sintomas sistêmicos como febre, calafrio, mialgia e cefaleia precedendo ou acompanhando a disseminação hematogênica para a pele. Curiosamente, um pequeno número de pacientes desenvolve a disseminação após o início do tratamento com antimonial pentavalente para a forma cutânea ulcerada. As principais lesões são pápulas acneiformes, pápulas grandes e crostosas, nódulos superficiais, erosões e ulcerações atingindo todas as áreas do corpo, com alguns pacientes apresentando centenas de lesões (Figuras 29.7 e 29.8). É importante diferenciar a LD da leishmaniose cutânea com lesões ulceradas múltiplas em pacientes imunossuprimidos (HIV, outros), em que lesões ulceradas ou atípicas ricas em parasitas são encontradas (Figura 29.9).[10,11] A LD também não deve ser confundida com a forma anérgica difusa, causada pela *L. amazonensis* no Norte do Brasil (Quadro 29.1).

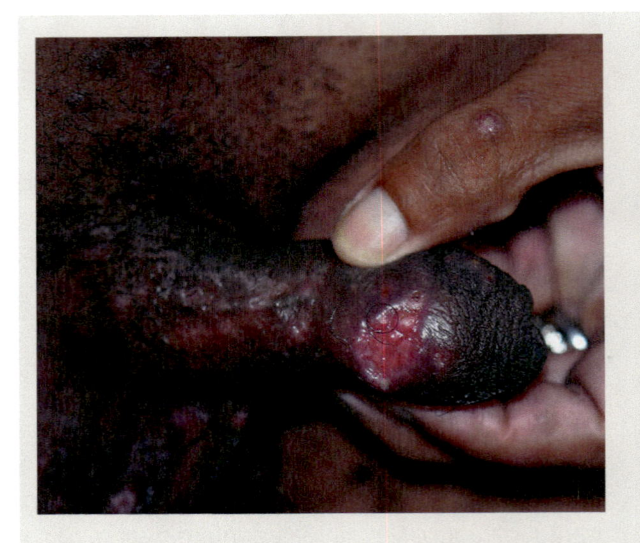

Figura 29.8. LD por *L. braziliensis*. Lesão ulcerada na região genital.
Fonte: Acervo da autoria do capítulo.

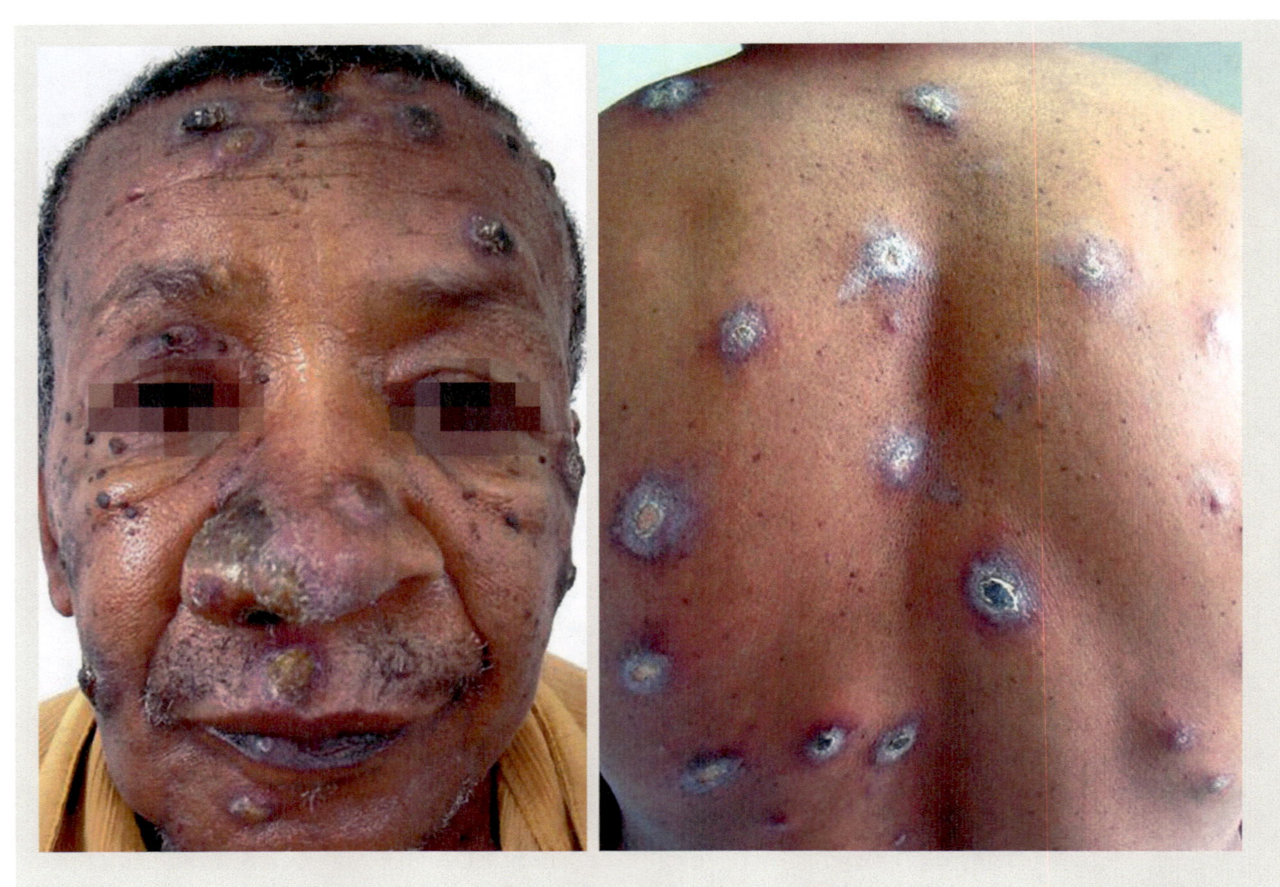

Figura 29.7. LD por *L. braziliensis*. Lesões papulocrostosas na face, lesões papulosas inflamatórias, crostosas e algumas acneiformes no tronco.
Fonte: Acervo da autoria do capítulo.

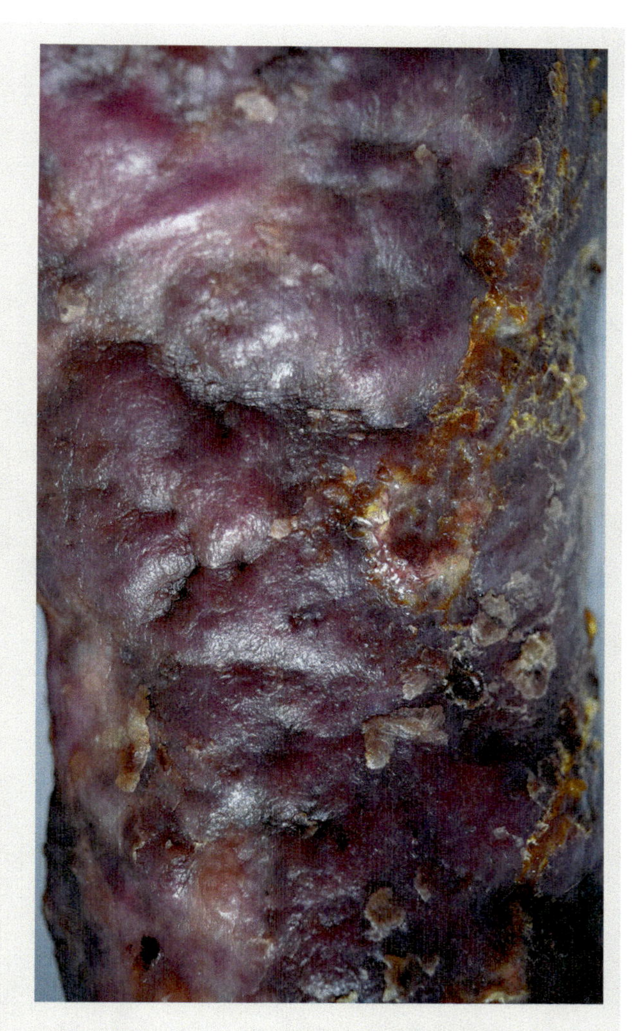

Figura 29.9. Leishmaniose atípica em paciente coinfectado por HIV.
Fonte: Acervo da autoria do capítulo.

Leishmaniose cutânea difusa (LCD)

A LCD, também conhecida como "leishmaniose cutânea difusa anérgica", "leishmaniose anérgica hansenoide" e "leishmaniose anérgica difusa", é forma rara e grave. Foi descrita pela primeira vez em 1945, na Bahia, por Flaviano Silva.[12] Posteriormente, Convit, na Venezuela, em 1946, e Barrientos, em 1948, na Bolívia, registraram novos casos.[13,14] Atualmente, são conhecidos casos em vários outros países da América Central, América do Sul (Brasil e Venezuela) e continente africano (Etiópia e Quênia). Nas Américas, a LCD está associada a espécies do subgênero Leishmania (L) e Viannia (V), principalmente a *Leishmania (L) amazonensis*, *Leishmania (L) mexicana*, *Leishmania (L) piffanoi* e *Leishmania (V) panamensis*.[15] A LCD caracteriza-se por apresentar lesões nodulares, queloidiformes e lesões em placa, infiltradas, múltiplas e disseminadas, principalmente na face e membros (Figuras 29.10 e 29.11). Em alguns casos, face à disseminação hematogênica, extensas áreas do tegumento podem ser acometidas. Durante a evolução, pode ocorrer ulceração de várias lesões, geralmente secundário a traumas. Nas extremidades, em casos com longa evolução, podem-se observar lesões infiltradas, verrucosas ou vegetantes. Também, por contiguidade ou autoinoculaçao, podem-se observar infiltração e ulceração da mucosa nasal, sem destruição da cartilagem. É importante ressaltar que não há comprometimento visceral na LCD.[16]

Quadro 29.1. Diagnóstico diferencial entre as principais formas de LTA.

Parâmetros	L. cutânea	L. mucosa	L. disseminada	L. cutânea difusa
Características das lesões	Úlcera de bordas infiltradas e fundo granuloso	Granulações, infiltração, ulceração, crostas, necrose	Pápulas acneiformes, pápulas crostosas, nódulos superficiais, úlceras	Placas e nódulos infiltrados
Localização e distribuição	Áreas expostas (membros, extremidades, face, tronco)	Principalmente septo da mucosa nasal; outras mucosas: laringe, faringe, oral	Mais de dois segmentos corporais	Difusa
Envolvimento mucoso	Raro	Sempre	Comum, acima de 40%	Incomum
Intradermorreação de Montenegro	Positiva na maioria	Fortemente positiva	Positiva em até 53%	Negativa
Achados histológicos principais	Processo inflamatório com linfócitos, plasmócitos e macrófagos, granulomas, poucos parasitas	Processo inflamatório intenso com linfócitos, plasmócitos e macrófagos, granulomas, raros parasitas	Processo inflamatório com linfócitos e macrófagos, poucos parasitas	Grande quantidade de parasitas no interior de macrófagos
Leishmania spp.	*L. braziliensis*, *L. guyanensis*, *L. amazonensis*, outras espécies	*L. braziliensis* principalmente; menos comumente: *L. guyanensis* e *L. amazonensis*	*L. braziliensis* principalmente; pode ocorrer em outras espécies	*L. amazonensis*

Fonte: Desenvolvido pela autoria do capítulo.

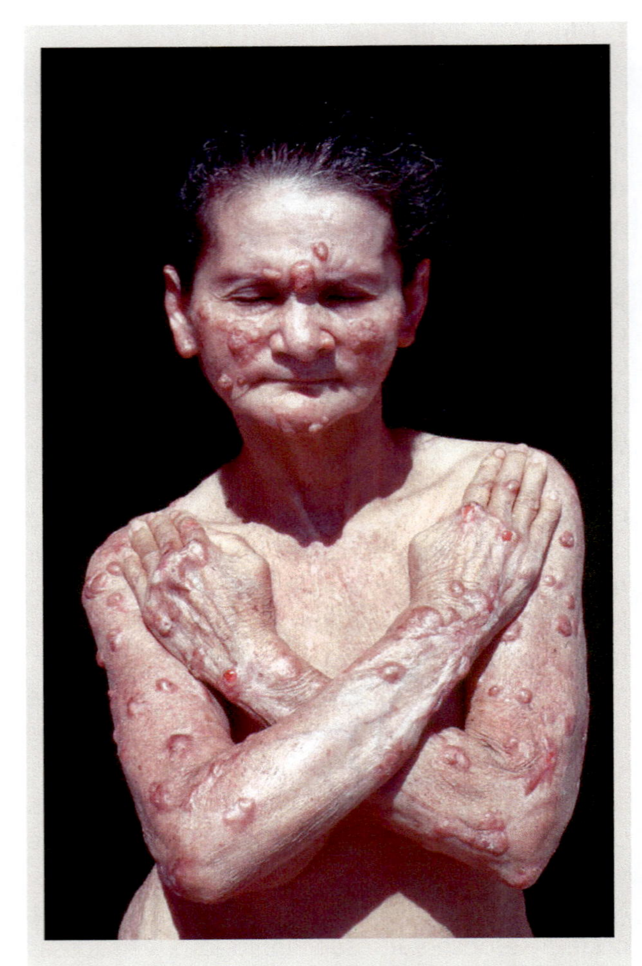

Figura 29.10. LCD por *L. amazonensis*. Lesões papulosas e tuberosas, hansenoides, disseminadas. Observar lesões em placa nas regiões malares.
Fonte: Acervo da autoria do capítulo.

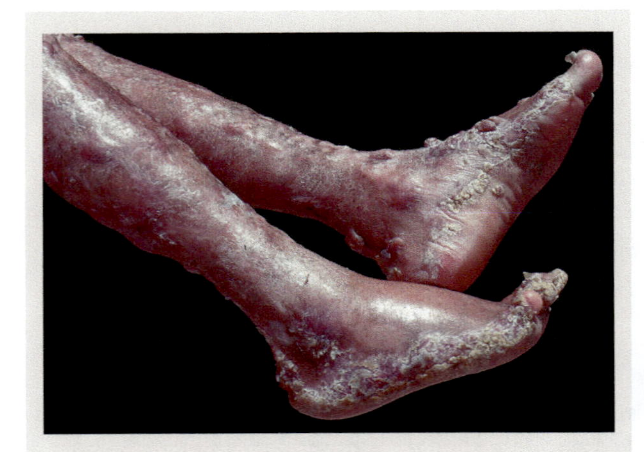

Figura 29.11. LCD por *L. amazonensis*. Lesões infiltrativas, esclerodermiformes nas pernas e lesões verrucosas nas bordas plantares e pododáctilos.
Fonte: Acervo da autoria do capítulo.

Formas atípicas

As manifestações atípicas da LTA se constituem em um desafio diagnóstico e terapêutico. Podem representar 2,5% dos casos diagnosticados de LTA em área endêmica de *L. braziliensis*, sendo representadas clinicamente com a descrição de aspecto esporotricoide, erisipeloide, zosteriforme, verrucoso, vegetante, crostoso, lupoide ou recidiva cútis (Figuras 29.12 a 29.16). Esses casos também diferem da LC ulcerada clássica por apresentarem, com maior frequência, lesões localizadas no segmento cefálico e pescoço, além de alta taxa de falha terapêutica (acima de 90%) no uso de pelo menos duas séries de Sb^{v}.[17,18]

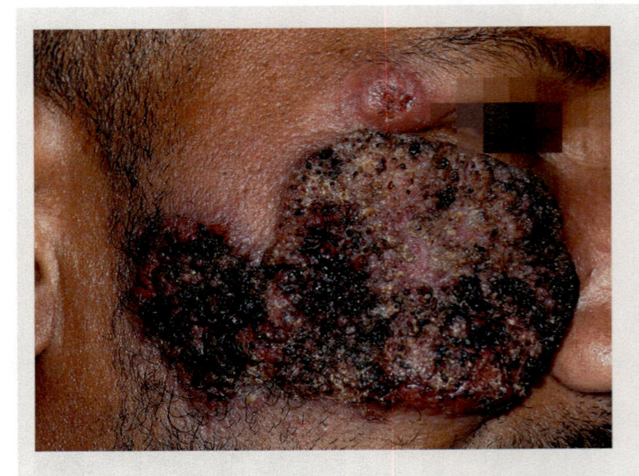

Figura 29.12. Forma atípica em paciente sem imunodepressão, com aspecto vegetante, verrucoso e esporotricoide.
Fonte: Acervo da autoria do capítulo.

Outro aspecto que pode ser considerado atípico é o surgimento de úlceras características em localizações incomuns, uma vez que o vetor tem acesso a regiões expostas e não se espera que sejam acometidas áreas habitualmente cobertas e protegidas como nádegas, genitais ou regiões plantares. Nesses casos, especialmente em áreas endêmicas, é importante atentar para diagnósticos diferenciais como IST, mal perfurante plantar ou, ainda, causas inflamatórias como Behçet e pioderma gangrenoso.[19]

A diversidade genética do parasita *L. braziliensis* e determinados polimorfismos podem estar mais associados ao surgimento de formas atípicas, assim como gestação, e menos comumente estados imunossupressivos a exemplo da coinfecção pelo HIV ou uso de drogas imunossupressoras. Embora muitos pacientes com manifestações atípicas de LTA residentes em áreas endêmicas não apresentem

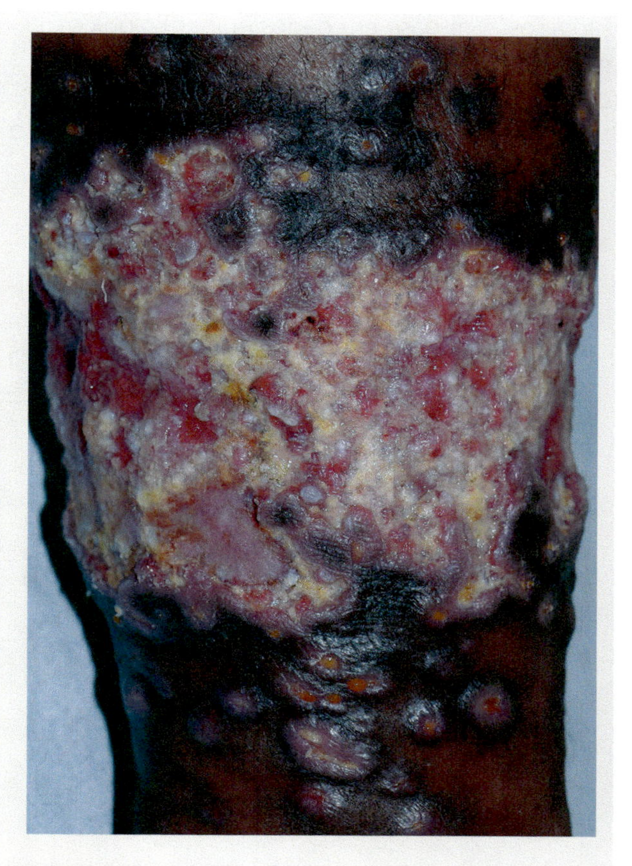

Figura 29.13. Forma atípica em paciente sem imunodepressão, com aspecto vegetante, verrucoso e esporotricoide.
Fonte: Acervo da autoria do capítulo.

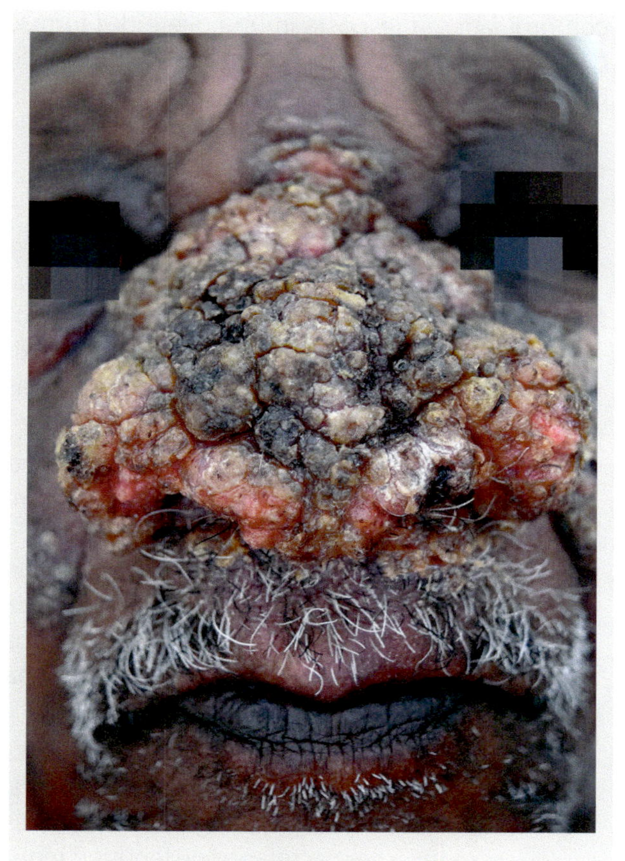

Figura 29.14. Forma atípica em paciente sem imunodepressão, com aspecto vegetante, verrucoso e esporotricoide.
Fonte: Acervo da autoria do capítulo.

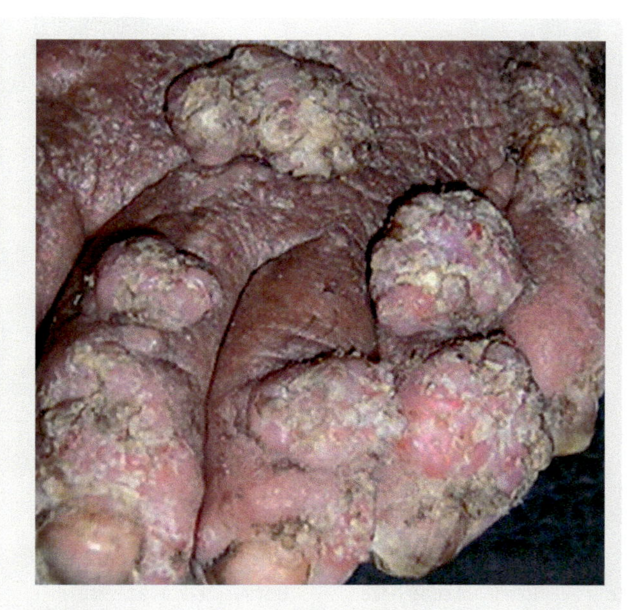

Figura 29.15. Forma atípica em paciente sem imunodepressão, com aspecto vegetante, verrucoso e esporotricoide.
Fonte: Acervo da autoria do capítulo.

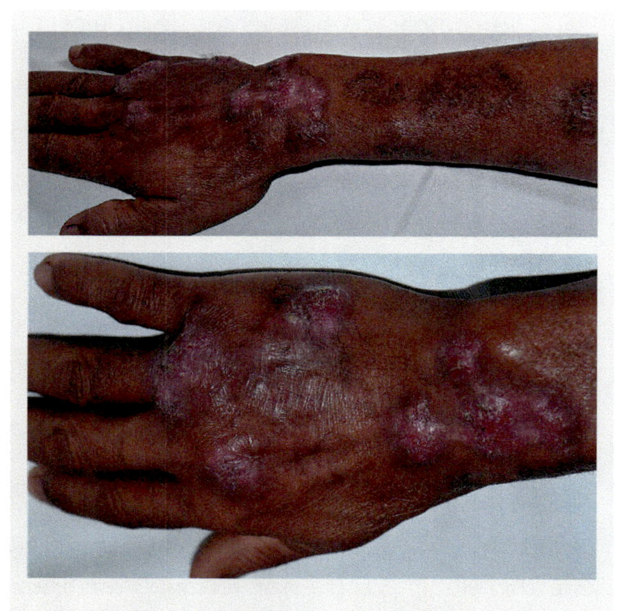

Figura 29.16. Forma atípica em paciente sem imunodepressão, com aspecto vegetante, verrucoso e esporotricoide.
Fonte: Acervo da autoria do capítulo.

comorbidades, a resposta imune difere das formas de LC clássicas ulceradas, com menor produção de citocinas Th1.[9,18]

Imunopatogênese

- **LC e LM:** forte e exacerbada resposta Th1 e inflamatória com elevada produção de interferon-gama (IFN-γ), fator de necrose tumoral (TNF), interleucina-1-beta (IL1-β) e participação de células $CD8^+$ com atividade citotóxica, causando a diminuição de parasitas, mas intensa destruição tecidual.[20]
- **LD:** a resposta imune no sangue periférico contra antígenos de Leishmania se mostra com evidente diminuição da produção de citocinas Th1 quando comparada ao que ocorre nos pacientes com a forma localizada (LC, em razão do recrutamento de linfócitos T para as múltiplas áreas lesionais, onde há pouca quantidade de parasitas.[21]
- **LCD:** ausência de resposta Th1 caracteriza anergia e ausência de ativação macrofágica, respondendo pela alta carga parasitária nas lesões em que macrófagos de fenótipo regulatório predominam.[22]
- **Formas atípicas:** no sangue periférico, documenta-se menor produção de IFN-γ e TNF e maiores níveis de IL-10 e IL-17, quando comparado a pacientes de LC ulcerada clássica.[18]

Diagnóstico diferencial

As diversas formas clínicas da LT apresentam vários diagnósticos diferenciais que devem ser explorados com base em dados epidemiológicos, clínicos, anatomopatológicos e exames laboratoriais específicos. O Quadro 29.2 mostra as principais entidades que devem ser lembradas de acordo com o quadro clínico.

Diagnóstico laboratorial

- **Exame direto:** raspado ou aspirado da borda das lesões e realização de esfregaço com coloração de GIEMSA nas fases iniciais da doença evidenciam formas amastigotas (Figura 29.17).

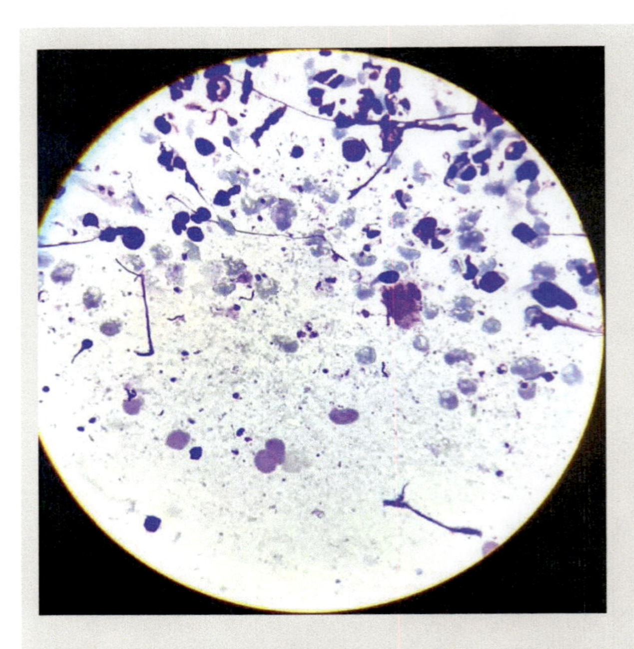

Figura 29.17. Formas amastigotas em esfregaço de lesão de LC causada por *L. guyanensis* corado por método Giemsa.

Fonte: Fundação de Medicina Tropical Heitor Vieira Dourado, Manaus-AM.

Quadro 29.2. Diagnóstico diferencial das principais formas de LTA com outras doenças.

Formas atípicas	L. cutânea	L. mucosa	L. disseminada	L. cutânea difusa
Cromomicose	Esporotricose	Paracoccidioidomicose	Erupção acneiforme	Hanseníase virchowiana
Paracoccidioidomicose	Ectima/piodermite	Tuberculose	Varicela	Doença de Jorge Lobo
Esporotricose	Carcinoma espinocelular	Sífilis tardia	Sífilis secundária	Micose fungoide
Tuberculose cutânea	Úlcera de estase	Rinoscleroma	Histoplasmose disseminada	Xantomatoses
Micobacteriose atípica	Vasculite leucocitoclástica	Granuloma médio facial	Criptococose disseminada	Sífilis secundária
Goma sifilítica	Eritema nodoso hansênico ulcerado	Granulomatose de Wegener	Eritema nodoso hansênico	Leishmaniose dérmica pós-calazar
Carcinoma espinocelular	Fenômeno de Lúcio	Sarcoidose	Prurigo	Sarcoidose
Queloide	Pioderma gangrenoso	Uso de drogas (cocaína)	DRESS, eritema multiforme	–

Fonte: Desenvolvido pela autoria do capítulo.

- **Histopatologia:** pode confirmar o diagnóstico com o encontro de formas amastigotas no infiltrado e também ser útil no diagnóstico diferencial com outras doenças. Lesões iniciais de LC na fase pré-ulcerada podem mostrar vasculite e maior quantidade de amastigotas do que na fase ulcerada da LC.[23,24] Na LTA, vários padrões histológicos têm sido descritos, sendo muito comum a presença de infiltrado inflamatório com predomínio de linfócitos, macrófagos e plasmócitos (Figura 29.18), podendo haver e presença de granulomas, além de necrose.[25] Na LCD, encontra-se abundante quantidade de amastigotas no interior de macrófagos.

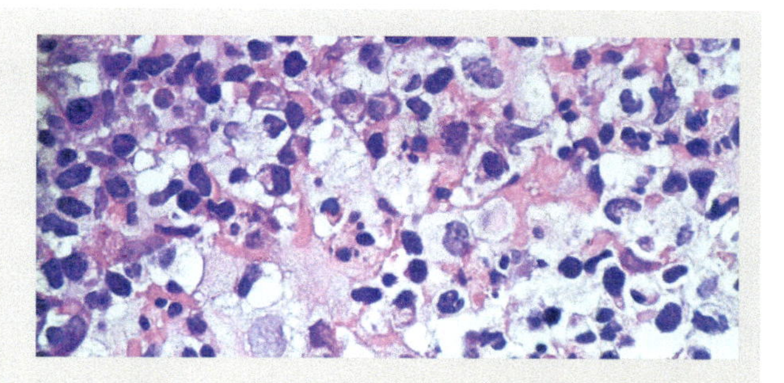

Figura 29.18. LM por *L. braziliensis*. Infiltrado inflamatório com predominância de macrófagos, plasmócitos e algumas formas amastigotas (HE 100×).
Fonte: Sérgio Arruda – CPGM – Fiocruz, Bahia.

- **Cultura:** material obtido da borda das lesões por aspirado, é semeado em meio NNN (Novy, McNeal e Nicolle). O crescimento e o isolamento das formas promastigotas são obtidos após aproximadamente 14 dias de incubação.
- **Reação da cadeia de polimerase (PCR, do inglês *polimerase chain reaction*):** identificação da espécie de Leishmania por obtenção de fragmento de tecido pode chegar a mais de 95% de sensibilidade e a quase 100% de especificidade.
- **Intradermorreação de Montenegro (IDRM):** a inoculação intradérmica de 0,1 mL de solução de antígeno de Leishmania pode induzir após 48 horas induração local, cuja mensuração acima de 5 mm é considerada positiva e indica infecção presente ou passada. Pode ser positiva também na leishmaniose visceral e na doença de Chagas. A IDRM pode ser falso-negativa nas fases iniciais da LTA e na LCD, sendo muito forte na LM, podendo ulcerar.[26]
- **Sorologia:** a pesquisa de anticorpos circulantes anti-Leishmania por método de imunofluorescência indireta ou ELISA pode contribuir para o diagnóstico da LTA. Níveis elevados de IgG se correlacionam com desfecho terapêutico desfavorável na LC, gravidade na forma mucosa e número de lesões na LD.[27,28]

Tratamento

A taxa de cura da LTA varia de acordo com a região geográfica, tipo de *Leishmania* spp., forma clínica, resposta imune do hospedeiro e opção terapêutica. Portanto, não é possível indicar um tratamento uniforme, e diversos fatores devem ser considerados na escolha terapêutica. A droga mais indicada ainda é o antimonial pentavalente (Sb^v), cujo princípio ativo é o antimoniato de meglumina no Brasil, e tem sido usado há 8 décadas. O Sb^v ainda é a 1ª escolha para os casos causados por *L. braziliensis*, com várias limitações em virtude de seu uso obrigatório por via parenteral, toxicidade importante e taxas de cura cada vez menores, chegando a ficar pouco abaixo de 50% em alguns ensaios clínicos.[29,30] As outras medicações mais utilizadas também são de uso parenteral: pentamidina; e anfotericina B. Mais recentemente, a miltefosina por via oral vem se incorporar ao arsenal terapêutico da LTA.

Antimonial pentavalente (Sb^v)

É utilizado na dose de 15 a 20 mg/kg/dia por via intramuscular (IM) ou endovenosa (EV), sendo esta última a melhor opção em virtude do grande volume aplicado diariamente (até 15 mL). No Brasil, é usado sob a forma de antimoniato de meglumina (Glucantime™). A duração do tratamento deve ser de 20 dias nas formas localizadas da LC, ou 30 dias na LM, LD e formas atípicas ou recidivantes. Dose máxima de 20 mg/kg/dia pode ser indicada nos quadros associados à infecção por *L. braziliensis* em áreas endêmicas onde o parasita é mais agressivo, ou em formas graves de LTA. Na LD, uma elevada taxa de falha terapêutica de cerca de 75% após tratamento com altas doses (20 mg/kg) e tempo prolongado

(30 dias) tem se descrito, limitando sua indicação nessa forma de LTA.[10] Não se recomenda uso do Sb^v no tratamento da LCD pela ineficácia.[31]

O Sb^v é droga que apresenta diversas toxicidades, podendo causar cardiotoxicidade, arritmias e óbito. Outros efeitos colaterais incluem pancreatite química, mialgia, artralgia, dor abdominal, cefaleia, náuseas e vômitos, fadiga e febre. Sua indicação na LTA deveria ser excepcional, e não o padrão. Isso tem encorajado o uso intralesional do Sb^v para lesões únicas em três a sete aplicações, principalmente em pacientes que apresentem contraindicação para uso sistêmico como cardiopatas, idosos, gestantes, nefropatas ou hepatopatas.[32,33]

Pentamidina

No Brasil, são preconizadas três doses de 4 mg/kg/dia, por via IM profunda, a cada 2 dias, não devendo ultrapassar a dose total de 2 g.[34] Entre os poucos e primeiros estudos brasileiros evidenciando boa resposta com este medicamento, destaca-se trabalho realizado no Amazonas em 1985. A pentamidina tinha inicialmente como ingrediente ativo o metanol sulfonato ou mesilato de pentamidina, em ampolas com 4 mg de sal base.[35] Era utilizada na dose de 4 mg/kg/dia, em séries de 10 a 15 dias seguidos. Em face de importantes efeitos adversos, como dor local, diabetes e outros, o mesilato de pentamidina foi retirado do mercado, sendo substituído pelo isotionato de pentamidina, em frascos contendo 300 mg do medicamento. Quando o Ministério da Saúde (MS) recomendou a pentamidina como tratamento de 1ª linha para a região amazônica, onde predomina a espécie *L. guyanensis*, não havia a informação sobre a correspondência dos dois sais. De acordo com trabalho publicado em 2008, a dose de 4 mg de isotionato contém somente 2,3 mg de sal base.[36] Portanto, a dose correta de isotionato é de 7 mg/kg. Entretanto, no Brasil, continua-se, erroneamente, a recomendação de três aplicações de 4 mg/kg, com intervalos de 2 dias. A partir do conhecimento sobre as correspondências do sal base e a investigação realizada na Guiana Francesa, em 2006, comparando uma e duas doses de 7 mg de isotionato de pentamidina/kg, fez-se estudo piloto similar para tratamento da LC ocasionada por *L. guyanensis*, com dose única de 7 mg/kg via IM, com taxa de cura de 55%.[37,38] O resultado é similar às três doses de 4 mg/kg recomendadas pelo MS, ou seja, 58,1% de cura.[39] Outro estudo em 159 pacientes de LC por *L. guyanensis* comparou a segurança e eficácia de uma, duas e três doses de 7 mg/kg de isotionato de pentamidina. Verificou-se eficácia de 45% (uma dose), 81% (duas doses) e 96% (três doses).[40]

A pentamidina interfere no metabolismo da glicose, podendo, logo após sua aplicação, induzir hipoglicemia, seguida de hiperglicemia. Nos tratamentos prolongados (doses totais superiores a 2 g) com o mesilato de pentamidina, há relatos de diabetes induzido pela droga, com relativa frequência, principalmente em pacientes com "doença do sono" e leishmaniose no continente africano.[41] A ocorrência de diabetes nos doentes tratados com isotionato, desde o final da década de 1980, nas doses recomendadas pelo MS e nos estudos com 7 mg/kg, é rara.[42] Os principais efeitos colaterais do isotionato são: dor local; "abscessos estéreis"; náusea; vômito; mialgia; lipotimia e síncope; hipotensão; e cefaleia. Rabdomiólise foi relatada na Guiana Francesa, tendo como critério para o diagnóstico a elevação da enzima creatina-fosfoquinase sérica.[43]

Anfotericina B

O desoxicolato de anfotericina B (AnfB-D) foi usado pela primeira vez na LM por Furtado e Lacaz em 1959, no Brasil.[44,45] A dosagem total de AnfB-D utilizada na LTA varia de 15 a 30 mg/kg para LC e 20 a 45 mg/kg, para a LM, com doses diárias variando de 0,5 a 1 mg/kg de acordo com a tolerância e resposta clínica.[45,46] Pode ser a melhor opção para o tratamento de casos não responsivos ao Sb^v, assim como nos imunossuprimidos, gestantes, na LD e nas formas atípicas.[46,47] As limitações para uso da anfotericina B incluem administração intravenosa (IV) por tempo mínimo de 4 horas com necessidade de hospitalização ou regime hospital-dia e toxicidade. Muitos efeitos colaterais estão associados ao uso da anfotericina B além da importante nefrotoxicidade, incluindo febre, calafrios, dor de cabeça, hipocalemia, hipomagnesemia, leucopenia, anemia, flebite e arritmias. Na prática clínica, avaliações laboratoriais como leucograma, função renal e eletrólitos devem ser monitorizados semanalmente no mínimo, e a maioria dos pacientes necessita de mais de 1 mês de tratamento em regime hospitalar para obter cura, o que limita sua indicação. Assim, a anfotericina B lipossomal (AnfB-L) passa a ser medicação de 1ª escolha em pacientes idosos ou que sejam portadores de comorbidades por oferecer resultados semelhantes e menor toxicidade, tendo se mostrado efetiva inicialmente no tratamento da leishmaniose visceral.[48] No entanto, existe ainda pouca experiência com seu uso na LTA, com alguns relatos favoráveis no manejo de formas cutâneas ou mucosas.[49-52] Estudo comparativo entre Sb^v e AnfB-L no tratamento da LC causada por *L. braziliensis* mostra maior taxa de cura (85% *versus* 70% com Sb^v), com dose total de 18 mg/kg dividida em seis doses de 3 mg/kg.[53] Na LD, a AnfB-L alcança taxa de cura de 75% na dose total de mínima de 30 mg/kg, portanto bem superior ao Sb^v em dose máxima de 20 mg/kg por 30 dias, que é de 24%.[52] O custo elevado da AnfB-L é compensado pela menor toxicidade, maior facilidade de uso e menor tempo de administração.[54]

Miltefosina

Única medicação oral com eficácia comprovada contra várias espécies de *Leishmania* spp., a miltefosina (hexadecilfosfocolina) tem atividade leishmanicida, e atua inibindo a biossíntese de fosfolipídios e esteróis, interferindo nas vias de transdução de sinal celular.[55] Foi incialmente testada na leishmaniose visceral na Índia com taxa de cura de 94%.[56]

No Brasil, foi empregada inicialmente na LC causada por *L. braziliensis*, na Bahia, e na LC por *L. guyanensis*, no Amazonas, com taxa de cura superior ao Sb^v: 75% *versus* 44% e 71% *versus* 54%, respectivamente. Estudos mais recentes em nosso país confirmam sua eficácia na LC causada por *L. braziliensis* (76% de cura), ou por *L. guyanensis* (58% a 66% de cura).[57,58] Além da vantagem óbvia de administração oral e de maior eficácia, a frequência de reações adversas foi similar nos dois grupos, sendo as queixas mais comuns relacionadas com a miltefosina, náuseas, vômitos, cefaleia e dor abdominal, o que não impede adesão completa ao tratamento de quase 100%. No entanto, a miltefosina é teratogênica, e seu uso nas mulheres em idade fértil deve seguir rígido protocolo de anticoncepção até 4 meses após o final do tratamento.

A miltefosina deve ser usada na posologia de 2,5 mg/kg/dia, durante 28 dias, sendo apresentada em cápsulas de 50 mg. Além de ser indicada na LC, alguns poucos estudos mostram taxa de cura entre 58% e 83% na LM, na Bolívia, no esquema padrão, e de 87,5% na LM, na Argentina, onde a dose variou entre 2,5 e 3,3 mg/kg/dia por 28 a 35 dias.[58,59] Embora existam poucos relatos para o emprego da miltefosina na LD e também na LCD, pode ocorrer boa resposta em doses maiores e/ou por tempo mais prolongado.[60-63]

O Quadro 29.3 mostra as principais drogas leishmanicidas de uso sistêmico no tratamento da LTA.

Quadro 29.3. Resumo das principais drogas anti-Leishmania disponíveis para o tratamento da LTA.

Droga	Antimonial pentavalente	Anfotericina B – desoxicolato e lipossomal	Pentamidina	Miltefosina
Nome	Antimoniato de meglumina (Glucantime™)	Desoxicolato (Fungizone™) Liposomal (AmBisome™)	Isotionato de pentamidina (Pentacarinat™)	Impavido™
Mecanismo de ação	Interfere na síntese macromolecular; aumenta produção de ROS	Complexos de ergosterol da membrana do parasita, formação de poros e morte celular	Liga-se ao DNA do cinetoplasto; inibe a biossíntese de poliamina	Inibe a citocromo C-oxidase e fosfatidilcolina síntese; apoptose
Esquema de uso	10 a 20 mg/kg/dia por 20 a 30 dias*	0,5 a 1 mg/kg por dose, até total entre 15 e 30 mg/kg*	7 mg/kg por dose, 2 a 3 aplicações a cada 2 dias	2,5 mg/kg/dia durante 28 dias
Administração	IV/IM	IV	IM	Oral
Principais efeitos colaterais	Cardiotoxicidade, pancreatite química, dores musculares e articulares	Nefrotoxicidade, hipocalemia, azotemia, anemia	Dor local, "abscessos estéreis", náusea, vômito, mialgia, lipotimia	Náusea, vômito, diarreia
Vantagens	Meia-vida curta; pode ser usado em regime ambulatorial	Boa eficácia e menor toxicidade (lipossomal)	Curto período de tratamento, aumentando a adesão	Via oral, uso domiciliar
Desvantagens	Efeitos colaterais, toxicidade e aumento da resistência; injeção dolorosa se usado por via IM	Efeitos colaterais tóxicos; infusão IV lenta; nefrotoxicidade (principalmente desoxicolato); uso hospitalar	Possibilidade de hipoglicemia na aplicação; formação de abscesso e dor no local da injeção	Os efeitos colaterais gastrointestinais podem diminiur aderência
Melhores indicações	LC, LM**	LC, LM, LD, formas atípicas, imunossuprimidos, idosos	LC***	LC, LM, LD, idosos

IM: intramuscular; IV: intravenoso; ROS: espécies reativas de oxigênio.
*Esquemas diferentes são comuns, em função do tipo de LTA, região geográfica, espécies de Leishmania. **Em associação com pentoxifilina. ***Quando o agente causal é *L. guyanensis*.
Fonte: Desenvolvido pela autoria do capítulo.

Imunoterapia

A patogênese da LC e LM está francamente associada a uma resposta imune inflamatória intensa do hospedeiro que implica dano tecidual. Uma das citocinas implicadas é o TNF, cujos níveis mais elevados se encontram na LM, em que as lesões exibem intenso infiltrado inflamatório e raras formas amstigotas. Com base nesses dados, assim como na dificuldade de resposta ao tratamento convencional com Sb^v, justifica-se o emprego de drogas inibidoras dessa citocina, como a pentoxifilina (PTX), em associação com medicamentos anti-Leishmania para diminuir a inflamação, aumentar a taxa de cura e acelerar a cicatrização. Dois estudos demonstraram a utilidade da PTX em associação ao Sb^v na LM, na dose de 400 mg, 3 vezes ao dia, por 30 dias,[64,65] porém sem êxito na LC,[29] sendo atualmente recomendada a associação PTX e Sb^v no tratamento da LM.[34] No futuro, espera-se que esse tipo de estratégia com uso de outras substâncias imunomodularas em associação com agentes anti-Leishmania contribua para um tratamento mais efetivo e seguro.

Referências bibliográficas

1. Vale ECS, Tancredo F. Leishmaniose tegumentar no Brasil: revisão histórica da origem, expansão e etiologia. An Bras Dermatol. 2005 Ago;80(4):421-8.
2. Organização Pan-Americada da Saúde. Leishmanioses: informe epidemiológico nas Américas. Washington (DC): OPAS; 2020.
3. Gontijo B, Carvalho ML. Leishmaniose tegumentar americana (American cutaneous leishmaniasis). Rev Soc Bras Med Trop. 2003 Jan-Feb;36(1):71-80.
4. Jirmanus L, Glesby MJ, Guimarães LH, Lago E, Rosa ME, Machado PR et al. Epidemiological and clinical changes in American tegumentary leishmaniasis in an area of Leishmania (Viannia) braziliensis transmission over a 20-year period. Am J Trop Med Hyg. 2012 Mar;86(3):426-33.
5. Machado P, Araújo C, Silva AT, Almeida RP, D'Oliveira Jr A, Bittencourt A et al. Failure of early treatment of cutaneous leishmaniasis in preventing the development of an ulcer. Clin Infect Dis. 2002 Jun 15;34(12):E69-73.
6. Marsden PD. Mucocutaneous leishmaniasis. BMJ. 1990 Sep 29;301(6753):656-7. doi: 10.1136/bmj.301.6753.656.
7. Lessa HA, Lessa MM, Guimarães LH, Lima CM, Arruda S, Machado PR et al. A proposed new clinical staging system for patients with mucosal leishmaniasis. Trans R Soc Trop Med Hyg. 2012 Jun;106(6):376-81.
8. Turetz ML, Machado PR, Ko AI, Alves F, Bittencourt A, Almeida RP et al. Disseminated leishmaniasis: a new and emerging form of leishmaniasis observed in northeastern Brazil. J Infect Dis. 2002 Dec 15;186(12):1829-34.
9. Queiroz A, Sousa R, Heine C, Cardoso M, Guimarães LH, Machado PR et al. Association between an emerging disseminated form of leishmaniasis and Leishmania (Viannia) braziliensis strain polymorphisms. J Clin Microbiol. 2012 Dec;50(12):4028-34.
10. Machado GU, Prates FV, Machado PRL. Disseminated leishmaniasis: clinical, pathogenic and therapeutic aspects. An Bras Dermatol. 2019 Jan-Feb;94(1):9-16.
11. Guerra JA, Coelho LI, Pereira FR, Siqueira AM, Ribeiro RL, Almeida TM et al. American tegumentary leishmaniasis and HIV-AIDS association in a tertiary care center in the Brazilian Amazon. Am J Trop Med Hyg. 2011 Sep;85(3):524-7.
12. Silva F. Forma raríssima de leishmaniose tegumentar: leishmaniose dérmica não ulcerada em nódulos e extensas placas infiltradas e hiperpigmentadas. Reunião Anual de Dermato-Sifilógrafos Brasileiros; 1945; Rio de Janeiro, Brasil. p. 96-103.
13. Convit J, Lapenta P. Sobre um caso de leishmaniasis tegumentaria de forma disseminada. Ver Pat Clin (Caracas). 1948;18:153-8.
14. Barrientos LP. Um caso atípico de leishmaniose cutânea-mucosa (espundia). Mem Inst Oswaldo Cruz. 1948;46:415-8.
15. Freites CO, Gundacker ND, Pascale JM, Saldaña A, Diaz-Suarez R, Jimenez G et al. First case of diffuse leishmaniasis associated with Leishmania panamensis. Open Forum Infect Dis. 2018 Nov 23;5(11):ofy281.
16. Silveira FT, Lainson R, Corbett CE. Clinical and immunopathological spectrum of American cutaneous leishmaniasis with special reference to the disease in Amazonian Brazil: a review. Mem Inst Oswaldo Cruz. 2004 May;99(3):239-51.
17. Guimarães LH, Machado PR, Lago EL, Morgan DJ, Schriefer A, Bacellar O et al. Atypical manifestations of tegumentary leishmaniasis in a transmission area of Leishmania braziliensis in the state of Bahia, Brazil. Trans R Soc Trop Med Hyg. 2009 Jul;103(7):712-5.
18. Guimarães LH, Queiroz A, Silva JA, Silva SC, Magalhães V, Lago EL et al. Atypical manifestations of cutaneous leishmaniasis in a region endemic for Leishmania braziliensis: clinical, immunological and parasitological aspects. PLoS Negl Trop Dis. 2016 Dec 1;10(12):e0005100.
19. Tironi FC, Machado GU, Arruda SM, Machado PRL. Plantar ulcer as an atypical manifestation of cutaneous leishmaniasis. An Bras Dermatol. 2021 Mar 15:S0365-0596(21)00053-2.
20. Carvalho LP, Passos S, Schriefer A, Carvalho EM. Protective and pathologic immune responses in human tegumentary leishmaniasis. Frontiers in Immunology. 2012;3:301.
21. Machado PR, Rosa ME, Costa D, Mignac M, Silva JS, Schriefer A et al. Reappraisal of the immunopathogenesis of disseminated leishmaniasis: in situ and systemic immune response. Trans R Soc Trop Med Hyg. 2011 Aug;105(8):438-44.
22. Christensen SM, Belew AT, El-Sayed NM, Tafuri WL, Silveira FT, Mosser DM. Host and parasite responses in human diffuse cutaneous leishmaniasis caused by L. amazonensis. PLoS Negl Trop Dis. 2019 Mar 7;13(3):e0007152.
23. Unger A, O'Neal S, Machado PR, Guimarães LH, Morgan DJ, Schriefer A et al. Association of treatment of American cutaneous leishmaniasis prior to ulcer development with high rate of failure in Northeastern Brazil. Am J Trop Med Hyg. 2009 Apr;80(4):574-9.
24. Saldanha MG, Queiroz A, Machado PRL, Carvalho LP, Scott P, Carvalho Filho EM et al. Characterization of the histopathologic features in patients in the early and late phases of cutaneous leishmaniasis. Am J Trop Med Hyg. 2017 Mar;96(3):645-52.

25. Bittencourt AL, Barral A. Evaluation of the histopathological classifications of American cutaneous and mucocutaneous leishmaniasis. Mem Inst Oswaldo Cruz. 1991 Jan-Mar;86(1):51-6.
26. Gomes CM, Paula NA, Morais OO, Soares KA, Roselino AM, Sampaio RN. Complementary exams in the diagnosis of American tegumentary leishmaniasis. An Bras Dermatol. 2014 Sep-Oct;89(5):701-9.
27. Lima CMF, Magalhães AS, Costa R, Barreto CC, Machado PRL, Carvalho EM et al. High anti-Leishmania IgG antibody levels are associated with severity of mucosal leishmaniasis. Front Cell Infect Microbiol. 2021 Apr 9;11:652956.
28. Magalhães A, Carvalho LP, Costa R, Pita MS, Cardoso TM, Machado PRL et al. Anti-Leishmania IgG is a marker of disseminated leishmaniasis caused by Leishmania braziliensis. Int J Infect Dis. 2021 Feb 10;106:83-90.
29. Brito G, Dourado M, Guimarães LH, Meireles E, Schriefer A, Carvalho EM et al. Oral pentoxifylline associated with pentavalent antimony: a randomized trial for cutaneous leishmaniasis. Am J Trop Med Hyg. 2017 May;96(5):1155-9.
30. Machado PRL, Ribeiro CS, França-Costa J, Dourado MEF, Trinconi CT, Yokoyama-Yasunaka JKU et al. Tamoxifen and meglumine antimoniate combined therapy in cutaneous leishmaniasis patients: a randomised trial. Trop Med Int Health. 2018 Sep;23(9):936-42.
31. Morrison B, Mendoza I, Delgado D, Jaimes OR, Aranzazu N, Mondolfi AEP. Diffuse (anergic) cutaneous leishmaniasis responding to amphotericin B. Clin Exp Dermatol. 2010 Jun;35(4):e116-9.
32. Ramalho DB, Silva RED, Senna MCR, Moreira HSA, Pedras MJ, Avelar DM et al. Meglumine antimoniate intralesional infiltration for localised cutaneous leishmaniasis: a single arm, open label, phase II clinical trial. Mem Inst Oswaldo Cruz. 2018 Jun 21;113(9):e180200.
33. Soto J, Rojas E, Guzman M, Verduguez A, Nena W, Maldonado M et al. Intralesional antimony for single lesions of Bolivian cutaneous leishmaniasis. Clin Infect Dis. 2013 May;56(9):1255-60.
34. Brasil. Ministério da Saúde, Secretaria de Vigilância em Saúde. Manual de vigilância da leishmaniose tegumentar americana. 2. ed. Brasília: Ministério da Saúde; 2017.
35. Talhari S, Sardinha JC, Schettini APM, Arias JR, Naiff RD. Tratamento da leishmaniose tegumentar americana: resultados preliminares com a pentamidina. An Bras Dermatol. 1985(6):361-4.
36. Dorlo TPC, Kager PA. Pentamidine dosage: a base/salt confusion. PLoS Negl Trop Dis. 2008;2(5):e225.
37. Roussel M, Nacher M, Frémont G, Rotueau B, Clity E, Sainte-Marie D et al. Comparison between one and two injections of pentamidine isethionate, at 7 mg/kg in each injection, in the treatment of cutaneous leishmaniasis n French Guiana. Ann Trop Med Parasitol. 2006;100(4):307-14.
38. Gadelha EP, Talhari S, Guerra JA, Neves LO, Talhari C, Gontijo B et al. Efficacy and safety of a single dose pentamidine (7 mg/kg) for patients with cutaneous leishmaniasis caused by L. guyanensis: a pilot study. An Bras Dermatol. 2015 Nov-Dec;90(6):807-13.
39. Neves LO, Talhari AC, Gadelha EP, Silva Júnior RM, Guerra JA, Ferreira LC et al. A randomized clinical trial comparing meglumine antimoniate, pentamidine and amphotericin B for the treatment of cutaneous leishmaniasis by Leishmania guyanensis. An Bras Dermatol. 2011 Nov-Dec;86(6):1092-101.
40. Gadelha EPN, Ramasawmy R, Oliveira BC, Rocha NM, Guerra JAO, Silva GAVR et al. An open label randomized clinical trial comparing the safety and effectiveness of one, two or three weekly pentamidine isethionate doses (seven milligrams per kilogram) in the treatment of cutaneous leishmaniasis in the Amazon region. PLoS Negl Trop Dis. 2018 Oct 31;12(10):e0006850.
41. Bryceson AD, Chulay JD, Mugambi M, Were JB, Gachihi G, Chunge CN et al. Visceral leishmaniasis unresponsive to antimonial drugs – Part II: Response to high dosage sodium stibogluconate or prolonged treatment with pentamidine. Trans R Soc Trop Med Hyg. 1985;79(5):705-14.
42. Costa JML. O uso clínico das pentamidinas com especial referência nas leishmanioses. Acta Amazônica. 1993;23:163-72.
43. Delobel P, Pradinaud R. Rhabdomyolysis associated with pentamidine isetionate therapy for American cutaneous leishmaniasis. J Antimicrobial Chemotherapy. 2003; 51(2003):1319-20.
44. Sampaio SA, Godoy JT, Paiva L, Dillon NL, Lacaz CS. The treatment of American (mucocutaneous) leishmaniasis with amphotericin B. Arch Dermatol. 1960;82:627-35.
45. Sampaio SA, Castro RM, Dillon NL, Martins JE. Treatment of mucocutaneous (American) leishmaniasis with amphotericin B: report of 70 cases. Int J Dermatol. 1971;10(3):179-81.
46. Aronson N, Herwaldt BL, Libman M, Pearson R, Lopez-Velez R, Weina P et al. Diagnosis and treatment of leishmaniasis: clinical practice guidelines by the Infectious Diseases Society of America (IDSA) and the American Society of Tropical Medicine and Hygiene (ASTMH). Am J Trop Med Hyg. 2017;96(1):24-45.
47. Silva JSF, Galvao TF, Pereira MG, Silva MT. Treatment of American tegumentary leishmaniasis in special populations: a summary of evidence. Rev Soc Bras Med Trop. 2013;46(6):669-77.
48. Sundar S, Chakravarty J. Liposomal amphotericin B and leishmaniasis: dose and response. J Glob Infect Dis. 2010 May;2(2):159-66.
49. Solomon M, Baum S, Barzilai A, Scope A, Trau H, Schwartz E. Liposomal amphotericin B in comparison to sodium stibogluconate for cutaneous infection due to Leishmania braziliensis. J Am Acad Dermatol. 2007;56(4):612-6.
50. Lambertucci JR, Silva LC. Mucocutaneous leishmaniasis treated with liposomal amphotericin B. Rev Soc Bras Med Trop. 2008;41(1):87-8.
51. Wortmann I, Zapor M, Ressner R, Fraser S, Hartzell J, Pierson J et al. Liposomal amphotericin B for treatment of cutaneous leishmaniasis. Am J Trop Med Hyg. 2010;83(5):10281033.
52. Machado PR, Rosa ME, Guimarães LH, Prates FV, Queiroz A, Schriefer A et al. Treatment of disseminated leishmaniasis with liposomal amphotericin B. Clin Infect Dis. 2015 Sep 15;61(6):945-9.
53. Solomon M, Pavlotzky F, Barzilai A, Schwartz E. Liposomal amphotericin B in comparison to sodium stibogluconate for Leishmania braziliensis cutaneous leishmaniasis in travelers. J Am Acad Dermatol. 2013;68(2):284-9.
54. Wortmann I, Zapor M, Ressner R, Fraser S, Hartzell J, Pierson J et al. Liposomal amphotericin B for treatment of cutaneous leishmaniasis. Am J Trop Med Hyg. 2010;83(5):10281033.
55. Sindermann H, Croft SL, Engel KR et al. Miltefosine (Impavido): the first oral treatment against leishmaniasis. Med Microbiol Immunol. 2004;193:173-80.

56. Sundar S, Jha TK, Thakur CP et al. Oral miltefosine for Indian visceral leishmaniasis. N Engl J Med. 2002;347:1739-46.
57. Machado PRL, Prates FVO, Boaventura V, Lago T, Guimarães LH, Schriefer A et al. A double-bind and randomized trial to evaluate miltefosine and topical GM-CSF in the treatment of cutaneous leishmaniasis caused by Leishmania braziliensis in Brazil. Clin Infect Dis. 2020 Sep 7:ciaa1337.
58. Mendes L, Guerra JO, Costa B, Silva ASD, Guerra MDGB, Ortiz J et al. Association of miltefosine with granulocyte and macrophage colony-stimulating factor (GM-CSF) in the treatment of cutaneous leishmaniasis in the Amazon region: a randomized and controlled trial. Int J Infect Dis. 2021 Feb;103:358-63.
59. Soto J, Rea J, Balderrama M, Toledo J, Soto P, Valda L et al. Efficacy of miltefosine for Bolivian cutaneous leishmaniasis. Am J Trop Med Hyg. 2008 Feb;78(2):210-1.
60. Bustos MFG, Barrio A, Parodi C, Beckar J, Moreno S, Basombrio MA. Miltefosine versus meglumine antimoniate in the treatment of mucosal leishmaniasis. Medicina (B Aires). 2014;74(5):371-7.
61. González LM, Vélez ID. Miltefosine for disseminated cutaneous leishmaniasis. Biomedica. 2006 Oct;26(Suppl 1): 13-6.
62. Schraner C, Hasse B, Hasse U, Baumann D, Faeh A, Burg G et al. Successful treatment with miltefosine of disseminated cutaneous leishmaniasis in a severely immunocompromised patient infected with HIV-1. Clin Infect Dis. 2005 Jun 15;40(12):e120-4.
63. Zerpa O, Ulrich M, Blanco B, Polegre M, Avila A, Matos N et al. Diffuse cutaneous leishmaniasis responds to miltefosine but then relapses. Br J Dermatol. 2007 Jun; 156(6):1328-35.
64. Lessa HA, Machado P, Lima F, Cruz AA, Bacellar O, Guerreiro J et al. Successful treatment of refractory mucosal leishmaniasis with pentoxifylline plus antimony. Am J Trop Med Hyg. 2001 Aug;65(2):87-9.
65. Machado PR, Lessa H, Lessa M, Guimarães LH, Bang H, Ho JL et al. Oral pentoxifylline combined with pentavalent antimony: a randomized trial for mucosal leishmaniasis. Clin Infect Dis. 2007 Mar 15;44(6):788-93.

Capítulo 30

Dermatoses Zooparasitárias

Alberto Eduardo Cox Cardoso
Alberto Oiticica Cardoso
Mônica Nunes de Souza Santos

Introdução

Doenças da pele provocadas por insetos, vermes, protozoários ou celenterados que tenham vida parasitária ou não.

Escabiose

A escabiose ou sarna é uma doença reconhecida, por séculos, como contagiosa. A origem ancestral do *Sarcoptes scabiei* é desconhecida. Como houve a coevolução do Sarcoptes em humanos e mamíferos hospedeiros específicos ao longo do tempo, não se sabe.[1]

A mais antiga referência escrita a uma doença de pele em humanos e em outros mamíferos que poderia ser sarna aparece em Levítico, na Bíblia (1200 a.C.).[2] A relação causal entre o ácaro da coceira *Acarus scabiei* (hoje *Sarcoptes scabiei*) e a doença em humanos foi descoberta por Bonomo e Cestoni em 1687 e "marcou o estabelecimento, pela primeira vez, na história da medicina de uma causa definitivamente conhecida para qualquer uma das doenças do homem".[1,3]

Tem como agente patogêno um ácaro, o *Sarcoptes scabiei* var. *hominis*. Estudos epidemiológicos moleculares recentes têm demonstrado que a escabiose causada pelo *S. scabiei* var. *hominis* provoca infestações do homem para o homem, não afeta animais, a transmissão se dá por contato pessoal, não tendo preferência por idade, raça ou sexo. A transmissão por fômites é excepcional.

A evolução da doença é cíclica, principalmente nos países desenvolvidos. O intervalo entre os ciclos são de aproximadamente 10 a 15 anos. Nos países em desenvolvimento com alta prevalência da escabiose, não se observam variações cíclicas.

Trabalho realizado no Reino Unido demonstrou que a escabiose é introduzida nas residências por escolares, principalmente adolescentes do sexo feminino. As principais fontes de contágio foram parentes e amigos que não residiam na casa. A escola não teria grande importância.[4]

Fora do hospedeiro em condições ambientais normais, o *S. scabiei* sobrevive por 24 a 36 horas[5] e já foi observado em amostras de poeira da casa de pacientes infectados.[6]

Biologia e morfologia do ácaro

O *S. scabiei* pertence à ordem Acarina, família Sarcoptidae, gênero Sarcoptes, espécie Scabiei. São parasitas obrigatórios de mamíferos e aves. A fêmea adulta é arredondada e mede 0,4 mm de comprimento e 0,3 mm de largura, os machos são menores, os corpos são esbranquiçados, as pernas e as bocas acastanhados. Os adultos e as ninfas têm oito pernas e as larvas, seis.

Após o acasalamento, o macho morre e a fêmea começa a pôr ovos no sulco causado por ela através do estrato córneo e granuloso da epiderme, os ovos e as fezes são depositados atrás delas, no sulco.

Durante a vida de 4 a 6 semanas, não abandonam o sulco e põem cerca de 40 a 50 ovos, as larvas hexapodas deixam os ovos após 3 a 4 dias e saem do túnel através de sulco escavados no teto. Estes pequenos sulcos são chamados de bolsa de transformação onde se se transformam em protoninfas, tritoninfas e, finalmente, em adultos, emergindo após 5 a 6 dias.

O número de ácaros em um indivíduo com escabiose é de cerca de 12 parasitas. Foi demonstrado que os ácaros adultos na superfície da pele se movem na velocidade de 5 mm/min e as larvas a cerca de 1 cm/min.[7]

Manifestações clínicas

O prurido é a principal manifestação da escabiose, geralmente piora a noite. O início ocorre de 3 a 4 semanas após a infecção e coincide com o aparecimento de pápulas inflamatórias. Quando o indivíduo é reinfestado, as lesões e os sintomas são imediatos.

As lesões da escabiose resultam da combinação de dois processos: lesões papulovesiculares,[8] que ocorrem no local dos sulcos provocados por ácaros adultos e larvas; e um disseminado generalizado,[9] com lesões eritematopapulosas, que são relacionadas a uma resposta imunológica. Com o prurido, pode haver escoriação das lesões com impetiginização e eczematização.

A lesão patognomônica é um sulco que é uma pequena saliência linear, medindo cerca de 1 cm em cuja uma das extremidades há uma vesicopapula perlácea, onde se encontra a fêmea do ácaro.

A distribuição clássica das lesões é nas seguintes áreas: axilas; mamas pênis; nádegas; espaços interdigitais das mãos; cintura e pés (Figuras 30.1 a 30.3).

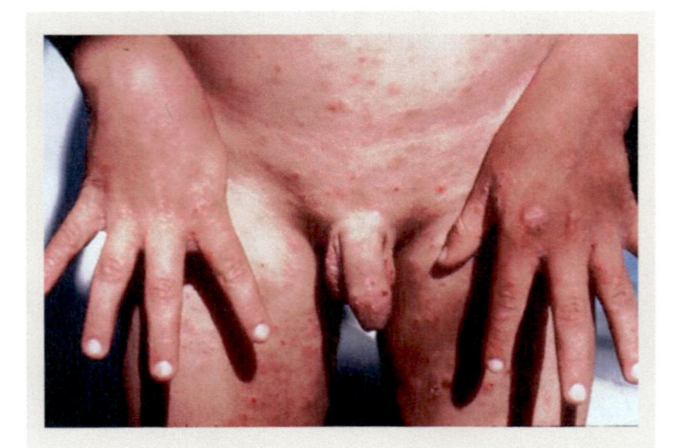

Figura 30.1. Escabiose, lesões típicas.
Fonte: Acervo da autoria do capítulo.

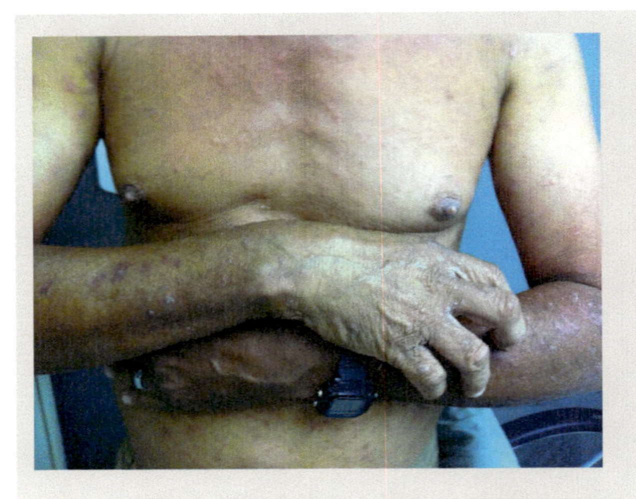

Figura 30.2. Lesões disseminadas em tronco e membros superiores.
Fonte: Acervo da autoria do capítulo.

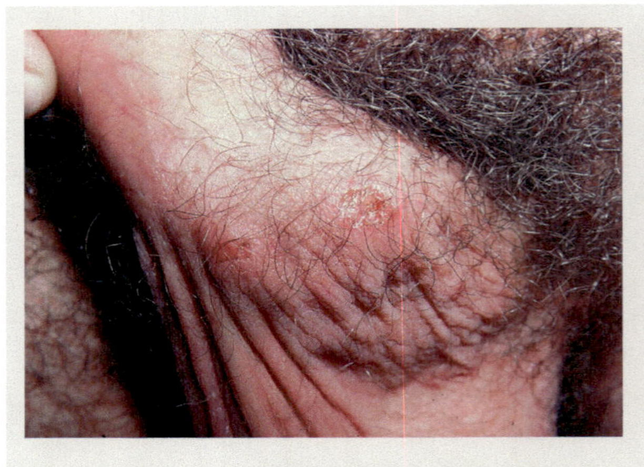

Figura 30.3. Lesões noduloescoriadas crostosas simulando cancroide no escroto.
Fonte: Acervo da autoria do capítulo.

Quadros clínicos característicos

- **Escabiose dos recém-natos e jovens:** nestes pacientes, a face e o couro cabeludo podem estar infestados. É importante a presença de lesões nas regiões palmoplantares, além do couro cabeludo (Figuras 30.4 a 30.6). Lesões eczematosas ou urticadas podem dificultar o diagnóstico principalmente em lactentes.[10]
- **Escabiose dos adultos:** nos adultos, as lesões são clássicas; porém, nas pessoas muito higiênicas, as lesões podem passar despercebidas e, muitas vezes, o companheiro ou a companheira não se queixam de prurido.

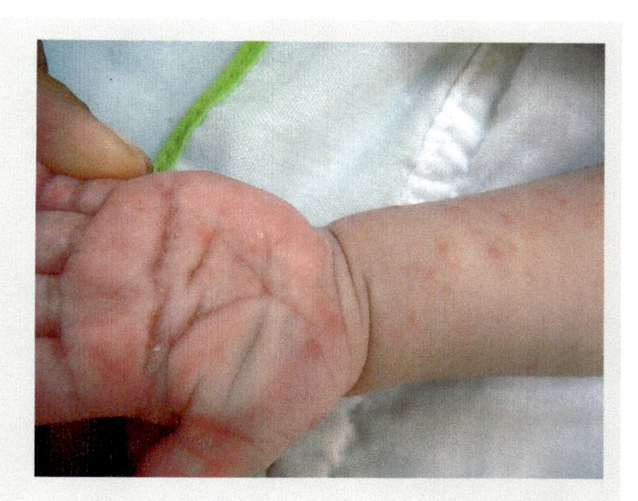

Figura 30.4. Lesões palmares.
Fonte: Acervo da autoria do capítulo.

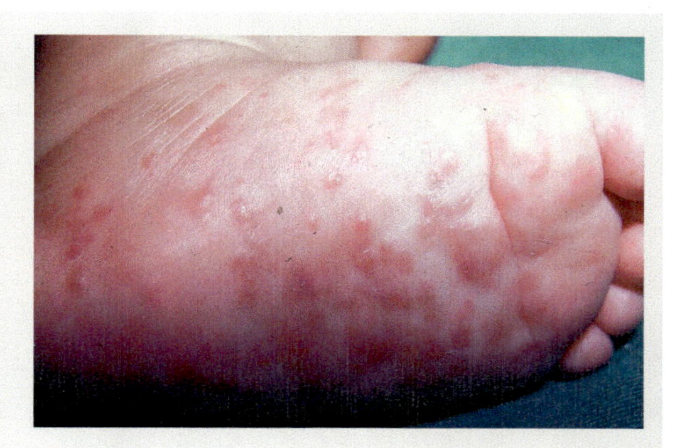

Figura 30.5. Lesões vesicopustulosas nos pés.
Fonte: Acervo da autoria do capítulo.

- **Escabiose dos idosos:** nos idosos, a pele reage menos ou de maneira atípica. O prurido é intenso, principalmente noturno, e é o principal sintoma. No idoso, com frequência há lesões no dorso que são tratadas como prurido senil.
- **Lesões vesicobolhosas:** nas crianças, vesicopústula são comuns, mas raras em adultos. Podem surgir lesões bolhosas semelhantes ao penfigoide bolhoso, do ponto de vista clínico, histopatológico e imunológico. Os pacientes têm mais de 65 anos e gozam de boa saúde. Há presença de sulcos escabióticos. Há casos descritos de doença de Grover associada ao *Sarcoptes escabiei*.[11,12] Existe relato de quadro com placas descamativas similares à pitiríase rósea[13] (Figura 30.7).

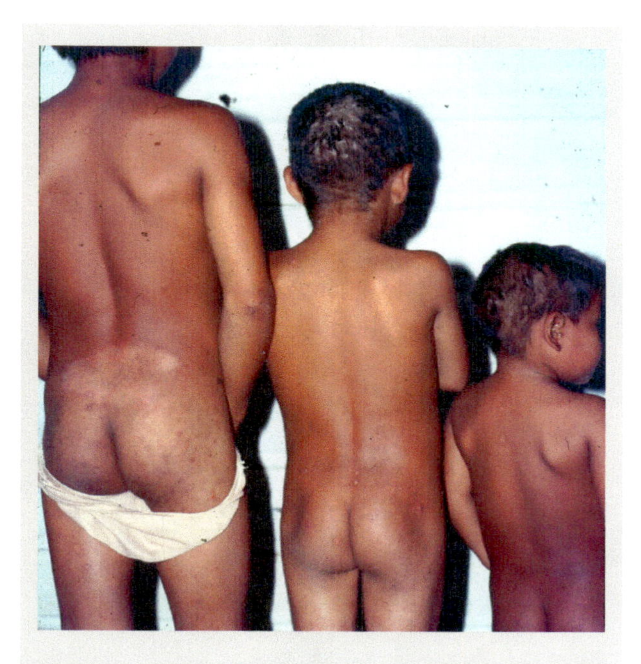

Figura 30.6. Lesões disseminadas em irmãos, inclusive no couro cabeludo, com piodermite secundária.
Fonte: Cortesia do Prof. Sinésio Talhari.

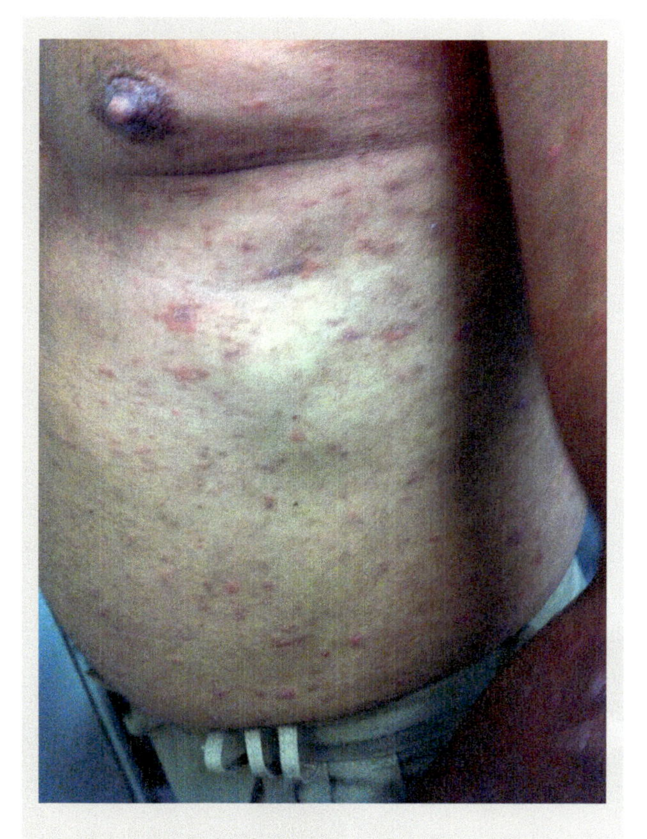

Figura 30.7. Múltiplas lesões com algumas similares à pitiríase rósea.
Fonte: Acervo da autoria do capítulo.

- **Escabiose nodular:** caracteriza-se por um nódulo pruriginoso que se mantém mesmo após tratamento da escabiose, cuja descrição clássica sugeria a ausência do ácaro nas lesões. Porém, em trabalhos recentes, foi demonstrada, com o auxílio da dermatoscopia e exame histopatológico, a presença do Sarcoptes.[14,15] Alguns casos de sarna nodular podem simular mastocitose em crianças pequenas[16] (Figuras 30.8 a 30.12).

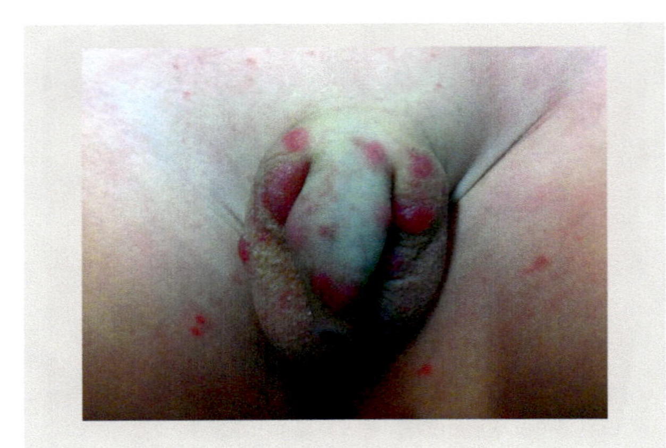

Figura 30.8. Escabiose nodular.
Fonte: Acervo da autoria do capítulo.

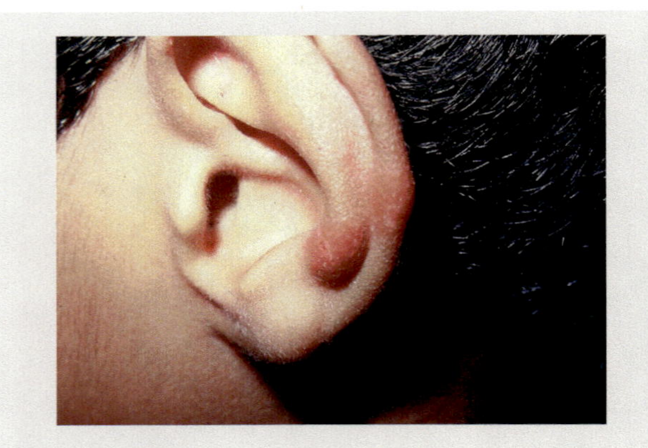

Figura 30.9. Escabiose nodular em pavilhão auricular.
Fonte: Acervo da autoria do capítulo.

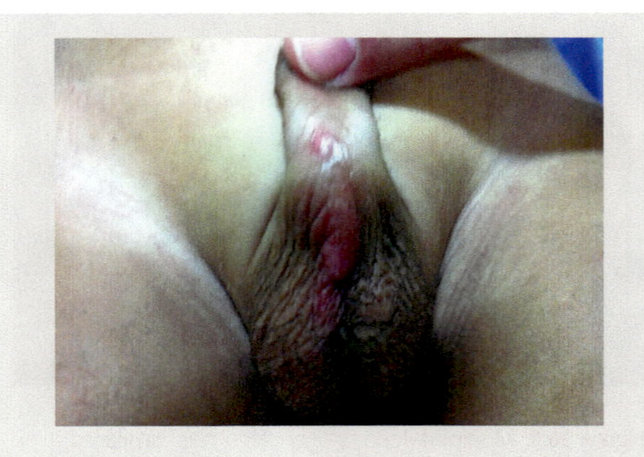

Figura 30.10. Escabiose nodular.
Fonte: Acervo da autoria do capítulo.

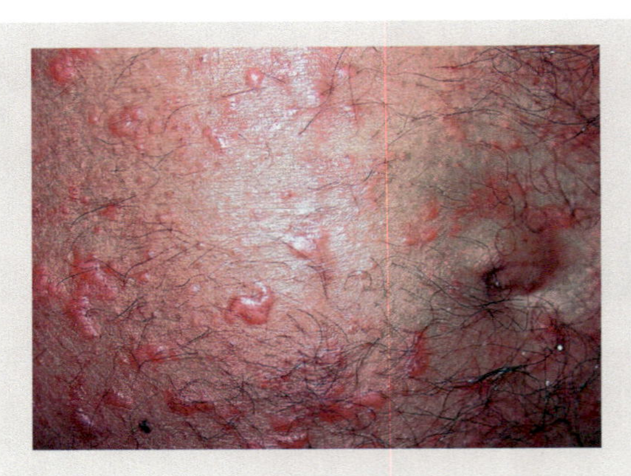

Figura 30.11. Escabiose nodular no abdômen.
Fonte: Acervo da autoria do capítulo.

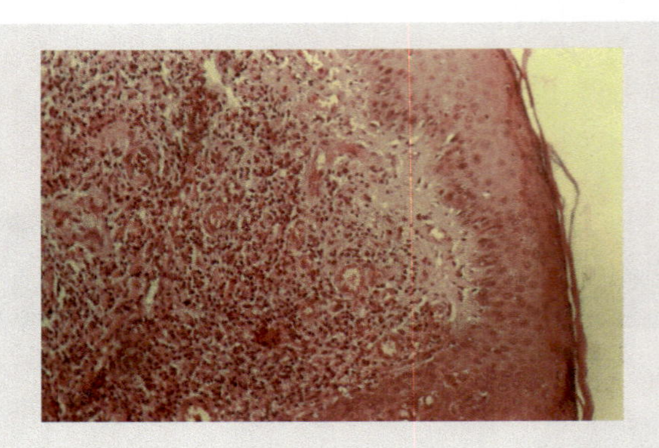

Figura 30.12. Aspecto histopatológico da sarna nodular. Infiltrado dérmico constituído predominantemente por mononucleares.
Fonte: Acervo da autoria do capítulo.

Sarna crostosa ou norueguesa

Foi descrita entre doentes de hanseníase, na Noruega, em 1848. É uma forma de hiperinfestação cujo número de ácaros chega a superar 1 milhão de indivíduos. Era associada ao idoso, doentes debilitados, subnutridos e com a síndrome de Down (Figuras 30.13 e 30.14).

Hoje é associada a todos os doentes imunodeprimidos como os submetidos à quimioterapia, com doenças malignas,[17] os transplantados e em pacientes sob uso de imunossupressores como corticosteroides por outras doenças (Figura 30.15). Houve

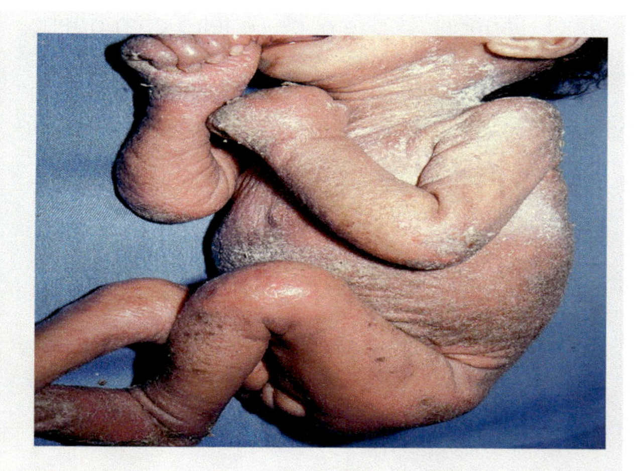

Figura 30.13. Lesões de sarna crostosa em paciente subnutrido.
Fonte: Acervo da autoria do capítulo.

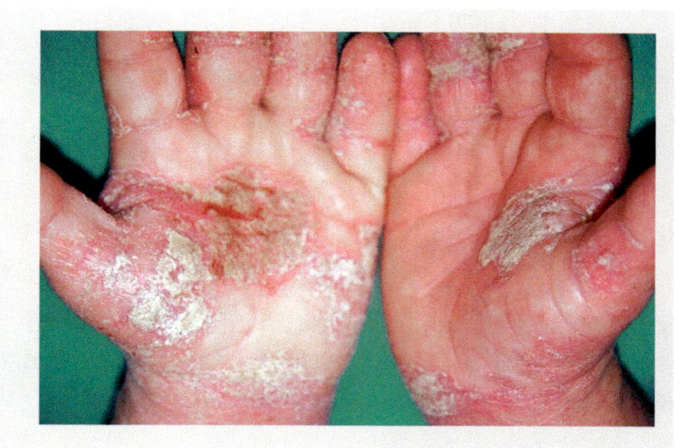

Figura 30.14. Lesões de sarna crostosa nas regiões palmares, paciente com síndrome de Down.
Fonte: Acervo da autoria do capítulo.

uma incidência aumentada entre os pacientes HIV-positivos, porém com redução após introdução da terapia antirretroviral[18] (Figura 30.16). Os aborígenes australianos também são afetados com frequência,[19] assim como os portadores do vírus HTLV-1.

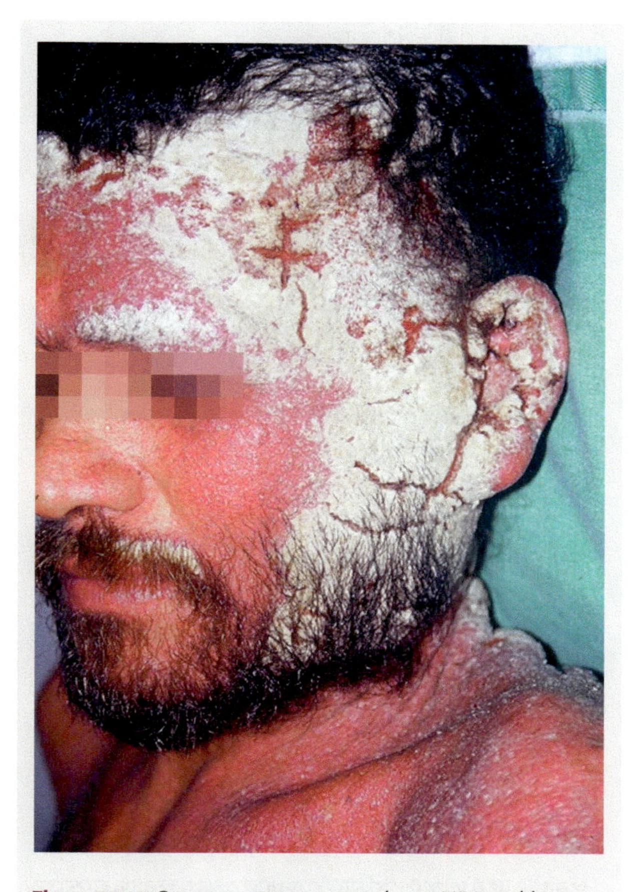

Figura 30.16. Sarna crostosa em paciente HIV-positivo.
Fonte: Acervo da autoria do capítulo.

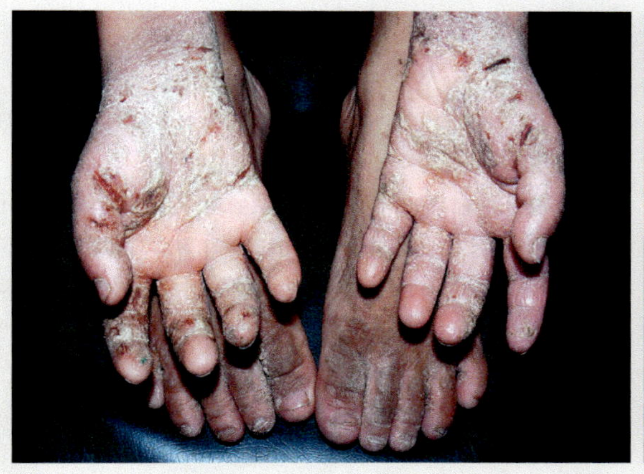

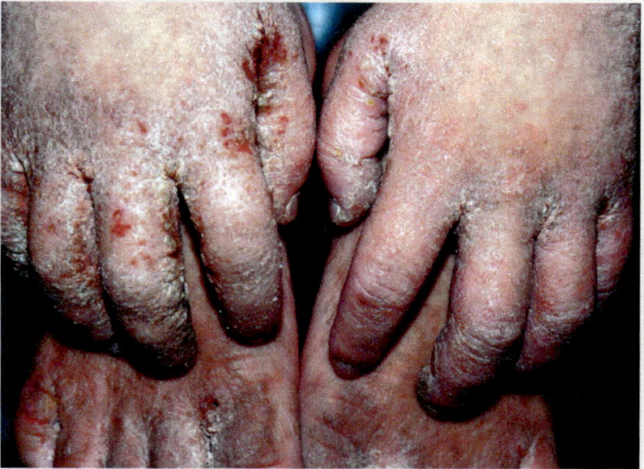

Figura 30.15. Sarna crostosa, paciente em uso de corticosteroide tópico.
Fonte: Cortesia do Prof. Sinésio Talhari.

Clinicamente, caracteriza-se por lesões hiperquetatósicas, crostosas com fissuras na pele e unhas espessadas e distróficas (Figuras 30.17 a 30.19). Ocasionalmente, ocorrem infecções por gram-negativos, como a pseudomona, por *Streptococus pyogens* ou *Staphylococus aureus*. Na grande maioria dos casos, o prurido é evidente.

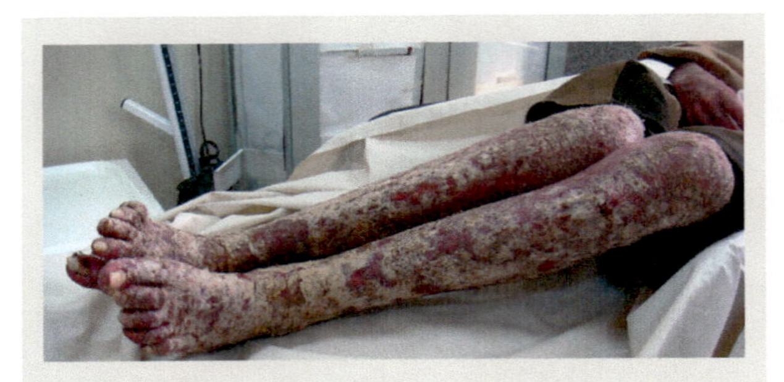

Figura 30.17. Sarna crostosa em paciente HIV-positivo.
Fonte: Acervo da autoria do capítulo.

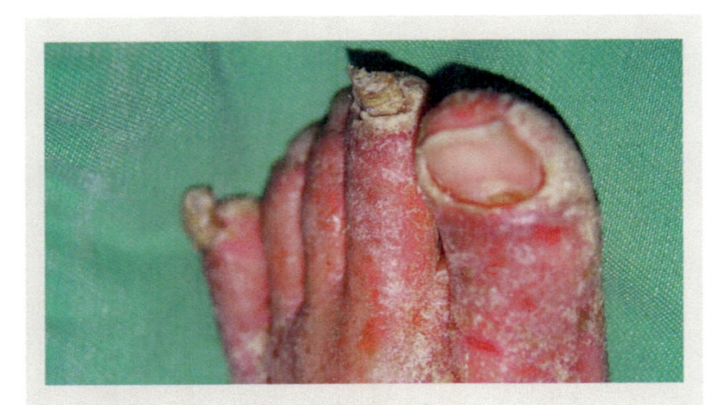

Figura 30.18. Alterações distróficas ungueais na sarna crostosa.
Fonte: Acervo da autoria do capítulo.

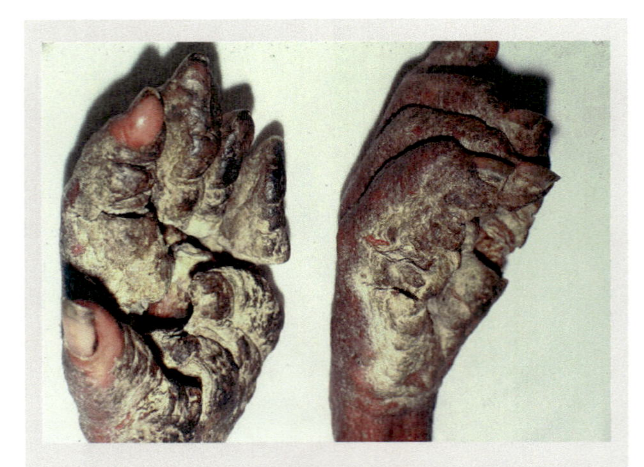

Figura 30.19. Crosta espessa e alterações distróficas ungueais na sarna crostosa.
Fonte: Acervo da autoria do capítulo.

O diagnóstico diferencial é feito com doença de Darier e psoríase, sendo que, ao exame anatomopatológico da sarna crostosa, a epiderme se apresenta com hiperqueratose e presença do Sarcoptes (Figura 30.20).

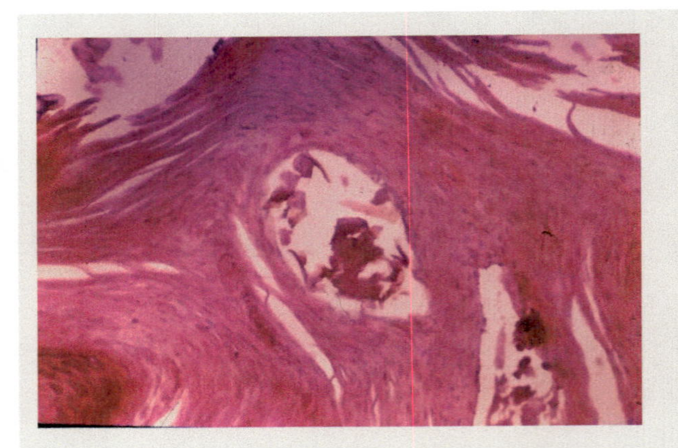

Figura 30.20. Aspecto histopatológico da sarna crostosa e epiderme com hiperqueratose e presença do *Sarcoptes escabiei*.
Fonte: Acervo da autoria do capítulo.

Escabiose do couro cabeludo

Não é comum em adultos, porém pode acompanhar ou assemelhar-se a dermatite seborreica. Lesões ocorrem nos recém-nascidos, crianças, velhos, doentes com aids e na sarna crostosa.

Diagnóstico diferencial

O diagnóstico diferencial é feito com a maioria das doenças pruriginosas, assim como com a dermatite atópica, erupção medicamentosa, urticária papulosa, picadas de insetos e piodermites.

Diagnóstico laboratorial

Exame direto deve ser feito rotineiramente, sobretudo nos casos atípicos.

Colocam-se duas gotas de óleo mineral sobre as lesões e, depois, escarificam-se essas lesões com uma lâmina de bisturi ou cureta para remover o teto do sulco, que é colocado sobre a lâmina de vidro e examinado ao microscópio, pesquisando-se ácaro, ovos e peletes de fezes ou cíbalos.

Reação de cadeia de polimerase (PCR)

Beuzold[20] et al. utilizaram o método em casos clinicamente atípicos. Delaunay et al. descreveram recentemente método de reação em cadeia de polimerase (PCR) com *swab* colhendo material de lesões suspeitas com eficácia similar a teste de raspado.[21]

Métodos de imagem

Dupuy et al. demonstraram que o dermatoscópio manual deve ser usado no diagnóstico da escabiose (Figura 30.21).[22] Há ainda a descrição do uso de tinta da China e dermatoscópio para melhorar o diagnóstico.[23,24] Agesiano[25] utilizou o microscópio de epilumunescência com bons resultados no diagnóstico, com visualização do ácaro. Recentemente, foi descrita a utilização da microscopia confocal e a tomografia de coerência óptica.[26]

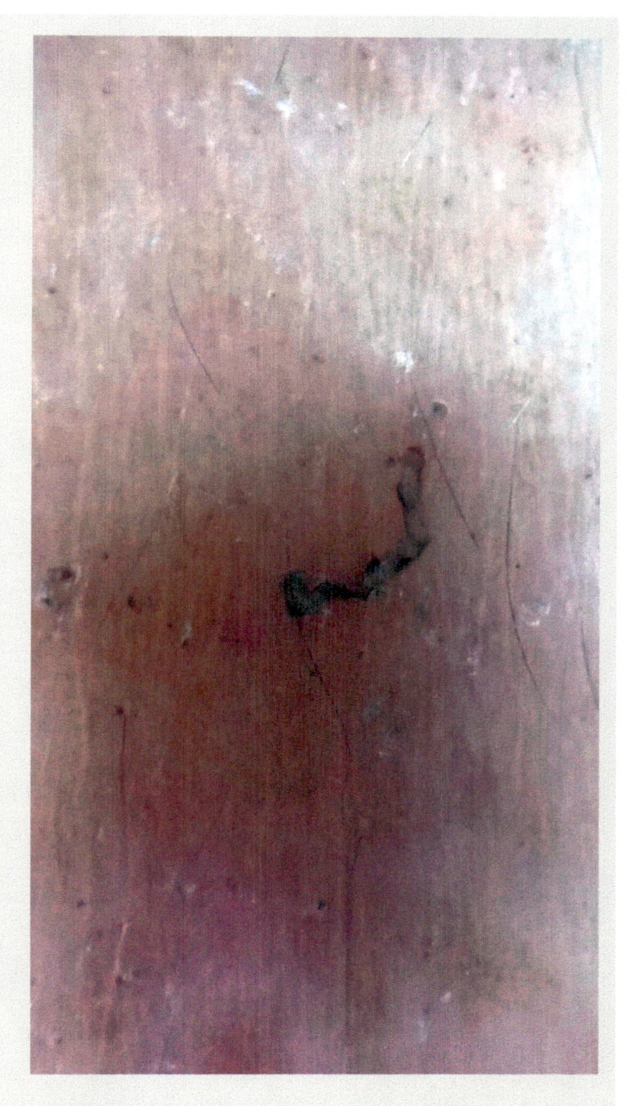

Figura 30.21. Dermatoscopia com presença do sulco e do parasita na extremidade superior, lembrando uma asa delta.
Fonte: Acervo da autoria do capítulo.

Tratamento

No tratamento da escabiose, é importante que todos os habitantes do domicílio sejam tratados para evitar reinfestações.

- **Permetrina:** piretroide sintético eficaz e atóxico. É empregado na forma de creme ou loção 5%. Pode ser utilizado em crianças, adultos, gestantes e nutrizes. Deve ser usado em todo corpo, do pescoço até aos pés; e, nas crianças, deve ser aplicado também no couro cabeludo e sulcos retroauriculares. O uso deve ser feito à noite e o paciente deve tomar banho pela manhã. Aplicar 2 noites consecutivas. No 3º dia pela manhã, toda a roupa de cama deve ser removida e lavada.
- **Enxofre precipitado:** empregado a 5% ou 10% em vaselina. Não provoca reações colaterais. Pode ser usado em crianças, gestantes e nutrizes. Deve ser aplicado em todo corpo, por 4 noites seguidas e removido durante o dia.
- **Monossulfiram:** o monossulfato de tetraetiltiuram é usado diluído em água, 2 partes para os adultos e 3 para as crianças. Aplicação durante 4 noites seguidas e remoção pela manhã. Apresenta efeito antabuse.
- **Benzoato de benzila:** utilizado sob forma de loção a 25%. Deve ser usado em todo corpo durante 4 noites consecutivas. Frequentemente provoca irritação na pele.
- **Tiabendazol:** pode ser usado topicamente ou por via sistêmica. Mostrou-se pouco eficaz.
- **Ivermectina:** utilizada por via sistêmica. É uma lactona macrociclica semissintética. Pode ser usada para adultos e crianças com idade acima de 5 anos. A dose é de 200 µg/kg. É administrada em dose única que pode ser repetida após 7 dias. Pode ser utilizada topicamente diluída a 1% em propilenoglicol na dose de 400 µg/kg.Usada em toda pele e repetida após 1 semana.[27] Nos imunodeprimidos, devem-se utilizar duas doses com intervalo de 1 semana. Na sarna crostosa, associa-se o uso de queratolíticos tópicos como vaselina salicilada a 5%.

Em revisão de diversos estudos, não houve diferença na eficácia e segurança entre o uso da ivermectina e permetrina.[28]

Novos medicamentos estão em estudos. O uso da loção de *Tinospora cordifolia* mostrou eficácia semelhante à permetrina, sem efeitos colaterais no tratamento.[29] A moxidectina é uma medicação promissora, com eficácia comprovada contra sarna, com dados de segurança existentes em seres humanos e propriedades farmacocinéticas que podem torná-la adequada para um regime em dose única.[30] Outra droga promissora é o afoxolaner, uma droga nova da família das isoxazolinas e utilizada com grande eficácia para o tratamento de pulgas, carrapatos e ácaros em cachorros. Em estudo, mostrou eficácia de 100% contra o *Sarcoptes scabiei* em modelo suíno.[31]

Sarna nodular

Quando há presença de nódulos, pode-se corticosteroide potente topicamente 2 a 3 vezes ao dia, pode-se também fazer oclusão ou mesmo infiltrar-se triancinolona – 3 a 4 mg por mL.[32] Pimecrolimus e tracolimo tópicos foram utilizados quando houve resistência ao corticosteroide.[33] Pode ser utilizada também crioterapia nas lesões resistentes.[34] Em casos recalcitrantes, obedecendo-se as restrições legais, pode ser utilizada a talidomida, na dose de 100 mg/dia, por via oral (VO).

Quando há infecção secundária, dependendo da extensão do quadro, devem-se associar antibióticos tópicos ou sistêmicos.

Sarna de animais e vegetais

A sarna ou escabiose dos animais (cães, gatos, cavalos, carneiros, cabras, porcos, búfalos, camelos e outros) pode eventualmente provocar lesões em pessoas que lidam com eles. As lesões geralmente são papulosas e ocorrem em áreas de contato com os animais infectados.

Pediculose

É causada por parasitas da ordem Phthiraptera. São altamente hospedeiros específicos, isto é, vivem toda a sua existência no hospedeiro.

Os seres humanos são parasitados por três espécies da subordem Anoplura, *Pediculus humanus capitis*, piolho da cabeça, *Pediculus humanus humanus*, piolho do corpo e *Pthirus pubis*, piolho da região pubiana. Todos são sugadores de sangue.

Etiologia e patogenia

- **Pediculose do couro cabeludo:** *Pediculus capitis* são insetos cinza-esbranquiçados cuja fêmea adulta mede de 3 a 4 mm de comprimento, os machos são um pouco menores (Figura 30.22). Durante o tempo de vida, de 30 a 40 dias, as fêmeas produzem cerca de 300 ovos (7 a 10 por dia). Os ovos se prendem aos cabelos do hospedeiro por um material quitinoso produzido pela fêmea e eclodem em cerca de 8 dias, e as ninfas atingem a maturidade em 10 dias.[35]

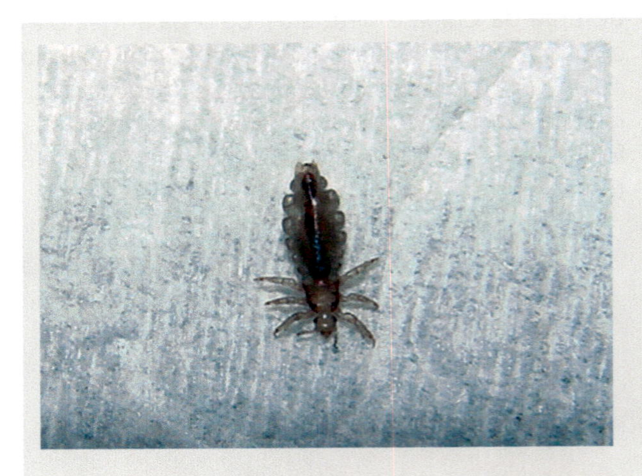

Figura 30.22. *Pediculus humanus capitis.*
Fonte: Cortesia do Prof. Vidal Haddad Junior.

- **Pediculose do corpo:** *Pediculus humanus* é semelhante ao do couro cabeludo, porém seu habitat natural são roupas do hospedeiro. Os ovos ficam presos aos fios da roupa e só vão à pele para se alimentar. Podem atuar como vetor para *Rickettisia prowazeki* (tifo epidêmico), *Bartonella quintana* (febre dos tricheiras e endocardite) e da *Borrellia recurrentis* (febre recorrente).[35]
- **Pediculose do pubis:** *Pthirus pubis*, também denominado "piolho caranguejo" na literatura inglesa e "chato" na portuguesa. Tem o corpo achatado com o tórax mais largo do que o abdômen, mede de 0,8 a 1,2 mm de comprimento e os segundos e terceiros pares de patas lembram as de caranguejo (Figura 30.23). Há três estados ninfais no período de 14 dias e a vida dura em torno de 1 mês, parasita os pelos da região genitoanal e também os pelos do tronco, coxas, axilas, supercílios, cílios e barba. No couro cabeludo predomina nas margens, porém há um caso descrito com infestação intensa.[36] A transmissão ocorre por contato físico, frequentemente sexual.

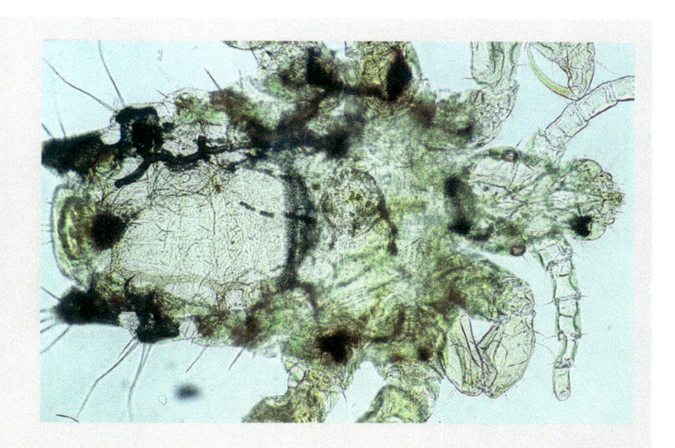

Figura 30.23. *Pthirus pubis*.
Fonte: Cortesia do Prof. Arival Cardoso de Brito.

Quadro clínico

Pediculose do couro cabeludo

O principal sintoma é o prurido e clinicamente visualiza-se a presença de ovos (lêndeas) presos firmemente aos cabelos, sobretudo nas regiões occipital e retroauriculares (Figuras 30.24 e 30.25). O prurido provavelmente ocorre por reação de hipersensibilidade à saliva do ácaro introduzida na pele durante sua alimentação. O achado dos parasitas adultos (Figura 30.26) ou ninfas é difícil e necessita de exame mais apurado, minúsculas crostas hemáticas podem ser observadas indicando onde o piolho alimentou-se no local. As lêndeas se diferenciam das escamas da pitiríase do couro cabeludo, pois as últimas não são aderidas aos cabelos e são facilmente removíveis. As escoriações, a infecção secundária e adenopatias são observadas com frequência em couro cabeludo e região cervical[35] (Figura 30.27).

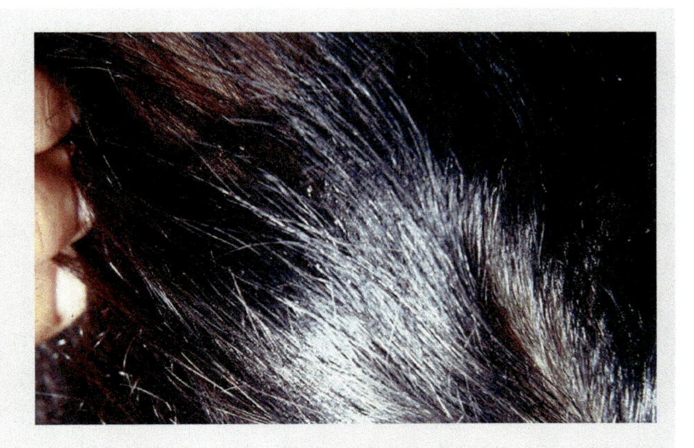

Figura 30.24. Pediculose do couro cabeludo com lêndeas aderidas aos fios de cabelo.
Fonte: Acervo da autoria do capítulo.

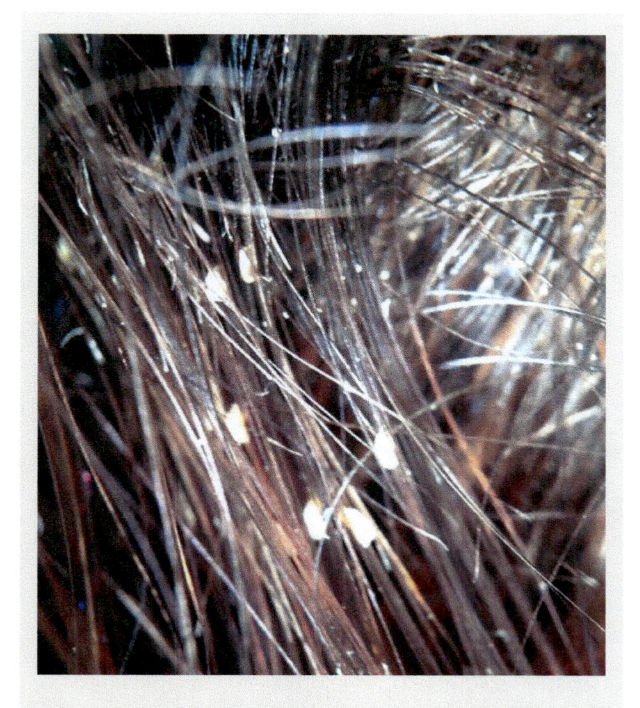

Figura 30.25. Dermatoscopia mostrando as lêndeas aderidas aos fios de cabelo.
Fonte: Acervo da autoria do capítulo.

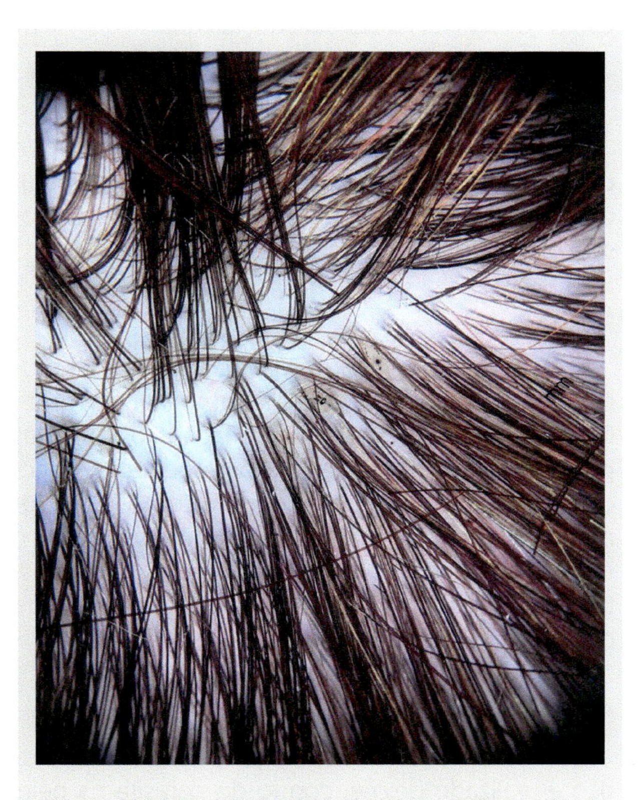

Figura 30.26. Dermatoscopia *Pediculus humanus capitis* se alimentando em couro cabeludo.
Fonte: Cortesia do Dr. Daniel França.

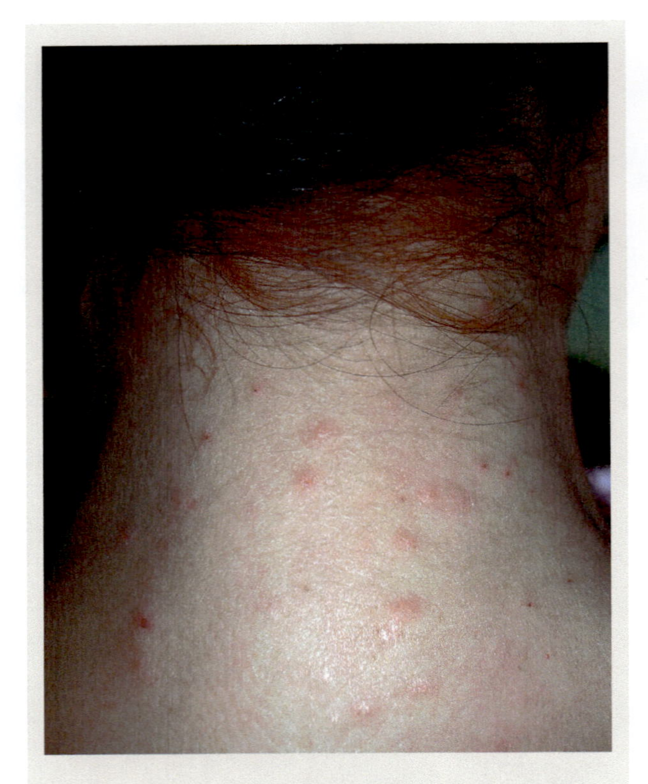

Figura 30.27. Pediculose. Aspecto clássico, observado no adulto. Prurido na região occipital e parte posterior do pescoço há vários meses. Observar lêndeas.
Fonte: Cortesia do Prof. Sinésio Talhari.

Todas as vezes que um paciente se queixar de prurido no couro cabeludo, o diagnóstico de pediculose tem de ser afastado. Nesses casos, a escabiose é um diagnóstico diferencial.

Pediculose do corpo

Quando o piolho do corpo se alimenta, há prurido de intensidade variável e surgem máculas eritematosas, pápulas, crostas e escoriações, observadas principalmente no tronco, axilas e nádegas. Infecção secundária pode ocorrer, assim como hiperpigmentação e liquenificação. A enfermidade também é chamada de "doença do vagabundo". O diagnóstico é confirmado com o achado do parasita ou de ovos nas pregas das roupas.

Pediculose do púbis ou ftiríase

O principal sintoma é o prurido e o diagnóstico é realizado pelo encontro do parasita na pele, geralmente com a parte da cabeça introduzida no folículo piloso ou pelas lêndeas presas próximas à base dos pelos (Figura 30.28).

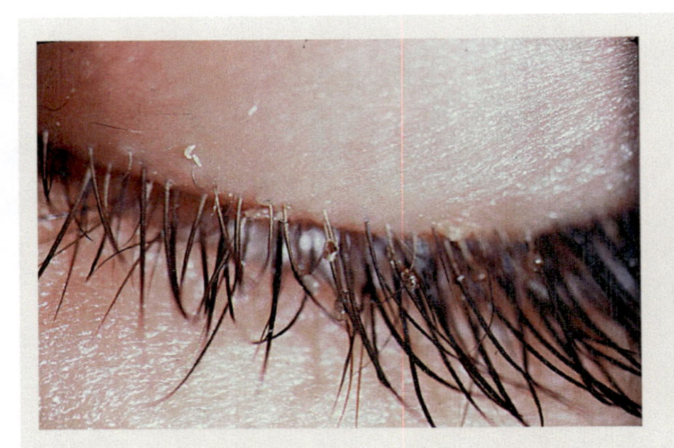

Figura 30.28. Ftiríase dos cílios.
Fonte: Cortesia do Prof. Fausto Alonso.

Além de escoriações, as *maculae caerulae* (mancha cinza azulada) são encontradas nas coxas e no tronco, do mesmo modo que na pediculose do corpo.

Tratamento

Pediculose do couro cabeludo

Os pediculocidas tópicos permanecem como principal tratamento. A permetrina 1% sob forma de xampu deve ser deixada no couro cabeludo durante 10 minutos e, depois, enxaguada. O piperonil-bútoxi a 15% também pode ser utilizado como xampu. Também pode ser utilizada a permetrina 5%, aplicando no couro cabeludo à noite e removido no dia seguinte, sendo mais eficiente.[37] Os tratamentos devem ser repetidos após 7 a 10 dias, pois nesse período, as lêndeas eclodem. O malathion (0,5%) é um organofosfarado muito utilizado no Reino Unido. Sulfametoxazol e trimetoprima (400 a 80 mg), VO, 3 vezes ao dia, durante 3 dias, também êem ação sobre o parasita. Repetir após 7 a 10 dias. A associação com permetrina tópica aumenta a eficácia no tratamento.[38]

Em virtude da crescente resistência aos piretoides, novos produtos vêm sendo desenvolvidos para o tratamento da pediculose. Spinosad é um inseticida composto por uma mistura natural de macrolídeos tetracíclicos *spinosyn* A e D. É retirado de um composto da bactéria *Saccharopolyspora spinosa*. Interfere nos receptores nicotínicos de acetilcolina em insetos, produzindo excitação neuronal que resulta em paralisia dos piolhos por fadiga neuromuscular, após longos períodos de hiperexcitação. Spinosad mata as populações de piolhos suscetíveis e resistentes à permetrina. Também é ovicida, matando os ovos. Spinosad é usado a 0,9% em suspensão e foi aprovado pela agência americada Food and Drug Administration (FDA), em 2011, para crianças a partir dos 4 anos. Não foi detectada absorção sistêmica nos estudos realizados com o produto. Deve ser aplicado por 10 minutos, sendo enxaguado logo após, e a aplicação pode ser repetida em 7 dias se necessário.[39,40]

O álcool benzílico a 5% em óleo mineral foi o primeiro produto não neurotóxico aprovado pela FDA. Ele age aparentemente impedindo que o piolho feche seus espiráculos respiratórios, o que permite que o veículo penetre neles e obstrua-os, asfixiando os parasitas. Por não ser ovicida, devem ser realizadas duas aplicações com 7 dias de intervalo, por 10 minutos. Aprovado pela FDA categoria B, pode ser usado a partir de 6 meses de idade.[41]

O dimeticone foi lançado em loção 4%, em 2006, e, posteriormente, em gel líquido. O modo de ação ainda é discutível, alguns argumentam que ele obstrui os espiráculos respiratórios do piolho levando-o à morte por asfixia, outros sugerem que ele poderia promover uma inibição da excreção da água, causando estresse fisiológico e morte por paralisia ou ruptura dos órgãos internos.[42] Por apresentar mecanismo de ação apenas físico, não geraria resistência nos piolhos. O modo de aplicação varia de acordo com o produto, aqueles em forma de gel devem ser aplicados de 10 a 15 minutos; os em forma de loção, por 8 horas e, depois, enxaguados. A aplicação é repetida em 7 a 10 dias se necessário. Tem ação ovicida.[43-45]

Ivermectina tópica em loção a 0,5% foi aprovada em fevereiro de 2012, pela FDA, para tratamento de crianças a partir de 6 meses de idade. Deve ser aplicada por 10 minutos e, logo após, enxaguado. Apresenta ação ninficida.[46] Pela inexistência dessa apresentação no Brasil, pode ser manipulada de 0,5% a 1% em gel ou em óleo mineral com ótimo resultados. A ivermectina 200 μ/kg em dose única também é eficaz, repetir após 7 a 10 dias. Também se mostrou eficaz a utilização de xampu que tem por base óleo mineral e azeite de oliva saponificado.[47] Trabalho recente preconiza o uso do levamisol como pediculocida.[48]

As lêndeas devem ser removidas, e o uso de solução de vinagre a 50% para molhar os cabelos facilita sua remoção. A utilização da solução de ácido fórmico a 8% também facilita a remoção das lêndeas.

As escovas e pentes devem ser colocados em contato com os pediculocidas durante 10 a 15 minutos e, depois, lavadas com água bem quente.

Pediculose do corpo

A melhora da condição de higiene e a lavagem das roupas promovem a cura.

Pediculose do púbis ou ftiríase

Trata-se com permetrina a 5% ou deltametrina a 0,02% em creme, aplicadas à noite e removidas no dia seguinte. Usar durante 2 dias consecutivos e repetir após 7 a 10 dias. Além da região pubiana, outras áreas pilosas podem estar infectadas e devem ser tratadas. Os contatos sexuais também devem ser tratados.

Quando há lesões nos cílios, pode-se utilizar a vaselina, aplicando-se 2 vezes ao dia durante 8 dias, removendo-se as lêndeas mecanicamente.

O óxido amarelo de zinco a 1% em vaselina era um ótimo tratamento, mas foi proibido o seu uso.

Dermatoses causadas por pulgas ou pulicose

As pulgas são insetos da ordem Siphonaptera. São pequenas (1 a 8 mm de comprimento), saltadoras, pulam até 18 centímetros de altura, sugam sangue, são ectoparasitas de mamíferos e aves. Cerca de 1.500 espécies são conhecidas.

Existem três famílias de interesse médico: Tungidae, Pulicidae e Ceratophyllidae. Entre elas, a espécie de maior importância é a *Pulex irritans*, cosmopolita, que tem como principal hospedeiro o homem, também encontrada no cão, gato, porco e raramente no rato.

Ela mede de 2 a 4 mm de comprimento e é encontrada nas roupas, tapetes, cortinas, assoalhos, móveis e animais domésticos.

As picadas produzem pequenas irritações em pessoas não sensibilizadas, são pápulas urticadas.[49,50] Em pessoas sensibilizadas, principalmente crianças, o antígeno salivar é capaz de provocar lesões no local e à distância, causando o prurigo agudo infantil e o prurigo de Hebra.

A *P. irritans* raramente transmite a peste, que tem como principais vetores a *Xenopsylla cheopes* e a *X. brasiliense* que infestam ratos e podem transmitir a bactéria *Yersinia pestis*.

As pulgas parasitas dos gatos podem eventualmente ser vetores da *Bartonella henselae*, causadora da doença da arranhadura do gato e da angiomatose bacilar.[51,52]

O tratamento para a picada de pulga é realizado com cremes de corticosteroides e, se necessário, anti-histamínicos VO. No caso de prurigo agudo, vacinas com antígenos de insetos, administrados oralmente, podem ser tentados para dessensibilização. Para profilaxia, deve-se colocar inseticida nos alojamentos e tratar os animais domésticos para eliminar as pulgas.

Tungíase ou tuguíase

Causada pela penetração na pele da *Tunga penetrans*, menor das pulgas, que mede 1 mm e vive em lugares secos e arenosos, principalmente em zonas rurais, chiqueiros e currais. Seus principais hospedeiros são porcos e os homens. São hematófagas, porém o macho, após alimentar-se, deixa o hospedeiro, e a fêmea, fecundada, penetra na pele introduzindo a cabeça e o tórax na epiderme, deixando de fora os estigmas respiratórios e o orifício ovopositor.[53] Alimentando-se com sangue, os ovos se desenvolvem, o abdômen se dilata e observa-se, na pele, um nódulo amarelado com um ponto enegrecido no meio (Figuras 30.29 e 30.30). Há prurido e eventualmente dor. São encontrados, em geral, nas pregas ungueais dos dedos dos pés, espaços interdigitais e regiões plantares[54-56] (Figuras 30.31 a 30.33). Quando ocorrem muitas lesões próximas, dão o aspecto de favo de mel (Figuras 30.34 e 30.35). Casos generalizados com centenas de lesões são descritos. Podem ocorrer infecções secundárias e as lesões servirem de porta de entrada a outras doenças.[57] Após o desenvolvimento dos ovos, a pulga começa a expulsá-los no período de 2 semanas e, depois, a fêmea morre.

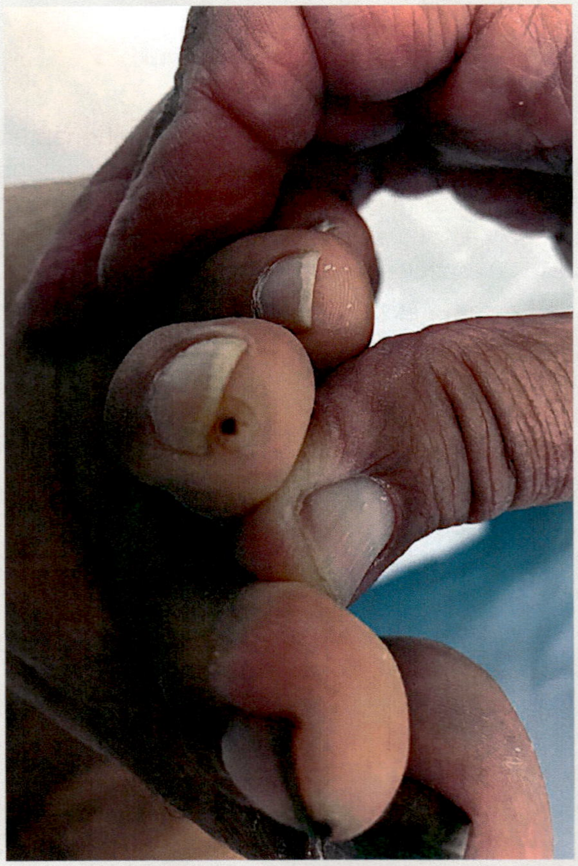

Figura 30.29. Pápula amarelada com ponto negro central.
Fonte: Acervo da autoria do capítulo.

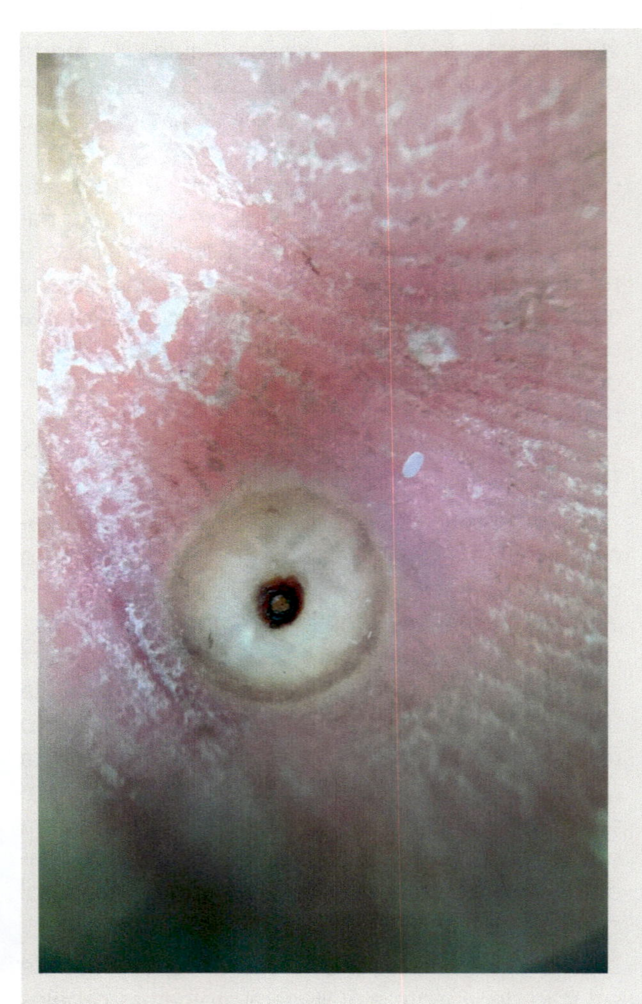

Figura 30.30. Dermatoscopia com presença do ovo ao lado da lesão.
Fonte: Acervo da autoria do capítulo.

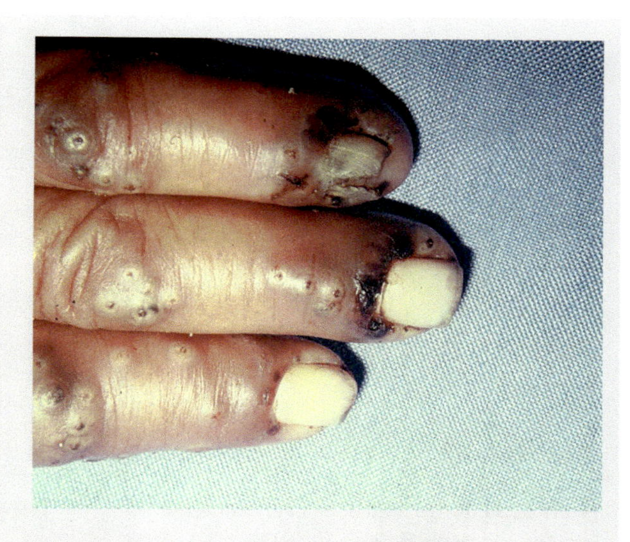

Figura 30.31. Tunguíase. Lesões múltiplas.
Fonte: Acervo da autoria do capítulo.

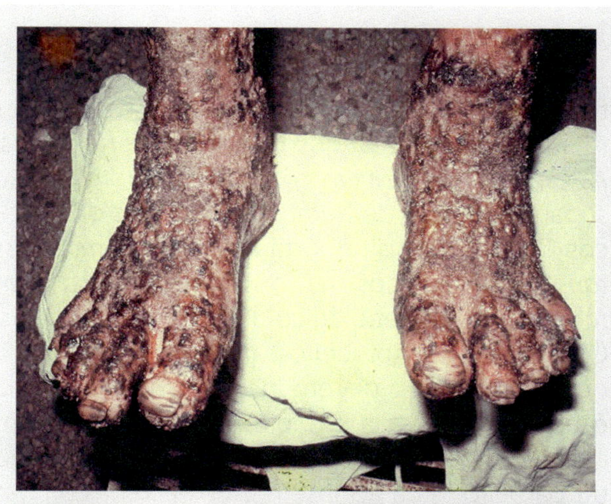

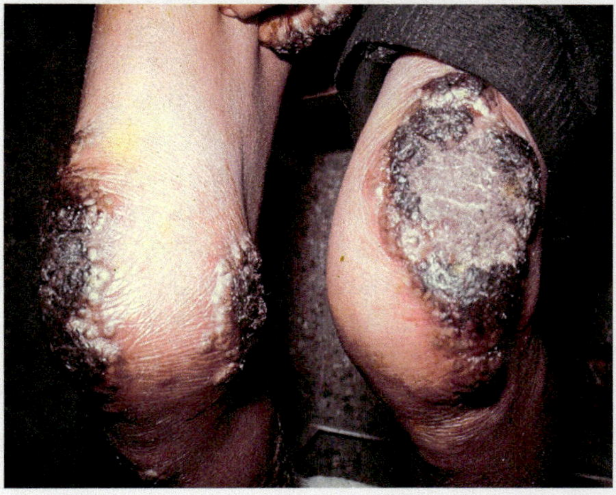

Figura 30.32. Tunguíase. Hiperinfestação com infecção secundária.
Fonte: Acervo da autoria do capítulo.

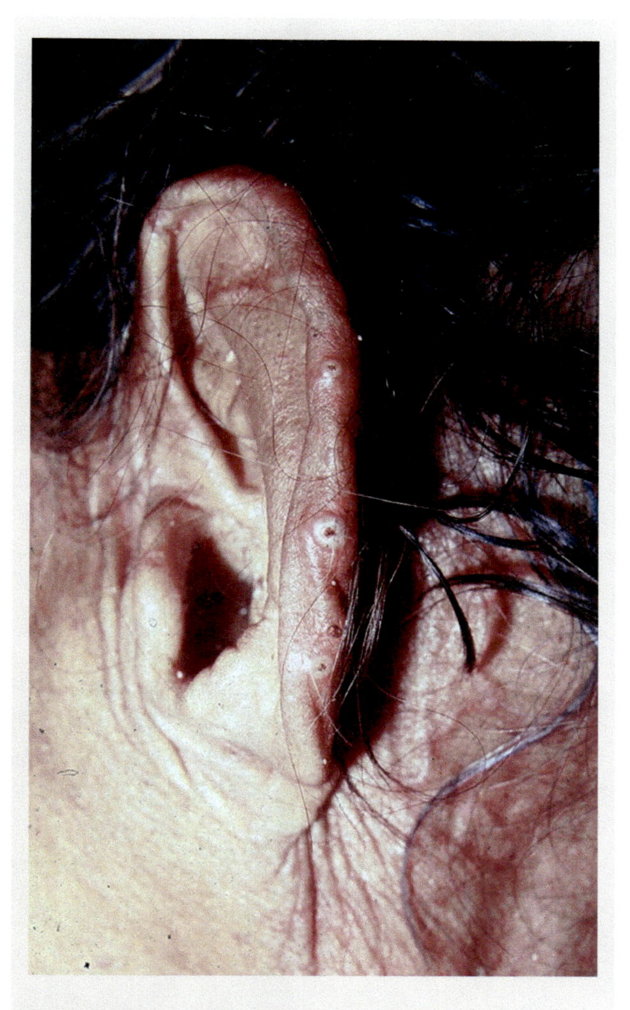

Figura 30.33. Tunguíase em localização incomum, pavilhão auricular.
Fonte: Acervo da autoria do capítulo.

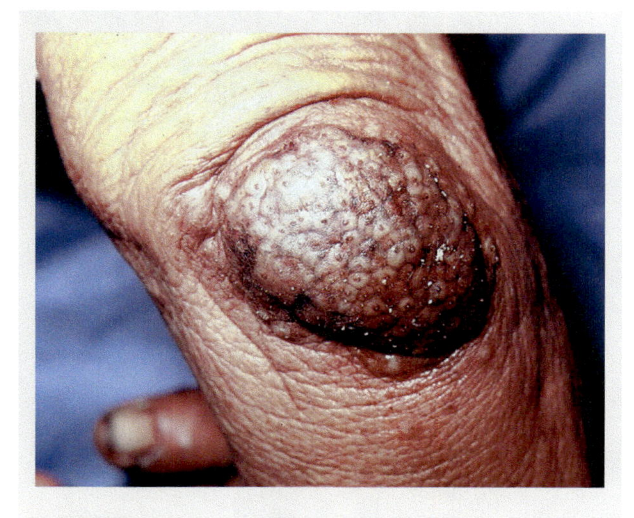

Figura 30.34. Aspecto de favo de mel.
Fonte: Acervo da autoria do capítulo.

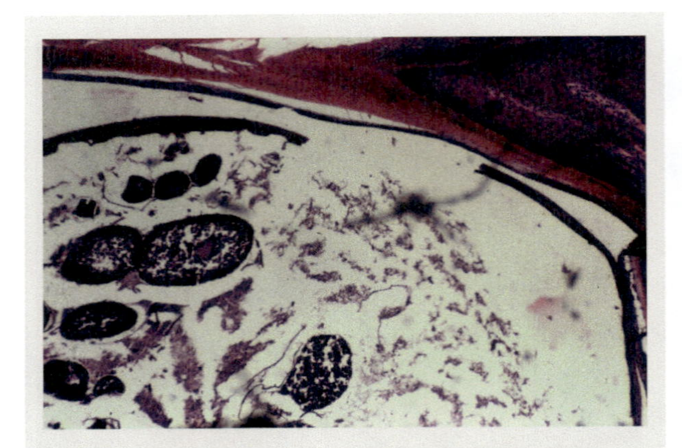

Figura 30.35. Aspecto histopatológico de tunguíase. Epiderme cobrindo a *Tunga penetrans*. Observam-se estruturas do parasita.
Fonte: Cortesia do Prof. Ricardo Houly.

Tratamento

Realizado com a retirada da pulga com uma agulha, colocando-se antissépticos no local (Figuras 30.36 e 30.37). Nos casos generalizados, utiliza-se tiabendazol 25 mg/kg, durante 10 dias.[58] A profilaxia é feita com o uso de calçados.

Recentes estudos mostraram que a dimeticona de baixa viscosidade (NYDA), usada durante 7 dias sobre as lesões, foi eficaz e segura.[59]

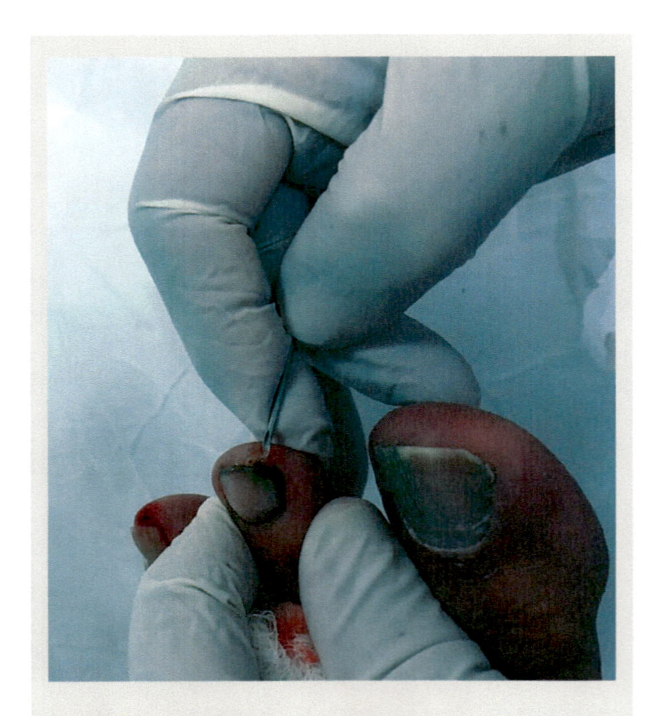

Figura 30.36. Retirada da tunga com agulha.
Fonte: Acervo da autoria do capítulo.

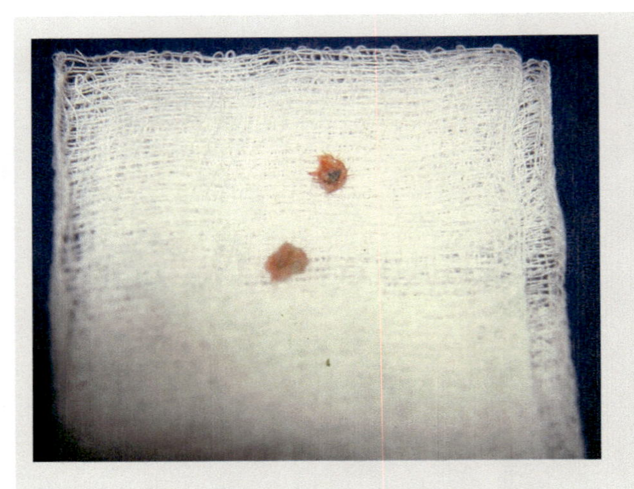

Figura 30.37. Tungas retiradas cirurgicamente.
Fonte: Acervo da autoria do capítulo.

Dermatoses por hemípteros

Triatomíase

Há várias espécies que são predadores de outros insetos, porém alguns alimentam-se exclusivamente sugando o sangue de animais vertebrados. As espécies domésticas colonizam os domicílios e sugam o sangue de humanos e animais domésticos. Destas, a mais importante é o *Triatoma infestans*, pois é um dos transmissores do *Trypanosoma cruzi*, agente etiológico da doença de Chagas. Os triatomíneos (barbeiros) geralmente atacam à noite e durante o dia em locais escuros, a picada é pouco dolorosa e pruriginosa, comumente em área descobertas como a face, daí a denominação de barbeiro dada ao inseto. Após o repasto com o sangue, o triatomíneo defeca imediatamente e, quando infectado, há formas metacíclicas do *Trypanosoma cruzi* nas fezes. Elas não atravessam a pele íntegra; porém, quando o indivíduo coça o local, pode inocular o parasita através do ponto da picada, de erosão na pele ou pelas mucosas.[60] Quando a penetração ocorre através da mucosa conjuntival, pode haver edema uni ou bilateral das pálpebras, constituindo-se o sinal de Romaña. A pulverização das habitações com inseticidas é uma providência importante para evitar a transmissão da doença de Chagas.

No Brasil e em outros países da América do Sul, foram descritos surtos de casos atribuídos a transmição oral do parasita através de comida, caldo de cana de açucar, água, sopa, açaí (*Euterpe oleracea*) e bacaba (*Oenocarpus bacaba*) contaminados.

Está contaminação teria acontecido pela presença de triatomíneos infectados ou por suas fezes, ou ainda secreção das glândulas anais, nos alimentos, de marsupiais contaminados. Não se conseguiu identificar os vetores nas residências dos infectados, sendo, nestes casos, a definição de transmição oral determinada por critérios clínicos e epidemiológicos.[61]

Cimicidíase

Todos os cimicídeos são parasitas sugadores de sangue de aves e mamíferos. Dois terços das espécies são parasitas de morcegos. O gênero Cimex com as espécies Lectularius e Hemíptera parasitam os seres humanos. Também chamados *bedbugs*, têm hábitos noturnos e vivem nas fendas e buracos dos móveis, colchões, e à noite, principalmente nas madrugadas, picam as pessoas para se alimentaren. O tempo de repasto varia de 3 a 12 minutos, tempo durante o qual injetam saliva contendo anticoagulante e anestésico.

As picadas ocorrem mais comumente na face, pescoço, braços e mãos. Provocam lesões urticadas bastante pruriginosa (Figura 30.38), podem ocorrer lesões à distância por sensibilização, inclusive lesões bolhosas.[62,63]

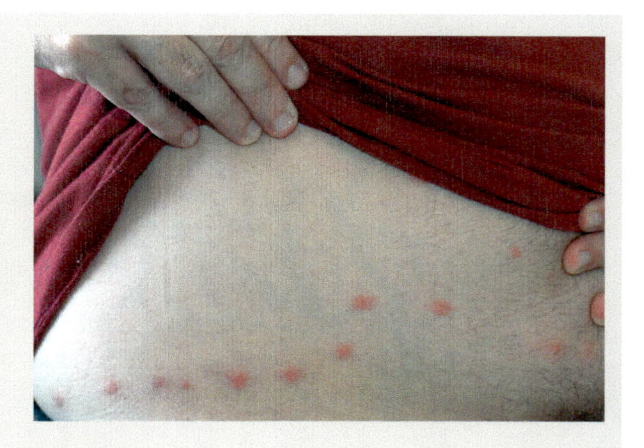

Figura 30.38. Pápulas urticadas em abdômen por picada de cimicídio.
Fonte: Acervo da autoria do capítulo.

Os *bedbugs* compartilham traços importantes com insetos triatomíneos, mas ainda não está claro se essas semelhanças incluem a capacidade de transmitir o *Trypanosoma cruzi*, causador da doença de Chagas.

Um estudo feito em laboratório mostrou transmissão eficiente e bidirecional de *T. cruzi* entre hospedeiros e *bedbugs*. A maioria dos *bedbugs* alimentados de camundongos infectados experimentalmente adquiriu o parasita. Assim como a maioria dos ratos foi infectada após um período de coabitação com *bedbugs* expostos. O *T. cruzi* também foi transmitido para camundongos depois que as fezes de percevejos infectados foram aplicadas diretamente à pele do hospedeiro. Os achados sugerem que os *bedbugs* podem ser um vetor de *T. cruzi* e pode representar um risco de transmissão vetorial da doença de Chagas.[64]

O tratamento é feito com creme de corticosteroide e, às vezes, anti-histamínicos. Os percevejos devem ser erradicados com o uso de inseticidas.

Vários relatos sugerem o aumento do número de casos em todo o mundo, incluindo a Europa e os Estados Unidos, onde haviam praticamente desaparecido, provavelmente pela diminuição do uso de inseticidas e resistência a estes.[65,66]

Dermatoses causadas por dípteros

A ordem Diptera é uma das mais numerosas entre as ordens dos insetos. Os dípteros se alimentam de sangue e constituem-se em varias famílias distintas. O aspecto comum é que necessitam alimentar-se com sangue para que haja desenvolvimento dos ovos e que estes sejam postos.

Mosquitos

Culicídeos, simulídeos, flebotomíneos e tabanídeos

Os mosquitos são incômodos e suas picadas podem causar pruridos intenso nas pessoas alérgicas. Têm papel no aparecimento de estrófulo e prurigo de Hebra.[67] A distribuição é universal e são responsáveis pela transmissão de várias doenças como a malária, filariose, febre amarela, dengue, leishmaniose, zika e chikungunya.

Os culicídeos constituem mais de 2 mil espécies, muitas das quais transmissoras de doenças. Compreendem os anofelinos e culicídeos. Os culicídeos, também conhecidos como "maruim", "mosquito-pólvora" ou "mosquito do mangue", têm picadas dolorosas, que, por vezes, deixam pápulas urticadas pruriginosas e incômodas que podem permanecer por dias (Figura 30.39). O tratamento pode ser feito com corticosteroide tópico e oral em casos disseminados.

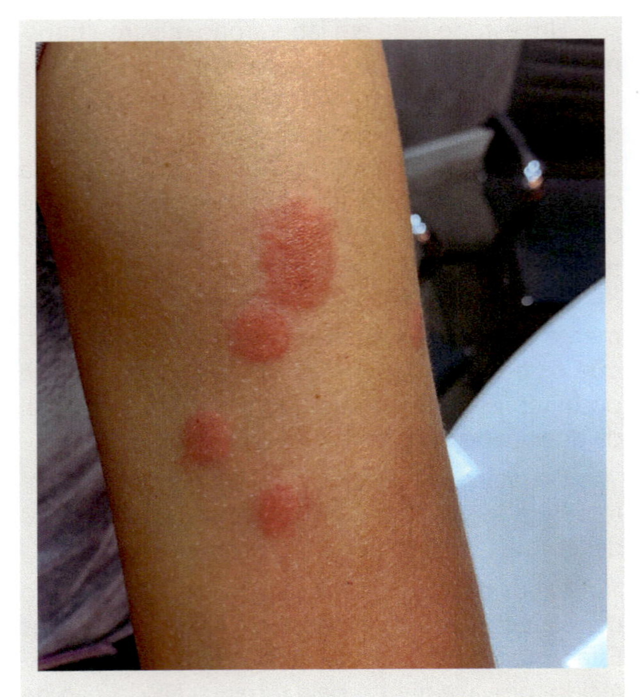

Figura 30.39. Pápulas urticariformes por picadas de culicídeos.
Fonte: Acervo da autoria do capítulo.

A malária humana é transmitida exclusivamente pelos anofelinos, os culicíneos transmitem várias moléstias como arboviroses e o *Aedes aegypti* transmite dengue, febre amarela, zika e chikungunya.[67] Os simúlideos constituem aproximadamente 1.300 espécies distribuídas por todo o mundo. No Brasil, são conhecidos como "borrachudos" e "pium". Alimentam-se de sangue e suas picadas são numerosas e dolorosas (Figura 30.40). As fêmeas são hematófagas e alimentam-se após a cópula.

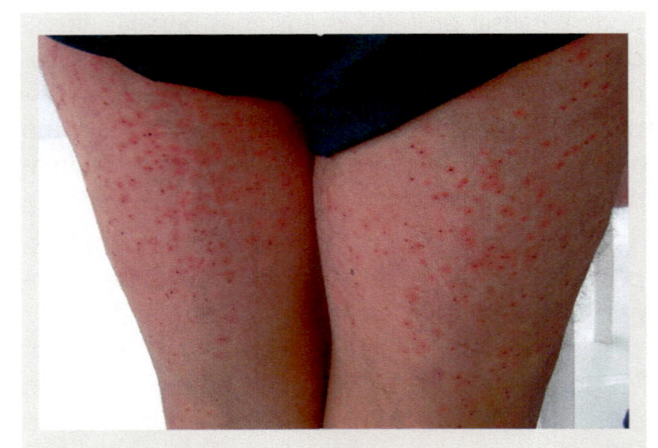

Figura 30.40. Múltiplas lesões em coxas por picadas de simulídeos.
Fonte: Acervo da autoria do capítulo.

Há várias espécies encontradas no litoral, sobretudo o *Sirmulium pertinax* que atacam preferencialmente os humanos. O *Simulium nigrimanum* é a espécie mais encontrada no interior. Como é encontrada em áreas edêmicas do fogo selvagem, é associada à patogênese da doença.[67] Na região Norte do país, são transmissores da oncocercose.

Os flebotomíneos são vetores da leishmaniose visceral, cutânea e também da bartonelose (doença de Carrión) e arboviroses. Só as fêmeas são hematófagas.[67]

Os tabanídeos, também conhecidos como "mutucas", têm várias espécies de três gêneros que atacam os humanos: Tabanus; Chrysops; e Haematopata. São silvestres, atacam durante o dia e a picada é dolorosa. O gênero Chrysops com várias espécies é encontrado em maior número no país. Os tabanídeos são vetores da filariose, loíasis (na África) e tularemia.

Miíases

Miíase é uma infestação decorrente da invasão de tecidos e órgãos de homens e animais por larvas de dípteros. As moscas são dípteros superiores ou ciclorrafos e existem inúmeras famílias de interesse dermatológico. Podem ser transmissoras de várias doenças.

Existem algumas classificações como a proposta por Paton[68] de acordo com os hábitos parasitários do díptero: específica; semiespecífica; e acidental. A classificação de Bishopp, modificada por James, leva em conta o tecido acometido.[69]

Há a classificação em miíases primárias e secundárias de acordo com o ciclo evolutivo dos dípteros. Na primária, a larva da mosca invade obrigatoriamente o tecido sadio para se desenvolver e é um parasita obrigatório nesse período evolutivo. Na secundária, os ovos são colocados pelas moscas em ferimentos da pele ou em mucosas, havendo desenvolvimento das larvas nos tecidos. São parasitas ocasionais.

Miíases primárias

Miíase furunculoide

Quando a larva da *Dermatobia hominis* penetra nos tecidos dos animais ou dos homens. É encontrada em áreas tropicais do Novo Mundo, estendendo-se do sul do México ao norte da Argentina. O ciclo de vida de *D. hominis* é único. A fêmea, após a cópula, voa e captura um díptero hematófago, geralmente mosquito. Coloca de 10 a 50 ovos no abdômen de sua presa, sem afetar sua capacidade de voar.[70]

Quando o inseto veiculador pousa na pele do homem ou de outro animal, há súbito aumento da temperatura o que faz as larvas saírem dos ovos e, em cerca de 20 minutos, penetram na pele do hospedeiro através dos folículos pilosos ou do orifício da picada. Na hipoderme, começam a se alimentar, por um período de 5 a 12 semanas.

As larvas emergem da pele geralmente à noite e, no solo, transformam-se em pupa para completar o ciclo. Entre 60 e 80 dias, há a transformação no inseto alado. A penetração da larva geralmente não é notada. Em seguida, surge uma pápula pruriginosa. A pápula persiste, piora e cresce, tornado-se uma lesão furunculoide medindo de 1 a 2 cm de diâmetro. A lesão é eritematosa, edemaciada, com um discreto aumento da temperatura no local, e dolorosa. Observando-se a lesão, nota-se um pequeno orifício por onde drena continuamente uma secreção serosa e vê-se intermitentimente a cauda da larva. Ao se expremer a lesão, é possível expor a larva[71,72] (Figura 30.41).

No terceiro estágio, a larva mede de 3 a 4 mm, move-se ativamente e há dor em ferroada no local. Eventualmente, pode ocorrer infecção secundária com abscesso, celulite e adenopatias.[71,72]

A *D. homimis* pode ocorrer em qualquer região do corpo. Quitanilha-Cedilo et al.,[72] estudando 25 casos, encontraram nove pacientes com lesões no couro cabeludo, sete no tronco, quatro nos membros superiores, três nos inferiores e dois na face. Quando a larva deixa o nódulo, há cicatrização.[71,72]

O tratamento consiste na retirada da larva, o que pode ser feito de várias maneiras. Pode-se realizar a compressão do nódulo, fazendo-se, antes, pequena incisão no orifício, o que facilita a retirada do verme (Figuras 30.42 e 30.43). A obstrução do orifício com vaselina e a colocação de esparadrapo, o que impede a larva de respirar, provoca sua subida para a superfície, quando pode, então, ser removida. Há um tratamento leigo que consiste na colocação de toucinho aquecido sobre o orifício, a larva, necessitando respirar, penetra no toucinho, que é, então, removido. Após a saída da larva, a lesão regride rapidamente.

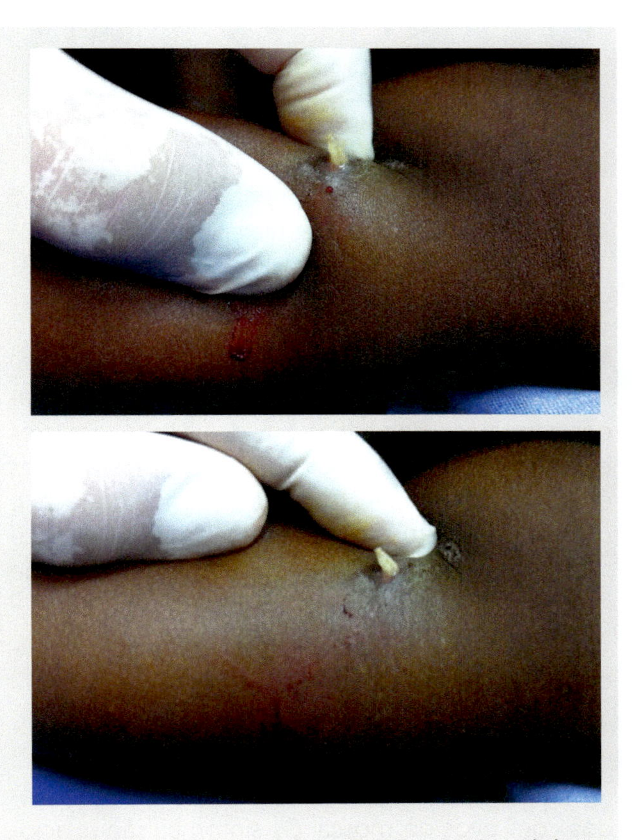

Figura 30.41. Espremedura da lesão com exposição da larva.
Fonte: Acervo da autoria do capítulo.

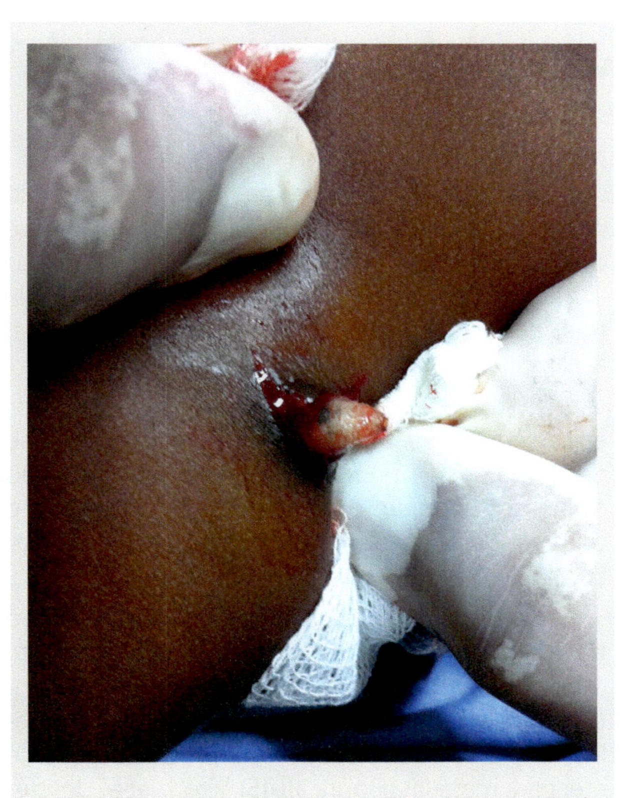

Figura 30.42. Incisão com exposição e posterior retirada da larva.
Fonte: Acervo da autoria do capítulo.

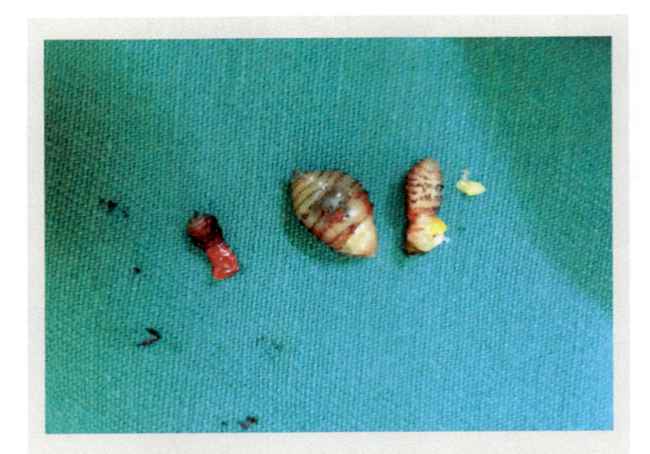

Figura 30.43. *Dermatolia hominis* após retirada em fases diferentes de desenvolvimento.
Fonte: Acervo da autoria do capítulo.

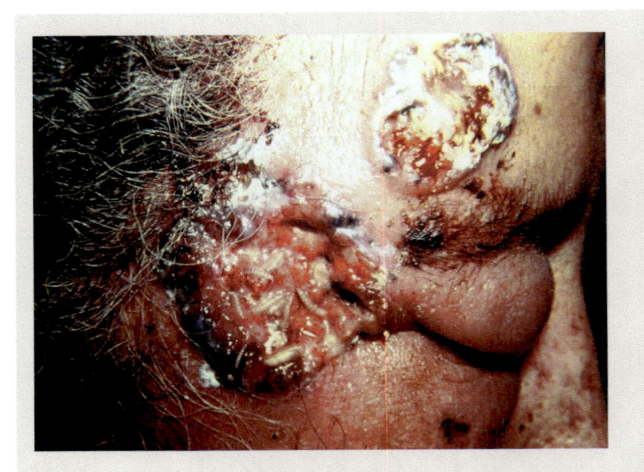

Figura 30.44. Miíase secundária em área de necrose em carcinoma basocecular na face.
Fonte: Acervo da autoria do capítulo.

Miíase migratória

É causada por larvas do gênero Gasterophilus, que são parasitas do trato intestinal dos cavalos, e do gênero Hypoderma, que são parasitas obrigatórios do gado. Quando penetram na pele, provocam uma lesão eritematosa, papulosa, tortuosa com uma vesícula na extremidade. O diagnóstico diferencial é feito com a larva *migrans* causada por ancilostomos. Essas moscas não existem em nosso meio.

Miíase secundárias

São causadas por larvas de moscas que não são parasitas obrigatórios. Dependendo do local onde os ovos são depositados, podem ser denominadas "cutâneas" e "cavitárias" e, quando os ovos são ingeridos acidentalmente com alimentos, pode ocorrer a intestinal.

Na forma cutânea, a mosca deposita os ovos em ulcerações na pele; estes eclodem e as larvas se desenvolvem. Os principais agentes etiológicos são as moscas *Cochliomya macellaria* e *C. hominivorax* e outras espécies da família Sarcophagidae e gênero Lucilia.[73]

Esse tipo de miíase acomete pessoas que não tratam as ulcerações. O diagnóstico é puramente clínico, pois as larvas são visualizadas movimentando-se ativamente (Figura 30.44). O tratamento é realizado com a retirada das larvas após a colocação de éter para matá-las (Figura 30.45). Vitória et al. descrevem o uso de ivermectina a 1% em propilenoglicol no local, sendo a lesão lavada 2 horas depois com soro fisiológico.[74]

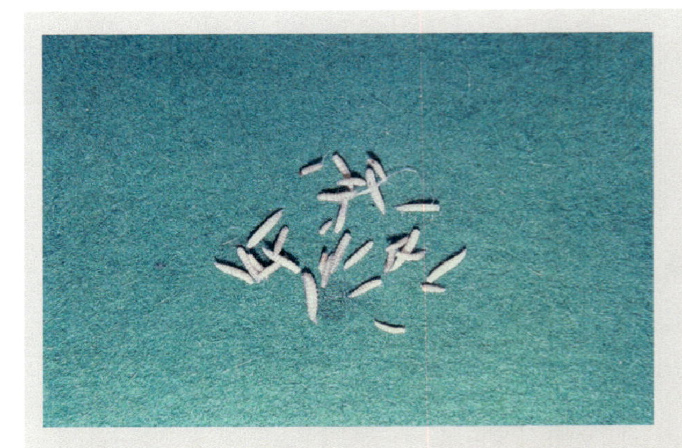

Figura 30.45. Larvas de moscas mortas após uso de éter.
Fonte: Acervo da autoria do capítulo.

Miíase cavitária

Quando a mosca deposita os ovos em cavidades naturais como narinas, ouvidos, órbitas oculares e vagina. A espécie que causa lesões mais graves é a *C. hominivorax*, e a doença depende do local e do grau de destruição causada pelas larvas. O tratamento de escolha atualmente consiste no uso de ivermectina 200 µg/kg.

No passado o tratamento era realizado com oxcianureto de mercúrio a 1%.

Miíase intestinal acidental

Ocorre pele ingestão de alimentos contaminados com ovos de mosca. Os sintomas são relacionados ao número de ovos ingeridos, à espécie da mosca e à imunidade da pessoa.

Demodecidose

É causada por um ácaro que é parasita obrigatório do folículo piloso humano, denominado *Demodex folliculorum*. Foi descoberto em 1841, no cerúmen, porém o dermatologista Gustavo Simon foi que o descreveu e denominou-o de "Acarus".[75] Em 1843, o zoólogo Richard Ower criou o nome genérico "Demodex". O *D. foliculorum* mede de 0,3 a 0,4 mm de comprimento com peças bucais e patas atrofiadas, tem o abdômen alongado e estriado. Após a cópula no óstio folicular, a fêmea deposita os ovos no folículo. O ovo eclode com a saída da larva hexapode. Após dois estágios ninfais, atinge forma adulta com oito patas.

Os ácaros mostram uma predileção por áreas com grande produção de sebum, como na face e tórax.

Tem sido atribuído ao *D. foliculorum* papel patogênico em um quadro que ocorre predominantemente em mulheres de meia idade denominado *pitiryasis folicullorum*. Há um eritema difuso na face e foliculite, no material colhido há grande número de ácaros e o quadro clínico tem respondido bem ao tratamento com acaricidas tópicos.

O papel do Demodex na patogênese da rosácea tem provocado muito debate.[76-78] É possível que, por meio da obstrução dos ostios foliculares, contribuam para a reação inflamatória, favorecendo a proliferação bacteriana, ou por meio da hipersensibilidade aos antígenos do ácaro.

A perspectiva de que os efeitos terapêuticos do metronidazol na rosácea por intermédio de sua ação contra o Demodex não foi comprovada, pois verificou-se que o ácaro pode sobreviver a altas concentrações da droga *in vitro*.[79] Assim, é possível que o parasita não tenha papel patogênico na rosácea.

Erupções papulosas ou papulopustulosas na face, no tronco e nos membros em indivíduos imunodeprimidos (pacientes HIV-positivos, crianças com leucemia[80] e um caso com micose fungoide)[81] têm sido atribuídas ao Demodex. No tratamento, podem-se utilizar permetrina 5%, metronidazol 5%, peróxido de benzoila 5%, e enxofre precipitado 5%. No tratamento sistêmico, a ivermectina 200 µg/kg ou o metronidazol 250 mg ao dia são efetivos.

Larva *migrans* cutânea

É também denominada "dermatite linear serpiginosa", "bicho geográfico" ou "bicho de praia", "verme da areia". É distribuída largamente no mundo, porém é mais encontrada nas regiões tropicais e subtropicais, como sudoeste dos Estados Unidos, Caribe, África, América Central, do Sul, Índia e sudeste da Ásia. Já existem casos esporádicos descritos também na França.[82,83]

O indivíduo adquire a doença quando entra em contato com a areia ou solo contaminado com fezes de cães e gatos. Na época das chuvas, o número de pessoas infectadas aumenta, provavelmente pela dissolução das fezes dos cães e gatos, facilitando a eclosão dos ovos e a penetração das larvas na pele das pessoas. A doença ocorre pela penetração na pele das formas larvárias de nematodes de cães e gatos que estão aptos a penetrar na pele provavelmente pela secreção de hialuronidase.[84]

O *Ancylostoma brasiliensis* é o agente etiológico mais frequente. Outros também podem causar a doença como o *A. caninum*, Uncinaria (vermes dos cães da Europa), Bunostomum (verme do gado) e *Phebotumum stenocephala*.

Clínica

As lesões são lineares, salientes, eritematosas, serpenteantes, muito pruriginosas, provocadas pelo deslocamento das larvas na pele. Algumas vezes as lesões são vesiculosas e até bolhosas (Figuras 30.46 a 30.50) em razão de hipersensibilidade. Quadros iniciais com múltiplas lesões eritematopapulosas podem difilcutar o diagnóstico. As áreas mais afetadas são as que entram em contato com o solo, ou seja os pés, as pernas e nádegas.[85]

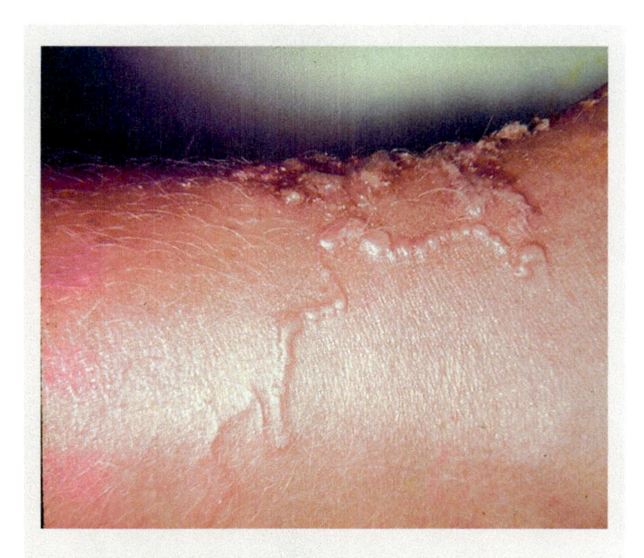

Figura 30.46. Larva *migrans* cutânea.

Fonte: Acervo da autoria do capítulo.

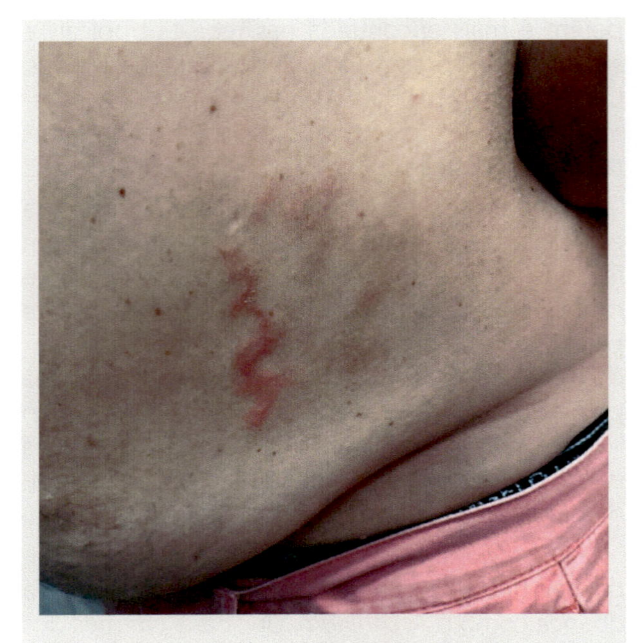

Figura 30.47. Larva *migrans* cutânea. Lesão extensa.
Fonte: Acervo da autoria do capítulo.

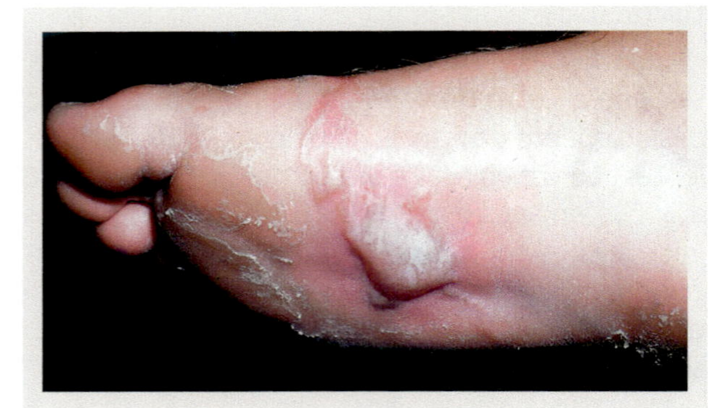

Figura 30.48. Larva *migrans* com lesão bolhosa.
Fonte: Acervo da autoria do capítulo.

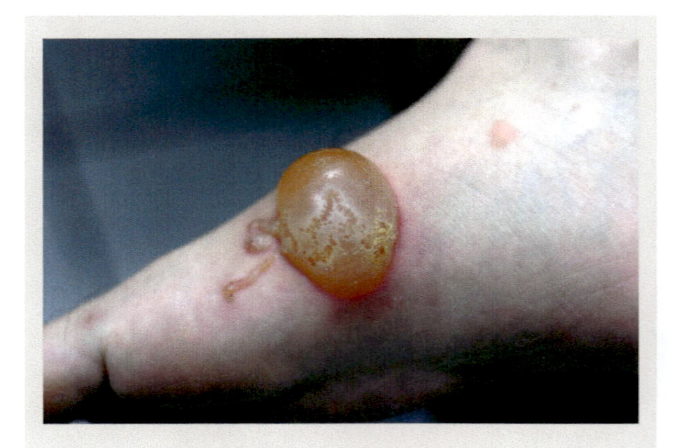

Figura 30.49. Larva *migrans* com lesão bolhosa.
Fonte: Acervo da autoria do capítulo.

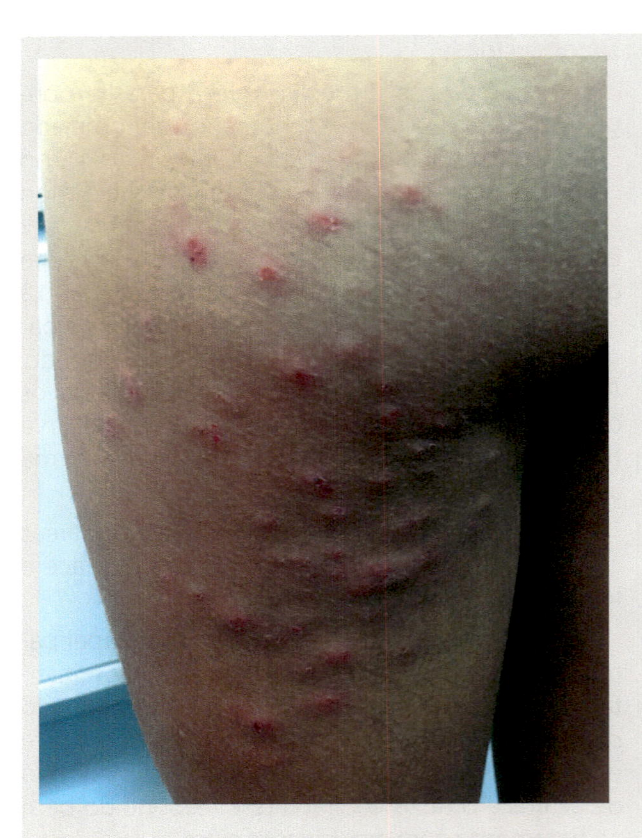

Figura 30.50. Larva *migrans*. Múltiplas lesões agrupadas.
Fonte: Acervo da autoria do capítulo.

Podem ocorrer localizações como na face, axilas (Figura 30.51) e pênis. Há um caso descrito com lesões na mucosa oral.

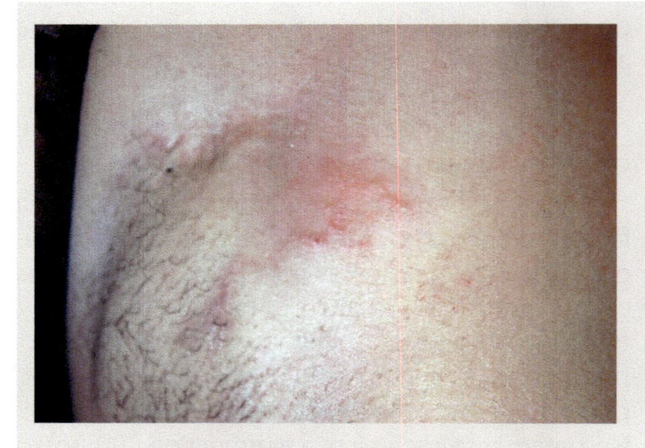

Figura 30.51. Larva *migrans* em localização incomum, axila.
Fonte: Acervo da autoria do capítulo.

Quando os espaços interdigitais são afetados, pode ocorrer maceração e as lesões são confundidas com dermatofitose dos pés (Figura 30.52).

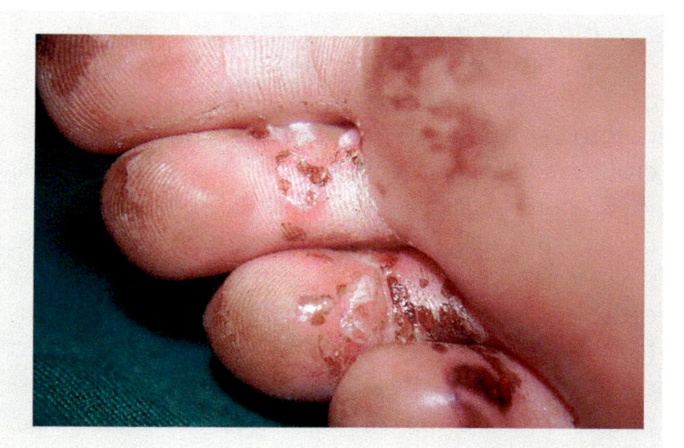

Figura 30.52. Larva *migrans* simulando dermatofitose.
Fonte: Acervo da autoria do capítulo.

A eosinofília pode chegar a 30% em alguns casos. Quando a infestação é intensa (Figura 30.53) e há invasão da corrente sanguínea, pode ocorrer a chamada "síndrome de Loffler"[86] (infiltração transitória em placas no pulmão com eosinofilia no sangue e esputo).

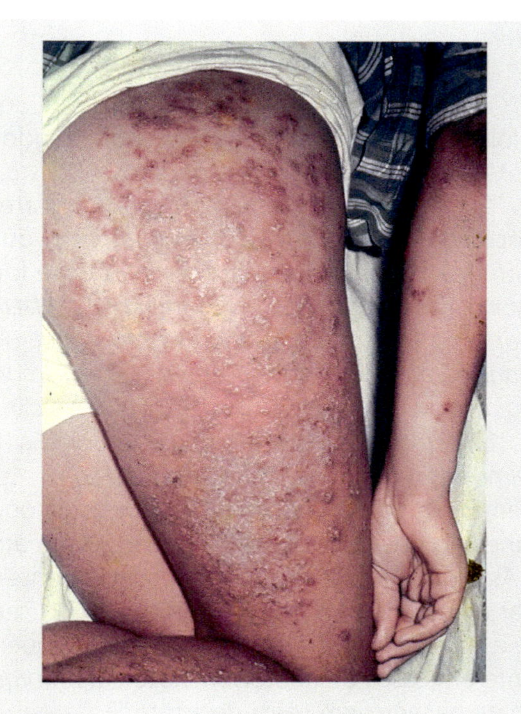

Figura 30.53. Larva *migrans*. Infestação intensa.
Fonte: Cortesia do Prof. Zireli Valença.

Quando ocorrem eczematização (Figura 30.54) e infecção secundária, o diagnóstico é dificultado, podendo-se lançar mão do exame anatomopatológico da lesão (Figura 30.55).

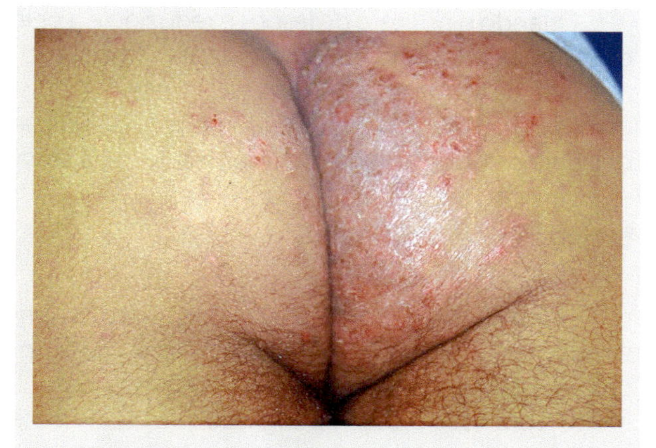

Figura 30.54. Larva *migrans* forma papuloliquenificada em paciente com 90 dias de lesão.
Fonte: Acervo da autoria do capítulo.

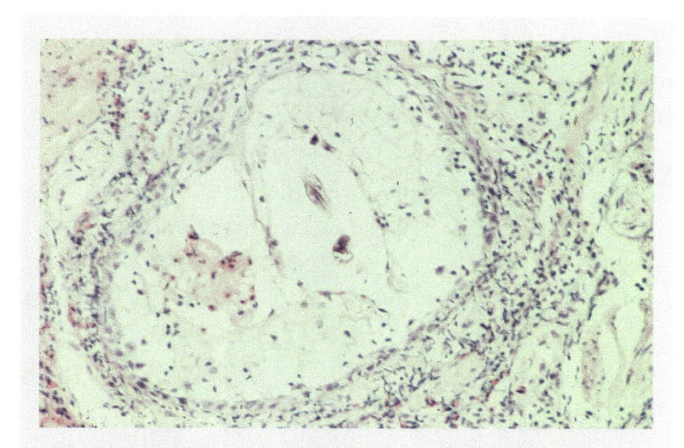

Figura 30.55. Aspecto histopatológico da larva *migrans*.
Fonte: Cortesia do Prof. Antônio Carlos Martins Guedes.

Tratamento

De acordo com o número de lesões e a sua localização, o tratamento pode ser tópico ou sistêmico. Quando ocorre infestação intensa ou a pele afetada é espessa, utiliza-se a terapêutica sistêmica.

Os medicamentos de escolha são o albendazol 400 mg, em dose única, em pacientes com menos de 60 kg, ou 15 mg/kg/dia, durante 3 dias. O seu uso não impede o aleitamento e o risco fetal é categoria C. A taxa de cura foi de 77% a 100% dos casos.[87]

A ivermectina de 200 µg/kg em dose única é uma excelente medicação. Pode ser repetida após 7 dias.[88]

Tiabendazol, 25 mg/kg, durante 5 dias, é bastante eficaz, porém pode causar náuseas, vômitos ou tonturas.

Quando o número de lesões é reduzido e a pele da área não é espessa, o tratamento tópico com pomada de tiabendazol a 5% pode ser curativo. A neve carbônica ou o nitrogênio líquido podem ser utilizados para o congelamento da lesão e morte da larva.

Enterobíase ou oxiuríase

Causada pelo *Enterobius vermiculares* ou oxiúrus, verme que mede cerca de 1 cm de comprimento, tem distribuição mundial, mas a maior incidência se dá nas regiões de clima temperado. É muito comum no Brasil, atingindo principalmente os indivíduos entre 5 e 15 anos de idade, porém os adultos também podem ser infectados.

Quando os ovos embrionados são ingeridos, há a eclosão e as larvas rabditoides sofrem duas mudas no trajeto intestinal até o ceco. Transformam-se em adultos e migram para a região perianal, onde os ovos são eliminados pelo rompimento das fêmeas.[67] A transferência dos ovos do ânus para a boca ocorre por mãos, dedos, contatos sexuais ou objetos contaminados, e mantém a infecção ou pode contaminar outros indivíduos. Pode haver retroinfecção. O principal sintoma é o prurido na região anal ou perianal, que se agrava à noite. Como consequência, podem surgir insônia, irritabilidade, escoriações, impetigenização e até celulite. Nas mulheres, pode resultar em quadros de vaginites.[67]

O diagnóstico laboratorial é feito pelo método de Graham ou da fita adesiva.

Tratamento

O tratamento pode ser feito com palmoato de pirantel, 11 mg/kg, em dose única, podendo ser repetido em 1 semana; albendazol 400 mg em dose única ou mebendazol 200 mg/dia, por 3 dias.[67]

Dermatoses causadas por carrapatos

Doença de Lyme

A doença de Lyme (DL), também denominada "borreliose de Lyme", é uma zoonose transmitida por carrapatos, principamente do gênero Ixodes, infectados com espiroquetas pertencentes ao complexo *Borrelia burgdorferi sensu lato*.[89] Atualmente, já foram reconhecidas 20 espécies dentro do complexo *sensu lato*, sendo seis relacionadas à doença em humanos: *B. burgdorferi strictu sensu* e *B. mayonii* (Estados Unidos); *B. bavariensis*; *B. garinii*; *B. afzelli*; e *B. spielmanii* (Europa).[90]

Afzelius, na Suécia, em 1909, e Lipschutz, na Áustria, em 1913, descreveram os primeiros casos de pacientes com placas eritematosas, de crescimento centrífugo, aos quais denominaram "eritema crônico migratório" (ECM).[91,92] Em 1977, Steere et al. verificaram a associação de lesões semelhantes ao ECM e à artrite. Os casos foram estudados na cidade de Lyme, Connecticut, nos Estados Unidos. A partir dessa publicação, surgiram as denominações "artrite de Lyme" e "doença de Lyme". Além da associação com artrite, Steere et al. observaram sintomas inespecíficos (mal-estar, fadiga, cefaleia, febre e outros), manifestações cardíacas, oftalmológicas e nervosas.[93] Em virtude da evolução, nem sempre crônica das lesões cutâneas, Detmar et al., em 1989, propuseram o nome "eritema migratório" (EM), denominação que tem sido mais utilizada.[94] No Brasil, os primeiros casos foram relatados em Manaus, por Talhari et al.[95,96] Filgueira, Azulay e Florião[97-99] também descreveram casos clinicamente compatíveis no Rio de Janeiro. Em 1992, foram descritos os primeiros casos de pacientes brasileiros com manifestações articulares associadas à infecção por *B. burgdorferi*.[100]

Agente etiológico e vetores

O agente etiológico do EM/DL, um espiroqueta, foi isolado, pela primeira vez, por Burgdorfer, em 1982, no intestino de carrapatos *Ixodes dammini*.[101] Atualmente, esse espiroqueta faz parte do complexo *Borrelia burdorgeri sensu lato*, em que já foram descritas 19 espécies, das quais nove foram encontradas ou isoladas em humanos (*B. afzelii*, *B. bavariensis*, *B. bissetti*, *B. burgdorferi sensu stricto (ss)*, *B. garinii*, *B. kurtenbachii*, *B. lusitaniae*, *B. spielmanii* e *B. valaisiana*). Em termos de manifestações clínicas associadas às diferentes espécies de Borrelia, a *B. spielmanii* foi descrita como causadora somente do eritema migratório. A *B. afzelii* é o único patógeno conhecido que causa acrodermatite crônica atrófica. As outras espécies podem aparentemente originar todas as manifestações clínicas da DL, sendo que a *Borrelia garinii* é encontrada mais frequentemente em casos de neuroborreliose e a *B. burgdorferia stricto sensu*, em casos de artrite.[102]

Nos Estados Unidos, camundongos e cervos são importantes reservatórios do espiroqueta. Títulos sorológicos elevados para Borrelia foram observados em cavalos, vacas, carneiros e gatos. No Brasil, roedores silvestres e outros mamíferos maiores, como gambás, parecem participar do ciclo epidemiológico da DL.[103]

Os principais transmissores da doença são carrapatos do gênero Ixodes. No continente europeu, predomina o *Ixodes ricinus*. Nos Estados Unidos, o *Ixodes dammini*, também conhecido como *I. scapularis*. No Brasil, acredita-se que o carrapato responsável pela transmissão da DL seja o *Ambylomma cajannense*. No entanto, não se exclui a participação de outras espécies de carrapato. A duração média do ciclo de vida dos carrapatos varia de 1 a 3 anos e seu desenvolvimento inclui quatro estágios evolutivos: ovo, larva, ninfa e adulto. Em todos os estágios evolutivos, os carrapatos podem estar infectados, embora as ninfas e os carrapatos adultos sejam as formas mais associadas com a transmissão da Borrelia. As picadas das ninfas são indolores, o que explicaria o fato de muitos pacientes infectados não lembrarem de terem sido picados por carrapatos. Para que ocorra a infecção pela *B. burgdorferi*, estima-se que o carrapato necessite ficar aderido à pele, em média, por um período superior a 12 horas.[104]

Quadro clínico

Didaticamente, a DL pode ser dividida em três estágios: 1º estágio ou fase aguda, com lesões predominantemente cutâneas; 2º e 3º estágios, com quadros nos quais podem ocorrer manifestações articulares, neurológicas, oftalmológicas e cardíacas. Na fase aguda, podem aparecer também manifestações sistêmicas, como astenia, artralgia, mialgia, *rash* cutâneo, adenopatia, esplenomegalia e sinais de irritação meníngea. As lesões iniciais podem desaparecer mesmo sem tratamento e as manifestações dos 2º e 3º estágios podem surgir meses ou anos após a infecção inicial.[104]

Manifestações dermatológicas

As manifestações cutâneas da DL podem também ser divididas em: localizadas iniciais (eritema *migrans* e linfocitoma cútis); disseminadas iniciais (EM e linfocitomas múltiplos, que podem ser acompanhados de alterações em outros órgãos); e tardias (acrodermatite crônica atrófica).[105]

O EM é a principal manifestação clínica inicial da DL. Três a trinta dias após a picada do carrapato, em 60% a 80% dos casos, aparece no local de inoculação uma pápula eritematosa que aumenta de tamanho progressivamente, evoluindo para uma placa com bordas descontínuas e centro claro, cianótico e/ou descamativo, que se expande centrifugamente, podendo atingir grandes diâmetros (Figura 30.56). É comum a progressão rápida das lesões, as quais podem atingir 20 a 30 cm ou mais em poucos dias. Na maioria dos pacientes, essas lesões são assintomáticas (Figura 30.57). EM com diferentes aspectos clínicos já foram descritos: erisipeloides, eritematoedematosas, liquenoides. Os casos europeus de EM tendem a apresentar-se com pequeno número de lesões e sem tendência à disseminação cutânea. Eritemas migratórios causados por *B. burgdorferi strictu sensu* e *B. garinii* costumam ser mais homogêneos, sem o clareamento central, ao contrário do eritema migratório pela *B. afzelii*, que é caracterizado por clareamento central na grande maioria dos casos.[106] As lesões de EM originárias de infecção por *B. burgdorferi sensu stricto* apresentam maior duração e lesões cutâneas mais exuberantes, além de quadros sistêmicos. Ao passo que, quando as lesões são ocasionadas por *B. afzelii* e *B. garinii*, o EM apresenta menor duração, sintomas locais menos frequentes e raramente a lesões são acompanhadas de envolvimento sistêmico.[104]

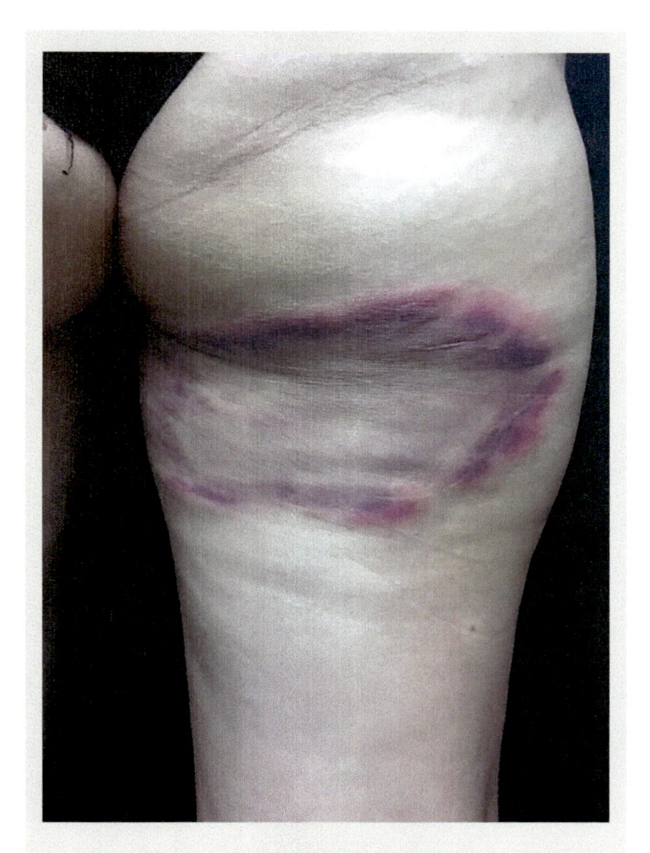

Figura 30.56. Placa com crescimento centrífugo com bordos eritematovioláceos medindo 18 cm, localizada na face posterior da coxa direita.
Fonte: Acervo da autoria do capítulo.

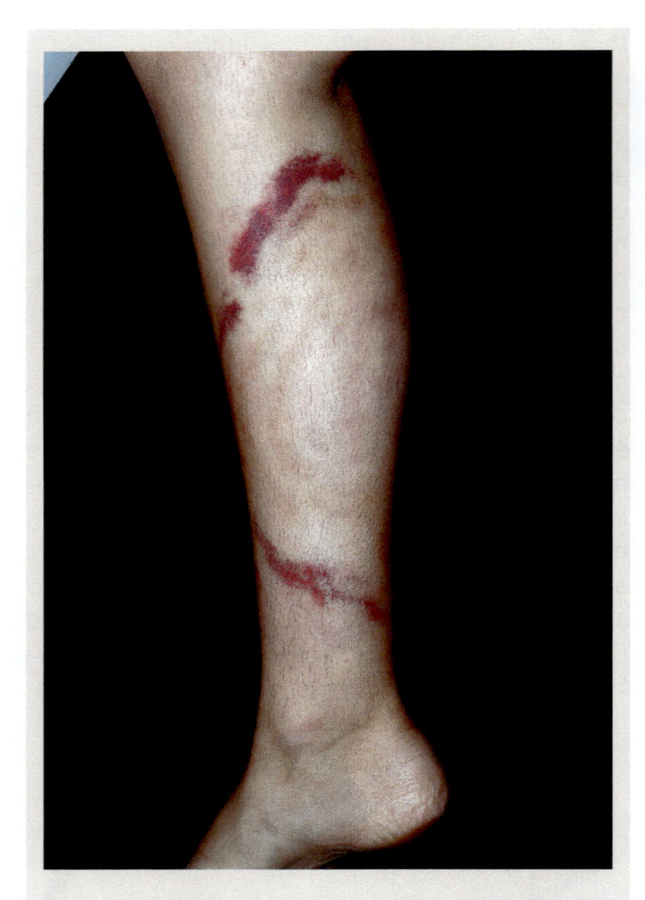

Figura 30.57. Placa com bordos eritematovioláceos e crescimento centrífugo, medindo 29 cm, localizada na perna direita.
Fonte: Acervo da autoria do capítulo.

Além do EM, outra manifestação cutânea importante da fase inicial da DL é o linfocitoma cútis, também denominado *linfadenosis benigna cutis*, um pseudolinfoma de linfócitos B que pode ser induzido pela *B. burgdorferi*. Clinicamente, caracteriza-se por nódulo ou placa eritematosa, única, de 1 a 5 cm de diâmetro, localizado, geralmente, na face, no pavilhão auricular, na bolsa escrotal ou na aréola mamária. O linfocitoma está frequentemente associado à infecção pelas *B. afzelli* e *B. garinii*. Em 2007, foi publicado caso de linfocitoma cútis em associação com DL no Brasil.[107]

Entre as manifestações das fases tardias cutâneas, destaca-se a acrodermatite crônica denominada "acrodermatite crónica atrófica" (ACA) ou "doença de Pick-Herxheimer", que está mais associada com infecção por *B. afzelii*, sendo geralmente descrita na Europa. A ACA é mais comum em adultos e pode manifestar-se de 6 meses a 8 anos após a picada do carrapato. Clinicamente, começa com placa eritematosa, evoluindo com atrofia cutânea e vasos sanguíneos bem proeminentes, localizando-se, em particular, nos membros inferiores. A face e o tronco também podem ser afetados.[108,109]

Outras doenças dermatológicas associadas à infecção por Borrelia

A infecção pela *B. burgdorferi* tem sido associada a outras doenças dermatológicas, tais como esclerodermia em placa, líquen escleroso, atrofodermia de Pasini-Pierini, linfoma de células B cutâneo e granuloma anular.[110] Em trabalho realizado em Manaus, em 2009, pacientes com esclerodermia e atrofodermia de Pasini-Pierini foram analizados mediante técnica de imuno-histoquímica com anticorpo policlonal anti *B. burgdorferi* e a presença da espiroqueta foi confirmada em amostras de ambas as doenças.[111]

Diagnóstico

O diagnóstico da doença baseia-se nos aspectos epidemiológicos, clínicos e laboratoriais. O diagnóstico laboratorial fundamenta-se nas provas sorológicas (detecção de anticorpos específicos) e/ou no encontro do agente etiológico. Além da sorologia, são importantes os exames histológico e imuno-histoquímico, a reação em cadeia da polimerase e a cultura.[112]

A detecção de anticorpos IgM ou IgG anti *B. burgdorferi* é comumente utilizada para o diagnóstico sorológico e par a investigação epidemiológica. São mais usados os imunoenzimaensaios (ELISA, do inglês *enzime-linked immunosorbent assay*) imunofluorescência indireta (IFI), que, no entanto, podem apresentar resultados falso-positivos, em vista da reação cruzada com outras enfermidades, tais como colagenoses, leishmaniose e sífilis. Assim, em áeas não endêmicas, o diagnóstico definitivo necessita da realização de exame confirmatório que demonstre a presença do agente.[113]

No exame histopatológico das lesões de EM, podem ser observadas, na derme, proliferação e dilatação dos vasos sanguíneos associadas a infiltrado inflamatório central constituído por macrófagos, mastócitos, neutrófilos, plasmócitos, linfócitos e raros eosinófilos. Vasculite predominantemente linfocítica também pode ser evidenciada. Em lesões mais antigas, podem ocorrer atrofia da epiderme e derme, além de diminuição do infiltrado inflamatório dérmico.[114]

A técnica de reação em cadeia da polimerase (PCR) tem sido utilizada para detectar sequências de ácido nucléico da Borrelia e apresenta alta especificidade. No entanto, a sensibilidade desse método diagnóstico é variável (20% a 81%). Cerar et al., em 2008, demonstraram que a *nested*-PCR, utilizando o gene flagelina, apresentava sensibilidade maior que a técnica de PCR (64,6% *versus* 24%). A positividade dessa técnica é maior quando são utilizados fragmentos de lesões cutâneas ou de membrana sinovial. É menos sensível quando realizada a partir de blocos parafinados, sangue, líquido sinovial e liquor.[115]

A cultura, utilizando o meio BSK (Barbour, Stroenery e Kelly) ou variações dele, apresenta especificidade de 100%, mas sua sensibilidade é relativamente baixa. Diante das dificuldades de execução da técnica e da contaminação do material, os resultados são positivos em aproximadamente 45% dos casos.[115]

Eisendle et al., em 2007, por meio do exame de imuno-histoquímica específica para a detecção de *Borrelia* sp., associado à técnica de microscopia de focagem flutuante (FFM), obtiveram resultados superiores à *nested*-PCR na identificação de Borrelia (96% *versus* 45,2%), com especificidade similar (99,4% *versus* 100%). A FFM consiste em examinar a lâmina em vários planos, simultaneamente: horizontal e vertical, aproximando-se e distanciando-se a objetiva do microscópio, com aumentos de até 400 vezes, sob forte iluminação. Segundo os autores, esses movimentos simultâneos facilitam a visualização da *B. burgdorferi*.[116] Utilizando essa mesma técnica, em 2010, Talhari et al. demonstraram, pela primeira vez no Brasil, a presença de Borrelia em pacientes com EM procedentes de Manaus, utilizando imuno-histoquímica com anticorpo policlonal anti-Borrelia e visualização pela técnica de microscopia de focagem flutuante, originalmente denominada *focus floating microscopy* (FFM).[117]

Tratamento

O tratamento da doença é feito de acordo com o estágio e manifestação clínica apresentada. Em pacientes adultos com DL localizada, incluindo os casos de EM, que não apresentam manifestações neurológicas específicas, o tratamento recomendado é a doxiciclina (100 mg, 2 vezes por dia), amoxicilina (500 mg, 3 vezes por dia) ou cefuroxima axetil (500 mg, 2 vezes por dia), durante 14 dias. Para crianças e pacientes com hipersensibilidade a essa droga, utiliza-se a amoxicilina, na dose de 500 mg ou 50 mg/kg/dia, 3 vezes ao dia, ou cefuroxima, 500 mg ou 30 mg/kg/dia, 2 vezes ao dia, pelo mesmo período. As manifestações articulares e os casos de acrodermatite atrófica podem ser tratadas da mesma maneira, só que por período de 28 dias. Nos casos de meningite e outras manifestações da DL neurológica precoce, recomenda-se o uso de ceftriaxona 2 g/dia, por via intravenosa (IV), ou penicilina G cristalina, na dose de 18 a 24 milhões de UI, IV, diariamente por 14 dias. Para o tratamento da artrite erosiva crônica, recomenda-se o uso de sulfasalazina, cloroquina, metotrexate e de corticosteroide.[118-120]

Referências bibliográficas

1. Arlian LG, Morgan MS. A review of Sarcoptes scabiei: past, present and future. Parasites Vectors. 2017;10:297.
2. Roncalli RA. The history of scabies in veterinary and human medicine from biblical to modern times. Vet Parasitol. 1987;25(2):193-8.
3. Friedman R. The story of scabies. New York: Froben Press; 1947.
4. Church RE, Knowelden J. Scabies in Sheffield: a famili infestation. BMJ. 1978:1;761-3.
5. Arlian LG, Runyan RA, Achar S et al. Survivel and infelivity of Sarcoptes scabiei var. canis and var hominis. J Am Acad Dermatol. 1984;11:210-5.
6. Arlian LG, Estes SA, Vyszenskimoher DL. Prevalence of Sarcoptes scabiei in the homes and nursing homes of scabietic patients. J Am Acad Dermatol. 1988;19:806-11.
7. Usatine R, Marghoob A. How fast do scabies mites move? Dermoscopy video answers that question. J Fam Pract. 2020;69(1):16.
8. Alexander JO. Escabies. In: Alexander JO (ed.). Arthropods and human skin. New York: Springer-Verlag; 1984. p. 227-32.
9. Montesu M, Cottoni F, Bonomo GC et al. Discoveres of the parasit origin of scabieis. Am J Dermatol. 1991;13:425-7.
10. Kin KJ, Roh KH, Choi JH et al. Scabieis icognito presenting as urticaria pigmentosa in a infant. Pediatr Dermatol. 2002;19(5):409-11.
11. Kaddu S, Mullengger RR, Kerl H. Grover's disease associated with Sarcoptes scabiei. Dermatology. 2001;2002:252-4.
12. Köstler E. Transitorische akantholytische dermatose (GROVER) by Sarcoptes scabiei infection. Hautarzt. 1997;48:915-7.
13. Stiff KM, Cohen PR. Scabies surrepticius: scabies masquerading as pityriasis rosea. Cureus. 2017;9(12):e1961.
14. Rubegni P et al. Non-invasive diagnosis of nodular scabies: the string of pearls sign. Austral J Dermatology. 2011;52:79.
15. Suh KS et al. Mites and burrows are frequently found in nodular scabies by dermoscopy and histopathology. J Am Acad Dermatol. 2014;71:1023.
16. Çölgeçen-Özel E et al. Scabies mimicking mastocytosis in two infants. Turk J Pediatr. 2013;55(5):533-5.
17. Chosidow O. Scabies and pediculosis. Lancet. 2000; 355:819-26.

18. Meinking TL, Taplin D, Hermida JL et al. The treatment of scabies with ivermectin. N Engl J Med. 1995;333:26-30.
19. Huffan SE, Currie BJ. Ivermectin for Sarcoptes scabiei hyperinfestations. Int J Infect Dis. 1998;2:152-4.
20. Bezold G, Lance M, Schiener R et al. Hidden scabies: diagnosis by polymerase chain reaction. Br J Dermatol. 2001;144:614-8.
21. Delaunay P, Hérissé AL, Hasseine L, Chiaverini C, Tran A, Mary C et al. Scabies polymerase chain reaction with standardized dry swab sampling: an easy tool for cluster diagnosis of human scabies. Br J Dermatol. 2020;182(1):197-201.
22. dupuy A, Dehen L, Bourrat E, Lacroix c et al. Accuracy of standard dermatoscopy for diagnosing scabies. J Am Acad Dermatol. 2007;56:53-62.
23. Tang J, You Z, Ran Y. Simple methods to enhance the diagnosis of scabies. J Am Acad Dermatol. 2019;80(5):e99-100.
24. Ma Y, Hu W, Wang P, Bian K, Liu Z. Dermoscopy combined with ink staining as one more method to diagnose nodular scabies. Indian J Dermatol Venereol Leprol. 2019;85(3):324-5.
25. Argenziano G, Fabbrocini G, Delfino M. Epiluminescence microscopy: a new approach to in vivo detection of Sarcoptes scabiei. Arch Dermatol. 1997;133:751-3.
26. Micali G et al. Scabies: advances in non-invasive diagnosis. PLoS Negl Trop Dis. 2016;10(6).
27. Vitoria J, Trujillo R. Topical ivermectin: a new successful treatment for scabiesi. Pediatr Dermatol. 2001;18(1):63-5.
28. Rosumeck S, Nast A, Dressler C. Ivermectin and permethrin for treating scabies. Cochrane Database Syst Rev. 2018 Apr 2;4(4):CD012994.
29. Castillo AL et al. Efficacy and safety of Tinospora cordifolia lotion in Sarcoptes scabiei var hominis-infected pediatric patients: a single blind, randomized controlled trial. J Pharmacol Pharmacother. 2013;4(1):39-46.
30. Mounsey KE, Bernigaud C, Chosidow O, McCarthy JS. Prospects for moxidectin as a new oral treatment for human scabies. PLoS Neglected Tropical Diseases. 2016;10(3).
31. Bernigaud C, Fang F, Fischer K, Lespine A, Aho LS, Mullins AJ et al. Efficacy and pharmacokinetics evaluation of a single oral dose of afoxolaner against Sarcoptes scabiei in the porcine scabies model for human infestation. Antimicrob Agents Chemother. 2018;62(9):e02334-17.
32. Almeida HL. Treatment of steroid-reistant nodular scabieis with topical pimecrolimus. J Am Acad Dermatol. 2005;53(2):357-8.
33. Mittal A et al. Treatment of nodular scabies with topical tacrolimus. Indian Dermatol Online J. 2013;4:52-3.
34. Zawar V, Pawar M. Liquid nitrogen cryotherapy in the treatment of chronic unresponsive nodular scabies. J Am Acad Dermatol. 2017;77(2):e43-4.
35. Coates SJ, Thomas C, Chosidow O, Engelman D, Chang AY. Ectoparasites: pediculosis and tungiasis. J Am Acad Dermatol. 2020;82(3):551-69.
36. Lai HH, Chuang SD, Hu CH, Lee WR. Pthiriasis captis. Int J Dermatol. 2006;44:771-3.
37. Cardoso AEC, Cardoso AEO, Talhari C, Santos M. Update on parasitic dermatoses. An Bras Dermatol. 2020;95(1):1-14.
38. hipolito rB, mallorca FG, Zuniga-Macaraig ZO et al. Head lice infestation: single drug versus combination therapy with one percent permethrin and trimethoprim/sulfamethaxazole. Pediatrics. 2001;107:e30.
39. Cole SW, Lundquist LM. Spinosad for treatment of head lice infestation. Ann Pharmacother. 2011;45(7-8):954-9.
40. McCormack PL. Spinosad: in pediculosis capitis. Am J Clin Dermatol. 2011 Oct 1;12(5):349-53.
41. Meinking TL, Villar ME, Vicaria M, Eyerdam DH, Paquet D, Mertz-Rivera K et al. The clinical trials supporting benzyl alcohol lotion 5% (Ulesfia): a safe and effective topical treatment for head lice (pediculosis humanus capitis). Pediatr Dermatol. 2010;27(1):19-24.
42. Burgess IF. The mode of action of dimeticone 4% lotion against head lice, Pediculus capitis. BMC Pharmacol. 2009;9:3.
43. Heukelbach J, Sonnberg S, Becher H, Melo I, Speare R, Oliveira FA. Ovicidal efficacy of high concentration dimeticone: a new era of head lice treatment. J Am Acad Dermatol. 2011;64(4):e61-2.
44. Burgess IF, Burgess NA. Dimeticone 4% liquid gel found to kill all lice and eggs with a single 15 minute application. BMC Res Notes. 2011;4:15.
45. Heukelbach J, Asenov A, Liesenfeld O, Mirmohammadsadegh A, Oliveira FA. A new two-phase dimeticone pediculicide shows high efficacy in a comparative bioassay. BMC Dermatol. 2009;9:12.
46. Pariser DM, Meinking TL, Bell M, Ryan WG. Topical 0.5% ivermectin lotion for treatment of head lice. N Engl J Med. 2012;367(18):1687-93.
47. Soler B et al. Ensayo clínico aleatorizado para evaluar la eficacia y seguridad em la erradicación del Pediculus humanus capitis de um nuevo pediculicida elaborado con aceite de oliva saponificado. 2016. Soc Esp Med Rural Gen (SEMERGEN). 2017 Mar;43(2):91-9.
48. Namazi MR. Lesamisole: a safe and economical wepon against pediculosis. Int J Dermatol. 2001;40:292-4.
49. Alexander JO. Flea bites and other diseases caused by fleas. In: Alexander JO (ed.). Arthropods and human skin. Berlin: Springer; 1984. p. 159-71.
50. Dichey RF. papular urticaria: hordes of fleas in the living room. Cutis. 1967;3:345-8.
51. ChomaL BB, Kasten RW, Floyd-Hawkin K et al. Experimental transmissor of Bartonella hanselae by the cat flea. J Clin Microbol. 1996;34:1952-6.
52. Flexman JP, Lavis NJ, Kayd I et al. Bartonella hensalae is causative agent of cat scratch disease in Australia. J Infect. 1995;31:241.
53. Alexander JO. Tungiasis. In: Alexander JO (ed.). Artropods and human skin. Berlin: Springer; 1984. p. 171-6.
54. Feldmeir H, Heukelbach J, Eisele M et al. Bacterial superinfection in human tunguiasis. Trop Med Int Health. 2002;7:559-64.
55. Bauer J, Forschmer A, Garbe C et al. Dermoscopy of tungiasis. Arch Dermatol. 2004;140:761-3.
56. Chadee DD. Tungiasis among five communities in South Western Trinindad, West Indies. Ann Trop Med Parasitol. 1998;92:107-13.
57. Brothers WS, Heckmann RA. Tungiasis in North America. Cutis. 1980;25:636-8.
58. Cardoso A. Generalized tungiasis treated with thiabendazole. Arch Dermatol. 1981;117:127.
59. Thielecke M et al. Treatment of tungiasis with dimeticone: a proof-of-principle study in rural Kenya. PLoS One. 2014;8:e3058.

60. Steen Cj, Carbonaro PA, Schwartz RA. Arthropods in dermatology. J Am Acad Dermatol. 2004;50:819-41.
61. Shikanai-Yasuda MA, Carvalho NB. Oral transmission of Chagas disease. Clin Infect Dis. 2012;54(6):845-52.
62. Tharakaram S. Bulbous erupion due to Cimex lectularius. Clin Exp Dermatol. 1999;24:241-2.
63. Fletcher CL, Arden-Jones MR, Hay RJ. Widespread bullous eruption due to multiple bed bug bites. Clin Exp Dermatol. 2002;27:74-5.
64. Salazar R et al. Bedbugs (Cimex lectularius) as vectors of Trypanosoma cruzi. Am J Trop Med Hyg. 2015 Feb;92(2):331-5.
65. Criado PR, Belda Junior W, Criado RF, Silva RV, Vasconcellos C. Bedbugs (Cimicidae infestation): the worldwide renaissance of an old partner of human kind. Braz J Infect Dis. 2011;15(1):74-80.
66. Benac N. Bedbug bites becoming bigger battle. CMAJ. 2010;182(15):1606.
67. Cardoso AEC, Cardoso AEO, Talhari C, Santos M. Dermatoses parasitárias. In: Belda Junior W, Chiacchio ND, Criado PR (ed.). Tratado de dermatologia. 3. ed. Rio de Janeiro: Atheneu; 2018. p. 1727-51.
68. Patton WS. Notes on the myiasis producing diptera of man and animals. Bull Entomol Res. 1921;12:239-61.
69. James MT. The flies that cause myiasis in man. Washington (DC): US Dept of Agriculture; 1947. p. 1-175.
70. Gordon PM, Hepburn NC, Willians AE et al. Cutaneous myiasis due to Dermatobia hominis: a report of six cases. Br J Dermatol. 1995;132:811-4.
71. Gordon PM, Hepburn NC, Williams AE, Bunney MH. Cutaneous myiasis due to Dermatobia hominis: a report of six cases. Br J Dermatol. 1995;132(5):811-4.
72. Quintanilla-Cedilla MR, León-Ureña H, Contreras-Ruiz J, Arenas R. The value of doppler ultrassound in diagnosis in 25 cases of furunculoid myiasis. Int J Dermatol. 2005;44:34-7.
73. Sesterhenn AM, Pfützner W, Braulke DM, Wiegand S, Werner JA, Taubert A. Cutaneous manifestation of myiasis in malignant wounds of the head and neck. Eur J Dermatol. 2009;19(1):64-8.
74. Victoria J, Trujillo R, Barreto M. Myiasis: a successful treatment with topical ivermectin. Int J Dermatol. 1999;38(2):142-4.
75. . King DF, King LAC, Rabson SM. Demodex follicurorum of Simon. J Am Acad Dermatol. 1983;8:907-8.
76. Robinson TWE. Demodex folliculorum and rosacea. Arch Dermatol. 1965;92:542-4.
77. Marks R, Harcourt-Webster JN. Histophatology of rosacea. Arch Dermatol. 1969;100:683-91.
78. Ramelet AA, Perroulaz G. Rosacée: etude histopathologique de 75 cas. Ann Dermatol Vénérélol. 1988;115:801-6.
79. Pesi A, Rebora A. Metronidazole in the treatment of rosacea. Arch Dermatol. 1985;121:307-8.
80. Sahn EE, Sheridan DM. Demodicidosis in a child with leukemia. J Am Acad Dermatol. 1992;27:799-801.
81. Nakagawa T, Sasaki M, Fujita k et al. Demodex folliculits on the trunk of a patient with mycosis fungoids. Clin Exp Dermatol. 1996;21:148-50.
82. Tamminga N, Bierman WF, De Vries PJ. Cutaneous larva migrans acquired in Brittany, France. Emerg Infect Dis. 2009;15(11):1856-8.
83. Del Giudice P, Hakimi S, Vandenbos F, Magana C, Hubiche T. Autochthonous cutaneous larva migrans in France and Europe. Acta Derm Venereol. 2019;99(9):805-8.
84. Hortez PS, Narasimhan S, Haggerty J et al. Hyaluronidase from infective ancylostoma hookeworm larval and its possible function as a virulence factor in tissue invasion and in cutaneous larva migrans. Infect Immun. 1992;60:1018-23.
85. Blackwell V, Vega-Lopez F. Cutaneous larva migrans: clinical features and management of 44 cases presenting in the returning travellers. Br J Dermatol. 2001;145:434-7.
86. Guill M, Ondon R. Larva migrans complicated by Loffere's syndrome. Arch Dermatol. 1998;114:1525-6.
87. Veraldi S, Rizzitelli G. Effectiveness of a new therapeutic regimen with albendazole in cutaneous larva migrans. Eur J Dermatol. 1999;9:352-3.
88. Caumes E, Carriere J, Dartry A et al. A randomized trial of ivermectin versus albendazole for treatment of cutaneous larva migrans. Am J Trop Med Hyg. 1993;49:641-4.
89. Steere AC. Lyme disease. N Engl J Med. 2001;345:115-25.
90. Kingry LC, Batra D, Replogle A, Rowe LA, Pritt BS, Petersen JM. Whole genome sequence and comparative genomics of the novel Lyme borreliosis causing pathogen, Borrelia mayonii. PLoS One. 2016;11:e0168994.
91. Afzelius A. Verhandlugen der dermatologischen Gesellschaft zu Stockholm. Acta Derm Venerol. 1910;101:404.
92. Lipschutz B. Uber eine seltene Erythemform (Erythema chronicum migrans). Arch Dermatol Syphilol. 1914;118:349-56.
93. Steere AC, Malawista SE, Snydman DR, Shope RE, Andiman WA, Ross MR et al. Lyme arthritis: an epidemic of oligoarticular arthritis in children and adults in three Connecticut communities. Arthritis Rheum. 1977;20:7-17.
94. Detmar U, Maciejewski W, Link C, Breit R, Sigl H, Robl H et al. Ungewöhnliche erscheinungsformen der Lyme-Borreliose. Hautarzt. 1989;40:423-9.
95. Talhari S, Schettini APM, Parreira VJ. Eritema crônico migras/doença de Lyme: estudo de três casos. Congresso Brasileiro de Dermatologia; 1987; Goiânia.
96. Talhari S, Talhari AC, Ferreira LCL. Eritema cronicum migrans, eritema crônico migratório, doença de Lyme ou borreliose de Lyme. An Bras Dermatol. 1992;65:205-9.
97. Filgueira AL, Trope BM, Gontijo PP. Doença de Lyme. Rio Dermato. 1989;2:4-5.
98. Azulay RD, Abulafia LA, Sodré CT, Azulay DR, Azulay MM. Lyme disease in Rio de Janeiro, Brazil. Int J Dermatol. 1991;30:569-71.
99. Florião RA. Borreliose de Lyme: determinação de manifestações peculiares a BL entre os pacientes que frequentam o HUCFF. [Tese de Doutorado em Medicina]. Rio de Janeiro: Universidade Federal do Rio de Janeiro; 1994.
100. Yoshinari NH, Barros PJL, Cruz FCM. Clínica e sorologia da doença de Lyme no Brasil. Rev Bras Reumatol. 1992;32:57-61.
101. Burgdorfer W, Barbour AG, Hayes SF, Benach JL, Grunwaldt E, Davis JP. Lyme disease, a thick-borne spirochetosis? Science. 1982;216:1317-9.
102. Ivanova LB, Tomova A, González-Acuña D, Murúa R, Moreno CX et al. Borrelia chilensis, a new member of the Borrelia burgdorferi sensu lato complex that extends the range of this genospecies in the Southern hemisphere. Environ Microbiol. 2014;16(4):1069-80.
103. Wormser GP, Dattwyler RJ, Shapiro ED, Halperin JJ, Steere AC et al. The clinical assessment, treatment and prevention of Lyme disease, human granulocytic anaplasmosis and babesiosis: clinical practice guidelines by the Infectious Diseases Society of America. Clinical Infectious Diseases. 2006;43:1089-134.

104. Santos M, Haddad Júnior V, Ribeiro-Rodrigues R, Talhari S. Lyme borreliosis. An Bras Dermatol. 2010;85(6):930-8.
105. Steere AC, Bartenhagen NH, Craft JE, Hutchinson GJ, Newman JÁ, Rahn DW. The early clinical manifestation of Lyme disease. Ann Intern Med. 1983;99:76-82.
106. Hofmann H, Fingerle V, Hunfeld KP, Huppertz HI, Krause A, Rauer S et al. Cutaneous Lyme borreliosis: guideline of the German Dermatology Society. Ger Med Sci. 2017 Sep 5;15:doc14. doi: 10.3205/000255.
107. Hengge UR, Tannapfel A, Tyring SK, Erbel R, Arendt G, Ruzicka T. Lyme borreliosis. Lancet Infect Dis. 2003 Aug; 3(8):489-500.
108. Haddad Jr V, Haddad MR, Santos M, Cardoso JLC. Skin manifestations of tick bites in humans. An Bras Dermatol. 2018;93(2):251-5.
109. Moniuszko-Malinowska A, Czupryna P, Dunaj J, Pancewicz S, Garkowski A, Kondrusik M et al. Acrodermatitis chronica atrophicans: various faces of the late form of Lyme borreliosis. Postepy Dermatol Alergol. 2018 Oct; 35(5):490-4.
110. Steere AC, Strle F, Wormser GP, Hu LT, Branda JA, Hovius JW et al. Lyme borreliosis. Nat Rev Dis Primers. 2016 Dec 15;2:16090. doi: 10.1038/nrdp.2016.90.
111. Santos M, Ribeiro-Rodrigues R, Talhari C, Ferreira LC, Zelger B, Talhari S. Presence of Borrelia burgdorferi sensu lato in patients with morphea from the Amazonic region in Brazil. Int J Dermatol. 2011;50:1373-8.
112. Branda JA, Steere AC. Laboratory diagnosis of lyme borreliosis. Clin Microbiol Rev. 2021;34(2):e00018-19.
113. Leeflang MM, Ang CW, Berkhout J, Bijlmer HA, Van Bortel W, Brandenburg AH et al. The diagnostic accuracy of serological tests for Lyme borreliosis in Europe: a systematic review and meta-analysis. BMC Infect Dis. 2016 Mar 25;16:140.
114. Lohr B, Fingerle V, Norris DE, Hunfeld KP. Laboratory diagnosis of Lyme borreliosis: current state of the art and future perspectives. Crit Rev Clin Lab Sci. 2018 Jun;55(4):219-45.
115. Chomel B. Lyme disease. Rev Sci Tech Off Int Epiz. 2015; 34(2):569-76.
116. Eisendle K, Grabner T, Zelger B. Focus floating microscopy "gold standard" for cutaneous borreliosis? Am J Clin Pathol. 2007;127:213-22.
117. Talhari S, Santos M, Talhari C, Ferreira LCL, Silva Jr RM, Zelger B et al. Borrelia burgdorferi "sensu lato" in Brazil: occurrence confirmed by immunohistochemistry and focus floating microscopy. Acta Trop. 2010;115:200-4.
118. Cameron DJ, Johnson LB, Maloney EL. Evidence assessments and guideline recommendations in Lyme disease: the clinical management of known tick bites, erythema migrans rashes and persistent disease. Expert Rev Anti Infect Ther. 2014;12(9):1103-35.
119. Chomel B. Lyme disease. Rev Sci Tech. 2015;34(2):569-76.
120. Kullberg BJ, Vrijmoeth HD, Schoor F, Hovius JW. Lyme borreliosis: diagnosis and management. BMJ 2020;369:m1041.

Capítulo 31

Oncocercose

Carolina Chrusciak Talhari Cortez
Sinésio Talhari

Introdução

A oncocercose, também conhecida como "cegueira dos rios", é observada principalmente em regiões agrícolas, ao longo de rios, em especial nas proximidades de corredeiras e cachoeiras. Esses ambientes são mais propícios para o desenvolvimento dos insetos transmissores. Trata-se de doença parasitária, crônica, não contagiosa, ocasionada por nematoide filariano denominado *Onchocerca volvulus*. Essa parasitose é transmitida por diferentes espécies de Simulium, conhecidos popularmente como "borrachudos" ou "pium". O único reservatório conhecido da oncocercose é o homem.[1,2]

A doença é caracterizada clinicamente pela presença de lesões cutâneas disseminadas ou localizadas, que podem ser intensamente pruriginosas, lesões nodulares (**oncocercomas**) e, em muitos casos, acometimento ocular que pode culminar em cegueira. As manifestações clínicas são variáveis, dependendo das diferentes regiões endêmicas. Por exemplo, o acometimento ocular é relativamente frequente em pacientes de alguns países africanos e raro entre os indígenas Yanomami, na região Norte do Brasil.[1,2]

Epidemiologia

Segundo a Organização Mundial de Saúde (OMS), em 1995, aproximadamente, 198 milhões de pessoas viviam em áreas de risco para a transmissão da oncocercose. Ao todo, eram 31 países endêmicos. No mundo, a oncocercose é a segunda maior causa de cegueira por agentes infecciosos. Em 2019, a OMS estimou que 217,5 milhões de pessoas precisariam, no mundo, de tratamento em massa para a oncocercose.[3]

Estima-se que 99% das pessoas infectadas pela *O. volvulus* viviam em países da África subsaariana; os demais eram habitantes do Iêmen, Sudão e continente americano. Nas Américas, a doença era prevalente em seis países: República Bolivariana da Venezuela; Brasil; Colômbia; Equador; Guatemala; e México.[2-4] Desde 1989, o tratamento em massa com invermectina tem sido a principal forma de controle da doença. Segundo a OMS, após 3 anos de uso contínuo de ivermectina,[5] houve interrupção da transmissão dessa filariose na Colômbia, República Bolivariana da Venezuela, Equador, México, Guatemala, Uganda e Sudão.[2-5]

Na América do Sul, é preocupante a situação na região Norte do Brasil, na área de fronteira com a República Bolivariana da Venezuela. Nessa região, os indígenas Yanomami habitam os dois lados da fronteira e, até recentemente, existiam focos importantes de oncocercose em muitas aldeias, nos dois países.[2] Garimpeiros que invadiram essa reserva indígena e venezuelanos que migram para o Brasil através de Roraima poderiam contribuir para a transmissão dessa enfermidade.

Patogênese

O único reservatório da oncocercose é o homem. O agente etiológico é a *O. volvulus*.[1]

A transmissão da *O. volvulus* ocorre pela picada de várias espécies de insetos do gênero Simulium, conhecidos popularmente como "borrachudo" ou "pium". Esses insetos são encontrados em maior quantidade nas proximidades de rios com corredeiras e cachoeiras; daí a denominação "cegueira dos rios".[1] No continente africano, a transmissão da

O. volvulus está associada principalmente ao *S. neavei*; no Brasil, são mais frequentes o *S. guyanensis*, *S. incrustatum* e *S. oyapockensis*.[4]

O paciente com oncocercose apresenta vermes adultos e microfilárias. Ao picar o homem infectado, o *Simulium* sp. (fêmea) ingere microfilárias. Na parede torácica do inseto, após 2 a 3 semanas, as microfilárias transformam-se em larvas infectantes.[6]

Ao picar uma pessoa sadia, o Simulium pode transmitir as larvas infectantes. Depois de 6 a 12 meses, essas larvas evoluem para vermes adultos. Os machos medem 2 a 4 cm de comprimento e as fêmeas, 30 a 50 cm. Os vermes adultos, machos e fêmeas, em sua maioria, desenvolvem-se nas partes profundas da pele e vivem, aproximadamente, 10 anos. Ao redor desses vermes, ocorre reação local e desenvolvimento de cápsula que, clinicamente, manifestam-se como nódulos, simulando cistos ou lipomas (Figura 31.1). Esses nódulos são denominados **oncocercomas**. Mesmo em pacientes com longa evolução, são poucos os oncocercomas; em sua maioria, são visíveis ao exame dermatológico; porém, em alguns casos podem ter localização profunda, detectados somente à palpação, exames de imagem ou encontrados durante necrópsias. Nos pacientes africanos, os oncocercomas são observados com maior frequência em áreas localizadas abaixo do tórax; no continente americano, predominam na porção superior do tórax.[6-9]

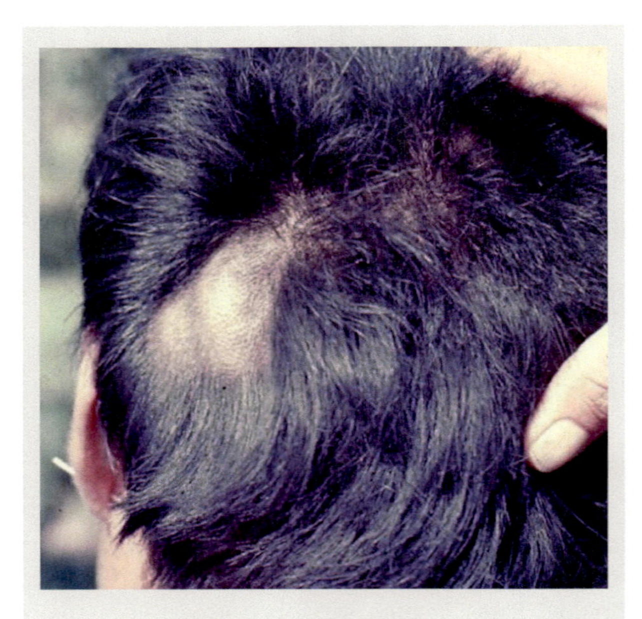

Figura 31.1. Oncocercomas. Nas duas lesões havia parasitos machos e fêmeas. Índio Yanomami.
Fonte: Acervo da autoria do capítulo.

Aproximadamente, depois de 1 ano, as fêmeas adultas geram microfilárias. As microfilárias medem 250 a 300 μm. Cada fêmea produz aproximadamente 1 milhão de microfilárias por ano, as quais podem viver até 2 anos e meio.[5] A quantidade de microfilárias encontradas no exame direto da pele dos pacientes é variável – são numerosas em alguns países africanos e menos frequentes em outras regiões do globo, como o Brasil. As microfilárias migram para a pele e os olhos.[6]

Manifestações cutâneas

Segundo a OMS, em 2017, existiam 20,9 milhões de casos de oncocercose em todo o mundo. Destes, estimava-se que 14,6 milhões apresentavam lesões cutâneas e 1,15 milhão tinha comprometimento ocular.[2]

A manifestação mais comum e precoce da oncocercose é o prurido. O prurido é constante e torna-se crônico, podendo simular escabiose, prurigo e outras doenças cutâneas. Áreas com escoriações, liquenificação e hiperpigmentação são frequentes (Figura 31.2).[6,7]

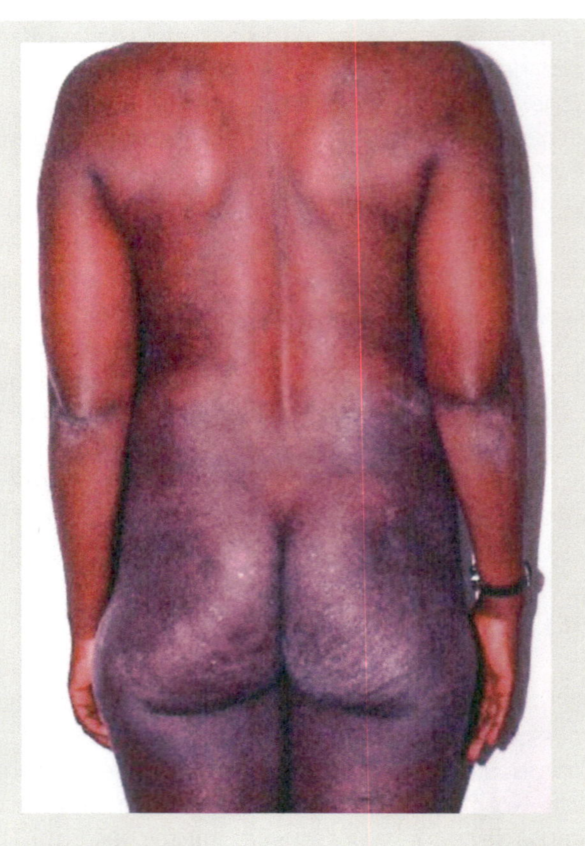

Figura 31.2. Oncocercose. Prurido crônico, hiperpigmentação. Paciente examinada em Luanda.
Fonte: Cortesia do Dr. Manuel J. Almeida.

Nos locais com prurido crônico, pode surgir despigmentação, com acromia vitiligoide, principalmente nos membros inferiores – esse quadro é conhecido como *leopard skin*, ou seja, pele de leopardo. Na fase tardia pode ocorrer atrofia discreta, localizada ou muito acentuada, ocasionando, por exemplo, aumento da bolsa escrotal e hérnia inguinal (Figuras 31.3 e 31.4). As hérnias inguinais são denominadas *hanging groin* (virilha caída).[7-9]

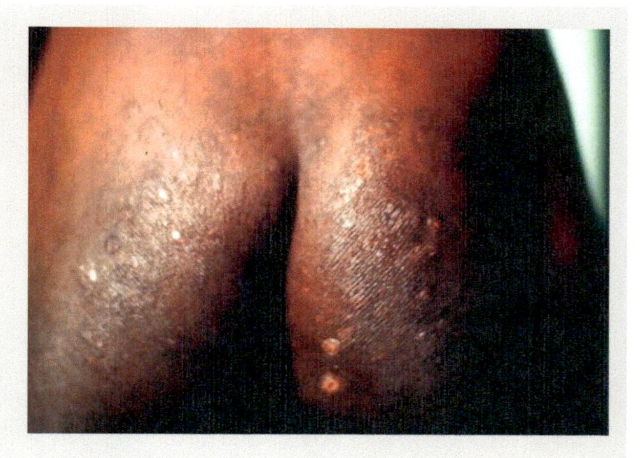

Figura 31.3. Oncocercose. Prurido crônico. Presença de liquenificação, lesões exulcerocrostosas e cicatriciais. Paciente examinada em Ibadan, Nigéria.
Fonte: Acervo da autoria do capítulo.

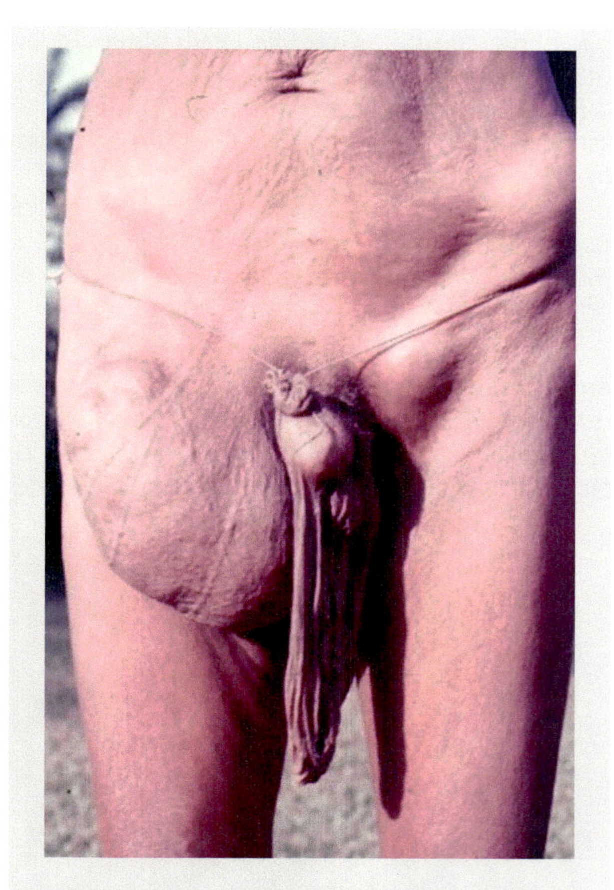

Figura 31.4. Oncocercose. Alongamento da bolsa escrotal, hérnia e dois oncocercomas na virilha esquerda e cintura pélvica. Nas duas lesões havia parasitos machos e fêmeas.
Fonte: Acervo da autoria do capítulo.

Em alguns casos, particularmente em pacientes diagnosticados no Iêmen, as lesões podem estar limitadas a determinada área cutânea, principalmente na perna, coxa e região glútea. Esse quadro clínico é conhecido como *sowda*.[8]

Os oncocercomas são indolores, de consistência firme, arredondados ou alongados, medindo 0,5 a 10 cm de diâmetro. Localizam-se, geralmente, na pelve, faces laterais do tórax e membros inferiores em pacientes africanos; no continente americano, são encontrados, principalmente, no couro cabeludo, braços e tórax.[6]

As principais manifestações oftalmolóticas são as ceratites, iridociclites, lesões coroidorretinais, atrofia óptica pós-neurítica, diminuição da acuidade visual e cegueira. A cegueira associada à oncocercose é frequente em países africanos[1,7] (Figura 31.5).

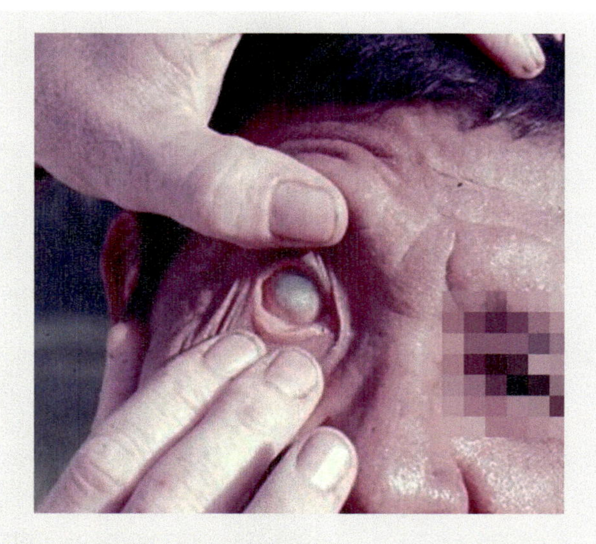

Figura 31.5. Paciente da Figura 31.1. Não é possível afirmar se o comprometimento ocular estava associado à oncocercose.
Fonte: Acervo da autoria do capítulo.

Diagnóstico

O diagnóstico da oncocercose é feito mediante visualização ao microscópio das microfilárias em fragmentos de pele (*skin snip*). Para obtenção do material, pregueia-se a pele entre o polegar e o indicador, com a finalidade de facilitar a coleta e evitar sangramento. A seguir, remove-se fragmento cutâneo, superficial, com lâmina de bisturi. A amostra de pele é colocada sobre lâmina de vidro com pequena quantidade de soro fisiológico e dividida em múltiplos pedaços, com o auxílio de dois estiletes ou duas lâminas de bisturi.[6-9]

É importante que o macerado de pele esteja embebido em soro fisiológico. Isso facilitará a pesquisa das microfilárias. Não há necessidade de coloração. A visualização dos parasitas é relativamente fácil, com aumento de 40 a 50 vezes (Figura 31.6).[7]

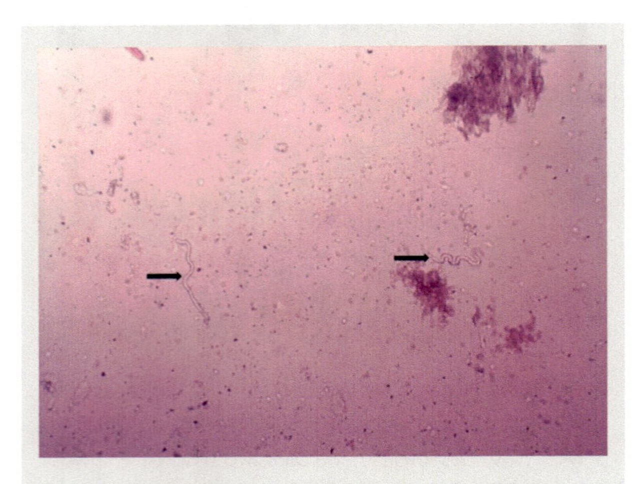

Figura 31.6. Oncocercose. Exame direto de fragmento de pele "estilhaçado" em soro fisiológico. Presença de tecido cutâneo e duas microfilárias (setas).
Fonte: Acervo da autoria do capítulo.

As microfilárias também podem ser visualizadas mediante exame histopatológico das lesões cutâneas, utilizando-se as técnicas habituais de biópsia, com fixação em formol a 10% e coloração pela hematoxilinaeosina.[8,9] No exame histopatológico dos oncocercomas, são encontrados fragmentos dos vermes adultos e numerosas microfilárias no interior do útero das fêmeas.[6]

As microfilárias também podem ser identificadas por meio do exame oftalmológico com lâmpada de fenda.[7,9]

Recentemente, métodos imunológicos para identificar anticorpos antioncocerca, específicos (ELISA e imunofluorescência) e DNA de oncocerca (reação de polimerase em cadeia) têm sido empregados.[10]

Tratamento

O tratamento é feito com a ivermectina, por via oral, na dose de 150 µg/kg, em dose única, a cada 6 meses.[5] Essa droga é microfilaricida e não elimina os vermes adultos, os quais podem permanecer vivos por mais de 10 anos, reproduzindo novas microfilárias.[7] Esse é um dos principais problemas em relação à oncocercose. Sem tratamento regular, novas microfilárias migram para a pele, são ingeridas pelo Simulium e o ciclo de transmissão se repete.[6]

Estudo controlado e randomizado sugere que a utilização da invermectina, a cada 3 meses, eliminaria parasitas adultos, fêmeas; assim, haveria redução da transmissão da *O. volvulus*.[11]

A moxidectina, droga microfilaricida, da família lactonas macrocíclicas, foi aprovada, pela Food and Drug Administration (FDA), agência reguladora de medicamentos dos Estados Unidos, para o tratamento da oncocercose, em 2018.[12,13]

A *O. lupi*, descrita inicialmente em 1967, é considerada zoonose emergente em humanos. Esse parasita infecta habitualmente gatos e cachorros e, em humanos, pode causar lesões semelhantes às dos oncocercomas.[14]

Prevenção e controle

O principal problema para o controle e erradicação da oncocercose está relacionado à dificuldade de eliminação dos vermes adultos.[15]

Para o tratamento dos vermes adultos, pode ser empregada a suramina **sódica.** Porém, face à toxicidade desse medicamento, a administração deve ser hospitalar, inviabilizando o tratamento da maioria dos pacientes, os quais, em sua maioria, vivem em áreas remotas, de difícil acesso.[15]

Outra alternativa para o controle da transmissão é a exérese dos oncocercomas, juntamente com o tratamento microfilaricida. Porém, muitos oncocercomas podem não ser identificados.[15]

Em algumas regiões da África, foram desenvolvidos grandes projetos de retificação de rios para eliminar corredeiras e, assim, reduzir as áreas que facilitam a reprodução do Simulium. Esses insetos necessitam de boa aeração/oxigenação para se desenvolverem. Porém, são necessários investimentos importantes para esses projetos e são poucas as informações sobre os resultados obtidos.[15]

Referências bibliográficas

1. World Health Organization. Onchocerciasis and its control. Report of a WHO Expert Committee on Onchocerciasis Control. World Health Organ Tech Rep Ser. 1995; 852:1-104.
2. Centers for Disease Control and Prevention (CDC). Progress towards eliminating onchocerciasis in the WHO Region of the Americas: elimination of transmission in the north-east focus of the Bolivarian Republic of Venezuela. Wkly Epidemiol Rec. 2017;92(41):617-23.
3. World Health Organization. Progress report on the elimination of human onchocerciasis, 2018-2019. Wkly Epid Rec. 2019;94:513-24.
4. Grillet ME, Villamizar NJ, Cortez J, Frontado HL, Escalona M, Vivas-Martínez S et al. Diurnal biting periodicity of parous Simulium (Diptera: Simuliidae) vectors in the onchocerciasis Amazonian focus. Acta Trop. 2005;94:139-58.
5. Special Programme for Research & Training. in Tropical Diseases (TDR). A new drug for river blindness? TDR News. 2007;79.
6. Talhari S. Oncocercose. In: Talhari S, Neves RG (ed.). Dermatologia tropical. São Paulo: Medsi 1995;73-81.
7. Buck AA. Onchocerciasis: symptomatology, pathology, diagnosis. Geneva: WHO; 1974.
8. Connor DH, Gibson DW, Neafie RC, Merighi B, Buck AA. Sowda – Onchocerciasis in north Yemen: a clinicopathologic study of 18 patients. Am J Trop Med Hyg. 1983;32:123-37.
9. Udall DN. Recent updates on onchocerciasis: diagnosis and treatment. Clin Infect Dis. 2007;44:53-60.
10. Boatin BA, Toé L, Alley ES, Nagelkerke NJ, Borsboom G, Habbema JD. Detection of Onchocerca volvulus infection in low prevalence areas: a comparison of three diagnostic methods. Parasitology. 2002;125:545-52,92.
11. Gardon J, Boussinesq M, Kamgno J, Gardon-Wendel N, Demanga-Ngangue, Duke BO. Effects of standard and high doses of ivermectin on adult worms of Onchocerca volvulus: a randomized controlled trial. Lancet. 2002;360(9328):203-10.
12. Opoku NO, Bakajika DK, Kanza EM, Howard H, Mambandu GL, Nyathirombo A et al. Single dose moxidectin versus ivermectin for Onchocerca volvulus infection in Ghana, Liberia, and the Democratic Republic of the Congo: a randomized, controlled, double-blind phase 3 trial. Lancet. 2018;392(10154):1207-16.
13. US Food and Drug Administration. Drug approval package: moxidectin. Disponível em: https://www.accessdata.fda.gov/drugsatfda_docs/nda/2018/210867Orig1s000TOC.cfm.
14. Cantey PT, Weeks J, Edwards M, Rao S, Ostovar GA, Dehority W et al. The emergence of zoonotic Onchocerca lupi Infection in the United States: a case series. Clin Infect Dis. 2016;62(6):778-83.
15. World Health Organization. Prevention, control and elimination of onchocerciasis. Disponível em: https://www.who.int/onchocerciasis/control/en.

Capítulo 32

Gnatostomíase

João Renato Vianna Gontijo
Bernardo Gontijo

Introdução

A gnatostomíase é uma zoonose parasitária decorrente da ingestão do terceiro estágio larvário avançado (L3) de nematódeos do gênero Gnathostoma. Classicamente endêmica no Japão, sudeste asiático e América Latina (México, Equador, Panamá e Peru), observa-se agora um número crescente de casos, autóctones ou importados, em países anteriormente indenes. Esse fato se justifica não só pelo turismo internacional, mas também pela incorporação do hábito de ingestão de peixes (sushis, sashimis, ceviches) crus ou mal cozidos, a principal fonte de contaminação. Esses dados sugerem que a distribuição do parasita na natureza seja maior do que anteriormente imaginada.[1]

A descrição inicial do parasita, encontrado no estômago de um tigre no zoológico de Londres, foi feita por Richard Owens em 1836.[2] O primeiro caso humano foi relatado na Tailândia, em 1889, e o ciclo evolutivo completo do parasita elucidado em 1937.[3] Dani et al. (2009)[4] e Vargas et al. (2012)[5] reportaram, respectivamente, o primeiro caso importado e o primeiro autóctone no Brasil.[4,5] Quaisquer órgão ou sistema do corpo humano podem ser afetados, mas as lesões dermatológicas são, de longe, as mais frequentes.

Epidemiologia

Os grandes focos endêmicos permanecem no Japão e sudeste da Ásia (Tailândia, Camboja, Vietnam, Laos, Myanmar, Indonésia, Filipinas e Malásia), enquanto, no continente americano, o maior número de casos se concentra no México, seguido por Equador e Peru.[6]

Nawa et al. foram os primeiros a destacar que os casos de gnatostomíase em viajantes retornando de áreas endêmicas tinham relação com a precária vigilância sanitária desses países e a substituição de peixes de água salgada (mais caros e livres da doença) por peixes de menor qualidade de água doce.[7] De fato, todos os relatos da doença até o momento envolvem exclusivamente peixes de água doce ou salobra. Anteriormente, Rojas-Molina et al. já haviam demonstrado que o uso de suco de limão para marinar o pescado na preparação do ceviche era insuficiente para matar as larvas, que permanecem viáveis por até 5 dias.[8] O congelamento do pescado mata o parasita, mas torna sua carne inadequada para consumo cru.

Essas observações justificam, pelo menos parcialmente, o paradoxo epidemiológico observado no Peru. Enquanto na maioria dos países, a doença prevalece em classes socioeconômicas mais baixas, a maioria dos pacientes do Peru reside em áreas nobres e consome ceviche em restaurantes de alta classe que, via de regra, empregam exclusivamente peixes de mar na sua preparação, em especial a corvina.[9] A suspeita principal é o contrabando de peixes de água doce de países vizinhos, de menor preço, e que, uma vez filetados, tem sua identificação dificultada (Francisco Bravo, comunicação pessoal).

Merece destaque o fato de todos os casos autóctones descritos no Brasil até agora terem como denominador comum o consumo de carne crua ou marinada com limão de tucunaré (*Cichla* spp.), peixe extremamente apreciado pelos pescadores esportivos pela sua agressividade e sabor.[5,10,11]

Nos países civilizados, a maioria dos casos é observada em viajantes retornando de áreas endêmicas. Nos Estados Unidos, entretanto, há décadas a importação legal de enguias de água doce da Ásia abastece o mercado culinário étnico e promove o povoamento de lagos e pântanos. Um trabalho demonstrou que 27,7% das enguias vendidas para consumo e 4,5% das capturadas na natureza apresentavam contaminação pelo *Gnathostoma* spp. Como consequência, casos autóctones começam a ser reportados.[12]

Recentemente, foram descritos cinco casos provocados pela ingestão de peixes crus capturados no delta do rio Okavango, em Botswana. Tradicionalmente, são muito escassos os relatos no continente africano.[13]

Patogênese

Os membros do genêro Gnathostoma são nematódeos (vermes cilíndricos), pertencentes à ordem Spiruria. Das 13 espécies descritas, seis podem estar associadas à doença em humanos (*G. spinigerum*, *G. hisipidum*, *G. nipponicum*, *G. doloresi*, *G. malaysiae* e *G. bibucleatum*). O *G. sipinigerum* é o mais prevalente nos casos relatados, especialmente os provenientes do sudeste asiático,[14] enquanto o *G. binucleatum* parece ser a espécie predominante nos casos do México e Equador.[1]

O ciclo de vida é complexo e envolve dois hospedeiros intermediários e um definitivo (Figura 32.1). Tem início quando estes (cães, gatos e porcos, domésticos ou selvagens) contaminados por vermes adultos depositam suas fezes, contendo ovos ainda não embrionados, em cursos de água doce ou estuários. Os ovos maturam em 1 semana, eclodem e liberam o primeiro estágio larval (L1), que será ingerido pelo primeiro hospedeiro intermediário, geralmente copépodes do gênero Cyclops, microcrustáceos de 1 a 5 mm de comprimento. Neles, a larva se desenvolve e atinge o segundo estágio larval (L2) e, posteriormente, o terceiro estágio inicial (L3). Uma vez ingerido o copépode por peixes, rãs, enguias ou répteis, os segundos hospedeiros intermediários, a L3 inicial migra para os tecidos musculares, onde se torna L3 avançada, que é a forma infectante. A evolução da L3 avançada para adultos imaturos e, posteriormente, maduros se dá quando os hospedeiros definitivos se alimentam da carne contaminada dos hospedeiros intermediários, completando, assim, o ciclo de vida.

O homem é um hospedeiro acidental, ou seja, aquele no qual o ciclo de vida do parasita não se completa e, portanto, nunca abriga a forma de adultos maduros, mas apenas larvas L3 avançadas ou adultos imaturos. Sua contaminação se dá pela ingestão de carne crua ou mal cozida dos hospedeiros intermediários.[3] A maioria das infecções humanas é causada por uma única larva.[15] Outras formas de transmissão, muito raras, incluem a ingestão de água contaminada por copépodes contendo L1 ou penetração direta na pele da L3 pela manipulação de peixes ou outras carnes contaminadas.[16]

A larva infectiva L3 avançada mede até 12,5 mm de comprimento e 1,2 mm de largura. O polo cefálico apresenta uma boca arredondada com estruturas em forma de ganchos e um aparelho triturador que lembra uma máquina de cavar túneis (Figura 32.2). Pode mover-se a uma velocidade de 1 cm por hora.

Nos humanos, o ciclo tem início com a larva ingerida perfurando a parede gástrica ou intestinal até a cavidade peritoneal ou migrando através do fígado e perfurando a pleura e o pulmão. O sistema nervoso central (SNC) também pode ser afetado. Porém, a maior probabilidade é que a larva migre até a pele, vagando nas camadas adiposas profundas ou na derme superficial. Essa migração é intermitente e, nos períodos de quiescência, os sintomas podem desaparecer totalmente.

Os danos provocados pela larva não se limitam à penetração nos diversos tecidos. Sua presença determina a produção de enzimas proteolíticas, análogos da acetilcolina, fator de propagação contendo hialuronidase, substâncias hemolíticas e intensa eosinofilia tecidual.

Quadro clínico

Manifestações cutâneas

As manifestações cutâneas são as mais frequentes da doença e podem ser precedidas por um pródromo de náuseas, vômitos e dor abdominal, por vezes tão intensa que seja a simular um abdômen agudo.

A lesão de pele consiste em uma área eritematoedematosa, ou nódulo, em qualquer área do corpo, dolorosa ou pruriginosa, com a pele adquirindo, muitas vezes o aspecto de *peau d'orange* (Figura 32.3), que pode facilmente ser confundida

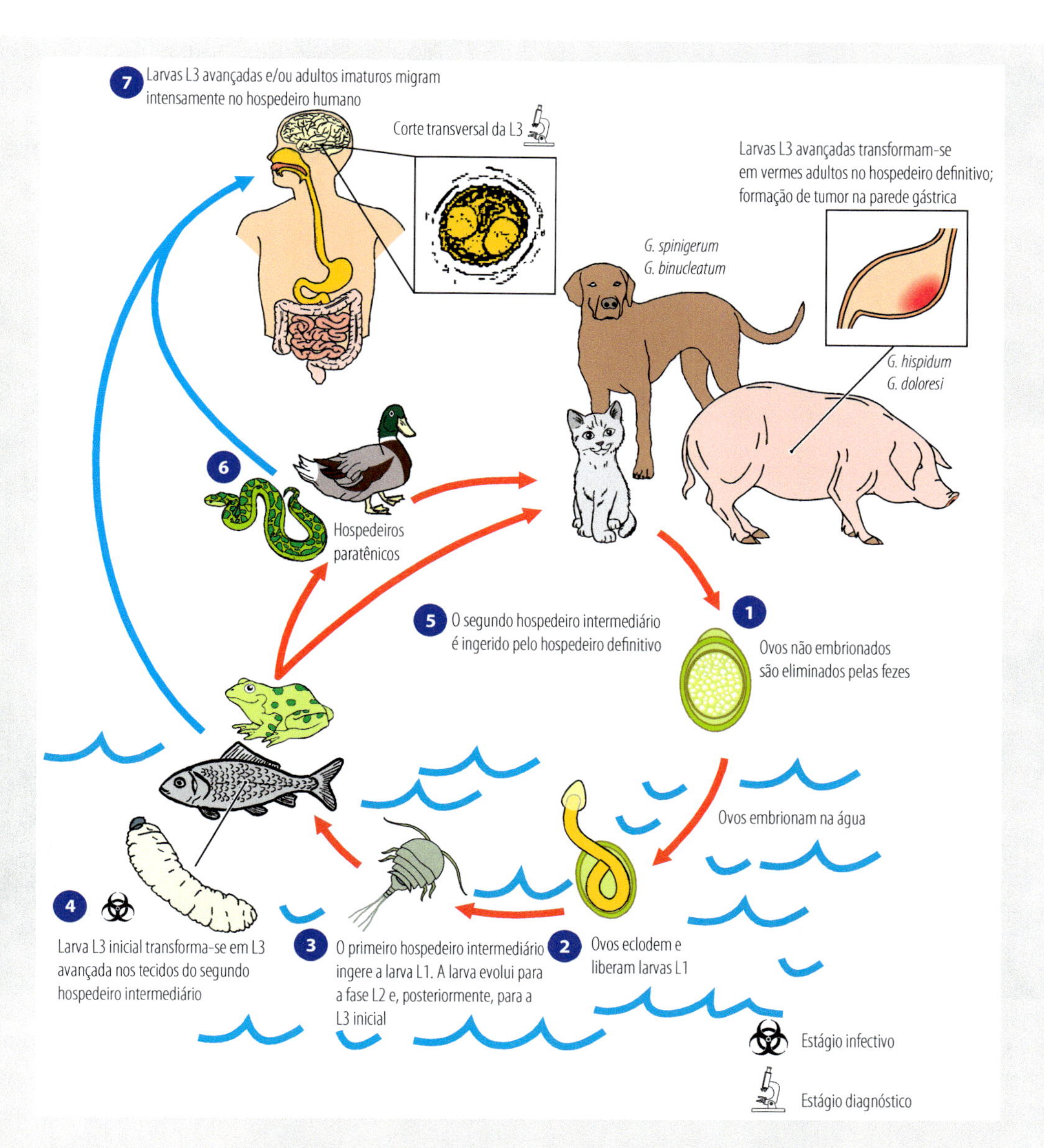

Figura 32.1. Ciclo de vida do *Gnathostoma* spp.
Fonte: Adaptada de Centers for Disease Control and Prevention, 2021.

Figura 32.2. Larva removida de fragmento de biópsia de lesão pseudofuruncular.
Fonte: Bravo F, Gontijo B, 2018.

com um processo inflamatório ou infeccioso (paniculite, erisipela, cisto roto, furúnculo profundo). O edema pode ser intenso a ponto de causar deformidades (Figura 32.4). Essa lesão inicial, sempre solitária, tende a desaparecer espontaneamente em 1 ou 2 semanas. Porém, semanas ou meses mais tarde, reaparece nas proximidades do local originalmente acometido, ou mesmo à distância. Esse caráter migratório representa a mais relevante evidência para a suspeita diagnóstica. Os nódulos migratórios podem aparecer e desaparecer por 10 a 12 anos após a infecção inicial, com a larva em estado de hibernação nos períodos assintomáticos.[3]

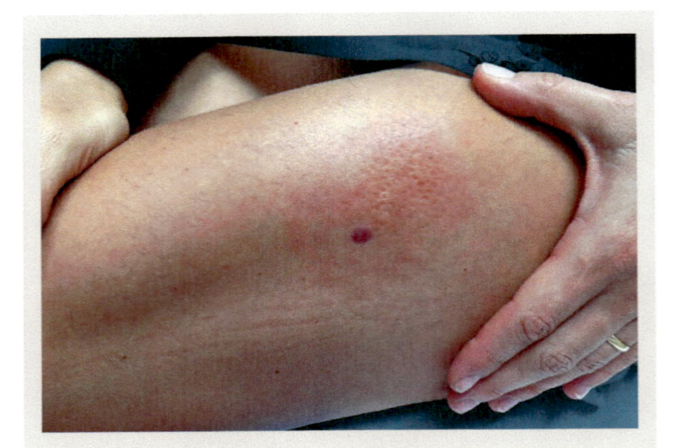

Figura 32.3. Placa eritematoedematosa com aspecto em *peau d'orange*.
Fonte: Bravo F, Gontijo B, 2018.

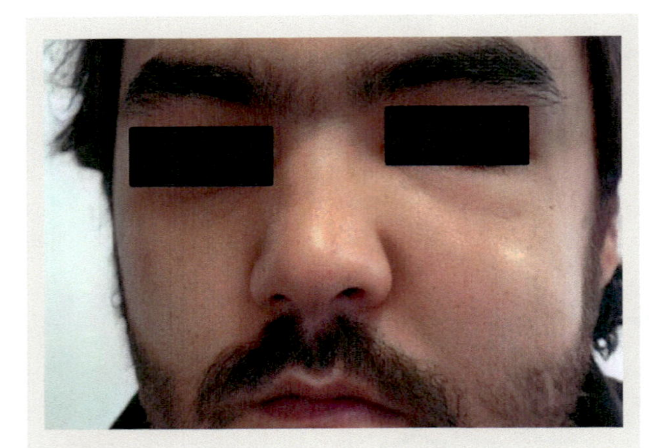

Figura 32.4. Nódulo na região bucinadora esquerda e edema da hemiface.
Fonte: Bravo F, Gontijo B, 2018.

Alguns pacientes apresentam lesões serpiginosas mais superficiais, morfologicamente indistinguíveis da larva *migrans* cutânea (Figura 32.5). Na opinião dos autores, a forma mais comum é a mista, com presença da placa ou nódulo adjacente a um trajeto superficial (Figura 32.6 A e B).

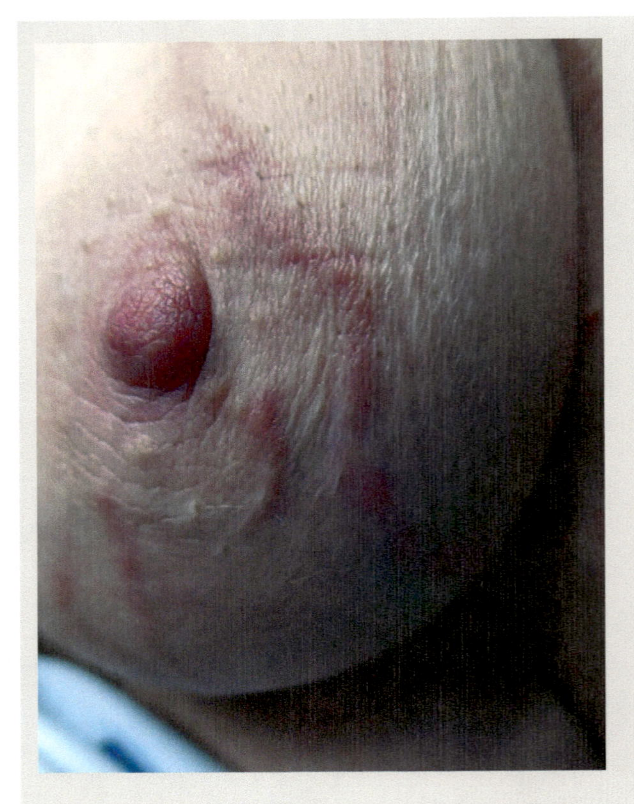

Figura 32.5. Forma migratória superficial simulando larva *migrans* cutânea.
Fonte: Bravo F, Gontijo B, 2018.

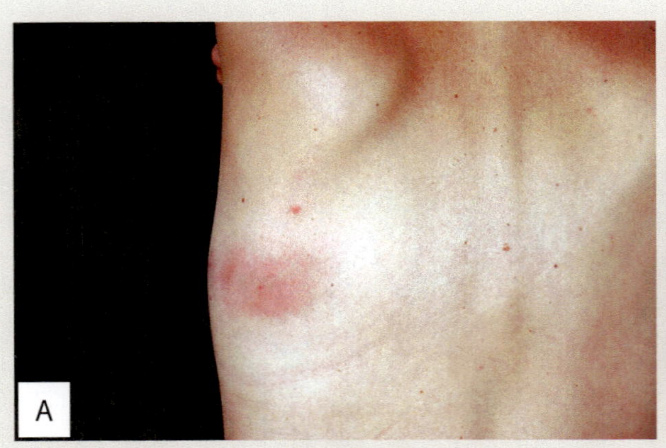

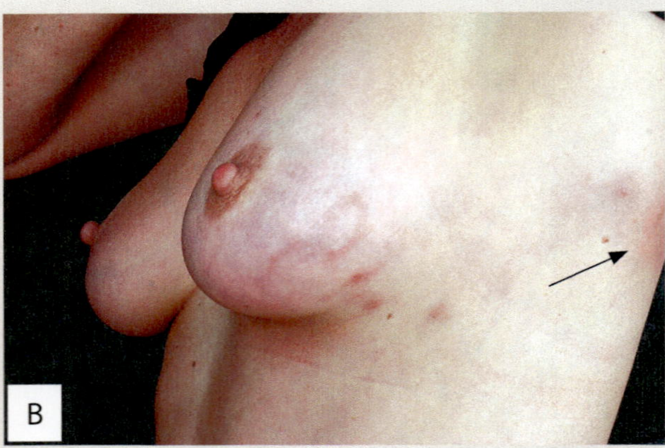

Figura 32.6. Forma mista. (A) Placa eritematosa na região subescapular esquerda. (B) Cinco dias após a foto anterior, presença de lesões lineares e serpiginosas na mama esquerda coexistindo com a placa dorsal (seta).
Fonte: Bravo F, Gontijo B, 2018.

Uma manifestação rara, porém relevante, é a forma pseudofuruncular ou pustulosa, que pode surgir espontaneamente ou, muitas vezes, alguns dias após o início do tratamento (Figura 32.7). Ela representa a movimentação da larva em direção à superfície da pele e é o local ideal a ser biopsiado para detecção do verme.

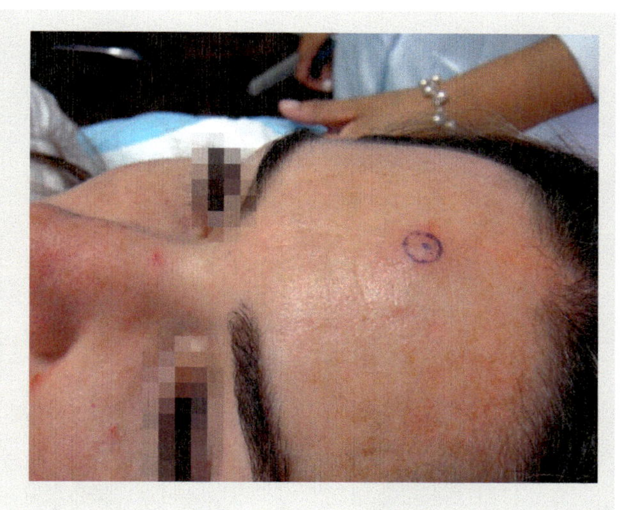

Figura 32.7. Forma pseudofuruncular surgida 4 dias após o início do tratamento com albendazol. É o sítio ideal para biópsia em virtude de maior possibilidade do encontro do parasita.
Fonte: Bravo F, Gontijo B, 2018.

Manifestações viscerais

O acometimento da cavidade abdominal pode ser a primeira manifestação da doença e resultar em dor intensa, simulando colecistite aguda, apendicite e perfuração intestinal. Essa fase apresenta eosinofilia acentuada. A larva migra através da parede dos segmentos digestivos até o fígado, e daí até o tecido subcutâneo e outros órgãos.

A câmara anterior é a região ocular mais invadida pelo parasita e também o único sítio anatômico onde ele pode ser visualizado a olho nu. A gnatostomíase ocular é muito frequente nos países endêmicos e uma revisão recente detectou 83 casos publicados,[17] inclusive no Brasil.[18] Manifesta-se com dor intensa no globo ocular e redução da acuidade visual, podendo também produzir uveíte, irite, hemorragia intraocular, glaucoma e, até mesmo, descolamento da retina. Raramente em associação com eosinofilia.[19]

A larva tem potencial para perfurar o diafragma e atingir a pleura e os pulmões, produzindo tosse, hemoptise, pleurodinia e pneumotórax. A presença do parasita nos pulmões foi demonstrada recentemente, pela primeira vez, por meio de biópsia em um paciente com clínica e alterações nos exames de imagem compatíveis com tuberculose ou câncer pulmonar primário.[20]

O acometimento mais temido é do SNC. As taxas de mortalidade variam de 8% a 25% e, antes do advento do albendazol e da ivermectina, 30% dos pacientes sofriam sequelas neurológicas prolongadas.[3] A presença de lesões cutâneas no segmento cefálico constitui fator de risco para lesões do SNC. A manifestação neurológica mais comum é a mielite ou radiculopatia, e o déficit motor consequente varia de uma fraqueza muscular a uma paraparesia total. Assim como em outros órgãos e na pele, as manifestações podem ter caráter intermitente.[21]

Diagnóstico diferencial

As formas superficial e serpiginosa da gnatostomíase devem ser diferenciadaa da larva *migrans* cutânea. Esta pode apresentar lesões múltiplas, acomete predominantemente extremidades, sendo rara no tronco ou abdômen, e associa-se a hábitos como andar descalço em terrenos arenosos ou praias. Não se observa lesão em placas infiltradas.

A estrongiloidíase cutânea (larva *currens*) apresenta-se com lesões urticadas lineares ou serpiginosas, acometendo principalmente abdômen, tronco e, em especial, as regiões glúteas e perianal. As larvas deslocam-se com extrema rapidez (vários centímetros por hora) e desaparecem rápida e espontaneamente, podendo reaparecer depois.

A esparganose é causada por cestódeos (vermes em fita) do gênero Spirometra, que têm um ciclo de vida semelhante ao do Gnathostoma. Embora também possa estar associada ao consumo de peixes crus ou mal cozidos, a esparganose está relacionada principalmente à ingestão de água de rios e lagos, ou ao consumo de rãs e répteis. A lesão cutânea é fixa na maioria dos casos, raramente apresentando o caráter migratório da gnatostomíase.

Lesões inflamatórias ou infecciosas da pele (celulite, paniculite, furúnculos entre outras) carecem do caráter intermitente e migratório das lesões.

Diagnóstico

Qualquer paciente com lesão cutânea migratória e com hábitos alimentares de ingestão de peixe cru ou mal cozido, ou retornando de áreas endêmicas, deve ser considerado suspeito. A eosinofilia periférica, por vezes com valores muito elevados, é um dado adjuvante a ser considerado. Porém, os valores podem variar e, até mesmo, ser normais, dependendo da fase da doença.

Como em qualquer outra condição infectoparasitária, a biópsia só será conclusiva com o encontro do agente. A coleta de um fragmento em uma área aleatória da lesão tem chances mínimas de incluir o verme. Na maioria dos casos, observa-se uma paniculite eosinofílica, por vezes com formação de figuras em chama como na síndrome de Wells (Figura 32.8 A e B). O local da biópsia com maiores possibilidades de encontro do agente é a área pustulosa ou furuncular (Figura 32.7), que surge mais comumente após o uso dos medicamentos antiparasitários. Em raras ocasiões, o Gnathostoma pode ser visualizado a olho nu na extremidade inferior do fragmento biopsiado (Figura 32.9). Nos cortes histológicos, a larva do Gnathostoma pode ser facilmente diferenciada da larva do Ancylostoma e do Strogyloides pelo seu maior tamanho (Figura 32.10).

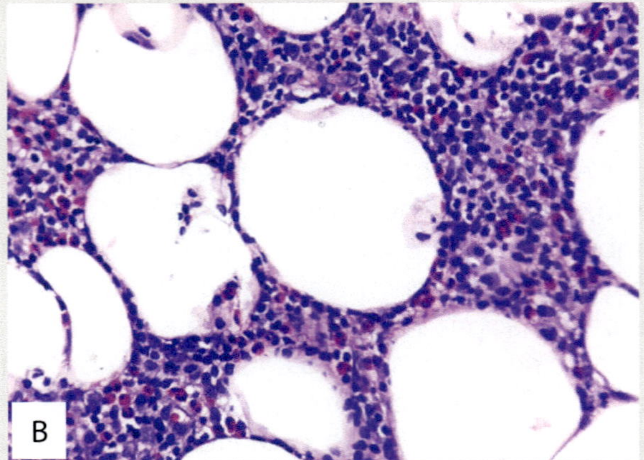

Figura 32.8. (A) Infiltração eosinofílica intensa ocasionando a formação de figuras em chama. (B) Paniculite eosinofílica.
Fonte: Bravo F, Gontijo B, 2018.

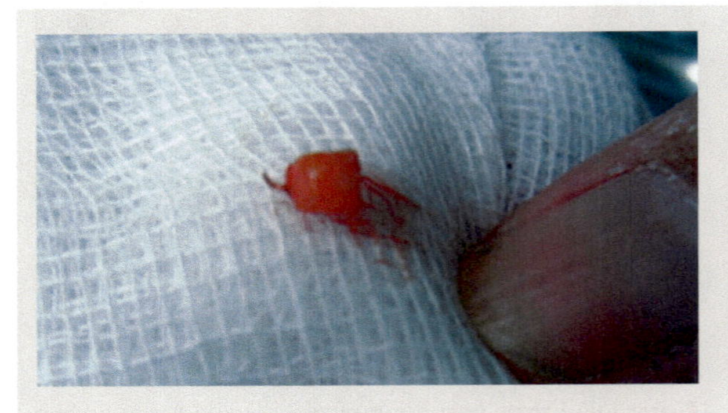

Figura 32.9. Biópsia com *punch* de lesão pseudofuruncular evidenciando parte do parasita na extremidade inferior do fragmento.
Fonte: Bravo F, Gontijo B, 2018.

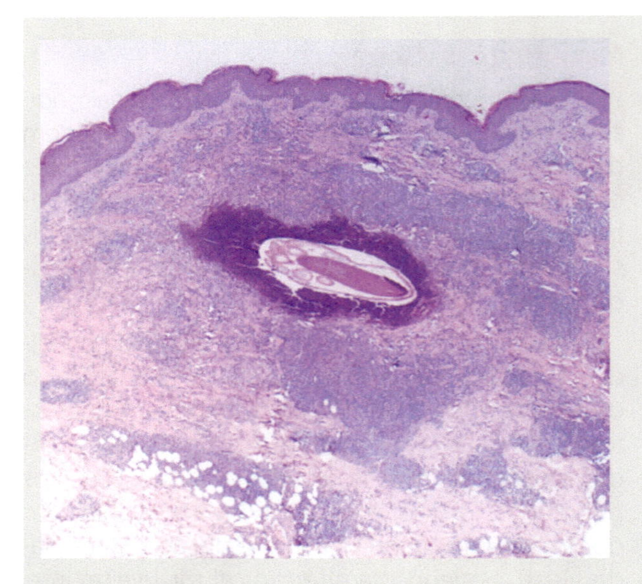

Figura 32.10. Corte longitudinal do parasita em fragmento de pele. Observa-se intenso infiltrado inflamatório, rico em eosinófilos, ocupando toda a derma e parte do tecido subcutâneo.
Fonte: Bravo F, Gontijo B, 2018.

A sorologia ou exame do líquido cefalorraquidiano (LCR) (*western blot*), para detecção de antígeno da L3 com peso molecular de 24-kDa, é considerada diagnóstica, porém com disponibilidade extremamente limitada (Swiss Tropical and Public Health Institute [www.swisstph.ch] e Mahidol University [www.mahidol.ac.th]). Um teste rápido com base na tecnologia DIFGA (*dot immunogold filtration assay*) foi recentemente desenvolvido na China com excelente sensibilidade (96,7%) e especificidade (100%).[22] O ELISA apresenta baixa sensibilidade e frequentes reações cruzadas com outros nematódeos.

A ressonância nuclear magnética pode ser útil para medir a extensão do dano do SNC.[23]

Tratamento

O tratamento de escolha é o albendazol, 400 mg, a cada 12 horas, durante 3 semanas, associado ou não à ivermectina 0,2 mg/kg/dia, em dose única ou por 2 dias consecutivos. A eficácia terapêutica das duas drogas, associadas ou isoladas, é superior a 90%.[15,24] A associação é especialmente útil nos pacientes que recidivam após o tratamento e no acometimento do SNC. Neste caso, também devem ser administrados corticosteroides (prednisolona 60 mg/dia, por 1 semana) antes das drogas antiparasitárias.

Não tratadas, as manifestações cutâneas e sistêmicas podem persistir por vários anos. Mesmo nos portadores da forma cutânea, de prognóstico favorável, a presença de lesões no segmento cefálico requer monitoramento mais rigoroso pelo risco de acometimento ocular e do SNC.[1] Pequenos nódulos podem ser excisados cirurgicamente.

Referências bibliográficas

1. Bravo F, Gontijo B. Gnathostomiasis: an emerging infectious disease relevant to all dermatologists. An Bras Dermatol. 2018;93:172-80.
2. Owen R. Gnathostoma spinigerum n. sp. Proc Zool. 1836;4:123-6.
3. Herman JS, Chiodini PL. Gnathostomiasis, another emerging imported disease. Clin Microbiol Rev. 2009;22:484-92.
4. Dani CM, Mota KF, Sanchotene PV, Maceira JP, Maia CP. Gnathostomiasis in Brazil: case report. An Bras Dermatol. 2009;84:400-4.
5. Vargas TJ, Kahler S, Dib C, Cavaliere MB, Jeunon-Sousa MA. Autochthonous gnathostomiasis, Brazil. Emerg Infect Dis. 2012;18:2087-9.
6. Diaz JH. Gnathostomiasis: an emerging infection of raw fish consumers in gnathostoma nematode-endemic and non-endemic countries. J Travel Med. 2015;22:318-24.
7. Nawa Y, Hatz C, Blum J. Sushi delights and parasites: the risk of fishborne and foodborne parasitic zoonoses in Asia. Clin Infect Dis. 2005;41:1297-303.
8. Rojas-Molina N, Pedraza-Sanchez S, Torres-Bibiano B, Meza-Martinez H, Escobar-Gutierrez A. Gnathostomosis, an emerging foodborne zoonotic disease in Acapulco, Mexico. Emerg Infect Dis. 1999;5:264-6.
9. Alvarez P, Bravo F, Morales A. Gnathostomiais, experience in private practice in Lima, Peru. Folia Dermatol Peru. 2011;22:67-74.
10. Cornaglia J, Jean M, Bertrand K, Aumaitre H, Roy M, Nickel B. Gnathostomiasis in Brazil: an emerging disease with a challenging diagnosis. J Travel Med. 2016;24.
11. Haddad Junior V, Oliveira IF, Bicudo NP, Marques MEA. Gnathostomiasis acquired after consumption of raw freshwater fish in the Amazon region: a report of two cases in Brazil. Rev Soc Bras Med Trop. 2020;54:e20200127.
12. Schimmel J, Chao L, Luk A, Grafton L, Kadi A, Boh E. An autochthonous case of gnathostomiasis in the United States. JAAD Case Rep. 2020;6:337-8.
13. Frean J. Gnathostomiasis acquired by visitors to the Okavango Delta, Botswana. Trop Mednd Infect Dis. 2020;5:39.
14. Boonroumkaew P, Sanpool O, Rodpai R, Sadaow L, Somboonpatarakun C, Laymanivong S et al. Molecular identification and genetic diversity of Gnathostoma spinigerum larvae in freshwater fishes in southern Lao PDR, Cambodia and Myanmar. Parasitol Res. 2019;118:1465-72.
15. Moore DA, McCroddan J, Dekumyoy P, Chiodini PL. Gnathostomiasis: an emerging imported disease. Emerg Infect Dis. 2003;9:647-50.
16. Daengsvang S. Gnathostomiasis in Southeast Asia. Southeast Asian J Trop Med Public Health. 1981;12:319-32.
17. Nawa Y, Yoshikawa M, Sawanyawisuth K, Chotmongkol V, Figueiras SF, Benavides M et al. Ocular gnathostomiasis: update of earlier survey. Am J Trop Med Hyg. 2017;97:1232-4.
18. Chaves CM, Chaves C, Zoroquiain P, Belfort Jr R, Burnier Jr MN. Ocular gnathostomiasis in Brazil: a case report. Ocul Oncol Pathol. 2016;2:194-6.
19. Barua P, Hazarika NK, Barua N, Barua CK, Choudhury B. Gnathostomiasis of the anterior chamber. Indian J Med Microbiol. 2007;25:276-8.
20. Sivakorn C, Promthong K, Dekumyoy P, Viriyavejakul P, Ampawong S, Pakdee W et al. Case report: the first direct evidence of Gnathostoma spinigerum migration through human lung. Am J Trop Med Hyg. 2020;103:1129-34.
21. Mulroy E, Simpson M, Frith R. Thoracic myelopathy due to gnathostomiasis acquired in New Zealand. Am J Trop Med Hyg. 2016;95:868-70.
22. Ma A, Wang Y, Liu XL, Zhang HM, Eamsobhana P, Yong HS et al. A filtration-based rapid test using a partially purified third-stage larval antigen to detect specific antibodies for the diagnosis of gnathostomiasis. J Helminthol. 2019;93:26-32.
23. Suksathien R, Kunadison S, Wongfukiat O, Ingkasuthi K. Spinal gnathostomiasis: a case report with magnetic resonance imaging and electrophysiological findings. J Med Assoc Thai. 2016;99:1367-71.
24. Strady C, Dekumyoy P, Clement-Rigolet M, Danis M, Bricaire F, Caumes E. Long-term follow-up of imported gnathostomiasis shows frequent treatment failure. Am J Trop Med Hyg. 2009;80:33-5.

Capítulo 33

Doença de Lyme

Mônica Nunes de Souza Santos

Introdução

A doença de Lyme (DL), também denominada "borreliose de Lyme" ou *eritema cronicum migrans* (eritema crônico migratório – ECM), é uma zoonose transmitida por carrapatos, principalmente do gênero Ixodes, infectados com espiroquetas pertencentes ao complexo *Borrelia burgdorferi sensu lato.*[1] De acordo com revisão bibliográfica recente, são reconhecidas 20 espécies pertencentes ao complexo *B. burgdorferi sensu lato*. Entre essas espécies, nove foram identificadas em humanos e seis estão relacionadas com a borreliose ou doença de Lyme: *B. burgdorferi strictu sensu* e *B. mayonii*, nos Estados Unidos; *B. bavariensis*, *B. garinii*, *B. afzelli* e *B. spielmanii*, na Europa.[2]

Afzelius, na Suécia, em 1909, e Lipschutz, na Áustria, em 1913, descreveram os primeiros pacientes com eritema crônico migratório (ECM), caracterizados por placas eritematosas de crescimento centrífugo e involução central.[3,4] Em 1977, Steere et al., nos Estados Unidos, descreveram a associação de artrite e lesões cutâneas de ECM. Esses casos foram identificados na cidade de Lyme, no estado de Connecticut. A partir dessa publicação, surgiram as denominações "artrite de Lyme" e "doença de Lyme". Além da associação com artrite, também foram observados sintomas inespecíficos (mal-estar, fadiga, cefaleia, febre e outros), manifestações cardíacas, oftalmológicas e neurais.[5] Face à evolução, nem sempre crônica das lesões cutâneas, Detmar et al., em 1989, propuseram a denominação "eritema migratório" (EM), a mais utilizada.[6] No Brasil, os primeiros casos de EM foram relatados, em Manaus, por Talhari et al. Também, há relatos de casos similares no Rio de Janeiro, por Filgueira, Azulay e Florião.[7-11] Em 1992, foram descritos os primeiros casos de pacientes brasileiros com manifestações articulares associadas à infecção por *B. burgdorferi*.[12]

Agente etiológico, reservatórios e vetores

O agente etiológico do EM/DL, bactéria do tipo espiroqueta, foi isolado, pela primeira vez, por Burgdorfer, em 1982, no intestino de carrapatos da espécie *Ixodes dammini*.[13] Esse espiroqueta pertence ao complexo *Borrelia burdorgeri sensu lato*. Até o momento, foram descritas 20 espécies de Borrelia: nove foram encontradas ou isoladas em humanos – *B. afzelii*, *B. bavariensis*, *B. bissetti*, *B. burgdorferi sensu stricto (ss)*, *B. garinii*, *B. kurtenbachii*, *B. lusitaniae*, *B. spielmanii* e *B. valaisiana*.[14]

As manifestações clínicas ocasionadas pelas diversas espécies de Borrelia são múltiplas e relativamente bem definidas em relação à *B. burgdorferi*, *B. afzelii* e *B. garinii*. Por exemplo, além do EM, a *B. burgdorferi strictu sensu* está associada à artrite e a diversos comprometimentos sistêmicos; a *B. afzelii* é o único patógeno que pode ocasionar EM e acrodermatite atrófica crônica; a *B. garinii* é a espécie mais frequentemente associada à neuroborreliose. A *B. spielmanii*, até o momento, foi identificada somente em casos de eritema migratório. Admite-se que as outras espécies possam ocasionar manifestações clínicas similares à *B. burgdorferi*. Porém, há poucas informações sobre as espécies descobertas mais recentemente.[15]

Nos Estados Unidos, camundongos e cervos são importantes reservatórios de Borrelia. Títulos sorológicos elevados para Borrelia foram observados em cavalos, vacas, carneiros e gatos. No Brasil, roedores silvestres e outros mamíferos, como os gambás, poderiam estar relacionados com a epidemiologia da DL/EM.[15]

Os principais transmissores da DL são carrapatos do gênero Ixodes. No continente europeu, predomina o *Ixodes ricinus*; nos Estados Unidos, o *Ixodes dammini*, também conhecido como *I. scapularis*. No Brasil, admite-se que o carrapato *Ambylomma cajannense* seja o responsável pela transmissão da DL. Outras espécies de carrapato poderiam estar implicadas na transmissão. No ciclo de vida dos carrapatos, são observados quatro estágios evolutivos: ovo; larva; ninfa; e adulto. Os carrapatos podem estar infectados com todos os estágios. Porém, as ninfas e os carrapatos adultos constituem as principais formas associadas com a transmissão da Borrelia. As mordidas das ninfas são indolores, o que explicaria o fato de muitos pacientes não lembrarem de terem sido mordidos por carrapatos. Para que ocorra a infecção pela Borrelia, estima-se que o carrapato necessite sugar a pessoa em período superior a 12 horas.[16]

Manifestações clínicas

Em geral, as manifestações clínicas da DL são divididas em três estágios. No 1º estágio ou fase aguda, predominam as lesões cutâneas. Também podem ocorrer astenia, artralgia, mialgia, *rash* cutâneo, adenopatias, esplenomegalia e sinais clínicos de irritação meníngea. Nos 2º e 3º estágios, são observadas manifestações articulares, neurológicas, oftalmológicas e cardíacas. As lesões iniciais, de EM, podem persistir durante a evolução desses estágios.[16]

As lesões cutâneas iniciais (EM) podem desaparecer, mesmo sem tratamento, e as manifestações dos 2º e 3º estágios surgirem meses ou anos após as lesões iniciais.[16]

Manifestações dermatológicas

As manifestações cutâneas da DL podem ser localizadas ou disseminadas, com lesões cutâneas de EM ou, menos frequentemente, quadros dermatológicos similares ao linfocitoma cutâneo. Outra manifestação cutânea clássica, tardia, pouco frequente, é a acrodermatite crônica atrófica.[17]

Na maioria dos casos, o EM é a principal manifestação clínica inicial da DL, podendo ocorrer lesões isoladas ou múltiplas. No local da mordida do carrapato, surge lesão eritematopapulosa ou pequena placa que aumenta de tamanho, formando placa maior, com involução central, bordas elevadas, descontínuas e centro claro, cianótico e/ou ligeiramente escamoso. Essas lesões podem atingir grandes diâmetros (Figura 33.1 A e B). É comum a

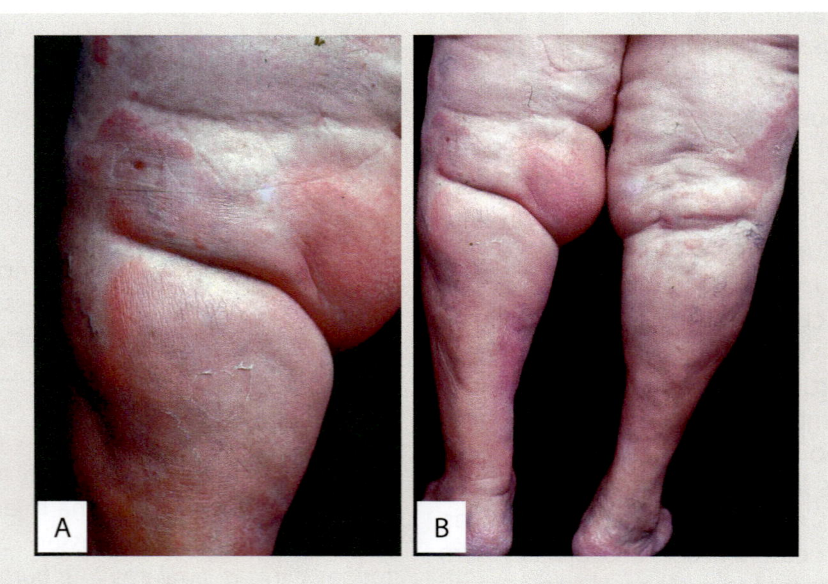

Figura 33.1. Doença de Lyme. Placa com crescimento centrífugo e bordos eritematovioláceos medindo centímetros, localizada nas faces lateral e posterior da perna. (A) Evolução de aproximadamente 50 dias. Queixa de dores articulares intensas. Observar placa com bordas descontínuas, irregulares, descamação central e pequenas placas na parte superior da coxa. A biopsia foi realizada na borda da placa. (B) Havia lesões similares, disseminadas e aspecto erisipeloide no terço médio e inferior das pernas.
Fonte: Cortesia do Prof. Sinésio Talhari.

progressão rápida do EM, atingindo 20 a 30 cm de diâmetro, ou mais, em poucos dias. Na maioria dos pacientes, o EM é assintomático. Além do aspecto clássico, as manifestações cutâneas iniciais podem ser erisipeloides, eritematoedematosas, liquenoides ou simular outros quadros clínicos. Em geral, na Europa o número de lesões é pequeno, sem tendência à disseminação cutânea. O EM ocasionado por *B. burgdorferi strictu sensu* e *B. garinii* costuma ser mais homogêneo, sem involução central.[17,18] As lesões de EM associadas a *B. burgdorferi* têm duração mais longa e são mais exuberantes. Quando ocasionadas por *B. afzelii* e *B. garinii*, o EM apresenta menor duração.[19]

Além do eritema migratório, outra manifestação cutânea importante da fase inicial da DL é o quadro similar ao linfocitoma cutânea, também denominado *linfadenosis benigna cutis*, um pseudolinfoma de linfócitos B, induzido pela *B. burgdorferi*, *B. afzelli* ou *B. garinii*. Clinicamente, caracteriza-se por nódulo ou placa eritematosa, única, de 1 a 5 cm de diâmetro, localizada geralmente na face, pavilhão auricular, bolsa escrotal ou aréola mamária. Esse quadro clínico já foi observado no Brasil.[19,20]

Entre as manifestações da fase cutânea tardia, destaca-se a acrodermatite crônica, também denominada "acrodermatite crônica atrófica" (ACA) ou "doença de Pick-Herxheimer", associada principalmente à *B. afzelii*. Esse quadro dermatológico é descrito principalmente na Europa. A ACA é mais comum em adultos e pode manifestar-se em 6 meses a 8 anos depois da infecção. Clinicamente, inicia-se com placa eritematosa, evoluindo para atrofia cutânea e vasos sanguíneos proeminentes, localizando-se preferencialmente nos membros inferiores. A face e o tronco também podem ser afetados.[21]

Outras doenças dermatológicas associadas à infecção por Borrelia

A infecção pela *B. burgdorferi* tem sido associada a outras doenças dermatológicas, como a esclerodermia em placa, líquen escleroso e atrófico, atrofodermia de Pasini-Pierini, linfoma cutâneo de células B e granuloma anular. Por meio do exame de imuno-histoquímica, utilizando-se anticorpo policlonal anti *B. burgdorferi*, comprovou-se a presença dessa bactéria em biopsias de pacientes, procedentes de Manaus, com esclerodermia em placa e atrofodermia de Pasini-Pierini.[22,23]

Diagnóstico

Para o diagnóstico da DL são importantes os aspectos epidemiológicos, clínicos e laboratoriais.[24]

O diagnóstico laboratorial é realizado por sorologia para detecção de anticorpos específicos, histopatologia/imuno-histoquímica, reação em cadeia da polimerase (PCR) e cultura.[24]

A detecção de anticorpos IgM ou IgG anti *B. burgdorferi* é comumente utilizada em casos com suspeita clínica de DL e investigação epidemiológica. São realizados, principalmente, o imunoenzimaensaio (ELISA, do inglês *enzime-linked immunosorbent assay*) e imunofluorescência indireta (IFI). Esses exames podem dar resultados falso-positivos face à possibilidade de reação cruzada com outras enfermidades, como colagenoses, leishmaniose e sífilis. Portanto, em áreas onde a DL é pouco frequente, a comprovação diagnóstica, necessariamente, terá de ser feita com exames específicos que evidenciem a presença da Borrelia.[25]

No exame histopatológico, observam-se, na derme, proliferação e dilatação dos vasos sanguíneos associadas a infiltrado inflamatório central, constituído de macrófagos, mastócitos, neutrófilos, plasmócitos, linfócitos e raros eosinófilos. Vasculite, predominantemente linfocítica, também pode ser evidenciada. Em lesões mais antigas, podem ocorrer atrofia da epiderme e derme, além de diminuição do infiltrado inflamatório dérmico.[25]

A técnica de PCR tem sido utilizada para detectar a presença de Borrelia em material de biopsia. Tem alta especificidade. Porém, a sensibilidade é variável, sendo positiva em 20% a 81% dos casos. Cerar et al., em 2008, demonstraram que a *nested*-PCR, utilizando o gene flagelina, apresentava sensibilidade maior que a PCR (64,6% *versus* 24%). A positividade da PCR é maior quando são utilizados fragmentos de lesões cutâneas ou de membrana sinovial. É menos sensível quando realizada em de blocos parafinados, sangue, líquido sinovial e LCR.[26]

A cultura, utilizando o meio BSK (Barbour, Stroenery e Kelly) ou variações, apresenta especificidade de 100%. Porém, a sensibilidade é relativamente baixa. Diante das dificuldades de execução da técnica e da possibilidade de contaminação, a cultura é positiva em aproximadamente 45% dos casos.[27]

Eisendle et al., em 2007, empregando o método de imuno-histoquímica associado à técnica de microscopia de focagem flutuante (FFM), obtiveram resultados superiores à *nested*-PCR (96% *versus* 45,2%) para a detecção de Borrelia, com especificidade similar (99,4% *versus* 100%). A FFM consiste em examinar a lâmina em vários planos, simultaneamente: horizontal e vertical, aproximando-se e distanciando-se a objetiva do microscópio, com aumentos de até 400 vezes, sob forte iluminação. Segundo os autores, esses movimentos simultâneos facilitam a visualização da Borrelia.[28] Utilizando essa mesma técnica, em 2010, Talhari et al. demonstraram, pela primeira vez no Brasil, a presença de Borrelia em pacientes com EM procedentes de Manaus (Figura 33.2).[29]

Figura 33.2. Imuno-histoquímica. Presença de Borrelia (seta). Paciente procedente de Manaus. Derme com infiltrado inflamatório leve a moderado perivascular superficial, com predomínio de linfócitos e histiócitos, num aspecto em manguito.
Fonte: Cortesia do Prof. Klaus Eisendle – Graz, Áustria.

Tratamento

O tratamento da DL é feito de acordo com o estágio e as manifestações clínicas. Em pacientes adultos com DL localizada, incluindo os casos de EM que não apresentam manifestações neurológicas específicas, o tratamento recomendado é a doxiciclina, 100 mg, a cada 12 horas, ou amoxicilina 500 mg, a cada 8 horas ou cefuroxima, 500 mg, 2 vezes por dia, durante 14 dias (Figura 33.3). Para o tratamento da criança, utiliza-se a amoxicilina, na dose de 50 mg/kg/dia, 3 vezes ao dia ou cefuroxima 30 mg/kg/dia, 2 vezes ao dia, por 14 dias. As manifestações articulares e os casos de acrodermatite atrófica são tratados com os mesmos esquemas, por 28 dias. Nos casos de meningite e outras manifestações neurológicas precoces, é indicada a ceftriaxona, 2 g/dia, por via endovenosa (EV), ou penicilina G cristalina, na dose de 18 a 24 milhões UI, EV, diariamente, durante 14 dias. Para o tratamento da artrite erosiva crônica, recomenda-se a sulfasalazina, cloroquina, metotrexate ou corticosteride.[30-32]

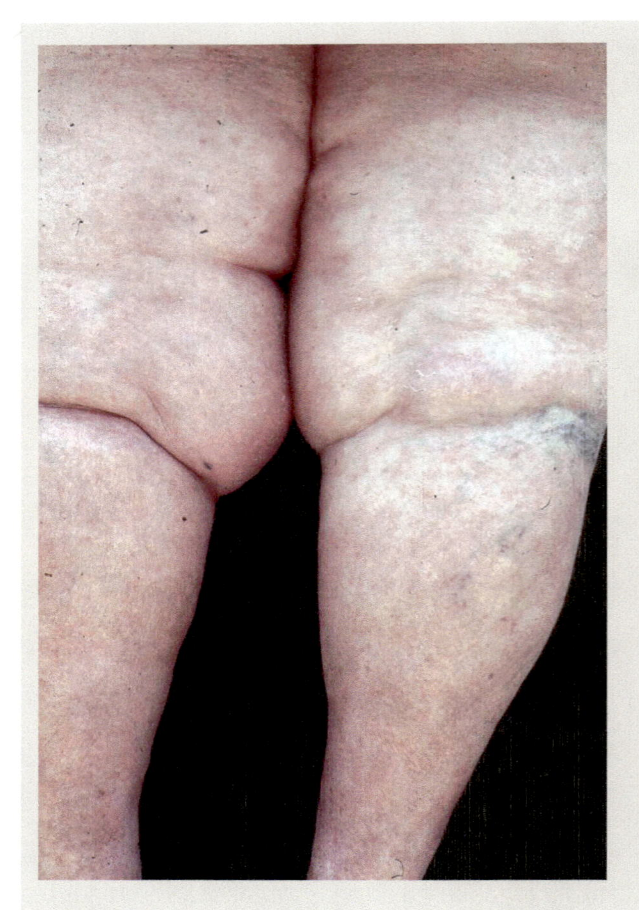

Figura 33.3. Regressão completa das lesões cutâneas, 20 dias após tratamento com doxiciclina. O quadro reumatológico regrediu totalmente ao longo de algumas semanas depois do tratamento.
Fonte: Cortesia do Prof. Sinésio Talhari.

Referências bibliográficas

1. Steere AC. Lyme disease. N Engl J Med. 2001;345:115-25.
2. Kingry LC, Batra D, Replogle A, Rowe LA, Pritt BS, Petersen JM. Whole genome sequence and comparative genomics of the novel Lyme borreliosis causing pathogen, Borrelia mayonii. PLoS One. 2016;11:e0168994.
3. Afzelius A. Verhandlugen der dermatologischen Gesellschaft zu Stockholm. Acta Derm Venerol. 1910;101:404.
4. Lipschutz B. Uber eine seltene Erythemform (Erythema chronicum migrans). Arch Dermatol Syphilol. 1914;118: 349-56.

5. Steere AC, Malawista SE, Snydman DR, Shope RE, Andiman WA, Ross MR et al. Lyme arthritis: an epidemic of oligoarticular arthritis in children and adults in three Connecticut communities. Arthritis Rheum. 1977;20:7-17.
6. Detmar U, Maciejewski W, Link C, Breit R, Sigl H, Robl H et al. Ungewöhnliche erscheinungsformen der Lyme-Borreliose. Hautarzt. 1989;40:423-9.
7. Talhari S, Schettini APM, Parreira VJ. Eritema crônico migras/doença de Lyme: estudo de três casos. XLII Congresso Brasileiro de Dermatologia; 1987; Goiânia.
8. Talhari S, Talhari AC, Ferreira LCL. Eritema cronicum migrans, eritema crônico migratório, doença de Lyme ou borreliose de Lyme. An Bras Dermatol. 1992;65:205-9.
9. Filgueira AL, Trope BM, Gontijo PP. Doença de Lyme. Rio Dermato. 1989;2:4-5.
10. Azulay RD, Abulafia LA, Sodré CT, Azulay DR, Azulay MM. Lyme disease in Rio de Janeiro, Brazil. Int J Dermatol. 1991; 30:569-71.
11. Florião RA. Borreliose de Lyme: determinação de manifestações peculiares a BL entre os pacientes que frequentam o HUCFF. [Tese de Doutorado em Medicina]. Rio de Janeiro: Universidade Federal do Rio de Janeiro; 1994.
12. Yoshinari NH, Barros PJL, Cruz FCM. Clínica e sorologia da doença de Lyme no Brasil. Rev Bras Reumatol. 1992; 32:57-61.
13. Burgdorfer W, Barbour AG, Hayes SF, Benach JL, Grunwaldt E, Davis JP. Lyme disease, a thick-borne spirochetosis? Science. 1982;216:1317-9.
14. Ivanova LB, Tomova A, González-Acuña D, Murúa R, Moreno CX et al. Borrelia chilensis, a new member of the Borrelia burgdorferi sensu lato complex that extends the range of this genospecies in the Southern hemisphere. Environ Microbiol. 2014;16(4):1069-80.
15. Wormser GP, Dattwyler RJ, Shapiro ED, Halperin JJ, Steere AC et al. The clinical assessment, treatment and prevention of Lyme disease, human granulocytic anaplasmosis and babesiosis: clinical practice guidelines by the Infectious Diseases Society of America. Clinical Infectious Diseases. 2006;43:1089-134.
16. Santos M, Haddad Júnior V, Ribeiro-Rodrigues R, Talhari S. Lyme borreliosis. An Bras Dermatol. 2010;85(6):930-8.
17. Steere AC, Bartenhagen NH, Craft JE, Hutchinson GJ, Newman JÁ, Rahn DW. The early clinical manifestation of Lyme disease. Ann Intern Med. 1983;99:76-82.
18. Hofmann H, Fingerle V, Hunfeld KP, Huppertz HI, Krause A, Rauer S et al. Cutaneous Lyme borreliosis: guideline of the German Dermatology Society. Ger Med Sci. 2017 Sep 5;15:doc14. doi: 10.3205/000255.
19. Hengge UR, Tannapfel A, Tyring SK, Erbel R, Arendt G, Ruzicka T. Lyme borreliosis. Lancet Infect Dis. 2003 Aug; 3(8):489-500.
20. Haddad Jr V, Haddad MR, Santos M, Cardoso JLC. Skin manifestations of tick bites in humans. An Bras Dermatol. 2018;93(2):251-5.
21. Moniuszko-Malinowska A, Czupryna P, Dunaj J, Pancewicz S, Garkowski A, Kondrusik M et al. Acrodermatitis chronica atrophicans: various faces of the late form of Lyme borreliosis. Postepy Dermatol Alergol. 2018 Oct;35(5):490-4.
22. Steere AC, Strle F, Wormser GP, Hu LT, Branda JA, Hovius JW et al. Lyme borreliosis. Nat Rev Dis Primers. 2016.
23. Santos M, Ribeiro-Rodrigues R, Talhari C, Ferreira LC, Zelger B, Talhari S. Presence of Borrelia burgdorferi sensu lato in patients with morphea from the Amazonic region in Brazil. Int J Dermatol. 2011;50:1373-8,24.
24. Branda JA, Steere AC. Laboratory diagnosis of Lyme Borreliosis. Clin Microbiol Rev. 2021;34(2):e00018-9.
25. Leeflang MM, Ang CW, Berkhout J, Bijlmer HA, Van Bortel W, Brandenburg AH et al. The diagnostic accuracy of serological tests for Lyme borreliosis in Europe: a systematic review and meta-analysis. BMC Infect Dis. 2016 Mar 25; 16:140.
26. Lohr B, Fingerle V, Norris DE, Hunfeld KP. Laboratory diagnosis of Lyme borreliosis: current state of the art and future perspectives. Crit Rev Clin Lab Sci. 2018 Jun; 55(4):219-45.
27. Cerar T, Ružić-Sabljić E, Glinsek U, Zore A, Strle F. Comparison of PCR methods and culture for the detection of Borrelia spp. in patients with erythema migrect. Clin Microbiol Infect. 2008 Jul;14(7):653-8.
28. Eisendle K, Grabner T, Zelger B. Focus floating microscopy "gold standard" for cutaneous borreliosis? Am J Clin Pathol. 2007;127:213-22.
29. Talhari S, Santos M, Talhari C, Ferreira LCL, Silva Jr RM, Zelger B et al. Borrelia burgdorferi "sensu lato" in Brazil: occurrence confirmed by immunohistochemistry and focus floating microscopy. Acta Trop. 2010;115:200-4.
30. Cameron DJ, Johnson LB, Maloney EL. Evidence assessments and guideline recommendations in Lyme disease: the clinical management of known tick bites, erythema migrans rashes and persistent disease. Expert Rev Anti Infect Ther. 2014;12(9):1103-35.
31. Chomel B. Lyme disease. Rev Sci Tech. 2015;34(2):569-76.
32. Kullberg BJ, Vrijmoeth HD, Schoor F, Hovius JW. Lyme borreliosis: diagnosis and management. BMJ. 2020;369: m1041.

Capítulo 34

Úlcera Tropical e Diagnósticos Diferenciais

Antônio Pedro Mendes Schettini
Sinésio Talhari

Histórico

As úlceras tropicais (UT) são observadas em habitantes de países localizados nas regiões tropical e subtropical. Caracterizam-se por lesões cutâneas de caráter agudo ou crônico, que se manifestam como úlceras de tamanhos variáveis e bordas irregulares, localizadas principalmente nos membros inferiores. Há divergência entre autores se se constituem em entidade com etiologia definida ou se seriam a fase final de diferentes mecanismos fisiopatogênicos que causam destruição tecidual, decorrentes de necrose, que pode envolver a epiderme, derme, hipoderme, fáscia, músculos e periósteo.[1]

Etiologia e epidemiologia

A UT é também denominada "úlcera fagedênica tropical", "fagedena tropical",[2] "úlcera maligna", "úlcera pútrida", "úlcera de Cullen" e "úlcera gangrenosa".[2,3] Nessas úlceras, observam-se processos infeccioso, polimicrobiano, com associação sinérgica de pelo menos dois ou mais agentes etiológicos, principalmente fusobactérias (*Fusobacterium ulcerans* ou *Lysinibacillus fusiformis*), espiroquetas (*Borrelia vincentii*, *Treponema vincentii* e *Spirochaeta schaudinn*) e/ou outras bactérias anaeróbicas.[2,3] Em estágios tardios, as UT podem ser colonizadas por bactérias aeróbicas, tais como *Staphylococcus aureus* e *Pseudomonas aeruginosa*.[4]

As UT são observadas em países com clima tropical ou subtropical, principalmente no continente africano, sendo mais frequentes em trabalhadores rurais e indivíduos expostos a traumas, escoriações, picada de insetos e outros eventos.[3,5]

Praticantes de ecoturismo, trabalhadores da área da saúde que prestam serviço humanitário, militares que visitam regiões endêmicas e imigrantes também estão entre os grupos de risco para a UT.[5,6]

Há relato de lesões de UT após inoculação experimental de *Bacillus fusiformis* e espiroquetas em voluntários.[7]

Condições precárias de higiene pessoal e saneamento básico, doenças debilitantes, como malária, diarreia crônica e parasitoses intestinais, são apontadas como fatores predisponentes para o desenvolvimento das UT.[1]

O solo é, provavelmente, o principal reservatório dos agentes etiológicos da UT. Grama, arbustos, água estagnada, pântanos e lama constituem as prováveis fontes de contágio. Admite-se que insetos hematófagos atuem como vetores.[1]

Quadro clínico

Em geral, a UT surge em área cutânea traumatizada ou sobre ulceração crônica de outra etiologia. Inicialmente, ocorre pequena pápula ou bolha hemorrágica que, em cerca de 2 semanas, evolui para úlcera. Pode haver autoinoculação.[1,4]

As manifestações clínicas são divididas em duas fases:

1. **Fase aguda:** nesta fase, as lesões ulcerosas são isoladas ou múltiplas e dolorosas. Evoluem rapidamente, atingindo 2 a 6 cm de diâmetro, com bordas elevadas, fundo recoberto por tecido necrótico e apresentam abundante exsudato seropurulento. É comum o exsudato escorrer para a pele normal, daí a denominação "úlcera que chora" para a UT. Durante a fase aguda, podem ocorrer febre, adinamia e não se observam linfadenomegalias. As úlceras

acometem predominantemente membros inferiores e, com menor frequência, outras áreas do tegumento. As lesões iniciais podem desaparecer de forma espontânea ou evoluir para a fase crônica.[1,5]

2. **Fase crônica:** depois de 3 a 4 semanas, as bordas da úlcera tornam-se planas e fibróticas, persistindo por vários anos. A necrose tecidual pode atingir bainhas tendinosas, músculos e periósteo, ocasionando osteomielite. Existem relatos de degeneração carcinomatosa nas úlceras crônicas.

A infecção decorrente da UT não confere imunidade, pois são frequentes as recidivas.[1,8]

Diagnóstico

Não há exame específico para o diagnóstico da UT. A bacterioscopia e/ou cultivo em meios apropriados são utilizados para fazer o diagnóstico diferencial. Porém, a identificação de bacilos fusiformes ou espiroquetas associados a outras bactérias, isoladamente não confirma o diagnóstico, e o exame negativo para esses micróbios não excluem a possibilidade de UT, cuja suspeita baseia-se sobretudo na clínica e na epidemiologia.

O exame anatomopatológico não mostra alteração tecidual específica de UT. Porém, em todos os casos com aspecto clínico compatível com UT, recomenda-se à realização de biópsia para o diagnóstico diferencial com outras causas de úlceras, tais como as piodermites, leishmaniose (Figuras 34.1 a 34.3), bouba, sífilis, tuberculose cutânea, pioderma gangrenoso (Figuras 34.4 e 34.5), micobacterioses não tuberculose, donovanose, manifestações cutâneas associadas a micoses sistêmicas e ulcerações cutâneas de diversas etiologias (Figuras 34.6 a 34.9).

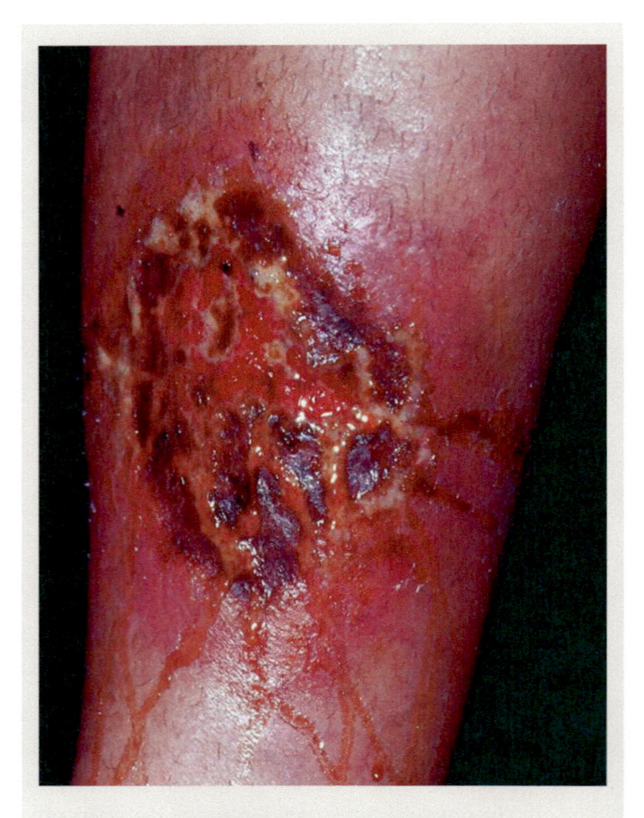

Figura 34.1. Leishmaniose cutânea. Clinicamente, esta lesão poderia ser diagnosticada como piodermite ou úlcera tropical. Porém, após limpeza e tratamento com antibiótico, foi possível realizar a pesquisa de Leishmania em raspado da borda da lesão. Foi positivo e fez-se tratamento com antimonial.

Fonte: Acervo da autoria do capítulo.

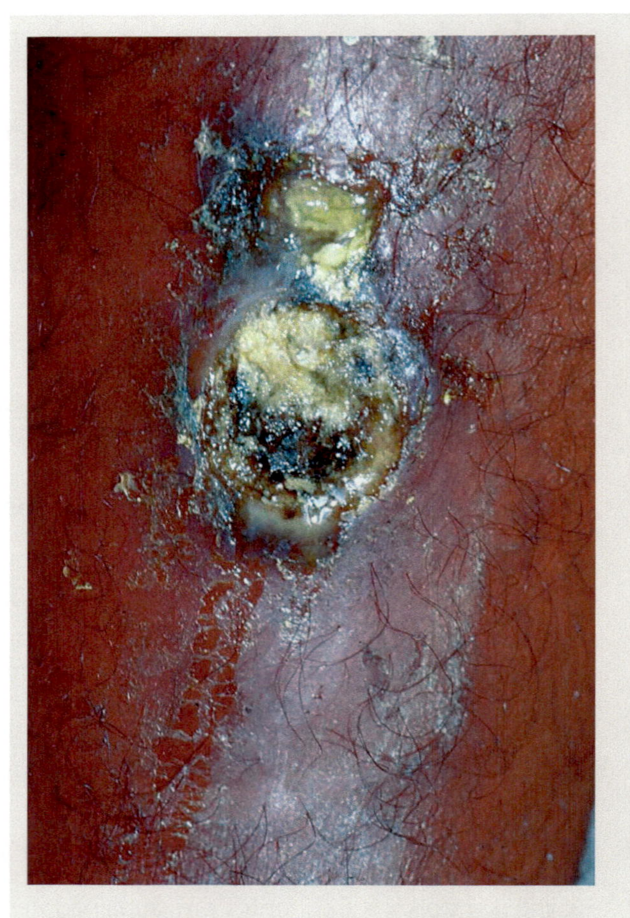

Figura 34.2. Leishmaniose cutânea. Estes quadros são relativamente frequentes. Após tratamento da infecção, fez-se pesquisa de Leishmania. Foi positivo.

Fonte: Acervo da autoria do capítulo.

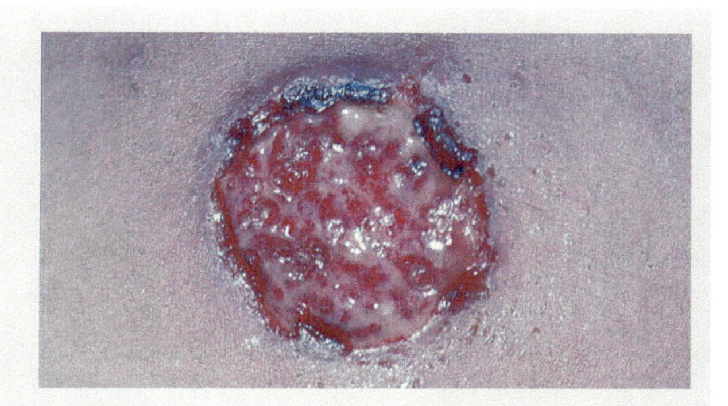

Figura 34.3. Leishmaniose cutânea. Clinicamente, a lesão é sugestiva para o diagnóstico. Porém, face ao exsudato seropurulento, é importante a pesquisa de Leishmania e, eventualmente, exame anatomopatológico.
Fonte: Acervo da autoria do capítulo.

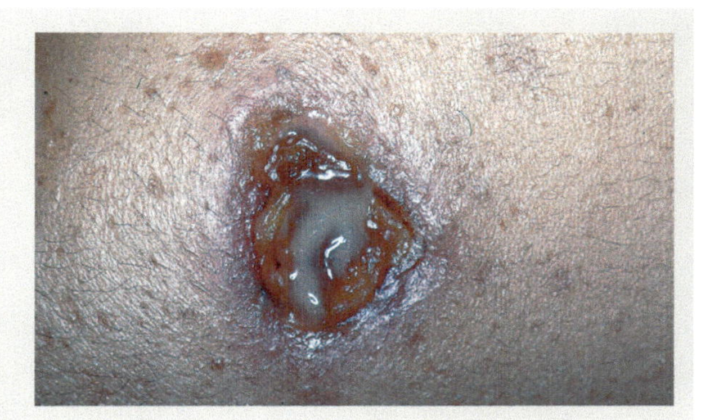

Figura 34.4. Pioderma gangrenoso. Lesão inicial, na coxa. Paciente da Figura 34.5. O diagnóstico foi realizado por exclusão de outras enfermidades ulcerosas, inclusive úlcera tropical. Fizeram-se investigação de comorbidades e tratamento com cortisona, por via oral.
Fonte: Acervo da autoria do capítulo.

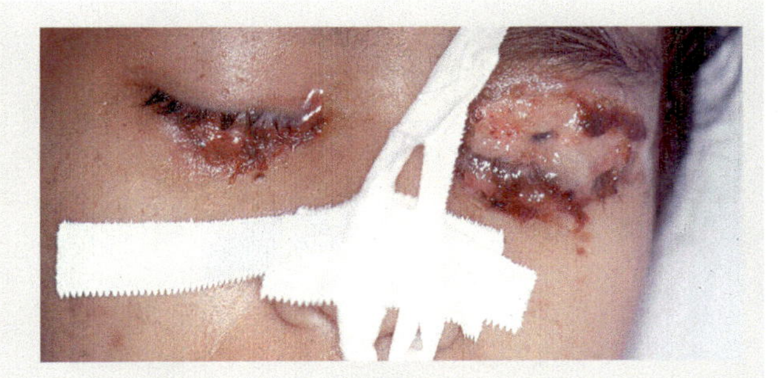

Figura 34.5. Pioderma gangrenoso. Paciente da Figura 34.4. Quadro muito grave, com disseminação das lesões. Diagnóstico diferencial importante com doenças infecciosas. O diagnóstico foi sugerido mediante exame anatomopatológico.
Fonte: Cortesia do Prof. Dr. Luiz Carlos de Lima Ferreira.

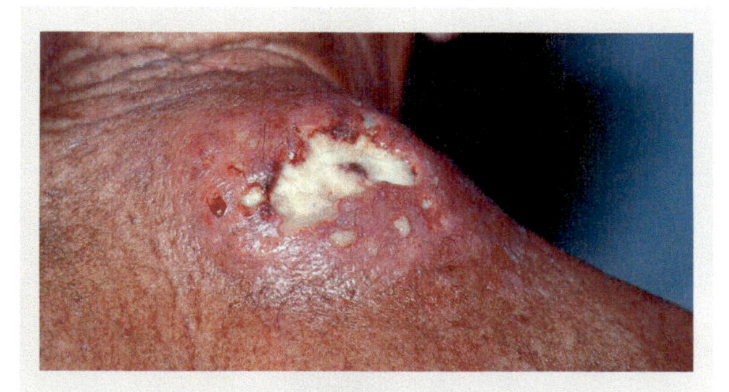

Figura 34.6. Antraz. Múltiplos furúnculos coalescentes. Paciente diabético.
Fonte: Acervo da autoria do capítulo.

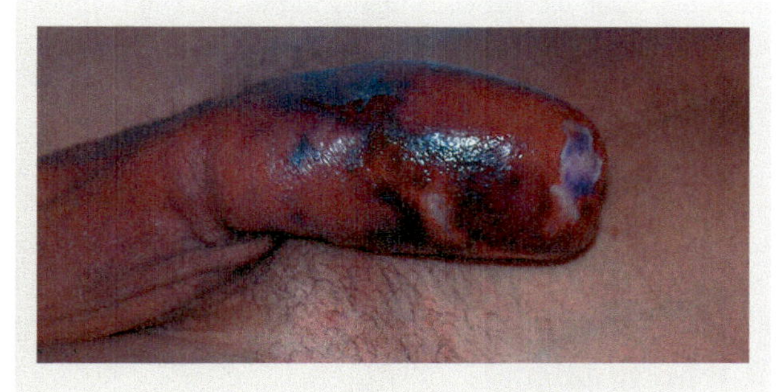

Figura 34.7. Gangrena de Fournier. Edema, eritema e áreas necróticas.
Fonte: Acervo da autoria do capítulo.

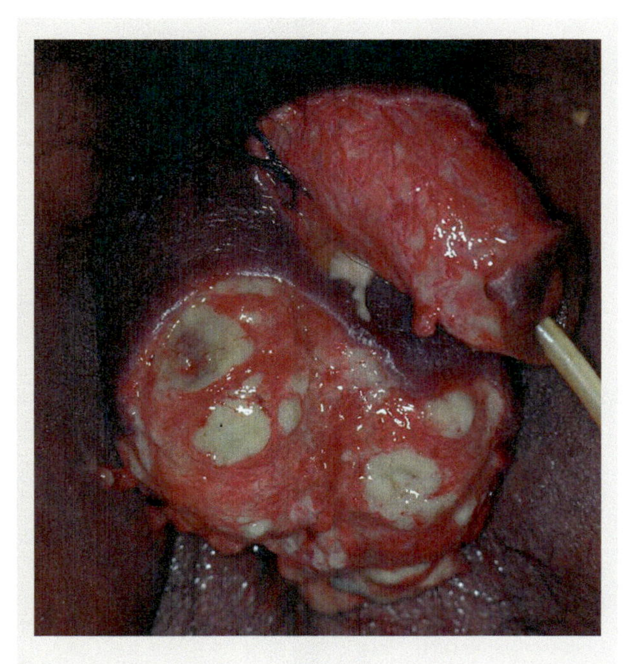

Figura 34.8. Gangrena de Fournier. Aspecto observado após limpeza da área necrótica durante tratamento com antibiótico.
Fonte: Acervo da autoria do capítulo.

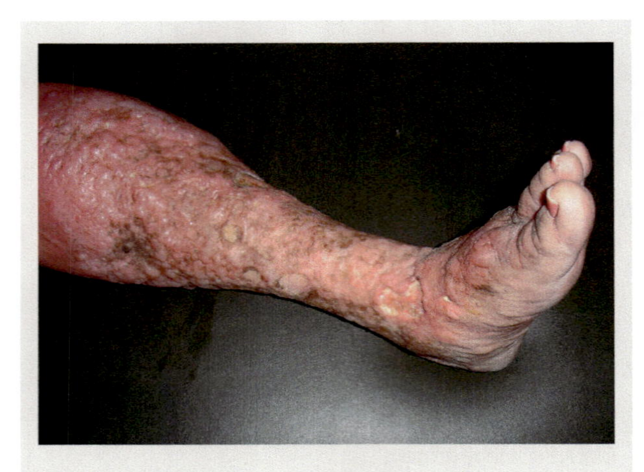

Figura 34.9. Úlcera varicosa inicial. Evolução de vários meses. Múltiplas úlceras com exsudato purulento e linfedema, consequente a vários surtos de erisipela.
Fonte: Acervo da autoria do capítulo.

Os exames de biologia molecular são importantes para detecção dos diversos microrganismos no contexto do diagnóstico diferencial.

Tratamento

Como tratamento de 1ª linha, recomenda-se a penicilina procaína 400.00 UI, via intramuscular (IM), a cada 12 horas, durante 7 dias, ou penicilina oral em doses de 500 mg, a cada 6 horas, durante 1 semana, associada ao metronidazol 250 mg, a cada 8 horas, durante 10 dias. Para doentes alérgicos à penicilina, indica-se a minociclina 100 mg, 2 vezes ao dia, ou doxiciclina 100 mg, 2 vezes ao dia.[5,8] O tratamento deve ser combinado com limpeza da úlcera, debridamento, imobilização e, se necessário, enxertos cirúrgicos de pele.

A educação em saúde sobre a doença em áreas endêmicas é fundamental para o diagnóstico precoce e tratamento adequado.[3]

Diagnóstico diferencial

Doenças infecciosas, farmacodermias, neoplasias, doenças sistêmicas com manifestações cutâneas, doenças primárias da pele, úlceras secundárias a traumatismos, vasculites e vasculopatias estão entre os agravos à saúde que podem ocasionar lesões ulcerosas com aspectos clínicos similares à UT.

Algumas características são fundamentais para a avaliação das lesões ulceradas, como a rapidez da evolução, as características das bordas, o fundo da úlcera, a presença e características do exsudato, localização, aspecto ao redor da úlcera, queixa de dor e presença ou não de linfadenomegalia[9] (Quadro 34.1).

Quadro 34.1. Diagnóstico diferencial das principais lesões cutâneas ulceradas.

Doença	Úlcera tropical	Leishmaniose	Micobactérias não tuberculosas	Pioderma gangrenoso	Úlceras vasculares
Evolução	Aguda e, depois, crônica	Lenta e crônica	Aguda e, depois, crônica	Aguda	Crônica
Formato	Irregular	Oval ou arredondado	Irregular	Irregular ou serpiginoso	Irregular
Bordas	Elevadas na fase aguda, planas e fibróticas na fase crônica	Elevadas com aspecto "em moldura"	Subminadas e, depois, induradas	Subminadas	Elevadas e, depois, escleróticas
Fundo	Necrótico com exsudato abundante e purulento, "úlcera que chora"	Granulações grosseiras, exsudato seropurulento (infecção secundária)	Necrótico com exsudato purulento	Necrótico e depois cicatricial com expansão das bordas	Hemorrágico
Localização	As lesões predominam nos membros inferiores	Predominam nos membros inferiores	Predominam nos membros inferiores	Qualquer local	Predominam nos membros inferiores
Número	Única ou múltiplas	Única ou múltiplas	Uma ou várias	Uma ou várias	Única ou várias
Dor	Presente	Ausente	Presente	Ausente	Presente apenas nas úlceras arteriais
Adenopatia	Ausente	Presente	Ausente	Ausente	Ausente
Desencadeantes	Trauma e picada de insetos	Picada de insetos	Trauma e picada de insetos	Trauma (patergia)	Trauma
Exames complementares	Bacterioscopia, histopatologia; exclusão de outras dermatoses	Exame direto, cultura, histopatologia, reação em cadeia da polimerase (PCR)	Bacterioscopia, cultura, histopatologia, PCR	Histopatologia; exclusão de outras dermatoses	Palpação de pulsos, histopatologia, ultrassom com doppler; estudo de imagens para artérias e veias

Fonte: Desenvolvido pela autoria do capítulo.

Os principais diagnósticos diferenciais da úlcera fagedênica tropical são:

Micobacterioses não tuberculosas

Entre os agentes etiológicos mais frequentes, destaca-se o *Mycobacterium ulcerans*, que está presente em águas estagnadas e pântanos. Insetos aquáticos, algas e moluscos constituem os principais reservatórios. É provável que a transmissão ocorra pela picada de insetos. A destruição tecidual pode ser muito extensa, sendo ocasionada por toxina lipídica, a micolactona.[10]

No início, a doença manifesta-se com lesão nodular, dolorosa, ou induração eritematosa que, em dias ou semanas, evolui para úlcera com bordas induradas, subminadas e centro necrótico. Localiza-se, principalmente, nos membros inferiores e, com menor frequência, em outras áreas do tegumento. Em muitos pacientes, as úlceras podem ter crescimento rápido e acometer toda a extensão de um membro. Músculos, ossos e articulações podem ser afetados, ocasionando cicatrizes e deformidades. Habitualmente, não são acompanhadas de linfadenomegalias.[10,11]

O diagnóstico é feito por meio da detecção de bacilos álcool-acidorresistentes em esfregaços de material seropurulento ou exame anatomopatológico de tecido obtido por meio de biópsia da borda da úlcera, corados pelo método de Ziehl-Neelsen e também pela reação em cadeia da polimerase (PCR) e cultura.

Outras micobactérias, como o *M. avium intracellulare*, *M. szulgai*, *M. terrae*, *M. fortuitum*, *M. chelonae*, *M. malmoense*, *M. xenopi* e *M. abscessus*, podem ocasionar abscessos e ulceração, principalmente em pacientes com imunodeficiência.[5,12]

Leishmaniose tegumentar

Doença parasitária ocasionada por diferentes espécies de Leishmania. Brasil, Etiópia, Índia, Quênia, Somália e Sudão são responsáveis por 90% dos casos de leishmaniose no mundo. As espécies mais frequentes no Oriente Médio, na Índia, na Ásia central e no norte da África são a *Leishmania donovani*, *L. tropica*, *L. major* e *L. aethiopica*. Nas Américas, predominam a *L. guyanensis*, *L. braziliensis*, *L. peruviana*, *L. mexicana* e *L. panamensis*.[13]

As manifestações dermatológicas da leishmaniose tegumentar (LT) surgem 1 a 4 semanas depois da picada do inseto vetor. Inicialmente, ocorre lesão eritematopapulosa na área de inoculação do parasita. O número de lesões é variável, dependendo do número de picadas de insetos. As úlceras são arredondadas, com bordas elevadas, infiltradas e com aspecto em moldura. No fundo da úlcera, observam-se granulações de cor vermelha, recobertas por exsudato seroso ou seropurulento (Figuras 34.2 e 34.3). As lesões podem ter apresentação atípica e simular a UT (Figura 34.1).

A presença de linfadenomegalia, às vezes volumosa, é frequente na LT e pode gerar dúvida diagnóstica com esporotricose. A linfadenomegalia não é observada na UT.

O diagnóstico da LT é realizado por meio do exame microscópico direto em material obtido da borda da úlcera e, para evidenciar o parasita, utiliza-se a coloração de Leishman ou Giemsa. O meio de Novy-MacNeal-Nicolle (NNN) é indicado para o cultivo da Leishmania.

O exame anatomopatológico é importante para o diagnóstico. Observa-se infiltrado dérmico, geralmente rico em plasmócitos e formas amastigotas no interior de macrófagos. Depois de 3 a 4 meses de evolução, torna-se difícil a visualização das formas amastigotas, tanto no exame anatomopatológico como no exame direto.

O teste de PCR é o método mais importante para o diagnóstico e a identificação das espécies. Tem altas sensibilidade e especificidade.

A intradermorreação de Montenegro pode auxiliar no diagnóstico diferencial, mas é pouco utilizada na maioria dos serviços especializados.[13]

Pioderma gangrenoso

O pioderma gangrenoso é também denominado "fagedenismo geométrico", "úlcera serpiginosa progressiva pós-inflamatória" e "úlcera crônica de Meleney".

A patogênese permanece obscura, observando-se alteração disfuncional neutrofílica, modificação das imunidades celular e humoral e predisposição genética.

Em geral, o quadro começa com lesão pustulosa que evolui para úlcera e pode aumentar rapidamente de tamanho, atingindo grandes dimensões. As bordas apresentam aspecto serpiginoso ou circinado, havendo cicatrização da parte central (Figuras 34.4 e 34.5). Novas lesões podem surgir em áreas traumatizadas ou ferimentos, fenômeno conhecido como "patergia". As úlceras podem ter odor fétido, são pouco dolorosas e, geralmente, regridem com cicatrizes atróficas, inestéticas.

Além das manifestações ulcerosas clássicas, também podem ser observadas outras variedades clínicas, descritas como forma superficial ou vegetante, periostomal e pioestomatite vegetante. Formas atípicas, com lesões pustulosas e bolhosas, podem ocorrer em associação com leucemia mieloide e gamopatia por IGA.

Febre, mal-estar, mialgias, artralgias, doença inflamatória intestinal, gamopatia monoclonal ou malignidade interna podem estar associados na forma clássica.

Na maioria dos casos, o diagnóstico é realizado pela correlação entre o quadro clínico e histopatológico, devendo ser excluídas outras dermatoses que cursam com úlceras.

Úlceras secundárias a doenças vasculares ou oclusivas

Em 90% dos casos, estes quadros correspondem às úlceras venosas, arteriais e neuropáticas. É provável que muitas úlceras desse grupo sejam erroneamente diagnosticadas como UT.

As úlceras venosas (UV), hipostáticas ou varicosas, são consequentes ao comprometimento do retorno venoso em pacientes com hipertensão, diabetes, aterosclerose e outras causas.

Em geral, as UV localizam-se no terço inferior da face interna da perna, na região supramaleolar. Apresentam formatos irregulares, bordas elevadas, bem definidas, tamanho variável, fundo hemorrágico e, com frequência, exsudato seropurulento. Ao redor da úlcera, observam-se edema e púrpura pigmentar (dermatite ocre) e, nos casos crônicos, podem, ocorrer surtos repetidos de celulite e/ou erisipela, com evolução para dermatoesclerose e elefantíase[9] (Figura 34.9).

A **úlcera hipertensiva**, também denominada **úlcera de Martorell**, é consequente ao comprometimento circulatório arterial, associado à hipertensão e à doença aterosclerótica. Em geral, caracteriza-se por ulcerações pouco profundas, com formato arredondado, bordas irregulares, fundo pálido ou necrótico, pouco exsudativas e dolorosas, em especial quando o paciente eleva o membro afetado. Habitualmente, localizam-se nas partes laterais das pernas, acima dos tornozelos, e podem estar circundadas por tecido cianótico.[9]

Vários exames podem ser utilizados na complementação diagnóstica das úlceras vasculares, como palpação de pulso arterial e mapeamento com doppler venoso; casos mais específicos requerem flebografia, angiotomografia e a angiorresonância. O exame histológico é utilizado para o diagnóstico diferencial.[9]

Úlceras neuropáticas

As úlceras neuropáticas são relativamente frequentes e importantes no diagnóstico diferencial com a UT. Estão associadas principalmente às neuropatias diabética, hansênica e alcoólica. São precedidas por calosidade nas áreas de trauma, sobretudo na região calcânea e metatarsiana. As bordas são hiperceratósicas e o centro é profundo, granuloso, com odor fétido e exsudato amarelo-esverdeado. Podem evoluir com osteomielite e sequestro ósseo. Exames complementares, como testes de sensibilidade térmica, tátil e dolorosa, podem ser necessários. O teste complementar de sensibilidade tátil pode ser feita por meio dos monofilamentos de nylon de Semmes-Weinstein, palpação de troncos neurais, ultrassom de nervos e eletroneuromiografia.[9]

Úlcera de Marjolin

Denomina-se "úlcera de Marjolin" o carcinoma espinocelular que se origina de úlceras crônicas ou cicatrizes. Apresenta bordas vegetantes, com lenta evolução. Outras neoplasias, como carcinoma basocelular, carcinoma de Merkel, sarcoma de Kaposi, fibro-histiocitoma maligno e doenças linfoproliferativas, podem produzir lesões ulceradas similares às UT. O exame histopatológico normalmente define o diagnóstico.

Úlcera gangrenosa de Fournier

A úlcera gangrenosa de Fournier é consequente à fasciíte necrotizante sinérgica do períneo e da parede abdominal, iniciando-se geralmente no pênis, na bolsa escrotal ou na vulva. Tem etiologia polimicrobiana e início com dor, edema, eritema e aumento do volume da área afetada. A progressão é rápida e extensa, evoluindo para úlceras necróticas com pertuitos confluentes e exsudato seropurulento, fétido (Figuras 34.7 e 34.8).[14]

Ectima gangrenoso

Outra doença importante no diagnóstico diferencial com a UT é o **ectima gangrenoso**, ocasionado principalmente por *Pseudomonas aeruginosa*. Estas úlceras têm rápida evolução, as bordas são irregulares, com fundo purulento, recoberto por crosta necrótica. Ao redor da úlcera, pode haver infiltrado eritematoedematoso. As lesões podem ser isoladas ou múltiplas, secundárias à autoinoculação.[14]

Considerações finais

Ao longo dos últimos 40 anos, os autores do presente capítulo exercem suas atividades em Centro Especializado em Dermatologia, na região amazônica brasileira, onde há elevada demanda de pacientes com úlceras cutâneas, particularmente casos de leishmaniose, que é endêmica na região. Observa-se que as lesões ulceradas, de natureza infecciosa ou não, apresentam grande variabilidade em seu aspecto clínico, sendo necessário, sempre, a utilização de exames complementares para a conclusão diagnóstica.

No período mencionado, não foram diagnosticados casos de UT. Após revisão bibliográfica, verificou-se que os relatos publicados de casos de UT não foram investigados adequadamente para a confirmação ou exclusão das diferentes etiologias das lesões ulceradas. Conclui-se que nesta região tropical, na Amazônia ocidental brasileira, a UT não é uma entidade nosológica distinta, e sim úlcera com várias etiologias, apresentando infecção secundária.

Referências bibliográficas

1. Talhari S. Úlcera tropical. In: Talhari S, Neves RG (ed.). Dermatologia tropical. São Paulo: Medsi; 1995. p. 301-4.
2. Roderick JH, Morris-Jones R. Tropical ulcer. In: Grifftihs C, Barker J, Bleiker T, Chalmers R, Creamer D (ed.). Rook's textbook of dermatology. London: John Wiley & Sons; 2016.
3. Zajmi A. Community based study on tropical phagedenic ulcers in Shah Alam, Malaysia: knowledge, attitude and practice. Malaysian Journal of Medicine and Health Sciences. 2020;16(Suppl 1):112-7.
4. Jané LP, Martinez AJ, Vila AM. Úlcera tropical. Med Cutan Iber Lat Am. 2007;35:250-2.
5. Rathnayake D, Sinclair R. Tropical and exotic dermatoses and ulcers. Australian Family Physician. 2014;43(9):604-9.
6. Zeegelaar JE, Faber WR. Imported tropical infectious ulcers in travelers. Am J Clin Dermatol. 2008;9(4):219-32. doi: 10.2165/00128071-200809040-00002. PMID: 18572973.
7. Khan IA. Tropical phagedena: a scar and a wound. J Pak Assoc Derma. 2000;10(4):19-21.
8. Yesudian P, Tmambiah AS. Metronidazol in the treatment of tropical phagedenic ulcers. International Journal of Dermatology. 1979;18:755-7.
9. Abbade LPF, Frade MAC, Pegas JRP, Dadalti-Granja P, Garcia LC, Bueno Filho R et al. Consensus on the diagnosis and management of chronic leg ulcers – Brazilian Society of Dermatology. An Bras Dermatol. 2020;95:1-18.
10. Galván-Lewit FB, Calderón L, Ponce-Oliveira RM, Bonifaz A. Infection due to Mycobacterium ulcerans: Buruli ulcer. Dermatol Rev Mex. 2020;64(2):144-53.
11. Guarner J. Buruli ulcer: review of a neglected skin myco-bacterial disease. J Clin Microbiol. 2018;56(4):1507-17.
12. Siegmund V, Adjei O, Racz P, Berberich C, Klutse E, Vloten F et al. Dry-reagent-based PCR as a novel tool for laboratory confirmation of clinical diagnosed Mycobacterium ulcerans-associated disease in areas in the tropics where M. ulcerans is endemic. Journal of Clinical Microbiology. 2005;43(1):271-6.
13. Burza SS, Croft SL, Boelaert M. Leishmaniasis. Lancet. 2018;392(10151):951-70.
14. Marques SA, Abbade LPF. Severe bacterial skin infections. An Bras Dermatol. 2020;95:407-17.

Capítulo 35

Pararamose

Arival Cardoso de Brito

Sinonímia

Pararama, doença dos seringais, reumatismo dos seringueiros, pararamose, periartrite falangeana.

Conceito

Doença inflamatória crônica causada por contato com as cerdas e/ou com a fase larval da mariposa *Premolis semirufa*, cujo veneno tóxico pode causar lesões em humanos, incluindo-se dermatites urticariformes, asma e graves lesões osteoarticulares.

Introdução

Borboletas e mariposas pertencem ao filo Arthropoda, classe Insecta, ordem Lepidoptera, com aproximadamente 180 mil espécies distribuídas em 34 superfamílias e 130 famílias, de distribuição global. A ordem Lepidoptera (do grego *lepis* = escamas, e *pteron* = asas) inclui duas subordens: Rhopalocera, as borboletas, cujos adultos voam durante o dia; e Heterocera, as mariposas, lepidópteros noturnos. São insetos holometábolos (com metamorfose completa), asas membranosas, corpo e apêndices cobertos por escamas e metamorfose em quatro fases – ovo, larva ou lagarta, pupa (ou crisálida) e adulto (ou imago) –, estas últimas caracterizadas por exemplares alados.[1-4]

Admite-se que, na Grécia antiga, algumas doenças da pele já eram atribuídas ao contato com insetos. Manifestações cutâneas decorrentes de contato com lepidópteros também foram relatadas por Galeno e Plínio, o Velho, durante o período de Marco Aurélio, no Império Romano. Na Idade Média, lagartas eram utilizadas como forma de tratamento para algumas enfermidades. A partir do século XVIII, surgiram registro de novos casos relacionando lesões cutâneas ao contato com insetos. Jean Henri Fabre (1870) desenvolveu o teste de contato ao estudar as propriedades tóxicas de lagartas.

Considerando-se o fato de que existem milhares de lepidópteros no mundo, a maioria desses insetos e suas larvas não causam acidentes para o homem. Mais de uma dezena de famílias de mariposas e algumas famílias de borboletas têm propriedades capazes de provocar graves reações inflamatórias no trato respiratório, oculares e na pele.[1-3]

De Long (1981)[5] demonstrou que restos de larvas podem ser propagados pelo ar de uma área com grande população de insetos para outra próxima, de humanos, ao relatar uma grande epidemia de 500 mil casos de acidente por lagarta em torno de Xangai, China, em virtude de uma explosão populacional de mariposas em áreas rurais próximas sob a vigência de condições climáticas propícias para propagá-las pelo vento.

"Lepidopterismo" é o termo técnico utilizado pela medicina para identificar as reações adversas causadas por borboletas, mariposas e/ou suas lagartas.[1,2,4]

No Brasil, é provável que os primeiros acidentes no homem por contato com lagartas urticantes tenham sido registrados em 1648, por Guilherme Piso, médico que participava da comitiva de Maurício de Nassau quando este foi enviado pelos holandeses para ser governador da região de Pernambuco. Registre-se a importante contribuição para o estudo das lagartas de vários cientistas estrangeiros, entre eles, Jorge Bleyer, von Ihering, Emílio Goeldi e alguns brasileiros, como Alfredo da Matta por sua destacada atuação na Amazônia em vários campos da medicina tropical.[3,6,7]

Erucismo resulta de acidente causado por espécies de poucas famílias de lepidópteros, sendo reconhecidas 12 famílias de importância médica no mundo. No Brasil, as espécies mais importantes pertencem às famílias Megalopygidae, Saturniidae, Limacodidae, Lasiocampidae e Papilionidae. Da família Saturniidae, destacam-se os gêneros Lonomia (Walker) e Hylesia (Hübner), que podem causar graves acidentes que incluem síndromes hemorrágicas, hemorragia cerebral, insuficiência renal crônica, oftalmia nodosa, além de outros processos patológicos, com evolução para óbito em alguns casos.[8,9]

As lagartas da família Saturniidae têm o corpo recoberto por espículas urticantes em conexão com glândulas produtoras de peçonha e as da família Megalopygidae têm cerdas longas, coloridas, inofensivas e outras curtas, com glândulas de peçonha na base. As cerdas apresentam extremidades pontiagudas, firmes, que se fraturam ao contato com a pele, com duas consequências: uma mecânica, pela penetração na pele, produzindo granuloma de corpo estranho; e outra, quimiotóxica, pela inoculação na derme da peçonha existente no lúmen da cerda. As toxinas isoladas em venenos de lepidópteros constituem um complexo que inclui ácido fórmico, enzimas proteolíticas termolábeis, histamina e acetilcolina. O ácido fórmico produz reação do tipo queimação e os demais componentes causam reação do tipo histamina, petéquias, necrose na área de contato, podendo ainda surgir linfonodopatia, dormência, paralisia do membro comprometido, febre, cefaleia, náuseas e dispneia.[10]

Em 2019 Martinez et al.[10] registraram 719 casos de erucismo em San Ignacio, Missiones, Argentina, causados por sete espécies de lagartas pertencentes às famílias Megalopygidae e Saturniidae. A espécie *Podalia orsilochus* (Megalopygidae) foi o agente responsável na maioria dos casos (91%; n = 653), um agente inédito na Argentina, sendo a maioria dos acidentes por contato direto com cerdas da lagarta viva (98,9%).

Estudo de Franco et al. (2020)[8] registrou cem acidentes com lagartas do gênero Lonomia no período de 2001 a 2006, em 45 municípios de Minas Gerais, classificados como leves (72%), moderados (14%) e graves (4%). Nenhum óbito foi registrado no estudo.

Fraiha et al. (1986)[11] relataram, em 1982, a ocorrência de três casos de uma **síndrome hemorrágica por contato com larvas de mariposa** (Lepidoptera, Saturniidae), no estado do Amapá, cujo agente responsável foi *Lonomia achelous* (Cramer), da família Saturniidae.

É quase sempre acidental o modo de contato do homem com as lagartas ou suas cerdas.[1,2,4,17]

O gênero Premolis Hampson 1901 abrange quatro espécies: *P. semirufa* presente na Amazônia brasileira, na Guiana Francesa, no Peru, no Equador e no Panamá; *P. rhyssa* (Druce, 1906) no Peru; *P. amaryllis* (Schaus, 1905) na Guiana Francesa; e *P. excavata* (Forbes, 1839), no Panamá.[1,2]

Pararama é lagarta urticante com vários sinônimos: "lagarta de fogo"; "taturana"; "tatorana"; "tararana"; "saçurana"; "suçurana". "Taturana" é de provável origem Tupi-Guarani (*tata* = fogo; *rana* = semelhante). Esta lagarta foi primeiramente registrada nos seringais de Belterra e Fordlândia, no Pará, que pertenciam à Companhia Ford Industrial do Brasil, voltada ao cultivo dessas árvores produtoras de látex utilizado na fabricação da borracha, na década de 1940, tendo em vista o esforço que a Segunda Guerra Mundial exigia para o uso desse material.

O termo "pararama" passou a ser também o nome da doença causada pela lagarta no meio médico da Amazônia – doença dos seringais, reumatismo dos seringueiros, doença amazônica.[6]

Ronaldo Costa (1981)[12] propôs a denominação "pararamose" para a doença ao constatar o comprometimento osteoarticular dos trabalhadores com atividade na extração do látex causado pelo contato com lagartas e/ou com suas cerdas nas áreas de cultivo da seringueira (*Hevea brasiliensis*).

O médico Alfredo Machado chamou a atenção da sociedade para os graves acidentes com a pararama nos seringais da Amazônia, em entrevista concedida ao jornal Correio da Manhã, do Rio de Janeiro, em 1961. Durante a entrevista, Machado informou que "cerca de 40% dos seringueiros de Belterra sofreram os efeitos da danosa ação da pararama".[7,13]

A mariposa *Premolis semirufa* (Walker) (Noctuidae: Arctiinae), originalmente denominada *Halesidota semirufa* por Walker, em 1856, depois reclassificada por Hampson (1901) como *Premolis semirufa*, não ficou circunscrita aos seringais de Belterra e Fordlândia, mas colonizou outros seringais cultivados no Pará distantes da região do rio Tapajós, como Granja Marathon, São Francisco do Pará, municípios de Ananindeua e de Belém, seringais experimentais da EMBRAPA e da Faculdade de Ciências Agrárias do Pará[7,12,14] (Figura 35.1).

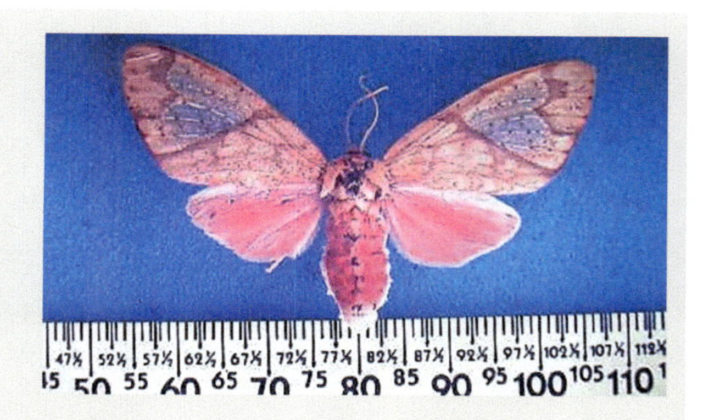

Figura 35.1. Mariposa *Premolis semirufa*.
Fonte: Cortesia do Dr. Leonidas Braga Dias.

Pararamas e casulos se concentram mais no tronco das seringueiras, no chamado painel de corte da árvore para coleta do látex, nas tigelas de coleta da seiva afixadas no tronco, proporcionando o contato que resulta nos acidentes para o homem. Mariposa fêmea é a responsável pelos acidentes humanos (Figuras 35.2 a 35.4).

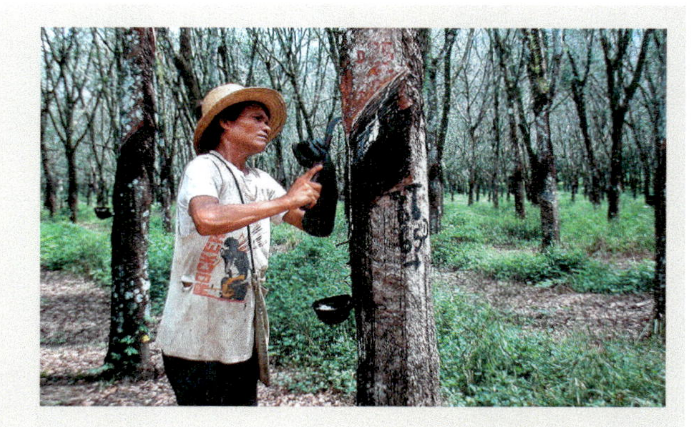

Figura 35.2. Seringueiro na coleta de látex.
Fonte: Cortesia do Dr. Ronaldo Monteiro Costa.

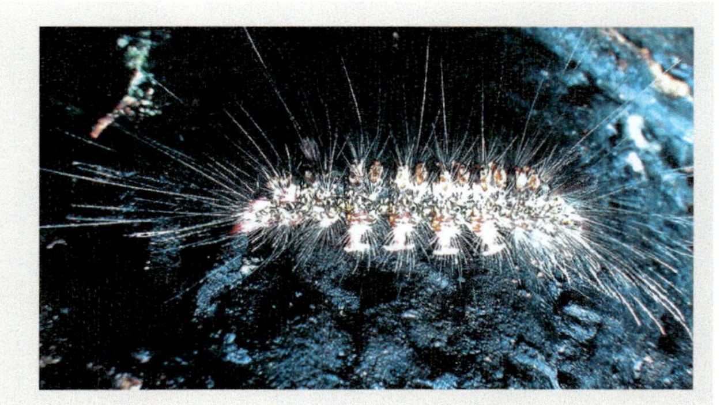

Figura 35.3. Lagarta da *P. semirufa*.
Fonte: Cortesia do Dr. Ronaldo Monteiro Costa.

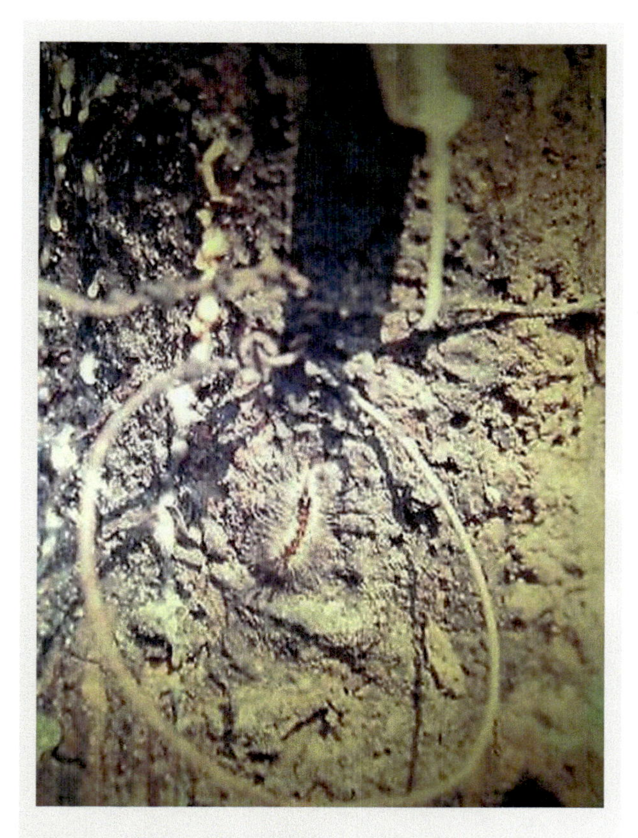

Figura 35.4. Lagarta no tronco de seringueira.
Fonte: Cortesia do Dr. Habib Fraiha Neto.

Rodrigues (1976)[14] relata, em seu trabalho, que "os danos físicos acarretados aos seringueiros são devidos, exclusivamente, ao hábito dos mesmos, ao recolherem o cernambi (látex coagulado), passar os dedos no interior das tigelinhas, entrando em contato com as cerdas das lagartas", embora outros mecanismos ocorram, inclusive de contato com outras áreas do corpo nas quais a manifestação é de dermatite transitória. O casulo também apresenta, na superfície externa, cerdas com as mesmas propriedades agressivas e peçonhentas da lagarta (Figuras 35.5 e 35.6).

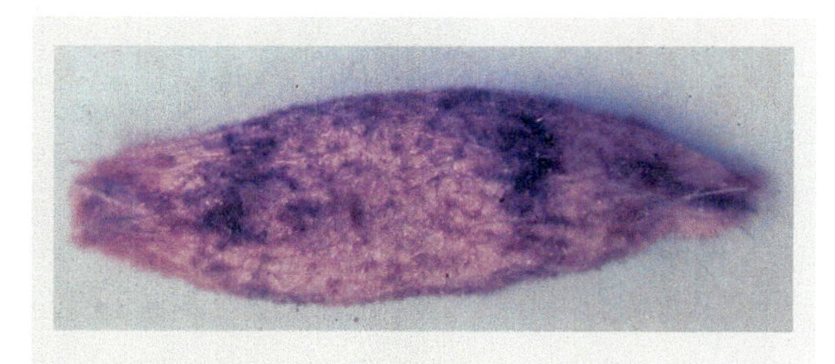

Figura 35.5. Casulo.
Fonte: Cortesia do Dr. Ronaldo Monteiro Costa.

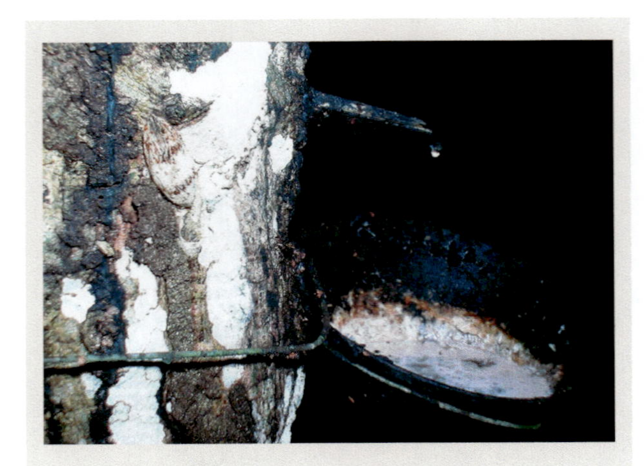

Figura 35.6. Casulo no tronco de seringueira.
Fonte: Cortesia do Dr. Ronaldo Monteiro Costa.

Acidentes em Belterra: mão direita (72,72%); dedo médio (51,73%); terceira articulação (62,07%). Granja Marathon: 73,60% e 43,31% para mão direita e o dedo médio.[14]

Manifestações clínicas

A sintomatologia inicial após contato com lagartas e/ou cerdas é aguda, com prurido intenso associado a eritema, edema, eventual sensação dolorosa que persistem por várias horas ou dias. Quando a reação urticariforme cutânea é de grande intensidade, podem surgir lesões vesicobolhosas de conteúdo citrino no início, e purulento na vigência de infecção secundária. Após múltiplos contatos do homem com a lagarta ou com suas cerdas, o processo inflamatório torna-se crônico, evoluindo para comprometendo da cartilagem articular, espessamento da membrana sinovial, lesões ósseas, progressiva imobilidade das articulações e, finalmente, anquilose das estruturas comprometidas[6,7,12-15,16-20] (Figura 35.7).

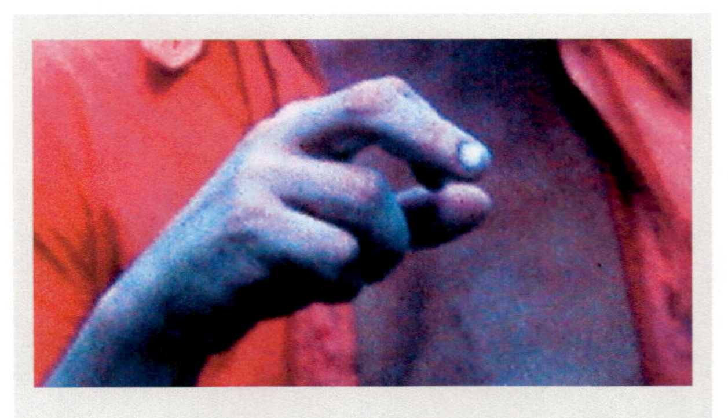

Figura 35.7. Osteoartrite na mão direita de seringueiro.
Fonte: Cortesia do Dr. Ronaldo Monteiro Costa.

A doença foi denominada, por Costa, "pararamose, uma reumatose ocupacional", que relatou os aspectos radiológicos em fases mais avançadas da doença que incluem pinçamentos articulares, eburnação subperióstica, lesões líticas em saca-bocado e, por vezes, formação osteofítica que lembra os nódulos de Heberden e Bouchard.[12]

O estudo experimental sobre pararama de Dias e Azevedo[7,16] utilizou camundongos desde 3 dias de nascido até adultos expostos às larvas de *Primolis semirufa*, cujas cerdas foram classificadas em três tipos: **grandes** – com cerca de 3 cm, nas faces laterais dos segmentos torácicos e abdominais; **médias** – na face dorsal dos 1º e 7º segmentos abdominais, de 1 cm; **pequenas** – dorsais, do 2º ao 8º segmentos abdominais, de 1,5 a 2 mm. Após a exposição, os animais foram sacrificados no período que variou de 2 horas até 39 dias. A histopatologia dos tecidos mostrou presença de pequenas cerdas na epiderme, na derme, na mucosa, no tecido muscular, nas bainhas tendinosas, nos coxins sinoviais e no periósteo de vários ossos, associadas desde uma reação inflamatória neutrofílica aguda até formação de granuloma de corpo estranho (Figura 35.8).

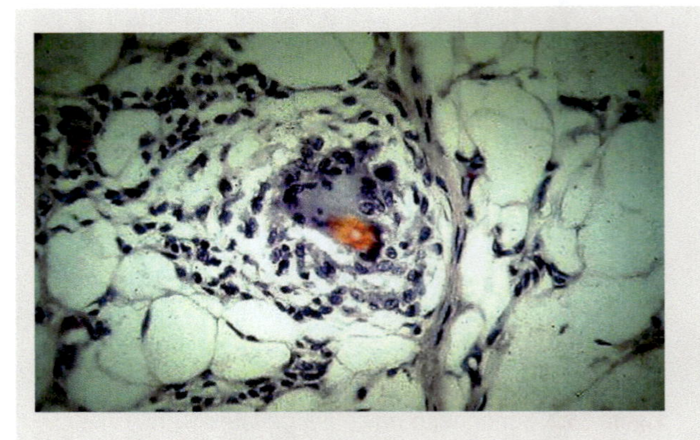

Figura 35.8. Granuloma de corpo estranho em torno de cerda de lagarta no coxim da pata de camundongo.
Fonte: Cortesia do Dr. Leonidas Braga Dias.

Os estudos sobre a pararamose, notadamente na última década, têm contribuído para o melhor conhecimento da doença nos aspectos clínicos, epidemiológicos, imunológicos, além de outros, para compreensão da forte reação inflamatória causada pela lagarta da *P. semirufa*.

Villas-Boas et al. (2012)[17] investigaram *in vitro* as características biológicas e imunoquímicas do extrato de cerdas de *P. semirufa*, demonstrando atividades proteolíticas e da hialuronidase e ausência de atividade da fosfolipase. No estudo *in vivo* (camundongos), observaram que o extrato causa processo inflamatório neutrofílico intenso na pata dos animais e induz estimulação de altos títulos de anticorpos específicos; porém, sem detecção de autoanticorpos anti-DNA ou anticolágeno tipo 2.

A inoculação do extrato de cerdas de *P. semirufa* no coxim da pata de camundongos BALB/c demonstrou ativação dos sistemas humoral e celular (TCD4 e TCD8) e níveis elevados de interleucina-6 (IL-6), IL-12, IL-10, IL-17 e IL-23. A imuno-histoquímica e imunofluorescência revelaram infiltrado misto de neutrófilos e macrófagos no local do inóculo. Além disso, a presença de uma serinoprotease no extrato de cerdas é capaz de induzir ativação do sistema complemento. Os autores concluem que esses achados em modelos animais podem auxiliar na compreensão da fisiopatologia da intensa e prolongada resposta inflamatória na pararamose.[18,19]

Esse grupo, ao estudar os efeitos do extrato de cerdas da *P. semirufa* em condrócitos humanos, demonstrou indução de inflamação dos condrócitos, com aumento de expressão de IL-6, IL-8, MCP1, prostaglandina E2, metaloproteinases (mmp1, mmp2, mmp3, mmp13) e componentes do complemento (C3, C4, C5). Houve redução significativa no colágeno agrecam e do tipo 2 e aumento da proteína HMGB1 nos condrócitos. Os resultados sugerem que os componentes do extrato têm forte potencial inflamatório capazes de induzir degradação da cartilagem e causar uma doença com assinatura de osteoartrite.[20]

Tratamento

Não há até o momento tratamento eficaz para a osteoartrite causada por lagartas da *P. semirufa*.

O tratamento da dermatite urticariforme é sintomático e deve ser orientado quanto à fase do quadro clínico: aguda; subaguda; e crônica. Na fase aguda, utilizar cremes de corticosteroides pelas suas propriedades vasoconstritoras e anti-inflamatórias. Casos mais graves necessitam associar corticosteroide via sistêmica – 1 mg/kg/dia e doses decrescentes de acordo com a melhora do processo. Na fase subaguda, manter creme de corticosteroide. Na fase crônica, empregar corticosteroide pomada. A osteoartrite causada pela lagarta da *P. semirufa* é irreversível e a terapêutica instituída – seja por meio de medicamentos, seja pelo emprego de outros métodos – é desapontadora.

Referências bibliográficas

1. Hossler EW. Caterpillar and moths – Part I: Dermatologic manifestations of encounters with Lepidoptera. J Am Acad Dermatol. 2010;62:1-10.
2. Diaz JH. The evolving global epidemiology, syndromic classification, management and prevention of caterpillar envenoming. Am J Trop Med Hyg. 2005;72:347-57.
3. Rosen T. Caterpillar dermatitis. Dermatologic Clinics. 1990; 9:245-52.
4. De Roodt AR, Salomon OD, Orduna TA. Accidentes por lepidopteros con especial referencia a Lonomia sp. Medicina (Buenos Aires). 2000;60:964-72.
5. De Long S. Mulberry tussock moth dermatitis. J Epidemiol Comm Health. 1981;1:1-4.
6. Dias LB. Pararama. Hileia Medica. 1987;8:71-3.
7. Dias LB. Pararama. In: Instituto Evandro Chagas: 50 anos de contribuição às ciências biológicas e à medicina tropical. Belém: Globo; 1986. v. 2, p. 799-810.
8. Franco SPA, Gorenstein J, Oliveira MM. Acidentes causados por lagartas do gênero Lonomia, em Minas Gerais, no período de 2001 a 2006. Rev Med Minas Gerais. 2020;30:e30104. doi: 10.5935/2238-3182.20200034.
9. Arocha-Piñango C, Guerrero B, Lucena S, Gorzula S. Orugas – Epidemiología clínica y terapéutica del envenenamiento por orugas: la experiencia venezolana. In: D'Suze G, Corzo-Burguete GA, Paniagua-Solís JF (ed.). Emergencias por animales ponzoñosos en las Américas. Tlalpan (MEX): Instituto Bioclon; 2011. p. 287-302.
10. Martínez MM, Peichoto ME, Piriz M, Zapata AI, Salomón OD. Erucismo: etiología, epidemiología y aspectos clínicos en San Ignacio, Misiones, Argentina. Revista Venezolana de Salud Publica. 2019;7:25-34.
11. Fraiha H, Ballarini AJ, Leão RNQ, Costa Jr D, Dias LB. Síndrome hemorrágica por contato com larvas de mariposa (Lepidoptera, Saturniidae). In: Instituto Evandro Chagas: 50 anos de contribuição às ciências biológicas e à medicina tropical. Belém: Globo; 1986. v. 2, p. 811-20.
12. Costa R. Pararamose: uma reumatose ocupacional. Rev Bras Reumatol. 1981;21:132-6.
13. Machado A. Lagarta pararama leva paralisia ao seringal Correio da Manhã [entrevista]. Rio de Janeiro: Correio da Manhã, 31 dez. 1961.1:4.
14. Rodrigues MG. Efeitos danosos da lagarta "pararama" (Primolis semirufa) a seringueiros no estado do Pará. Boletim da Faculdade de Ciências Agrárias do Pará. 1976;8:1-31.
15. Cardoso AEC, Haddad V. Acidentes por lepidópteros (larvas e adultos de mariposas): estudo dos aspectos epidemiológicos, clínicos e terapêuticos. An Bras Dermatol. 2005;80:571-8.
16. Dias LB, Azevedo MC. Pararama, a disease caused by moth larval: experimental findings. Bull PAHO. 1973;7:9-14.
17. Villas-Boas IM, Andrade RMG, Pidde-Queiroz G, Assaf SLMR, Portaro FCV et al. Premolis semirufa (Walker, 1856) – Envenomation, disease affecting rubber tappers of the Amazon: searching for caterpillar-bristles toxic components. PLoS Negl Trop Dis. 2012;6:e1531. doi: 10.1371/journal.pntd.0001531.
18. Villas-Boas IM, Andrade RMG, Squaiella-Baptistão CC, Sant'Anna OA, Tambourgi DV. Characterization of phenotypes of immune cells and cytokines associated with chronic exposure to Premolis semirufa caterpillar bristles extract. PLoS One. 2013;8:e71938. doi: 10.1371/journal.pone.0071938.
19. Villas-Boas IM, Pidde-Queiroz G, Magnoli FC, Andrade RMG, Berg CW, Tambourgi DV. A serine protease isolated from the bristles of the Amazonic caterpillar, Premolis semirufa, is a potent complement system activator. PLoS One. 2015;10:e0118615. doi: 10.1371/journal.pone.0118615.
20. Villas-Boas IM, Pidde G, Lichtenstein F, Ching ATC, Azevedo ILMJ, De Ocesano-Pereira C et al. Human chondrocyte activation by toxins from Premolis semirufa, an Amazon rainforest moth caterpillar: identifying an osteoarthritis signature. Front Immunol. 2020;11:2191. doi: 10.3389/fimmu.2020.02191.

Capítulo 36

Pênfigo Foliáceo Endêmico

Valéria Aoki
Iphis Tenfuss Campbell
Rosicler Rocha Aiza-Alvarez
Horácio Friedman

Definição

Pênfigos são dermatoses vesicobolhosas autoimunes intraepiteliais que se caracterizam pela perda da adesão celular (acantólise). Autoanticorpos dirigem-se contra autoantígenos epidérmicos, especialmente contra as glicoproteínas desmogleínas (Dsg) 1 e 3, componentes do *core* do desmossoma.[1,2]

Os pênfigos são classificados de acordo com o quadro clínico, achados histopatológicos (nível de clivagem) e dados imunopatológicos (Quadro 36.1).[1,2]

Quadro 36.1. Classificação dos pênfigos.

Pênfigo	Mucosas	Histopatologia	Imunocomplexos	Autoantígenos
Foliáceo clássico	Não	Clivagem intramalpighiana alta, acantólise	• IgG e C3 intercelular, intraepitelial • IgG4 patogênico • IgG1 não patogênico	Desmogleína 1
Foliáceo endêmico (fogo selvagem)	Não	Clivagem intramalpighiana alta, acantólise	• IgG e C3 intercelular, intraepitelial • IgG4 patogênico • IgG1 não patogênico	Desmogleína 1
Pênfigo vulgar	Sim	Clivagem suprabasal, acantólise	• IgG e C3 intercelulares, intraepiteliais • IgG4 patogênico • IgG1 não patogênico	• Desmogleína 3 (mucoso) • Desmogleínas 1,3 (mucocutâneo)
Pênfigo herpetiforme	Não, se PF/FS Sim, se PV	Clivagem intramalpighiana alta (PF), clivagem suprabasal (PV), acantólise ocasional, espongiose eosinofílica	• IgG e C3 intercelulares, intraepiteliais • IgG4 patogênico • IgG1 não patogênico	• Desmogleína 1 (PF, FS) • Desmogleína 3 (PV)
Pênfigo por IgA	Possível	Pústula subcórnea/clivagem intramalpighiana alta (PF-símile), clivagem suprabasal (tipo IEN), acantólise ocasional	IgA intercelular, intraepitelial	Desmocolina 1 (PF-símile)
Pênfigo drogainduzido	Não, se PF/FS Sim, se PV	Clivagem intramalpighiana alta (PF), clivagem suprabasal (PV), acantólise ocasional	IgG e C3 intercelulares, intraepiteliais	• Desmogleína 1 (PF, FS) • Desmogleína 3 (PV)
Pênfigo paraneoplásico	Sim, mucosite relevante	Clivagem suprabasal, acantólise ocasional, líquen plano ou eritema multiforme símile	• IgG e C3 intercelulares • IgG e C3 na zona de membrana basal	• Desmogleína 3 • Desmogleína 1 • BP230 • Desmoplaquinas 1/2 • Envoplaquina • Periplaquina • Plectina • Alfa-2 macroglobulina símile

Fonte: Desenvolvido pela autoria do capítulo.

Histórico e epidemiologia

O pênfigo foliáceo clássico (PF) foi evidenciado, pela primeira vez, por Pierre Louis Alphée Cazenave em 1844. Tem distribuição universal, afeta igualmente indivíduos do mesmo sexo e é mais frequente na faixa etária a partir dos 50 anos. A forma endêmica do PF, o pênfigo foliáceo endêmico (PFE), também denominado "fogo selvagem" (FS), foi descrita pela primeira vez por Caramuru Paes Leme em 1903. Paes Leme atribui equivocadamente os primeiros casos de FS ao diagnóstico de *tinea imbricata*.[2] João Paulo Vieira, em 1937, foi quem primeiro descreveu os achados histopatológicos do FS, demonstrando a presença de clivagem intramalpighiana alta e acantólise.[2-4]

O FS apresenta características clínicas e imuno-histopatológicas semelhantes à forma clássica descrita por Cazenave, mas a epidemiologia é distinta, pois o FS acomete crianças e adultos jovens, existem casos familiares e regiões endêmicas.[5] As áreas geográficas mais acometidas encontram-se na América do Sul, sendo o Brasil um dos países onde a doença é mais prevalente, mas destacam-se Colômbia, Venezuela, Peru, Equador e Paraguai.[1,3,6,7] No Brasil, os focos de FS localizam-se nas regiões rurais, perto de córregos e regiões em desmatamento. As regiões brasileiras de maior destaque atualmente são os estados de São Paulo (SP), Minas Gerais (MG), Mato Grosso do Sul (MS), Mato Grosso (MT) e Goiás (GO)[2,8] (Figura 36.1). Os focos geográficos endêmicos apresentam dinâmica constante, pois desaparecem à medida que ocorre o desenvolvimento urbano.[9,10] No Brasil, novos focos na região Norte têm sido reportados.[11] Na região Norte da África (Tunísia), há relatos de foco endêmico de pênfigo foliáceo, mas que apresentam características distintas do FS, a saber: maior ocorrência no sexo feminino; idade ao redor de 40 anos; lesões predominantemente faciais; e relação com dermatite de contato por cosméticos.[12,13]

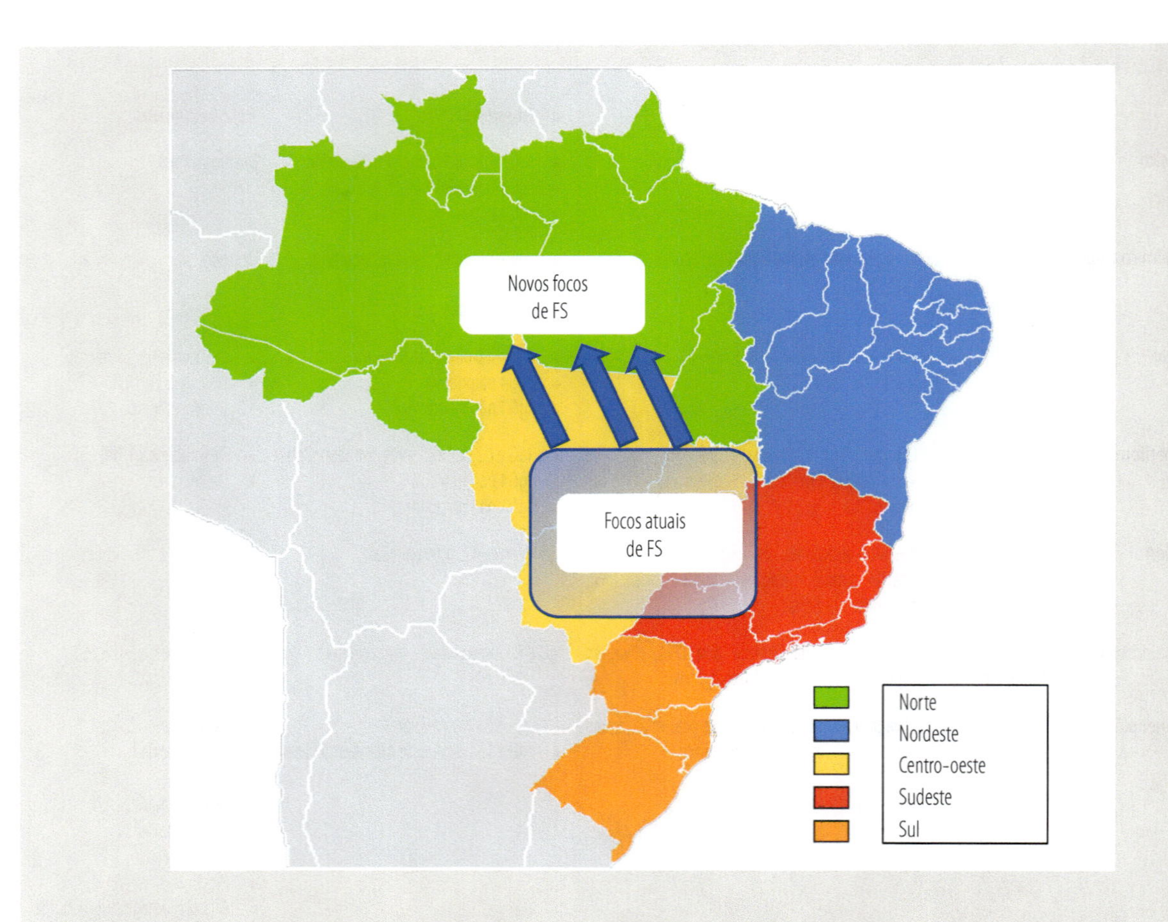

Figura 36.1. Distribuição dos focos endêmicos de fogo selvagem (FS) no Brasil.
Fonte: Adaptada de Creative Commons BY-SA.

Etiopatogenia

O FS é dermatose de etiopatogenia multifatorial, com a participação de fatores imunológicos, ambientais e genéticos.

Fatores imunológicos

Beutner e Jordon, em 1964, foram os primeiros autores a descrever a presença de autoanticorpos antiepiteliais por técnicas de imunofluorescência no pênfigo vulgar.[14] Os achados identificavam fluorescência intercelular intraepitelial com autoanticorpos da classe G (IgG) e com a fração 3 do complemento (C3).[14,15] Em 1968, autoanticorpos IgG e C3 com padrão semelhante, que se dirigiam contra estruturas intercelulares do epitélio, tanto *in situ* como circulantes, foram encontrados no FS.[16] Os modelos experimentais murinos que confirmaram a patogenicidade desses autoanticorpos IgG *in situ* e circulantes no FS só foram publicados em 1985 por Roscoe et al.[17] Em 1989, os modelos experimentais demonstraram que a subclasse IgG4 era a mais relacionada com a patogenicidade dos autoanticorpos; quando a IgG4 encontrada no soro dos pacientes de FS foi aplicada por via intraperitoneal em murinos, houve reprodução clínica e imunopatológica do FS.[18]

O autoantígeno principal do FS foi identificado como a desmogleína 1 (Dsg1) uma glicoproteína da superfamília das caderinas de 160kDa.[19,20] As desmogleínas são estruturas transmembranosas que apresentam ectodomínios com seis sítios de ligação com o cálcio, uma porção intermediária e outra intracelular, ligadas ao citoesqueleto do queratinócito via proteína da placa desmossomal.[21] A Dsg1 tem homologia com outras caderinas desmossomais (Dsg3), desmocolinas e caderinas E e P.[1,22]

Um dos achados mais relevantes na imunopatogenia do FS revela que anticorpos antidesmogleína 1 por enzimaimunoensaio (ELISA) podem ser encontrados não só em doentes de FS, mas também em indivíduos sadios que habitam áreas endêmicas.[23] O estudo de Warren et al. (2000) mostra que quanto mais distante se está do foco endêmico, menor a soropositividade para a desmogleína 1 em indivíduos sadios.[23] Os isotipos de IgG também atuam de forma distinta no FS: IgG4 é a subclasse predominante nos pacientes com formas ativas da doença, enquanto IgG1 é a subclasse presente nas formas pré-clínicas ou em remissão de FS e nos indivíduos sadios que habitam áreas endêmicas, reforçando os achados da patogenicidade da IgG4 no FS.[18,24] A porção extracelular 5 (EC5) da Dsg 1 é reconhecida por autoanticorpos da subclasse IgG1, não patogênicos, após exposição a estímulos ambientais.[1,22] A transposição de subclasses de IgG (de 1 para 4) no FS se faz por meio de *epitope spreading* e os epítopos patogênicos estão localizados nos ectodomínios 1 e 2 da Dsg 1.[25] Autoanticorpos da classe IgM e IgE antidesmogleína 1 são encontrados em indivíduos sadios que vivem nas áreas endêmicas, sugerindo resposta inicial a estímulos ambientais (picadas de insetos hematófagos) e podem ser potenciais marcadores sorológicos de FS.[26,27]

Fatores epidemiológicos

Os fatores epidemiológicos no FS sempre foram aventados, uma vez que a ocorrência da doença era predominante em certas regiões rurais do Brasil, próximas a córregos e rios, e havia o acometimento de crianças e adultos jovens e casos familiares.[5,28]

Em certas regiões do Brasil, focos indígenas foram descritos na região Centro-Oeste (Xavantes) (Figura 36.2).[8,29] Aldeias indígenas Terenas, especialmente a aldeia de Limão Verde, no Mato Grosso do Sul, tornou-se um centro de estudos ideal para o grupo cooperativo de estudos sobre o fogo selvagem, liderado pelo professor Luis Diaz (Estados Unidos), e com a participação de investigadores brasileiros,[8] dada a alta prevalência (3,2%) de FS neste foco endêmico, com incidência de até quatro novos casos por ano, baixa migração e miscigenação e presença de casos familiares de FS.[2]

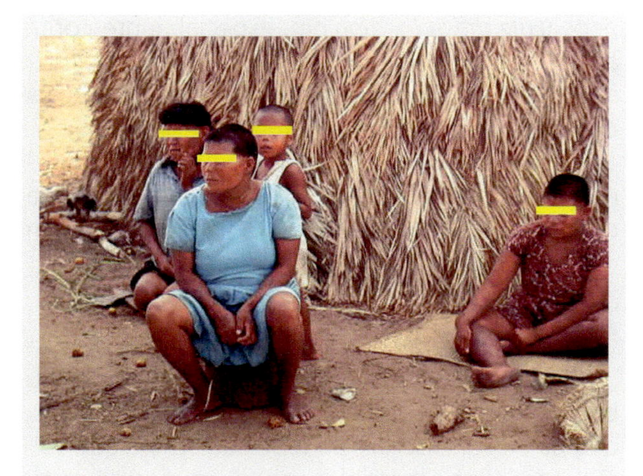

Figura 36.2. Foco de fogo selvagem na aldeia indígena Xavante (Xingu, Brasil). Paciente com seus familiares em habitações típicas (ocas).

Fonte: Acervo da autoria do capítulo.

A participação de insetos hematófagos no desencadeamento do FS sempre foi aventada. Por meio de estudos epidemiológicos caso-controle, identificou-se que picadas de simulídeos eram 4,7 vezes mais frequentes em indivíduos com FS do que controles que habitavam as mesmas regiões endêmicas.[30] A partir desses estudos iniciais, o grupo cooperativo de estudos sobre o FS iniciou a caracterização da espécie de simulídeos em áreas endêmicas, demonstrando que, na aldeia Limão Verde, havia espécie predominante de simulídeos (*Simulium nigrimanum*), diferente de áreas onde estes hematófagos estão presentes, mas não ocorre o FS.[31] Em 2004, um estudo caso-controle nesta região demonstrou que existem fatores de risco para o FS, especialmente a exposição a insetos hematófagos (*Simulium, Cimex* e *Triatoma)* e o tipo de moradias (casas de adobe com teto de sapé).[32]

Muitas áreas endêmicas de FS são comuns a outras doenças tropicais (p. ex., leishmaniose, doença de Chagas, hanseníase). Assim, etapas subsequentes na investigação dos hematófagos e FS ocasionaram a identificação de anticorpos antidesmogleína 1 não patogênicos em soros de pacientes com essas enfermidades, veiculadas por insetos hematófagos: doença de Chagas (58%); leishmaniose (43%); oncocercose (81%). O que reforçou a teoria de que a exposição prolongada a esses vetores hematófagos, por intermédio do mimetismo antigênico, pudesse ser um dos fatores desencadeantes do FS.[33]

O grupo cooperativo de estudos sobre o fogo selvagem evidenciou que os soros de FS reagem contra proteínas de glândula salivar de flebotomíneos (*Lutzomyia longipalpis*), especialmente contra a LJM11 e LJM17.[34,35] Há produção de anticorpos anti-Dsg 1 quando modelos murinos são imunizados com essas proteínas. Ainda, existe homologia de sequências curtas de resíduos expostos da desmogleína 1 com a LJM17 e indivíduos sadios e pacientes que habitam áreas endêmicas apresentam reatividade contra LJM11, LJM17 e Dsg 1.[34,35]

Fatores genéticos

A ocorrência de FS familiar é descrita nas publicações iniciais de autores brasileiros, mostrando que os índices oscilam ao redor de 18% e que 93% são indivíduos consanguíneos.[1-3,8] Estudos do grupo cooperativo identificaram que a expressão de alelos HLADRB1-0404, 1402, ou 1406 está ligada ao FS, conferindo risco relativo de 14. Existe uma sequência comum LLEQRRAA, presente na porção hipervariável do HLADRB1 (resíduos 67-74) que confere susceptibilidade ao FS.[36] Polimorfismos no gene CD59 podem contribuir para a susceptibilidade ao FS.[37]

Quadro clínico

O quadro clínico do FS é semelhante ao PF clássico. As lesões iniciais caracterizam-se por vesículas ou bolhas superficiais que se rompem facilmente. O descolamento do estrato córneo, decorrente da acantólise, provoca erosão e descamação e subsequente formação de crostas.[38] Em todas as formas ativas de FS, observa-se o sinal de Nikolsky (direto ou tipo I, deslizamento tangencial da pele com descolamento da epiderme, ou o indireto ou tipo II, realizado sobre área perilesional).[2] Os sítios de predileção são áreas seborreicas e fotoexpostas (couro cabeludo, face, pescoço e tronco anterior), e os pacientes frequentemente se queixam de ardência local.[4] Não há envolvimento de mucosas, mesmo quando há generalização do quadro.

O paciente de FS pode evoluir com regressão espontânea das lesões bolhosas localizadas, ou apresentar um quadro crônico em semanas ou meses, localizado ou generalizado.[2,4,38] Os quadros localizados são denominados "pênfigo frustro", e as lesões predominam na face (regiões malares), couro cabeludo e áreas fotoexpostas (tronco superior) (Figura 36.3). O pênfigo eritematoso manifesta-se com lesões eritematoescamocrostosas, localizadas na região malar, e concorrem com anormalidades laboratoriais com características de lúpus eritematoso (fator antinúcleo positivo).[2,4,38] As formas generalizadas podem se apresentar como formas invasivobolhosas (Figura 36.4) ou eritrodermia (Figura 36.5).[39] As lesões podem se exacerbar com a exposição à radiação ultravioleta.[40]

Ocasionalmente, as formas generalizadas podem se apresentar com placas circinadas ou anulares, de bordas vesiculosas, lembrando *tinea imbricata*.[1,2,4,38] Outras apresentações clínicas incluem as formas queratóticas, resistentes à terapêutica, que lembram a queratose seborreica (Figura 36.6), e o pênfigo herpetiforme (Figura 36.7), caracterizado por placas eritematoedematosas, urticariformes, com vesículas ou bolhas em arranjo herpetiforme, e presença de prurido intenso. O PH pode anteceder ou suceder o quadro de FS.[41,42] O FS neonatal, embora raro, manifesta-se com lesões cutâneas eritematoerosivas e formação de crostas, resultantes da passagem transplacentária de autoanticorpos da classe IgG maternos.[2,4,38,43]

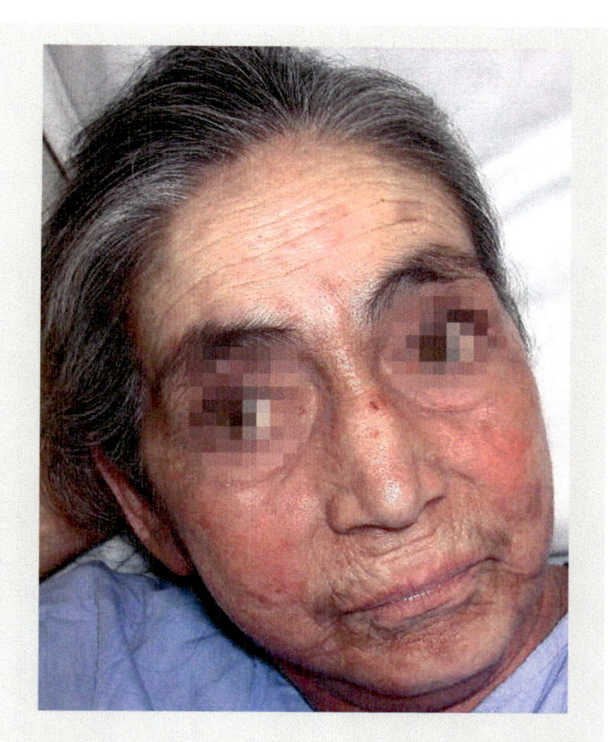

Figura 36.3. Pênfigo foliáceo endêmico (fogo selvagem): forma frustra. Placas eritematodescamativas e erosões na face (regiões malares).
Fonte: Acervo da autoria do capítulo.

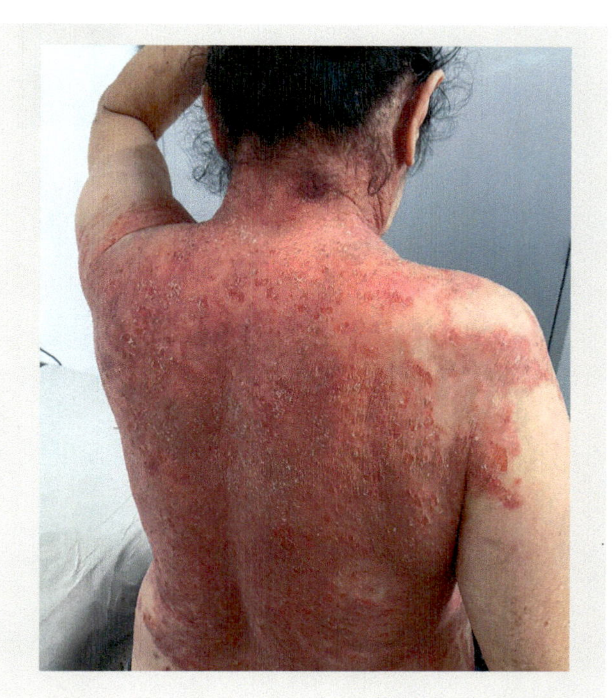

Figura 36.4. Pênfigo foliáceo endêmico (fogo selvagem): forma generalizada, invasivobolhosa. Lesões eritematodescamativas, erosões e crostas no tronco.
Fonte: Acervo da autoria do capítulo.

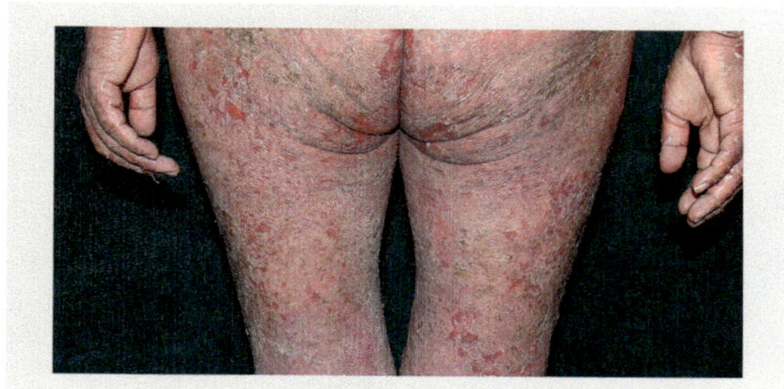

Figura 36.5. Pênfigo foliáceo endêmico (fogo selvagem): forma generalizada eritrodérmica.
Fonte: Acervo da autoria do capítulo.

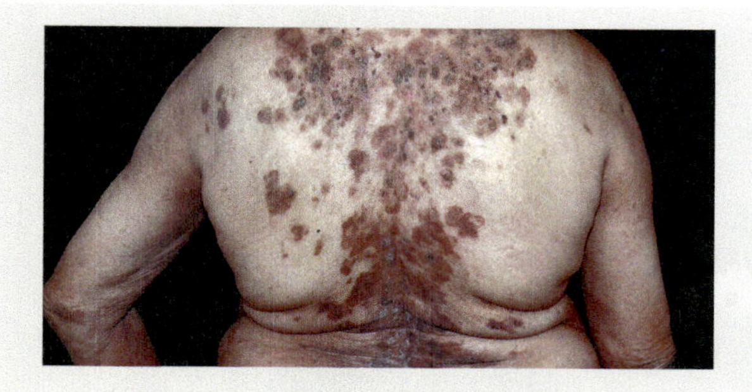

Figura 36.6. Pênfigo foliáceo endêmico (fogo selvagem): forma queratósica. Lesões papuloqueratóticas acastanhadas no dorso superior.
Fonte: Acervo da autoria do capítulo.

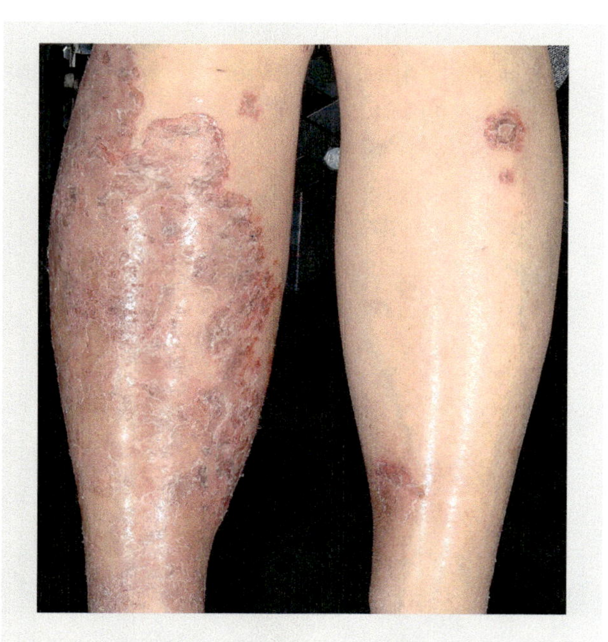

Figura 36.7. Pênfigo foliáceo endêmico (fogo selvagem): variante herpetiforme. Placa eritematoescamocrostosa, com bordas bem delimitadas, acompanhadas de prurido intenso.
Fonte: Acervo da autoria do capítulo.

O FS pode ser exacerbado por certas medicações do grupo tiol (penicilamina, inibidores da enzima de conversão da angiotensina, rifampicina e imiquimod.[2,4,38,43] Outras enfermidades autoimunes ou inflamatórias podem estar associadas ao FS como penfigoide bolhoso, miastenia *gravis*, lúpus eritematoso sistêmico, líquen plano e psoríase.[2,4,38,43,44]

Diagnóstico diferencial

O diagnóstico diferencial das formas localizadas se faz com a dermatite seborreica, impetigo bolhoso ou lúpus eritematoso cutâneo crônico. Nas formas generalizadas invasivobolhosas, o diferencial se faz com as dermatoses bolhosas autoimunes (pênfigo vulgar, penfigoide bolhoso), farmacodermias e com as formas eritrodérmicas, o diferencial inclui todas as causas de eritrodermia.[2,4,38,43]

Diagnóstico laboratorial

O diagnóstico de FS deve abranger as características clínicas e epidemiológicas (supracitadas), acrescidas dos dados laboratoriais. A investigação laboratorial deve incluir:[1,45]

- **Exame citológico (teste de Tzanck):** presença de células acantolíticas.
- **Histopatológico:** clivagem intramalpighiana alta, com presença de células acantolíticas (Figura 36.8).

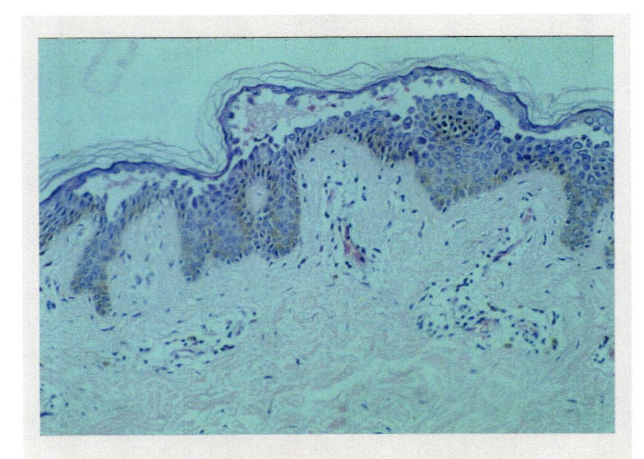

Figura 36.8. Fogo selvagem – histopatologia (HE): clivagem intramalpighiana alta, com presença de células acantolíticas (400×).
Fonte: Acervo da autoria do capítulo.

- **Imunofluorescência direta:** fluorescência intercelular intraepidérmica com anticorpos da classe igG e complemento (C3) de fragmento de pele perilesional (teste padrão-ouro para o diagnóstico de pênfigo) (Figura 36.9).

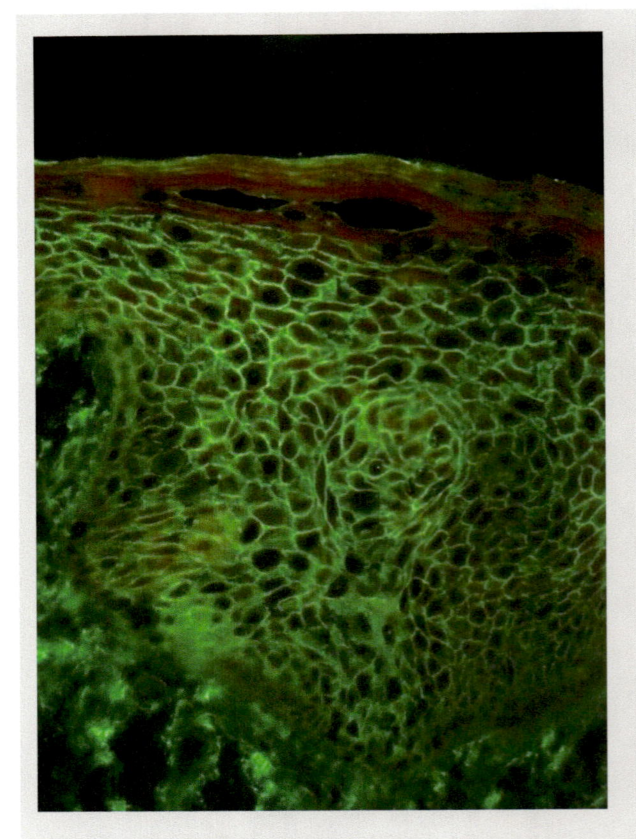

Figura 36.9. Fogo selvagem – imunofluorescência direta: fluorescência intercelular intraepidérmica com anticorpos da classe IgG (400×).
Fonte: Acervo da autoria do capítulo.

- **Imunofluorescência indireta:** fluorescência intercelular intraepidérmica com anticorpos da classe igG e complemento (C3) a partir de coleta do soro de doentes de FS.
- **ELISA:** detecção de autoanticorpos igG circulantes anti-Dsg 1 (alta sensibilidade e especificidade, acima de 90%).
- ***Imunoblotting* e imunoprecipitação:** não utilizados de rotina em virtude de seu alto custo e de sua difícil exequibilidade.

No pênfigo herpetiforme, o achado histopatológico pode revelar espongiose eosinofílica e rara acantólise.[46]

Tratamento

O tratamento do FS deve visar o rápido controle da doença, a fim de se minimizarem os efeitos colaterais dos imunossupressores. O tratamento do FS é similar ao do PF clássico, sendo a corticosteroideterapia sistêmica na dose de 0,5 a 1 mg/kg/dia, a depender da gravidade do quadro, a terapia inicial de escolha. O uso de imunomoduladores/imunossupressores sistêmicos como poupadores de corticosteroides é recomendado, sendo os mais indicados o micofenolato de mofetila (2 a 3 g/dia), a azatioprina (1 a 3 mg/kg/dia) ou o metotrexato (7,5 a 25 mg/semana), todos por via oral (VO). Ciclofosfamida (500 mg, por via endovenosa (EV) pode ser eventualmente adicionada, e a dapsona (100 mg/dia) consiste em eficaz tratamento para o FS que se apresenta como variante pênfigo herpetiforme.[42] Em casos refratários e graves, o rituximabe (anti-CD20) ou a imunoglobulina EV são recomendados.[2,4,38,43,47]

A mortalidade do FS na era pré-corticosteroideterapia sistêmica atingia 90% dos doentes. Hoje essa mortalidade oscila ao redor de 5% a 10%, muito em decorrência das complicações relacionadas ao FS ou ao tratamento imunossupressor, como sepse, erupção variceliforme de Kaposi e infecções fúngicas graves.[1,38,48]

Em conclusão, o FS é forma endêmica de pênfigo foliáceo que ocorre em certas regiões rurais, especialmente no Brasil, e que compartilha semelhanças clínicas e laboratoriais com o pênfigo foliáceo clássico. Apresenta características epidemiológicas distintas. Sua etiopatogenia compreende fatores imunes, ambientais e genéticos e representa modelo de doença autoimune com participação relevante de desencadeantes ambientais, possivelmente por mimetismo antigênico (Figura 36.10).

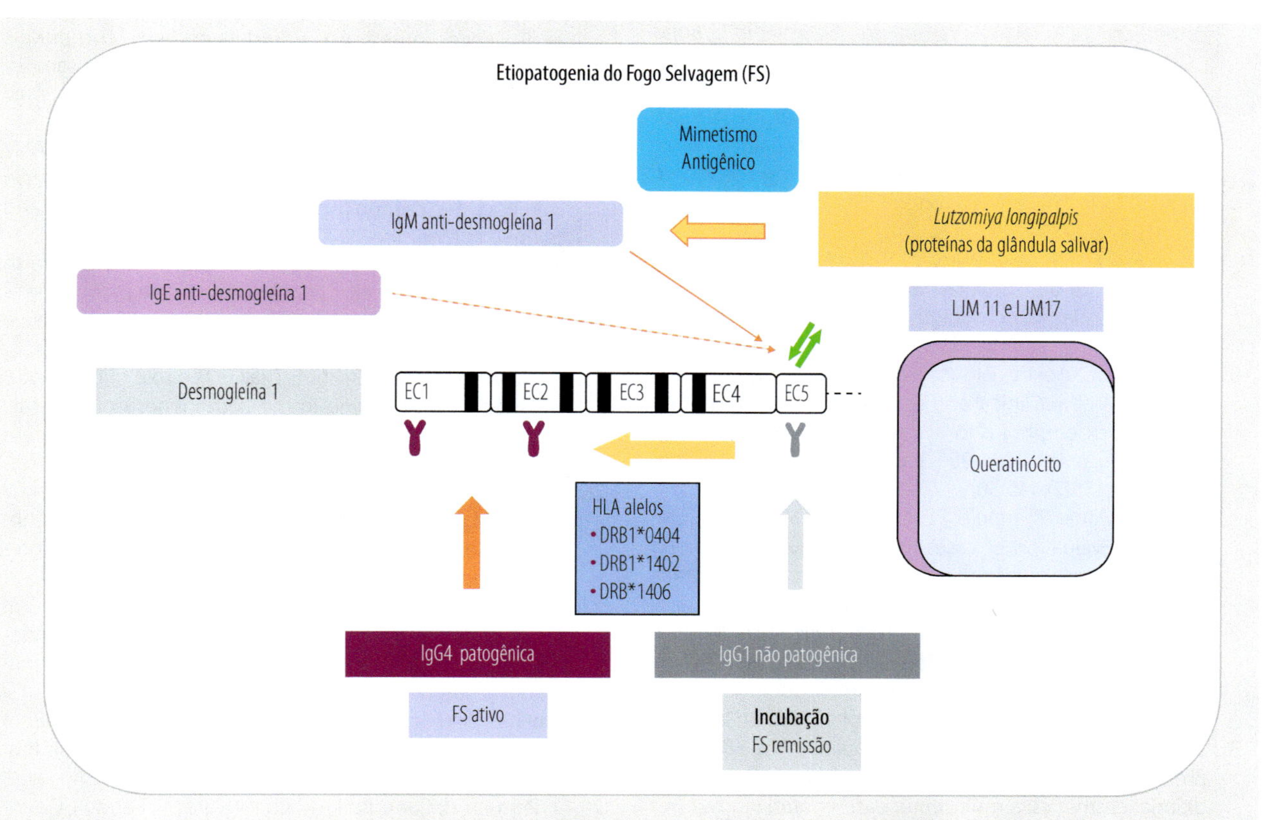

Figura 36.10. A etiopatogenia do fogo selvagem compreende fatores imunes, ambientais e genéticos. Indivíduos que habitam áreas endêmicas de FS, expostos a picadas de insetos hematófagos (*L. longipalpis*), iniciam resposta humoral antidesmogleína 1 (IgE, IgM e IgG1) não patogênica, que reconhece a porção extracelular 5 da desmogleína 1 pelo mimetismo antigênico. Nos indivíduos geneticamente predispostos, ocorrem *epitope spreading*, com transposição de subclasses de IgG, e reconhecimento de epítopos das porções extracelulares 1 e 2 por anticorpos patogênicos da subclasse IgG4, que geram perda de adesão celular e formação de bolha.
Fonte: Adaptada de Aoki V et al., 2015.

Referências bibliográficas

1. Aoki V, Rivitti EA, Diaz LA; Cooperative Group for Fogo Selvagem Research. Update on fogo selvagem, an endemic form of pemphigus foliaceus. Journal of Dermatology. 2015;42(1):18-26.
2. Hans Filho G, Aoki V, Bittner NRH, Bittner GC. Fogo selvagem: endemic pemphigus foliaceus. An Bras Dermatol. 2018;93(5):638-50.
3. Diaz LA, Sampaio SA, Rivitti EA, Martins CR, Cunha PR, Lombardi C et al. Endemic pemphigus foliaceus (fogo selvagem) – Part II: Current and historic epidemiologic studies. J Invest Dermatol. 1989;92(1):4-12.
4. Diaz LA, Sampaio SA, Rivitti EA, Martins CR, Cunha PR, Lombardi C et al. Endemic pemphigus foliaceus (fogo selvagem) – Part I: Clinical features and immunopathology. J Am Acad Dermatol. 1989;20(4):657-69.
5. Aoki V, Sousa JX, Diaz LA; Cooperative Group for Fogo Selvagem Research. Pathogenesis of endemic pemphigus foliaceus. Dermatol Clin. 2011;29(3):413-8.
6. Robledo MA, Prada S, Jaramillo D, Leon W. South American pemphigus foliaceus: study of an epidemic in El Bagre and Nechi, Colombia, 1982 to 1986. Br J Dermatol. 1988;118(6):737-44.
7. Ortega-Loayza AG, Ramos W, Gutierrez EL, Jimenez G, Rojas I, Galarza C. Endemic pemphigus foliaceus in the Peruvian Amazon. Clin Exp Dermatol. 2013;38(6):594-600.
8. Hans-Filho G, Santos V, Katayama JH, Aoki V, Rivitti EA, Sampaio SA et al.; Cooperative Group on Fogo Selvagem Research. An active focus of high prevalence of fogo selvagem on an Amerindian reservation in Brazil. J Invest Dermatol. 1996;107(1):68-75.
9. Empinotti JC, Diaz LA, Martins CR, Rivitti EA, Sampaio SA, Lombardi C et al.; Cooperative Group for Fogo Selvagem Research. Endemic pemphigus foliaceus in Western Paraná, Brazil (1976-1988). Br J Dermatol. 1990;123(4):431-7.
10. Empinotti JC, Aoki V, Filgueira A, Sampaio SAP, Rivitti EA, Sanches JA et al. Clinical and serological follow-up studies of endemic pemphigus foliaceus (fogo selvagem) in Western Paraná, Brazil (2001-2002). British Journal of Dermatology. 2006;155(2):446-50.
11. Pires CA, Viana VB, Araújo FC, Müller SF, Oliveira MS, Carneiro FR. Evaluation of cases of pemphigus vulgaris and pemphigus foliaceus from a reference service in Pará state, Brazil. An Bras Dermatol. 2014;89(4):556-61.
12. Bastuji-Garin S, Souissi R, Blum L, Turki H, Nouira R, Jomaa B et al. Comparative epidemiology of pemphigus in Tunisia and France: incidence of foliaceus pemphigus in young Tunisian women. Ann Dermatol Venereol. 1996;123(5):337-42.
13. Bastuji-Garin S, Turki H, Mokhtar I, Nouira R, Fazaa B, Jomaa B et al. Possible relation of Tunisian pemphigus with traditional cosmetics: a multicenter case-control study. Am J Epidemiol. 2002;155(3):249-56.
14. Beutner EH, Jordon RE. Demonstration of skin antibodies in sera of pemphigus vulgaris patients by indirect immunofluorescent staining. Proc Soc Exp Biol Med. 1964;117:505-10.
15. Beutner EH, Rhodes EL, Holborow EJ. Autoimmunity in chronic bullous skin diseases. immunofluorescent demonstration of three types of antibodies to skin in sera of patients with pemphigus, bullous pemphigoid and in other human sera. Clin Exp Immunol. 1967;2(2):141-51.
16. Beutner EH, Prigenzi LS, Hale W, Leme CA, Bier OG. Immunofluorescent studies of autoantibodies to intercellular areas of epithelia in Brazilian pemphigus foliaceus. Proc Soc Exp Biol Med. 1968;127(1):81-6.
17. Roscoe JT, Diaz L, Sampaio SA, Castro RM, Labib RS, Takahashi Y et al. Brazilian pemphigus foliaceus autoantibodies are pathogenic to BALB/c mice by passive transfer. Journal of Investigative Dermatology. 1985;85(6):538-41.
18. Rock B, Martins CR, Theofilopoulos AN, Balderas RS, Anhalt GJ, Labib RS et al. The pathogenic effect of IgG4 autoantibodies in endemic pemphigus foliaceus (fogo selvagem). N Engl J Med. 1989;320(22):1463-9.
19. Stanley JR, Klaus-Kovtun V, Sampaio SA. Antigenic specificity of fogo selvagem autoantibodies is similar to North American pemphigus foliaceus and distinct from pemphigus vulgaris autoantibodies. J Invest Dermatol. 1986;87(2):197-201.
20. Aoki V, Olaguealcala M, Taylor A, Diaz LA. Serologic profile of familial fogo selvagem. Journal of Investigative Dermatology. 1993;100(4):533.
21. Buxton RS, Magee AI. Structure and interactions of desmosomal and other cadherins. Semin Cell Biol. 1992; 3(3):157-67.
22. Culton DA, Qian Y, Li N, Rubenstein D, Aoki V, Hans G et al. Advances in pemphigus and its endemic pemphigus foliaceus (fogo selvagem) phenotype: a paradigm of human autoimmunity. Journal of Autoimmunity. 2008; 31(4):311-24.
23. Warren SJP, Lin MS, Giudice GJ, Hoffmann RG, Hans G, Aoki V et al. The prevalence of antibodies against desmoglein 1 in endemic pemphigus foliaceus in Brazil. New England Journal of Medicine. 2000;343(1):23-30.
24. Warren SJP, Arteaga LA, Rivitti EA, Aoki V, Hans G, Qaqish BF et al. The role of subclass switching in the pathogenesis of endemic pemphigus foliaceus. Journal of Investigative Dermatology. 2003;120(1):104.
25. Li N, Aoki V, Hans G, Rivitti E, Diaz L. The role of intramolecular epitope spreading in the pathogenesis of endemic pemphigus foliaceus (fogo selvagem). Journal of Experimental Medicine. 2003;197(11):1501-10.
26. Diaz LA, Prisayanh P, Dasher D, Li N, Evangelista F, Aoki V et al. IgM anti-desmoglein 1 autoantibodies are the distinguishable immunological markers of fogo selvagem. Journal of Investigative Dermatology. 2007;127:S12.
27. Qian Y, Prisavanh P, Andraca E, Qaqish BF, Aoki V, Hans G et al. IgE and IgG4 anti-desmoglein 1 autoantibodies in endemic pemphigus foliaceus. Journal of Investigative Dermatology. 2008;128:S16.
28. Aoki V. Historical profile of the immunopathogenesis of endemic pemphigus foliaceus (fogo selvagem). Anais Brasileiros de Dermatologia. 2005;80(3):287-92.
29. Friedman H, Campbell I, Rocha-Alvarez R, Ferrari I, Coimbra CE, Moraes JR et al. Endemic pemphigus foliaceus (fogo selvagem) in native Americans from Brazil. Journal of the American Academy of Dermatology. 1995; 32(6):949-56.
30. Lombardi C, Borges PC, Chaul A, Sampaio SA, Rivitti EA, Friedman H et al.; Cooperative Group on Fogo Selvagem Research. Environmental risk factors in endemic pemphigus foliaceus (fogo selvagem). J Invest Dermatol. 1992; 98(6):847-50.

31. Eaton DP, Diaz LA, Hans G, Santos V, Aoki V, Friedman H et al. Comparison of black fly species (Diptera: Simuliidae) on an Amerindian reservation with a high prevalence of fogo selvagem to neighboring disease-free sites in the state of Mato Grosso do Sul, Brazil. Journal of Medical Entomology. 1998;35(2):120-31.
32. Aoki V, Millikan RC, Rivitti EA, Hans Filho G, Eaton DP, Warren SJ et al. Environmental risk factors in endemic pemphigus foliaceus (fogo selvagem). J Investig Dermatol Symp Proc. 2004;9(1):34-40.
33. Diaz LA, Arteaga LA, Hilario-Vargas J, Valenzuela JG, Li N, Warren S et al. Anti-desmoglein-1 antibodies in onchocerciasis, leishmaniasis and Chagas disease suggest a possible etiological link to fogo selvagem. Journal of Investigative Dermatology. 2004;123(6):1045-51.
34. Qian Y, Jeong JS, Maldonado M, Evangelista F, Qaqish BF, Aoki V et al. Anti-desmoglein 1 autoantibodies from fogo selvagem recognize LJM11, a member of the "yellow" family of salivary proteins from Lutzomyia longipalpis. Journal of Investigative Dermatology. 2012;132:S9.
35. Diaz LA, Prisayanh P, Qaqish B, Temple BR, Aoki V, Hans Filho G et al. A Lutzomyia longipalpis salivary protein induces cross-reactive antibodies to pemphigus autoantigen desmoglein 1. J Invest Dermatol. 2020;140(12):2332-42.e10.
36. Moraes ME, Fernandez-Vina M, Lazaro A, Diaz LA, Hans Filho G, Friedman H et al. An epitope in the third hypervariable region of the DRB1 gene is involved in the susceptibility to endemic pemphigus foliaceus (fogo selvagem) in three different Brazilian populations. Tissue Antigens. 1997;49(1):35-40.
37. Salviano-Silva A, Petzl-Erler ML, Boldt ABW. CD59 polymorphisms are associated with gene expression and different sexual susceptibility to pemphigus foliaceus. Autoimmunity. 2017;50(6):377-85.
38. James KA, Culton DA, Diaz LA. Diagnosis and clinical features of pemphigus foliaceus. Dermatol Clin. 2011;29(3):405-12.
39. Miyamoto D, Otani CSV, Fukumori LMI, Pereira NV, Sotto MN, Maruta CW et al. Increased vascular endothelial growth factor expression in erythrodermic pemphigus foliaceus patients. Journal of the American Academy of Dermatology. 2016;74(5):AB146-AB.
40. Reis VM, Toledo RP, Lopez A, Diaz LA, Martins JE. UVB-induced acantholysis in endemic Pemphigus foliaceus (fogo selvagem) and Pemphigus vulgaris. J Am Acad Dermatol. 2000;42(4):571-6.
41. Santi CG, Maruta CW, Aoki V, Sotto MN, Rivitti EA, Diaz LA. Pemphigus herpetiformis is a rare clinical expression of nonendemic pemphigus foliaceus, fogo selvagem and pemphigus vulgaris. Journal of the American Academy of Dermatology. 1996;34(1):40-6.
42. Morais KL, Miyamoto D, Orfali RL, Maruta CW, Santi CG, Sotto MN et al. Increased expression of in situ IL-31RA and circulating CXCL8 and CCL2 in pemphigus herpetiformis suggests participation of the IL-31 family in the pathogenesis of the disease. J Eur Acad Dermatol Venereol. 2020;34(12):2890-7.
43. Rocha-Alvarez R, Friedman H, Campbell IT, Souza-Aguiar L, Martins-Castro R, Diaz LA. Pregnant women with endemic pemphigus foliaceus (fogo selvagem) give birth to disease-free babies. J Invest Dermatol. 1992;99(1):78-82.
44. Squiquera HL, Diaz LA, Sampaio SA, Rivitti EA, Martins CR, Cunha PR et al. Serologic abnormalities in patients with endemic pemphigus foliaceus (fogo selvagem), their relatives, and normal donors from endemic and non-endemic areas of Brazil. J Invest Dermatol. 1988; 91(2):189-91.
45. Aoki V, Fukumori LMI, Freitas EL, Sousa JX, Perigo AM, Oliveira ZNP. Direct and indirect immunofluorescence. Anais Brasileiros de Dermatologia. 2010;85(4):490-9.
46. Morais KL, Miyamoto D, Maruta CW, Aoki V. Diagnostic approach of eosinophilic spongiosis. An Bras Dermatol. 2019;94(6):724-8.
47. Porro AM, Hans Filho G, Santi CG. Consensus on the treatment of autoimmune bullous dermatoses: pemphigus vulgaris and pemphigus foliaceus – Brazilian Society of Dermatology. An Bras Dermatol. 2019;94(2 Suppl 1): 20-32.
48. Almeida JN, Oliveira RB, Duarte A, Motta AL, Rossi F, Figueiredo DSY et al. Trichosporon inkin as an emergent pathogen in patients with severe pemphigus. Jama Dermatology. 2015;151(6):642-5.

Capítulo 37

Estomatologia nas Dermatoses Infecciosas e Tropicais

Francisca Regina de Oliveira Carneiro

Introdução

A pele e a mucosa da região orofacial são frequentemente comprometidas por uma série de infecções de diversas etiologias. Essas manifestações, quer sejam locais, quer sejam consequentes a uma infecção generalizada, podem gerar desconfortos e sofrimentos significativos. O exame da cavidade oral deve, sempre que possível, ser realizado em busca do reconhecimento dessas lesões para os corretos diagnóstico e tratamento. Neste capítulo, serão discutidas as principais manifestações da mucosa oral desencadeadas por agentes infecciosos.

Infecções virais

Herpesvírus humano

Neste grupo, estão os principais agentes virais responsáveis por lesões na mucosa oral.

Herpes simples (herpesvírus humano tipos 1 e 2)

Classicamente, é referido que o tipo 1 provoca infecções acima da cintura, incluindo regiões facial e oral, e o tipo 2 é responsável pelas infecções abaixo da cintura, comprometendo, de modo preferencial, as regiões genital e anal. Atualmente, em função de práticas sexuais, ambos têm sido isolados em lesões orais e periorais. O herpes simples é caracterizado por quadros primário e recorrentes.

- **Gengivoestomatite herpética:** representa a primoinfecção por esse vírus na região oral. Ocorre predominantemente em crianças e adultos jovens, com pico de incidência entre 6 meses e 5 anos de idade, e um segundo no início da segunda década de vida. Clinicamente, a maioria dos pacientes apresenta quadro prodrômico de prurido, sensação de ardor ou "queimação ou "formigamento" na mucosa em geral, de duração de um dia ou um pouco mais, que pode ser acompanhada de sintomas sistêmicos como febre, mal-estar, cefaleia e linfoadenopatia. Podem ocorrer casos subclínicos que, muitas vezes, são diagnosticados como faringite ou infecções do trato respiratório. Cerca de 24 a 48 horas após, surgem vesículas e bolhas agrupadas de conteúdo claro a levemente amarelado, extremamente dolorosas, que rapidamente rompem, deixando áreas exulceradas eritematosas. A localizações mais frequentes são lábios, região perioral, com menor frequência em língua, palato, mucosa bucal e gengiva, onde podem provocar um quadro de gengivite marginal, que pode evoluir com sangramento.
- **Recorrente:** o vírus pode permanecer latente na área do nervo do trigêmeo e a reativação causa recorrência do quadro clínico por vários fatores desencadeantes descritos como exposição ao sol e ao frio, estresse, imunossupressão, tratamentos dentários e traumas no local. A manifestação mais frequente é o surgimento das vesículas em lábios, podendo também surgir em palato e gengiva ou ainda o quadro ser generalizado como em pacientes imunodeprimidos (Figura 37.1).

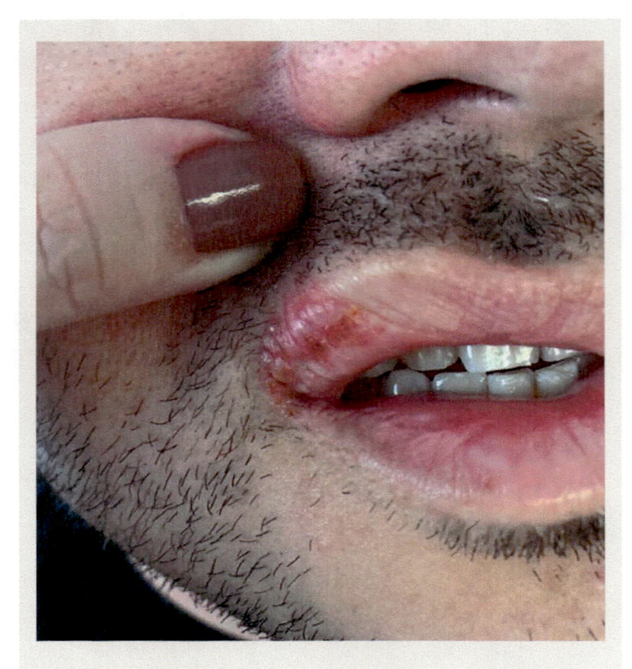

Figura 37.1. Lesões vesiculosas em lábio por herpes simples recorrente.
Fonte: Acervo da autoria do capítulo.

Varicela-zóster vírus

- **Varicela:** caracterizada como a infecção primária por esse vírus. Nesta fase, a mucosa pode ser comprometida com o surgimento de vesículas ou exulcerações muito semelhante às do herpes simples, localizadas preferencialmente no palato, úvula e pilar das fauces.
- **Herpes-zóster:** representa a reativação do vírus. Quando o local de latência do vírus é o gânglio geniculato, os nervos faciais podem ser afetados e as lesões surgem unilateralmente ao longo da face, ouvido externo e mucosa oral. O comprometimento dos ramos oftálmico, mandibular ou maxilar do nervo trigêmeo pode resultar em lesões vesiculosas e exulcerações intraorais extremamente dolorosas.

Epstein Barr

- **Mononucleose:** podem ser observadas petéquias na junção do palato mole e duro, especialmente entre os 5º e 17º dias de doença.
- **Leucoplasia oral pilosa:** trata-se de uma doença benigna da mucosa oral observada em imunossuprimidos e que está associada ao EBV. Foi inicialmente descrita associada ao HIV, porém já foi observada em portadores de pênfigo vulgar, penfigoide bolhoso, mieloma múltiplo, leucemia, doença de Behçet, transplantados e em pacientes oncológicos em uso de quimioterapia. Em pacientes HIV-positivos, ocorre com taxas de prevalência variando entre 20% e 50%, sendo mais frequentes quando a carga viral está elevada e ocorre a diminuição da contagem de CD4. Nesses pacientes, é considerado um indicador de progressão da doença. Clinicamente, apresenta-se como placas com dobras verticais irregulares e cristas, resultando em uma aparência ondulada, de coloração variando entre o branco e o cinza, firmemente aderidas à mucosa, dispostas uni ou bilateralmente na face lateral ou dorsolateral da língua, podendo, menos frequentemente, estar localizadas na mucosa bucal, assoalho da boca, palato mole e mucosa gengival e orofaríngea. A leucoplasia oral pilosa é, geralmente, assintomática, porém alguns pacientes queixam-se de dor no local, sensação de queimação e alteração do paladar.

Citomegalovírus

A manifestações mais comuns são ulcerações únicas ou múltiplas, persistentes, dolorosas ou não, que se localizam principalmente no palato duro e mole. Pode também cursar com infecções das glândulas salivares, com ou sem alteração da saliva. Mais raramente, ocorrem hiperplasia da mucosa oral, estomatite aftosa recorrente.

Cocksackievirus

A mucosa oral pode ser comprometida em caso de herpangina e na doença mão-pé-boca.

- **Herpangina:** ocorre em crianças pequenas ou em adultos jovens. O quadro clínico é de febre, cefaleia, dor de garganta ou dor à deglutição, com úlceras de bordas eritematosas, múltiplas, dolorosas precedidas por vesículas localizadas no palato mole, tonsilas papilares e faringe. Pode cursar com lesões semelhantes nos pés, mãos e nádegas.
- **Doença mão-pé-boca:** pacientes apresentam febre baixa, exantema macular eritematoso nas mãos e pés que pode disseminar. Na mucosa oral, surgem vesículas e, posteriormente, ulcerações sem localização oral predominante (Figura 37.2).

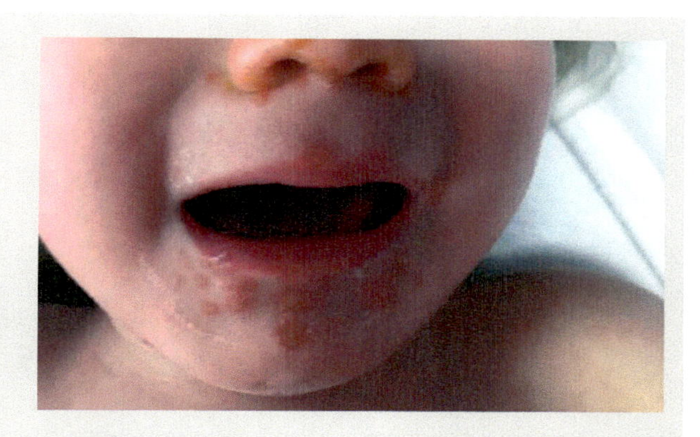

Figura 37.2. Vesículas e ulcerações da doença mão-pé-boca.
Fonte: Acervo da autoria do capítulo.

Papilomavírus humano (HPV)

As lesões mucosainduzidas pela infecção pelo HPV incluem na mucosa oral:

- **Verruga vulgar:** principalmente associada aos tipos 2 e 4, o seu surgimento nesta região é bastante associado à autoinoculação, sobretudo em crianças a partir de lesões em dedos das mãos. Os locais mais comuns são os lábios e o palato, e o aspecto clínico não difere das lesões cutâneas (Figura 37.3).

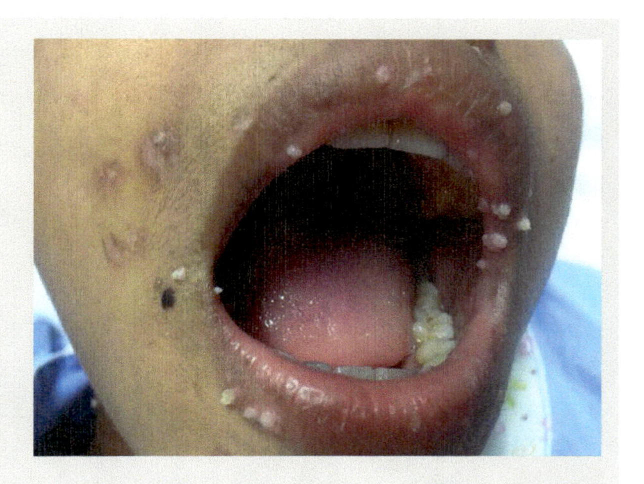

Figura 37.3. Verrugas vulgares ao redor da boca.
Fonte: Acervo da autoria do capítulo.

- **Papiloma escamoso:** ocorre em crianças e adultos, sendo considerada a lesão epitelial benigna mais comum de localização oral. Clinicamente, são lesões exofíticas descritas como "projeções de dedos" ou em aspecto de couve-flor, usualmente pendunculadas, com cores variando entre o branco e o rosa claro/vermelho, solitárias, que, em geral, não ultrapassam 5 mm, localizadas preferencialmente no palato e na língua, muito embora possam ocorrer em qualquer localização na região oral.
- **Condiloma acuminado:** lesões incomuns nesta região, ocorrendo predominantemente em adultos, em especial nas terceira e quarta décadas de vida, e relacionadas com a transmissão sexual. A clínica é de vegetações condilomatosas únicas ou múltiplas que podem coalescer, formando lesões maiores, podendo ser sésseis ou pedunculadas, de coloração brancas ou rosadas, localizadas principalmente na língua e no lábio superior.
- **Doença de Heck:** também denominada "hiperplasia epitelial multifocal", descritas principalmente em indígenas, com alguns casos relatados em pacientes com aids e em idosos. São descritas duas formas da doença:
  - **Papulonodular:** a forma mais comum, com lesões planas da mesma coloração da mucosa, que tendem a ocorrer na região bucal e labial.
  - **Papilomatosa:** lesões vegetantes esbranquiçadas que surgem mais frequentemente na mucosa mastigatória.

Em ambas as formas, as lesões variam entre 1 mm a 1 cm e frequentemente coalescem.

HIV

As manifestações orais são relacionadas a complicações da imunossupressão, sendo descritas infecções pelo HSV, HPV, leuoplasia oral pilosa, entre outras. Em geral, nestes pacientes, o quadro é mais prolongado com lesões mais exuberantes e graves, além de refratárias ao tratamento. Eritema oral e ulcerações inespecíficas podem ocorrer em cerca de 30% dos pacientes durante a síndrome de soroconversão aguda após a transmissão do HIV.

Sars-CoV-2

As principais manifestações orais estão relacionadas a despapilação da língua, xerostomia, lesões aftosas, infecções recorrentes por herpesvírus, úlceras, gengivite necrotizante, lesões associadas à cândida, lesões do tipo eritema multiforme e infecções das glândulas salivares. Surgem, em geral, concomitantemente à alteração de paladar ou do olfato, sendo mais severas em pacientes idosos e tendem à resolução quando da cura da covid-19.

Infecções bacterianas

Hanseníase

O comprometimento da cavidade oral surge, em geral, após o envolvimento da mucosa nasal, sendo lento e insidioso e pode ocorrer em todas as formas clínicas da doença, principalmente na virchowiana, e exceto na indeterminada. Toda a região bucal pode ser comprometida, sendo mais frequente na gengiva pré-maxilar, palato duro e mole, úvula e dorso da língua, consideradas zonas de baixa temperatura. Podem ser observados enantema, nódulos, macroqueilia, microstomia, glossite, perda de papilas, língua fissurada, ulcerações e até perfuração do palato. Como alterações dentárias, são descritas periodontite, periodontoclasia, pulpite específica e granulomas periapicais.

Tuberculose

De modo geral, o comprometimento da mucosa oral por essa doença é bastante incomum. A forma oral primária é considerada rara, sendo representada por úlcera única dolorosa, acompanhada de linfadenopatia regional. Lesões secundárias a formas pulmonares podem ocorrer sob a forma de úlceras irregulares, com fundo recoberto por exsudato inflamatório, base endurecida, localizadas na língua, palato, mucosa bucal, gengiva, lábios, tonsilas, úvula e glândulas salivares.

Actinomicose

Os bacilos gram+ das espécies Actinomyces são comumente isolados como comensais na orofaringe humana, criptas tonsilares, fendas gengivais, tecido periodontal e placa e cáries dentárias. A actinomicose orofacial ou cervicofacial, causada sobretudo pelo *A. israelii*, pode ocasionar o surgimento de lesões comumente localizadas na região submandibular e raramente o antro maxilar, a língua, as glândulas salivares e as bochechas. A lesão caracteristicamente é um nódulo endurecido com múltiplas fístulas, que drenam secreção com grânulos visíveis amarelados, que, por sua vez, podem cursar com febre e dor e evoluir com fibrose.

Sífilis

Lesões orais podem ser observadas em todas as fases da doença sifilítica.

- **Primária:** a maioria das lesões extragenitais ocorre principalmente na mucosa oral, sobretudo nos lábios, na língua, na gengiva e no palato mole. A lesão labial é responsável por 60% das lesões orais, sendo mais frequente no lábio superior em homens e, no inferior, em mulheres. O cancro duro ou protosifiloma, caracteristicamente, é uma lesão ulcerada, plana, de fundo eritematoso e base endurecida com tamanhos variando entre 0,3 e 3 cm, em geral única. Ao contrário das lesões genitais, as lesões orais são usualmente dolorosas muito em decorrência de infecções secundárias bacterianas. São acompanhadas de linfadenopatia regional, em especial nas regiões cervical, submentoniana e submaxilares. O quadro permanece por 2 a 8 semanas e desaparece espontaneamente.
- **Secundária:** nesta fase, as lesões orais clássicas são placas mucosas discretamente elevadas, brilhantes, recobertas por uma membrana branco-acinzentadas de fácil remoção, únicas ou múltiplas, localizadas preferencialmente na amígdala, na língua, no palato mole, na gengiva e na mucosa bucal. Estas lesões também desaparecem em 2 a 6 semanas (Figura 37.4).

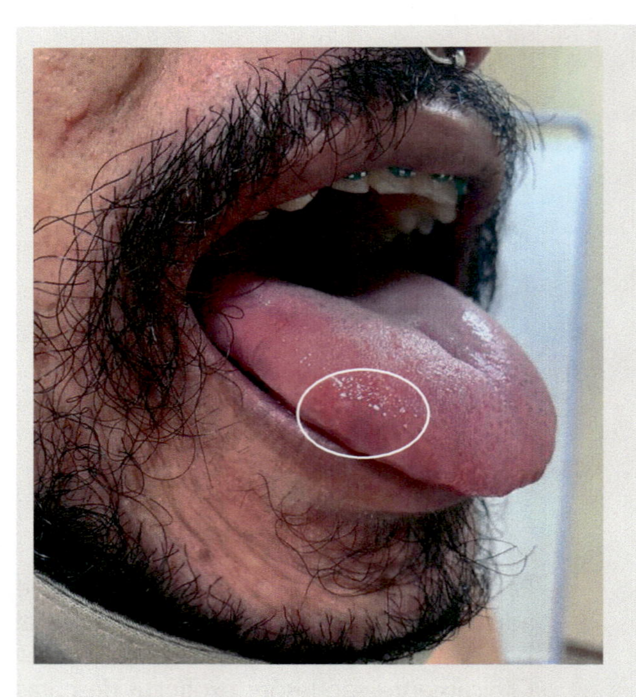

Figura 37.4. Placa mucosa da sífilis secundária na borda da língua.
Fonte: Acervo da autoria do capítulo.

- **Terciária:** o quadro se inicia com áreas pálidas, que evoluem rapidamente para úlceras assintomáticas, que progridem com zonas de necrose e que podem ser observadas sobretudo no palato mole, sendo menos frequentemente observadas nos lábios, na língua e no palato duro. A lesões podem evoluir com perfuração da cavidade nasal. São descritas também glossite atrófica/intersticial, atrofia das papilas da língua, leucoplasia e alterações de glândulas salivares.
- **Congênita:** podem ser observadas glossite atrófica, abóbada palatina alta e estreita, cicatrizes radiais (rágades) dos lábios, além de alterações dentárias como os dentes de Hutchison.

Infecções fúngicas

Candidíase

É a infecção fúngica mais comum na mucosa oral, podendo se manifestar de várias formas:

- **Pseudomembranosa:** considerada a apresentação clássica da candidíase oral. Pode ser observada em neonatos, imunossuprimidos, podendo também estar associada a inalação de esteroides, uso de enxaguantes, géis ou pomada orais. Xerostomia e quadros hipofuncionais das glândulas salivares também são descritos como fatores causais. Clinicamente, são placas esbranquiçadas, de fácil remoção, localizadas sobretudo em lábios, mucosa bucal, língua, palato duro e mole, tecido periodontal e orofaringe (Figura 37.5).

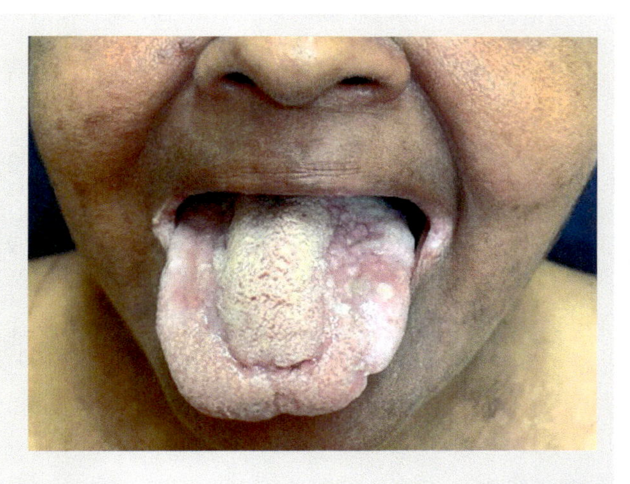

Figura 37.5. Placa esbranquiçada na língua por candidíase.
Fonte: Acervo da autoria do capítulo.

- **Candidíase atrófica aguda:** associada ao uso de antibióticos, caracteriza-se pela presença de lesões eritematosas na mucosa oral localizadas ou disseminadas, acompanhadas da sensação de "queimação", com aumento da sensibilidade a determinados alimentos, localizadas principalmente na língua, que pode também apresentar-se sem papilas.
- **Candidíase atrófica crônica:** ocorre em pacientes que fazem uso de dentaduras, em especial aqueles que as utilizam 24 horas por dia. Podem ocasionalmente ocorrer em portadores de aparelhos ortodônticos. A má higiene oral é o fator desencadeante. O aspecto clínico é de áreas eritematoedematosas nas regiões em contato com a dentadura, usualmente assintomáticas, podendo cursar com discreta sensibilidade ou ardor. Pode ser localizada, difusa ou estar associada com a hiperplasia papilar inflamatória.
- **Candidíase crônica hiperplásica:** caraterizada pela presença de lesões brancas translúcidas que não são removíveis, tem sua ocorrência associada ao tabaco e é observada, em geral, na porção lateral da língua e na mucosa bucal.
- **Glossite romboidal mediana:** também denominada "atrofia papilar central", é uma variante da candidíase eritematosa, apresentando-se como lesões eritematosas, bem delimitadas, com áreas de atrofia papilar elípticas ou romboidais, localizadas no dorso da porção posterior da língua, podendo também afetar o palato.
- **Queilite angular:** além dos fatores predisponentes da candidíase, colaboram para o aparecimento dessa forma clínica a diminuição na dimensão vertical e aumentos na flacidez dérmica em decorrência de envelhecimento, longos procedimentos odontológicos que requerem grande abertura, especialmente aqueles com retração da bochecha, deficiências de ferro ou de vitamina B e dietas ricas em carboidratos. O quadro pode ser assintomático ou estar associado a sensibilidade, eritema, secura e fissura nas comissuras labiais. Pode estar associado ou não à candidíase intraoral (Figura 37.6).

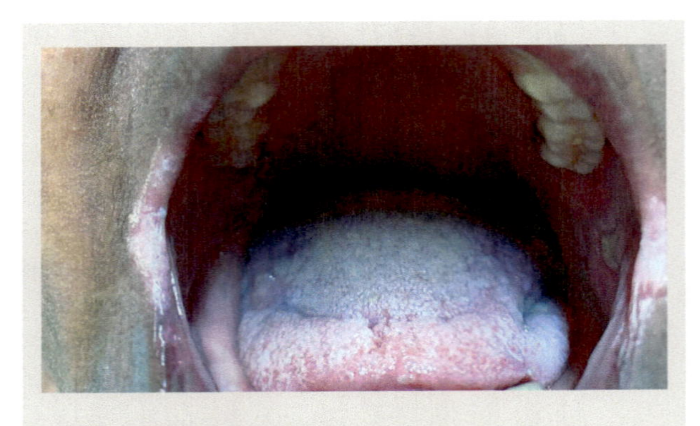

Figura 37.6. Queilite angular.
Fonte: Acervo da autoria do capítulo.

- **Eritema linear gengival:** caracterizada pela presença de faixa eritematosa localizada ou generalizada, que se estende ao longo das margens da gengiva, entre as papilas gengivais.

Histoplasmose

As manifestações orais são raras e, em geral, associadas à doença sistêmica disseminada. As lesões podem ser pápulas, úlceras, nódulos, vegetações ou placas localizadas na língua, palato duro e mole, mucosa bucal, lábios e gengiva, que podem ser acompanhadas de dor de garganta, rouquidão e disfagia.

Criptococose

As lesões podem ser primárias ou secundárias a quadros sistêmicos e podem apresentar-se como lesões ulceradas, vegetantes ou granulomatosas sem localização preferencial.

Paracoccidioidomicose

A mucosa oral é comprometida pela disseminação hematogênica a partir do foco primário pulmonar. A lesão característica é a estomatite moriforme, caracterizada pela presença de lesões exulceradas de fundo recoberto por múltiplas granulações finas e de coloração vermelha, que ocorrem predominantemente nas regiões labiais, gengiva, língua e palato, podendo ser acompanhadas de dor, sangramento e sialorreia, disfonia e afonia quando a laringe e as cordas vocais são comprometidas.

Referências bibliográficas

1. Bandara HMHN, Samaranayake LP. Viral, bacterial and fungal infections of the oral mucosa: types, incidence, predisposing factors, diagnostic algorithms and management. Periodontology. 2000;80(1):148-76.
2. Telles DR, Karki N, Marshall MW. Oral fungal infections. Dental Clinics of North America. 2017;61(2):319-49.
3. Santosh AB, Muddana K, Bakki SR. Fungal infections of oral cavity: diagnosis, management and association with Covid-19. SN Compr Clin Med. 2021 Mar 27;1-12.
4. Al-Khatib A. Oral manifestations in Covid-19 patients. Oral Dis. 2021 Apr;27(Suppl 3):779-80 [Epub 2020 Jul 7]. doi: 10.1111/odi.13477.
5. Gisondi P et al. Cutaneous manifestations of SARS-CoV-2 infection: a clinical update. J Eur Acad Dermatol Venereol. 2020 Nov;34(11):2499-504 [Epub 2020 Jul 20]. doi: 10.1111/jdv.16774.
6. Bukhari AF, Farag AM, Treister NS. Chronic oral lesions. Dermatol Clin. 2020 Oct;38(4):451-66 [Epub 2020 Aug 11]. doi: 10.1016/j.det.2020.05.006.
7. Streight KL, Paranal RM, Musher DM. The oral manifestations of syphilitic disease: a case report. Med Case Rep. 2019 Jul 26;13(1):227.
8. Santos JA, Normando AGC, Silva RLC, Paula RM, Cembranel AC, Santos-Silva AR et al. Oral mucosal lesions in a Covid-19 patient: new signs or secondary manifestations? Int J Infect Dis. 2020 Aug;97:326-8.
9. Araújo JF, Oliveira AEF, Carvalho HLCC, Roma FRVO, Lopes FF. Most common oral manifestations in pediatric patients HIV positive and the effect of highly active antiretroviral therapy. Cien Saúde Colet. 2018 Jan;23(1):115-22.
10. Indrastiti RK, Wardhany II, Soegyanto AI. Oral manifestations of HIV: can they be an indicator of disease severity? A systematic review. Oral Dis. 2020 Sep;26(Suppl 1):133-6.
11. Brandão TB et al. Oral lesions in patients with SARS-CoV-2 infection: could the oral cavity be a target organ? Oral Surg Oral Med Oral Pathol Oral Radiol. 2021 Feb;131(2):e45-51.
12. Droxd B et al. Cutaneous cytomegalovirus manifestations, diagnosis and treatment: a review. Dermatol Online J. 2019 Jan 15;25(1):13030/qt84f936cp.
13. Andrade RS et al. Oral findings in secondary syphilis. Med Oral Patol Oral Cir Bucal. 2018 Mar 1;23(2):e138-43.
14. Rout P et al. Prevalence of oral lesions in tuberculosis: a cross sectional study. J Family Med Prim Care. 2019 Dec 10;8(12):3821-5.
15. El-Howati A, Tappuni A. Systematic review of the changing pattern of the oral manifestations of HIV. J Investig Clin Dent. 2018 Nov;9(4):e1235.
16. Bruce AJ, Rogers RS. Oral manifestations of sexually transmitted diseases. Clinics in Dermatology. 2004 22(6):520-7.
17. Betz SJ. HPV-related papillary lesions of the oral mucosa: a review. Head and Neck Pathology. 2019 Mar;13(1):80-90.

Capítulo 38

Dermatologia Tropical e Meio Ambiente

Vidal Haddad Junior
Adriana Lúcia Mendes
Carolina Chrusciak Talhari Cortez
Hélio Amante Miot

Introdução

A urbanização, a poluição e a modificação das paisagens naturais são características da sociedade moderna, cujo impacto na biodiversidade e mudança das relações humanas com o meio são determinantes ambientais que afetam a relação saúde-doença. A pele é um órgão de intensa interface com o meio ambiente e, portanto, padrões de prevalência das dermatoses podem refletir mudanças ambientais. Neste texto, são abordados os aspectos relacionados a desflorestamento, queimadas, urbanização, agricultura de escala, pecuária extensiva, poluição e modificações climáticas quanto à sua influência na epidemiologia das doenças cutâneas. É importante que os dermatologistas estejam atentos à sua responsabilidade social no sentido de promover práticas sustentáveis na sua comunidade, além de identificar os impactos dos desequilíbrios ambientais em diferentes dermatoses, o que é fundamental na prevenção e tratamento destas enfermidades.

O meio ambiente sempre determinou a evolução da espécie humana, sobretudo a partir das migrações para fora da África, em que as alterações do clima, de relevo e vegetação impuseram pressões adaptativas e resultaram em grande parte da diversidade da espécie.[1,2] A explicação mais aceita para a diferenciação das tonalidades da cor da pele decorre da síntese cutânea de vitamina D pelo raio ultravioleta B (UVB) e a fotólise do folato pelo raio ultravioleta A (UVA), selecionando peles mais claras nas regiões de altas latitudes.[3-6] Entretanto, essa variabilidade genotípica implicou diversos fenótipos com diferentes respostas fisiológicas, propensões a doenças, respostas imunológicas, metabólicas e terapêuticas.[7-16]

Quando o *Homo sapiens* adquiriu o domínio da agricultura e a domesticação de animais, fixou-se, estabelecendo os primeiros núcleos populacionais. Com isso, houve ganho de longevidade e de proteção contra agravos naturais e a possibilidade de expansão territorial,[17] porém exigiu maior exploração dos recursos naturais e modificação do ambiente local.

O desenvolvimento industrial e as mudanças nos meios de produção estimularam a migração para áreas urbanas, urbanização e explosões demográficas. Esses fatores causaram grande impacto ambiental, resultando em poluição do ar, do solo e das águas, além do uso não sustentável dos recursos naturais.[18-20] Do ponto de vista laboral, as várias formas de trabalho precipitaram as doenças ocupacionais e o transporte globalizado disseminou doenças infecciosas como sífilis e aids, além de favorecer pandemias como a peste negra, a gripe espanhola e a covid-19.[21-27]

A evolução da humanidade no campo econômico e social reforça sua relação bilateral com o meio ambiente e determina condições específicas de saúde. Neste contexto, a pele, que tem um elevado grau de interação com o meio ambiente, sofre os impactos das mudanças ambientais, fazendo da dermatologia uma das especialidades que mais estudam as consequências da atuação do homem sobre o planeta.

O desmatamento modifica as paisagens naturais, restringe a vegetação nativa, modifica o relevo, o fluxo de água e de resíduos, o que se reflete de maneira catastrófica na biodiversidade.[28-32] Adicionalmente, ocorre emergência de doenças infecciosas em surtos ou endêmicas. Com a extinção de reservatórios de doenças, o homem se insere no seu ciclo natural.[2,31-33]

A leishmaniose tegumentar americana (LTA) (Figura 38.1) é transmitida por mosquitos do gênero Phlebotomus e apresenta ciclo zoonótico em pequenos mamíferos.[34-36] A descrição da LTA foi feita durante a construção de uma estrada de ferro para transporte de café na região de Bauru, no início do século XX, razão do nome "úlcera de Bauru".[37,38]

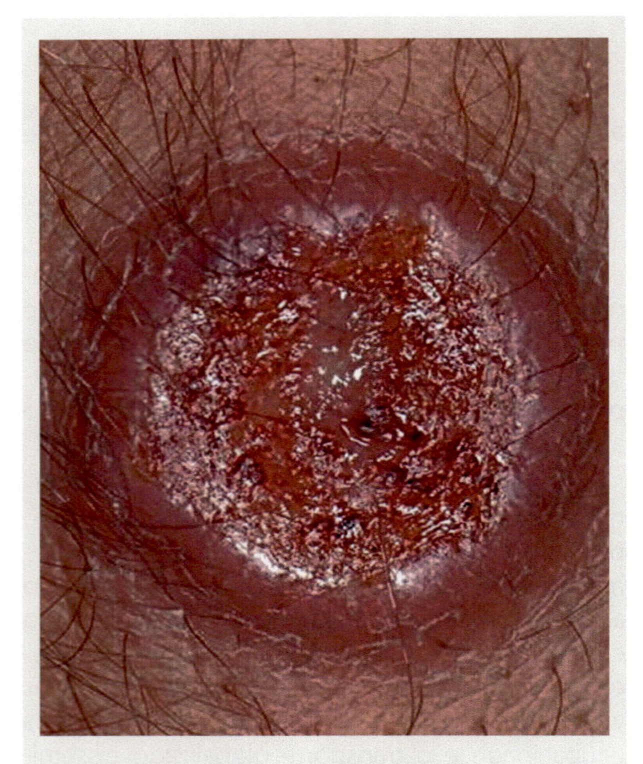

Figura 38.1. Leishmaniose tegumentar americana. Úlcera na face, com borda eritematosa, infiltrada e fundo granuloso em agricultor do vale do rio Tietê.
Fonte: Acervo da autoria do capítulo.

O pênfigo foliáceo endêmico é uma dermatose bolhosa autoimune caracterizada por uma erupção eritematodescamativa com exulcerações por rompimento de bolhas frágeis, e sem acometimento mucoso (Figura 38.2). A patogênese da doença está associada ao *epitope spreading*, em que a exposição repetida à picada de insetos (*Simulium nigrimanum*) aumentaria a produção de anticorpos patogênicos da subclasse IgG4, que ocasionam o reconhecimento dos domínios EC1 e EC2, da desmogleína 1.[39,40] Durante o século XX, em consequência do desflorestamento no interior do Brasil, houve grande incremento da incidência da doença, especialmente nas regiões Sudeste e Centro-Oeste, seguindo grandes bacias hidrográficas.[41]

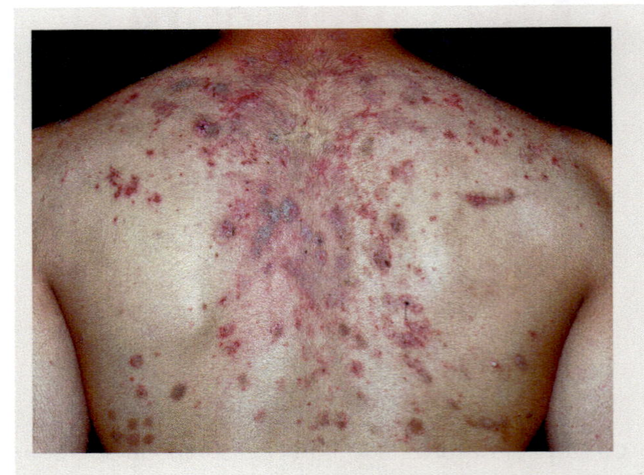

Figura 38.2. Pênfigo foliáceo (fogo selvagem). Extensas exulcerações com crostas hemáticas no dorso de jovem morador no interior do estado de São Paulo.
Fonte: Faculdade de Medicina de Botucatu – Unesp.

A variante brasileira da doença de Lyme (síndrome de Baggio-Yoshinari) é fruto do mesmo desequilíbrio ambiental, sendo transmitida por carrapatos parasitas de cervídeos e capivaras, que, ao se aproximarem dos centros urbanos, disseminam a doença para animais domésticos e seres humanos (Figura 38.3). A doença apresenta manifestações cutâneas precoces (eritema *migrans*), sendo potencialmente grave.[42-47]

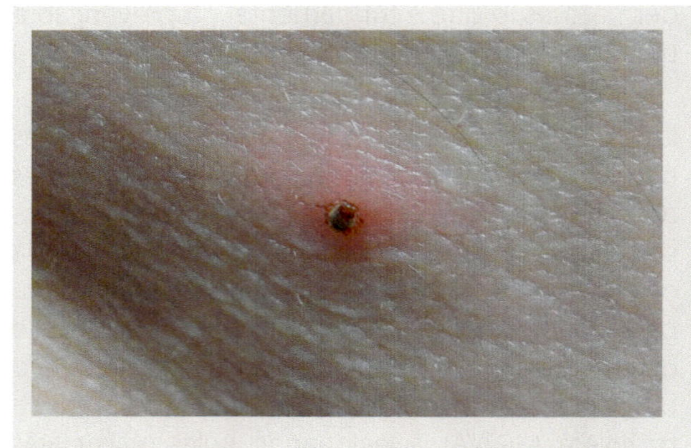

Figura 38.3. Carrapato fixado na pele humana com halo inflamatório circundante.
Fonte: Acervo da autoria do capítulo.

Agricultura

Desde a década de 1950, os defensivos agrícolas foram inseridos progressivamente na agricultura brasileira; porém, a falta de qualificação adequada dos agricultores para seu uso e manejo gera danos à saúde e ao meio ambiente. A falta de equipamentos de proteção individual no manuseio dos pesticidas favorece toxicidades cutânea e respiratória.[48,49]

A exposição (ocupacional ou industrial) aos hidrocarbonetos clorados (dinitrofenol, pentaclorofenol) provoca erupções acneiformes do tipo cloracne (Figura 38.4). Já o manejo de organofosforados, carbamatos, piretroides e dipiridilos resulta no desenvolvimento de dermatites de contato alérgica e irritativas.[48] A exposição aos pesticidas, em especial os que contêm arsênico, é considerada fator de risco para o desenvolvimento de neoplasias cutâneas, incluindo o carcinoma espinocelular e o melanoma.[50,51]

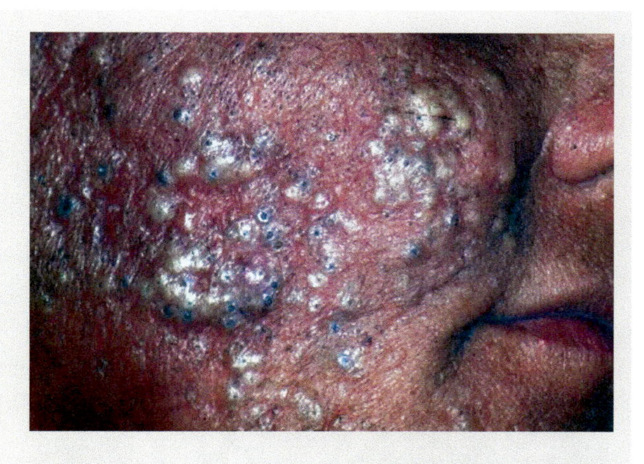

Figura 38.4. Cloracne. Agricultor do vale do rio Tietê com erupção papulopustulosa extensa com comedões. Referiu manuseio desprotegido de defensivo agrícola contendo hexaclorobenzeno (banido do Brasil na década de 1980). Houve acometimento de três outros membros da família.
Fonte: Faculdade de Medicina de Botucatu – Unesp.

A incidência de paracoccidioidomicose vem declinando progressivamente nos últimos 30 anos. Contudo, estados da região amazônica (p. ex., Rondônia), em virtude de agricultura mais recente, ainda mantêm os indicadores mais expressivos.[52,53]

Urbanização

A transição demográfica brasileira do último século se caracterizou pela migração urbana da população, industrialização e modificação da pirâmide etária. Poucos municípios, porém, apresentaram um desenvolvimento planejado e sustentável, o que resultou em problemas de habitação, de acesso à saúde, de água potável e de saneamento básico (Figura 38.5). Na dermatologia, as ectoparasitoses são majoritariamente influenciadas pelos aglomerados urbanos e por condições sanitárias precárias. A prevalência de escabiose em favelas da região Nordeste atinge até 8,8% dos moradores, enquanto a pediculose pode afetar 43,4%.[54] Como fator complicador, o uso indiscriminado de piretroides para tratamento da pediculose do couro cabeludo permitiu a emergência de cepas resistentes de *Pediculus humanus* var. *capitis*, impondo maior dificuldade ao controle da infestação e da epidemia (Figura 38.6).[55,56]

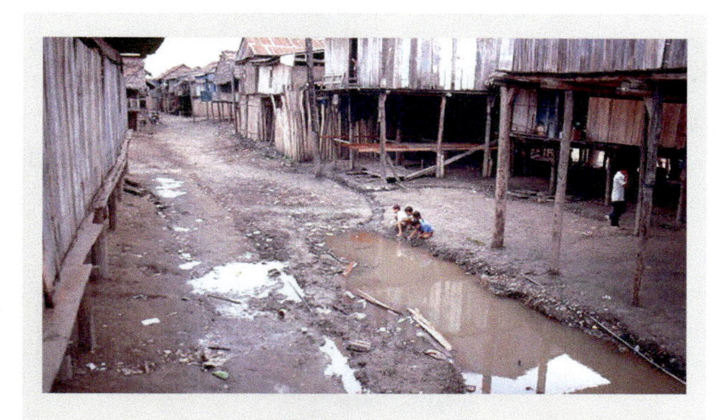

Figura 38.5. Processo de urbanização não planejada em aldeia indígena do alto Solimões, Amazonas.
Fonte: Cortesia do Prof. Sinésio Talhari.

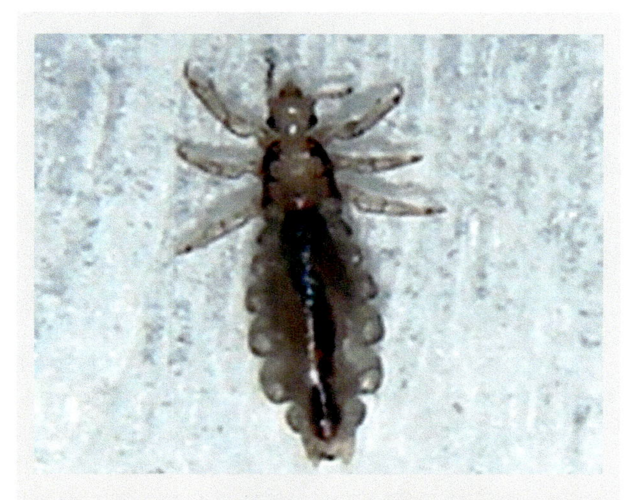

Figura 38.6. *Pediculus humanus* var. *capitis*. Agente da pediculose do couro cabeludo, endêmico em grandes aglomerados urbanos.
Fonte: Acervo da autoria do capítulo.

As infecções sexualmente transmissíveis (IST), especialmente sífilis, verrugas anogenitais pelo HPV, HIV, gonorreia, uretrites não gonocócicas (p. ex., *Chlamydia* sp.) e herpes genital apresentaram aumento da incidência nas últimas duas décadas, em vários países.[57,58] O desenvolvimento econômico associado à urbanização favorecem o aumento da prostituição e maior intercâmbio sexual, maximizando o risco de transmissão de IST.[2,59,60]

Alguns animais anteriormente encontrados apenas em áreas rurais se adaptaram às cidades pela falta de predadores e pela oferta alimentar com os resíduos da sociedade humana, como ocorreu com as aranhas do gênero Loxosceles, causadoras de acidentes graves com formação de úlceras e comprometimento renal nas vítimas (Figura 38.7).[61] Certas cidades como Curitiba chegam a registrar anualmente milhares de acidentes.[62] Outro exemplo é a proliferação de pombos em áreas urbanas, elevando o risco de micoses sistêmicas como a criptococose e infestações como a gamasoidose, já registradas em vários pontos do país.[63]

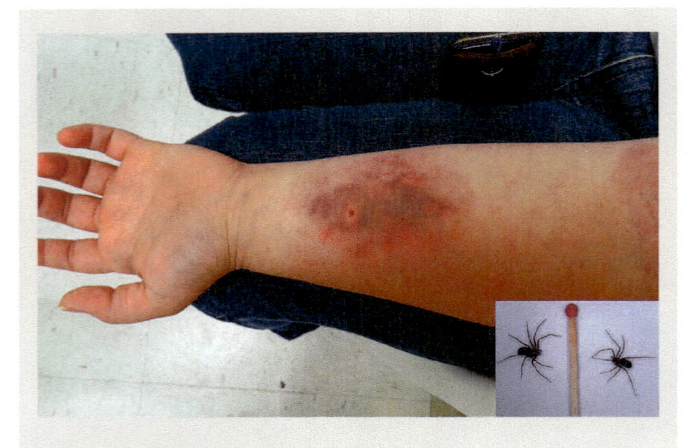

Figura 38.7. Úlcera cutânea com formação de placa marmórea em área de acidente loxoscélico (aproximadamente 48 horas de evolução). Exemplares adultos da aranha-marrom (*Loxosceles* sp.).
Fonte: Acervo da autoria do capítulo.

A urbanização pode alterar em mais de 6 °C a temperatura no centro de uma área urbana em relação à área rural adjacente, com importante redução na umidade e redução da dispersão de poluentes do ar, o que favorece diversos riscos à saúde humana,[64] principalmente as doenças associadas à hipersensibilidade, como asma, conjuntivite e dermatite atópica. Além disso, a interferência do calor nos ritos culturais ligados ao vestuário (ternos, roupas sintéticas, calçados fechados) e ao modo de trabalho (p. ex., linhas de produção mal ventiladas) promove sudorese e produção sebácea aumentada, favorecendo infecções bacterianas e fúngicas.

A modificação do albedo terrestre pelas edificações e a pavimentação do solo também causam maior reflexão da radiação ultravioleta, o que potencialmente agrava dermatoses fotoinduzidas, tais como melasma, rosácea, lúpus eritematoso e o espectro de cancerização cutâneo. A urbanização pode se associar à falta de controle da proliferação de animais domésticos errantes, como cães e gatos, em paralelo à falta de predadores no ambiente urbano, também favorece a emergência de zoonoses. A esporotricose é uma micose subcutânea mais frequente em países de clima tropical ou subtropical. Manifesta-se principalmente como úlceras e presença de linfangite nodular ascendente (Figura 38.8). A esporotricose zoonótica está sendo descrita em vários estados do Brasil, tornando-se endêmica na região Sudeste nos últimos 20 anos.[65]

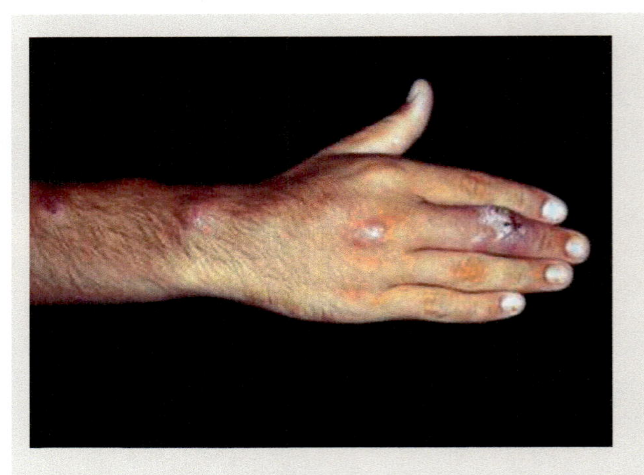

Figura 38.8. Úlcera acompanhada de linfangite ascendente em um pescador profissional que se feriu com raios de nadadeiras de uma tilápia, peixe de água doce.
Fonte: Acervo da autoria do capítulo.

Da mesma forma, em consequência da grande mobilidade urbana (como nas viagens internacionais), falta de predadores e emergência de resistência aos piretroides, geralmente empregados na dedetização residencial, epidemias de picadas de percevejos-de-cama (*Cimex lectularius*) foram descritas em diversos centros urbanos em todo o mundo.[66,67] A cimidíase se manifesta clinicamente como pápulas edematosas pruriginosas, em especial nas extremidades, podendo assumir aspecto linear (café da manhã, almoço e jantar), típico de pulgas e percevejos-de-cama (Figura 38.9).[67] Uma preocupação adicional às reações cutâneas de hipersensibilidade é a possibilidade de os percevejos serem vetores de outras doenças infecciosas, fato ainda não comprovado.

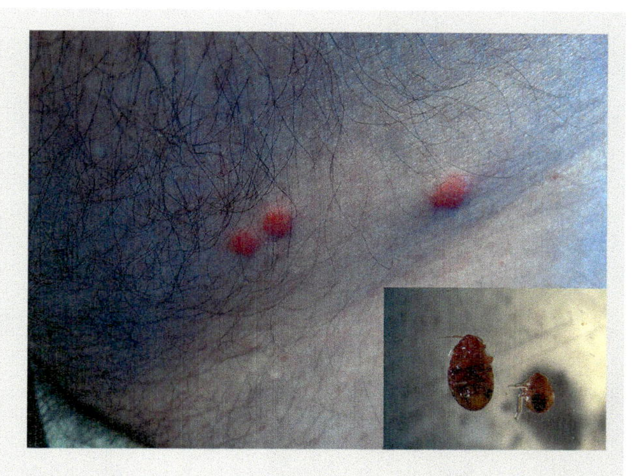

Figura 38.9. Pápulas eritematosas em "café, almoço e jantar", típicas de picadas de pulgas e percevejos-de-cama. No detalhe: percevejo-de-cama ou *bedbug*.
Fonte: Acervo da autoria do capítulo.

Modificações do clima

Clima pode ser definido como o conjunto de características atmosféricas em certa região do planeta, como a temperatura, precipitação e ventos, com padrões que tendem a se repetir em determinado período de tempo. Há clara sazonalidade na incidência de doenças dermatológicas: a psoríase apresenta menor prevalência ou gravidade no verão em virtude da radiação ultravioleta; enquanto há maior incidência de infecções estafilocócicas, queratoses actínicas e acidentes por animais peçonhentos pelo tipo de atividades de lazer praticados nessa época; em contrapartida, no inverno, ocorrem mais infecções respiratórias, cujo desbalanço imunológico favorece reações hansênicas.[68-70] Espera-se, portanto, que modificações climáticas possam interferir na incidência de dermatoses.

A umidade e o aumento da temperatura são fatores conhecidamente influentes na taxa de reprodução e atividade dos mosquitos, os principais vetores de doenças infecciosas.[71,72] Em uma série temporal, a incidência de LTA na Amazônia foi intensamente influenciada pelo aquecimento e modificação no regime de chuvas ocasionada pelo El Niño.[73]

Os dermatologistas devem estar cientes inicialmente de sua responsabilidade social no sentido de iniciar práticas sustentáveis na sua comunidade, além de identificar os desequilíbrios ambientais que favorecem cada dermatose, fundamental para prevenção e tratamento dessas enfermidades.

Referências bibliográficas

1. Tattersall I. Out of Africa: modern human origins special feature – Human origins: out of Africa. Proc Natl Acad Sci USA. 2009;106:16018-21.
2. Ellwanger JH, Kulmann-Leal B, Kaminski VL et al. Beyond diversity loss and climate change: impacts of Amazon deforestation on infectious diseases and public health. An Acad Bras Cienc. 2020;92:e20191375.
3. Rees JL, Harding RM. Understanding the evolution of human pigmentation: recent contributions from population genetics. J Invest Dermatol. 2012;132:846-53.
4. Yuen AW, Jablonski NG. Vitamin D: in the evolution of human skin color. Med Hypotheses. 2010;74:39-44.
5. Jablonski NG, Chaplin G. The evolution of human skin coloration. J Hum Evol. 2000;39:57-106.
6. Jablonski NG, Chaplin G. Colloquium paper: human skin pigmentation as an adaptation to UV radiation. Proc Natl Acad Sci USA. 2010;107(Suppl 2):8962-8.
7. Flores C, Ma SF, Pino-Yanes M et al. African ancestry is associated with asthma risk in African Americans. PLoS One. 2012;7:e26807.
8. Pinto P, Salgado CG, Santos N et al. Polymorphisms in the CYP2E1 and GSTM1 genes as possible protection factors for leprosy patients. PLoS One. 2012;7:e47498.
9. Cardena MM, Santos AR, Santos S, Mansur AJ, Pereira AC, Fridman C. Assessment of the relationship between self-declared ethnicity, mitochondrial haplogroups and genomic ancestry in Brazilian individuals. PLoS One. 2013;8:e62005.
10. Lalueza-Fox C, Rompler H, Caramelli D et al. A melanocortin 1 receptor allele suggests varying pigmentation among Neanderthals. Science. 2007;318:1453-5.
11. Sortica VA, Ojopi EB, Genro JP et al. Influence of genomic ancestry on the distribution of SLCO1B1, SLCO1B3 and ABCB1 gene polymorphisms among Brazilians. Basic Clin Pharmacol Toxicol. 2012;110:460-8.
12. Suarez-Kurtz G, Pena SD. Pharmacogenomics in the Americas: the impact of genetic admixture. Curr Drug Targets. 2006;7:1649-58.
13. D'Elia MP, Brandão MC, Ramos BRA et al. African ancestry is associated with facial melasma in women: a cross-sectional study. BMC Med Genet. 2017;18:17.
14. Franceschini N, Chasman DI, Cooper-DeHoff RM, Arnett DK. Genetics, ancestry and hypertension: implications for targeted antihypertensive therapies. Curr Hypertens Rep. 2014;16:461.
15. Suarez-Kurtz G, Botton MR. Pharmacogenetics of coumarin anticoagulants in Brazilians. Expert Opin Drug Metab Toxicol. 2015;11:67-79.
16. Prous A. O Brasil antes dos brasileiros: a pré-história do nosso país. Jorge Zahar; 2006.
17. Feldens L. O homem, a agricultura e a história. Rio Grande do Sul: Univates; 2018.

18. Kroll M, Bharucha E, Kraas F. Does rapid urbanization aggravate health disparities? Reflections on the epidemiological transition in Pune, India. Glob Health Action. 2014;7:23447.
19. Bruce N, Perez-Padilla R, Albalak R. Indoor air pollution in developing countries: a major environmental and public health challenge. Bull World Health Organ. 2000;78:1078-92.
20. Rossi-Espagnet A, Goldstein GB, Tabibzadeh I. Urbanization and health in developing countries: a challenge for health for all. World Health Stat Q. 1991;44:185-244.
21. Mas-Coma S, Jones MK, Marty AM. Covid-19 and globalization. One Health. 2020;9:100132.
22. Krishnan L, Ogunwole SM, Cooper LA. Historical insights on coronavirus disease 2019 (Covid-19), the 1918 influenza pandemic and racial disparities: illuminating a path forward. Ann Intern Med. 2020 Jun 5. doi: 10.7326/M20-2223
23. Shanks GD. Covid-19 versus the 1918 influenza pandemic: different virus, different age mortality patterns. J Travel Med. 2020 Aug 20;27(5):taaa086. doi: 10.1093/jtm/taaa086.
24. Cohn Jr SK. Epidemiology of the black death and successive waves of plague. Med Hist Suppl. 2008:74-100.
25. Bossak BH. AIDS and the black death. QJM. 2007;100:144-5.
26. Alchorne AO, Alchorne MM, Silva MM. Occupational dermatosis. An Bras Dermatol. 2010;85:137-45 (quiz 46-7).
27. Skorka P, Grzywacz B, Moron D, Lenda M. The macroecology of the Covid-19 pandemic in the anthropocene. PLoS One. 2020;15:e0236856.
28. Flies E, Clarke L, Brook BW, Jones P. Urbanization reduces the abundance and diversity of airborne microbes-but what 1 does that mean for our health? A systematic review. Sci Total Environ. 2020:1-8.
29. Wang R, Wu J, Yiu KF, Shen P, Lam PKS. Long-term variation in phytoplankton assemblages during urbanization: a comparative case study of Deep Bay and Mirs Bay, Hong Kong, China. Sci Total Environ. 2020;745:140993.
30. Corlett RT. The anthropocene concept in ecology and conservation. Trends Ecol Evol. 2015;30:36-41.
31. Gibb R, Redding DW, Chin KQ et al. Zoonotic host diversity increases in human-dominated ecosystems. Nature. 2020.
32. Pignatti MG. Saúde e ambiente: as doenças emergentes no Brasil. Ambiente & Sociedade. 2004;7:133-47.
33. Walsh JF, Molyneux DH, Birley MH. Deforestation: effects on vector-borne disease. Parasitology. 1993;106(Suppl):S55-75.
34. Gontijo B, Carvalho ML. American cutaneous leishmaniasis. Rev Soc Bras Med Trop. 2003;36:71-80.
35. Ashford RW. Leishmaniasis reservoirs and their significance in control. Clin Dermatol. 1996;14:523-32.
36. Roque AL, Jansen AM. Wild and synanthropic reservoirs of Leishmania species in the Americas. Int J Parasitol Parasites Wild. 2014;3:251-62.
37. Vale ECS, Furtado T. Leishmaniose tegumentar no Brasil: revisão histórica da origem, expansão e etiologia. An Bras Dermatol. 2005;80:421-8.
38. Lima AP, Minelli L, Teodoro U, Comunello E. Distribuição da leishmaniose tegumentar por imagens de sensoreamento remoto orbital no estado do Paraná, Brasil. An Bras Dermatol. 2002;77:681-92.
39. Aoki V, Lago F, Yamazaki MH, Santi CG, Maruta CW. Significado do epitope spreading na patogênese dos pênfigos vulgar e foliáceo. An Bras Dermatol. 2008;83:157-61.
40. Li N, Aoki V, Hans Filho G, Rivitti EA, Diaz LA. The role of intramolecular epitope spreading in the pathogenesis of endemic pemphigus foliaceus (fogo selvagem). J Exp Med. 2003;197:1501-10.
41. Campbell I, Reis V, Aoki V et al. Pênfigo foliáceo endêmico: fogo selvagem. An Bras Dermatol. 2001:13-33.
42. Santos M, Haddad Júnior V, Ribeiro-Rodrigues R, Talhari S. Borreliose de Lyme. An Bras Dermatol. 2010;85:930-8.
43. Lo Giudice K, Ostfeld RS, Schmidt KA, Keesing F. The ecology of infectious disease: effects of host diversity and community composition on Lyme disease risk. Proc Natl Acad Sci USA. 2003;100:567-71.
44. Santos M, Ribeiro-Rodrigues R, Lobo R, Talhari S. Antibody reactivity to Borrelia burgdorferi sensu stricto antigens in patients from the Brazilian Amazon region with skin diseases not related to Lyme disease. Int J Dermatol. 2010;49:552-6.
45. Vien VP, Bassi R, Maxim T, Bogoch, II. Lyme disease versus Baggio-Yoshinari syndrome in a returned traveller from Brazil. J Travel Med. 2017;24.
46. Gouveia EA, Alves MF, Mantovani E, Oyafuso LK, Bonoldi VL, Yoshinari NH. Profile of patients with Baggio-Yoshinari syndrome admitted at "Instituto de Infectologia Emilio Ribas". Rev Inst Med Trop São Paulo. 2010;52:297-303.
47. Yoshinari NH, Mantovani E, Bonoldi VL, Marangoni RG, Gauditano G. Brazilian Lyme-like disease or Baggio-Yoshinari syndrome: exotic and emerging Brazilian tick-borne zoonosis. Rev Assoc Med Bras. 2010;56:363-9.
48. Ribas PP, Matsumura ATS. A química dos agrotóxicos: impacto sobre a saúde e meio ambiente. Revista Liberato. 2009;10:149-58.
49. Spiewak R. Pesticides as a cause of occupational skin diseases in farmers. Ann Agric Environ Med. 2001;8:1-5.
50. Dennis LK, Lynch CF, Sandler DP, Alavanja MC. Pesticide use and cutaneous melanoma in pesticide applicators in the agricultural heath study. Environ Health Perspect. 2010;118:812-7.
51. Kennedy C, Bajdik CD, Willemze R, Bouwes Bavinck JN. Chemical exposures other than arsenic are probably not important risk factors for squamous cell carcinoma, basal cell carcinoma and malignant melanoma of the skin. Br J Dermatol. 2005;152:194-7.
52. Vieira GD, Alves TC, Lima SM, Camargo LM, Sousa CM. Paracoccidioidomycosis in a Western Brazilian Amazon state: clinical-epidemiologic profile and spatial distribution of the disease. Rev Soc Bras Med Trop. 2014;47:63-8.
53. Hrycyk MF, Garces HG, Bosco SMG, Oliveira SL, Marques SA, Bagagli E. Ecology of Paracoccidioides brasiliensis, P. lutzii and related species: infection in armadillos, soil occurrence and mycological aspects. Med Mycol. 2018;56:950-62.
54. Heukelbach J, Wilcke T, Winter B, Feldmeier H. Epidemiology and morbidity of scabies and pediculosis capitis in resource-poor communities in Brazil. Br J Dermatol. 2005;153:150-6.
55. Hemingway J, Miller J, Mumcuoglu KY. Pyrethroid resistance mechanisms in the head louse Pediculus capitis from Israel: implications for control. Med Vet Entomol. 1999;13:89-96.
56. Larkin K, Rodriguez CA, Jamani S et al. First evidence of the mutations associated with pyrethroid resistance in head lice (Phthiraptera: Pediculidae) from Honduras. Parasit Vectors. 2020;13:312.
57. Avelleira JCR, Bottino G. Sífilis: diagnóstico, tratamento e controle. An Bras Dermatol. 2006;81:111-26.

58. Gerbase AC, Rowley JT, Mertens TE. Global epidemiology of sexually transmitted diseases. Lancet. 1998;351(Suppl 3):2-4.
59. Boon ME, Claasen HHR, Westering RP, Kok LP. Urbanization and the incidence of abnormalities of squamous and glandular epithelium of the cervix. Cancer. 2003;99:4-8.
60. Ressler RW, Waters MS, Watson JK. Contributing factors to the spread of sexually transmitted diseases: the case of welfare. Am J Econ Sociol. 2006;65:943-61.
61. Málaque CMSA, Castro-Valencia JE, Cardoso JLC, Franca FOS, Barbaro KC et al. Clinical and epidemiological features of definitive and presumed loxoscelism in São Paulo, Brazil. Rev Inst Med Trop São Paulo. 2002;44:139-43.
62. Silva EM, Santos RS, Fischer M, Rubio G. Loxosceles spider bites in the state of Paraná, Brazil: 1993-2000. J Venom Anim Toxins Incl Trop Dis. 2006;12:110-23.
63. Suzuki CMP, Stolf HO, Camargo RMP, Haddad Jr V. Gamasoidose ou dermatite por ácaros aviários: relato de caso. Diagn Tratamento. 2014;19:74-6.
64. Lemes MCR, Reboita MS, Torres RR. Mudança no uso e cobertura da terra na bacia do rio Tietê e seus impactos na temperatura da superfície (TS). Rev Bras Climatol. 2020;27:224-40.
65. Orofino-Costa R, Macedo PM, Rodrigues AM, Bernardes-Engemann AR. Sporotrichosis: an update on epidemiology, etiopathogenesis, laboratory and clinical therapeutics. An Bras Dermatol. 2017;92:606-20.
66. Criado PR, Belda Junior W, Criado RF, Silva RV, Vasconcellos C. Bedbugs (Cimicidae infestation): the worldwide renaissance of an old partner of human kind. Braz J Infect Dis. 2011;15:74-80.
67. Peres G, Yugar LBT, Haddad Junior V. Breakfast, lunch and dinner sign: a hallmark of flea and bedbug bites. An Bras Dermatol. 2018;93:759-60.
68. Brito LAR, Nascimento A, Marque C, Miot HA. Seasonality of the hospitalizations at a dermatologic ward (2007-2017). An Bras Dermatol. 2018;93:755-8.
69. Wang X, Towers S, Panchanathan S, Chowell G. A population-based study of seasonality of skin and soft tissue infections: implications for the spread of CA-MRSA. PLoS One. 2013;8:e60872.
70. Leekha S, Diekema DJ, Perencevich EN. Seasonality of staphylococcal infections. Clin Microbiol Infect. 2012; 18:927-33.
71. Viana DV, Ignotti E. A ocorrência da dengue e variações meteorológicas no Brasil: revisão sistemática. Rev Bras Epidemiol. 2013;16:240-56.
72. Kovats RS, Bouma MJ, Hajat S, Worrall E, Haines A. El Nino and health. Lancet. 2003;362:1481-9.
73. Souza RAF, Andreoli RV, Kayano MT, Carvalho AL. American cutaneous leishmaniasis cases in the metropolitan region of Manaus, Brazil: association with climate variables over time. Geospat Health. 2015;10:314.

Capítulo 39

Manifestações Cutâneas de Acidentes por Animais Peçonhentos

Vidal Haddad Junior
João Luiz Costa Cardoso

Introdução

Muitos animais podem apresentar toxinas como mecanismo de defesa e ataque e elas frequentemente causam lesões na pele humana. Toxinas são substâncias produzidas ou armazenadas nos organismos destes animais e inoculadas na vítima por meio de aparatos de complexidade variável, como fazem as serpentes, aranhas e escorpiões; ou simplesmente postas em contato com a pele de forma ativa ou passiva quando da manipulação ou do esmagamento do animal.[1-5]

Classificamos agressões por toxinas em dois tipos, de acordo com a profundidade da ação: 1) quando na superfície cutânea, são geralmente decorrentes do contato com substâncias irritantes liberadas por algumas espécies de invertebrados; 2) lesões por inoculação ocorrem quando o veneno penetra profundamente na derme e subcutâneo, o que precipita necroses cutâneas superficiais, como as observadas nas lesões causadas por cnidários (águas-vivas e caravelas) até um comprometimento profundo e grave, como nos envenenamentos causados por algumas serpentes e aranhas. No primeiro caso, os animais são denominados venenosos e, no segundo, de peçonhentos.[1-5]

Lesões por contato

Besouros (coleópteros)

Algumas espécies de besouros podem produzir substâncias vesicantes que causam reações inflamatórias variáveis na pele humana. As propriedades vesicantes e afrodisíacas da cantaridina são bem conhecidas. Extraída da hemolinfa de alguns besouros dos gêneros Lytta e Epicauta (família Meloidea), foi por muito tempo utilizada na dermatologia como rubefaciente (Figuras 39.1 e 39.2). A pederina, proveniente de besouros do gênero Paederus, tem as mesmas propriedades irritantes da cantaridina. A pederina é uma amida cristalina, cáustica e vesicante, capaz de bloquear mitoses agindo no DNA celular.[6-8]

A descrição inicial do acidente por Paederus foi realizada por Pirajá da Silva, na Bahia, em 1912.[6] Estes pequenos besouros são popularmente conhecidos na região Nordeste do Brasil como "potós", "trepa-moleque" ou "pela-égua" (embora estejam presentes em todo o país e em praticamente todas as regiões tropicais).

A descarga de cantaridina ou pederina ocorre quando a vítima tenta repelir o animal e o esmaga contra a pele, geralmente na região cervical, embora qualquer área exposta possa apresentar lesões. Inicialmente, há ardor, eritema e edema, com o quadro evoluindo para a formação de vesículas e pústulas estéreis em decorrência da diapedese de neutrófilos atraídos pelas toxinas. Posteriormente, surgem exulcerações, com infecções secundárias bacterianas e eczematização, complicando o quadro. Em algumas situações, acontecem acidentes com um grande número de lesões, principalmente em locais com fontes de luz únicas, como barracas de acampamento ou postes de iluminação urbana em pontos isolados (Figura 39.1). Contatos muito extensos ou por um grande número de besouros podem provocar náuseas, vômitos e febre.[8]

O diagnóstico é clínico, somando a história do paciente com as localizações corporais típicas e estadia em áreas ao ar livre. O tratamento deve

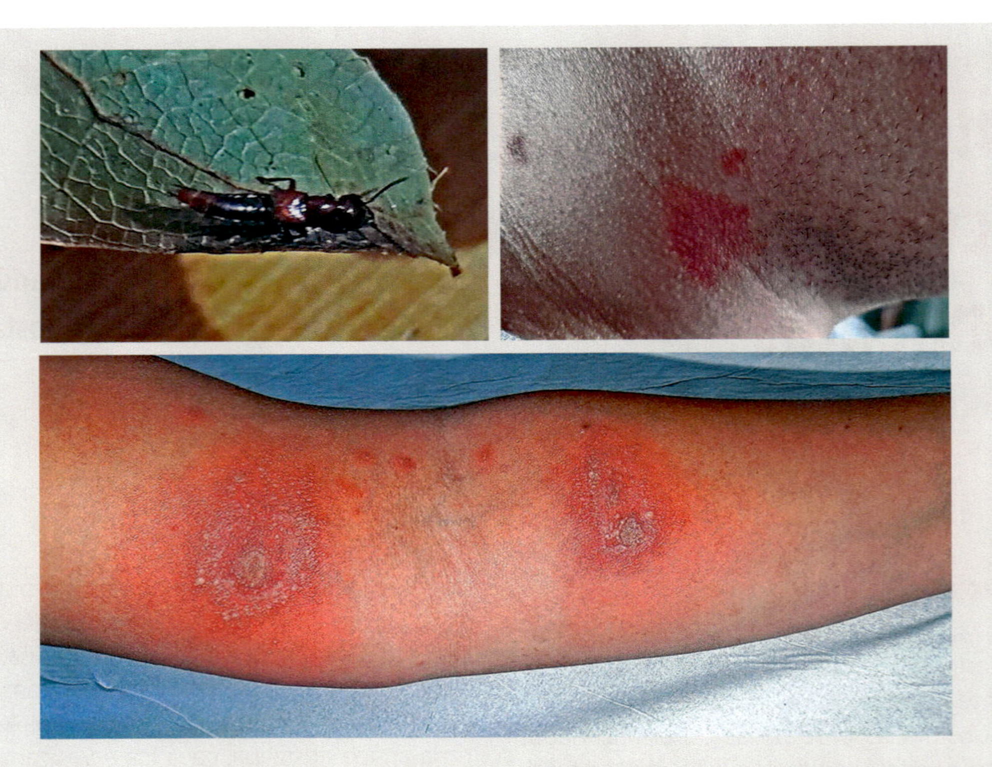

Figura 39.1. Besouro do gênero Paederus (potó) e acidentes causados em humanos em áreas típicas (expostas). Note-se o sinal do beijo, por justaposição de toxinas em dobras.
Fonte: Acervo da autoria do capítulo.

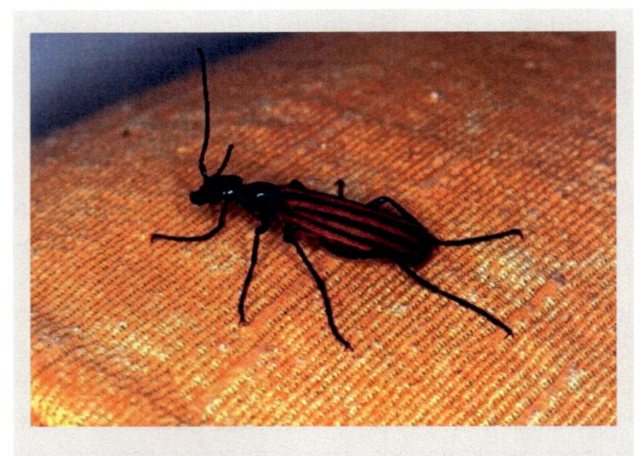

Figura 39.2. Besouro vesicante do gênero Epicauta. As lesões causadas por estes artrópodes são menos inflamatórias do que as causadas por potós.
Fonte: Acervo da autoria do capítulo.

contemplar lavagem intensiva do local com água limpa e sabão (quando se percebe o agente) e, em fases posteriores, pomadas de corticosteroides para controlar a inflamação. Caso haja infecção secundária (comum), antibióticos tópicos devem ser aplicados.[8]

Um acidente típico por coleóptero mostra uma dermatite aguda vesicante constituída por vesículas, eritema, ardor e distribuição bizarra das lesões, após estadia recente em lugar ao ar livre.

Piolhos-de-cobra ou gongolôs (diplopodas) e lacraias (chilopodas)

Diplopodas são artrópodes capazes de ejetar substâncias irritantes à distância, mas, na maioria das espécies, as toxinas agem por esmagamento do animal contra o corpo da vítima.[4]

Popularmente chamados de "piolhos-de-cobra", "gongolôs", "embuás" ou "mil-pés", têm o corpo alongado e segmentado, com dois pares de patas em cada segmento e enrodilham-se quando perturbados (Figura 39.3). Em situações de perigo, podem ejetar quinonas e outras substâncias irritantes que provocam pigmentação, eritema, edema e, mais raramente, vesiculação cutânea.[9-11]

Após cerca de 24 horas, a pigmentação se acentua, originando máculas violáceas, acastanhadas ou enegrecidas no ponto de contato, em geral nas extremidades (pododáctilos), o que ocorre porque estes animais procuram locais escuros para

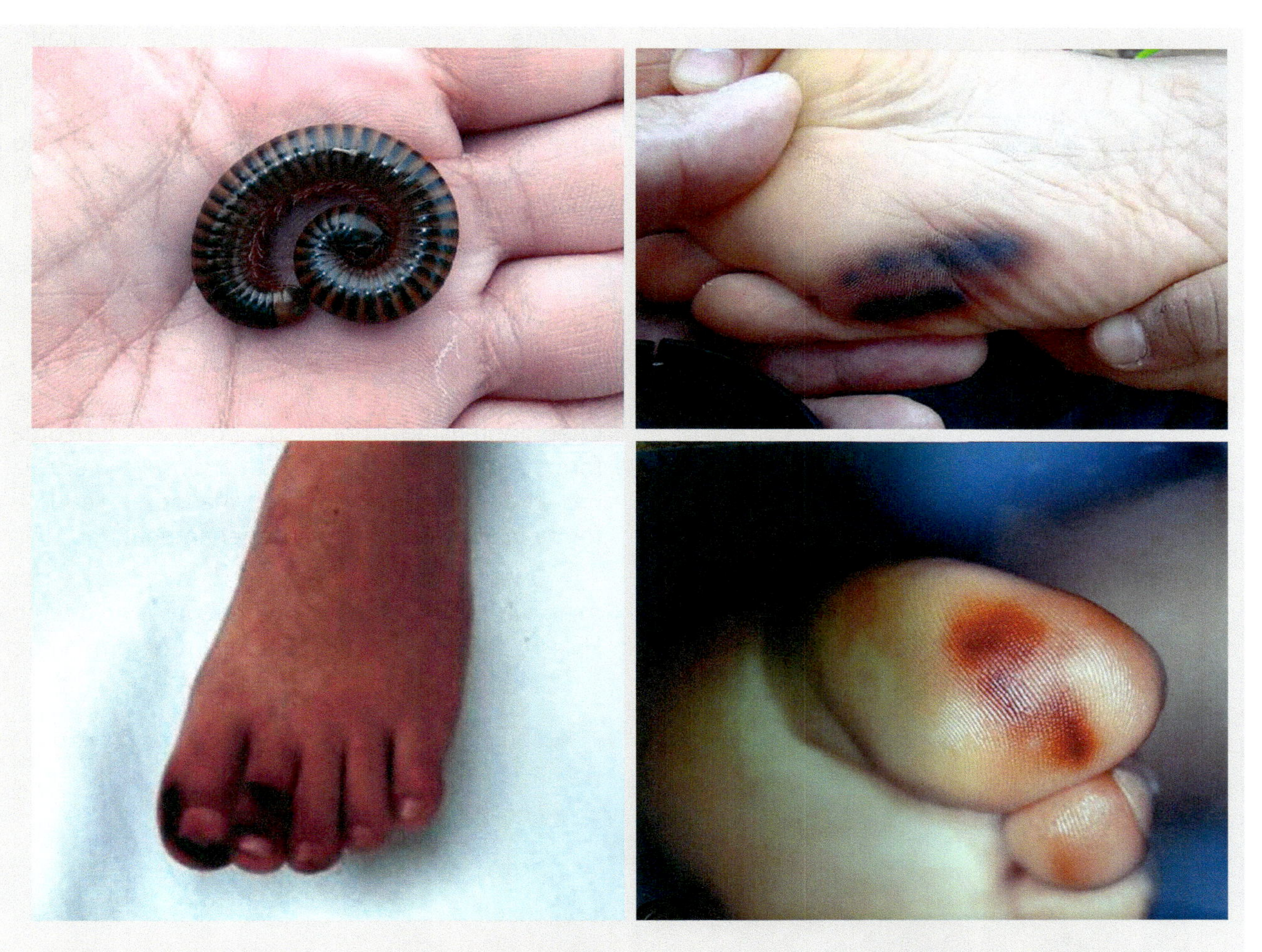

Figura 39.3. Diplopoda em posição típica e lesões provocadas pelo esmagamento do animal, o que acontece ao calçar sapatos, na maioria das vezes. A hiperpigmentação pode simular insuficiência arterial.

Fonte: Acervo da autoria do capítulo.

se refugiarem e ocasionalmente penetram em calçados, sendo esmagados quando a vítima calça o sapato (Figura 39.3).

No momento do acidente, a aplicação de éter pode dissolver as toxinas. Posteriormente, se houver inflamação, pode ser usado um corticosteroide tópico. As máculas, muitas vezes assustadoras, não têm repercussão clínica e desaparecerão em 1 ou 2 meses.[9-11]

As lacraias apresentam apenas um par de patas por segmento corporal. Podem ser grandes (chegam a 15 cm) e são capazes de aplicar picadas extremamente dolorosas (por ação de toxinas), mas que não têm repercussões na pele da vítima (Figura 39.4). O tratamento deve buscar o controle da dor e atentar para o aparecimento de fenômenos sistêmicos, que não são comuns.[4]

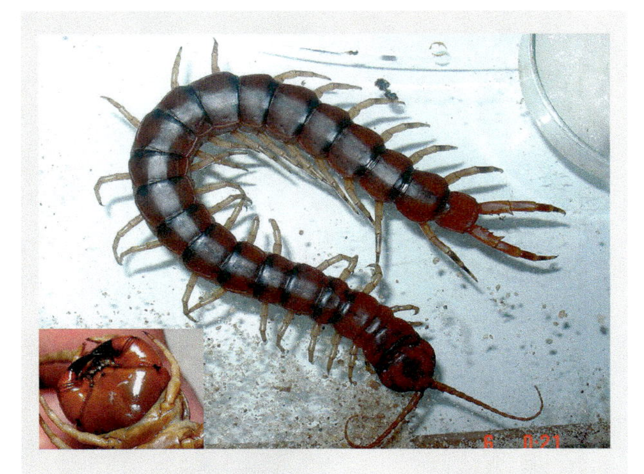

Figura 39.4. As lacraias são animais peçonhentos cuja picada é extremamente dolorosa. O animal não é incomum em ambientes domiciliares.

Fonte: Acervo da autoria do capítulo.

Marias-fedidas ou fedes-fedes (Pentatomidae)

Hemípteros podem causar inflamações na pele semelhantes às provocadas por besouros vesicantes. Descritas recentemente, são causadas pela ejeção à distância de uma secreção mal conhecida de odor fétido (Figura 39.5).[12] O tratamento é semelhante ao utilizado para acidentes por besouros vesicantes.

Lesões causadas por inoculação de veneno

Baratas d'água (Belastomatidae)

Artrópodes da família Belostomatidae podem causar picadas dolorosas em seres humanos. Estes insetos são grandes hemípteros tipicamente encontrados em lagoas e pequenos cursos de rio (Figura 39.6). Alguns gêneros, como o *Lathocerus* sp., podem atingir até 15 cm de comprimento. A saliva destes insetos é tóxica, provocando edema, eritema, dor intensa e paralisia muscular no local da picada, o que facilita a captura e a digestão de tecidos internos da presa. Não há tratamento especifico para o envenenamento por baratas d'água, inclusive pelo desconhecimento da constituição do veneno. As medidas preventivas são a melhor estratégia para evitar as picadas e suas consequências.[13]

Lagartas e mariposas (lepidópteros)

Os acidentes por lepidópteros são os mais comuns entre os causados por animais peçonhentos. O lepidopterismo acontece quando o agente é uma forma adulta de lepidóptero (mariposa) e o erucismo é causado pelas larvas de mariposas, sendo a forma mais frequente de envenenamento.[14,15]

O lepidopterismo não é comum e ocorre por meio das cerdas corporais das mariposas do gênero Hylesia (família Saturnidae), que, em determinadas

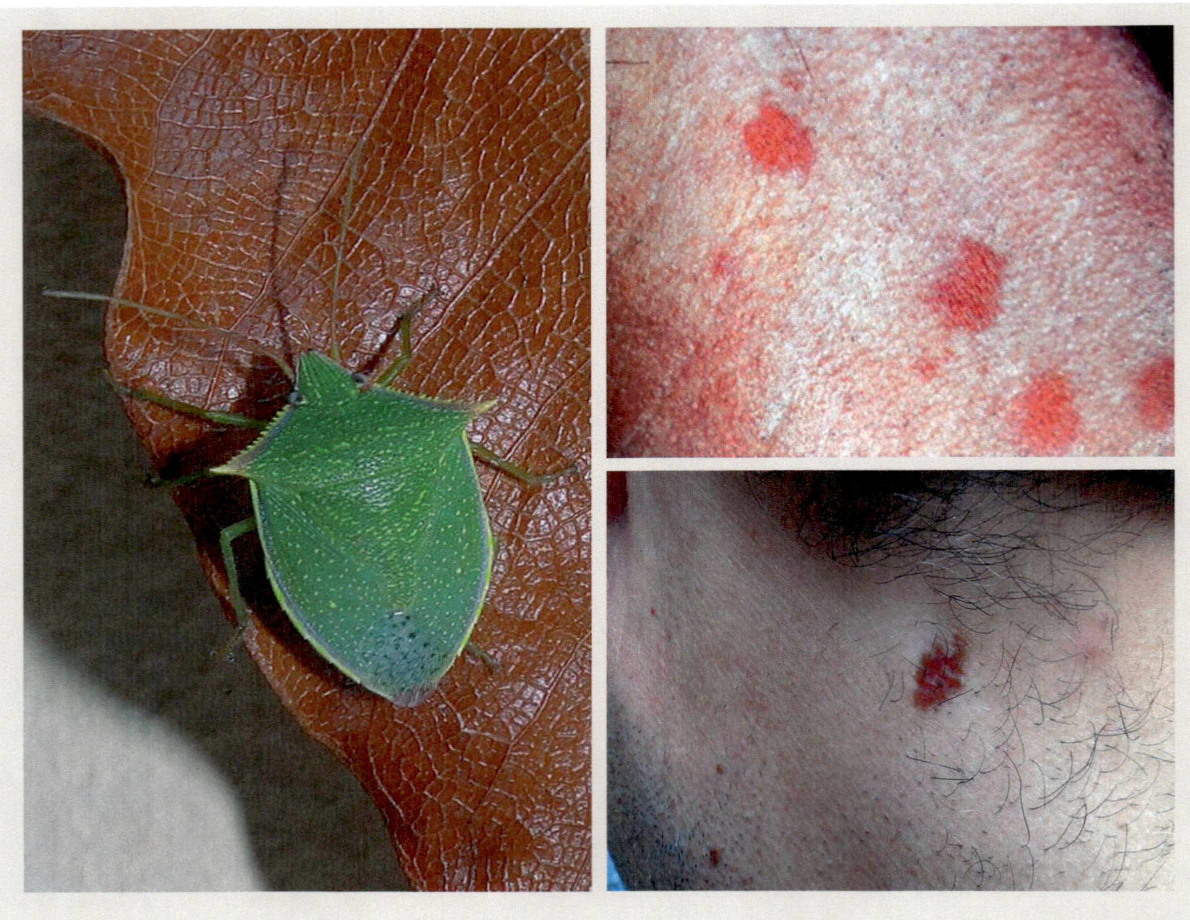

Figura 39.5. Insetos da família Pentatomidae (Marias-fedidas, *stink bugs*) podem provocar lesões vesicantes semelhantes àquelas causadas por besouros vesicantes.
Fonte: Acervo da autoria do capítulo.

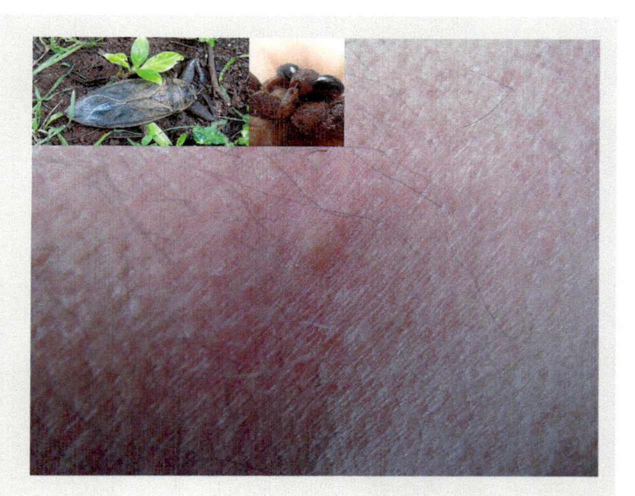

Figura 39.6. As baratas d'água (Belastomatidae) são animais peçonhentos que vivem em riachos e ocasionalmente podem picar pescadores e pesquisadores da vida selvagem.
Fonte: Acervo da autoria do capítulo.

condições climáticas, surgem em grande número e provocam epidemias de acidentes em áreas rurais, nos meses quentes e chuvosos. As fêmeas, em época reprodutiva, se aproximam de focos de luz e, quando se debatem, liberam "nuvens" de cerdas abdominais causando um quadro irritativo pela entrada destas na pele. Esta irritação é intensa, manifestando-se por pápulas eritematosas disseminadas, edema e prurido (Figura 39.7). O exame histopatológico mostra uma reação de corpo estranho, com presença de granulomas.[15]

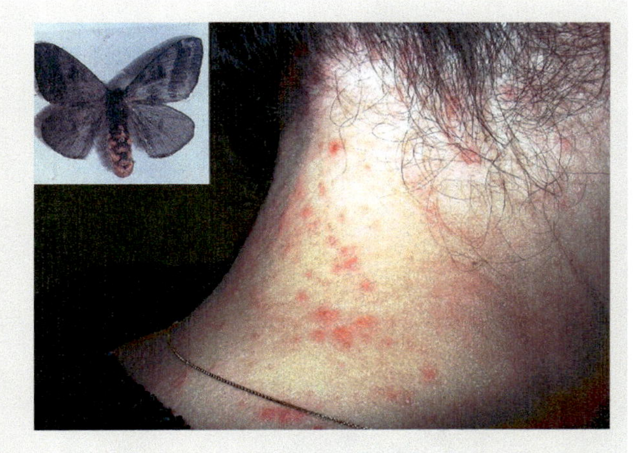

Figura 39.7. Mariposas do gênero Hylesia causam surtos de acidentes em épocas quentes do ano, quando as cerdas corporais se desprendem e penetram na pele, provocando granulomas de corpo estranho e prurido intenso.
Fonte: Acervo da autoria do capítulo.

O erucismo (*erucae* = larva) define os envenenamentos causados por lagartas ou larvas de mariposas, que são popularmente chamadas "mandorovás" ou "taturanas". É um envenenamento mais grave e muito comum.[14,16]

Duas famílias zoológicas de lagartas são as maiores responsáveis por envenenamentos em humanos. A família Megalopygidae, que apresenta um grande número de cerdas corporais peçonhentas, tem como gêneros mais importantes as Podalia e Megalopyge (Figura 39.8).[14,16]

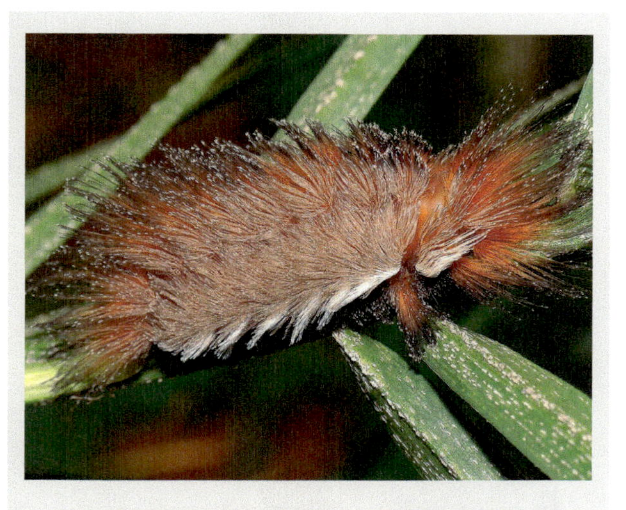

Figura 39.8. Lagartas da família Megalopigidae estão associadas a acidentes extremamente dolorosos em humanos.
Fonte: Acervo da autoria do capítulo.

As lagartas da família Saturnidae exibem cerdas peçonhentas em menor número, e estas lembram pequenos pinheiros. Os gêneros mais importantes são: Automeris, Dirphia e Lonomia. As lagartas do gênero Lonomia causam, além do envenenamento local, uma síndrome hemorrágica potencialmente fatal, causada pelas toxinas das lagartas, que ficam agrupadas nas partes baixas das árvores (Figura 39.9).[3,16]

A maioria dos acidentes por lagartas de mariposas causa dor intensa no ponto de contato com a larva, eritema e edema moderados e, mais raramente, necrose cutânea. Como regra, a dor é desproporcional ao eritema e ao edema observados nos pontos de contato, que são discretos (Figura 39.10).[3,14,16]

O tratamento utilizado nos acidentes por mariposas (lepidopterismo) são os corticosteroides por via oral, uma vez que as lesões são numerosas, extremamente pruriginosas e com potencial de

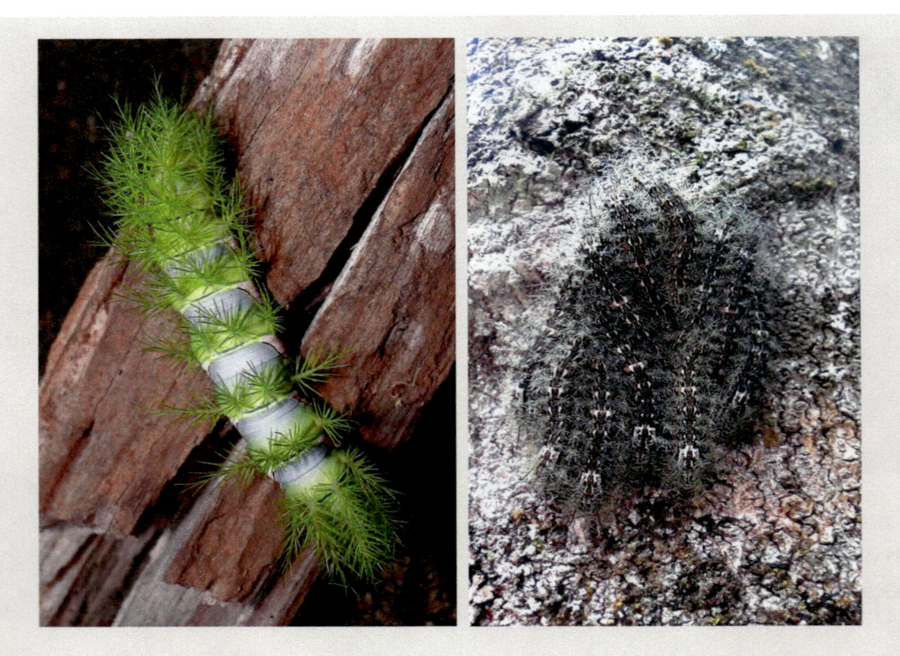

Figura 39.9. A beleza das lagartas Saturnidae esconde envenenamentos dolorosos causados pelas cerdas dorsais. À direita, agrupamento de lagartas do gênero Lonomia, responsáveis por uma síndrome hemorrágica que pode ser fatal.
Fonte: Acervo da autoria do capítulo.

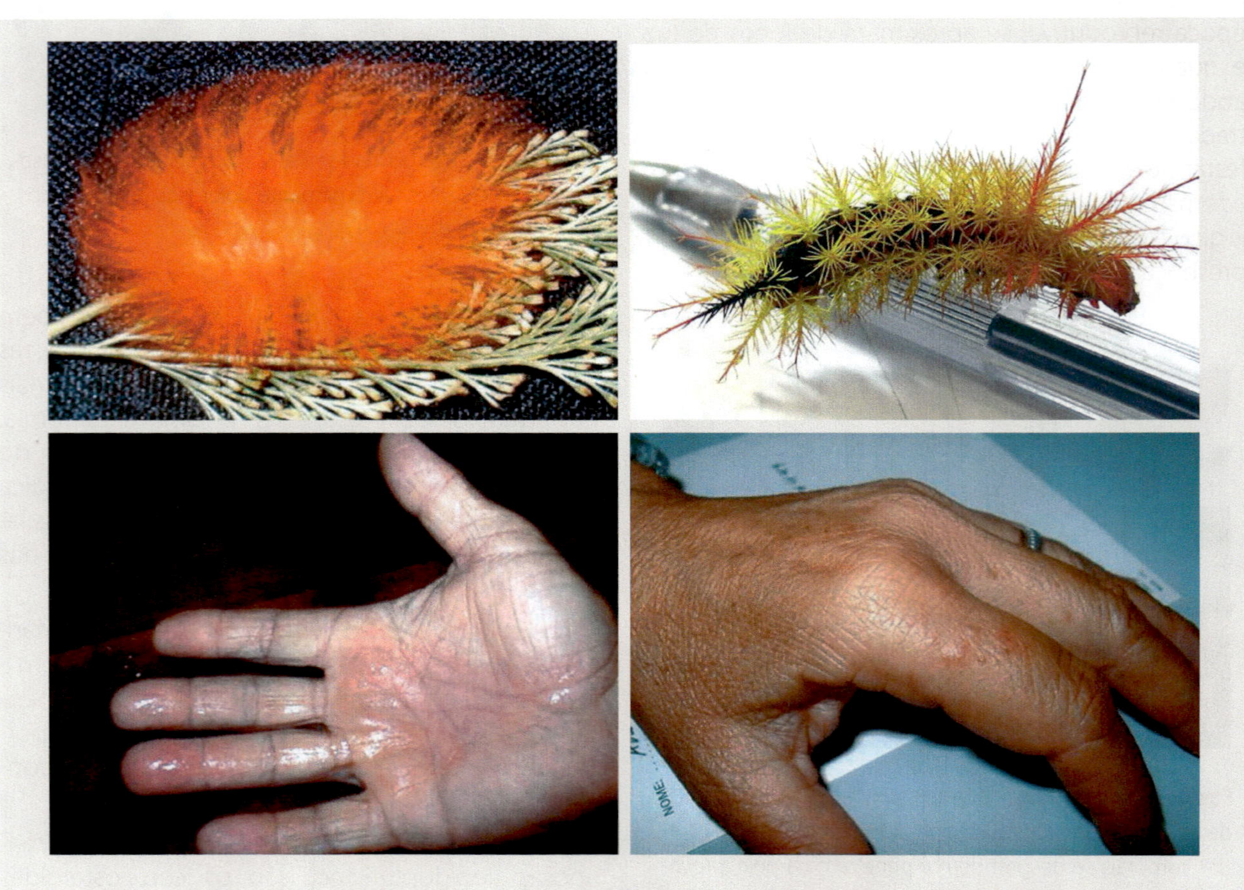

Figura 39.10. Os acidentes por lagartas são dolorosos e a dor é desproporcional à inflamação observada no ponto de contato.
Fonte: Acervo da autoria do capítulo.

desenvolverem granulomas nos pontos de entradas das cerdas. A dosagem de 0,5 mg/kg/dia, por 3 dias, costuma ser suficiente para controlar os sintomas.

A terapêutica dos acidentes por lagartas (erucismo) emprega compressas de água fria e analgésicos orais (o uso de dipirona é indicado, mas a dor intensa pode requerer o emprego de tramadol em certos casos). Como a maioria dos envenenamentos acontece em crianças, que são muito sensíveis à dor, a conduta indicada quando os analgésicos orais não melhoram o quadro é fazer uso de bloqueios neurais tronculares com anestésicos locais (lidocaína 4 mL). Em nossa experiência, sugerimos a utilização de anestésicos tópicos de superfície em preparações comerciais ou formuladas, o que diminui decisivamente a dor em cerca de meia hora, podendo ser aplicada várias vezes. Esta medida é de fácil realização, não interfere em outras medidas terapêuticas aplicadas e evita os bloqueios anestésicos em crianças.[16]

Acidentes por Lonomia com alterações de coagulação necessitam de soro antiveneno específico, produzido pelo Instituto Butantan, de São Paulo, e disponível em centros de atendimento de urgências.

Abelhas (himenópteros)

As abelhas são insetos peçonhentos pertencentes à ordem Hymenoptera, gênero Apis. São criadas em todo o mundo, especialmente para produção de mel. Esses insetos também têm grande importância médica por causarem graves envenenamentos em humanos.

No Brasil, a *Apis mellifera mellifera* foi introduzida por colonizadores europeus. Em 1957, uma colônia de abelhas africanas (*Apis mellifera adamson*) fugiu de uma área de pesquisa controlada e, desde então, existem centenas de relatos de acidentes graves e fatais em toda a América, causados por abelhas híbridas de comportamento agressivo, conhecidas como "abelhas africanizadas".[17,18]

Abelhas picam através de um ferrão serrilhado abdominal que se comunica com as glândulas de veneno, fazendo a bolsa de veneno e parte do intestino se desprenderem, provocando a morte do inseto. O ferrão penetra cerca de 2 a 3 mm na pele e a musculatura do aparato peçonhento bombeia veneno por cerca de 1 minuto. Os efeitos tóxicos do envenenamento são atribuídos à melitina e à fosfolipase A2 (FA2).

Uma abelha pode matar um ser humano por reação de hipersensibilidade não relacionada à toxicidade do veneno e por uma ação sinérgica das toxinas, que causam náuseas, vômitos, fraqueza, hipotensão, edema pulmonar, taquicardia, perda de consciência e choque. Estima-se que mais de 500 picadas tragam risco de morte para um ser humano. Manifestações tardias do envenenamento maciço podem incluir hematúria, rabdomiólise e insuficiência renal aguda. O mais comum, no entanto, são picadas únicas, que em indivíduos não sensibilizados provocam dor, edema e eritema no local por algumas horas (Figura 39.11).

O tratamento de picadas de abelha depende da causa do envenenamento: fenômenos alérgicos, como reações exageradas à picada ou anafilaxia, têm de ser tratados em regime de urgência, com adrenalina, corticosteroides injetáveis e anti-histamínicos. Já os envenenamentos graves são um problema maior por não existir tratamento com soro antiveneno, o que limita os pacientes a serem medicados de forma sintomática, especialmente quando se instala a insuficiência renal aguda.[17,18]

Formigas (himenópteros)

Roquette Pinto, em sua tese *Dinoponera grandis* (Faculdade de Medicina do Rio de Janeiro, 1915), estudou as formigas tocandiras (incluindo a tocandira verdadeira, *Paraponera clavata*), uma grande formiga negra cujo aguilhão abdominal é capaz de injetar um veneno potente, causador de dor intensa, eritema local e sintomas sistêmicos como febre, mal-estar, náuseas e vômitos.[19]

Formigas tocandiras são utilizadas nos rituais de passagem para adultos das crianças indígenas Sateré-Mawé, na Amazônia, onde jovens são obrigados a introduzir a mão em luvas rituais onde são colocadas dezenas de formigas, o que avalia sua resistência à dor (Figura 39.12). A descrição original do autor assim: "no ponto da picada, forma-se uma mancha esbranquiçada, pouco depois emaciada, dolorosa ao extremo. A dor, profunda, ganha progressivamente todo o membro; cerca de 12 horas após, atinge o máximo grau e assim permanece, colossal, por 24 a 48 horas. Surgem adenites, a vítima empalidece, a pulsação cardíaca sobe a cem batimentos por minuto, a temperatura axilar ascende sempre a 37,5 a 38 °C. Aparecem calafrios e vômitos. A dor arrefece em 24 a 48 horas".[19,20]

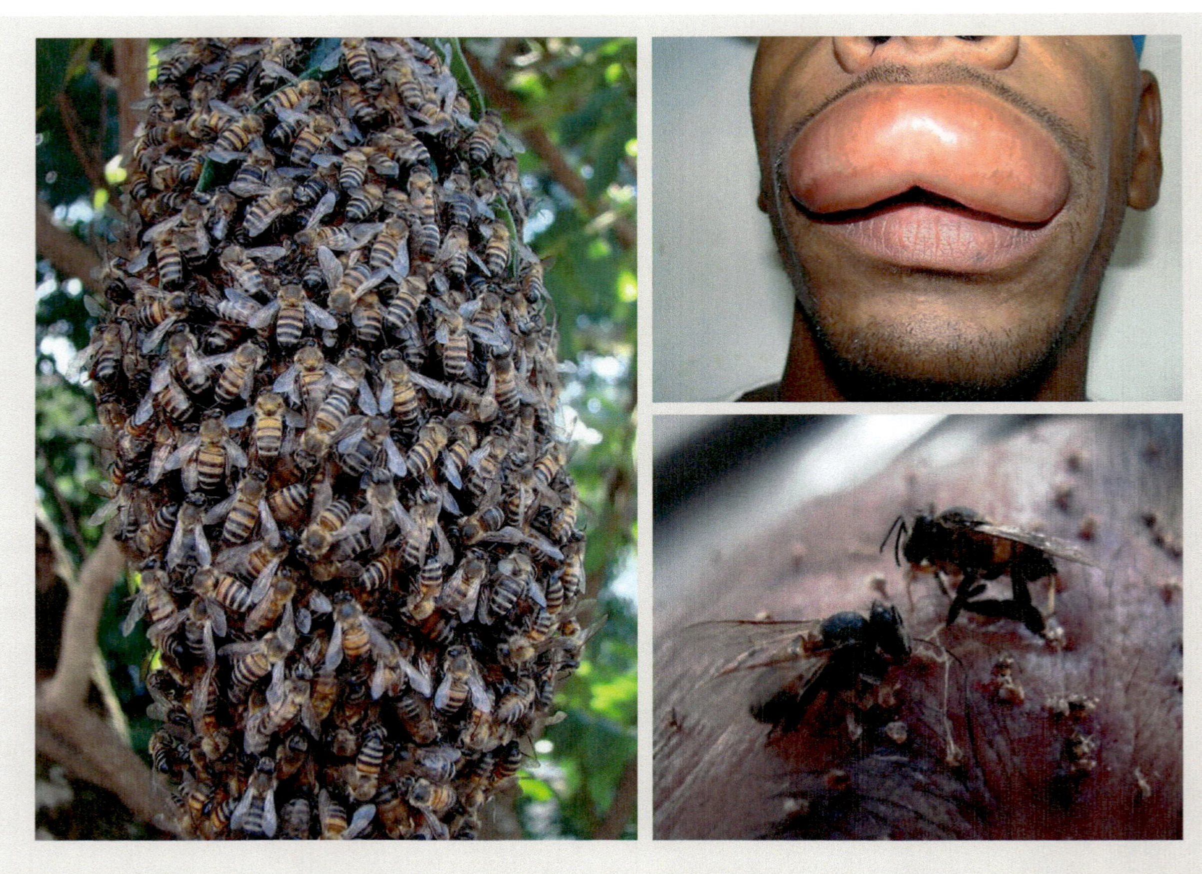

Figura 39.11. As abelhas do gênero Apis são animais peçonhentos, apesar da importância que têm na sobrevivência do planeta. As imagens clínicas mostram o efeito de uma picada isolada na região labial de um paciente e abelhas fixas e mortas em um paciente que morreu após centenas de picadas.
Fonte: Cortesia de Vidal Haddad Junior; Manoel Campos Neto.

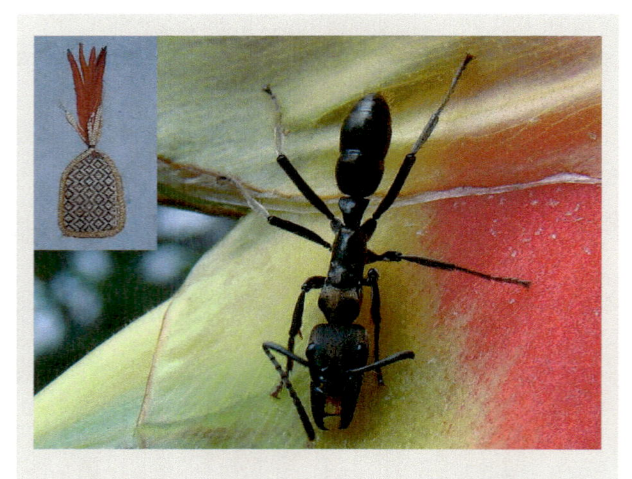

Figura 39.12. As formigas tocandiras são apontadas como responsáveis pelas picadas mais dolorosas entre todos os artrópodos. No detalhe, a luva dos indígenas amazônicos onde ficam as formigas, no ritual que promove a maioridade de seus jovens.
Fonte: Acervo da autoria do capítulo.

As formigas de maior importância para a dermatologia, entretanto, são as pequenas formigas lava-pés vermelhas, pertencentes à espécie *Solenopsis invicta*.

São originárias do Brasil (da área do Pantanal) e colonizaram os Estados Unidos ao serem introduzidas em cargas oriundas do Brasil nos portos do sul daquele país.

A formiga lava-pé vermelha é agressiva e ataca em grande número quem se aproxima do formigueiro. A picada ocorre por meio de um aguilhão abdominal e a formiga se prende à vítima com as mandíbulas e roda o corpo, aplicando cerca de 10 picadas em círculo se não for retirada.[21,22]

Após a picada, surge uma pápula de aspecto urticariforme no local. Por volta de 24 horas, as urticas originam pústulas estéreis e, posteriormente, exulcerações. Pápulas urticariformes ou um quadro pustuloso de aparecimento súbito em crianças ou indivíduos alcoolizados que estiveram em ambientes abertos são indicativas de um acidente por formigas lava-pés (Figura 39.13).[22]

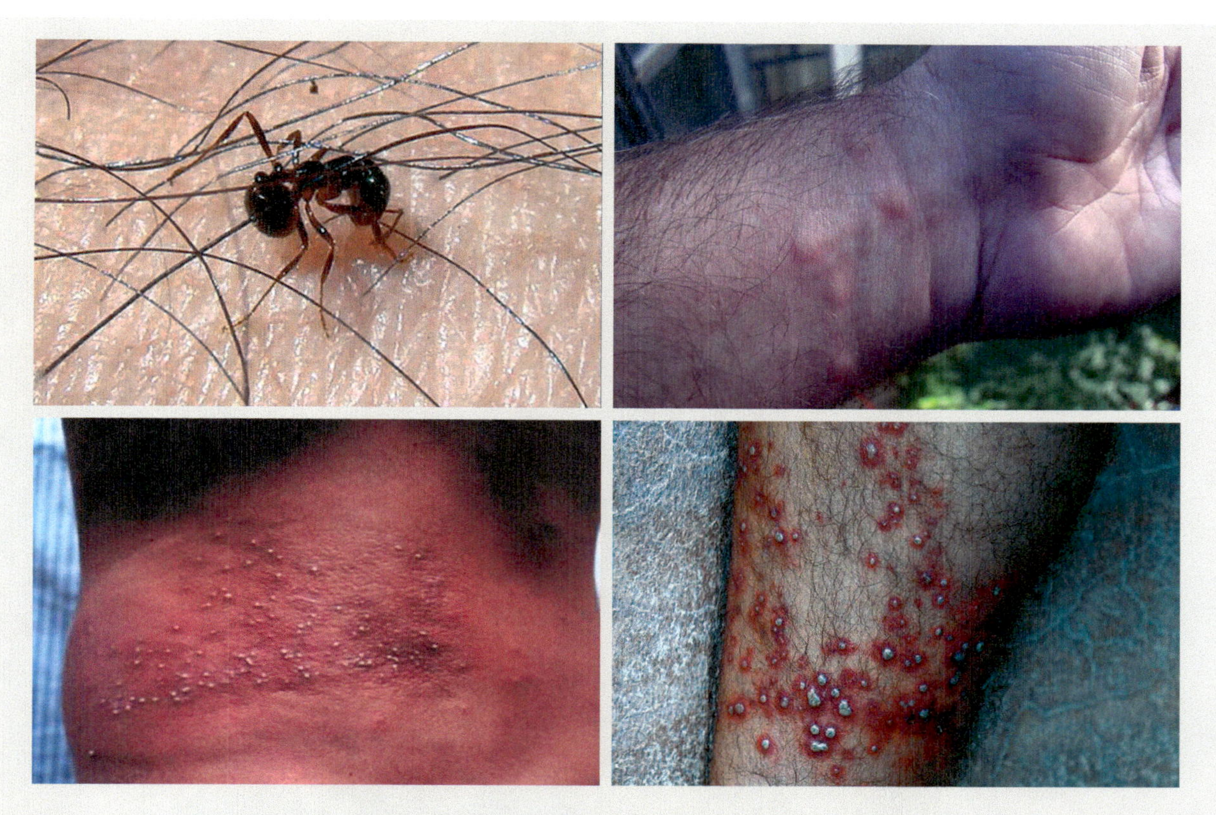

Figura 39.13. As formigas lava-pés vermelhas (*Solenopsis invicta*) são himenópteros cuja picada causa urticas e pústulas, além da possibilidade de surgirem quadros alérgicos graves.
Fonte: Acervo da autoria do capítulo.

O tratamento deve, como medida principal, evitar infecções bacterianas quando do rompimento das pústulas, o que pode ser feito com antibioticoterapia tópica. Outro problema grave é a alergia, comum aos acidentes por himenópteros (abelhas e formigas), que pode causar choque anafilático em indivíduos sensibilizados.[22]

Aranhas (Arachnida)

Aranhas fazem parte do cotidiano dos seres humanos, mas apesar da grande quantidade de espécies, poucas podem provocar acidentes graves. No Brasil, três gêneros são importantes.

As aranhas armadeiras (*Phoneutria* sp.) são grandes, agressivas e têm um veneno de potente ação neurotóxica, não causando lesões cutâneas no ponto de inoculação do veneno. O mesmo ocorre com as aranhas do gênero Latrodectus, as viúvas-negras, de peçonha de efeito estimulante adrenérgico.[23]

Aranhas do gênero Loxosceles ou aranhas-marrons, entretanto, apresentam peçonha com ação necrótica na pele. Isso possibilita que o envenenamento simule diversas enfermidades cutâneas durante suas fases evolutivas. A principal enzima do veneno é a esfingomielinase D, capaz de atacar membranas de hemácias e pericitos.[24]

As aranhas-marrons são tímidas, pouco agressivas, presentes em todo o país, causando cerca de 50 acidentes por ano na cidade de São Paulo, observados no Hospital Vital Brasil e, por razões desconhecidas, até 2 mil acidentes por ano em Curitiba (PR). São encontradas em ambientes domiciliares e só picam quando ameaçadas (p. ex., pressionadas contra o corpo da vítima quando esta se veste).

A picada pode ser moderadamente dolorosa ou mesmo indolor. Em um estágio inicial, em aproximadamente 8 horas, forma-se no local uma placa infiltrada com eritema, palidez e cianose na superfície (demonstrativos da necrose instalada). Esta lesão é característica do acidente e é denominada "placa marmórea". Após 48 horas, a placa de tecido necrosado forma uma escara. Esta se destaca por volta de 1 mês após o acidente, quando surge uma úlcera profunda, de bordas elevadas e fundo granuloso, que cicatriza lentamente (Figura 39.14).[24,25]

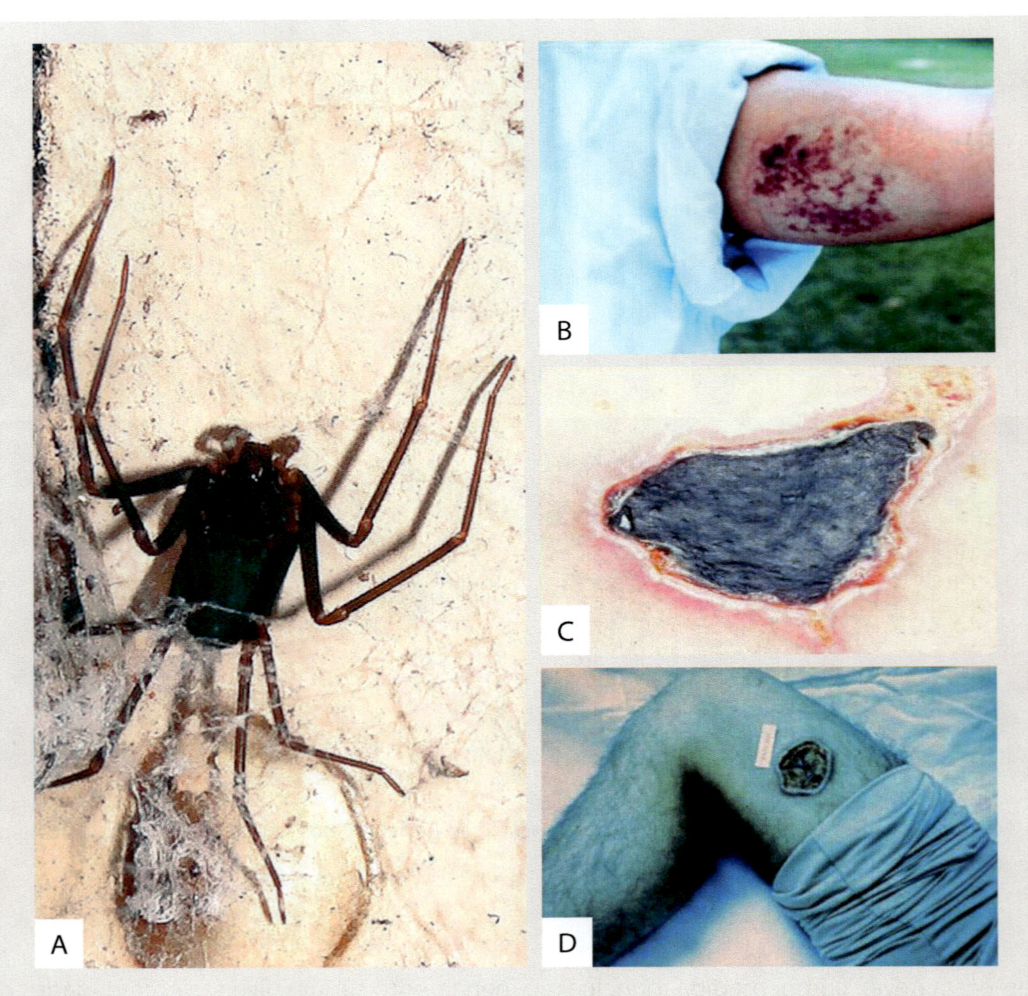

Figura 39.14. O veneno das aranhas-marrons é responsável por um dos mais dramáticos quadros cutâneos em toda a toxinologia. Na imagem, temos um exemplar de *Loxosceles* sp. (A) e três fases do envenenamento (a placa marmórea (B), a escara (C) e a úlcera crônica (D), que simula doenças granulomatosas por infecções bacterianas e fúngicas).
Fonte: Acervo da autoria do capítulo.

O tratamento do loxoscelismo cutâneo também depende da fase do acidente: o diagnóstico precoce reduz as manifestações clínicas e a utilização de soro antiaracnídico é indicada. Não existe um período estabelecido para a aplicação do soro, embora a própria delimitação da placa marmórea evidencie a necrose estabelecida e a pouca utilidade de neutralizar o veneno. Uma alternativa é usar sulfona (100 a 300 mg/dia) para reduzir a necrose, uma vez que o veneno lesa pericitos, causando necrose discreta inicial, que é muito agravada pela diapedese de neutrófilos para o local, quando necroses amplas se estabelecem. A sulfona tem a propriedade de inibir esta diapedese e impedir as grandes áreas de necrose. O uso de corticosteroides é controverso, mas preconizado em alguns protocolos. Em fases posteriores, úlceras extensas e de difícil cicatrização podem ser tratadas por enxertos de pele, conduta adotada pelo Departamento de Dermatologia da Faculdade de Medicina de Botucatu (FMB), com ótimos resultados iniciais.[24,25]

Escorpiões (Arachnida)

Os escorpiões são animais noturnos, que se movimentam mais nos períodos quentes, quando procuram suas presas, inclusive em ambientes domiciliares. A presença de detritos e terrenos baldios próximos às residências favorece o desenvolvimento de baratas, que servem como alimento para os escorpiões.[4]

Estes animais apresentam um ferrão na extremidade da cauda, por onde injetam uma complexa mistura de toxinas e cujo principal efeito é uma dissociação das atividades dos sistemas nervosos autônomos (simpático e parassimpático). Isso provoca, nos casos graves, desorganização da atividade cardíaca, falhas de batimento e débito cardíaco e edema agudo pulmonar. Casos graves ocorrem principalmente em crianças e idosos.[4,18]

As picadas de escorpião, apesar de serem um problema crescente no país, não causam repercussões na pele, tendo seus efeitos predominantemente sistêmicos. Por vezes, podemos notar eritema e edema discretos no ponto da picada e horripilação ao redor da inoculação, um sinal característico do envenenamento (Figura 39.15).

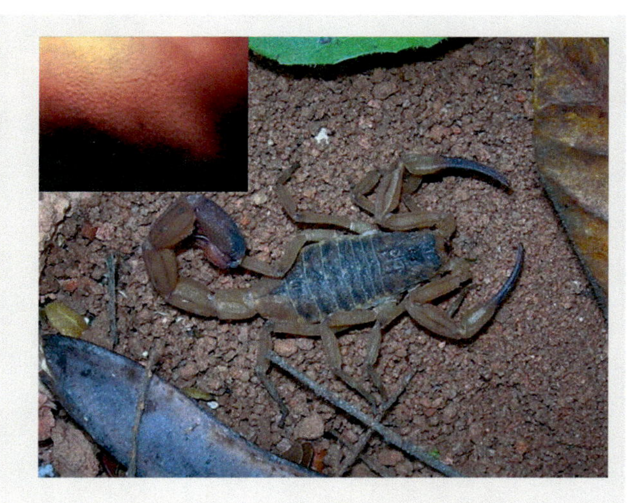

Figura 39.15. Escorpiões-amarelos (*Tytius serrulatus*) são responsáveis pelos acidentes mais graves e pela maioria das mortes causada pelo escorpionismo. No detalhe, a horripilação circundando a picada de um escorpião-amarelo pode ser um indicativo do acidente.
Fonte: Acervo da autoria do capítulo.

Caso a vítima apresente apenas dor intensa e não tenha fenômenos sistêmicos, a conduta consiste em observação e bloqueio anestésico troncular para controle da dor. Se surgirem sinais de gravidade (vômitos incoercíveis são um bom indicador), o soro antiaracnídico deve ser utilizado por agir contra os venenos de aranhas armadeiras, marrons e escorpiões.[4,18]

Serpentes (répteis)

Os acidentes por serpentes peçonhentas que causam repercussões na pele limitam-se aos provocados por serpentes da família Viperidae. Entre estas, o gênero mais importante engloba as jararacas, caiçacas, urutus e jararacuçus (Bothrops) e a surucucu "pico-de-jaca" (Lachesis). As surucucus só existem em matas fechadas, sendo os acidentes pouco comuns e mal documentados.[1,2]

As serpentes do gênero Bothrops, no entanto, são muito comuns e responsáveis por cerca de 90% dos acidentes ofídicos registrados anualmente no Brasil. Outras serpentes peçonhentas, como as cascavéis (*Crotalus* sp.) e as corais (*Micrurus* sp.) causam acidentes mais graves do que os provocados pelas Bothrops, mas as toxinas têm ação neurológica e miotóxica (cascavéis) e basicamente neurológica (Micrurus), causando paralisia muscular e insuficiência renal aguda, sem causar manifestações na pele (Figura 39.16).[1,2]

O acidente botrópico causa necrose cutânea de intensidade variável, promovida pelo fator necrotizante da peçonha. Outro fator do veneno, coagulante, exaure os fatores de coagulação sanguíneos e causa hemorragias, que se refletem na pele como equimoses extensas (Figura 39.17).[1,2,26]

O tratamento de picadas de serpentes é necessariamente feito por meio de soro antiveneno, disponível gratuitamente em centros de atendimento de urgência no país.

Animais aquáticos peçonhentos

Os animais aquáticos, que antigamente só causavam acidentes em pescadores marinhos e fluviais e ribeirinhos, vêm ampliando as ocorrências de envenenamentos e traumas no mundo como resultado da frequência aumentada de banhistas, pescadores amadores e praticantes de esportes aquáticos. A esse fato, somam-se o aumento de temperatura dos oceanos nas últimas décadas e o crescimento exponencial de certos organismos marinhos, como os cnidários. Em suma: um problema que era esporádico, embora não raro, hoje é comum e engloba acidentes por cnidários (águas-vivas e caravelas), traumas e raros envenenamentos por ouriços-do-mar (a maioria) e envenenamentos por peixes peçonhentos.[27-32]

Águas-vivas e caravelas (cnidários)

Cnidários são animais de estrutura circular simples e vários tentáculos utilizados para a captura das presas. Esses tentáculos (e o corpo, em menor proporção) apresentam células de defesa, os cnidócitos.

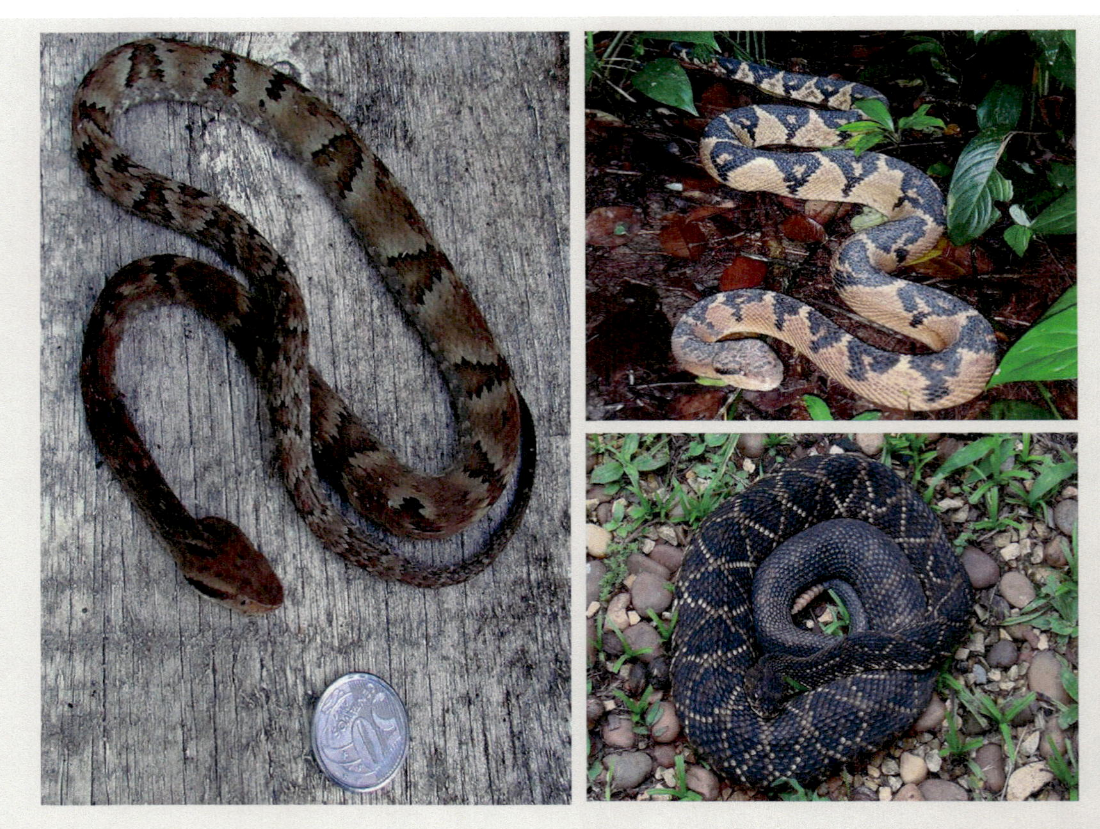

Figura 39.16. Na figura maior, *Bothrops jararaca*, a mais comum espécie do gênero de serpentes peçonhentas que mais provoca acidentes no Brasil. À direita, acima, um exemplar de *Lachesis muta*, a surucucu; e abaixo, uma cascavel (*Crotalus durissus terriificus*).
Fonte: Cortesia de Vidal Haddad Junior; Marco Antônio de Freitas – ICMBio.

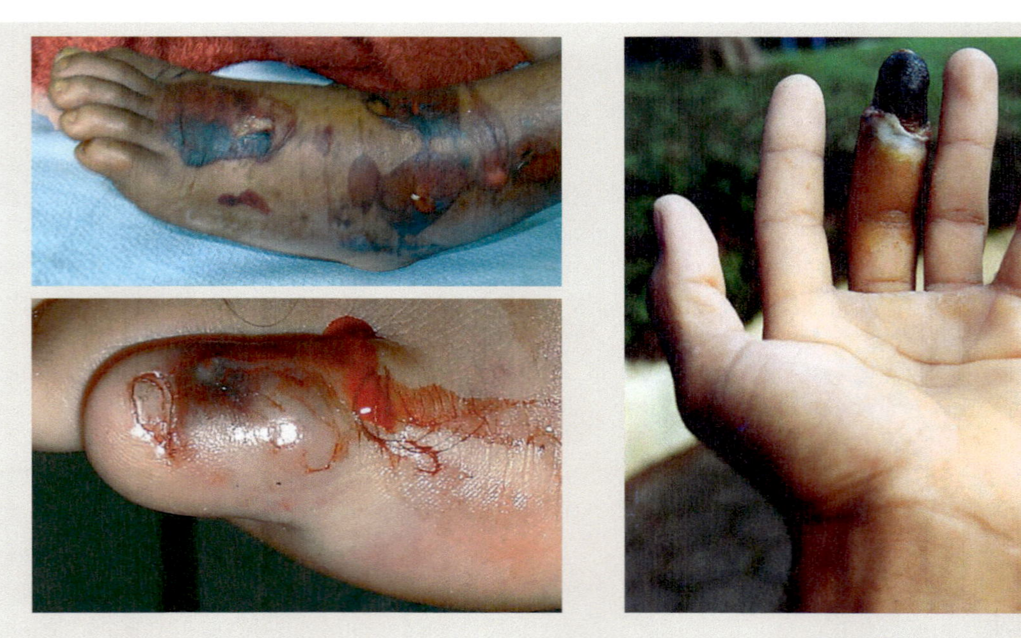

Figura 39.17. Os acidentes causados por serpentes do gênero Bothrops podem assumir aspectos dramáticos em virtude de necrose local e de incoagulabilidade sanguínea. Isso é particularmente problemático quando a picada ocorre nas extremidades.
Fonte: Acervo da autoria do capítulo.

No interior destas células, ficam os cnidocistos (os nematocistos são os mais conhecidos), que são organelas capazes de disparar um fino tubo repleto de peçonha de efeitos neurotóxico e necrotizante. Um tentáculo tem milhões dessas pequenas estruturas e pode causar envenenamentos importantes e mesmo fatais em humanos.

As caravelas e as águas-vivas são os representantes dos cnidários de interesse médico. Atualmente, o problema é extremamente comum na região Sul do Brasil, onde centenas de milhares de casos acontecem durante os períodos de veraneio (Figuras 39.18 e 39.19).

Um acidente típico provocado por cnidários causa dor intensa imediata, logo no contato com o animal, ainda na água. Também instantaneamente, surgem placas lineares eritematosas entrecruzadas, reproduzindo a forma dos tentáculos.[33-41]

Essas placas apresentam inicialmente um aspecto urticariforme para, depois, se tornarem hipercrômicas, denotando a necrose superficial causada pelas toxinas. O atendimento inicialmente se faz na urgência, mas lesões inflamadas podem gerar hipercromia e cicatrizes, o que faz a vítima procurar um dermatologista.

Não existe soro antiveneno para este tipo de acidente. A recomendação é utilizar compressas ou banhos ou, ainda, imersão em água do mar gelada (tem efeito anestésico) e compressas de ácido acético (compressas caseiras com vinagre) para "desarmar" nematocistos ainda carregados fixos na pele. A água doce dispara esses nematocistos por osmose.[33-41]

Ouriços, estrelas e pepinos-do-mar (equinodermos)

Os ouriços-do-mar fazem parte da paisagem das praias e rochedos do litoral brasileiro. Os ouriços-do-mar pretos (*Echinometra locunter*) existem ao longo de toda a costa e provocam acidentes traumáticos (não envenenam) em grande número, sendo responsáveis por cerca de 50% dos acidentes atendidos em prontos-socorros nas cidades litorâneas. A observação de acidentes por pepinos-do-mar é rara, pois dependem de a vítima ingeri-los. Não existem

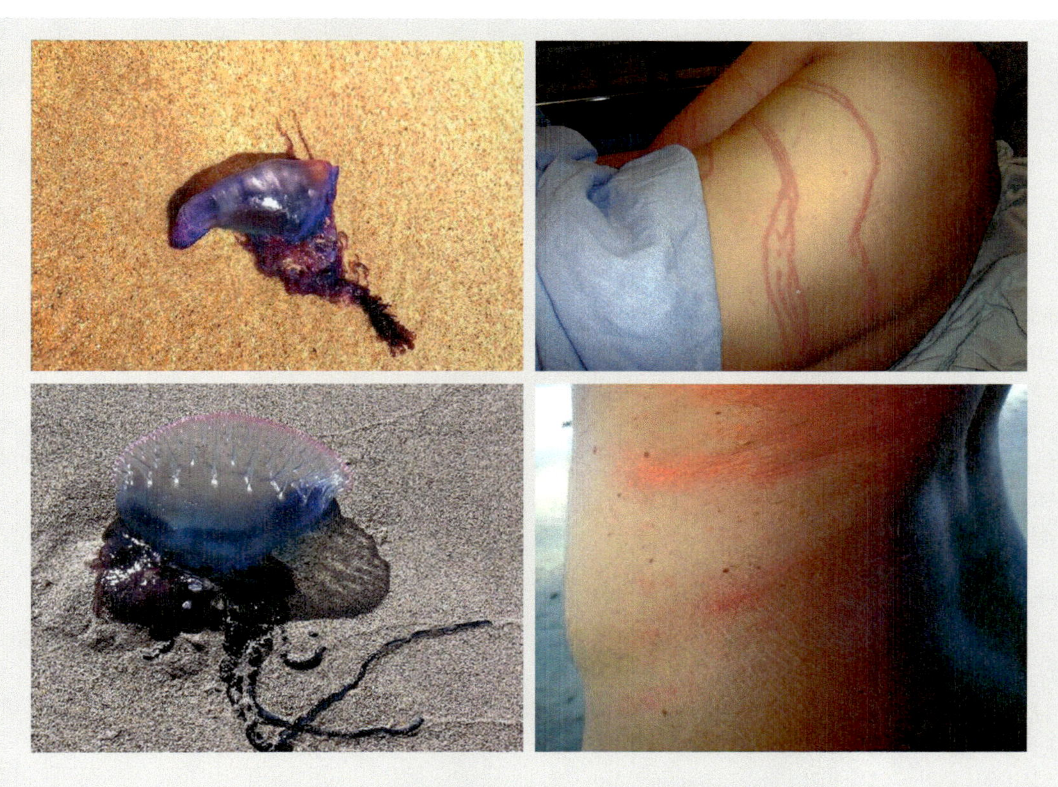

Figura 39.18. Caravelas (*Physalia physalis*) são responsáveis por acidentes importantes em banhistas e as lesões se apresentam como placas lineares longas e entrecruzadas.
Fonte: Acervo da autoria do capítulo.

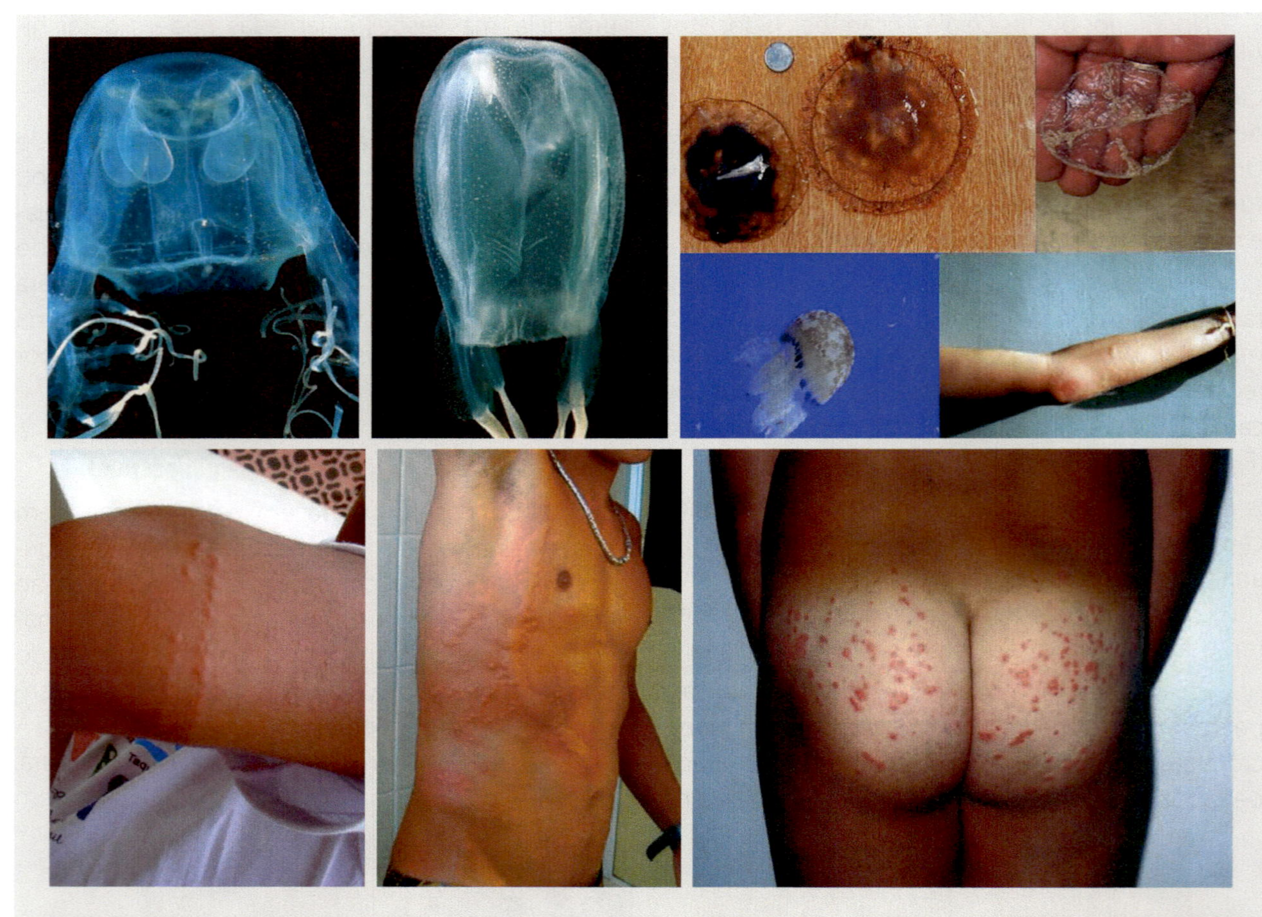

Figura 39.19. Cnidários causam acidentes de menor importância em toda a costa americana, embora muito dolorosos. Cubomedusas, entretanto, podem provocar acidentes muito graves (à esquerda).
Fonte: Acervo da autoria do capítulo.

estrelas-do-mar venenosas no Brasil. Algumas espécies de ouriços-do-mar raros no Brasil apresentam veneno com efeito hipotensor, hemolítico, cardiotóxico e neurotóxico. Pepinos-do-mar produzem holoturina, irritante da pele e das mucosas.[42-45]

Os acidentes traumáticos por ouriços-do-mar são os mais comuns na costa brasileira. As espículas penetram na pele, quebram-se e provocam dor intensa (Figura 39.20). As regiões plantares são as mais comumente atingidas. Existe o risco de infecções bacterianas, incluindo o tétano. Pode haver formação de nódulos eritematosos (granulomas de corpo estranho), de solução cirúrgica (Figura 39.21). A retirada imediata das espículas deve ser feita sob anestesia local. Faz-se, então, uma escarificação superficial com agulha hipodérmica de grosso calibre e utiliza-se uma pinça fina para retirada das espículas. Deve-se ainda fazer a prevenção do tétano.[42-45]

Peixes peçonhentos

Vários peixes apresentam peçonhas que são inoculadas através de raios de nadadeiras, espículas ou ferrões ósseos. A ação farmacológica de todas as peçonhas de peixes se assemelha: a dor é intensa por ação neurotóxica e necroses cutâneas são variáveis, dependendo da intensidade da peçonha e das infecções secundárias.[46-58]

As arraias ou raias causam acidentes graves por introdução de um a quatro ferrões ósseos presentes na cauda do peixe na vítima. Esses ferrões são recobertos por um epitélio onde existem glândulas venenosas. A dor é intensa e a necrose costuma se estabelecer 24 horas após o acidente. As úlceras resultantes são extensas, profundas e de difícil cicatrização, sendo mais frequentes nos acidentes provocados por arraias fluviais.

Entre os peixes peçonhentos brasileiros, são importantes ainda os peixes-escorpião (*Scorpaena* sp.),

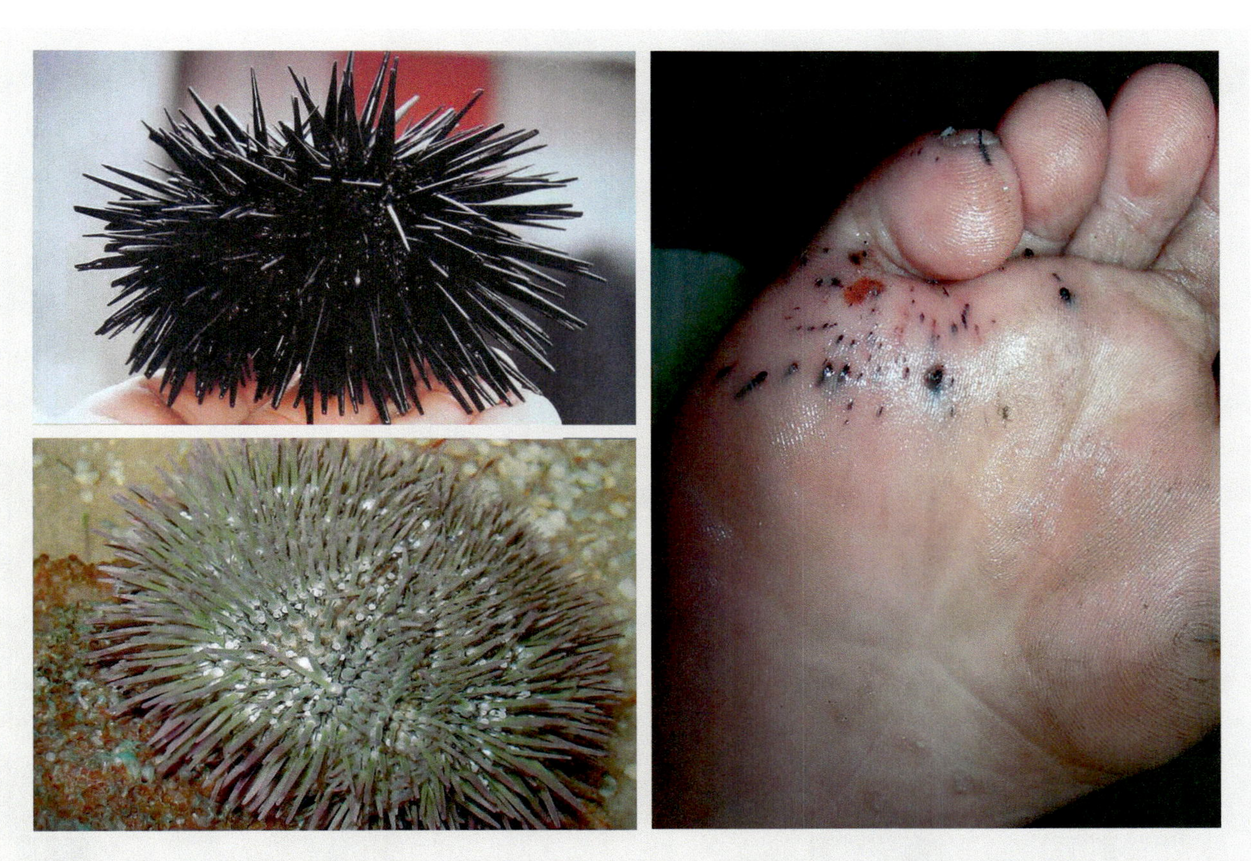

Figura 39.20. Ouriços-do-mar pretos (*Echinometra lucunter*) são responsáveis por traumas sem envenenamento em banhistas. A extração das espículas, no entanto, é difícil e nem sempre completa, o que causa complicações.
Fonte: Acervo da autoria do capítulo.

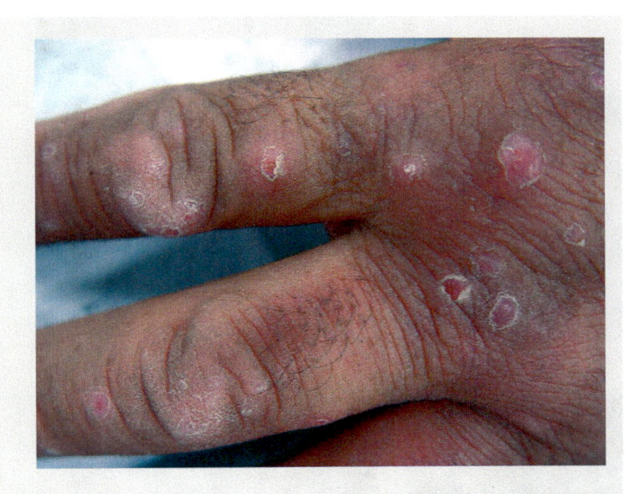

Figura 39.21. Granulomas de corpo estranho se desenvolvem em paciente com traumas múltiplos por ouriço-do-mar decorrente da retenção de fragmentos de espículas.
Fonte: Cortesia de André Luiz Rossetto.

os niquins ou peixes-sapo (*Thalassophryne* sp.) e os bagres marinhos e fluviais (famílias Ariidae e Pimelodidae). Os bagres causam acidentes de moderada gravidade, em que a dor predomina sobre a necrose, mas são importantes por serem os peixes mais associados a acidentes em humanos, tanto em ambientes marinhos como fluviais (Figuras 39.22 e 39.23).[46-58]

Não existe tratamento específico para acidentes por peixes peçonhentos. A conduta indicada é a imersão do local afetado em água quente (mas tolerável) por 30 a 90 minutos, até que a dor ceda. Essa medida não previne a necrose cutânea, que é comum nos acidentes por arraias fluviais, mas pode acontecer em qualquer desses envenenamentos. O calor (não a água) é que atua no processo de alívio, pois todos esses venenos têm potente ação vasoconstritora, o que causa a isquemia, a dor e a necrose. O calor faz vasodilatação e melhora o quadro. Essas conclusões são de um grupo de trabalho brasileiro, com publicação evidenciando o processo. A inoculação de veneno de bagres em camundongos mostra uma violenta constrição de pequenos vasos, aliviada pela aplicação de calor.[46-58]

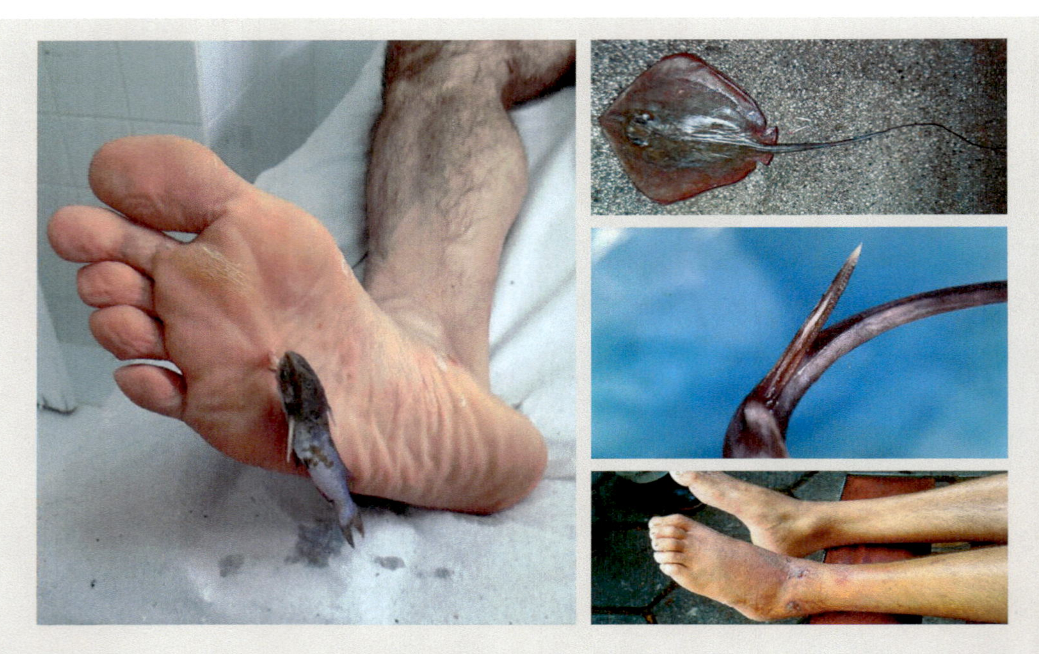

Figura 39.22. Peixes peçonhentos são mais comuns que répteis peçonhentos! À direita, um clássico acidente por arraia marinha e à esquerda, um bagre marinho pisado por um banhista, um tipo de ocorrência comum no litoral.
Fonte: Acervo da autoria do capítulo.

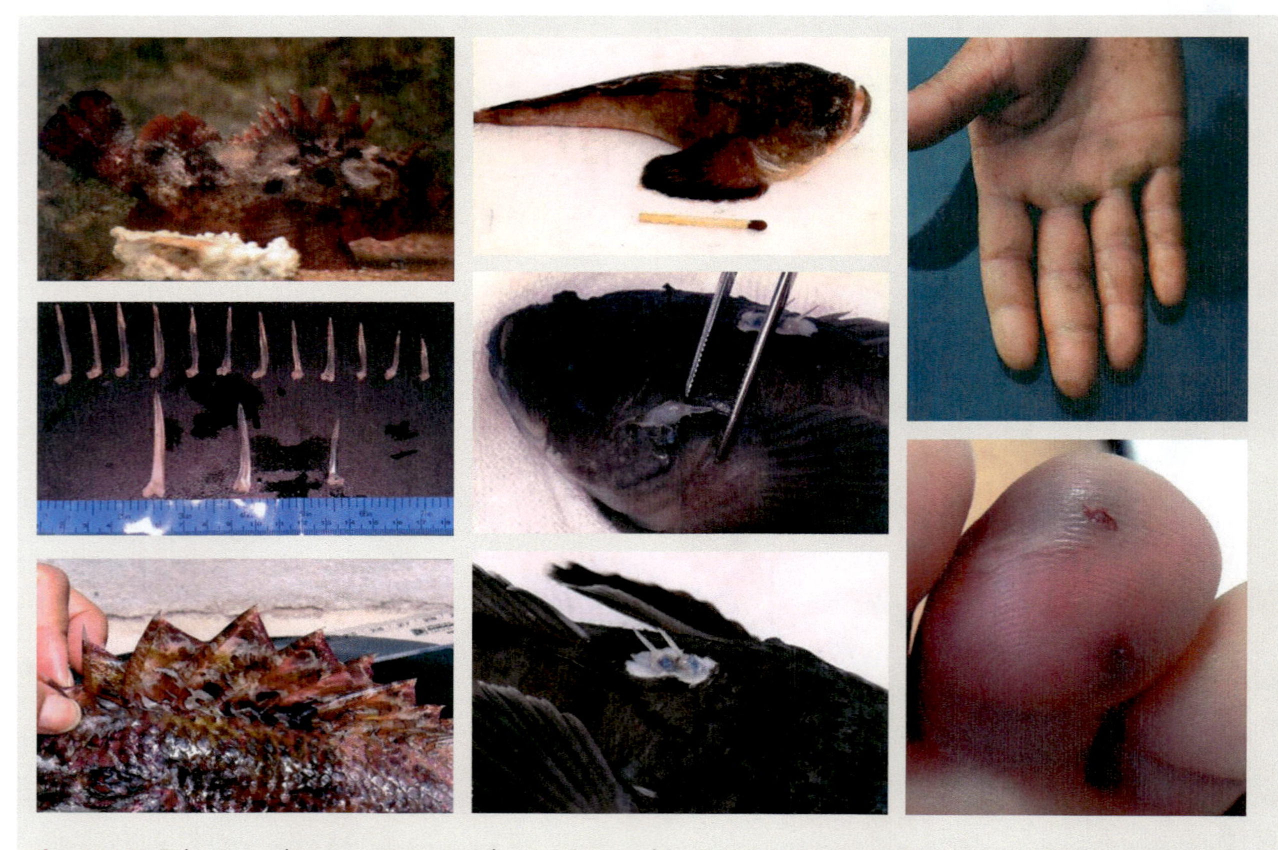

Figura 39.23. Peixe-escorpião e aparatos peçonhentos (esquerda), niquim (centro) e acidentes por peixe-escorpião (direita, acima) e niquim (abaixo).
Fonte: Acervo da autoria do capítulo.

Referências bibliográficas

1. Haddad Jr V, Cardoso JLC. Dermatoses provocadas por animais venenosos. An Bras Dermatol. 1999;74:441-7.
2. Cardoso JLC, França FOS, Wen FH, Malaque CS, Haddad Jr V. Animais peçonhentos no Brasil: biologia, clínica e terapêutica (Venomous animals in Brazil: biology, clinic and therapheutic). 2. ed. São Paulo: Sarvier; 2009.
3. Haddad Jr V, Cardoso JLC, Lupi O, Tyring SK. Tropical dermatology: venomous arthropods and human skin – Part I: Insecta. J Amer Acad Dermatol. 2012;67(3):331.e1-14.
4. Haddad Jr V, Cardoso JLC, Lupi O, Tyring SK. Tropical dermatology: venomous arthropods and human skin – Part II: Diplopoda, Chilopoda and Arachnida. J Amer Acad Dermatol. 2012;67(3):347.e1-9.
5. Haddad Jr V, Amorim PCH, Haddad Jr WT, Cardoso JLC. Venomous and poisonous arthropods: identification, clinical manifestations of envenomation and treatments used in human injuries. Rev Soc Bras Med Trop. 2015;48(6):650-7.
6. Silva MP. Le Paederus columbinus est vésicant. Arch Parasitol. 1912;15:429-31.
7. Diogenes MJN. Dermatite de contato pela pederina, estudo clínico e epidemiológico no estado do Ceará, Brasil. Rev Inst Med Trop São Paulo. 1994;36:59-65.
8. Haddad Jr V. "Sign of the kiss" in dermatitis caused by vesicant beetles ("potós" or Paederus sp.). An Bras Dermatol. 2014;89:996-7.
9. Haddad Jr V, Cardoso JLC, Rotta O, Eterovic A. Acidentes provocados por Millipede com manifestações dermatológicas: relato de dois casos. An Bras Dermatol. 2000;75:471-4.
10. Lima CAJ, Cardoso JLC, Magela AO, FGM, Talhari S, Haddad Jr V. Pigmentação exógena em pododáctilos simulando isquemia de extremidades: um desafio diagnóstico provocado por artrópodos da classe Diplopoda ("piolhos-de--cobra"). An Bras Dermatol. 2010;85(3):391-2.
11. Manço DG, Haddad Jr V. An unusual dark macular lesion in the plantar region of a child. J Braz Soc Trop Med. 2019;52:e20190011.
12. Haddad Jr V, Cardoso JLC, Moraes RHP. Skin lesions caused by insects of the order Hemiptera (Pentatomidae): first report of accidents in humans. Wild Environ Med. 2002;13:48-50.
13. Haddad Jr V, Schwartz ENF, Schwartz CA, Carvalho LN. Bites caused by giant water bugs belonging to Belostomatidae family (Hemiptera, Heteroptera) in humans: a report of seven cases. Wild Environ Med. 2010;21:130-3.
14. Cardoso AEC, Haddad Jr V. Acidentes por lepidópteros (larvas e adultos de mariposas): estudo dos aspectos epidemiológicos, clínicos e terapêuticos. An Bras Dermatol. 2005;80:571-8.
15. Moreira SC, Lima JC, Silva L, Haddad Jr V. Descrição de um surto de lepidopterismo (dermatite associada ao contato com mariposas) entre marinheiros, ocorrido em Salvador, Bahia. Rev Soc Bras Med Trop. 2007;40:591-2.
16. Haddad Jr V, Lastoria JC. Envenomation by caterpillars (erucism): proposal for simple pain relief treatment. J Venom Anim Toxins Incl Trop Dis. 2014;20:21.
17. França FOS, Benvenuti LA et al. Severe and fatal mass attacks by "killer" bees (africanized honey bees-Apis mellifera scutellata) in Brazil: clinicopathological studies with measurement of serum venom concentrations. Q J Med. 1994;87:269-82.
18. Azevedo-Marques MM. Diagnóstico e condutas nos acidentes por escorpiões e abelhas (honey bees – Apis mellifera scutellata) in Brazil: clinicopathological studies with measurement of serum venom concentrations. Rev Soc Bras Med Trop. 1994;27:683-8.
19. Haddad Jr V, Cardoso JLC. Acidentes por formigas. In: Cardoso JLC, França FOS, Wen FH, Malaque CM, Haddad Jr V (ed.). Animais peçonhentos no Brasil: biologia, clínica e terapêutica. São Paulo: Sarvier; 2003.
20. Haddad Jr V, Cardoso JLC, Morais RHP. Description of an injury in a human caused by a false tocandira (Dinoponera gigantea, PERTY, 1883) with a revision on folkloric, pharmacological and clinical aspects of the giant ants of the genera Paraponera e Dinoponera (sub-family Ponerinae). Rev Inst Med Trop São Paulo. 2005;47:235-8.
21. Amaral MD. Reação cutânea de indivíduos normais à picada de Solenopsis invicta. [Dissertação de Bacharelado]. Botucatu: Instituto de Biociências, Unesp; 1994.
22. Haddad Jr V, Larsson CE. Anaphylaxis caused by stings from the Solenopsis invicta, lava-pés ant or red imported fire ant. An Bras Dermatol. 2015;90(3):22-5.
23. Haddad Jr V. Identificação de enfermidades agudas causadas por animais e plantas em ambientes rurais e litorâneos: auxílio à prática dermatológica. An Bras Dermatol. 2009;84(4):343-8.
24. Haddad Jr V, Cardoso JLC, Stolf HO. Tratamento cirúrgico da úlcera loxoscélica: solução prática para um problema de difícil resolução. Diagn Tratamento. 2012;17(2):56-8.
25. Haddad Jr V. Loxoscelismo cutâneo. In: Condutas em urgências e emergências da Faculdade de Medicina de Botucatu – Unesp. Botucatu: Faculdade de Medicina de Botucatu; 2015.
26. Paula Neto JB, Ribeiro RSP, Luz JA, Galvão M, Carvalho SMD, Haddad Jr V. Clinical and epidemiological characteristics of injuries caused by venomous snakes observed at the Hospital for Tropical Diseases of Araguaína, Tocantins state, Brazil, from 1995 to 2000. J Venom Anim Toxins Trop Dis. 2005;(11):422-32.
27. Burnett JW, Calton GJ, Burnett HW. Jellyfish envenomation syndromes. J Am Acad Dermatol. 1986;14:100-6.
28. Haddad Jr V. Avaliação epidemiológica, clínica e terapêutica de acidentes provocados por animais peçonhentos marinhos na região sudeste do Brasil. [Tese]. São Paulo (SP): Escola Paulista de Medicina; 1999. 144 p.
29. Haddad Jr V. Atlas de animais aquáticos perigosos do Brasil: guia médico de diagnóstico e tratamento de acidentes (Atlas of dangerous aquatic animals of Brazil: a medical guide of diagnosis and treatment). São Paulo: Roca; 2000. 148 p.
30. Haddad Jr V. Animais aquáticos potencialmente perigosos do Brasil: guia médico e biológico (Potentially dangerous aquatic animals of Brazil: a medical and biological guide). São Paulo: Roca; 2008. 268 p.
31. Haddad Jr V, Lupi O, Lonza JP, Tyring SK. Tropical dermatology: marine and aquatic dermatology. J Am Acad Dermatol. 2009;61:733-50.
32. Haddad Jr V. Medical emergencies caused by aquatic animals: a zoological and clinical guide. Switzerland: Springer; 2016. 142 p.
33. Haddad Jr V, Silveira FL, Cardoso JLC, Morandini AC. A report of 49 cases of cnidarian envenoming from southeastern Brazilian coastal waters. Toxicon. 2002;40:1445-50.

34. Haddad Jr V, Migotto AE, Silveira FL. Skin lesions in envenoming by cnidarians (Portuguese man-of-war and jellyfish): etiology and severity of the accidents on the Brazilian coast. Rev Inst Med Trop São Paulo. 2010;52:43-6.
35. Haddad Jr V, Virga R, Bechara A, Silveira FL, Morandini AC. An outbreak of Portuguese man-of-war (Physalia physalis – Linnaeus, 1758) envenoming in Southeastern Brazil. Rev Soc Bras Med Trop. 2013;46(5):641-4.
36. Resgalla Jr C, Rossetto AL, Haddad Jr V. Report of an outbreak of stings caused by Olindias sambaquiensis – Muller, 1861 (Cnidaria: Hydrozoa) in Southern Brazil. Braz J Oceanogr. 2011;59:391-6.
37. Haddad Jr V, Cardoso JLC, Silveira FL. Seabather's eruption: report of five cases in Southeast region of Brazil. Rev Soc Med Trop São Paulo. 2001;43(3):171-2.
38. Rossetto AL, Dellatorre G, Silveira FL, Haddad Jr V. Seabather's eruption: a clinical and epidemiological study of 38 cases in Santa Catarina state, Brazil. Rev Inst Med trop São Paulo. 2009;51:169-75.
39. Pereira JCC, Spilzman D, Haddad Jr V. Anaphylactic reaction/angioedema associated with jellyfish sting. Rev Soc Bras Med Trop. 2018;51:115-7.
40. Bastos DMRF, Ferreira DMR, Haddad Jr V, Nunes JLS. Human envenomations caused by Portuguese man-of-war (Physalia physalis) in urban beaches of São Luis city, Maranhão state, Northeast coast of Brazil. Rev Soc Bras Med Trop. 2017;50:130-4.
41. Haddad Jr V, Morandini AC. Jellyfish stings. In: Jarms G, Morandini AC (ed.). World atlas of jellyfish. Berlin: Dölling und Galitz Verlag; 2019. 879 p.
42. Haddad Jr V, Novaes SPMS, Miot HA, Zuccon A. Accidents caused by sea urchins: the efficacy of precocious removal of the spines in the prevention of complications. An Bras Dermatol. 2002;77:123-8.
43. Rossetto AL, Mota JM, Haddad Jr V. Sea urchin granuloma. Rev Inst Med trop São Paulo. 2006;48:303-6.
44. Haddad Jr V. Observation of initial clinical manifestations and repercussions from the treatment of 314 human injuries caused by black sea urchins (Echinometra lucunter) on the Southeastern Brazilian coast. Rev Soc Bras Med Trop. 2012;45:390-2.
45. Haddad Jr V, Lupi O, Lonza JP, Tyring SK. Tropical dermatology: marine and aquatic dermatology. J Amer Acad Dermatol. 2009;61(5):733-50.
46. Haddad Jr V, Garrone Neto D, Barbaro K, Paula Neto JB, Marques FPL. Freshwater stingrays: study of epidemiologic, clinic and therapeutic aspects based in 84 envenomings in human and some enzymatic activities of the venom. Toxicon. 2004;43:287-94.
47. Haddad Jr V, Cardoso JLC, Garrone Neto D. Injuries by marine and freshwater stingrays: history, clinical aspects of the envenomations and current status of a neglected problem in Brazil. J Venom Anim Toxins incl Trop Dis. 2014;19(1):16.
48. Haddad Jr V, Martins IA. Frequency and gravity of human envenomations caused by marine catfish (Suborder siluroidei): a clinical and epidemiological study. Toxicon. 2006;47(8):838-43.
49. Haddad Jr V, Souza RA, Auerbach PS. Marine catfish sting causing fatal heart perforation in a fisherman. Wild Environ Med. 2008;19:114-8.
50. Aquino GNR, Souza CC, Haddad Jr V, Sabino J. Injuries caused by the venomous catfish pintado and cachara (Pseudoplatystoma sp.) in fishermen of the Pantanal region in Brazil. An Acad Bras Cienc. 2016;88(3):1531-7.
51. Negreiros MMB, Yamashita S, Sardenberg T, Fávero Jr EL, Ribeiro FAH, Haddad Jr WT et al. Diagnostic imaging of injuries caused by venomous and traumatogenic catfish. Rev Soc Bras Med Trop. 2016;49(4):530-3.
52. Haddad Jr V, Martins IA, Makyama HM. Injuries caused by scorpionfishes (Scorpaena plumieri – Bloch, 1789 and Scorpaena brasiliensis – Cuvier, 1829) in the Southwestern Atlantic ocean (Brazilian coast): epidemiologic, clinic and therapeutic aspects of 23 stings in humans. Toxicon. 2003;42:79-83.
53. Haddad Jr V, Lastoria JC. Envenenamento causado por um peixe-escorpião (Scorpaena plumieri – Bloch, 1789) em um pescador: descrição de um caso e revisão sobre o tema. Clínica e Terapêutica. 2004;9(1):16-8.
54. Haddad Jr V, Pardal PPO, Cardoso JLC, Martins IA. The venomous toadfish Thalassophryne nattereri (niquim or miquim): report of 43 injuries provoked in fishermen of Salinópolis (Pará state) and Aracaju (Sergipe state). Rev Inst Med Trop São Paulo. 2003;45(4):221-3.
55. Haddad Jr V, Lopes-Ferreira M, Mendes AL. Hemorrhagic blisters, necrosis and cutaneous ulcer after envenomation by the niquim toadfish. Am J Trop Med Hyg. 2019;101:476-7.
56. Reckziegel GC, Dourado FS, Garrone Neto D, Haddad Jr V. Injuries caused by aquatic animals in Brazil: an analysis of the data present in the information system for notifiable diseases. Rev Soc Bras Med Trop. 2015;48(4):460-7.
57. Edilson AD, Souza CC, Gonzales EG, Haddad Jr V, Sabino J. Avaliação do acesso a informações sobre a prevenção de acidentes por animais aquáticos coletados por pescadores da Bacia do Alto Paraguai, Mato Grosso do Sul. Cienc Human Educ. 2016;16(5):460-5.
58. Haddad Jr V. Profile of skin diseases in a community of fishermen in the Northern coast of the state of São Paulo: the expected and the unusual. An Bras Dermatol. 2019;94:24-8.

Capítulo 40

Plantas e Pele Humana nas Regiões Tropicais

Vidal Haddad Junior

Introdução

Qualquer planta pode causar manifestações alérgicas em seres humanos por sensibilização e reação alérgica tipo IV. A alergia por irritantes primários já depende de substâncias tóxicas, que não são raras em vegetais, incluindo algumas plantas utilizadas na decoração doméstica. As lesões traumáticas são resultantes de espinhos e acúleos e outras estruturas vulnerantes presentes nas plantas. Mesmo graves intoxicações sistêmicas são possíveis, ocorrendo por ingestão ou inalação de toxinas. Nos ambientes selvagens, podemos observar estes processos mais frequentemente e as alterações cutâneas resultantes variam de eritemas discretos e pouco sintomáticos até quadros eczematosos graves e disseminados e mesmo necroses cutâneas.

A urticária de contato por *Urtica* sp. é bem conhecida, assim com as fitofotodermatites, mas devemos estar atentos para a possibilidade de traumas e infecções secundárias por estruturas vulnerantes das plantas, além de dermatites por irritantes primários, como o oxalato de cálcio. Um conhecimento mínimo sobre as plantas mais implicadas na gênese das dermatites e a suspeita clínica são vitais para estabelecer o diagnóstico e a terapia para estes pacientes.

Em qualquer ambiente em que existam humanos, existem plantas. Elas fazem parte da decoração doméstica, dos alimentos ou estão presentes nas áreas de lazer. É simplesmente impossível não ter contato com vegetais. Além do contato direto, extratos vegetais estão presentes em artigos de limpeza e utensílios de higiene pessoal, como dentrifícios, xampus e sabonetes.[1-5]

Os mecanismos causadores de lesões cutâneas por plantas podem ser classificados em quatro divisões: urticárias de contato; fitofotodermatites; irritações químicas e traumáticas; e eczema de contato com prévia sensibilização. Cada uma dessas lesões pode ser causada por uma enorme variedade de plantas, o que dificulta a identificação exata das causas, embora algumas etiologias sejam bem mais prováveis do que outras, como as dermatites por urtigas e por aroeiras (Anacaardiacea).

Urticária de contato

A urticária de contato é causada pelas urtigas (*Urtica* sp.). A planta tem cerdas repletas de histamina e acetilcolina na superfície das folhas. Estas se quebram quando são comprimidas, injetando seu conteúdo na vítima.[5,6] Pessoas exercendo atividades de lazer em ambientes selvagens estão mais expostas, pois as urtigas são comuns nas matas, embora possam existir nas cidades, em depósitos de lixo e terrenos abandonados.[3]

O paciente que entra em contato com urtigas desenvolve uma urticária típica, com placas eritematosas e edematosas intensamente pruriginosas que surgem logo após o contato (Figura 40.1).[1,2,4] O tratamento utiliza anti-histamínicos e corticosteroides tópicos e o processo é agudo, desaparecendo após aproximadamente 24 horas.

Fitofotodermatites

As fitofotodermatites são dermatites associadas aos psoralenos e à luz solar. O processo necessita dos dois fatores, pois os psoralenos se ligam ao DNA das células da pele humana, aumentando a sensibilidade à luz solar.[1,2] Vesículas, bolhas e eritema abrem o quadro, nos pontos que foram expostos

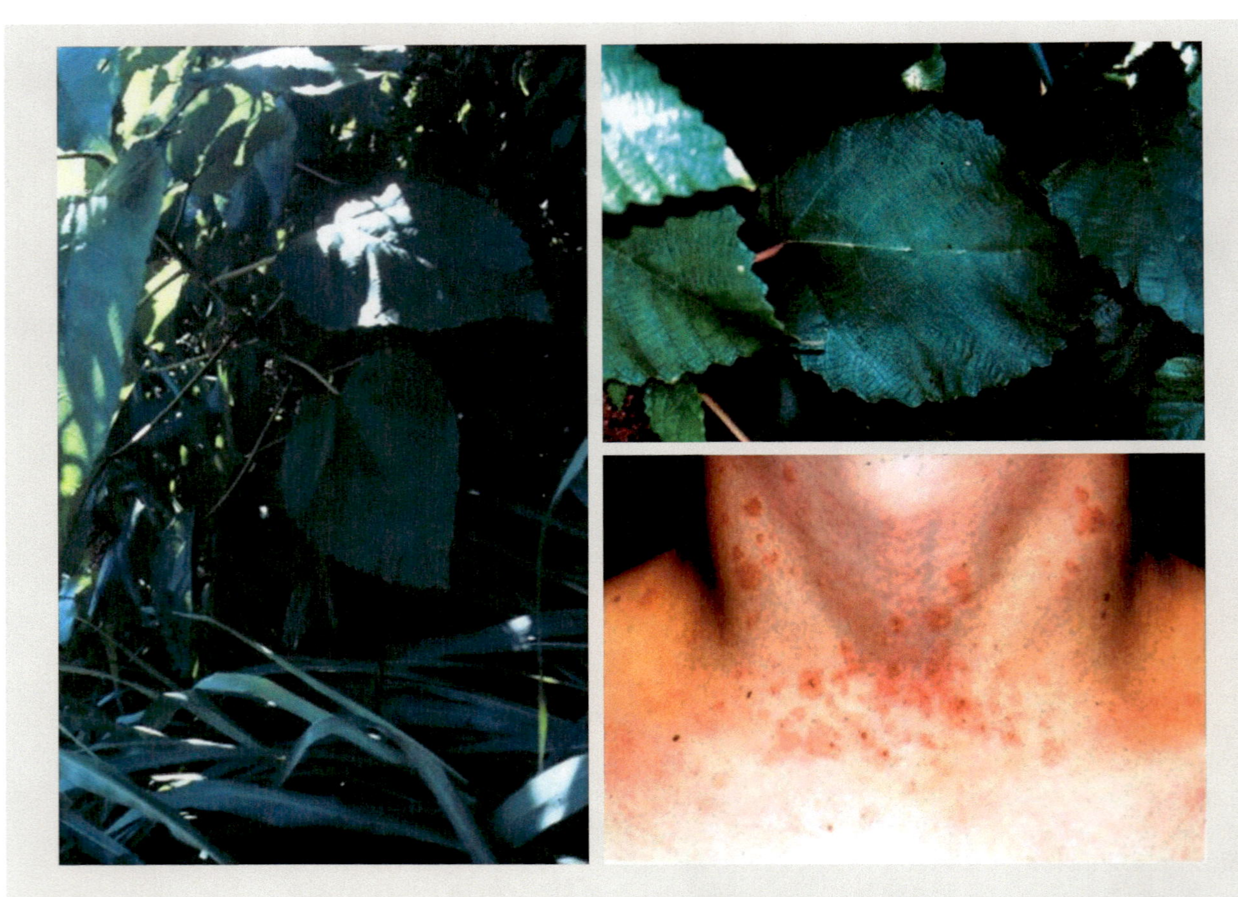

Figura 40.1. *Urtica* sp. e urticária química causada pelo contato com a planta.
Fonte: Acervo da autoria do capítulo.

ao sol e em que houve contato com as plantas portadoras de altas concentrações de psoralênicos. Após 2 ou 3 dias, os locais onde surgiu a dermatite aguda exulceram e adquirem pigmentação (melanose). A distribuição é linear ou bizarra, como a forma da mão, entre outras (Figura 40.2).[7]

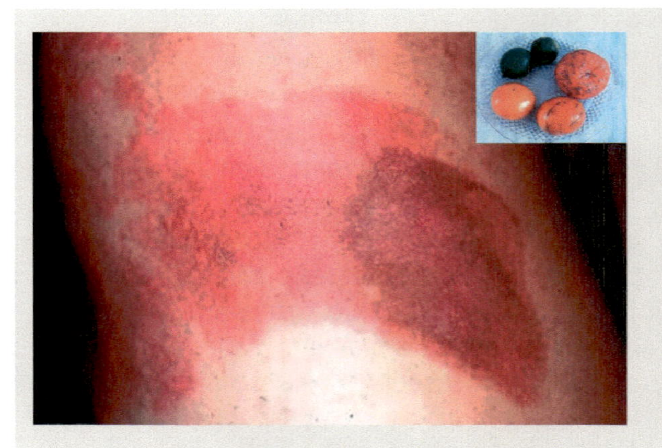

Figura 40.2. Fitofotomelanose causada pelo fruto da mangueira. Observa-se a distribuição irregular das lesões.
Fonte: Acervo da autoria do capítulo.

As principais plantas causadoras das fitofotodermatites (que apresentam grandes concentrações de psoralenos, especialmente na casca dos frutos e folhas) são as plantas cítricas, as figueiras (folhas), o aipo, a salsa, a cebolinha e as mangueiras.[1,2,8,9] A propriedade que essas plantas têm de causar hipercromia é usada há milhares de anos no tratamento do vitiligo. O uso de corticosteroides tópicos alivia os sintomas, mas não previne a hiperpigmentação, que persiste por meses.

Dermatites por irritantes físicos e químicos

Dermatites por irritantes primários não necessitam de sensibilização prévia.[1,2,4] Podem ser precipitadas por causas físicas, como espinhos, cerdas e outras estruturas traumatizantes, que estão presentes em plantas como as roseiras, os cactos, bambus, palmeiras e outros.[4,10-12] A retenção de espinhos ou fragmentos pode causar granulomas de corpos estranhos ou infecções bacterianas e fúngicas: estreptococos/estafilococos; tétano; esporotricose; e micobacterioses.[1,2,4]

As causas químicas de dermatites estão associadas principalmente a seivas irritantes (alcaloides, enzimas proteolíticas, saponinas, antraquinonas, compostos fenólicos e cristais de oxalato de cálcio).[1,2]

As plantas da família Euphorbiacea são amplamente utilizadas para paisagismo e provocam tanto traumas por espinhos como irritação pelos cristais de oxalato de cálcio da seiva. Antúrios também apresentam oxalato de cálcio, altamente irritante para a pele e mucosas (Figura 40.3).[12] A capsaícina, presente nas pimentas e pimentões do gênero Capsicum, por um lado, é extremamente irritante para as mucosas, dependendo da sua concentração. Por outro lado, ela pode ser usada como bloqueador da dor por agir na substância P (mediador da dor).

As agressões físicas e químicas à pele humana podem ser comuns e virem de plantas insuspeitadas. Lavar energicamente o local ajuda na retirada do fator de agressão e corticosteroides tópicos são úteis como sintomáticos.[1-4]

Eczema de contato com prévia sensibilização

Uma reação alérgica do tipo IV é a responsável pelo quarto mecanismo de agressão por plantas. Pode ocorrer por contato com qualquer planta ou extrato vegetal, mas as plantas da família Anacardiaceae são as mais importantes.[1-5,13] Essas plantas têm canais com uma seiva resinosa que se mistura com o ar e dissemina-se para os ambientes próximos às árvores.[1]

As plantas dessa família são altamente sensibilizantes, apresentando um núcleo comum denominado "urushiol", que induz reações alérgicas graves. Pertencem à família Anacardiacea a hera venenosa e o carvalho venenoso (gêneros Rhus e Toxicodendrum), que são responsáveis pela maioria das dermatites causadas por plantas nos Estados Unidos. No Brasil, temos os cajueiros (*Anacardium*

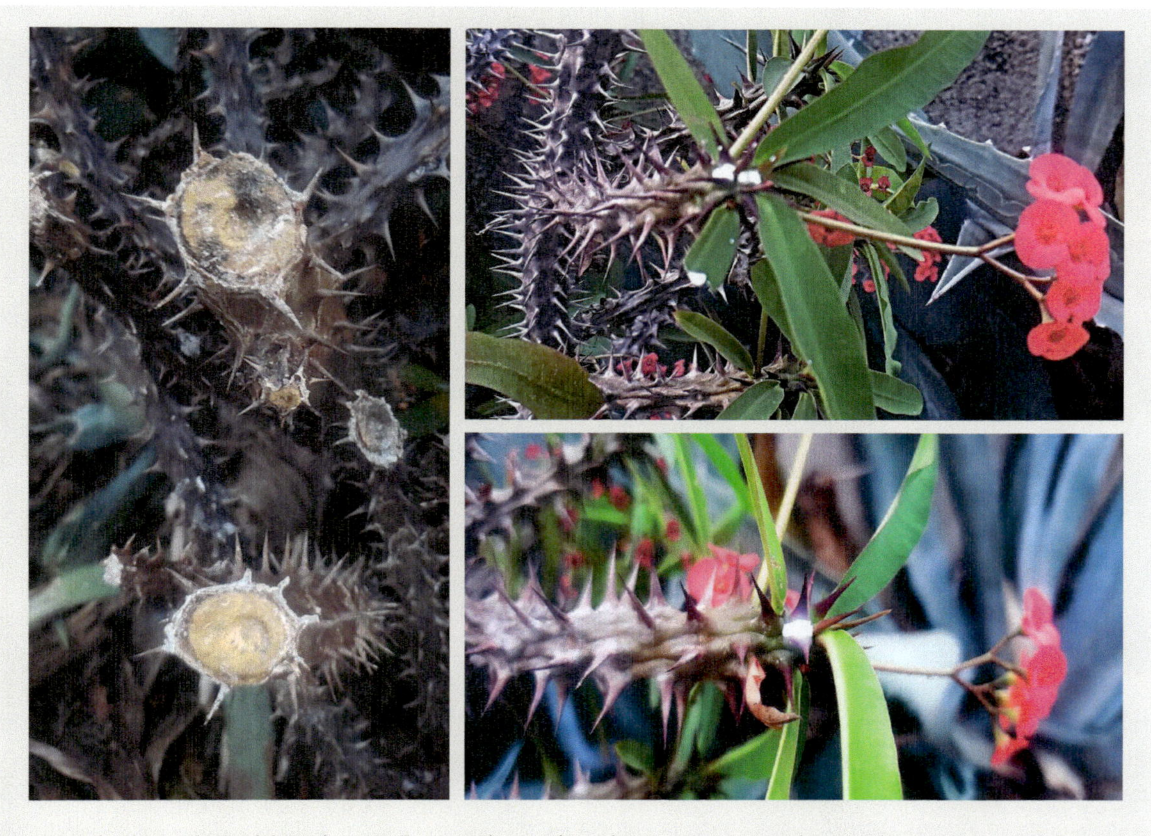

Figura 40.3. *Euphorbia milii* ("colchão de noiva"). Esta planta, além de apresentar espinhos, pode causar dermatite por ação do oxalato de cálcio contido na seiva leitosa existente em grandes quantidades nas folhas e no caule da planta.
Fonte: Acervo da autoria do capítulo.

occidentale),[14,15] as mangueiras (*Mangifera indica*), cajazeiros (*Spondias mombin*), umbuzeiros (*Spondias tuberosa*) e as aroeiras, árvores de médio e grande porte nativas, muito comuns e temidas pelos trabalhadores rurais brasileiros.

As espécies mais comuns de aroeiras são *Lithraea molleoides*, a aroeira branca ou aroeira-brava, *Lithraea brasiliensis*, a aroeira-do-mato, *Schinus terebenthifolius*, a aroeira vermelha e *Schinus molle*, a aroeira-salsa[3,4] (Figura 40.4). Estão presentes em todo o território brasileiro, especialmente na região Sudeste. Na medicina popular, aroeiras são usadas para acelerar a cicatrização por meio de infusões das cascas ou das folhas (em úlceras, artrite, erisipela, diarreia, bronquite e outras inflamações).[16]

Os eczemas extensos e graves causados pelas aroeiras (que liberam as substâncias irritantes presentes em suas folhas em aerossóis) são graves e comuns. As dermatites surgem em 1 ou 2 dias, com aparecimento de eczema agudo clássico em áreas expostas (dermatite primária que tem influência da luz solar) e nos genitais (dermatite secundária).[16-18] É típico o relato do camponês "que dormiu sob a aroeira". A resolução das dermatoses pode demorar até 3 semanas (Figura 40.4).

O tratamento utiliza corticosteroides tópicos ou sistêmicos, dependendo da extensão do quadro. Doses de até 80 mg de corticosteroides sistêmicos podem ser necessárias para o controle dos sinais e sintomas.

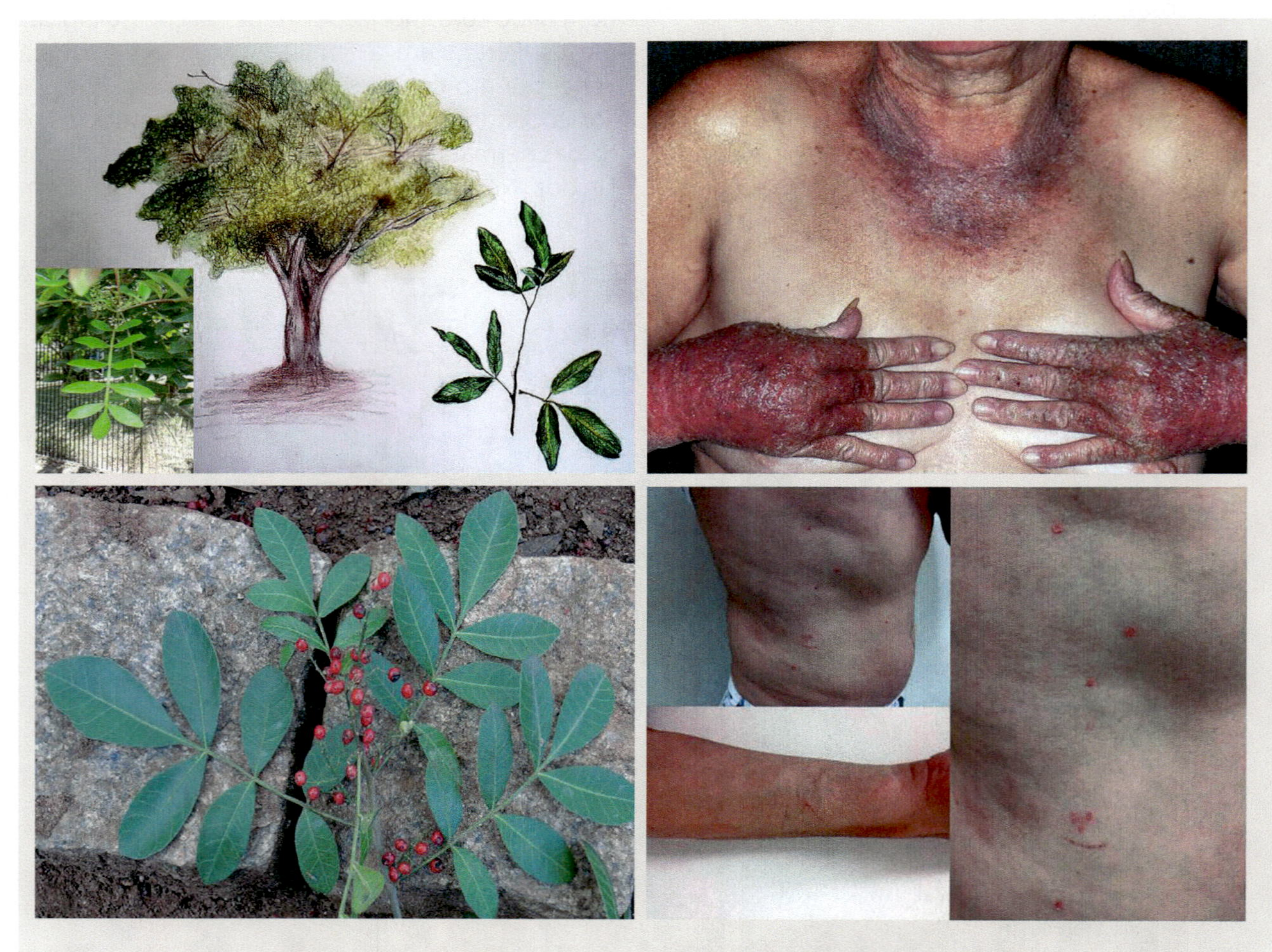

Figura 40.4. A aroeira-vermelha (*Schinus therebentifolius*) está associada a graves dermatites de contato em trabalhadores rurais e em pessoas que realizam atividades de lazer em ambientes abertos. A fruta é usada na culinária. À direita, acima: grave dermatite de contato causada por contato com aroeira-brava em um trabalhador rural que ficou sob a árvore 24 horas antes da erupção. Abaixo: dermatite de contato por aroeira-vermelha.

Fonte: Acervo da autoria do capítulo.

Referências bibliográficas

1. Lovell CR. Plants and skin. Oxford: Blackwell Scientific Publications; 1993. 272 p.
2. Haddad Jr V. Skin manifestations caused by Brazilian traumatic, allergenic and venomous plants: main species, therapeutic and preventive measures. J Venom Anim Toxins Incl Trop Dis. 2004;10(3):199-206.
3. Schvartsman S. Plantas venenosas e animais peçonhentos. São Paulo: Sarvier; 1992. 288 p.
4. Haddad Jr V. Plantas e dermatologia. In: Diógenes MJN, Gonçalves HS, Neves RG (ed.). Atlas de dermatopatologia tropical. 2. ed. Rio de Janeiro: Medsi; 2001. 182 p.
5. Scott S, Thomas C. Poisonous plants of paradise: first aid and medical treatment form Hawaii's plants. Honolulu: University of Hawaii's Press; 1997. 178 p.
6. Emmelin N, Feldberg W. The mechanism of sting of the common nettle (Urtica dioica). J Physiol. 1947;106:440-5.
7. Oliver F, Amon EU, Breatnach A, Francis DM, Sarathchandra P, Black AK et al. Contact urticaria due to the common stinging nettle (Urtica dioica): histological, ultra-structural and pharmacological studies. Clin Exp Dermatol. 1991;16:1-17.
8. Pathak MA. Phytophotodermatitis. Clin Dermatol. 1986; 4:103-21.
9. Serpa SC, Santos OLR, Oliveira WN, Filgueira AL. Queimaduras extensas provocadas pela folha de figueira (Ficus carica). An Bras Dermatol. 1996;71:443-6.
10. Gelbard MK. Removing the small cactus spines from the skin. JAMA. 1984;252:3368.
11. McManigal AS, Henderson JC. Mycobacterium marinum infection associated with cactus spine injury. J Med Technol. 1986;3:256-66.
12. Franceschi VR, Herner HT. Calcium oxalate crystals in plants. Bot Rev. 1980;4:361-426.
13. Adams RM. Dermatitis caused by poison ivy and its relatives. Curr Concepts Skin Disord. 1988;9:5-9.
14. Diogenes MJ, Morais SM, Carvalho FF. Contact dermatitis among cashew nut workers. Contact Dermatitis. 1996; 35:114-5.
15. Garcia F, Moneo I, Fernandez B, Menaya JMG, Blanco J, Juste S et al. Allergy to Anacardiaceae: description of cashew and pistachio nut allergens. J Investig Allergol Clin Immunol. 2000;10:173-7.
16. Santos OLR, Filgueira AL. Dermatites fitogênicas: a propósito de dois casos de fotossensibilização por aroeira. An Bras Dermatol. 1994;69:291-5.
17. Reis VMS. Dermatosis due to plants (phytodermatosis). An Bras Dermatol. 2010;85(4):479-89.
18. Margato DPG, Olivato GB, Lisboa JRF, Wilke PPHB, Haddad Jr V. Dermatites de contato por aroeiras (Anacardiaceae) no interior do estado de São Paulo. Diagn Tratamento. 2091; 24(4):153-7.

Capítulo 41

Repelentes de Artrópodes

Hélio Amante Miot
Vidal Haddad Junior

Artrópodes hematófagos são os principais vetores de doenças em todo o mundo e, desde os primórdios da humanidade, o gênero Homo enfrentou contingências naturais ligadas a esses animais que pertencem a um filo numeroso, compreendendo milhares de espécies, sendo os grupos de maior importância médica os mosquitos, pulgas, percevejos e carrapatos; quer pelo potencial de transmissão de doenças infecciosas, quer pelas reações de hipersensibilidade desencadeadas pelas picadas.[1]

O ataque aos mamíferos está associado à necessidade de albumina pelas fêmeas para a manutenção dos ovos e perpetuação da espécie (mosquitos), ou para sua própria nutrição (pulgas, percevejos e carrapatos). A pele representa o órgão lesado diretamente nesse processo e as manifestações clínicas locais são fruto do dano tecidual local, da reação de hipersensibilidade individual e da espécie envolvida.[2,3]

Com o desflorestamento e avanço da civilização, diversas espécies se adaptaram às cidades, apesar do maior risco de picadas ainda prevalecer quando o homem avança pela mata.[4] O conhecimento pormenorizado dos hábitos dos artrópodes hematófagos deve guiar a escolha das estratégias mais eficientes para sua prevenção.

As medidas gerais de prevenção dependem da fauna de artrópodes de sua localidade, ou da região visitada, assim como os hábitos e características de cada espécie em questão. Anofelinos, triatomíneos e certos culicídeos (silvestres ou urbanos) têm hábitos noturnos, sendo necessária, assim, proteção contra a invasão domiciliar vespertina e as picadas durante o sono. Os *Aedes* sp. urbanos têm hábitos diurnos e preferem o ataque no peridomicílio, a uma altura de até 1 metro, sendo as pernas e os pés as topografias mais afetadas; enquanto os simulídeos e flebotomídeos são espécies menos adaptadas aos ambientes domiciliares, preferindo matas e áreas ribeirinhas.

Há clara susceptibilidade individual à picada de artrópodes, especialmente ligada à temperatura da superfície da pele, e secreção transcutânea de lactato e CO_2, que atraem os insetos.[5] Crianças são vítimas frequentes de mosquitos pela maior proporção de superfície cutânea em relação ao peso, maior atividade (movimentação) que adultos, pela menor consciência da necessidade de prevenção ou, no caso de crianças atópicas, as áreas com eczema apresentam o dobro da atratividade a picadas de mosquitos que áreas normais. Além disso, representam a faixa etária mais acometida pelas reações de hipersensibilidade a picadas de artrópodes.

Pulgas estão associadas à presença de animais domésticos infectados, como cães, gatos, ratos e outros mamíferos (residentes ou transitórios), em locais de má ventilação e insolação, cômodos e móveis abandonados, já que se adaptam mal aos humanos e áreas abertas. Carrapatos são artrópodes que vivem em vegetação baixa, posicionando-se sobre as folhas para agarrarem-se aos pelos de mamíferos que passem por perto. Percevejos picam à noite, dentro do domicílio, e habitam fendas, frestas e locais escuros.

A limpeza da região peridomiciliar, cuidados com lixo, eliminação de focos de água parada, preservação de predadores naturais (sapos, peixes, aranhas e lagartixas), uso de telas de proteção nas janelas e portas, mosquiteiros, caminhadas por estradas e trilhas, calçar meias e calçados fechados, uso de roupas claras, espessas e longas, evitação de perfumes florais, controle de pragas em animais domésticos e dedetização de ambientes são medidas inespecíficas que podem reduzir a probabilidade de picadas.[5]

Os repelentes consistem em uma série de medidas que visam evitar as picadas de artrópodes a partir da proteção ambiental ou individual e exercem perfis de proteção diferentes para espécies específicas.

O repelente ideal ainda não é disponível, ele seria atóxico, inodoro, não absorvível, não irritante, de longa duração, de amplo espectro de ação, seguro na infância e na gestação, resistente à temperatura e ao suor, não inseticida, biodegradável e de baixo custo.

Os dispositivos elétricos que emitem sons em frequências inaudíveis não apresentaram eficácia em estudos controlados, ao contrário de dispositivos elétricos luminosos que fulguram os insetos atraídos para a luz (azulada) e que reduzem a população de mosquitos de um ambiente fechado.[6]

Entre as alternativas orais, o uso de altas doses de vitamina B1 (tiamina) não é superior ao uso de placebo como repelente de mosquitos de diferentes espécies. Doses altas de alho apresentaram resultados de campo que sugerem efetividade como repelente de mosquitos; entretanto, os perfis de proteção dos repelentes orais é inferior aos tópicos, que são preferidos em situações de risco.[7]

Velas e repelentes ambientais, como os piretroides liberados por dispositivos elétricos, são mais eficientes em pequenos ambientes (< 10 m^2) fechados, para que se mantenha a concentração de ativos no ar. Há risco de toxicidade (especialmente para bebês) e necessidade de certo tempo de preparo do ambiente, antes de se atingir todo o potencial repelente. Velas não devem ser incineradas em ambientes completamente fechados, por risco de asfixia.

Os produtos de aplicação tópica são a estratégia mais difundida para evitar o ataque de artrópodes hematófagos.[8] Contudo, há certas especificidades ligados ao espectro de ação e às contraindicações que serão discutidas adiante.[9,10]

Os repelentes de origem botânica, mais populares, são compostos de extratos de citronela, eucalipto-limão, e óleo de neem. Eles promovem a repelência em decorrência da liberação de álcoois que desorientam os insetos. Como seu perfil de repelência é proporcional à concentração dos ativos, há certa limitação para o uso em razão do odor promovido. Em áreas endêmicas, os repelentes botânicos devem ser reaplicados a cada 30 minutos. A maior vantagem desses produtos reside na segurança em bebês (> 6 meses) e gestantes.[11,12]

DEET (*N-diethyl-3-methylbenzamide*) é o repelente mais antigo disponível comercialmente (> 60 anos). Ele age bloqueando os receptores de lactato dos insetos e apresenta amplo espectro contra mosquitos e carrapatos. Sob concentrações altas (30% a 50%), apresenta longa duração. Mas reaplicações muito frequentes foram associadas à neurotoxicidade em crianças. Seu odor é forte, tem efeito irritante em mucosas e pode manchar as roupas. Por ser um solvente orgânico, seu uso associado a filtro solar não é recomendável.[9,13] Seu uso em gestantes e em crianças vem sendo preterido pela icaridina e pelo IR3535, discutidos adiante.[9]

Piretroides (permetrina, esbiotrina, deltametrina) são substâncias extraídas do crisântemo e apresentam propriedades repelentes e inseticidas. Consistem na 1ª escolha na prevenção contra carrapatos e ácaros mediante impregnação de roupas, que mantém a repelência após várias lavagens.[14] É comum o desenvolvimento de resistência de insetos e piolhos aos piretroides, desestimulando seu uso rotineiro sobre a pele.

A impregnação de tecidos com repelentes, como os piretroides, é extremamente eficiente. Repelentes podem ser borrifados sobre as roupas, cobertores, cortinas e mosquiteiros; mostrando-se duráveis por semanas; e a combinação de roupas impregnadas com repelentes com o uso de repelentes tópicos fornece a maior proteção em situações de alto risco.[15]

Ainda, a impregnação de mosquiteiros com repelentes ou inseticidas é uma estratégia muito eficiente e largamente empregada na prevenção de malária, capaz de reduzir a mortalidade específica nas áreas endêmicas.[16-19] Especialmente, porque os *Anopheles* sp. têm hábitos noturnos. Mosquiteiros impregnados com piretroides podem ser usados por gestantes e são a opção mais segura em bebês menores de 6 meses de idade, cuja absorção transcutânea e a irritabilidade limitam o uso de repelentes tópicos.

Icaridina é um derivado de pimenta, com propriedades repelentes que apresenta excelente desempenho nas concentrações mais altas (20% a 25%), inclusive em crianças > 2 anos e gestantes, com odor agradável e ausência de irritação. Sua duração pode ultrapassar 8 horas, em condições ideais. Apresenta amplo espectro de ação entre mosquitos e carrapatos.[20-26] Seu perfil de eficácia e segurança sobrepuseram o DEET como 1ª escolha nos exércitos de diversos países.[27]

IR3535 é uma substância desenvolvida primariamente como hidratante, mas que revelou propriedades repelentes. É disponível, comercialmente, em concentrações de 7,5% a 20%, e apresenta excelente desempenho nas concentrações mais altas, inclusive em bebês > 6 meses, com odor agradável e ausência de irritação. A reaplicação depende da concentração, podendo durar mais de 8 horas. Tem espectro comprovado contra anofelinos, *Aedes* sp. e flebotomíneos, além de efeito inseticida para piolhos.[26-30]

Se forem utilizados em combinação com filtros solares, os repelentes devem ser aplicados sobre a pele após a estabilização dos filtros, já que a eficácia da repelência depende da formação de um campo evaporativo dos ativos, que pode ser bloqueado pelo filme formado pelo filtro solar.

Além da susceptibilidade individual, repelentes tópicos variam sua eficácia em decorrência da concentração dos ativos nos produtos, reaplicações insuficientes (vento, calor, suor, lavagem e mergulho), áreas desprotegidas mais que 10 cm das aplicações (nuca, orelhas, região lombar), picadas através das roupas finas, associação com filtro solar e perfumes.[31,32]

Há intensa pesquisa no desenvolvimento tecnológico de repelentes quanto a novas moléculas, cosmética e estabilidade. Entretanto, ainda não foram desenvolvidos repelentes extremamente eficazes contra outros ataques importantes como abelhas, vespas, moscas, baratas e aranhas.

Finalmente, as estratégias de evitação de picadas de artrópodes são assunto da maior importância médica e social, especialmente diante de grandes epidemias como malária, dengue, leishmaniose, zika e chikungunya que assolam o país. Nesse ínterim, repelentes são apenas parte da política de enfrentamento, enquanto deve haver intenso processo sanitário de controle dos vetores. Todavia, o uso e indicações corretas impactam significativamente a epidemiologia das doenças ligadas à picada de artrópodes hematófagos.

Referências bibliográficas

1. Miot HA, Batistella RF, Batista KA et al. Comparative study of the topical effectiveness of the Andiroba oil (Carapa guianensis) and DEET 50% as repellent for Aedes sp. Rev Inst Med Trop São Paulo. 2004;46:253-6.
2. Haddad Jr V, Cardoso JL, Lupi O, Tyring SK. Tropical dermatology: venomous arthropods and human skin – Part I: Insecta. J Am Acad Dermatol. 2012;67:331.e1-14 (quiz 45).
3. Steen CJ, Carbonaro PA, Schwartz RA. Arthropods in dermatology. J Am Acad Dermatol. 2004;50:819-42 (quiz 42-4).
4. Junior VH, Mendes AL, Talhari CC, Miot HA. Impact of environmental changes on dermatology. An Bras Dermatol. 2021 Mar-Apr;96(2).
5. Fradin MS. Mosquitoes and mosquito repellents: a clinician's guide. Ann Intern Med. 1998;128:931-40.
6. Sylla HK, Lell B, Kremsner PG. A blinded, controlled trial of an ultrasound device as mosquito repellent. Wien Klin Wochenschr. 2000;112:448-50.
7. Ives AR, Paskewitz SM. Testing vitamin B as a home remedy against mosquitoes. J Am Mosq Control Assoc. 2005; 21:213-7.
8. Afify A, Betz JF, Riabinina O, Lahondere C, Potter CJ. Commonly used insect repellents hide human odors from anopheles mosquitoes. Curr Biol. 2019;29:3669-80.e5.
9. Kamath S, Kenner-Bell B. Infestations, bites and insect repellents. Pediatr Ann. 2020;49:e124-31.
10. Afify A, Potter CJ. Insect repellents mediate species-specific olfactory behaviours in mosquitoes. Malar J. 2020;19:127.
11. Eden WT, Alighiri D, Supardi KI, Cahyono E. The mosquito repellent activity of the active component of air freshener gel from java citronella oil (Cymbopogon winterianus). J Parasitol Res. 2020;2020:9053741.
12. Venter GJ, Labuschagne K, Boikanyo SN, Morey L. Assessment of the repellent effect of citronella and lemon eucalyptus oil against South African culicoides species. JS Afr Vet Assoc. 2014;85:e1-5.
13. Insect repellents. JAMA. 2016;316(7):766-7. doi: 10.1001/jama.2016.10042.
14. Semmler M, Abdel-Ghaffar F, Al-Rasheid KA, Mehlhorn H. Comparison of the tick repellent efficacy of chemical and biological products originating from Europe and the USA. Parasitol Res. 2011;108:899-904.
15. Schreck CE, Haile DG, Kline DL. The effectiveness of permethrin and deet, alone or in combination, for protection against Aedes taeniorhynchus. Am J Trop Med Hyg. 1984;33:725-30.
16. Sidiki NNA, Payne VK, Cedric Y, Nadia NAC. Effect of Impregnated mosquito bed nets on the prevalence of malaria among pregnant women in Foumban subdivision, West region of Cameroon. J Parasitol Res. 2020;2020: 7438317.
17. Sutanto I, Pribadi W, Richards AL et al. Efficacy of permethrin-impregnated bed nets on malaria control in a hyperendemic area in Irian Jaya, Indonesia – Part III: Antibodies to circumsporozoite protein and ring-infected erythrocyte surface antigen. Southeast Asian J Trop Med Public Health. 2003;34:62-71.
18. Sexton JD. Impregnated bed nets for malaria control: biological success and social responsibility. Am J Trop Med Hyg. 1994;50:72-81.

19. Le Goff G, Robert V, Fondjo E, Carnevale P. Efficacy of insecticide impregnated bed-nets to control malaria in a rural forested area in southern Cameroon. Mem Inst Oswaldo Cruz. 1992;87(Suppl 3):355-9.
20. Miot HA, Lauterbach GP, Ribeiro FA et al. Comparison among homemade repellents made with cloves, picaridin, andiroba and soybean oil against Aedes aegypti bites. Rev Soc Bras Med Trop. 2011;44:793-4.
21. Drugs and Lactation Database (LactMed). Icaridin. Drugs and Lactation Database (LactMed). Bethesda (MD); 2006.
22. Nentwig G, Frohberger S, Sonneck R. Evaluation of clove oil, icaridin and transfluthrin for spatial repellent effects in three tests systems against the Aedes aegypti (Diptera: Culicidae). J Med Entomol. 2017;54:150-8.
23. Boeve JL, Eertmans F, Adriaens E, Rossel B. Field method for testing repellency of an icaridin-containing skin lotion against vespid wasps. Insects. 2016;7.
24. Abdel-Ghaffar F, Al-Quraishy S, Mehlhorn H. Length of tick repellency depends on formulation of the repellent compound (icaridin = Saltidin(R)): tests on Ixodes persulcatus and Ixodes ricinus placed on hands and clothes. Parasitol Res. 2015;114:3041-5.
25. Buchel K, Bendin J, Gharbi A, Rahlenbeck S, Dautel H. Repellent efficacy of DEET, Icaridin and EBAAP against Ixodes ricinus and Ixodes scapularis nymphs (Acari, Ixodidae). Ticks Tick Borne Dis. 2015;6:494-8.
26. JAMA. Insect repellents. JAMA. 2019;322:1406-7.
27. Nguyen QD, Vu MN, Hebert AA. Insect repellents: an updated review for the clinician. J Am Acad Dermatol. 2018 Nov 2;S0190-9622(18)32824-X.
28. Rupes V, Vlckova J, Kollarova H, Horakova D, Mazanek L, Kensa M. In vitro efficacy of synthetic skin repellent IR3535 on head lice (Pediculus capitis). Parasitol Res. 2013; 112:3661-4.
29. Frances SP, MacKenzie DO, Rowcliffe KL, Corcoran SK. Comparative field evaluation of repellent formulations containing deet and IR3535 against mosquitoes in Queensland, Australia. J Am Mosq Control Assoc. 2009;25:511-3.
30. Silva BOD, Olivatti TOF, Kanda RG et al. Efficacy of the main repellents available in the Brazilian market against Aedes aegypti bites under concentrations applied to pediatric populations. Rev Soc Bras Med Trop. 2018;51:256-7.
31. Yiin LM, Tian JN, Hung CC. Assessment of dermal absorption of DEET-containing insect repellent and oxybenzone--containing sunscreen using human urinary metabolites. Environ Sci Pollut Res Int. 2015;22:7062-70.
32. Kasichayanula S, House JD, Wang T, Gu X. Simultaneous analysis of insect repellent DEET, sunscreen oxybenzone and five relevant metabolites by reversed-phase HPLC with UV detection: application to an in vivo study in a piglet model. J Chromatogr B Analyt Technol Biomed Life Sci. 2005;822:271-7.

Capítulo 42

Covid-19 – Espectro e Manifestações Dermatológicas

Paulo Ricardo Criado
Roberta Fachini Jardim Criado

Introdução

Os coronavírus (CoV) constituem o maior grupo de vírus dentro da ordem Nidovirales, os quais têm como característica a presença de projeções tipo espinhos (*spike*), similares a uma coroa solar, o que resultou na denominação "Coronavirus". Os CoVs causaram três epidemias globais nos últimos 20 anos, e a *coronavirus disease – 2019* (covid-19) é a maior e a última delas.[1]

O Brasil registrou 7.213.155 diagnósticos confirmados de infecção pelo SARS-CoV-2 e 186.356 óbitos pela covid-19, até o dia 20 de dezembro de 2020 e, em todo o planeta até esta data, foram confirmados 76.624.363 casos da doença, com 1.690.658 óbitos.[1]

A primeira epidemia do século XXI desta família de vírus foi a chamada *severe acute respiratory syndrome* (SARS), causada pelo SARS-CoV (SARS-CoV-1), inicialmente descrita em novembro de 2002, em Guangdong, na China, causando 8.098 casos confirmados laboratorialmente, com uma taxa global de óbitos de 9,6%. A segunda epidemia por esta família de vírus, denominada *middle east respiratory syndrome* (MERS), causada pelo MERS-CoV, foi inicialmente detectada na Arábia Saudita, em 2012, com 2.521 casos confirmados laboratorialmente e com uma taxa de óbitos de 35%. A terceira foi a atual covid-19, causada pelo SARS-CoV-2, a qual teve o seu início notificado em Wuhan, província de Hubei, na China, após um grupo de pacientes apresentar sintomas respiratórios similares a uma pneumonia, com uma história em comum de visitas ao mercado local de frutos do mar de Wuhan.[1]

O vírus foi identificado com uma nova variante de CoV, denominado inicialmente "2019 n-CoV". O surto em Wuhan foi declarado como emergência em saúde pública, pela Organização Mundial da Saúde (OMS), em 30 de janeiro de 2020. No entanto, a doença continuou a se disseminar pelo mundo todo e, em 11 de março de 2020, a OMS a declarou como pandemia, e o vírus 2019 n-CoV, renomeado para SARS-CoV-2. Reconheceu-se que a SARS-CoV-2 é uma doença zoonótica, que teve provável origem em morcegos, causando, nos seres humanos, uma doença primariamente respiratória, muito similar à SARS e a MERS, porém com maior taxa de transmissibilidade. Embora a SARS, MERS e covid-19 apresentem muitas similaridades, a apresentação clínica, a transmissão e o manejo, as manifestações extrapulmonares na covid-19 são paulatinamente reconhecidas a cada semana que a doença aumenta na população global, incluindo as mucocutâneas, incomuns na SARS e MERS. A taxa média de óbito pela covid-19, em julho de 2020, foi estimada em 2,3%. A SARS e a covid-19 tiveram como hospedeiros primários silvestres, os morcegos e a MERS, os dromedários (assintomáticos).[1,2]

Coronavírus (CoVs)

Os CoVs são vírus RNA da subfamília Coronavirinae, família Coronaviridae, e ordem Nidovirales, segundo o Comitê Internacional de Taxonomia (Figura 42.1).

O genoma dos CoV tem de 6 a 10 *open reading frames* (ORF), em português "fase de leitura aberta". As proteínas estruturas são denominadas *spike* (S), uma proteína de conformação trimérica, a proteína de membrana (M), a proteína do envelope (E) e a proteína do nucleocapsídeo (N). Os beta-CoV, entre eles o SARS-CoV-2, SARS-CoV-1 e MERS-CoV, têm uma glicoproteína hemaglutinina esterase (HE).[1]

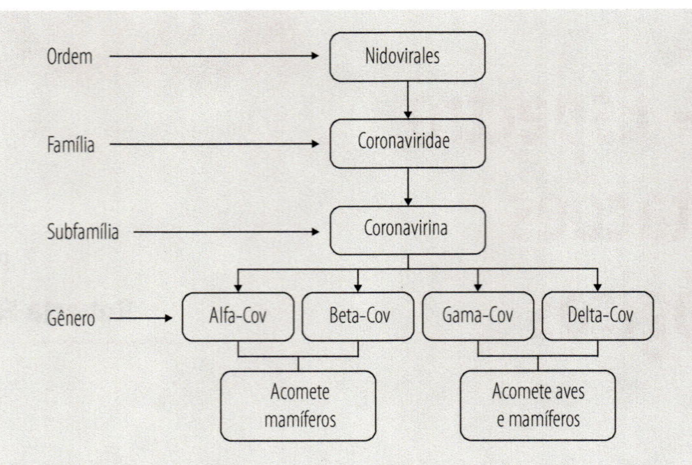

Figura 42.1. Classificação dos coronavírus realizada em 2011, pelo 9º Comunicado do Comitê Internacional de Taxonomia de Vírus (CITV).
Fonte: Desenvolvida pela autoria do capítulo.

O RNA é uma fita simples, com uma estrutura de região ou sequência não traduzida (UTR), extremidade 5', antes do códon de iniciação e outra UTR, de poliadenil no final do 3'. Os códigos finais de 5' para a polimerase, seguida por genes para proteínas de envelope e a proteína do nucleocapsídeo. O material genético dos CoV é muito suscetível a mutações frequentes, resultando em novas cepas do vírus com virulências diferentes. O CoV se une com os receptores de superfície da célula hospedeira através de suas proteínas S e da introdução do envelope viral em conjunto com a membrana plasmática da célula do mamífero, formando uma vesícula endocítica, que libera seu genoma (RNAm) no citoplasma da célula hospedeira.[1]

Todo o ciclo de replicação ocorre no citoplasma, envolvendo a produção de fitas menores de subgenoma (sg) e intermediários de RNA de comprimento total. O genoma viral serve como mRNA para as poliproteínas de replicase e um molde para a síntese de fitas de RNA menores.[1]

Os CoV concorrem para cerca de 30% dos casos de resfriado comum nos seres humanos, principalmente os HCoV, *Human coronavirus* (dois são betacoronavírus, o HCoV-OC43 e o HCoV-HKU1, e outros dois são alfacoronavírus, o HCoV-229E, e o HCoV-NL63). Os CoV da SARS, MERS e covid-19 podem apresentar tanto sintomas respiratórios como gastrointestinais.[1] Os sete principais CoV que causam doença em humanos estão descritos no Quadro 42.1.

Interação vírus-hospeiro

Coronavirus disease 2019 (covid-19)

A transmissão inter-humana do agente viral SARS-CoV-2 decorre do contato direto ou por meio de gotículas respiratórias disseminadas pela tosse ou por espirros, até cerca de 2 semanas da resolução dos sintomas.[1]

Um estudo com 73 pacientes, na China, demonstrou que 54,3% dos doentes tinham amostras positivas nas fezes para o SARS-CoV-2.[1,3] Mais de 75% das infecções pelos CoV têm animais como fonte primária de infecção, sendo os morcegos considerados reservatórios de todos os coronavírus humanos. Ainda há incerteza sobre o hospedeiro intermediário que levou o SARS-CoV-2 aos seres humanos, porém os pangolins são considerados os prováveis hospedeiros intermediários do SARS-CoV-2, uma vez que, em sua constituição, o Pangolin-CoV é idêntico ao SARS-CoV-2 em 91% e idêntico ao Bat CoV $RaTG_{13}$ em 90,55%. Já o Bat CoV $RaTG_{13}$ oriundo do morcego *Rhinolophus affinis* demonstra identidade de genoma total de 96% em relação ao SARS-CoV-2.[1]

Os principais eventos relacionados à pandemia pelo SARS-CoV-2 podem ser consultados na Figura 42.2. A taxa básica de transmissão ou reprodução da infecção (R0) é estimada entre 2 e 3 (intervalo: 1,7 a 14,8), e a elevada heterogeneidade das estimativas do R0 pode ser mais bem explicada por uma alta dispersão interindividual das

Quadro 42.1. Características epidemiológicas e clínicas dos coronavírus que causam doenças em humanos.

HCoV-229E	HCoV-OC43	HCoV-NL63	HCoV-HKU1	SARS-CoV-1	MERS-CoV	SARS-CoV-2
Descrito em 1966	Descrito em 1967	Descrito em 2004	Descrito em 2004	Descrito em 2002	Descrito em 2012	Descrito em 2019
Resfriado comum com congestão nasal, dor de garganta, cefaleia, mal-estar, 20% a 30% dos doentes com febre e tosse	Mimetiza a influenza e a infecção por *Rhinovirus*	Causa coriza, febre, bronquiolite em alguns casos, membrana orofaríngea do tipo difteria	Causa sintomas respiratórios leves	Causa síndrome do desconforto respiratório grave agudo (SDRGA ou em inglês, ARDS), mialgias, mal-estar, febre, calafrios, tosse, dispneia e desconforto respiratório como sintoma final. Em casos graves, acometimento multiorgânico (gastrointestinal, hepático e renal), diarreia em 40% a 70% dos casos. Achados laboratoriais comuns: alteração das transaminases, creatinoquinase e linfopenia	Causa febre, tosse, calafrios, dor de garganta, mialgias, artralgias, dispneia, pneumonia e insuficiência renal aguda	Causa inicialmente febre, tosse e dispneia. Em uma revisão de 45 estudos, a febre ocorreu em 81,2%, tosse (62,9%), perda de apetite (33,7%), dificuldade respiratória (26,9%), perda de apetite (25,4%), expectoração (24,2%), cefaleia (15,49%), diarreia (9,1%), náusea/vômitos (5,2%) e dor abdominal (3,5%). Complicações possíveis são SDRGA, falência respiratória aguda, arritmias, choque séptico, dano cardíaco agudo, cardiomiopatia, insuficiência renal aguda
Período de incubação de 2 a 5 dias	Desconhecido	Período de incubação de 2 a 4 dias	Período de incubação de 2 a 3 dias	Período de incubação de 4 a 6 dias (3,8 a 5,8 dias; IC = 95%)	Período de incubação de 5,2 dias, variando entre 1,9 e 14,7 dias	Período de incubação de 5,2 dias (4,1 a 7; IC = 95%)
Pico de ocorrência durante o inverno em climas tépidos	Pico de ocorrência durante o inverno em climas tépidos	Geralmente disseminado e picos no início do verão, da primavera e do inverno. Em 71% dos casos, há coinfecção com outros vírus respiratórios	Pico de ocorrência durante o inverno	Pandemia	Pandemia	Pandemia
–	Em camundongos infecta neurônios em estudos *in vivo* e têm características clínicas neuroinvasivas	Acomete mais crianças abaixo de 5 anos, porém pode ocorrer em todas as idades	Concorre para 15% a 30% das infecções respiratórias em 1 ano e causa doença mais grave em idosos, imunocomprometidos, naqueles com comorbidades e neonatos	–	–	–
Transmissão respiratória por gotículas e fômites	Transmissão respiratória por gotículas e fômites	Transmissão respiratória por gotículas e fômites	Transmissão respiratória por gotículas e fômites	Transmissão respiratória por gotículas, fômites e fecal-oral. Utiliza os receptores de enzima conversora da angiotensina 2 (ECA2), como porta de entrada em células de mamíferos	Transmissão respiratória por gotículas e fômites. Utiliza os receptores dipeptidyl peptidase (DDP4) como porta de entrada em células de mamíferos	Transmissão respiratória por gotículas, fômites e fecal-oral. Utiliza os receptores de enzima conversora da angiotensina 2 (ECA2) como porta de entrada em células de mamíferos. Tem 10 a 20 vezes mais afinidade pelo receptor ECA2 em relação ao SARS-CoV-2
–	–	–	–	Achados laboratoriais: linfopenia acentuada, elevação da ALT (TGP), elevação da desidrogenase láctica (DHL), citocinas pró-inflamatórias	Achados laboratoriais: leucopenia com linfocitose ou linfopenia, transaminases elevadas, DHL elevada, elevação da creatinina	Achados laboratoriais: linfopenia, elevação da proteína C-reativa (PCR), elevação da AST (TGO), elevação dos níveis de procalcitonina, elevação do tempo de protrombina, prolongamento do tempo de tromboplastina parcialmente ativada (TTPA), elevação dos D-dímeros e da velocidade de hemossedimentação (VHS)
–	–	–	–	Achados radiológicos: aspecto normal, espessamento intersticial, opacidade do espaço aéreo focal a multilobular com as opacidades aéreas sendo mais comuns	Achados radiológicos: doença do espaço aéreo focal ou multilobular, imagens em vidro fosco, e derrame pleural ocasional com as opacidades em vidro fosco sendo as mais comuns	Achados radiológicos: opacidades em vidro fosco, consolidação pulmonar, sinal da pavimentação em pedra, espessamento pleural, espessamento vascular e achados frequentes de lesões fibrinosas nos vasos sanguíneos

Fonte: Desenvolvido pela autoria do capítulo.

probabilidades de transmissão viral. Esta dispersão é descrita por outro parâmetro, o coeficiente de dispersão kappa, em que quanto menor seu valor, maior a dispersão. Para o SARS-CoV-2, o número de dispersão (kappa) é de 0,1 (0,05 a 0,2), com um período de incubação com mediana de 5,7 dias, sendo 99% das infecções ocorrendo entre 2 a 14 dias.[4-6] O vírus é transmitido principalmente por gotículas, que podem transmitir infecções a uma distância de até 1,5 m. Aerossóis com alta densidade de vírus também podem desencadear infecções. A transmissão pelas fezes ou outras secreções gastrointestinais ainda não foi comprovada de forma confiável.[4]

A proporção de infecções entre o pessoal médico foi de 2,7% na China, 11,1% na Itália e 5,8% na Alemanha. Com essas taxas, não está claro qual proporção de contágio houve fora ou durante o trabalho. Em dois grandes estudos nacionais de soroconversão (Espanha e Itália), a soroprevalência na equipe médica foi quase o dobro em comparação com a taxa de infecção em todos os grupos ocupacionais (Itália: 5,3% *versus* 2,8%; Espanha: 10,2% *versus* 4,8%). As transmissões e infecções nosocomiais tornaram-se muito raras graças a medidas rigorosas de higiene.[4]

As pessoas infectadas com SARS-CoV-2, geralmente, são contagiosas antes do aparecimento dos sintomas. O fator mais importante para a rápida disseminação do vírus é provavelmente a replicação elevada e ativa no trato respiratório superior, o que também possibilita a transmissão da infecção por pessoas infectadas, quer sejam oligo ou assintomáticos, quando em curtas distâncias umas das outras, quer sejam com formação de aerossol eficaz (p. ex., cantando em espaços pequenos).[4]

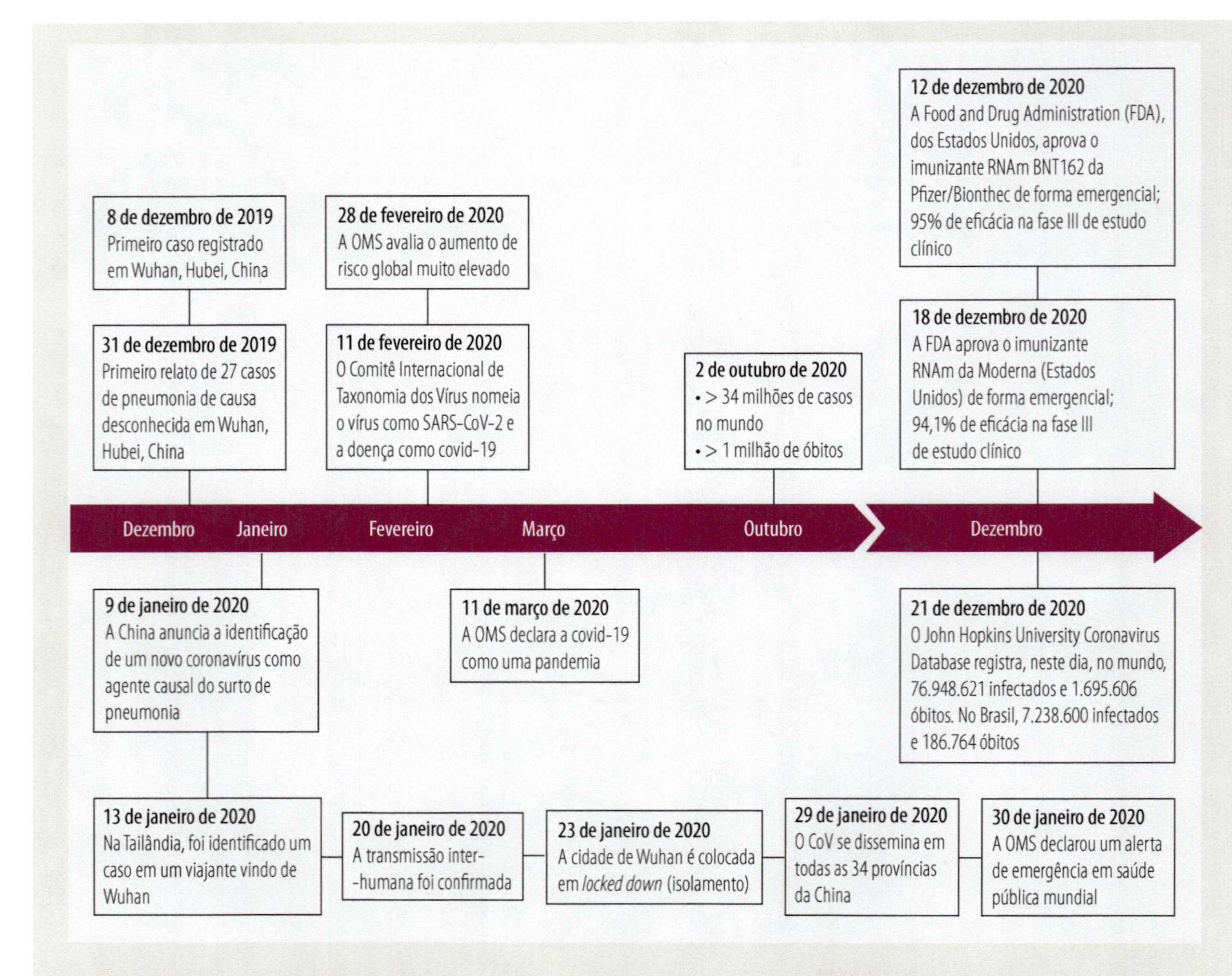

Figura 42.2. Linha do tempo dos eventos marcantes em 2020 em relação à pandemia pela covid-19.
Fonte: Desenvolvida pela autoria do capítulo.

O SARS-CoV-2 tem um genoma não fragmentado de 30 kb que se replica continuamente, mas sofre transcrição descontínua na célula hospedeira. Os genomas virais podem ser divididos em três seções que têm duas estruturas de leitura aberta (ORF) na extremidade 5', ORF1a e ORF1ab, e 12 ORFs na extremidade 3', consistindo em quatro genes estruturais e oito genes acessórios ORF. ORF1a e ORF1b produzem 15 proteínas não estruturais (nsps), que são processadas durante e após a transdução, para produzir proteínas vitais, como a RdRp. Essas duas ORF são traduzidas diretamente do RNA viral, após a entrada na célula hospedeira, gerando, assim, o polipeptídeo pp1a e pp1ab, por troca ribossomal na extremidade 3 da ORF1a. O processamento proteolítico dessas ORF decorre de proteases produzidas pelas ORF1a, como nsp3 e nsp5.[6]

Os coronavírus interagem com as proteínas da superfície celular usando a proteína *spike* (S), um trímero, com cada uma das suas três unidades, constituída por uma glicoproteína do tipo 1 com duas subunidades, porções S1 e S2. A S2 atua para facilitar a fusão do envelope viral, com a membrana celular e os domínios S1 C e N-terminais, ligando-se diretamente aos receptores das membranas celulares dos mamíferos, entre eles, os seres humanos.[6]

Enquanto a maioria dos coronavírus usa a aminopeptidase N (APN) para a ligação inicial, um subconjunto de vírus, incluindo SARS-CoV-1 e SARS-CoV-2, utiliza a enzima conversora de angiotensina 2 (ACE-2) como receptor para a entrada na célula hospedeira. O MERS-CoV, por sua vez, se liga à dipeptidilpeptidase 4 (DDP4)/CD26 para facilitar a entrada na célula do hospedeiro.[6] Atualmente, alguns estudos mostraram que o Basigin ou CD147 também podem atuar como um ponto de entrada alternativo para o SARS-CoV-2. Estudos de coimunoprecipitação demonstraram que a proteína *spike* viral e o CD147 se ligam um ao outro.[6,7] O bloqueio de CD147 pelo anticorpo monoclonal meplazumabe inibiu significativamente a entrada do vírus nas células hospedeiras.[7,8]

Um estudo em 17 pacientes (número NCT: NCT04275245) conduzido na China mostrou melhores resultados clínicos após o tratamento com meplazumabe.[9] Acredita-se que o mecanismo de interação do CD147 com o SARS-CoV-2 seja semelhante ao observado em outros vírus, como o vírus da imunodeficiência humana (HIV), o herpesvírus associado ao sarcoma de Kaposi (KSHV, HHV8) e o vírus da hepatite B (HBV), que ocorre por meio da interação com a ciclofilina A (CyPA). Dados de pacientes hospitalizados tratados com azitromicina mostraram redução da carga viral, possivelmente por meio da modulação das interações ligante/receptor CD147. A azitromicina é conhecida por interromper as vias a jusante do CD147 ao inibir as metaloproteinases. A ideia de um receptor de entrada diferente de ACE2 pode explicar os sintomas variados de covid-19, mas mais pesquisas são necessárias para validar a interação CD147 e SARS-CoV-2.[6]

Nos pulmões humanos, os septos alveolares foram identificados como o local primário de infecção pelo SARS-CoV-2 em estudos histopatológicos. As imagens de exames de tomografias computadorizadas demonstram a presença de opacidades do tipo vidro fosco, características, mesmo em indivíduos assintomáticos. Uma elevada expressão da ECA2 (ou ACE2) é encontrada nas células do epitélio alveolar, especialmente nos pneumócitos tipo II, nos alvéolos, consistente com a destruição dos espaços aéreos distais pulmonares associada ao SARS-CoV-2. A ACE2 é expressa em vários tecidos humanos como o epitélio olfatório, células epiteliais da conjuntiva ocular, células epiteliais nasais, células da linhagem pulmonar, enterócitos do intestino delgado e grosso, podócitos glomerulares renais e células epiteliais tubulares renais.[6]

A ACE2 foi identificada como o receptor mais importante no hospedeiro, mediando a ligação da proteína *spike* viral na entrada do SARS-CoV-2 na célula do mamífero. A protease serina protease 2 transmembrana (TMPRSS2), uma enzima de superfície de membrana celular, cliva a proteína S e a prepara para a endocitose, regulando, assim, a captação viral. Posteriormente, o domínio da peptidase extracelular de ACE2 reconhece o domínio do receptor da proteína S, proporcionando o reconhecimento molecular e a infecção. Seguida por endocitose, a ativação da tradução de acessórios virais e de proteínas estruturais ocorre no citoplasma da célula do hospedeiro. Aqui, as partículas virais são produzidas, montadas e embaladas em uma vesícula para extrusão da célula do hospedeiro. A fusão das vesículas contendo o vírion, com a membrana celular libera o vírus no ambiente intracelular. Isso também resulta na ativação de várias vias celulares centrais do hospedeiro e na ativação por transdução da sua resposta imune.[6]

A interação vírus-hospedeiro foi investigada por vários estudos para desvendar a influência do vírus e do genoma do hospedeiro, a variação genética e a diversidade na infecção, patogênese, gravidade e mortalidade, entre uma infinidade de outros aspectos. Os estudos de translatômica e proteômica do sistema de cultura de células humanas (Caco-2) infectado com um isolado clínico do SARS-CoV-2 revelaram a remodelação das vias celulares centrais, incluindo o metabolismo do ácido nucleico, *splicing* de tradução e proteostase.[6] Uma abordagem experimental com base em dados auxiliou na identificação da inibição da replicação viral pela ribavirina, NMS-873.[6,10]

Da mesma forma, o mapa de interação de proteínas do SARS-CoV-2 e de proteínas humanas identificou 332 interações proteína-proteína de alta confiança. O estudo identificou 26 proteínas SARS-CoV-2 interagindo com proteínas humanas envolvidas em vários processos biológicos, incluindo imunidade inata, como nsp13 e orf9c visando as vias do interferon e fator nuclear κB (NF-κB), respectivamente. As regiões funcionais das proteínas SARS-CoV-2 são conservadas evolutivamente com base na genômica estrutural em larga escala e roteiros de interatividade. A análise de abordagem com base em rede do interactoma vírus-hospedeiro revelou alta similaridade estrutural entre os coronavírus humanos, embora as sequências da glicoproteína S e de aminoácidos fossem diferentes.[6]

As características genéticas do hospedeiro humano podem propiciar um cenário de maior ou menor gravidade no curso clínico da covid-19. Dado o conhecido conjunto de proteínas humanas para (a) a entrada da SARS-CoV-2 na célula humana, (b) a resposta imune inata do hospedeiro e (c) as interações vírus-hospedeiro (proteína-proteína e RNA-proteína), os efeitos potenciais da variação genética humana nestas diferentes proteínas do hospedeiro, que podem contribuir para diferenças clínicas na patogênese da covid-19 e ajudar a determinar o risco individual da infecção pelo SARS-CoV-2, têm sido explorados. O Banco de Dados de Agregação de Genoma (gnomAD) foi usado para mostrar que várias variantes raras de proteínas exômicas da linha germinativa, nessas vias, ocorrem na população humana, sugerindo que portadores dessas variantes raras (especialmente para proteínas de vias da imunidade inata) estão em risco de sintomas graves (como os sintomas graves observados em pacientes conhecidos como **portadores de variantes raras**), ao passo que portadores de outras variantes podem ter uma vantagem protetora contra a infecção. Assim, espera-se que a ocorrência de variação genética motive a sondagem experimental de variantes naturais para compreender as diferenças dos mecanismos envolvidos na patogênese da covid-19 de um indivíduo para outro. Diferentes estudos têm sugerido uma base genética individual e a susceptibilidade para a progressão da covid-19 a formas mais graves, havendo múltiplos fatores genéticos envolvidos.[11]

Em geral, as proteínas envolvidas nas vias relacionadas ao ciclo de vida viral e à defesa do hospedeiro são fatores importantes nessa constituição genética que confere maior ou menor risco à doença grave. Assim, espera-se que variantes polimórficas de proteínas humanas envolvidas nestas vias representem importante participação na susceptibilidade à gravidade da covid-19. Estes fatores genéticos humanos de susceptibilidade ou proteção contra patógenos já foram previamente demonstrados em outras doenças, como:

- Variante do *missense* (mutação de troca de sentido, ou sentido errado ou não sinômica): neste tipo de mutações, há alteração de uma das bases do DNA de tal forma que o triplete de nucleotídeos da qual ela faz parte se altera, passando a codificar um aminoácido incorreto, diferentemente do que seria esperado na posição correspondente da proteína. Isso pode alterar a função da proteína em maior ou menor grau, dependendo da localização e da importância desse aminoácido em particular. Denominada HBB contra o *Plasmodium falciparum*.
- Variante de deleção CCR5 contra HIV-1.
- Variantes FUT2 contra o vírus Norwalk.
- Variantes SLC4A1 contra o *Plasmodium falciparum*, e assim por diante.

O CCR5Δ32 (ou seja, a variante de deleção do correceptor CCR5) prejudica a entrada do HIV-1 na célula T humana, assim como as variantes FUT2 e SLC4A1, prejudica a entrada dos respectivos patógenos na célula hospedeira. Em outras palavras, certas variantes naturais de uma proteína hospedeira têm o potencial de influenciar o resultado clínico de uma interação hospedeiro-patógeno específica se a proteína hospedeira for essencial para o ciclo de vida do patógeno.[11]

No entanto, muitas das variantes responsáveis por sintomas de doenças infecciosas graves são raras, e os catálogos de variantes raras, agora disponíveis em estudos de sequenciamento de próxima geração (NGS), de grandes populações (p. ex., gnomAD[12]), exigem, portanto, uma discussão cuidadosa no contexto da suscetibilidade a doenças. Com base nas observações que têm sido registradas na literatura, a susceptibilidade à infecção grave pelo SARS-CoV-2 ou a proteção contra ele são centradas na engrenagem molecular que envolve a relação das proteínas do hospedeiro humano que se relacionam com:

- a entrada do SARS-CoV-2 na célula humana;
- proteínas da imunidade inata;
- interações vírus-proteína do hospedeiro, RNA viral e proteínas.[11]

Entrada do SARS-CoV-2 na célula humana

A enzima conversora da angiotensina humana 2 (ACE2 é o receptor celular da proteína *spike* (S) SARS-CoV-2 e a proteína ACE2 serve como o local crítico para a fixação viral. A ACE2, uma carboxipeptidase contrarreguladora ligada à membrana (responsável pela proteólise da angiotensina I/II, neurotensina, kinetensina e apelins), é um componente essencial do sistema hormonal renina-angiotensina, desempenhando um papel crítico na homeostase cardiovascular.[11]

A ACE2 também está incluída entre os genes que escapam da inativação dos cromossomos X (CXi) (ou seja, o gene que a codifica é expresso tanto nos cromossomos X ativos como nos inativos nas mulheres), e as contribuições das variantes ACE2 para as interações SARS-CoV-2 nas mulheres são, portanto, menos prováveis de depender do CXi.[11] A ACE2 também age como acompanhante do tráfico de membrana de um transportador de aminoácidos, o B0AT1, também conhecido como SLC6A19. O B0AT1 mede a absorção de aminoácidos neutros nas células intestinais de forma dependente do sódio. Sua deficiência pode causar o distúrbio de Hartnup, uma doença hereditária com pelagra, ataxia cerebelar e psicose.[12,13]

O B0AT1 é expresso principalmente no intestino e nos rins e pode influenciar a entrada do vírus na célula, interferindo na clivagem proteolítica da ACE2 pela TMPRSS2, competindo com a TMPRSS2 pelo acesso à ACE2. Assim, variantes *missense* no gene que codifica o B0AT1 podem influenciar no resultado proteolítico na ACE2 e, assim, na endocitose do complexo SARS-CoV-2-ACE2 para o citoplasma, de forma que essas variantes genéticas do B0AT1 (especialmente a p.Arg214Gly), presentes em europeus não finlandeses (frequência do alelo $6,1 \times 10^5$) e populações africanas ($3,5 \times 10^5$), podem favorecer a endocitose viral, por não competir com aTMPRSS2 na ligação com a ACE2.[11]

Em relação às mutações na ACE2, substituições de aminoácidos associadas a uma série de variantes *missense* mostrando depleção de amplitude média (p.Glu35Lys, p.Glu37Lys, p.Asn51Ser, p.Lys68Glu, p.Phe72Val, p.Gly326Glu, p.Glu329Gly, p.Gly352Val, e p.Gln388Leu) ou enriquecimento da proteína (p. ex., p.Lys26Arg, p.Asn64Lys, p.Gln102Pro e p.His378Arg) também foram observadas, sugerindo que essas variantes poderiam contribuir para enfraquecer ou melhorar a afinidade da região RDB (*receptor-binding domain*) do *spike* viral, com o PD (*peptidase domain*) da ACE2, respectivamente. A dose de um inóculo viral é um fator importante para a infecção ou gravidade da infecção; uma afinidade enfraquecida/aumentada pode influenciar na carga viral necessária para o sucesso de infecções em indivíduos portadores de variantes, e essas observações incentivam a investigação das consequências dessas variantes do hospedeiro na patogênese da infecção pelo SARS-CoV-2.[11]

Vale lembrar que, nas mulheres, há genes funcionais para codificação da ACE2 em ambos os cromossomos X, de forma que a heterozigose pode favorecê-las, enquanto, nos homens (hemizigotos), há apenas um gene de codificação, que pode ser normal ou mutado, conferindo maior ou menor afinidade da ACE2 com o RDB do SARS-Cov2.

Essas variantes, no entanto, são raras (frequências dos alelos gnomAD[12], 10^{-3} a 10^{-5}) e é improvável que ocorram na ACE2 ao mesmo tempo. A frequência de ocorrência dessas variantes também varia entre subpopulações humanas. Por exemplo, no gnomAD[12] a variante p.Thr27Ala é observada apenas na população latina (frequência dos alelos, $7,3 \times 10^{-5}$), p.Glu37Lys é observada nas populações finlandesas europeias ($3,2 \times 10^{-4}$) e africanas (1×10^{-4}), e a variante p.Ser19Pro é observada apenas na população africana ($3,3 \times 10^{-3}$), e essa mutação pode desestabilizar a região de contado PD da ACE2 com o RDB viral, dificultando a infecção das células humanas nos portadores dessa mutação.[14] Com uma população de aproximadamente 1,3 bilhões de pessoas na África (e assumindo-se que 50% sejam de homens), tendo a variante p.Ser19Pro, em uma frequência de $3,3 \times 10^{-3}$, é provável que ela esteja presente em um número significativo de pessoas. Nas mulheres, é provável que essas variantes ocorram predominantemente como heterozigotas (ACE2 escapa do XCI). Em heterozigotos, a transformação da proteína na forma oligomérica pode ser afetada (p. ex., o traço falciforme dos heterozigotos) ou haptoglobina oligomérica dos heterozigotos e homozigotos).[11]

Proteínas da imunidade inata

Vários estudos recentes apontam as contribuições da imunidade inata à gravidade da covid-19. Por exemplo, um importante estudo recente de Bastard et al.[15] relatou que em torno de 10% dos pacientes com pneumonia pela covid-19 com risco de morte, têm autoanticorpos neutralizantes (auto-Abs) contra interferons, ao passo que os auto-Abs anti-interferon estão ausentes em pacientes assintomáticos.[15] Os interferons (subgrupo de citocinas) são proteínas de sinalização-chave da imunidade inata, especialmente em infecções virais. A ausência de proteínas de sinalização de imunidade funcional inata em virtude de mutações na linha germinal ou Auto-Abs contra elas pode comprometer a resposta imune inata, ocasionando uma grave infecção (alta carga viral).[11]

Também foram descritas mutações no gene que codifica o receptor *toll-like* 7 (TLR7), que funciona como um receptor de padrão de reconhecimento (PRR) (em geral, importante para reconhecer vírus RNA), o qual tem ação importante na resposta imune antiviral e é codificado no cromossomo X.[11] Variantes do TLR7 foram encontradas por van der Made et al.[16] em quatro homens jovens (dois pares de irmãos) de famílias não relacionadas entre si e sem histórico de doença crônica relevante. As variantes encontradas nesses irmãos de duas famílias distintas eram uma mutação *frameshift* (mutação de mudança de quadro de leitura/*frameshift*): esse tipo de mutação ocorre quando a adição ou a remoção de bases de DNA altera a estrutura de leitura de um gene. Uma sequência de leitura consiste em grupos de três bases, denominada "códon", que codificam um aminoácido. Uma mutação de mudança de quadro altera o agrupamento dessas bases e altera o código dos aminoácidos. A proteína resultante é, geralmente, não funcional. Inserções, deleções e duplicações podem ser mutações *frameshift*. p.Gln719Argfs*18 (em uma família) e *missense* na outra família, p.Val795Phe, as quais são variantes que constituem a região de repetições ricas em leucina (LRR, *leucine-rich repeats*) na região estrutural do TLR7. Ensaios experimentais com agonistas do TLR7, mas células desses doentes, demonstraram um defeito de regulação nos genes relacionados ao interferon do tipo I (IFN-I), em comparação com células normais.[11,16] Homens portadores dessas variantes gênicas do TLR7 poderiam desenvolver covid-19 grave.[11]

Zhang et al. demonstraram a presença de raras variantes gênicas com perda de função (LOF, *loss of function*) em proteínas associadas com os 13 *loci* humanos que codificam o TLR3 e via de sinalização do interferon (IFN) tipo I-dependente do fator 7 regulador de interferon (IRF7), em 659 pacientes com pneumonia grave pela covid-19, em relação a 534 indivíduos com infecção assintomática ou leve. Ao se testarem essas e outras variantes raras nesses 13 *loci*, definiram-se, experimentalmente, variantes de LOF subjacentes a deficiências autossômicas-recessivas ou autossômicas-dominantes em 23 pacientes (3,5%) com idade entre 17 e 77 anos. Os fibroblastos humanos com mutações que afetam esse circuito são vulneráveis ao SARS-CoV-2. Erros congênitos de imunidade envolvendo o TLR-3 e o IFN tipo I IRF7-dependente podem ser a base da pneumonia na covid-19 com risco de morte em pacientes, mesmo sem infecção grave prévia registrada.[17]

Wang et al.,[18] estudando 332 pacientes chineses com covid-19, identificaram um polimorfismo de nucleotídeo único (SNP) rs6220284 no lócus do gene TMEM189-BE2V1 e no lócus TMEM189-UBE2V1, reconhecidos como necessários ao funcionamento da via de sinalização da interleucina-1 (IL-1). Essa variante rs6220284 determina um aumento na expressão gênica dentro desse lócus e foi mais prevalente nos doentes graves e críticos de covid-19.[18]

Notavelmente, os alelos HLA-A*11:01, B*51:01, e C*14:02 foram significativamente mais prevalentes nos pacientes graves e críticos com a covid-19, em comparação aos pacientes com a doença em graus leve e moderado, após um controle cuidadoso da estrutura populacional e dos caracteres demográficos como idade e sexo.[18]

Os três alelos estavam em desequilíbrio de ligação entre si e foi relatada anteriormente uma frequência de 2% a 3% de alelos populacionais nas minorias Dai e Jinpo, na China, e o B*51:01 foi anteriormente ligado à doença de Behçet. Wang et al. não conseguiram acessar o papel do HLA-B*46:01, embora este tenha sido previsto como o HLA de maior susceptibilidade, apresentando alelos HLA para o proteoma do SARS-CoV-2 e ligado ao surto da SARS em 2003.[18]

Pairo-Castineira et al.[19] descreveram os resultados do estudo GenOMICC (Genetics of Mortality in Critical Care) usando *genome-wide association study* (GWAS) ou estudo de associação em genoma completo, em 2.244 doentes com covid-19 grave em 208 unidades de terapia intensiva (UTI) no Reino Unido.

Os autores identificaram associações significantes no cromossomo 12q24.13 (chr12q24.13, variante rs10735079, $p = 1,65 \times 10^{-8}$) em um agrupamento (*cluster*) de genes que codificam ativadores de enzimas antivirais de restrição (OAS1, OAS2, OAS3), no cromossomo 19p13.2 (rs10735079, $p = 1,65 \times 10^{-8}$) próximo ao gene que codifica a tirosinaquinase (TYK2), no cromossomo 19p13.3 (rs2109069, $p = 3,98 \times 10^{-12}$), o qual codifica a dipeptidase peptidase 9 (DPP9) e no e em chr21q22.1 (rs2236757, $p = 4,99 \times 10^{-8}$) no gene receptor de interferon IFNAR2. Os autores também encontraram uma ligação causal entre a baixa expressão do IFNAR2 e a alta expressão da TYK2, com formas muito graves da covid-19; a associação transcriptômica, em todo o tecido pulmonar, revelou que a alta expressão do receptor quimiotático monócito/macrófago CCR2 está associada à covid-19 grave.[19]

O espectro das consequências de uma infecção varia de cursos assintomáticos a infecções com sintomas leves a moderadamente graves, à pneumonia com insuficiência pulmonar, falência de múltiplos órgãos e morte.[4]

A frequência de infecções assintomáticas pode derivar de estudos de soroprevalência ou situações de surtos locais. No entanto, nem todas as infecções não diagnosticadas são assintomáticas: a proporção de infecções assintomáticas está entre cerca de 27% e 40%. No geral, cerca de 90% de todas as infecções são simples, ou seja, assintomáticas, oligossintomáticas ou associadas a sintomas leves ou moderados.[4] Apesar de a maioria das infecções pelo SARS-CoV-2 ser não complicada, 5% a 10% dos doentes são hospitalizados, principalmente pela pneumonia com inflamação grave.[5]

Apesar de o quadro clínico ser muito similar, em relação ao SARS-CoV-2 foram definidas, até 8 de outubro de 2020, cerca de 140.502 sequências genômicas pelo mundo, depositadas no sistema Global Initiative on Sharing All Influenza Data (GISAID), sendo que cinco variantes (cepas ou clades) foram reportadas (Quadro 42.2).[6]

A letalidade da covid-19 só pode ser estimada. A letalidade é mais bem calculada como a taxa de mortes entre todas as pessoas infectadas ("taxa de mortalidade por infecção", IFR). Dada a alta taxa de pessoas oligossintomáticas, os casos relatados refletem apenas de forma incompleta o processo de infecção; dependendo da estratégia ou densidade de aplicação dos testes diagnósticos, o número de casos não relatados varia. Apenas a letalidade pode ser calculada diretamente em relação aos casos notificados ("taxa de letalidade de casos", CRF). Isso é essencialmente influenciado por três fatores: o tempo entre a infecção e a morte, o número de casos de infecção não relatados e a distribuição por idade das pessoas infectadas.[4]

Um grupo de trabalho do Imperial College London analisou o número de casos e óbitos em diferentes países ou regiões e, a partir disso, criou uma estimativa de modelo para um IFR dependente da idade do paciente. Outras estimativas têm como base a análise do surto na Coreia do Sul, com um número presumivelmente baixo de casos não

Quadro 42.2. Informações sobre cepas do SARS-CoV-2.

Clade (cepa)	Países primários	Mutações	Frequência máxima (2020)
19A	**Ásia:** China/Tailândia	Clade (cepa) original	47% a 65% globalmente em janeiro
19B	**Ásia:** China	C8782T e T28144C	28% a 33% globalmente em janeiro
20A	**América do Norte/Europa/Ásia:** Estados Unidos, Bélgica e Índia	C1408T e A23403G	41% a 46% globalmente em abril/maio
20B	**Europa:** Reino Unido, Bélgica e Suécia	G28881A, G28882A e G28883C	19% a 20% globalmente em março/abril
20C	**América do Norte:** Estados Unidos	C1059T e G25563T	19% a 21% globalmente em abril/maio

Fonte: Desenvolvido pela autoria do capítulo.

relatados, um estudo soroepidemiológico de base populacional da Espanha e análises de coorte da França e dos Estados Unidos. Uma comparação direta com a gripe pandêmica é difícil porque nenhuma estimativa IFR está disponível para ela. No entanto, existem estimativas do CFR para a pandemia de influenza de 1918 a 1976 acumuladas em todas as faixas etárias; um grupo de trabalho nos Centros de Controle e Prevenção de Doenças (CDC dos Estados Unidos) descobriu que era estimada em até 2,04% (influenza de 1918), 0,1% a 0,3% (influenza de 1957) e menos de 0,05% (influenza de 1968). A letalidade geral de covid-19 é maior do que as conhecidas pandemias de influenza, de forma que, na Alemanha, a CRF é em torno de 4% dos casos de covid-19. No entanto, na maioria dos países europeus, uma primeira onda da covid-19 pôde ser vista entre fevereiro e junho. Apesar de sua disseminação baixa na população, ela resultou em uma mortalidade considerável.[4]

Fisiopatogenia

Uma resposta de IFN efetiva ou uma desregulação nas vias do IFN constitui o ponto determinante do prognóstico evolutivo da covid-19. O prognóstico da infecção pelo SARS-CoV-2 é muito amplo, com a grande maioria dos indivíduos (50% a 80% com base em cenários de pesquisa do CDC, Estados Unidos) apenas tendo sintomas leves similares aos de um resfriado comum, ou assintomáticos.[20]

No entanto, outros 20% a 50% dos indivíduos podem progredir para doença respiratória grave e síndromes sistêmicas, necessitando de hospitalização e de cuidados intensivos, dependendo de fatores como etnia e condições médicas como comorbidades. Excetuando-se o impacto patogênico da própria infecção pelo SARS-CoV-2 em si, os principais agravos à saúde subjacentes à covid-19 grave decorrem da desregulação de uma ampla variedade de fatores imunes, tanto no nível celular como no molecular. Um dos cenários da covid-19 grave se constitui em reação macrofágica exagerada (também conhecida como "síndrome de ativação macrofágica" (MAS)) e em linfopenia, neutropenia, diminuição do número de linfócitos $CD4^+$, além das células *natural killer* (células NK).[20]

No nível molecular, a hiperestimulação de mediadores pró-inflamatórios (como a IL-6, TNFα, IL-8. S1000A8/9, e proteína C-reativa (PCR)), uma diminuição significativa na expressão do gene do antígeno leucocitário humano tipo D (HLA-D) nos monócitos CD14 e uma resposta desregulada de interferon (IFN) antiviral são parte principal do conjunto de distúrbios observados nos doentes com covid-19 grave.[20]

O genoma do SARS-CoV-2 contém os genes ORF1a/1b, codificando uma poliproteína que é processada via proteólise em proteínas não estruturais (nsp) 1-16. Proteínas estruturais, incluindo o *spike* (S), o envelope (E), a membrana (M) e proteínas do nucleocapsídeo (N), são chamadas de "estruturais". Outras proteínas acessórias codificadas no final 3' da fita simples do RNA viral compreendem as ORF (*open reading frame*) 3a, 3b, 6, 7a, 7b, 8, 9a, 9b, e 10. O painel inferior mostra as proteínas SARS-CoV-2 (N = nucleocapsídeo, nsp 1, nsp 14, nsp15, nsp16), os quais interferem nas vias de indução ou de ação do IFN e são posicionadas próximas a seus alvos/passos conhecidos ou hipotéticos na sinalização do IFN, como o TLR/RLR (*toll-like receptor or retinoic acid-inducible gene 1-like receptors*). A proteína M parece interferir na ativação do TBK1 + IKKs, a nsp3 na IRF3/7, o nsp1 na tradução do IFN e o orf9b no MAVS.[20]

Assim, SARS-CoV-2 parece desenvolver múltiplos mecanismos antagônicos contra a sinalização IFN do hospedeiro e, especialmente, aqueles na sinalização inicial de indução IFN. A indução celular do IFN pode se dar por um caminho dependente da MAVS (*mitochondrial antiviral signaling protein*) ou do STING (*signaling effector stimulator of interferon gene*), os quais respondem a padrões moleculares de RNA ou DNA patogênico citossólico, respectivamente.[20]

Da mesma forma, a sinalização da ação do IFN pode se dar por intermédio de uma indução canônica (via constitucionalmente ativa) de ISGs (*interferon-stimulated gene*), com uma pró-inflamação limitada ou de uma sinalização inflamatória cruzada por meio do TNF (fator de necrose tumoral) e TLR, para aumentar a expressão de ISG não canônicos (via de sinalização induzida) acompanhando um ambiente pró-inflamatório e autoimune, mediante uma regulação epigenética. O fluxo de sinalização canônica do IFN, que atua, geralmente, num estágio inicial da infecção pelo SARS-CoV-2, para restringir sobretudo a infecção viral, é representado pela estimulação fornecida pela presença do RNA viral ou proteínas virais estruturais e não estruturais reconhecidas, pelo TLR que estimula a MAVS, a qual ativa sucessivamente TRAF3 (*tumor necrosis factor receptor-associated factor 3*) e, então, os IRF (*IFN regulatory fator*) 3/7, que, quando fosforilados no núcleo da célula humana, dão início ao comando de síntese dos interferons α, β e λ, os quais são excretados da célula a fim de estimular outras células. Já o fluxo de sinalização IFN não canônico, ativado via STING, em um estágio posterior na covid-19 grave, em geral, por fragmentos de DNA liberados pela morte elevada de células do hospedeiro humano (piroptose), acaba sendo altamente associado a pró-inflamação e imunopatias deletérias ao organismo do hospedeiro.[20]

Assim, a integração tanto da sinalização do IFN via canônica como pela via não canônica explica o comportamento da covid-19 em diferentes estágios:

1. A resposta fraca de IFN, que resulta da supressão pelo SARS-CoV-2 e seus componentes estruturais e não estruturais na sinalização canônica, principalmente pelo RNA viral, no estágio inicial da doença, que depois progride para a forma grave.
2. Nos casos de covid-19 grave, há ativação da sinalização não canônica via cGAS (*cyclic GMP-AMP synthase*) – STING, para produção exagerada de IFN, como por meio da regulação epigenética do IFN-TNF com expressão da ISG, o que ocorre nos estágios tardios e graves da covid-19, ou quando os doentes experimentam a complicação de pneumonia progressiva e danos multiorgânicos.[20]

Por fim, na covid-19, tanto no estágio inicial, a presença de deficiência do IFN tipo I, como a produção exagerada dele, no estágio tardio da doença, podem ser a marca registrada da forma grave da doença.[20]

Modelos *in vivo* em camundongos indicam que uma expressão induzida de IFN-α/β e IFN-λ2/3 pelas células imunes pulmonares (primariamente células dendríticas) causa dano no epitélio alveolar, bloqueio na reparação do pulmão e aumento na susceptibilidade de coinfecções bacterianas letais.[20] Assim, nestes doentes com covid-19 grave ou crítica que sofrem uma desregulação de IFN e outras reações imunes, há maior incidência de coinfecções por outros microrganismos, incluindo fungos e outros vírus. Como já explorado anteriormente, deficiências de IFN podem complicar a covid-19, como no caso dos autoanticorpos contra o IFN encontrados por Bastard et al.,[15] que detectaram, inclusive, autoanticorpos contra o IFN-κ, expressos em queratinócitos da pele humana. Esses anticorpos contra IFN tipo I foram previamente encontrados em doentes submetidos ao tratamento com interferon para outras doenças, bem como nos indivíduos acometidos por lúpus eritematoso sistêmico e em quase todos os doentes com síndrome da poliendocrinopatia autoimune tipo I. De forma intrigante, 95% dos doentes com autoanticorpos com IFN eram homens, o que pode explicar, pelo menos parcialmente, por que o sexo masculino apresenta maior risco de ter covid-19 grave, resultando em maior risco de mortalidade. Assim, conjuntamente, erros inatos da produção de IFN, bem como o bloqueio autoimune por autoanticorpos contra o IFN, demonstram como a sinalização do IFN é um determinante crítico para a progressão da covid-19 para formas graves.[20]

Do ponto de vista da fisiopatogenia da covid-19, os diferentes grupos de doentes podem ser agrupados conforme suas características expostas na Figura 42.3.

Clínica e laboratório

A covid-19 tem seu curso agravado por fatores de risco inerentes ao hospedeiro como a faixa etária, o sexo, etnia, presença de diabetes *mellitus*, hipertensão arterial sistêmica, doença cardiovascular, presença de malignidade, entre outros fatores, como doença pulmonar obstrutiva crônica (DPOC), obesidade, doença renal crônica, má nutrição, imunodeficiência, asma, doenças autoimunes como esclerose múltipla, artrite reumatoide e lúpus eritematoso sistêmico, além de doença cerebrovascular e doença hepática crônica, ou fatores decorrentes do próprio SARS-CoV-2.[21] A seguir, demonstramos aspectos de alguns desses fatores:

- **Idade:** menos comum abaixo dos 14 anos de idade, sendo frequentemente assintomática nos jovens, com os idosos apresentando maior taxa de mortalidade.
- **Sexo:** os homens parecem ser mais susceptíveis à doença clínica. Entre outros fatores, comportamentais discutíveis e a ação androgênica dos hormônios masculinos na maior expressão da TMPRSS2, que auxilia a internalização viral (Figura 42.4 A e B).[22]

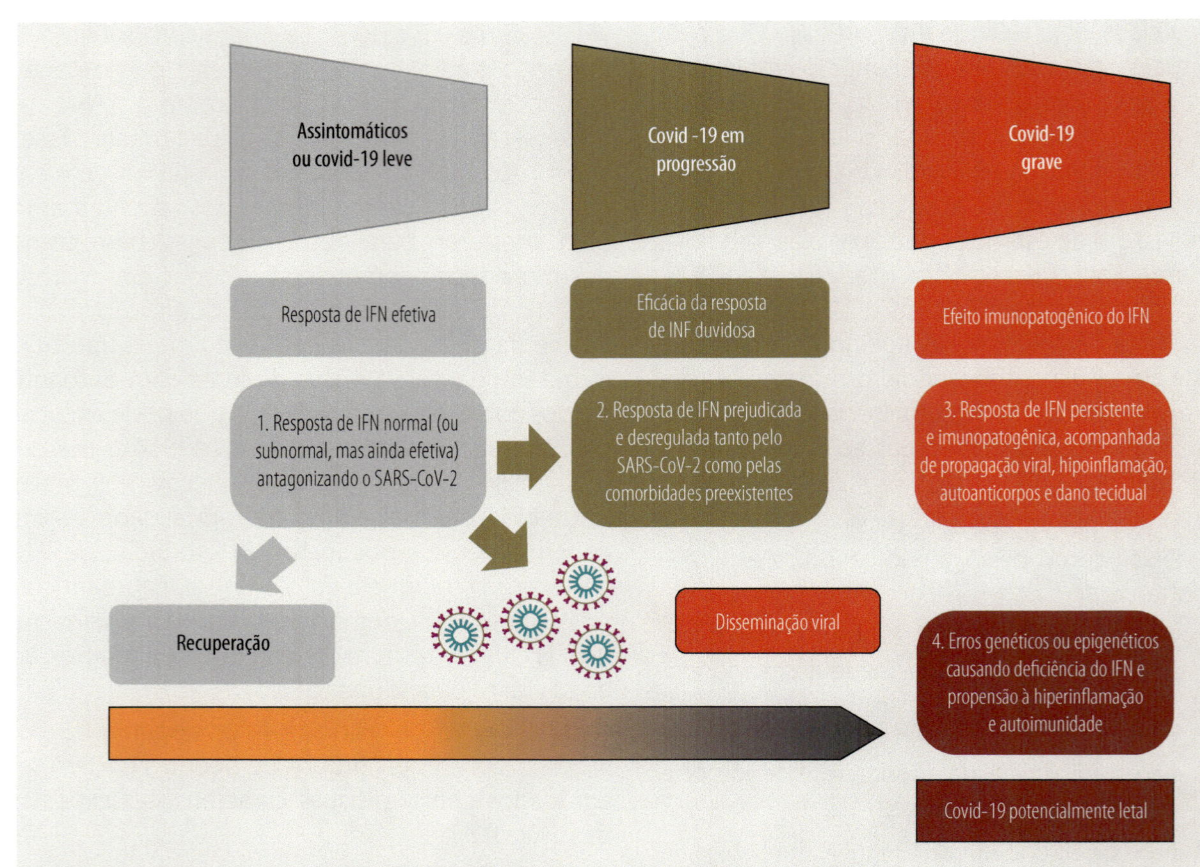

Figura 42.3. Esquema de grupos de pacientes com infecções pelo SARS-CoV-2, com base na gravidade da covid 19 e nas respostas subjacentes do interferon (IFN). A resposta eficaz ou desregulada do IFN determina o desenvolvimento da covid-19 grave e ameaçadora da vida. A desregulação da resposta do IFN pode resultar progressivamente de antagonismo/virulência viral, comorbidades preexistentes, gênero/idade e hiperinflamação exacerbada, com as falhas genéticas extremas, prejudicando o caminho de sinalização do IFN. Portanto, o efeito profilático ou terapêutico das terapias com o IFN exógeno deve ser projetado e, na verdade, é mais dependente da cinética temporal das respostas do IFN, durante a infecção pelo SARS-CoV-2 e da progressão da doença. Além de seu antagonismo na tentativa em desviar a resposta do IFN hospedeiro, a alta contagiosidade do SARS-CoV-2 também vem da eficiente infecção pelo vírus e sua propagação pelos indivíduos não hospitalizados, na comunidade, que são assintomáticos ou têm apenas sinais leves (oligossintomáticos).
Fonte: Desenvolvida pela autoria do capítulo.

Os indivíduos portadores deste polimorfismo de nucleotídeo único (SNP) podem ter maior suscetibilidade à infecção pelo SARS-CoV-2 em virtude do aumento da expressão do TMPRSS2 na superfície celular e o arrefecimento simultâneo da resposta celular antiviral. Asselta et al. identificaram numerosos SNP no gene que codifica a TMPRSS2, em uma coorte italiana na qual todos estavam previsivelmente associados a níveis mais altos de expressão gênica da protease. Uma dessas variantes estava mais associada com uma expressão mais elevada da enzima TMPRSS2 em resposta a andrógenos, sugerindo outro possível mecanismo envolvido na maior gravidade da covid-19 em homens.[22] Todavia, a proteína chamada *a disintegrin and metalloprotease 17* (ADAM17) é mais expressa nos pulmões e no fígado e está envolvida em clivagens de proteínas de superfície de membranas, entre elas a ACE2, retirando-a da superfície das células e deixando a ACE2 na forma solúvel, no sangue, o que poderia atuar como um tampão para o vírus circulante e impedir sua internalização celular. O hormônio estradiol, presente em altas concentrações nas mulheres, aumenta a expressão e atividade da ADAM; assim, aumenta a ACE2 solúvel e esse fenômeno pode ser uma das causas para a menor prevalência da covid-19 nas mulheres em relação aos homens.[21]

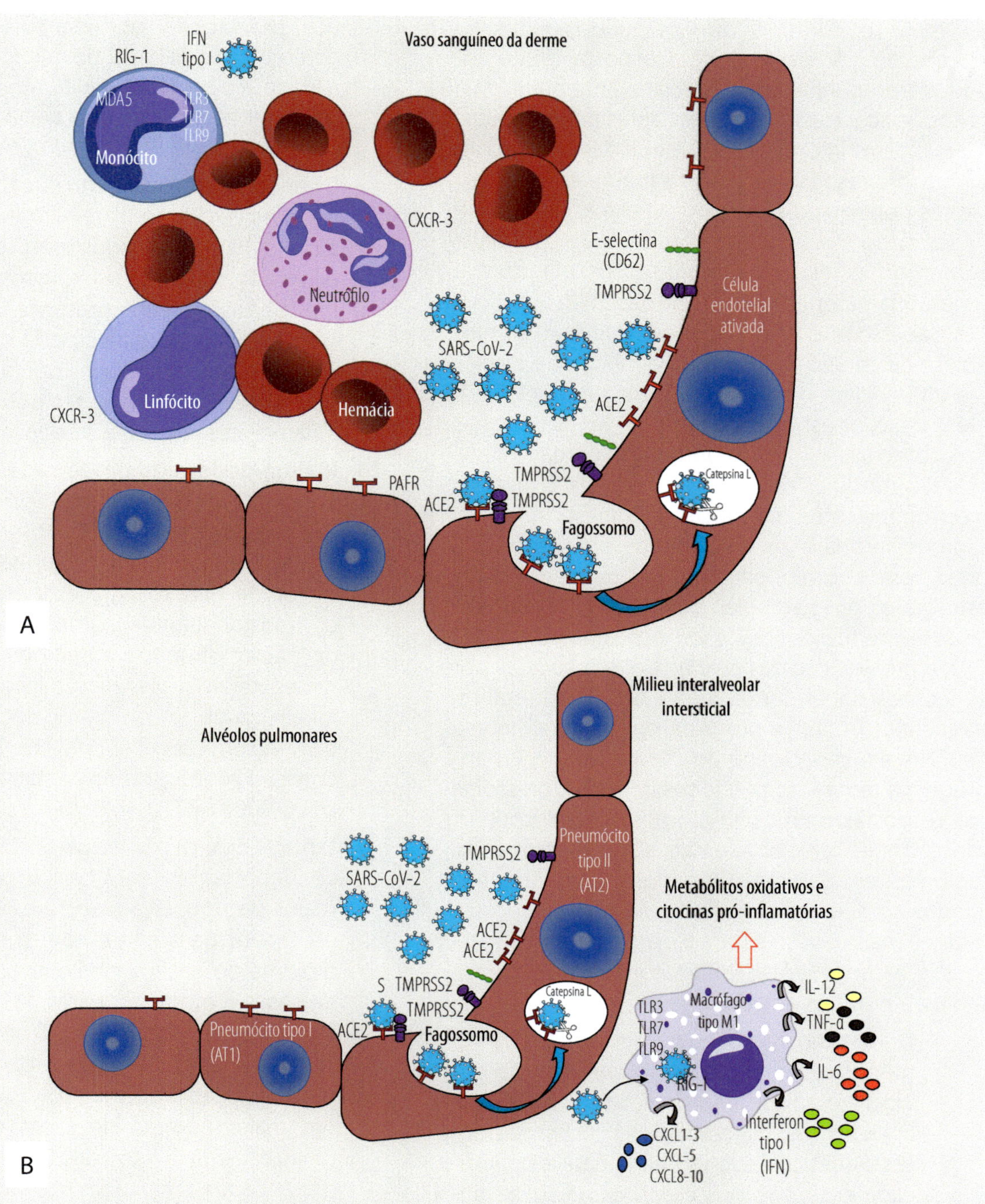

Figura 42.4. (A) Entrada do SARS-CoV-2, via receptor ACE2 e protease TMPRSS2, na célula endotelial humana. Ambiente pró-inflamatório com presença de monócitos, linfócitos e neutrófilos ativados pelo reconhecimento do vírus por meio da resposta imune inata. (B) Entrada do SARS-CoV-2 no trato respiratório inferior e seus efeitos na imunidade inata. O SARS-CoV pode entrar nas células humanas por duas vias distintas, dependendo da disponibilidade da protease celular necessária para a ativação viral. A ativação da primeira via ocorre sem a presença das proteases ativadoras de SARS-S, expressas na membrana celular. Após a ligação da proteína da membrana viral S à ACE2 ou ECA2 (enzima conversora da angiotensina tipo 2), o vírus é absorvido pelo endossomo (fagossomo) e, na segunda etapa, o SARS-S é clivado e ativado pela protease catepsina L cisteína pH-dependente (pH ácido é necessário). A segunda via de ativação pode ser realizada se a protease de ativação TMPRSS2 para o SARS-S for expressa em conjunto com a ACE2 na membrana celular humana. A ligação ao ACE2 e o processamento pela TMPRSS2 são necessários para permitir a fusão na superfície celular ou após a captação de vesículas celulares, porém antes do transporte do vírus para os endossomos celulares do hospedeiro.

Fonte: Desenvolvida pela autoria do capítulo.

Note-se, contudo, que os genes ligados ao cromossomo X relacionados à resposta imune podem desempenhar um papel relevante na resposta imune ao vírus. As mulheres apresentam melhores respostas imunes inatas, mediadas por células, bem como respostas humorais mais efetivas. Esses fatores podem reduzir a carga viral e acelerar a eliminação do vírus, mas também podem propiciar aumento nas respostas imunes, ocasionando doenças inflamatórias mais exacerbadas ou autoimunes. Sabe-se que os estrógenos suprimem a linfopoiese de células T e B, ativam a função de células B e influenciam o desenvolvimento das células T. Além disso, os estrógenos regulam várias citocinas (tais como a IL-1, IL-10 e o interferon gama (IFN-γ)), as quais modulam as respostas imunes. Enquanto o estrógeno tem uma função imunoestimuladora, a progesterona e os andrógenos são imunossupressores e contrapõem-se às vias mediadas pelos estrógenos. Em particular, a progesterona aumenta a IL-4, reduz o IFN-γ e as respostas de células TH1, a proliferação das células T e as respostas por anticorpos dependentes de células T. Entretanto, nas células T $CD8^+$, a progesterona reduz a síntese de IFN-γ e a capacidade de citotoxicidade. Os andrógenos têm também efeitos imunossupressores nas respostas imunes. O cromossomo X contém vários genes relacionados ao sistema imune. As mulheres, em particular, são mosaicos para genes ligados ao X, e isto contribui para gerar respostas imunes mais robustas (tanto inatas, como adaptativas) e, assim, doenças inflamatórias e autoimunes são mais comuns em mulheres.

- **Diabetes *mellitus*:** pacientes diabéticos são menos responsivos ao tratamento da covid-19 e apresentam maior risco de morte (14% *versus* 31%, p = 0,0051).[21,23] Em pacientes diabéticos, a imunidade inata é prejudicada em razão dos elevados níveis de glicose no sangue, portanto a glicosilação das citocinas perturba a função de citoquinas dependentes de linfócitos T *helper*. Microangiopatia pulmonar, danos teciduais causados pelo estresse oxidativo na hiperglicemia e inflamação pulmonar predispõem os pacientes à covid-19, como ocorre de forma semelhante com pacientes suscetíveis à tuberculose.[21]
- **Hipertensão arterial sistêmica:** a hipertensão é frequentemente uma condição genética exacerbada por estímulos externos, como o estilo de vida, dieta e estresse. Com a idade, a pressão arterial também aumenta, geralmente em razão de a alterações nos vasos sanguíneos, como a aterosclerose.[21]
- **Doença cardiovascular:** os pacientes com doenças cardiovasculares são mais sensíveis à covid-19. A razão pode estar relacionada à expressão da ACE2 nos miócitos e nos fibroblastos vasculares. A presença do vírus nas células cardiovasculares pode danificá-las e estimular a infiltração de células inflamatórias mononucleares no tecido cardíaco e a inflamação exacerbará a doença.[21]
- **Malignidade:** em um estudo chinês envolvendo 2007 pacientes com câncer de 575 hospitais, em 2020, observou-se que os pacientes com câncer tinham um risco maior de eventos graves (um parâmetro composto definido como a porcentagem de pacientes sendo admitidos na UTI, que necessitaram de ventilação invasiva ou evoluíram ao óbito), em comparação com pacientes sem câncer (7 [39%] de 18 pacientes contra 124 [8%] de 1572 pacientes; exato p = 0-0003 de Fisher).[21,24]
- **Etnia:** após o ajuste para covariáveis, os condados americanos com uma proporção maior da população negra e uma proporção maior de adultos, com menos de um diploma do ensino médio, tiveram número de casos e mortes por covid-19 desproporcionalmente maiores ($\beta > 0$, $p < 0,05$ para todas as relações). Uma proporção maior da população hispânica foi associada com um maior número de casos confirmados ($\beta = 0,68$; 95% CI = 0,48 a 0,87). A maioria das disparidades observadas nas mortes por covid-19 persistiu mesmo após o controle para óbitos por todas as causas em 2019. Isso pode agravar as disparidades de saúde existentes entre esses grupos populacionais.[25]

Em outro estudo conduzido na cidade de Nova York (Estados Unidos), entre 5 de março a 16 de abril de 2020, envolveu 22.254 pacientes testados para o SARS-CoV-2, dos quais 3.442 (61%) foram positivos; entre estes, a mediana de idade foi de 52,7 anos (faixa interquartil [IQR] 39,5 a 64,5), 7.481 (56%) eram homens, 3.518 (26%) eram negros e 4.593 (34%) eram hispânicos. Quase metade (4.669, 46%) tinha pelo menos uma doença crônica (27%, diabete; 30%, hipertensão e 21%, doença cardiovascular). Desses testes positivos, 6.248 (46%) foram hospitalizados. A idade média foi de 61,6 anos (IQR 49,7 a 72,9); 3.851 (62%) eram homens, 1.950 (31%) eram negros e 2.102 (34%) eram hispânicos. Mais da metade (3.269, 53%) tinha pelo menos uma doença crônica (33%, diabetes; 37%, hipertensão; 24%, doença cardiovascular; 11%, doença renal crônica), 1.724 (28%) pacientes hospitalizados morreram. A idade média era de 71 (IQR 60 a 80,9); 1.087 (63%) eram homens, 506 (29%) eram negros e 528 (31%) eram hispânicos. As doenças crônicas foram comuns (35%, diabetes; 37%, hipertensão arterial; 28%, doença cardiovascular; 15%, doença renal crônica). O sexo masculino, idade avançada, diabetes, história cardíaca e doença renal crônica foram significativamente associados a uma maior quantidade de testes positivos, hospitalização e óbito. As disparidades raciais/étnicas foram observadas em todos os resultados.[26]

Fatores de risco potencialmente ligados ao SARS-CoV-2:

- As mutações no RNA deste vírus são mais frequentes nas regiões ORF, 1a, S, 8, N e na RNA-polimerase dependente de RNA (RdRp). As mutações afetam a replicação do vírus, sua transmissão, respostas imunes, virulência do vírus, resistência às drogas e adaptação ao novo hospedeiro.[21]
- O SARS-CoV-2 e seu receptor, a ACE2, estão presentes nas células do trato respiratório inferior, nas células epiteliais da boca e da língua e multiplicam-se nestas células. O vírus pode ser eliminado no ambiente por um longo tempo, até mesmo a 37 dias. A carga viral em um paciente assintomático é semelhante à de pacientes sintomáticos, mas o número de vírus é cerca de quatro vezes maior em indivíduos assintomáticos, em relação aos pacientes sintomáticos; portanto, eles podem infectar um número significativamente maior de pessoas. Além disso, pessoas com alta carga viral que entra no corpo, têm maior estimulação na resposta imune inata, o que provoca severa inflamação e possível tempestade de citocinas, que podem colocar em perigo a vida do paciente.[21]

Quadro clínico da covid-19

Liu et al. publicaram uma metanálise sobre as manifestações clínicas da covid-19 e suas diferenças entre populações do Leste (oeste e sudeste asiático, incluindo China, Coreia do Sul e Tailândia) e do Oeste (América do Norte, Europa e países do meio-oeste europeu, incluindo, Itália, França e Irã) do planeta. Dos 1.527 estudos inicialmente identificados pela pesquisa bibliográfica, 169 artigos de texto integral foram recuperados e selecionados como adequados à inclusão na metanálise. Cinquenta e sete destes, descrevendo 19.353 pacientes, foram considerados elegíveis para inclusão; dos quais, 45 estudos com 8.416 pacientes eram do Leste, enquanto 12 estudos com 10.937 pacientes eram do Oeste. Os resultados indicaram que as incidências de tosse, dor de cabeça, tontura, congestão nasal e sintomas digestivos, em pacientes do Leste com covid-19 eram menores do que naqueles do Oeste. Os dados laboratoriais mostraram que não houve diferenças significativas nos níveis de linfócitos, leucócitos, proteína C-reativa e na contagem de plaquetas entre os dois grupos. Além disso, os resultados também mostraram que a incidência de lesão cardíaca e renal, assim como o aumento dos níveis de creatinina, alanina transaminase e aspartato transaminase, foi significativamente maior em pacientes do Ocidente do que nos do Oriente. Assim, essa metanálise indicou que existem diferenças nas manifestações clínicas da covid-19 em pacientes do Oriente e do Ocidente. Pacientes com covid-19 do Ocidente parecem sofrer danos mais graves ao fígado, rim e coração em razão da infecção pelo SARS-CoV-2.[27]

Com base no atual levantamento epidemiológico, o período de incubação do SARS-CoV-2 é de 1 a 14 dias. Febre, fadiga e tosse seca são os principais sintomas. Alguns pacientes apresentam obstrução nasal, congestão e coriza nasal, dor de garganta e diarreia. Em casos graves, a dispneia e/ou hipoxemia, em geral, ocorrem 1 semana após o início da doença e progridem rapidamente para SDRA, choque séptico, acidose metabólica, sangramento e disfunção da coagulação, que são de difícil manejo. Vale notar que a resposta pirogênica de pacientes com doença grave e crítica pode ser de moderada a baixa, ou os pacientes podem não ter sintomas óbvios.[28] Na Figura 42.5, podemos observar o comportamento clínico das infecções pelo SARS-CoV-2.

Os pacientes com doença leve só apresentam febre baixa e astenia leve, sem pneumonia. Atualmente, o prognóstico da maioria dos pacientes é

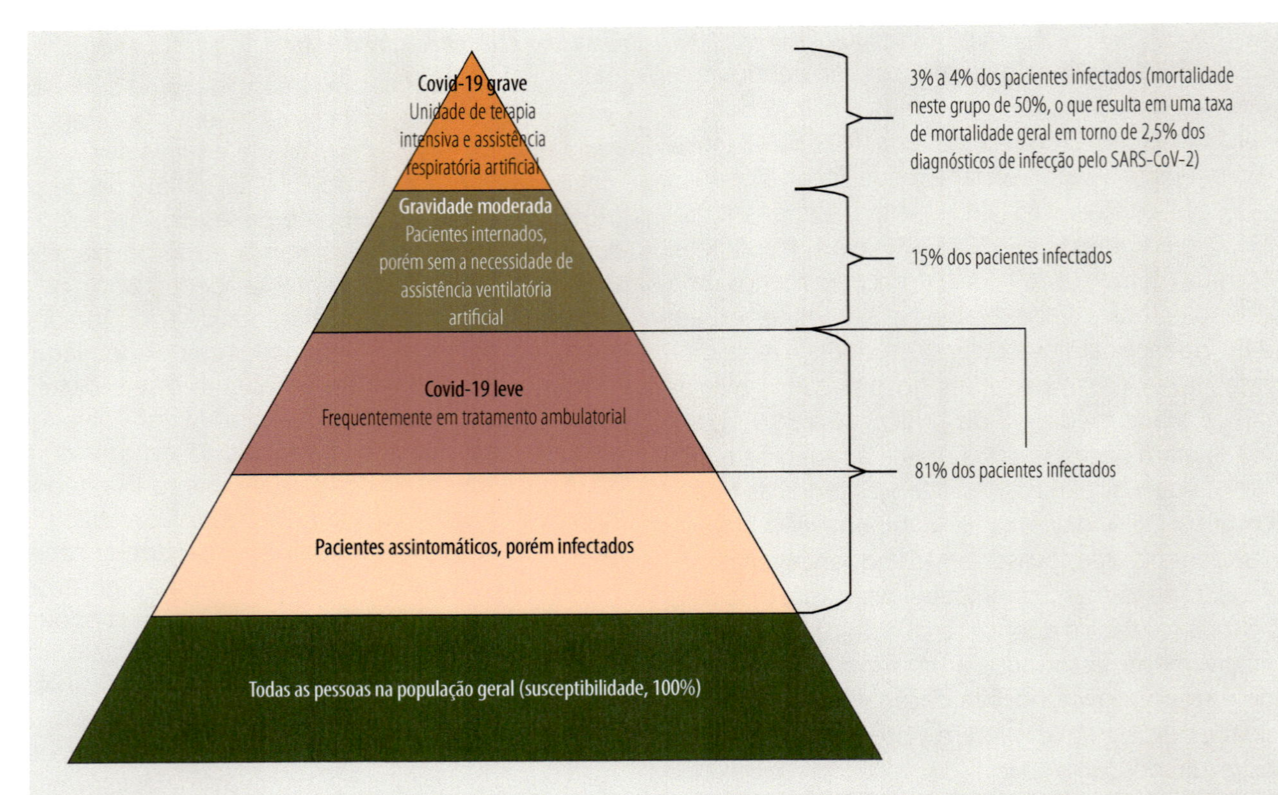

Figura 42.5. Evolução clínica esperada nas infecções pelo SARS-CoV-2 na comunidade.
Fonte: Adaptada de Wu Z, McGoogan JM, 2020.

bom, com apenas alguns pacientes relatados como criticamente doentes e a taxa de mortalidade variando de 0% a 14,6%. Entretanto, o prognóstico dos idosos e daqueles com doenças crônicas subjacentes é reservado, e os sintomas das crianças são relativamente leves. As características clínicas da covid-19 estão graduadas no Quadro 42.3.[28]

Quadro 42.3. Características clínicas da covid-19.

Grupos de pacientes infectados	Características clínicas
Assintomático	Soroconversão tardia
Leve	Febre baixa, fadiga, tosse seca, astenia leve, elevação na PCR e na VHS
Moderado	Aumento na PCR e na VHS, aumento nas imagens de vidro fosco e infiltrações em ambos os pulmões
Grave e crítico	Dispneia, hipóxia, SDRA, choque séptico, acidose metabólica, hemorragia, disfunção na coagulação sanguínea, elevação na troponina sérica, aumento na PCR e na VHS, aumento nos níveis de D-dímeros, diminuição na contagem dos linfócitos no sangue periférico, aumento das imagens em vidro fosco e infiltração em ambos os pulmões, consolidação pulmonar. Soroconversão precoce, em torno do 5º ao 7º dia de sintomas, alta carga viral

PCR: proteína C-reativa; VHS: velocidade de hemossedimentação; SDRA: síndrome do desconforto respiratório agudo.
Fonte: Desenvolvido pela autoria do capítulo.

Testes laboratoriais e resultados de imagem

A análise laboratorial de amostras de sangue dos casos positivos revelou contagem inferior ou normal de leucócitos e contagem inferior de linfócitos. Alguns pacientes mostraram níveis aumentados de enzimas hepáticas, desidrogenase láctica, enzimas musculares e mioglobina. Alguns pacientes críticos apresentam níveis aumentados de troponina; entretanto, a maioria dos pacientes apresenta aumento da proteína C-reativa (PCR) e velocidade de hemossedimentação (VHS), com níveis normais de procalcitonina. Em casos graves, os níveis de D-dímeros aumentam e a contagem de linfócitos do sangue periférico diminuiu progressivamente.[28]

O RNA do SARS-CoV-2 pode ser detectado em esfregaços nasofaríngeos, expectoração, secreções do trato respiratório inferior, sangue, fezes e outros espécimes. Pacientes com condições graves e críticas frequentemente apresentam fatores inflamatórios elevados. Também foi relatado que os níveis plasmáticos da interleucina-2 (IL-2), IL-7, IL-10, fator estimulante da colônia de granulócitos (G-SCF), proteína-10 induzida por interferon (IP10), proteína-1 quimiotáxica de monócitos (MCP-1), proteína inflamatória de macrófagos 1α (MIP1A) e do fator de necrose tumoral-α (TNFα), nos pacientes internados em UTI, são mais altos do que nos de pacientes não internados em UTI, e níveis iniciais plasmáticos da IL-1B, IL-1RA, IL-7, IL-8, IL-9, IL-10, fator de crescimento de fibroblastos (FGF), G-CSF, fator de estimulação de colônia de granulócitos-macrófagos (GM-CSF), IFNγ, IP10, MCP1, MIP1A, MIP1B, fator de crescimento derivado de plaquetas (PDGF), TNFα e fator de crescimento endotelial vascular (VEGF) são mais elevados tanto em pacientes de UTI como em pacientes não UTI, quando comparados com os de indivíduos saudáveis.[28]

A tomografia computadorizada (TC) do tórax mostra, em geral, múltiplas pequenas opacidades e alterações intersticiais na zona externa do pulmão durante o curso precoce da doença (Figura 42.6). Aumento do aspecto em vidro fosco e sombras infiltrantes foram observados em ambos os pulmões, nos estágios intermediário e tardio da doença. Em casos graves, a consolidação dos pulmões pode ocorrer, mas a efusão pleural é rara. Entretanto, os resultados normais da TC, por si só, não podem descartar uma infecção pelo SARS-CoV-2.[28]

Embora o teste de transcriptase reversa pela reação em cadeia da polimerase (RT-PCR) tenha sido usado como padrão de referência para diagnosticar a covid-19, um caso RT-PCR positivo pode ter resultados normais de TC. Portanto, os resultados da TC do tórax foram removidos dos critérios diagnósticos; assim, o diagnóstico exato da covid-19 deve ter como base o exame RT-PCR e o sequenciamento de genes. Entretanto, a diversidade genética e a rápida evolução da SARS-CoV-2 podem resultar em resultados falso-negativos ou falso-positivos.[28] Portanto, para fazer um melhor diagnóstico, os resultados da RT-PCR devem ser combinados com outros resultados de detecção e características clínicas da covid-19. Chan et al.[29] compararam três ensaios de RT-PCR e descobriram que um ensaio visando a RNA-polimerase (RdRp)/helicase (Hel) dependente de RNA mostrou alta sensibilidade e especificidade.

Critérios de gravidade da covid-19 e deterioração do estado do doente

Chen et al.[30] estudaram retrospectivamente todos os 1.315 pacientes com covid-19 de grau moderado, internados na província de Guandong, na

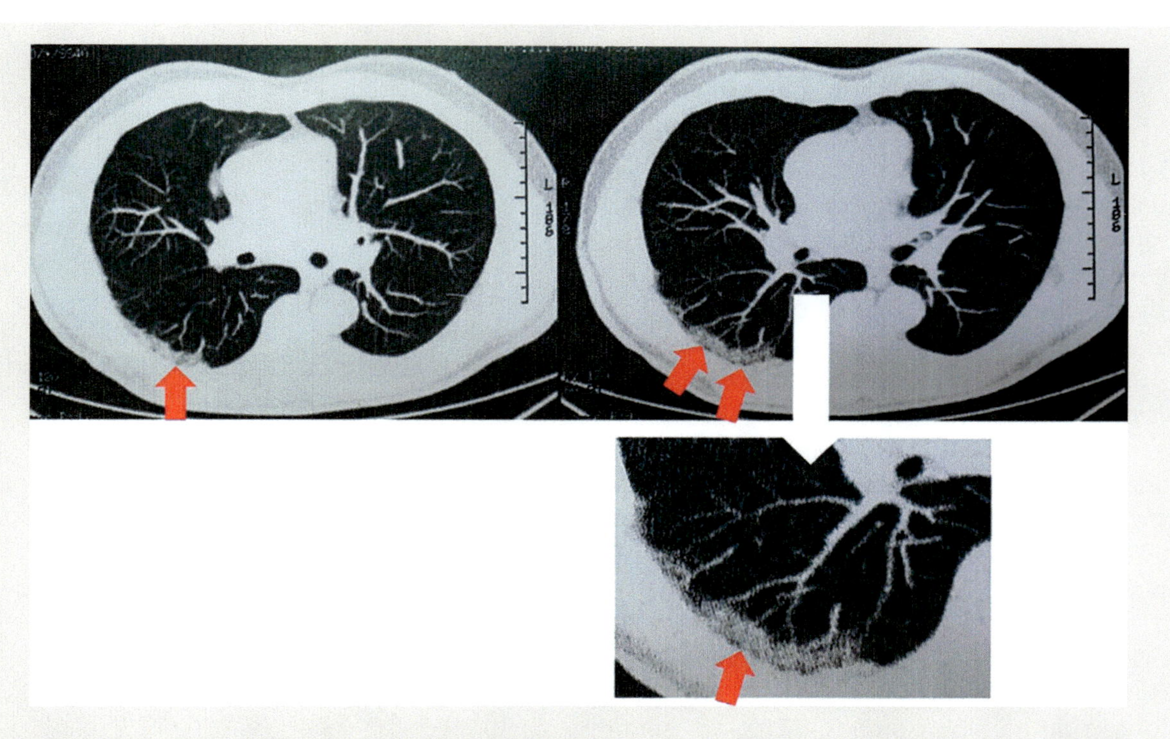

Figura 42.6. Exemplo de imagem de tomografia computadorizada do tórax, em doente com covid-19 e pneumonia leve, com imagens em vidro fosco. As setas vermelhas indicam as imagens em vidro fosco, geralmente posteriores e bilaterais na covid-19.
Fonte: Acervo da autoria do capítulo.

China, de 14 de janeiro a 16 de março. A deterioração dos doentes foi definida como o desenvolvimento de sintomas graves ou críticos em casos moderados. Os doentes foram assim classificados:

- **Sintomas moderados:** febre e sintomas respiratórios leves (tosse, dor de garganta, coriza nasal entre outros), múltiplas sombras em manchas e opacidade de vidro moído na tomografia pulmonar, e faixa normal de sinais vitais.
- **Sintomas graves:** dificuldade respiratória (frequência respiratória (RR) ≥ 30 respirações/min e/ou SaO_2 ≤ 93% e/ou tensão arterial de oxigênio/fração inspiratória de oxigênio (PaO_2/FiO_2 ≤ 300 mmHg em condições de repouso). 1 mmHg = 0,133 kPa e/ou resultados radiológicos mostrando que a gama de lesões pulmonares aumentou em mais de 50% em 24 a 48 horas, mas nenhuma ventilação mecânica é necessária e não houve falha de nenhum órgão.
- **Sintomas críticos:** SDRA (PaO_2/FiO_2 ≤ 100 mmHg), necessidade de ventilação mecânica e/ou presença de choque e/ou presença de falência de órgãos. Pacientes com sintomas moderados, graves e críticos foram definidos como pacientes moderados, pacientes graves e pacientes críticos, respectivamente.

Dos 1.168 pacientes moderados incluídos, 148 (13%) se deterioraram para o estado grave (130 casos) ou crítico (18 casos). Mais de 20% do subgrupo mais idoso (> 50 anos de idade) apresentaram deterioração clínica da doença. O tempo médio de deterioração foi de 11 dias após o início (intervalo interquartil (IQR) 9 a 14 dias). Além disso, 12,2% de casos graves poderiam evoluir ainda mais para o estado crítico após 3 dias (IQR 2 a 6,5 dias) de ter uma condição grave. Disfunção respiratória e hipóxia foram as principais manifestações como deterioração da doença, enquanto 76 casos (52,1%) apresentaram frequência respiratória > 30 respirações/min, 119 casos (80,4%) apresentaram SaO_2 < 93%, 100 casos (67,5%) apresentaram 201 < PaO_2/FiO_2 < 300, e 27 casos (18,9%) apresentaram ácido láctico no sangue > 2 mmol/L. Em relação à disfunção de múltiplos órgãos, 87,8% apresentaram SDRA; 20,2%, insuficiência renal aguda (IRA); 6,8%, coagulopatia; 4%, insuficiência cardíaca aguda (ICA); 3,4%, dano hepático agudo (DHA); e 5,4% tiveram choque, entre os pacientes deteriorados, enquanto a lesão de órgãos ocorreu na seguinte sequência: SDRA; IRA; ICA; coagulopatia; DHA; e choque.[30]

O padrão de deterioração clínica nos pacientes moderados com covid-19 é caracterizado como se iniciando no 11º dia de doença (IQR 9 a 14 dias), sendo um importante ponto de deterioração da doença, com exacerbação adicional para condição crítica em 3 dias (IQR 2 a 6,5 dias), com a SDRA seguida pela IRA, os modos típicos de lesão sequencial de órgãos.[30]

Cevik et al.[31] sugerem as características clínicas e laboratoriais listadas no Quadro 42.4 como fatores de risco de desenvolvimento de doença grave, admissão em UTI e mortalidade.

Quadro 42.4. Características clínicas e laboratoriais de progressão à gravidade e ao óbito.

Condição preexistente	Apresentação de sinais e sintomas	Marcadores laboratoriais
Idade avançada	Febre maior que 39 °C na admissão	Neutrofilia/linfopenia
Hipertensão arterial sistêmica	Dispneia na admissão	Lactato elevado e DHL elevada
Doença cardiovascular	Alto escore qSOFA	PCR elevada
Doença pulmonar obstrutiva crônica	–	Ferritina elevada
Diabetes *mellitus*	–	IL-6 elevada
Obesidade	–	ACE2 elevada
Malignidade interna	–	D-dímeros > 1 µg/mL

PCR: proteína C-reativa; IL-6: interleucina-6; ACE2: enzima conversora da angiotensina 2.
Fonte: Desenvolvido pela autoria do capítulo.

Na Figura 42.7,[32,33] podemos encontrar um resumo das fases e da graduação de gravidade da covid-19.

A avaliação laboratorial na suspeita diagnóstica da covid-19 e no monitoramento da doença pode ser, de forma geral, resumida em três grupos de exames:

1. testes moleculares;
2. testes sorológicos;
3. monitorização bioquímica.[34]

A Figura 42.8 sumariza esses diferentes exames.[34]

Os testes moleculares são atualmente o padrão-ouro no diagnóstico de casos suspeitos da covid-19. Trata-se de testes de amplificação do ácido

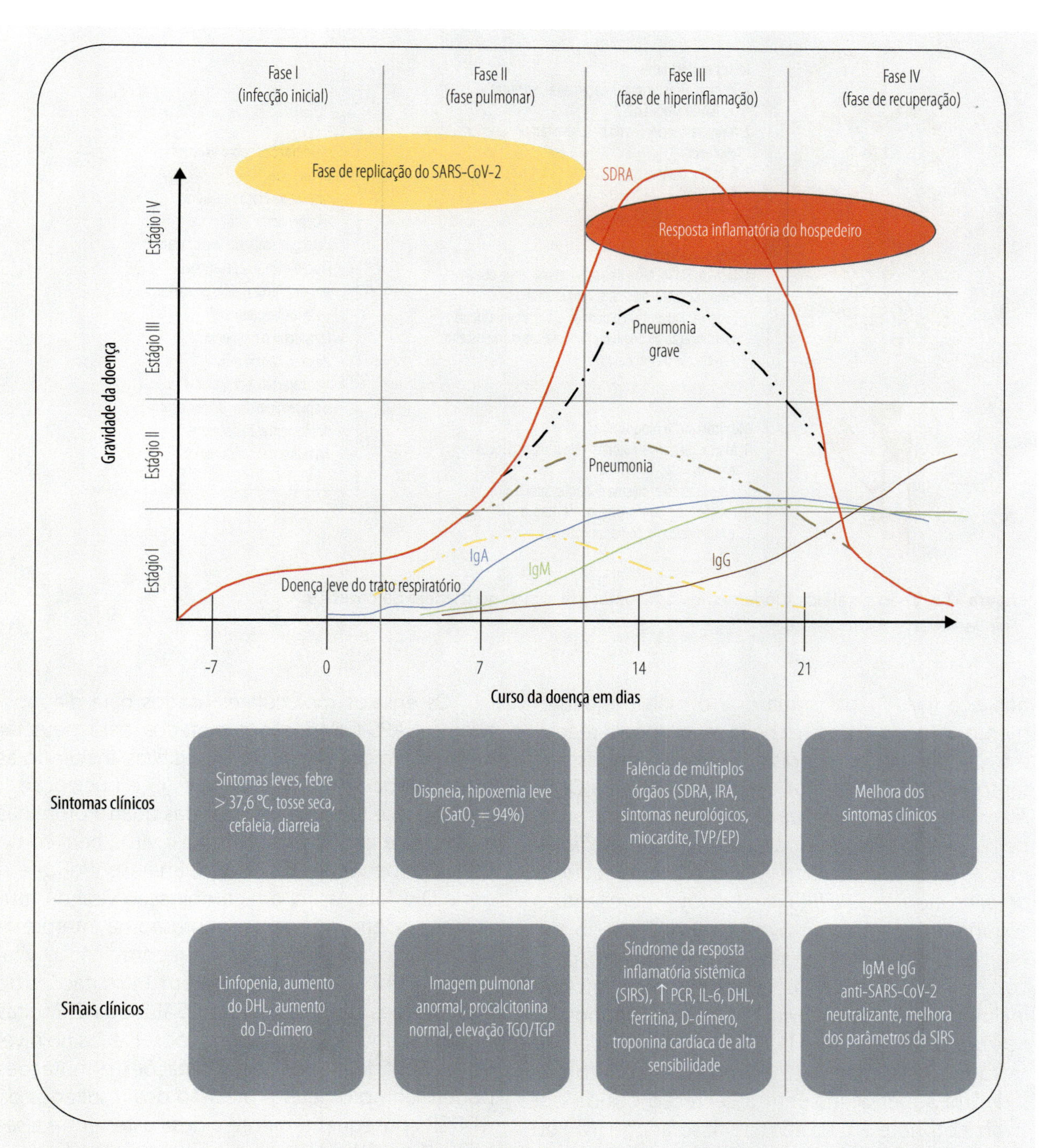

Figura 42.7. Estágios e gravidade da covid-19. Durante a replicação inicial do SARS-CoV-2 e a proliferação viral está se acelerando rapidamente nos primeiros 4 a 10 dias (fase I). Juntamente com o efeito citopático da replicação do vírus, ocorrem sintomas clínicos e os primeiros mecanismos imunológicos são acionados (fase II). Com a ocorrência dos primeiros anticorpos não neutralizantes, surge um aumento da inflamação dependente de anticorpos, a qual soma-se com trombose local (imunotrombose) na microcirculação pulmonar, que pode se estender a outros órgãos, pode ocorrer sepse, a qual resulta em falência de múltiplos órgãos (FMO), síndrome do desconforto respiratório agudo (SDRA), insuficiência renal aguda (IRA) e trombose venosa profunda (TVP) e/ou embolia pulmonar (EP). A covid-19 pode apresentar quatro estágios de gravidade: leve infecção do trato respiratório (linha amarela); pneumonia viral (linha marrom); pneumonia grave (linha preta) ou SDRA (linha vermelha).

Fonte: Adaptada de Siddiqi HK, Mehra MR, 2020; Kowalik MM, Trzonkowski P, Lasińska-Kowara M, Mital A, Smiatacz T, Jaguszewski M, 2020.

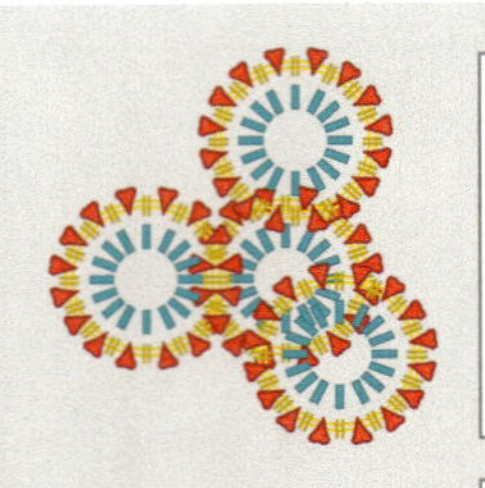
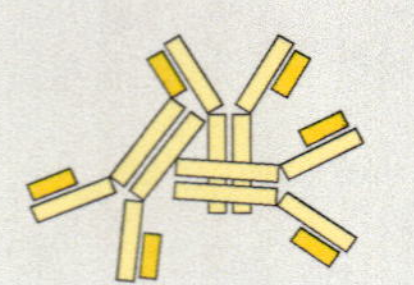
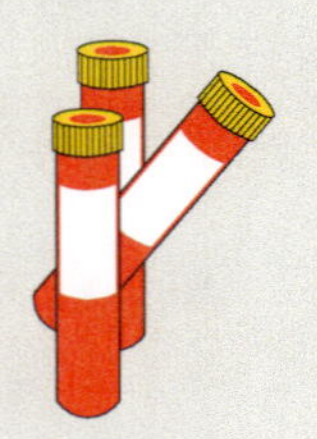

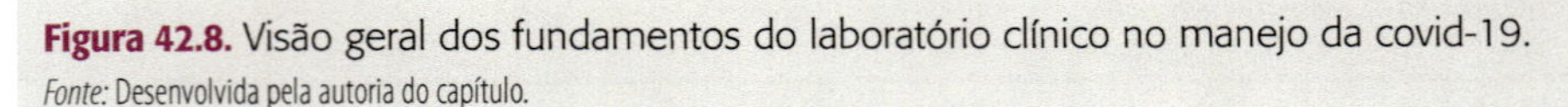
Figura 42.8. Visão geral dos fundamentos do laboratório clínico no manejo da covid-19.
Fonte: Desenvolvida pela autoria do capítulo.

nucleico (NAAT), de forma que o mais frequentemente utilizado é a transcrição reversa pela reação em cadeia da polimerase (rRT-PCR), endossada tanto pelo CDC (Estados Unidos) como pela OMS. A amplificação isotérmica do ácido nucleico (isto é, pelos métodos *reverse transcription loop-mediated isothermal amplification*, *transcription-mediated amplification*, e *CRISPR-based assay*) representa o segundo tipo mais comum de NAAT usado em ensaios moleculares autorizados. No entanto, poucos exames autorizados utilizam estes métodos, incluindo o *ID NOW covid-19* (Abbott Diagnostics Scarborough Inc.) e *IAMP covid-19 detection kit* (Atila BioSysytems Inc.). As amostras do trato respiratório superior incluem a secreção obtida por *swab* (cotonete em bastão) de nasofaringe (NF) ou orofaringe (garganta), mais frequentemente. A positividade do *swab* nasal via rRT-PCR é em torno de 60% e a do *swab* da orofaringe, em torno de 40%.[34] A carga viral máxima obtida por *swabs* faríngeos é obtida nos primeiros 5 dias do início dos sintomas da doença e é mais elevada em amostras de saliva da orofaringe posterior nos primeiros 7 dias após o início dos sintomas.[4] Em geral, o tempo da negativação do RT-PCR é de 20 dias (17 a 24 dias), do início dos sintomas até o teste se tornar negativo, entre doentes hospitalizados.[34]

Os ensaios moleculares usados para diagnosticar o SARS-CoV-2 são projetados para detectar genes e regiões virais-alvo específicas, incluindo as proteínas do *spike* (S), envelope (E) e nucleocapsídeo (N), que representam três das quatro proteínas que estruturalmente constituem o vírus, bem como o RNA dependente da RNA-polimerase (RdRp) e o gene ORF1ab. Assim, a recombinação viral ou mutações podem representar confusão na interpretação analítica. Já evidências de recombinação viral ativa do SARS-CoV-2 identificaram 14 mutações de aminoácidos na proteína S do SARS-CoV-2. Muitas outras são mutações sinônimas observadas no nível do nucleotídeo. Essas recombinações e mutações podem comprometer a precisão dos resultados da RT-PCR consequentemente a desajustes entre a sequência de RNA da amostra e do primer e das sondas do ensaio, o que pode gerar resultados falso-negativos. Estudos no primeiro semestre de 2020 já correlacionaram algumas mutações emergentes com diferentes características epidemiológicas, incluindo maior transmissibilidade e um curso clínico mais grave. No Quadro 42.5, são demonstrados os principais ensaios moleculares aprovados nos Estados Unidos e no Canadá.[34]

Em relação aos testes sorológicos para a covid-19, eles podem ser empregados em soro, plasma

Quadro 42.5. Exames moleculares mais comuns.

Empresa (nome do exame)	Gene-alvo	Tipo de amostra aceita	Método empregado	Validação analítica e desempenho clínico	Autorização para o uso clínico
Abbott Diagnostics Scarborough Inc. (*ID NOW covid-19*)	RdRp	Nasal, garganta e nasofaringe	Amplificação isotérmica do ácido nucleico	• LoD (limite de detecção): 125 cópias/mL • Reatividade cruzada (análise *in* sílico): reatividade cruzada não significativa • PPA (porcentagem de concordância positiva, em amostra de nasofaringe): 100% (20/20) a 2 × a LoD e 100% (10/10) em 5 × a LoD • NPA (porcentagem de concordância negativa): 100% (30/30)	Estados Unidos (FDA)
Cepheld (*Xpert Apress SARS-CoV-2*)	N2, E	Nasofaringe, orofaringe (garganta), nasal, lavagem/aspirado nasal	rRT-PCR	• LoD: 250 cópias/mL (referência material SARS-CoV-2) e 0,0100 PFU/mL (SARS-CoV-2/cepa EUA_WA1/2020) • Reatividade cruzada (análise *in* sílico): *primes* E/sondas não são específicas para o SARS-CoV-2 e detectarão o SARS-Cov-1 humano e de morcegos • PPA (100% (20/20) a 2 × a LoD e 100% (5/5) em 3 × a LoD, e 100% (5/5) a 5 × a LoD • NPA: 100% (35/35) e 100% (30/30)	Estados Unidos (FDA), Canadá (Health Canada), Austrália, Singapura, Filipinas, Brasil
Mesa Biotech Inc. (*Accula SARS-CoV-2 test*)	N	Secreção da garganta, secreção nasal	RT-PCR	• LoD: 100 cópias/mL (referência material SARS-CoV-2) e 200 cópias/mL (SARS-CoV-2 cepa EUA_WA1/2020) • Reatividade cruzada (análise *in* sílico): *primes*/sondas não são específicas para o SARS-CoV-2 e podem detectar SARS-Cov-1 humano • PPA: 100% (20/20) a 2 × a LoD e 100% (7/7) em 5 × a LoD, 100% (2/2) a 10 × a LoD e 100% (1/1) a 50 × a LoD • NPA: 100% (30/30)	Estados Unidos (FDA)

Fonte: Desenvolvido pela autoria do capítulo.

ou sangue periférico total para a detecção de imunoglobulinas, IgG, IgM e IgA, específicas a antígenos do SARS-CoV-2, incluindo o *spike* viral e a proteína do nucleocapsídeo. Os métodos laboratoriais variam desde os testes de detecção rápida (ensaios disponíveis de imunocromatografia de fluxo lateral) a imunoenzimaensaios (ELISA) ou imunoensaios de quimioimunoluminescência executados em instrumentos laboratoriais automatizados.[34]

Há, atualmente, grande demanda por produtos específicos e ensaios sorológicos sensíveis para a detecção de anticorpos contra o SARS-CoV-2.

Espera-se que os testes sorológicos desempenhem um papel importante no diagnóstico da infecção pregressa pela covid-19 para melhor avaliar a prevalência da infecção em âmbito populacional. A sorologia também pode ser útil na confirmação de casos suspeitos, especialmente em pacientes com doença de graus leve a moderado, ou em pacientes testados na fase final da covid-19, quando o SARS-CoV-2 pode não ser detectado com os ensaios moleculares. Também a sorologia pode ser essencial na identificação da presença de anticorpos no plasma convalescente de potenciais doadores, assim como no monitoramento das respostas imunes na covid-19. Entretanto, com o rápido surgimento de vários imunoensaios de diagnóstico de distintos fabricantes, sua precisão, utilidade clínica e valor permanecem, em grande parte, ainda não esclarecidos.[34]

Os dados sugerem que a soroconversão ocorre aproximadamente 7 a 14 dias após o início dos sintomas.[34] Uma publicação usando um método ELISA em amostras de plasma em série de pacientes hospitalizados com covid-19 mostrou soroconversão mediana para imunoglobulinas totais, IgM e IgG no dia 11, dia 12 e dia 14, respectivamente.[34,35] Outros estudos utilizando um ELISA desenvolvido internamente relatam a detecção de IgM muito mais cedo, indicando IgM detectável em 85% dos pacientes confirmados com covid-19, entre 1 e 7 dias após o início dos sintomas.[34,36] Notavelmente, a resposta de IgA se desenvolve precocemente, coincidindo com a resposta de IgM, atingindo picos após 18 a 21 dias, e parece ser ainda mais forte e mais persistente do que a resposta de IgM. Em geral, a utilidade do diagnóstico de testes sorológicos na fase aguda da infecção ainda não foi claramente demonstrada. Atualmente, desconhece-se por quanto tempo os anticorpos persistem após a infecção e se todos os anticorpos produzidos são capazes de neutralizar o vírus.[34]

Os exames serológicos atualmente disponíveis dependem da detecção de diferentes anticorpos, incluindo anticorpos totais, IgG, IgM e IgA. A resposta imunológica clássica a patógenos virais, quase sempre, envolve primeiro a produção de IgM, frequentemente acompanhada pelo surgimento de IgA, seguida por uma mudança em direção à produção de IgG. Na covid-19, a evidência atual está conflitante com alguns grupos que concluem que a IgM é produzida primeiro, e outros sugerem que a produção de IgM e IgG ocorre simultaneamente, semelhante ao que foi observado em outros coronavírus associados a outra síndrome respiratória aguda. Entretanto, é improvável que a IgM desempenhe o papel principal nos testes de anticorpos da covid-19 em razão dos tradicionais desafios de especificidade associados a altas taxas de falso-positivos para essa imunoglobulina.[34]

A IgG é um anticorpo de maior duração associado à atividade neutralizadora viral potencial. Muitos fabricantes, portanto, concentraram seus esforços no desenvolvimento de imunoensaios contra a IgG, em vez de IgM. Os exames para IgA fornecem uma alternativa clinicamente útil. Esses anticorpos são secretados na superfície da mucosa corporal e sua detecção e titulação no soro ou plasma do paciente pode refletir sua função imunológica nas membranas mucosas.[34] O Quadro 42.6 demonstra as principais técnicas e exames sorológicos para detecção de anticorpos contra o SARS-CoV-2.

Quadro 42.6. Exames sorológicos e suas características.

Companhia (nome do exame)	Anticorpo-alvo	Tipo de amostra biológica aceitável	Método analítico	Validação analítica e comportamento clínico
Abbott (*Abbott Architect SARS-CoV-2 IgG*)	IgG	Soro e plasma (heparina, EDTA, citrato)	Qualitativo, imunoensaio com micropartículas e quimioluminescência	• Reatividade cruzada: citomegalovírus IgG • Sensibilidade: 100% (88/88) • Especificidade: 99,6% (1.066/1.070) • Valor preditivo positivo na prevalência = 5%: 92,9% • Valor preditivo positivo na prevalência = 5%: 100%
Autobio (*Anti-SARS-CoV-2 rapid test*)	IgM e IgG	Soro e plasma (heparina, EDTA, citrato)	Qualitativo e fluxo lateral (método de captura *one-step*)	• Reatividade cruzada: não relatada • Sensibilidade: 88,1% (357/405) • Especificidade: 99% (309/312) • Valor preditivo positivo na prevalência = 5%: 82,9% • Valor preditivo positivo na prevalência = 5%: 99,4%
Bio-Rad Laboratories (*Platella SARS-CoV-2 total Ab*)	Anticorpos totais	Soro e plasma (EDTA)	Qualitativo, captura antigênica *one step* e ELISA	• Reatividade cruzada: não relatada • Sensibilidade: 92,21% (47/51) • Especificidade: 99,6% (684/687) • Valor preditivo positivo na prevalência = 5%: 91,7% • Valor preditivo positivo na prevalência = 5%: 99,6%
Cellex, Inc. (*qSARS-CoV-2 IgG/IgM rapid test*)	IgM e IgG	Soro e plasma (EDTA), citrato, ou sangue total (venoso)	Qualitativo e fluxo lateral imunoensaio	• Reatividade cruzada: não relatada • Sensibilidade: 93,8% (120/128) • Especificidade: 96% (240/250) • Valor preditivo positivo na prevalência = 5%: 55,2% • Valor preditivo positivo na prevalência = 5%: 99,7%
Chemblo diagnostic Systems Inc. (*DPP® covid-19 IgM/IgG system*)	IgM e IgG	Soro e plasma (EDTA), citrato, ou sangue total (venoso e capilar)	Qualitativo e fluxo lateral (teste rápido imunocromatográfico)	• Reatividade cruzada: coronavírus humano 229E e coronavírus humano HKU1 • Sensibilidade: 93,5% (29/31) • Especificidade: 94,4% (118/125) • Valor preditivo positivo na prevalência = 5%: 46,8% • Valor preditivo positivo na prevalência = 5%: 99,6%
DiaSorin (*LIAISON® SARS-CoV-2 S1/S2 IgG*)	IgG	Soro e plasma (EDTA, heparina)	Qualitativo e imunoensaio por quimioluminescência	• Reatividade cruzada: anti-HBV, fator reumatoide, anti-influenza A • Sensibilidade: 97,6% (40/41) • Especificidade: 99,3% • 1.082/1.090) • Valor preditivo positivo na prevalência = 5%:88% • Valor preditivo positivo na prevalência = 5%: 99,9%

(continua)

Quadro 42.6. Exames sorológicos e suas características. (*Continuação*)

Companhia (nome do exame)	Anticorpo-alvo	Tipo de amostra biológica aceitável	Método analítico	Validação analítica e comportamento clínico
EUROIMMUN (*Anti-SARS-coV-2 ELISA IgG*)	IgG	Soro e plasma (EDTA, heparina e citrato)	Qualitativo e ELISA de alto rendimento	• Reatividade cruzada: *Chlamydophilia pneumoniae* (IgG), SARS-CoV-1, ANA outros autoanticorpos, Mycoplasma (IgM, IgG), vírus sincicial respiratório (RSV), pneumonia aguda bacteriana com elevada concentração de procalcitonina • Sensibilidade: 90% (27/30) • Especificidade: 100% (80/80) • Valor preditivo positivo na prevalência = 5%:100% • Valor preditivo positivo na prevalência = 5%: 99,5%
Mont Sinal Hospital Clinical Laboratory (*Mt. sinal laboratory Covid-19 ELISA antibodt test*)	IgG	Soro e plasma	ELISA de alto rendimento	• Reatividade cruzada: não reportada • Sensibilidade: 92,5% (37/40) • Especificidade: 100% (74/74) • Valor preditivo positivo na prevalência = 5%:100% • Valor preditivo positivo na prevalência = 5%: 99,6%
Ortho Clinical Diagnostics (*VITROS immunodiagnostic products anti-SARS-CoV-2 total*)	IgG	Soro	Qualitativo e imunoensaio por quimioluminescência	• Reatividade cruzada: não reportada • Sensibilidade: 87,5% (42/48) • Especificidade: 100% (407/407) • Valor preditivo positivo na prevalência = 5%:100% • Valor preditivo positivo na prevalência = 5%: 99,3%
Wadsworth Center, New York State Department of Health (*New York SARS-CoV microsphere immunoassay for antibody detection*)	Anticorpos totais	Soro	ELISA de alto rendimento	• Reatividade cruzada: *West Nile virus* • Sensibilidade: 88% (95/108) • Especificidade: 98,8% (428/433) • Valor preditivo positivo na prevalência = 5%:79,4% • Valor preditivo positivo na prevalência = 5%: 99,4%
Roche (*Elecsys anti-SARS-CoV-2*)	Anticorpos totais	Soro e plasma (EDTA e heparina)	Qualitativo e imunoensaio por quimioluminescência	• Reatividade cruzada: não relatada • Sensibilidade: 100% (29/29) • Especificidade: 98,8% (5.262/5.272) • Valor preditivo positivo na prevalência = 5%:96,5% • Valor preditivo positivo na prevalência = 5%: 100%

Fonte: Desenvolvido pela autoria do capítulo.

O papel do laboratório clínico no contexto da covid-19 vai além do diagnóstico inicial e da vigilância epidemiológica. Os testes bioquímicos laboratoriais de rotina, hematológicos e imunoquímicos são essenciais para avaliar a gravidade da doença, selecionar as opções terapêuticas apropriadas e monitorar a resposta ao tratamento.[34] Como o número de casos confirmados de covid-19 continua a aumentar globalmente, as anormalidades laboratoriais associadas à maior gravidade da doença estão se tornando cada vez mais evidentes, e algumas podem ser consultadas na Figura 42.9.

Vários biomarcadores inflamatórios têm sido implicados na covid-19 grave, sugerindo um perfil imunoquímico consistente com a chamada "tempestade de citocinas". Em resumo, a elevação de citocinas pró-inflamatórias, particularmente da IL-6 e TNF-α, tem sido observada em pacientes com formas graves da doença e também se verificou estar significativamente associada à maior mortalidade. É importante observar que as citocinas pró-inflamatórias parecem não ser apenas biomarcadores, mas também fatores causais na progressão e mortalidade da covid-19. Embora a mensuração de citocinas não seja comum em prática laboratorial de rotina, marcadores bioquímicos que podem revelar inflamação, incluindo a ferritina, PCR e VHS têm sido encontradas com valores elevados na forma grave da covid-19 e podem ser úteis na avaliação da gravidade da doença.[34]

Níveis séricos mais altos de procalcitonina também foram observados na covid-19 grave, sugerindo o início de coinfecção ou suprainfecção bacteriana em pacientes gravemente enfermos. Além dos marcadores bioquímicos da inflamação, novas observações hematológicas sugerem que a linfopenia, bem como a presença de elevada relação neutrófilos/linfócitos (NLR) e a relação plaquetas/linfócitos (PLR) têm potencial de prognóstico. A elevação no sangue dos D-dímeros também tem sido

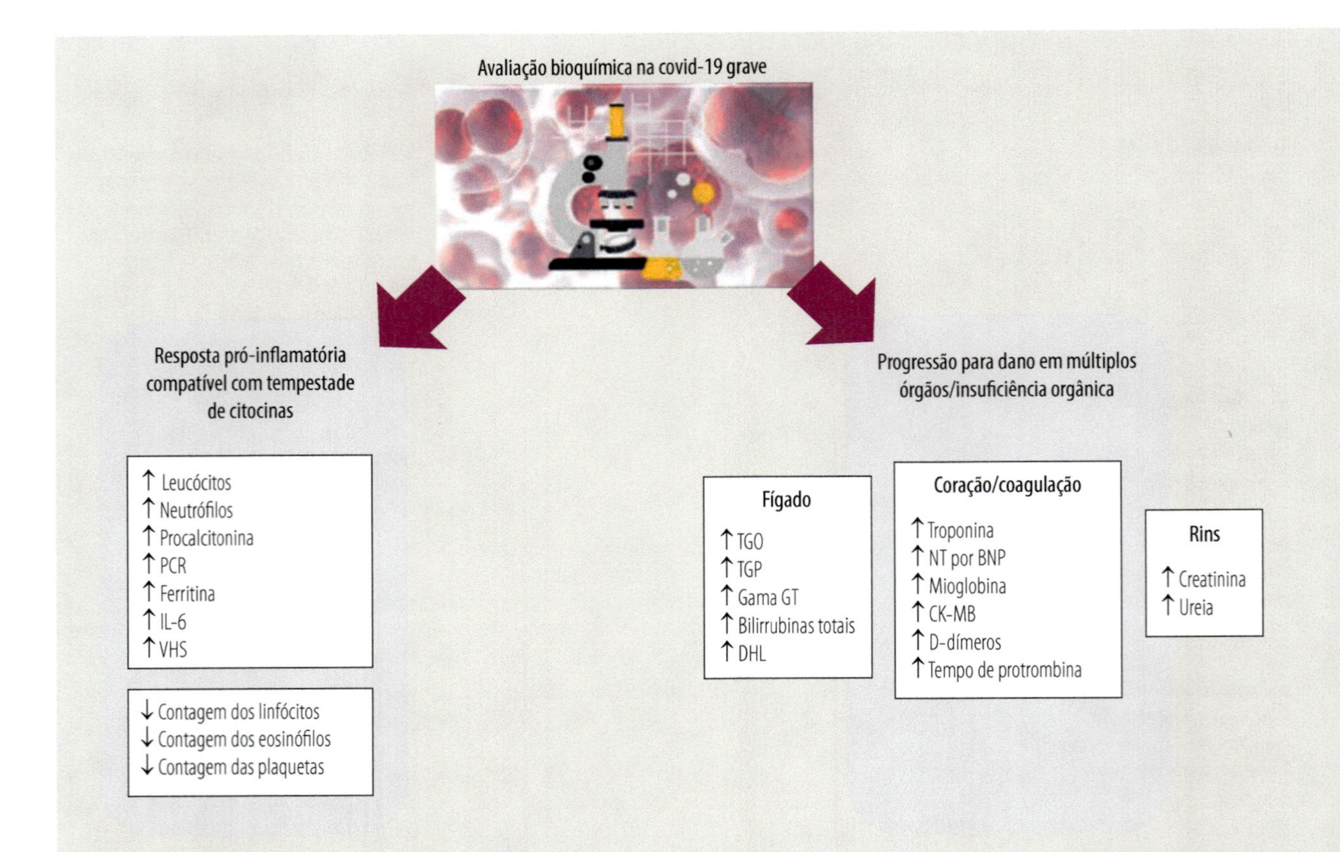

Figura 42.9. Monitorização laboratorial bioquímica na covid-19. PCR: proteína C-reativa; IL-6: interleucina-6; VHS: velocidade de hemossedimentação.
Fonte: Desenvolvida pela autoria do capítulo.

consistentemente relatada e associada ao agravo da doença, além de um maior risco em se desenvolver um amplo espectro de eventos tromboembólicos, nos pacientes com covid-19, incluindo microtrombose pulmonar *in situ*, trombose venosa profunda (TVP), franca embolia pulmonar (EP) e até mesmo coagulação intravascular disseminada (CIVD).[34]

Os mecanismos suspeitos envolvidos nas complicações cardiovasculares da covid-19 incluem:

- miocardite viral;
- lesão miocárdica direta;
- lesão miocárdica causada por citocinas;
- microangiopatia;
- exacerbação da doença arterial coronária prévia.[34]

Foi observado na China que 12% de todos os pacientes com covid-19 clínica e 31% dos pacientes internados em UTI apresentaram lesão miocárdica aguda, conforme determinado pelo aumento sérico nos níveis de troponina I cardíaca.[37]

Os mecanismos clínicos potenciais envolvidos na disfunção hepática na covid-19 incluem:

- danos imunomediados decorrentes de resposta inflamatória grave após a infecção;
- citotoxicidade direta consequente à replicação viral ativa nas células epiteliais biliares que expressam ACE2;
- hepatite hipóxica resultante de anóxia;
- lesão hepática induzida por drogas.[34]

A insuficiência renal aguda é rara na covid-19, mas ocorre em cerca de 0,5% a 19,1% dos doentes, em diferentes estudos, sendo mais comum entre os pacientes em ventilação mecânica admitidos em UTI. De forma similar à disfunção hepática, os mecanismos fisiopatológicos envolvidos na disfunção renal, nos pacientes com a covid-19, são desconhecidos e provavelmente multifatoriais. Os mecanismos potenciais incluem:

- inflamação intrarrenal e danos decorrentes da resposta inflamatória das citocinas à infecção;
- efeitos citopáticos diretos no tecido renal;
- interações cruzadas entre órgãos (p. ex., cardiomiopatia e miocardite viral aguda podem contribuir para a congestão das veias renais, hipotensão e hipoperfusão renal).[34]

Na Figura 42.10, representamos a sucessão de eventos clínicos e laboratoriais encontrados na covid-19 moderada e grave, em relação à infecção pelo SARS-CoV-2, e a resposta do hospedeiro humano.

Manifestações dermatológicas

A pele é um dos órgãos que podem ser acometidos pelo SARS-CoV-2.[38] Atualmente, sabemos que a pele não é apenas um ator passivo na tempestade de citocinas com dano multiorgânico trombofílico, mas que ela também se comporta por ser em alguns doentes acometida pelo epiteliotropismo que o SARS-CoV-2 apresenta, o que já foi confirmado pela detecção deste vírus nas células endoteliais da pele e nas células epiteliais da epiderme e nas glândulas écrinas da pele humana.[38-40]

Massoth et al.[40] ressaltaram que o SARS-CoV-2 é visualizado na microscopia eletrônica, porém há uma demanda crescente por técnicas amplamente aplicáveis para se visualizarem os componentes virais dentro dos espécimes de diferentes tecidos humanos. A proteína viral e o RNA podem ser detectados no tecido em parafina fixada em formalina (FFPE) usando-se a imuno-histoquímica (IHC) e a hibridização *in situ* (ISH). Esses autores avaliaram o desempenho dos métodos de ISH para SARS-CoV-2 e a IHC direcionados à proteína nucleocapsídeo (N) do SARS-CoV e compararam esses resultados com

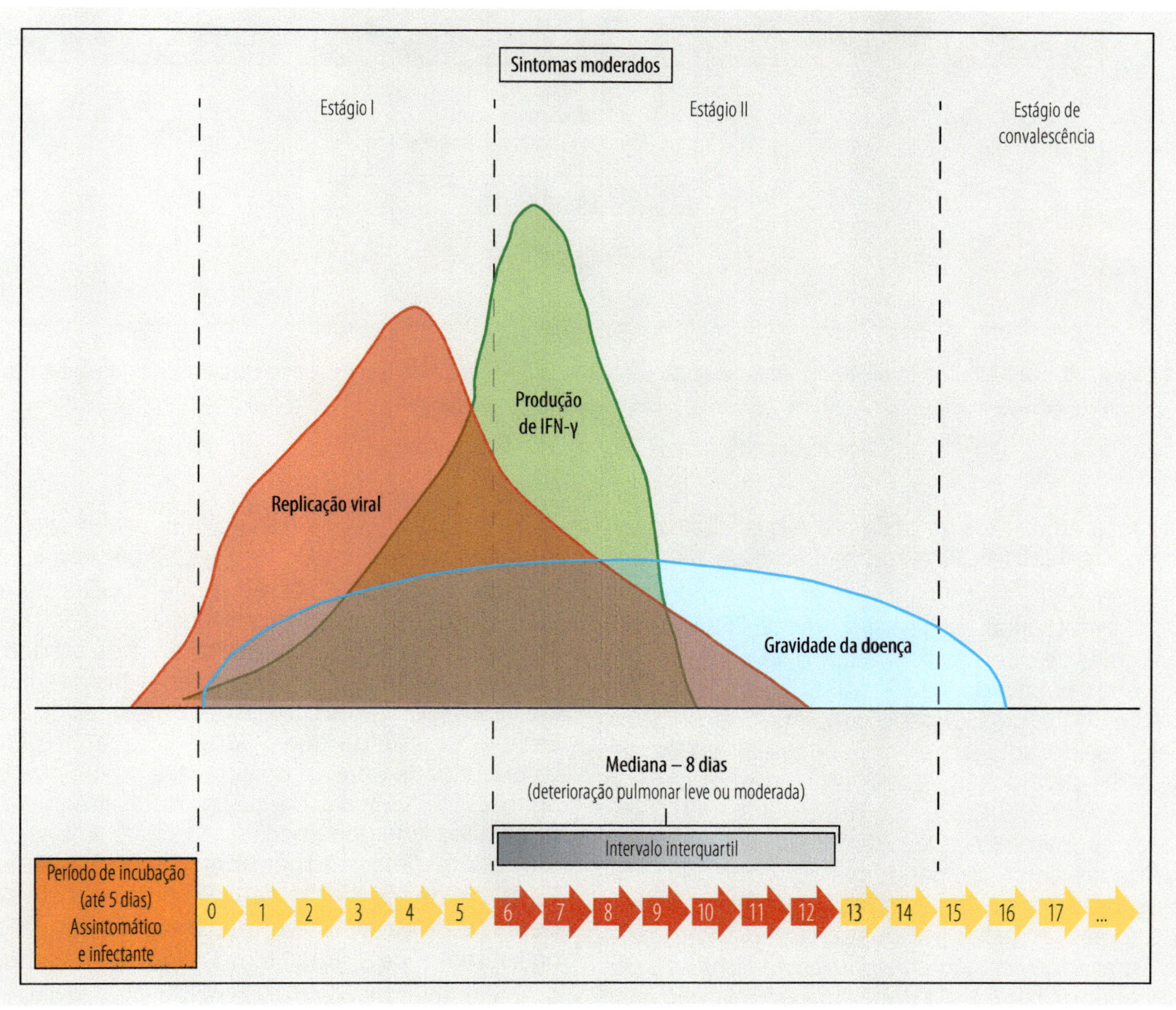

(continua)

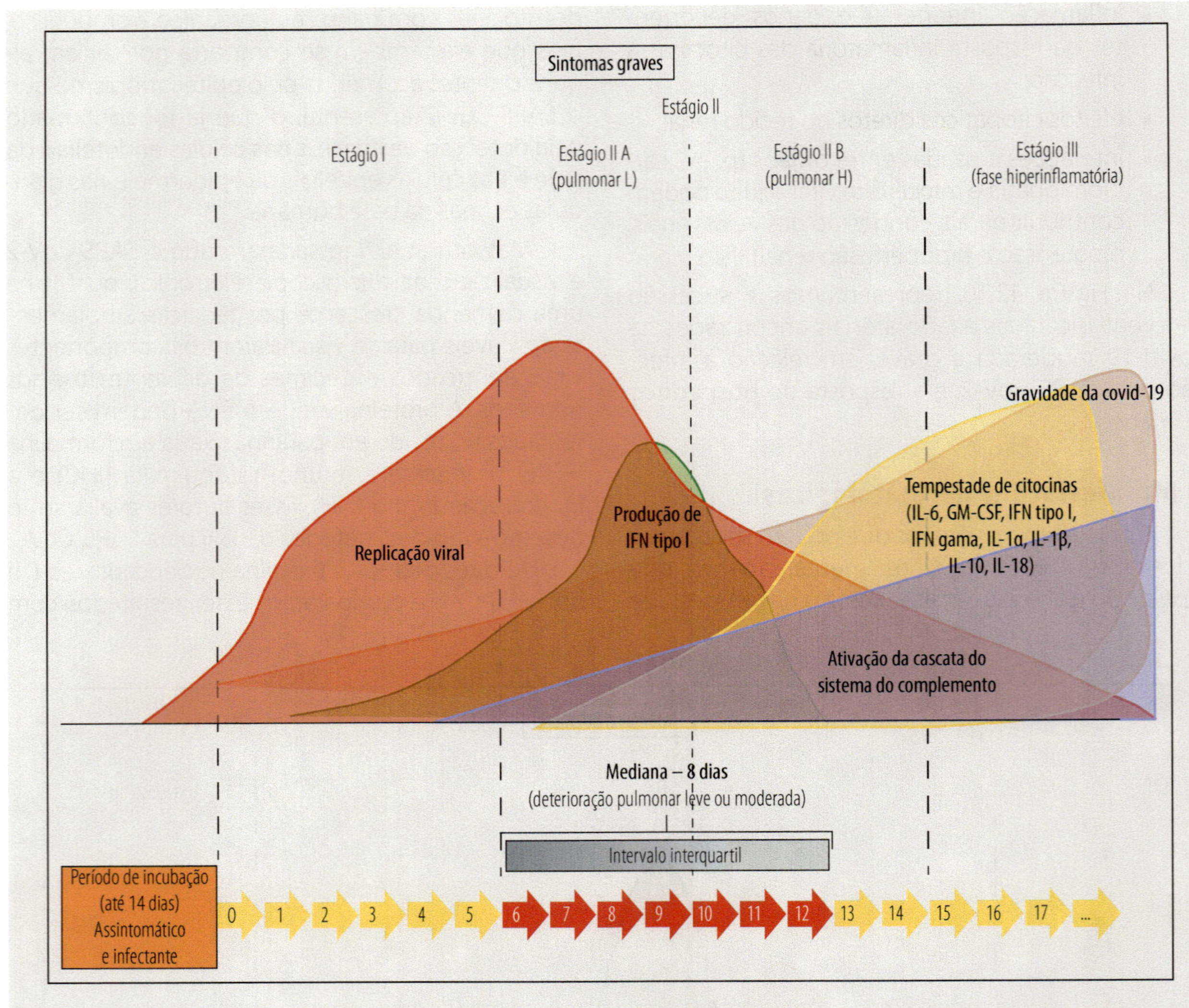

Figura 42.10. Gravidade da covid-19 em representação esquemática ao longo do tempo e características dos doentes com doença moderada e grave. IFN-γ: interferon gama; IL: interleucina. (*Continuação*)

Fonte: Adaptada de Siddiqi HK, Mehra MR, 2020.

a reação em cadeia de polimerase quantitativa em tempo real (qRT-PCR) como padrão-ouro nos tecidos avaliados.[40]

Massoth at al. avaliaram cortes de FFPE de oito autópsias de doentes com a covid-19, incluindo 19 amostras pulmonares e 39 extrapulmonares provenientes do coração, fígado, rim, intestino delgado, pele, tecido adiposo e medula óssea. Realizaram RNA-ISH para o SARS-CoV-2 em todos os casos e a IHC para SARS-CoV e o qRT-PCR SARS-CoV-2 em casos selecionados. Os pulmões de 37 autópsias realizadas antes da pandemia da covid-19 serviram como controles negativos. As lâminas da ISH e IHC foram revisados por quatro observadores para registrar uma opinião consensual. As lâminas selecionadas da ISH e IHC também foram revisados por quatro observadores independentes. Evidências da presença do SARS-CoV-2 foram identificadas tanto na plataforma de IHC como na de ISH. Dentro do pulmão *post-mortem*, a proteína viral detectada e o RNA eram, com frequência, extracelulares, predominantemente dentro das membranas hialinas alveolares, em pacientes com danos alveolares difusos. Entre os casos individuais, houve variação regional na quantidade de vírus detectável em amostras de pulmão. O RNA e a proteína intracelular viral eram localizados em pneumócitos e células imunes. O RNA viral foi detectado pelo método de RNA-ISH em 13 dos 19 (68%) blocos de FFPE pulmonar de pacientes com covid-19. A proteína viral foi detectada na IHC em 8 de 9 (88%) blocos de FFPE pulmonar de pacientes com covid-19, embora em cinco casos a imagem histopatológica tenha sido interpretada como equívoca. Da coorte de controle, os bloqueios de FFPE de todos os 37 pacientes foram negativos para o SARS-CoV-2 pelo método de RNA-ISH, enquanto 5 de 13 casos foram positivos na IHC.[40]

Coletivamente, quando comparados com o método de qRT-PCR em blocos de tecidos individuais, a sensibilidade e especificidade para o método da ISH foi de 86,7% e 100%, respectivamente; enquanto para o método de IHC foram de 85,7% e 53,3%, respectivamente. A variabilidade interobservador para a técnica de ISH variou de moderada a quase perfeita, enquanto para o método de IHC variou de leve a moderada. Todas as amostras extrapulmonares de casos de covid-19 positivos foram negativas para a presença do SARS-CoV-2 pelos métodos de ISH, IHC, e qRT-PCR. O SARS-CoV-2 é detectável tanto pela técnica de RNA-ISH como no IHC nucleocapsídeo. No pulmão, o RNA viral e a proteína do nucleocapsídeo é predominantemente extracelular e dentro das membranas hialinas em alguns casos, ao passo que as localizações intracelulares são mais proeminentes em outros órgãos. O vírus intracelular é detectado dentro dos pneumócitos, das células epiteliais brônquicas e possivelmente das células imunes. A plataforma de ISH é mais específica, mais fácil de analisar e cuja interpretação está associada com uma melhor concordância interobservador. As técnicas e métodos da ISH, IHC e qRT-PCR não detectaram o vírus no coração, fígado e rim, entre os casos avaliados por Massoth at al.[40]

No entanto, o encontro de estruturas de aspecto compatível com o coronaravírus na pele, pela microscopia eletrônica, só foi demonstrada até o final de dezembro de 2020, por Colmenero et al.[41] estudando lesões tipo eritema pérnio. Esses achados foram questionados por Brealey e Miller,[42] que argumentaram que a estrutura observada por Colmero et al.,[41] na pele de doente com lesão de perniose, se tratava de uma estrutura celular normal, denominada "vesículas revestidas de clatrina" (CCV), as quais intermedeiam o transporte vesicular de moléculas como proteínas, entre organelas na rede subcelular pós-complexo de Golgi, conectando a rede transcomplexo de Golgi, como endossomos, lisossomos e a membrana celular. Assim, até o momento, podemos encontrar na pele sinais moleculares de componentes do SARS-CoV-2, mas as evidências de estruturas virais infectantes inteiras ainda são escassas.

Rongioletti et al.[38] estimam que a incidência global de envolvimento cutâneo na covid-19 seja entre 1% e 2%, enquanto as taxas de prevalência variaram de 0,2% em uma coorte de pacientes chineses,[43] 1% em pacientes na França[44] a 20,4% em um estudo italiano.[45]

Algumas manifestações cutâneas podem surgir antes do início dos sintomas respiratórios na covid-19, sugerindo, assim, uma possível chave para o diagnóstico da doença e seu prognóstico. Lesões eritema pérnio-símile, na casuística inicial do grupo Espanhol, de Galván-Casas,[46] surgiram em 59% dos pacientes com covid-19, que as tiveram após outros sintomas da doença, sendo, assim, uma expressão dermatológica tardia e relacionada a quadros de covid-19 menos graves, ou em crianças assintomáticas em contato com familiares que tiveram a doença sintomática.

Uma classificação racional para as manifestações dermatológicas na covid-19 foi apresentada por Rokea A. el-Azhary, em editorial no International Journal of Dermatology.[47] A autora propôs que, sob os conhecimentos atuais, podemos simplificar a classificação das manifestações cutâneas da covid-19 em duas categorias, baseadas na fisiopatologia e nos processos reativos da infecção:

- **Vasculopatias:** com base na fisiopatologia, as apresentações de eritema pérnio-símile, livedo, púrpura retiforme ou lesões hemorrágicas são todas consideradas uma variação de vasculopatias leves a moderadas, ou espectro da covid-19 grave. Todas são doenças vasculares que começam com dano endotelial acral e trombos microvasculares podem ser bastante leves, mas podem progredir para uma trombose sistêmica grave, em vasos sanguíneos venosos e arteriais maiores com prognóstico ruim. Na Figura 42.11, demonstramos esse espectro que se relaciona ao predomínio de ação de citocinas inflamatórias ou imunotrombose determinando diferentes quadros cutâneos.

Neste contexto, as lesões tipo eritema pérnio ou livedo reticular geralmente ocorrem em doentes com RT-PCR negativo, sorologia negativa e os doentes são assintomáticos ou têm covid-19 leve, com a doença caminhando para resolução ou pode progredir eventualmente para doença mais grave. Já doentes com necrose endotelial acral (púrpura acral) têm trombose microvascular, geralmente

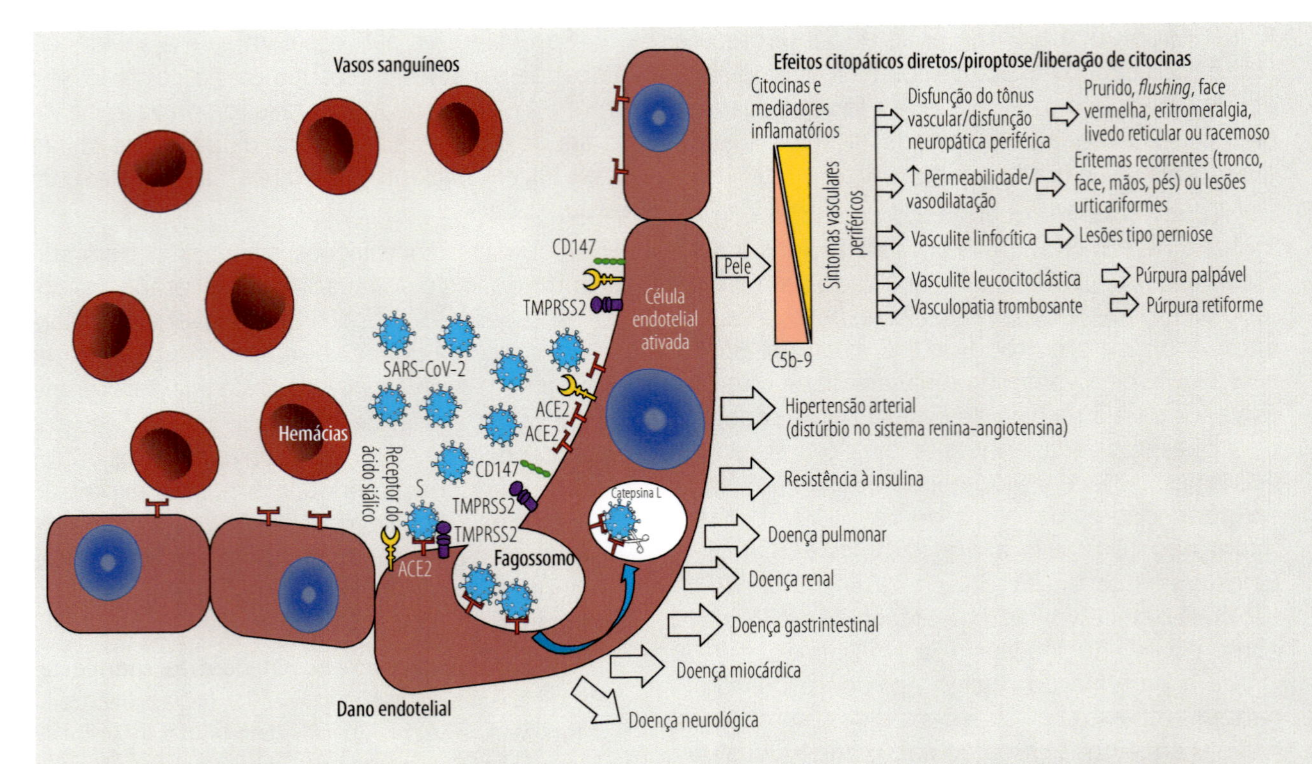

Figura 42.11. A predominância de efeitos citopáticos pelo vírus e/ou ativação da cascata do complemento gerando complexo de ataque à membrana das células (MAC, C5b-9) determinando dano endotelial, pró-coagulação e trombose (imunotrombose) com lesões de acroisquemia, púrpura retiforme (vasculopatias obliterantes), a lesões cutâneas decorrentes dos efeitos de citocinas pró-inflamatórias e mediadores inflamatórios ou imunocomplexos causando prurido, exantemas, lesões urticariformes, erupções papulovesiculosas, eritema pérnio e vasculites.

Fonte: Desenvolvida pela autoria do capítulo.

testes para covid-19 positivos e quadros moderados da doença. Os doentes com livedo racemoso, acroisquemia, gangrena seca, púrpura retiforme são doentes com coagulopatias sistêmicas, CIVD, elevação proeminente nos D-dímeros (> 1.000 mg/dL), apresentando covid-19 sistêmica e grave, com pior prognóstico, podendo desenvolver acidente cerebrovascular, trombose venosa profunda e embolia pulmonar; portanto, formas críticas da infecção, geralmente internados em UTI.[47-50]

- **Lesões cutâneas reativas:** as apresentações como lesões urticariformes, exantemáticas morbiliformes e papulovesiculares são manifestações reativas à infecção pelo SARS-CoV-2, a outros vírus por coinfecção, ou uso concomitante de medicamentos (farmacodermias). Normalmente, estas manifestações se resolvem quando a infecção cede.

Do ponto de vista clinicopatológico, Rongioletti et al.[38] propuseram uma classificação com base em grandes séries de casos publicados pelo grupo Espanhol[46] e pela Internacional Legue of Dermatological Societies (ILDS),[51] que dividem as manifestações dermatológicas associadas à covid-19/infecção pelo SARS-CoV-2, em cinco grandes grupos, conforme listadas no Quadro 42.7. É de se ressaltar que nenhuma dessas manifestações é patognomônica da covid-19, podendo ocorrer em outros contextos de doenças sistêmicas ou cutâneas.

No estudo de casuística publicado pela ILDS,[51] que incluiu 716 pacientes, foram detectadas as frequências dos seguintes achados cutâneos: exantema morbiliforme (22%); perniose-símile (18%); lesões urticariformes (16%); eritema macular (13%); erupção vesicular (11%); erupção papuloescamosa (9,9%); e púrpura retiforme (6,4%).

Aspectos referentes aos aspectos clínicos, histopatológicos e sua associação com o curso temporal e gravidade da covid-19 são demonstrados no Quadro 42.8 e esquematizados na Figura 42.12.

Quadro 42.7. Classificação clinicopatológica proposta por Rongiletti et al.

Lesões eritema pérnio-símile	–
Lesões (acro)isquêmicas, livedo racemoso, lesões necróticas ou hemorrágicas	–
Erupções exantemáticas	• Papulovesiculosas, vesiculosas ou variceliformes • Exantema eritemaso, maculopapuloso ou morbiliforme • Lesões urticariformes • Erupção petequial ou purpúrica
Lesões mucocutâneas relacionadas à síndrome inflamatória multissitêmica (doença de Kawasaki atípica)	–
Miscelânea	• Erupção pitiríase rósea-símile • Lesões papuloescamosas digitadas • Livedo reticular transitório • Lesões tipo eritema nodoso/síndrome de Sweet • Lesões tipo eritema nodoso

Fonte: Bohn MK, Lippi G, Horvath A, Sethi S, Koch D, Ferrari M et al., 2020.

Quadro 42.8. Características clínicas e histopatológicas das manifestações dermatológicas e sua relação com o curso da covid-19.

Fisiopatogenia	Manifestação cutânea	Apresentação clínica	Achados histopatológicos	Curso em relação à covid-19
Vasculopáticas (microtrombose)	Lesões isquêmicas, livedo racemoso, púrpura retiforme, gangrena seca acral	Lesões acrais agudas e dolorosas, bolhas hemorrágicas frequentes; possível progressão para extenso acometimento cutâneo	• Necrose epidérmica • Vasculopatia trombótica de pequenos e médios vasos da pele (vênulas e artérias de pequeno calibre) na derme superficial e profunda • Necrose de glândulas écrinas • Leve infiltrado inflamatório linfocitário perivascular • Ausência de sinais de vasculite leucocitoclástica • Deposição de complemento na parede dos vasos cutâneos	Doença grave ou crítica; mortalidade em torno de 10% em série espanhola
Vasculíticas	Erupção eritema pérnio--símile (pseudoperniose)	Acral: porção dorsal dos dedos dos pés ("dedos da covid-19"), porção lateral dos pés, plantas e, menos frequentemente, os dedos das mãos Sintomas variáveis: assintomáticos, pruriginosos ou dolorosos	• Infiltrado inflamatório perivascular nos vasos da derme superficial e profunda, com linfócitos intramurais e edema endotelial ("vasculite linfocítica") • Dermatite de interface vacuolar com esparsos queratinócitos apoptóticos (necróticos) • Ausência da evidência de trombose difusa na pele ou vasculite leucocitoclástica • Às vezes, presença de microtrombos nos vasos capilares da derme superficial e necrose epidérmica nas lesões acrais que se sobrepõem com lesões de padrão livedoide/isquêmico/necrótico • Imunofluorescência direta negativa	Crianças e jovens: assintomáticas ou com doença leve Idosos: frequentemente associado com lesões isquêmicas em doença com espectro mais grave
	Erupções eritema multiforme-símile	Variável: • Acral em pessoas jovens e crianças • Generalizada em adultos com mais idade	Tipo acral em pacientes mais jovens: • Padrão "mini pérnio-símile" (*mini-chilblain pattern*) (termo proposto pelo Dr. Raffaele Gianotti, dermatopatologista, em Milão, Itália): infiltrado linfocitário CD3^{+} perivascular superficial e profundo, com acometimento periécrino, glândula e ducto, e algumas discretas alterações vasculopáticas com pequenos trombos capilares • Positividade na imuno-histoquímica para a proteína do *spike* (S) e do nucleocapsídeo (N) do SARS-CoV1/SARS-CoV-2 nas células endoteliais e nas células epiteliais das glândulas e ductos écrinos	• Doença moderada em jovens Doença sintomática com curso variável em adultos
	Manifestações mucocutâneas da síndrome inflamatória multissistêmica (doença de Kawasaki atípica)	–	Dois padrões distintos nas biopsias: • Vasculite leucocitoclástica • Eritema multiforme-símile	Sintomas e sinais de doença multiorgânica em crianças: frequentemente RT-PCR nasofaríngeo negativo. Um caso descrito em paciente adulto
Reativas	Erupções com eritema confluente ou maculopapulosas ou morbiliformes	Disseminadas na pele, tendem a poupar as palmas e plantas e mucosas	Características variadas consistentes com exantemas virais: • Espongiose, vacuolização da camada basal da epiderme, infiltrado linfocitário perivascular com alguns neutrófilos e eosinófilos nas lesões iniciais	Doença inicial e sintomática, geralmente curso mais moderado a grave

(continua)

Quadro 42.8. Características clínicas e histopatológicas das manifestações dermatológicas e sua relação com o curso da covid-19. (*Continuação*)

Fisiopatogenia	Manifestação cutânea	Apresentação clínica	Achados histopatológicos	Curso em relação à covid-19
Reativas			• Histiócitos intersticiais nas lesões mais longevas • Vasculite linfocítica • Características de doença de Grover-símile • Microtrombos (raramente)	
	Erupções urticariformes	Urticas disseminadas de pequeno ou grande tamanho	• Características variadas desde espongiose com infiltrado perivascular à dermatite de interface (dois casos) até vasculite de pequenos vasos (urticária vasculite) • Eosinofilia tecidual variável	Geralmente doença de moderada a grave. Presença de eosinófilos é sugerida como de melhor prognóstico
	Erupção vesicular ou varicela-símile ou papulovesiculosa	Difusa e pruriginosa, envolvimento do tronco é uma constante	Lesões iniciais: • Degeneração vacuolar da camada basal da epiderme • Queratinócitos hipercrômicos, multinucleados com muitas células disqueratóticas (apoptósticas) • Infiltrado inflamatório mínimo ou ausente Lesões já bem estabelecidas: • Vesículas intraepidérmicas contendo queratinócitos multinucleados e balonizados, com células acantolíticas e disqueratóticas (similares às infecções herpéticas ou doença de Grover pseudo-herpes)	Curso imprevisível. Em série espanhola, houve doença pulmonar grave em 42% dos doentes, com 13,6% sendo fatais em uma série italiana
	Erupção petequial ou purpúrica	Variável: • Início periflexuaral • Limitada aos membros inferiores • Generalizada	Dois tipos de padrões diferentes em algumas poucas biopsias realizadas: • Infiltrado perivascular superficial com linfócitos, hemorragia (extravasamento de hemácias), edema da derme papilar e algumas células disqueratóticas na ausência de vasculopatia • Vasculite leucocitoclástica	Doença sintomática com curso em geral benigno
	Miscelânea: • Pitiríase rósea-símile • Erupção papuloescamosa digitiforme • Moteamento macular (neonatos) • Síndrome de Sweet atípica • SDRIFE-símile (exantema intertriginoso e flexuaral) • Lesões urticadas em cotovelos • Erupção folicular generalizada sem pústulas com prurido ou queimação	Relatos de casos com morfologia específica	Geralmente não foram biopsiadas. Na forma papuloescamosa digitiforme: • Espongiose epidérmica com vesículas espongióticas contendo infócitos e células de Langerhans • Edema da derme papilar e infiltrado superficial linfo-histiocítico Na síndrome de Sweet atípica: • Dermatose neutrofílica superficial e profunda	Associadas com doença sintomática, porém, curso aparentemente benigno. Apenas um caso relatado com evolução fatal (erupção papuloescamosa digitiforme)

Fonte: Desenvolvido pela autoria do capítulo.

Lesões eritema pérnio (perniose)-símile

Estas lesões geralmente se associam a resultados de RT-PCR de material nasofaríngeo e sorológicos negativos,[34,52-54] o que pode explicar um envolvimento limitado da imunidade adaptativa em pacientes jovens com doença leve ou assintomática.[55] Em um estudo prospectivo espanhol, apenas 14,8% dos pacientes com estas lesões tiveram RT-PCR para o SARS-CoV-2 positivo.[56] É mais comum em crianças, mas pode ser vista em adultos sintomáticos (Figura 42.13).

As lesões deste tipo foram uma das mais relatadas em séries de casos sobre manifestações cutâneas da covid-19, especialmente no hemisfério norte, de forma que ocorreu em 19% da série espanhola[46] e 18% na série da International League of Dermatological Societies.[51]

Estas lesões surgem tardiamente no curso da doença em casos leves de covid-19, durando de 10 a 14 dias, às vezes, persistindo por alguns meses, mas, em geral, se associam com um bom prognóstico.[34]

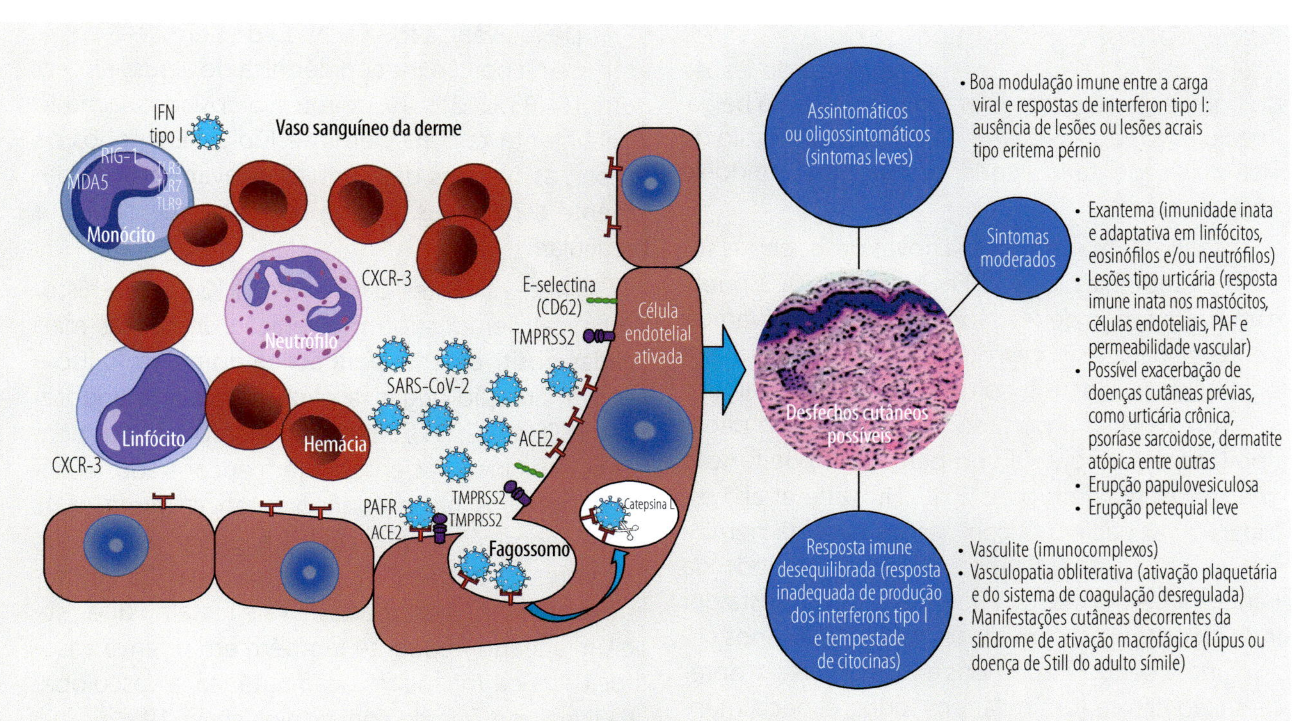

Figura 42.12. Características do acometimento cutâneo e sua relação com a gravidade da covid-19 ou infecção pelo SARS-CoV-2.
Fonte: Desenvolvida pela autoria do capítulo.

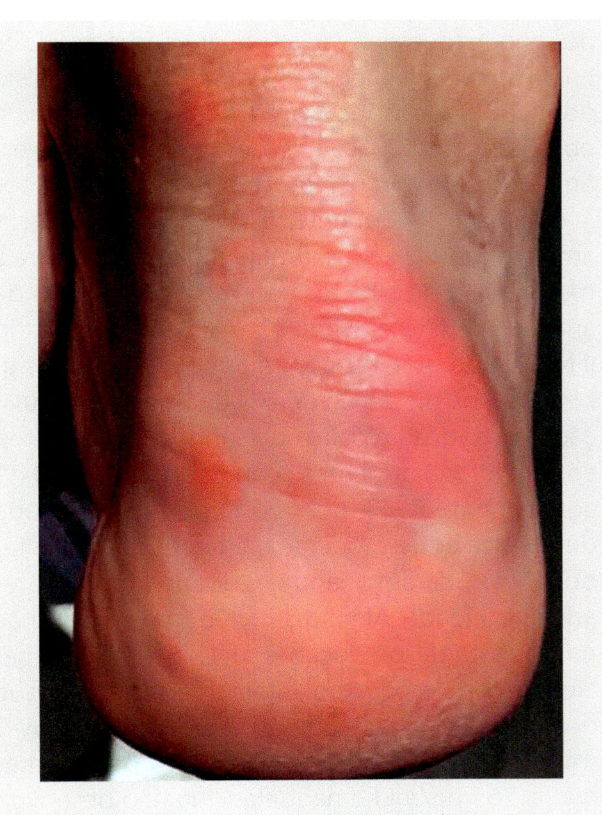

Figura 42.13. Paciente com covid-19 com lesão tipo perniose no calcanhar.
Fonte: Acervo da autoria do capítulo.

Uma teoria interessante sugere que o sistema imune inato está implicado por meio de uma resposta precoce de IFN tipo I, mediada pela resposta do hospedeiro, barrando a replicação precocemente do SARS-CoV-2, mas produzindo uma microangiopatia periférica, clinicamente visível como lesões semelhantes à perniose.[56] O sistema imune adaptativo não intervém, o que explica a falta de anticorpos específicos na maioria dos pacientes. A resposta inata do hospedeiro eficaz também explica o curso indolente da infecção, na maioria dos pacientes jovens, pois a maioria apresenta *swabs* nasofaríngeos negativos ou são assintomáticos para a covid-19.[34] Por outro lado, sabemos que os níveis de IFN tipo I aumentam com a idade, assim, em pessoas idosas, uma ativação excessiva da via do IFN pode ser deletéria, ou seja, deflagar a "tempestade de citocinas", característica dos pacientes sintomáticos da covid-19.[57]

Também foi proposta uma reação imunomediada retardada ao vírus, em pacientes com predisposição genética,[58] no entanto, alguns autores sugeriram que mudanças no estilo de vida, consequentes às medidas de *lockdown* e quarentena, poderiam ser, por si próprios, os responsáveis pela ocorrência das lesões do tipo perniose.[34,59] Vários fatores de risco para o desenvolvimento de lesões do tipo perniose foram relatados na pesquisa belga, incluindo a redução da atividade física, um estilo de vida mais sedentário e andar descalço ou usando-se apenas meias.[52,60]

A pele é uma chave para novas descobertas sobre a imunologia humana. Em junho de 2020, publicamos um artigo de revisão[57] no qual abordávamos, frente às características de lesões tipo perniose, a possibilidade de um comportamento de alguns pacientes similar a portadores de interferompatias tipo I, com ganho (GOF) ou perda (LOF) de função gênica. Em novembro de 2020, Hubiche et al.[61] estudaram 40 pacientes com lesões eritema pérnio-símile, em Nice, na França, durante o período da pandemia. A maioria dos doentes era composta por indivíduos jovens, com idade média de 22 anos (12 a 67 anos), sendo 19 homens e 21 mulheres. A apresentação clínica foi similar em todos, especialmente nos dedos dos pés, com bolhas em 11 doentes, acrocianose ou dedos frios em 19 (47,5%) e evolução para áreas de pele necrótica em 11 doentes. O tempo médio entre os sinais clínicos suspeitos da presença da covid-19 e o início das lesões tipo eritema pérnio-símile foi de 18,5 dias.

Houve agregação de casos familiares em duas famílias, respectivamente, em uma, dois irmãos e, em outra, o pai e sua filha. O exame da RT-PCR para o SARS-CoV-2 de amostras de *swab* nasofaríngeo e amostras fecais foi negativo em todos os doentes, e os exames sorológicos para o SARS-CoV-2 foram positivos em apenas 12 doentes (30%) [IgM em 1, IgA em 8 e IgG em 5 doentes]. As concentrações séricas dos D-Dímeros estiveram elevadas em 24 pacientes (60%, com 5 acima de 500 μg/mL e 3 acima de 2.000 μg/mL). As pesquisas de crioglobulinas, anticorpos antifosfolípides, fator antinúcleo (FAN), dosagem do complemento (C3, C4, CH50) e a sorologia para o parvovírus B19 foram negativas ou normais em todos os doentes.

Nas biopsias cutâneas de 19 dos seus 40 pacientes, Hubiche et al.[61] encontraram padrões semelhantes, entre eles, com duas características principais:

1. inflamação linfocitária;
2. dano vascular na derme semelhante a lesões de perniose lúpus-símile/interferonpatia.

De relevância foi o achado de dermatite de interface na porção intraepidérmica do acrossiríngeo, em 15 (83%) dos 19 doentes biopsiados, achado geralmente raro na perniose lúpica. Em todos os casos, as paredes das vênulas estavam moderadamente espessadas, sobretudo na derme papilar e reticular.[61]

Nestes doentes, o estudo de IHC (imuno-histoquímica) demonstrou proliferação de células marcadas positivamente para actina do músculo liso e com marcação negativa para marcadores endoteliais (CD34 e CD31), sugerindo hiperplasia dos pericitos. Em cinco pacientes, foram encontrados achados positivos na imunofluorescência direta (IFD), com deposição granular de C3 e IgM na parede dos capilares da derme superficial e apenas C3 em outros todos casos estudados.[61] Vale ressaltar que este é um achado frequente também em doença vaso-oclusiva da microcirculação cutânea, a vasculopatia livedoide, fora do contexto da covid-19.

Foram executados testes de estimulação para produção de interferon mediante coleta de amostras de sangue total no dia do exame clínico, e 1 mL do sangue foi estimulado com anticorpo anti-CD3 para estímulo de células T e R848 como agonista dos TLR7/8. Após incubação por 16 a 24 horas e posterior centrifugação, o soro e o plasma não estimulados e o soro estimulado foram congelados a -20 °C. Posteriormente, o sobrenadante dessas amostras com e sem estímulo foi analisado para a mensuração de citocinas usando-se o sistema de análise ELL (ProteinSimple®) para a detecção do IFN-α2. Os autores encontraram um aumento significativo na produção do IFN-α2 após a estimulação *in vitro* dos linfócitos do sangue dos doentes, comparados a pacientes acometidos por covid-19 aguda, com RT-PCR positivo, com uma gravidade de doença entre moderada a grave. Esses resultados não mudaram quando os doentes foram pareados pela idade. Além disso, não houve diferença na resposta de produção do IFN-α2, entre os pacientes com lesões tipo eritema pérnio-símile que desenvolveram anticorpos contra o SARS-CoV-2 (média [variação] 953,9 [224 a 2.414] pg/mL; mediana, 765 pg/mL) e naqueles que não desenvolveram anticorpos (média [variação] 1.132,0 [3,3 a 4.086] pg/mL; mediana, 765 pg/mL). O curso das lesões cutâneas tipo eritema pérnio-símile foi favorável em todos os doentes, com resolução completa das lesões (nos 40), mas 14 doentes (35%) permaneceram com dedos frios ou acrocianose por um tempo de seguimento de (média [variação], 27 [18 a 68] dias).[61]

O estudo de Hubiche et al.[61] trouxe a confirmação de uma importante constatação de que estas lesões de eritema pérnio-símile, entre os doentes com formas leves, em geral, da covid-19, têm um comportamento com características clínicas, biológicas e achados histológicos sugerindo que o vírus induz uma interferompatia tipo I.

De fato, as lesões perniose-símile são uma das marcas registradas da apresentação clínica das interferompatias tipo I genéticas. É de se notar que as lesões tipo perniose observadas neste tipo de interferonopatias são conhecidas por serem, às vezes, mais graves, com lesões bolhosas e necrose, como observado em alguns dos casos de Hubiche et al. Os interferons tipo I são cruciais na resposta precoce contra as infecções virais, embora uma resposta de interferon tipo I inadequada possa contribuir para evolução clínica de forma negativa. Hubiche et al. observaram uma resposta significativamente maior de produção do IFN-α2 nos pacientes com lesões tipo eritema pérnio-símile, em comparação com os doentes que tiveram covid-19 clínica de forma grave. A produção de IFN-α é maior na infância e nos jovens adultos e, depois, diminui com a idade.[61]

Casos graves da covid-19, frequentemente observados em populações mais idosas, geralmente se associam a um defeito na resposta da produção do interferon tipo I, propiciando uma proliferação descontrolada do vírus.[61] Foi notado por outros autores que os casos graves de covid-19 em homens jovens foram associados com a perda de variantes de função (LOF), associadas a uma alteração na resposta de produção do interferon tipo I.[16] Isso está de acordo com o fato de que, ao que sabemos, as lesões eritema pérnio-símile não foram relatadas na literatura, em nenhuma forma moderada ou grave da covid-19. A resposta exagerada de produção do interferon tipo I pode explicar também a taxa relativamente baixa de soropositividade nestes pacientes, pois eles seriam capazes de clarear o vírus do organismo antes que ocorra a resposta da imunidade humoral.[61]

Lesões acroisquêmicas/livedo-símile ou livedorracemoso/lesões necróticas (púrpura retiforme)

Este grupo de lesões é caracterizado por uma apresentação aguda e dolorosa, incluindo formas de manchas purpúricas e retiformes, as quais são precedidas por livedo racemoso, algumas com bordas angulares, na maioria das vezes nos pés e dedos dos pés e, menos frequentemente, nos dedos das mãos. A progressão para a formação de bolhas e gangrena seca é frequente (Figuras 42.14 a 42.16). Um espectro contínuo tem sido postulado, variando de manifestações leves em forma de pernioses (*chilblain-like lesions*) até a gangrena seca.[34] Os primeiros casos foram relatados em pacientes chineses gravemente doentes (idade média de 59 anos),[62] depois em 6% dos pacientes espanhóis da covid-19[46] e, em três pacientes dos Estados Unidos, apresentando uma erupção difusa em forma de púrpura, livedo racemoso-símile envolvendo o tórax, nádegas e extremidades.[63]

O prognóstico das lesões acroisquêmicas é grave, estando associado a um estado de hipercoagulação. Níveis elevados de D-dímeros, fibrinogênio e produtos de degradação do fibrinogênio são, quase sempre, encontrados, juntamente com tempo prolongado de protrombina no cenário clínico de CIVD.[34] Na série de casos espanhola, a taxa de mortalidade foi de aproximadamente 10%,[46] enquanto o tempo médio desde o início da acroisquemia até o óbito, em um estudo chinês, foi de 12 dias.[64] Balestri et al.[65] relataram o caso de uma mulher com covid-19, de 74 anos de idade, que desenvolveu lesões acrais necróticas descreveu e recuperou-se completamente, sem implicações sistêmicas, tal como no nosso paciente, aqui demonstrado (Figura 42.14), exceto pela amputação de alguns dedos.

As lesões acroisquêmicas/necróticas estão relacionadas à ativação do sistema de coagulação consequentemente ao SARS-COV-2,[34,63] envolvendo tanto as vias alternativa como a da lectina do sistema do complemento, gerando o complexo de ataque à membrana (MAC, C5b-9), o que causa dano endotelial e ativação plaquetária e do sistema de coagulação. Esta ativação pode causar lesões microvasculares, embora sua fisiopatologia ainda não esteja totalmente esclarecida.[34]

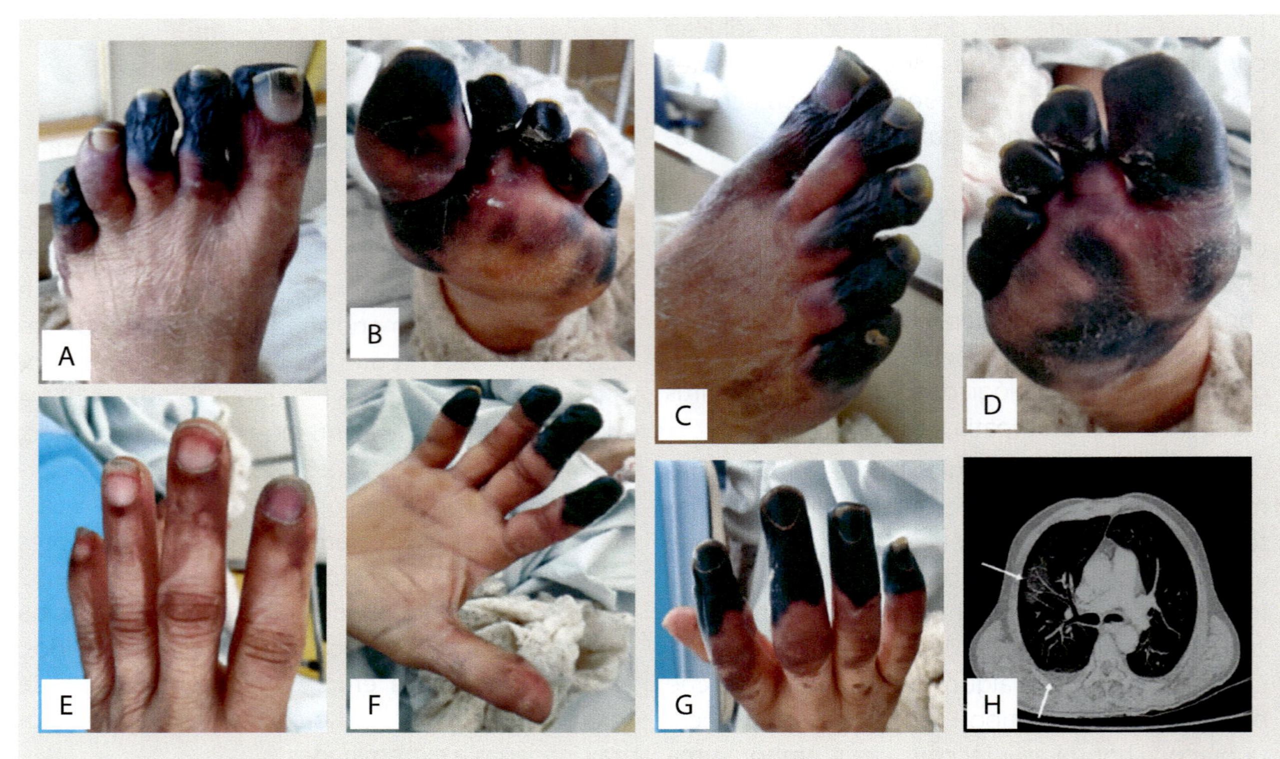

Figura 42.14. Lesões de acroisquemia (gangrena seca) em doente que sobreviveu à covid-19. Gangrena acral seca nos dois pés de nosso paciente (A a D), lesões fixas eritematosas-violáceas nos dedos da mão esquerda (E), e gangrena seca digital nos dedos da mão direita (F a G). (H) Tomografia computadorizada torácica mostrando o vidro de solo periférico no pulmão esquerdo (seta branca superior) e a consolidação pulmonar posterior (seta branca inferior).

Fonte: Acervo da autoria do capítulo.

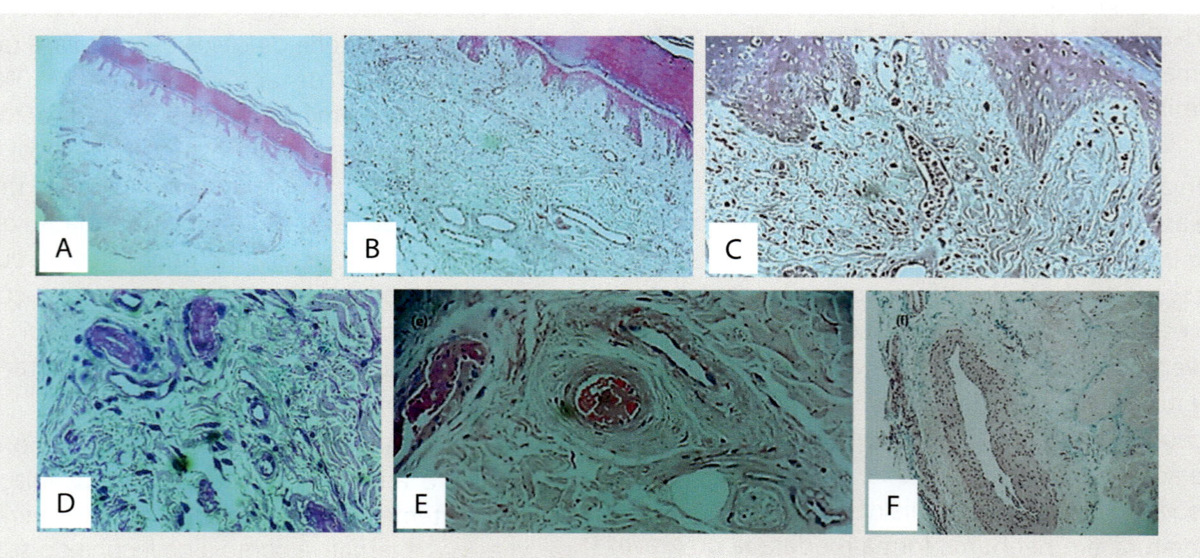

Figura 42.15. Imagens histopatológicas da biópsia da pele. (A) Uma pele totalmente pálida em decorrência de necrose (coloração pela hematoxilina-eosina corada, HE, 40×, OM). (B) Infiltrado inflamatório escasso na derme (HE, 100×, OM). (C) Congestão nos vasos sanguíneos dérmicos superficiais (HE, 200×, OM). (D e E) Trombos intraluminosos nos vasos sanguíneos dérmicos (HE, 400×, OM). (F) Vaso arterial de tamanho médio, sem oclusão intraluminal na transição dérmico-hipodérmica (HE, 400×, OM).

Fonte: Acervo da autoria do capítulo.

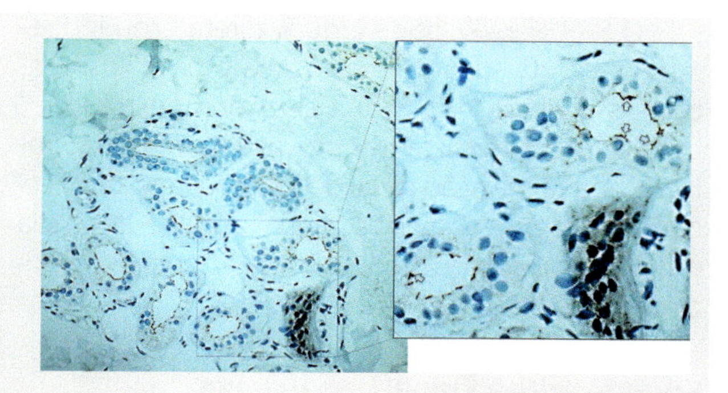

Figura 42.16. Imagens histopatológicas da biópsia da pele do paciente das Figuras 42.14 e 42.15. Estudo imuno-histoquímico realizado pelo professor Raffaele Gianotti, dermatopatologista da Clínica Dermatológica da Università degli Studi di Milano, Itália, em colaboração com nosso grupo da Faculdade de Medicina do ABC (FMABC). Técnica de imuno-histoquímica utilizando anticorpos contra o nucleocapsídeo (N) do SARS-CoV-2 (400×, OM). Observar as glândulas écrinas (azul-claro) com imunomarcação na porção interna do ducto para o nucleocapsídeo viral na membrana das células epiteliais écrinas, na porção interna das glândulas, com coloração castanho-escura (demonstrada pelas setas na ampliação da imagem no lado direito). Observar o infiltrado linfo-histiocitário em torno de um conjunto de glândulas écrinas na porção inferior direita.

Fonte: Acervo da autoria do capítulo.

Erupção vesicular ou papulovesiculosa ou variceliforme

É considerada a mais específica erupção cutânea difusa associada à covid-19.[34] Isso foi inicialmente descrito em uma série de casos de 22 pacientes italianos com covid-19-positivos[66] e até 9% dos pacientes espanhóis de meia-idade.[46] Uma revisão sistemática confirmou uma prevalência que varia de 11% a 18% entre os pacientes com a infecção.[44] O significado no prognóstico é variável, pois 42% dos pacientes espanhóis desenvolveram pneumonia,[46] e 13,6% dos pacientes italianos morreram de covid-19.[66]

A erupção é caracterizada por pequenas vesículas monomórficas dispersas, muito semelhantes às da varicela, com envolvimento constante do tronco e prurido de intensidade leve a ausente (Figura 42.17), ocorrendo 3 dias após os achados sistêmicos terem se desenvolvido e desaparecendo em cerca de 8 dias e sem deixar lesões cicatriciais.[34] Além desta típica erupção vesicular, um padrão mais polimorfo, que inclui pápulas e pústulas, foi recentemente descrito.[66,67] Em alguns pacientes, a erupção lembra a doença de Grover ou lesões semelhantes às do herpes.[34]

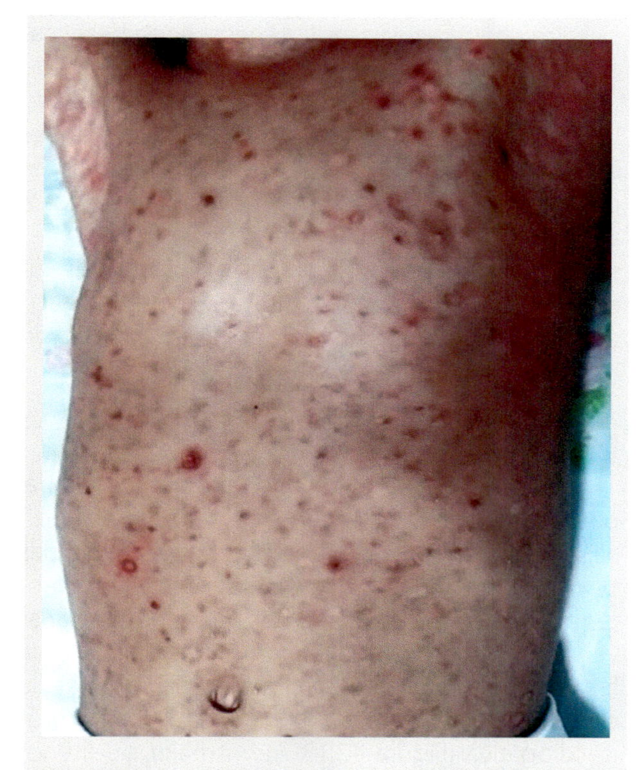

Figura 42.17. Criança com erupção varicela-símile e anticorpos IgM e IgA positivos para SARS-CoV-2 no sangue.

Fonte: Acervo da autoria do capítulo.

A interação viral com a ACE-2 parece capaz de induzir acantólise e disqueratose, sendo uma das explicações para este tipo de erupção.

Exantemas eritematosos ou maculopapular ou morbiliformes

Erupção eritematosa levemente pruriginosa é a manifestação cutânea mais frequentemente associada à covid-19, embora menos específica.[34] O primeiro estudo italiano relatou sua ocorrência em 16% dos pacientes,[45] enquanto dois estudos espanhóis relataram uma prevalência variando de 30%[68] a 47%.[46] Uma revisão sistemática avaliou prevalência de 44%;[69] entretanto, na maioria dos trabalhos, a terminologia é variável, indo da erupção eritematosa à erupção maculopapular ou à erupção morbiliforme. A erupção poupa a pele palmoplantar e as mucosas. Caracteristicamente, ela aparece em um estágio tardio da doença, dura cerca de 9 dias e parece estar associada a um curso mais severo. É incomum entre as crianças covid-19-positivas.[34]

Postula-se que partículas virais do SARS-CoV-2, que circulam no sangue de pacientes com covid-19, possam chegar aos vasos cutâneos, onde desencadeiam uma vasculite linfocítica.[70] A deposição de imunocomplexos e citocinas liberadas pelo estado inflamatório pode produzir alterações semelhantes às que ocorrem na arterite trombofílica. Os queratinócitos podem ser um alvo secundário, após a ativação das células de Langerhans, induzindo, assim, um espectro de diferentes manifestações clínicas e patológicas, indo da simples vasodilatação e espongiose à vasculite linfocítica e formação de microtrombos.[34]

Erupções urticariformes

Apesar de poucas evidências publicadas ainda, pode-se dizer que a urticária aguda ou lesões urticariformes, embora não específicas, foram relatadas como um achado clínico prodrômico, entre pacientes adultos com a covid-19, com um período variável: algumas lesões apareceram antes do início da febre, enquanto outras em combinação com pirexia e tosse.[34] A apresentação não é diferente da urticária idiopática (Figura 42.18), com maior ou menor intensidade de prurido nas lesões. Na coorte espanhola de pacientes positivos de covid-19, 19% deles apresentaram uma erupção urticária com duração média de 6,8 dias e um prognóstico bastante grave, com uma taxa de mortalidade de 2%.[46] Foi sugerido que a eosinofilia sistêmica concomitante fosse preditora de um melhor resultado.[71]

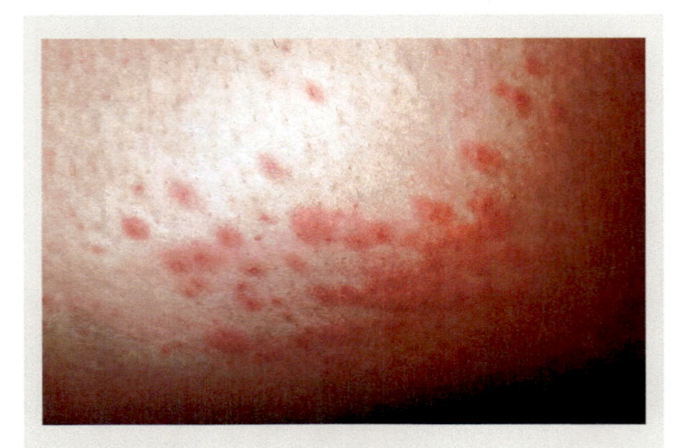

Figura 42.18. Lesões urticariformes em doente com a covid-19.
Fonte: Acervo da autoria do capítulo.

O SARS-CoV-2 pode induzir direta e/ou indiretamente a ativação de mastócitos e basófilos, embora isso ainda não tenha sido demonstrado.[34,72] Lesões tardias persistentes provavelmente estão relacionadas à ativação geral do sistema imunológico, confirmada pela associação com vasculite, ausência de eosinófilos no infiltrado, com dermatite espongiótica ou de interface líquenoide.[73,74]

Erupção eritema multiforme-símile

A ocorrência de lesões similares ao eritema multiforme (EM) foi relatada tanto em pacientes jovens, com bom prognóstico,[45,46] como em pessoas mais idosas, associadas formas graves da covid-19.[75] Nos jovens, as lesões variam de máculas confluentes em padrão de alvo (três anéis concêntricos) a alvos atípicos (dois anéis concêntricos), pápulas e placas, algumas com hemorragias e crostas centrais e estão associadas a lesões semelhantes às da perniose (*chilblain-like*) em áreas acrais, como palmas das mãos, cotovelos e joelhos. As lesões regridem espontaneamente em 1 a 3 semanas.[34]

De forma oposta, em pacientes mais idosos (idade média de 67 anos), a erupção é generalizada, com máculas no palato e petéquias, poupando palmas das mãos e plantas dos pés, e está associada a alterações leves no sistema de coagulação, com elevação nos D-dímeros séricos.[34,75] Em um paciente, a erupção cutânea ocorreu concomitantemente aos sintomas da covid-19, enquanto três pacientes adicionais apresentaram erupção semelhante às do EM após a alta para recuperação da doença, causando, assim, uma nova hospitalização.[34]

Nas Figuras 42.19 e 42.20, podemos observar uma paciente idosa que desenvolveu covid-19 moderada, com acometimento pulmonar e elevação dos D-dímeros, a qual foi tratada com hidroxicloroquina e azitromicina e desenvolveu erupção do tipo eritema multiforme extensa e intensamente pruriginosa.

É provável que as lesões do tipo EM-símile, em crianças, sejam uma variante clínica das lesões do tipo perniose-símile (*chilblain-like*), vistas também em crianças,[76] ao passo que a erupção mais generalizada do EM-símile, nos adultos com enantema, correspondem a uma forma de EM relacionada a uma resposta tardia ao SARS-CoV-2, já que a maioria dos pacientes se recuperou da covid-19, no início das lesões cutâneas.[34] Uma reação adversa ao medicamento não pode ser descartada em razão do uso

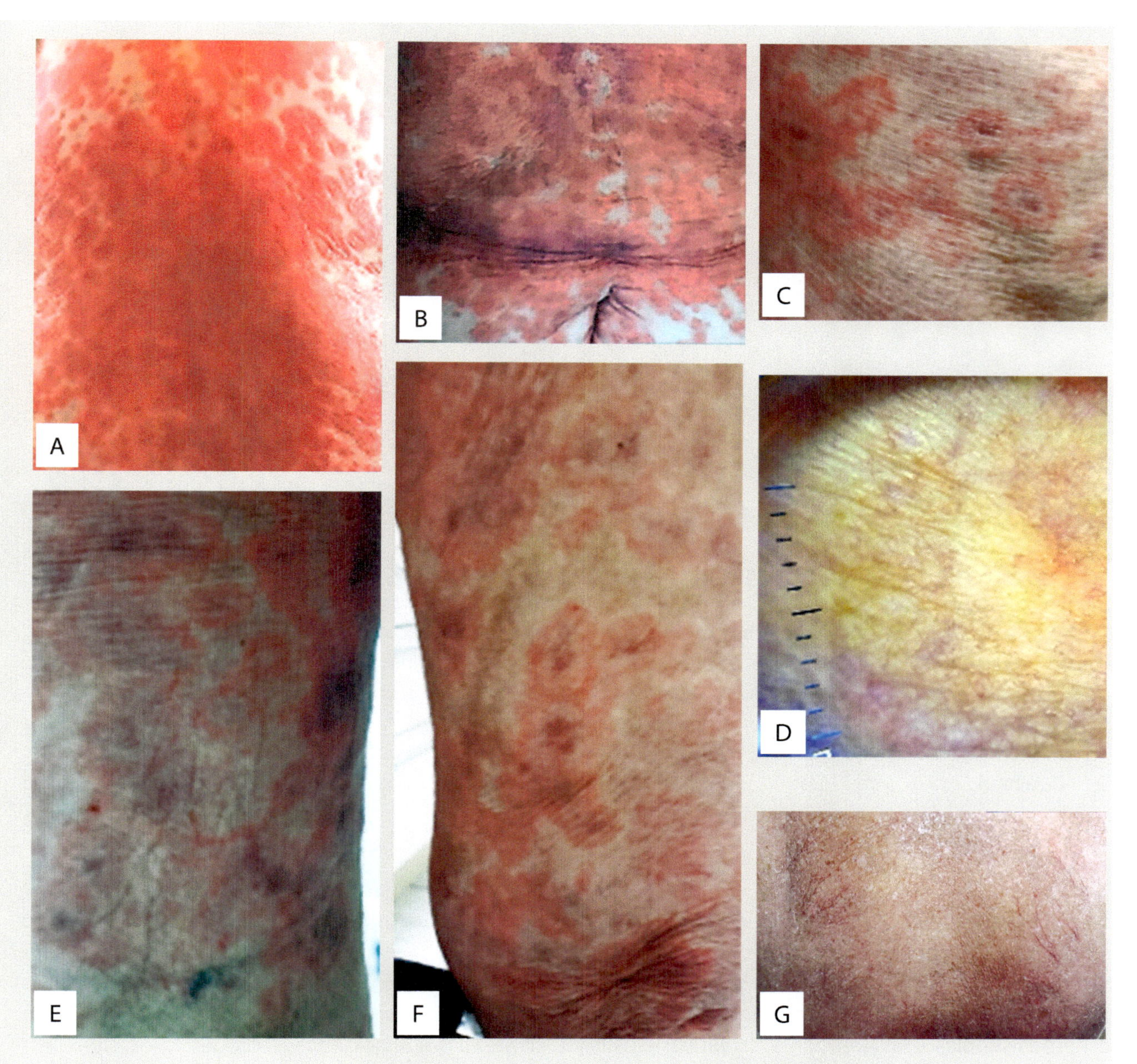

Figura 42.19. Lesões confluentes em alvos atípicos. (A a C) Dermatoscopia demonstrando ausência de púrpura. (D) Lesões em remissão após corticosteroideterapia sistêmica e recuperação total da pele da doente, com xerose apenas (E a G).
Fonte: Acervo da autoria do capítulo.

de drogas múltiplas prescritas para estes doentes, bem como em razão de outros possíveis estímulos desencadeantes.[75]

A covid-19 é uma doença que vem se revelando a cada dia. Novos conhecimentos sobre a doença e seu envolvimento cutâneo se tornarão evidentes ainda nos próximos anos.

Entre o oposto de dois prognósticos, a erupção variceliforme/vesicular parece estar relacionada ao tropismo cutâneo que o SARS-CoV-2 apresenta, como documentado por mudanças microscópicas citopáticas.[34,77] Quanto às outras erupções exantemáticas, os achados histopatológicos são menos confiáveis porque o infiltrado perivascular misto pode ser secundário a um dano celular endotelial direto, mediado pela SARS-CoV-2, bem como por citoquinas circulantes, desencadeando a expressão de fatores teciduais, vasodilatação, espongiose e dermatite de interface em graus variáveis.

O diagnóstico diferencial continua sendo um grande desafio. Com exceção das lesões acroisquêmicas necróticas, a associação do SARS-CoV-2 com

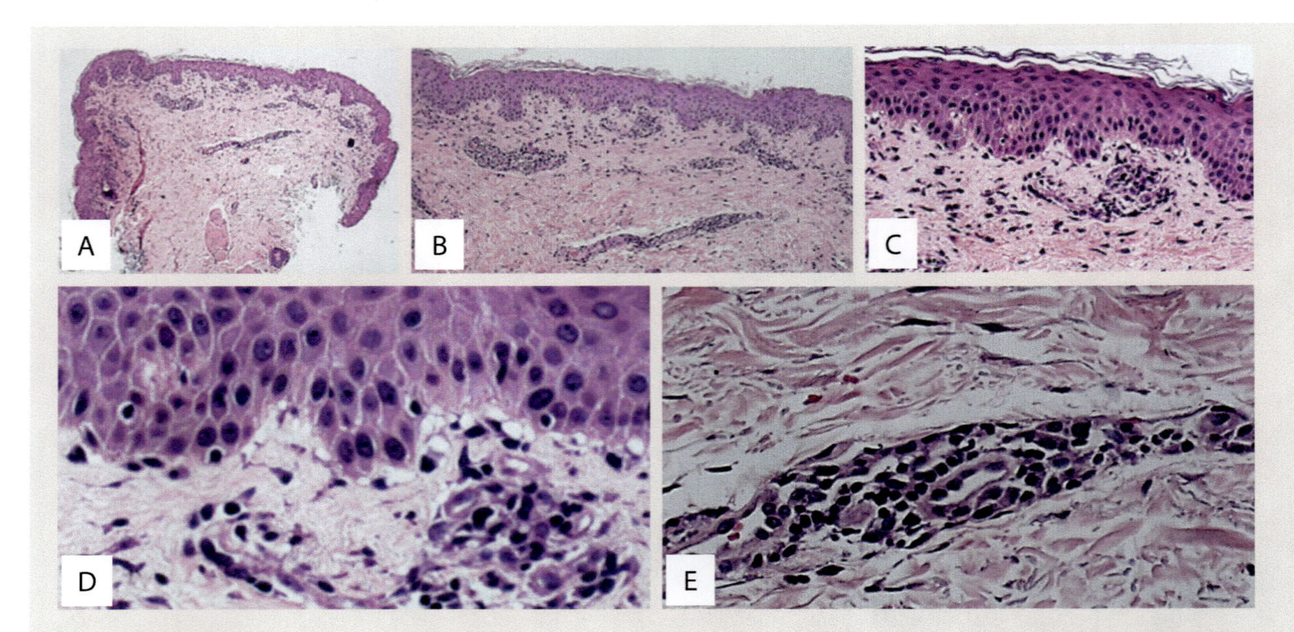

Figura 42.20. Achados histopatológicos na biopsia cutânea da paciente da Figura 42.19 com lesões eritema multiforme-símile. Padrão histopatológico descrito como minipérnio-símile (*mini-chilblain-like*), descrito pelo professor Raffaele Gianotti em Milão, na Itália. (A) Fragmento de pele mostrando epiderme normal com infiltração celular superficial na derme superior e região perianexial (coloração pela hematoxilina-eosina, HE, 40× aumento original, OM). (B) Epiderme normal e infiltrado inflamatório na derme papilar e área perivascular (HE, 100×, OM). (C) Linfócitos e monócitos na derme papilar (HE, 200×, OM). (D) Degeneração hidrópica da camada basal da epiderme, com células inflamatórias mononucleares em estreito contato com queratinócitos basais epidérmicos. Note-se que os eosinófilos e neutrófilos estão ausentes (HE, 400×, OM). (E) Detalhe do infiltrado de células inflamatórias perivaculares ao redor dos vasos sanguíneos dérmicos, sem vasculite e composto por células mononucleares (HE, 400×, OM).

Fonte: Acervo da autoria do capítulo.

erupções exantemáticas permanece presuntiva, pois muitas infecções virais desenvolvem erupções semelhantes. O vírus Epstein-Barr, o vírus do herpes humano (HHV) 6 e 7, o citomegalovírus (CMV), o herpes simples (HSV) e o vírus da varicela-zóster (VZV) podem se reativar no curso da doença sistêmica ou como efeito dos tratamentos empregados na covid-19,[34] tal como ocorre na síndrome DRESS. O diagnóstico diferencial com a dengue é um problema emergente em países tropicais, como no Brasil, onde ambas as doenças são prevalentes.[34,78] As infecções bacterianas têm sido suspeitas de se associarem com a covid-19, especialmente o *Mycoplasma pneumoniae*, que pode desencadear eritema multiforme. O principal diagnóstico diferencial envolve reações adversas a medicamentos[34] cuja histopatologia inclui a ampla gama de padrões microscópicos,[79] desde espongiose epidérmica a um infiltrado inflamatório misto perivascular, até dermatite de interface ou vasculite.[34] A correlação temporal com a administração de medicamentos, bem como o espectro de reações associadas a uma droga específica,[80] juntamente com as principais características histológicas, pode ajudar a distinguir as lesões da covid-19 das relacionadas a drogas.[34] Robustelli Test et al.[81] sugerem, por exemplo, que as erupções pustulosas, como a pustulose exantematosa generalizada aguda (PEGA), são mais frequentemente associadas ao emprego da hidroxicloroquina e macrólidos do que propriamente às infecções virais.

Manifestações dermatológicas nas crianças e adolescentes e síndrome inflamatória multissistêmica (doença de Kawasaki atípica ou Kawa-covid-19)

A prevalência de manifestações dermatológicas da doença pelo coronavírus 2019 (covid-19) é estimada entre 0,25% e 3% em crianças e adolescentes.[82]

A maioria dos pacientes tem entre 11 e 17 anos de idade e as manifestações cutâneas predominam no sexo masculino. A maior parte dos pacientes é assintomática ou apresenta alguns poucos sintomas gerais. Em geral, as manifestações dermatológicas da covid-19 na infância ocorrem em crianças saudáveis sem sintomas gerais ou com sintomas respiratórios ou gastrointestinais leves. Comumente, os testes RT-PCR ou serológicos são negativos. O tempo de latência, desde o aparecimento dos sintomas gerais até os cutâneos, é, em média, e 1 dia a algumas semanas. As lesões cutâneas desaparecem entre 3 e 88 dias sem nenhuma sequela, espontaneamente ou com corticosteroides tópicos ou sistêmicos.[82]

As crianças infectadas são, em geral, assintomáticas ou têm alguns sintomas gerais leves, o que pode decorrer do sistema imunológico inato com maior número de células T, B e NK; menor número de receptores ACE2, com menor afinidade com a SARS-CoV-2; menor resposta pró-inflamatória de citocinas; e ao possível papel da vacinação Bacillus Calmette-Guérin na proteção contra vírus.[82]

As manifestações cutâneas mais relatadas sãos as lesões do tipo eritema pérnio-símile, eritema multiforme, dactilites, eritema acral, urticária aguda, livedo reticular, pele mosqueada na coloração, acroisquemia, lesões maculopapulares generalizadas, dermatite das pálpebras, lesões tipo miliária, lesões variceliformes e petéquias e/ou púrpura.[82]

Os pacientes Kawa-covid-19 apresentam com mais frequência choque cardiogênico, sintomas neurológicos, linfopenia e trombocitopenia, em comparação com a doença clássica de Kawasaki. Além disso, um número maior de casos é resistente aos tratamentos de 1ª linha para a doença de Kawasaki clássica. Os pacientes de Kawa-covid-19 apresentam mais frequentemente febre, sintomas gastrointestinais, choque cardiogênico, sintomas neurológicos. Foram observadas, nestes doentes, erupções cutâneas maculopapulares generalizadas em aproximadamente metade dos casos. Além disso, mais casos são resistentes a uma única dose de imunoglobulina endovenosa (IVIG) e exigem tratamentos adicionais, incluindo corticosteroides sistêmicos, terapia biológica, ou doses adicionais da IVIG.[82]

A biópsia da pele de pacientes com Kawa-covid-19 demonstra necrose de epiderme e derme, vasculite leucocitoclástica, infiltração de neutrófilos e poeira nuclear na parede dos vasos, além de extravasamento de hemácias. A imunofluorescência direta da pele mostrou deposição de complemento (C3) e IgA dentro da parede dos vasos.[82]

Enantemas na covid-19

Disfunções gustativas são comumente relatadas em pacientes com covid-19.[83] Lesões dolorosas ulceradas e eritematosas da mucosa bucal foram descritas com máculas no palato duro, língua e lábios na covid-19.[83,84] A inflamação dolorosa da papila da língua, evoluindo para uma úlcera irregular na língua, também foi relatada na covid-19.[85] Lesões maculares e petequiais no palato foram descritas na doença, sendo esta última mais comum em adultos.[86] Lesões vesicobolhosas orais também foram relatadas em associação com infecções pelo SARS-CoV-2.[87] Enantemas associados a essa infecção podem ocorrer 2 dias antes a 24 dias após o início dos sintomas.[86]

Em estudo envolvendo 95 pacientes com *multisystem inflammatory syndrome in children* (MIS-C), também denominada "Kawa-covid-19" ou "síndrome inflamatória multissitêmica" (doença de Kawasaki atípica), em Nova York (EUA), 56% tinham enantema e congestão conjuntival e 27% alterações em outras mucosas.[88]

Na Figura 42.21, esquematizamos as interações entre o SARS-CoV-2, resposta do hospedeiro humano e sua relação com as manifestações dermatológicas na covid-19 sob a luz do atual conhecimento, em dezembro de 2020.

Coagulopatia associada à covid-19 (CAC)

A etiologia da CAC parece seguir a tradicional tríade de Virchow (Figura 42.22).[89] No entanto, a CAC parece ser peculiar e distinta da coagulopatia induzida pele sepse (SIC) e da CIDV, em que a elevação do tempo de protrombina (TP) e a diminuição das plaquetas e do fibrinogênio são características predominantes. Além disso, na SIC/CIVD, os níveis dos D-dímeros não se elevam em relação à gravidade da infecção em virtude da supressão da fibrinólise (bloqueio fibrinolítico).[90]

Os pericitos e células perivasculares estão presentes na superfície externa dos microvasos sanguíneos, fazendo parte assim denominada "unidade microvascular da derme" (UMD), onde estão embebidos pela membrana basal vascular. As junções tipo *gap* proporcionam um portal de comunicação

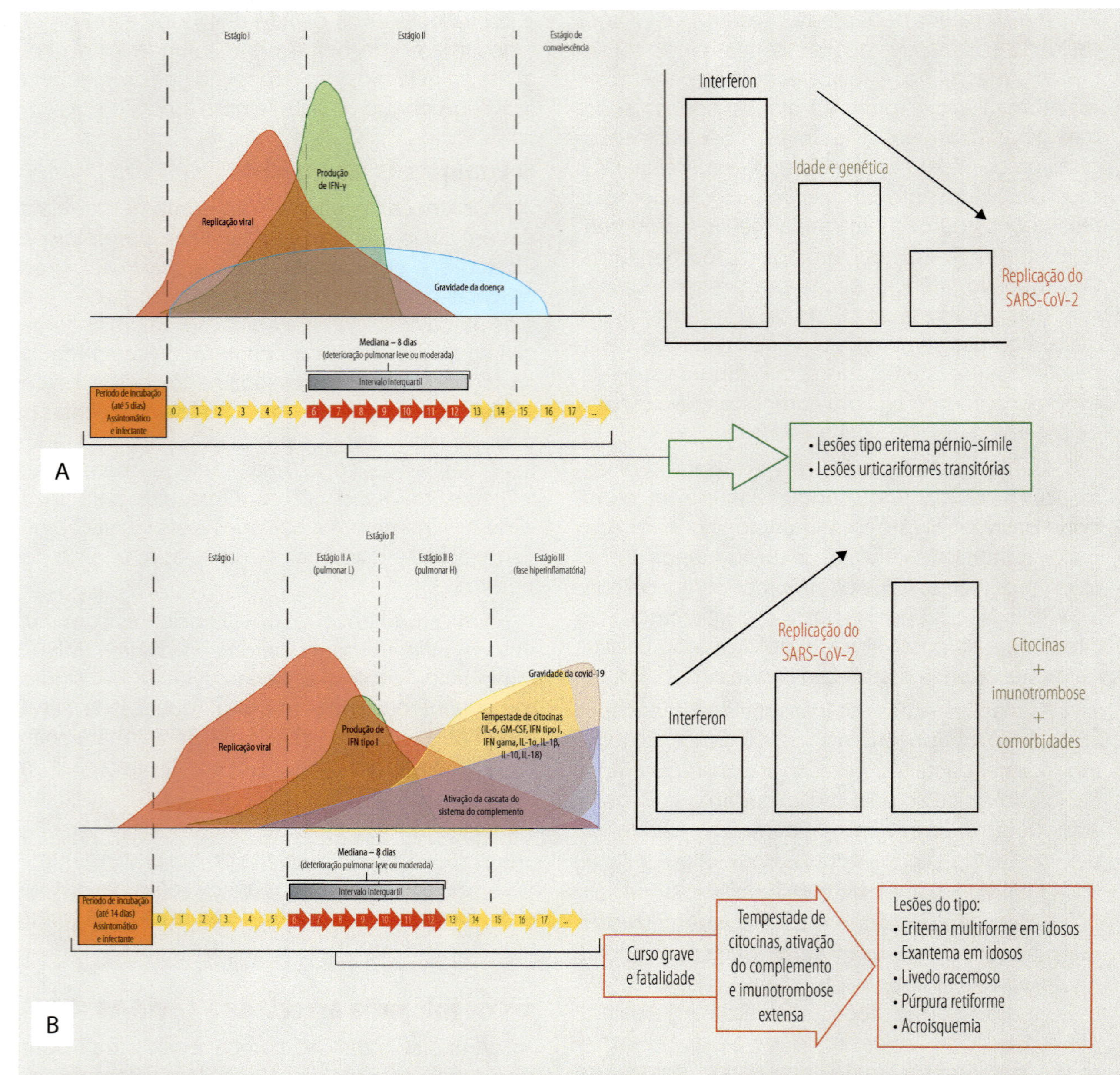

Figura 42.21. Pacientes infectados com boa resposta a resposta moderada de interferon e quadros dermatológicos possíveis.
Fonte: Adaptada de Siddiqi HK, Mehra MR, 2020.

direta entre células endoteliais e os pericitos através do qual íons, proteínas parácrinas e pequenas moléculas podem ser trocados com o objetivo de sinalizar e manter a integridade vascular. Os pericitos desempenham muitos papéis importantes na homeostase vascular, desde a reparação dos vasos até a regulação do tônus vascular; no entanto, eles desempenham um papel particularmente importante nos estados inflamatórios, nos quais recobrem as junções tipo *gaps*. Anormalidades dentro dos pericitos ou sua degeneração causam lesões teciduais e alterações metabólicas que também podem ser prejudiciais aos órgãos vitais.[89]

Magro et al. relataram os resultados da autópsia de cinco pacientes que foram a óbito, com graves infecções pela covid-19 e SDRA. Estes autores identificaram um padrão de dano tecidual envolvendo o pulmão e a pele, consistente com lesão microvascular mediada por complementos. Houve depósito acentuado do complexo C5b-9, C4d e da *mannan-binding lectin serine protease* (MASP)-2 suportando uma ativação generalizada da via alternativa do

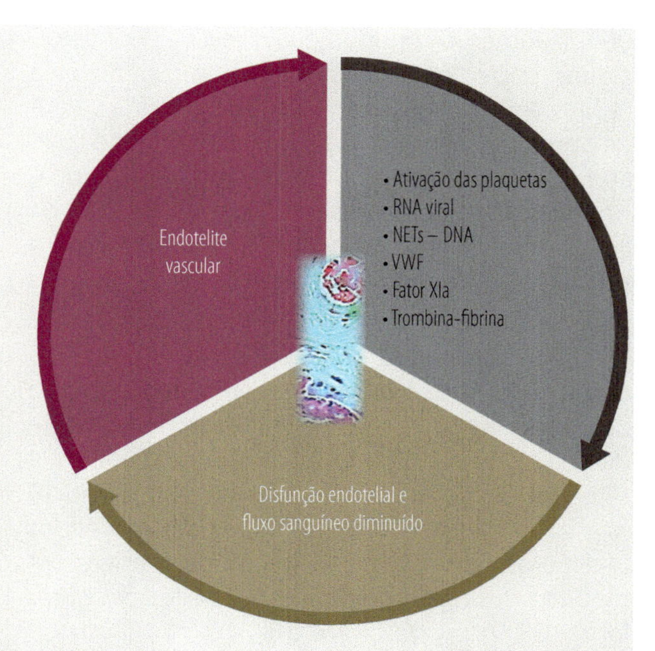

Figura 42.22. A tríade de Virchow representa uma interação fundamental, na qual três componentes interagem para estabelecer um ambiente que favorece ou desencadeia a trombose. Eles incluem anormalidades da parede do vaso sanguíneo ou da superfície endotelial, fluxo sanguíneo alterado e constituintes pró-trombóticos no sangue circulante. Na coagulopatia associada à covid-19 (CAC), há inflamação e disfunção das células endoteliais em larga escala, uma dinâmica de fluxo sanguíneo anormal e plaquetas ativadas, altas concentrações do fator von Willebrand (VWF), DNA livre de células como neutrófilos e macrófagos apoptóticos, histonas nucleares livres, as quais formam os chamados NEs (*neutrophils extracellular traps*) e RNA viral, que, coletivamente, causam ativação do fator XI da coagulação, geração de trombina e formação de fibrina.[89]
Fonte: Desenvolvida pela autoria do capítulo.

complemento e da via das lectinas. Semelhante a outros estudos de autópsia, eles descreveram a lesão capilar pauci-inflamatória, com deposição de fibrina mural e intraluminal. Além disso, as alterações caraterísticas da presença de SDRA clássica pulmonar, com danos alveolares difusos (DAD), formação de membranas hialinas, inflamação e hiperplasia dos pneumócitos tipo II (ATII) não foram achados proeminentes. As lesões cutâneas foram caracterizadas como uma vasculopatia trombogênica pauci-inflamatória.[63]

Nos estágios iniciais da covid-19, a inflamação e a trombose são localizadas no pulmão, onde SARS-CoV-2 entra na célula através da enzima ACE2, largamente expressa nos pneumócitos tipo 2 e nas células endoteliais, causando endotelite, com uma liberação intensa de ativadores do plasminogênio. Além disso, os macrófagos alveolares liberam ativador de plasminogênio tipo uroquinase, estimulando a fibrinólise local nos alvéolos, o que poderia explicar a elevação dos D-dímeros à progressão da infecção. Por sua vez, a internalização da ACE2 com o vírus na célula diminui sua expressão na membrana celular e isso ocasiona elevação nos níveis da angiotensina II, o que causa vasoconstrição e contribui para a hipercoagulabilidade.[90]

A integração entre a infecção pulmonar na covid-19, a ação de citocinas e a trombose foram observadas por meio de achados com base na infiltração de neutrófilos nos capilares pulmonares, capilarite aguda com deposição de fibrina no lúmen vascular, extravasamentos dos neutrófilos para dentro do espaço alveolar e mucosite neutrofílica. Vários patologistas ao redor do globo têm descrito um quadro anatomopatológico característico em doentes que faleceram em decorrência da covid-19:[89]

- trombose macrovascular especialmente constituída, por trombos vermelhos (hemácias, leucócitos e fibrina) e trombos brancos (plaquetas e fibrina);
- microtrombos fibrinoplaquetários nas vênulas, arteríolas e capilares em todos os órgãos incluindo gordura mesentérica, evidência mínima de microangiopatia, megacariócitos ($CD61^+$) intravasculares e trombos endocárdicos;
- partículas virais nos adipócitos;
- abundância incomum de plaquetas no baço.[89]

Acúmulo de células inflamatórias e inclusões virais foram identificados pela histologia e microscopia eletrônica, respectivamente, dentro do endotélio do coração, intestino delgado, rins e pulmões. A ligação do vírus com a superfície das células endoteliais e células mononucleares pode ocasionar a ativação das vias de apoptose celular. Inclusões reticulares, primariamente dentro de células endoteliais de vasos sanguíneos, são compostas por glicoproteínas e fosfolipídeos que se originam dentro do retículo endoplasmático rugoso em resposta à produção de IFN tipo I. As infecções virais e as doenças autoimunes sãos as causas mais comuns de elevada produção de IFN tipo I e as inclusões reticulares, que, por sua vez, causam dano às células endoteliais, disfunção nestas células e expressão de genes pró-trombóticos.[89]

Em resposta ao forte estímulo gerado pelo SARS-CoV-2, os neutrófilos e, em menor grau, os monócitos e os eosinófilos liberam as redes extracelulares (*extracelular traps*, ET), as quais são constituídas por fragmentos de DNA e histonas (Figura 42.23) em um processo conhecido como NETose (*NETosis*), o qual pode estimular os TLR2 e TLR4 nas plaquetas, ativando-as.[89,90]

As NET nos tecidos causam ativação e trombose plaquetária, possivelmente a partir das histonas associadas a elas, que podem induzir agregação plaquetária, mediante receptores semelhantes aos TLR, em plaquetas e outras células. A sinalização plaquetária ativa o principal receptor de adesão plaquetária, a integrina αIIbβ3, que intermedeia a agregação plaquetária, bem como a liberação de grânulos, sua exposição à fosfatidilserina, a expressão do fator FV/Va da coagulação e a geração de trombina. As NET são reconhecidas como um elo entre a inflamação, a coagulação e a trombose, tanto local como sistemicamente em múltiplas condições. As NET representam um *continuum* entre a inflamação estéril e a trombose, que pode envolver todos os leitos vasculares, incluindo a circulação microvascular. Na covid-19, alguns autores observaram que, além de um aumento contínuo dos níveis de D-dímeros, alguns pacientes têm anticorpos anticardiolipina (IgM) e anticorpos IgM anti-β2-glicoproteína I, além de aumento marcado nos níveis de antígeno VWF, aumento na atividade VWF (aproximadamente quatro vezes acima dos níveis normais) e do fator VIII da coagulação. Os resultados são consistentes com a ativação sistêmica das células endoteliais vasculares em larga escala.[89]

Uma observação frequente entre os pacientes com covid-19, particularmente entre aqueles com doença grave, consiste na presença de elevação dos níveis dos D-dímero no sangue periférico.[89] A série grande de casos de pacientes com covid-19 (n = 5.700), na área de Nova York, incluiu valores dos D-dímeros no início do seu acompanhamento. A mediana dos níveis de D-dímeros nestes pacientes foi de 438 ng/mL (IQR = 262 a 872 ng/mL) (faixa normal de referência [0a 229 ng/mL).[91]

O D-dímero é um produto de degradação da fibrina, formado como resultado da conversão do fibrinogênio em fibrina, empregando a trombina como catalisadora. A presença do D-dímero na circulação sinaliza a decomposição dos polímeros de fibrina pela plasmina, com ativação da via fibrinolítica. Enquanto a presença do D-dímero na circulação periférica suporta a existência de trombos e correlaciona-se diretamente com a carga de fibrina

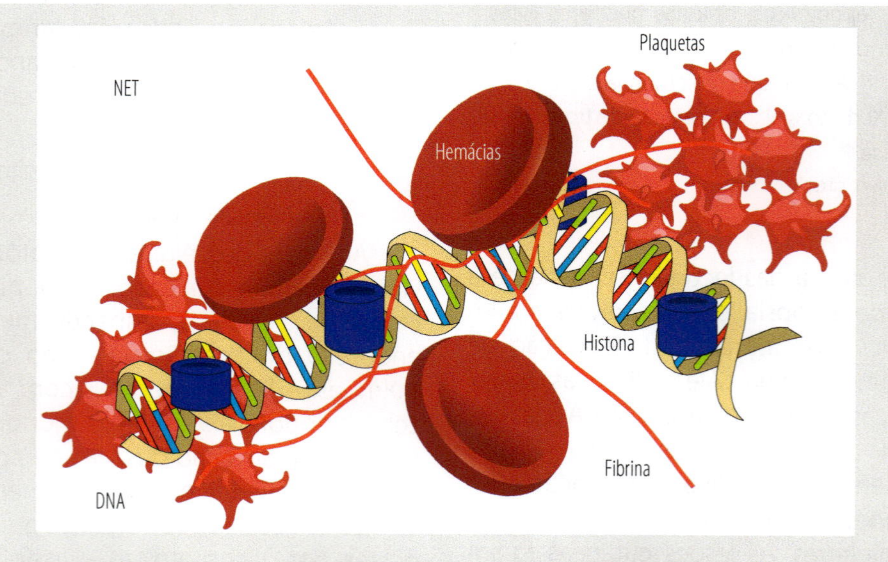

Figura 42.23. As NET consistem em fios de cromatina extracelular (ácidos nucleicos, DNA) enrolados em torno de histonas (nucleossomos) e entrelaçados com fios de fibrina. As NET são uma base ou modelo ideal para a agregação de plaquetas ativadas, hemácias e leucócitos, ativando o fator XI da coagulação e gerando trombina para a produção de fibrina.
Fonte: Acervo da autoria do capítulo.

que, subsequentemente, sofre lise, ela não especifica o(s) local(is) da ocorrência do trombo. As evidências disponíveis, as quais são derivadas de observações clínicas e séries de autópsias, distinguem a CAC da microangiopatia trombótica e da CIVD. Potenciais sobreposições podem ser observadas em pacientes críticos, em que o colapso circulatório, a falha de múltiplos órgãos, a hipoxemia refratária e a SDRA causam CIVD completa.[89]

A liberação de vesículas de membrana fosfolipídica, denominadas "micropartículas", que exibem uma ampla gama de eventos inflamatórios e de estímulo à coagulação, como estimular as células humanas a liberar citocinas inflamatórias e expressar o fator tecidual (TF), é um sinal de ativação da via extrínseca da coagulação. Todos esses elementos tendem a estabelecer um círculo vicioso, que amplifica a relação entre a inflamação e a trombose durante a infecção pelo SARS-CoV-2.[90]

A fisiopatologia da CAC é complexa, multifatorial, e ainda parcialmente desconhecida. A CAC simula algumas características da CIVD e da microangiopatia trombótica (MAT), mas, em relação a suas características únicas, merece ser definida como uma nova categoria de coagulopatia, e é necessário um conhecimento mais aprofundado para seu manejo otimizado.[90] As principais diferenças entre a CAC, CIVD e MAT podem ser consultadas no Quadro 42.9.

Quadro 42.9. Principais diferenças laboratoriais entre a CAC (*covid-19 associated coagulopathy*), coagulação intravascular disseminada (CIVD) e microangiopatia trombótica (MAT).

Parâmetro laboratorial	CAC	CIVD	MAT
Tempo de protrombina	↑↑	↑↑	↔
Tempo de tromboplastina parcialmente ativada	↑	↑↑	↔
Produtos da degradação da fibrina	↑↑	↑↑	↔
D-dímeros	↑↑ ou ↑+	↑	↔
Contagem de plaquetas	↑↑ ou ↔	↓↓	↓
Fator de von Willebrand	↑↑	↑↑	↔
ADAMTS 13	↔	–	↓
Antitrombina	↑	↓	↓
Anticorpos anticardiolipina	+	–	–
Proteína C	+	↓	↔
Fibrinogênio	↑↑	↓	↔

(+): ≥ 6 vezes o limite superior da normalidade; ADAMTS-13: *a disintegrin and metalloproteinase with a thrombospondin type 1 motif, member*.
Fonte: Desenvolvido pela autoria do capítulo.

Considerações finais

Apesar de muitos avanços na medicina e na dermatologia terem sido alcançados em menos de 1 ano do surgimento da doença como pandemia, o estudo histopatológico das lesões cutâneas associadas à covid-19 necessita de mais biopsias e estudos mais amplos, que procurem elucidar, por técnicas de imuno-histoquímica (IHC), detecção do RNA do SARS-CoV-2 por PCR no tecido cutâneo e microscopia eletrônica, os mecanismos de interação entre o vírus e as estruturas da pele, seus mecanismos de proteção ou susceptibilidade aos efeitos patogênicos do vírus e da atividade inflamatória por ele gerada no organismo humano.

Como foi dito pelo Professor Raffaele Gianotti,[92] "precisamos de todas as informações possíveis sobre as lesões cutâneas relacionadas ao SARS-CoV-2 nos pacientes positivos. Agora supomos que os danos epiteliais cutâneos sejam causados indiretamente pelo vírus, que induz a necrose de queratinócitos por um mecanismo imune mediado por células $CD8^+$, de forma similar ao que ocorre no eritema multiforme associado ao HVS. Nesse caso, não vejo por que isso também não possa ocorrer no epitélio respiratório. Suponha que tenhamos, em alguns doentes, uma infiltração cutânea inflamatória nas glândulas écrinas da pele, com positividade na imuno-histoquímica para a proteínas do nucleocapídeo viral: por que não pensar que isso também acontece nos rins? Se encontrarmos uma microtrombose cutânea difusa com pequenos tampões hialinos de fibrinoplaquetários e uma enorme infiltração linfocitária perivascular tipo manguito, por que o dano no sistema nervoso central seria diferente? O ponto fraco do SARS-CoV-2 é a pele. O vírus não pode se esconder na pele".[92] Assim, a dermatologia pode contribuir substancialmente no conhecimento da fisiopatogenia da covid-19.

Embora as manifestações cutâneas associadas à covid-19 tenham sido cada vez mais relatadas, seus mecanismos fisiopatológicos precisam ser ainda amplamente explorados. As manifestações cutâneas da covid-19 podem ser distinguidas em seis fenótipos clínicos, cada um mostrando diferentes padrões histopatológicos.[93]

Referências bibliográficas

1. Mann R, Perisetti A, Gajendran M, Gandhi Z, Umapathy C, Goyal H. Clinical characteristics, diagnosis, and treatment of major coronavirus outbreaks. Front Med (Lausanne). 2020 Nov 13;7:581521. doi: 10.3389/fmed.2020.581521.

2. Johns Hopkins University & Medicine. Coronavirus resource center [Internet]. Disponível em: https://coronavirus.jhu.edu/map.html. Acesso em: 20 dez. 2020.
3. Xiao F, Tang M, Zheng X, Liu Y, Li X, Shan H. Evidence for gastrointestinal infection of SARS-CoV-2. Gastroenterology. 2020;158:1831-3.e3. doi: 10.1053/j.gastro.2020.02.055.
4. Salzberger B, Buder F, Lampl BT, Ehrenstein B, Hitzenbichler F, Holzmann T et al. Epidemiologie von SARS-CoV-2/covid-19: Aktueller Stand. Gastroenterologe (German). 2020 Oct;29:1-7. doi: 10.1007/s11377-020-00479-y.
5. Salzberger B, Buder F, Lampl B, Ehrenstein B, Hitzenbichler F, Holzmann T et al. Epidemiology of SARS-CoV-2. Infection. 2020 Oct;8:1-7. doi: 10.1007/s15010-020-01531-3. PMID: 33034020; PMCID: PMC7543961.
6. Kanakan A, Mishra N, Srinivasa-Vasudevan J, Sahni S, Khan A et al. Threading the pieces together: integrative perspective on SARS-CoV-2. Pathogens. 2020 Nov 4;9(11):912. doi: 10.3390/pathogens9110912.
7. Wang K, Chen W, Zhang Z, Deng Y, Lian JQ, Du P et al. CD147-spike protein is a novel route for SARS-CoV-2 infection to host cells. Signal Transduct Target Ther. 2020 Dec 4;5(1):283. doi: 10.1038/s41392-020-00426-x.
8. Drozdzal S, Rosik J, Lechowicz K, Machaj F, Kotfis K, Ghavami S et al. FDA approved drugs with pharmacotherapeutic potential for SARS-CoV-2 (covid-19) therapy. Drug Resist Updat. 2020 Dec;53:100719 [Epub 2020 Jul 15]. doi: 10.1016/j.drup.2020.100719.
9. Bian H, Zheng ZH, Wei D, Zhang Z, Kang WZ, Hao CQ et al. Meplazumab treats covid-19 pneumonia: an open-labelled, concurrent controlled add-on clinical trial. medRxiv. 2020. doi: 10.1101/2020.03.21.20040691.
10. Bojkova D, Klann K, Koch B, Widera M, Krause D, Ciesek S et al. Proteomics of SARS-CoV-2-infected host cells reveals therapy targets. Nature. 2020;583:469-72.
11. Chakravarty S. covid-19: the effect of host genetic variations on host-virus interactions. J Proteome Res. 2020 Dec 10:acs.jproteome.0c00637. doi: 10.1021/acs.jproteome.0c00637.
12. Karczewski KJ, Francioli LC, Tiao G, Cummings BB, Alfoldi J, Wang Q et al. The mutational constraint spectrum quantified from variation in 141,456 humans. Nature. 2020;581:434-43. doi: 10.1038/s41586-020-2308-7.
13. Yan R, Zhang Y, Li Y, Xia Lu, Zhou Q. Structure of dimeric full-length human ACE2 in complex with B0AT1. BioRxiv. 2020.02.17.951848. doi: 10.1101/2020.02.17.951848.
14. Guo X, Chen Z, Xia Y et al. Investigation of the genetic variation in ACE2 on the structural recognition by the novel coronavirus (SARS-CoV-2). J Transl Med. 2020;18:321. doi: 10.1186/s12967-020-02486-7.
15. Bastard P, Rosen LB, Zhang Q, Michailidis E, Hoffmann HH, Zhang Y et al. Autoantibodies against type I IFNs in patients with life-threatening covid-19. Science. 2020 Oct 23;370(6515):eabd4585 [Epub 2020 Sep 24]. doi: 10.1126/science.abd4585.
16. Made CI, Simons A, Schuurs-Hoeijmakers J, Heuvel G, Mantere T, Kersten S et al. Presence of genetic variants among young men with severe covid-19. JAMA. 2020;324(7):1-11. doi: 10.1001/jama.2020.13719.
17. Zhang Q, Bastard P, Liu Z, Le Pen J, Moncada-Velez M, Chen J et al. Inborn errors of type I IFN immunity in patients with life-threatening covid-19. Science. 2020 Oct 23;370(6515):eabd4570 [Epub 2020 Sep 24]. doi: 10.1126/science.abd4570. PMID: 32972995.
18. Wang F, Huang S, Gao R, Zhou Y, Lai C, Li Z et al. Initial whole-genome sequencing and analysis of the host genetic contribution to covid-19 severity and susceptibility. Cell Discov. 2020 Nov 10;6(1):83. doi: 10.1038/s41421-020-00231-4. PMID: 33298875; PMCID: PMC7653987.
19. Pairo-Castineira E, Clohisey S, Klaric L, Bretherick AD, Rawlik K, Pasko D et al. Genetic mechanisms of critical illness in covid-19. Nature. 2020 Dec 11. doi: 10.1038/s41586-020-03065-y. PMID: 33307546.
20. Lopez L, Sang PC, Tian Y, Sang Y. Dysregulated interferon response underlying severe covid-19. Viruses. 2020 Dec 13;12(12):e1433. doi: 10.3390/v12121433.
21. Rashedi J, Poor BM, Asgharzadeh V, Pourostadi M, Kafil HS, Vegari A et al. Risk factors for covid-19. Infez Med. 2020 Dec 1;28(4):469-74.
22. Asselta R, Paraboschi EM, Mantovani A, Duga S. ACE2 and TMPRSS2 variants and expression as candidates to sex and country differences in COVID-19 severity in Italy. medRxiv. 2020. doi: 10.1101/2020.03.30.20047878.
23. Zhou F, Yu T, Du R, Fan G, Liu Y, Liu Z et al. Clinical course and risk factors for mortality of adult inpatients with covid-19 in Wuhan, China: a retrospective cohort study. Lancet. 2020 Mar 28;395(10229):1054-62 [Epub 2020 Mar 11]. Erratum in: Lancet. 2020 Mar 28;395(10229):1038.
24. Liang W, Guan W, Chen R, Wang W, Li J, Xu K et al. Cancer patients in SARS-CoV-2 infection: a nationwide analysis in China. Lancet Oncol. 2020 Mar;21(3):335-7 [Epub 2020 Feb 14]. doi: 10.1016/S1470-2045(20)30096-6.
25. Khanijahani A. Racial, ethnic and socioeconomic disparities in confirmed covid-19 cases and deaths in the United States: a county-level analysis as of november 2020. Ethn Health. 2020 Dec;17:1-14. doi: 10.1080/13557858.2020.1853067.
26. Marcello RK, Dolle J, Grami S, Adule R, Li Z, Tatem K et al. Characteristics and outcomes of covid-19 patients in New York city's public hospital system. PLoS One. 2020 Dec;17;15(12):e0243027. doi: 10.1371/journal.pone.0243027.
27. Liu X, Li X, Sun T, Qin H, Zhou Y, Zou C et al. East-West differences in clinical manifestations of covid-19 patients: a systematic literature review and meta-analysis. J Med Virol. 2020 Dec 15. doi: 10.1002/jmv.26737.
28. Li X, Li T, Wang H. Treatment and prognosis of covid-19: current scenario and prospects (review). Exp Ther Med. 2021 Jan;21(1):3 [Epub 2020 Nov 2]. doi: 10.3892/etm.2020.9435.
29. Chan JF, Yip CC, To KK, Tang TH, Wong SC, Leung KH et al. Improved molecular diagnosis of covid-19 by the novel, highly sensitive and specific covid-19-RdRp/Hel real-time reverse transcription-PCR assay validated in vitro and with clinical specimens. J Clin Microbiol. 2020;58:e00310-20. doi: 10.1128/JCM.00310-20.
30. Chen SL, Feng HY, Xu H, Huang SS, Sun JF, Zhou L et al. Patterns of deterioration in moderate patients with covid-19 from Jan 2020 to Mar 2020: a multi-center, retrospective cohort study in China. Front Med (Lausanne). 2020 Dec 3;7:567296. doi: 10.3389/fmed.2020.567296.
31. Cevik M, Kuppalli K, Kindrachuk J, Peiris M. Virology, transmission and pathogenesis of SARS-CoV-2. BMJ. 2020 Oct 23;371:m3862. doi: 10.1136/bmj.m3862.
32. Siddiqi HK, Mehra MR. covid-19 illness in native and immunosuppressed states: a clinical-therapeutic staging proposal. J Heart Lung Transplant. 2020 May;39(5):405-7 [Epub 2020 Mar 20]. doi: 10.1016/j.healun.2020.03.012.

33. Kowalik MM, Trzonkowski P, Lasińska-Kowara M, Mital A, Smiatacz T, Jaguszewski M. covid-19-toward a comprehensive understanding of the disease. Cardiol J. 2020;27(2):99-114 [Epub 2020 May 7]. doi: 10.5603/CJ.a2020.0065. PMID: 32378729.
34. Bohn MK, Lippi G, Horvath A, Sethi S, Koch D, Ferrari M et al. Molecular, serological and biochemical diagnosis and monitoring of covid-19: IFCC taskforce evaluation of the latest evidence. Clin Chem Lab Med. 2020 Jun 25;58(7):1037-52. doi: 10.1515/cclm-2020-0722.
35. Zhao J, Yuan Q, Wang H, Liu W, Liao X, Su Y et al. Antibody responses to SARS-CoV-2 in patients with novel coronavirus disease 2019. Clin Infect Dis. 2020 Nov 19;71(16):2027-34. doi: 10.1093/cid/ciaa344.
36. Guo L, Ren L, Yang S, Xiao M, Chang D, Yang F et al. Profiling early humoral response to diagnose novel coronavirus disease (covid-19). Clin Infect Dis. 2020 Jul 28;71(15):778-85. doi: 10.1093/cid/ciaa310.
37. Huang C, Wang Y, Li X, Ren L, Zhao J, Hu Y et al. Clinical features of patients infected with 2019 novel coronavirus in Wuhan, China. Lancet. 2020 Feb 15;395(10223):497-506 [Epub 2020 Jan 24]. doi: 10.1016/S0140-6736(20)30183-5. Erratum in: Lancet. 2020 Jan 30.
38. Rongioletti F, Ferreli C, Sena P, Caputo V, Atzori L. Clinico-pathologic correlations of COVID19-related cutaneous manifestations with special emphasis on histopathological patterns. Clin Dermatol. 2020. doi: 10.1016/j.clindermatol.2020.12.004.
39. Akilesh S, Nicosia RF, Alpers CE, Tretiakova M, Hsiang TY, Gale Jr M et al. Characterizing viral infection by electron microscopy: lessons from the coronavirus disease 2019 pandemic. Am J Pathol. 2020 Nov 20:S0002-9440(20)30503-4. doi: 10.1016/j.ajpath.2020.11.003.
40. Massoth LR, Desai N, Szabolcs A, Harris CK, Neyaz A, Crotty R et al. Comparison of RNA in situ hybridization and immunohistochemistry techniques for the detection and localization of SARS-CoV-2 in human tissues. Am J Surg Pathol. 2021 Jan;45(1):14-24. doi: 10.1097/PAS.0000000000001563.
41. Colmenero I, Santonja C, Alonso-Riaño M, Noguera-Morel L, Hernández-Martín A, Andina D et al. SARS-CoV-2 endothelial infection causes covid-19 chilblains: histopathological, immunohistochemical and ultrastructural study of seven pediatric cases. Br J Dermatol. 2020 Oct;183(4):729-37 [Epub 2020 Aug 5]. doi: 10.1111/bjd.19327.
42. Brealey JK, Miller SE. SARS-CoV-2 has not been detected directly by electron microscopy in the endothelium of chilblain lesions. Br J Dermatol. 2020 Sep 30. doi: 10.1111/bjd.19572.
43. Guan WJ, Ni ZY, Hu Y, Liang WH, Ou CQ, He JX et al. Clinical characteristics of coronavirus disease 2019 in China. N Engl J Med. 2020 Apr 30;382(18):1708-20 [Epub 2020 Feb 28]. doi: 10.1056/NEJMoa2002032.
44. Matar S, Oulès B, Sohier P, Chosidow O, Beylot-Barry M, Dupin N et al. Cutaneous manifestations in SARS-CoV-2 infection (covid-19): a French experience and a systematic review of the literature. J Eur Acad Dermatol Venereol. 2020 Nov;34(11):e686-9. doi: 10.1111/jdv.16775.
45. Recalcati S. Cutaneous manifestations in covid-19: a first perspective. J Eur Acad Dermatol Venereol. 2020 May;34(5):e212-3. doi: 10.1111/jdv.16387.
46. Galván-Casas C, Català A, Carretero-Hernández G, Rodríguez-Jiménez P, Fernández-Nieto D, Lario ARV et al. Classification of the cutaneous manifestations of covid-19: a rapid prospective nationwide consensus study in Spain with 375 cases. Br J Dermatol. 2020 Jul;183(1):71-7. doi: 10.1111/bjd.19163.
47. El-Azhary RA. covid-19 cutaneous manifestations: simplifying the confusion. Int J Dermatol. 2021;60(1):3-4. doi: 10.1111/ijd.15281.
48. Alonso MN, Mata-Forte T, García-León N, Vullo PA, Ramirez-Olivencia G, Estébanez M et al. Incidence, characteristics, laboratory findings and outcomes in acro-ischemia in covid-19 patients. Vasc Health Risk Manag. 2020 Nov 24;16:467-78. doi: 10.2147/VHRM.S276530.
49. Polak AP, Madrid BR, Ocaña PPG, Alvarez GL, Pilar LM, Gómez-Moyano E. Complement-mediated thrombogenic vasculopathy in covid-19. Int J Dermatol. 2020 Dec;1:10.1111/ijd.15267. doi: 10.1111/ijd.15267.
50. Droesch C, Do MH, De Sancho M, Lee E, Magro C, Harp J. Livedoid and purpuric skin eruptions associated with coagulopathy in severe covid-19. JAMA Dermatol. 2020;156(9):1-3. doi: 10.1001/jamadermatol.2020.2800.
51. Freeman EE, McMahon DE, Lipoff JB, Rosenbach M, Kovarik C, Desai SR et al. The spectrum of covid-19-associated dermatologic manifestations: an international registry of 716 patients from 31 countries. J Am Acad Dermatol. 2020 Oct;83(4):1118-29. doi: 10.1016/j.jaad.2020.06.1016.
52. Herman A, Peeters C, Verroken A, Tromme I, Tennstedt D, Marot L et al. Evaluation of chilblains as a manifestation of the covid-19 pandemic. JAMA Dermatol. 2020;156(9):998-1003. doi: 10.1001/jamadermatol.2020.2368.
53. Roca-Ginés J, Torres-Navarro I, Sánchez-Arráez J, Abril-Pérez C, Sabalza-Baztán O, Pardo-Granell S et al. Assessment of acute acral lesions in a case series of children and adolescents during the covid-19 pandemic. JAMA Dermatol. 2020 Sep 1;156(9):992-7. doi: 10.1001/jamadermatol.2020.2340.
54. Caselli D, Chironna M, Loconsole D, Nigri L, Mazzotta F, Bonamonte D et al. No evidence of SARS-CoV-2 infection by polymerase chain reaction or serology in children with pseudo-chilblain. Br J Dermatol. 2020;183(4):784-5. doi: 10.1111/bjd.19349.
55. Criado PR, Abdalla BMZ, Assis IC, Mello CBG, Caputo GC, Vieira IC. Are the cutaneous manifestations during or due to SARS-CoV-2 infection/covid-19 frequent or not? Revision of possible pathophysiologic mechanisms. Inflamm Res. 2020;69(8):745-56. doi: 10.1007/s00011-020-01370-w.
56. Docampo-Simón A, Sánchez-Pujol MJ, Juan-Carpena G, Palazón-Cabanes JC, Caso EV, Berbegal L et al. Are chilblain-like acral skin lesions really indicative of covid-19? A prospective study and literature review. J Eur Acad Dermatol Venereol. 2020;34(9):e445-7. doi: 10.1111/jdv.16665.
57. Kolivras A, Dehavay F, Delplace D, Feoli F, Meiers I, Milone L et al. Coronavirus (covid-19) infection-induced chilblains: a case report with histopathologic findings. JAAD Case Rep. 2020 Apr 18;6(6):489-92. doi: 10.1016/j.jdcr.2020.04.011. PMID: 32363225; PMCID: PMC7194989.
58. Zhou Z, Ren L, Zhang L, Zhong J, Xiao Y, Jia Z et al. Overly exuberant innate immune response to SARS-CoV-2 infection. Cell Host Microbe. 2020. doi: 10.2139/ssrn.3551623. Disponível em: https://ssrn.com/abstract=3551623.

59. Piccolo V, Neri I, Filippeschi C, Oranges T, Argenziano G, Battarra VC et al. Chilblain-like lesions during covid-19 epidemic: a preliminary study on 63 patients. J Eur Acad Dermatol Venereol. 2020;34(7):e291-3 [Epub 2020 May 15]. doi: 10.1111/jdv.16526.
60. Cavanagh G, Criado PR, Pagliari C, Carneiro FRO, Quaresma JAS, Cappel MA et al. Pernio during the covid-19 pandemic and review of inflammation patterns and mechanisms of hypercoagulability. JAAD Case Rep. 2020;6(9):898-9. doi: 10.1016/j.jdcr.2020.06.002.
61. Hubiche T, Cardot-Leccia N, Le Duff F, Seitz-Polski B, Giordana P, Chiaverini C et al. Clinical, laboratory and interferon-alpha response characteristics of patients with chilblain-like lesions during the covid-19 pandemic. JAMA Dermatol. 2020 Nov 25:e204324. doi: 10.1001/jamadermatol.2020.4324.
62. Zhang Y, Cao W, Xiao M, Li YJ, Yang Y, Zhao J et al. Clinical and coagulation characteristics in 7 patients with critical covid-2019 pneumonia and acro-ischemia. Zhonghua Xue Ye Xue Za Zhi. 2020;41(4):302-7. doi: 10.3760/cma.j.issn.0253-2727.2020.008.
63. Magro C, Mulvey JJ, Berlin D, Nuovo G, Salvatore S, Harp J et al. Complement associated microvascular injury and thrombosis in the pathogenesis of severe covid-19 infection: a report of five cases. Transl Res. 2020;220:1-13. doi: 10.1016/j.trsl.2020.04.007.
64. Zhang Y, Cao W, Jiang W, Xiao M, Li Y, Tang N et al. Profile of natural anticoagulant, coagulant factor and anti-phospholipid antibody in critically ill covid-19 patients. J Thromb Thrombolysis. 2020;50(3):580-6. doi: 10.1007/s11239-020-02182-9.
65. Balestri R, Termine S, Rech G, Girardelli CR. Late onset of acral necrosis after SARS-CoV-2 infection resolution. J Eur Acad Dermatol Venereol. 2020;34(9):e448-9. doi: 10.1111/jdv.16668.
66. Marzano AV, Cassano N, Genovese G, Moltrasio C, Vena GA. Cutaneous manifestations in patients with covid-19: a preliminary review of an emerging issue. Br J Dermatol. 2020;183(3):431-42. doi: 10.1111/bjd.19264.
67. Fernandez-Nieto D, Ortega-Quijano D, Jimenez-Cauhe J, Burgos-Blasco P, Perosanz-Lobo D, Suarez-Valle A et al. Clinical and histological characterization of vesicular covid-19 rashes: a prospective study in a tertiary care hospital. Clin Exp Dermatol. 2020;45(7):872-5. doi: 10.1111/ced.14277.
68. Morey-Olivé M, Espiau M, Mercadal-Hally M, Lera-Carballo E, García-Patos V. Manifestaciones cutáneas en contexto del brote actual de enfermedad por coronavirus 2019 [Cutaneous manifestations in the current pandemic of coronavirus infection disease (COVID 2019)]. An Pediatr (Barc). 2020;92(6):374-5. doi: 10.1016/j.anpedi.2020.04.013.
69. Zhao Q, Fang X, Pang Z, Zhang B, Liu H, Zhang F. covid-19 and cutaneous manifestations: a systematic review. J Eur Acad Dermatol Venereol. 2020 Nov;34(11):2505-10. doi: 10.1111/jdv.16778.
70. Vesely MD, Perkins SH. Caution in the time of rashes and covid-19. J Am Acad Dermatol. 2020 Oct;83(4):e321-2. doi: 10.1016/j.jaad.2020.07.026.
71. Dastoli S, Bennardo L, Patruno C, Nisticò SP. Are erythema multiforme and urticaria related to a better outcome of covid-19? Dermatol Ther. 2020l;33(4):e13681. doi: 10.1111/dth.13681.
72. Criado PR, Pagliari C, Carneiro FRO, Quaresma JAS. Lessons from dermatology about inflammatory responses in covid-19. Rev Med Virol. 2020;30(5):e2130. doi: 10.1002/rmv.2130.
73. Perosanz-Lobo D, Fernandez-Nieto D, Burgos-Blasco P, Selda-Enriquez G, Carretero I, Moreno C et al. Urticarial vasculitis in covid-19 infection: a vasculopathy-related symptom? J Eur Acad Dermatol Venereol. 2020;34(10):e566-8. doi: 10.1111/jdv.16713.
74. Amatore F, Macagno N, Mailhe M, Demarez B, Gaudy-Marqueste C, Grob JJ et al. SARS-CoV-2 infection presenting as a febrile rash. J Eur Acad Dermatol Venereol. 2020;34(7):e304-6. doi: 10.1111/jdv.16528.
75. Jimenez-Cauhe J, Ortega-Quijano D, Carretero-Barrio I, Suarez-Valle A, Saceda-Corralo D, Real CMG et al. Erythema multiforme-like eruption in patients with covid-19 infection: clinical and histological findings. Clin Exp Dermatol. 2020;45(7):892-5. doi: 10.1111/ced.14281.
76. Torrelo A, Andina D, Santonja C, Noguera-Morel L, Bascuas-Arribas M, Gaitero-Tristán J et al. Erythema multiforme-like lesions in children and covid-19. Pediatr Dermatol. 2020;37(3):442-6. doi: 10.1111/pde.14246.
77. Mahé A, Birckel E, Merklen C, Lefèbvre P, Hannedouche C, Jost M et al. Histology of skin lesions establishes that the vesicular rash associated with covid-19 is not "varicella-like". J Eur Acad Dermatol Venereol. 2020;34(10):e559-61. doi: 10.1111/jdv.16706.
78. Lokida D, Lukman N, Salim G, Butar-Butar DP, Kosasih H, Wulan WN et al. Diagnosis of covid-19 in a dengue-endemic area. Am J Trop Med Hyg. 2020;103(3):1220-2. doi: 10.4269/ajtmh.20-0676.
79. Ortonne N. Histopathologie des réactions cutanées médicamenteuses (Histopathology of cutaneous drug reactions). Ann Pathol. 2018 Feb;38(1):7-19. doi: 10.1016/j.annpat.2017.10.015.
80. Martinez-Lopez A, Cuenca-Barrales C, Montero-Vilchez T, Molina-Leyva A, Arias-Santiago S. Review of adverse cutaneous reactions of pharmacologic interventions for covid-19: a guide for the dermatologist. J Am Acad Dermatol. 2020;83(6):1738-48. doi: 10.1016/j.jaad.2020.08.006.
81. Test ER, Vezzoli P, Carugno A, Raponi F, Gianatti A, Rongioletti F et al. Acute generalized exanthematous pustulosis with erythema multiforme-like lesions induced by hydroxychloroquine in a woman with coronavirus disease 2019 (covid-19). J Eur Acad Dermatol Venereol. 2020;34(9):e457-9. doi: 10.1111/jdv.16613.
82. Khalili M, Iranmanesh B, Mohammadi S, Aflatoonian M. Cutaneous and histopathological features of coronavirus disease 2019 in pediatrics: a review article. Dermatol Ther. 2020 Nov 18:e14554. doi: 10.1111/dth.14554.
83. Sanghvi AR. covid-19: an overview for dermatologists. Int J Dermatol. 2020 Dec;59(12):1437-49. doi: 10.1111/ijd.15257.
84. Soares CD, Carvalho RA, Carvalho KA, Carvalho MG, Almeida OP. Oral lesions in a patient with Covid-19 [letter to editor]. Med Oral Patol Oral Cir Bucal. 2020 Jul 1;25(4):e563-4. doi: 10.4317/medoral.24044.
85. Chaux-Bodard AG, Deneuve S, Desoutter A. Oral manifestation of COVID-19 as an inaugural symptom? J Oral Med Oral Surg. 2020;26:18.

86. Jimenez-Cauhe J, Ortega-Quijano D, Perosanz-Lobo D, Burgos-Blasco P, Vañó-Galván S, Fernandez-Guarino M et al. Enanthem in patients with covid-19 and skin rash. JAMA Dermatol. 2020;156(10):1134-6. doi: 10.1001/jamadermatol.2020.2550.
87. Soares CD, Mosqueda-Taylor A, Carvalho MGF, Almeida OP. Oral vesiculobullous lesions as an early sign of covid-19: immunohistochemical detection of SARS-CoV-2 spike protein. Br J Dermatol. 2020 Nov 2. doi: 10.1111/bjd.19569.
88. Dufort EM, Koumans EH, Chow EJ, Rosenthal EM, Muse A, Rowlands J et al. Multisystem inflammatory syndrome in children in New York State. N Engl J Med. 2020;383(4):347-58. doi: 10.1056/NEJMoa2021756.
89. Becker RC. covid-19 update: covid-19-associated coagulopathy. J Thromb Thrombolysis. 2020l;50(1):54-67. doi: 10.1007/s11239-020-02134-3.
90. Carrara D. covid-19 coagulopathy: towards the understanding the pathogenesis. Italian J Med 2020;14:210-212. doi: 10.4081/itjm.2020.1402.
91. Richardson S, Hirsch JS, Narasimhan M, Crawford JM, McGinn T, Davidson KW. Presenting characteristics, comorbidities and outcomes among 5,700 patients hospitalized with covid-19 in the New York City area. JAMA. 2020;323(20):2052-9. doi: 10.1001/jama.2020.6775. Erratum in: JAMA. 2020 May 26;323(20):2098.
92. Giantotti R. SARS-CoV-2 and the skin, a hidden treasure. Dermatology Reports. 2020;12(8881):25. doi: 10.4081/dr.2020.8881.
93. Genovese G, Moltrasio C, Berti E, Marzano AV. Skin manifestations associated with covid-19: current knowledge and future perspectives. Dermatology. 2020;24:1-12. doi: 10.1159/000512932.

Índice remissivo

D

E

N

O

Q

R

S